TEIL III ▶ SITUATIONSBEZOGENE PFLEGE UND BETREUUNG

20 Assistenz bei Diagnostik und Therapie 336
21 Pflege bei Patienten mit Schmerzen 380
22 Pflege bei Einschränkungen der körperlichen Belastbarkeit 387
23 Pflege bei Einschränkungen der Beweglichkeit 417
24 Pflege bei Einschränkungen der Ernährung und Ausscheidung 446
25 Pflege bei Erkrankungen der Geschlechtsorgane, während Schwangerschaft, Geburt und Wochenbett 472
26 Pflege bei Störungen des Hormonsystems 495
27 Pflege bei Störungen der Wahrnehmung 507
28 Pflege bei Einschränkungen durch Hauterkrankungen 522
29 Pflege bei onkologischen Erkrankungen 531
30 Pflege bei Infektionserkrankungen 544
31 Pflege bei psychiatrischen Erkrankungen 555
32 Pflege im häuslichen Umfeld 571

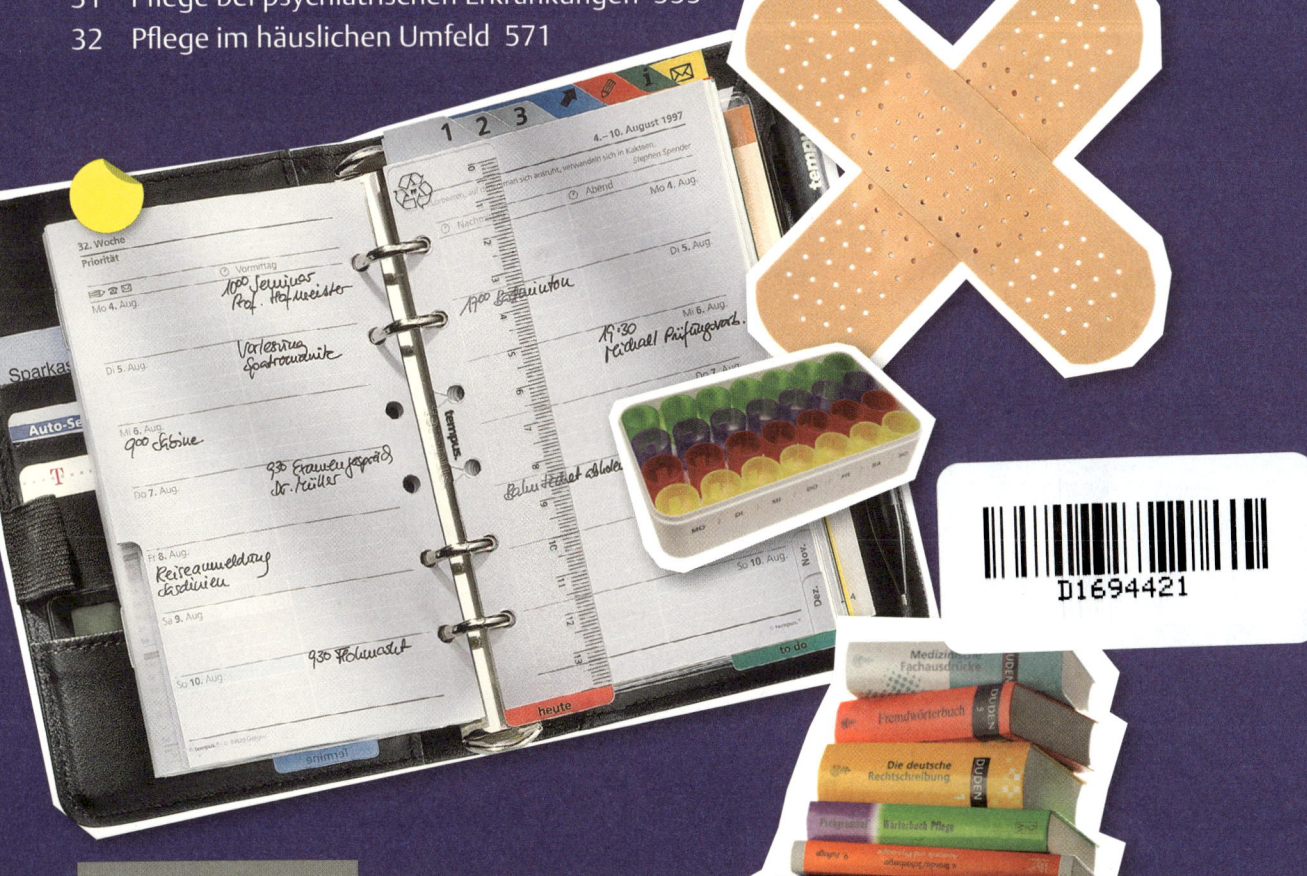

ANHANG

Pflege in Notfallsituationen 578
Richtungsbezeichnungen zur Orientierung 588
Achsen und Ebenen 589
Wichtige Laborwerte 590
Literaturverzeichnis 594
Abbildungsnachweis 598
Sachverzeichnis 600

Pflegeassistenz – Lehrbuch für die Gesundheits- und Krankenpflegehilfe und Altenpflegehilfe

764 Abbildungen
45 Tabellen

Georg Thieme Verlag
Stuttgart · New York

Fotografen und Zeichner:
siehe Abbildungsnachweis

Bibliografische Information
Der Deutschen Nationalbibliothek
Die Deutsche Nationalbibliothek verzeichnet diese Publikation in der Deutschen Nationalbibliografie; detaillierte bibliografische Daten sind im Internet über http://dnb.d-nb.de abrufbar.

Ihre Meinung ist uns wichtig! Bitte schreiben Sie uns unter
www.thieme.de/service/feedback.html

© 2011 Georg Thieme Verlag KG
Rüdigerstraße 14
D-70469 Stuttgart
Unsere Homepage:
http://www.thieme.de

Printed in Germany

Comics: Susanne Schaaf, Düssseldorf
Umschlaggestaltung: Thieme Verlagsgruppe
Umschlagfoto: Roman Stöppler, Gerlingen
Satz: medionet Publishing Services Ltd., Berlin
Layout: Künkel und Lopka, Heidelberg
Druck: Offizin Andersen Nexö, Leipzig GmbH, Zwenkau

ISBN 978-3-13-154231-1   1 2 3 4 5 6

Auch erhältlich als E-Book:
eISBN (PDF) 978-3-13-166751-9

Wichtiger Hinweis: Wie jede Wissenschaft ist die Medizin ständigen Entwicklungen unterworfen. Forschung und klinische Erfahrung erweitern unsere Erkenntnisse, insbesondere was Behandlung und medikamentöse Therapie anbelangt. Soweit in diesem Werk eine Dosierung oder eine Applikation erwähnt wird, darf der Leser zwar darauf vertrauen, dass Autoren, Herausgeber und Verlag große Sorgfalt darauf verwandt haben, dass diese Angabe **dem Wissensstand bei Fertigstellung des Werkes** entspricht.
Für Angaben über Dosierungsanweisungen und Applikationsformen kann vom Verlag jedoch keine Gewähr übernommen werden. **Jeder Benutzer ist angehalten**, durch sorgfältige Prüfung der Beipackzettel der verwendeten Präparate und gegebenenfalls nach Konsultation eines Spezialisten festzustellen, ob die dort gegebene Empfehlung für Dosierungen oder die Beachtung von Kontraindikationen gegenüber der Angabe in diesem Buch abweicht. Eine solche Prüfung ist besonders wichtig bei selten verwendeten Präparaten oder solchen, die neu auf den Markt gebracht worden sind. Jede Dosierung oder Applikation erfolgt auf eigene Gefahr des Benutzers. Autoren und Verlag appellieren an jeden Benutzer, ihm etwa auffallende Ungenauigkeiten dem Verlag mitzuteilen.
Geschützte Warennamen (Warenzeichen) werden **nicht** besonders kenntlich gemacht. Aus dem Fehlen eines solchen Hinweises kann also nicht geschlossen werden, dass es sich um einen freien Warennamen handelt.
Das Werk, einschließlich aller seiner Teile, ist urheberrechtlich geschützt. Jede Verwertung außerhalb der engen Grenzen des Urheberrechtsgesetzes ist ohne Zustimmung des Verlages unzulässig und strafbar. Das gilt insbesondere für Vervielfältigungen, Übersetzungen, Mikroverfilmungen und die Einspeicherung und Verarbeitung in elektronischen Systemen.

Lehrbuch Pflegeassistenz – Ihre Vorteile auf einen Blick

Vorteil 1: Lehrbuch und Kurzlehrbuch in Einem

Die ausführlichen Inhalte der Kapitel finden Sie in der Hauptspalte. Hier ist genau erklärt und beschrieben, was in Ihrer Ausbildung zu den jeweiligen Themen verlangt wird. Wenn Sie es aber mal gar nicht so genau wissen wollen, sondern nur schnell nachschlagen oder vor der Prüfung kurz wiederholen möchten, nutzen Sie einfach die Kurzfassung der Kapitel in der Randspalte. Hier haben wir das Wichtigste der jeweiligen Inhalte für Sie zusammengefasst.

Vorteil 2: passgenau und verständlich

Dieses Buch ist speziell für Sie gemacht, die Inhalte sind genau auf Ihre Bedürfnisse angepasst. Die Texte sind verständlich geschrieben und alle Fachbegriffe werden sofort erklärt. Das komplette Wissen für Ihre Ausbildung ist abgedeckt – unnötige Details haben wir einfach weggelassen. So lesen Sie nur das, was Sie auch wirklich brauchen!

Vorteil 3: anschaulich und praxisnah

Zahlreiche Abbildungen bebildern den Text, viele Fotoserien zeigen Ihnen Schritt-für-Schritt, wie was geht. So wissen Sie immer ganz genau, was in welcher Reihenfolge zu tun ist. Unzählige Praxistipps geben Ihnen zusätzliche Hilfestellungen für Ihre Einsätze in der Praxis. Hier finden Sie die Antworten auf viele Fragen, die Sie sich vielleicht während Ihrer Ausbildung stellen werden.

Vorteil 4: Besonderheiten von Kindern und alten Menschen

Als Pflegehelfer haben Sie die Möglichkeit, an vielen verschiedenen Orten zu arbeiten: z. B. im Krankenhaus, Altenheim oder in der häuslichen Pflege. Sie werden bei Ihrer Arbeit mit Menschen unterschiedlichen Alters zu tun haben und müssen sich auf die verschiedenen Bedürfnisse dieser Menschen einstellen. Welche Besonderheiten es bei Kindern und alten Menschen gibt und worauf Sie achten müssen, haben wir für Sie im Text gekennzeichnet.

Mitarbeiterverzeichnis

Dr. Angelika Abt-Zegelin
Krankenschwester, Pflegewissenschaftlerin
Department für Pflegewissenschaft
Fakultät für Gesundheit
Private Universität Witten-Herdecke gGmbH
Alfred-Herrhausen-Straße 50
58448 Witten

Dr. med. Susanne Andreae
Fachärztin für Allgemeinmedizin,
Dozentin an Krankenpflegeschulen, Lehrbeauftragte für Allgemeinmedizin an der
Universität Freiburg
Lärchenweg 26
78713 Schramberg

Walter Anton
M.A., Diplom Berufspädagoge (FH),
Krankenpfleger, IVA-Teamer®
Schulleitung Ökumenisches Institut für
Pflegeberufe in der Ortenau gGmbH
Louis-Pasteur-Str. 12
77654 Offenburg

Günter Baier
Kreisoberamtsrat
Repsergasse 17
51674 Wiehl

Prof. Dr. Sabine Bartholomeyczik
Lehrstuhl Epidemiologie Pflegewissenschaft
Universität Witten/Herdecke und
Deutsches Zentrum für Neurodegenerative
Erkrankungen (DZNE), Witten
Stockumer Str. 12
58453 Witten

Christine Bäumler
Sport- und Gymnastiklehrerin, Kinaesthetics-Trainerin, Trainerin für Sturzprävention
Fliederweg 13
73116 Wäschenbeuren

Christiane Becker
Lehrerin für Pflegeberufe
Hamelmannstr. 12
44137 Dortmund

Dr. med. Ingo Blank
Arzt, Dozent, Journalist
Burgenstr. 33
71116 Gärtringen

Carmen Boczkowski
Krankenschwester, Pflegedienstleitung
Karl-Ferdinand-Broll-Str. 2-4
35638 Leun-Biskirchen

Prof. Dr. med. Randolf Brehler
Universitätsklinikum Münster
Klinik und Poliklinik für Hautkrankheiten
Von-Esmarch-Str. 58
48149 Münster

Dr. med. Bettina Brinkmann
Fachärztin für Urologie
Klinik für Urologie und Kinderurologie
St. Bonifatius Hospital
Wilhelmstr. 13
49808 Lingen

Dr. med. Olaf Anselm Brinkmann
Facharzt für Urologie
und spez. urologische Chirurgie
Chefarzt
Klinik für Urologie und Kinderurologie
St. Bonifatius Hospital
Wilhelmstr. 13
49808 Lingen

Angelika Cerkus-Roßmeißl
Lehrerin für Pflegeberufe
Kepserstr. 46
85356 Freising

Siegfried Charlier
Dozent, Supervisor
Auf dem Korb 58 a
51789 Lindlar

Dr. med. Ilona Csoti
Ärztliche Direktorin
Gertrudis Klinik
Karl-Ferdinand-Broll-Str. 2-4
35638 Leun-Biskirchen

Marcus Eck
Krankenpfleger, Praxisanleiter
Klinikum Region Hannover
Standort Nordstadt/Neurologie
Haltenhoffstr. 41
30167 Hannover

Eva Eißing
Sozial-Wissenschaftlerin, B.A.
Kath. Krankenpflegeschule Essen gGmbH
Süderichstr. 1
45141 Essen

Dr. phil. Bärbel Ekert
Diplom Psychologin, Theologin
Mörikestr. 13
72532 Gomadingen

Christiane Ekert
Diplom Psychologin
Robert-Leicht-Str. 141 b
70569 Stuttgart

Petra Fickus
Fachkrankenschwester für Intensivpflege,
Diplom Pflegepädagogin (FH)
Universitätsmedizin der Johannes-Gutenberg-Universität Mainz
Weiterbildung in den Gesundheitsfachberufen
Am Pulverturm 13
55131 Mainz

Renate Fischer
Diplom Pflegepädagogin (FH)
Schule für Gesundheits- und Krankenpflege
Kath. Klinikum Koblenz - Montabaur
Thielenstr. 13
56073 Koblenz

Michaela Flechsenberger
Diplom Pflegepädagogin (FH)
Stellvertretende Einrichtungsleitung
Gesundheits- und Bildungszentrum
Oberberg
Wilhelm-Breckow-Allee 20
51643 Gummersbach

Sabine Floer, BA, MA
Krankenschwester
Fidicinstr. 30
10965 Berlin

Dr. med. Ferenc Fornadi
Gertrudis-Klinik Biskirchen
Parkinson-Zentrum
Karl-Ferdinand-Broll-Str. 2-4
35638 Leun

Michaela Friedhoff
Fachkrankenschwester für Rehabilitation
Pflegeaufbaukursinstruktorin Bobath BIKA®
HELIOS Klinik Holthausen
Am Hagen 20
45527 Hattingen

Dr. phil. Heiner Friesacher
Freier Hochschuldozent
Leiter d. Abt. Professions- und Qualitätsentwicklung beim AHA Achim
Meyerholz 6
28832 Achim

Prof. Dr. Andreas Fröhlich
Wolfsangel 10
67663 Kaiserslautern

Dr. med. Berthold Gehrke
80469 München

Else Gnamm
Lehrerin für Altenpflege
Schubertstr. 21
72800 Eningen u. A.

Irmela Gnass
Pflegewissenschaftlerin, BScN, MScN
Wissenschaftliche Mitarbeiterin
Paracelsus Medizinische Universität
Institut für Pflegewissenschaft
Aktionsbündnis Schmerzfreie Stadt Münster
Gesundheitsamt Münster
Stühmerweg 8
48147 Münster

Mitarbeiterverzeichnis

Elke Goldhammer
Universitätsklinikum Münster
Weiterbildungsstätte für Intensivpflege,
Anästhesie u. Pflege in der Onkologie
Schmeddingstr. 56
48129 Münster

Stefan Grossmann-Haller
Lehrkraft für Physiotherapie
Physiotherapieschule Heidelberg
Schlierbacher Landstr. 200a
69118 Heidelberg

Felicitas Grundmann
Krankenschwester mit Weiterbildung
„Onkologische Pflege"
Gemeinschaftskrankenhaus
Gerhard-Kienle-Weg 4
58313 Herdecke

Matthias Grünewald
RbP, Diplom Pflegepädagoge (FH)
Leiter Ausbildungszentrum für
Gesundheitsberufe
Fachbereich Pflege
Universitätsklinikum Düsseldorf
Ausbildungszentrum für Gesundheitsberufe
Moorenstr. 5
40225 Düsseldorf

Astrid Hammer
Krankenschwester,
Diplom Pflegepädagogin(FH)
Gesundheits- und Krankenpflegeschule
Am Pulverturm 13
55101 Mainz

Anja Heißenberg
Diplom Pflegepädagogin
Akademie für Pflegeberufe (AfPO)
Klinikum Offenbach GmbH
Starkenburgring 66
63069 Offenbach a.M.

Walter Hell
Richter am Amtsgericht
Leiter des Betreuungsgerichts Augsburg
Amtsgericht Augsburg
Am Alten Einlaß 1
86150 Augsburg

Susanne Herzog
Pflegewissenschaftlerin (MScN)
Fachkrankenschwester für Intensivpflege
Weißer Weg 132a
32657 Lemgo

Eva Hokenbecker-Belke
Diplom Pflegewirtin (FH), Case Managerin
(DGCC)
Assistenz Pflegedirektion
Hellmig-Krankenhaus Kamen
Lange Geist 1a
59510 Lippetal

Prof. Gertrud Hundenborn
Professorin für Pflegepädagogik
Leiterin des Zentrums für Pflege-
lehrerinnenbildung und Schulentwicklung
der KatHO NRW
Leiterin des Arbeitsschwerpunktes Pflege-
bildungsforschung im Deutschen Institut für
angewandte Pflegeforschung e.V.
Katholische Hochschule Nordrhein-
Westfalen (KatHO NRW)
Abteilung Köln
Fachbereich Gesundheitswesen
Wörthstr. 10
50668 Köln

Dr. med. Sebastian Kemper
Facharzt für Urologie, Andrologie,
Medikamentöse Tumortherapie
Urologische Gemeinschaftspraxis
Dr. Kemper/Dr. Sondermann/
Dr. Schierbaum/Dr. Roters
Bahnhofstr. 13
49525 Lengerich

Olaf Kirschnick
Leiter Bildungszentrum
„Gesundheit u. Pflege"
Krankenhaus und Heime Main-Tauber GmbH
Albert-Schweitzer-Str. 35
97941 Tauberbischofsheim

Elke Kobbert
Krankenschwester,
Erziehungswissenschaftlerin, M.A.
Franz-Knauff-Str. 15
69115 Heidelberg

Ursula Kocs
Diplom Psychologin
Diakonie Stiftung Salem gGmbH
Fachseminar für Altenpflege
Johansenstr. 6
32423 Minden

Ilka Köther
Lehrerin für Pflegeberufe, Krankenschwester,
Fachkrankenschwester für Gemeinde-
krankenpflege
Manchester Str. 36
33604 Bielefeld

Ralf Krämer
Fachkrankenpfleger AN/INT
Bereichsleitung – Casa Vitae – Einrichtung
zur neurologischen Langzeitrehabilitation
Phase F
Klarastift gGmbH
Andreas Hofer Strasse 70-72
48145 Münster

Dr. med. Dr. rer. nat. Heidemarie Kremer
University of Miami
Department of Psychology
Dickinson Drive, 37D
Coral Gables, FL 33124
USA

Vera Kuhlmann
Diabetesberaterin, Krankenschwester
Gemeinschaftskrankenhaus Herdecke
Innere Medizin
Gerhard-Kienle-Weg 4
58313 Herdecke

Elke Kuno
Lehrerin für Pflegeberufe
Ladenburger Str. 37
69120 Heidelberg

Andreas Kutschke, BScN
Krankenpfleger für Geriatrische Rehabilita-
tion
Abteilung Qualitätsmanagement und Pflege-
beratung
Städtische Seniorenheime Krefeld gGmbH
De-Greiff-Str. 194
47803 Krefeld

Annette Lauber
Krankenschwester,
Diplom Pflegepädagogin (FH)
M.Sc. Pflegewissenschaft
Ausbildungszentrum für Pflegeberufe
Robert-Bosch-Krankenhaus
Auerbachstr. 10
70376 Stuttgart

Susanne Lehmann
Diplom Pflegepädagogin (FH)
stellv. Leitung der Contilia Akademie
Contilia Akademie
Krankenpflegeschule
Kaiserstr. 50
45468 Mülheim

Michael Löhr
M.A., Dipl.-Kfm. (FH), Fachkrankenpfleger
Leitung der Stabsgruppe für Klinik-
entwicklung und Forschung am
LWL Klinikum Gütersloh
Buxelstr. 50
33334 Gütersloh

Anke Marks
Lehrkraft für Pflege
Asseburgstr. 7
30451 Hannover

Dr. med. Thomas Meißner
Redaktionsbüro Meißner
Häßler Str. 93
99099 Erfurt

Susanne Mettrop
Krankenschwester, Lehrerin für Pflegeberufe,
Pflegegutachterin
Bitzenweg 15a
51545 Waldbröl

Dr. med. Torsten B. Möller
Radiologie und Nuklearmedizin
Werkstr. 3
66763 Dillingen/Saar

Dorothea Mört
Praxisanleiterin
Universitätsklinikum Münster
Weiterbildungsstätte für Intensivpflege,
Anästhesie und Pflege in der Onkologie
Schmeddingstr. 56
48149 Münster

Dr. phil. Annedore Napiwotzky
Gesamtleitung Hospiz Stuttgart
Hospiz Stuttgart
Stafflenbergstr. 22
70184 Stuttgart

Nadja Nestler
Diplom Pflegewissenschaftlerin
Paracelsus Medizinische Universität,
Institut für Pflegewissenschaft
Aktionsbündnis Schmerzfreie Stadt Münster
Gesundheitsamt Münster
Stühmerweg 8
48147 Münster

Christoph Sebastian Nies
Diplom Pflegepädagoge (FH)
Lehrer in den Bereichen Gesundheits- und
Krankenpflege/Kinderkrankenpflege,
Gesundheits- und Krankenpflegeassistenz
Ausbildungszentrum für Pflegeberufe
Universitätsklinikum Bonn
Sigmund-Freud-Str. 25k
53105 Bonn

Gerlinde Nowak
Diplom Sozialpädagogin
Trainerin für Kommunikation u. Moderation
Im Grashof 4
51789 Lindlar

Peter Nydahl
Krankenpfleger
Universitätsklinikum Schleswig-Holstein,
Campus Kiel
Klinik für Neurologie, Neurologische
Intensivstation und Stroke Unit N1
Schittenhelmstr. 10,
24105 Kiel

Privatdozent Dr. med. Elmar Oestreicher
HNO Abteilung
Ludmillensift Meppen
Ludmillenstr. 4-6
49716 Meppen

Jürgen Ohms
Diplom Pflegepädagoge (FH)
Leiter Contilia Akademie
Contilia GmbH
Kaiserstraße 50
45468 Mülheim an der Ruhr

Thomas Olschewski
Fachkrankenpfleger für Intensivpflege
und Anästhesie
Einrichtung zur Neurologischen Langzeitrehabilitation – Phase F Casa Vitae
Andreas-Hofer-Str. 70
48145 Münster

Dr. phil. Brigitte Osterbrink
Dipl. Pflegewirtin (FH)
Mathias Hochschule Rheine
Frankenburgstr. 31
48431 Rheine

Philipp Papavassilis
Assistenzarzt
UKM Klinik und Poliklinik für Urologie
Albert-Schweitzer-Str. 33
48149 Münster

Ursula Pfäfflin-Müllenhoff
Altenpflegerin, Lehrerin in der Alten-
pflegeausbildung i.R.
Am Rennerweiher 3
90562 Heroldsberg

Dr. rer. nat. Andreas Portsteffen
Leitender Apotheker
Apotheke des Gemeinschaftskrankenhauses
Herdecke
Gerhard-Kienle-Weg 18
58313 Herdecke

Prof. Dr. med. Claudia Rössig
Leitende Oberärztin
Universitätsklinikum Münster
Klinik und Poliklinik für Kinder-
und Jugendmedizin
Pädiatrische Hämatologie und Onkologie
Albert-Schweitzer-Campus 1
48149 Münster

Brigitte Sachsenmaier
Lehrerin für Pflegeberufe
Freiberufliche Dozentin für Pflegethemen,
Stomatherapeutin, Hygienebeauftragte,
Mentorin
Ziegelstr. 42
73084 Salach

Sabine Sappke-Heuser
Ass.iur, Juristin
Klosterberg 3
53804 Much

Dr. med. Christof Schnürer
Facharzt für Innere Medizin, Facharzt für
Allgemeinmedizin
Römerstr. 6
79410 Badenweiler

Silke Schoolmann
Diplom Pflegepädagogin (FH)
Unternehmensberaterin
Gartenfeldstr. 12
55118 Mainz

Prof. Dr. rer. medic. Michael Schulz
Professor für Psychiatrische Pflege
Fachhochschule der Diakonie
Grete-Reich-Weg 9
33617 Bielefeld

PD Dr. med. habil. Andreas Schwarzkopf
Facharzt für Mikrobiologie und
Infektionsepidemiologie
Sachverständiger Krankenhaushygiene
Institut Schwarzkopf GbR
Otto-von-Bamberg-Str. 10
99717 Aura an der Saale
http://www.institutschwarzkopf.de

Dr. med. Johann S. Schwegler
Zehntwiesenstr. 64 C
76275 Ettlingen

Hannelore Seibold
Krankenschwester, Diplom Sozialpädagogin
Manchester Str. 36
33604 Bielefeld

Franz Sitzmann
Lehrer für Pflegeberufe, Fachkrankenpfleger
für Krankenhaushygiene
Sakrower Kirchweg 86a
14089 Berlin

Xaver Skibbe
Dozent für Gynäkologie und Geburtshilfe,
Anatomie und Physiologie
An der Bahn 3
41749 Viersen

Annegret Sow
Diplom Pflegepädagogin (Univ)
Klinikum Region Hannover GmbH
Schulzentrum
Roesebeckstr. 15
30449 Hannover

Annette Stade
Pflegedienstleitung/Niederlassungsleitung
Heroldstr. 80
44894 Bochum

Birte Stährmann
Referentin für Presse-
und Öffentlichkeitsarbeit
Evang. Diakonissenanstalt Stuttgart
Rosenbergstr. 40
70176 Stuttgart

Dr. med. Karin Steinhage
Wissenschaftsautorin
Tresckowstr. 62
20253 Hamburg
http://www.inspirative.de

Gisela Steudter
Ärztin, Lehrerin an den Berufsbildenden
Schulen Soltau
Kiebitzweg 11
29614 Soltau

Dietmar Stolecki
Diplom Berufspädagoge
Leitung Referat Fort- und Weiterbildung
St. Johannes-Hospital
Johannesstr. 9 -17
44137 Dortmund

Mitarbeiterverzeichnis

Prof. Dr. med. Dr. h.c. Christoph Student
Deutsches Institut für Palliative Care
St.-Gallener-Weg 2
79189 Bad Krozingen

Heiner Terodde
Praxisanleiter Fachweiterbildung
Intensivpflege und Anästhesie
OSK Ravensburg
Elisabethenstr. 15
88212 Ravensburg

Lothar Ullrich
RbP, Ltd. Lehrer, Fachgesundheits- und
Krankenpfleger
Universitätsklinikum Münster
Weiterbildungsstätte für Intensivpflege &
Anästhesie und Pflege in der Onkologie
Schmeddingstr. 56
48149 Münster

Christa van Leeuwen
Hausgeburtshebamme
Praxis für Systhemische Familien- und
Paartherapie
Am Berge 3
58313 Herdecke

Gabie Vef-Georg
Pflegefachfrau, Lehrerin für Pflegeberufe,
Heilpflanzenfachfrau
Autorin und Gartentherapeutin (cand.)
Ziegelried 373
3054 Schüpfen
Schweiz

Christine von Eltz
Hagenstr. 7
31655 Stadthagen

Dr. med. Dominik von Hayek
Facharzt für Allgemeinmedizin – Geriatrie
Wilhelm-Weitling-Str. 21
81337 München

Andreas Wendl
Krankenpfleger
Marthastr. 34
20259 Hamburg

Jutta Weniger
Krankenschwester, Diplom Pflegepädagogin
(FH)
Herdstraße 16/1
78050 Villingen-Schwenningen

Susanne Werschmöller
Krankenschwester, Pflegeüberleitung
Gemeinschaftskrankenhaus Herdecke
Gerhard-Kienle-Weg 4
58313 Herdecke

Thomas Werschmöller
Krankenpfleger, Primary Nurse,
Stationsleitung
Gemeinschaftskrankenhaus Herdecke
Gerhard-Kienle-Weg 4
58313 Herdecke

Dr. med. Felicitas Witte
Medizinjournalistin
Hebelstrasse 105
4056 Basel
Schweiz
www.felicitas-witte.de

Prof. Dr. med. Christian Wülfing
Chefarzt Abteilung für Urologie
Asklepios Klinik Altona
Klinik für Urologie
Paul-Ehrlich-Str. 1
22763 Hamburg

Dr. med. Dietmar Zinßer
Internist
73630 Remshalden

Inhaltsverzeichnis

Teil I Grundlagen und rechtliche Rahmenbedingungen

1 Grundlagen zum Berufsbild Pflege und Pflegeassistenz 5
1.1 Eckdaten in der Entwicklung der Pflege und der Pflegeausbildung 5
1.2 Das Gesundheitswesen 5
1.3 Aufgaben und Qualifizierung von beruflich Pflegenden 10
1.4 Berufliches Selbstverständnis von Pflegeassistenten und Pflegehelfern 13
1.5 Berufsorganisationen und Berufsverbände 15

2 Finanzierung des Gesundheitswesens – der Sozialstaat 18
2.1 Herausforderung demografischer Wandel 18
2.2 Aufgaben und Funktionen des Sozialstaats 18
2.3 Gesetzliche Grundlage: Das Sozialgesetzbuch (SGB) 18
2.4 Säulen der Sozialversicherung und Sozialleistungen 19
2.5 Versicherungen der gesetzlichen Sozialversicherung 19
2.6 Sozialhilfe 23

3 Pflegewissenschaft, Pflegetheorien und Pflegeorganisation 25
3.1 Pflegewissenschaft – Grundlagen und ihre Bedeutung für die Praxis 25
3.2 Pflegeprozess und Pflegeplanung 30
3.3 Pflegedokumentation 39
3.4 Pflegesysteme 42

4 Berufstypische Problem- und Konfliktsituationen 47
4.1 Ethische Herausforderungen 47
4.2 Selbsteinschätzung und Reflexionsfähigkeit 51
4.3 Konfliktsituationen 54
4.4 Psychische und körperliche Belastung 59

5 Rechte und Pflichten in Ausbildung und Beruf 65
5.1 Gesetzliche Rahmenbedingungen 65
5.2 Andere Gesetzliche Vorschriften mit Auswirkungen auf die Pflege 78
5.3 Dokumentationspflicht in der Pflege 80
5.4 Pflicht zur Durchführung von Hygiene- und Desinfektionsmaßnahmen 81
5.5 Grundlagen des Qualitätsmanagements 89

6 Grundlagen zu Aufbau und Funktion des Körpers (Anatomie und Physiologie) 95
6.1 Warum Anatomie und Physiologie für Pflegehelfer? 95
6.2 Herz-Kreislauf- und Gefäß-System 95
6.3 Atmungssystem 97
6.4 Blut, Immunsystem und lymphatische Organe 99
6.5 Verdauungssystem 102
6.6 Harnsystem 104
6.7 Geschlechtsorgane 105
6.8 Hormonsystem 108
6.9 Nervensystem 110
6.10 Sinnesorgane Auge und Ohr 113
6.11 Bewegungssystem 116
6.12 Haut 119

7 Grundlagen der Ernährung 123
7.1 Nährstoffe 123
7.2 Energiebedarf und Energiebilanz 127
7.3 Was ist gesunde Ernährung? 128

Teil II Bedürfnisorientierte Pflege und Betreuung

8 Wach sein und Schlafen 135
8.1 Pflegerelevante Grundlagen kennen 135
8.1.1 Etwa ein Drittel unseres Lebens verbringen wir im Schlaf... 135
8.1.2 Wachzustand/Bewusstsein 135
8.1.3 Schlaf 135
8.1.4 Krankhafte (= pathologische) Bewusstseinsstörungen 137
8.2 Beobachten und Wahrnehmen 137
8.2.1 Veränderungen von Schlafbedürfnis und Schlafverhalten 137
8.2.2 Ein- und Durchschlafstörungen 138
8.2.3 Schlafapnoe-Syndrom 139
8.2.4 Folgen von Schlafstörungen/Schlafmangel 139
8.3 Bei Pflegemaßnahmen mitwirken 139
8.3.1 Die Bedeutung von „Lebensraum Schlafzimmer und Bett" 139
8.3.2 Umgang mit Krankenbett und Bettzubehör 139
8.3.3 Beziehen des Bettes 141
8.3.4 Pflegemaßnahmen zur Schlafförderung 144
8.3.5 Pflege von Menschen mit Beeinträchtigung des Bewusstseins – Basale Stimulation 146

9 Sich bewegen 149
9.1 Pflegerelevante Grundlagen kennen 149
9.1.1 Keep on moving – Warum ist Mobilität so wichtig, Immobilität so gefährlich? 149
9.1.2 Bewegungseinschränkung (Immobilität) 149
9.1.3 Grundlagen der Kinästhetik (Bewegungsempfindung) 150
9.2 Beobachten und wahrnehmen 152
9.2.1 Bewegungseinschränkungen 152
9.2.2 Bettlägerigkeit 152
9.2.3 Situation einschätzen 153
9.3 Bei Pflegemaßnahmen mitwirken 153
9.3.1 Bewegung allgemein fördern 153
9.3.2 Bewegungsabläufe unterstützen 154
9.3.3 Gehhilfen einsetzen 156
9.3.4 Rollstuhl einsetzen 157
9.3.5 Thromboseprophylaxe 158
9.3.6 Kontrakturenprophylaxe 161
9.3.7 Dekubitusprophylaxe 165
9.3.8 Sturzprophylaxe 170

10 Sich waschen und kleiden 174
10.1 Pflegerelevante Grundlagen kennen 174

10.1.1	Erinnern Sie sich…?	174	13	**Körpertemperatur regulieren**	234
10.1.2	Allgemeine Grundlagen	174	13.1	Pflegerelevante Grundlagen kennen	234
10.1.3	Grundlagen zu Funktionen und Vielfalt der Körperpflege	174	13.1.1	Erinnern Sie sich…?	234
			13.1.2	Allgemeine Grundlagen	234
10.1.4	Grundlagen zu Funktionen der Kleidung	175	13.1.3	Grundlagen zur Funktion des Wärmehaushalts	234
10.2	Beobachten und Wahrnehmen	175	13.2	Beobachten und Wahrnehmen	236
10.2.1	Beobachtung der Haut und Hautanhangsorgane	176	13.2.1	Veränderungen der Körpertemperatur	236
10.2.2	Gesundheitsgefährdendes Verhalten	178	13.2.2	Veränderungen der Schweißsekretion	240
10.3	Bei Pflegemaßnahmen mitwirken	179	13.2.3	Beobachten von Änderungen der Körpertemperatur	241
10.3.1	Unterstützen beim Waschen am Waschbecken	179	13.3	Bei Pflegemaßnahmen mitwirken	242
10.3.2	Unterstützen beim Waschen im Bett	179	13.3.1	Messen der Körpertemperatur	242
10.3.3	Unterstützen beim Duschen	181	13.3.2	Allgemeine Maßnahmen zur Unterstützung der Körpertemperaturregulierung	244
10.3.4	Unterstützen beim Ganzkörperbad	182			
10.3.5	Einsatz von Pflegehilfsmitteln	185	13.3.3	Pflegerische Unterstützung bei Unterkühlung (Hypothermie)	245
10.3.6	Unterstützen beim Zähneputzen, bei der Mund- und Zahnprothesenpflege	187			
			13.3.4	Pflegerische Unterstützung bei Überwärmung (Hyperthermie)	245
10.3.7	Haarpflege im Bett	192			
10.3.8	Hand- und Fußbad	192	13.3.5	Pflegerische Unterstützung bei veränderter Schweißsekretion	247
10.3.9	Nagelpflege	193			
10.3.10	Augenpflege	193	13.3.6	Wärme- und Kälteanwendungen (Thermotherapie)	247
10.3.11	Nasenpflege	193	13.3.7	Wickel, Auflagen, Bäder	250
10.3.12	Ohrenpflege	194	14	**Atmung, Puls und Blutdruck**	255
10.3.13	Nass- und Trockenrasur/Bartpflege	195	14.1	Allgemeine Grundlagen	255
10.3.14	Unterstützen beim „Sich kleiden können"	196	14.1.1	Erinnern Sie sich…?	255
10.4	Körperpflege in anderen Kulturen	198	14.1.2	Vitalzeichen Atmung, Puls, Blutdruck	255
11	**Essen und Trinken**	200	14.2	Atmung	255
11.1	Pflegerelevante Grundlagen kennen	200	14.2.1	Pflegerelevante Grundlagen kennen: Ablauf der normalen Atmung	255
11.1.1	Erinnern Sie sich…?	200			
11.1.2	Allgemeine Grundlagen	200	14.2.2	Atmung beobachten und Veränderungen wahrnehmen	256
11.2	Beobachten und Veränderungen wahrnehmen	200			
11.2.1	Hunger und Heißhunger	200	14.2.3	Bei Pflegemaßnahmen mitwirken	261
11.2.2	Appetit und Appetitlosigkeit	200	14.2.4	Dyspnoe	265
11.2.3	Durst und verändertes Durstempfinden	201	14.2.5	Notfall Atemstillstand	267
11.2.4	Veränderungen des Ernährungszustands	202	14.3	Puls	267
11.2.5	Mögliche Störungen bei Nahrungsaufnahme und Verdauung	204	14.3.1	Pflegerelevante Grundlagen kennen	267
			14.3.2	Puls messen	268
11.2.6	Nahrungsmittelallergie und ihre Anzeichen	207	14.3.3	Puls beobachten und Veränderungen wahrnehmen	269
11.2.7	Ernährungszustand ermitteln und beurteilen	207	14.4	Blutdruck	272
11.3	Bei Pflegemaßnahmen mitwirken	209	14.4.1	Pflegerelevante Grundlagen kennen	272
11.3.1	Beim Essen unterstützen	209	14.4.2	Messen des Blutdrucks	273
11.3.2	Mangelernährung vorbeugen: ältere Menschen	212	15	**Sich sicher fühlen und verhalten**	279
11.3.3	Mangelernährung vorbeugen: Kinder	213	15.1	Pflegerelevante Grundlagen kennen	279
12	**Ausscheiden**	215	15.1.1	Wer ist (sich) nicht gerne sicher…	279
12.1	Pflegerelevante Grundlagen kennen	215	15.1.2	Bedeutung von Sicherheit allgemein	279
12.1.1	Erinnern Sie sich…?	215	15.1.3	Patientensicherheit	279
12.1.2	Allgemeine Grundlagen	215	15.1.4	Mit Fehlern richtig umgehen	282
12.1.3	Wasserlassen (Miktion) und Urin	215	15.2	Beobachten und Wahrnehmen	282
12.1.4	Darmentleerung (Defäkation) und Stuhl	216	15.2.1	Risiko: Nosokomiale Infektionen	282
12.2	Beobachten und Wahrnehmen	216	15.2.2	Risiko: Ortsfixierung und Bettlägerigkeit	283
12.2.1	Veränderungen bei der Urinausscheidung	216	15.3	Bei Pflegemaßnahmen mitwirken	284
12.2.2	Veränderungen bei der Stuhlausscheidung	221	15.3.1	Infektionen vorbeugen	284
12.3	Bei Pflegemaßnahmen mitwirken	226	15.3.2	Ortsfixierung vorbeugen	288
12.3.1	Allgemeine Prinzipien	226	16	**Raum und Zeit gestalten – sich beschäftigen**	291
12.3.2	Hilfsmittel für die Harn- und Stuhlentleerung	227			
12.3.3	Anlegen der Urinflasche	227	16.1	Pflegerelevante Grundlagen	291
12.3.4	Benutzung des Steckbeckens	228	16.1.1	Wenn andere bestimmen, was ich wann tue…	291
12.3.5	Verwenden des Toilettenstuhls	229	16.1.2	Grundlagen zu Raum und Zeit	291
12.3.6	Pflegemaßnahmen zur Harnkontinenzförderung	230	16.2	Beobachten und Wahrnehmen	294
12.3.7	Pflegemaßnahmen bei Stuhlinkontinenz	231	16.2.1	Raumprobleme	294
12.3.8	Pflegemaßnahmen bei Diarrhö (Durchfall)	231	16.2.2	Zeitprobleme	294
12.3.9	Pflegerische Maßnahmen bei Blähungen	232	16.2.3	Störungen des Arbeit-Freizeit-Rhythmus	296
			16.3	Bei Pflegemaßnahmen mitwirken	297

16.3.1	Unterstützen in der Raumgestaltung	297
16.3.2	Unterstützen in der Zeitgestaltung	298

17 Kommunizieren ... 306
17.1	Pflegerelevante Grundlagen kennen	306
17.1.1	Gesagt ist noch nicht gehört, gehört ist noch nicht verstanden…	306
17.1.2	Grundelemente und Störfaktoren der Kommunikation	306
17.1.3	Formen der Kommunikation	307
17.2	Kommunikation im Berufsalltag	309
17.2.1	Einschränkungen der Kommunikation	310
17.2.2	Einschränkungen der Kommunikation überwinden	311

18 Kind, Frau, Mann sein – die eigene Sexualität leben können ... 315
18.1	Pflegerelevante Grundlagen kennen	315
18.1.1	Sexualität – mehr als der reine Geschlechtsakt	315
18.1.2	Grundlagen der Geschlechtsentwicklung	315
18.1.3	Grundlagen der Sexualität	317
18.2	Beobachten und Wahrnehmen	318
18.2.1	Einschränkungen und Veränderungen im sexuellen Erleben	318
18.2.2	Sexualität im Alter	319
18.2.3	Geschlechtlichkeit in anderen Kulturkreisen	319
18.2.4	Sexueller Missbrauch bei Kindern	320
18.2.5	Sexueller Missbrauch alter Menschen	320
18.3	Bei Pflegemaßnahmen mitwirken	320
18.3.1	Mit Schamgefühlen respektvoll umgehen	320
18.3.2	Intimsphäre schützen	321

19 Sterben und Tod ... 323
19.1	Pflegerelevante Grundlagen kennen	323
19.1.1	Sterben und Tod – ein Tabu?	323
19.1.2	Phasen des Sterbens	323
19.1.3	Der Tod	324
19.1.4	Grenzbereiche Sterben und Tod	324
19.2	Beobachten und Wahrnehmen	326
19.3	Bei Pflegemaßnahmen mitwirken	327
19.3.1	Sterbende begleiten	327
19.3.2	Pflegemaßnahmen nach Eintritt des Todes (Exitus)	330
19.3.3	Auf religiöse Rituale oder Bräuche eingehen	331
19.3.4	Angehörige im Trauerprozess unterstützen	332

Teil III Situationsbezogene Pflege und Betreuung

20 Assistenz bei Diagnostik und Therapie ... 337
20.1	Wichtige diagnostische Maßnahmen	337
20.1.1	Warum Kenntnis über diagnostische und therapeutische Verfahren?	337
20.1.2	Elektrokardiogramm (EKG)	337
20.1.3	Röntgenuntersuchungen	338
20.1.4	Magnetresonanztomografie (MRT)	339
20.1.5	Positronenemissionstomografie (PET)	340
20.1.6	Ultraschall	340
20.1.7	Endoskopische Untersuchungen	341
20.1.8	Laboruntersuchungen	342
20.2	Verabreichen von Arzneimitteln	349
20.2.1	Grundlagen	349
20.2.2	Richten und Stellen der Medikamente	355
20.2.3	Verabreichen der Medikamente	356
20.2.4	Erfassen von Wirkung und Nebenwirkung	357
20.3	Verabreichen von Sondennahrung	357
20.3.1	Sondenkost	358
20.3.2	Medikamente über die Ernährungssonde verabreichen	360
20.4	Injektionen	361
20.4.1	Vorbereiten von Injektionen	361
20.4.2	Subkutane Injektion	363
20.4.3	Intramuskuläre Injektion	364
20.4.4	Intravenöse Injektion	365
20.5	Absaugen von Sekret	365
20.5.1	Indikationen	365
20.5.2	Vorgehen beim Absaugen	365
20.6	Verabreichen von Sauerstoff	366
20.6.1	Sauerstoffapplikationssysteme	366
20.6.2	Hilfsmittel zur Sauerstoffverabreichung	367
20.6.3	Sauerstoffgabe	368
20.7	Versorgen von Wunden	368
20.7.1	Grundlagen	368
20.7.2	Verbandwechsel bei aseptischen Wunden	371
20.7.3	Verbandwechsel bei septischen Wunden	372
20.7.4	Umgang mit Wunddrainagen	373
20.7.5	Anlegen von Verbänden	374
20.8	Patientenbetreuung bei Transfusionen	376
20.8.1	Aufgaben der Pflege	376

21 Pflege bei Patienten mit Schmerzen ... 380
21.1	Pflegerelevante Grundlagen kennen	380
21.1.1	Vorkommen von Schmerz	380
21.1.2	Definition und Bedeutung von Schmerz	380
21.1.3	Schmerzeinteilung	381
21.1.4	Schmerzentstehung	381
21.1.5	Schmerzweiterleitung	381
21.1.6	Schmerzhemmung	381
21.1.7	Schmerzerleben	381
21.2	Schmerz beobachten und wahrnehmen	381
21.2.1	Schmerzsymptome	382
21.2.2	Schmerzen erfassen	382
21.3	Bei Pflegemaßnahmen mitwirken	384
21.3.1	Schmerzen vorbeugen	384
21.3.2	Schmerzen behandeln	384

22 Pflege bei Einschränkungen der körperlichen Belastbarkeit ... 388
22.1	Erinnern Sie sich…?	388
22.2	Untersuchungen des Atmungssystems	388
22.3	Häufige Krankheiten der Atmungsorgane	389
22.3.1	Infektion der oberen Luftwege („Erkältung")	389
22.3.2	Grippe (Influenza)	390
22.3.3	Akute Bronchitis	391
22.3.4	Lungenentzündung (Pneumonie)	391
22.3.5	Tuberkulose („Schwindsucht")	393
22.3.6	Chronische Bronchitis	394
22.3.7	Asthma bronchiale	394
22.3.8	Lungenkrebs (Bronchialkarzinom)	397
22.3.9	Pneumothorax	397
22.4	Untersuchungen des Herz-Kreislauf-Systems	398
22.5	Häufige Krankheiten des Herz-Kreislauf-Systems	399
22.5.1	Koronare Herzkrankheit (KHK)	399
22.5.2	Herzinfarkt (Myokardinfarkt)	401
22.5.3	Herzmuskelentzündung (Myokarditis)	402
22.5.4	Endokarditis (Herzinnenhautentzündung)	402

22.5.5	Herzrhythmusstörungen	402
22.5.6	Hypertonie (erhöhter Blutdruck)	403
22.5.7	Hypotonie (erniedrigter Blutdruck)	405
22.5.8	Herzinsuffizienz (Herzmuskelschwäche)	406
22.6	Untersuchungen des Gefäßsystems	409
22.7	Häufige Krankheiten des Gefäßsystems	409
22.7.1	Akuter Arterienverschluss	409
22.7.2	Arterielle Verschlusskrankheit (pAVK)	410
22.7.3	Krampfadern (Varizen/Varikosis)	412
22.7.4	Tiefe Beinvenenthrombose (Phlebothrombose)	413
22.7.5	Oberflächliche Venenentzündung (Thrombophlebitis)	414
22.7.6	Lungenembolie	414
23	**Pflege bei Einschränkungen der Beweglichkeit**	**418**
23.1	Erinnern Sie sich...?	418
23.2	Untersuchungen des Bewegungssystems	418
23.3	Häufige Krankheiten des Bewegungssystems	419
23.3.1	Osteoporose (Knochenschwund)	419
23.3.2	Hexenschuss (Lumbago)	421
23.3.3	Bandscheibenvorfall (Bandscheibenprolaps)	421
23.3.4	Amputation	423
23.3.5	Knochenbrüche (Frakturen)	424
23.3.6	Rheumatische Erkrankungen	428
23.4	Untersuchungen des Nervensystems	431
23.5	Häufige Krankheiten des Nervensystems	432
23.5.1	Schädel-Hirn-Trauma	432
23.5.2	Subarachnoidalblutung (SAB)	432
23.5.3	Zerebrale Krampfanfälle – Epilepsie	433
23.5.4	Querschnittlähmung	434
23.5.5	Multiple Sklerose (MS)	435
23.5.6	Schlaganfall/Durchblutungsstörungen des Gehirns	436
23.5.7	Morbus Parkinson	442
24	**Pflege bei Einschränkungen der Ernährung und Ausscheidung**	**447**
24.1	Erinnern Sie sich...?	447
24.2	Untersuchungen der Verdauungsorgane	447
24.3	Häufige Krankheiten der Verdauungsorgane	448
24.3.1	Ösophagitis	448
24.3.2	Ösophagus- bzw. Fundusvarizen	449
24.3.3	Gastritis (Magenschleimhautentzündung)	450
24.3.4	Magen-/Zwölffingerdarmgeschwür (Ulcus ventriculi/duodeni)	451
24.3.5	Gastroenteritis („Magen-Darmgrippe")	451
24.3.6	Appendizitis	452
24.3.7	Chronisch entzündliche Darmerkrankungen	453
24.3.8	Darmverschluss (Ileus)	453
24.3.9	Divertikulose	455
24.3.10	Dickdarmkrebs (Kolorektales Karzinom)	455
24.3.11	Hämorrhoiden	459
24.3.12	Leberzirrhose	459
24.3.13	Gallensteine	460
24.3.14	Bauchspeicheldrüsenentzündung (Akute Pankreatitis)	461
24.3.15	Hernien	462
24.4	Untersuchungen des Harnsystems	462
24.5	Häufige Krankheiten des Harnsystems	463
24.5.1	Harnwegsinfektionen	463
24.5.2	Harnsteinleiden	464
24.5.3	Glomerulonephritis	466
24.5.4	Akutes Nierenversagen	467
24.5.5	Chronische Niereninsuffizienz	467

25	**Pflege bei Erkrankungen der Geschlechtsorgane, während Schwangerschaft, Geburt und Wochenbett**	**473**
25.1	Erinnern Sie sich...?	473
25.2	Untersuchungen der männlichen Geschlechtsorgane	473
25.3	Häufige Krankheiten der männlichen Geschlechtsorgane	474
25.3.1	Paraphimose („spanischer Kragen")	474
25.3.2	Gutartige Prostatavergrößerung (benigne Prostatahyperplasie)	474
25.3.3	Prostatakrebs (Prostatakarzinom)	475
25.4	Untersuchungen der weiblichen Geschlechtsorgane	477
25.5	Häufige Krankheiten der weiblichen Geschlechtsorgane	478
25.5.1	Uterusmyom (Muskelgeschwulst der Gebärmutter)	478
25.5.2	Gebärmutterhalskrebs (Zervixkarzinom)	479
25.5.3	Brustkrebs (Mammakarzinom)	479
25.6	Der weibliche Zyklus, Empfängnis und Empfängnisverhütung	483
25.6.1	Der weibliche Zyklus	483
25.6.2	Konzeption (Empfängnis)	483
25.6.3	Kontrazeption (Empfängnisverhütung)	484
25.7	Schwangerschaft, Geburt und Wochenbett	484
25.7.1	Bedeutung einer Schwangerschaft für die Frau	484
25.7.2	Eckdaten zu Schwangerschaftsdauer, Gebärmutter und Kind	484
25.7.3	Veränderungen während der Schwangerschaft	485
25.7.4	Schwangerenvorsorge und Bestimmung des Geburtstermins	486
25.7.5	Geburt	486
25.7.6	Wochenbett	487
25.8	Häufige Krankheiten und Störungen während Schwangerschaft und Wochenbett	487
25.8.1	Frühgeburt	487
25.8.2	Hypertensive Erkrankungen in der Schwangerschaft	490
25.8.3	Fehl- oder Totgeburt	492
25.8.4	Lochialstau	493
25.8.5	Fieberhafter Milchstau	493
25.8.6	Mastitis puerperalis	494
26	**Pflege bei Störungen des Hormonsystems**	**496**
26.1	Erinnern Sie sich...?	496
26.2	Prinzipien zur Untersuchung des endokrinen Systems	496
26.2.1	Direkte Messung von Hormonkonzentrationen im Blut	496
26.2.2	Messung von Hormonauswirkungen im Blut und/oder Urin	496
26.2.3	Untersuchung von hormonproduzierenden Organen	496
26.3	Häufige Krankheiten des Hormonsystems	497
26.3.1	Struma (Kropf)	497
26.3.2	Schilddrüsenüberfunktion (Hyperthyreose)	498
26.3.3	Schilddrüsenunterfunktion (Hypothyreose)	499
26.3.4	Diabetes mellitus (Zuckerkrankheit)	500
27	**Pflege bei Störungen der Wahrnehmung**	**508**
27.1	Erinnern Sie sich...?	508
27.2	Untersuchungen der Augen	508
27.3	Untersuchungen der Ohren	510
27.4	Häufige Krankheiten der Augen	511
27.4.1	Grauer Star (Cataracta senilis)	511
27.4.2	Grüner Star (Glaukom)	511

27.4.3	Netzhautablösung	512
27.4.4	Pflege bei Augenerkrankungen	513
27.4.5	Sehbehinderungen und Blindheit	515
27.5	Häufige Krankheiten der Ohren	518
27.5.1	Paukenerguss	518
27.5.2	Mittelohrentzündung (Otitis media)	519
27.5.3	Pflege bei Krankheiten und Operationen am Ohr	519
27.6	Einschränkungen beim Hören	519
27.6.1	Ohrgeräusche/Tinnitus	519
27.6.2	Schwerhörigkeit	520

28 Pflege bei Einschränkungen durch Hauterkrankungen ... 523

28.1	Erinnern Sie sich...?	523
28.2	Untersuchungen der Haut	523
28.3	Häufige Krankheiten der Haut	525
28.3.1	Akute Kontaktdermatitis	525
28.3.2	Chronisches Kontaktekzem	525
28.3.3	Atopisches Ekzem	526
28.3.4	Schuppenflechte (Psoriasis)	528
28.3.5	Wundrose (Erysipel)	529
28.3.6	Hautpilz (Dermatomykose)	529
28.3.7	Malignes Melanom (schwarzer Hautkrebs)	529

29 Pflege bei onkologischen Erkrankungen ... 532

29.1	Erinnern Sie sich...?	532
29.2	Grundlagen	532
29.2.1	Begriffsdefinitionen	532
29.2.2	Tumorentstehung	532
29.2.3	Risikofaktoren für Tumorentstehung	533
29.2.4	Einteilung (Kategorisierung) von Tumoren	533
29.3	Untersuchungen zur Tumordiagnostik	534
29.4	Therapeutische Maßnahmen in der Onkologie	535
29.4.1	Therapieziele	535
29.4.2	Behandlungsmethoden	535
29.4.3	Weitere Therapiemaßnahmen	537
29.5	Pflege bei Zytostatika- und Strahlentherapie	537
29.5.1	Maßnahmen bei Übelkeit und Erbrechen	537
29.5.2	Maßnahmen bei Haarausfall (Alopezie)	539
29.5.3	Maßnahmen bei Mundschleimhautveränderungen (Mukositis und Stomatitis)	539
29.5.4	Maßnahmen bei Durchfall	540
29.5.5	Maßnahmen zur Vermeidung von Infektionen	540
29.6	Häufige Krankheiten in der Hämatoonkologie	541
29.6.1	Leukämie	541
29.6.2	Hodgkin-Lymphom	542
29.6.3	Non-Hodgkin-Lymphom (NHL)	542
29.6.4	Multiples Myelom (Plasmozytom)	543

30 Pflege bei Infektionskrankheiten ... 545

30.1	Erinnern Sie sich...?	545
30.2	Allgemeine Grundlagen	545
30.2.1	Infektionskette	545
30.2.2	Infektionserreger	546
30.2.3	Grundbegriffe der Infektionslehre	547
30.2.4	Allgemeine Symptome einer Infektion	547
30.2.5	Typischer Verlauf einer Infektionskrankheit	547
30.2.6	Komplikationen einer Infektionskrankheit	547
30.2.7	Allgemeine Therapieprinzipien	548
30.3	Untersuchungen bei Infektionskrankheiten	548
30.4	Häufige Infektionskrankheiten	549
30.4.1	MRSA	549
30.4.2	Norovirus-Infektion	551
30.4.3	Clostridium difficile assoziierte Diarrhö (CDAD)	552
30.4.4	AIDS/HIV	553
30.4.5	Hepatitis	554

31 Pflege bei psychiatrischen Erkrankungen ... 556

31.1	Allgemeine Grundlagen	556
31.1.1	Begriffsbestimmungen	556
31.1.2	Psychiatrisches Handlungsfeld	556
31.1.3	Beziehung zwischen Pflegendem und Pflegeempfänger	556
31.2	Untersuchungen in der Psychiatrie	557
31.3	Häufige Krankheiten in der Psychiatrie	559
31.3.1	Affektive Störungen (Depression)	559
31.3.2	Demenzielle Erkrankungen	560
31.3.3	Abhängigkeitserkrankungen	564
31.3.4	Aggression und Gewalt	566
31.3.5	Selbsttötung (Suizid)	569

32 Pflege im häuslichen Umfeld ... 572

32.1	Grundlagen	572
32.1.1	Gesetzliche Rahmenbedingungen	572
32.1.2	Leistungen ambulanter Pflegedienste	573
32.2	Arbeitsorganisation in der häuslichen Pflege	574
32.2.1	Tourvorbereitung	574
32.2.2	Tourablauf	574
32.3	Pflegende als Gast	575
32.4	Zusammenarbeit mit den Angehörigen	575

ANHANG

Pflege in Notfallsituationen	578
Verhalten in Notfallsituationen	578
Lebensrettende Sofortmaßnahmen	578
Erste Hilfe in konkreten Notfallsituationen	583
Richtungsbezeichnungen zur Orientierung	588
Achsen und Ebenen	589
Wichtige Laborwerte	590
Literaturverzeichnis	594
Abbildungsnachweis	597
Bücher	597
Firmen, Kliniken	597
Fotografen und Bildarchive	597
Sachverzeichnis	598

Herr Müller ist bereit zur Übergabe, die anderen hole ich gleich.

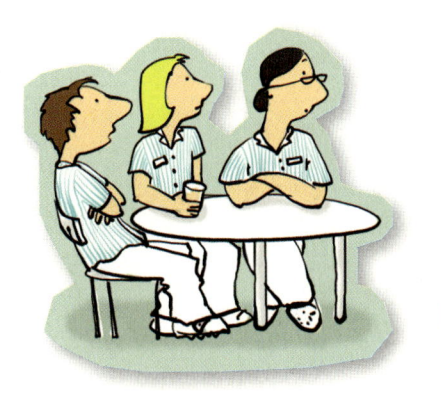

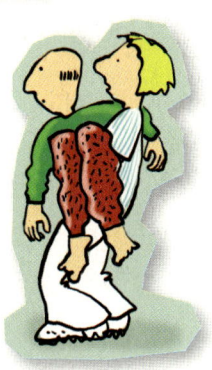

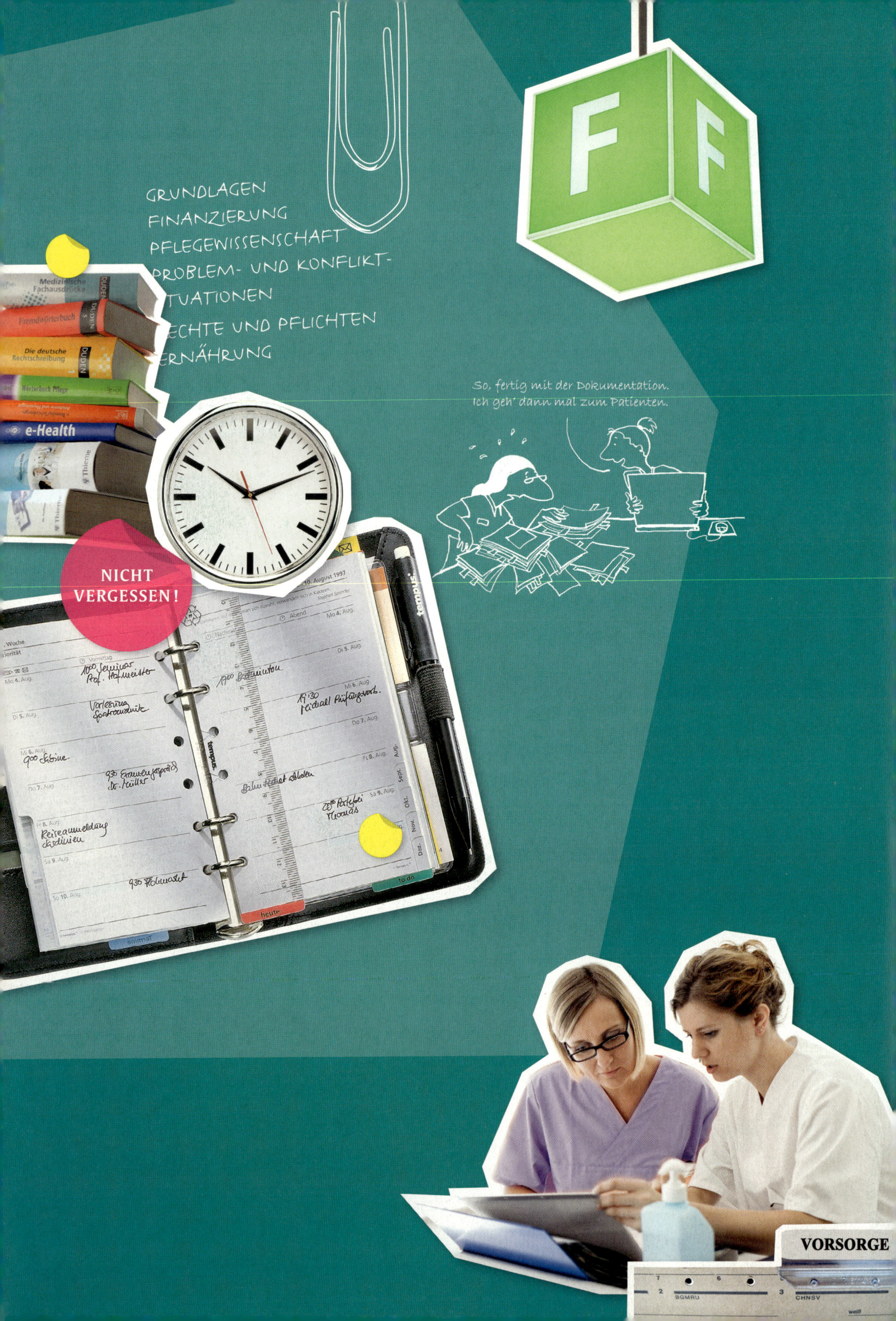

GRUNDLAGEN
FINANZIERUNG
PFLEGEWISSENSCHAFT
PROBLEM- UND KONFLIKT-
SITUATIONEN
RECHTE UND PFLICHTEN
ERNÄHRUNG

So, fertig mit der Dokumentation.
Ich geh' dann mal zum Patienten.

NICHT VERGESSEN!

VORSORGE

TEIL I ▶
GRUNDLAGEN UND RECHTLICHE RAHMENBEDINGUNGEN

1 Grundlagen zum Berufsbild Pflege und Pflegeassistenz   4
2 Finanzierung des Gesundheitswesens – der Sozialstaat   17
3 Pflegewissenschaft, Pflegetheorien und Pflegeorganisation   24
4 Berufstypische Problem- und Konfliktsituationen   46
5 Rechte und Pflichten in Ausbildung und Beruf   64
6 Grundlagen zu Aufbau und Funktion des Körpers (Anatomie und Physiologie)   94
7 Grundlagen der Ernährung   122

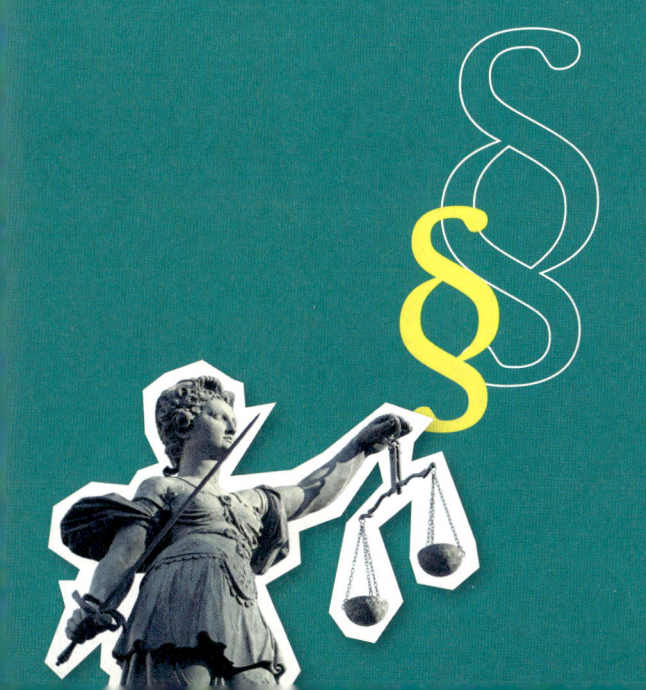

1 ▶ GRUNDLAGEN ZUM BERUFSBILD PFLEGE UND PFLEGEASSISTENZ

1.1	Eckdaten in der Entwicklung der Pflege und der Pflegeausbildung	5
1.2	Das Gesundheitswesen	5
1.2.1	Gesundheitswesen, ein wichtiger Wirtschaftszweig	6
1.2.2	Institutionen der pflegerischen und medizinischen Versorgung	6
1.3	Aufgaben und Qualifizierung von beruflich Pflegenden	10
1.3.1	Aufgaben professionell Pflegender	10
1.3.2	Qualifizierung von Pflegenden	11
1.4	Berufliches Selbstverständnis von Pflegeassistenten und Pflegehelfern	13
1.4.1	Arbeitsfelder und Aufgaben im sog. Skillsmix	13
1.4.2	Die 6 „Gebote" für Zufriedenheit und Qualität in der Pflegehilfe	14
1.4.3	Zwei wichtige Grundregeln pflegerischer Tätigkeit	15
1.5	Berufsorganisationen und Berufsverbände	15
1.5.1	Gewerkschaften	16
1.5.2	Konfessionelle Berufsorganisationen	16

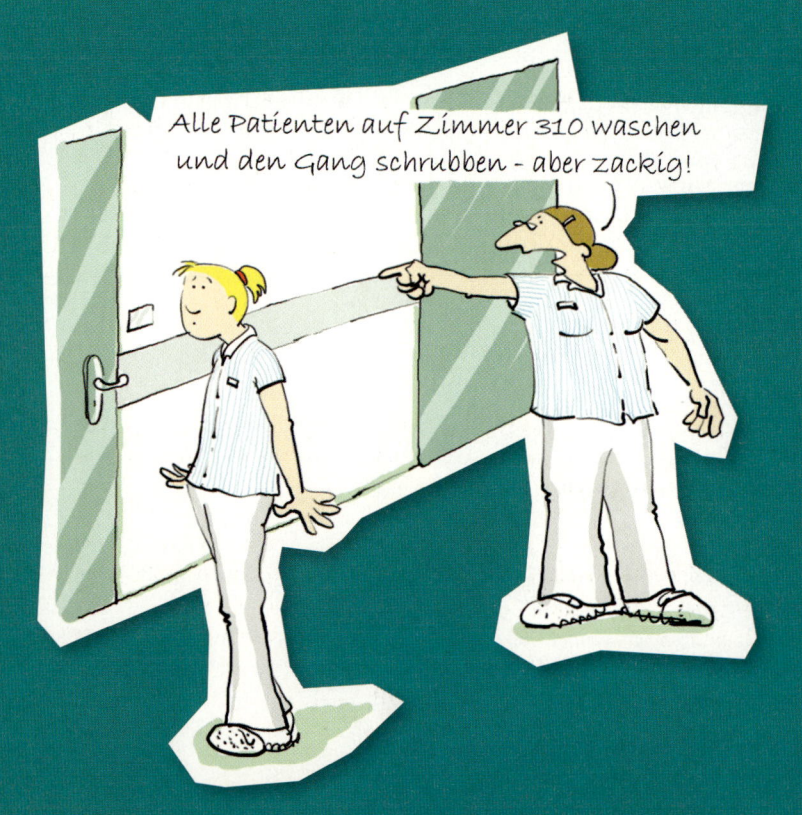

1 Grundlagen zum Berufsbild Pflege und Pflegeassistenz

1.1 Eckdaten in der Entwicklung der Pflege und der Pflegeausbildung

Die Geschichte der Krankenpflege ist so alt wie die Geschichte der Menschheit. Bereits vor 100 000 Jahren haben die **Urmenschen** Pflege als so genannte „**Brutpflege**" ausgeübt. Sie beschränkten also die Pflege auf die Versorgung des Nachwuchses. Jedoch finden sich ab der **mittleren Steinzeit** Beweise dafür, dass Menschen **untereinander Krankenpflege** ausgeübt haben. Krankenpflege gehörte zum grundlegenden Können der Menschen in der Urgesellschaft. Sie war eine Form der gegenseitigen Hilfe und wurde erst später als spezielles Können der Heilbehandlung ausgeübt (Wolff u. Wolff 2008). Die Geschichte einer **geregelten, neuzeitlichen Krankenpflegeausbildung** reicht dagegen erst **circa 150 Jahre zurück**.

Erste Krankenpflegeschulen entstehen. Die ersten öffentlichen Krankenpflegeschulen sind auf das Bestreben von Ärzten zurückzuführen. Diese wollten dem Krankenpflegepersonal die Fähigkeiten und Fertigkeiten vermitteln, die insbesondere für die gewissenhafte Beobachtung und Assistenz im Rahmen ärztlicher Diagnostik und Therapie erforderlich waren. Besonders bekannt und als Vorbild für weitere Schulgründungen anzusehen war die von dem Mannheimer Arzt und Hebammen-Lehrer Franz Anton im **Mai 1781** gegründete „**Krankenwärter-Schule" in Mannheim**. Der Einfluss von Ärzten auf die Krankenpflegeausbildung blieb lange Zeit entscheidend und hat auch maßgeblich das pflegerische Berufsverständnis geprägt. So wurde in der ersten reichseinheitlichen Regelung der Krankenpflegeausbildung von 1938 die Leitung einer Krankenpflegeschule ebenfalls verpflichtend einem Arzt übertragen. Erst **1985** wurde durch das Gesetz über die Berufe in der Krankenpflege die **alleinige Leitung einer Schule durch eine Unterrichtsschwester oder einen Unterrichtspfleger** möglich. Das zurzeit geltende Krankenpflegegesetz von **2003** schreibt vor, dass für die **Leitung und hauptamtliche Lehrtätigkeit Fachkräfte mit abgeschlossener Hochschulausbildung** erforderlich sind (Hundenborn 2004).

Pflegende entwickeln die Lehrpläne mit. Krankenpflegepersonen erhoben schon früh die Forderung, dass nicht ärztliches Wissen sondern pflegespezifisches Wissen Grundlage der Ausbildung sein müsse und dementsprechend die Pflegenden an der Lehrplanentwicklung, das heißt an der Ausbildungsgestaltung zu beteiligen seien. Bereits **1908** meldete **Agnes Karll**, eine der Begründerinnen der freiberuflichen Krankenpflege in Deutschland, diesen Anspruch an. Jedoch wurde dieser Forderung erst Jahrzehnte später mit den Krankenpflegegesetzen von 1985 und 2003 nachgegeben.

Auch die Dauer der Krankenpflegeausbildung sowie das Verhältnis von theoretischer und praktischer Ausbildung wurden seit den Anfängen einer geregelten Ausbildung in der Krankenpflege immer wieder kontrovers diskutiert. Zu einer verbindlichen staatlichen Ausbildungsregelung mit einer entsprechenden Prüfung kam es erst durch das 1938 verkündete „Gesetz zur Ordnung der Krankenpflege" mit den entsprechenden Durchführungsverordnungen.

Die Stundenzahlen für den ärztlichen Unterricht wurden jedoch erst mit dem Gesetz über die Berufe in der Krankenpflege von 1985 zugunsten der Stundenzahlen für das Fach Krankenpflege deutlich reduziert.

Berufspolitik ist oft fremdbestimmt. Nicht nur der Beruf selbst sondern auch die Berufsausbildung sind in der Vergangenheit in hohem Maße durch andere Berufsgruppen und berufsfremde Instanzen mitbestimmt worden. Dadurch sind auch die Gestaltungsmöglichkeiten für die Ausbildung sowie die Kontrolle von Ausbildung und Berufsausübung bislang nicht völlig in den Zuständigkeitsbereich der Berufsgruppe übergegangen. Die Durchsetzung von Ausbildungsinteressen und Interessen der Berufsausübung musste oft vor dem Hintergrund des Personalmangels in der Pflege aufgegeben oder im Sinne eines Kompromisses entschieden werden.

1.2 Das Gesundheitswesen

Definition Das **Gesundheitswesen** oder **Gesundheitssystem** umfasst alle Personen, Organisationen und Einrichtungen, deren Aufgabe es ist, die Gesundheit zu fördern und zu erhalten sowie Krankheiten vorzubeugen bzw. zu behandeln.

Für viele Menschen gehört es zu den wichtigsten Lebensthemen, die Gesundheit zu erhalten oder wiederherzustellen. Ein gewisses Maß an Gesundheit ist die Grundvoraussetzung für alle Lebensaktivitäten. In den letzten Jahrhunderten haben sich daher zunehmend professionelle Strukturen um das Thema Gesundheit herum ausgebildet: Die **Personen und Einrichtungen**, die **beruflich** mit der **Erhaltung der Gesundheit** sowie der **Behandlung von Krankheiten** befasst sind, bilden den Kern des **Gesundheitswesens**.

KURZFASSUNG

1 Grundlagen zum Berufsbild Pflege und Pflegeassistenz

1.1 Eckdaten in der Entwicklung der Pflege und der Pflegeausbildung

Die **Urmenschen** übten Pflege in Form von Brutpflege aus.
Ab der **mittleren Steinzeit** kann Pflege als Form der gegenseitigen Hilfe nachgewiesen werden.
Vor circa 150 Jahren wurde eine geregelte, neuzeitliche Krankenpflegeausbildung ins Leben gerufen.

Erste Krankenpflegeschulen entstehen aufgrund der Initiative von Ärzten. Ziel war es, den Pflegenden Kenntnisse über Beobachtung und Assistenz im Rahmen ärztlicher Diagnostik und Therapie zu vermitteln.
Seit 1985 ist es auch Unterrichtsschwestern oder -pflegern möglich, eine Krankenpflegeschule zu leiten. Zuvor war dies ausschließlich Ärzten vorbehalten.
Das **aktuelle Krankenpflegegesetz** schreibt vor, dass Schulleitungen eine abgeschlossene Hochschulausbildung benötigen.

Erst seit 1985 liegt der Schwerpunkt der Ausbildung auf pflegespezifischem Wissen. Zuvor stand ärztliches Wissen im Zentrum des Unterrichts.

In der Vergangenheit wurden der Beruf und die Berufsausbildung der Pflegenden weitestgehend durch andere Berufsgruppen und berufsfremde Instanzen bestimmt.

1.2 Das Gesundheitswesen

Definition

Den Mittelpunkt des Gesundheitswesens bilden Menschen, die im Rahmen ihrer beruflichen Tätigkeit die Gesundheit erhalten bzw. Krankheiten behandeln.

1 ▶ Grundlagen zum Berufsbild Pflege und Pflegeassistenz

Merke Um sich als mündiger Bürger in den aktuellen politischen Diskussionen zurechtzufinden, ist es wichtig, Kenntnisse über Strukturen, Funktionsprinzipien und Akteure des Gesundheitswesens zu besitzen. Insbesondere beruflich Pflegende müssen sich bewusst sein, welche Aufgaben sie übernehmen und welche Verantwortung sie als Berufsgruppe im Gesundheitssystem tragen.

Professionelle Pflege, d. h. Pflege als Beruf, ist Teil des Gesundheitssystems und leistet ihren eigenständigen gesellschaftlichen Beitrag zur Gesundheitsvorsorge, Krankheitsverhütung und zur Wiederherstellung von Gesundheit. Die beruflich Pflegenden unterstützen Menschen und bieten ihnen Hilfeleistungen bei akuten und chronischen Erkrankungen sowie im Sterbeprozess an (**Abb. 1.1**).

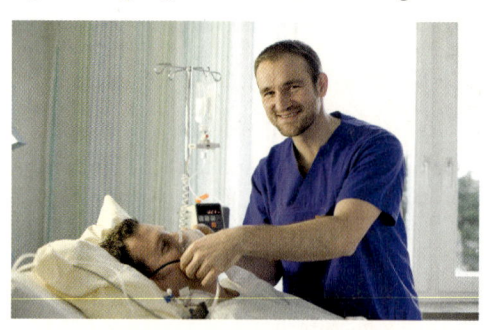

Abb. 1.1 ▶ Beruflich Pflegende sind Teil des Gesundheitssystems. Sie unterstützen Menschen und bieten Hilfestellung bei akuten und chronischen Krankheiten an.

Beruflich Pflegende sind gefordert, Entwicklungstendenzen in der Gesellschaft sowie im Gesundheitswesen einzubeziehen und sich an zukünftigen, gesundheitsbezogenen Bedürfnissen der Bevölkerung zu orientieren. Beruflich Pflegende müssen daher interessiert sein an öffentlichen und politischen Informationen und Diskussionen zum Thema Gesundheitswesen. Ob dies die öffentlichen und politischen Diskussionen über den drohenden Pflegekräftemangel betrifft oder die Tendenz, dass sich zu viele Menschen in Deutschland falsch ernähren und zu wenig bewegen – um nur einige Beispiele zu nennen – beruflich Pflegende müssen sich informieren, um mit gestalten können.

1.2.1 Gesundheitswesen, ein wichtiger Wirtschaftszweig

Gesundheit ist ein kostbares Gut und mit steigendem Wohlstand eines Staates und den wachsenden Ansprüchen der Bevölkerung nimmt auch die Bedeutung des Gesundheitsmarktes zu. Das Gesundheitswesen in Deutschland stellt mit Gesamtausgaben in Höhe von circa 263 Milliarden Euro einen bedeutenden Wirtschaftszweig dar. Jeder neunte Beschäftigte in Deutschland arbeitet im Gesundheitswesen. Ende 2008 betrug die Beschäftigtenzahl im Gesundheitswesen 4,6 Millionen. Seit dem Jahr 2000 ist die Mitarbeiterzahl um eine halbe Million gestiegen. Mit 774 000 Beschäftigten im Jahr 2008 stellt die Gesundheits- und Krankenpflege die größte Berufsgruppe im Bereich des Gesundheitswesens dar. Hiervon sind in allgemeinen Krankenhäusern 396 000 Pflegende (320 000 Gesundheits- und Krankenpfleger, 37 600 Gesundheits- und Kinderkrankenpfleger und 14 500 Pflegehelfer bzw. Pflegeassistenten) tätig.
Die Bedeutung des Gesundheitswesens wird in den kommenden Jahrzehnten weiter wachsen: Geringe Geburtenzahlen und höhere Lebenserwartungen führen zu einer alternden Gesellschaft. Menschen über 60 Jahre werden in einigen Jahren die Mehrheit der Bevölkerung stellen.

Bedarf an Gesundheits- und Pflegeleistungen steigt. Mit der größeren Zahl älterer Bürger und aufgrund veränderter Familienstrukturen wird der Bedarf an Gesundheits- und Pflegeleistungen ansteigen. Gleichzeitig wird vorhergesagt, dass in Zukunft Zivilisations- und Alterskrankheiten wie Diabetes und Demenz weiter zunehmen, was Auswirkungen auf die Beschäftigungszahlen der Gesundheitsbranche haben wird. Ein Gutachten im Auftrag des Bundeswirtschaftsministeriums prognostiziert für das Jahr 2030 rund 6,7 Millionen Beschäftigte im Gesundheitswesen.
Die Entwicklung der Beschäftigungszahlen unterscheidet sich stark zwischen stationärem und ambulantem Pflegebereich. In den 11 500 zugelassenen ambulanten Pflegediensten sind 155 000 Pflegestellen zu verzeichnen. In den Heimen gibt es insgesamt 421 000 Vollzeitstellen, von denen 69 % in der Pflege und Betreuung tätig sind.

Merke Pflegeberufe haben Zukunft. Aufgrund der höheren Lebenserwartung bei neu auftretenden Zivilisations- und Alterserkrankungen, sowie durch veränderte Familienstrukturen werden Pflegende in Zukunft dringend gebraucht. Für junge Menschen bieten sich demnach in der Pflege gute Chancen auf einen sicheren Arbeitsplatz.

1.2.2 Institutionen der pflegerischen und medizinischen Versorgung

Das deutsche Gesundheitswesen ist ein komplexes Gebilde mit einer Vielzahl an Institutionen. Die medizinische Versorgung der Bevölkerung gliedert sich in drei wesentliche Bereiche:
- Primärversorgung (ambulante Behandlung und niedergelassene Ärzte)
- Akutversorgung (stationäre Versorgung in den Krankenhäusern)
- Rehabilitation (medizinische, berufliche und soziale Leistungen in ambulanten und stationären Rehabilitationseinrichtungen)

KURZFASSUNG

Merke

Professionell Pflegende sind Teil des Gesundheitssystems. Sie unterstützen Menschen bei akuten und chronischen Erkrankungen und begleiten sie im Sterbeprozess.

1.2.1 Gesundheitswesen, ein wichtiger Wirtschaftszweig

Der Gesundheitsmarkt gewinnt immer mehr an Bedeutung und ist ein wichtiger Wirtschaftszweig.
Jeder neunte Beschäftigte arbeitet im Gesundheitswesen. Den größten Anteil stellen die Mitarbeiter der Gesundheits- und Krankenpflege.

Der Bedarf an Gesundheits- und Pflegeleistungen wird auch in Zukunft steigen. Somit steigt auch die Anzahl der Beschäftigten in diesem Bereich.
Beruflich Pflegende werden auch in Zukunft gebraucht.

Merke

1.2.2 Institutionen der pflegerischen und medizinischen Versorgung

Drei wesentliche Bereiche sichern die medizinische Versorgung ab:
- Primärversorgung
- Akutversorgung
- Rehabilitation

1.2 ▶ Das Gesundheitswesen   KURZFASSUNG   7

Alle medizinischen und pflegerischen Dienstleistungen zur Erhaltung oder Wiedergewinnung der Gesundheit werden demnach **stationär**, **teilstationär** oder **ambulant** in **Krankenhäusern** und **Rehabilitationseinrichtungen** oder in anderen **ambulanten und stationären Gesundheitseinrichtungen** erbracht.
Weitere pflegerische Dienstleistungen werden in der **häuslichen Umgebung** der Pflegeempfänger und in stationären bzw. teilstationären **Pflegeeinrichtungen** durchgeführt (**Abb. 1.2**).

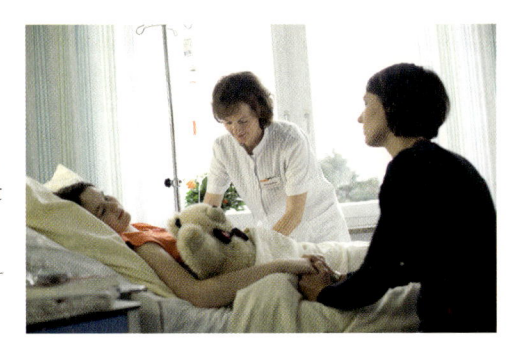

Pflegerische Leistungen werden stationär, teilstationär oder ambulant in Krankenhäusern, in Rehabilitationseinrichtungen oder in anderen ambulanten und stationären Gesundheitseinrichtungen sowie in der häuslichen Umgebung erbracht.

Abb. 1.2 ▶ Verweildauer. Durchschnittlich verbringen Patienten etwa 8 Tage im Krankenhaus.

Krankenhäuser

Die stationäre Gesundheitsversorgung erfolgt in der Regel in (Akut-)Krankenhäusern oder Vorsorge- und Rehabilitationseinrichtungen.
Unter einem **Akutkrankenhaus** versteht man ein Krankenhaus, in dem Patienten stationär oder ambulant behandelt werden und eine Tag- und Nachtaufnahmebereitschaft besteht. Im Jahr 2008 gab es 2 083 Krankenhäuser mit rund 500 000 Krankenhausbetten und es wurden knapp 17,5 Millionen Patienten behandelt.
Die Verweildauer im Krankenhaus hat sich infolge neuer Behandlungsmethoden und aus Gründen der Krankenhauskostensenkung zunehmend reduziert und beträgt heute **im Durchschnitt 8,1 Tage.** Die immer kürzer werdende Verweildauer der Patienten in den Kliniken, die zunehmende Zahl von Behandlungsfällen und der weiterhin steigende Altersdurchschnitt der Pflegeempfänger haben in den letzten Jahren zu einem höheren pflegerischen und administrativen Aufwand geführt.

Krankenhäuser
Akutkrankenhäuser können Patienten ambulant und stationär behandeln. Patienten können dort Tag und Nacht aufgenommen werden.

Ein Patient bleibt durchschnittlich 8,1 Tage stationär im Krankenhaus.
Der Altersdurchschnitt der Pflegeempfänger steigt.

Trägerschaft
Der Staat hat im Rahmen seiner sozialstaatlichen Verpflichtung die Aufgabe, die Gesundheitsversorgung der Bevölkerung zu gewährleisten. Die Länder müssen flächendeckend Krankenhauskapazitäten sicherstellen bzw. Sorge tragen, dass andere Träger diese Aufgabe übernehmen können. Die Klassifikation nach Krankhausträgern im Sinne von Krankenhausbetreibern (meist auch Besitzer) unterscheidet:

Öffentliche Träger sind zum Beispiel der Bund (z. B. Bundeswehrkrankenhäuser), die Länder (z. B. Universitätskliniken) sowie die kommunalen Träger mit Kliniken in den Gemeinden und Kommunen. Weitere öffentliche Krankenhausträger sind die Träger der gesetzlichen Unfallversicherung, die die berufsgenossenschaftlichen Unfallkrankenhäuser betreiben.

Freigemeinnützige Krankenhausbetreiber sind zum Beispiel die Kirchen (Diakonie und Caritas) oder das Rote Kreuz.

Private Krankenhausträger. Bedingt durch die finanziellen Schwierigkeiten haben viele Städte und Landkreise, aber auch Bundesländer ihre Krankenhäuser an private Träger übergeben. Somit ist der Anteil der privaten Krankenhäuser gestiegen, der der öffentlichen hat sich reduziert. Die Zahl der freigemeinnützigen Krankenhäuser ist im Wesentlichen konstant geblieben.

Trägerschaft
Krankenhausbetreiber können öffentlich, freigemeinnützig oder privat sein.
Die Länder sorgen dafür, dass flächendeckend Krankenhauskapazitäten vorhanden sind.

Leistungsvergütung
Die Vergütungen der Krankenhausleistungen werden über die Krankenversicherung abgegolten. In den letzten Jahren wurde das Vergütungssystem in das sogenannte DRG-Fallpauschalensystem überführt (DRG: Diagnosis Related Groups).

Leistungsvergütung
Krankenhausleistungen werden durch die Krankenversicherung bezahlt.
Die Höhe der Beträge wird anhand des DRG-Fallpauschalensystems ermittelt.

> **Definition DRG-Fallpauschale.** In einem diagnosebezogenen Fallgruppenpauschalsystem werden Leistungen, die z. B. in einem Krankenhaus für einen Patienten erbracht wurden, anhand der Haupt- und Nebendiagnosen in eine Fallgruppe eingestuft und danach unabhängig von der Verweildauer vergütet.

> **Definition** ◀

Jede Neuaufnahme eines Patienten definiert einen neuen Fall, der die weitere Behandlung kennzeichnet. Die Höhe der Fallpauschale richtet sich nach festgeschriebenen Kriterien. Hierbei spielen neben der Grunderkrankung und den Nebendiagnosen auch eventuell eingetretene Komplikationen und individuelle kostenrelevante Abweichungen von der Behandlung eine Rolle. Die festgestellten DRG werden von dem Leistungsträger „Krankenhaus" an die Kostenträger „Krankenversicherung" gemeldet und von diesem bezahlt.

Neben der Grunderkrankung und den Nebendiagnosen fließen auch eventuell eingetretene Komplikationen und individuelle kostenrelevante Abweichungen von der Behandlung in die Ermittlung der DRG-Fallpauschale mit ein.

Organisationsstruktur
In Krankenhäusern gibt es unterschiedliche Spezialabteilungen und Fachrichtungen, in denen kranke Menschen ärztliche und pflegerische Hilfeleistung erhalten.

Organisationsstruktur

In der Regel ist jedes Krankenhaus in verschiedene Fachabteilungen unterteilt.

Fachabteilungen
Je nach Zielsetzung und gesetzlichem Auftrag ist jedes Krankenhaus in der Regel in verschiedene Fachabteilungen unterteilt, z. B.
- Innere Medizin – sie befasst sich mit der Vorbeugung, Diagnose und (nichtoperativen) Therapie von Krankheiten, z. B. Herz- und Lungenerkrankungen, Erkrankungen der Verdauungsorgane, Stoffwechselerkrankungen, Bluterkrankungen
- Chirurgie – operative Behandlung von Erkrankungen (hierbei gibt es unterschiedliche Fachrichtungen, z. B. Unfallchirurgie, Gefäßchirurgie, Herzchirurgie)
- Gynäkologie und Geburtshilfe – Behandlung von Erkrankungen weiblicher Geschlechtsorgane, Behandlung und Überwachung von Schwangerschaften und Begleitung bei Geburten
- Urologie – Behandlung der harnbildenden und harnableitenden Organe, also von Niere, Harnleiter Harnblase, und Harnröhre
- Onkologie – Behandlung von Menschen mit Krebserkrankungen
- Dermatologie – Behandlung von Menschen mit Hauterkrankungen
- Neurologie – Behandlung von Menschen mit Erkrankungen des Nervensystems
- Psychiatrie – Behandlung von Menschen mit psychischen Erkrankungen
- Pädiatrie – Kinderheilkunde
- Geriatrie – Behandlungen von Erkrankungen im Alter

Fachabteilungen können in verschiedene Stationen aufgeteilt sein.
Es gibt Stationen, die Patienten verschiedener Fachbereiche versorgen, so genannte interdisziplinäre bzw. multidisziplinäre Stationen.

Stationen. Jeder einzelne medizinische Fachbereich kann wiederum in unterschiedliche Stationen unterteilt sein. So kann es beispielsweise im Fachbereich Innere Medizin Stationen geben, auf denen schwerpunktmäßig Menschen mit Herzerkrankungen oder Erkrankungen der Verdauungsorgane behandelt werden. Es gibt aber auch multidisziplinäre Stationen, in denen Menschen mit unterschiedlichen Krankheitsbildern von Spezialisten aus verschiedenen Fachgebieten therapiert werden.

Spezialabteilungen
Neben den Fachabteilungen gibt es weitere Spezialabteilungen:

Ambulanzen ermöglichen die ambulante Behandlung in einem Krankenhaus, z. B. zur Erstversorgung von Notfallpatienten oder zur Nachsorge im Anschluss an eine stationäre Behandlung.

Ambulanzen. Die meisten Krankenhäuser verfügen über eine Notfallambulanz, die rund um die Uhr besetzt ist und in der z. B. die Erstversorgung von notfallmäßig eingewiesenen Patienten stattfindet. Es gibt aber auch Institutsambulanzen, in denen Patienten mit besonderen Problemstellungen zur Vorstellung und diagnostischen Abklärung oder zur Nachbehandlung nach einer stationären Behandlung kommen. Diese Institutsambulanzen gibt es für vielfältige Fachbereiche wie z. B. in Psychiatrischen Kliniken.

Operative Eingriffe werden in Operationsabteilungen durchgeführt. Hier arbeiten meist Pflegende mit einer speziellen Fachweiterbildung z. B. Operationstechnische Assistenten oder Fachkrankenpfleger für Intensivpflege und Anästhesie.

Operationsabteilung. In den Operationsabteilungen werden operative Eingriffe unterschiedlicher Fachbereiche durchgeführt. Die technische Ausstattung und der Personaleinsatz, der während einer Operation zum Einsatz kommt, sind hoch. Ärzte wie Anästhesisten und Chirurgen sowie Pflegende arbeiten im Team eng zusammen. Pflegende übernehmen die sachgerechte und individuelle Vorbereitung und Nachbetreuung der Patienten (**Abb. 1.3a**). Speziell ausgebildete Operationspflegekräfte instrumentieren während der Operation oder übernehmen Assistenzaufgaben, indem benötigte Materialien angereicht oder organisatorische Aufgaben gelöst werden. Fachpflegekräfte, die eine Weiterbildung zur Anästhesie und Intensivpflege absolviert haben, sind in Kooperation mit den Anästhesisten für die Vorbereitung, Überwachung und Nachsorge des gesamten Narkoseverlaufes zuständig.

Abb. 1.3 ▶ Spezialabteilungen.

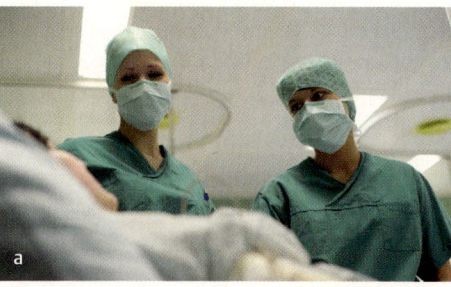

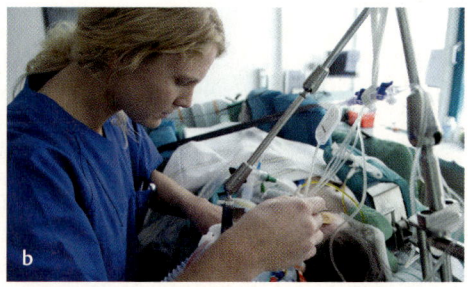

Spezialabteilungen innerhalb eines Krankenhauses sind z. B. (**a**) Operationsabteilung oder (**b**) die Intensivstationen.

Pflegende die auf Intensivstationen tätig werden, verfügen in der Regel über eine Weiterbildung zur Fachkraft für Intensivpflege und Anästhesie.

Intensivstationen. Hier werden Patienten mit schweren bis lebensbedrohlichen Krankheiten oder Verletzungen intensivmedizinisch und intensivpflegerisch bei entsprechend technischer Ausrüstung behandelt (**Abb. 1.3b**). Die Pflegenden versorgen im Vergleich zu einer Allgemeinstation kleine Patienteneinheiten und verfügen in der Regel über eine Weiterbildung zur Fachkraft für Intensivpflege und Anästhesie.

Ambulante Pflege

Die meisten pflegebedürftigen Menschen werden zu Hause betreut.

In Deutschland gab es im Jahr 2007 laut Pflegestatistik 2,25 Millionen Menschen, die im Rahmen der Pflegeversicherung als pflegebedürftig eingestuft wurden.

1.2 ▶ Das Gesundheitswesen   KURZFASSUNG   9

Die meisten pflegebedürftigen Menschen werden von Angehörigen oder anderen nahestehenden Personen in der häuslichen Umgebung betreut (**Abb. 1.4**). Ist dies nicht oder nicht vollständig möglich, übernehmen ambulante Pflegedienste oder Sozialstationen teilweise oder komplett die häusliche Pflege.

Abb. 1.4 ▶ Ambulante Pflege. Die meisten pflegebedürftigen Menschen werden Zuhause betreut.

Die Versorgung und Pflege übernehmen dann Angehörige, andere nahestehende Personen oder ambulante Pflegedienste bzw. Sozialstationen.

Trägerschaft
Die Einrichtungen der ambulanten Pflege werden von privaten oder öffentlichen Trägern der Freien Wohlfahrtspflege (z.B. Caritas, Diakonie, Deutsches Rotes Kreuz) betrieben, die betreuungsbedürftigen Menschen pflegerische Dienstleistungen in der häuslichen Umgebung gegen Bezahlung zukommen lassen.
Die öffentlichen Träger bezeichnen ihre Einrichtungen in der Regel als „Ambulanten Pflegedienst" und die kirchlichen Träger als „Sozialstation".
Derzeit gibt es ca. 11 000 ambulante Pflegedienste bzw. Sozialstationen.

Trägerschaft
Die Einrichtungen der ambulanten Pflege werden von privaten oder öffentlichen Trägern der Freien Wohlfahrtspflege betrieben.

Leistungsvergütung
Um Leistungen aus der Kranken- bzw. Pflegekasse geltend machen zu können, schließen die ambulanten Pflegeeinrichtungen einen Versorgungsvertrag mit den Kranken- und Pflegekassen ab, die dann die erbrachten pflegerischen Dienstleistungen nach einem festgelegten Vergütungssystem bezahlen.
Möchte ein Pflegeempfänger die Dienstleistung eines ambulanten Pflegedienstes in Anspruch nehmen, muss ein Pflegevertrag zwischen ihm und der pflegerischen Einrichtung geschlossen werden.
Die häusliche Pflege soll zur Unterstützung ambulanter ärztlicher Behandlungen und/oder zur Vermeidung einer Krankenhausbehandlung dienen.

Leistungsvergütung
Die Leistungen der ambulanten Pflege werden durch die Kranken- oder Pflegeversicherung bezahlt.

Um die Dienste eines ambulanten Pflegedienstes in Anspruch zu nehmen, muss der Pflegeempfänger einen Vertrag mit der Pflegeeinrichtung abschließen.

Merke Seit 1992 werden alle 2 Jahre mithilfe einer Pflegestatistik Daten über die Pflegebedürftigen in Deutschland sowie über Pflegeheime und ambulante Dienste erhoben. Ziel ist es, Angebot und Nachfrage nach pflegerischer Versorgung zu erfassen und diese Informationen der Öffentlichkeit zur Verfügung zu stellen.

Merke

Stationäre Pflegeeinrichtungen

Mit höherem Alter steigt die Wahrscheinlichkeit, den Alltag nicht mehr alleine bewältigen zu können und fremde Hilfe zu benötigen. Von den 2,25 Millionen Menschen, die im Rahmen der Pflegeversicherung als pflegebedürftig eingestuft werden, wird circa ein Drittel (709 000) in Pflegeheimen betreut (**Abb. 1.5**).

Abb. 1.5 ▶ Pflegeheime. Circa ein Drittel der Pflegebedürftigen wird in Pflegeheimen betreut.

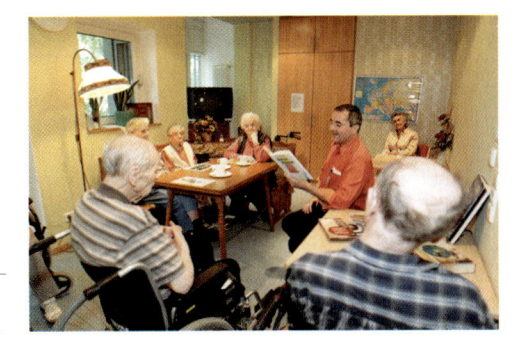

Stationäre Pflegeeinrichtungen
Circa ein Drittel der pflegebedürftigen Menschen wird in Pflegeheimen betreut. Die Pflegeempfänger in den Alten- und Pflegeheimen sind meist in Pflegestufe 2 oder 3 eingestuft.

Ende 2007 waren die meisten Klienten, die Pflegeleistungen durch ambulante Dienste erhielten, in Pflegestufe 1 und 2 eingruppiert. In den Alten- und Pflegeheimen hingegen konzentrieren sich die Pflegeempfänger mit Pflegestufe 2 und 3. Die Eingruppierung in die Pflegestufen und deren Bedeutung lesen Sie auf S. 22.

Trägerschaft
Die meisten Pflegeheime werden von frei gemeinnützigen Trägern geführt, ein weiterer großer Teil von privaten und nur ein kleiner Teil von öffentlichen Trägern.
Viele Altenheime bieten Pflegeleistungen sowohl in Form von vollstationären Pflegeeinheiten als auch in teilstationären Versorgungseinheiten an. In den teilstationären Abteilungen werden die Pflegeempfänger nur tagsüber in sogenannten Tagespflegeeinrichtungen betreut.
Besteht bei Menschen z.B. direkt im Anschluss an einen Krankenhausaufenthalt noch ein erhöhter Pflegebedarf, dann stehen Kurzzeitpflegeplätze zur Verfügung. In diesen kann für einen begrenzten Zeitraum eine vollstationäre Versorgung in Anspruch genommen werden, z.B. bis der Pflegeempfänger seine Selbstständigkeit wieder erreicht hat oder die Angehörigen die pflegerische Versorgung zu Hause übernehmen können. Kurzzeitpflegeplätze werden auch dann häufig genutzt, wenn pflegende Angehörige ihren Erholungsurlaub wahrnehmen und die Pflegeempfänger für diesen Zeitraum in einem Pflegeheim unterbringen möchten.

Trägerschaft
Träger von Pflegeheimen können öffentlich, freigemeinnützig oder privat sein. Neben den vollstationären Pflegeeinheiten können die Pflegeempfänger auch in Tagespflegeeinrichtungen betreut werden. Kurzzeitpflegeplätze ermöglichen für einen begrenzten Zeitraum eine vollstationäre Versorgung.

Leistungsvergütung

Wird ein Mensch pflegebedürftig, hat er aufgrund der gesetzlichen Pflegeversicherung Anspruch auf finanzielle Unterstützung. Die Träger der Altenheime schließen einen Versorgungsvertrag mit den Kranken- und Pflegekassen und mit den Heimbewohnern einen Pflegevertrag ab. Die Vergütung der stationären oder teilstationären Pflege wird in sogenannten Pflegesatzverhandlungen zwischen Heimträger und Kostenträger ausgehandelt.

Die Pflegeversicherung übernimmt je nach Pflegestufe und je nachdem, ob die Pflege ambulant oder stationär und ob die Pflege von Angehörigen oder beruflich Pflegenden übernommen wird, eine bestimmte finanzielle Grundleistung. Für Pflegestufe I werden für die häusliche Pflege und Versorgung durch Angehörige circa 200 Euro, für die häusliche Pflege durch Pflegekräfte circa 380 Euro und für die Pflege in einer stationären Einrichtung circa 1200 Euro bezahlt, für Pflegestufe II 410 bzw. 920 Euro ambulant bzw. 1270 Euro stationär. Für Pflegestufe III erhalten Angehörige bis zu 665 und professionell Pflegende in beiden Handlungsfeldern 1430 Euro. Die Differenz zwischen den Kosten für den Heimplatz und dem Betrag, der von der Pflegeversicherung übernommen wird, muss der Bewohner selbst finanzieren.

Da viele alte Menschen nicht über eine ausreichende Rente oder ein Privatvermögen verfügen, um diesen Differenzbetrag komplett aufzubringen, sind Sozialhilfeträger neben den Pflegekassen die wichtigsten Kostenträger.

1.3 Aufgaben und Qualifizierung von beruflich Pflegenden

1.3.1 Aufgaben professionell Pflegender

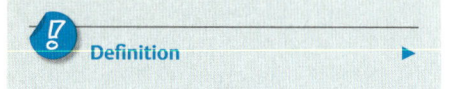

Der Pflegeberuf ist ein eigenständiger Beruf im Gesundheitswesen. Er wird in enger Zusammenarbeit mit anderen Berufen im Gesundheitswesen ausgeübt. Pflegende übernehmen im Kontakt mit den Pflegeempfängern verantwortungsvolle Aufgaben. Eine fundierte Ausbildung ist daher unerlässlich.

Definition Pflege ist ein personenbezogener Dienstleistungsberuf. Der Mensch, für den individuelle Dienstleistungen erbracht werden, steht im Mittelpunkt. In einem Dienstleistungsberuf werden keine Waren produziert sondern Menschen beraten, gepflegt, betreut, unterrichtet oder unterhalten.

Ein umfassendes Bild des Pflegeberufs und seiner Aufgaben hat der Deutsche Pflegerat (DPR) in seiner Rahmenberufsordnung für Altenpfleger, Gesundheits- und Kinderkrankenpfleger und Gesundheits- und Krankenpfleger erstellt.

Merke Der Deutsche Pflegerat (DPR) wurde 1998 gegründet und hat seinen Sitz in Berlin. Der DPR als Bundesarbeitsgemeinschaft der Pflegeorganisationen ist Partner der Spitzenorganisationen der Selbstverwaltung und vertritt die Belange des Pflege- und Hebammenwesens in Deutschland.

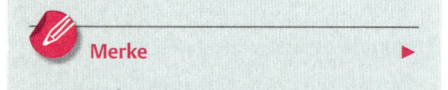

Der DPR hat das Ziel, die Positionen der Pflegeorganisationen zu koordinieren und deren politische Durchsetzung zu steuern. Hierzu gehören z.B.
- politische Durchsetzung von pflegeberuflichen Zielen auf Landes- und Bundesebene sowie innerhalb der Europäischen Union (EU),
- Positionierung zu Lohn- und Tariffragen sowie zur entgeltlichen Vergütung professioneller Pflegeleistungen,
- Förderung und Weiterentwicklung der Pflegewissenschaft zum Nutzen des Gesundheits- und Sozialwesens.

2004 wurde von den Mitgliedsverbänden eine Rahmenberufsordnung verabschiedet. Sie enthält allgemeine Grundsätze und Verhaltensregeln für professionell Pflegende und soll u. a. eine Orientierung für das berufliche Handeln bieten. Sie gilt für Pflegende in allen Handlungsfeldern. In der Einleitung der Berufsordnung wird definiert, welchen Auftrag Pflegende für die Gesellschaft erfüllen.

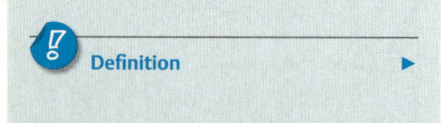

Definition Pflege heißt, den Menschen in seiner aktuellen Situation und Befindlichkeit wahrnehmen, vorhandene Ressourcen fördern und unterstützen, die Familie und das soziale, kulturelle und traditionelle Umfeld des Menschen berücksichtigen und in die Pflege einbeziehen sowie ggf. den Menschen auf seinem Weg zum Tod begleiten.

Beruflich pflegen heißt qualifiziert pflegen. Die Pflegenden sind gefordert, ihren Beruf nach dem Stand pflegewissenschaftlicher, medizinischer und anderer bezugswissenschaftlicher Erkenntnisse auszuüben. Sie unterstützen und begleiten Menschen bei der Bewältigung von Gesundheitsproblemen mit dem Ziel, das höchstmögliche Maß an Lebensqualität und Selbstständigkeit wiederzuerlangen. Beruflich Pflegende arbeiten eng mit anderen Berufsgruppen zusammen und entwickeln berufsübergreifend Lösungen zur Bewältigung von Gesundheitsproblemen.

Laut Rahmenberufsordnung sind die Aufgaben von professionell Pflegenden:

- Feststellung des Pflegebedarfs, Planung, Organisation, Durchführung und Dokumentation der Pflege
- Evaluation (Bewertung) der Pflege, Sicherung und Entwicklung der Qualität der Pflege
- Beratung, Anleitung und Unterstützung von Leistungsempfängern und ihrer Bezugspersonen
- Einleitung lebenserhaltender Sofortmaßnahmen bis zum Eintreffen des Arztes

Diese Rahmenberufsordnung gilt für professionell Pflegende, die in der Regel über eine mindestens dreijährige Berufsausbildung verfügen. Die Aufgaben von Pflegehilfskräften und Pflegeassistenten werden im Folgenden genauer erläutert.

1.3.2 Qualifizierung von Pflegenden

Ziel der Qualifizierung

Ziel der Qualifizierung von Pflegenden ist der Erwerb von **beruflicher Handlungskompetenz**.

> **Definition** Berufliche Handlungskompetenz ist die Fähigkeit und Bereitschaft in beruflichen Zusammenhängen, Aufgaben und Probleme mit den erworbenen Kenntnissen und Fertigkeiten fachgerecht und verantwortlich zu lösen.

Die berufliche Handlungskompetenz zeigt sich, indem berufliches Wissen und Können situationsbezogen angewendet wird. Handlungskompetenz wird in drei Dimensionen unterteilt:
- **Fachkompetenz**: Fähigkeit, berufstypische Aufgaben und Sachverhalte den theoretischen Anforderungen entsprechend eigenverantwortlich zu bewältigen (**Abb. 1.6**).
- **Humankompetenz**: Diese wird auch als Selbstkompetenz und Persönlichkeitskompetenz bezeichnet. Sie bezieht sich auf die Bereitschaft und Befähigung zur kritischen Selbstwahrnehmung, um im beruflichen Kontext verantwortlich und werteorientiert zu handeln.
- **Sozialkompetenz**: Die Sozialkompetenz, häufig auch Soft Skills genannt, bezeichnet die Gesamtheit der Fertigkeiten, die für die soziale Interaktion nützlich oder notwendig sind, z. B. die Fähigkeit, sich in die Situation von anderen Personen einzufühlen.

Abb. 1.6 ▸ Handlungskompetenz.

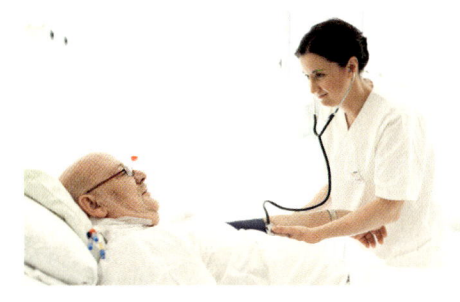

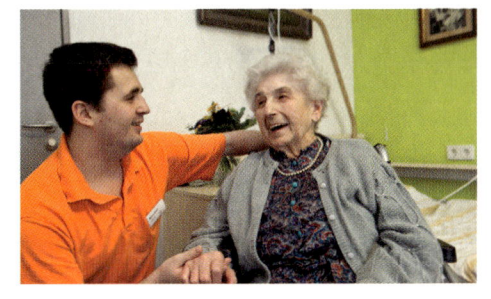

Zur Handlungskompetenz gehört nicht nur die Erfüllung berufstypsicher Aufgaben (Fachkompetenz), sondern ebenso die kritische Selbstwahrnehmung (Humankompetenz) und die Fähigkeit zur sozialen Interaktion (Sozialkompetenz).

Ein ausgewogenes Zusammenwirken dieser drei Kompetenzdimensionen bildet die Voraussetzung für drei weitere Kompetenzen:
- **Methodenkompetenz**: Das ist die Fähigkeit durch gelernte Denkmethoden und Arbeitsverfahren Probleme zu lösen.
- **kommunikative Kompetenz**: Die Fähigkeit, effektiv zu kommunizieren.
- **Lernkompetenz**: Die Fähigkeit, aus einer größeren Anzahl von bereits erlernten Lern- und Gedächtnistechniken („Werkzeugen") diejenigen auszuwählen und anzuwenden, mit deren Hilfe sich die betreffenden Lerninhalte rasch und möglichst dauerhaft einprägen.

> **Merke** In jeder Berufsausbildung müssen sich Auszubildende die beruflichen Handlungskompetenzen aneignen, um die im Beruf zu bewältigenden Aufgaben lösen zu können. Auch in der Pflegeausbildung werden diese unterschiedlichen Kompetenzen angebahnt bzw. erworben.

Notwendigkeit unterschiedlicher Qualifikationen

Vor dem Hintergrund des vorhergesagten steigenden Bedarfs pflegerischer Leistungen wird gleichzeitig ein Rückgang von Schulabgängern prognostiziert und damit ein Rückgang von Bewerbern für die Pflegeausbildung.
Soll auch in Zukunft der Pflegebedarf von hilfebedürftigen Menschen gedeckt werden, muss der Pflegeberuf für Bewerber mit unterschiedlichen Bildungsvoraussetzungen geöffnet und die Attraktivität des Pflegeberufs gefördert werden. So ist abzusehen, dass es zukünftig neue Qualifizierungsmaßnahmen, z. B. gestufte Ausbildungsmodelle geben wird, in denen Pflegepersonen für unterschiedliche Aufgaben- und Verantwortungsbereiche ausgebildet werden.

1 ▶ Grundlagen zum Berufsbild Pflege und Pflegeassistenz

Voraussetzung dafür ist, dass eindeutig festgelegt wird, wer, was, mit welcher beruflichen Qualifikation übernehmen kann.

Um eine reibungslose Kooperation in der Pflegepraxis sicherzustellen, muss eindeutig festgelegt werden, welche Pflegeperson mit welcher beruflichen Qualifikation welche pflegerischen Aufgaben übernehmen kann. Ziel der jeweiligen Berufsausbildung ist es demnach, die auf den Berufsabschluss zielende berufliche Handlungsfähigkeit zu entwickeln, die zur Bewältigung der bevorstehenden beruflichen Aufgaben benötigt wird.

Qualifizierungswege

Akademische Qualifizierung

Pflegestudiengänge bieten entsprechend qualifizierten und interessierten Menschen die Möglichkeit, sich mit Gesundheit und Pflege auf wissenschaftlichem Niveau auseinanderzusetzen.

Seit den 1990er Jahren wurden in Deutschland an Universitäten und Fachhochschulen mehr als 50 Pflegestudiengänge eingerichtet, an denen Pflegeforschung betrieben wird und der akademische Nachwuchs, z.B. in den Fachgebieten der Gesundheits- und Pflegewissenschaft, dem Pflegemanagement und der Pflegepädagogik ausgebildet werden. Diese Studiengänge bieten interessierten Menschen mit Fachhochschulreife oder Abitur die Möglichkeit, sich mit Gesundheit und Pflege auf wissenschaftlichem Niveau auseinanderzusetzen.

Anschließend können diese Absolventen vielfältige Aufgaben in der Pflege übernehmen, z. B. in der Führungsebene, in der Forschung oder Ausbildung.

Die Absolventen dieser Studiengänge können vielfältige Aufgaben in der Pflege übernehmen. Sie betreiben Pflegeforschung, übernehmen Führungsaufgaben im Pflegemanagementbereich, sind als Lehrkräfte in der akademischen oder beruflichen Pflegebildung tätig oder nehmen bestimmte Stabsstellen ein, in denen sie mit Sonderaufgaben in der Pflegepraxis betraut sind.

Beruflicher Bildungsweg

Dreijährige Pflegeausbildungen

Beispiele für eine dreijährige Pflegeausbildung sind die Ausbildungen zum Gesundheits- und Kranken- bzw. Kinderkrankenpfleger oder Altenpfleger.
KrPflG = Krankenpflegegesetz

Neben dem in Deutschland neuen akademischen Qualifizierungsweg gibt es nach wie vor die langjährig anerkannten beruflichen Pflegeausbildungen, die beispielsweise in eine dreijährige Pflegeausbildung zur Gesundheits- und Kranken- bzw. Kinderkrankenpflege oder Altenpflege führen.

Die berufliche Ausbildung in der Gesundheits- und Krankenpflege bzw. Kinderkrankenpflege wird mit dem Gesetz über die Berufe in der Krankenpflege (KrPflG) von 2004 geregelt. Die theoretische Ausbildung findet in Bildungseinrichtungen (z.B. an Krankenpflegeschulen) statt, die zu den Krankenhausträgern gehören und die die praktische Ausbildung in den unterschiedlichen Fachbereichen gewährleisten.

AltPflG = Altenpflegegesetz

Die Ausbildung in der Altenpflege wird im Gesetz über die Berufe der Altenpflege (AltPflG) von 2003 geregelt. Hier gibt es Berufsfachschulen mit unterschiedlicher Trägerschaft, die Altenpflegeschüler aus vielfältigen Altenpflegeeinrichtungen ausbilden.

Anforderungen an die Auszubildenden steigen. Die Auswirkungen, die mit der Akademisierung der Pflege einhergehen, spiegeln sich auch in den neuen Berufsgesetzen in der Gesundheits- und Krankenpflege und in der Altenpflege wider, indem die Anforderungen an die Bewerber der beruflichen Pflegeausbildung in Theorie und Praxis deutlich gestiegen sind. So müssen sich die Absolventen im Rahmen ihrer beruflichen Handlungskompetenz zum einen mit neuen Aufgabenfeldern wie der Gesundheitsförderung, der Beratung und Anleitung von Pflegeempfängern und deren Bezugspersonen auseinandersetzen. Zum anderen müssen Pflegende ihr Handeln nach den Leitgedanken des „Evidence-based Nursing" ausrichten.

> **Definition**

> **Definition** Evidence-based Nursing bedeutet wörtlich „auf Tatsachen basierende Pflege". Die Pflegenden sind gefordert, neben ihrem theoretischen Wissen und ihren Erfahrungen, die Vorstellungen, Bedürfnissen/Wünsche und Ressourcen der Pflegeempfänger sowie aktuelle wissenschaftliche Erkenntnisse in die tägliche Pflegepraxis einzubeziehen.

Für diese Aufgabe müssen Pflegende in der dreijährigen Ausbildung u.a. lernen, Veröffentlichungen zu wissenschaftlichen Untersuchungen in der Pflege zu lesen und zu verstehen, um Probleme, auf die sie in der Pflegepraxis treffen, fachlich fundiert zu lösen. Zulassungsvoraussetzungen für die dreijährige Pflegeausbildung ist in den meisten Pflegeausbildungsstätten mindestens ein mittlerer Bildungsabschluss mit gutem Notenabschluss.

Berufsausbildungen zur Pflegehilfskraft oder Pflegeassistenz

Die Ausbildungsgänge zur Pflegehilfskraft oder Pflegeassistenz sind zeitlich kürzer und inhaltlich weniger komplex.
Diese Berufsausbildungen werden nicht bundeseinheitlich geregelt, sondern vom jeweiligen Bundesland.
Ausbildungsrichtlinien (und -inhalte), Ausbildungsdauer und zu erlangende Berufsbezeichnung unterscheiden sich aus diesem Grund.
Die Dauer dieser Ausbildungen ist 1–2 Jahre.

Neben der beschriebenen dreijährigen Pflegeausbildung haben sich in den letzten Jahren die Ausbildungsgänge zur Pflegehilfskraft oder Pflegeassistenz etabliert. Sie sind zeitlich kürzer und inhaltlich weniger komplex. Zulassungsvoraussetzung ist der Hauptschulabschluss.
Die Berufsausbildungen zur **Gesundheits- und Krankenpflegehilfe**, **Altenpflegehilfe** oder **Gesundheits- und Pflegeassistenten** werden nicht bundeseinheitlich über das Gesetz über die Berufe in der Krankenpflege (KrPflG) oder das Gesetz über Berufe in der Altenpflege (AltPflG) geregelt, sondern unterliegen landesrechtlichen Bestimmungen. Dies hat zur Folge, dass in den einzelnen Bundesländern verschiedene Ausbildungsberufe entstanden sind, die an unterschiedlichen berufsbildenden Schulsystemen angesiedelt sind und sich in Ausbildungsrichtlinien (und -inhalten), Ausbildungsdauer und in der zu erlangenden Berufsbezeichnung unterscheiden.
Es gibt Ausbildungen, die ein oder zwei Jahre dauern, Ausbildungen, die an Berufsfachschulen durchgeführt werden, bei denen neben dem Berufsabschluss gleichzeitig ein mittlerer Bildungsabschluss erreicht werden kann oder Ausbildungen, die ganz auf die berufliche Handlungsfähigkeit ausgerichtet sind und z.B. an Gesundheits- und Krankenpflegeschulen oder Altenpflegeschulen stattfinden.

Mögliche Berufsbezeichnungen. So unterschiedlich die Ausbildungsgänge sind, so verschieden sind auch die zu erwerbenden Berufsbezeichnungen (**Abb. 1.7**).
Beispiele für einjährige Berufsausbildungen:
- Gesundheits- und Krankenpflegeassistenz (Nordrhein-Westfalen)
- Krankenpflegehelfer (Saarland, Sachsen, Sachsen-Anhalt)
- Gesundheits- und Krankenpflegehilfe (Baden-Württemberg, Brandenburg, Hessen, Rheinland-Pfalz, Thüringen)
- Altenpflegehilfe (Hessen, Nordrhein-Westfalen, Baden-Württemberg)
- Pflegefachhelfer Altenpflege/Krankenpflege (Bayern)

In Mecklenburg-Vorpommern gibt es eine 1,5-jährige Ausbildung zum Kranken- und Altenpflegehelfer.
Beispiele für zweijährige Ausbildungsgänge:
- Gesundheits- und Krankenpflegehilfe (Baden-Württemberg)
- Gesundheits- und Pflegeassistenz (Hansestadt Hamburg)
- Pflegeassistenz (Niedersachsen)

Merke Unanhängig von der Art der Ausbildung muss für jede Ausbildung gelten: Sie muss Ihnen **berufliche Handlungskompetenzen** vermitteln, mit denen Sie als Absolvent die an sie gestellten pflegerischen Aufgaben verantwortlich und fachlich fundiert erfüllen können und einen Berufsabschluss erwerben, mit dem Sie ein zufriedenes und sinnerfülltes Berufsleben führen können.

Chancen. Den Absolventen soll nach einem erfolgreichen und guten Berufsabschluss die Durchlässigkeit in eine dreijährige Pflegeausbildung ermöglicht werden. Ob und welche Zeiten aus der Erstausbildung für eine dreijährige Pflegeausbildung anerkannt werden kann, regelt jedes Bundesland für sich. Erkundigen Sie sich bei Interesse bei Ihrer Lehrkraft/Schulleitung oder direkt bei den für die Ausbildung zuständigen Behörden.

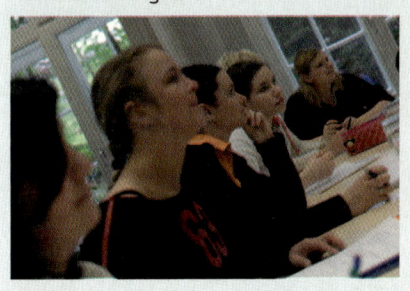

1.4 Berufliches Selbstverständnis von Pflegeassistenten und Pflegehelfern

1.4.1 Arbeitsfelder und Aufgaben im sog. Skillsmix

Skills- bzw. Grademix. Die Zusammenarbeit von Pflegenden in der Pflegepraxis mit unterschiedlichem Qualifikationsniveau wird auch als Skills- bzw. Grademix bezeichnet. Ziel ist es, dass nicht alle alles machen, sondern Pflegende die Pflegeaufgabe bewältigen, für die sie ausgebildet wurden. Um dies zu gewährleisten, wird im Skillsmix häufig nach dem Pflegeorganisationssystem „Primary Nursing" bzw. im sogenannten Bezugspflegesystem gearbeitet (s. S. 44).

Arbeitsfelder. Absolventen von ein- und zweijährigen Pflegeausbildungsgängen werden dabei vorwiegend bei Pflegeempfängern eingesetzt, bei denen ein über eine längere Zeit beständiger und gleichmäßiger Pflegeverlauf zu erwarten ist. Bei plötzlich auftretenden gesundheitlichen Veränderungen des Pflegeempfängers oder bei einer berufsfachlichen Überforderung kooperieren sie zum Wohle des Pflegeempfängers eng mit Pflegefachkräften.

Pflegehelfer übernehmen patientennahe Aufgaben. Pflegehilfskräfte bzw. Pflegeassistenten unterstützen die Pflegeempfänger fachgerecht bei den Auswirkungen von krankheits- und/oder altersbedingten Einschränkungen und übernehmen somit sehr patientennahe und verantwortungsvolle Aufgaben (**Abb. 1.8**).

Abb. 1.8 ▶ Aufgaben.

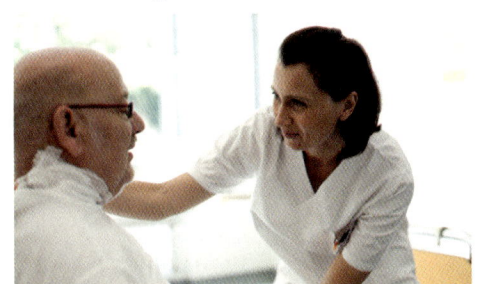

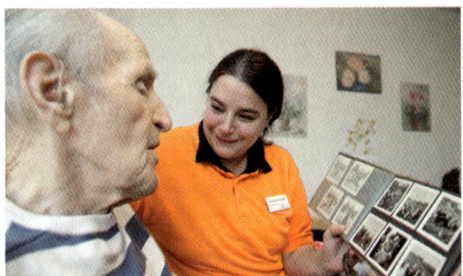

Pflegehelfer übernehmen sehr patientennahe Aufgaben, sie unterstützen die Patienten oder Bewohner fachgerecht und individuell.

Merke In ihrem beruflichen Selbstverständnis verstehen sich die Pflegehilfskräfte und Pflegeassistenten als **Helfende für die Pflegeempfänger** und nicht als Hilfskräfte bzw. Assistenten der Pflegefachkräfte.

KURZFASSUNG

Abb. 1.7 ▶ Ausbildungen.
Die Ausbildungsgänge in der Pflegehilfe/Pflegeassistenz sind von Bundesland zu Bundesland verschieden und ebenso die Berufsbezeichnungen unterscheiden sich je nach Ausbildungsort.

Merke

1.4 Berufliches Selbstverständnis von Pflegeassistenten und Pflegehelfern

1.4.1 Arbeitsfelder und Aufgaben im sog. Skillsmix

Skills- bzw. Grademix bezeichnet die Zusammenarbeit von Pflegenden mit unterschiedlichem Qualifikationsniveau. Nicht alle sollen alles machen, sondern die Aufgaben, für die sie ausgebildet wurden.

Pflegehelfer werden vorwiegend in Bereichen eingesetzt, in denen sich Patienten oder Bewohner befinden, die über eine längere Zeit einen beständigen und gleichmäßigen Pflegeverlauf erwarten lassen.

Pflegehelfer unterstützen die Patienten oder Bewohner fachgerecht.
Pflegehelfer übernehmen sehr patientennahe Aufgaben.

Merke

1 ▶ Grundlagen zum Berufsbild Pflege und Pflegeassistenz

KURZFASSUNG

Pflegehelfer sind gefordert, einen reibungslosen Informationsfluss im Pflegeteam aufrechtzuerhalten.

Bei der **Informationsübermittlung** übernehmen sie eine aktive Rolle, indem sie die für die Pflege notwendigen Informationen über den Pflegeempfänger von der Pflegefachkraft und aus der Pflegedokumentation einholen, die geplanten Pflegemaßnahmen situationsangemessen durchführen und das Ergebnis der Pflege sowie ggf. aufgetretene Veränderungen zurück an die Pflegefachkraft übermitteln.

Im Rahmen dieser patientennahen Aufgaben ist es den Pflegehilfskräfte bzw. Pflegeassistenten möglich, einen intensiven Kontakt zu den Pflegeempfängern aufzubauen und im Rahmen ihrer Berufsausübung eine hohe fachliche und moralische Verantwortung zu übernehmen.

1.4.2 Die 6 „Gebote" für Zufriedenheit und Qualität in der Pflegehilfe

1. Wertschätzung und **Respekt** gegenüber dem Pflegeempfänger.

Seien Sie wertschätzend und respektvoll gegenüber dem Pflegeempfänger! Pflegehelfer gehen mit Pflegeempfängern **wertschätzend** und **respektvoll** um, ungeachtet der Nationalität, des sozialen Status, der Glaubenszugehörigkeit oder welche politische Einstellung diese vertreten.

2. Verantwortung übernehmen für die Durchführung des pflegerischen Handelns, **Ressourcen** des Pflegebedürftigen **fördern**!

Übernehmen Sie Verantwortung und helfen Sie dem Pflegeempfänger, seine Selbstständigkeit wiederzuerlangen! Pflegehilfskräfte bzw. Pflegeassistenten übernehmen auf der Basis ihrer Kenntnisse die Verantwortung für die Durchführung des pflegerischen Handelns. In Kooperation mit Pflegefachkräften und anderen Mitgliedern des Teams unterstützen sie die Pflegeempfänger im Rahmen des gesamten Behandlungs- und Pflegeverlaufs.

Dabei müssen Sie beachten, dass pflegebedürftige Menschen ein möglichst selbstständiges und selbstbestimmtes Leben führen können sollen. Die pflegerischen Hilfen werden darauf ausgerichtet, dass die körperlichen, geistigen und seelischen Kräfte der Pflegebedürftigen wieder gewonnen bzw. erhalten werden und dass sich die notwendigen Hilfen an den Wünschen der zu pflegenden Person orientieren.

3. Vorbild sein und auch auf sich selbst achten!

Seien Sie Vorbild und achten Sie auch auf sich selbst! Die Pflegenden tragen nicht nur die Sorge für die Gesundheit der ihnen anvertrauten Pflegeempfänger, sondern sind auch gefordert, Verantwortung für die eigene Gesundheit zu übernehmen. Sie haben somit eine Vorbildfunktion und die Aufgabe, ihre Berufsfähigkeit zu erhalten.

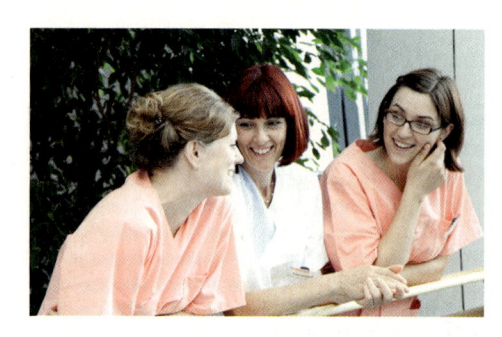

4. Als **Mitglied eines Pflegeteams** handeln!

Nutzen Sie die Chancen des Teams! Pflegehelfer gehören zum Pflegeteam und setzen sich für ein positives Arbeitsklima und für eine gute Zusammenarbeit mit den Kollegen aus der Pflege und mit den anderen Berufsangehörigen ein (**Abb. 1.9**).

Abb. 1.9 ▶ Team. Pflegehelfer handeln als Mitglied eines Teams und setzen sich für ein positives Arbeitsklima ein.

5. Berufliche Handlungskompetenz kontinuierlich weiterentwickeln!

Bleiben Sie wissbegierig! Wie jede andere Berufsgruppe übernehmen auch die Pflegehelfer und Pflegeassistenten Verantwortung für ihre persönliche und berufliche Weiterentwicklung. Wissen und Fähigkeiten, die während der Berufsausbildung und den ersten Berufsjahren gewonnen werden, genügen in der Regel nicht, um dreißig bis vierzig Jahre kompetent in einem Beruf zu arbeiten.

Sich Wissen selbstständig aneignen zu können, ist eine Fähigkeit, die auch für die Zeit nach der Berufsausbildung wichtig ist. Deshalb sollen in den Schulen sowie in der beruflichen Ausbildung die Lernkompetenzen so ausgebildet werden, dass die Pflegenden befähigt werden, über ihren gesamten Lebensverlauf weiterzulernen.

Der Mensch ist bis ins hohe Alter hinein in der Lage zu lernen. Diese Fähigkeit wird auch als „Lebenslanges Lernen" bezeichnet. So sind auch die Pflegehilfskräfte und Pflegeassistenten aufgefordert, ihre Qualifikation dem jeweils aktuellen Wissensstand anzupassen, indem sie regelmäßig an Fortbildungsveranstaltungen teilnehmen und ihre in der Ausbildung erworbenen beruflichen Handlungskompetenzen kontinuierlich weiterentwickeln (**Abb. 1.10**).

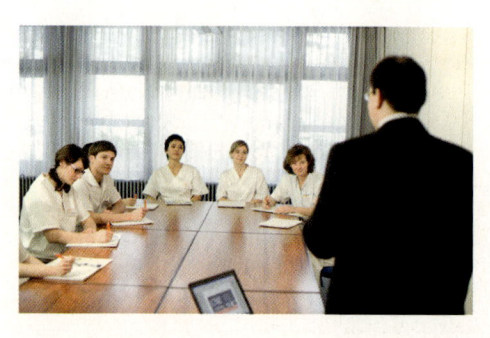

Abb. 1.10 ▶ Fortbildung. Die berufliche Handlungskompetenz sollte in Fortbildungsveranstaltungen regelmäßig weiterentwickelt werden.

6. Weiterbildungsperspektiven nutzen!

Suchen und nutzen Sie Weiterbildungsperspektiven. Mit dem Berufsabschluss zum Gesundheits- und Krankenpflegehelfer bzw. Altenpflegehelfer oder Pflegeassistenten besteht in der Regel die

Möglichkeit, in eine dreijährige Pflegeausbildung einzumünden. Wird diese Berufsausbildung erfolgreich beendet, stehen weitere Weiterbildungsmöglichkeiten offen.

1.4.3 Zwei wichtige Grundregeln pflegerischer Tätigkeit

Selbsthilfe als oberste Priorität

Oberste Priorität – Hilfe zur Selbsthilfe! Ein Grundsatz in der Pflege ist die Hilfe zur Selbsthilfe, das heißt, der Patient/Bewohner sollte nur dort unterstützt werden, wo Unterstützung erforderlich ist. Das Ziel ist, die Unabhängigkeit des Patienten soweit wie möglich zu erhalten bzw. wieder herzustellen. Hilfe zur Selbsthilfe gibt dem Betroffenen in vielen Fällen langsam wieder Kompetenzen zurück. Zusammenfassend benötigt der Patient Unterstützung, wenn er
- dauerhaft oder momentan handlungseingeschränkt ist durch Behinderungen oder körperliche Schwäche, Zu- und Ableitungen (zentralvenöse Katheter, Drainagen, Überwachungssysteme wie EKG, Pulsoxymetrie), Ruhigstellung von Extremitäten durch Gips,
- unsicher ist und/oder Angst hat,
- einen reduzierten Allgemeinzustand hat oder
- kognitiv (z. B. bei fortgeschrittener Demenz) eingeschränkt ist.

Situationsgerecht unterstützen

Notwendigkeit und Art der Hilfestellung sowie die individuellen Besonderheiten in der Pflege ergeben sich aus den gemeinsamen Beobachtungen und Gesprächen über Gesundheitszustand, individuelle Bedürfnisse, Ressourcen, Fähigkeiten und Gewohnheiten des Betreffenden.
Je nachdem, wie die aktuelle Situation des Patienten eingeschätzt wird, werden die erforderlichen Maßnahmen geplant und ggf. geändert. Das Ausmaß der aktuellen Hilfestellung kann sich so täglich unterscheiden.

> **Praxistipp** Wie kann ich die aktuelle und individuelle Situation eines Patienten einschätzen?
>
> **Um vor Beginn einer Pflegemaßnahme, z.B. Körperpflege, die momentane Situation des pflegebedürftigen Menschen zu erfassen, helfen folgende Fragestellungen:**
> - Wie ist das Befinden des Betroffenen aktuell?
> - Wie belastbar ist er gegenwärtig?
> - Sind Veränderungen eingetreten?
> - Sind nonverbale Signale (Händedruck, Stimme oder Blick) zu beachten?
> - Was soll durch die Hilfestellung erreicht werden?
> - Welche Ressourcen sind vorhanden?
> - Wie ist die Beschaffenheit der Haut und der Hautanhangsorgane?
> - Wie kann das Schamgefühl in der aktuellen Situation angemessen respektiert werden?

1.5 Berufsorganisationen und Berufsverbände

Ein **Berufsverband** hat sich zum Ziel gesetzt, die **Belange eines bestimmten Berufsstands zu fördern.** Die Interessen möglichst vieler Angehöriger eines bestimmten Berufs werden in einem Berufsverband gebündelt. Damit soll die Möglichkeit verbessert werden, diese Interessen gegenüber den Vertragspartnern der Berufsausübenden und der Öffentlichkeit durchzusetzen. Auch hilft ein Berufsverband dabei, **berufsspezifische Fragen** zur Sprache zu bringen, zu diskutieren und zu klären.
Berufsverbände bieten ihren Mitgliedern als Gegenleistung für den zu entrichtenden Mitgliedsbeitrag meist den bevorzugten Zugang zu beruflich relevanten Informationen, Aus- und Weiterbildungsmöglichkeiten und sonstige Vergünstigungen. In Deutschland gibt es Berufsorganisationen für Pflegende aus den verschiedenen Fachrichtungen. Alle Berufsverbände haben ihre eigene Entwicklungsgeschichte und zum Teil unterschiedliche Ziele und Aufgaben (je Fachrichtung) sowie Angebote für ihre Mitglieder und Mitgliedsbeiträge.
Im Folgenden einige Verbände der Krankenpflege und Altenpflege:
- **ADS**: Arbeitsgemeinschaft Deutscher Schwesternverbände und Pflegeorganisationen e. V.
- **BA e. V.**: Bundesausschuss der Lehrerinnen und Lehrer für Pflegeberufe e. V.
- **BALK e. V.**: Verband Bundesarbeitsgemeinschaft Leitender Pflegepersonen e. V.
- **BeKD e. V.**: Berufsverband Kinderkrankenpflege Deutschland e. V.
- **BvPP**: Bundesverband unabhängiger Pflegesachverständiger und PflegeberaterInnen
- **DBfK**: Deutscher Berufsverband für Pflegeberufe
- **DBVA**: Deutscher Berufsverband für Altenpflege

- **DGF e. V.**: Deutsche Gesellschaft für Fachkrankenpflege und Funktionsdienste e. V.
- **DPV e. V.**: Deutscher Pflegeverband e. V.
- **DPR**: Deutscher Pflegerat

Pflegekammer. Seit einiger Zeit wird unter den Pflegefachkräften und den Berufsverbänden die Frage nach einer Berufskammer für Pflegeberufe diskutiert. Eine „Kammer" ist eine Körperschaft des öffentlichen Rechts. Ihr Auftrag liegt in der beruflichen Selbstverwaltung, der Berufsaufsicht, der Förderung des Berufsstands durch Berufsausbildung und Fortbildung und sie soll der Vertretung des Berufszweigs nach außen hin dienen. Zuständig für die Errichtung einer Pflegekammer ist die jeweilige Landesregierung mittels eines Kammergesetzes. Dies beinhaltet die Verbindlichkeit der Kammerzugehörigkeit aller Mitglieder des Berufsstands Pflege. Die Mitgliedschaft ist verbunden mit einer Beitragspflicht.

1.5.1 Gewerkschaften

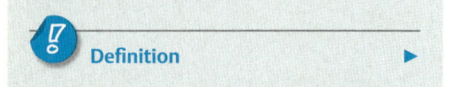

Definition Gewerkschaften sind Organisationen der Arbeitnehmer, um bestimmte soziale und wirtschaftliche Interessen durchzusetzen. Gewerkschaften vertreten ihre Mitglieder gegenüber allen berufs- und gesellschaftspolitischen Gremien. In Deutschland sind sie demokratisch organisiert.

Gewerkschaften gelten als freiwillige Arbeitnehmerzusammenschlüsse, sind unabhängig und finanzieren sich durch Mitgliederbeiträge. In der Vergangenheit wären viele Vorteile für alle Arbeitnehmer ohne die Geschlossenheit der in Gewerkschaften organisierten Arbeitnehmer nicht möglich gewesen. Gewerkschaften bieten ihren Mitgliedern unter anderem Rechtsberatung und Rechtsschutz, Beratungen zur Selbstständigkeit, Fort- und Weiterbildungen, Beratungen in allen Fragen zu Lohn- und Einkommenssteuer und spezifische Veranstaltungen.
Innerhalb der Pflege ist als Gewerkschaft die Vereinigte Dienstleistungsgewerkschaft (Ver.di) zu nennen. Sie ist eine Mitgliedsgewerkschaft im Deutschen Gewerkschaftsbund (DGB) und hat rund 2,2 Millionen Mitglieder (Stand 2009).

1.5.2 Konfessionelle Berufsorganisationen

In den Pflegeberufen gibt es Mitarbeiter, die sich einem Orden (katholisch) oder einem Mutterhaus (evangelisch) angeschlossen haben, um ihren Beruf durch eine Glaubens- und eventuell sogar Lebensgemeinschaft zu stützen. Neben ihrer fachlichen Qualifikation sind sie meistens biblisch-diakonisch/caritativ oder humanitär (DRK) gebildet. Für diese Frauen und Männer gibt es ebenfalls Vertretungen, die ihre beruflichen Belange nach innen und außen vertreten.
Die einzelnen Schwesternschaften und Pflegeorganisationen haben sich in der Dachorganisation ADS (Arbeitsgemeinschaft Deutscher Schwesternverbände und Pflegeorganisationen e. V.), einem Verein, zusammengeschlossen. Zur ADS gehören die nachfolgenden Mitglieder:
- Mutterhausverbände, Schwesternschaften und Pflegeverbände im Diakonischen Werk der EKD:
  - Bund Deutscher Gemeinschafts-Diakonissen-Mutterhäuser
  - Evangelischer Fachverband für Kranken- und Sozialpflege e. V.
  - Deutscher Gemeinschafts-Diakonieverband e. V.
  - Kaiserswerther Verband
  - Verband freikirchlicher Diakoniewerke
  - Zehlendorfer Verband für evangelische Diakonie
- Die in der Arbeitsgemeinschaft katholischer Pflegeorganisationen zusammengefassten Berufsorganisationen im Deutschen Caritasverband (DCV):
  - Caritasgemeinschaft für Pflege- und Sozialberufe e. V.
  - Katholischer Berufsverband für Pflegeberufe e. V.
- Verband der Schwesternschaften vom Deutschen Roten Kreuz (DRK e. V.).

Kurzfassung (Randspalte):

Derzeit gibt es für die pflegerischen Berufsgruppen keine Pflegekammer. Sie wird jedoch seit einiger Zeit von den Pflegefachkräften und den Berufsverbänden gefordert.

1.5.1 Gewerkschaften

Definition

Gewerkschaften sind unabhängig und finanzieren sich durch Mitgliederbeiträge. Sie vertreten die Mitglieder gegenüber allen berufs- und gesellschaftspolitischen Gremien.
Beispiele:
- Ver.di
- DGB

1.5.2 Konfessionelle Berufsorganisationen

Konfessionelle Berufsorganisationen vertreten die Interessen von Pflegenden, die sich einem Orden oder einem Mutterhaus angeschlossen haben.

Die einzelnen Schwesternschaften und Pflegeorganisationen haben sich in der Dachorganisation ADS zusammengeschlossen.

2 ▶
FINANZIERUNG
DES GESUNDHEITSWESENS
DER SOZIALSTAAT

2.1	Herausforderung demografischer Wandel	18
2.2	Aufgaben und Funktionen des Sozialstaats	18
2.3	Gesetzliche Grundlage: Das Sozialgesetzbuch (SGB)	18
2.4	Säulen der Sozialversicherung und Sozialleistungen	19
2.4.1	Säulen der Sozialversicherung	19
2.4.2	Sozialleistungen	19
2.5	Versicherungen der gesetzlichen Sozialversicherung	19
2.5.1	Krankenversicherung	20
2.5.2	Rentenversicherung	21
2.5.3	Pflegeversicherung	21
2.5.4	Unfallversicherung	23
2.6	Sozialhilfe	23

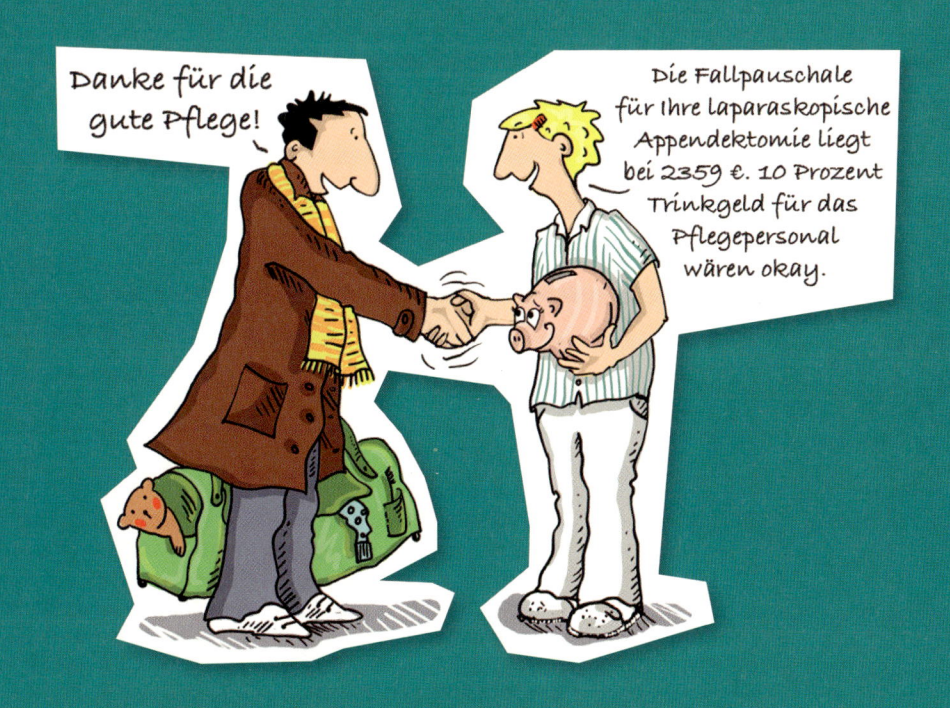

2 Finanzierung des Gesundheitswesens – der Sozialstaat

2.1 Herausforderung demografischer Wandel

Aufgabe der Politik ist es, gesellschaftliche Entwicklungen zu steuern und Vorsorge zu treffen. Ziel muss es dabei sein, ein Zusammenleben der Menschen ohne soziale Not zu sichern. Aufgrund momentaner und zukünftiger tief greifender gesellschaftlicher Veränderungen in den westlichen Industriegesellschaften stellt dieses Ziel die Politik in den nächsten Jahren vor herausfordernde Aufgaben. Starben zu Beginn des 19. Jahrhunderts noch 50 % der Neugeborenen als Säuglinge oder Kinder bzw. starben auch Erwachsene an Krankheiten, die heute nicht mehr oder meist nicht mehr zum Tod führen, so haben die Erfolge der Medizin die Säuglingssterblichkeit erheblich verringert, Seuchen ausgerottet und vielen Krankheiten ihren Schrecken genommen. Das Ergebnis ist eine insgesamt deutlich gestiegene Lebenserwartung. Ein Neugeborenes hatte im 18. Jahrhundert eine Lebenserwartung von 35 Jahren, im 19. Jahrhundert bereits eine von 45 Jahren, Heute hat ein neugeborener Junge eine Lebenserwartung von 75,8 Jahren, ein Mädchen von 81,2 Jahren. Diese grundsätzlich erfreuliche Entwicklung fordert vom Sozialstaat neue finanzielle und organisatorische Lösungen.

2.2 Aufgaben und Funktionen des Sozialstaats

Merke „Die Bundesrepublik Deutschland ist ein […] sozialer Bundesstaat" (Art. 20 I 1 GG), d.h. der Staat übernimmt Verantwortung dafür, dass die Bevölkerung in allen sozialen Belangen adäquat versorgt ist.

Bereits Ende des 19. Jahrhunderts führte **Bismarck** die **Sozialgesetze** ein. Seitdem gibt es die **Rentenversicherung** und die **Krankenversicherung**, etwas später kam die **Arbeitslosenversicherung** hinzu. Dies waren die ersten Ansätze einer staatlichen Sozialpolitik, die Entstehung des Sozialstaats.

Im Sozialstaat ist es die Aufgabe des Staates, **den sozial Schwachen zu schützen.** Andererseits kann und darf der Sozialstaat nicht zum „Selbstbedienungsladen" werden, da die Sozialausgaben finanzierbar bleiben müssen. Wie stark der Staat in den einzelnen Fällen Hilfe leistet, hängt davon ab, wie hoch seine finanziellen Mittel sind. Auch unterliegt es einer politischen Bewertung, wo der Staat seine Schwerpunkte setzt. Ein Verstoß gegen das Sozialstaatsprinzip liegt nur dann vor, wenn der Staat der grundlegenden Daseinsvorsorge nicht mehr nachkommt.

Aufgaben des Sozialstaats. Die Aufgaben des Sozialstaats umfassen:
- **Sicherung der menschlichen Existenz**: Durch Gewährleistung der Sozialhilfe soll es jedem Bürger möglich sein, zumindest ein menschenwürdiges Leben führen zu können.
- **Sicherung in sozialer Notlage**: Notlagen in diesem Sinne sind z.B. Krankheit und Arbeitslosigkeit. Die Sozialversicherung gewährleistet ein bestimmtes Maß an sozialer Sicherung in diesen Fällen.
- **Sicherung eines sozialen Ausgleichs**: Der Staat sorgt für einen gewissen Lastenausgleich, z.B. Ausbildungsförderung, sozialer Wohnungsbau, Familienlastenausgleich (Kindergeld), Elterngeld.
- **Sicherung der Chancengleichheit**: Gruppen, die in ihrer persönlichen und sozialen Entfaltung gehindert sind, gewährt der Staat Vor- und Fürsorge. Beispiele sind Prozesskostenhilfe für einkommensschwache Bürger vor Gericht, Bereitstellung eines Pflichtverteidigers, Hilfe zur Wiedereingliederung für entlassene Strafgefangene.

Neben dem **Staat** widmen sich in der Bundesrepublik Deutschland auch **private Träger** aus der Wirtschaft und auch private Träger aus dem gesellschaftlichen Bereich der sozialen Sicherung. Private Träger aus dem gesellschaftlichen Bereich sind z.B. die Wohlfahrtsverbände wie Arbeiterwohlfahrt, Diakonisches Werk, Deutscher Caritasverband e.V., Deutsches Rotes Kreuz e.V.

2.3 Gesetzliche Grundlage: Das Sozialgesetzbuch (SGB)

Das Sozialgesetzbuch bildet die gesetzliche Grundlage der wesentlichen Bereiche, die durch den Sozialstaat geregelt werden. Mit seiner Einführung wurden die unterschiedlichen Teile des Sozialrechts aus verschiedenen Gesetzen und Verordnungen in einem Werk gebündelt. Bisher besteht es aus **12 Gesetzen** (z.B. **Erstes Sozialgesetzbuch** [SGB I]: enthält die **grundlegende Programmatik** des SGB sowie **Definitions- und Verfahrensvorschriften**. Zweites Sozialgesetzbuch [SGB II]: regelt die Förderung [einschließlich finanzieller Förderung] von **Arbeitssuchenden** zwischen 15 und 65 Jahren. **Fünftes Sozialgesetzbuch** [SGB V]: regelt Organisation, Versicherungspflicht und Leistungen der **gesetzlichen Krankenkassen**)

2.4 Säulen der Sozialversicherung und Sozialleistungen

2.4.1 Säulen der Sozialversicherung

Das öffentliche (staatliche) soziale Sicherungssystem ruht auf vier Säulen.

1. Versicherungsprinzip. Eine Versicherung schützt die Versicherten vor finanziellen Nachteilen, die durch **bestimmte Ereignisse**, sogenannte Versicherungsfälle, verursacht worden sind. Bei Eintritt eines Versicherungsfalls werden Leistungen erbracht. Dafür und als Gegenleistung für die Übernahme des Risikos zahlen die Versicherten ihre Beiträge. Zum Versicherungsprinzip gehört die **gesetzliche Sozialversicherung**, die sich grundsätzlich durch **Beiträge** der Versicherten und ihrer Arbeitgeber finanziert.

2. Versorgungsprinzip. Dabei sollen **Schäden** ausgeglichen werden, für die die **Allgemeinheit eine besondere Verantwortung** trägt, z. B. Kriegsopferversorgung, Opfer von Gewalttaten. Die notwendigen Mittel werden nicht aus Beiträgen, sondern aus dem allgemeinen **Steuer**aufkommen erbracht.

3. Fürsorgeprinzip. Fürsorgeleistungen helfen sozial und individuell, wenn und solange der Einzelne bedürftig ist. Als bedürftig gilt, **wer sich nicht selbst helfen kann** und die nötige Hilfe nicht anderweitig erwarten kann. Auch hier ist keine Beitragszahlung vorgesehen. Die Leistungen der **Sozialhilfe**, der **Jugendhilfe** und der **Gesundheitsfürsorge** werden aus **Steuer**mitteln erbracht.

4. Prinzip des sozialen Ausgleichs. Der Ausgleich sozialer Ungleichheiten und Gegensätze zielt auf ein menschenwürdiges Dasein. **Besondere Belastungen werden gemildert** und dadurch gleiche Voraussetzungen geschaffen, z. B. durch Leistungen der **Ausbildungsförderung**, durch **Wohngeld**, **Kindergeld** und **Unterhaltsvorschuss**.

2.4.2 Sozialleistungen

Formen

Bei den Sozialleistungen werden unterschieden:
- **Dienstleistungen**: Das sind alle Formen persönlicher Beratung und Betreuung, z. B. Unterhaltsbeistandschaften und Betreuungen nach dem Betreuungsgesetz.
- **Sachleistungen**: Diese werden „in Form des zu befriedigenden Bedarfs" erbracht.
- **Geldleistungen** sind alle finanziellen Zuwendungen.

Antragstellung und Mitwirkungspflichten

Anträge auf Sozialleistungen stellen und Sozialleistungen entgegennehmen können bereits Jugendliche, die das 15. Lebensjahr vollendet haben (§ 36 SGB I).
Wer Sozialleistungen beantragt oder erhält, hat bestimmte Mitwirkungspflichten (§ 60ff. SGB I). So sind alle Tatsachen anzugeben, die für die Leistung erheblich sind. Auch sind Änderungen mitzuteilen, die in den persönlichen und wirtschaftlichen Verhältnissen der Antragsteller und Empfänger von Sozialleistungen eingetreten sind. Darüber hinaus haben die Antragsteller Beweismittel zu bezeichnen und vorzulegen (z. B. Geburtsurkunden). Auf Verlangen des zuständigen Leistungsträgers sollen die Antragsteller oder Bezieher von Leistungen zur mündlichen Erörterung von Fragen persönlich erscheinen.

Nichterfüllung. Die Nichterfüllung einer angemessenen Mitwirkungspflicht kann dazu führen, dass eine Leistung ganz oder teilweise versagt oder entzogen wird. Der Leistungsträger muss den Betroffenen jedoch zuvor auf diese Rechtsfolge hinweisen und ihm eine angemessene Frist setzen, um die Mitwirkungspflicht nachzuholen.

2.5 Versicherungen der gesetzlichen Sozialversicherung

Die Sozialversicherungen der Bundesrepublik Deutschland sind
- die gesetzliche Krankenversicherung,
- die gesetzliche Rentenversicherung,
- die gesetzliche Pflegeversicherung,
- die gesetzliche Arbeitslosenversicherung und
- die gesetzliche Unfallversicherung.

Insgesamt muss festgestellt werden, dass es um die finanzielle Absicherung im Alter immer schlechter aussieht, während die durchschnittliche Lebenserwartung steigt. Dies gilt zumindest dann, wenn sich ausschließlich auf die staatlichen sozialen Sicherungsmaßnahmen verlassen wird.

KURZFASSUNG

2.4 Säulen der Sozialversicherung und Sozialleistungen

2.4.1 Säulen der Sozialversicherung

Vier Säulen stützen die soziale Sicherheit:
1. Versicherungsprinzip
2. Versorgungsprinzip
3. Fürsorgeprinzip
4. Prinzip des sozialen Ausgleichs

2.4.2 Sozialleistungen

Formen

Sozialleistungen können Dienstleistungen, Sachleistungen oder Geldleistungen sein.

Antragstellung und Mitwirkungspflichten

Sozialleistungen müssen beantragt werden. Dies ist ab dem vollendeten 15. Lebensjahr möglich.
Wer Sozialleistungen beantragt hat Mitwirkungspflichten.
Kommt der Antragsteller oder Sozialleistungsempfänger diesen Pflichten nicht nach, kann die Leistung ganz oder teilweise entzogen werden.

2.5 Versicherungen der gesetzlichen Sozialversicherung

Sozialversicherungen der Bundesrepublik Deutschland:
- gesetzliche Krankenversicherung (GKV)
- gesetzliche Rentenversicherung (GRV)
- die gesetzliche Pflegeversicherung (GPV)
- die gesetzliche Arbeitslosenversicherung (GAV)
- die gesetzliche Unfallversicherung (GUV)

2.5.1 Krankenversicherung

Circa 88 % der Bevölkerung sind Mitglied der gesetzlichen Krankenversicherung.

Die gesetzliche Krankenversicherung übernimmt verschiedene Leistungen. Zentraler Aufgabenschwerpunkt ist die Krankenbehandlung.

- Krankengeld
- Vorsorge

2.5.1 Krankenversicherung

Die gesetzliche Krankenversicherung (GKV) ist der älteste Zweig der Sozialversicherung. In Deutschland besteht eine **gesetzliche Krankenversicherungspflicht**. Heute sind rund 88 % der Bevölkerung (72 Mio. Bürger) Mitglied der gesetzlichen Krankenversicherung.

Leistungen. Zu den Leistungen der gesetzlichen Krankenversicherung gehören:
- Leistungen zur Verhütung von Krankheiten und von deren Verschlimmerung (Vorsorge)
- Leistungen zur Früherkennung von Krankheiten
- Leistungen zur Behandlung einer Krankheit (Krankenbehandlung)
- Leistungen bei Schwangerschaft und Mutterschaft
- Krankengeld
- Leistungen zur Empfängnisverhütung, bei Sterilisation und bei Schwangerschaftsabbruch bei Erfüllung bestimmter Kriterien

Der zentrale Aufgabenschwerpunkt ist die Krankenbehandlung. Dazu zählen (**Abb. 2.1**):
- ärztliche Behandlung
- zahnärztliche Behandlung
- psychotherapeutische Behandlung
- Versorgung mit Arznei-, Verband-, Heil- und Hilfsmitteln
- Soziotherapie
- Krankenhausbehandlung
- Zuschuss zu ambulanter und stationärer Hospizarbeit
- Leistungen zur künstlichen Befruchtung
- medizinische und ergänzende Leistungen zur Rehabilitation und Belastungserprobung sowie Arbeitstherapie

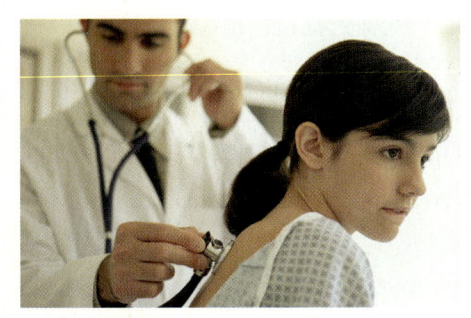

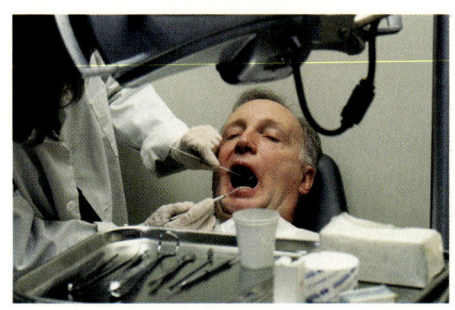

Abb. 2.1 ▶ Krankenbehandlung.
Hierzu gehören z. B. die ärztliche, zahnärztliche oder die psychotherapeutische Behandlung.

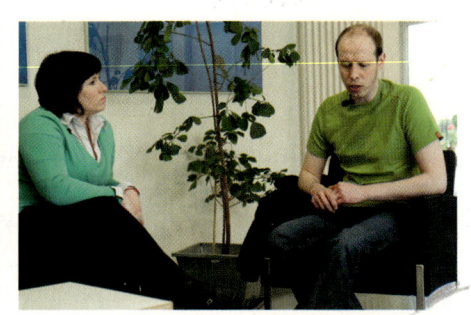

In der GKV sind alle per Gesetz pflichtversicherten Personen versichert. Eine freiwillige Versicherung ist möglich.

▶ **Merke**

Versicherte. Der gesetzlichen Krankenversicherung können angehören: Pflichtversicherte, freiwillig Versicherte, Familienversicherte.

▶ **Merke** Ein Kind ist bis zum 23. Lebensjahr beitragsfrei versichert, wenn es nicht erwerbstätig ist und bis zum 25. Lebensjahr, wenn es sich in Schul- oder Berufsausbildung befindet oder ein freiwilliges soziales oder ökologisches Jahr leistet.

Die gesetzliche Krankenversicherung wird über die Mitgliedsbeiträge und über Zuschüsse vom Bund finanziert.

Finanzierung. Die gesetzliche Krankenversicherung finanziert sich im Wesentlichen aus den Beiträgen der Mitglieder und einem Zuschuss des Bundes zur pauschalen Abgeltung der Aufwendungen der Krankenkassen für versicherungsfremde Leistungen. Von den Mitgliedern wird ein Beitrag bis zu einer bestimmten Höhe des Bruttoeinkommens erhoben (sogenannte Beitragsbemessungsgrenze von monatlich 3 750 Euro [Stand 2010]).

Leistungen der gesetzlichen Krankenversicherung werden nach dem Grundsatz „ambulant vor stationär" erbracht.

Sonstiges
- In der gesetzlichen Krankenversicherung gilt der Grundsatz „ambulant vor stationär". Nur wenn ambulante Vorsorge nicht ausreicht, kommt die Notwendigkeit einer stationären Versorgung in Betracht.
- Die Versicherten haben freie Wahl unter den Vertragsärzten. Seit dem 01.01.2004 haben Versicherte ab 18 Jahren die sogenannte Praxisgebühr von 10 Euro je Quartal zu entrichten.
- Bestimmte verschreibungspflichtige Medikamente werden von der Krankenkasse nicht übernommen (z. B. Mund- und Rachentherapeutika, Abführmittel, Mittel gegen Reisekrankheit, Erkältungskrankheiten sowie Mittel, die eine Erhöhung der Lebensqualität bewirken sollen).

▶ **Merke**

▶ **Merke** In den letzten Jahren gibt es zunehmend Finanzierungsprobleme im Gesundheitswesen. Verschiedene Entwicklungen in der Sozial- und Arbeitsmarktpolitik haben dazu geführt, dass die

Finanzierungsbasis der GKV zunehmend schwindet. Dem gegenüber stehen Kostensteigerungen, die z. B. durch folgende Aspekte verursacht werden:
- Verlängerung der Lebenserwartung
- Zunahme von chronischen Erkrankungen
- Entwicklung neuer kostenintensiver medizinischer Behandlungsverfahren
- gestiegene Ansprüche der Versicherten und Leistungserbringer

Der Gesetzgeber versucht durch gesetzliche Regelungen im Rahmen von Gesundheitsreformen, die Gesundheitsversorgung der Bevölkerung sicherzustellen.

2.5.2 Rentenversicherung

Aufgabe der gesetzlichen Rentenversicherung (GRV) ist die finanzielle Absicherung der Versicherten für den Fall, dass aus Altersgründen oder aufgrund von Invalidität eine Erwerbstätigkeit nicht mehr ausgeübt werden kann.

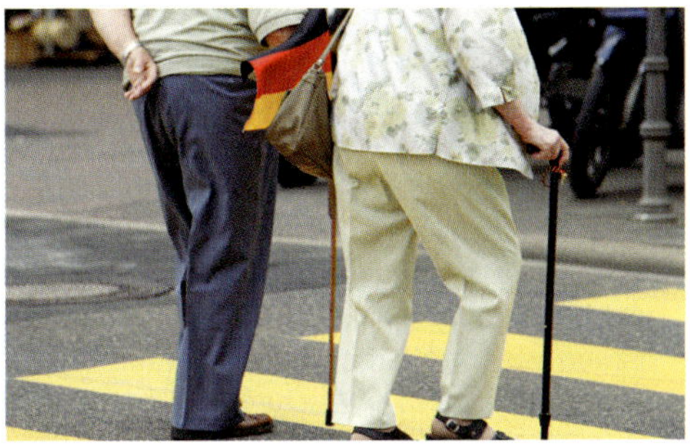

Abb. 2.2 ▶ Rentenversicherung. Sie soll die Versicherten im Alter oder bei Invalidität absichern.

Leistungen. Aus der gesetzlichen Rentenversicherung können folgende Leistungen in Anspruch genommen werden:
- Altersrente
- Berufsunfähigkeitsrente (gilt nur noch für Versicherte, die am 01.01.2001 bereits das 40. Lebensjahr vollendet hatten)
- Renten wegen teilweiser/voller Erwerbsminderung
- Hinterbliebenenrente
- Halb- und Vollwaisenrente

Wartezeiten. Voraussetzung für alle Rentengewährungen ist die Erfüllung einer **Mindestversicherungszeit (Wartezeit)**. Die allgemeine Wartezeit beträgt fünf Kalenderjahre. Sie ist die Voraussetzung für die Regelaltersgrenze ab Vollendung des 65. Lebensjahres, für die Renten wegen verminderter Erwerbsfähigkeit und für alle Renten wegen Todes. Eine 15-jährige Wartezeit ist Voraussetzung für die Altersrente wegen Arbeitslosigkeit und die Altersrente für Frauen.

Versicherte. Die gesetzliche Rentenversicherung ist eine Versicherung für alle Arbeitnehmer, selbstständig Tätige, Schüler und Hausfrauen. Bei den Versicherten wird unterschieden zwischen Pflichtversicherten und freiwillig Versicherten.

Finanzierung. Die gesetzliche Rentenversicherung wird zunächst aus Beiträgen finanziert. Diese werden bei den gegen Arbeitsentgelt Beschäftigten Arbeitnehmern jeweils hälftig von Arbeitgebern und Arbeitnehmern getragen. Hinzu kommt ein staatlicher Zuschuss aus dem Bundeshaushalt.

2.5.3 Pflegeversicherung

Pflegebedürftig sind Personen, die wegen einer körperlichen, geistigen oder seelischen Krankheit oder Behinderung für die gewöhnlichen und regelmäßig wiederkehrenden Verrichtungen des täglichen Lebens auf Dauer (voraussichtlich für mindestens 6 Monate) der Hilfe bedürfen. Krankheiten oder Behinderungen sind z. B.
- Verluste, Lähmungen oder andere Funktionsstörungen am Stütz- und Bewegungsapparat,
- Funktionsstörungen der inneren Organe oder der Sinnesorgane,
- Störungen des zentralen Nervensystems wie Antriebs-, Gedächtnis- oder Orientierungsstörungen,
- endogene Psychosen, Neurosen oder geistige Behinderungen.

Zu den Verrichtungen des täglichen Lebens gehören
- **Körperpflege**: Waschen, Duschen, Baden, Zahnpflege, Kämmen, Rasieren, Darm- und Blasenentleerung,
- **Ernährung**: mundgerechtes Zubereiten oder die Aufnahme der Nahrung,
- **Mobilität**: selbstständiges Aufstehen und Zu-Bett-Gehen, An- und Auskleiden, Gehen, Stehen, Treppensteigen oder das Verlassen und Wiederaufsuchen der Wohnung,
- **hauswirtschaftliche Versorgung**: Einkaufen, Kochen, Reinigen der Wohnung, Spülen, Wechseln und Waschen der Wäsche und das Beheizen.

Leistungen. Wer in der Pflegeversicherung versichert ist, hat ein Recht auf Leistungen bei häuslicher, teilstationärer Pflege und Kurzzeitpflege, Leistungen für Pflegepersonen und vollstationäre Pflege (**Abb. 2.3**). Die Leistungen der häuslichen Pflege bilden den Schwerpunkt der Pflegeversicherung, zu diesen Leistungen zählen
- häusliche Pflegehilfe oder Pflegesachleistung,

KURZFASSUNG

2.5.2 Rentenversicherung

Die gesetzliche Rentenversicherung soll die Versicherten im Alter oder bei Invalidität absichern.

Leistungen der Rentenversicherung sind z. B. die Altersrente, die Erwerbsminderungsrente und die Hinterbliebenenrente.

Leistungen werden nur gewährt, wenn eine Mindestversicherungszeit bestand.

Bestimmte Personengruppen sind pflichtversichert. Eine freiwillige Versicherung ist möglich.

Die gesetzliche Rentenversicherung wird über die Mitgliedbeiträge und über Zuschüsse vom Bund finanziert.

2.5.3 Pflegeversicherung

Pflegebedürftig ist
- wer aufgrund einer körperlichen, geistigen oder seelischen Krankheit oder Behinderung die Aufgaben des täglichen Lebens nicht mehr selbstständig meistern kann und
- für mindestens 6 Monate Hilfe bei den Verrichtungen des täglichen Lebens benötigt.

Verrichtungen des täglichen Lebens sind z. B. Waschen, Ausscheidungen, Nahrungsaufnahme, Bewegen und Einkaufen, Wäschewaschen und Heizen.

Leistungen aus der Pflegeversicherung entfallen auf den Bereich der häuslichen, teilstationären und vollstationären Pflege, die Kurzzeitpflege und auf Leistungen für Pflegepersonen.

Abb. 2.3 ▶ Pflegeversicherung.
Die Leistungen der häuslichen Pflege bilden den Schwerpunkt der Pflegeversicherung.

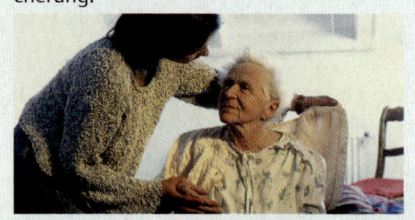

Die Leistungen werden abhängig von der Pflegestufe des Pflegebedürftigen erteilt. Die Pflegestufe richtet sich nach dem Grad der Pflegebedürftigkeit:
- Pflegestufe 1: Der Betroffene ist erheblich pflegebedürftig.
- Pflegestufe 2: Der Betroffene ist schwer pflegebedürftig.
- Pflegestufe 3: Der Betroffene ist schwerst pflegebedürftig.

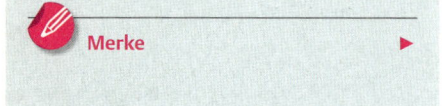

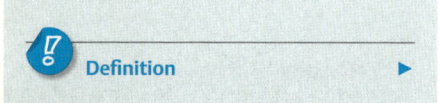

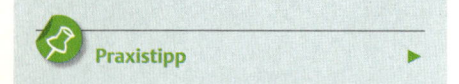

- Pflegegeld für selbst beschaffte Pflegehilfen,
- Kombination von Geld- und Sachleistung,
- häusliche Pflege bei Verhinderung der Pflegeperson,
- Tages- und Nachtpflege,
- Kurzzeitpflege,
- zusätzliche Betreuungsleistung für Pflegebedürftige mit erheblich eingeschränkter Alltagskompetenz,
- Pflegehilfsmittel,
- Zuschüsse zu pflegebedingtem Umbau der Wohnung,
- Pflegekurse für Angehörige und ehrenamtliche Pflegepersonen,
- Leistungen zur sozialen Sicherung der Pflegeperson.

Pflegestufen. Wie viele und welche Leistungen ein Pflegebedürftiger erhält, hängt von seiner Einstufung in eine Pflegestufe ab. Die Pflegestufen richten sich nach dem Grad der Pflegebedürftigkeit. Bei der Einstufung wird unter anderem der Zeitaufwand, den z. B. ein Familienangehöriger für die erforderliche Leistung benötigt, herangezogen. Der Zeitaufwand wird dabei wöchentlich im Tagesdurchschnitt betrachtet. Man unterscheidet:

- **Pflegestufe 1: erheblich pflegebedürftig.** Erheblich pflegebedürftig sind Personen, die bei der Körperpflege, der Ernährung oder Mobilität für wenigstens zwei Verrichtungen aus einem oder mehreren Bereichen mindestens einmal täglich der Hilfe bedürfen und zusätzlich mehrfach in der Woche Hilfen bei der hauswirtschaftlichen Versorgung benötigen. Der Zeitaufwand beträgt mindestens 90 Minuten, davon werden mehr als 45 Minuten für die Grundpflege benötigt.
- **Pflegestufe 2: schwer pflegebedürftig.** Schwer pflegebedürftig sind Personen, die bei der Körperpflege, der Ernährung oder der Mobilität mindestens dreimal täglich zu verschiedenen Tageszeiten der Hilfe bedürfen und zusätzlich mehrfach in der Woche Hilfen bei der hauswirtschaftlichen Versorgung benötigen. Der Zeitaufwand beträgt mindestens 3 Stunden, davon werden mindestens 2 Stunden für die Grundpflege benötigt.
- **Pflegestufe 3: schwerst pflegebedürftig.** Schwerst pflegebedürftig sind Personen, die bei der Körperpflege, der Ernährung oder der Mobilität täglich rund um die Uhr, auch nachts, der Hilfe bedürfen und zusätzlich mehrfach in der Woche Hilfen bei der hauswirtschaftlichen Versorgung benötigen. Der Zeitaufwand beträgt mindestens 5 Stunden, davon werden mindestens 4 Stunden für die Grundpflege benötigt.

Härtefall. Die Pflegekassen können in besonders gelagerten Einzelfällen zur Vermeidung von Härten Pflegebedürftige der Pflegestufe III als Härtefall anerkennen, wenn ein außergewöhnlich hoher Pflegeaufwand vorliegt, der das übliche Maß der Pflegestufe III weit übersteigt.

In Einzelfällen kann die so genannte Härtefallregelung greifen.

▶ **Merke** Der MDK (Medizinischer Dienst der Krankenkassen) stellt die Pflegebedürftigkeit fest. Dies erfolgt in der Regel nach eingehender Sichtung und Überprüfung aller Unterlagen. Außerdem wird der Pflegebedürftige in seinem Wohnbereich aufgesucht und die Situation durch einen Gutachter des MDK (Arzt und Pflegefachkraft) eingeschätzt.

▶ **Definition** Der Medizinische Dienst der Krankenkassen (MDK) ist der medizinische, zahnmedizinische und pflegerische Beratungs- und Begutachtungsdienst der gesetzlichen Kranken- und Pflegeversicherung in einem Bundesland.

▶ **Praxistipp** Welche Voraussetzungen müssen erfüllt sein, damit die Pflegekasse Leistungen zur vollstationären Pflege übernimmt? Ab wann sind Pflege und Betreuung im Pflegeheim möglich bzw. erforderlich?

Bei Pflegebedürftigen der Pflegestufe III wird die Erforderlichkeit der stationären Pflege unterstellt. Ansonsten sind von den Pflegekassen folgende Kriterien festgelegt worden:
- Es fehlt eine Pflegeperson.
- Mögliche Pflegepersonen sind nicht bereit, die Pflege zu übernehmen.
- Die Pflegepersonen sind überfordert oder es droht eine Überforderung der Pflegepersonen.
- Der Pflegebedürftige ist von Verwahrlosung bedroht oder ist bereits verwahrlost.
- Es besteht eine Eigen- oder Fremdgefährdung des Pflegebedürftigen.
- Die räumlichen Gegebenheiten ermöglichen keine häusliche Pflege und können auch nicht durch Maßnahmen zur Verbesserung des individuellen Wohnumfelds verbessert werden.

Versicherte. Wer in der gesetzlichen Krankenversicherung Mitglied ist, ist es auch in der gesetzlichen Pflegeversicherung, und zwar bei der Pflegekasse seiner Krankenkasse.

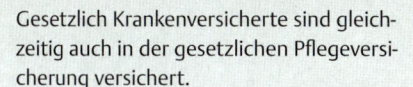

Finanzierung. Die Pflegeversicherung wird aus Beiträgen finanziert, die Versicherten und Arbeitgeber tragen die Beiträge je zur Hälfte. In der gesetzlichen Pflegeversicherung sind die Kinder und der Ehegatte beitragsfrei mitversichert.

> **Merke** Durch die häusliche Pflege erfahren rund 1,4 Millionen Pflegebedürftige Betreuung, etwa 670 000 pflegebedürftige Personen werden stationär versorgt. Leistungsberechtigt sind alle Versicherten, die pflegebedürftig im Sinne des Pflegeversicherungsgesetzes sind.

2.5.4 Unfallversicherung

Jedes Jahr ereignen sich in der Bundesrepublik Deutschland rund 1,4 Millionen Arbeits- und Wegeunfälle. Hinzu kommen ca. 18 000 Fälle von anerkannten Berufskrankheiten und rund 1,5 Millionen Schulunfälle.
Aufgabe und Ziel der gesetzlichen Unfallversicherung ist es, die Gesundheit, Arbeitskraft und Schulfähigkeit der Betroffenen bestmöglich wiederherzustellen.

Versicherte. Jeder Arbeitnehmer und jeder Auszubildende ist durch die gesetzliche Unfallversicherung abgesichert. In der gewerblichen Wirtschaft und in der Landwirtschaft sind die Berufsgenossenschaften die zuständigen Unfallversicherungsträger.

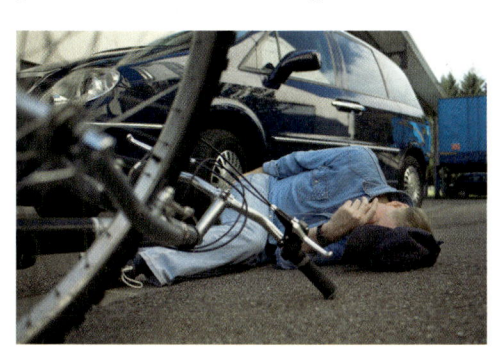

Leistungen. Die Unfallversicherung bezahlt für Unfälle, die sich am Arbeitsplatz oder in der Schule sowie auf dem Weg dorthin und zurück ereignen (**Abb. 2.4**). Des Weiteren sind auch Berufskrankheiten abgesichert.

Abb. 2.4 ▶ Unfallversicherung. Sie zahlt für Unfälle, die sich am Arbeitsplatz, in der Schule oder auf dem Weg dorthin ereignen.

2.6 Sozialhilfe

Jeder Mensch, der sich nicht selbst helfen und auch nicht auf eine andere vorrangige Hilfe zurückgreifen kann, hat einen Rechtsanspruch auf Leistungen für ein menschenwürdiges Dasein einschließlich einer angemessenen Teilhabe am gesellschaftlichen Leben. Diese Aufgabe der Sozialhilfe soll nicht nur Armut verhindern sondern die Führung eines Lebens ermöglichen, das der Würde des Menschen entspricht.

Leistungen. Die Leistungen der Sozialhilfe werden wie alle übrigen Sozialleistungen auch in Form von Dienstleistungen, Geld- oder Sachleistungen erbracht. Dienstleistungen sind dabei in erster Linie persönliche Hilfsleistungen wie Beratung und Unterstützung durch den Sozialhilfeträger.
Leistungen der Sozialhilfe sind:
- Hilfe zum Lebensunterhalt
- Grundsicherung im Alter und bei Erwerbsminderung
- Hilfe zur Gesundheit
- Eingliederungshilfe für behinderte Menschen
- Hilfe zur Pflege
- Hilfen zur Überwindung besonderer sozialer Schwierigkeiten
- Hilfen in anderen Lebenslagen (z. B. Altenhilfe)

Versicherte. Erwerbsfähige Personen zwischen 15 und 65 Jahren haben einen Anspruch auf Arbeitslosengeld II. Alle übrigen nicht erwerbsfähigen hilfebedürftigen Personen erhalten Leistungen der Sozialhilfe nach dem SGB XII zur Sicherung ihres Lebensunterhalts.

Finanzierung. Die Sozialhilfe wird aus Steuermitteln finanziert.

3 ▶ PFLEGEWISSENSCHAFT, PFLEGETHEORIEN UND PFLEGEORGANISATION

3.1	**Pflegewissenschaft – Grundlagen und ihre Bedeutung für die Praxis**	25
3.1.1	Wichtige Begriffe aus der Pflegewissenschaft – Was sind Konzepte, Modelle und Theorien?	25
3.1.2	Ausgewählte Pflegetheorien/Pflegemodelle	26
3.1.3	Von der Theorie zur Praxis	29
3.2	**Pflegeprozess und Pflegeplanung**	30
3.2.1	Grundlagen	30
3.2.2	Regelkreis-Modell nach Fiechter und Meier	31
3.2.3	Assessmentinstrumente	36
3.2.4	Biografiearbeit	36
3.2.5	Pflegediagnosen	37
3.2.6	Pflegevisite	39
3.3	**Pflegedokumentation**	39
3.3.1	Grundlagen	39
3.3.2	Pflegedokumentationssysteme	40
3.4	**Pflegesysteme**	42
3.4.1	Einzelpflege	42
3.4.2	Funktionspflege	42
3.4.3	Bereichspflege	43
3.4.4	Bezugspflege	44

So, fertig mit der Dokumentation. Ich geh' dann mal zum Patienten.

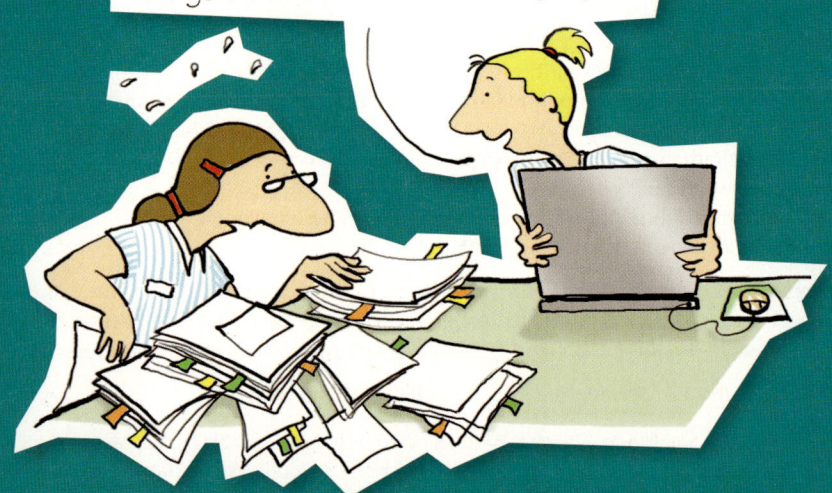

3 Pflegewissenschaft, Pflegetheorien und Pflegeorganisation

3.1 Pflegewissenschaft – Grundlagen und ihre Bedeutung für die Praxis

Handeln „aus dem Bauch heraus" oder gar nach dem Prinzip „Versuch und Irrtum" können wir uns angesichts der hohen an die Pflege gestellten Ansprüche nicht mehr leisten. „Pflegende müssen erklären können, was sie tun, wie sie es tun und warum sie es tun" (Hunink, 1997). Damit Pflegende dies können, forscht die Pflegewissenschaft. Hierbei formuliert sie eine **konkrete Fragestellung**, überlegt sich **wissenschaftlich fundierte Methoden**, mit denen die Antwort gefunden werden kann, führt diese Methoden in einem **Forschungsprojekt** durch und **beschreibt schließlich die gefundenen Ergebnisse**. Im idealen Fall können die Ergebnisse in Form von Standards oder Handlungsänderung direkt Einzug in die tägliche Praxis halten. Der Nachweis z.B., dass „Eisen und Fönen" als Maßnahme zur Dekubitusprophylaxe nicht nur ungeeignet, sondern sogar schädlich ist, wurde in einem der ersten großen deutschen Forschungsprojekte der Pflege erbracht und hat in die tägliche Praxis Einzug gehalten. In anderen Fällen aber sind Forschungsergebnisse z.B. auch nur Teilbausteine, die noch andere Ergebnisse brauchen, um als Handlungsprinzip in die Praxis Einzug halten zu können oder sie liefern möglicherweise auch „nur" theoretische Erkenntnisse, die helfen, bestimmte Phänomene in der Praxis besser zu verstehen. Pflegewissenschaft entwickelt aber auch **Pflegetheorien** und **Pflegemodelle**, mit deren Hilfe Pflege strukturiert dargestellt werden kann und in die Erkenntnisse auch anderer Bezugswissenschaften (z.B. Medizin, Biologie, Psychologie, Soziologie) mit einfließen.

Alles in allem hat jede wissenschaftlich erworbene Erkenntnis, Theorie oder jedes Modell in irgendeiner Form einen direkten oder indirekten Bezug zur Praxis. Sie bilden somit die Basis wissenschaftlich fundierten professionellen Handelns.

Merke So wichtig die wissenschaftliche Basis ist, so wichtig ist aber auch zu wissen, dass sich Pflegende nicht allein auf wissenschaftliche Erkenntnisse berufen können. Die besondere Kunst professionell Pflegender besteht darin, theoretisches Wissen im konkreten Einzelfall begründet so abzuwandeln, dass die individuellen Bedürfnisse des betroffenen Menschen gewahrt werden.

3.1.1 Wichtige Begriffe aus der Pflegewissenschaft – Was sind Konzepte, Modelle und Theorien?

Theorie, Modell und Konzept sind Begriffe, die – neben anderen Begriffen – in der pflegewissenschaftlichen Literatur häufig auftreten. Leider werden sie häufig nicht klar voneinander unterschieden und bisweilen auch synonym verwendet, was zu einer gewissen Irritation führt. Um eine Vorstellung von den wichtigsten Begriffen zu haben, daher an dieser Stelle 3 kurze Definitionen.

Definition **Theorien** sind in sich logische Vermutungen oder Erklärungen zu bestimmten Erscheinungen (Phänomenen) (Chinn u. Kramer 1996).

Kennzeichen von Theorien. Eine Theorie
- bringt Elemente des zu erklärenden Systems in eine systematische Ordnung.
- basiert auf Erfahrung, wissenschaftlichen Grundannahmen (Hypothesen) und den daraus abgeleiteten Gesetzmäßigkeiten (Brandenburg u. Dorschner, 2003).
- kann selbst wieder wissenschaftlich untersucht werden.

Auf S. 25 sind ausgewählte wichtige Pflegetheorien genannt und erklärt.

Definition Ein **Modell** ist eine **vereinfachende** Darstellung eines Problems, eines Gegenstands oder einer Handlung. Es erleichtert deren Betrachtung oder macht eine Betrachtung überhaupt erst möglich (Brandenburg u. Dorschner 2003).

Kennzeichen von Modellen. Modelle sind uns aus unserer Schulzeit bekannt. Wir kennen z.B. das Atom-Modell aus dem Chemieunterricht oder das Kunststoffskelett aus dem Biologieunterricht. Modelle helfen uns, einen umfassenden Sachverhalt zu veranschaulichen – ihn „greifbar" zu machen, indem sie ihn in vereinfachter Form wiedergeben.
Auch im Zusammenhang mit den Pflegetheorien finden Modelle ihre Anwendung. Modelle ermöglichen es, eine Theorie in der Praxis anzuwenden.

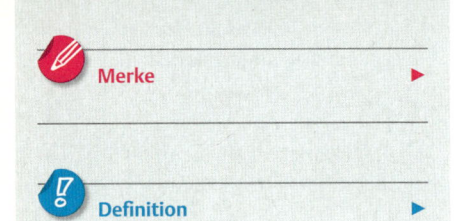

Merke Modelle werden aus Theorien abgeleitet. Mithilfe von Modellen werden Theorien auf die Praxis bezogen und überprüft.

Definition **Konzepte** können in diesem Zusammenhang als kleinste Bausteine einer Theorie oder eines Modells bezeichnet werden.

Kennzeichen von Konzepten. Konzepte sind Handlungsempfehlungen, die sich aus einer Theorie ableiten lassen und sich später eventuell in einem Modell wiederfinden.

Abb. 3.1 ▶ Pflegetheorien werden mithilfe von Modellen und Konzepten in die Pflegepraxis umgesetzt.

Theorie–Modell–Konzept–Praxis

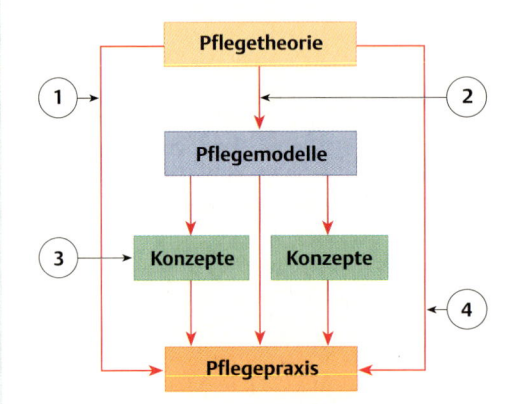

① Theorien werden in der Praxis überprüft, bestätigt oder abgelehnt

② Theorien können in vereinfachter Form in Modellen abgebildet werden und damit in der Praxis Anwendung finden

③ Konzepte enthalten reduzierte Elemente einer Theorie oder eines Modells, aus denen Handlungen für die Praxis abgeleitet werden können

④ Jeder bewussten Handlung liegt eine theoretische Annahme zugrunde, die sich in Theorien wiederfindet

3.1.2 Ausgewählte Pflegetheorien/Pflegemodelle

In den letzten 50 Jahren wurden viele Pflegetheorien und aus den Theorien abgeleitete Modelle entwickelt. Die bekanntesten Theorien sind die von Virginia Henderson, Hildegard Peplau, Faye Glenn Abdellah, Ida Jean Orlando (Pelletier), Myra Estrine Levine, Martha Rogers, Dorothea Orem, Callista Roy, Madeleine Leininger und Betty Neuman, um nur einige zu nennen.
Den Grundstein für die Entwicklung von Theorien legte jedoch **Florence Nightingale**. **1859** wurde ihr Werk „Notes on Nursing" veröffentlicht, das sich intensiv mit den Auswirkungen der Umgebung auf die Gesundheit beschäftigte. Sie war die erste Theoretikerin, die Pflege als eigenständigen Bereich neben der Medizin betrachtete. Ihren Bemühungen ist es zu verdanken, dass Pflegepersonen zur damaligen Zeit eine Ausbildung für ihre pflegerischen Aufgaben erhielten. Weitere Theorien ließen fast 100 Jahre auf sich warten.
Theorien bzw. Modelle und Konzepte, die im deutschsprachigen Raum am häufigsten angewandt bzw. diskutiert werden und deshalb eine hohe Praxisrelevanz haben, sind (**Tab. 3.1**)
- Modell der **14 Grundbedürfnisse** von *Virginia Henderson*,
- Modell der **Lebensaktivitäten (LA)** von *Nancy Roper, Winifred Logan* und *Alison Tierney*,
- Modell der **Aktivitäten des täglichen Lebens (ATL)** von *Liliane Juchli*,
- Strukturmodell der **Aktivitäten, Beziehungen und existenziellen Erfahrungen (ABEDL)** des Lebens nach *Monika Krohwinkel*,
- **Selbstpflegekonzept** von *Dorothea Orem*,
- Theorie der **Transkulturellen Pflege** von *Madeleine Leininger*.

Im Folgenden werden 2 Theorien exemplarisch etwas ausführlicher erläutert.

Aktivitäten des täglichen Lebens (ATL)

Die katholische Ordensschwester Liliane Juchli hat zweifellos viele Generationen von Krankenschwestern und Krankenpflegern im deutschsprachigen Raum in ihrer beruflichen Orientierung geprägt. Über Jahre hinweg war das Buch „Pflege" von Liliane Juchli das Standardwerk der Pflegeausbildung. Juchli betont, dass Pflege als Profession beides ist: „Chance und Auftrag, Möglichkeit und Anforderung" (Juchli 1994).

Merke Für Juchli beschränkt sich die Krankenpflege nicht auf die Pflege der Kranken, sondern schließt auch die Pflege der Gesunden mit ein. Gesundheitspflege beinhaltet die Gesundheit des Einzelnen zu erhalten und zu fördern sowie Krankheiten vorzubeugen. Krankenpflege schließt auch eine Begleitung in Krisensituationen ein. Pflege ist somit ein Zusammenwirken von Gesundheits- und Krankenpflege.

Merke

Definition

Ein Konzept
- lässt sich aus einer Theorie oder einem Modell ableiten und
- ist die Vorstufe einer Theorie und bietet konkrete Handlungsempfehlungen.

3.1.2 Ausgewählte Pflegetheorien/ Pflegemodelle
In den letzten 50 Jahren entwickelten unter anderem Henderson, Peplau, Rogers und Orem Pflegetheorien.

Florence Nightingale legte bereits 1859 den Grundstein für die Entwicklung von Theorien. Sie war die erste Pflegetheoretikerin.

Im deutschsprachigen Raum werden folgende Theorien besonders häufig angewandt (**Tab. 3.1**):
- Modell der Lebensaktivitäten von Roper, Logan und Tierney
- Modell der Aktivitäten des täglichen Lebens von Juchli
- Strukturmodell der Aktivitäten und existenziellen Erfahrungen des Lebens nach Krohwinkel

Aktivitäten des täglichen Lebens (ATL)
Nach Juchli ist Pflege „Chance und Auftrag, Möglichkeit und Anforderung" (Juchli 1994).

Merke

Tab. 3.1 ▶ Theorien/Modelle im Vergleich (nach Kellnhauser et al. 2004).

14 Grundbedürfnisse des Menschen nach Henderson	12 Lebensaktivitäten (LA) nach Roper (Bild), Logan, Tierney (veränderte Reihenfolge)	12 Aktivitäten des täglichen Lebens (ATL) nach Juchli (veränderte Reihenfolge)	13 Aktivitäten, Beziehungen und existenzielle Erfahrungen des Lebens (ABEDL) (veränderte Reihenfolge)
1. Normal atmen	1. Atmen	1. Atmen	3. Vitale Funktionen des Lebens aufrechterhalten können
2. Angemessen essen und trinken	2. Essen und Trinken	2. Essen und Trinken	7. Essen und Trinken können
3. Körperausscheidungen beseitigen	3. Ausscheiden	3. Ausscheiden	6. Ausscheiden können
4. Bewegung und angemessene Körperhaltung bewahren	4. Sich bewegen	4. Sich bewegen	2. Sich bewegen können
5. Ruhen und Schlafen	5. Schlafen	5. Wach sein und schlafen	8. Ruhen, schlafen, sich entspannen können
6. Auswahl angemessener Kleidung sowie aus- und ankleiden	6. Sich sauber halten und kleiden	6. Sich waschen und kleiden	5. Sich kleiden können
7. Körpertemperatur im Normalbereich halten	7. Regulieren der Körpertemperatur	7. Körpertemperatur regulieren	7. Essen und Trinken können
8. Körper sauber halten; Pflege und Schutz der Haut			4. Sich pflegen können
9. Gefahren der Umgebung sowie Gefährdung anderer vermeiden	8. Für eine sichere Umgebung sorgen	8. Sich sicher fühlen und verhalten	11. Für eine sichere/fördernde Umgebung sorgen können
10. Kommunizieren mit anderen zum Austausch von Emotionen, Meinungen und Sorgen	9. Kommunizieren	10. Kommunizieren	1. Kommunizieren können
	10. Sich als Mann oder Frau fühlen und verhalten	11. Kind, Frau, Mann sein	10. Seine eigene Sexualität leben können
11. Ausübung des eigenen Glaubens		12. Sinn finden im Werden – Sein – Vergehen	13. Mit existenziellen Erfahrungen des Lebens umgehen können
12. Einer Arbeit nachgehen, die ein Gefühl von Zufriedenheit erzeugt	11. Arbeiten und Spielen	9. Raum und Zeit gestalten – arbeiten und spielen	9. Sich beschäftigen, lernen und entwickeln können
13. An verschiedenen Arten der Erholung teilnehmen			
14. Neugierde, Entdeckung und Lernen ermöglichen, die die Gesundheit fördern			
	12. Sterben		12. Soziale Bereiche sichern und gestalten können

Das ATL-Konzept setzt einen Zusammenhang zwischen Gesundheitsförderung und Pflege voraus.
Leben ist durch verschiedene Aktivitäten gekennzeichnet; diese Aktivitäten sind Ausdruck von Bedürfnissen, die regelmäßige (tägliche) Befriedigung benötigen. Aus diesem Grunde werden sie als Aktivitäten des täglichen Lebens (ATL) bezeichnet (Juchli 1994). Diese sind im Einzelnen:
1. Wach sein und schlafen
2. Sich bewegen
3. Sich waschen und kleiden
4. Essen und trinken
5. Ausscheiden
6. Körpertemperatur regulieren
7. Atmen
8. Sich sicher fühlen und verhalten
9. Raum und Zeit gestalten – arbeiten und spielen
10. Kommunizieren
11. Kind, Frau, Mann sein
12. Sinn finden im Werden, Sein, Vergehen

Juchli benennt 12 Aktivitäten des täglichen Lebens (ATL) (Juchli 1994):
1. Wach sein und schlafen
2. Sich bewegen
3. Sich waschen und kleiden
4. Essen und trinken
5. Ausscheiden
6. Körpertemperatur regulieren
7. Atmen
8. Sich sicher fühlen und verhalten
9. Raum und Zeit gestalten – arbeiten und spielen
10. Kommunizieren
11. Kind, Frau, Mann sein
12. Sinn finden im Werden, Sein, Vergehen

Die einzelnen ATL greifen ineinander und sind voneinander abhängig. Sie können sich sowohl in positiver wie in negativer Hinsicht beeinflussen.

Folgende Faktoren beeinflussen die ATL:
- körperliche Faktoren
- seelisch-geistige Faktoren
- soziale wirtschaftliche, kulturelle, politische sowie gesellschaftliche Faktoren
- ökologische Faktoren

Die einzelnen ATL sind jedoch nicht voneinander getrennt zu betrachten. Sie greifen ineinander und sind voneinander abhängig. Damit ist eine gegenseitige Beeinflussung in positiver wie in negativer Hinsicht möglich. So können z. B. eine unzureichende Beschäftigung und Bewegung sowohl Verdauungs- als auch Schlafprobleme mit sich bringen.

Einflussfaktoren. Die ATL unterliegen verschiedenen Einflüssen. Juchli unterscheidet vier Gruppen von Einflussfaktoren, die für eine ganzheitliche Sichtweise unerlässlich sind:
- **körperliche** Faktoren (anatomisch-physiologische Gegebenheiten, z. B. Beweglichkeit)
- **seelisch-geistige** Faktoren (z. B. Gemütszustand, Intelligenz)
- **soziale, wirtschaftliche, kulturelle, politische** sowie **gesellschaftliche** Faktoren (z. B. gesellschaftliche Normen, finanzielle Verhältnisse, Religion)
- **ökologische** Faktoren (z. B. Umweltbelastung)

Juchli teilt die Bedürfnisse (ATL) in drei Ebenen ein.
1. physische Ebene
2. psychosoziale Ebene
3. geistige Ebene

Die Bedürfnisse unterliegen einer gewissen Rangfolge. Jeder setzt dabei seine eigenen Schwerpunkte.

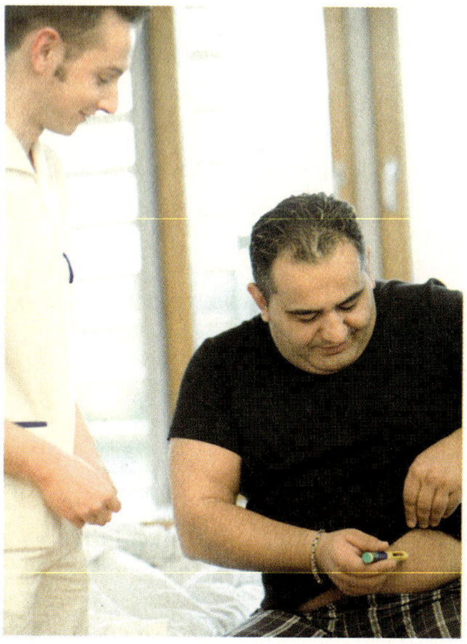

Ebenen der ATL. Juchli bezeichnet die ATL auch als Grundbedürfnisse, die in der „alltäglichen Wirklichkeit" erfüllt werden wollen (1994). In Anlehnung an Maslow teilt Juchli die Bedürfnisse (ATL) in drei Ebenen ein, die teilweise ineinander übergehen:
1. physische Ebene
2. psychosoziale Ebene
3. geistige Ebene

Die Bedürfnisse der physischen Ebene, z. B. Atmen, müssen befriedigt sein, bevor andere Bedürfnisse zum Tragen kommen. Die Bedürfnisse unterliegen einer gewissen Rangfolge. Jeder setzt dabei seine eigenen Schwerpunkte.

Abb. 3.2 ► Pflege soll nicht nur bei den ATL unterstützen, sondern auch die Selbstständigkeit des Patienten fördern und ihn motivieren.

Kategorien der Pflege

Pflege soll
- den Patienten anleiten und fördern – Hilfe zur Selbsthilfe,
- gesundheitserzieherisch wirken,
- vom Gesunden ausgehen und die Ressourcen des Betroffenen aktivieren,
- in Krisensituationen begleiten und
- bei den ATL unterstützen

Kategorien der Pflege

Juchli teilt die Pflege in fünf Kategorien ein.
1. **Selbsthilfeanteile der Pflege:** Die Pflege soll den Patienten anleiten und fördern. Er soll motiviert und begleitet werden. Es geht darum, dem Patienten Strategien und Möglichkeiten zur Bewältigung seiner Krankheit und Krisen aufzuzeigen – Hilfe zur Selbsthilfe.
2. **Pädagogische Anteile**: Gesundheitsbildung sowie das (Weiter-)Leben mit einer Behinderung oder einer chronischen Krankheit bilden einen Entwicklungsprozess für den Patienten.
3. **Ressourcenorientierte Anteile**: Pflege sollte nicht vom Kranken, sondern vom Gesunden ausgehen. Wichtig ist ein Blick auf das, was der Einzelne selbst beitragen kann. Es sollen die Gesundheitsressourcen der Betroffenen aktiviert werden.
4. **Begleitung in Krisensituationen**: Die Begleitung von Menschen in schwierigen Situationen ist vielfältig, z. B. die Begleitung bei Ängsten oder während der Krankheit. Für Juchli bedeutet Begleitung, Gegenpole zu setzen. Der Gegenpol von Angst ist die Hoffnung und das Vertrauen – der Gegenpol des Leidens ist die Freude. In dieser bewussten Form der Begleitung drückt sich für sie die Würde und Anerkennung des Menschen aus, wofür sich Pflege einzusetzen hat.
5. **Unterstützung der ATL**: Pflege soll den Patienten bei den Aktivitäten des täglichen Lebens unterstützen oder diese völlig übernehmen. So sollen die lebenswichtigsten Grundbedürfnisse des Pflegebedürftigen gestillt werden.

Im weiteren Verlauf des Buches wird auf die Aktivitäten des täglichen Lebens, aber auch auf die ABEDL nach Krohwinkel Bezug genommen.

Definition ►

Definition Ressourcen sind alle Hilfsquellen, die dem Pflegebedürftigen zur Verfügung stehen. Dies sind z. B. persönliche Fähigkeiten, Interessen oder Bewältigungsstrategien aber auch soziale Netzwerke oder Umgebungsfaktoren.

Aktivitäten, Beziehungen und existenzielle Erfahrungen des Lebens (ABEDL)

Das Modell der Aktivitäten, Beziehungen und existenziellen Erfahrungen des Lebens (ABEDL) wurde von Monika Krohwinkel entwickelt.

Es wird vor allem in Einrichtungen der Altenpflege angewendet.

Aktivitäten, Beziehungen und existenzielle Erfahrungen des Lebens (ABEDL)

Auf der Grundlage von Henderson und Roper entwickelte Monika Krohwinkel ihr Strukturmodell der Aktivitäten, Beziehungen und existenziellen Erfahrungen des Lebens (ABEDL). 1993 wurde das Modell veröffentlicht. Es wurde primär aus einer Studie über apoplexiekranke Menschen entwickelt, welche die deutsche Pflegeprofessorin im Auftrag des Bundesministeriums für Gesundheit durchführte. Das Modell lässt sich jedoch auf andere pflegerische Bereiche übertragen und wird vor allem in Einrichtungen der Altenpflege angewendet.

Das Modell erweitert das Konzept von Roper, Logan und Tierney (s. **Tab. 3.1**) um die Elemente „Beziehungen sichern und gestalten können" und „Mit existenziellen Erfahrungen des Lebens

umgehen können". Dabei fasst sie die Lebensaktivitäten „Atmen" und „Die Körpertemperatur regulieren" unter der ABEDL „Vitale Funktionen des Lebens aufrechterhalten können" zusammen.
Die 13 ABEDL stehen untereinander in Beziehung; die Nummerierung ist nicht im Sinn einer Hierarchie zu verstehen:
1. Kommunizieren können
2. Sich bewegen können
3. Vitale Funktionen des Lebens aufrechterhalten können
4. Sich pflegen können
5. Sich kleiden können
6. Ausscheiden können
7. Essen und Trinken können
8. Ruhen, schlafen, sich entspannen können
9. Sich beschäftigen, lernen und entwickeln können
10. Die eigene Sexualität leben können
11. Für eine sichere/fördernde Umgebung sorgen können
12. Beziehungen sichern und gestalten können
13. Mit existenziellen Erfahrungen des Lebens umgehen können

Die ABEDL „Beziehungen sichern und gestalten können" umfasst nach Krohwinkel vor allem die Vorbereitung von Patienten auf die Situation nach dem Klinikaufenthalt. Hierzu gehört z.B. die Anleitung und Beratung pflegender Angehöriger, aber auch die sozialen Beziehungen zu wichtigen Bezugspersonen sowie die Vorbereitung der häuslichen Gegebenheiten.
Die ABEDL „Mit existenziellen Erfahrungen des Lebens umgehen können" unterteilt sie nochmals in drei Aspekte:
- existenzgefährdende Erfahrungen, z.B. Verlust von Unabhängigkeit, Trennung, Ungewissheit
- existenzfördernde Erfahrungen, z.B. Zuversicht, Freude, Vertrauen, Wohlbefinden
- existenzfördernde oder -gefährdende Erfahrungen, z.B. lebensgeschichtliche Erfahrungen, kulturgebundene Erfahrungen wie Glauben, Weltanschauung

3.1.3 Von der Theorie zur Praxis

Die Pflegeforschung entwickelt Theorien, Modelle und Konzepte, um pflegerische Arbeit und deren Wirksamkeit zu beschreiben. Das Ziel dabei ist, die **Pflegepraxis zu verbessern**. Das bedeutet, dass pflegepraktische Themen zum Gegenstand der Pflegeforschung werden. Es werden in der Praxis vorherrschende Fragen und Probleme aufgegriffen und gültige Antworten gesucht. Auch werden die bereits in der Praxis angewandten Pflegemaßnahmen überprüft.
Wenn Forschungsergebnisse für die Pflegepraxis nützlich sein sollen, dann müssen die gewonnenen Erkenntnisse in der Praxis anwendbar sein. Sie müssen dem Praktiker zur Verfügung stehen und in einer verständlichen Sprache dargestellt werden. Die Forschungsberichte müssen auch ohne spezielles Wissen nachvollzogen werden können.
Die Anwendung von Forschungsergebnissen bedeutet Veränderungen im Arbeitsablauf innerhalb von Einrichtungen des Gesundheitswesens. Sie verlangen oft auch ein Umdenken der Pflegenden. Deswegen können Beratung und Unterstützung durch kompetente Forscher vor Ort hilfreich sein. Eine enge Zusammenarbeit zwischen Forschern und Praktikern erleichtert die Kommunikation zwischen beiden Bereichen und hilft, Vorbehalte abzubauen.

Merke Nicht alle Forschungsergebnisse müssen immer unmittelbar in der Praxis anwendbar sein. Zur Entwicklung einer vorbeugenden und fördernden Pflege bedarf es neben der angewandten Pflegeforschung auch der Grundlagenforschung (Krohwinkel et al. 1992).

Nationale Expertenstandards

Definition Ein Standard ist eine Richtschnur, ein Maßstab oder eine Norm. Ziel der Einführung eines Standards ist das Erzeugen und die Sicherstellung einer bestimmten Leistung.

Nationale Expertenstandards werden von ausgewiesenen Fachpersonen entwickelt, die auf dem jeweiligen Gebiet besondere (wissenschaftliche) Kenntnisse besitzen. Die Standards werden auf der Grundlage einer kritischen Bewertung des momentanen Forschungsstands entwickelt. Sie spiegeln den aktuellen Stand der Pflegewissenschaft zu zentralen pflegerischen Themen wider. Expertenstandards sind offen formuliert. Sie können dadurch von Institutionen und Pflegenden weiter ausgestaltet werden.

Praxisstandards

Definition Pflegestandards sind allgemeingültige und anerkannte Maßstäbe für das Erbringen der Pflege. Sie liefern Kriterien, anhand derer die Qualität in bestimmten Bereichen der Pflege erreicht und überprüft werden kann.

3 ▶ Pflegewissenschaft, Pflegetheorien und Pflegeorganisation

KURZFASSUNG

Praxisstandards werden von Pflegeteams für die eigene Einrichtung entwickelt oder können käuflich erworben werden. Sie beschreiben das fachliche Qualitätsniveau und enthalten meist konkrete Handlungsanweisungen.

Pflegestandards sollen
- die Qualität sicherstellen,
- Arbeitsabläufe und Pflegemaßnahmen vereinheitlichen und
- die schriftliche Dokumentation erleichtern.

Pflegestandards sind Dienstanweisungen. Sie sind für alle Mitarbeiter verpflichtend.

Praxisstandards dagegen können von Pflegeteams für die eigene Einrichtung entwickelt werden. Es gibt jedoch auch käuflich erwerbbare Standards (z. B. Stösser-Dekubitusprophylaxe-Standard). Pflegestandards beschreiben das fachliche Qualitätsniveau, das in der jeweiligen Einrichtung tatsächlich umgesetzt werden soll. Sie enthalten meist detailliertere Handlungsanweisungen. Praxisstandards können auf der Grundlage von Expertenstandards entwickelt werden.

Ziele. Der Einsatz von Pflegestandards soll unter anderem
- die Qualität der zu erbringenden Pflege auf einem festgeschriebenen Niveau sicherstellen,
- die Einheitlichkeit von Arbeitsabläufen und Pflegemaßnahmen unterstützten,
- ein ökonomisches Zeitmanagement ermöglichen und
- die schriftliche Dokumentation erleichtern.

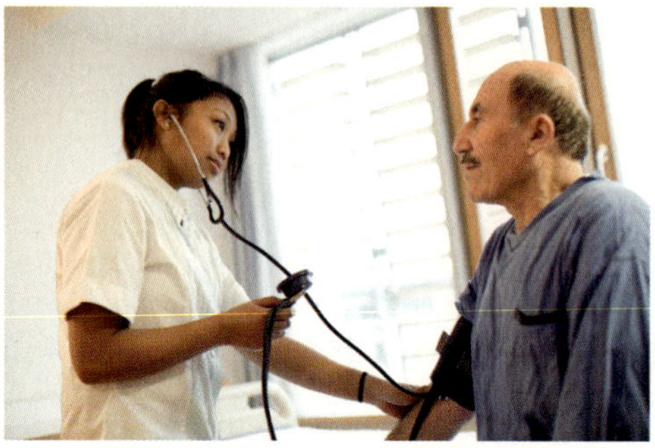

Pflegestandards sind Dienstanweisungen, die allgemein anerkannt und verpflichtend für alle Mitarbeiter sind (**Abb. 3.3**). Die Kriterien in einem Pflegestandard sind eindeutig formuliert und sollten wissenschaftlich begründet sein.

Abb. 3.3 ▶ Praxisstandards sichern die Pflegequalität und sorgen für einheitliche Arbeitsabläufe bei den Pflegemaßnahmen.

Beispiele. Beispiele für Standards in Pflegeeinrichtungen:
- Jeder Leiter einer Station hat die Weiterbildung zur Leitung einer Station oder Funktionseinheit erfolgreich abgeschlossen.
- Patienten dürfen nur unter Begleitung einer examinierten Pflegenden aus dem Aufwachraum abgeholt werden.
- Jedes Zimmer eines Wohnbereiches hat maximal zwei Betten und eine räumlich abgetrennte Dusche mit Waschbecken und WC.
- Mit jedem Bewohner wird ein Aufnahmegespräch durch die betreuende examinierte Pflegeperson geführt.
- Bei jedem Patienten wird die Pflege nach dem Pflegeprozess strukturiert und systematisiert.

3.2 Pflegeprozess und Pflegeplanung

Der Pflegeprozess wurde entwickelt, um die pflegerischen Handlungen zielgerichtet und methodisch zu planen

Ein systematisches Vorgehen macht bedürfnisorientierte Pflege möglich und sichert ein gleich bleibendes hohes Qualitätsniveau.

Was ist der Pflegeprozess? Um die pflegerischen Handlungen zielgerichtet und methodisch zu planen, wurde der Pflegeprozess entwickelt. Er besteht aus **aufeinander aufbauenden Schritten und Phasen**, die sich gegenseitig beeinflussen. In ihm werden die **Handlungen der Pflegepersonen bei einem Patienten beschrieben und strukturiert**.

Vorteile des Pflegeprozesses. Wird im Sinne des Pflegeprozesses systematisch vorgegangen, hilft das dabei, **das Wesentliche in den Blick** zu nehmen. Werden zunächst gründlich die Ausgangslage bzw. die pflegerelevanten Probleme und Ressourcen betrachtet, können realistische Ziele gesetzt werden. Nur so können Pflegemaßnahmen geplant werden, die den **Bedürfnissen des Pflegebedürftigen gerecht** werden. Wird die Pflegeplanung schriftlich festgehalten, hilft dies allen Pflegenden eines Teams. Dadurch kann die Pflege auf einem möglichst **gleich bleibenden Qualitätsniveau** erfolgen. Die regelmäßige Überprüfung ist ein Beitrag zur **Verbesserung des eigenen Pflegehandelns** und der Entwicklung der eigenen Kompetenz.

3.2.1 Grundlagen

3.2.1 Grundlagen

▶ **Definition**

▶ **Definition** Pflege ist ein dynamischer Problemlösungs- und Beziehungsprozess. Er besteht aus logisch aufeinander aufbauenden Phasen und Schritten, die sich gegenseitig beeinflussen (MDS 2005).

Ausgangspunkt des Pflegeprozesses ist immer der aktuelle Gesundheits-/Krankheitszustand des Menschen:
- Der Pflegeprozess orientiert sich am Patienten.
- Der Pflegeprozess ist ganzheitlich.

Merkmale des Pflegeprozesses. Der Pflegeprozess orientiert sich immer am aktuellen Gesundheits-/Krankheitszustand des Menschen. Er hat folgende Eigenschaften:
- **Der Pflegeprozess orientiert sich am Patienten.** Das heißt, er wird individuell für jeden Patienten erstellt. Probleme und Ressourcen werden fortdauernd festgestellt und erfasst. Auch Bedürfnisse und Wünsche des Pflegebedürftigen werden berücksichtigt. Es findet eine direkte Kommunikation mit dem Patienten statt und er wird (ggf. mit seinen Angehörigen) in die Planungen einbezogen.
- **Der Pflegeprozess ist ganzheitlich.** Der Pflegeprozess stellt den Menschen in den Mittelpunkt. Er berücksichtigt dabei aber auch die Umgebung, in der sich der Mensch in der aktuellen Pflegesituation befindet.

3.2 ▶ Pflegeprozess und Pflegeplanung

KURZFASSUNG

Merke Der Pflegeprozess eines Patienten, der sich für einen kurzen Zeitraum im Krankenhaus befindet, wird andere Ziele verfolgen als bei einem Pflegebedürftigen, der an einer chronischen Erkrankung leidet und langfristig zu Hause von einem ambulanten Pflegedienst betreut wird oder ein Bewohner im Seniorenheim ist.

Merke ◀

Ziele des Pflegeprozesses. Der Pflegeprozess will die Lebensqualität des Patienten erhalten/wiederherstellen sowie Wohlbefinden und größtmögliche Unabhängigkeit für den Menschen erreichen. Insgesamt verfolgt er folgende Ziele:
- die Sicherheit für den Pflegebedürftigen im Verlauf der Pflege herstellen
- den Pflegebedürftigen und seine Angehörigen mit einbeziehen
- personelle und fachliche Beständigkeit in der Durchführung pflegerischer Leistungen gewährleisten
- die Qualität der Pflege und Betreuung sichern
- die objektive Beurteilung der Pflegeleistungen ermöglichen
- den (notwendigen) innerbetrieblichen und interdisziplinären Informationsfluss gewährleisten
- Leistungen transparent darstellen
- den juristischen Nachweis der Pflegequalität im Sinne der Beweisfähigkeit ermöglichen (MDS 2005)

Der Pflegeprozess will
- die Lebensqualität des Patienten erhalten/wiederherstellen sowie
- das Wohlbefinden und die größtmögliche Unabhängigkeit für den Menschen erreichen.

3.2.2 Regelkreis-Modell nach Fiechter und Meier

Definition Der Regelkreis des Pflegeprozesses ist ein strukturiertes Verfahren, an dessen Ablaufschritten sich die Pflegeperson orientieren kann, um zielgerichtet pflegerisch zu handeln und Probleme zu lösen.

3.2.2 Regelkreis-Modell nach Fiechter und Meier

Definition ◀

Das im deutschsprachigen Raum bekannteste Pflegeprozessmodell ist das von Verena Fiechter und Martha Meier. Auch Fiechter und Meier verstehen Pflege als ununterbrochenen Entwicklungsprozess, das heißt, als **ein sich stets fortsetzendes Geschehen** (Fiechter u. Meier 1981) (**Abb. 3.4**).

Fiechter und Meier beschreiben ihren Prozess folgendermaßen: „Der Krankenpflegeprozess hat zum Ziel, auf systematische Art und Weise dem Bedürfnis des Patienten nach pflegerischer Betreuung zu entsprechen. Der Krankenpflegeprozess besteht aus einer Reihe von logischen, voneinander abhängigen Überlegungs-, Entscheidungs- und Handlungsschritten, die auf eine Problemlösung, also auf ein Ziel hin ausgerichtet sind und im Sinne eines Regelkreises einen Rückkopplungseffekt (Feedback) in Form von Beurteilung und Neuanpassung enthalten. Der Krankenpflegeprozess kann als Regelkreis mit sechs Schritten dargestellt werden. Das Resultat der Pflege wird am Pflegeziel gemessen. Wenn das Ziel erreicht wird, ist der Vorgang beendet. Wenn aber Abweichungen vom gesetzten Ziel vorkommen oder neue Probleme auftreten, beginnt der ganze Prozess von Neuem. Es müssen zusätzliche Informationen gesammelt werden, Probleme und Ziele neu formuliert und die Maßnahmen entsprechend angepasst werden" (Fiechter u. Meier 1988, S. 30).

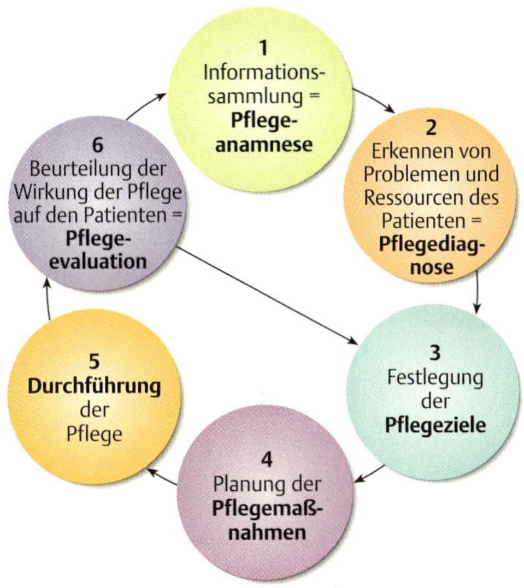

Das Pflegeprozessmodell von Fiechter und Meier ist im deutschsprachigen Raum das bekannteste.
Fiechter und Meier verstehen Pflege als ununterbrochenen Entwicklungsprozess, das heißt, als ein sich stets fortsetzendes Geschehen.

Phasen des Pflegeprozesses:
1. Informationssammlung = **Pflegeanamnese**
2. Erkennen von Problemen und Ressourcen des Patienten = **Pflegediagnose**
3. Festlegung der **Pflegeziele**
4. Planung der **Pflegemaßnahmen**
5. **Durchführung** der Pflege
6. Beurteilung der Wirkung der Pflege auf den Patienten = **Pflegeevaluation**

Abb. 3.4 ▶ Phasen des Pflegeprozesses (nach Fiechter u. Meier 1981).

Schritt 1: Pflegeanamnese

Beim Schritt **der Informationssammlung** („Pflegeanamnese") werden systematisch die Ausgangsdaten des Pflegebedürftigen erfasst:
- Name, Anschrift, Bezugsperson(en)
- Probleme, Gewohnheiten, Fähigkeiten/Ressourcen
- Wünsche/Bedürfnisse

Dies geschieht in der Regel durch ein **persönliches Gespräch** des Pflegenden mit dem Pflegebedürftigen und/oder seinen Angehörigen (**Abb. 3.5**). In diesem Gespräch lernen sich der Pflegebedürftige, seine Angehörigen und die Pflegende kennen. Während des Gesprächs beobachtet die Pflegende den Pflegebedürftigen und hat z. B den Hautzustand im Blick. Hieraus kann sie bereits weitere Schlüsse für die Planung ableiten.

Schritt 1: Pflegeanamnese

Die Ausgangsdaten des Pflegebedürftigen werden erfasst:
- Name, Anschrift, Bezugsperson(en)
- Probleme, Gewohnheiten, Fähigkeiten/Ressourcen
- Wünsche/Bedürfnisse

In einem persönlichen Gespräch lernen sich Pflegender, Pflegebedürftiger und/oder seine Angehörigen kennen.

Der Pflegende erhält die Möglichkeit, den Pflegebedürftigen zu beobachten und kann sichtbare Pflegeprobleme wahrnehmen.

Die Informationen werden schriftlich festgehalten (standardisierte Formulare).

Im weiteren Verlauf kann die Informationssammlung jederzeit ergänzt bzw. verändert werden.

▶ **Merke**

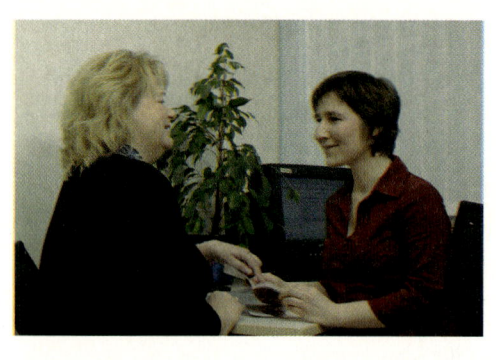

Alle notwendigen Informationen werden meist in standardisierten Formularen festgehalten (s. S. 41, **Tab. 3.5**). Da alle weiteren Schritte des Pflegeprozesses auf Grundlage dieser Datenerhebung erfolgen, sollte sie **umfassend und möglichst lückenlos** sein.

Abb. 3.5 ▶ Schritt 1. Die Pflegeanamnese soll die Ausgangsdaten des Patienten erfassen. Patient und Pflegende lernen sich kennen, ggf. können die Angehörigen ebenfalls teilnehmen.

Die bei der Aufnahme des Pflegebedürftigen erfolgte Informationssammlung kann jederzeit im weiteren Verlauf erweitert oder verändert werden. Anhand der Pflegeanamnese soll der aktuelle Gesundheits-/Krankheitszustand des zu Pflegenden deutlich werden.

Merke Die Selbsteinschätzung des Pflegebedürftigen sollte mit der Fremdeinschätzung des Pflegenden (und ggf. der Angehörigen) verglichen werden. Erst daraus können gemeinsam realistische und erreichbare Ziele formuliert werden.

▶ **Besonderheiten alte Menschen**

Besonderheiten alte Menschen Insbesondere bei Bewohnern von Altenpflegeeinrichtungen wird zur Erhebung der Pflegeanamnese zusätzlich die Methode der **Biografiearbeit** genutzt. Hierbei geht es sowohl um die Erfassung der Lebensgeschichte und der Vergangenheit des Bewohners als auch um die Erfassung seiner eigenen Gewohnheiten, z. B.: Hat der Bewohner vor Eintritt seiner Pflegebedürftigkeit auf dem Bauch geschlafen? Was sind seine Lieblingsspeisen gewesen, bevor er jetzt die Nahrung verweigert? Mag er Spaziergänge im Wald?

Schritt 2: Pflegediagnose

Die Probleme und Ressourcen des zu Pflegenden werden erfasst.

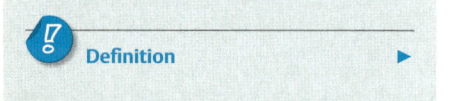

Schritt 2: Pflegediagnose

Im nächsten Schritt des Pflegeprozesses werden die **Probleme und Ressourcen** des zu Pflegenden erfasst.

▶ **Definition**

Definition Pflegeprobleme sind gesundheitliche Beeinträchtigungen eines Menschen, die er nicht selbst in seinem alltäglichen Leben bewältigen kann und die durch pflegerisches Handeln erfasst und positiv beeinflusst werden können (Grünewald 2004).

Die aktuellen Probleme werden beschrieben. Aber auch potenzielle Probleme, die in der Zukunft auftreten können, werden abgeschätzt bzw. vorhergesehen.

Dabei werden aktuelle Probleme, die tatsächlich vorliegen, beschrieben. Sie sind meist beobachtbar und messbar. Aber auch potenzielle Probleme, die in der Zukunft auftreten können, werden durch die Pflegeperson abgeschätzt bzw. vorhergesehen. Die Pflegeprobleme sollten grundsätzlich mit dem Pflegebedürftigen und/oder seinen Angehörigen bzw. mit pflegerischen Kollegen überprüft und besprochen werden.

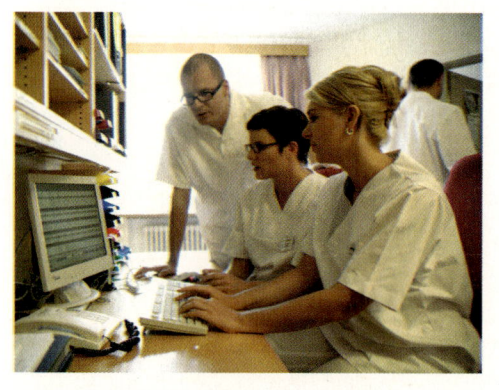

Abb. 3.6 ▶ 2. Schritt. Die Pflegeprobleme des Pflegebedürftigen werden formuliert und nach Wichtigkeit sortiert. Das Ergebnis sollte immer im Team besprochen und mit den Erfahrungen/ Eindrücken der Kollegen abgeglichen werden.

Das Problem wird formuliert und schriftlich festgehalten. Die in Schritt 1 gesammelten Informationen werden zusammengefasst und zu Einzelbereichen und Problemthemen gebündelt. Einzelne Pflegeprobleme werden kurz, übersichtlich, anschaulich und individuell beschrieben. Sie werden nach Wichtigkeit sortiert und mit den vorhandenen Ressourcen des Pflegebedürftigen in Beziehung gesetzt.

Das Problem wird zunächst genau formuliert und schriftlich festgehalten. Bei der Beschreibung des Problems werden die in Schritt 1 gesammelten Informationen zusammengefasst und zu Einzelbereichen und Problemthemen gebündelt. Einzelne Pflegeprobleme werden kurz, übersichtlich, anschaulich und individuell beschrieben. Die Pflegeprobleme werden nach Wichtigkeit sortiert und mit den vorhandenen Ressourcen des Pflegebedürftigen in Beziehung gesetzt.

3.2 ▶ Pflegeprozess und Pflegeplanung — KURZFASSUNG

Praxistipp Wie kann ich die Pflegeprobleme eines Patienten beschreiben?

Die Pflegeprobleme können mithilfe des PESR-Schemas beschrieben werden (**Tab. 3.2**). Das erleichtert die Formulierung und sorgt für eine entsprechende Struktur. Weitere Fragen bzw. Faktoren, die als Formulierungshilfe von Pflegeproblemen berücksichtigt werden können, sind:

- Können Sie Aussagen über konkrete Zustände machen, die eine Unterstützung durch Pflege erfordern (betroffene Aktivität/ATL/Körperfunktion)?
- Was zeigt sich genau (Art der Beeinträchtigung)?
- In welchem Maß besteht die Einschränkung, wie viel der notwendigen Aktivität/Funktion fehlt (Quantität, Qualität)?
- Warum tritt das Problem auf? Erkennen und beschreiben Sie die Ursachen und Zusammenhänge. Welche Risikofaktoren bestehen?
- Wie und wo zeigt sich das Problem, wie drückt es sich aus (Symptome)?
- Welche Fähigkeiten und Möglichkeiten hat der Pflegebedürftige?

Praxistipp ◀

Tab. 3.2 ▶ Vollständige Problembeschreibung mithilfe des PESR-Schemas (MDS 2005).

Schema	Fragestellung
P: Problem	- Was hat der Pflegebedürftige? - Was ist das Problem?
E: Einflussfaktoren/Ursachen	- Warum hat er es? - Was sind die Einflussfaktoren und die Ursachen für dieses Problem?
S: Symptome	- Wie zeigt es sich? - Wie zeigt bzw. äußert sich das Problem konkret? Eigene Beobachtungen und Aussagen des Pflegebedürftigen?
R: Ressourcen	- Welche Fähigkeiten, Potenziale hat der Pflegebedürftige? - Welche Ressourcen sind beim Pflegebedürftigen und seiner sozialen Umgebung vorhanden?

Merke In der Praxis erweist sich insbesondere das Herausarbeiten von Ressourcen des Betroffenen oft als problematisch. Vorhandene Ressourcen werden manchmal nicht wahrgenommen, die Lösungsfindung wird dadurch erschwert.

Merke ◀

Schritt 3: Pflegeziele

Definition Die Pflegeziele sind der Maßstab für den Erfolg der Pflege.

Im dritten Schritt werden die **gewünschten Ergebnisse** zu einem bestimmten Zeitpunkt in der Zukunft beschrieben. So kann auch später die Wirksamkeit der angewendeten Maßnahmen beurteilt werden (Unterschied zwischen Ausgangspunkt und Ergebnis). Dazu wird zu jedem, im Schritt 2 des Pflegeprozesses beschriebenen Problem, ein Pflegeziel festgelegt (**Abb. 3.7**). Dabei unterscheidet man:
- **Nahziele**: Diese sind kurzfristig erreichbar (Stunden oder Tage).
- **Fernziele**: Diese beziehen sich auf einen Zeitraum von Wochen, Monaten oder Jahren.

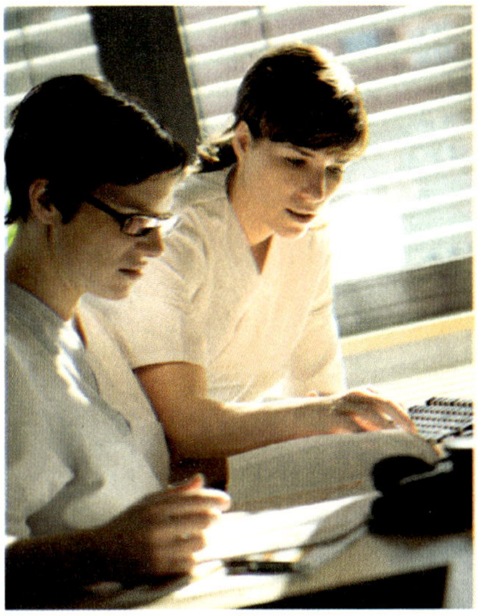

Abb. 3.7 ▶ **3. Schritt.** Zu jedem in Schritt 2 beschriebenen Pflegeproblem wird ein Pflegeziel festgelegt.

Schritt 3: Pflegeziele

Definition ◀

Die gewünschten Ergebnisse werden beschrieben. Zu jedem Pflegeproblem wird ein Pflegeziel festgelegt:
- Nahziele sind kurzfristig erreichbar.
- Fernziele sind langfristig erreichbar.

3 ▶ Pflegewissenschaft, Pflegetheorien und Pflegeorganisation

Pflegeziele sind
- messbar und klientenbezogen,
- realistisch,
- erreichbar,
- überprüfbar.

Merkmale von Pflegezielen. Die Pflegeziele müssen
- messbar und klientenbezogen (das heißt aus Sicht der Wünsche und Erwartungen des Pflegebedürftigen formuliert werden, nicht aus Sicht der Pflegenden),
- realistisch,
- (in einem vorgegebenen Zeitrahmen) erreichbar und
- überprüfbar sein.

Beispiele für Pflegeziele. Pflegeziele beziehen sich auf den körperlichen und psychischen Lebensbereich, z. B.:
- Frau A. kann in 6 Tagen mit den Unterarmgehstützen selbstständig laufen.
- Herr B. kennt die Wirkungsweise seiner Medikamente und nimmt diese jeden Morgen um die gleiche Zeit (8 Uhr) ein.
- Peter geht jeden Tag mindestens eine Stunde lang ins Spielzimmer, um mit den anderen Kindern zu spielen.
- Frau C. verliert innerhalb einer Woche 1 kg Körpergewicht.
- Herr D. hat eine belagfreie Zunge und eine feuchte Mundschleimhaut.
- Frau E. kennt die Gefahr der Thrombose und führt prophylaktische Maßnahmen selbstständig durch.

Schritt 4: Pflegemaßnahmen planen

Die Pflegemaßnahmen werden geplant.

Im vierten Schritt des Pflegeprozesses werden die Pflegemaßnahmen geplant. Diese orientieren sich an den bekannten Pflegeproblemen und Ressourcen des Patienten sowie den gesetzten Zielen. Bei der Ausarbeitung der Pflegeplanung setzt sich die zuständige Pflegeperson gedanklich mit der zukünftigen Entwicklung auseinander und bereitet Entscheidungen und Handlungen vor.

Die Pflegeplanung wird schriftlich verfasst. Sie besteht immer aus
- „Pflegeprobleme",
- „Pflegeziele" und
- „Pflegemaßnahmen".

Es wird beschrieben, wer welche Pflegemaßnahmen wie, wann, womit und wie häufig durchführt. Die Beschreibung ist so genau, dass jede Pflegeperson sie auf die gleiche Art und Weise durchführen kann (**Tab. 3.3**).

Die Pflegeplanung wird schriftlich verfasst und setzt sich aus den Anteilen
- „Pflegeproblem",
- „Pflegeziele" und
- „Pflegemaßnahmen" zusammen.

Dabei wird nicht nur die Art der Pflegemaßnahme bestimmt, sondern auch wer die Pflegemaßnahmen wie, wann, womit und wie häufig durchführt. Dabei muss abgewogen werden, welche Maßnahmen dazu geeignet sind, das Pflegeziel auf optimalem Weg zu erreichen und das vorhandene Problem zu lösen (**Abb. 3.8**). Die einzelnen Maßnahmen werden so beschrieben, dass jede Pflegeperson sie auf die gleiche Art und Weise durchführen kann (**Tab. 3.3**).

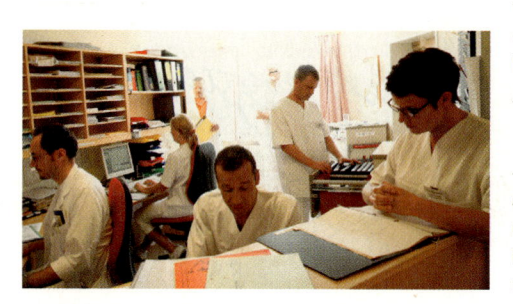

Abb. 3.8 ▶ 4. Schritt. Es werden die Pflegemaßnahmen geplant. Dabei werden Pflegeprobleme, Pflegeziele und die entsprechenden Pflegemaßnahmen gegenübergestellt.

Merke ▶

Merke „Die Pflegemaßnahmen sind präzise, kurz und verständlich zu formulieren; sie beschreiben keine medizinische Therapie." (MDS 2005, S. 30)

Tab. 3.3 ▶ Auszug aus dem Pflegeplan von Frau F.

Datum	Pflegeprobleme	Ressourcen	Pflegeziele	Pflegemaßnahme
20.07.	- Frau F. fühlt sich aufgrund des Fiebers schlapp und entkräftet und hat Bettruhe. - Sie kann deshalb die Körperpflege nicht selbstständig durchführen.	- Frau F. kann den Intimbereich im Bett selbstständig waschen.	- **Fernziel:** Frau F. führt die Körperpflege selbstständig durch. - **Nahziel:** Frau F. fühlt sich sauber und gepflegt.	- 2 × täglich (morgens und abends) Waschschale und eigene Körperpflegeutensilien am Bett bereitstellen - je nach Zustand von Frau F. Unterstützung bei/Übernahme der Körperpflege anbieten - bei Bedarf kühle Abwaschungen ermöglichen - Wechsel der Bettwäsche nach Bedarf
20.07.	- Frau F. macht sich Sorgen um ihre beiden Kinder.	- Frau F. äußert ihre Sorgen. - Ihre Freundin kümmert sich während ihres Krankenhausaufenthalts um die Kinder.	- Frau F. fühlt sich mit ihren Sorgen ernst genommen.	- Anmeldung eines Zimmertelefons - freie Besuchszeiten für die Familie ermöglichen - Gelegenheiten zu helfenden Gesprächen anbieten

3.2 ▶ Pflegeprozess und Pflegeplanung KURZFASSUNG 35

✏️ **Merke** „Pflegemaßnahmen können als vollständige Übernahme, teilweise Übernahme, Unterstützung, Beratung, Anleitung und Beaufsichtigung durchgeführt werden." (MDS 2005, S. 30)

✏️ **Merke** ◀

Schritt 5: Durchführung der Pflege

In der fünften Phase des Pflegeprozesses wird die Pflege nach dem Pflegeplan durchgeführt (**Abb. 3.9**). Der Pflegebedürftige wird während der Maßnahmen auf seine Reaktionen hin beobachtet. Besonderheiten werden erfasst und der Pflegeplan unter Umständen erweitert.

Um einen Nachweis für die durchgeführten Pflegemaßnahmen und damit für die erbrachten Leistungen zu haben, werden diese im Durchführungsnachweis der Pflegedokumentation festgehalten (**Tab. 3.4**). Die durchgeführten Maßnahmen werden mit einem Handzeichen unter dem jeweiligen Datum und der entsprechenden Uhrzeit abgezeichnet.

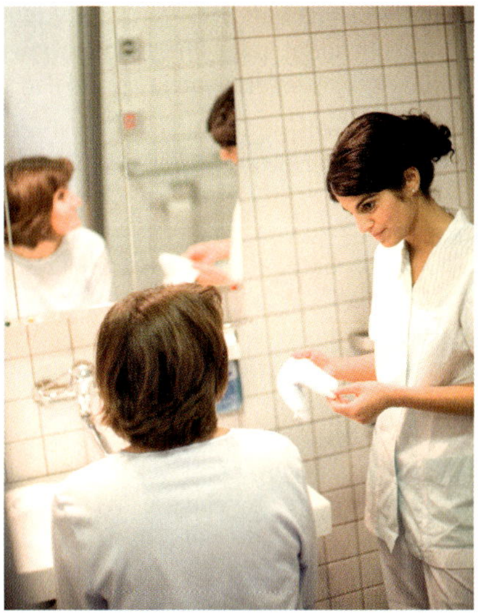

Abb. 3.9 ▶ 5. Schritt. Erst jetzt wird die Pflege nach dem Pflegeplan durchgeführt. Alle Maßnahmen werden dokumentiert und sind so für alle am Pflegeprozess beteiligten Personen nachvollziehbar.

Schritt 5: Durchführung der Pflege

Die Pflege wird nach Pflegeplan durchgeführt. Die Wirksamkeit der Pflegemaßnahmen wird regelmäßig überprüft und ggf. werden Maßnahmen neu angepasst.

Die durchgeführten Pflegemaßnahmen werden in der Pflegedokumentation festgehalten und mit einem Handzeichen unter dem jeweiligen Datum und der entsprechenden Uhrzeit abgezeichnet.

✏️ **Merke** Die Pflegedokumentation dient unter anderem im Fall eines Schadensersatzanspruchs der rechtlichen Absicherung.

✏️ **Merke** ◀

Tab. 3.4 ▶ Auszug aus dem Pflegebericht von Frau F.

Datum	Zeit	Pflegebericht
21.07.	7:00 Uhr	Frau F. hat die Körperpflege bis auf das Waschen der Beine selbstständig im Bett durchgeführt, was sie sehr angestrengt hat.
21.07.	16:00 Uhr	Frau F. hatte Besuch von ihren Kindern und ihrer Freundin, wirkte danach deutlich entspannter.
21.07.	19:00 Uhr	Temperatur rektal 39,5 °C. 15 Minuten Wadenwickel durchgeführt, Temperatur anschließend 38,1 °C. Frau F. hat die Wadenwickel gut vertragen, hatte keine Kreislaufprobleme.

Schritt 6: Pflegeevaluation

❗ **Definition** Evaluation bedeutet die sach- und fachgerechte Bewertung, also das Einschätzen eines Objekts oder eines Sachverhalts nach seinem Wert und seiner Bedeutung.

Im sechsten Schritt des Pflegeprozesses werden die **durchgeführten Maßnahmen und deren Auswirkungen beurteilt** (Erfolgskontrolle). Die Evaluationsphase orientiert sich am derzeitigen Gesundheitszustand des Pflegebedürftigen, seinen aktuellen Problemen/Ressourcen und Wünschen/Bedürfnissen. Es wird deutlich, ob die Maßnahmen den gewünschten Effekt erbracht haben und das geplante Ziel erreicht wurde. Unter Umständen muss der Pflegeplan an den aktuellen/veränderten Gesundheitszustand des zu Pflegenden **angepasst werden.**

Der Zeitpunkt der ersten geplanten Ergebniskontrolle wird bereits mit der ersten Aufstellung von Pflegeproblemen und Ressourcen sowie der daraus abgeleiteten Pflegeziele festgelegt. Der Zeitpunkt ist jedoch immer abhängig vom Verlauf der pflegerischen Versorgung.

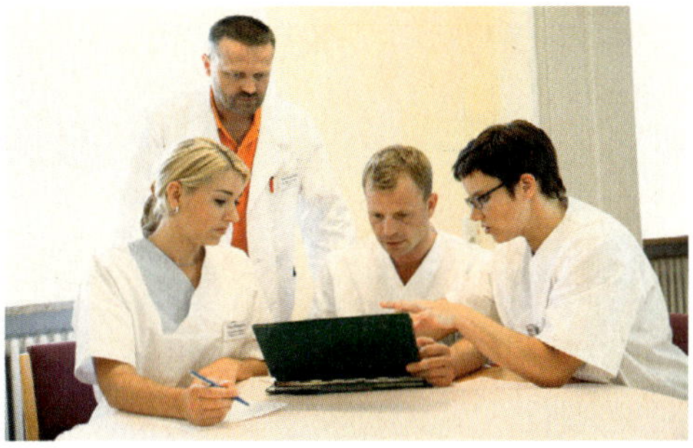

Abb. 3.10 ▶ 6. Schritt. Bei der Pflegeevaluation wird der aktuelle Zustand des Patienten überprüft. Es wird eingeschätzt, ob Fortschritte gemacht wurden oder vielleicht bereits Pflegeziele erreicht wurden.

Schritt 6: Pflegeevaluation

❗ **Definition** ◀

Die durchgeführten Maßnahmen und deren Auswirkungen werden beurteilt. Maßstab ist der aktuelle Gesundheitszustand des Pflegebedürftigen, seine aktuellen Probleme/Ressourcen, Wünsche/Bedürfnisse.

Der Zeitpunkt der ersten Ergebniskontrolle wird bereits in Schritt 3 festgelegt. Er ist abhängig vom Verlauf der pflegerischen Versorgung.

Hilfreiche Fragen. Für die Evaluation der Pflegemaßnahmen sind folgende Fragen hilfreich:
- Wie ist der aktuelle Zustand des Pflegebedürftigen?
- Sind Fortschritte bezüglich der gesetzten Pflegeziele erkennbar?
- Welche Wirkung haben die Pflegemaßnahmen?
- Hat sich der Zustand verbessert oder verschlechtert?
- Wie fühlen sich der Pflegebedürftige und/oder dessen Bezugsperson derzeit?
- Hat der Pflegebedürftige Aussagen über seine Befindlichkeit gemacht?
- Sind Veränderungen in den Problemen, Bedürfnissen und Fähigkeiten des Pflegebedürftigen aufgetreten?
- Warum konnten die Pflegemaßnahmen eventuell nicht wie geplant durchgeführt werden?
- Sind unvorhergesehene Ereignisse oder Komplikationen aufgetreten?" (MDS 2005, S. 33)

3.2.3 Assessmentinstrumente

Definition Assessment heißt aus dem Englischen übersetzt Einschätzung, Beurteilung, Abwägung.

Ein **Assessmentinstrument** ist ein **standardisiertes Hilfsmittel** (Instrument), mit dem eine Einschätzung/Bewertung durchgeführt werden kann. Standardisiert heißt, dass es in den dafür vorgesehenen Fällen immer in der gleichen Art und Weise angewandt wird. Das bedeutet auch, dass es genaue Verfahrensweisen gibt, wie das Instrument anzuwenden ist. Meist kreuzen Nutzer bestimmte Ergebnisse an oder lesen eine Skala ab. Beides wird in Zahlen übersetzt, deren Verwendung dann die benötigte Entscheidungshilfe gibt.

Assessmentinstrumente unterstützen Pflegende bei Entscheidungen im Verlauf des gesamten Pflegeprozesses. Sie können an unterschiedlichen Punkten in diesem Prozess greifen. Alle Instrumente haben das **Ziel**, Gesundheitsindikatoren, Fähigkeiten und Verhaltensweisen **systematisch festzuhalten** und daraus **Schlussfolgerungen zu ziehen**. Instrumente haben in erster Linie die **Funktion**, die individuelle Einschätzung der Situation eines Pflegebedürftigen zu vereinfachen. Sie unterstützen die Pflegediagnostik und tragen zur Entscheidungsfindung bei.

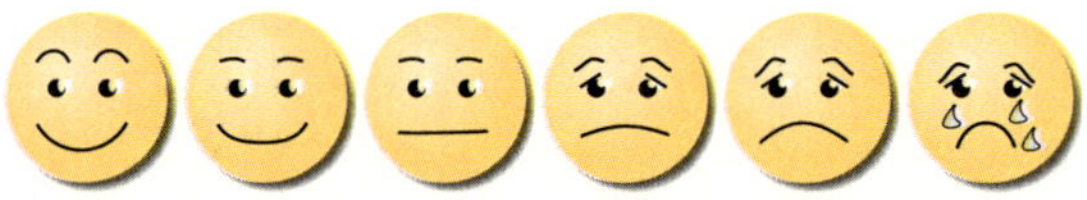

Abb. 3.11 ▶ Assessmentinstrumente. Checklisten oder wie die hier abgebildete Smiley-Analogskala sind standardisierte Hilfsmittel. Mit ihrer Hilfe können Situationen (hier Schmerzen) genauer oder einfacher eingeschätzt bzw. bewertet werden.

3.2.4 Biografiearbeit

Besonders im Bereich der **Altenpflege** wird die an der Biografie orientierte Pflegeplanung angewandt. Sie orientiert sich am lebensgeschichtlichen Hintergrund eines Menschen und an seiner aktuellen Situation, seiner „**Lebenswelt**".

Wurde nach der Aufnahme eines Patienten eine **Vertrauensbasis** geschaffen, wird mit ihm ein Gespräch geführt mit dem Ziel, die **Lebensgeschichte und die Lebenswelt des Menschen kennenzulernen**, um ihn besser zu verstehen. Falls er kein Einzelzimmer bewohnt, lädt man ihn in einen ruhigen Raum ein. Man erklärt ihm das Ziel, bittet darum, dass er aus seinem Leben erzählt und dass man sich Notizen machen darf. Durch Nachfragen regt man weiteres Erzählen an. Man versucht, Informationen zu den folgenden Themen zu bekommen (**Abb. 3.12**):
- Geburtsort und -zeit
- Stellung in der Herkunftsfamilie
- Schulzeit
- Ausbildung und beruflicher Weg
- familiäre Entwicklung, Heirat, Kinder
- Wohnorte und Wohnverhältnisse, regionale Besonderheiten der Wohnorte
- gesundheitliche und sonstige Krisen
- Eingebundensein in Freundeskreis und Nachbarschaft

Es bedarf einer sensiblen Gesprächsführung, weil ganz persönliche Fragen gestellt und unter Umständen heikle Punkte berührt werden. Wenn eine gute Beziehung besteht, geben trotzdem viele Menschen gern Auskunft.

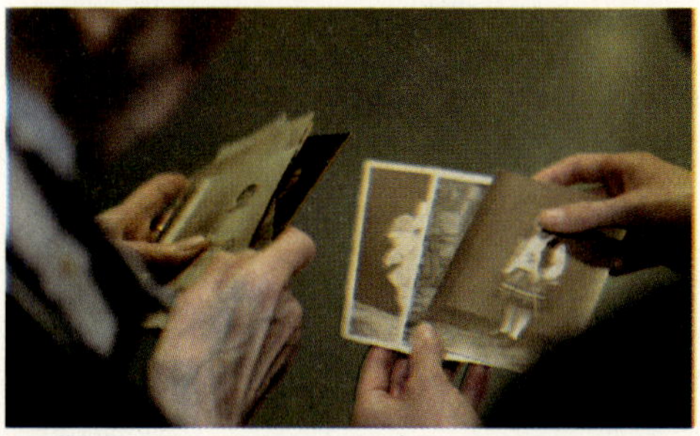

Abb. 3.12 ▶ Bei dem gemeinsamen Betrachten von alten Fotos kann über die Lebensgeschichte und die Lebenswelt des Menschen gesprochen werden.

KURZFASSUNG

3.2.3 Assessmentinstrumente

Definition

Mithilfe eines Assessmentinstruments kann eine Einschätzung/Bewertung durchgeführt werden. Es gibt genaue Verfahrensweisen, wie das Instrument anzuwenden ist.

Assessmentinstrumente unterstützen Pflegende bei Entscheidungen. Die Situation des Pflegebedürftigen kann genauer oder einfacher festgestellt werden als ohne Instrument.

Assessmentinstrumente haben das Ziel, Gesundheitsindikatoren, Fähigkeiten und Verhaltensweisen systematisch festzuhalten und daraus Schlussfolgerungen zu ziehen.

3.2.4 Biografiearbeit

Biografiearbeit ist eine an der Biografie orientierte Pflegeplanung. Sie wird besonders im Bereich der Altenpflege angewandt. Ähnlich wie bei der Informationssammlung des Pflegeprozesses wird mit dem Patienten ein Gespräch geführt. Ziel ist es, die Lebensgeschichte und die Lebenswelt des Menschen kennenzulernen. Dazu werden Informationen über folgende Themen benötigt:
- Geburtsort und -zeit
- Stellung in der Herkunftsfamilie
- Schulzeit
- Ausbildung und beruflicher Weg
- familiäre Entwicklung, Heirat, Kinder
- Wohnorte und Wohnverhältnisse, regionale Besonderheiten der Wohnorte
- gesundheitliche und sonstige Krisen
- Eingebundensein in Freundeskreis und Nachbarschaft

Weiter werden Vorlieben und Abneigungen eines Menschen, seine Interessen, Eigenheiten, Ressourcen und Bedürfnisse erfasst, die sich im Laufe seines Lebens gebildet haben – also seine aktuelle Situation. Zum Teil wird er selbst darüber Auskunft geben, anderes erfahren wir von den Angehörigen, manches klärt sich durch Beobachtungen bei der Pflege oder im Tagesablauf.

Merke Die gewonnenen Informationen zur Biografie unterliegen dem Datenschutz und dürfen nicht autorisierten Personen nicht zugänglich sein.

3.2.5 Pflegediagnosen

Definition Definition nach der NANDA: „Eine Pflegediagnose ist eine klinische Beurteilung der Reaktionen eines Individuums, einer Familie oder einer Gemeinde auf aktuelle oder potenzielle Gesundheitsprobleme/Lebensprozesse. Pflegediagnosen bilden die Grundlage für die Auswahl pflegerischer Interventionen, um Ziele zu erreichen, für welche die Pflegeperson verantwortlich ist." (Zit. n. Gordon u. Bartholomeyczik 2001)

Diagnose ist ein gewöhnliches Fremdwort, das in vielen Zusammenhängen gebraucht wird. Wenn Sie mit Ihrem Auto in die Werkstatt fahren, weil der Motor bockt, dann wird auch zunächst versucht, eine Diagnose zu erstellen, die Ihnen sagt, was denn an Ihrem Gefährt möglicherweise defekt ist (und was die Reparatur wohl kosten wird). Sind Ihre Haare trotz vieler Mühen glanzlos und fahl, hoffen Sie von Ihrem Friseur eine Diagnose zu erhalten und die richtigen Empfehlungen für die weitere Pflege Ihres Haarschopfs. Wir benötigen also **Diagnosen als Ausgangspunkt für weiteres Handeln.** Ohne eine eindeutige Diagnose fällt es schwer zu entscheiden, welche Maßnahmen und Therapien angewendet werden sollen und ob die Bemühungen Erfolg haben werden.

Der Begriff Pflegediagnose wurde **1953** erstmals von **Virginia Fry** in den **USA** geprägt. Sie sah in der Formulierung einer Pflegediagnose einen notwendigen Schritt, um überhaupt einen Pflegeplan festlegen zu können. Beides, die Formulierung einer Pflegediagnose und die Festlegung eines individualisierten Pflegeplans, stellte ihrer Meinung nach die wichtigste Aufgabe für jemanden dar, der kreativer pflegen möchte. Pflegepersonen konnten mittels der Pflegediagnosen erstmals sichtbar machen, dass sie einen eigenständigen und von der medizinischen Diagnostik und Therapie unabhängigen Beitrag in der Betreuung und Versorgung kranker Menschen erbringen.

Merkmale von Pflegediagnosen

Aus dieser Definition der NANDA lassen sich nach Gordon (2001) mehrere Merkmale von Pflegediagnosen ableiten:
- Ausgangspunkt für die Formulierung einer Pflegediagnose sind die Reaktionen eines Menschen oder einer Gruppe von Menschen (Familien und Gemeinden) auf Gesundheitsprobleme oder Lebensprozesse. **Pflegediagnosen** beziehen sich demnach **auf das individuelle Verhalten und Erleben des Patienten** und nicht wie medizinische Diagnosen auf die Krankheit selbst.
- Die Reaktionen auf oder Folgen von Gesundheitsproblemen oder Lebensprozessen lassen sich an einem oder mehreren Zeichen und Symptomen beobachten.
- Gesundheitsprobleme oder Lebensprozesse können einerseits aktuell bestehen, also zum Zeitpunkt der Diagnosestellung bereits vorhanden sein, andererseits können sie auch potenziell vorliegen, das heißt, es kann ein Risiko für deren Auftreten bestehen.
- Neben Gesundheitsproblemen können auch Lebensprozesse, z. B. die Zuschreibung oder Übernahme neuer Rollen, Reaktionen bei einem oder mehreren Menschen hervorrufen, die zur Formulierung einer Pflegediagnose führen, z. B. ein Elternrollenkonflikt.
- Bei der Planung der Pflege wählt die Pflegeperson die Pflegemaßnahmen und erreichbaren Pflegeziele aus, die sich auf die in der Pflegediagnose beschriebenen Reaktionen des Patienten beziehen. Die Pflegediagnose ist Ausgangspunkt für die Planung, Durchführung und Evaluation der Pflege.
- Die Pflegeperson ist verantwortlich für das Erreichen der aus der Pflegediagnose abgeleiteten Pflegeziele.

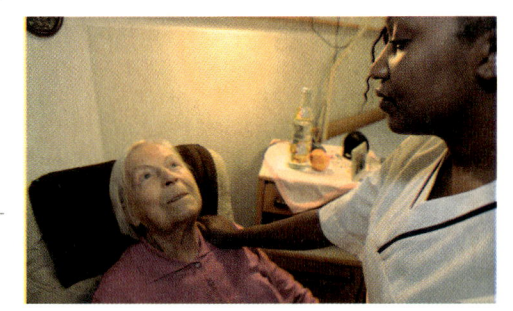

Abb. 3.13 ▶ Pflegediagnostik erfordert vom Pflegenden distanzierte Beobachtung und Zuwendung gleichermaßen.

Merke Pflegediagnosen stellen, wie die formulierten Ressourcen und Probleme des pflegebedürftigen Menschen, den Ausgangspunkt für Planung, Durchführung und Evaluation der Pflege dar.

Arten von Pflegediagnosen

Alle Pflegediagnosen werden mit einem Pflegediagnosetitel und einer zugehörigen Definition versehen.
Es werden folgende Typen oder Formen von Pflegediagnosen unterschieden:
- Aktuelle Pflegediagnosen
- Risiko-Pflegediagnosen
- Syndrom-Pflegediagnosen
- Pflegediagnosen der Gesundheitsförderung und Wellness-Pflegediagnosen
- Verdachts-Pflegediagnosen

Arten von Pflegediagnosen

Alle von der NANDA anerkannten Pflegediagnosen werden mit einem Pflegediagnosetitel und einer zugehörigen Definition versehen. Der Pflegediagnosetitel ist eine Bezeichnung, die kurz und präzise die Reaktion eines Menschen auf Gesundheitsprobleme/Lebensprozesse beschreibt. Die einzelnen Pflegediagnosen werden nach folgenden Typen oder Formen unterschieden:

- **Aktuelle Pflegediagnosen**: Sie sind zum jetzigen Zeitpunkt vorhanden (z. B. „beeinträchtigte Mundschleimhaut", „gestörtes Körperbild", „beeinträchtigter Trauerprozess").
- **Risiko-Pflegediagnosen**: Sie beschreiben noch nicht eingetretene Zustände (z. B. „Risiko eines Sturzes", „Risiko eines Dekubitus").
- **Syndrom-Pflegediagnosen**: Sie enthalten mehrere aktuelle und Risiko-Pflegediagnosen (z. B. „Vergewaltigungssyndrom").
- **Pflegediagnosen der Gesundheitsförderung** (z. B. „Erfolgreiches Stillen") und **Wellness-Pflegediagnosen** (z. B. „Bereitschaft zu einer verbesserten Ernährung"): Sie beziehen sich stärker auf die Gesundheit und deren Optimierung. Sie setzen bei gesunden Menschen an, den Pflegenden kommt hier mehr die Rolle von Beratern zu.
- **Verdachts-Pflegediagnosen**: Sie beschreiben mögliche Probleme des Patienten, die noch nicht bestätigt bzw. ausgeschlossen werden konnten. Sie sind also vorläufige bzw. „unfertige" Pflegediagnosen. Grundsätzlich können alle NANDA-Pflegediagnosen als Verdachtsdiagnosen formuliert werden. Sie erhalten dann den Zusatz „Verdacht auf".

Pflegediagnosen im Klassifikationssystem

Definition ►

Klassifikationssysteme sollen den Umgang und die Anwendung von Pflegediagnosen erleichtern.
Für Pflegediagnosen gibt es weltweit unterschiedliche Klassifikationssysteme (z. B. NANDA, ICNP = International Classification for Nursing Practice, ICF = Internationale Klassifikation der Funktionsfähigkeit, Behinderung und Gesundheit).

Pflegediagnosen im Klassifikationssystem

Definition Werden die Begriffe in eine bestimmte Ordnung oder Systematik gebracht, nennt man das Klassifikation. Diese dient der Einteilung von Gegenstandsbereichen in Klassen, sie ordnet ein Fachgebiet und fördert die Systematik innerhalb einer Disziplin.

Um nun den Umgang und die Anwendung von Pflegediagnosen zu erleichtern, wurden Ordnungssysteme entwickelt. Während es in der Medizin vorrangig um die Diagnose von Krankheiten geht, deren weltweites Klassifikationssystem der ICD-10 ist, geht es in der Pflege um Reaktionen auf Krankheiten, um Symptome und Bewältigung. Dafür gibt es weltweit unterschiedliche Klassifikationssysteme (z. B. NANDA, ICNP, ICF).
Das Stellen einer Diagnose geht im Rahmen von Klassifikationssystemen mit einer formalisierten Sprache einher. Das heißt, es wird immer ein fest stehender Begriff benutzt, um ein Problem zu beschreiben.

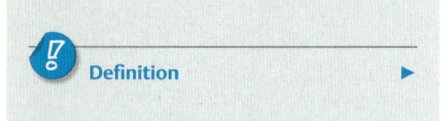

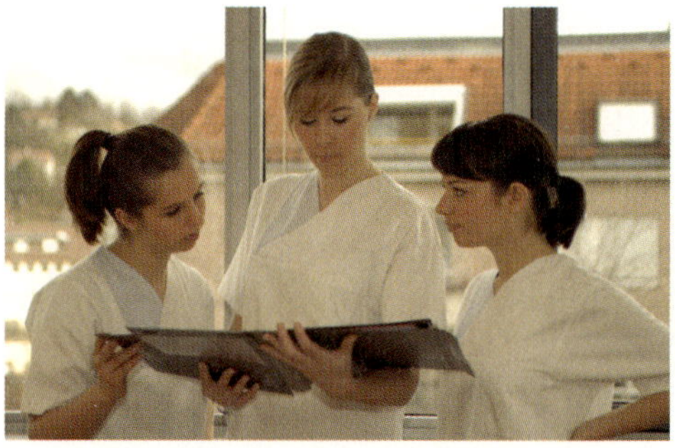

Abb. 3.14 ► Pflegende verwenden eine einheitliche Fachsprache und können mithilfe von Klassifikationssystemen das pflegerische Wissen strukturieren.

Ein Klassifikationssystem ermöglicht
- Ordnung und Struktur,
- einfachere Auswertungen und Vergleiche,
- Leistungserfassung und -berechnung,
- eine einheitliche Fachsprache.

Vorteile. Ein Klassifikationssystem ermöglicht die Ordnung und Strukturierung pflegerischen Wissens (**Abb. 3.14**). Weitere Vorteile sind:
- Wissenschaftlich fundiertes Pflegewissen kann beschrieben und entwickelt werden.
- Pflegerische Daten können computergesteuert erfasst, untersucht und zusammengefügt werden.
- Studienergebnisse sind einfacher zu vergleichen und zu bewerten.
- Es ist möglich, die pflegerische Leistung anhand der Pflegediagnosen (und nicht nach den medizinischen Diagnosen) zu erfassen und zu berechnen.
- Es wird eine einheitliche Fachsprache verwendet.

Definition ►

Definition Nach Zielke-Nadkarnie (1997) sind die folgenden Kennzeichen typisch für eine Fachsprache der Pflege:
- Sie ist zweckhaft und sachbezogen.
- Sie legt Bedeutungen fest und reduziert die Informationen auf das (vermeintlich) Wesentliche.
- Sie standardisiert und ist wenig anschaulich.

Nachteile von Klassifikationssystemen:
- Die Fachsprache wird zum Geheimcode für Experten.
- Feste Begriffe verleiten dazu, eine Sichtweise besonders hervorzuheben.

Nachteile. Der Einsatz von Fachsprache und festen Begriffen kann aber auch zu Problemen führen. Es kann passieren, dass die Sprache zu einem Geheimcode für Experten wird (vgl. Zielke-Nadkarnie 1997, Böhme 1993). Den Anwendern von Fachsprache kommt damit eine erhebliche Macht zu. Sie schafft aber auch einen Schutz, hinter dem man sich verstecken kann (vor unliebsamen Fragen der Patienten und Angehörigen, aber auch vor Fragen anderer Berufsgruppen). Feste Begriffe bzw. Klassifikationssysteme wiederum verleiten dazu, eine Sichtweise besonders hervorzuheben. Es besteht die Gefahr, dass aus der großen Menge an möglichen Eigenschaften, einige als wesentlich herausgehoben werden. Vielleicht werden dann nur Eigenschaften erfasst, die möglichst beobachtbar und messbar sind (vgl. Hülsken-Giesler 2008, besonders S. 331ff).

Auch die persönliche Erfahrung geht durch die Fachsprache und feste Begrifflichkeiten verloren bzw. wird verfremdet. Die vielfältigen Ausdrucksmöglichkeiten werden auf einige wenige eingeschränkt.

Durch Diagnosen wird das Verhalten von Patienten und Pflegenden vereinheitlicht. „[…] Solche Klassifizierungen […] beeinflussen den Patienten ebenso wie seine Verwandten und Freunde, und es ist nicht verwunderlich, dass die Diagnose auf sie alle wie eine Prophezeiung wirkt, die sich selbst erfüllt. Schließlich akzeptiert der Patient selbst die Diagnose, mit all ihren zusätzlichen Bedeutungen und Erwartungen und verhält sich entsprechend. Sobald er dies tut, hat auch er sich an diese Konstruktion einer zwischenmenschlichen ‚Wirklichkeit' angepasst." (Rosenhan 1998, S. 122).

Der Arzt Rosenhan (1998) untersuchte die Auswirkungen von Diagnosen und Klassifikationen. Er schleuste 8 Scheinpatienten in eine Klinik ein, die alle mit der Diagnose „Schizophrenie" aufgenommen wurden und die sich in der Klinik ganz „normal" verhielten. Keiner dieser Patienten wurde als Scheinpatient entlarvt, alle wurden mit der Diagnose Schizophrenie (einer mit der Diagnose Schizophrenie in Remission) entlassen (nach Rosenhan 1998).

3.2.6 Pflegevisite

Definition Die Pflegevisite dient der Abstimmung des Pflegeprozesses und kann z. B. in Form einer Dienstübergabe am Patientenbett umgesetzt werden. Bei dieser Form der Pflegevisite wird der Patient regelmäßig besucht und gemeinsam mit ihm sein Pflegeprozess besprochen.

Es ist nicht notwendig, bei allen Patienten/Bewohnern eine Pflegevisite durchzuführen. Genutzt wird sie vorwiegend bei Betroffenen mit **komplexen Problemlagen**, **schwierigen Versorgungslagen** oder bei **erheblichen Veränderungen der Pflegesituation.** Durch diese aktive Beteiligung und Information versteht der Patient die Hintergründe der durchgeführten Maßnahmen und wird dazu motiviert, sich selbst gesundheitsfördernd zu verhalten.

Ablauf. Die Pflegevisite verläuft in folgenden Schritten:
- In der **Vorbereitungsphase** der Pflegevisite bespricht die zuständige Pflegeperson mit den anderen an der Versorgung Beteiligten die Pflegeprobleme und notiert sich die zentralen Fragestellungen.
- Anschließend wird die **Visite am Patientenbett** durchgeführt. Der Patient/Bewohner nimmt aktiv daran teil.
- Die **Nachbesprechung** dient der Umsetzung bzw. Umstellung von Pflegehandlungen und Pflegemaßnahmen und der Nachbereitung der Visite (Hilfsmittel bestellen bzw. einsetzen).
- Im nächsten Schritt werden der **zuständige Arzt und andere betroffene Berufsgruppen** über die neue Situation **informiert** und alle Ergebnisse **dokumentiert.**
- In der Auswertung der Pflegevisite werden zudem Mängel in der bisherigen Versorgung und Wünsche des Patienten/Bewohners deutlich.
- In der nächsten folgenden Pflegevisite werden die Maßnahmen erneut überprüft und eine Erfolgskontrolle durchgeführt.

3.3 Pflegedokumentation

Seit einigen Jahren nimmt die Bedeutung der Pflegedokumentation immer mehr zu. Einerseits unterliegt das Pflegepersonal der Dokumentationspflicht, andererseits werden alle Schritte der geplanten Pflege transparent dargestellt. So wird die Versorgung des Patienten auf einem gleichbleibend hohen Niveau unterstützt. Voraussetzung dafür ist, dass die vielfältigen Informationen systematisch erfasst werden und stets abrufbar sind.

Mehr zu den rechtlichen Rahmenbedingungen lesen Sie ab S. 80.

3.3.1 Grundlagen

Systematisch und lückenlos. In der Dokumentation werden die im Pflegeprozess geplanten und durchgeführten Maßnahmen, weitere Beobachtungen, Besonderheiten und Veränderungen umfassend und lückenlos schriftlich festgehalten. Dabei sollte alles so beschrieben und dokumentiert sein, dass es für den Aufzeichnenden selbst, für seine Kollegen, aber auch interdisziplinär, also für alle an der Versorgung beteiligten Berufsgruppen, nachvollziehbar bleibt (**Abb. 3.15**).

Abb. 3.15 ▶ Die Pflegedokumentation muss übersichtlich, lückenlos und für alle an der Versorgung beteiligten Berufsgruppen nachvollziehbar sein.

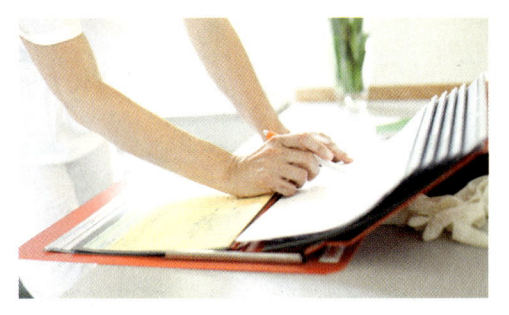

KURZFASSUNG

- Durch Fachsprache und feste Begrifflichkeiten geht die persönliche Erfahrung verloren bzw. wird verfremdet.
- Durch Pflegediagnosen wird das Verhalten von Patienten und Pflegenden vereinheitlicht.

3.26 Pflegevisite

Definition ◀

Die Pflegevisite wird vorwiegend bei Patienten mit komplexen Problemlagen, schwierigen Versorgungslagen oder bei erheblichen Veränderungen der Pflegesituation eingesetzt.

Die Pflegevisite verläuft in folgenden Schritten:
1. Fragestellungen werden besprochen.
2. Die Pflegevisite wird am Patientenbett durchgeführt.
3. Bei der Nachbesprechung werden die Pflegehandlungen/Pflegemaßnahmen umgestellt.
4. Alle Ergebnisse werden dokumentiert, alle Beteiligten werden informiert.
5. Die Pflegevisite wird ausgewertet.
6. In einer erneuten Pflegevisite werden die Maßnahmen überprüft.

3.3 Pflegedokumentation

In der Pflegedokumentation werden alle Schritte der geplanten Pflege transparent dargestellt.

3.3.1 Grundlagen

Die Pflegedokumentation sollte systematisch und lückenlos sein. Sie enthält
- geplante und durchgeführte Maßnahmen,
- weitere Beobachtungen,
- Besonderheiten und Veränderungen.

3 ▶ Pflegewissenschaft, Pflegetheorien und Pflegeorganisation

> **Merke** Im Rahmen der Pflegedokumentation sollten nur wichtige Dinge dokumentiert werden. Dabei sollte immer berücksichtigt werden, welche Angaben ein Arbeitskollege benötigt, um eine Pflege, Versorgung oder soziale Betreuung einheitlich fortführen zu können.

Übersichtlich und linear. Ein Dokumentationssystem, das sich an den Schritten des Pflegeprozesses orientiert, strukturiert die Dokumentation übersichtlich und linear. Ohne Umwege macht es den Versorgungsverlauf deutlich, Mehrfachdokumentationen sowie unnötige Dokumentationen werden vermieden.

Zeitnah und individuell. Die Dokumentation erfolgt zeitnah zum aufgetretenen Ereignis und ist individuell für jeden Pflegebedürftigen. Jeder Patient/Kunde/Bewohner hat eine eigene Dokumentationsmappe (handschriftlich oder EDV-gestützt). Diese Dokumentationsmappe führt alle Anamnesen, Diagnosen, Operationen, Untersuchungen, Therapien, Leistungsnachweise, Pflegeplanungen, -berichte usw. zusammen.

Objektiv und professionell formuliert. Die Dokumentation sollte professionell erfolgen, das heißt, dass pflegerische und medizinische Begriffe verwendet werden. Dabei sollen die Formulierungen auf den Pflegebedürftigen bezogen sein (wertfrei und objektiv), eindeutig, transparent und überprüfbar.
- **richtig**: „Frau Becker äußert Unwohlsein/Schwindel/Übelkeit", **statt**: „Frau Becker geht es schlecht"
- **richtig**: „Frau Becker gibt an, schlecht geschlafen zu haben" **statt**: „Frau Becker hat schlecht geschlafen"

Überprüfbar und qualitätssichernd. Alle Bestandteile der Dokumentationsakte müssen jeweils zeitnah schriftlich niedergelegt werden und immer mit Datum, ggf. Uhrzeit und Handzeichen des Durchführenden abgezeichnet werden. So ist jederzeit nachvollziehbar, wer, wann, was am Patienten getan hat. Die Dokumentation lässt sich dadurch auch zur weiteren Auswertung heranziehen, z. B. für Erhebungen, Statistiken.

3.3.2 Pflegedokumentationssysteme

Traditionell handschriftliche (papiergestützte) Pflegedokumentation

Über Jahrzehnte erfolgte die Dokumentation nur auf dem Papier. Noch immer gibt es viele Einrichtungen, die handschriftlich dokumentieren. Sehr häufig ist die Dokumentation dann unvollständig, z. B. in Bezug auf die getroffenen Maßnahmen, die Evaluation und den Pflegebericht. Besonders problematisch ist es, wenn die Datierung versäumt wird und Unterschriften der Verantwortlichen fehlen. Außerdem werden die verwendeten Formulare oft nicht den Vorgaben entsprechend eingesetzt, es gibt Formulierungsprobleme, die Dokumentation erfolgt nicht zeitnah, ist nicht lesbar, lücken- und fehlerhaft. Die Papierform ist zudem ein Unikat. Sie steht immer nur an einem Standort zur Verfügung. Gerade für Mitarbeiter, die ungeübt im Formulieren sind oder für ausländische Pflegende, für die Deutsch eine Fremdsprache ist, stellt die konventionelle Pflegedokumentation zudem eine nur schwer zu bewältigende Herausforderung dar.

EDV-gestützte Pflegedokumentation

> **Definition** EDV = Elektronische Datenverarbeitung. Durch elektronisch gesteuerte Datenverarbeitungsanlagen werden Informationen in Form von Daten automatisch verarbeitet.

Vorteile. Die EDV unterstützt beim „Denken". So gibt es z. B. Aufforderungsmechanismen, die an das regelmäßige Abzeichnen von Pflegeplänen oder die Evaluation der Pflegeplanung erinnern. Die Eintragungen werden korrekter und vollständiger. Außerdem liefert das System Formulierungsvorschläge. Der Nutzer kann aus vordefinierten Leistungskatalogen oder Pflegeplänen eine Auswahl treffen. Da alle Daten in einem elektronischen Medium gespeichert werden, erlaubt es jedem Berechtigten, zu jeder Zeit auf die Pflegedokumentation zuzugreifen. Voraussetzung hierfür ist, dass ausreichend Computersysteme zur Verfügung stehen. Außerdem lässt sich die Dokumentation deutlich besser lesen und auswerten. Alle Phasen des Pflegeprozesses sind im Verlauf gut darstellbar, die Transparenz erhöht sich.

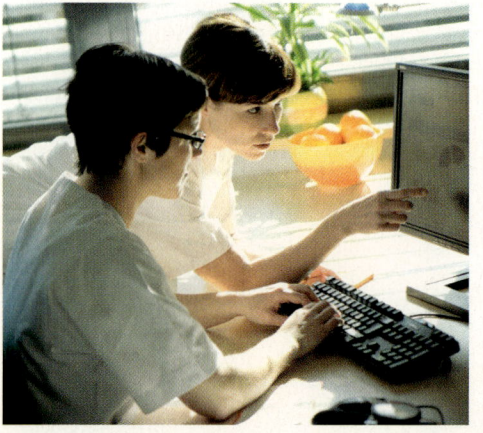

Abb. 3.16 ▶ Eine EDV-gestützte Pflegedokumentation ist besser lesbar.

KURZFASSUNG

> **Merke**

Die Pflegedokumentation sollte übersichtlich sein und sich am Pflegeprozess orientieren.

Die Pflegedokumentation muss zeitnah und patientenbezogen erfolgen.

Die Pflegedokumentation hat professionell zu erfolgen und sollte auf den Pflegebedürftigen bezogen, eindeutig, wertfrei, transparent und objektiv sein.

Die Pflegedokumentation ist jederzeit nachvollziehbar und kann für weitere Auswertungen herangezogen werden.

3.3.2 Pflegedokumentationssysteme

Traditionell handschriftliche (papiergestützte) Pflegedokumentation
Traditionell erfolgt die Pflegedokumentation auf Papier. Dadurch können jedoch Fehler auftreten: Die Dokumentation ist unvollständig, die Datierung wird versäumt, Unterschriften fehlen oder die Dokumentation ist nicht lesbar, lücken- und fehlerhaft.
Die Papierform steht immer nur an einem Standort zur Verfügung

EDV-gestützte Pflegedokumentation

> **Definition**

Vorteile der EDV-gestützten Pflegedokumentation sind:
- Durch Aufforderungsmechanismen wird der Pflegende an die Dokumentation erinnert.
- Eintragungen werden korrekter und vollständiger.
- Das System liefert Formulierungsvorschläge.
- Der Zugriff ist zu jeder Zeit von verschiedenen Orten möglich.
- Die Dokumentation ist deutlich besser lesbar und lässt sich schneller auswerten.

3.3 ▶ Pflegedokumentation — KURZFASSUNG

Merke Die EDV-gestützte Pflegedokumentation kann nur dann sinnvoll eingesetzt werden, wenn die Mitarbeiter regelmäßige und verpflichtende Fortbildungen zu diesem Thema erhalten und intern regelmäßig Qualitätsüberprüfungen stattfinden.

Merke ◀

Nachteile. Verschiedene Untersuchungen an Krankenhäusern und Pflegeheimen haben auch Nachteile aufgezeigt. So erhöht sich zunächst der Zeitaufwand für die Dokumentation. Diese Zeit fehlt wiederum bei der Versorgung der Patienten bzw. Bewohner. Außerdem verleiten die Formulierungsvorschläge zu einer standardisierten Dokumentation.

Nachteile:
- Der Zeitaufwand für die Dokumentation steigt zunächst an.
- Formulierungsvorschläge verleiten zu einer standardisierten Dokumentation.

Merke Alle Dokumentationsunterlagen, unabhängig davon, ob sie manuell oder EDV-gestützt geführt werden, unterliegen dem Datenschutz. Die im Bundesdatenschutzgesetz festgelegten Regelungen sind zu beachten.

Merke ◀

Tab. 3.5 ▶ Basisformulare der Pflegedokumentation (MDS 2005).

Formulare	Schritte des Pflegeprozesses

Stammblatt	- dient der Informationssammlung von Grunddaten; die Erfassung erfolgt durch die Befragung des Pflegebedürftigen bzw. seiner Angehörigen; ggf. auch von der Krankenkassenkarte oder von Überleitungsbögen anderer Einrichtungen
	- die Erfassung der Stammdaten erfolgt bei der Aufnahme (bei Veränderungen aktualisieren!); hierzu gehören:
	  – Name, Anschrift
	  – Angaben zu Angehörigen/Bezugspersonen, ggf. gesetzliche Betreuer, Bevollmächtigte
	  – Kostenträger der Pflegeleistungen/Pflegestufe
	  – medizinische Diagnosen
	  – kulturelle Zugehörigkeit, Sprache
	  – ehemalige Krankenhausaufenthalte, Kurzzeitpflege, Tagespflege
	  – Angaben zu bereits vorhandenen Hilfsmitteln
	  – Hausarzt
	  – weitere mit der Betreuung befasste Dienste

Formular zur Informationssammlung	- dient der weiteren Informationssammlung (aktueller „Ist-Zustand" des Pflegebedürftigen)
	- stellt die Grundlage für die Pflegeplanung
	- Erfassung erfolgt durch gezielte Informationsgespräche und Beobachtungen
	- Ziel ist ein umfassender Gesamteindruck; hierzu gehören folgende Informationen:
	  – Fähigkeiten/Möglichkeiten
	  – Ressourcen
	  – Probleme, pflegerische Defizite
	  – Gewohnheiten, Bedürfnisse, Wünsche
	  – aktuelle Lebenssituation
	  – Biografie und Lebensgeschichte:
	    – eigene Sichtweise des Pflegebedürftigen zu seiner Situation
	    – Wissen der Angehörigen über relevante Aspekte der Lebensgeschichte des Betroffenen
	  – vorhandene bzw. benötigte Hilfsmittel (Hörgerät, Rollator, Rollstuhl usw.)
	- bei Bedarf können Skalen (Sturzrisiko, Braden-Skala usw.) angewendet werden

Pflegeplanung	- die erfassten Daten aus der Informationssammlung und den Situationsbeschreibungen werden zusammengeführt
	- einzelne Problemlagen werden in passenden Gruppen gebündelt und übergreifende handlungsleitende Pflegeprobleme formuliert
	  – Problembeschreibung/Darstellung von Ressourcen (individuell!)
	  – übersichtlich und systematisch
	- hieraus werden die Pflegeziele und die daraus resultierenden Pflegemaßnahmen abgeleitet
	- der Durchführungsverantwortliche wird entsprechend seiner Qualifikation zugeordnet
	- zur Beurteilung und Evaluation der Pflegemaßnahmen wird ein Überprüfungstermin festgelegt
	- sich hieraus ergebende notwendige Veränderungen fließen in die aktualisierte Maßnahmenplanung ein

Durchführungsnachweis	- hier werden alle erbrachten Pflegemaßnahmen dokumentiert

Pflegebericht	- der Pflegebericht beinhaltet unter anderem:
	  – Informationen zu aktuell aufgetretenen Problemen
	  – Besonderheiten bei der Durchführung und beim Verlauf der pflegerischen Versorgung
	  – Begründungen für Veränderungen in der Pflege
	  – Informationen zum aktuellen Befinden des Pflegebedürftigen
	  – Informationen für die nachfolgende Schicht
	- der Pflegebericht dient somit nicht als Durchführungsnachweis

3.4 Pflegesysteme

Definition Pflegesysteme beschreiben die „[…] Arbeitsorganisation für pflegerische Dienstleistungen, also die Bedarfseinschätzung, Planung, Koordination, Durchführung und Bewertung von Pflegeangeboten. Je nach Organisationsform orientieren sich Pflegesysteme stärker an den Betriebsabläufen der Institution […] oder am Gesundungsprozess des Patienten […]" (Georg u. Frowein 2001).

Das **„Pflegesystem"** beschreibt die **Arbeitsorganisation.** Die Arbeitsorganisation gibt Auskunft darüber, welche Arbeit anfällt und wie diese auf das zur Verfügung stehende Personal aufgeteilt wird. Die Organisations- und Arbeitsform der Pflege, also die Arbeitsabläufe und Verantwortungsbereiche, werden in diesem System festgelegt. Dabei treffen Pflegesysteme keine inhaltlichen Aussagen zu allgemeinen Zielen der Pflege. Diese werden im Pflegeprozess festgelegt. Die Organisation eines Krankenhauses (Seniorenheim, Rehabilitationsklinik usw.) kann in verschiedene Bereiche, Stationen oder Gruppen unterteilt werden:

- auf der Station liegende Patienten/Bewohner eines Wohnbereichs
- Team der Pflegepersonen
- Ärzte
- Schüler, Auszubildende
- Versorgungsassistenten
- Hilfskräfte
- Praktikanten
- Zivildienstleistende usw.

All diese genannten Personen befinden sich innerhalb des Systems. Sie stehen in Beziehung zueinander und ihre Handlungen, Aufgaben- und Tätigkeitsbereiche müssen aufeinander abgestimmt werden. Die Wahl des jeweiligen Organisationssystems muss nicht einrichtungsübergreifend stattfinden, sondern sollte sich an den Rahmenbedingungen des jeweiligen Bereichs/der Station orientieren.

3.4.1 Einzelpflege

Die Einzelpflege bietet optimale Rahmenbedingungen für die Durchführung patientenorientierter Pflege. Bei der Einzelpflege ist das Zahlenverhältnis zwischen Pflegeperson und betreutem Menschen 1:1, das heißt eine Pflegeperson ist für einen hilfsbedürftigen Menschen zuständig und pflegt diesen rund um die Uhr (**Abb. 3.17**).

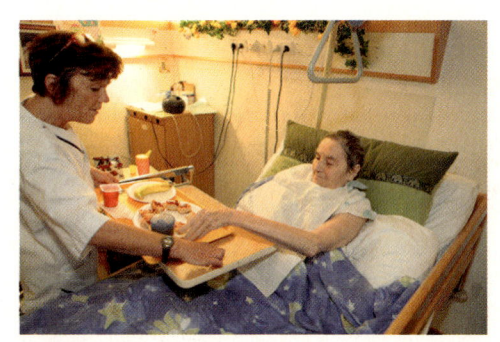

Abb. 3.17 ▶ Bei der Einzelpflege ist eine Pflegeperson für einen pflegebedürftigen Menschen zuständig.

Merke In der häuslichen Pflege findet fast ausschließlich Einzelpflege statt.

Auch in der häuslichen Pflege findet die Einzelpflege statt. Pflegepersonen, die in mobilen Pflegediensten arbeiten, betreuen hilfsbedürftige Menschen in ihrer häuslichen Umgebung. Ein weiteres Beispiel für die Einzelpflege ist die Betreuung einer Person durch einen Auszubildenden und dessen Lehrperson in Lehr-/Lernsituationen.

3.4.2 Funktionspflege

In diesem System wird die Pflege in spezielle Aufgaben unterteilt. Diese Organisationsform orientiert sich nicht so sehr an den Patienten sondern stärker an den Betriebsabläufen. Die Arbeitsverteilung wird hierarchisch-zentralistisch geregelt. Dies bedeutet, dass die Funktionspflege eine tätigkeitsorientierte und streng arbeitsteilige Form der Arbeitsorganisation ist, wobei die Stationsleitung die Aufgaben und Verantwortung auf andere Personen überträgt: Beispielsweise führt die examinierte Pflegefachkraft alle notwendigen Verbandswechsel durch, während der Pflegehelfer bei allen Patienten den Blutdruck misst.

Vorteile
- Auch bei Personalengpässen bestehen eine relativ hohe Effektivität und Arbeitsbewältigung.
- Die Aufgaben sind nach den Befähigungen der Mitarbeiter verteilt.

Nachteile

- Es findet eine Unterteilung in „höherwertige" und „niedrige" Aufgaben statt.
- Der Patient hat keine feste Bezugsperson/Ansprechpartner.
- Der Informationsfluss ist mangelhaft. Informationen können leicht verloren gehen.
- Es besteht aufgrund der festgelegten Tätigkeitsbereiche wenig Entfaltungsmöglichkeit für die Pflegenden.
- Die Arbeitsabläufe sind monoton.
- Es besteht die Gefahr, dass bei den Mitarbeitern eine Burn-out-Symptomatik auftritt.
- Es kommt zu einer Entfremdung im Team und bei den Patienten/Bewohnern.
- Fachliche Normen werden in der Berufsausübung nur im geringen Maße berücksichtigt.
- Pflege wird zu einer Fließbandarbeit, bei der der Patient/Bewohner zum neutralen Pflegeobjekt verkommt – zu einer „Sache".
- Ergebnis: Pflegepersonen werden zu funktionellen „Hilfsarbeitern".

Abb. 3.18 ▶ Bei der Funktionspflege übernehmen die Mitarbeiter spezielle Aufgaben, beispielsweise wird eine Pflegehelferin beauftragt, bei allen Patienten die Temperatur zu messen.

Nachteile der Funktionspflege sind
- Unterteilung in „höherwertige" und „niedrige" Aufgaben,
- keine festen Bezugspersonen/Ansprechpartner,
- mangelhafter Informationsfluss,
- wenig Entfaltungsmöglichkeit,
- monotone Arbeitsabläufe,
- Burn-out-Gefahr,
- Entfremdung im Team und bei den Patienten/Bewohnern,
- geringe Berücksichtigung fachlicher Normen,
- Fließbandarbeit der Pflege.

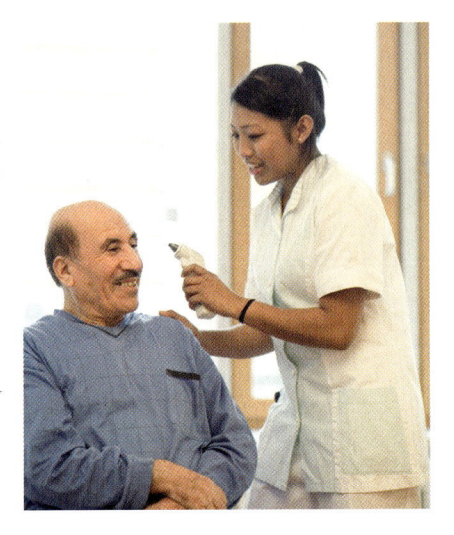

Tab. 3.6 ▶ Mögliche Aufgabenverteilung der Funktionspflege.

Wer?	Aufgaben
Stationsleitung	- Gesamtverantwortung - Planung
Stationsleitung/examinierte Gesundheits- und Krankenpfleger	- Behandlungspflege - administrative Tätigkeiten
Krankenpflegehelfer/Pflegeschüler/pflegerisches Hilfspersonal	- Grundpflege - Versorgungsdienste - Hausarbeiten

3.4.3 Bereichspflege

Bei der Bereichspflege, die auch **Gruppenpflege** genannt wird, leistet eine bestimmte Anzahl von Pflegepersonen alle erforderlichen Pflegeleistungen für eine Gruppe von Personen oder Bewohnern. Eine große Pflegeeinheit wird in mehrere einzelne, kleinere Pflegeeinheiten geteilt. Dabei erfolgt die Einteilung nach Zimmern, Patienten- bzw. Bewohnergruppen oder Stationsbereichen (**Abb. 3.19**).

Abb. 3.19 ▶ Bei der Bereichspflege übernehmen mehrere Personen die erforderlichen Pflegeleistungen für eine bestimmte Patientengruppe.

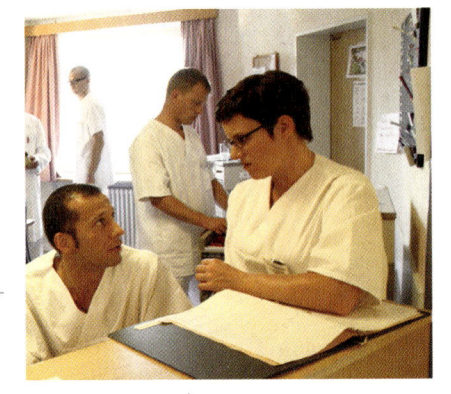

Das Pflegeteam plant gemeinsam alle Maßnahmen, Handlungen und Arbeitsschritte und legt fest, welches Teammitglied welche Aufgaben und Tätigkeiten übernimmt. Dem Team können Personen unterschiedlicher Qualifikation angehören, z. B. examinierte Gesundheits- und Krankenpfleger, Altenpflegepersonal, Krankenpflegehelfer, Auszubildende der Pflegeberufe sowie ungelernte Hilfskräfte. Sie tragen für diesen Bereich die Verantwortung und führen alle notwendigen Pflegetätigkeiten durch. Alle Beobachtungen und Dokumentationen werden gemeinsam besprochen.
Das Pflegeteam betreut eine bestimmte Anzahl von Patienten nach deren individuellen Bedürfnissen.

Vorteile. Vorteile der Bereichspflege sind unter anderem folgende:
- Die Patientengruppe ist überschaubar, die Patienten werden stärker wahrgenommen als in der Funktionspflege.
- Die Beziehung zwischen Patient/Angehörigem und Pflegeperson ist intensiver.
- Der Informationsaustausch ist umfassender, die Gefahr von Informationsverlusten geringer.

3.4.3 Bereichspflege

Bei der Bereichspflege leistet eine bestimmte Anzahl von Pflegepersonen alle erforderlichen Pflegeleistungen für eine Gruppe von Personen oder Bewohnern.

Alle Maßnahmen, Handlungen und Arbeitsschritte werden gemeinsam geplant. Gemeinsam wird entschieden, welches Teammitglied welche Aufgaben und Tätigkeiten übernimmt. Alle Beobachtungen und Dokumentationen werden gemeinsam besprochen.

Vorteile der Bereichspflege sind
- überschaubare Patientengruppen,
- intensivere Patient-Pflegeperson-Beziehung,
- umfassender Informationsaustausch,

3.4.4 Bezugspflege

Folgende Merkmale prägen die Organisationsform der **Bezugspflege:**
- Jeder Patient/Bewohner wird einer Bezugspflegeperson zugeordnet (**Abb. 3.20**).
- Die Bezugspflegeperson ist für alle pflegerischen Belange von der Aufnahme bis zur Entlassung/zum Tod im Rahmen der gesetzlichen Bedingungen entscheidungsbefugt und für die Planung der Pflege verantwortlich.
- Sie ist für diesen bestimmten Patienten/Bewohner zuständig und kann diese Zuständigkeit nicht von sich weisen; sie ist verpflichtet, sich allen pflegerelevanten Problemen anzunehmen und die entsprechenden Schritte zu planen und einzuleiten; eine Delegation für unterstützende Handlungen ist jedoch möglich.
- Die Planung und Evaluation der Pflege obliegt der Bezugspflegeperson, die Durchführung der Pflege auch anderen Pflegepersonen – jedoch nur dann, wenn die Bezugspflegeperson nicht anwesend ist.
- Alle anderen Pflegepersonen sind ihr bezüglich dieses Patienten/Bewohners rechenschaftspflichtig, keine andere Pflegeperson darf ohne ihre Einwilligung die Pflegeplanung oder -maßnahmen ändern.
- Darüber hinaus übernimmt die Bezugspflegeperson alle pflegerischen Tätigkeiten.
- In Abwesenheit der Bezugspflegeperson orientieren sich die Mitarbeiter an deren Anweisungen/Pflegeplanung.

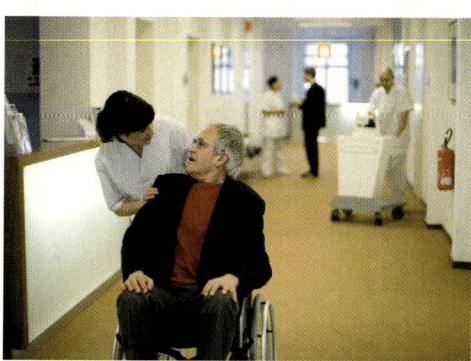

Die Pflege wird in dieser Organisationsform als Einheit gesehen, es erfolgt keine Stückelung der Handlungen in einzelne Tätigkeitsbereiche.

Abb. 3.20 ▶ Bei der Bezugspflege ist eine Pflegeperson für die gesamte pflegerische Betreuung von der Aufnahme bis zur Entlassung zuständig.

Vorteile
- Eine feste Bezugspflegekraft schafft Vertrauen für den Patienten.
- Für die Pflegende sind breit gefächerte Kenntnisse notwendig.
- Die Bezugspflegeperson kann eine sinnvolle Ablauforganisation der Tätigkeiten umsetzen.
- Sie besitzt Eigenverantwortung und Gestaltungsspielraum.
- Ihre umfassende Zuständigkeit erfordern Verantwortungsgefühl und umfangreiches Wissen über den einzelnen Patienten.

Nachteile. Zu den Nachteilen der Bezugspflege gehört vor allem die Tatsache, dass es bei Konflikten und Auseinandersetzungen kaum Ausweichmöglichkeiten gibt.

Primary Nursing

Primary Nursing (PN) gilt als Sonderform der Bezugspflege. Beim Primary Nursing trägt die Pflegeperson die Gesamtverantwortung für einen Patienten oder eine Patientengruppe über 24 Stunden und 7 Tage die Woche.

Das Primary Nursing wurde Ende der 1960er Jahre in den USA von Mary Manthey entwickelt und eingeführt. Seit den 1970er Jahren ist PN in den USA weit verbreitet und seit den 1980er Jahren auch im angelsächsischen Raum und in Skandinavien. Seit Mitte der 1990er Jahre besteht auch in Deutschland ein verstärktes Interesse am PN.

Merkmale. Die Primärpflege ist dadurch gekennzeichnet, dass eine professionelle Pflegeperson die Betreuung und Verantwortung für eine begrenzte Anzahl von Patienten von dem Zeitpunkt ihrer Aufnahme bis zu ihrer Entlassung übernimmt, und zwar über 24 Stunden und 7 Tage in der Woche. Dabei liegt das Zahlenverhältnis zwischen Pflegeperson und Patienten je nach Pflegeaufwand im Durchschnitt zwischen 1:5 und 1:7. Die Pflege soll beim Primary Nursing nicht in eine Reihe von Einzeltätigkeiten zerlegt werden, sondern in ihrer Gesamtheit Berücksichtigung finden, damit sie den pflegebedürftigen Menschen als Ganzheit in den Mittelpunkt ihres Handelns stellen kann.

Im Primary Nursing ist die Pflegeplanende zugleich Pflegedurchführende. Daher sollte die Pflegende mit der größten fachlichen Kompetenz direkt mit dem Patienten arbeiten und indirekte Arbeiten können übertragen werden. Informationen über den Patienten, die häufig im direkten Kontakt erworben werden, können so ohne Übermittlungsverluste wieder in die Koordinierung des Versorgungsablaufs einfließen.

Da die Primär-/ Pflegeperson (Primary nurse) nicht an 7 Tagen der Woche über 24 Stunden in der Institution anwesend sein kann, wird sie in ihrer Abwesenheit von der sogenannten **Associated nurse** vertreten. Die vertretende Pflegeperson führt die von der Primär-/Pflegeperson angeordneten Pflegemaßnahmen in deren Sinne weiter und dokumentiert diese. Nur in Notsituationen oder bei akuten Zustandsveränderungen des Patienten handelt die Associated nurse abweichend vom Pflegeplan der Primary nurse. Abweichende und planmäßig durchgeführte Pflegemaßnahmen muss sie der Primary nurse des Patienten erläutern.

Die sogenannte Associated nurse
- vertritt die Primary nurse in ihrer Abwesenheit.
- führt die von der Primär-/Pflegeperson angeordneten Pflegemaßnahmen in deren Sinne weiter und dokumentiert diese.

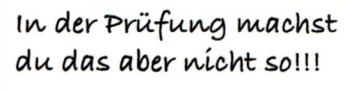

4 ▶ BERUFSTYPISCHE PROBLEM- UND KONFLIKTSITUATIONEN

4.1	**Ethische Herausforderungen**	47
4.1.1	Umgang mit Nähe und Distanz	47
4.1.2	Umgang mit Sympathie und Antipathie	47
4.1.3	Umgang mit Intimität und Schamgefühl	48
4.1.4	Umgang mit Ekel	48
4.1.5	Umgang mit Macht und Ohnmacht	49
4.1.6	Umgang mit Gewalt	50
4.2	**Selbsteinschätzung und Reflexionsfähigkeit**	51
4.2.1	Rollenverständnis	51
4.2.2	Motivation und Berufswahl	52
4.2.3	Erlangen von Kompetenz	53
4.3	**Konfliktsituationen**	54
4.3.1	Konflikte	54
4.3.2	Mobbing	55
4.3.3	Supervision	58
4.4	**Psychische und körperliche Belastung**	59
4.4.1	Burn-out-Syndrom	59
4.4.2	Suchtgefährdung	61
4.4.3	Psychohygiene	61
4.4.4	Stressbewältigung	62
4.4.5	Rückenschonendes Arbeiten	62

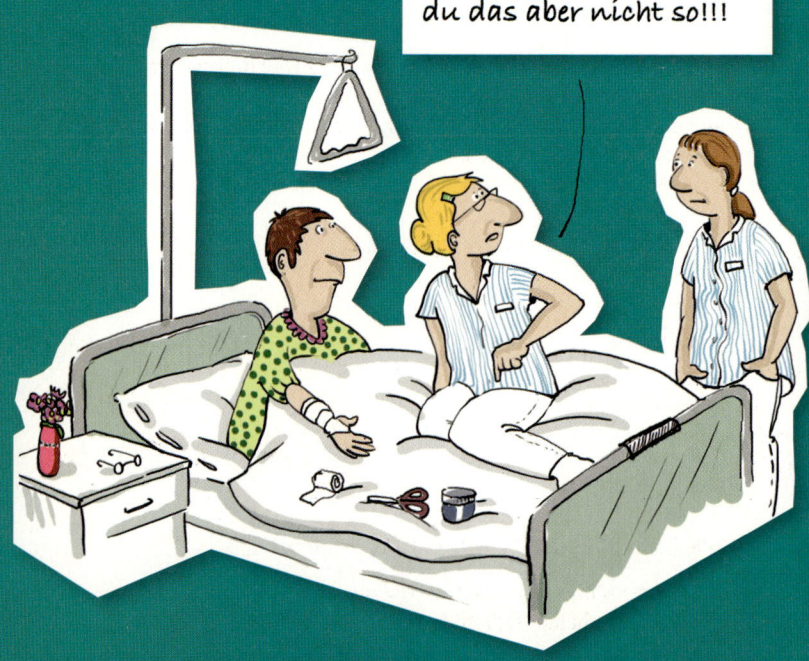

4 Berufstypische Problem- und Konfliktsituationen

4.1 Ethische Herausforderungen

Tagtäglich kommen wir bewusst oder unbewusst mit Ethik in Berührung. Ethik als Wissenschaft setzt sich mit richtigem und falschem Handeln auseinander und versucht, allgemeingültige Normen und Werte zu erarbeiten. Ethik ist ein Teilgebiet der Philosophie und geht auf den griechischen Philosophen Aristoteles zurück.

In vielen Alltagssituationen müssen wir augenblicklich entscheiden, was wir tun. Dabei muss uns bewusst sein, dass, was immer wir tun, jede Handlung auch Auswirkungen auf andere Menschen hat. Ob etwas richtig oder falsch ist, ob wir etwas tun dürfen oder es aus verschiedenen Gründen lieber lassen sollten. Bei unseren Entscheidungen beeinflusst uns die **Moral und unser Gewissen.** Wir überlegen, ob der gewählte Entschluss **unseren Wertvorstellungen** entspricht. Welche Werte jeder Einzelne in seinem Leben anstrebt und wie gut unser Gefühl für „gut" und „böse" funktioniert, hängt von vielen Faktoren ab, z.B. von der Erziehung und der Lebenserfahrung. Aber besonders auch der Kontakt und Austausch mit anderen Menschen hilft, ein gesundes Verantwortungsbewusstsein für das eigene Handeln und seine Auswirkungen auf andere zu entwickeln (Lauber 2007).

Damit unsere Entscheidungen, aber nicht nur von moralischen Gesichtspunkten geleitet werden, gibt es zusätzlich sog. **Normen.** Das sind die **Regeln, die für alle Menschen gelten** und allgemein formuliert sein können, z.B. Gerechtigkeit, Ehrlichkeit. Darüber hinaus gibt es aber auch **festgelegte Normen**, die in bestimmten Situationen unsere Handlungen lenken sollen und an die wir uns offiziell halten müssen, z.B. Gesetze.

Pflegehelfer haben durch ihre Tätigkeit eine große Verantwortung. Viele der pflegerischen Maßnahmen wirken sich auf das Wohlergehen des Patienten aus. Und viele der Handlungen benötigen nicht nur Sachverstand und praktisches Wissen, sondern auch ein **ethisches Verantwortungsbewusstsein.** Dies aufzubauen und weiterzuentwickeln ist wichtig, um in schwierigen Situationen die richtigen Entscheidungen zu treffen.

4.1.1 Umgang mit Nähe und Distanz

Einerseits ist Pflege eine bezahlte Dienstleistung, also eine Ware. Um aber wirklich **gut** pflegen zu können, müssen Pflegehelfer andererseits ihre „wahre" Herzenskraft mit einbringen. Pflegende müssen Nähe erlauben. Doch diese Nähe belastet oft. So kommt ein Pflegehelfer doch täglich mit Leid, Trauer usw. in Berührung. Um diese Belastungen verkraften zu können, ist es nötig, sich nach der Arbeit auch immer wieder von der Arbeit zu distanzieren. Man muss Abstand gewinnen, um sich zu erholen. Nur so kann man am nächsten Tag wieder neue Nähe und auch neu belastende Nähe zulassen.

Nimmt man die Probleme der Arbeit in Gedanken mit nach Hause und redet auch in der Freizeit über nichts anderes als über die Arbeit, droht die Gefahr, dass man den Belastungen der Arbeit nicht allzu lange standhalten kann.

> **Merke** Um den Balanceakt der Pflege tagtäglich bewältigen zu können, ist eine **professionelle Nähe-Distanz-Regulierung** notwendig.

In der Pflege müssen gesellschaftlich vorgegebene Grenzen oft überschritten werden. Häufig brechen pflegerische Handlungen in den ganz persönlichen Lebensbereich eines Patienten ein (**Abb. 4.1**). Je mehr körperliche Einschränkungen vorhanden sind, umso stärker gewinnt **Kommunikation und Handlung durch Berührung** an Bedeutung. Häufig kann nur noch so Alltägliches bewältigt werden. Der kranke, der behinderte Mensch muss genauso wie der Pflegehelfer diese Form der Verständigung annehmen, unabhängig davon, ob das beide wollen oder nicht.

Abb. 4.1 ▶ Trotz Einverständnis des Patienten bricht das Waschen im Rahmen der Grundpflege in den intimen Lebensbereich des Patienten ein.

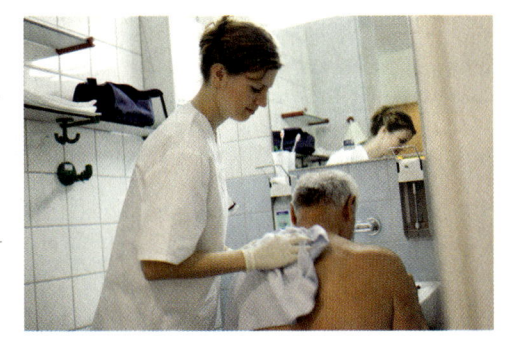

4.1.2 Umgang mit Sympathie und Antipathie

Ob einem ein anderer Mensch sympathisch ist oder man ihm gegenüber eher eine ablehnende Haltung einnimmt, entscheidet sich oft bereits in wenigen Augenblicken. Dabei spielen der erste Eindruck oder sogar vorausgehende Informationen und Vorurteile eine entscheidende Rolle. Dies

---

KURZFASSUNG

4 Berufstypische Problem- und Konfliktsituationen

4.1 Ethische Herausforderungen

Ethik ist ein Teilgebiet der Philosophie und geht auf den griechischen Philosophen Aristoteles zurück.

In vielen Alltagssituationen bei denen wir Entscheidungen treffen müssen, beeinflussen uns moralische Werte und gesellschaftliche Normen. Da viele Handlungen Auswirkungen auf andere Menschen haben, greift auch oft unser Gewissen ein. Unser Verantwortungsbewusstsein hilft uns dabei, die richtigen Entscheidungen zu treffen.

Viele der pflegerischen Maßnahmen wirken sich auf das Wohlergehen des Patienten aus. Deshalb ist es für Pflegehelfer wichtig, sich ein ethisches Verantwortungsbewusstsein anzueignen.

4.1.1 Umgang mit Nähe und Distanz

Die Balance zwischen Nähe und Distanz im Arbeitsalltag fällt nicht immer leicht. Um gut pflegen zu können, müssen Pflegehelfer Nähe erlauben. Um sich jedoch erholen zu können und Kraft für den Alltag zu schöpfen, müssen sich Pflegehelfer auch von der Arbeit distanzieren.

> **Merke**

Die Pflege eines Menschen bringt es häufig mit sich, in den intimen Lebensbereich eines Menschen einzubrechen, z.B. bei der Körperpflege. Diese Überschreitung der Nähe-Distanz-Grenze muss vom Pflegehelfer bewusst wahrgenommen werden.

4.1.2 Umgang mit Sympathie und Antipathie
Sympathie = Zuneigung
Antipathie = Abneigung

> **Praxistipp** Wie gehe ich im Pflegealltag professionell mit Sympathie und Antipathie um?
>
> Besteht einem Patienten gegenüber Sympathie, kann dies zu einer Bevorzugung, Antipathie zu einer Benachteiligung des Patienten führen. Machen Sie sich diese Auswirkungen bewusst. Versetzen Sie sich in die Lage des anderen Menschen und versuchen Sie, seine Sichtweise der Situation oder sein Problem für eine kurze Zeit zu teilen. Hören Sie ihm zu, erfahren Sie von seinen Gefühlen. Das führt zu einem besseren Verstehen, gleichzeitig bringen Sie dem Patienten Ihre Wertschätzung, Einfühlungsvermögen und Interesse entgegen.

ist auch im Pflegebereich so. Deshalb müssen sich Pflegehelfer ihrer Zu- und Abneigung gegenüber ihrer Patienten bewusst sein. Sie dürfen sich nicht in ihrem Verhalten von der Sympathie oder der Antipathie leiten lassen.

Sympathie und Antipathie sind menschliche Gefühle, die zu Grundhaltungen gegenüber der jeweiligen Person werden können. Der weitere Kontakt wird dadurch deutlich geprägt. Im Verlauf des besseren Kennenlernens kann aus Sympathie durch neue Erfahrungen Antipathie werden oder aus anfänglicher Antipathie Sympathie.

Was macht sympathisch? Sympathie entsteht unter anderem durch sozialen Austausch. Wir mögen jemanden eher, wenn sich Geben und Nehmen die Waage halten. Aber auch, wenn wir mit dem Menschen Angenehmes verbinden.

Was macht unsympathisch? Wir erleben Antipathie oft gegen Personen, die völlig gegenteilige Ansichten vertreten oder ganz andere Werte hoch schätzen als wir. Abneigung wird auch erlebt gegenüber Personen mit Eigenschaften, die man an sich selbst nicht leiden kann oder wenn Personen sich ganz anders verhalten als wir es tun würden.

Fallbeispiel Eine Mutter achtet genau darauf, dass ihre Kinder ordentlich gekleidet und pünktlich zur Schule gehen und dass sie am Abend nach 19 Uhr nicht mehr draußen spielen. Die Nachbarin lässt ihren Kindern jede Freiheit und es ist kein Tagesrhythmus zu erkennen. Beide sind sich unsympathisch.

4.1.3 Umgang mit Intimität und Schamgefühl

s. S. 321

4.1.4 Umgang mit Ekel

Definition Ekel beschreibt ein Gefühl der „Übelkeit, (der) Unlust (und des) Überdrusses" (Wörterbuch der deutschen Sprache 1973).

Ekel ist in der Pflegepraxis häufig unerwünscht und wird totgeschwiegen. Die Pflegenden entwickeln im Laufe ihrer Tätigkeit Strategien, um mit diesen Emotionen umgehen zu können. Sie arbeiten in diesen Situationen sehr schnell, vermeiden den körperlichen Kontakt zum Patienten, sind gereizt und ungeduldig oder versuchen die Situation zu überspielen.
Der Umgang mit Stuhlgang und Urin stellt vor allem zu Beginn der Ausbildung ein großes Problem dar. Aber durch Gewöhnung und Routine wird man zunehmend gelassener. Anders ist es im Umgang mit Erbrochenem oder Auswurf (Sputum). Dabei bleiben die Ekelgefühle meist länger bestehen. Möglicherweise ist dies darauf zurückzuführen, dass wir mit dem Mund schöne Handlungen oder Erlebnisse verknüpfen, z. B. genussvolles Essen und Trinken, Küssen und Liebkosen. Auch das „Spielen" mit Stuhlgang, beschmierte Wände und Utensilien und das Essen von Stuhlgang sind oft schwer zu ertragen. Die pflegerischen Maßnahmen wie Mundhygiene nach dem Essen von Stuhlgang, das Säubern der Hände und Nägel, das Reinigen der stuhlverschmierten Wände und Betten bringt Pflegende an die Grenzen ihrer Belastbarkeit.
Da es Ekelgefühle nun einmal gibt, ist es jedoch besser, sich bewusst damit auseinanderzusetzen. Es sollte nach Wegen gesucht werden, mit diesen belastenden Gefühlen umzugehen. Sie dürfen nicht verdrängt werden.

Umgang mit Ekel. Jeder Pflegehelfer hat eine andere, individuell verschiedene Ekelgrenze. Daher kann man sich im Team ganz gut gegenseitig helfen und für den einzelnen nicht aushaltbare Belastungssituationen durch **Tausch unter Kollegen** verhindern. Weitere Vorschläge sind, belastende Ekelsituationen zu überspielen, indem sie **innerlich umgedeutet werden**: z. B. bei schlechtem Geruch im Zimmer an Lavendelfelder im Urlaub denken bzw. sich selbst darauf programmieren oder bei rasselnder Atmung an einen Wasserfall denken und dadurch die Hemmschwelle überwinden.

KURZFASSUNG (Randspalte)

Praxistipp

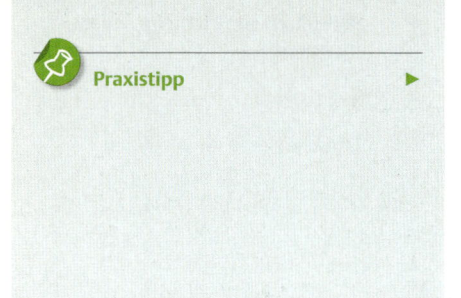

Im Verlauf eines Kontakts kann aus Sympathie durch neue Erfahrungen Antipathie werden oder aus anfänglicher Antipathie Sympathie.

Sympathie entsteht unter anderem durch sozialen Austausch und wenn wir mit dem Menschen Angenehmes verbinden.

Abneigung wird gegenüber Personen erlebt, die gegenteilige Ansichten vertreten oder ganz andere Werte hoch schätzen als wir.

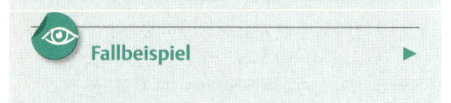

Fallbeispiel

4.1.3 Umgang mit Intimität/Scham s. S. 321

4.1.4 Umgang mit Ekel

Definition

Ekel kommt in der Pflegepraxis häufig vor, ist unerwünscht und wird totgeschwiegen. Jede Pflegeperson geht mit ihren Ekelgefühlen anders um und entwickelt Gegenstrategien.

Besonders stark werden Ekelgefühle beim Umgang mit Erbrochenem oder Sputum empfunden.

Pflegende sollten sich mit ihren Ekelgefühlen bewusst auseinanderzusetzen. Sie sollten nach Wegen suchen, mit diesen belastenden Gefühlen umzugehen.

Folgende Maßnahmen können bei Ekel helfen:
- unaushaltbare Belastungssituationen durch kollegialen Tausch verhindern
- Ekelsituationen innerlich umdeuten, z. B. bei schlechtem Geruch im Zimmer an Lavendelfelder im Urlaub denken

4.1.5 Umgang mit Macht und Ohnmacht

Definition Macht ist das Vermögen, sich auf Kosten anderer durchzusetzen.

Macht und Ohnmacht sind zwei Begriffe, die in Beziehung zueinander stehen und ein Gefälle in der Beziehung von Menschen beschreiben. In Beziehung zueinander stehen heißt hier: je mächtiger der eine, desto ohnmächtiger der andere, und umgekehrt.

Im Alltag ist das Bindeglied zwischen Macht und Ohnmacht die **Abhängigkeit.** Der Mensch ist gleichzeitig „frei und abhängig". Er ist abhängig von konkreten Handlungen des anderen, die man selbstständig nicht in angemessener Weise ausgleichen kann.

Abb. 4.2 ▶ Pflegende müssen sich ihrer Macht innerhalb der Pflegebeziehung bewusst sein und das Macht-Ohnmacht-Gefälle immer wieder ausgleichen.

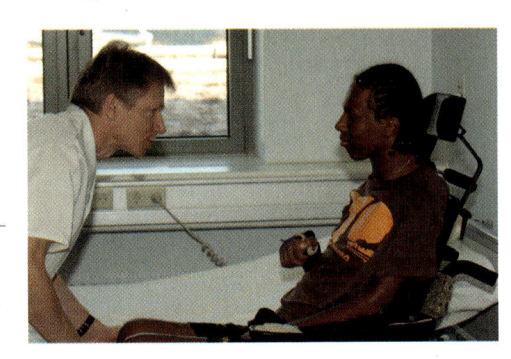

Macht bedeutet demzufolge **Stärke und Selbstbestimmung**, während **Ohnmacht Hilflosigkeit** und **Abhängigkeit** beschreibt. Auf die Beziehung Pflege/Patient bezogen bedeutet dies: Mächtig sind tendenziell eher die Pflegehelfer und ohnmächtig eher die zu Pflegenden.

Macht der Pflege. Worin liegt die Durchsetzungsmacht der Pflege?
- Pflege legt die Dienstleistung fest, z. B. Grundpflege, Behandlungspflege usw.
- Pflege steuert den Pflegeprozess.
- Pflegende kennen sich aus im Gesundheitssystem, sie sind die Fachleute.
- Pflegende verfügen über eine stabile Berufsidentität in ihrer Rolle.
- Pflegende können ihre berufliche Belastung durch andere Rollen in der Freizeit ausgleichen.
- Pflegende werden gebraucht.
- Pflegende haben eine meist höhere Fachkenntnis als die Patienten.
- Pflegende sind mobil.
- Pflegende sind in ihren Selbsthilfekräften stärker.

Praxistipp Wie kann ich die Beziehung zu einem Pflegebedürftigen so menschlich und mitmenschlich wie möglich gestalten? Wie kann ich das Macht-Ohnmacht-Gefälle ausgleichen?
- Stellen Sie die Bedürfnisse und Wünsche des Pflegebedürftigen in den Vordergrund.
- Benennen Sie von Anfang an das Angebot bzw. die Pflegeleistung im Sinne von Zeit, Umfang und Preis.
- Ermöglichen Sie es dem Patienten, mit Ihnen über seinen Pflegebedarf und Ihr Pflegeangebot partnerschaftlich zu verhandeln.
- Geben Sie der Pflegebeziehung einen Vertragscharakter, mit Rechten und Pflichten für beide Beteiligten.
- Beraten Sie ggf. den Patienten über Alternativen, weil dadurch die Wahl- und Entscheidungsfreiheit des Hilfesuchenden gestärkt wird.
- Beeinträchtigen Sie das Selbstwertgefühl des Hilfesuchenden so wenig wie nötig. Gehen Sie nach dem Grundsatz „so viel Hilfe wie nötig und so wenig Hilfe wie möglich" vor.
- Verstehen Sie Ihre Rolle als „Begleiter".
- Bewerten Sie Beschwerden nicht als persönliche Kritik, sondern als Veränderungswünsche.
- Pflege bedeutet im Sinne von Beziehungspflege tagtägliche Grenzgestaltung: Wer erwartet was von wem?
- Um das Selbstwertgefühl des Patienten nicht unnötig einzuschränken oder zu beeinträchtigen, nutzen und erhalten Sie seine Ressourcen. Sorgen Sie dafür, dass er verlorene Ressourcen wiedererlangt.
- Schützen und wahren Sie so weit wie möglich die Intimsphäre des Patienten.

KURZFASSUNG

4.1.5 Umgang mit Macht und Ohnmacht

Definition ◀

Macht und Ohnmacht beschreiben ein Gefälle in einer Beziehung: Je mächtiger der eine, desto ohnmächtiger der andere, und umgekehrt.
Abhängigkeit ist das Bindeglied zwischen Macht und Ohnmacht. Macht bedeutet Stärke und Selbstbestimmung. Ohnmacht bedeutet Hilflosigkeit und Abhängigkeit. In der Pflegebeziehung sind eher die Pflegehelfer mächtig, ohnmächtig eher die zu Pflegenden.

Beispiele für die Macht der Pflegenden:
- Pflegende entscheiden über die Pflegemaßnahmen.
- Pflegende kennen sich aus im Gesundheitssystem, sie sind die Fachleute.
- Pflegende können ihre berufliche Belastung durch andere Rollen in der Freizeit ausgleichen.
- Pflegende werden gebraucht.
- Pflegende sind mobil.

Praxistipp ◀

Ohnmacht der zu Pflegenden. Worin liegt die Ohnmacht der Pflegebedürftigen? Sie liegt zum größten Teil in ihrer Abhängigkeit bzw. darin, dass ihre Selbsthilfekräfte eingeschränkt sind. Die zu Pflegenden
- sind auf Hilfe angewiesen, weil sie bestimmte Dinge nicht mehr selbstständig erledigen können,
- verfügen oft weder über die Fähigkeiten noch über das Wissen zur ausreichenden Selbstpflege,
- verfügen im Alter über keine gesicherte Identität, weil sie zunehmend weniger selbstständig sein können,
- können sich nicht so ohne Weiteres aus der Situation der Hilflosigkeit entfernen,
- sind in ihrer Wahlfreiheit durch Krankheit, Unbeweglichkeit, Einsamkeit usw. oft sehr eingeschränkt,
- haben geringere Möglichkeiten, die Situation auszugleichen.

4.1.6 Umgang mit Gewalt

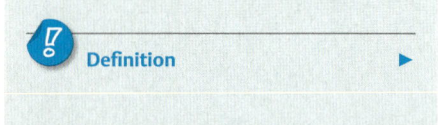

Definition „Es wird immer dann von Gewalt gesprochen, wenn eine Person zum „Opfer" wird, das heißt vorübergehend oder dauerhaft daran gehindert wird, ihrem Wunsch oder ihren Bedürfnissen entsprechend zu leben. Gewalt heißt also, dass ein ausgesprochenes oder unausgesprochenes Bedürfnis missachtet wird. [...] Gewalt sollte immer aus Sicht des geschädigten Opfers definiert werden. [...]" (Ruthemann 1993, S. 14f)

Gewalt ist ein ewig menschliches Phänomen, es fasziniert und schreckt zugleich auch ab. Trotzdem wir alltäglich Gewalt erleben – und sei es auch nur in den Medien – verspüren wir noch Grauen und Abscheu. Es gibt auch keine Kultur, die nur gewaltlos ist und keine, die schlechthin gewalttätig ist (Reemtsma 2006). Auch lesen wir immer wieder von **Gewalt in der Pflege**. Dabei wird Gewalt sowohl von Pflegenden ausgeübt als auch von Angehörigen und von Patienten. Man unterscheidet drei Formen der Gewalt (**Tab. 4.1**).

Hauptursachen. Zu den Hauptursachen für den Machtmissbrauch und die Gewalt in der Pflege gehören unter anderem
- Überforderung,
- andauernde Überlastung,
- Nicht-Anerkennung der Pflegearbeit,
- organisatorische Mängel und auch
- Ängste (Angst vor Krankheit, Alter und Tod, Angst vor Entwicklung und Veränderung).

Merke Gewalt erzeugt Gegengewalt, die Gefahr der Verschlimmerung in einer solchen Situation ist groß. Es kommt sehr auf das besonnene Verhalten der Pflegenden an, damit sich eine Gewaltspirale nicht verselbstständigt.

Gewalt vorbeugen

Barbara Bojack beschreibt in ihrem Buch „Gewaltprävention" (2001) folgende sinnvollen Verhaltensweisen, um Gewalteskalation zu verhindern (**Abb. 4.3**):
- Ruhe und Besonnenheit ausstrahlen
- ansprechen und Augenkontakt suchen
- sachlich bleiben, das heißt, auf den Sachverhalt eingehen
- Situation klären
- keine Vorwürfe machen
- nicht be- oder abwerten
- in normalem Tonfall sprechen
- Interesse an den vorgetragenen Problemen zeigen
- Zuhören
- Missstimmungen und Frustrationen benennen lassen
- Fakten und Gefühle erfragen
- die Gefühle annehmen, zeigen, dass Verständnis für den Zorn besteht, auf die Äußerungen eingehen ohne sie zu verharmlosen oder zu verstärken
- angemessene räumliche Distanz halten, nicht Nähe aufdrängen
- Zuschauer vermeiden oder wegschicken

Abb. 4.3 ▶ Wird im Team offen über Gewalt gesprochen, dient dies ebenfalls der Gewaltprävention.

Tab. 4.1 ▶ Formen und Erscheinungsbilder der Gewalt (in Anlehnung an Dieck 1987, S. 311, Schneider 2006, S. 47).

Form	mögliche Erscheinungsbilder
1. Misshandlung	
körperliche (physische) Gewalt	▪ Handgreiflichkeiten wie Schlagen, Schubsen, Kneifen usw. ▪ bewusstes Verabreichen von falschen oder nicht verordneten Medikamenten ▪ Fixierungen (s. S. 568)
emotionale (psychische) Gewalt	▪ verbale Gewalt, Einschüchterung ▪ Drohung, Beleidigung ▪ rüder Umgangston, unabgesprochenes Duzen ▪ „Baby-Talk" mit alten Menschen, unsensibler Umgang ▪ Isolierung ▪ Klingel außerhalb der Reichweite ▪ Herauskehren der Expertenrolle
Einschränkung der freien Willensäußerung	▪ freiheitsentziehende Maßnahmen ▪ Fixierungen ▪ Isolierung ▪ Behinderung in der Ausübung der Freiheitsrechte (Wahl des Wohnortes, Heirat, Abfassung des Testaments)
finanzielle Gewalt	▪ Bewegen des Betroffenen zu Geldgeschenken ▪ Verweigerung der Verfügungsmacht über Vermögensbestandteile ▪ Testamentsänderungen
2. Vernachlässigung	
aktive Vernachlässigung	▪ bewusstes Unterlassen von Hilfen wie Körperpflege, Liegenlassen bei Verschmutzungen des Bettes ▪ Vorenthalten von Nahrung, Kleidung, Hygiene ▪ Verweigerung von Toilettengängen
passive Vernachlässigung	▪ Unterlassen von Hilfen und Maßnahmen infolge des Nichterkennens von Bedarfssituationen und Bedürfnissen (z. B. das Alleinlassen älterer Menschen über einen unangemessenen Zeitraum) ▪ unzureichende Pflege mit der Folge von Austrocknung und Druckgeschwüren
3. strukturelle Gewalt	
	▪ hierarchische Organisation, Technisierung und Ökonomisierung: der Patient wird zum „Fall" ▪ feste Reglementierungen wie Besuchszeiten ▪ Verrichtungs- und Ablauforientierung der Pflegehandlungen ▪ fehlende Bezugspersonen ▪ personelle Engpässe ▪ gestörte Privat- und Intimsphäre ▪ fehlende Möglichkeiten einer angemessenen Sterbe- und Trauerbegleitung

- nicht zögern, Hilfe anzunehmen
- nonverbales Verhalten einbeziehen, z. B. durch Körperhaltung, Hinsetzen, Vermeiden von bedrohlichen Gebärden
- nicken, die geöffneten Hände zeigen, Augenkontakt halten, freundlich ansehen.

Was tun bei Gewalt? Wenn es zu Gewalthandlungen gekommen ist und Gefahr für Leib und Leben der Beteiligten besteht, muss das Pflegepersonal eingreifen. Die spezielle Pflege – Umgang mit Aggression und Gewalt – finden Sie ab S. 566

4.2 Selbsteinschätzung und Reflexionsfähigkeit

4.2.1 Rollenverständnis

Im gesellschaftlichen Leben werden an jeden Menschen verschiedene Erwartungen gestellt. Diese Erwartungen sind immer von der **Rolle** abhängig, die der Mensch innehat. Ob also eine Person z. B. Tochter ihrer Eltern, Schüler in der Klasse oder Pflegehelfer auf der Station ist. In jedem Fall hat die Person **Rechte und Pflichten, die mit der entsprechenden Rolle** übereinstimmen. Ein **Rollenkonflikt** entsteht, wenn die Erwartungen der anderen nicht mit dem Verhalten der betreffenden Person oder deren Erscheinungsbild übereinstimmen. Zu Schwierigkeiten kann es beispielsweise kommen, wenn die Erwartungen zuvor nicht klar genug beschrieben wurden oder falsche Vorstellungen vorhanden sind. Aber auch Konflikte zwischen verschiedenen Rollen einer Person können entstehen, z. B. der Konflikt zwischen der Berufs- und der privaten Rolle,

4.2 Selbsteinschätzung und Reflexionsfähigkeit

4.2.1 Rollenverständnis

Jeder Mensch hat in seinem Leben verschiedene Rollen. An eine Rolle sind verschiedene Erwartungen geknüpft, sie hat verschiedene Rechte und Pflichten. Ein Rollenkonflikt entsteht, wenn die Erwartungen der anderen, nicht mit dem Verhalten der betreffenden Person übereinstimmen. Es können aber auch Konflikte zwischen verschiedenen Rollen einer Person entstehen.

wenn Wochenenddienste sich nicht mit den Erwartungen des Partners oder der Freunde vereinbaren lassen.
Da jeder Mensch im Leben verschiedene Rollen hat, müssen wir uns so gut wie möglich Gedanken über die verschiedenen Erwartungen machen. Nur so sorgen wir dafür, dass wir nicht irgendwann „von der Rolle" sind.

4.2.2 Motivation und Berufswahl

Mit der Entscheidung, eine Ausbildung in der Pflege zu machen, ist die Berufswahl getroffen. Wer die Ausbildung beginnt, wird immer einen Grund für diese Entscheidung haben. Dabei lassen sich einige Menschen eher von „innen" her leiten, andere richten ihr Handeln eher nach den Erwartungen Dritter, sind also „außengeleitet".
Es gibt sehr unterschiedliche Beweggründe, diese berufliche Rolle zu wählen. Sie setzen sich zusammen aus
- persönlichen Vorlieben und Fähigkeiten,
- Vorbild der Eltern, das entweder angenommen oder abgelehnt wird,
- gesellschaftlicher Anerkennung,
- persönlicher „Karriereanker" wie Geld, Ansehen, Sinnhaftigkeit etc.

Die Ausbildungsziele Selbstständigkeit und Mündigkeit können jedoch nur erreicht werden, wenn in der Ausbildung das Gewissen und das Verantwortungsbewusstsein weiterentwickelt werden. Dies ist jedoch allein dadurch möglich, dass der Mensch „innengeleitet" handelt und die Normen und Werte verinnerlicht.
Wird die Ausbildung nur begonnen, um die Erwartungen anderer zu erfüllen oder deren Anerkennung zu erlangen, fragt sich dieser Mensch nicht, ob er den Erwartungen entsprechend handeln darf. Er hinterfragt also nicht sein Gewissen, sondert handelt aus Angst. Angst vor Strafe und aus Angst, ausgeschlossen zu werden, nicht mehr zur Gruppe dazuzugehören. Der Mensch steht unter Druck und kann seine Ansprüche, mit denen des Umfeldes nicht vereinbaren. Es kommt möglicherweise zu Konflikten und Stress.

Freude am Lernen

Auch um Freude am Lernen zu erfahren, ist es wichtig, eher nach **seinen eigenen Zielen, Interessen und Bedürfnissen** zu handeln. Spaß macht Lernen dauerhaft aber nur dann, wenn Erfolge erzielt werden. Sie vermitteln das positive Gefühl, etwas erreicht zu haben. Darum ist es besonders zu Beginn einer Ausbildung wichtig, kleine Teilerfolge zu erleben. So wird der Schüler auch weiterhin bestärkt, seinen „Lernweg" weiter zu gehen. Sich eigene Fortschritte vor Augen zu halten und zu genießen oder sich selbst eine kleine Belohnung für ein erreichtes Ziel zu gönnen (**Abb. 4.4**), macht unabhängig von dem oft sparsamen Lob anderer Menschen. Denn gute Leistung gilt als selbstverständlich und wird selten wahrgenommen.
Doch Probleme mit der Motivation sind in der Ausbildung häufig zu beobachten. Viele Lernende fühlen sich überfordert, sind unkonzentriert, haben keine Lust, sind nicht am Unterrichtsstoff interessiert, haben keine Arbeitsstrukturen und keine klaren Ziele vor Augen. Erfahren sie dann auch noch negative Rückmeldung, z. B. schlechte Noten oder Spott nach falschen Antworten, dann führt mangelndes Selbstbewusstsein in die eigenen Fähigkeiten oft in eine Krise.

Abb. 4.4 ▶ Sich selbst auch mal belohnen, wenn etwas geschafft wurde, bestärkt und führt zu mehr Freude am Lernen.

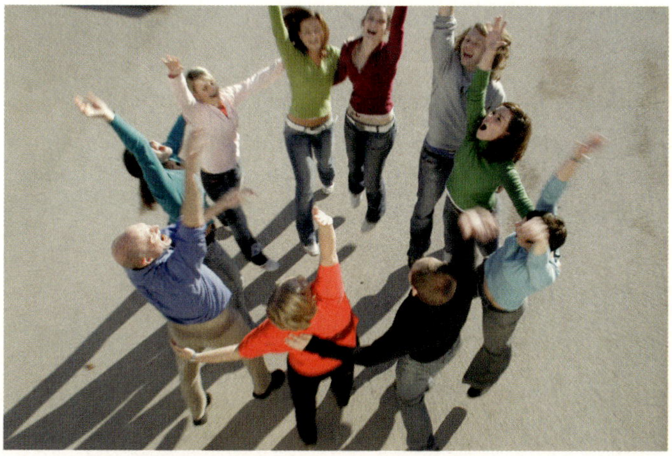

KURZFASSUNG

Um Rollenkonflikten vorzubeugen, sollte sich jeder Mensch Gedanken über die verschiedenen Erwartungen machen.

4.2.2 Motivation und Berufswahl

Wer eine Ausbildung in der Pflege beginnt, wird immer einen Grund für diese Entscheidung haben.

Die Entscheidung kann verschiedene Ursachen haben z. B.
- persönlichen Vorlieben und Fähigkeiten,
- Vorbild der Eltern,
- gesellschaftlicher Anerkennung,
- persönlicher „Karriereanker".

Selbstständigkeit und Mündigkeit können nur erreicht werden, wenn der Mensch „innengeleitet" handelt und die Normen und Werte verinnerlicht.
Wird die Ausbildung nur begonnen, um die Erwartungen anderer zu erfüllen oder deren Anerkennung zu erlangen, steht der Mensch unter Druck. Er kann seine Ansprüche, mit denen des Umfelds nicht vereinbaren. Es kommt zu Konflikten und Stress.

Freude am Lernen

Lernen macht nur dann dauerhaft Spaß, wenn Erfolge erzielt werden. Erfolge vermitteln positive Gefühle. Deshalb ist es auch in der Ausbildung wichtig, kleine Teilerfolge zu erleben. Eigene Fortschritte sollten genossen und auch belohnt werden.

Praxistipp Wie kann ich mich selbst zum Lernen motivieren?
- Lernen Sie möglichst immer am gleichen, gut beleuchteten Ort. Vermeiden Sie das Lernen auf dem Bett, weil das Bett mit Schlafen verknüpft wird.
- Sorgen Sie möglichst für Ruhe und Ungestörtheit. Denn nach jeder Störung muss der Lernprozess immer wieder neu aufgebaut werden.
- Wenn Sie Musik beim Lernen nicht störend empfinden, können Sie gern Ihre Lieblingsmusik einschalten. Leise Hintergrundmusik kann bei kreativen Tätigkeiten durchaus anregend sein.
- Machen Sie Pausen. Verlassen Sie dabei den Arbeitsplatz und gehen Sie kurz an die frische Luft oder essen etwas.
- Sparen Sie Zeit und lästiges Suchen, indem Sie sich schon zu Beginn ein Ordnungssystem ausdenken. Das bedeutet z. B. die Ausbildung in Unterrichtsblöcke, Lernfelder, Lerninhalte usw. aufzuteilen und die Unterlagen entsprechend abzulegen.
- Nutzen Sie dabei Farben und wählen Sie beispielsweise für jeden Unterrichtsblock einen andersfarbigen Ordner oder verwenden Sie Symbole. Dadurch ist ein schnelles Finden der Unterlagen möglich, weil rechte und linke Gehirnhälfte aktiviert werden.

4.2.3 Erlangen von Kompetenz

Das Erlangen von Kompetenzen ist ein wichtiges Ausbildungsziel, wie bereits S. 11 zeigte.

Definition Der Begriff „Kompetenz" stammt aus der lateinischen Sprache und bedeutet „Befähigung", „Vermögen, etwas zu tun" oder auch „Zuständigkeit" und „Befugnis" übersetzt.

Pflegepersonen müssen neben Fach- und Methodenkompetenz auch Fähigkeiten im sozialen und personalen Bereich besitzen (**Abb. 4.5**). Zusammen stellen diese Kompetenzen das Rüstzeug für den beruflichen Alltag dar. Sie garantieren einerseits pflegebedürftigen Menschen eine qualitativ hochwertige Pflege, andererseits sind sie auch ein wesentliches Element der Zufriedenheit von Pflegepersonen im Beruf. Mit den Kompetenzbegriffen sind folgende Inhalte gemeint:
- **soziale Kompetenz:**
    - Kommunikationsfähigkeit
    - Beziehungsfähigkeit
    - Konfliktfähigkeit
    - Teamfähigkeit
    - Verantwortungsbereitschaft usw.
- **Fachkompetenz:**
    - fundiertes theoretisches und praktisches Fachwissen
    - Sicherheit im beruflichen Handeln
    - Handlungs- und Entscheidungsfähigkeit
    - Wahrnehmung
    - erlernte Fähigkeiten und Fertigkeiten anwenden usw.
- **Methodenkompetenz:**
    - Organisationsfähigkeit
    - Beobachtungsvermögen
    - Analysefähigkeit
    - angemessenes Handeln
    - ganzheitliches Denken, vernetztes Denken usw.
- **persönliche Kompetenz:**
    - Persönlichkeitsbildung
    - Flexibilität
    - Eigenständigkeit
    - Leistungsbereitschaft
    - Kontaktfähigkeit usw.

All diese Kompetenzen entwickeln sich im Laufe des Berufslebens bzw. sollen durch ständige Fort- und Weiterbildung gefördert werden. Dies ist ein wichtiger Aspekt auch im Hinblick auf die Zusammenarbeit mit anderen Berufsgruppen, z. B. den Ärzten. Denn nur mit Fachwissen und geübten kommunikativen Fähigkeiten ist eine gezielte Verständigung zwischen den unterschiedlichen Berufsgruppen möglich.

Die Kompetenz einer Person zeigt sich in den Handlungen, die sie ausführt, und in der Art und Weise, wie sie dies tut. Eine Pflegeperson ist kompetent, wenn sie über die für ihren beruflichen Zuständigkeitsbereich erforderlichen Fähigkeiten verfügt.

KURZFASSUNG

Praxistipp

4.2.3 Erlangen von Kompetenz

Definition

Fach- und Methodenkompetenz und Fähigkeiten im sozialen und personalen Bereich stellen das Rüstzeug für den beruflichen Alltag dar.

Abb. 4.5 ▶
Pflegehelfer müssen Fach- und Methodenkompetenz sowie Sozial- und Personalkompetenz besitzen.

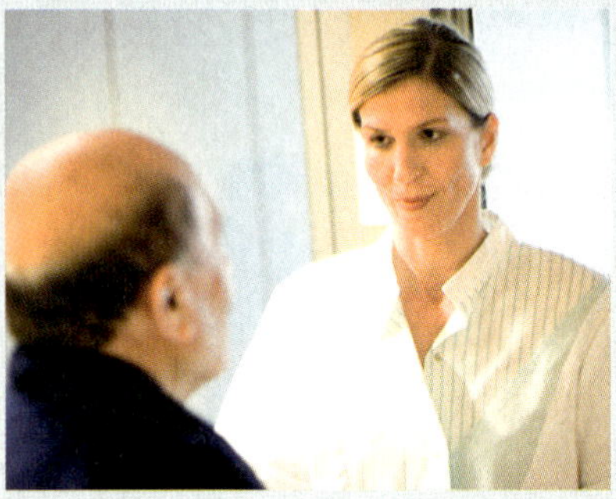

Diese Kompetenzen entwickeln sich im Laufe des Berufslebens und müssen durch ständige Fort- und Weiterbildung gefördert werden.

Eine Pflegeperson ist kompetent, wenn sie über die für ihren beruflichen Zuständigkeitsbereich erforderlichen Fähigkeiten verfügt.

4.3 Konfliktsituationen

4.3.1 Konflikte

Definition Bei einem Konflikt stoßen unterschiedliche und widersprüchliche Meinungen und Interessen aufeinander, und einer versucht sich auf Kosten des anderen durchzusetzen.

Viele Menschen tun sich erst einmal schwer, wenn es darum geht, einen Konflikt zu definieren. Meist werden Meinungsverschiedenheiten beschrieben, die aber noch lange keinen Konflikt ausmachen. Verschiedene Meinungen, die auf verschiedene Bedürfnisse und Interessen zurückgehen, sind selbstverständliche Ausgangssituation in der alltäglichen Begegnung mit Menschen. Damit es zu einem Konflikt kommt, müssen einige verschärfende Punkte dazukommen. Folgende Situationen können in der Pflege möglicherweise Konflikte auslösen:
- Fixierung und sonstige freiheitsentziehende Maßnahmen
- Zwangsernährung
- Sterbehilfe
- Wirtschaftlichkeit
- Hilflosigkeit
- Mobbing

Konflikteskalation

Konflikte, die nicht gelöst, sondern vertagt, ausgesessen, verschoben oder ignoriert werden, aber auch die, in denen sich einer auf Kosten des anderen durchsetzt, verschlimmern sich in der Regel. Sie lösen sich nicht von selbst auf sondern können nur durch bewusstes menschliches Handeln angegangen und aufgelöst werden. Eskalation in Konflikten bedeutet also immer eine Verschlimmerung.
Glasl (1999) beschreibt das Eskalationsprogramm als ein 9-stufiges Programm in den Untergang (**Abb. 4.6**).

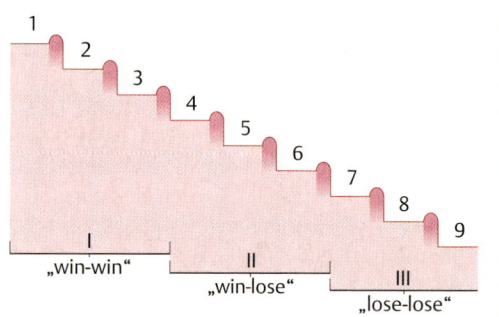

Abb. 4.6 ▶ Stufen und Schwellen der Eskalation (nach Glasl 1999).

1. **Stufe: Verhärtung.** Standpunkte verhärten zuweilen und prallen aufeinander, es kommt zu Ausrutschern, die Konfliktparteien sind verkrampft.
2. **Stufe: Debatte.** Zuspitzen im Denken, Fühlen und Wollen, Schwarz-Weiß-Denken.
3. **Stufe: Taten.** Wenn Reden nicht mehr hilft, müssen „Taten sprechen". Es kommt zur Strategie der vollendeten Tatsachen. Das gegenseitige Misstrauen nimmt zu, ggf. werden Handlungen bzw. Meinungen fehldeutet.
4. **Stufe: Koalitionen.** Die Konfliktparteien manövrieren sich gegenseitig in negative Rollen und bekämpfen sich dann. Es kommt dazu, dass sich Vorhersagen deshalb erfüllen, weil der Vorhersagende sich unbewusst so verhält, dass sie sich erfüllen müssen. Die Konfliktparteien werben um Anhänger und bilden nützliche Bündnisse (Koalitionen).
5. **Stufe: Gesichtsverlust.** Es kommt zu öffentlichen und direkten Gesichtsangriffen auf die „Ehre". Entschleierungsaktionen werden organisiert. Engel-Teufel-Bilder. Es erfolgen Aktionen des Ausstoßens und der Verbannung.
6. **Stufe: Drohstrategien.** Drohung und Gegendrohung führen zu erhöhtem Stress in der Konfliktwahrnehmung. Es werden Fristen (Ultimaten) gesetzt.
7. **Stufe: begrenzte Vernichtungsschläge.** Dem Konfliktgegner wird allmählich die Menschlichkeit abgesprochen, er wird wie ein „Ding" behandelt. Es kommen vermehrt begrenzte Vernichtungsschläge als passende Antwort. Eigene relativ kleine Verluste werden als Gewinne gedeutet.
8. **Stufe: Zersplitterung.** Das feindliche System wird aufgelöst und zersplittert. Die Infrastruktur wird zerschlagen, damit das gegnerische System nicht mehr steuerbar ist und dadurch zerfällt.
9. **Stufe: gemeinsam in den Abgrund.** In der totalen Gegenüberstellung (Konfrontation) gibt es keinen Weg mehr zurück. Der Gegner muss um jeden Preis vernichtet werden, auch wenn man sich dabei selbst vernichtet.

Der Teufelkreis von gewinnen und verlieren. Die normalen, gewöhnlichen Konfliktlösungsstrategien werden aus der „Spieltheorie" kommend „Nullsummenspiele" genannt, das heißt, was der eine gewinnt, gewinnt er auf Kosten des anderen. Der eine, der sich auf Kosten des anderen im Konflikt durchzusetzen versucht (**Abb. 4.7**), produziert mit seinem Verhalten einen Verlierer. Der Verlierer wiederum wird versuchen, bei nächstbester Gelegenheit die Scharte der Niederlage

---

Kurzfassung

4.3 Konfliktsituationen

4.3.1 Konflikte

Definition

Meinungsverschiedenheiten sind noch keine Konflikte. Damit es zu einem Konflikt kommt, müssen einige verschärfende Punkte dazukommen.

Folgende Situationen können Konflikte auslösen:
- Fixierung
- Zwangsernährung
- Hilflosigkeit
- Mobbing

Konflikteskalation

Konflikte, die nicht gelöst werden, verschlimmern sich in der Regel. Sie lösen sich nicht von selbst auf. Eskalation in Konflikten bedeutet immer eine Verschlimmerung.

9-stufiges Eskalationsprogramm in den Untergang nach Glasl:
1. Verhärtung
2. Debatte
3. Taten
4. Koalitionen
5. Gesichtsverlust
6. Drohstrategien
7. begrenzte Vernichtungsschläge
8. Zersplitterung
9. gemeinsam in den Abgrund

Herkömmliche Konfliktlösungsstrategien führen zu einem Teufelskreis, denn was der eine gewinnt, gewinnt er auf Kosten des anderen.

auszuwetzen und seinerseits zu gewinnen. Aber auch dabei erzeugt er einen Verlierer, sodass letztendlich ein Teufelskreis von Gewinnen und Verlieren in Gang gesetzt wird, der bei entsprechender Eigendynamik die Eskalation des Konflikts vorantreibt.

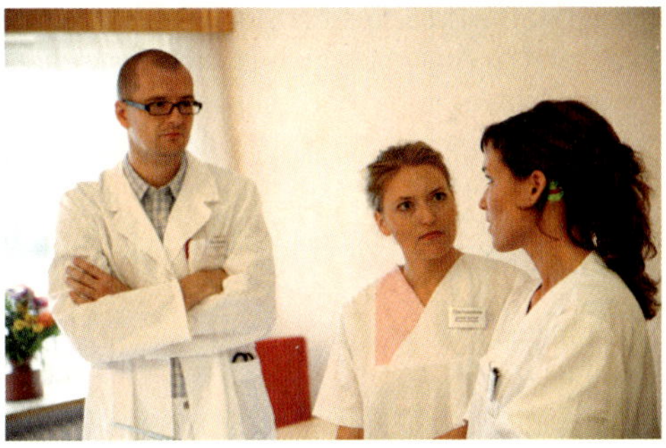

Abb. 4.7 ▸ Konflikte können auch entstehen, wenn sich eine Partei aufgrund ihres höheren sozialen Status durchzusetzen versucht.

Der Verlierer wird bei der nächstbesten Gelegenheit versuchen, die Scharte der Niederlage auszuwetzen und zu gewinnen. Aber auch dabei erzeugt er einen Verlierer, sodass letztendlich ein Teufelskreis von Gewinnen und Verlieren in Gang gesetzt wird.

Konfliktmanagement – Konflikte lösen

Definition Unter Konfliktmanagement werden alle Maßnahmen zusammengefasst, die darauf abzielen einen guten Verlauf des Konflikts zu bewirken und Eskalation zu verhindern.

Nach Glasl (1999) lassen sich Konflikte langfristig nur lösen, wenn wir von den alten Verhaltensstrategien des Gewinnens/Verlierens wegkommen und sogenannte „win/win-Strategien" entwerfen. Es muss also eine Einigung gelingen, die es beiden Konfliktparteien gestattet „ohne Gesichtsverlust" aus der Situation herauszukommen. So kann der Teufelskreis des Konflikts durchbrochen werden. Dies ist jedoch nur möglich, wenn jede Konfliktparteiseite auf die andere zugeht. Allerdings sind die Möglichkeiten dazu nach Glasl nur zu Anfang, auf den ersten Stufen der Eskalationsleiter, möglich.

Konfliktlösung durch Einigung. Sind die Konfliktparteien gleich stark, spricht alles für ein Aushandeln der Streitpunkte nach der „win/win-Strategie".

Konfliktlösung durch Trennung. Ist eine Konfliktpartei von Anfang an (Ausgangssituation) unterlegen, dann ist es besser, sie zieht sich erst einmal aus dem Konflikt zurück. So kann sie die eigene Stärke verbessern, weil ansonsten ja völlig klar ist, dass sie wieder verlieren wird. Sind die Konfliktparteien anschließend auf dem gleichen Niveau, ist wieder der „win/win-Modus" angesagt und nötig.

Konfliktmanagement – Konflikte lösen

Definition ◂

Nach Glasl muss der oben genannte Teufelskreis durchbrochen werden, indem sogenannte „win/win-Strategien" entworfen werden. Es muss eine Einigung gelingen, die es beiden Konfliktparteien gestattet „ohne Gesichtsverlust" aus der Situation herauszukommen.

Sind die Konfliktparteien gleich stark, sollten sie versuchen, sich zu einigen.

Sind die Konfliktparteien unterschiedlich stark, sollte sich die unterlegene Partei vorerst aus dem Konflikt zurückziehen. Sie kann so die eigene Stärke verbessern.

Praxistipp Wie kann ich den Konfliktverlauf positiv beeinflussen?

Eine Einigung der Konfliktparteien ist nur möglich, wenn die Machtverhältnisse gleich stark sind. Hat z. B. eine Konfliktpartei bessere rhetorische Fähigkeiten, mehr Geld oder einen höheren sozialen Status, kann sich diese Partei eher auf Kosten anderer durchsetzen. Wenn Sie jedoch Kräfte- und Machtverhältnisse ergründen, können Sie den Konfliktverlauf positiv im eigenen Sinne beeinflussen.

Beantworten Sie sich folgende Fragen und entscheiden Sie dann erst über Ihr weiteres Vorgehen (Konfliktlösung durch Einigung/Trennung):

- Konfliktpunkte: Was ist das Problem, was sind die Streitpunkte im Konflikt?
- Konfliktverlauf: Wie kam es zu der Spannungssteigerung?
- Konfliktparteien: Welche Individuen, Gruppen, Organisationen, Nationen sind Parteien im Konfliktverlauf?
- Positionen und Beziehungen der Konfliktparteien: Haben sie formelle oder informelle Beziehungen, arbeits- oder persönliche Beziehungen? Wie sehen die Positionsunterschiede, z. B. Chef/Mitarbeiter aus?
- Grundeinstellungen zum Konflikt: Inwiefern halten die Parteien die Differenzen und Streitpunkte für lösbar? Welche Lösungserwartungen haben sie?

Praxistipp ◂

4.3.2 Mobbing

Definition „Der Begriff Mobbing beschreibt negative kommunikative Handlungen, die gegen eine Person gerichtet sind (von einer oder mehreren anderen Personen) und die sehr oft über einen längeren Zeitraum hinaus vorkommen und damit die Beziehung zwischen Täter und Opfer kennzeichnen."(Leymann 1993)

In der Arbeitswelt ist der Begriff „Mobbing" in Mode gekommen und wird nicht immer richtig verwendet. Nicht jeder Streit, nicht jede schlechte Nachrede, nicht jede sexuelle Belästigung ist Mobbing.

4.3.2 Mobbing

Definition ◂

Nicht jeder Streit, nicht jede schlechte Nachrede, nicht jede sexuelle Belästigung ist Mobbing.

Das Mobbing-Geschehen ist abhängig von
- den Organisationsstrukturen der Abteilungen oder der gesamten Einrichtung,
- der Konfliktfähigkeit der Beteiligten,
- dem Führungsstil der Vorgesetzten,
- dem beteiligten Personenkreis.

Je größer die Unfähigkeit, mit Konflikten umzugehen, umso höher ist die Wahrscheinlichkeit, dass aus einem alltäglichen Streit Mobbing wird.

Wie wird gemobbt?

Ursachen. Die Ursachen für Mobbing sind oft nicht einfach zu erkennen. Die Arbeitswelt ist vielfältig, und so entsteht Mobbing auch aus vielen und ganz unterschiedlichen Gründen. Meistens ist das Mobbing-Geschehen abhängig von
- den Organisationsstrukturen der Abteilungen oder der gesamten Einrichtung: Besteht z. B. am Arbeitsplatz ein Problembewusstsein für Mobbing?
- der Konfliktfähigkeit der Beteiligten: Wie werden z. B. Konflikte im Team gelöst?
- dem Führungsstil der Vorgesetzten: Beeinflusst z. B. das Führungsverhalten des Vorgesetzten das Betriebsklima?
- dem beteiligtem Personenkreis: Wie gehen z. B. die einzelnen Personen mit Stress und Konflikten um?

Man kann sagen: Je größer die Unfähigkeit ist, mit Konflikten konstruktiv umzugehen, umso höher ist die Wahrscheinlichkeit, dass aus einem alltäglichen Streit durch einen zerstörenden Lösungsprozess mit fortgesetzten Schikanen und Demütigungen Mobbing wird. Bleibt die anfängliche Gegenwehr des Betroffenen erfolglos, wird er immer hilfloser, bis er der Belastung nicht mehr standhält.

Wie wird gemobbt?

Welche Verhaltensweisen bei Mobbing praktiziert werden, zeigen die 45 Mobbing-Handlungen, die Leymann (1993) zusammengestellt hat (**Tab. 4.2**).

Tab. 4.2 ▶ Mobbing-Handlungen (Lehmann 1993).

Angriffe auf die Möglichkeit, sich mitzuteilen.
- Der Vorgesetzte schränkt die Möglichkeit ein, sich zu äußern.
- Man wird ständig unterbrochen.
- Kollegen schränken die Möglichkeit ein, sich zu äußern.
- Anschreien oder lautes Schimpfen
- ständige Kritik an der Arbeit
- ständige Kritik am Privatleben
- Telefonterror
- mündliche Drohungen
- schriftliche Drohungen
- Kontaktverweigerung durch abwehrende Blicke und Gesten
- Kontaktverweigerung durch Andeutungen, ohne dass man etwas direkt ausspricht.

Angriffe auf die sozialen Beziehungen.
- Man spricht nicht mehr mit dem Betroffenen.
- Man lässt sich nicht ansprechen.
- Man wird in einen Raum weitab von den Kollegen versetzt.
- Den Arbeitskollegen wird verboten, den Betroffenen anzusprechen.
- Man wird wie Luft behandelt.

Angriffe auf das soziale Ansehen.
- Man spricht schlecht hinter dem Rücken des Betroffenen (**Abb. 4.8**).
- Man verbreitet Gerüchte.
- Man macht jemanden lächerlich.
- Man verdächtigt jemanden, psychisch krank zu sein.
- Man will jemanden zu einer psychiatrischen Untersuchung zwingen.
- Man macht sich über eine Behinderung lustig.
- Man imitiert den Gang, die Stimme oder Gesten, um jemanden lächerlich zu machen.
- Man greift die politische oder religiöse Einstellung an.
- Man macht sich über das Privatleben lustig.
- Man macht sich über die Nationalität lustig.
- Man zwingt jemanden, Arbeiten auszuführen, die das Selbstbewusstsein verletzen.
- Man beurteilt den Arbeitseinsatz in falscher und kränkender Weise.
- Man stellt Entscheidungen des Betroffenen infrage.
- Man ruft obszöne Schimpfworte oder andere entwürdigende Ausdrücke nach.
- Man unternimmt sexuelle Annäherungen oder macht verbale sexuelle Angebote.

Angriffe auf die Qualität der Berufs- und Lebenssituation.
- Man weist dem Betroffenen keine Arbeitsaufgabe zu.
- Man nimmt ihm jede Beschäftigung am Arbeitsplatz, sodass er sich nicht einmal selbst Aufgaben ausdenken kann.

4.3 ► Konfliktsituationen KURZFASSUNG 57

Tab. 4.2 ► Fortsetzung

- Man gibt ihm sinnlose Arbeitsaufgaben.
- Man gibt ihm Aufgaben weit unter seinem eigentlichen Können.
- Man gibt ihm ständig neue Aufgaben.
- Man gibt ihm kränkende Arbeitsaufgaben.
- Man gibt dem Betroffenen Arbeitsaufgaben, die seine Qualifikationen übersteigen, um ihn zu diskreditieren.

Angriffe auf die Gesundheit.

- Zwang zu gesundheitsschädlichem Arbeiten
- Androhung von körperlicher Gewalt
- Anwendung leichter Gewalt, z. B. um jemandem einen Denkzettel zu verpassen
- körperliche Misshandlung
- Verursachung von Kosten für die Betroffenen, um ihnen zu schaden
- Verursachung von physischen Schäden im Heim oder am Arbeitsplatz der Betroffenen
- sexuelle Handgreiflichkeiten

Wer wird gemobbt?

Im Lauf des Berufslebens kann Mobbing jeden treffen. Den typischen Mobbing-Täter und das typische Mobbing-Opfer gibt es nicht. Eine vergleichsweise hohe Wahrscheinlichkeit, gemobbt zu werden, haben aber Personen, die
- schwache Positionen haben,
- unter Gleichrangigen eine besonders gute Qualifikation haben und durch sehr gute Leistungen hervorragen,
- irgendwie auffallen, sei es durch einen Makel, eine Verhaltensbesonderheit oder eine Behinderung,
- nach der Ausbildung gerade neu in den Beruf eintreten oder kurz vor dem Ausscheiden aus dem Berufsleben stehen,
- in einem Betrieb neu eingestellt werden,
- einer Minderheit angehören.

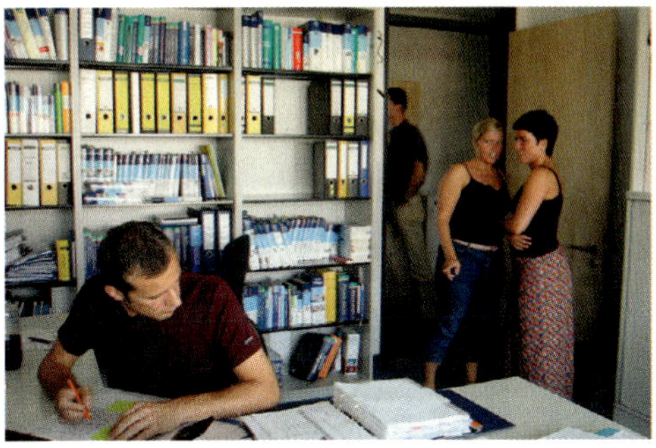

Abb. 4.8 ► Ein bekanntes Mobbing-Verhalten ist das Reden über Dritte.

Wer wird gemobbt?

Mobbing kann jeden treffen. Häufige Mobbingopfer sind
- Personen in schwachen Positionen,
- Personen, die irgendwie auffallen,
- Berufseinsteiger oder Personen, die kurz vor dem Ausscheiden aus dem Berufsleben stehen,
- Personen, die neu eingestellt werden,
- Personen, die einer Minderheit angehören.

Was tun bei Mobbing?

Die beste und wirkungsvollste Art, Mobbing zu vermeiden, ist die Fähigkeit, zielgerichtet mit Konflikten umzugehen. Die Person sollte versuchen, den Konflikt zu lösen oder die Bedrohlichkeit einer Situation zu verringern, zu vermeiden oder sich damit zu arrangieren.
Der einzelne Mobbing-Betroffene kann den negativen Prozess unterbrechen, wenn er über das Phänomen Bescheid weiß und Mobbing erkennt. Der Betroffene sollte
- **sich aktiv verhalten**: Im Fall von sexueller Belästigung hat sich gezeigt, dass es erfolgreich ist, wenn man sich wehrt, anstatt das Geschehen scheinbar zu übersehen und zu ignorieren.
- **das Problem ansprechen**: Mobbing-Betroffene müssen nicht tatenlos in die Opferrolle gleiten, wenn sie den richtigen Ansprechpartner finden und mutig das Problem ansprechen.

Was tun bei Mobbing?

Mit Konflikten zielgerichtet umzugehen, ist die beste und wirkungsvollste Art, Mobbing zu vermeiden.
Kommt es zu Mobbing, sollte der Betroffene
- sich aktiv verhalten,
- das Problem ansprechen,
- Mobbing-Berater hinzuziehen.

Praxistipp Was kann ich selbst dafür tun, um Mobbing vorzubeugen?

Jeder einzelne Mitarbeiter kann dazu beitragen, Mobbing am Arbeitsplatz zu verhindern:
- Eignen Sie sich Grundkenntnisse auf dem Gebiet der Psychohygiene an (s. S. 60). Erlernen Sie Stressbewältigungsmechanismen.
- Bauen Sie sich ein soziales Netzwerk mit Kollegen, aber auch im privaten Bereich auf. Pflegen Sie die Beziehungen gut, so können Sie in Krisenzeiten darauf zurückgreifen.
- Erweitern Sie Ihre Kommunikationsfähigkeiten.
- Bilden Sie sich im Umgang mit Konflikten weiter.
- Sammeln Sie Informationen zum Thema Mobbing.
- Weigern Sie sich, an zerstörendem Verhalten wie Gerüchte verbreiten teilzunehmen.
- Sprechen Sie betroffene Personen und Probleme an.
- Weisen Sie auf Unterstützungsmöglichkeiten bei der Konfliktberatung hin.

Praxistipp

- **Mobbing-Berater hinzuziehen**: Ein hinzugezogener Vermittler verfolgt das Ziel, je nachdem wie weit der Zerstörungsvorgang fortgeschritten ist, eine für alle akzeptable Lösung des Grundkonflikts zu finden und die Gesundheit und Arbeitsfähigkeit des Mobbing-Opfers zu erhalten.

Wenn Mobbing offenkundig wird, kann der Betroffene sich meistens nicht mehr selbst helfen. Auch greifen oft gute Ratschläge Außenstehender nicht mehr. Manchmal kann der Mobbing-Geschädigte noch mit letzter Kraft den Fall vor Gericht bringen und bekommt sehr oft Recht, sodass dem Geschehen ein Ende gesetzt wird.

4.3.3 Supervision

Definition Supervision bedeutet wörtlich übersetzt soviel wie „Aufsicht, Kontrolle, Leitung, Überwachung".

Supervision ist eine Form der **Praxisbegleitung und Beratung.** Sie ermöglicht ein problemorientiertes Lernen und soll persönliche und berufliche Kompetenzen fördern. Supervision kann als eine vorbeugende Maßnahme gegenüber berufsbedingtem Stress und dem sog. Burn-out-Syndrom (S. 59) angesehen werden. Sie wird auch zur Pflegequalitätsverbesserung eingesetzt.
Für Supervision gilt:
- Supervision erfolgt immer im Zusammenhang mit einer beruflichen Tätigkeit.
- Ziel der Supervision ist, die persönlichen und beruflichen Kompetenzen zu fördern und zu stärken.
- Supervision ermöglicht ein problemorientiertes Lernen.

Die Gründe, die für eine Supervision von Pflegekräften sprechen, sind vielfältig. Gerade in einer patientenorientierten Pflege ist soziale Kompetenz mehr gefordert als die reine Ausübung von Pflegetätigkeiten. Themen wie „Nähe und Distanz", „Macht und Ohnmacht", „Abhängigkeit und Unabhängigkeit" und der Umgang mit Leid und Tod bestimmen häufig den Alltag von Pflegenden. Häufig tritt bei den Pflegenden ein Gefühl der Unzulänglichkeit und der Frustration auf, da dem eigenen Anspruch an Pflege nicht entsprochen werden kann. Eine Möglichkeit mit den verschiedenen Belastungen und Konflikten umzugehen, bietet die Supervision.

Ziele. Supervision soll unter anderem
- die Fähigkeit zur Wahrnehmung (Fremd- und Eigenwahrnehmung) fördern,
- die sozialen Kompetenzen fördern,
- die berufliche Identität klären und
- Raum geben, um Situationen aus dem beruflichen Alltag zu reflektieren.

Aufgabe des Supervisors. Der Supervisor ist eine Person, die über das Geschehen wacht, die darüber steht, von oben bzw. von außen schaut, kontrolliert. Der Supervisor versucht dabei nicht, Schiedsrichter zwischen den Teilen eines Teams oder einer Mitarbeitergruppe zu spielen. Er muss neutral bleiben und darf nicht Partei ergreifen.

Wie läuft eine Supervision ab? Supervision ist eine Prozessberatung und erfordert mehr als eine Sitzung. Oft wird Supervision über ein Jahr in einem regelmäßigen Abstand von 14 Tagen oder einem Monat vereinbart. Die Dauer der Sitzungen beträgt meist 1,5 Stunden, bei großen Teams von über 20 Personen kann eine längere Sitzungszeit erforderlich sein. Es wird ein Vertrag geschlossen, in dem alle notwendigen Punkte wie Ort, Zeit, Vertragspartner, Honorar und Arbeitsauftrag sowie die Auswertung der Supervisionsarbeit festgehalten werden.

Formen der Supervision

Man unterscheidet:
- **Einzelsupervision**: Einem Ratsuchenden steht ein Supervisor gegenüber.
- **Gruppensupervision**: Es stehen mehrere Teilnehmer einem Supervisor gegenüber.

Mögliche Gründe für eine Einzelsupervision sind
- Entwicklung der eigenen Pflegepersönlichkeit,
- Findung der eigenen Rolle, Position,
- Diskrepanz zwischen Anspruch und Wirklichkeit,
- Änderungen im Tätigkeits-/Arbeitsfeld,
- berufliche Umorientierung,
- Erfahrung von Defiziten.

Gründe für eine Teilnahme an einer Gruppensupervision können, neben den Gründen für eine Einzelsupervision z. B. sein
- Kennenlernen der eigenen Wirkung auf andere,
- Anregungen und Unterstützung durch andere erfahren,
- eigene Wahrnehmung schärfen,
- soziale Kompetenzen verbessern, insbesondere der kommunikativen Fähigkeiten.

Teamsupervision. Neben den Problemen der beruflichen Arbeit sind häufige Themen einer Teamsupervision die Beziehungen der Teammitglieder untereinander (**Abb. 4.9**). Gründe, die ein Team veranlassen, Supervision für sich in Anspruch zu nehmen, sind unter anderem

- Verbesserung der Kommunikation und Kooperation innerhalb des Teams, Teamentwicklung,
- Sicherung und Verbesserung der Qualität der Arbeit,
- Verbesserung der Arbeitseffizienz,
- Hilfe, Unterstützung bei der Bearbeitung von Konflikten innerhalb des Teams oder zwischen Team und Träger,
- Erkennen und Verlassen eingefahrener Arbeitsroutine,
- fehlende Transparenz von Entscheidungsstrukturen,
- Fallbesprechungen.

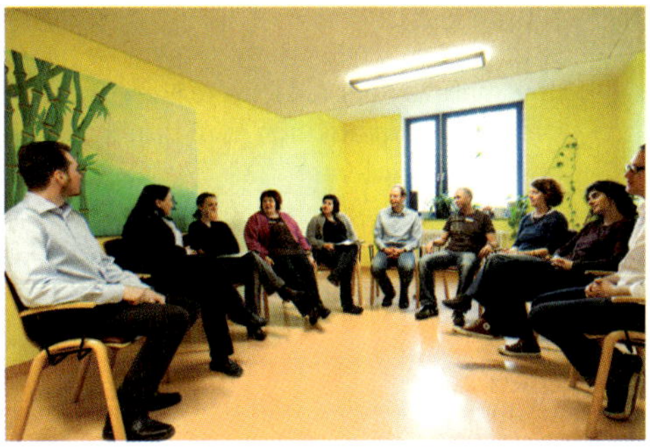

Abb. 4.9 ▶ Teamsupervision kann die Arbeitszufriedenheit erhöhen und die Kommunikation zwischen den Teammitgliedern verbessern.

4.4 Psychische und körperliche Belastung

Pflegehelfer sind als ein Teil der pflegenden Mitarbeiter verschiedenen Belastungen ausgesetzt. Neben den eher offensichtlichen körperlichen Belastungen werden Pflegehelfer auch über die Maßen psychisch beansprucht, z. B. aufgrund der Verantwortung gegenüber anderen Menschen und dem Kontakt mit Leid. Ungünstige Arbeitszeiten und Wochenenddienste erschweren zudem die Erholung. Umso wichtiger ist es, diesen Belastungen vorzubeugen, sie sich bewusst zu machen und geeignete Gegenmaßnahmen zu ergreifen.

4.4.1 Burn-out-Syndrom

Definition Syndrom bedeutet in der Medizin, dass es sich um eine Gruppe von Krankheitszeichen handelt, die für ein bestimmtes Krankheitsbild charakteristisch sind.
Burn-out ist eine Bezeichnung für einen psychischen und/oder physischen Erschöpfungszustand nach einer Phase von anhaltendem berufsbedingtem Stress.

Hilfe zu leisten, erfordert vom Helfer, seine Fähigkeiten und auch seine Grenzen zu kennen. Viele Menschen erleben heute in ihrer beruflichen Laufbahn einen Prozess von Begeisterung am Anfang bis hin zur völligen Enttäuschung am Ende. Sie erinnern sich, wie sie in ihrem Beruf Feuer und Flamme waren. Später empfinden sie nur noch Leere und Sinnlosigkeit. In dieser Zeit häufen sich Krankheitssymptome und beruflicher Misserfolg. Betroffene Menschen beschreiben Verlauf und Endzustand als „Ausbrennen" und „wie ausgebrannt sein". Aus dem amerikanischen Sprachraum kommt hierfür der auch bei uns gebräuchliche Begriff Burn-out.

Ursachen

Burn-out entsteht nicht plötzlich. Es handelt sich um einen Prozess, der sich oft über Jahre erstreckt (**Abb. 4.10**). Die Ursachen, die bei einer Person zu Burn-out führen, können sehr unterschiedlich sein, z. B.:
- Eigene Erwartungen oder Erwartungen von anderen Personen können von der betreffenden Person nicht erfüllt werden.
- Die Pflegeperson kann sich nicht mehr mit ihrem Beruf identifizieren.
- Die Pflegeperson ist auf sich allein gestellt und kommt mit neuen Anforderungen nicht zurecht, z. B. das Arbeiten am Computer mit häufig geänderten Programmen.
- Die auferlegte Verantwortung ist zu groß, z. B. wenn die Pflegeperson auch für Hilfskräfte, Schüler verantwortlich ist.
- Die emotionale Belastung bringt die Pflegeperson an ihre Grenzen.
- Die Pflegeperson ist überlastet, z. B. weil sie Gefühlsausbrüchen von Patienten und Angehörigen ausgesetzt ist, diese aushalten muss, ohne sie auf sich selbst zu beziehen und ihren Gefühlen unmittelbar freien Lauf lassen zu dürfen.
- Es bestehen zwischenmenschliche Konflikte, z. B. mit anderen Berufsgruppen, Mobbing.
- Der private Ausgleich, die Zeit zur Erholung fehlt.
- Es bestehen organisatorische Mängel, z. B. werden Pflegemittel oder Materialien nicht genehmigt oder eine mangelnde persönliche Organisation und das Unterbrechen von Arbeitsabläufen führen zu zusätzlichem Stress.

Symptome

Das Erscheinungsbild des Burn-out-Syndroms hat eine Vielzahl variierender Symptome (**Abb. 4.10**):
- **körperliche Symptome:**
  - Schwächung des Immunsystems
  - chronische Müdigkeit

KURZFASSUNG

Gründe für eine Teamsupervision sind z. B.
- Verbesserung der Kommunikation und Kooperation innerhalb des Teams,
- Sicherung und Verbesserung der Qualität der Arbeit,
- Erkennen und Verlassen eingefahrener Arbeitsroutine,
- Fallbesprechungen.

4.4 Psychische und körperliche Belastung

Pflegehelfer werden körperlich und auch psychisch stark beansprucht.
Es ist wichtig, diesen Belastungen vorzubeugen, sie sich bewusst zu machen und geeignete Gegenmaßnahmen zu ergreifen.

4.4.1 Burn-out-Syndrom

Definition ◀

Viele Menschen erleben heute in ihrer beruflichen Laufbahn einen Prozess von Begeisterung am Anfang bis hin zur völligen Enttäuschung am Ende. Betroffene Menschen beschreiben Verlauf und Endzustand als „Ausbrennen" und „wie ausgebrannt sein" = Burn-out.

Ursachen

Burn-out entsteht nicht plötzlich, sondern entwickelt sich oft über Jahre hinweg. Die Ursachen sind sehr unterschiedlich, z. B.
- Erwartungen werden nicht erfüllt.
- Identifikation mit dem Beruf ist nicht möglich.
- Anforderungen sind zu hoch.
- Verantwortung ist zu groß.
- Pflegeperson ist überlastet.
- Es bestehen zwischenmenschliche Konflikte.
- Der private Ausgleich fehlt.
- Es bestehen organisatorische Mängel.

Symptome

- körperliche Symptome wie chronische Müdigkeit, Kopfschmerzen, Kreislaufbeschwerden, Verdauungsbeschwerden, Schlafstörungen,

KURZFASSUNG

- körperliche Symptome wie chronische Müdigkeit, Kopfschmerzen, Kreislaufbeschwerden, Verdauungsbeschwerden, Schlafstörungen,
- emotionale Symptome wie Gefühle des Versagens, Niedergeschlagenheit und Resignation, Nervosität, innere Leere, Verzweiflung,
- kognitive Veränderungen wie anfängliche Ziele und Ideale gehen verloren, negative Einstellung, abwertend zynische Haltung.

Bewältigungsstrategien

Werden erste Warnsignale erkannt und wird rechtzeitig reagiert, kann der Prozess des Ausbrennens unterbrochen werden.

Praxistipp ▶

---

4 ▶ Berufstypische Problem- und Konfliktsituationen

- Kopfschmerzen, Migräne
- Kreislaufbeschwerden
- Verdauungsbeschwerden
- Rücken- und Nackenschmerzen
- Schlafstörungen und die Unfähigkeit, sich in Pausen zu erholen
- psychosomatische Erkrankungen wie Magengeschwür, Asthma oder Ekzem
- übermäßige oder reduzierte Nahrungsaufnahme; Kaffee-, Nikotin-, Medikamenten- oder Drogenkonsum können zum Problem werden.

- **emotionale Symptome:**
  - Wunsch, in Ruhe gelassen zu werden, sich zurückzuziehen
  - Gefühle des Versagens und der Unzulänglichkeit
  - Niedergeschlagenheit und Resignation
  - Nervosität, innerer Leere, Verzweiflung

- **kognitive Veränderungen:** Das Denken/die Einstellung des Einzelnen kann sich verändern:
  - anfängliche Ziele und Ideale gehen verloren.
  - Die negative Einstellung erstreckt sich auf die eigene Person, die Arbeit, die Patienten und das Leben.
  - Als Selbstschutz funktioniert nur noch eine abwertend zynische Haltung. Patienten werden nur noch als „Fall" gesehen: „Die Niere von Zimmer acht hat geklingelt".
  - Es versagen Mechanismen, die gesunde Menschen einsetzen, um Stress zu regulieren, wie Ansprüche senken oder Verpflichtungen delegieren.

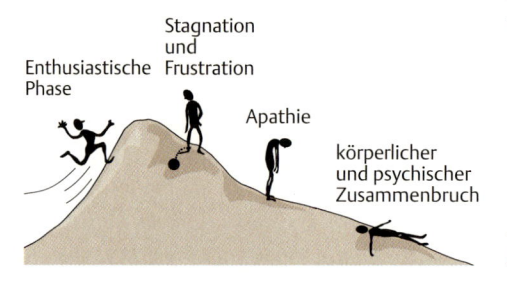

Abb. 4.10 ▶ Verlauf des Burn-out-Prozesses.

Bewältigungsstrategien

Viele Menschen machen mehrmals Erfahrungen mit Burn-out. Werden jedoch erste Warnsignale frühzeitig erkannt, wird dann rechtzeitig reagiert und gegebenenfalls Fremdhilfe hinzugezogen, kann der Prozess des Ausbrennens unterbrochen werden. Das Burn-out wird beendet.

Praxistipp Wie kann ich selbst auf mich achten und Burn-out vorbeugen?

Um in einem konfliktreichen Arbeitsfeld gesund zu bleiben, bedarf es einer sorgfältigen Gesundheitsvorsorge. Bereits in der Ausbildungszeit sollte ein geeignetes Selbstpflegekonzept entwickelt werden.

- Ziehen Sie zur Lösung von Problemfällen das Team hinzu.
- Achten Sie auf Ihre eigenen Grenzen.
- Genießen Sie es, mit den zu Pflegenden auch einmal herzlich zu lachen.
- Trennen Sie Arbeits- und Pausenzeiten.
- Freuen Sie sich im Pflegealltag an gelungenen Situationen.
- Delegieren Sie Aufgaben.
- Formulieren Sie Ihre Wünsche.
- Versuchen Sie, wo es geht, Situationen mit Humor zu betrachten.
- Äußern Sie Ihre Meinung.
- Gestehen Sie sich Schwächen zu.
- Interessieren Sie sich auch für Dinge außerhalb des Berufs.
- Pflegen Sie Kontakte und Freundschaften außerhalb Ihres Kollegenkreises.
- Versuchen Sie, verstärkt Positives wahrzunehmen.
- Halten Sie auch Zeit für sich selbst frei.
- Nehmen Sie Berufliches nicht mit nach Hause.
- Fühlen Sie sich nicht für alles zuständig.
- Nehmen Sie Fortbildungen wahr.
- Achten Sie auf körperliche Warnsignale.
- Treiben Sie Sport und nehmen Sie sich Zeit für Bewegung.

4.4.2 Suchtgefährdung

Definition Abhängigkeit oder Sucht bezeichnet das unbeherrschbare Verlangen nach bestimmten Substanzen (Suchtmittel), z. B. Alkohol oder Medikamente, oder Verhaltensformen, z. B. Putzen oder Computer, zur Erreichung eines bestimmten Gefühls-, Erlebnis- und Bewusstseinszustands.

Helferberufe sind besonderen Belastungen ausgesetzt. Hohe Ich-Ideale mit großen Anforderungen an sich selbst, ständig wachsender Druck in der Arbeitswelt bei großer Verantwortung gegenüber den zu betreuenden Personen führen häufig zu Stresssituationen. Zudem befinden sich Pflegehelfer häufig im Spannungsfeld verschiedener, oft gegensätzlicher Rollenerwartungen: Erwartungen der Gesellschaft, der Institution, in der man arbeitet, der zu betreuenden Personen und der eigenen Berufsethik und Einstellung zum Beruf. Oftmals werden die eigenen Bedürfnisse vernachlässigt. In der Freizeit kann nicht mehr abgeschaltet werden. Bei Frauen kommt nicht selten die Doppelbelastung durch Familie und Beruf dazu.

Medikamente und Alkohol sind in beschriebenen Belastungssituationen schnell erreichbare Drogen für Pflegehelfer. Zur Suchtprävention kommen Maßnahmen der Psychohygiene (S. 59) in Betracht. Besteht bereits eine Abhängigkeit, muss der Betroffene angemessen auf die Problematik angesprochen werden. Der Betroffene sollte Hilfe erhalten, eine ausstiegsorientierte Suchttherapie zu beginnen.

Folgende **Verhaltensauffälligkeiten** können unter anderem auf eine Abhängigkeit hinweisen:
- starke Stimmungsschwankungen, Nervosität, Apathie
- Leistungseinbußen, unbegründete Abwesenheit während des Dienstes
- Vernachlässigung der äußeren Erscheinung
- Vergessen wichtiger Informationen
- sozialer Rückzug oder häufige gesundheitliche Probleme

4.4.3 Psychohygiene

Definition Psychohygiene ist die „Lehre von der Pflege geistig-seelischer Gesundheit" (Wörterbuch der Psychiatrie und medizinischen Psychologie).

Psychohygiene umfasst sämtliche Maßnahmen, die der geistig-seelischen Gesundheit dienen. Dazu zählen: die Beziehungspflege, eigene Gefühle und Bedürfnisse äußern können, auf andere Menschen eingehen können, Konflikte lösen können bzw. aushalten können. (Sommer u. Ernst 1977 in Hornung u. Lächler 1999, S. 293)

Bei der Psychohygiene für Pflegende gilt das Prinzip, die individuellen Stresssituationen zu erkennen, deren Bedeutung zu reflektieren und daraus Bewältigungsstrategien zur Vermeidung zu entwickeln:

1. Schritt: Situation erkennen:
- Welche Situation belastet/stresst?
- Wie hoch ist der Leidensdruck?
- Welche Störungen oder Erkrankungen liegen vor?

2. Schritt: belastende Ereignisse/Stresssituationen bewerten und einschätzen:
- Wie ist generell die persönliche Einstellung gegenüber Stress auslösenden Situationen?
- Wie gehe ich generell mit Stresssituationen wie Ärger, Konflikte, eigene Probleme, Probleme anderer um?
- Bewertung: Welche Bedeutung haben die konkreten Ereignisse für mich?
- Sind Stresssituationen vermeidbar? Unvermeidbar?
- Transparenz der Rolle innerhalb des Teams: Rollenkonflikt, Erwartungsdruck, schlechtes Gewissen haben.

3. Schritt: Bewältigungsstrategien entwickeln (setzt Bereitschaft zur Veränderung im Verhalten voraus):
- sich öffnen: Kommunikation mit Kollegen, Familie, Partner, Freunden. Konflikte ansprechen und gemeinsam nach Lösungen suchen
- ggf. Supervision
- Stress vermeiden, z. B. realistisches Zeitmanagement, Neinsagen lernen, wenn man bereits ausgelastet ist. Gelassenheit gegenüber Unzulänglichkeiten bei sich und den Kollegen entwickeln.
- Berufs- und Privatleben voneinander abgrenzen
- für eine ausgleichende Freizeitplanung mit Wechsel zwischen Ruhe, Bewegung, Sport, Hobbys, Aktivitäten mit Familien- und Freundeskreis usw. sorgen
- körperorientierte Entspannungstechniken einsetzen, z. B. Meditation, Yoga (**Abb. 4.11**)

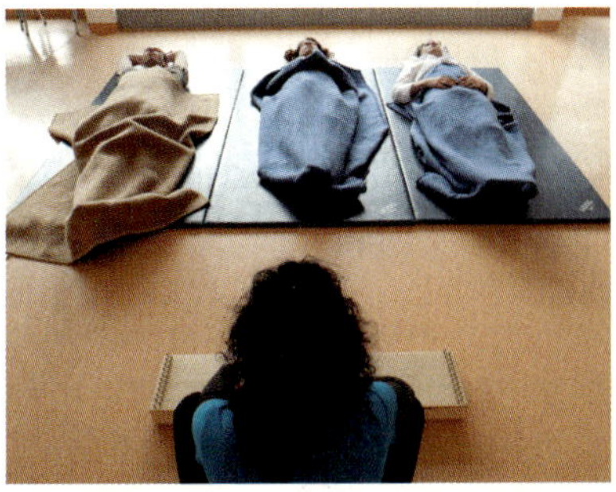

Abb. 4.11 ▶ Entspannungstechniken können dabei helfen, Stress abzubauen.

- neue Verhaltensmuster üben
- Feedback bei Kollegen, Leitungen einholen
- an organisatorischen Veränderungen mitwirken
- beruflich weiterbilden
- bei bestehender psychischer Erkrankung: Psychotherapie

4.4.4 Stressbewältigung

Heute wird fast alles mit dem oft benutzten Wort Stress erklärt: Es gibt Arbeitsstress, Beziehungsstress und jetzt sogar schon Internet-Stress. Wörtlich übersetzt bedeutet Stress Überforderung. Man unterscheidet den sog. Eu-Stress = positiver, förderlicher Stress und den Dis-Stress = negativer, krank machender Stress

Ursachen. Stress kann durch unterschiedliche Faktoren ausgelöst werden. Stanjek (1998) unterscheidet folgende Ebenen:
- **physische Belastungen**: Dazu zählen körperliche Belastungen (z. B. Infektionen, Operationen, Verletzungen, Verbrennungen), aber auch Ärger, Freude, Leistungsdruck.
- **bedeutende Lebensveränderungen**: Plötzliche Veränderungen im sozialen Umfeld oder im täglichen Ablauf führen zu Stress, z. B. durch Änderung der privaten Lebensumstände, den Wechsel der Tätigkeiten oder des Arbeitsplatzes, den Tod eines Partners oder Patienten.
- **kleinere Ärgernisse**: Oft sind es keine großen Veränderungen, die zu Stress führen, sondern lediglich eine Anhäufung von alltäglichen kleinen Ärgernissen. So kann es schon Stress auslösen, wenn ein Arbeitsablauf geändert wird oder eine Kollegin zu spät zur Arbeit erscheint.
- **katastrophale Ereignisse**: Natur- oder Umweltkatastrophen kommen in unseren Regionen eher selten vor, aber auch ein Unfall oder ein Diebstahl kann für den Einzelnen eine Katastrophe bedeuten.
- **gesellschaftlich bedingte Ängste**: Dazu zählen z. B. Angst vor Arbeitslosigkeit, Angst vor Umweltverschmutzung, Angst vor Kriegen.

Wie kann Stress bewältigt werden?

Das psychosoziale Erleben, ob man Stress also als positiv oder negativ, als zu bewältigen oder überwältigend erlebt, hängt davon ab, wie man in die Gesellschaft eingebunden ist (**Abb. 4.12**). Je isolierter ich bin, desto eingeschränkter sind meine Stressbewältigungsmöglichkeiten, zumal wenn zu dem Alltags- und Berufsstress dann richtige Krisen im Sinne von lebenseinschneidenden Ereignissen (Life events) wie Arbeitsplatzverlust, schwere Krankheit, Verlust eines Partners oder Kindes usw. hinzukommen.

Zudem spielen folgende Bewältigungsmöglichkeiten eine Rolle:
- **persönliche Bewältigungsmöglichkeiten**: Hierbei gibt es auch unangemessene wie der Konsum von Alkohol, der selbst Krankheiten verursachen kann.
- **berufliche Bewältigungsmöglichkeiten**: Diese hängen stark von der Selbstständigkeit am Arbeitsplatz ab.
- **gemeinschaftsabhängige Bewältigungsmöglichkeiten**: Hier ist der Grad der sozialen Unterstützung, das Vorhandensein von positiven sozialen Beziehungen wie Ehepartner, Familie, Freunde, Arbeitskollegen, Nachbarn, Vereine usw. gemeint.

Fehlen gemeinschaftliche Bewältigungsmöglichkeiten, schlägt der amerikanische Sozialpsychiater Caplan (1989) folgende soziale Unterstützung vor:
- **Wichtige Bezugspersonen** unterstützen psychosozial und mobilisieren so die psychischen Möglichkeiten des Einzelnen. Dadurch können emotionale Belastungen besser gemeistert werden.
- Es werden **praktische Hilfen** angeboten, die den Einzelnen bei der Bewältigung seiner Aufgaben entlasten.
- Es wird **finanziell und materiell unterstützt**. Dem Betroffenen wird geholfen die kognitive (verstandesmäßige) Orientierung zu finden, damit er sich in der schwierigen Situation zurechtfinden kann.

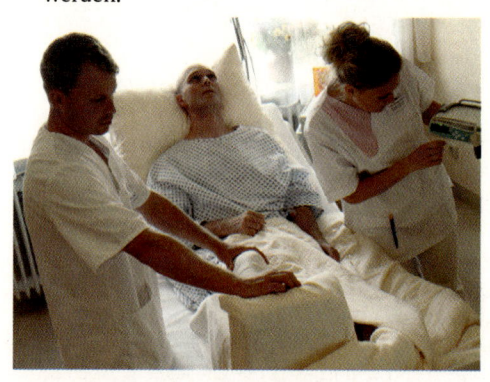

Abb. 4.12 ▶ Stress kann positiv und negativ erlebt werden.

4.4.5 Rückenschonendes Arbeiten

Pflegen bedeutet für alle Beteiligten häufig körperlich schweres Arbeiten. Das Bewegen, Lagern und der Transfer bewegungseingeschränkter Personen ist mit Muskelarbeit verbunden. Die Wirbelsäule ist der Hauptbelastungspunkt in dieser Hinsicht. Sie ist das Scharnier unseres Bewegungsapparats. Normalerweise macht ein gesunder Rücken keine Beschwerden, kommen aber

Verspannungen und eine falsche Körperhaltung sowie falsche Hebe- und Tragetechniken dazu, ist z. B. der „Hexenschuss" vorprogrammiert.
Einfache Grundregeln des rückenschonenden Arbeitens beugen solchen Problemen vor.

Abb. 4.13 ▶ Pflegehelfer sollten bei allen Pflegemaßnahmen auf rückenschonendes Arbeiten achten, indem beispielsweise die Betten auf Arbeitshöhe gebracht werden.

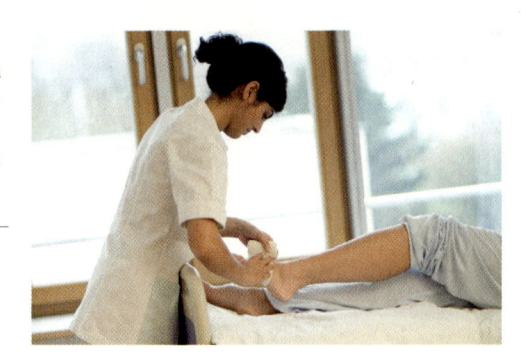

> **Praxistipp** Wie kann ich rückenschonend Arbeiten?
> - Verschaffen Sie sich zunächst einen Überblick. Wie sieht z. B. das individuelle Funktions- und Krankheitsbild der pflegebedürftigen Person aus? Was erwartet Sie an Kraftanstrengung und Muskeleinsatz? Welche Hilfsmittel stehen Ihnen dazu zur Verfügung? Sollte ein helfender Kollege einbezogen werden?
> - Arbeiten Sie körpernah, um die nötige Hebelwirkung auszunutzen und heben Sie Lasten nie ruckartig an.
> - Verteilen Sie größere Lasten nach Möglichkeit auf kleinere Gewichtseinheiten oder gehen Sie mehrmals.
> - Arbeiten Sie immer mit beiden Armen gleichzeitig. Halten Sie den Rücken gestreckt, stabilisieren Sie Ihre Wirbelsäule durch Anspannen der Rumpfmuskulatur.
> - Müssen Sie sich mit Lasten drehen, benutzen Sie Ihre Beine um die Position zu verändern und eine zu starke Rotation des Rumpfes zu vermeiden.
> - Nutzen Sie ebenfalls die Kraft Ihrer Beine zum Anheben und bringen Sie nie Lasten mit gebeugtem Rücken hoch. Nase und Füße sollten in die gleiche Richtung schauen. Räumen Sie Hindernisse aus dem Weg. Atmen Sie gleichmäßig weiter.
> - Die größte Standfestigkeit erreichen Sie, indem Sie Ihre Füße richtig aufsetzen und dadurch ihre Kraft ausnutzen:
>   - Parallelstellung: Die Füße stehen etwa schulterbreit auseinander.
>   - Schrittstellung: Ein Fuß steht leicht versetzt vor dem anderen.
>   - Fechterstellung: Diese ähnelt der Schrittstellung. Der hintere Fuß ist jedoch etwas mehr nach außen gestellt, um einen Punkt der Standfestigkeit auszunutzen.
> - Beugen Sie Ihre Knie, wenn Sie Lasten nach unten bewegen müssen. Stabilisieren Sie auch hier Ihren Rücken mit der Anspannung der Rumpfmuskulatur und strecken Sie Ihre Wirbelsäule nach oben.
> - Eine Entlastung der Rückenmuskulatur beim Umlagern von bettlägerigen Personen bietet die „Standwaage": Stehen Sie auf einem locker gestreckten Bein. Während Sie sich nach vorne beugen, benutzen Sie das andere Bein als Gegengewicht.

Rückenschule

Definition Als Rückenschule werden Kurse oder Programme bezeichnet, die Übungen zur Vermeidung oder Vorbeugung bei Rücken-, Nacken- oder Kopfschmerzen vermitteln.

Ziel der **Rückenschule** ist es, Rücken- und Bauchmuskulatur zu stärken und so die Wirbelsäule zu entlasten. Zum Übungsprogramm gehört die Förderung von rückenschonenden Haltungen im Alltag und Beruf und im Einzelfall das Erlernen geeigneter Techniken. Es soll immer die eigene Kraft eingesetzt werden, sodass keine Probleme mit dem Rücken auftreten. Unter bestimmten Voraussetzungen wird der Besuch einer Rückenschule von den gesetzlichen Krankenkassen in Deutschland mit bis zu 75 % bezuschusst (Stand 2010).

Praxistipp ◂

Rückenschule

Definition ◂

Rückenschule soll die Rücken- und Bauchmuskulatur stärken und die Wirbelsäule entlasten. Zum Übungsprogramm gehören die Förderung von rückenschonenden Haltungen im Alltag und Beruf und im Einzelfall das Erlernen geeigneter Techniken.

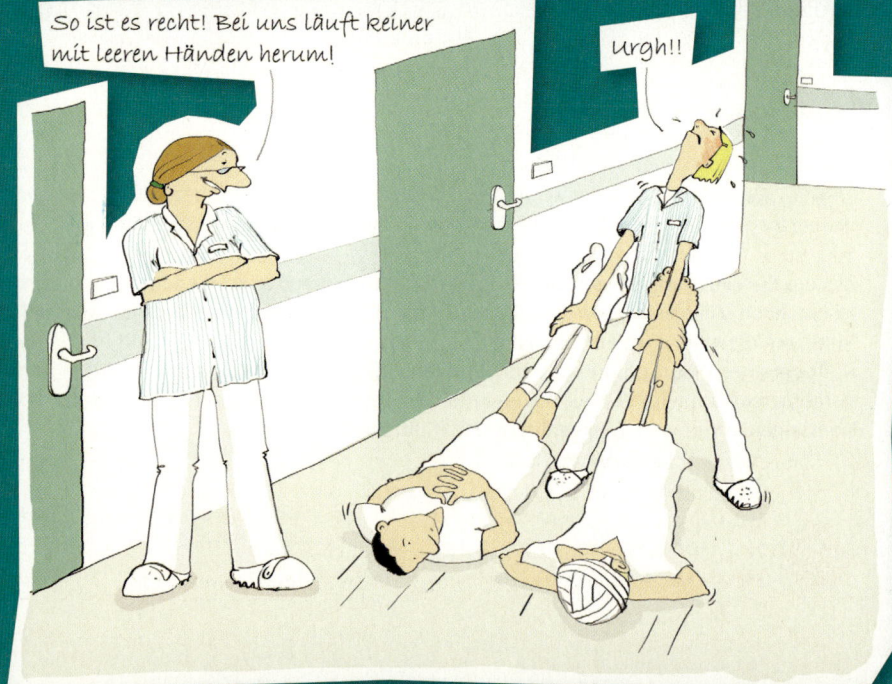

5 ▶ RECHTE UND PFLICHTEN IN AUSBILDUNG UND BERUF

5.1 **Gesetzliche Rahmenbedingungen** 65
5.1.1 Grundrechte 65
5.1.2 Wichtige Bestimmungen des Zivilrechts 67
5.1.3 Wichtige Bestimmungen des Haftungsrechts 67
5.1.4 Wichtige Bestimmungen des Betreuungsrechts 68
5.1.5 Wichtige Bestimmungen des Erbrechts 68
5.1.6 Vorsorgemöglichkeiten 69
5.1.7 Wichtige Bestimmungen des Arbeitsrechts 71
5.1.8 Wichtige Bestimmungen des Strafrechts – Straftaten im Bereich der Krankenpflege 73

5.2 **Andere Gesetzliche Vorschriften mit Auswirkungen auf die Pflege** 78

5.3 **Dokumentationspflicht in der Pflege** 80

5.4 **Pflicht zur Durchführung von Hygiene- und Desinfektionsmaßnahmen** 81
5.4.1 Persönliche Hygiene, Individualhygiene 81
5.4.2 Keimreduktion 82
5.4.3 Arbeitshygiene, Selbstschutz 86
5.4.4 Wäschehygiene 88
5.4.5 Umwelthygiene 88

5.5 **Grundlagen des Qualitätsmanagements** 89
5.5.1 Qualitätsebenen 89
5.5.2 Qualitätssicherungsmaßnahmen 90
5.5.3 Risikomanagement 90
5.5.4 Zertifizierung 91
5.5.5 Heimaufsicht 92
5.5.6 Medizinischer Dienst der Krankenkassen (MDK) 92

5 Rechte und Pflichten in Ausbildung und Beruf

5.1 Gesetzliche Rahmenbedingungen

Pflegehelfer pflegen und betreuen kranke und alte Menschen und wirken bei der Heilung, Erkennung und Verhütung von Krankheiten mit. Außerdem helfen sie älteren Menschen dabei, ihre körperliche, geistige und seelische Gesundheit zu fördern, zu erhalten und wiederzuerlangen. Die Erfüllung dieser Aufgaben muss jedoch innerhalb der vom Rechtsstaat durch **Gesetz** ausdrücklich festgelegten Grenzen erfolgen. Dieser **rechtliche verbindliche** Rahmen wird im Folgenden dargestellt. Es gehört zu den Berufspflichten der Pflegenden, diese rechtlichen Vorgaben zu kennen. Hier gilt die Redewendung: „Unwissenheit schützt vor Strafe nicht!"

5.1.1 Grundrechte

Die Grundrechte sind geltendes Recht und binden insbesondere die Gesetzgebung, die vollziehende Gewalt und die Rechtsprechung. Dies bedeutet, dass der Gesetzgeber nur solche Gesetze beschließen kann, die im Einklang mit den Grundrechten stehen. Ist dies nicht der Fall, kann das Gesetz durch das Bundesverfassungsgericht für nichtig erklärt werden!
Die im Grundgesetz enthaltenen Grundrechte lassen sich in erster Linie in Menschenrechte und Bürgerrechte unterteilen (**Abb. 5.1**).

Abb. 5.1 ▶ Einteilung der Grundrechte.

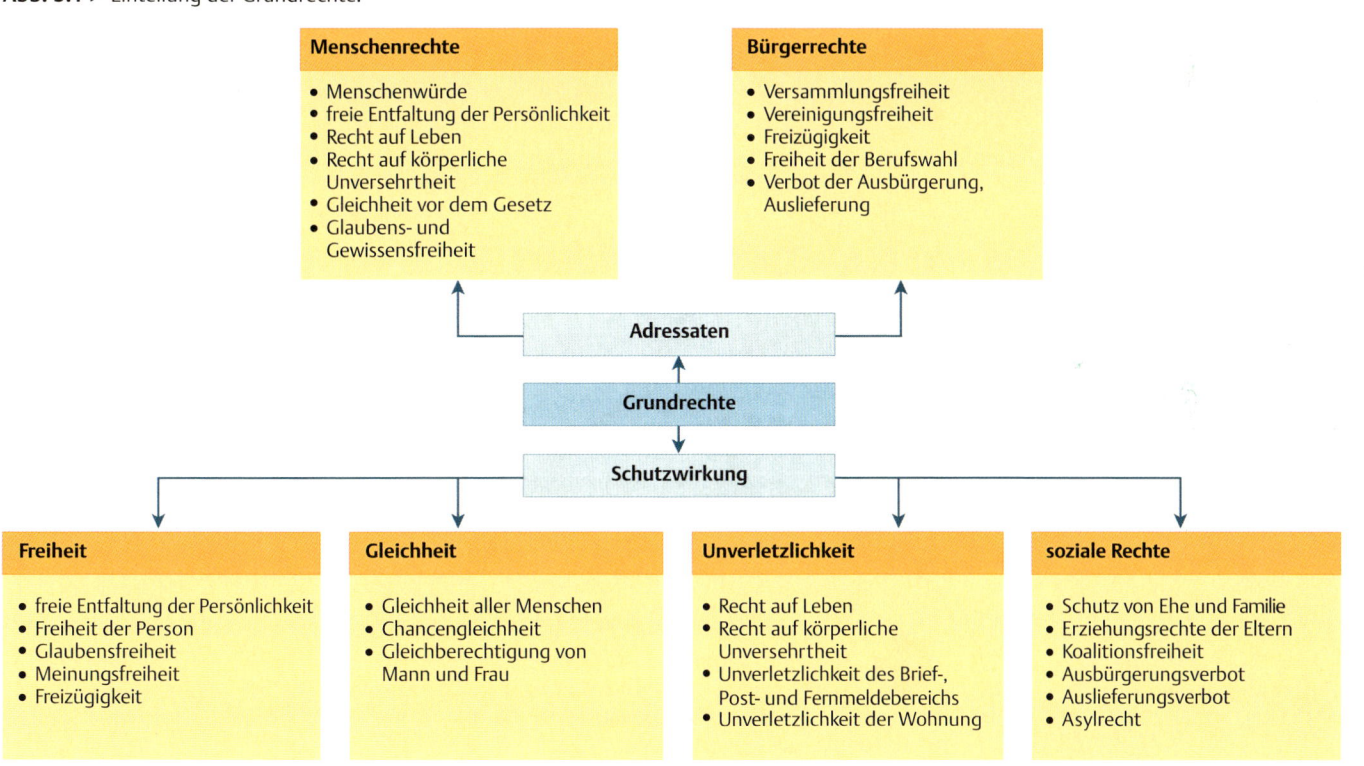

Menschenrechte
- Menschenwürde
- freie Entfaltung der Persönlichkeit
- Recht auf Leben
- Recht auf körperliche Unversehrtheit
- Gleichheit vor dem Gesetz
- Glaubens- und Gewissensfreiheit

Bürgerrechte
- Versammlungsfreiheit
- Vereinigungsfreiheit
- Freizügigkeit
- Freiheit der Berufswahl
- Verbot der Ausbürgerung, Auslieferung

Adressaten → **Grundrechte** → Schutzwirkung

Freiheit
- freie Entfaltung der Persönlichkeit
- Freiheit der Person
- Glaubensfreiheit
- Meinungsfreiheit
- Freizügigkeit

Gleichheit
- Gleichheit aller Menschen
- Chancengleichheit
- Gleichberechtigung von Mann und Frau

Unverletzlichkeit
- Recht auf Leben
- Recht auf körperliche Unversehrtheit
- Unverletzlichkeit des Brief-, Post- und Fernmeldebereichs
- Unverletzlichkeit der Wohnung

soziale Rechte
- Schutz von Ehe und Familie
- Erziehungsrechte der Eltern
- Koalitionsfreiheit
- Ausbürgerungsverbot
- Auslieferungsverbot
- Asylrecht

Menschenrechte

Ausgangspunkt für diese Rechte ist die **Würde des Menschen**, die unveräußerlich und unverzichtbar ist. Die Menschenrechte sind dem Menschen von Natur aus gegeben und nicht erst vom Gesetzgeber geschaffen. Menschenrechte sind z. B.:
- Menschenwürde
- freie Entfaltung der Persönlichkeit
- Recht auf Leben
- Recht auf körperliche Unversehrtheit
- Gleichheit vor dem Gesetz
- Glaubens- und Gewissensfreiheit
- Meinungsfreiheit

Merke Menschenrechte sind für alle Menschen geltende Grundrechte.

KURZFASSUNG

5 Rechte und Pflichten in Ausbildung und Beruf

5.1 Gesetzliche Rahmenbedingungen

Bei der Pflege müssen gesetzliche Regelungen eingehalten werden. Jeder Pflegende muss diese rechtlichen Vorgaben kennen, denn „Unwissenheit schützt vor Strafe nicht!"

5.1.1 Grundrechte

Die Staatsgewalt ist auf mehrere Organe verteilt:
- Gesetzgebung
- vollziehende Gewalt
- Rechtsprechung

Menschenrechte

Menschenrechte stehen allen Menschen zu, dazu zählen:
- Menschenwürde
- freie Entfaltung der Persönlichkeit
- Recht auf Leben
- Recht auf körperliche Unversehrtheit
- Gleichheit vor dem Gesetz
- Glaubens- und Gewissensfreiheit
- Meinungsfreiheit

Merke

Bürgerrechte
Bürgerrechte stehen nur den Staatsangehörigen des jeweiligen Landes zu.

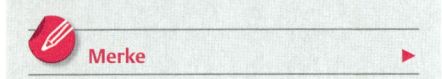

> **Merke** ▶

Einzelne Grundrechte

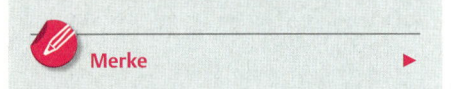

Schutz der Menschenwürde
Artikel 1 des Grundgesetzes:
„Die Würde des Menschen ist unantastbar."

Träger der Menschenwürde ist bereits die befruchtete Eizelle. Die Menschenwürde endet auch nicht mit dem Tod, auch der Leichnam genießt als solcher noch Menschenwürde.

Freiheit der Person
Artikel 2 des Grundgesetzes:
„Jeder hat das Recht auf freie Entfaltung seiner Persönlichkeit."
Das Recht auf Freiheit der Person umfasst vier Teilbereiche:
- freie Entfaltung der Persönlichkeit
- Recht auf Leben
- Recht auf körperliche Unversehrtheit
- Recht auf Freiheit

Gleichheit vor dem Gesetz
Artikel 3 des Grundgesetzes:
„Alle Menschen sind vor dem Gesetz gleich."

> **Merke** ▶

Schutz der Menschenwürde
Artikel 4 des Grundgesetzes:
„Die Freiheit des Glaubens, des Gewissens und die Freiheit des religiösen und weltanschaulichen Bekenntnisses ist unverletzlich."

Bürgerrechte
Bei den Bürgerrechten handelt es sich um spezielle Grundrechte. Sie stehen nur den **Staatsangehörigen** zu, das heißt die Bürgerrechte des Grundgesetzes nur den Deutschen.

> **Merke** Bürgerrechte sind für deutsche Staatsangehörige geltende Grundrechte.

Einzelne Grundrechte

Schutz der Menschenwürde
„Die Würde des Menschen ist unantastbar." (Art. 1 I GG = Grundgesetz)
Im Schutz der Menschenwürde kommt der wichtigste und oberste Grundsatz des Grundgesetzes zum Ausdruck. Jeder Mensch ist wertvoll und Träger einer Würde, die ihm niemand nehmen darf und auf die er nicht verzichten kann. Diese Würde zu achten und zu schützen ist die Aufgabe und die Pflicht des Staates. Alle nachfolgenden Rechte sind letztlich nur eine Folge dieses Grundsatzes.
Träger der Menschenwürde ist bereits die befruchtete Eizelle, sodass mit ihr nicht nach Belieben verfahren werden kann.
Die Menschenwürde endet auch nicht mit dem Tod des Menschen. Sie dauert darüber hinaus an, was zur Folge hat, dass auch die Schweigepflicht nicht mit dem Tod des Patienten endet. Auch der Leichnam genießt als solcher noch Menschenwürde, sodass eine respektvolle Beisetzung unter Achtung der Menschenwürde verpflichtend ist.

Freiheit der Person
„Jeder hat das Recht auf freie Entfaltung seiner Persönlichkeit." (Art. 2 I GG)
Das Recht auf Freiheit der Person umfasst folgende vier Teilbereiche: freie Entfaltung der Persönlichkeit, Recht auf Leben, Recht auf körperliche Unversehrtheit, Recht auf Freiheit.
Hier und in der Beachtung der Menschenwürde liegt das Selbstbestimmungsrecht des Patienten begründet. Dieser allein ist es, der darüber entscheidet, ob er behandelt wird, in welchem Umfang er behandelt wird und ob eine medizinische Behandlung fortgeführt oder eingestellt wird. Es kommt ganz allein auf den Willen des Patienten an, soweit dieser in der Lage ist, die Entscheidung in ihrer vollen Tragweite zu verstehen. Abb. 5.2 zeigt die Inhalte des Grundrechts auf Freiheit der Person.

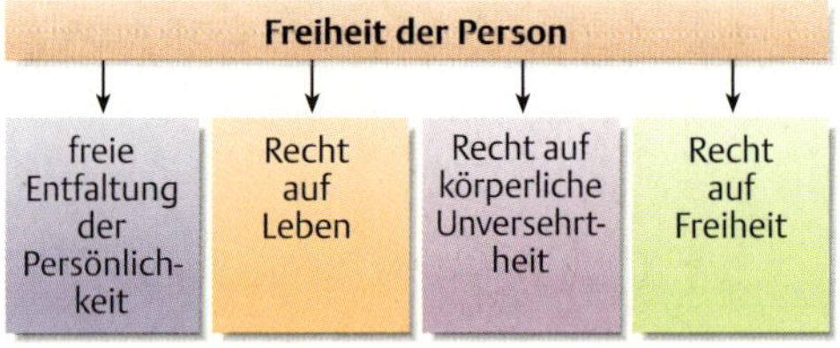

Abb. 5.2 ▶ Inhalt des Grundrechtes auf Freiheit der Person.

Gleichheit vor dem Gesetz
„Alle Menschen sind vor dem Gesetz gleich." (Art. 3 I GG)
Aus der Würde des Menschen ist abzuleiten, dass grundsätzlich jeder Mensch gleich wertvoll ist. Allerdings darf Gleichbehandlung nicht mit „Gleichmacherei" verwechselt werden. So soll sachlich Gleiches gleich, aber sachlich Unterschiedliches durchaus ungleich behandelt werden. Das Maß der ungleichen Behandlung ergibt sich dann aus dem zugrunde liegenden sachlichen Grund.

> **Merke** An den Gleichbehandlungsgrundsatz sind alle drei Staatsgewalten gebunden:
> - Legislative (gesetzgebende Gewalt)
> - Exekutive (ausführende Gewalt)
> - Judikative (richterliche Gewalt)

Glaubens- und Gewissensfreiheit
„Die Freiheit des Glaubens, des Gewissens und die Freiheit des religiösen und weltanschaulichen Bekenntnisses ist unverletzlich." (Art. 4 I GG)
Soweit jemand aus religiösen Gründen bestimmte Maßnahmen im Krankenhaus verweigert, ist dies zu respektieren. Dies gilt jedenfalls dann, wenn es die eigene Person betrifft. Bereits aus dem oben erwähnten Selbstbestimmungsrecht des Patienten ergibt sich, dass z. B. eine Bluttransfusion dann nicht durchgeführt werden darf, wenn der Patient im Vollbesitz seiner geistigen Kräfte dies verweigert (**Abb. 5.3**), obwohl er die Reichweite seiner Einwilligung in vollem Umfang erkennt und auch abschätzen kann.

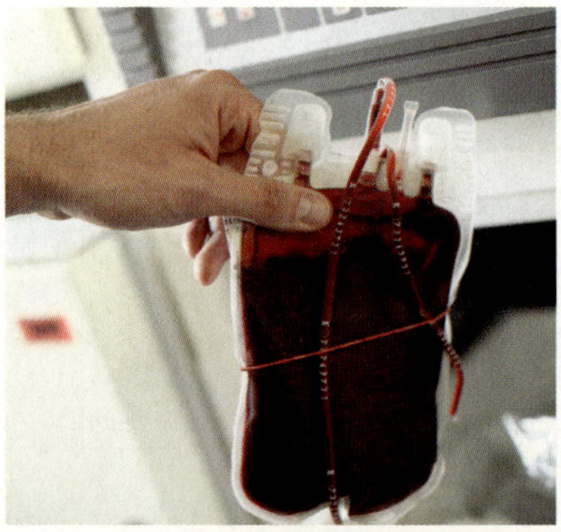

Abb. 5.3 ▶ Bluttransfusionen sind nicht bei allen Religionen selbstverständlich.

Meinungsfreiheit

„Jeder hat das Recht, seine Meinung in Wort, Schrift und Bild frei zu äußern [...]." (Art. 5 I GG)
Das Grundrecht auf **Meinungsfreiheit** ist eines der wichtigsten Grundrechte in einer freiheitlich demokratischen Grundordnung. Diese kann nur funktionieren, wenn die Vielfalt im Denken zum Ausdruck kommen und Kritik, insbesondere am Staat, laut geäußert werden darf.

Merke Sowohl die **Informations- als auch die Pressefreiheit** müssen gewährleistet sein, damit sich der Einzelne ein möglichst umfassendes Bild vom politischen Geschehen machen kann.

Freiheit der Berufswahl

„Alle Deutschen haben das Recht, Beruf, Arbeitsplatz und Ausbildungsstätte frei zu wählen." (Art. 12 I GG)
Das Grundrecht auf **freie Berufswahl** ist ein Bürgerrecht und steht damit nur den deutschen Staatsbürgern zu. Es beinhaltet die freie Wahl des Berufs, des Arbeitsplatzes und der Ausbildungsstätte.

5.1.2 Wichtige Bestimmungen des Zivilrechts

Das **Zivilrecht** beinhaltet verschiedene Rechtsgebiete, wesentliche Teile sind im **Bürgerlichen Gesetzbuch (BGB)** zusammengefasst.

Rechtsfähigkeit
Rechtsfähigkeit ist die Fähigkeit, Träger von Rechten und Pflichten zu sein. Sie beginnt mit der Geburt und endet mit dem Tod eines Menschen.

Handlungsfähigkeit
Handlungsfähig ist eine Person, die in der Lage ist, rechtlich bedeutsame Handlungen vorzunehmen. Die allgemeine Handlungsfähigkeit beginnt mit dem 18. Lebensjahr. Handlungsfähigkeit teilt sich auf in
- **Geschäftsfähigkeit**: Die Fähigkeit einer Person, private Rechtsverhältnisse (z. B. Verträge) zu begründen, zu ändern oder zu beenden (**Abb. 5.4**).
- **Deliktsfähigkeit**: Die Fähigkeit, schuldhaft zu handeln und für den Schaden Ersatz leisten zu müssen.

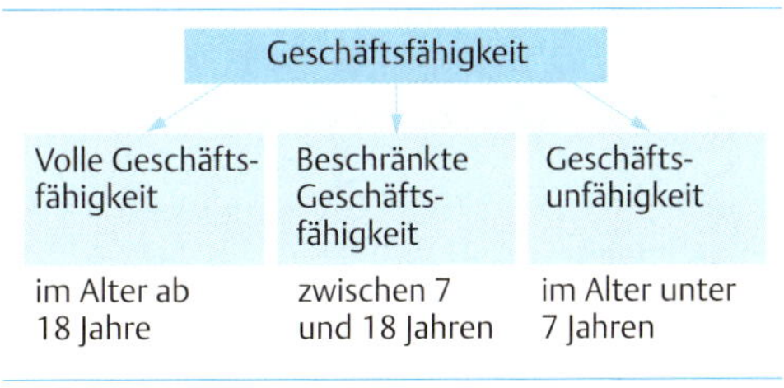

Geschäftsfähigkeit
- Volle Geschäftsfähigkeit – im Alter ab 18 Jahre
- Beschränkte Geschäftsfähigkeit – zwischen 7 und 18 Jahren
- Geschäftsunfähigkeit – im Alter unter 7 Jahren

Abb. 5.4 ▶ Die verschiedenen Formen der Geschäftsfähigkeit.

5.1.3 Wichtige Bestimmungen des Haftungsrechts

Wer ist wann und in welchem Umfang verantwortlich, wenn z. B. eine zu pflegende Person stürzt und sich verletzt. Wer hat für den Schaden einzustehen und muss die Kosten tragen? Diese und ähnliche Fragen zu beantworten, ist Aufgabe des Haftungsrechts.

Voraussetzungen eines Schadensersatzanspruchs
Zunächst muss beim Patienten ein Schaden entstanden sein. Die Haftungsfrage stellt sich dort nicht, wo zwar Fehlverhalten vorliegt (z. B. fehlerhafte Dokumentation) aber dieses Fehlverhalten zu keinem konkreten Schaden geführt hat. Schaden in diesem Sinn ist dabei jede Einbuße, die jemand infolge eines bestimmten Ereignisses an seinen Rechtsgütern wie Gesundheit, Ehre oder Eigentum erleidet. Dabei kann eine erhebliche psychische Beeinträchtigung auch als Gesundheitsschaden gewertet werden.

Vorsatz und Fahrlässigkeit
Als Verschuldensformen kommen Vorsatz und Fahrlässigkeit in Betracht.

Vorsatz. Vorsätzlich handelt ein Mensch dann, wenn er die genauen Umstände seines Handelns kennt und die Herbeiführung des eingetretenen Erfolgs auch will.

Fahrlässigkeit. Fahrlässig handelt, wer die erforderliche Sorgfalt außer Acht lässt. Abweichend vom Strafrecht gilt im Zivilrecht kein individueller sondern ein auf die Allgemeinheit ausgerichteter objektiver Sorgfaltsmaßstab. Im Rechtsverkehr muss jeder grundsätzlich darauf vertrauen dürfen, dass der andere die für die Erfüllung seiner Pflichten erforderlichen Fähigkeiten und Kenntnisse besitzt. Der Schädiger kann sich daher nicht auf fehlende Fachkenntnisse, Verstandeskräfte, Geschicklichkeit oder Körperkraft berufen. Die „im Verkehr erforderliche Sorgfalt" wird dann verletzt, wenn in einer ganz konkreten Situation das **erforderliche Maß an Umsicht und Sorgfalt**, das in der Situation erwartet wird, nach dem Urteil besonnener und gewissenhafter Angehöriger des betreffenden Umfeldes (Experten) **nicht beachtet wurde.**

Kurzfassung

Aufsichtspflicht
Die Aufsichtspflicht dient dem Schutz des Aufsichtsbedürftigen.

Kinder und Jugendliche sind entsprechend ihrem Entwicklungsstand zu beaufsichtigen.

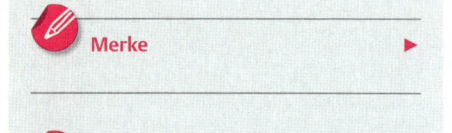

▶ **Besonderheiten Kinder**

5.1.4 Wichtige Bestimmungen des Betreuungsrechts

Ein Betreuer wird bestellt, wenn
- eine volljährige Person, die aufgrund einer psychischen Krankheit oder einer Behinderung nicht mehr in der Lage ist, ihre Angelegenheiten ganz oder teilweise zu besorgen, und
- diese Person keine wirksame Vorsorgevollmacht hat.

▶ **Merke**

▶ **Merke**

Betreuer
Aufgabenkreise der Betreuung sind z. B.
- Aufenthaltsbestimmung,
- Vermögensverwaltung,
- Gesundheitsfürsorge.

5.1.5 Wichtige Bestimmungen des Erbrechts

Das Erbrecht regelt, was nach dem Tod eines Menschen mit seinem Vermögen bzw. Schulden geschieht.

Gesetzliche Erbfolge
Bei der gesetzlichen Erbfolge geht die Erbmasse auf die Verwandten über.

Aufsichtspflicht
Die Aufsichtspflicht dient dem Schutz des Aufsichtsbedürftigen. Aufsichtsbedürftige sind Kinder und Jugendliche, die für einen von ihnen verursachten Schaden nicht persönlich haften, aber auch volljährige Personen, die aufgrund ihres geistigen oder körperlichen Zustands Beaufsichtigung benötigen.
Bei Kindern umfasst diese Sorgepflicht eine dem Entwicklungsstand des Kindes angemessene Aufsichtspflicht.

Besonderheiten Kinder Auch wenn sich die Eltern im Krankenzimmer des Kindes aufhalten, entbindet dies die Pflegenden nicht von ihrer Aufsichtspflicht. Pflegende sind verpflichtet, in regelmäßigen Abständen (mindestens alle 45 Minuten) nachzusehen, ob „alles in Ordnung" ist (Höfert 1998).

5.1.4 Wichtige Bestimmungen des Betreuungsrechts

Zuständig für die **Bestellung eines Betreuers ist das Betreuungsgericht** (seit 01.09.2009). Ein Betreuer wird bestellt, wenn
- eine volljährige Person, die aufgrund einer psychischen Krankheit oder einer körperlichen, geistigen oder seelischen Behinderung nicht mehr in der Lage ist, ihre Angelegenheiten ganz oder teilweise zu besorgen, und
- diese Person keine wirksame Vorsorgevollmacht hat.

Ein Betreuer wird nur für Aufgabenkreise bestellt, in denen Betreuung erforderlich ist. Handlungen des Betreuers, die für die betreute Person sehr wichtig sind oder ihn gesundheitlich gefährden könnten (Einwilligung in ärztliche Eingriffe), müssen vom Betreuungsgericht genehmigt werden.

Merke Das Vorliegen einer Krankheit oder Behinderung reicht noch nicht aus, um eine Betreuung anzuordnen.

Merke Die Betreuung ist aufzuheben, wenn sie nicht mehr notwendig ist.

Betreuer
Die Person des Betreuers muss geeignet sein, die Angelegenheiten des Betroffenen zu besorgen und ihn hierbei im erforderlichen Umfang zu betreuen. Der Betreuer kann sich dabei der Hilfe anderer bedienen, da er nur zur Organisation notwendiger Hilfen verpflichtet ist. Tätigkeiten wie persönliche Pflege des Betreuten oder hauswirtschaftliche Versorgung zählen nicht zu den Pflichten eines Betreuers.
Die bedeutendsten Aufgabenkreise der Betreuung sind **Aufenthaltsbestimmung, Vermögensverwaltung** und **Gesundheitsfürsorge.**

5.1.5 Wichtige Bestimmungen des Erbrechts

Das Erbrecht befasst sich mit der Frage, was nach dem Tod eines Menschen mit seinem Vermögen (Nachlass), einschließlich aller Schulden geschieht.
Mit dem Tod eines Menschen geht sein Vermögen (Erbmasse) als Ganzes auf den oder die Erben über, mit allen Rechten und Pflichten (Gesamtrechtsnachfolge). Die Erben übernehmen damit die Rechtsposition, die der Verstorbene (Erblasser) vor seinem Tod eingenommen hat. Sind mehrere Personen zugleich Erben, so bilden sie eine Erbengemeinschaft.

Gesetzliche Erbfolge
Diese sogenannte gesetzliche Erbfolge geht davon aus, dass es dem mutmaßlichen Willen des Verstorbenen entspricht, dass sein überlebender Ehegatte, seine Kinder oder die nächsten Angehörigen Erben sein sollen.
Für die gesetzliche Erbfolge unterteilt das Gesetz die Verwandten in vier Ordnungen, wobei die näheren Verwandten die entfernteren ausschließen (**Abb. 5.5**).

Abb. 5.5 ▶ Ordnungsprinzip.

Einteilung der Verwandten in Ordnungen				
1. Ordnung	2. Ordnung	3. Ordnung	4. Ordnung	Weitere Ordnungen
Abkömmlinge des Erblassers	Eltern des Erblassers und deren Abkömmlinge	Großeltern des Erblassers und deren Abkömmlinge	Urgroßeltern des Erblassers und deren Abkömmlinge	Entferntere Voreltern und deren Abkömmlinge

Gewillkürte Erbfolge

Wer eine vom Gesetz abweichende Regelung treffen will (gewillkürte Erbfolge), kann durch eine „Verfügung von Todes wegen" anderweitig über seinen Nachlass bestimmen. Dies kann per Erbvertrag oder Testament erfolgen.

Erbvertrag
Die Erbschaft kann den ganzen Nachlass oder nur einen Teil erfassen, einzelne Gegenstände (Vermächtnis) oder Auflagen an den Erben oder Vermächtnisnehmer. Vertragspartner des Erblassers kann jeder beliebige Dritte sein. Die Vertragspartner sind an die vertragliche Vereinbarung gebunden.

Testament
Das Testament ist eine einseitige Willenserklärung, durch die der Erblasser über seinen Nachlass verfügt. Der Gesetzgeber bietet verschiedene Testamentsformen an.
Ordentliche Testamentsformen sind folgende:

Eigenhändiges Testament. Dieses ist die Verfügung einer Person über ihr Vermögen nach ihrem Tod. Es setzt zwingend ein vom Erblasser vollständig eigenhändig handgeschriebenes, lesbares und unterschriebenes Schriftstück voraus (§ 2247 BGB).

Öffentliches (notarielles) Testament. Dies wird errichtet, indem der Erblasser dem Notar durch mündliche Erklärung oder durch Übergabe einer Schrift mitteilt, dass die abgegebene Erklärung sein letzter Wille sein soll (§ 1932 BGB). Über diese Erklärung fertigt der Notar eine Niederschrift an, die nach der Verlesung vom Erblasser und Notar unterschrieben werden.

Gemeinschaftliches Testament. Es wird gemeinschaftlich (von 2 Ehepartnern oder 2 Lebenspartnern einer gleichgeschlechtlichen Lebensgemeinschaft) errichtet und besteht aus den zwei Verfügungen der Erklärenden über ihr Vermögen im Todesfall, also zwei Testamenten. Es kann sich um ein eigenhändiges als auch ein notarielles Testament handeln.

Berliner Testament. Dies ist eine besondere Form des gemeinschaftlichen Testaments (§ 2269 BGB). Die Partner errichten ein gemeinschaftliches Testament, in dem die Partner sich gegenseitig als Erben einsetzen und in dem die Partner einen oder mehrere Personen als Erben des zuletzt versterbenden Partners bestimmen.

Außerordentliche Testamentsformen, die jedoch selten vorkommen, sind das Bürgermeistertestament, Dreizeugentestament, Seetestament, Konsulartestament.

Dreizeugentestament. Voraussetzung ist hier, dass derjenige, der das Testament errichten will, sich in einer nahen Todesgefahr befindet und ein notarielles Testament aus Zeitgründen nicht mehr möglich ist. Zumindest muss die konkrete Befürchtung bestehen, dass er alsbald in einen Zustand der fortdauernden Testierunfähigkeit gerät.
Ist er darüber hinaus testierfähig, kann er sein Testament durch mündliche Erklärung vor drei Zeugen errichten. Diese Zeugen müssen während des gesamten Errichtungsvorgangs anwesend sein. Zeuge kann jedoch nicht sein
- der Ehegatte des Erblassers,
- mit ihm in gerader Linie Verwandte sowie
- Personen, die als Erben in Betracht kommen.

Zu Lebzeiten des Erblassers muss über diese mündliche Erklärung eine Niederschrift angefertigt werden. Daraufhin ist die Niederschrift dem Erblasser vorzulesen und muss von ihm genehmigt und im Falle seiner Schreibfähigkeit unterschrieben werden. Kann er nicht mehr unterschreiben, ist dies ebenfalls in der Niederschrift festzustellen. Es genügt dann für die Genehmigung z. B. ein Kopfnicken.

Merke Nach Ablauf von drei Monaten wird das Dreizeugentestament unwirksam, wenn zu diesem Zeitpunkt der Erblasser noch lebt und zur Errichtung eines Testaments vor einem Notar in der Lage ist. Hierüber ist der Patient aufzuklären!

5.1.6 Vorsorgemöglichkeiten

Für den Fall, dass eine Person ihre Angelegenheiten ganz oder teilweise nicht mehr besorgen kann oder für den Fall des Todes bieten sich verschiedene Vorsorgemöglichkeiten an:
- **Testament und Erbvertrag**
- **Patientenverfügung**: Sie ist eine Anordnung, die Wünsche zur Behandlung enthält (**Abb. 5.6**). Lebenserhaltende oder -verlängernde Maßnahmen müssen unterbleiben, wenn dies dem zuvor in einer Patientenverfügung geäußerten Willen entspricht.
- **Vorsorgevollmacht**: Mit der Vorsorgevollmacht bevollmächtigt eine Person eine andere, im Falle einer Notsituation alle oder bestimmte Aufgaben für den Vollmachtgeber in verbindlicher Weise zu erledigen.

Abb. 5.6 ▶ Patientenverfügung (Humanistischer Verband Deutschlands, Berlin).

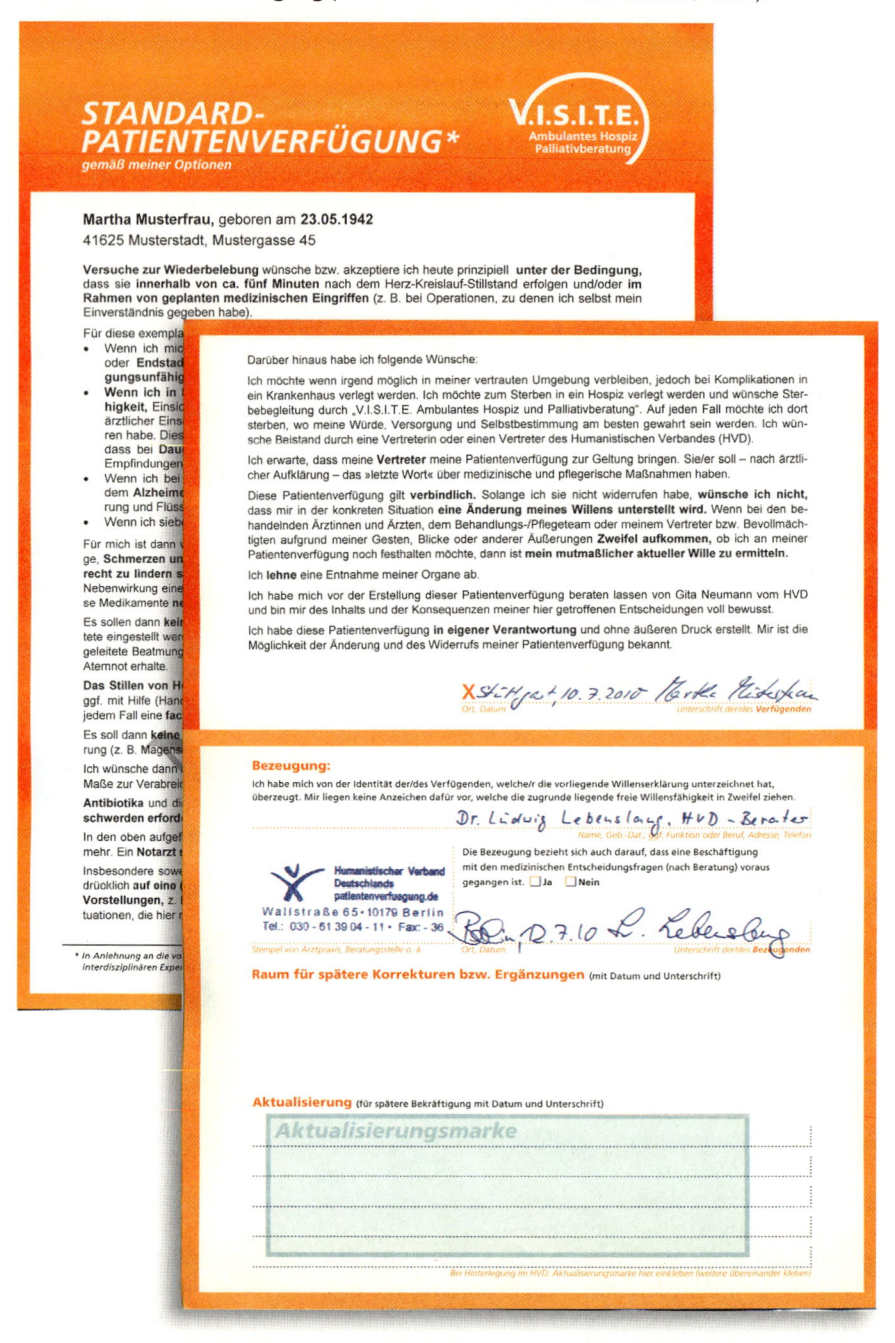

Vorgefertigte Formulare zum Ankreuzen gibt es kostenfrei von vielen Organisationen. Hier eine Standard-Patientenverfügung des Humanistischen Verbands Deutschland auf der Grundlage der Patientenverfügung des Bundesministeriums für Justiz von 2009.

Merke Patientenverfügung und Vorsorgevollmacht sollten sinnvollerweise gemeinsam erstellt werden, da sie sich ergänzen, z. B. in Fällen, die in der Patientenverfügung nicht geregelt sind.

- **Betreuungsverfügung:** Für den Fall der Betreuungsbedürftigkeit kann ein Betreuer bestimmt werden. Eine solche Verfügung ist für das Betreuungsgericht grundsätzlich bindend, wenn dies dem Wohl des Verfügenden nicht zuwiderläuft (§ 1897 Abs. 4 BGB).
- **Organspendeausweis**: Der Organspendeausweis ist eine Vollmacht für den Todesfall. Für den Fall des Todes erklärt die betreffende Person, ob sie mit der Organentnahme zu medizinischen Heilzwecken einverstanden ist oder nicht.
- **Bestattungsverfügung**: Die Bestattungsverfügung ist die Erklärung eines lebenden Menschen, wie mit seiner Leiche nach seinem Tod verfahren werden soll.
- **Anatomische Sektion**: Zu Lebzeiten kann erklärt werden, dass man seinen Leichnam zur anatomischen Sektion für wissenschaftliche Zwecke zur Verfügung stellt. Die wissenschaftliche Einrichtung, in der die anatomische Sektion durchgeführt worden ist, veranlasst dann die Bestattung der Leiche, sobald sie nicht mehr wissenschaftlichen Zwecken dient.

5.1.7 Wichtige Bestimmungen des Arbeitsrechts

Jugendarbeitsschutz

Geregelt ist der Jugendarbeitsschutz im Jugendarbeitsschutzgesetz. Dieses gilt für die Beschäftigung von Personen, die noch nicht 18 Jahre alt sind (Ausnahme: gelegentliche geringfügige Tätigkeiten) (**Abb. 5.7**).

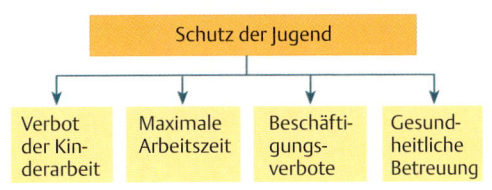

Abb. 5.7 ▶ Jugendarbeitsschutz.

Schutz der Jugend
- Verbot der Kinderarbeit
- Maximale Arbeitszeit
- Beschäftigungsverbote
- Gesundheitliche Betreuung

Verbot der Kinderarbeit. Die Beschäftigung von Kindern (unter 15 Jahren) und Jugendlichen, die der Vollzeitschulpflicht unterliegen, ist grundsätzlich verboten (§ 5 JArbSchG). Dies gilt auch für Tätigkeiten, die sie als Hobby betreiben, um das Taschengeld aufzubessern, so weit sie regelmäßig arbeiten.
Kinder über 13 Jahren dürfen mit Einwilligung der Eltern in bestimmtem Umfang beschäftigt werden. Dies gilt, soweit die Beschäftigung leicht und für Kinder geeignet ist, z. B. Babysitting.

Arbeitszeit

Jugendliche dürfen grundsätzlich nicht mehr als 8 Stunden täglich und nicht mehr als 40 Stunden wöchentlich beschäftigt werden (§ 8 JArbSchG). Jugendliche haben Anspruch auf im Voraus feststehende Ruhepausen (mindestens 15 Minuten). Diese betragen mindestens
- 30 Minuten bei einer Arbeitszeit von 4½ bis 6 Stunden,
- 60 Minuten bei einer Arbeitszeit von mehr als 6 Stunden.

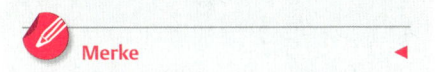

Nach dem Ende der täglichen Arbeit ist den Jugendlichen mindestens 12 Stunden ununterbrochen Freizeit zu gewähren.

> **Merke**
>
> **Verbot der Nachtarbeit.** In der Zeit zwischen 20 und 6 Uhr dürfen Jugendliche nicht beschäftigt werden.
> Ausnahmen für das Verbot der Nachtarbeit (Jugendliche > 16 Jahre) bestehen z. B. bei der Beschäftigung in
> - Gaststätten- und Schaustellergewerbe (bis 22 Uhr),
> - mehrschichtigen Betrieben (z. B. Krankenhäuser) (bis 23 Uhr),
> - Landwirtschaft (ab 5 Uhr oder bis 21 Uhr),
> - Bäckereien (ab 5 Uhr).

5-Tage-Woche. Jugendliche dürfen nur an 5 Tagen in der Woche beschäftigt werden.

Samstags- und Sonntagsruhe. An Samstagen und Sonntagen dürfen Jugendliche nicht beschäftigt werden. Ausnahmen sind unter anderem die Beschäftigung in Krankenanstalten, Alten-, Pflege- und Kinderheimen (**Abb. 5.8**). Mindestens zwei Samstage bzw. jeder zweite Sonntag im Monat sollen jedoch auch in diesen Fällen beschäftigungsfrei bleiben. Und auch hier muss die 5-Tage-Woche durch Freistellung an einem anderen berufsschulfreien Arbeitstag sichergestellt werden.

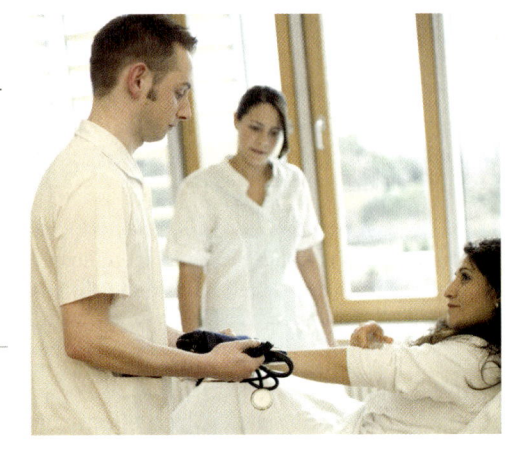

Abb. 5.8 ▶ Für die Beschäftigung von Jugendlichen an Wochenenden und Feiertagen gelten besondere Bestimmungen.

Feiertagsruhe. An gesetzlichen Feiertagen dürfen Jugendliche überhaupt nicht, am 24.12. und 31.12. dürfen sie ab 14 Uhr nicht beschäftigt werden. Hier gelten wiederum die Ausnahmen wie bei der Samstags- und Sonntagsruhe, jedoch mit der Einschränkung, dass am 25.12., am 1.1., am ersten Osterfeiertag und 1.5. ein absolutes Beschäftigungsverbot besteht.

Urlaub. Die Jugendlichen haben Anspruch auf einen Mindesturlaub, dessen Länge vom Lebensalter zu Beginn des Kalenderjahres abhängt:
- mindestens 30 Werktage (< 16 Jahre),
- mindestens 27 Werktage (< 17 Jahre),
- mindestens 25 Werktage (< 18 Jahre).

> **Merke** Abweichende Regelungen können auch in einem Tarifvertrag oder einer Betriebsvereinbarung getroffen werden!

Beschäftigungsverbote

Jugendliche dürfen mit bestimmten Arbeiten nicht beschäftigt werden (§ 22–24 JArbSchG), z. B.:
- gefährliche Arbeiten
- Arbeiten, die ihre Leistungsfähigkeit übersteigen
- Arbeiten, bei denen sie sittlichen Gefahren ausgesetzt sind (z. B. Beschäftigung in einem Stripteaselokal)
- Akkordarbeit
- Arbeiten, bei denen sie schädlichen Einwirkungen von Lärm, Erschütterungen, Strahlen (z. B. Röntgenstrahlen) oder von giftigen, ätzenden oder reizenden Stoffen ausgesetzt sind
- Arbeiten im Kontrollbereich

Dies gilt nicht für die Beschäftigung Jugendlicher, soweit dies zur Erreichung ihres Ausbildungsziels erforderlich und ihr Schutz durch die Aufsicht eines Fachkundigen gewährleistet ist.

Einstellung, Arbeits- und Ausbildungsvertrag, Kündigung

Dem Arbeitsverhältnis liegt immer ein Arbeitsvertrag zugrunde. Darin verpflichtet sich der Arbeitnehmer zur Leistung von abhängiger, das heißt unselbstständiger Arbeit. Der Inhalt der Arbeit wird vom Arbeitgeber bestimmt. Die Arbeit steht unter Leitung des Arbeitgebers und erfolgt nach seinen Weisungen. Andererseits ist der Arbeitgeber verpflichtet, den vereinbarten Lohn zu bezahlen.

Zustandekommen des Arbeitsvertrages

Der Arbeitsvertrag kommt durch zwei übereinstimmende Willenserklärungen so zustande, dass über die wesentlichen Teile der Beschäftigung eine Einigung erzielt wird. Hierzu gehört auf der einen Seite die zu leistende Arbeit und auf der anderen Seite der zu zahlende Lohn.
Der Abschluss des Arbeitsvertrags ist grundsätzlich an keine bestimmte Form gebunden. Er kann schriftlich, mündlich oder auch durch schlüssiges Handeln abgeschlossen werden. Hiervon gibt es jedoch Ausnahmen, die gesetzlich oder in einem Tarifvertrag geregelt sind. So besagt das Krankenpflegegesetz, dass der Träger der Ausbildung mit dem Schüler einen schriftlichen Ausbildungsvertrag zu schließen hat.

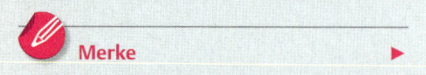

Inhalt des Arbeitsverhältnisses

> **Merke** Unter einem Arbeitsverhältnis versteht man die Leistung von abhängiger Arbeit gegen Bezahlung von Lohn.

Der Inhalt des Arbeitsverhältnisses wird nicht nur durch den Arbeitsvertrag näher bestimmt. Es spielen dabei eine Rolle:

Arbeitsvertrag. Im Arbeitsvertrag wird festgelegt, welche **Tätigkeit** der Arbeitnehmer zu verrichten hat. Als weitere wesentliche Punkte werden die **Höhe des Lohns** und die **Arbeitszeit** festgehalten. Dabei kann aber auch auf den Inhalt eines Tarifvertrags Bezug genommen werden.

Gesetz. Das Gesetz beeinflusst das Arbeitsverhältnis insofern, als hier **bestimmte Mindestarbeitsbedingungen festgelegt** sind (Arbeitszeitgesetz, Schwerbehindertengesetz, Mutterschutzgesetz usw.).

Tarifvertrag, Betriebsvereinbarung. Tarifverträge werden zwischen den betreffenden **Gewerkschaften und Arbeitgeberverbänden** geschlossen. Darin sind Regelungen enthalten, die für **tarifgebundene Arbeitgeber und Arbeitnehmer** unmittelbare und zwingende Wirkung entfalten. **Betriebsvereinbarungen** werden zwischen dem **Betriebsrat bzw. Personalrat und dem Arbeitgeber** geschlossen und sind für alle Arbeitnehmer eines Betriebs anzuwenden.

Betriebliche Übung. Soweit sich in der betrieblichen Praxis **Gewohnheiten und Bräuche** entwickeln, aufgrund deren der Arbeitgeber bestimmte Leistungen an seine Arbeitnehmer erbringt, entwächst diesen Bräuchen unter bestimmten Voraussetzungen rechtliche Wirkung.

Direktionsrecht. Durch die Ausübung des Direktionsrechts ist es dem Arbeitgeber möglich, das Arbeitsverhältnis einseitig zu gestalten („er ordnet an"). Dem Arbeitgeber steht hier das sogenannte **Leitungs- und Weisungsrecht** zu. Er hat insbesondere die Arbeitsleistung nach Art, Ort und Zeit zu bestimmen.

Kündigung

Die **Kündigung** ist eine **einseitige Willenserklärung**, das heißt, es genügt, wenn sie einer der beiden Vertragspartner dem anderen gegenüber erklärt. Die Kündigungserklärung muss **schriftlich** und kann ohne Angabe von Gründen erfolgen. Jedoch kann der Tarif- oder Arbeitsvertrag vorsehen, dass Gründe anzugeben sind. Bei einer **fristlosen Kündigung** muss der Kündigende auf Verlangen des anderen diesem die **Gründe schriftlich** mitteilen.

Bei einer Kündigung sind die ordentliche und die außerordentliche Kündigung zu unterscheiden (**Abb. 5.9**).

Ordentliche Kündigung. Die Kündigungsfrist beträgt bei der Kündigung durch den Arbeitgeber sowie durch den Arbeitnehmer grundsätzlich 4 Wochen. Die Kündigungsfristen sind für Angestellte und für Arbeiter gleich lang. Nach längerer Betriebszugehörigkeit (hier zählt nur die Zeit ab dem 25. Lebensjahr) verlängert sich die Kündigungsfrist für eine Kündigung durch den Arbeitgeber auf bis zu 7 Monate. Tarifvertraglich können alle Kündigungsfristen verkürzt oder verlängert werden.

Außerordentliche Kündigung. Das Arbeitsverhältnis kann sowohl vom Arbeitgeber als auch vom Arbeitnehmer ohne Einhaltung einer Frist gekündigt werden. Vorausgesetzt, es liegt ein wichtiger Grund vor. Das ist der Fall, wenn Tatsachen vorliegen, aufgrund derer dem Kündigenden die Fortsetzung des Arbeitsverhältnisses nicht einmal bis zum Ablauf der Kündigungsfrist zugemutet werden kann.

Kündigung
- Ordentliche Kündigung: Einhaltung der Kündigungsfrist erforderlich (Grundkündigungsfrist 4 Wochen)
- Außerordentliche Kündigung: Vorliegen eines wichtigen Grundes erforderlich (weitere Beschäftigung muss unzumutbar sein)

Abb. 5.9 ► Kündigungsarten.

Arbeitszeugnis

Bei der Beendigung des Arbeitsverhältnisses hat der Arbeitnehmer einen Anspruch auf ein schriftliches Zeugnis. Dieser Anspruch entsteht bereits in angemessener Zeit vor Ablauf der Arbeitszeit. So kann sich der Arbeitnehmer bei einem neuen Arbeitgeber leichter bewerben. Nach Ausspruch der Kündigung kann es daher bereits verlangt werden. Unter bestimmten Voraussetzungen besteht sogar ein Anspruch auf ein Zwischenzeugnis.

Einfaches Arbeitszeugnis. Das einfache Zeugnis beinhaltet Art und Dauer der Tätigkeit, eventuell Leitungsbefugnisse und Fortbildungsmaßnahmen.

Qualifiziertes Arbeitszeugnis. Auf Verlangen des Arbeitnehmers hat der Arbeitgeber ein qualifiziertes Zeugnis auszustellen. Dieses enthält darüber hinaus Arbeitsumfang, Güte, Tempo, Ökonomie, Fachkenntnisse, Arbeitsbereitschaft, Ausdrucksvermögen, Verhandlungsgeschick.

Merke In der Praxis sind bestimmte positiv klingende Formulierungen üblich, die jedoch den Arbeitnehmer nicht immer günstig beurteilen (Zeugnisgeheimsprache).

Praxistipp Was darf nicht im Zeugnis erwähnt werden?

Nicht in das Zeugnis gehören
- die Tätigkeit oder Mitgliedschaft im Betriebs- oder Personalrat,
- der Entlassungsgrund,
- einmalige Vorfälle, die für die Beurteilung des Arbeitnehmers nicht charakteristisch sind,
- das private Verhalten.

Das Zeugnis muss der Wahrheit entsprechen, so darf Ungünstiges nicht verschwiegen werden. Beispielsweise gehört in das Zeugnis einer Pflegeperson ein illegaler Umgang mit Betäubungsmitteln im dienstlichen Bereich.

5.1.8 Wichtige Bestimmungen des Strafrechts – Straftaten im Bereich der Krankenpflege

Das Strafrecht beschäftigt sich mit menschlichen Handlungen, die der Gesetzgeber unter Strafe gestellt hat, da sie unerwünscht sind und zu Verletzungen von wichtigen Gemeinschaftswerten führen. Eine Straftat setzt daher immer voraus, dass zum Zeitpunkt ihrer Begehung ein Gesetz besteht, welches die konkrete Handlung unter Strafe stellt.

Voraussetzungen einer strafbaren Handlung sind:
- **objektiver Tatbestand**: Damit der Straftäter weiß, welche konkrete Handlung bestraft wird, muss im Zeitpunkt seiner Tat diese verbotene Handlung im Gesetz konkret umschrieben sein.
- **subjektiver Tatbestand**: Ein Täter kann jedoch nur bestraft werden, wenn er sich bewusst gegen das Recht stellt, er also die objektiven Tatbestandsmerkmale kennt und sie auch erfüllen will.

KURZFASSUNG

Man unterscheidet:
- ordentliche Kündigung
- außerordentliche Kündigung

Arbeitszeugnis

Endet das Arbeitsverhältnis, hat der Arbeitnehmer einen Anspruch auf ein schriftliches Zeugnis.

Das einfache Zeugnis beinhaltet Art und Dauer der Tätigkeit, evtl. Leitungsbefugnisse, Fortbildungsmaßnahmen.

Das qualifizierte Arbeitszeugnis ist ausführlicher und wird auf Verlangen des Arbeitnehmers erstellt.

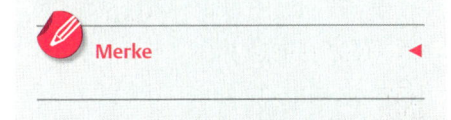

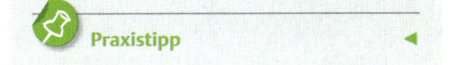

Merke

Praxistipp

5.1.8 Wichtige Bestimmungen des Strafrechts – Straftaten im Bereich der Krankenpflege
Das Strafrecht beschäftigt sich mit menschlichen Handlungen, die der Gesetzgeber unter Strafe gestellt hat.

5 ▶ Rechte und Pflichten in Ausbildung und Beruf

> **Praxistipp** **Wann ist ein Täter schuldunfähig?**
> Ein Täter ist schuldunfähig, wenn er bei Begehung der Tat wegen einer krankhaften seelischen Störung oder Ähnlichem unfähig ist, das Unrecht der Tat einzusehen oder nach dieser Einsicht zu handeln. Schuldunfähig sind auch Menschen, die bei Begehung der Tat noch nicht 14 Jahre alt sind.

Praxistipp

Voraussetzungen einer strafbaren Handlung sind
- objektiver Tatbestand,
- subjektiver Tatbestand,
- Vorsatz oder Fahrlässigkeit,
- Rechtswidrigkeit und
- Schuldhaftigkeit.

- **Vorsatz**: Wer weiß, was er tut und dies auch tun will, handelt vorsätzlich.
- **Fahrlässigkeit**: Diese liegt vor, wenn die Rechtsverletzung zwar ungewollt ist, sie jedoch vorhersehbar ist und bei Beachtung der im Verkehr erforderlichen Sorgfalt hätte vermieden werden können.
- **Rechtswidrigkeit**: Das Handeln des Täters muss rechtswidrig sein. Es gibt Umstände, die ein an sich strafbares Verhalten rechtfertigen. Als Rechtfertigungsgründe kommen z.B. in Betracht
  - Notwehr,
  - Notstand,
  - Erziehungsrecht,
  - Einwilligung des Opfers.
- **Schuldhaftigkeit**: Letztendlich ist für die Strafbarkeit noch Voraussetzung, dass der Täter schuldhaft gehandelt hat.

Körperverletzung (§ 223 StGB)

Wird eine andere Person körperlich misshandelt oder an der Gesundheit beschädigt, liegt Körperverletzung vor.

Der objektive Tatbestand einer vorsätzlichen Körperverletzung besteht darin, dass eine andere Person körperlich misshandelt oder an der Gesundheit beschädigt wurde. Schutzgut ist damit die körperliche, aber auch psychische Unverletzlichkeit eines lebenden Menschen.

Totschlag, Mord (§§ 212, 211 StGB)

Totschlag ist die vorsätzliche Tötung eines Menschen.
Auch bei Mord wird ein anderer Mensch vorsätzlich getötet, jedoch liegt der Tat ein besonderes Motiv zugrunde.

Totschlag ist die vorsätzliche Tötung eines Menschen.
Ein Mord liegt vor, wenn der Täter aus Mordlust, zur Befriedigung des Geschlechtstriebs, aus Habgier oder aus sonst niedrigen Beweggründen, heimtückisch oder grausam oder mit gemeingefährlichen Mitteln oder um eine andere Straftat zu ermöglichen oder zu verdecken, einen Menschen tötet.

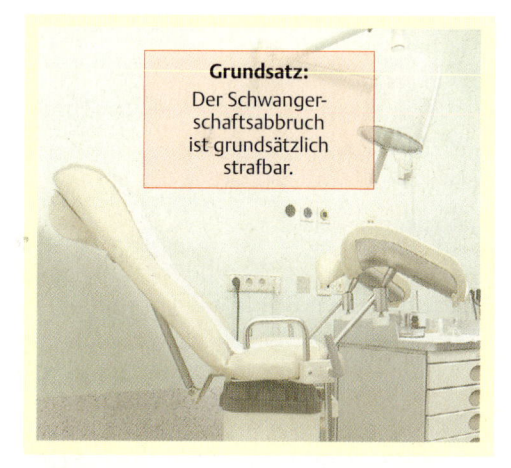

Schwangerschaftsabbruch, § 218 StGB

Wird eine Schwangerschaft durch einen Eingriff auf die Schwangere selbst oder auf den Embryo abgebrochen, liegt ein Schwangerschaftsabbruch vor.

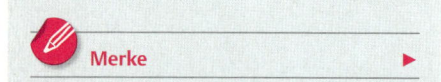

Grundsatz: Der Schwangerschaftsabbruch ist grundsätzlich strafbar.

Eine Schwangerschaft im strafrechtlichen Sinn beginnt mit dem Abschluss der Einnistung des befruchteten Eis in der Gebärmutter. Sie endet mit der Geburt des Kindes, das heißt, wenn der Embryo die Gebärmutter verlässt. Eine Schwangerschaft wird dadurch abgebrochen, dass der Embryo durch einen Eingriff auf die Schwangere selbst oder auf den Embryo abstirbt.

Abb. 5.10 ▶ Schwangerschaftsabbruch ist grundsätzlich strafbar.

Merke Der Schwangerschaftsabbruch ist grundsätzlich strafbar.

Merke

Der Schwangerschaftsabbruch ist nur in folgenden drei Fällen nicht strafbar:
- bei medizinischer Indikation
- bei kriminologische Indikation
- nach der sog. Fristenlösung

Straflosigkeit des Schwangerschaftsabbruchs. Der Gesetzgeber hat drei Fallkonstellationen vorgesehen, bei deren Vorliegen der Abbruch der Schwangerschaft gerechtfertigt ist (medizinische und kriminologische Indikation) bzw. trotz bestehender Rechtswidrigkeit nicht bestraft wird (sogenannte Fristenlösung mit Beratungspflicht):
- **medizinische Indikation**: Der Abbruch ist zur Abwendung von Gefahr für Leib und Leben der Schwangeren erforderlich.
- **kriminologische Indikation**: Die Schwangerschaft ist durch eine Straftat gegen die sexuelle Selbstbestimmung entstanden (z.B. Vergewaltigung). Hier darf jedoch der Eingriff nur innerhalb von 12 Wochen nach der Empfängnis, das heißt nach der Befruchtung durchgeführt werden.
- **Fristenlösung**: Die Schwangere unterzieht sich einer Beratung durch eine staatlich anerkannte Beratungsstelle (z.B. staatliche Gesundheitsämter, pro familia), frühestens 3 Tage später wird der Abbruch vorgenommen. Dieser muss aber auch noch innerhalb der Frist von 12 Wochen seit der Empfängnis, das heißt Befruchtung, erfolgen.

Schweigepflichtverletzung (§ 203 StGB)

Das Pflegepersonal erfährt private und intime Dinge der ihm anvertrauten Menschen. Daher kommt im Strafgesetzbuch Schweigepflicht und Datenschutz in den Pflegeberufen erhöhte Bedeutung zu.

Nach § 203 StGB (= Strafgesetzbuch) ist bei allen Heilberufen wie Ärzten, Pflegepersonal, aber auch bei in Ausbildung befindlichen Schülern eine Verletzung von Privatgeheimnissen strafbar. Bei all diesen Berufen gehört eine Vertrauensstellung zum wichtigen Bestandteil des Berufs.

Merke Bereits der Umstand, dass jemand einen Arzt oder ein Krankenhaus aufgesucht hat (einschließlich seiner Personalien), kann unter den Geheimnisschutz fallen.

Praxistipp Was ist ein Geheimnis?

Geheimnisse sind Tatsachen, die nur einem beschränkten Personenkreis bekannt sind und an deren Geheimhaltung derjenige, den sie betreffen, ein von seinem Standpunkt aus sachlich begründetes Interesse hat. Für die Angehörigen der Heilberufe gelten zunächst alle mit der Krankenbehandlung im Zusammenhang stehenden Umstände als geheim z. B.
- Krankheitsgeschichte,
- Untersuchungsbefunde,
- Aufzeichnungen des Arztes.

Merke Die Schweigepflicht besteht grundsätzlich auch gegenüber der Polizei.

Schützenswert sind Geheimnisse, die dem Schweigepflichtigen anvertraut wurden. Anvertraut ist ein Geheimnis, wenn es dem Schweigepflichtigen in seiner Eigenschaft als Angehöriger dieser Berufsgruppe mündlich, schriftlich oder auf sonstige Art und Weise mitgeteilt wurde.
- Dabei beschränkt sich die Mitteilung des Geheimnisses **nicht** auf die Arbeitszeiten.
- Die Schweigepflicht bezieht sich auch auf solche Informationen, die in keinem unmittelbaren Zusammenhang mit der beruflichen Tätigkeit des Schweigepflichtigen stehen.
- Das betrifft auch Tatsachen, die dem Schweigepflichtigen bekannt geworden sind, während er seinen Beruf ausgeübt hat und die sich auf andere Personen beziehen (z. B. Angehörige des Patienten).

Abb. 5.11 ▶ Anvertraute Geheimnisse unterliegen der Schweigepflicht.

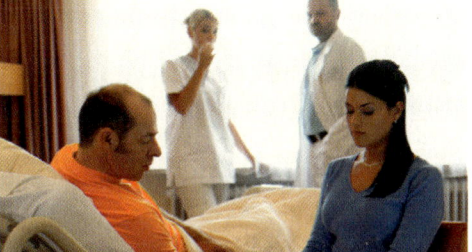

Praxistipp Wann ist ein Geheimnis offenbart?

Offenbart ist ein Geheimnis, wenn die geheime Tatsache als solche und die Person, die diese Tatsache betrifft, in irgendeiner Weise einem anderen zur Kenntnis gelangt ist, egal ob mündlich, schriftlich oder auf eine andere Art und Weise.

Kein Offenbaren ist, wenn eine geheime Tatsache bekannt wird, ohne die Identität der Person preiszugeben, auf die sich diese Tatsache bezieht.

Entbindung von der Schweigepflicht

Es gibt eine Vielzahl von Befugnissen (Rechtsfertigungsgründe), die es erlauben, anderen Personen Geheimnisse mitzuteilen.

1. Der Patient stimmt zu/willigt ein, dass die Tatsachen weitergegeben werden können.
- Dabei muss die Zustimmung desjenigen vorliegen, den das Geheimnis betrifft. Dies ist auch dann der Fall, wenn der Schweigepflichtige die Information von einem Dritten hat.
- Die Zustimmung kann jederzeit widerrufen werden.
- Die Zustimmung kann auf bestimmte Tatsachen beschränkt werden.

KURZFASSUNG

Schweigepflichtverletzung (§ 203 StGB)
Schweigepflicht und Datenschutz kommt in den Pflegeberufen erhöhte Bedeutung zu, da das Pflegepersonal private und intime Dinge der ihm anvertrauten Menschen erfährt.

Merke

Praxistipp

Merke
Geheimnisse unterliegen der Schweigepflicht.

Praxistipp

Entbindung von der Schweigepflicht
Folgende Gründe erlauben es, ein Geheimnis zu offenbaren:
- Einwilligung des Patienten
- mutmaßliche Einwilligung des Patienten
- Notstand
- Befugnis aufgrund gesetzlicher Vorschriften
- Wahrung eigener Interessen

Merke Bei Mitteilungen an Ehegatten und Angehörige des Patienten kann man nicht in jedem Fall davon ausgehen, dass der Patient einverstanden ist. Auch hier muss vorher die Zustimmung eingeholt werden.

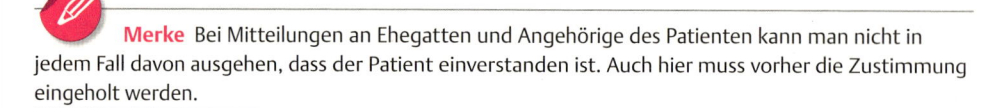

2. Mutmaßliche Einwilligung: Man nimmt an, dass der Patient eingewilligt hätte. Eine mutmaßliche Einwilligung liegt vor, wenn der Patient, könnte er gefragt werden, seine Zustimmung erteilen würde, oder wenn ohne Weiteres davon ausgegangen werden kann, dass er einverstanden ist.

3. Notstand: Eine Ausnahmesituation liegt vor. Die Offenbarung kann gerechtfertigt sein, wenn es um die Abwendung ernstlicher Gefahren für Leib und Leben geht. Dies setzt jedoch voraus, dass dem Wunsch des Patienten auf Verschwiegenheit ein anderes wichtiges, höherwertiges Rechtsgut gegenübersteht.

4. Gesetzliche Vorschriften erfordern die Weitergabe der Tatsachen. Gemäß Strafgesetzbuch besteht eine Verpflichtung für jedermann, auch den Schweigepflichtigen, zur Anzeige von bestimmten geplanten Verbrechen. Es handelt sich dabei um gravierende, einzeln aufgeführte Straftaten, z. B. Vorbereitung eines Angriffskriegs, Mord.

Merke Gemäß dem Gesetz zur Bekämpfung von Geschlechtskrankheiten des Bundesseuchengesetzes besteht eine Verpflichtung, bestimmte Krankheiten mitzuteilen.

5. Zur Wahrung eigener Interessen. Zur Wahrung seiner eigenen Interessen ist der Schweigepflichtige berechtigt, Umstände zu offenbaren, die seiner Verteidigung oder der Durchsetzung zivilrechtlicher Ansprüche dienen.

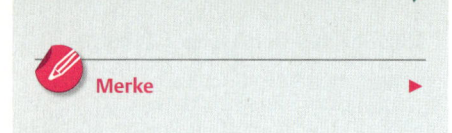

Freiheitsberaubung (§ 239 StGB)

Wer einen Menschen einsperrt oder auf andere Weise des Gebrauchs der persönlichen Freiheit beraubt, macht sich strafbar. Der Straftatbestand Freiheitsberaubung schützt die potenzielle persönliche Fortbewegungsfreiheit, das heißt die Freiheit, sich von einem Ort zu einem anderen Ort zu bewegen.

Freiheit auf Fortbewegung

Als Mittel, die Freiheit zu berauben, kommen vor allem das Einsperren, aber auch das Festbinden oder die Fesselung („Fixierung") in Betracht. Gerade in der Krankenpflege, aber auch in der Altenpflege kommt es immer wieder vor, dass Patienten oder alte, möglicherweise verwirrte Menschen kurzzeitig oder über einen längeren Zeitraum eingesperrt bzw. festgehalten werden müssen, da sie sich sonst selbst oder anderen ungewollt Schaden zufügen würden. Eine Beraubung der persönlichen (Fort)Bewegungsfreiheit findet z. B. statt durch
- Anlegen von Fuß-, Körper- oder Handfesseln (**Abb. 5.12**),
- Anbringen eines Gitters am Bett,
- Narkose,
- Anbinden des Armes beim Anlegen einer Infusionslösung,
- Festbinden eines Körperteils während der Operation.

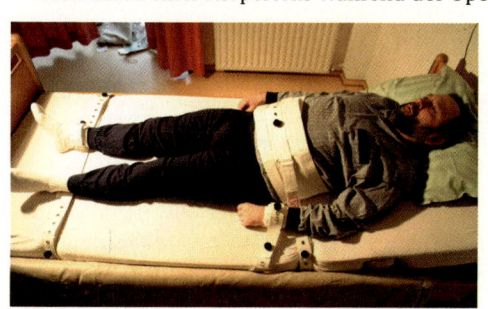

Die Maßnahmen des Pflegepersonals sind dann nicht strafbar, wenn diesbezüglich ein Rechtfertigungsgrund vorliegt und sich die Maßnahmen innerhalb dessen Grenzen bewegen.

Abb. 5.12 ► Fixierungen eines Patienten dürfen nur nach Arztanordnung erfolgen.

Merke Kann ein Mensch seinen Aufenthaltsort nur mit der Hilfe anderer oder mit Hilfsmitteln verlassen und man nimmt ihm diese Hilfsmittel weg, wird er dadurch seiner Freiheit beraubt.

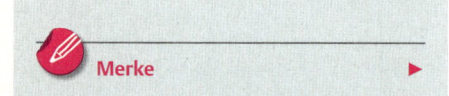

Gerechtfertigte „Beraubung" der Fortbewegungsfreiheit
1. Der Patient willigt in diese Maßnahme ein. Regelmäßig wird eine Einwilligung vorliegen, wenn während einer Behandlung ein Körperteil des Patienten fixiert wird und der Patient trotz voller Einsichtsfähigkeit nicht widerspricht (Festschnallen des Armes vor Injektion). Auch bei der Narkose willigt der Patient wirksam ein, wenn er zuvor aufgeklärt wurde.

Ist bei einem Patienten oder einem alten Menschen die Einwilligungsfähigkeit nicht mehr vorhanden, kommt es auf die Einwilligung seines gesetzlichen Vertreters oder Betreuers an. Diese Einwilligung ist notfalls auch einzuholen.

Merke Ist der Patient im Vollbesitz seiner geistigen Kräfte und willigt er in eine vernünftige und für ihn notwendige Behandlung nicht ein, darf er nicht gegen seinen Willen festgehalten werden, auch wenn dies zu seinem eigenen Schaden ist.

2. Notstand (§ 34 StGB): Eine Ausnahmesituation liegt vor. Ist von dem Patienten zwar kein Angriff zu befürchten, geht von ihm aber unmittelbar und gegenwärtig eine ernsthafte Gefahr aus, so dürfen freiheitsberaubende Maßnahmen ergriffen werden, wenn dadurch die Gefahr für Leib, Leben, Freiheit, Ehre, Eigentum oder ein anderes Rechtsgut abgewendet werden kann.
Eine derartige Gefahr kann z. B. dann von ihm ausgehen, wenn es sich um einen verwirrten Patienten handelt, der sich den lebenswichtigen Infusionsschlauch aus der Vene ziehen will. In diesem Fall darf er fixiert werden.

Besonderheiten alte Menschen Das Abwägen der Eigenverantwortlichkeit gegen die Sicherheit bei demenziell erkrankten Menschen stellt eine ethische Konfliktsituation dar. Dies ist eine große Herausforderung der Pflege.

3. Notwehr (§ 32 StGB): Zum Selbstschutz oder um andere zu schützen. Auch Notwehr kann die Fixierung rechtfertigen, wenn sie erforderlich ist, um einen gegenwärtigen rechtswidrigen Angriff von sich oder anderen abzuwenden. Beispielsweise, wenn ein Patient aggressiv wird und das Personal, Mitpatienten oder Besucher angreift.

4. Gesetzliche Vorschriften lassen eine Freiheitsberaubung zu. Verschiedene Gesetze enthalten besondere Befugnisse, die eine zulässige „Beraubung" der Freiheit vorsehen z. B.
- Verhaftung und vorläufige Festnahme (§§ 112, 127 StPO),
- einstweilige Unterbringung (§ 126 a StPO),
- zwangsweise Blutentnahme (§ 81a StPO),
- Unterbringungsgesetze der einzelnen Bundesländer,
- Infektionsschutzgesetz.

Merke Auf freiheitsentziehende Maßnahmen als Maßnahme zur Sturzprophylaxe sollte nicht mehr zurückgegriffen werden.

Unterbringung

Eine Unterbringung für einen längeren Zeitraum oder regelmäßig gegen den Willen des Betroffenen, stellt eine Freiheitsberaubung dar und verstößt gegen die Art. 1, 2 und 104 GG.
Nach § 1906 BGB ist die Unterbringung einer betreuten Person zum Wohl des Betroffenen bei einer entsprechenden Eigengefährdung erlaubt. Die Unterbringungsgesetze der Länder regeln die Unterbringung von psychisch Erkrankten bei einer erheblichen Eigen- oder Fremdgefährdung.

Besonderheiten alte Menschen Bei einer Demenz erfolgt in der Regel keine Zwangseinweisung in eine psychiatrische Klinik. Doch ist eine Einweisung in ein Pflegeheim möglich, § 1906 BGB.

Gründe für Zwangseinweisungen.
- Selbstgefährdung durch eine Erkrankung, z. B. Schizophrenie, Depression.
- Fremdgefährdung: Bereits bei Verdacht auf Gefährdung Unbeteiligter, z. B. bei nicht vollzugsfähigen Straftätern, die in der Vollzugsanstalt Mitgefangene gefährden, wenn die einzuweisende Person eine erhebliche Gefahr für die öffentliche Sicherheit und Ordnung darstellt, bei Fremdgefährdung durch eine psychische Krankheit.

Unterlassene Hilfeleistung (§ 323 c StGB)

Wer bei Unglücksfällen oder gemeiner Gefahr oder Not nicht Hilfe leistet, obwohl dies erforderlich und ihm den Umständen nach zuzumuten ist, macht sich wegen unterlassener Hilfeleistung strafbar.
Unglücksfälle sind plötzlich eintretende Ereignisse, die erhebliche Gefahren für Menschen oder Sachen hervorrufen oder hervorzurufen drohen, z. B. Verkehrsunfälle, plötzlich eintretende Krankheitszustände, Schmerzen bei Menschen, die eine sofortige Behandlung erforderlich machen, Selbsttötungsversuch.

5.2 Andere Gesetzliche Vorschriften mit Auswirkungen auf die Pflege

Es gibt eine Vielzahl von Gesetzen, die in den Pflegealltag hineinwirken, z. B.
- Arzneimittelgesetz,
- Betäubungsmittelgesetz
- Bestattungsgesetz
- Infektionsschutzgesetz
- Medizinproduktegesetz
- Röntgen- und Strahlenschutzverordnung
- Transplantationsgesetz

Im Folgenden soll eine kleine Auswahl dargestellt werden, um darauf hinzuweisen, wo es rechtliche Besonderheiten geben könnte.

Arzneimittelgesetz

Dieses Gesetz enthält unter anderem Vorschriften über
- Qualität, Zulassung und Prüfung der Arzneimittel,
- eine ausreichende Information des Verbrauchers,
- einen Anspruch auf Schadenersatz bei Schäden durch Arzneimittel.

Im Gesetzestext wird der Begriff des Arzneimittels definiert.

Betäubungsmittelgesetz

Definition Betäubungsmittel sind Arzneimittel, die bei einem unsachgemäßen Gebrauch ein erhöhtes Risiko bezüglich Missbrauch und Abhängigkeit beinhalten.

Das Gesetz hat in drei Anlagen zum Gesetz Stoffe aufgeführt (**Abb. 5.13**), die wegen ihrer Wirkungsweise eine Abhängigkeit hervorrufen können. Nur die in diesen Anlagen aufgeführten Stoffe sind Betäubungsmittel im Sinne des Betäubungsmittelgesetzes.
Das Gesetz regelt den Umgang mit diesen Stoffen und stellt den illegalen Umgang mit Betäubungsmitteln unter Strafe.

Betäubungsmittelverschreibungsverordnung. Betäubungsmittel dürfen nur von Ärzten, Zahnärzten oder Tierärzten verschrieben werden, wobei hierzu ein Betäubungsmittelrezept zu verwenden ist. Darauf sind anzugeben

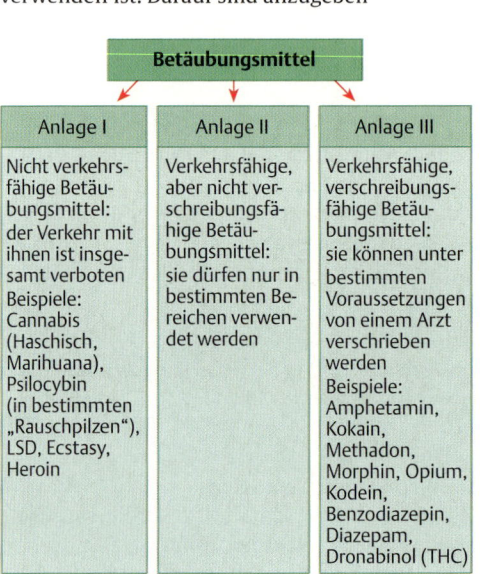

- Name, Vorname und Anschrift des Patienten,
- Ausstellungsdatum,
- Arzneimittelbezeichnung und Bezeichnung sowie Gewichtsmenge des enthaltenen Betäubungsmittels je Packungseinheit,
- Gebrauchsanweisung,
- Name des verschreibenden Arztes, seine Berufsbezeichnung, Anschrift und Telefonnummer,
- Unterschrift des verschreibenden Arztes.

Zur Aufbewahrung von Betäubungsmitteln s. S. 354.

Betäubungsmittel		
Anlage I	Anlage II	Anlage III
Nicht verkehrsfähige Betäubungsmittel: der Verkehr mit ihnen ist insgesamt verboten Beispiele: Cannabis (Haschisch, Marihuana), Psilocybin (in bestimmten „Rauschpilzen"), LSD, Ecstasy, Heroin	Verkehrsfähige, aber nicht verschreibungsfähige Betäubungsmittel: sie dürfen nur in bestimmten Bereichen verwendet werden	Verkehrsfähige, verschreibungsfähige Betäubungsmittel: sie können unter bestimmten Voraussetzungen von einem Arzt verschrieben werden Beispiele: Amphetamin, Kokain, Methadon, Morphin, Opium, Kodein, Benzodiazepin, Diazepam, Dronabinol (THC)

Abb. 5.13 ▶ Die drei Kategorien von Betäubungsmitteln.

Bestattungsgesetz

Die in den einzelnen Bundesländern unterschiedlichen Bestattungsgesetze enthalten den Bestattungszwang (Erdbestattung, Feuerbestattung, Seebestattung), die Leichenschau und Regelungen über den Bestattungszeitpunkt.

Leichenschau. Bei der Leichenschau geht es darum, zunächst den Tod als solchen festzustellen. Dann werden Aussagen darüber getroffen, ob ein natürlicher oder nicht natürlicher Tod vorliegt. Davon ist dann auch die weitere Vorgehensweise (z. B. Information der Polizei) abhängig.

Infektionsschutzgesetz

Das Infektionsschutzgesetz ist das Gesetz zur Verhütung und Bekämpfung von Infektionskrankheiten beim Menschen. Es regelt unter anderem
- Maßnahmen zur Verhütung und Bekämpfung von übertragbaren Krankheiten,
- Meldepflicht,
- Tätigkeits- und Beschäftigungsverbot sowie Besuchsverbot in Gemeinschaftseinrichtungen bei bestimmten Erkrankungen (oder dem Verdacht),
- Koordinierung und Früherkennung.

Meldepflicht. Bestimmte Krankheiten (meldepflichtige Krankheiten) müssen den zuständigen Behörden gemeldet werden. Dabei unterscheidet man zwischen
- der namentlichen und
- der nicht namentlichen Mitteilung.

Bei der namentlichen Meldung wird die Schweigepflicht durchbrochen, denn neben der Krankheit bzw. dem Krankheitserreger sind auch der Name des Patienten sowie bestimmte nähere Umstände an die Behörde weiterzuleiten.

Medizinproduktegesetz

Medizinprodukte unterscheiden sich von Arzneimitteln dadurch, dass sie auf vorwiegend physikalischem Wege zum Einsatz kommen. Sie werden in vier Risikoklassen eingeteilt (Klasse I = niedriges Risiko, II a, II b, III).
Medizinprodukte dienen zur Anwendung am Menschen (**Abb. 5.14**); es handelt sich insbesondere um Instrumente, Apparate, Vorrichtungen, Stoffe, Software.
Das Medizinproduktegesetz soll die Sicherheit dieser Medizinprodukte gewährleisten. Das Medizinprodukt soll
- medizinisch und technisch unbedenklich sein,
- geeignet sein zur Erfüllung des medizinischen Zwecks, den es nach Angaben des Herstellers besitzen soll,
- Patienten, Anwender und Dritte schützen.

Weitere Gesetze. Neben dem Gesetz über Medizinprodukte gibt es mehrere Verordnungen, die beim Umgang mit Medizinprodukten zu beachten sind, z. B.:
- Medizinprodukte-Betreiberverordnung
- Medizinprodukte-Verordnung
- Verordnung über Vertriebswege für Medizinprodukte
- Verordnung über die Verschreibungspflicht von Medizinprodukten
- Verordnung über die Erfassung, Bewertung und Abwehr von Risiken bei Medizinprodukten

Abb. 5.14 ▶ Medizinprodukte sind z. B.

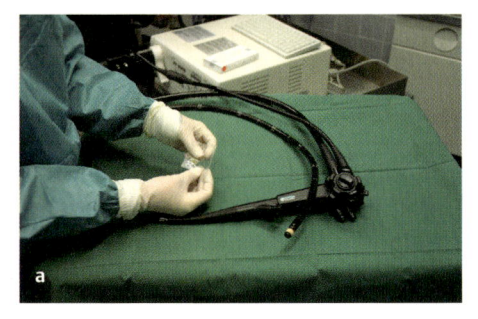

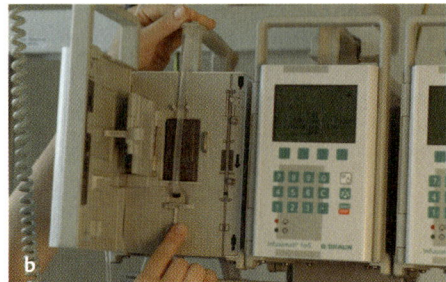

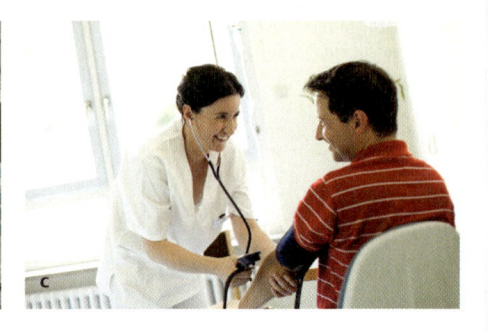

a Endoskop, **b** Infusionsgerät, **c** Blutdruckmessgerät.

Strahlenschutz

Der Umgang mit Röntgenstrahlen und anderen ionisierenden Strahlen ist in der Röntgenverordnung und Strahlenschutzverordnung geregelt.

Röntgenverordnung. Sie enthält Bestimmungen, die die Röntgenanlage als solche betreffen (Genehmigungs- oder Anzeigenpflicht), aber auch Personen und deren Aufgaben benennt, die für den Umgang dieser Schutzvorschriften besondere Verantwortung treffen (z. B. der Strahlenschutzverantwortliche, Strahlenschutzbeauftragte).

Strahlenschutzverordnung. Diese will den besonderen Gefahren im medizinischen Bereich (z. B. in der Nuklearmedizin) begegnen und sieht bestimmte Schutzmaßnahmen vor, z. B.
- Personen unter 18 Jahren sowie schwangere Frauen dürfen sich nicht im Kontrollbereich aufhalten,
- Schwangere oder stillende Frauen dürfen nicht mit offenen radioaktiven Stoffen umgehen.

KURZFASSUNG

Infektionsschutzgesetz

Das Infektionsschutzgesetz ist das Gesetz zur Verhütung und Bekämpfung von Infektionskrankheiten beim Menschen.

Bei der Meldepflicht von Krankheiten unterscheidet man die namentliche von der nicht namentlichen Mitteilung an die zuständigen Behörden.

Medizinproduktegesetz

Medizinprodukte dienen zur Anwendung am Menschen, es sind z. B.:
- Instrumente,
- Apparate,
- Vorrichtungen,
- Stoffe,
- Software.

Medizinprodukte sollen
- medizinisch und technisch unbedenklich sein,
- geeignet sein zur Erfüllung des medizinischen Zwecks,
- Patienten, Anwender und Dritte schützen.

Strahlenschutz

Die Röntgen- und Strahlenschutzverordnung regelt den Umgang mit Röntgenstrahlen und anderen ionisierenden Strahlen.

Transplantationsgesetz

Gesetzliche Voraussetzungen für die Zulässigkeit einer Organtransplantation sind im Transplantationsgesetz geregelt. Man unterscheidet Regelungen zur
- Organentnahme beim toten Spender,
- Organentnahme beim lebenden Spender,
- Transplantation.

Transplantationsgesetz

Das Transplantationsgesetz regelt die gesetzlichen Voraussetzungen, die für die Zulässigkeit einer Organtransplantation beachtet werden müssen.

Organentnahme beim toten Spender. Die Organentnahme beim toten Spender ist zulässig, wenn dessen Tod festgestellt ist, die Entnahme durch einen Arzt durchgeführt wird und der Spender eingewilligt hat (Organspendeausweis).
Liegt keine Erklärung des Spenders vor, kommt es auf die Zustimmung des nächsten Angehörigen in bestimmt festgelegter Reihenfolge an (zunächst Ehegatte, eingetragener Lebenspartner, volljährige Kinder, Eltern des Spenders, volljährige Geschwister, Großeltern).

Organentnahme beim lebenden Spender. Die Organentnahme beim lebenden Spender ist unter anderem nur zulässig, wenn der Spender volljährig ist, hierzu bei vorliegender Einwilligungsfähigkeit eingewilligt hat, entsprechend aufgeklärt wurde und als Spender auch geeignet ist.

Transplantation. Die Übertragung, das heißt die Implantation von bestimmten Organen wie Herz, Niere, Leber, Lunge, Darm und Bauchspeicheldrüse dürfen nur in Transplantationszentren durchgeführt werden. Stammen diese Organe von einem toten Spender, bedürfen sie der Vermittlung durch die Vermittlungsstelle und Koordinierungsstelle. Stammen diese Organe von lebenden Spendern, dürfen sie nur auf Verwandte des ersten und zweiten Grades, auf Ehegatten, Verlobte oder andere nahestehende Personen übertragen werden.

5.3 Dokumentationspflicht in der Pflege

Der Arzt und das Pflegepersonal sind zur Dokumentation ihrer Tätigkeiten verpflichtet.

Merke ►

5.3 Dokumentationspflicht in der Pflege

Der Arzt und das Pflegepersonal sind zur Dokumentation ihrer Tätigkeiten verpflichtet. Diese Pflicht ergibt sich zum einen aus dem Krankenhausaufnahmevertrag, aber auch aufgrund einer tatsächlichen Übernahme und Durchführung der Behandlung. Für den Pflegehelfer kann sich zusätzlich die Pflicht zur Dokumentation aus dem Arbeitsvertrag bzw. aus der zulässigen arbeitsrechtlichen Weisung ergeben.

Merke Die Dokumentation muss ausführlich, sorgfältig und vollständig durchgeführt werden.

Dokumentationszweck

Zweck der Dokumentation ist die
- Sicherung der Therapie,
- Beweissicherung und Rechenschaftspflicht,
- Absicherung der ausführenden Person und
- Information des Patienten.

Dokumentationszweck

Sicherung der Therapie. Es ist sicherzustellen, dass jede andere Pflegeperson aufgrund der sich aus der Dokumentation ergebenden Informationen die Therapie weiterführen kann.

Beweissicherung und Rechenschaftspflicht. Die Dokumentation dient der Beweissicherung und der Rechenschaftspflicht gegenüber der Krankenkasse.

Absicherung der ausführenden Person. Der Pflegehelfer kann dadurch selbst kontrollieren, ob eine bestimmte Maßnahme durchgeführt oder vergessen wurde. Wird eine Maßnahme auf ausdrückliche Anordnung eines Arztes durchgeführt, soll sie durch diesen abgezeichnet werden.

Information des Patienten. Der Patient hat ein eigenes Informationsrecht und kann anhand der Dokumentation nachvollziehen, welche Maßnahmen an ihm durchgeführt wurden.

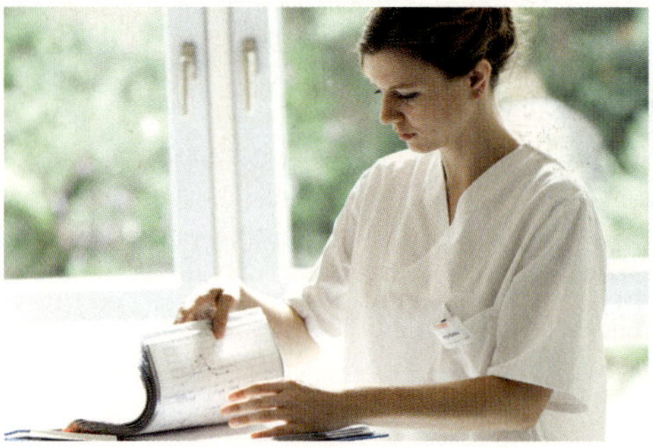

Abb. 5.15 ► Pflegerische Maßnahmen sollten zeitnah dokumentiert werden.

Inhalt und Umfang

Pflegedokumentation umfasst
- sämtliche Pflegedienstleistung,
- ärztliche Anordnung und
- atypische Verläufe.

Inhalt und Umfang

Die Dokumentation ist so zu führen, dass die Behandlung und Pflege von jeder anderen nicht eingeweihten Fachperson anhand der Dokumentation eigenständig weitergeführt werden kann. Dies bedeutet, dass Sie bestimmte Fachbegriffe und Abkürzungen verwenden dürfen, wenn sie ohne Weiteres nachvollziehbar und eindeutig sind.
Im Wesentlichen umfasst die Pflegedokumentation (nach Hell 2007) sämtliche Pflegedienstleistung (Bezugnahme auf Standards und Dienstanweisungen sind möglich), ärztliche Anordnungen, atypische Verläufe.

Verantwortlicher

Verantwortlich für die Dokumentation ist in erster Linie die Person, die die Maßnahme durchgeführt hat.

Verantwortlicher

In erster Linie muss die Person dokumentieren, die die Maßnahme durchgeführt hat. Diese ist dann auch zu bezeichnen bzw. mit einem Namenskürzel zu kennzeichnen. Allerdings kann die Dokumentation auch im zulässigen Rahmen delegiert werden.

> **Praxistipp** Kann ich eine Dokumentation wieder ändern?
>
> Abänderungen der Dokumentation dürfen nur in engem Rahmen durchgeführt werden. Geändert werden dürfen nur offensichtliche Schreibfehler oder vergleichbare Unwichtigkeiten bei selbst verfasster Dokumentation.
>
> **Nicht** geändert werden dürfen
> - Daten, die nicht von mir selbst verfasst wurden (Urkundenfälschung).
> - Daten, die von mir erstellt wurden, jedoch bereits Grundlage einer weiteren Krankenbehandlung geworden sind (Urkundenfälschung).

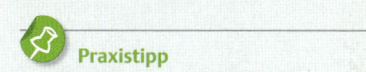

Zeitpunkt der Dokumentation
Die Dokumentation ist im unmittelbaren zeitlichen Zusammenhang mit der zu dokumentierenden Maßnahme durchzuführen. Dies bedeutet nicht, dass dies sofort geschehen muss, aber sie sollte ohne schuldhaftes Zögern erledigt werden. Damit kann auch sichergestellt werden, dass keine wesentlichen Details vergessen werden.

5.4 Pflicht zur Durchführung von Hygiene- und Desinfektionsmaßnahmen

Hygienische Maßnahmen im Pflegebereich sollen den Kontakt der Menschen mit schädlichen Kleinstlebewesen (Mikroorganismen) vermeiden. Ziel ist es, mögliche Folgen des Kontakts zu verhindern. Mit verschiedenen Methoden versucht man, die Zahl schädlicher oder unerwünschter Keime auf ein solches Maß zu reduzieren, dass sie keinen Schaden mehr anrichten können. Man muss abwägen, welche Maßnahmen wo nötig sind. Generell gilt die Regel: „So viel hygienische Maßnahmen wie nötig, aber so wenig wie möglich!"

5.4.1 Persönliche Hygiene, Individualhygiene

Jeder Mensch ist mit Kleinstlebewesen behaftet, auch die Pflegenden, das ist ganz normal. Aus diesem Grund aber werden die meisten Krankheitskeime durch das Pflegepersonal übertragen, da die Pflegenden mit den von ihnen betreuten Personen in Kontakt treten.

Abb. 5.16 ▶ Händewaschen und die hygienische Händedesinfektion gehören zu den Standardmaßnahmen der Hygiene.

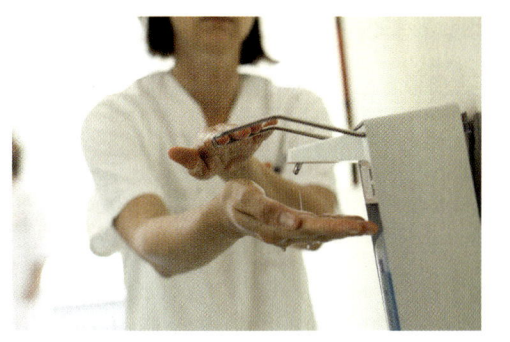

Ein Berühren über die Hände oder die Kleidung ist dabei unvermeidlich, jede Berührung wiederum bedeutet eine mögliche Keimübertragung. Unter diesen Keimen können sich durchaus auch schädliche Keime befinden. Diese müssen nicht unbedingt vom Pflegepersonal stammen, sie können auch von anderen Personen oder aus der Umwelt kommen.
Um das **Übertragungsrisiko schädlicher Keime auf andere zu vermindern**, sind einige Hygienemaßnahmen unbedingt zu beachten (**Tab. 5.1**).

Tab. 5.1 ▶ Wichtige Maßnahmen der Personalhygiene.

Maßnahme	Begründung
Körper und Kleidung rein halten.	Schmutz- und Erregerübertragung wird vermieden.
Nur Kleidung tragen, die in der Pflegeeinrichtung gereinigt wird, oder im eigenen Haushalt mit 95 °C gewaschen werden kann.	Nur so ist eine weitgehende Keimarmut der Kleidung erreichbar.
Vor Arbeitsbeginn Handschmuck ablegen.	Andernfalls sind keine gründliche Händereinigung und -desinfektion möglich.
Die Fingernägel sollten kurz geschnitten und sauber sein.	Keimübertragung wird vermieden.

5 ▶ Rechte und Pflichten in Ausbildung und Beruf

Tab. 5.1 ▶ Fortsetzung

Maßnahme	Begründung
Vor der Arbeit und nach jedem Toilettengang Hände waschen und desinfizieren.	Unsere Hände sind die Hauptübertragungswege für Keime!
Wunden an Händen und Armen sorgfältig verbinden.	Wunden können mit Kleinstlebewesen besiedelt sein.
Beim Husten oder Niesen muss man sich von anderen Personen abwenden.	Keime im Nasen- oder Rachenbereich können durch Tröpfcheninfektion übertragen werden.

5.4.2 Keimreduktion

KURZFASSUNG

5.4.2 Keimreduktion

Verfahren zur Keimreduktion sind Reinigung, Desinfektion, Sterilisation.

Zur Keimreduktion werden drei Verfahren unterschieden: Reinigung, Desinfektion und Sterilisation.

Reinigung

Reinigung

Definition

Definition Bei der Reinigung werden unerwünschte Substanzen entfernt, z. B. Staub, Fasern, Hautschuppen, Haare, Hautfett, Sekrete oder Lebensmittelreste. Das Ziel ist eine sichtbare und fühlbare Sauberkeit.

Kleinstlebewesen finden sich natürlich auch im Schmutz. Deshalb ist Reinigung ein wichtiger Bestandteil der täglichen Hygiene im Pflegealltag, da mit ihr auch ein großer Teil von Keimen entfernt wird.

Die allgegenwärtigen Kleinstlebewesen sind natürlich auch im Schmutz zu finden. So ist es einleuchtend, dass man mit dem Schmutz auch zum Teil große Mengen von Keimen entfernt. Reinigung ist also ein durchaus wichtiger Bestandteil der täglichen Hygiene im Pflegealltag. Sie reicht überall dort völlig aus, wo sich gesunde Menschen aufhalten und keine besondere Gefahr der Infektionsübertragung besteht. Die Zahl der zurückbleibenden Keime ist bei ordentlicher Arbeit so stark reduziert, dass unter normalen Lebensumständen keine nennenswerte Gefahr mehr davon ausgehen kann. Für den privaten Haushalt ist dies mit wenigen Ausnahmen die ausreichende Hygiene.

Desinfektion

Desinfektion

Definition

Definition Desinfektion bedeutet, einen Zustand herzustellen, in dem keine Infektion mehr stattfinden kann. Man befreit einen Gegenstand, eine Fläche oder die Haut von unerwünschten Kleinstlebewesen, um deren Übertragung sicher zu verhindern. Dies geschieht mithilfe von Desinfektionsverfahren oder -lösungen, welche die Keime durch Eingriffe in deren Stoffwechsel oder deren Struktur zerstören.

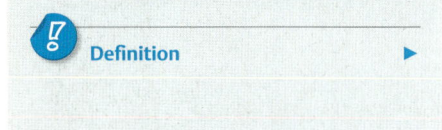

Bei der Desinfektion werden Erreger abgetötet. Jedoch niemals alle Keime! Ein desinfizierter Gegenstand ist lediglich keimarm.

Für jede Situation gibt es das passende Desinfektionsverfahren. Man unterscheidet:
- physikalische Desinfektionsverfahren
- chemische Desinfektionsverfahren

Das Ziel ist, nach der Desinfektion bestimmte (krank machende) Erreger nicht mehr anzutreffen. Bei einer Desinfektion werden aber niemals alle Keime abgetötet. Ein desinfizierter Gegenstand ist lediglich keimarm. Ein kleiner Prozentsatz gefährlicher Keime kann die Desinfektion überstehen. Somit kann es vorkommen, dass trotz ordnungsgemäßer Desinfektion Erreger überleben und zu einer Infektion führen.

Es gibt verschiedene Desinfektionsverfahren. Wichtig ist, für jede Situation das passende Verfahren einzusetzen. Im Zimmer eines Infektionskranken sind die Anforderungen an die Desinfektion anders als in der Küche, im Pflegebad oder im Dienstzimmer. Und selbstverständlich erfährt die Haut eine andere Behandlung als der Fußboden, die Waschschüssel, ein gebrauchtes chirurgisches Instrument oder ein verschmutztes Wäschestück.

Diese Unterscheidungen und ihre professionelle praktische Umsetzung stellen den Schwerpunkt der praktizierten Keimreduktion dar. Angewandt werden physikalische und chemische Desinfektionsverfahren.

Physikalische Desinfektion

Physikalische Desinfektion

Definition

Definition Die physikalische Desinfektion ist eine Desinfektion mit **Wärme.**

Das Auskochen wird heute kaum noch angewandt. Ein Beispiel ist die Geschirrspülmaschine auf Station.

Auskochen. Dieses Desinfektionsverfahren wurde früher weit häufiger eingesetzt (z. B. beim Auskochen von Spritzen). Heute gibt es nur noch wenige Bereiche, wo es eine Rolle spielt. Klassisches, aber im Alltag kaum noch praktiziertes Verfahren ist die Kochwäsche. Selbst in der gewerblichen Wäscherei findet heute eine Kombination mit desinfizierenden Waschzusätzen statt (chemothermisches Verfahren). Ein weiterer häufiger Einsatz von beinahe kochend heißem Wasser für hygienische Zwecke ist die Geschirrspülmaschine auf Station. Die Aufbereitung von Geschirr und Medikamentenbechern muss auf Station strengeren Ansprüchen genügen als im normalen Haushalt. Deshalb sollte die Maschine 80 °C über eine Haltezeit von mindestens 3 Minuten erreichen können. Die Aufbereitung von infektiösem Geschirr im Zusammenhang mit

5.4 ▶ Pflicht zur Durchführung von Hygiene- und Desinfektionsmaßnahmen

KURZFASSUNG

meldepflichtigen Erkrankungen ist auf diese Weise nicht möglich. Hier sind die Weisungen des Gesundheitsamts zu beachten!

Strömender Dampf. Diesem Desinfektionsverfahren begegnet man im Pflegealltag fast nur noch bei den Steckbeckenspülgeräten (**Abb. 5.17**). Das gereinigte Desinfektionsgut wird heißem Wasserdampf von mindestens 80 °C über eine Minute Einwirkzeit ausgesetzt. Die verschiedenen Programme solcher Geräte unterscheiden sich nicht in diesem Desinfektionsschritt, sondern lediglich in der Intensität der Vorreinigung. Da diese jedoch auf den Desinfektionserfolg sehr großen Einfluss hat, ist die Programmwahl gewissenhaft vorzunehmen.

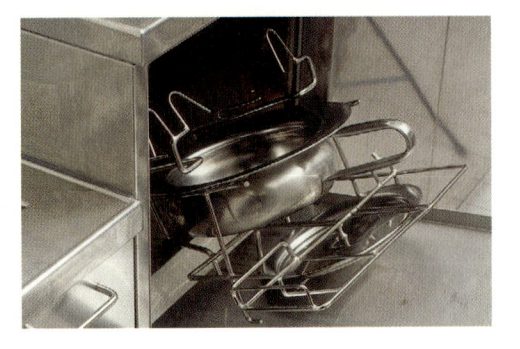

Der Desinfektion mit strömendem Dampf wird fast nur noch bei den Steckbeckenspülgeräten verwendet. Dabei wird das gereinigte Desinfektionsgut heißem Wasserdampf von mindestens 80 °C über mindestens eine Minute Einwirkzeit ausgesetzt.

Abb. 5.17 ▶ Bei einer Temperatur von 80 °C werden Steckbecken, Urinflaschen und Absauggläser im Steckbeckenspülautomaten gereinigt und desinfiziert.

Chemische Desinfektion

Chemische Desinfektion erfolgt mit Lösungen verschiedener Desinfektionswirkstoffe (**Abb. 5.18**). Mittel zur Verwendung auf der Haut und zur alkoholischen Sprühdesinfektion von Flächen sind normalerweise Fertigpräparate. Desinfektionslösungen für Oberflächen, Instrumente, Wäsche, Ausscheidungen usw. sind üblicherweise vor Gebrauch aus Konzentrat und Wasser zu mischen. Die Auswahl der Mittel ist Aufgabe der Verantwortlichen im Hause und erfolgt unter Abwägung sehr komplexer Zusammenhänge.

Hygieneplan. Die richtige Handhabung ist im sogenannten Hygieneplan festgelegt. Die Angaben darin sind von den Mitarbeitern genau einzuhalten. Eine andere Verwendung solcher Substanzen, als im Hygieneplan geregelt, hat wegen vielfältiger Fehlermöglichkeiten und Gefahren unbedingt zu unterbleiben.

Chemische Desinfektion

Es stehen verschiedene Desinfektionswirkstoffe zur Verfügung. Man unterscheidet Fertigpräparate von Desinfektionslösungen, die vor Gebrauch aus Konzentrat und Wasser zu mischen sind.

Die richtige Handhabung von Desinfektionsmitteln ist im Hygieneplan festgelegt. Die Angaben darin sind von allen Mitarbeitern genau einzuhalten.

Abb. 5.18 ▶ Verschiedene Desinfektionsmittel.

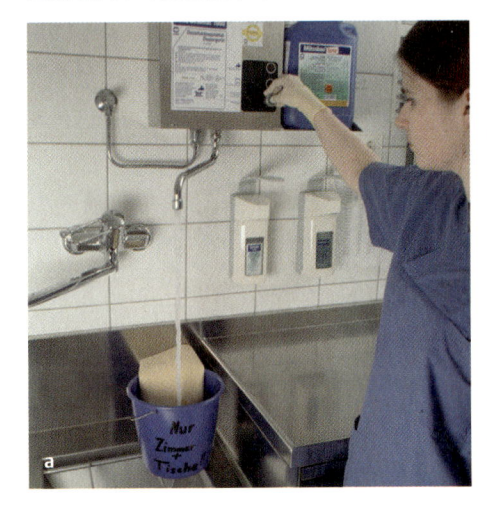

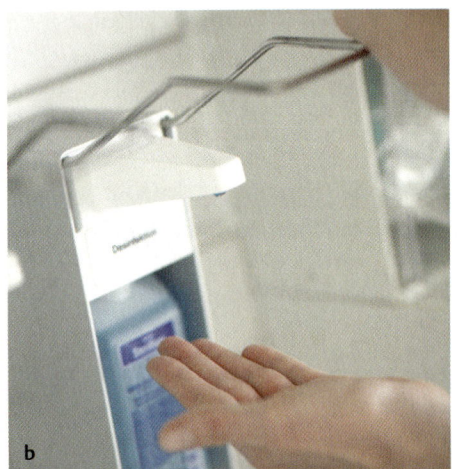

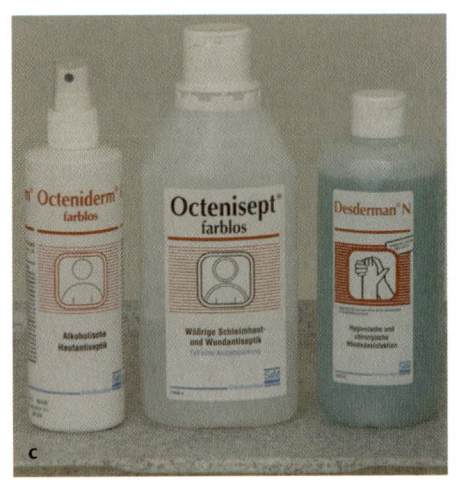

a Desinfektionsmittel-Dosiergerät zum genauen Mischen von Flächendesinfektionsmittel.
b Händedesinfektionsmittel im praktischen Spender.
c Verschiedene Haut- und Schleimhautdesinfektionsmittel.

Merke Viele Reinigungs- und Desinfektionsmittel unterliegen der Gefahrstoffverordnung und bedürfen einer spezifischen Gefahrstoffbetriebsanweisung. Darin ist festgelegt, welche Sofortmaßnahmen (z. B. Notruf, Erste Hilfe, Löschmaßnahmen) bei Zwischenfällen zu ergreifen sind.

Merke ◀

Schutzmaßnahmen

Folgende Schutzmaßnahmen müssen beim Umgang mit Desinfektionslösungen beachtet werden:
- Beim Umgang mit Lösungen und Konzentraten immer flüssigkeitsdichte Handschuhe mit langen Armstulpen tragen! (Vor dem letzten Ausziehen bei Dienstende satt mit Händedesinfektionsmittel einreiben, luftig aufhängen).
- Hautkontakt mit der fertigen Lösung und mit dem Konzentrat strikt vermeiden!
- Haut, die mit Konzentrat oder Lösung in Berührung gekommen ist, sofort mit Wasser abspülen!
- Beim Umgang mit Konzentraten Schutzbrille aufsetzen!
- Inhalieren von Sprühnebel vermeiden.

Beim Umgang mit Desinfektionslösungen müssen Schutzmaßnahmen ergriffen werden. Die Herstellerangaben sind zu beachten.

Kurzfassung

Händedesinfektion
3 Schritte der Händehygiene: Handwäsche, Händedesinfektion, Handpflege

Die Handwäsche entfernt groben Schmutz und auch Keime. Sie erhöht die Wirksamkeit der Desinfektion.

Die Händedesinfektion soll eine größtmögliche Keimreduktion erreichen. Sie ist z. B. durchzuführen
- nach dem Toilettengang,
- vor der Wundbehandlung,
- nach dem Kontakt mit Körperflüssigkeiten, Hilfestellung beim Toilettengang,
- beim Umgang mit keimbesiedelten Gegenständen,
- nach Kontakt mit Bewohnern, von denen Infektionen ausgehen können.

Praxistipp ▶

- Hinweise der Hersteller zu weiteren Gefahren (z. B. Brandgefahr, Materialunverträglichkeiten) unbedingt beachten!
- Bei Gefahrstoffzwischenfällen (z. B. Verschlucken, Augenkontakt, durchtränkte Kleidung, Verschütten größerer Mengen, Feuer) Gefahrstoffbetriebsanweisungen beachten!

Händedesinfektion

Eine gute Handhygiene besteht aus drei Schritten: Handwäsche, Händedesinfektion und Handpflege.

Handwäsche. Mit einer Handwäsche kann man neben grobem Schmutz auch Keime entfernen. Die Wäsche allein genügt zwar nicht, sie erhöht aber die Wirksamkeit einer anschließenden Händedesinfektion. Durch die Entfernung von Hautschuppen, überflüssigem Fett und Schmutz kann das Desinfektionsmittel optimal wirken.

Händedesinfektion. Sie soll eine größtmögliche Keimreduktion an den Händen erreichen. Damit soll eine Keimverbreitung über Handkontakt verhindert werden. Bei folgenden Tätigkeiten ist eine Händedesinfektion durchzuführen:
- nach dem Toilettengang (zuvor Handwäsche)
- vor und nach Versorgung von Kathetern, Sonden oder Ähnlichem
- vor der Wundbehandlung
- bei der Vorbereitung von Spritzen und Infusionen
- nach dem Kontakt mit Körperflüssigkeiten, Hilfestellung beim Toilettengang
- nach Umgang mit keimbesiedelten Gegenständen (z. B. Steckbecken, Urinflaschen)
- nach Kontakt mit Bewohnern, von denen Infektionen ausgehen können (z. B. MRSA)
- generell nach Tätigkeiten mit intensivem Hautkontakt wie Körperpflege, Fußpflege, körperlichen Untersuchungen usw.

> **Praxistipp** Was muss ich beachten, wenn ich eine Desinfektionslösung verwenden möchte?
>
> Für das Ansetzen und Nutzen von Desinfektionslösungen müssen folgende Regeln beachtet werden:
>
> 1. Setzen Sie das Desinfektionsmittel nur mit kaltem Wasser an.
> 2. Geben Sie immer zuerst die entsprechende Menge Wasser und erst dann das Konzentrat in das Gefäß geben. Vermeiden Sie Schaum und gefährliche Konzentratspritzer.
> 3. Mischen Sie Desinfektionsmittel nicht untereinander oder mit anderen Reinigungsmitteln. Ggf. wird dadurch das Desinfektionsmittel unwirksam gemacht.
> 4. Dosieren Sie nicht nach der Schussmethode. Berechnen und messen Sie immer die genau benötigte Konzentrat- und Wassermenge. Für diesen Zweck stehen Ihnen Dosiertabellen und Dosierhilfen zur Verfügung, z. B. Messbecher, Dosierpumpen, Kippdosierer, Portionsbeutel.
> 5. Achten Sie darauf, dass auch Dosierautomaten, welche auf Knopfdruck fertige Desinfektionslösungen herstellen, regelmäßig geprüft werden müssen.
> 6. Überschreiten Sie nicht die vom Hersteller angegebenen Standzeiten der angesetzten Desinfektionslösungen:
>   - Bei Tauchdesinfektionslösungen kann diese Zeit bis zu 2 Wochen betragen. In diesem Fall muss der Lösungsbehälter mit Ansetz- und Verfalldatum beschriftet werden.
>   - Alle anderen Lösungen sind im Regelfall höchstens 1 Tag lang verwendbar und auch bei Nichtverwenden nach spätestens 24 Stunden wegzuschütten.
>   - Das Mischen von Desinfektionslösungen „auf Vorrat" oder gar Abfüllen in Sprühflaschen, die dann bis zu mehreren Wochen in Gebrauch sind, hat strikt zu unterbleiben.
>   - Leeren Sie sichtbar verschmutzte Desinfektionslösungen sofort aus.
> 7. Reinigen Sie stark verschmutzte Haut, Gegenstände oder Oberflächen (z. B. massive Verunreinigung durch Blut, Eiter oder Ausscheidungen) vor der Desinfektion mit einem desinfektionsmittelgetränkten Einwegtuch oder Tupfer vor.
> 8. Halten Sie immer genau die Einwirkzeiten ein, vor allem bei der Hände-, Haut-, Schleimhaut- und Tauchdesinfektion. Bei der Wischdesinfektion ist es grundsätzlich erlaubt, die behandelten Flächen wieder zu benutzen oder zu begehen, wenn sie (von selbst, nicht mit einem Trockentuch!) getrocknet sind. Die Einwirkzeit muss hier nicht abgewartet werden. Dies gilt jedoch nicht, wenn die Desinfektion im Zusammenhang mit einem Problemkeim steht, z. B. meldepflichtige Infektion, MRSA. Solchermaßen kontaminierte Gegenstände (z. B. Badewannen, Badelifter, Pflegeutensilien) dürfen erst nach Ablauf der gesamten Einwirkzeit wieder verwendet werden.

Abb. 5.19 ▶ Desinfektionsschwachstellen.
Wenn während der Händedesinfektion nur normale Waschbewegungen durchgeführt werden, bleiben viele kritische Hautstellen an den Händen unbehandelt. Insbesondere die Fingerzwischenräume, Nagelfalze, Fingerkuppen und Daumen bedürfen größter Aufmerksamkeit. Man sollte sich deshalb das auf S. 285 abgebildete Schema verinnerlichen. Das Händedesinfektionsmittel muss zur optimalen Wirkung 30 Sekunden einwirken. Diese Zeitspanne reicht für eine ordnungsgemäße Händedesinfektion aus.

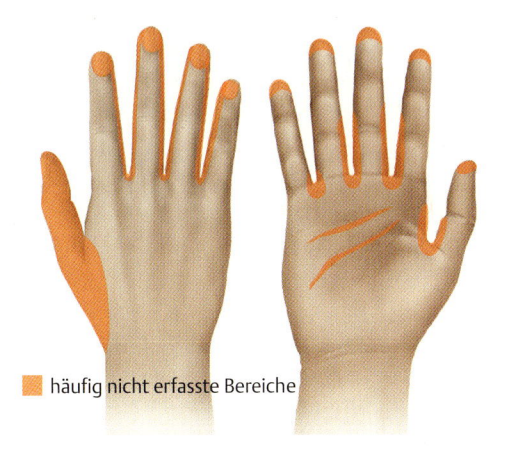

■ häufig nicht erfasste Bereiche

Merke Wenn mit einer Verunreinigung der Hände zu rechnen ist, sind zusätzlich Schutzhandschuhe zu tragen. Nach Ablegen der Handschuhe erfolgt trotzdem eine Händedesinfektion!

Handpflege. Strapazierte Haut ist ein häufiges Problem in der Pflege. Nur eine funktionstüchtige, unverletzte Haut kann sicher vor Infektionen schützen. Raue Haut dient vielen Kleinstlebewesen als Unterschlupf und erhöht so das Übertragungsrisiko. Alkoholische Desinfektionsmittel sind mit sogenannten „Rückfettern" ausgestattet. Diese ergänzen den Fettgehalt der Haut. Bei häufiger Desinfektion reicht dies aber meist nicht aus. Deshalb ist auf eine gute Handpflege zu achten. Je wirkungsvoller das Hautpflegemittel ist, desto langsamer zieht es ein. Im Arbeitsalltag sind schnell einziehende Mittel vorzuziehen, die langsamer einziehenden Mittel sollte man nur nach Feierabend verwenden.

Haut- und Schleimhautdesinfektion
Besonders bei Injektionen wird die Haut verletzt. Damit keine eventuell schädlichen Keime auf der Hautoberfläche in die Haut oder das Körperinnere eindringen, muss vor jeder Injektion eine sorgfältige Hautdesinfektion stattfinden.

Praxistipp Wie desinfiziere ich die Haut und Schleimhaut richtig?

Die Hautdesinfektion wird wie folgt durchgeführt:
1. Desinfizieren Sie Ihre Hände.
2. Sprühen Sie die Haut des Patienten mit Hautdesinfektionslösung ein.
3. Wischen Sie das Desinfektionsmittel von rein zu unrein mit einem Tupfer ab.
4. Sprühen Sie die Haut erneut mit Hautdesinfektionslösung ein.
5. Nun muss die Einwirkzeit abgewartet werden (einige Sekunden).
6. Ist die Lösung vollständig eingetrocknet, können Sie in die Haut einstechen.

Die Schleimhautdesinfektion wird wie folgt durchgeführt:
1. Desinfizieren Sie Ihre Hände.
2. Tränken Sie keimfreie (sterile) Tupfer mit Schleimhautdesinfektionsmittel (meist jodhaltige Lösungen wie Betaisodona oder Braunol).
3. Wischen Sie die Schleimhaut mindestens zweimal mit jeweils neuen Tupfern ab.
4. Warten Sie die Einwirkzeit von 1–2 Minuten ab.

Flächendesinfektion
Mit dieser sehr wirksamen Desinfektionsmethode lassen sich alle gut erreichbaren Flächen von schädlichen Keimen befreien. Zur Bekämpfung von Parasiten (Flöhe, Milben, Läuse) ist diese Methode allerdings nicht geeignet.
Eine Flächendesinfektion wird zur Reinigung folgender Gegenstände und in folgenden Bereichen angewandt:
- Pflegebetten, Arbeitsflächen, Waschbecken, Badewannen, Duschen, Badelifter, Toiletten, Toilettenstühle, Mobiliar
- Waschschüsseln, Nierenschalen, Steckbecken, Urinflaschen (sofern nicht maschinell aufbereitet), Blutdruckgeräte
- Fußböden, Wände, Türen (sofern Desinfektion erforderlich)

KURZFASSUNG

Merke

Nur eine funktionstüchtige, unverletzte Haut kann sicher vor Infektionen schützen. Deshalb ist auf eine gute Handpflege zu achten. Im Arbeitsalltag sind schnell einziehende Mittel vorzuziehen, die langsamer einziehenden Mittel sollte man nur nach Feierabend verwenden.

Haut- und Schleimhautdesinfektion
Vor jeder Injektion muss eine sorgfältige Hautdesinfektion stattfinden, damit keine Keime in die Haut oder das Körperinnere eindringen.

Praxistipp

Flächendesinfektion
Mit der Flächendesinfektion lassen sich alle gut erreichbaren Flächen von schädlichen Keimen befreien.
Sie erfolgt z. B. bei
- Pflegebetten, Arbeitsflächen, Waschbecken,
- Waschschüsseln, Nierenschalen, Steckbecken,
- Fußböden, Wänden, Türen.

Auch hier sind die erforderlichen Einwirkzeiten je nach Konzentration der Lösung zu beachten. Vor dem Ende der Einwirkzeit darf die desinfizierte Fläche nicht abgespült oder trocken gerieben werden. Allerdings darf bei einer normalen Routinedesinfektion das Zimmer vor Ablauf der Einwirkzeit betreten werden.

Schlussdesinfektion. Die Schlussdesinfektion eines Zimmers wird nach Verlegung oder Tod eines Patienten durchgeführt. In diesem Fall darf das Zimmer erst nach Ablauf der Einwirkzeit betreten werden. Ziel der Schlussdesinfektion ist es, dem nächsten Bewohner eine möglichst keimarme Umgebung zu bieten. Deshalb wird das gesamte Zimmer inklusiver aller Einrichtungsgegenstände desinfiziert.

Instrumentendesinfektion

Die Instrumenten- oder Tauchdesinfektion dient zur Desinfektion von Gegenständen (z. B. chirurgische Instrumente, Thermometer, Schläuche, Mundstücke), welche vollständig in eine Desinfektionslösung getaucht werden können, ohne dabei Schaden zu nehmen.
Die Desinfektionslösung muss die Gegenstände vollständig bedecken. Die je nach Konzentration der Lösung angegebene Einwirkzeit muss unbedingt eingehalten werden. Während der Desinfektion muss das Gefäß mit einem geschlossenen Deckel versehen werden.

Sterilisation

Definition Sterilisation ist definiert als das „Freimachen von vermehrungsfähigen Mikroorganismen". Das heißt, dass mit diesem Verfahren alle Keime einschließlich der sehr widerstandsfähigen Bakteriensporen abgetötet werden. Der sterilisierte Gegenstand gilt als **keimfrei**.

Sterilisation funktioniert nur, wenn zuvor eine Reinigung und Desinfektion stattgefunden hat. Keime, die z. B. in noch vorhandenen Blutresten „versteckt" sind, können sonst nicht erreicht werden.
Die im Pflegebereich am häufigsten eingesetzten Sterilisationsverfahren basieren auf der Keimabtötung durch Hitze.

Dampfsterilisation. Meist werden die Instrumente mittels der Dampfsterilisation aufbereitet. Man nennt die Aufbereitungsanlage einen Autoklaven (**Abb. 5.20**). Sie wirkt ähnlich wie ein Dampfdruckkochtopf: Wasserdampf tötet unter erhöhtem Druck mit 121 °C oder 134 °C innerhalb weniger Minuten sicher alle Kleinstlebewesen ab. Über jeden Sterilisationsvorgang kann bei diesem Verfahren eine Art Protokoll geführt werden, sodass der Erfolg der Sterilisation nachgeprüft werden kann.

Heißluftsterilisation. Die Heißluftsterilisation dagegen kann schlecht kontrolliert werden. Das Sterilisiergut wird dabei über mindestens 30 Minuten umgewälzter Heißluft von 180 °C und mehr ausgesetzt, ähnlich wie in einem Umluftbackofen.

5.4.3 Arbeitshygiene, Selbstschutz

Die Arbeitshygiene befasst sich unter anderem mit den Möglichkeiten, Infektionen zu vermeiden. Eine Möglichkeit, die auch dem Selbstschutz des Mitarbeiters dient, ist die **Distanzierung**. Gemeint ist dabei nicht, dass der Pflegehelfer zum Patienten Abstand nehmen soll, sondern dass Keimübertragungen verhütet werden. Und das besonders beim Kontakt mit infizierten bzw. besiedelten Patienten auf andere Patienten oder Mitarbeiter.

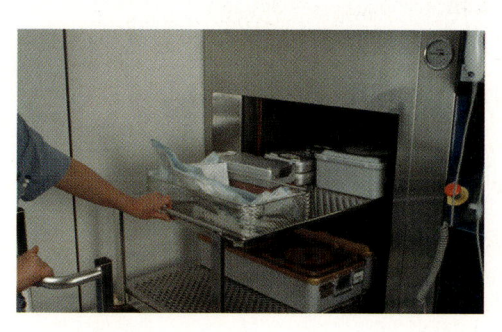

Abb. 5.20 ▶ Sterilisation. In Sterilisationskörben wird das Sterilgut in den Autoklaven geschoben.

Jeder Pflegehelfer muss eine professionelle Haltung zur „Distanzierung" entwickeln. Sie wird erreicht durch
– durchdachtes Verhalten: „Auf den Fußboden des Krankenhauses gehört nichts außer Rollen und Füßen." Steckbecken, schmutzige Bettwäsche usw. sollen nicht mit dem Boden in Kontakt kommen, da sie beim Aufheben Hände und Kleidung verunreinigen.
– das Benutzen von Instrumenten und Handschuhen (Non-Touch-Technik),
– das Tragen von Berufs-, Schutz- und Bereichskleidung,
– sorgfältiges Beseitigen von kontaminiertem Material und Müll sowie
– bauliche Maßnahmen (Schleusen, Reinheitszonen).

Non-Touch-Technik

Bei verschiedenen Pflegemaßnahmen bestimmen die Art und Weise, wie diese ausgeführt werden, den Heilungsverlauf ganz wesentlich. So können z. B. Infektionen durch Handkontakt beim Absaugen, beim Verbandwechsel oder beim Katheterisieren entstehen.
Daher ist immer die sogenannte „Non-Touch-Technik“ anzuwenden. Verletzte Haut, Schleimhaut sowie steriles und kontaminiertes Material werden **niemals mit bloßen Händen** berührt. Um Infektionen vorzubeugen, werden Instrumente (Pinzette) anstelle der Finger benutzt oder es werden Schutzhandschuhe getragen.

Non-Touch-Technik

Bei der „Non-Touch-Technik“ werden verletzte Haut, Schleimhaut sowie steriles und kontaminiertes Material **niemals mit bloßen Händen** berührt.

Kleidung

Genauso, wie niemand ein Auto reparieren kann, ohne schmutzige Hände und Kleidung zu bekommen, kann niemand mit Infektionsquellen in Kontakt kommen, ohne dass danach auf Kleidung und Händen Keime zu finden wären. Kleinstlebewesen sind jedoch auf der Kleidung nicht so leicht sichtbar wie Öl auf einem „Blaumann“. Deshalb wird zu unterschiedlichen Tätigkeiten auch unterschiedliche Kleidung getragen.

Kleidung

Man unterscheidet:
- Berufskleidung
- Schutzkleidung
- Bereichskleidung

Berufskleidung

Berufskleidung, wie der weiße Kittel (Arzt) oder der kurzärmelige Kasack (Pflegende), ist historisch begründet und hat keine wesentlichen hygienischen Schutzfunktionen (Rüden 2007). Sie sichert weder den Patienten noch den Mitarbeiter vor der Übertragung nosokomialer Infektionen (s. S. 282) oder Keimbesiedlungen (Sitzmann 2009). Sie ersetzt die private Kleidung.
Wurde die Berufskleidung verschmutzt bzw. wird eine Verunreinigung mit Keimen vermutet, ist sie wie Schutzkleidung zu wechseln, möglichst täglich.
Berufskleidung in Form von Dienstkleidern oder Kasack mit Hose in einheitlichem Design und Farbe sowie weiße Ärztekittel verliert an Bedeutung. In der Kinderheilkunde, Psychiatrie und Psychosomatik wird sie vielfach nicht mehr getragen. Immer mehr Pflegende tragen private Kleidung und – im Fall von hygienisch sensiblen Tätigkeiten – eine auf den einzelnen Patienten bezogene Schürze oder einen Schutzkittel.
Einheitliche Kleidung in der Intensivpflege und in Funktionsbereichen (z. B. Endoskopie) ermöglicht einen kostengünstigen kurzfristigen Wechsel der verschmutzten Kleidung.

Berufskleidung

Berufskleidung hat keine wesentlichen hygienischen Schutzfunktionen. Sie ersetzt die private Kleidung.

Verschmutze bzw. verunreinigte Berufskleidung ist möglichst täglich zu wechseln.

Schutzkleidung

Bei Schutzkleidung im Sinne des Infektionsschutzes und zum Selbstschutz handelt es sich je nach Erfordernis um
- Schutzkittel und (Plastik-)Schürzen,
- Augenschutz,
- Mund-Nasenschutz und Atemschutz,
- Handschuhe,
- Haarschutz,
- Schuhe.

Schutzkleidung dient dabei zum einen **dem Mitarbeiter zum Schutz** vor schädigenden Einwirkungen während der Arbeit (**Abb. 5.21**). Zum anderen soll Schutzkleidung **den Patienten** vor **nosokomialer Infektion** und Besiedlung schützen. Sie wird dann personenbezogen getragen.

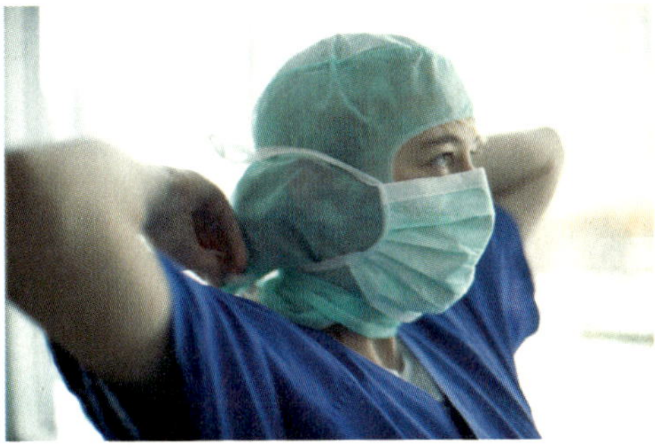

Abb. 5.21 ► Schutzkleidung soll den Mitarbeiter vor Krankheiten schützen und eine Keimverbreitung verhindern.

Schutzkleidung

Schutzkleidung soll den Mitarbeiter vor schädigenden Einwirkungen schützen und den Patienten vor nosokomialer Infektion und Besiedlung.

Sie wird zwischen den Patienten gewechselt bzw. patientengebunden getragen. Dies ist der Fall, wenn
- die Möglichkeit einer Besiedlung der üblichen Kleidung durch **potenziell infektiöses Material** wie Speichel, Bronchialsekret, Blut oder Stuhl besteht.
- Pflegemaßnahmen an einem **besonders infektionsgefährdeten** und an **infizierten Patienten** erfolgen.
- Patienten gepflegt werden, die mit **multiresistenten Mikroben** (z. B. MRSA) besiedelt sind und eine weitere Verbreitung auf andere Patienten vermieden werden soll.

Sie wird zwischen den Patienten gewechselt bzw. patientengebunden getragen, z. B. wenn
- die Möglichkeit einer Besiedlung der üblichen Kleidung besteht,
- Pflegemaßnahmen an einem besonders infektionsgefährdeten und an infizierten Patienten erfolgen.

Merke Bei isolierten infizierten Kranken sind langärmelige Kittel mit Ärmelbündchen und Rückenverschluss als Schutzkleidung zu tragen.

Merke ◄

Funktionsbezogene oder einmal genutzte (Plastik-)Trägerschürzen empfehlen sich z. B. bei der direkten Pflege von Kranken, zum Austeilen von Essen und bei Arbeiten mit Fäkalien und im Spülraum. Die Kontaminationsgefahr der Berufskleidung wird vermindert, die direkte oder indirekte Übertragung von Patient zu Patient und Keimverschleppungen können vermindert

Schutzkleidung vermindert die Kontaminationsgefahr der Berufskleidung, die direkte oder indirekte Übertragung von Patient zu Patient und Keimverschleppungen.

Kittel und Schürzen müssen nach Gebrauch im Patientenzimmer oder Spülraum weggeworfen oder korrekt aufgehängt und regelmäßig ausgetauscht werden.

werden. Dazu müssen Kittel und Schürzen nach Gebrauch im Patientenzimmer oder Spülraum weggeworfen oder korrekt aufgehängt und regelmäßig ausgetauscht werden.
Wird Schutzkleidung im Patientenzimmer aufgehängt, muss sie mit der markierten Außenseite („rechts") nach außen aufgehängt werden.

Schutzkleidung muss regelmäßig gewechselt werden.

Tausch der Schutzkleidung. Schutzkleidung muss regelmäßig gewechselt werden. Der Zeitpunkt des Wechsels ist abhängig von der Verschmutzung, dem Gefährdungsrisiko und wird hausintern verabredet.

Bereichskleidung
Bereichskleidung wird im gesamten Arbeitsbereich getragen. Sie zählt zur Berufs- oder Arbeitskleidung.

Einheitliche Kleidung ermöglicht einen kostengünstigen kurzfristigen Wechsel der verschmutzten Kleidung.

Bereichskleidung

Bereichskleidung wird im gesamten Arbeitsbereich (z. B. auf Intensivstationen) getragen. Ein Kleidungswechsel zwischen der Behandlung verschiedener Patienten erfolgt nicht. Die Bereichskleidung erfüllt also nicht die Anforderungen an eine Schutzkleidung im Sinne des Patientenschutzes und ist damit Berufs- oder Arbeitskleidung.
Von Vorteil ist es, dass sie nicht bestimmten Personen zugeordnet ist. Sie kann damit auch innerhalb einer Arbeitsschicht schnell gewechselt werden.
Wie mit anderer Berufskleidung können sich Mitarbeiter in „Bereichskleidung" frei im Krankenhaus aufhalten. Sie müssen diese Kleidung nicht auf verschiedene Bereiche (z. B. Intensivstation, Dialyse- und Endoskopieabteilung) eines Krankenhauses beschränkt tragen.

> **Praxistipp** Durch welche anderen Maßnahmen kann ich Infektionen vermeiden bzw. mich selbst schützen?
> – Lassen Sie sich nicht von anderen anatmen oder anhusten. Wahren Sie, wenn möglich, Abstand oder wenden Sie den Kopf ab.
> – Vermeiden Sie den direkten Hautkontakt mit Ausscheidungen (Stuhl, Urin, Sputum) und Körperflüssigkeiten. Ziehen Sie möglichst vorher Schutzhandschuhe an und arbeiten sie unter Berücksichtigung der Non-Touch-Technik.
> – Vermeiden Sie Staubentwicklung, denn dadurch können Krankheitskeime weiterverbreitet werden. Schütteln Sie Bettwäsche nicht unnötig, insbesondere nicht bei Patienten mit Durchfall durch Clostridium difficile (s. S. 552).
> – Schützen Sie den Patienten vor seinen eigenen Keimen. Ermöglichen Sie dem Patienten nach der Benutzung des Steckbeckens oder der Urinflasche das Händewaschen bzw. die Reinigung der Analgegend.
> – Vermeiden Sie Keimübertragungen durch Ihre eigene Kleidung oder durch Gegenstände. Setzen Sie sich nicht auf Patientenbetten. Auch die Patientendokumentation, Stethoskope usw. dürfen nicht auf das Bett gelegt werden.
> – Gebrauchen Sie Ihre Hände bewusst. Begrüßen Sie andere Personen ohne Handschlag. Fassen Sie sich nicht unbewusst ins Gesicht und fahren Sie sich nicht durch die Haare.

5.4.4 Wäschehygiene
Die Wäsche wird meist in einer externen Wäscherei gewaschen. Die Wäsche wird direkt nach Gebrauch auf Station sortiert nach
– Waschverfahren und
– Zustand (trocken, feucht, infektiös).

5.4.4 Wäschehygiene
Heutzutage wird die Wäsche meist in einer externen Wäscherei gewaschen. Das Sortieren der Wäsche erfolgt direkt auf Station und nach Gebrauch der Wäschestücke. Um Keimübertragungen beim Wäschetransport zu vermeiden, ist die Wäsche nicht nur nach Waschverfahren zu sortieren, sondern auch nach Zustand. Denn nur trockene Wäschesäcke gelten als ausreichend keimdicht. Feuchte (exkretgetränkte Wäsche) und auch infektiöse Wäsche wird nach den Vorgaben des Gesundheitsamts in zusätzlichen, keimdichten Behältern (z. B. Plastiksäcken) transportiert.

5.4.5 Umwelthygiene
Die Umwelthygiene befasst sich mit den Beziehungen zwischen Gesundheit und Umwelt.

5.4.5 Umwelthygiene
Die Umwelthygiene befasst sich mit den Beziehungen zwischen Gesundheit und Umwelt. Sie wird beeinflusst durch das Klima, die Luft und die Wasserqualität. Klima- und Luftqualität wirken sich z. B. bei Erkrankungen durch Schimmelpilze aus, die zunehmend als Allergien auftreten. Die Wasserqualität gewinnt an Einfluss, besonders wenn es darum geht, die Menschen mit hygienisch unbedenklichem Warmwasser zu versorgen. Mikroben können z. B. beim Einatmen übertragen werden und Lungenentzündungen verursachen. Im Zusammenhang mit der Umwelthygiene spielt der Begriff des „Nachhaltigen Handelns" eine wichtige Rolle.

Nachhaltig Handeln

Nachhaltig Handeln

> **Definition** Nachhaltig bedeutet, „[...] so handeln, dass kommende Generationen die gleichen Gestaltungsmöglichkeiten haben wie wir heute." (UN-Konferenz von Rio de Janeiro 1992)

Nachhaltiges Handeln betrifft folgende Aspekte:
- **Lebensqualität**: Sie umfasst eine intakte Umwelt ebenso wie eine Agrarpolitik, die den Verbraucherschutz ernst nimmt.
- **Kampf gegen Armut**: Nach Schätzungen der WHO sind etwa 80% aller Krankheiten der Entwicklungsländer „wasserbezogen". Sie sind also direkt auf eine unzureichende Versorgung mit hygienisch einwandfreiem Trinkwasser und auf ungenügende sanitäre Einrichtungen zurückzuführen.
- **Schutz und Förderung der menschlichen Gesundheit**: Dies beinhaltet eine adäquate Erziehung, Ausbildung und Sensibilisierung für unsere Lebensgrundlagen. In Deutschland leben 2,5 Millionen Mädchen und Jungen – etwa jedes 6. Kind – laut „Kinderreport 2007" des Kinderhilfswerks von Sozialhilfe und damit in Armut (Erdmann 2007). Das Phänomen Kinderarmut ist seit Jahren bekannt. Lehrer bemängeln, dass in vielen Familien Bildung kein Wert mehr ist. Besonders stark von Armut betroffen sind Kinder von Alleinerziehenden sowie Jungen und Mädchen aus Einwandererfamilien. Durch hohen Fernseh- und Computerkonsum verfällt die Fähigkeit, sich sprachlich auszudrücken – auch bei Kindern ohne Migrationshintergrund. Das Kinderhilfswerk fordert daher ein Bildungsprogramm, das um interkulturelle Inhalte ergänzt wird und eine gezielte Sprachförderung vorsieht. Der Report sagt außerdem, dass Kinder aus sozial schwachen Familien sich ungesünder ernähren und weniger bewegen.

Nachhaltigkeit umfasst
- Lebensqualität,
- Kampf gegen Armut,
- Schutz und Förderung der menschlichen Gesundheit.

Pflege ist nachhaltig, wenn sie einerseits Entwicklung ermöglicht und andererseits die geistige Unabhängigkeit schützt. Zentraler Ansatz ist der Schutz der Würde des Patienten.
Anwendung findet nachhaltige Hygiene z. B.
- in Gesundheitsförderungsprojekten gegen Kinderarmut, denn wer in Armut aufwächst, hat als Erwachsener eine schlechtere Gesundheit (Trabert 2002),
- im professionellen Umgang mit Patienten, die mit widerstandsfähigen Keimen besiedelt oder infiziert sind (z. B. MRSA),
- durch sorgfältig dosierte Desinfektionsmittel,
- in Beratungen gegen unangebrachte Desinfektion im Haushalt,
- in Programmen, die sich damit beschäftigen, was gesund hält und sich auf Menschen mit chronischen Leidenszuständen einstellt.

Pflege ist nachhaltig, wenn sie Entwicklung ermöglicht und geistige Unabhängigkeit schützt.

5.5 Grundlagen des Qualitätsmanagements

Definition Qualitätsmanagement (QM) umfasst alle Maßnahmen innerhalb einer Einrichtung, die darauf abzielen, die Qualität der angebotenen Dienstleistung zu verbessern. Die Gesamtheit aller qualitätsbezogenen Tätigkeiten und Zielsetzungen bilden das Qualitätsmanagementsystem (QMS) einer Einrichtung.

5.5 Grundlagen des Qualitätsmanagements

Definition ◂

Jeder Dienstleistungserbringer (Krankenhäuser, Heim- und Pflegeeinrichtungen, ambulante Pflegedienste usw.) hat ein eigenes internes Qualitätsmanagementsystem. Dieses definiert, beschreibt und überprüft die Qualität der Dienstleistungen. Für einige Einrichtungen geschieht dies auf freiwilliger Basis. Krankenhäuser sind aber z. B. zu internem Qualitätsmanagement gesetzlich verpflichtet (**Abb. 5.22**).

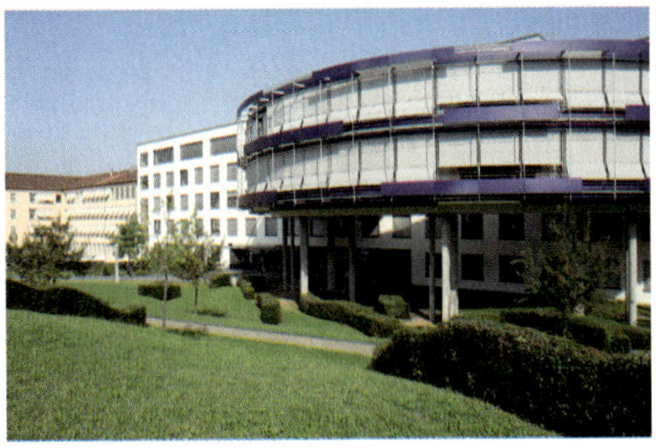

Abb. 5.22 ▸ Krankenhäuser sind zum internen Qualitätsmanagement gesetzlich verpflichtet.

Jeder Dienstleistungserbringer hat ein eigenes internes Qualitätsmanagementsystem. Krankenhäuser sind zu internem Qualitätsmanagement gesetzlich verpflichtet.

Ziele des Qualitätsmanagements:
- Qualität sichern und verbessern
- Wettbewerbsfähigkeit erhalten
- Kundenorientierung
- Mitarbeiterorientierung

Ziele des Qualitätsmanagements sind:
- Qualität sichern und verbessern
- Wettbewerbsfähigkeit erhalten
- Kunden- und Mitarbeiterorientierung

5.5.1 Qualitätsebenen

Bezogen auf das Qualitätsmanagement werden drei Ebenen von Qualität betrachtet: Strukturqualität, Prozessqualität und Ergebnisqualität.

5.5.1 Qualitätsebenen

Strukturqualität, Prozessqualität, Ergebnisqualität

Strukturqualität
Strukturqualität beschreibt die Rahmenbedingungen, also z. B.
- die Ausstattung einer Einrichtung,
- die Organisation (z. B. Anwendung des Bezugspflegesystems),
- die Informationspolitik (z. B. Offenlegung interner Entscheidungen),
- die Qualifikation des Personals (Fachwissen, Fort- und Weiterbildungen).

Strukturqualität
Die Strukturqualität beschreibt die Rahmenbedingungen.

Beispiel. Personalmangel beeinflusst die Strukturqualität in negativem Sinne: Durch das erhöhte Arbeitspensum des vorhandenen Personals werden die gewünschten Arbeitsweisen behindert, die Mitarbeiter fühlen sich überfordert und denken negativ über ihren Arbeitsplatz.

Prozessqualität
Die Prozessqualität beschreibt und definiert alle intern stattfindenden Prozesse.

Prozessqualität
Prozessqualität beschreibt und definiert alle intern stattfindenden Prozesse, z. B.
- die Pflegeprozessplanung, Pflegedokumentation, Pflegestandards,
- die Zusammenarbeit innerhalb eines (Pflege-)Teams und
- die Zusammenarbeit innerhalb der verschiedenen Berufsgruppen („interdisziplinäre Zusammenarbeit").

Beispiel. Folgende Faktoren könnten die Prozessqualität negativ beeinflussen, z. B. Hierarchieprobleme, Konflikte im Team, Konflikte und/oder Störungen zwischen Berufsgruppen oder Abteilungen bzw. fehlende Informationen, die den reibungslosen Ablauf stören.

Ergebnisqualität
Ergebnisqualität meint die Methoden zur Überprüfung der Qualität.

Ergebnisqualität
In der Ergebnisqualität werden Methoden zur Überprüfung der (Pflege-) Qualität der während der Versorgung erbrachten Leistungen angewendet. Überprüft werden z. B.
- die Kundenzufriedenheit innerhalb der Einrichtung,
- die Unterstützung des Patienten und seiner Angehörigen bei der Weiterversorgung,
- die Einbeziehung sozialer Netzwerke,
- die Arbeitszufriedenheit bzw. -unzufriedenheit der Pflegenden bzw. der Mitarbeiter.

5.5.2 Qualitätssicherungsmaßnahmen

Qualitätssicherungsmaßnahmen sind alle Maßnahmen, die der Schaffung, Sicherung und Verbesserung der Qualität dienen.

5.5.2 Qualitätssicherungsmaßnahmen

Die Deutsche Gesellschaft für Qualität e. V. (DGQ) beschreibt, dass Qualitätssicherung alle Maßnahmen eines Unternehmens umfasst, die der Schaffung, Sicherung und Verbesserung der Qualität dienen. Rahmenbedingungen und Zielsetzungen werden durch die Faktoren Kundenzufriedenheit, Rentabilität, Umweltverträglichkeit und Gesetzeskonformität vorgegeben (Online im Internet: http://www.dgq.de).
Folgende Maßnahmen werden unter anderem zur Qualitätssicherung genutzt:
- Entwicklung von Standards
- Einführung von Versorgungspfaden
- Erstellung von Verbundnetzwerken in der Integrierten Versorgung mit lückenloser Informationsweitergabe und einheitlichen Qualitätsstandards
- Einführung eines Entlassungsmanagements
- Einführung eines Versorgungsmanagements

5.5.3 Risikomanagement

Risikomanagement dient der Risiko- und Fehlerprävention in der Gesundheitsversorgung.
Risiken in der Patientenversorgung sind z. B.:
- Komplikationen bei Operationen
- Entstehung eines Dekubitus
- das Vertauschen von Medikamenten, Blutkonserven usw.
- Unfälle/Stürze
- fehlerhafte/mangelnde Dokumentation
- unzureichende Patienteninformation

Fallbeispiel ▸

5.5.3 Risikomanagement

Das Risikomanagement ist Bestandteil des Qualitätsmanagements. Es soll Risiken und Fehler vorbeugen. In der Gesundheitsversorgung bezieht es sich auf direkte medizinisch-pflegerische Risiken.
Im Sinne positiver Öffentlichkeitsarbeit, aber auch Fehlerkostenvermeidung dient Risikomanagement also der Patientensicherheit und soll unerwünschte Ereignisse vermeiden, z. B.:
- Komplikationen bei Operationen
- Fehler bei diagnostischen und/oder therapeutischen Maßnahmen
- Entstehung eines Dekubitus
- das Vertauschen von Medikamenten, Blutkonserven usw.
- Unfälle/Stürze
- fehlerhafte/mangelnde Dokumentation
- unzureichende Patienteninformation

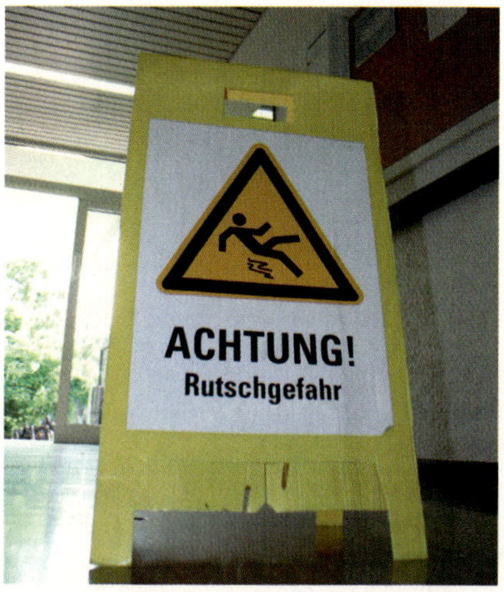

Fallbeispiel „Beinahe wäre die Bewohnerin unseres Seniorenhauses mit ihrer Dreipunkt-Gehstütze gestürzt, nachdem die Reinigungskraft den Boden zu feucht hinterlassen hat. Jetzt werden die frisch gereinigten Flure in unserem Haus bis zum vollständigen Trocknen des Bodens abgesperrt. So können Unfälle verhindert werden (**Abb. 5.23**)."

Abb. 5.23 ▸ Die Absperrung eines frisch geputzten Flures ist Teil des Risikomanagements.

Instrumente des Qualitäts- und Risikomanagements

Folgende Instrumente dienen zur Verbesserung der internen Qualität und zur Vermeidung von Risiken:
- Kundenbefragungen
- Beschwerdemanagement (Grundsatz: „Jede Beschwerde ist gut, da sie Probleme offenlegt.")
- Komplikations- und Infektionserfassung
- Qualitätsberichterstattung
- Erstellung von Behandlungspfaden
- Erstellung (und das Handeln nach) Leitlinien, Standards und Verfahrensanweisungen
- Risikoanalysen und die Vermittlung der Ergebnisse an die Mitarbeiter
- Fort- und Weiterbildungen (z. B. Infektionsprophylaxe, Dekubitusprävention und -behandlung, Geräteeinweisungen, Reanimationstrainings)

Merke Kundenbefragungen werden am besten im Abstand von zwei bis drei Jahren durchgeführt. Besonders bei demenzkranken Menschen sollten dabei immer die Angehörigen mit einbezogen werden.

Qualitätsmanagement-Regelkreis (PDCA-Zyklus)

Jedes Qualitätsmanagementsystem benötigt ein Hilfsmittel, welches die Erfolge der Qualitätsmanagementmaßnahmen kontrolliert, bewertet und ggf. die Maßnahmen korrigiert. Ein solcher Regelkreis ist der PDCA-Zyklus.
Der QM-Regelkreis dient der Qualitätsplanung und -lenkung:
- Die Qualitätsplanung kann für interne und externe Aspekte verwendet werden. Externe Aspekte sind z. B. die Umsetzung der Kundenwünsche und interne Aspekte die Umsetzung der Kundenwünsche in der eigenen Ablauforganisation.
- Die Qualitätslenkung beinhaltet alle Arbeitstechniken und Tätigkeiten, die zur Erfüllung von Qualitätsanforderungen angewendet werden.

Phasen der Qualitätsplanung. Die Qualitätsplanung wird in vier Phasen unterteilt, die im PDCA-Zyklus dargestellt sind (Abb. 5.24):
- **P**: Plan – Ist-Analyse: Ziele werden definiert und Maßnahmen geplant.
- **D**: Do – Umsetzung in die Praxis
- **C**: Check – Überprüfung der Maßnahmen, ggf. Verbesserungsziele formulieren
- **A**: Act – Verbesserungsmaßnahmen ableiten

Abb. 5.24 ▶ QM-Regelkreis (PDCA-Zyklus, nach TÜV Akademie 2000).

5.5.4 Zertifizierung

Neben der Erfüllung gesetzlicher Forderungen nach (internem) Qualitätsmanagement und den zur Vermeidung von Schadensfällen notwendigen Strategien des Risikomanagements streben immer mehr Einrichtungen des Gesundheitswesens eine Zertifizierung an. Hierbei wird (bis auf wenige Ausnahmen auf freiwilliger Basis) das interne Qualitätsmanagement der jeweiligen Einrichtung durch neutrale, unparteiische (externe) Stellen geprüft und beurteilt.
Prüfende Stellen sind z. B.
- der TÜV (Zertifizierung nach DIN EN ISO 9001),
- KTQ (Zertifizierung nach KTQ).

Die Zertifizierung gilt als Nachweis über ein gut aufgebautes und funktionierendes QM-System. Gleichzeitig bietet die Zertifizierung die Chance zur Verbesserung des angewandten QM-Systems. Denn dabei werden die gewohnten, vorhandenen Abläufe analysiert, überdacht und verbessert.

Qualitätsmanagementsysteme. Das QM-System dient der Qualitätssicherung im medizinischen und pflegerischen Bereich. Beispiele für QM-Systeme sind
- Total Quality Management (TQM),
- DIN EN ISO 9001 – 9004 (DIN: Deutsche Industrie Norm, EN: Europäische Norm, ISO: Internationale Organisation für Standardisierung),
- KTQ (Kooperation für Transparenz und Qualität im Krankenhaus),
- ProCumCert.

EFQM (European Foundation for Quality Management) ist ein Unternehmensführungsmodell und ein System zur Selbstbewertung eines Unternehmens.

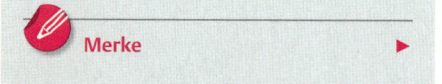

> **Merke** Qualitätsmanagementsysteme unterscheiden sich hinsichtlich ihrer Anforderungen. Ein Zertifikat hat nur so viel Aussagekraft wie die Qualität des zertifizierten Qualitätsmanagementsystems selbst.

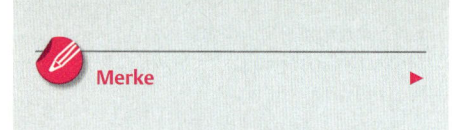

5.5.5 Heimaufsicht

Die Heimaufsicht wird als Landesbehörde gemäß Heimgesetz (HeimG) tätig. Sie soll die im Heimgesetz und weiteren Verordnungen festgelegten Anforderungen auf Einhaltung überprüfen und die Einrichtungen beraten. Wenn erforderlich werden von ihr Auflagen zur Behebung von Mängeln erteilt. Nach dem Willen des Gesetzgebers besteht der Hauptzweck des HeimG im Schutz der Interessen und Bedürfnisse der Heimbewohner.

Aufgaben des Heimgesetzes. Die beiden Hauptaufgaben des HeimG – Überwachung und Beratung – vollziehen sich in der Praxis oft zeitgleich oder mit fließendem Übergang. Alle konkreten Tätigkeiten müssen sich im Einzelfall am Zweck des HeimG messen lassen.

Prüfpflichten. Eine Prüfung hat zum Ziel, der Einrichtung ein Feedback zum gegenwärtigen Stand der Qualität von Pflege und Betreuung zu geben und Veränderungspotenzial sowie Handlungsoptionen aufzuzeigen.
Heime können unmittelbar um Prüfung und Beratung zu bestimmten Sach- und Rechtsbereichen bitten. Bei Beschwerden oder sonstigen Hinweisen auf Mängel erfolgt die Überprüfung grundsätzlich unangekündigt.

> **Merke** Heimaufsicht heißt oft Schulung der Mitarbeiter im Bereich Pflegeplanung und Pflegeprozess.

Die Heimaufsicht hat im Einzelnen Folgendes zu prüfen:
- Grundstücke, Räume, Hygiene
- Aufzeichnungen des Heims bezüglich
  - wirtschaftlicher Situation,
  - Raumprogramm, Belegung,
  - Beschäftigter, Arbeitszeit, Qualifikation,
  - Dienstplanung,
  - Bewohnerstruktur (Anzahl, Pflegestufe),
  - Umgang mit Arzneimitteln,
  - Pflegeplanungen und Pflegeverläufe,
  - Förder- und Hilfepläne (Behindertenwohnheime),
  - Qualitätsmanagement.
- Aufzeichnungen des Heims zu
  - freiheitsbeschränkenden und -entziehenden Maßnahmen,
  - Barbetragsverwaltung und Verwaltung der Wertsachen.
- Leistungsbeschreibung, Konzeption (Pflege, Allgemein)
- Verträge mit Kostenträgern
- Heimverträge mit Bewohnern, Heimordnung (falls vorhanden)

Prüfrechte. Im HeimG wird geregelt, wie geprüft werden kann und darf. Zu den Prüfrechten gehören
- Betretungsrecht („Haus und Grund"),
- Einsichtsrecht („Papier und EDV"),
- Besichtigungsrecht (alle Räume),
- Prüfrecht (grundsätzlich alles, unbegrenzt),
- Befragungsrecht (bzgl. Heimbewohner und Mitarbeiter),
- Beratungsrecht,
- Recht auf Prüfung des Pflegezustands (durch Pflegekraft),
- Hinzuziehung von Fachleuten.

5.5.6 Medizinischer Dienst der Krankenkassen (MDK)

Der MDK wird gemäß Sozialgesetzbuch (SGB XI) in Zusammenarbeit mit den Pflegekassen tätig. Jeder MDK eines Bundeslands prüft nach einem bundeseinheitlichen Prüfkatalog. Neben dem Erteilen von Auflagen werden, ebenso wie bei der Heimaufsicht, Beratungen durchgeführt.

> **Merke** Besteht ambulanter oder stationärer Pflegebedarf schätzt der MDK den Umfang des täglich nötigen Pflegeaufwands ein. Nach der Einschätzung nimmt der MDK die Einstufung in die vorliegende Pflegestufe vor. Danach richtet sich dann der Anspruch auf Leistungen von der Pflegekasse für den Pflegebedürftigen.

Prüfmethoden. Die Prüfungen können unangekündigt erfolgen. Bei angemeldeten Prüfungen ist aber der Prüfablauf durch vorbereitete Ansprechpartner eher sichergestellt. Qualitätsprüfungen erfolgen aufgrund von Beschwerden oder es sind Regelprüfungen. Die Prüfung erfolgt durch
- Begehung,
- Einsicht in die Unterlagen,
- Mitarbeiterbefragung,
- Klientenbegutachtungen.

Prüfthemen. Die MDK-Qualitätsprüfung ist in der Regel umfassender als die der Heimaufsicht. Prüfthemen sind unter anderem
- Personalausstattung,
- Personaleinsatz,
- Konzepte,
- Qualitätsmanagement,
- Hygiene,
- Pflegeprozess,
- Pflegedokumentation,
- Behandlungspflege.

Prüfbericht. Nach der Qualitätsprüfung wird ein Bericht erstellt. Erfüllte Anforderungen werden festgestellt, Mängel hervorgehoben. Bei Mängeln wird die Einrichtung beraten oder es erfolgen Auflagen (Maßnahmenplan). Die Pflegekassen werden informiert. Bei unhaltbaren Zuständen kann auch die sofortige Schließung der Einrichtung erfolgen. Eine anderweitige Versorgung der Klienten ist in wenigen Tagen organisiert.

Die Prüfungen des MDK können unangemeldet erfolgen.

Nach der Prüfung wird ein Bericht erstellt. Je nach Ergebnis wird die Einrichtung beraten, Auflagen werden festgelegt bzw. die Pflegekassen informiert.
Eine Schließung der Einrichtung ist ebenfalls möglich.

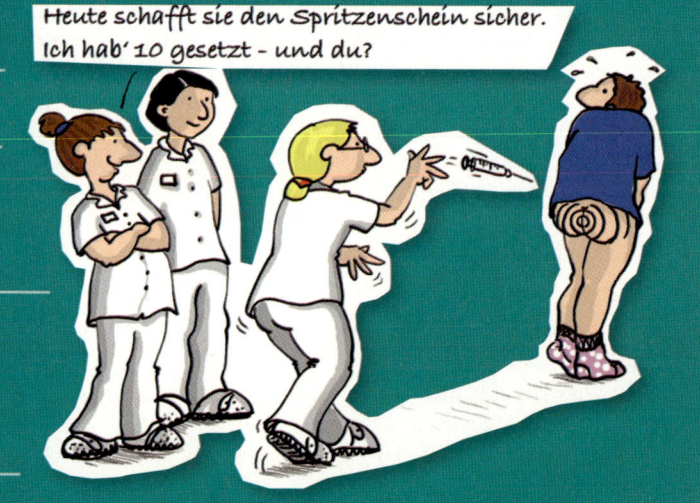

6 ▶

GRUNDLAGEN ZU AUFBAU UND FUNKTION DES KÖRPERS (ANATOMIE UND PHYSIOLOGIE)

6.1	Warum Anatomie und Physiologie für Pflegehelfer?	95
6.2	Herz-Kreislauf- und Gefäß-System	95
6.2.1	Herz	95
6.2.2	Gefäßsystem	96
6.3	Atmungssystem	97
6.4	Blut, Immunsystem und lymphatische Organe	99
6.4.1	Zusammensetzung des Blutes	99
6.4.2	Immunsystem	100
6.5	Verdauungssystem	102
6.6	Harnsystem	104
6.7	Geschlechtsorgane	105
6.7.1	Weibliche Geschlechtsorgane	106
6.7.2	Männliche Geschlechtsorgane	106
6.8	Hormonsystem	108
6.8.1	Schilddrüsenhormone	109
6.8.2	Hormone der Bauchspeicheldrüse	109
6.8.3	Geschlechtshormone	109
6.9	Nervensystem	110
6.9.1	Nervengewebe	110
6.9.2	Zentrales und peripheres Nervensystem	110
6.10	Sinnesorgane Auge und Ohr	113
6.10.1	Auge	113
6.10.2	Ohr	115
6.11	Bewegungssystem	116
6.11.1	Knochen und Gelenke	116
6.11.2	Skelettsystem	117
6.11.3	Skelettmuskulatur	119
6.12	Haut	119
6.12.1	Aufbau der Haut	119
6.12.2	Hautanhangsgebilde	120

6 Grundlagen zu Aufbau und Funktion des Körpers (Anatomie und Physiologie)

6.1 Warum Anatomie und Physiologie für Pflegehelfer?

Manche Auszubildende zur Pflegeassistenz/Pflegehilfe fragen sich immer mal wieder, warum das Wissen über Grundlagen der Anatomie und Physiologie des menschlichen Körpers eigentlich notwendig ist, wenn man Menschen pflegerisch gut betreuen möchte. Warum muss ich dafür wissen, was die Leber tut oder dass das Herz aus 4 Hohlräumen besteht?
Es gibt mehrere Gründe dafür, einer der wichtigsten ist aber sicher der, dass Dinge, die im Zusammenhang verstanden werden, leichter zu merken sind. Möchten Sie z.B. verstehen, warum Sie bei einem Patienten mit Herzschwäche darauf achten müssen, dass er nicht zu viel Flüssigkeit zu sich nimmt? Dann sind Kenntnisse zu Funktionsweise des Herzens und zum anatomischen Zusammenhang zwischen Herz und Lungen sehr hilfreich. Oder wollten Sie schon immer mal verstehen, was Bewusstlosigkeit mit Herzrhythmusstörungen oder „dicke Füße" mit dem Herzen zu tun haben können? Solche Zusammenhänge und Störungen, aber auch viele Pflegemaßnahmen sind eindeutig besser zu verstehen, wenn Sie vorab wissen, wie der menschliche Körper „normal" aufgebaut ist und funktioniert.
Und so ganz nebenbei bemerkt wissen Sie dann auch Dinge, um die Sie viele Menschen in Ihrer Umgebung regelrecht beneiden werden. Sich Auskennen mit dem menschlichen Körper ist für viele Menschen äußerst spannend und Sie sind für diese Menschen ein sehr interessanter Gesprächspartner ☺.

6.2 Herz-Kreislauf- und Gefäß-System

Das Herz-Kreislauf-System ist das wichtigste „Energieversorgungsunternehmen" des Körpers. Mithilfe des Blutes wird **Sauerstoff** aus der Lunge **ins Gewebe** transportiert und **Kohlendioxid aus** dem **Gewebe** zur Abatmung in die Lunge gebracht. Außerdem erfolgt über den Blutkreislauf sowohl die **Versorgung** der meisten Gewebe des Körpers **mit Nährstoffen** als auch der **Abtransport von Stoffwechselendprodukten**, die schädlich für das Gewebe sind.
Wir benötigen einen Gefäßkreislauf zur Versorgung des Körpers (**Körperkreislauf**), einen Kreislauf für die Anreicherung des Blutes mit Sauerstoff (**Lungenkreislauf**) sowie ein dazwischen liegendes Pumpsystem (**Herz**) zum Antreiben dieser beiden Kreisläufe. Damit das sauerstoffreiche Blut aus dem Lungenkreislauf nicht mit dem sauerstoffarmen Blut aus dem Körperkreislauf vermischt wird, muss unsere Pumpe aus zwei getrennten Kammern bestehen (**rechte** und **linke Herzkammer**) (Abb. 6.1).

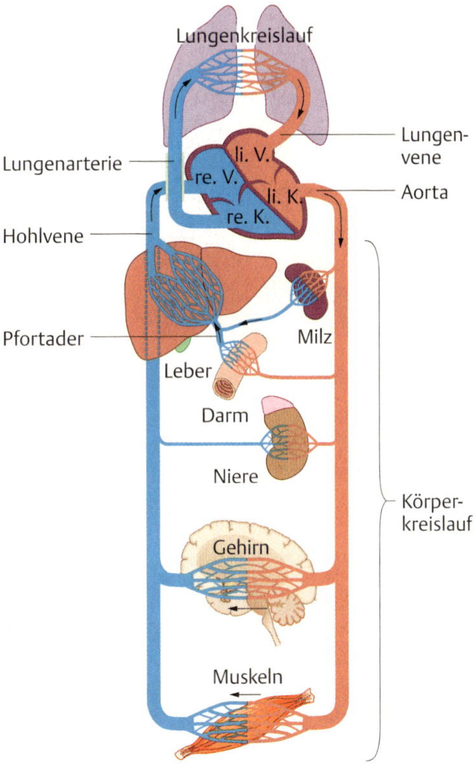

Abb. 6.1 ▶ Körper- und Lungenkreislauf sind über das Herz miteinander verbunden wie eine „8".

6.2.1 Herz

Das Herz **pumpt** das **Blut** durch das **Gefäßsystem**. Das Herz ist ein **muskuläres Hohlorgan**, das heißt, es besteht aus **vier Hohlräumen**, die vom Herzmuskel umgeben sind. Wenn sich diese Muskulatur zusammenzieht (Kontraktion), verkleinern sich die Hohlräume, und das Blut wird aus dem Herzen in die arteriellen Gefäße gepumpt. Damit das Blut nicht wieder zurück ins Herz fließt, befinden sich an allen Öffnungen zum Gefäßsystem **Herzklappen**, die wie ein Fahrradreifenventil nur eine Flussrichtung zulassen.
Das Herz ist in die **rechte und linke Kammer** (**Ventrikel**) aufgeteilt. Da das Blut für den Körperkreislauf einen höheren Druck und mehr Volumen als im Lungenkreislauf hat, ist der **linke Ventrikel größer** und hat eine dickere Muskelwand als der rechte. Vor den Ventrikeln befindet sich je ein **Vorhof** (**Atrium**), ein kleinerer Hohlraum, in dem sich Blut ansammelt, bevor es dann schnell und in großer Menge in die Kammer fließen kann.

KURZFASSUNG

6 Grundlagen zu Aufbau und Funktion des Körpers (Anatomie und Physiologie)

6.1 Warum Anatomie und Physiologie für Pflegehelfer?

Das Lernen von anatomischen und physiologischen Grundlagen ist nützlich beim Verstehen von Krankheiten und Pflegemaßnahmen, hilft daher, sich Dinge zu merken und ist darüber hinaus einfach auch „nur" interessant!

6.2 Herz-Kreislauf- und Gefäßsystem

Man unterscheidet **Körperkreislauf** und **Lungenkreislauf**. Das Herz treibt diese beiden Kreisläufe an. Sauerstoff wird aus der Lunge ins Gewebe gebracht und Kohlendioxid aus dem Gewebe in der Lunge abgeatmet.

6.1.1 Herz

Das Herz pumpt das Blut durch das Gefäßsystem.
Das **Herz** besteht aus
– dem **linken** und **rechten** Vorhof,
– der **linken** und **rechten** Herzkammer.

Herzmuskel

Das gesunde menschliche Herz ist ungefähr so groß wie die geschlossene Faust des jeweiligen Menschen und hat eine ovale Form.
Beim Herzen findet man einen dreischichtigen Wandaufbau:
1. **Endokard**: Diese Gewebeschicht kleidet die Herzhöhlen aus und bildet auch die Herzklappen.
2. **Myokard**: Die Muskelschicht liegt auf dem Endokard.
3. **Epikard**: Das ist die zarte Außenhaut, die das Herz überzieht.

Umschlossen wird das Herz vom Herzbeutel (Perikard).

Herzkranzgefäße

Wie jedes andere Organ muss auch der Herzmuskel mit Blut versorgt werden. Die dafür nötigen Schlagadern (Arterien) ziehen auf der Außenseite des Herzens kranzförmig um das Herz herum und werden deshalb Herzkranzarterien (**Koronararterien**) genannt.

Phasen der Herztätigkeit

Das Herz schlägt beim Erwachsenen in Ruhe normalerweise zwischen 60- und 100-mal pro Minute.
Ein einzelner Herzschlag besteht aus zwei Phasen (**Abb. 6.2**), der **Systole** (Anspannungs- und Austreibungsphase) und der **Diastole** (Entspannungs- und Füllungsphase).

Anspannungsphase. Die beiden Kammern sind mit Blut gefüllt, die Herzmuskulatur zieht sich zusammen (kontrahiert). Bei noch geschlossenen Herzklappen erhöht sich der Blutdruck in der Herzkammer.

Austreibungsphase. Ist der Druck größer als in der Hauptschlagader (Aorta) bzw. den Lungenarterien, öffnen sich die Taschenklappen. Die Hälfte des in den Herzkammern befindlichen Blutes wird in die großen Schlagadern (Arterien) ausgeworfen.

Entspannungsphase. Die Taschenklappen schließen sich aufgrund des niedrigeren Drucks in den Herzkammern, die Diastole beginnt. Während noch alle Herzklappen verschlossen sind, entspannt sich der Herzmuskel.

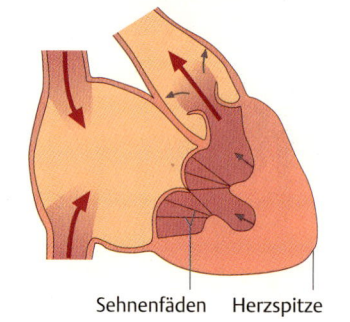

Abb. 6.2 ▶ Phasen des Herzzyklus.
a Diastole (Füllungsphase),
b Systole (Austreibungsphase) (aus Faller u. Schünke 2008).

Füllungsphase. Die Segelklappen öffnen sich aufgrund des höheren Drucks in den Vorhöfen. Das zuvor in den Vorhöfen angesammelte Blut fließt in die beiden Herzkammern, bis die Segelklappen vom angesammelten Blut verschlossen werden.
Nun beginnen sich die Kammermuskeln wieder zusammenzuziehen, ein neuer Herzzyklus wird eingeleitet.

Schrittmacher und Reizleitungssystem des Herzens

Wie jeder andere Muskel, so benötigt auch der Herzmuskel einen **elektrischen Reiz** durch einen Nerv, um sich zusammenzuziehen. Diesen Reiz bildet der sogenannte **Sinusknoten**.
Der Sinusknoten befindet sich in der Wand des **rechten Vorhofs**. Er bildet einen kurzen elektrischen Reiz, der über ein eigenes **Reizleitungssystem** aus umgewandelten Herzmuskelzellen zuerst in die beiden Vorhöfe geleitet wird. Nach einer kurzen Verzögerung im sogenannten AV-(Atrioventrikular-)Knoten wird die Kammermuskulatur über die Tawara-Schenkel erregt.
Da sowohl bei Nervenreizen als auch bei Muskelerregung elektrische Ströme fließen, lassen sich diese unter anderem am Brustkorb mit Elektroden messen – man erhält so ein Elektrokardiogramm (EKG).

6.2.2 Gefäßsystem

Arterien

Arterien sind alle diejenigen Gefäße, die das **Blut vom Herzen weg ins Gewebe** transportieren. Die Arterien müssen den vom Herzen erzeugten hohen Blutdruck in ihrem Verlauf weiter aufrechterhalten und haben deshalb eine im Vergleich zu den Venen **große Wanddicke**. In der **Peripherie** (im äußeren Körperbereich) **verjüngen sich die Arterien** immer mehr und besitzen nur noch eine feine Gefäßwand. Sie werden dann **Arteriolen** genannt, die den Übergang zu den Kapillaren darstellen.

Kapillaren

Kapillaren sind extrem **feine Gefäße** mit einer dünnen und durchlässigen Wand, die nur noch aus **einer Zellschicht** (Endothel) besteht. Durch die durchlässigen Poren der Kapillaren können außer den roten Blutkörperchen und „großen Eiweißen" alle im Blut gelösten Stoffe in das Gewebe strömen.
Über diesen Weg wird ein Großteil aller Zellen des Körpers mit Stoffen versorgt, diese sind
- Sauerstoff und Zucker (Glukose),
- Eiweiße (Proteine),
- Fette (Lipide) sowie
- Wasser und gelöste Mineralstoffe und Spurenelemente (Elektrolyte).

Umgekehrt werden auf diesem Wege für das Gewebe schädliche Stoffe wie Kohlendioxid, Stoffwechselendprodukte, aber natürlich auch Wasser und Elektrolyte ins venöse Blut abtransportiert.
Aus den Kapillaren fließt das Blut in kleinste venöse Gefäße, die **Venolen**, die sich zu den Venen vereinigen.

Venen

Venen sind diejenigen Gefäße, die das **Blut zum Herzen transportieren**.
Um im venösen Gefäßsystem den zum Bluttransport nötigen Druck zu erzeugen, lassen sich die Venen von den sie umgebenden Skelettmuskeln helfen: Verdicken sich die Muskelbäuche, so werden die dazwischenliegenden Venen zusammengepresst. Damit das Blut nicht wieder in Richtung Peripherie zurückfließt, besitzen die meisten Venen „Rückschlagventile", sogenannte **Venenklappen**. Venenklappen sind taschenförmige Ausstülpungen der Gefäßinnenwand, die sich bei rückwärts gerichtetem Blutfluss verschließen (**Abb. 6.3**). Zusätzlich zu der oben genannten „Muskelpumpe" unterstützen noch der **Gewebsdruck** und der **Sog** des Herzens den Bluttransport im venösen Gefäßsystem.

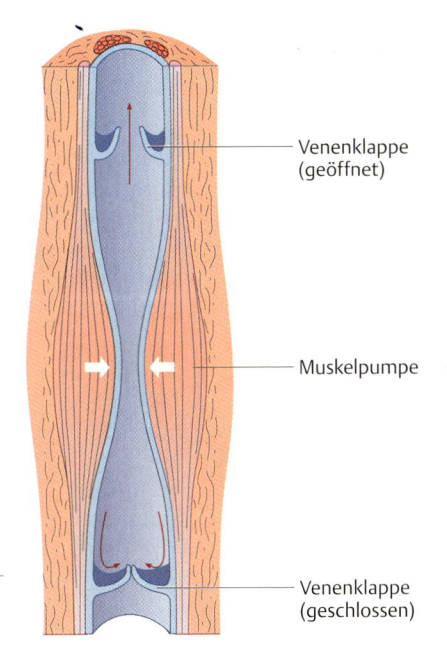

Abb. 6.3 ► Bluttransport in einer Vene mithilfe der Muskelpumpe und der Venenklappen.

Körperkreislauf

Der Körperkreislauf beginnt in der **linken Herzkammer**, von der das Blut in die Hauptschlagader (**Aorta**) ausgeworfen wird. Diese größte aller Schlagadern verläuft vom Herzen bogenförmig nach unten und gibt **Arterien** in alle wichtige Organe ab. Die weiteren Stationen führen über die **Arteriolen**, die **Kapillaren** und die **Venolen** zu den **Venen**, die sich in der unteren und oberen **Hohlvene** sammeln, von wo aus das Blut in den Vorhof der **rechten Herzhälfte** fließt.

Lungenkreislauf

Der Lungenkreislauf beginnt in der **rechten Herzkammer**, das Blut wird über die **Lungenarterien** in das Lungengewebe transportiert, wo es in einem feinen Gefäßnetz um die Lungenbläschen (**Alveolen**) fließt. Dies ist der **Ort der Sauerstoffaufnahme ins Blut** und der **Kohlendioxidabgabe in die Atemluft**. Aus den **Lungenkapillaren** fließt das sauerstoffreiche Blut über die Lungenvenen (**Pulmonalvenen**) zurück zum **linken Vorhof**.

Merke In den **Lungenarterien** fließt **sauerstoffarmes Blut** (**vom Herzen weg**), in den **Lungenvenen** dagegen **sauerstoffreiches Blut** (**zum Herzen hin**). Die Gefäßbezeichnungen werden daher oft verwechselt. Denn im Körperkreislauf fließt in den Arterien sauerstoffreiches Blut vom Herzen weg und in den Venen sauerstoffarmes Blut zum Herzen hin.

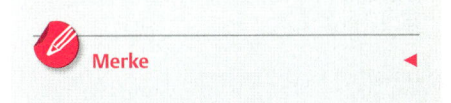

6.3 Atmungssystem

Das Atmungssystem wird unterteilt in die **oberen Luftwege** (Nase, Nasennebenhöhlen und Rachenraum), die **unteren Luftwege** (Kehlkopf, Luftröhre, Bronchien) und das **Lungengewebe** (**Abb. 6.4**).
Die Vorstellung des Atemorgans als „umgekehrter Baum" (**Abb. 6.4**) ist sehr anschaulich: Der Nasenraum mit seinem umfangreichen Nebenhöhlensystem und der sich anschließende Rachenraum bilden die „Wurzel" des Luftleitsystems. Dem Baumbild folgend, teilt sich der „Stamm",

KURZFASSUNG

Definition

Nase

Die Nase erwärmt, reinigt und feuchtet die Atemluft an.

Nasennebenhöhlen

Die Nasennebenhöhlen schaffen einen zusätzlichen Raum für die Stimmbildung.

Rachen

Im Rachen kreuzen sich Luft- und Speiseweg.

Die Mandeln (Tonsillen) dienen der Immunabwehr.

Der **Kehlkopf** (Larynx) trennt Nahrung und Atemluft. Er verschließt sich beim Schlucken wie ein Ventil. Die Nahrung wird dadurch in die Speiseröhre geleitet. Im Innern des Kehlkopfs verlaufen die beiden Stimmbänder. Sie sind für die Stimmbildung verantwortlich.

Luftröhre

Die Luftröhre verbindet die äußeren Atmungsorgane mit den Inneren.

Bronchialbaum

Es gibt den linken und rechten Lungenflügel.

---

6 ▶ Grundlagen zu Aufbau und Funktion des Körpers (Anatomie und Physiologie)

obere Luftwege
- Nasenhöhle
- Rachenhöhle
- Kehlkopf
- Luftröhre
- linker Hauptbronchus
- große Bronchien

untere Luftwege

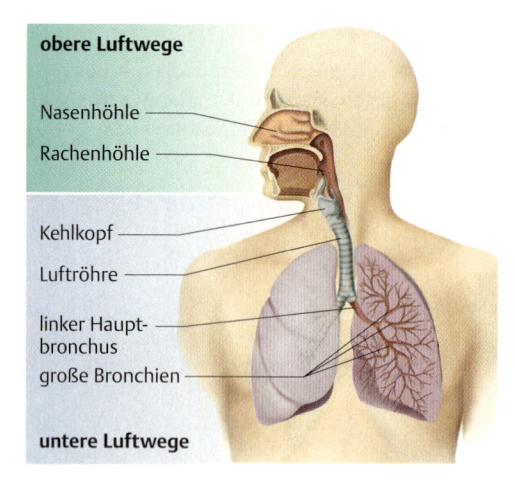

der durch die Luftröhre (Trachea) gebildet wird, in zwei große „Äste", die jeweils einen Lungenflügel belüften. Das Bronchialsystem verzweigt sich danach immer weiter. Es endet schließlich in den kleinsten Bronchien (**Bronchioli**) und den daran hängenden Lungenbläschen (**Alveolen**) (S. 200, **Abb. 11.1**), den „Blättern" des Baumes.

Abb. 6.4 ▶ Das Atemsystem besteht aus den oberen und unteren Atemwegen.

Definition Unter Atmung versteht man den **Austausch der Atemgase Sauerstoff und Kohlendioxid** zwischen **Körper** und **äußerer Umgebung**.

Nase

Die Nase ist ein spitzgiebliger Raum ähnlich dem Dachboden in einem Fachwerkhaus. In seiner Mitte direkt unter dem Firstbalken trennt die **Nasenscheidewand** (Nasenseptum) die rechte von der linken Nasenhöhle.
Die Nase **erwärmt** und **reinigt** die **Atemluft** und **feuchtet** sie **an**. Sie ist **Riechorgan** und **Resonanzraum** für die Stimme.

Nasennebenhöhlen

Die Nasennebenhöhlen sind **Hohlräume** des knöchernen Schädels, die das Knochengewicht vermindern und einen zusätzlichen **Raum für die Stimmbildung** schaffen. Die Nebenhöhlen sind auf beiden Schädelseiten gleich.
Um diese Hohlräume zu belüften, führen jeweils Ausführungsgänge in den Nasenraum. Deshalb können bei Infekten des Nasen-Rachen-Raums Erreger in die Nasennebenhöhlen fortgeleitet werden, wo es dann durch Schleimhautschwellungen und Sekretstau zu einer Nasennebenhöhlenentzündung (Sinusitis) kommen kann.

Rachen

Im Rachen (Pharynx) vereinigen sich Nasen- und Mundhöhle, hier **kreuzen sich Luft- und Speiseweg**. Die Nahrung wird in die Speiseröhre (Ösophagus) und die Atemluft in die Luftröhre (Trachea) weitergeleitet.

Mandeln (Tonsillen). Im Rachen befinden sich die Rachenmandeln und die Gaumenmandeln. Sie dienen der **Immunabwehr**.

Kehlkopf. Im unteren Rachenraum liegt der Kehlkopf (**Larynx**), er ist das Ventil, welches den **Speisebrei von der Atemluft trennt**. Der Kehlkopf besteht aus einem Knorpelgerüst. Der größte Kehlkopfknorpel ist der wie ein Schiffsbug geformte **Schildknorpel**, den man auch von außen am Hals als „Adamsapfel" sehen kann. Darüber liegt der Kehldeckel (**Epiglottis**), der zum **Verschließen der Luftröhre** dient. Beim Atmen steht der Kehldeckel nach oben offen, sodass die Atemluft unbehindert durch die Luftröhre fließen kann. Beim Schlucken senkt sich der Kehldeckel und verschließt sie wie ein Ventil. Im Innern des Kehlkopfs verlaufen von vorne nach hinten die beiden **Stimmbänder** und bilden zwischen sich die Stimmritze (**Glottis**). Sie werden durch feine Muskeln unterschiedlich eng gestellt, die durchströmende Atemluft erzeugt Schallwellen und damit die Stimme.

Luftröhre

Unterhalb des Kehlkopfs beginnt die Luftröhre (Trachea). Sie ist 10–15 cm lang und besteht aus 15–20 hufeisenförmigen Knorpelspangen. Die Knorpel halten die Luftröhre während der Einatmungsphase offen.

Bronchialbaum

An ihrem Ende teilt sich die Luftröhre in **2 Hauptbronchien**, die sich wie das Geäst eines Baumes immer weiter verzweigen (**Abb. 6.4**). Durch mehr als 20 solcher Verzweigungen wird das weit verzweigte System des **Bronchialbaums** gebildet. Es ist nach innen mit einem **Flimmerepithel** (Zilien) ausgekleidet (**Abb. 6.5**), welches Fremdkörper und Bronchialschleim mundwärts (nach oral) transportiert. Die kleinen Luftröhrenäste (**Bronchien**) verlieren ab einem Durchmesser von 1–2 mm ihr Knorpelgerüst, enthalten dafür mehr glatte Muskulatur in der Wand und werden dann **Bronchiolen** genannt.

Lungen

Der **rechte Lungenflügel** enthält **3 Lungenlappen** (Ober-, Mittel- und Unterlappen), der **linke Lungenflügel** wegen des Platzbedarfs für das Herz nur **2** (Ober- und Unterlappen). An der Lungenwurzel treten die beiden Hauptbronchien und die Lungengefäße in die Lungen ein.

Gasaustausch. Hauptaufgabe des Atemorgans ist der Gasaustausch. **Sauerstoff** (O_2) wird aus der Umweltluft in das Blut **aufgenommen** und **Kohlendioxid** (CO_2) **abgegeben**. Aus dem blauroten venösen Blut wird das hellrote, mit Sauerstoff gesättigte arterielle Blut. Der Gasaustausch findet in den **Lungenbläschen** statt, wo Blut und Außenluft an extrem dünnen Membranen in engsten Kontakt kommen. Die Gase in den Lungenbläschen folgen allein dem Konzentrationsgefälle.
Eine weitere wichtige Aufgabe ist die **Reinigung der Atemluft**. Daran sind die Flimmerhärchen beteiligt (**Abb. 6.5**).

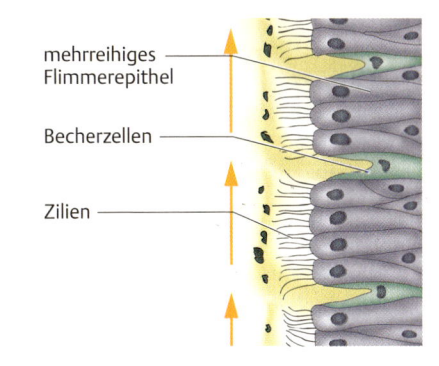

Abb. 6.5 ▶ Flimmerepithel. Der Schleim aus den Becherzellen hält kleine Staubpartikel fest. Die Flimmerhärchen (Zilien) der Flimmerepithelzellen befördern den Staub mit dem Schleim zum Aushusten in den Rachen.

Lungen- und Rippenfell (Pleura). Die beiden Lungenflügel sind von einer feinen Haut, dem Lungenfell, überzogen. Auch die Innenseite des Brustkorbs wird von solch einer feinen Haut, dem Rippenfell, ausgekleidet. Lungen- und Rippenfell liegen eng aneinander und sind nur durch einen feinen, flüssigkeitsgefüllten Spalt voneinander getrennt, dem **Pleuraspalt**.

Zwerchfell (Diaphragma). Nach unten, zum Bauchraum hin, begrenzt das Zwerchfell – eine große kuppelartige Muskelplatte – den Brustraum. In ihrem Zentrum besteht sie aus Bindegewebe mit den Durchtrittsöffnungen für die Hauptschlagader (Aorta) und die Speiseröhre.

6.4 Blut, Immunsystem und lymphatische Organe

6.4.1 Zusammensetzung des Blutes

Das in den Gefäßen fließende Blut besteht aus festen Bestandteilen, den roten Blutkörperchen (**Erythrozyten**), den weißen Blutkörperchen (**Leukozyten**) und den Blutplättchen (**Thrombozyten**) sowie aus flüssigen Bestandteilen, dem Blutplasma (**Abb. 6.6**).
Das ganze im Körper befindliche Blut macht bei einem normalgewichtigen Erwachsenen ca. 8 % des Körpervolumens aus; daraus ergibt sich eine Blutmenge von ca. 5–7 l.

Abb. 6.6 ▶ Bestandteile des Blutes.

Blut 5 – 7 Liter

zelluläre Blutbestandteile 45 %
- Erythrozyten: ♂ 4,6 – 6,2 Mio/mm³ / ♀ 4,2 – 5,4 Mio/mm³
- Leukozyten: 4000 – 9000/mm³
- Thrombozyten: 150000 – 400000/mm³

Plasma 55 %
- Wasser: 90 % des Plasmas
- Proteine: 8 % des Plasmas
- Vitamine, Glukose, Kreatinin, Harnstoff, Elektrolyte: 2 % des Plasmas

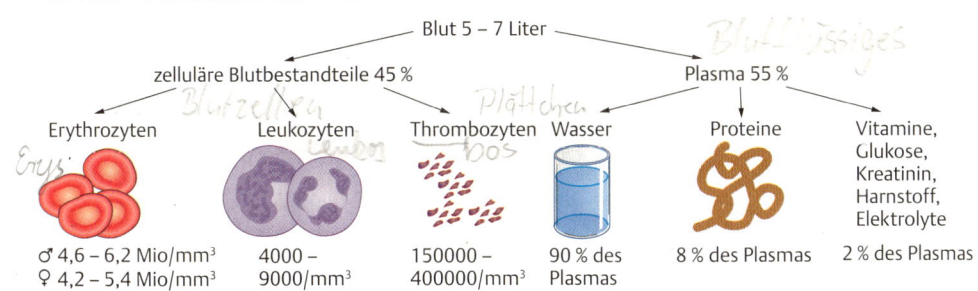

Feste und flüssige Bestandteile des Blutes (1 mm³ = 1 µl).

Erythrozyten

Mithilfe der roten Blutkörperchen (Erythrozyten) wird der für alle Zellen lebensnotwendige **Sauerstoff** von der Lunge ins Gewebe transportiert. Außerdem findet man auf der Erythrozytenmembran das **Merkmal für die Blutgruppe** (A, B, AB oder 0).

Aufbau. Erythrozyten sind **kernlose Zellen** mit einem typischen Aussehen (**Abb. 6.7**). Ihre Form und ihre rote Farbe werden vom wichtigsten Bestandteil der Erythrozyten, dem **Hämoglobin**, erzeugt. Dabei handelt es sich um ein ringförmiges Eiweißmolekül mit einem großen Eisenanteil und der Fähigkeit, Sauerstoffmoleküle zu binden.

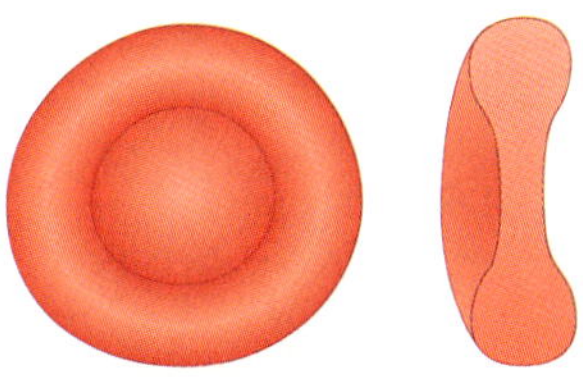

Abb. 6.7 ▶ Erythrozyt. Charakteristische Form eines Erythrozyten: Ringförmige Scheibe mit zentraler Eindellung.

KURZFASSUNG

Lungen
Der rechte Lungenflügel enthält 3 Lungenlappen, der linke Lungenflügel nur 2.

Der Gasaustausch findet in den Lungenbläschen statt.
Sauerstoff wird aus der Umweltluft in das Blut aufgenommen und Kohlendioxid abgegeben.

Das **Lungenfell** (Pleura) ist eine feine Haut. Es überzieht die beiden Lungenflügel und die Innenseite des Brustkorbs.

Das **Zwerchfell** (Diaphragma) ist eine kuppelartige Muskelplatte.
Es trennt Bauch- und Brustraum voneinander.

6.4 Blut, Immunsystem und lymphatische Organe

6.4.1 Zusammensetzung des Blutes

Das Blut besteht aus festen Bestandteilen, den roten Blutkörperchen (**Erythrozyten**), den weißen Blutkörperchen (**Leukozyten**) und den Blutplättchen (**Thrombozyten**) sowie aus flüssigen Bestandteilen, dem Blutplasma.

Erythrozyten

Erythrozyten transportieren den Sauerstoff von der Lunge ins Gewebe und tragen auf ihrer Zelloberfläche das Merkmal für die Blutgruppe (A, B, AB oder 0). Sie werden im Knochenmark gebildet. Der Normalwert der Erythrozytenanzahl im Blut liegt bei Frauen zwischen 4,2 und 5,4 Mio./µl, bei Männern zwischen 4,6 und 6,2 Mio./µl.

Kurzfassung

Definition ▶

Leukozyten

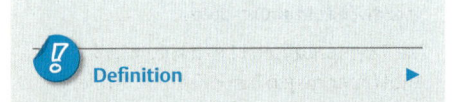

Die weißen Blutkörperchen (Leukozyten) sind zuständig für die **Abwehr von körperfremden Stoffen** (s. u. Immunsystem). Die Gesamtzahl der Leukozyten liegt bei ca. 4000–9000/µl Blut. Nach ihrem speziellen Aufbau unterscheidet man
- Granulozyten,
- Monozyten und
- Lymphozyten.

Thrombozyten und Gerinnungssystem

Die Hauptaufgabe der Thrombozyten besteht in der **Blutstillung**. Bei Verletzung eines Blutgefäßes bilden sie einen **Thrombus**. Die Normalzahl im Blut liegt zwischen 150 und 400 000/µl Blut.

Gerinnungsfaktoren sind Eiweißkörper mit denen der Thrombus stabilisiert wird. Die Hauptrolle spielt hier das **Fibrin**, das ein faseriges Netz über den Gefäßriss legt und die Wundränder endgültig verschließt.

Blutplasma

Der gesamte flüssige Bestandteil des Blutes wird Blutplasma genannt. Es besteht zu 90 % aus **Wasser**, zu 8 % aus **Eiweißen** (Proteinen) und zu 2 % aus **kleinmolekularen Substanzen** (z. B. Salze, Zucker, Vitamine).

6.4.2 Immunsystem

Das Immunsystem ist ein sehr komplexes System, das die Ausbreitung von Mikroorganismen im Körper verhindern soll.

Unspezifisches Immunsystem

Hierzu gehören
- neutrophile Granulozyten,
- Monozyten,
- Makrophagen.

Sie haben die Fähigkeit, Fremdkörper in ihren Zellleib aufzunehmen und zu zerstören (phagozytieren).

Erythrozytenbildung und -abbau. Erythrozyten werden im Knochenmark gebildet. Wichtige Bausteine hierfür sind Eisen und Eiweiß sowie Vitamin B_{12} und Folsäure. Gesteuert wird die Erythrozytenbildung durch das Hormon **Erythropoetin**, das in der Niere gebildet und bei Sauerstoffmangel im Blut vermehrt ausgeschüttet wird.

Der Normalwert der **Erythrozytenanzahl** im Blut liegt bei Frauen zwischen 4,2 und 5,4 Mio./µl (sprich: Mikroliter), bei Männern zwischen 4,6 und 6,2 Mio./µl. Die Erythrozyten haben eine mittlere Lebensdauer von 120 Tagen, ältere Erythrozyten werden in der Milz aus dem Blut aussortiert und in ihre Bestandteile (vor allem Eisen) zerlegt, sodass diese wieder vom Knochenmark zur Erythrozytenbildung verwendet werden können.

Definition Der Mangel an Erythrozyten wird Erythrozytopenie genannt. Eine Anämie besteht, wenn zu wenig Hämoglobin im Blut vorliegt; meistens gehen beide Zustände miteinander einher.

Leukozyten

Die weißen Blutkörperchen (Leukozyten) sind **kernhaltige Blutzellen**, deren Hauptaufgabe die **Abwehr von körperfremden Stoffen** ist (s. u. Immunsystem). Die Gesamtzahl der Leukozyten liegt bei ca. 4000–9000/µl Blut. Sie werden im Knochenmark gebildet und gespeichert, sodass sie im Bedarfsfall (z. B. bei einer Infektion mit Krankheitserregern) in großer Zahl ins Blut ausgeschüttet werden können, was sich dann im Blutbild als Leukozytenerhöhung (**Leukozytose**) nachvollziehen lässt. Es gibt verschiedene Gruppen von Leukozyten, die sich nach Form und speziellem Aufbau unterscheiden:
- Granulozyten
- Monozyten
- Lymphozyten

Thrombozyten und Gerinnungssystem

Thrombozyten. Die Blutplättchen (Thrombozyten) werden wie alle anderen Blutzellen im Knochenmark gebildet und nach einer Lebensdauer von ca. 2 Wochen in Milz und Leber abgebaut. Wie die Erythrozyten sind sie **kernlos**. Die Normalzahl im Blut liegt zwischen 150 000 und 400 000/µl Blut.

Die Hauptaufgabe der Thrombozyten besteht in der **Blutstillung**. Wird ein Blutgefäß verletzt, so lagern sich die Thrombozyten an die veränderte Gefäßwand an und verkleben untereinander. Mit diesem Pfropf (**Thrombus**) wird der Gefäßriss vorerst abgedichtet.

Gerinnungsfaktoren. Im Blutplasma findet man einen weiteren Teil des Gerinnungssystems, die Gerinnungsfaktoren. Das sind zahlreiche aufeinander abgestimmte Eiweißkörper, mit denen der Thrombozytenpfropf stabilisiert wird. Die Hauptrolle spielt hier das **Fibrin**, das ein faseriges Netz über den Gefäßriss legt und die Wundränder endgültig verschließt. Da im Körper andauernd kleinste Gefäßeinrisse vorkommen und somit auch eine Aktivierung des Gerinnungssystems, bildet der Körper eigene gerinnungshemmende Stoffe, damit sich dieser Prozess im Gleichgewicht befindet.

Blutplasma

Der gesamte flüssige Bestandteil des Blutes wird Blutplasma genannt. Es besteht zu 90 % aus **Wasser**, zu 8 % aus **Eiweißen** (Proteinen) und zu 2 % aus **kleinmolekularen Substanzen**. Unter den im Wasser gelösten kleinmolekularen Substanzen versteht man eine Vielzahl von lebenswichtigen Stoffen: gelöste Salze (Elektrolyte), Zucker (Glukose), Vitamine, aber auch Stoffwechselprodukte wie Harnstoff, Harnsäure oder Kreatinin. Die Plasmaproteine sind ein Gemisch aus unterschiedlichen Eiweißkörpern wie Albumin, Hormonen, Gerinnungsfaktoren, Antikörpern und Transportproteinen.

6.4.2 Immunsystem

Das Immunsystem ist ein sehr komplexes System, das die **Ausbreitung von Mikroorganismen** wie Viren, Bakterien, Parasiten und Pilzen im Körper **verhindern** soll. Man unterscheidet ein **unspezifisches** und ein **spezifisches Immunsystem**. Die unspezifische Immunität ist angeboren, die spezifische wird „erlernt" und richtet sich gegen ganz bestimmte Erreger.

Unspezifisches Immunsystem

Durch dieses werden erste Abwehrmaßnahmen durchgeführt. Die wichtigsten Zellen der unspezifischen Abwehr sind
- neutrophile Granulozyten,
- Monozyten,
- Makrophagen.

Sie können in die meisten Gewebe des Körpers wandern und haben die Fähigkeit, **Fremdkörper** zu erkennen, sie in den Zellleib aufzunehmen und dort **zu zerstören** (**phagozytieren**). Dabei ent-

stehen die typischen Endzündungszeichen Rötung, Erwärmung, Schwellung und Schmerz. Der eventuell gebildete Eiter besteht hauptsächlich aus zerfallenen Granulozyten und Zelltrümmern.
Auf die unspezifische **Abwehr von Krankheitserregern** (z. B. Viren, Bakterien) und Tumorzellen sind die natürlichen **Killerzellen** spezialisiert. Dies sind spezielle große Lymphozyten, die die körperfremde Zellmembran durch bestimmte Proteine durchlöchern.
Monozyten und Makrophagen produzieren zusätzlich eine Vielzahl löslicher Proteine (**Zytokine**), die zusammen mit dem Komplementsystem einen Angriffskomplex bilden, der die Zellwände der Bakterien abbaut.

Spezifisches Immunsystem

Die **T-Lymphozyten** ergänzen die Immunabwehr durch ihre Fähigkeit, **spezifische Antikörper** gegen viele körperfremde Stoffe zu bilden. Antikörper sind Eiweißmoleküle, die sich an körperfremde Stoffe (z. B. Bakterien, Viren, Fremdkörper) heften, sodass diese verklumpen und von anderen Leukozyten zerstört werden können. Eine weitere wichtige Fähigkeit der T-Lymphozyten besteht in ihrem „**Immungedächtnis**", d. h. sie erkennen Fremdkörper wieder, mit denen der Körper schon einmal Kontakt hatte, und beschleunigen die Immunantwort. Dies macht man sich beim Impfen mit abgetöteten oder abgeschwächten Krankheitserregern zunutze und trainiert das Immunsystem so für den „Ernstfall".
Außerdem werden „im Angriffsfall" zahlreiche „Alarm"-Proteine produziert und ins Blut ausgeschüttet. Sie aktivieren so das gesamte Immunsystem – diese lassen sich durch spezielle Laboruntersuchungen nachweisen (z. B. C-reaktives Protein = CRP).

Lymphatisches System

Das lymphatische Systems (**Abb. 6.8**) besteht aus den **Lymphbahnen** und **-knoten**, der **Milz**, dem **Thymus** (Bries) und lymphatischem Gewebe im Rachen (**Tonsillen** = „Mandeln") und im Verdauungstrakt (**Appendix** = „Blinddarm"). In Thymus und Knochenmark werden die Immunzellen gebildet. In alle anderen lymphatischen Organe wandern sie ein.

Abb. 6.8 ▶ Lymphatisches System.

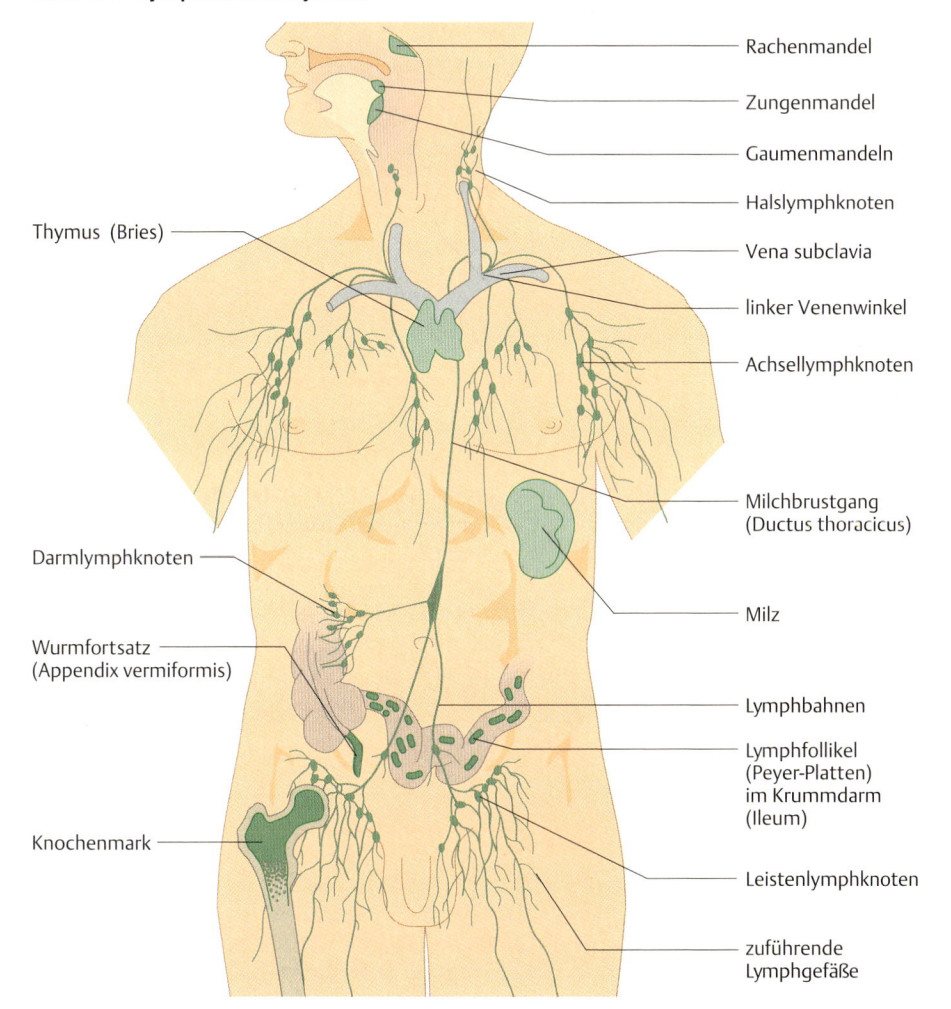

Beschriftungen:
- Rachenmandel
- Zungenmandel
- Gaumenmandeln
- Halslymphknoten
- Thymus (Bries)
- Vena subclavia
- linker Venenwinkel
- Achsellymphknoten
- Milchbrustgang (Ductus thoracicus)
- Darmlymphknoten
- Milz
- Wurmfortsatz (Appendix vermiformis)
- Lymphbahnen
- Lymphfollikel (Peyer-Platten) im Krummdarm (Ileum)
- Knochenmark
- Leistenlymphknoten
- zuführende Lymphgefäße

Lymphknoten, Lymphbahnen, lymphatische Gewebe, Milz und Thymus.

Spezifisches Immunsystem
Die T-Lymphozyten bilden spezifische Antikörper gegen körperfremde Stoffe. Ihr „Immungedächtnis" lässt sie Fremdkörper wiedererkennen, mit denen der Körper früher einmal Kontakt hatte. So beschleunigen sie die Immunantwort.

Lymphatisches System
Hierzu gehören Lymphbahnen und -knoten, Milz, Thymus und lymphatisches Gewebe im Rachen (Tonsillen) und im Verdauungstrakt (Appendix).

Die Milz baut alte rote Blutkörperchen (Erythrozyten) ab und speichert Blutplättchen (Thrombozyten) und weiße Blutkörperchen (Lymphozyten).

Milz. Die Milz liegt im linken Oberbauch unterhalb des Zwerchfells, hat eine Bohnenform und wiegt circa 150 g. Die Aufgaben der Milz liegen nicht im Verdauungsvorgang, sondern beim Blut- und Lymphsystem. Sie bestehen im Abbau von alten roten Blutkörperchen (Erythrozyten) sowie in der Speicherung von Bluttplättchen (Thrombozyten) und weißen Blutkörperchen (Lymphozyten).

Merke

Merke Die Milz gehört für den Erwachsenen nicht zu den lebenswichtigen Organen. Sie kann z. B. nach Milzverletzungen entfernt werden, ihre Funktionen werden dann von anderen lymphatischen Organen übernommen.

6.5 Verdauungssystem

Das Verdauungssystem hat die Aufgabe, Nahrung aufzunehmen, zu verwerten und nicht verwertbare Bestandteile wieder auszuscheiden.

Das Verdauungssystem hat folgende Aufgaben:
- Aufnahme von flüssiger und fester Nahrung
- mechanische Zerkleinerung
- biochemische Zerlegung der Nahrungsbestandteile (Verdauung)
- Aufnahme (Resorption) der einzelnen zerlegten Nahrungsbestandteile in das Blut
- Umwandlung und Entgiftung der verdauten Stoffe
- Ausscheidung von für den Körper nicht verwertbaren oder giftigen Stoffen über den Stuhlgang

Zur Erfüllung dieser Aufgaben brauchen wir einerseits einen **Ver- und Entsorgeweg**: Den Verdauungstrakt (**Gastrointestinaltrakt**, **Abb. 6.9**), der aus einem durchgehenden „Rohr" von der Mundhöhle bis zum After (Anus) besteht. Und andererseits benötigen wir Bauchorgane zur **Produktion der Verdauungssekrete** (z. B. Bauchspeicheldrüse) und zur **Entgiftung schädlicher Stoffe** (z. B. Leber) (**Abb. 6.9**).

Die Verdauung beginnt im Mund und reicht bis zur Stuhlausscheidung über den After.
Verschiedene innere Organe sind an der Verdauung beteiligt.

Abb. 6.9 ▶ Der Verdauungstrakt von der Mundhöhle bis zum Anus mit den an der Verdauung beteiligten Bauchorganen.

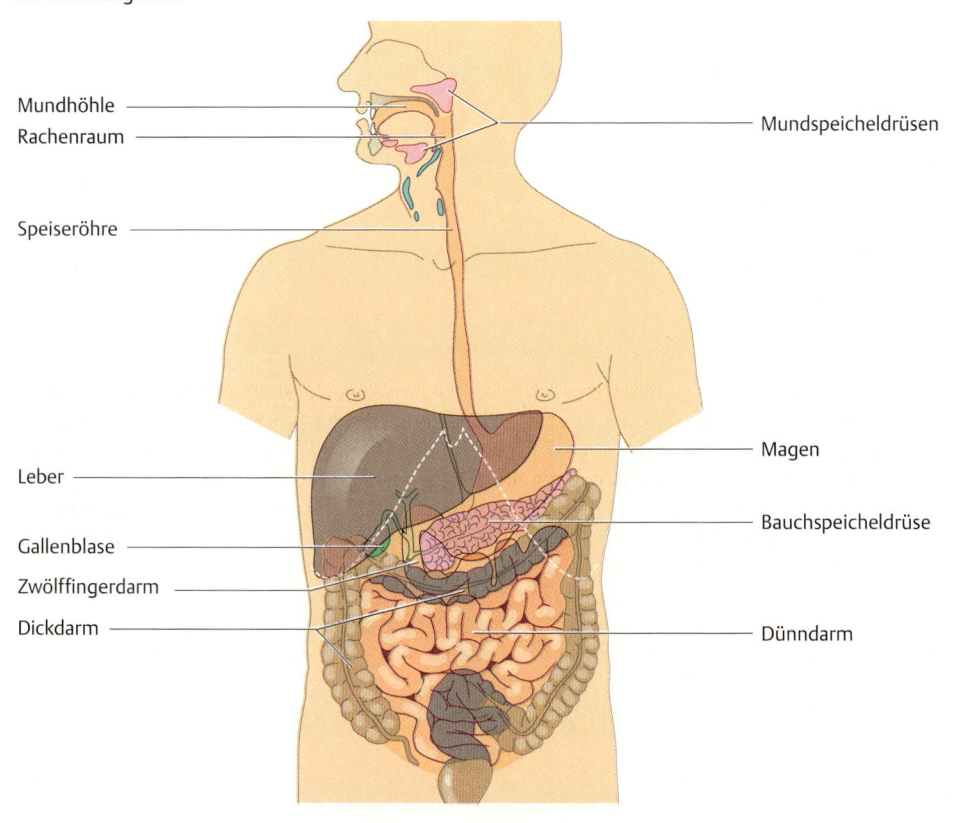

Mundhöhle
Rachenraum
Speiseröhre
Leber
Gallenblase
Zwölffingerdarm
Dickdarm
Mundspeicheldrüsen
Magen
Bauchspeicheldrüse
Dünndarm

Mundhöhle

In der Mundhöhle wird die Nahrung zerkleinert, geschmeckt und angedaut.

Mundhöhle

Die Mundhöhle ist die **Eingangspforte** zum Verdauungstrakt. Die Nahrung wird mit den Zähnen und der Zunge **mechanisch zerkleinert**. Die Zunge ist das **Geschmacksorgan** des Menschen. Durch sie werden die unterschiedlichen Geschmacksrichtungen wie süß, sauer, salzig, scharf und bitter wahrgenommen. Durch den **Speichel** aus der Speicheldrüse wird die Nahrung **chemisch angedaut**.

Mithilfe des Kehlkopfs werden Luft und Nahrung voneinander getrennt.

Gaumen und Rachen. Das Dach der vorderen Mundhöhle wird vom harten und weichen Gaumen gebildet. Im hinteren Teil des Rachens (**Pharynx**) findet man oben den Anschluss an den Nasenraum und unten den Anschluss an die Speiseröhre (**Ösophagus**) und die Luftröhre (**Trachea**).

Da sich hier Atem- und Speiseweg überkreuzen, werden durch den „Schluckakt" mithilfe des Kehlkopfs (**Larynx**) Luft und Nahrung voneinander getrennt (s. o. Atmungssystem).

Wandaufbau des Verdauungstrakts

Unter dem Mikroskop betrachtet, findet man im gesamten Verdauungstrakt einen vierschichtigen Wandaufbau:
- **Serosa** (seröse Haut): Sie umgibt alle inneren Organe und sondert eine wässrige Flüssigkeit ab.
- **Muskularis** (Muskelschicht): Sie besteht nur in der Speiseröhre aus quergestreifter, ansonsten aus glatter Muskulatur. Diese wird durch das vegetative Nervensystem unwillkürlich gesteuert und transportiert durch wellenförmige Kontraktionen den Nahrungsbrei in Richtung Anus.
- **Submukosa** (mittlere Bindegewebsschicht): In ihr verlaufen Blut- und Lymphgefäße.
- **Mukosa** (Schleimhaut): Sie besteht aus Epithel und Drüsengewebe und ist je nach der Aufgabe des jeweiligen Abschnitts des Verdauungstrakts unterschiedlich aufgebaut. Im Dünndarm z. B wirft sie Falten und besteht aus vielen kleinen Ausstülpungen (Zotten) und Furchen (Krypten).

Kurzfassung: Wandaufbau des Verdauungstrakts
Im gesamten Verdauungstrakt besteht die Wand aus **vier Schichten**.
Je nach Funktion sind die einzelnen Schichten in den verschiedenen Abschnitten des Verdauungstrakts unterschiedlich aufgebaut.

Speiseröhre und Magen

Die Speiseröhre beginnt am Kehlkopf und führt hinter der Luftröhre abwärts zum Magen. Ihre Aufgabe ist der **Transport der Nahrung** zum Magen mithilfe von rhythmischen Muskelbewegungen (**peristaltischen Wellen**). Sie ist wie ein elastischer Schlauch aufgebaut.

Der Magen liegt unterhalb des Zwerchfells und hat die Form eines Weinschlauchs. Sein Fassungsvermögen beträgt circa 1,5 Liter. Die Wand ist flexibel und legt sich in entleertem Zustand in Falten. Am Magenausgang zum Zwölffingerdarm (Duodenum) befindet sich ein Schließmuskel, der Pförtner (**Pylorus**), der den Mageninhalt erst nach 0,5–3 Stunden Verweilzeit portionsweise in den Dünndarm durchlässt.

Magenschleimhaut und Magensaft. Die Magenschleimhaut produziert den Magensaft und gibt ihn in den Magen ab. Der Magensaft besteht aus
- **Salzsäure**: Diese kann Eiweiße im Nahrungsbrei zerlegen und die meisten Mikroorganismen wie Bakterien und Viren zerstören,
- **Pepsine**: Sie spalten die Eiweiße auf,
- **zähem Schleim**: Dieser legt sich zum Schutz vor der aggressiven Salzsäure wie ein Schutzfilm über die Magenschleimhaut. Wenn es diesen Schleim nicht gäbe, würde sich der Magen selbst verdauen.

Kurzfassung: Speiseröhre und Magen
Die Speiseröhre transportiert die Nahrung zum Magen.
Der Magen hat ein Fassungsvermögen von circa 1,5 Litern.

Die Magenschleimhaut produziert den Magensaft und gibt ihn in den Magen ab.

Dünndarm

Der Dünndarm sieht von außen wie ein glatter, elastischer Schlauch aus. Im Inneren befinden sich charakteristische ringförmige Falten (Kerckringfalten), die der Oberflächenvergrößerung dienen. Die drei Abschnitte des Dünndarms sind
- Zwölffingerdarm (Duodenum),
- Leerdarm (Jejunum),
- Krummdarm (Ileum).

Verdauung im Dünndarm. Die **Eiweißbestandteile** der Nahrung werden durch **Salzsäure** und **Pepsin** aus dem Magen, **Enzyme** aus der Bauchspeicheldrüse (Pankreas) sowie durch **eiweißspaltende Bakterien** im Dünndarm zerlegt. In der Form von kleinen Eiweißmolekülen und Aminosäuren werden sie von der Dünndarmschleimhaut aufgenommen und in den Blutgefäßen abtransportiert. Die **Kohlenhydrate** werden schon durch den **Mundspeichel angedaut** und durch **Enzyme** aus der Bauchspeicheldrüse und der Dünndarmschleimhaut weiter in **Einfachzucker zerlegt** und können so ins Blut aufgenommen werden. Die **Fettbestandteile** der Nahrung werden durch **Enzyme** aus der Bauchspeicheldrüse zerlegt. Sie werden dann durch **Gallensäuren** weiter aufgeschlossen, als kleine Fetteiweißtröpfchen von der Dünndarmschleimhaut aufgenommen und schließlich in das Blut abgegeben. Gemeinsam mit den Fetttröpfchen werden die **fettlöslichen Vitamine** (A, D, E, K) in die Dünndarmschleimhaut aufgenommen.
Detaillierte Informationen zu den einzelnen Nahrungsbestandteilen finden Sie im nächsten Kapitel auf Seite 123.

Kurzfassung: Dünndarm
Abschnitte:
- Zwölffingerdarm (Duodenum)
- Leerdarm (Jejunum)
- Krummdarm (Ileum)

Der Dünndarm zerlegt die Nahrung weiter. Die Dünndarmschleimhaut nimmt die einzelnen Bestandteile auf und gibt sie in das Blut ab.

Dickdarm

Der Dickdarm begrenzt den Bauchraum zur Seite und nach oben wie ein umgekehrtes U, er ist circa 1,5 m lang. Er wird unterteilt in
- Blinddarm (Zäkum) mit dem Wurmfortsatz (Appendix),
- aufsteigenden Dickdarm (Colon ascendens),
- querliegenden Dickdarm (Colon transversum),
- absteigenden Dickdarm (Colon descendens),
- S-förmigen Dickdarm (Sigma = Colon sigmoideum),
- End- oder Mastdarm (Rektum).

Im Dickdarm werden der Nahrung **Mineralien**, **Vitamine** und **Wasser entzogen** und **ins Blut weitergeleitet**.

Kurzfassung: Dickdarm
Der Dickdarm hat mehrere Abschnitte.
Er resorbiert Wasser und dickt dadurch den Stuhlgang ein.

Im Dickdarm werden der Nahrung Mineralien, Vitamine und Wasser entzogen und ins Blut weitergeleitet.

Der Stuhlgang wird über den After ausgeschieden.
Die Stuhlentleerung wird bewusst eingeleitet, der Ablauf erfolgt dann reflexartig.

> **Merke** ▶

Stuhlentleerung (Defäkation). Der Stuhlgang wird willkürlich (bewusst) eingeleitet. Kontrolliert wird er durch den Schließmuskel. Der Ablauf erfolgt aber reflexartig. Die Schließmuskeln erschlaffen, die Längsmuskeln des Enddarms ziehen sich zusammen, durch die Anspannung von Bauchmuskel und Zwerchfell wird der Bauch zusammengepresst.

> **Merke** Das Zusammenspiel der Muskeln beim Stuhlgang funktioniert im Liegen nicht so gut. Daher ist der Stuhlgang für den bettlägerigen Patienten nur erschwert möglich. Oft ist eine Obstipationsprophylaxe nötig.

Leber

Die Leber übernimmt lebenswichtige Aufgaben und ist an allen wichtigen Stoffwechselprozessen des Körpers beteiligt.

Leber

Die Leber (**Hepar**) ist mit einem Gewicht von circa 1,5–2 kg das **schwerste Organ** des Körpers. Der kuppelförmige rechte Leberlappen liegt unterhalb des Zwerchfells und füllt nahezu den gesamten rechten Oberbauch aus, der schmalere linke Leberlappen zieht im linken Oberbauch bis zur Milz. Der Bereich an der Unterseite der rechten Leber wird **Leberpforte** genannt. An der Leberpforte beginnt der **Hauptgallengang** (Ductus hepaticus communis), der die in der Leber produzierte **Gallensäure zur Gallenblase** transportiert. Die Leber erfüllt die folgenden Aufgaben:
- **Produktion** und „**Recycling**" der **Gallensäuren**
- **Entgiftung**: Schadstoffe, Medikamente und Alkohol werden abgebaut.
- **Stoffwechsel**: Umwandlung von überschüssigen Zucker aus dem Blut in Speicherzucker; Bildung von Eiweiß; Bildung von Gerinnungsfaktoren; Abbau von Eiweißen zu Harnstoff; Umwandlung von überschüssigen Kohlenhydraten

Gallenblase

Die Gallenblase speichert die Galle.

Gallenblase

Die Gallenblase ist ein circa 10 cm langer birnenförmiger Hohlkörper. Sie liegt an der Unterseite des rechten Leberlappens und ragt mit ihrem sackförmigen Ende unter dem Leberrand hervor. Die Hauptfunktion der Gallenblase besteht im **Speichern** der in der Leber gebildeten **Galle**. Der Gallensaft wird zur **Verdauung von Fetten** benötigt.

Bauchspeicheldrüse

Die Bauchspeicheldrüse (Pankreas) bildet Bauchspeichel (Verdauungssekret). Sie produziert die beiden Hormone Glukagon und Insulin.

Bauchspeicheldrüse

Die Bauchspeicheldrüse (**Pankreas**) hat eine lang gestreckte Form wie ein liegendes L und befindet sich im mittleren Oberbauch. Pro Tag werden im Pankreas mindestens 1,5 Liter Sekret gebildet und dem Nahrungsbrei im Zwölffingerdarm beigemengt. Neben dem **Bauchspeichel** werden in der Bauchspeicheldrüse **Hormone** produziert: **Insulin** zur Blutzuckersenkung, **Glukagon** zur Blutzuckersteigerung und **Somatostatin**, ein Verdauungshormon.

6.6 Harnsystem

Nieren

Der Mensch besitzt 2 Nieren, die unterhalb des Zwerchfells jeweils seitlich neben der Wirbelsäule liegen. Sie haben ein bohnenförmiges Aussehen. Im Nierenbecken wird der Urin gesammelt und in den Harnleitern nach unten geleitet.

6.6 Harnsystem

Nieren

Der Mensch besitzt **2 Nieren**, die unterhalb des Zwerchfells jeweils **seitlich neben der Wirbelsäule** liegen (**Abb. 6.10**). Sie haben ein **bohnenförmiges Aussehen**. An der kleineren Krümmung, also zur Mitte hin, befindet sich das **Nierenbecken**, in dem der **Urin gesammelt** und in den **Harnleitern nach unten geleitet** wird. Hier münden auch die Nierenarterie (Arteria renalis), die Nierenvene (Vena renalis) sowie Lymphgefäße und Nervenstränge in die Niere ein. Die Niere ist von einer derben Bindegewebshülle, der **Nierenkapsel**, umgeben und in Fettgewebe eingepolstert. Der Länge nach aufgeschnitten kann man die **3 Schichten** der Niere erkennen (**Abb. 6.11**):

Abb. 6.10 ▶ Lage der Nieren und Harnwege beim Mann.

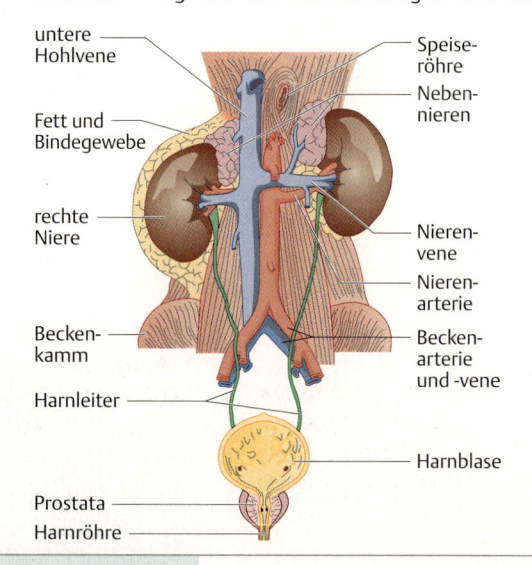

- untere Hohlvene
- Fett und Bindegewebe
- rechte Niere
- Beckenkamm
- Harnleiter
- Prostata
- Harnröhre
- Speiseröhre
- Nebennieren
- Nierenvene
- Nierenarterie
- Beckenarterie und -vene
- Harnblase

Abb. 6.11 ▶ Längsschnitt durch eine Niere.

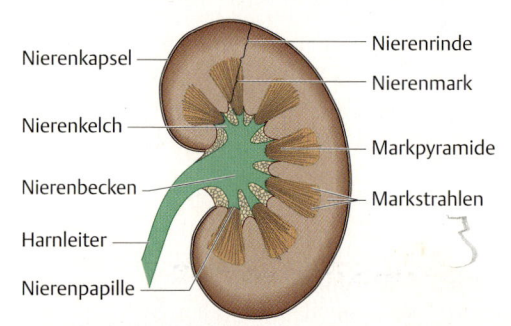

- Nierenkapsel
- Nierenkelch
- Nierenbecken
- Harnleiter
- Nierenpapille
- Nierenrinde
- Nierenmark
- Markpyramide
- Markstrahlen

Die Nierenkapsel umschließt die drei Schichten der Nieren: Nierenrinde, Nierenmark und Nierenbecken.

- Innen liegt ein sternförmiges Hohlsystem, das **Nierenbecken**,
- daran schließen sich jeweils strahlenförmig die **Markpyramiden** an,
- umgeben werden diese von der **Nierenrinde**.

Aufgaben. Die Nieren haben folgende Aufgaben:
- **Ausscheidung** von **Flüssigkeit** und für den Körper **schädlichen Stoffwechselprodukten** (Harnstoff, Harnsäure, Kreatinin)
- **Ausscheidung** von **körperfremden**, **giftigen Substanzen** (z. B. Medikamenten)
- **Regulation** des **Elektrolyt-** und **Wasserhaushalts**
- **Bildung** von **Hormonen** (z. B. Erythropoetin, das wichtig für die Bildung der roten Blutkörperchen ist)

Das Besondere an der Entgiftungsfunktion der Niere ist, dass sie **wie ein Filter alle für den Körper wichtigen Stoffe zurückhält**, während **Giftstoffe mit dem Urin ausgeschieden** werden. Stoffe, die die Niere zurückhält, sind z. B. rote Blutkörperchen (Erythrozyten), Traubenzucker (Glukose) und Eiweiße (Proteine).

Harnproduktion. Sie findet im **Nephron** statt, der kleinsten funktionellen Einheit der Niere. Vereinfacht gesehen ist dies ein Sieb mit einem angeschlossenen Konzentrierungssystem (ähnlich einer Destillerie):

1. Das aus der Nierenarterie kommende **Blut fließt** in einen durchlässigen Gefäßknäuel (**Nierenkörperchen**) (Abb. 6.12).
2. Dabei wird **Flüssigkeit** durch die Poren **abgepresst** und von einer Kapsel (wie durch einen Trichter) **aufgefangen**.
3. Es entsteht der **Primärharn** (Menge circa 180 Liter pro Tag).
4. Um diesen zu **konzentrieren**, führt von jeder Kapsel ein feines Röhrensystem bis ins Nierenmark und bogenförmig wieder zurück.
5. Darin werden dem Primärharn **Flüssigkeit** und **Elektrolyte entzogen**: Es entsteht der **Sekundärharn**.
6. Der Sekundärharn wird in einem weiteren **Röhrensystem gesammelt** und über die **Nierenkelche** zum **Nierenbecken** und damit in die **Harnwege geleitet**.

zuführende Arterie (1600 l Blut/Tag)
abführende Arterie (1400 l Blut/Tag)
Bowman-Kapsel
Gefäßpol
Kapillaren des Glomerulums
Kapselraum
Harnpol

180 l/Tag Primärharn entspricht einer Badewannenfüllung

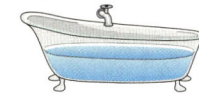

Abb. 6.12 ▶ Abpressen des Primärharns im Nierenkörperchen.

Harnwege

Harnleiter (Ureter). Das **Nierenbecken** verjüngt sich trichterförmig nach unten und geht in den Harnleiter (Ureter) über, einen circa 3 mm dicken und 30 cm langen **Schlauch**, der zur **Harnblase** führt. Der Harnleiter transportiert den Urin zur Harnblase (Abb. 6.10).

Harnblase. Die Harnblase ist ein **ballonförmiger Sammelbehälter** für den Urin, der in leerem Zustand völlig in sich zusammenfallen und im Bedarfsfall maximal 700–800 ml Urin aufnehmen kann. Die beiden Harnleiter münden an der Hinterseite der Harnblase ein. Die Harnröhre liegt wie ein Trichter etwa in der Mitte des Harnblasenbodens. Das Weiterfließen des Urins in die Harnröhre wird durch zwei Muskeln verhindert: den **inneren** und **äußeren Schließmuskel**.

Harnröhre. Die Harnröhre ist beim Mann 20 cm lang und mündet an der Eichel (Glans penis) nach außen. Bei der Frau ist sie 6 cm lang und mündet im Scheidenvorhof (Vestibulum) kurz hinter der Klitoris.

Merke Aufgrund der kürzeren Harnröhre sind aufsteigende Harnwegsinfektionen (Blasenentzündung, Zystitis) bei Frauen häufiger als bei Männern. Bakterien gelangen sehr viel schneller in die Harnblase.

6.7 Geschlechtsorgane

Unter den **primären** Geschlechtsmerkmalen versteht man die schon **bei Geburt vorhandenen** Geschlechtsorgane. Die sogenannten **sekundären** Geschlechtsmerkmale entwickeln sich mit der **Pubertät** unter dem Einfluss von Geschlechtshormonen. Bei der **Frau** bewirkt das **Östrogen** Wachstum der Brust, Achsel- und Schambehaarung sowie die Entwicklung von typischem Knochenbau und Fettverteilung. Beim **Mann** kommt es unter dem Einfluss von **Testosteron** zum Wachstum von Bart-, Achsel-, Brust- und Schambehaarung sowie zur Ausbildung einer tieferen Stimme.

6.7.1 Weibliche Geschlechtsorgane

Man unterscheidet die inneren und äußeren Geschlechtsorgane (**Abb. 6.13**). Zu den inneren Geschlechtsorganen gehören Eierstöcke, Eileiter, Gebärmutter und Scheide, zu den äußeren gehören Schamlippen, Klitoris und Scheidenvorhof.

Abb. 6.13 ▶ Innere und äußere weibliche Geschlechtsorgane im Becken.

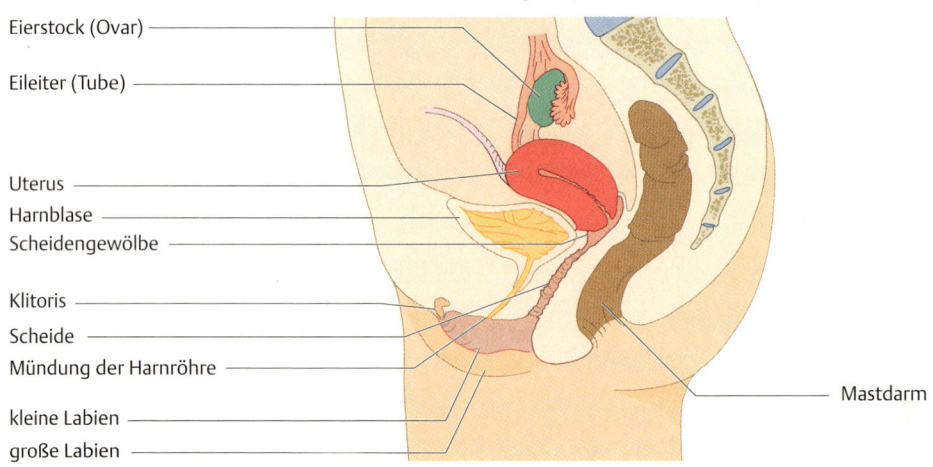

Eierstock (Ovar)
Eileiter (Tube)
Uterus
Harnblase
Scheidengewölbe
Klitoris
Scheide
Mündung der Harnröhre
kleine Labien
große Labien
Mastdarm

Eierstöcke und Eileiter

Die beiden Eierstöcke (**Ovarien**) liegen jeweils am seitlichen Rand des kleinen Beckens, fest verankert im Bauchfell. Von Geburt an befinden sich circa **400 000 Eizellen** in den Eierstöcken, von denen von der Pubertät bis zur Menopause monatlich eine Eizelle ausreift und in die Eileiter wandert (**Eisprung**).
Die **Eileiter** ziehen von den beiden **Eierstöcken zur Gebärmutter**, wo sie jeweils am hinteren Ende seitlich einmünden.

Gebärmutter (Uterus)

Die Gebärmutter liegt in der Mitte des kleinen Beckens, hat eine Länge von 6 cm und ist kegelförmig. Die Wand der Gebärmutter besteht aus einer circa 1 cm dicken Muskelschicht (**Myometrium**) und einer innen anliegenden Schleimhautschicht (**Endometrium**), die sich im Verlauf der Periode aufbaut und danach abgestoßen wird.

Scheide (Vagina)

Die Scheide ist ein circa 10 cm langer **elastischer Schlauch** aus Muskel- und Bindegewebe, der von der Gebärmutter **nach außen** führt. Die Innenfläche der Scheide zeigt zahlreiche Querfalten und ist von einem von den Gebärmutterhalsdrüsen produzierten Sekret bedeckt. Durch das Zusammenwirken mit abgestoßenen Epithelzellen und milchsäurebildenden Bakterien entsteht **ein saures Sekret zum Schutz der inneren Geschlechtsorgane** vor der Besiedelung mit Keimen.

Äußere Geschlechtsorgane

Die äußeren, sichtbaren weiblichen Geschlechtsorgane werden unter dem Begriff **Vulva** zusammengefasst, dazu gehören die **kleinen** und **großen Schamlippen**, der **Kitzler** (Klitoris) sowie der **Scheidenvorhof**. Der Kitzler befindet sich am oberen Winkel der kleinen Schamlippen und weist zahlreiche Nervenendigungen für die sexuelle Erregung auf, darunter mündet die Harnröhre ein.

Weibliche Brust

Die beiden weiblichen Brüste (**Mammae**) liegen jeweils auf den großen Brustmuskeln und bestehen hauptsächlich aus Fettgewebe und in geringerem Ausmaß Drüsengewebe. Die Drüsenlappen sind durch **Ausführungsgänge** miteinander verbunden, die **zur Brustwarze** führen, um nach der Geburt die Muttermilch transportieren zu können. In der Brustwarze (**Mamille**) und dem **Brustwarzenhof** finden sich zahlreiche sensible Nervenendigungen.

6.7.2 Männliche Geschlechtsorgane

Die Geschlechtsorgane werden in die inneren Geschlechtsorgane und die äußeren Geschlechtsorgane unterteilt (**Abb. 6.14**). Zu den **inneren** Geschlechtsorganen gehören **Hoden**, **Nebenhoden**, **Samenleiter** und **Prostata**, zu den **äußeren** zählen **Penis** und **Hodensack**.

Randspalte (Kurzfassung)

6.7.1 Weibliche Geschlechtsorgane

Eierstöcke und Eileiter

Die Eierstöcke (Ovarien) sind einerseits Hormondrüsen, andererseits reifen in ihnen, die für die Fortpflanzung wichtigen Eizellen heran.
Der Eileiter transportiert die reife Eizelle vom Eierstock zur Gebärmutter.

Gebärmutter (Uterus)

In der Gebärmutter reift die befruchtete Eizelle heran.

Scheide (Vagina)

Die Scheide dient als **Geburtskanal**, nimmt beim Geschlechtsakt den Penis auf und leitet den Menstruationsfluss nach außen.

Äußere Geschlechtsorgane

Sie werden unter dem Begriff **Vulva** zusammengefasst, dazu gehören: Schamlippen, Kitzler (Klitoris) und Scheidenvorhof.

Weibliche Brust

Die weibliche Brust sondert nach der Geburt Muttermilch ab und ermöglicht so das Stillen des Nachwuchses.

6.7.2 Männliche Geschlechtsorgane

Zu den inneren Geschlechtsorganen gehören Hoden, Nebenhoden, Samenleiter, Prostata, zu den äußeren Penis und Hodensack.

Abb. 6.14 ▶ Übersicht der männlichen Geschlechtsorgane.

Beschriftungen Abb. a:
- Harnleiter (Ureter)
- Harnblase
- Samenleiter
- Harnröhrenschwellkörper (Corpus spongiosum)
- Penisschwellkörper (Corpus cavernosum penis)
- Vorhaut
- Eichel (Glans penis)
- Hodensack (Skrotum)
- Hoden (Testis)
- Nebenhoden (Epididymis)
- Cowper-Drüsen
- Prostata
- Bläschendrüse
- Mastdarm
- Kreuzbein

Beschriftungen Abb. b:
- ausführende Kanälchen
- Bindegewebshülle des Hodens
- gewundene samenbildende Hodenkanälchen
- Bindegewebssepten
- Nebenhodengang
- Samenleiter (Ductus deferens)

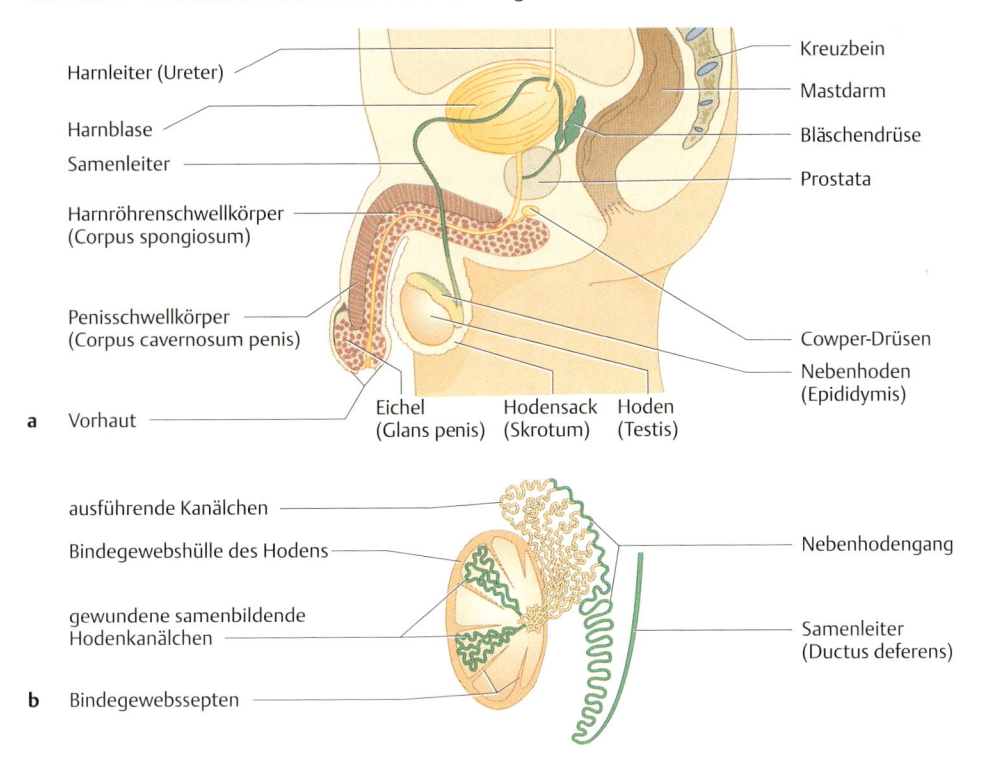

Hoden und Nebenhoden

Die beiden Hoden sind eiförmig, von sehr unterschiedlicher Größe und liegen im **Hodensack**. Jeder Hoden ist außen von einer straffen Bindegewebskapsel umgeben und im Innern von feineren Bindegewebsscheidewänden durchzogen, zwischen denen sich die **knäuelförmigen Samenkanälchen** befinden.
In den Hoden reifen die Keimzellen ab der Pubertät zu befruchtungsfähigen **Samenzellen** (Spermien) aus, werden **über** die **Samenkanälchen** in den **Nebenhoden transportiert** und dort **gespeichert**. Der Hoden ist wie die meisten anderen inneren Geschlechtsorgane von zahlreichen sensiblen Nervenfasern versorgt und sehr **schmerzempfindlich**.
Der Nebenhoden bedeckt wie eine Kappe die hintere äußere Seite des Hodens und besteht hauptsächlich aus dem stark gewundenen **Nebenhodengang**, in dem die **Spermien inaktiviert** und **gespeichert** werden. Während des **Samenergusses** (Ejakulation) werden die **Spermien** aus dem **Nebenhoden** in die Samenleiter **gepresst**, mit den **Sekreten** der Geschlechtsdrüsen **vermischt** und über die **Harnsamenröhre nach außen** transportiert.

Samenleiter und Prostata

An seinem unteren Ende verjüngt sich der Nebenhoden und geht in den Samenleiter über. Dabei handelt es sich um einen circa **50 cm langen Schlauch**. Er zieht vom Nebenhoden zusammen mit Arterien, Venen und Nerven neben dem Leistenband zur Hinterseite der Harnblase und **mündet an der Vorsteherdrüse** (Prostata) in die **Harnröhre** (Ureter). Der Transport der Samenflüssigkeit erfolgt durch peristaltische Wellen der glatten Muskulatur des Samenleiters.
Die Samenflüssigkeit besteht nur zum geringen Teil aus Spermien, hauptsächlich aus einem **dünnflüssigen Sekret aus der Prostata**, das das Überleben der Spermien in Vagina und Gebärmutter über einige Tage ermöglicht.
Die Prostata hat durch die lappenförmigen Drüsen eine Zwiebelform und umschließt die Mündung des Samenleiters in die Harnröhre.

Harnröhre und Penis

Das männliche Glied (Penis) wird in **Penisschaft** und **Eichel**, die von einer dehnbaren Vorhaut überzogen ist, unterteilt. Charakteristisch für den Penisaufbau sind zwei Schwellkörper, der zweischenkelige **Penisschwellkörper** und der **Harnröhrenschwellkörper**, der die Harnröhre umgibt und das Innere der Eichel ausfüllt. Sie bestehen aus einem schwammförmigen arteriovenösen Gefäßgeflecht, das sich bei der Erektion – vom vegetativen Nervensystem gesteuert – prall mit Blut füllt und aufrichtet.

Hoden und Nebenhoden

Einerseits sind die Hoden Hormondrüsen, andererseits reifen in den Hoden die Keimzellen zu befruchtungsfähigen Samenzellen heran.
Der Nebenhoden dient als Samenspeicher.

Samenleiter und Prostata

Der Samenleiter transportiert die Samenflüssigkeit.

Die Prostata bildet ein Sekret, das der Samenflüssigkeit beigesetzt wird.

Harnröhre und Penis

Der Penis ist Begattungsorgan und beherbergt unter anderem Harn- und Samenröhre.

6.8 Hormonsystem

Definition Das Hormonsystem wird **endokrines System** genannt, weil die meisten Hormone ins **Blut** („nach innen") **ausgeschüttet** werden.
Hormone sind **chemische Botenstoffe**, die von Hormondrüsen gebildet und ins Blut ausgeschüttet werden.

Aufgaben. Die wichtigsten Aufgaben der Hormone sind
- **Regelung** des **Stoffwechsels** und des **Energiehaushalts** (z. B. durch Insulin, Kortisol, Adrenalin),
- **Steuerung** von **Körperwachstum** und **Entwicklung** (z. B. Schilddrüsen-, Wachstumshormon),
- **Aufrechterhaltung** des **Wasser-** und **Elektrolythaushalts** (z. B. ADH, Aldosteron, Kalzitonin),
- **Steuerung** des **Blutdrucks** und der **Durchblutung** des Körpers (z. B. Adrenalin, Noradrenalin),
- **Steuerung** des **Sexualverhaltens**, der **Geschlechtsorgane** und der **Schwangerschaft** (z. B. Östrogen und Progesteron bei der Frau, Testosteron beim Mann),
- **Steuerung** der **Verdauung** (z. B. Gastrin, Somatostatin).

Abb. 6.15 ▶ **Hormondrüsen.** Lage der wichtigsten Hormondrüsen mit den von ihnen gebildeten Hormonen.

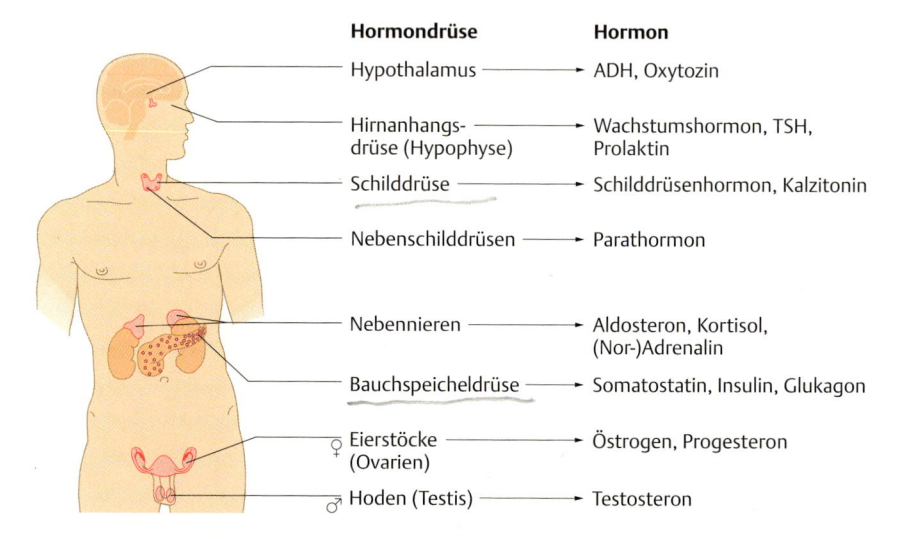

Hormondrüse	Hormon
Hypothalamus	ADH, Oxytozin
Hirnanhangsdrüse (Hypophyse)	Wachstumshormon, TSH, Prolaktin
Schilddrüse	Schilddrüsenhormon, Kalzitonin
Nebenschilddrüsen	Parathormon
Nebennieren	Aldosteron, Kortisol, (Nor-)Adrenalin
Bauchspeicheldrüse	Somatostatin, Insulin, Glukagon
Eierstöcke (Ovarien)	Östrogen, Progesteron
Hoden (Testis)	Testosteron

Botenstoff und Rezeptor. Der **Wirkmechanismus** der Hormone beruht darauf, dass sich auf der äußeren **Oberfläche** (Zellmembran) der **Zielzelle** spezifische **Hormonrezeptoren** befinden. Diese können wie bei einem **Türschloss** nach dem **Kontakt** mit einem passenden **Hormon** („Schlüssel") die **Durchlässigkeit** der **Zellmembran verändern** („Tür öffnen") oder den **Zellstoffwechsel beeinflussen** („Schlüssel-Schloss-Prinzip").

Regelkreise. Die **Ausschüttung** eines Hormons aus der Hormondrüse **muss** entsprechend der Körpersituation bzw. Stoffwechsellage **reguliert werden**. Dafür gibt es im Körper verschiedene Regelkreise:
1. **negative Rückkopplung:** Die Hormondrüse nimmt Abweichungen vom Sollwert z. B. des Blutzuckerspiegels mithilfe ihrer Messfühler wahr und schüttet ihr Hormon (Insulin) in das Blut aus. Das Hormon bewirkt die Aufnahme von Glukose aus dem Blut in die Gewebszellen, wodurch der Blutzucker gesenkt wird. Nähert sich der Wert dem Sollwert nach einer gewissen Zeit an und normalisiert sich der Blutzucker, wird die Ausschüttung des Hormons wieder reduziert (**Abb. 6.16**).

Abb. 6.16 ▶ Wirkprinzip der negativen Rückkopplung am Beispiel des Insulins.

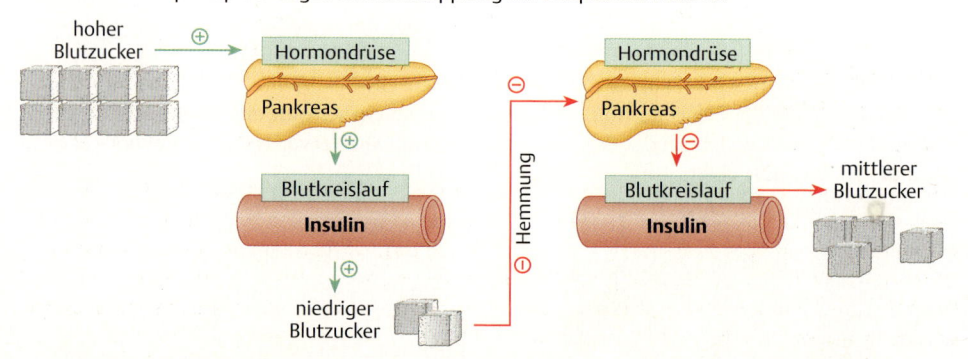

Randspalte

6.8 Hormonsystem

Definition ▶

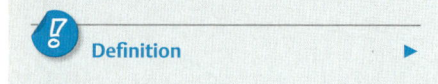

Hormone haben wichtige Funktionen. Sie regeln und steuern und wirken auf bestimmte Organe.

Hormone wirken durch das „**Schlüssel-Schloss-Prinzip**".

Verschiedene **Regelkreise** sorgen dafür, dass die Hormone zur richtigen Zeit, am richtigen Ort, in korrekter Menge ausgeschüttet werden.

2. **übergeordnete Regelkreise:** Die Ausschüttung wird durch eine übergeordnete Hormondrüse mit eigenen Messfühlern gesteuert. Bei Abweichungen vom Sollwert werden Hormone aus dem übergeordneten Zentrum (z. B. Hypophyse im Zwischenhirn) ausgeschüttet, die die Zielhormondrüse stimulieren (**Abb. 6.17**). Der Vorteil dabei ist, dass der Körper so auf veränderte Bedingungen reagieren kann, z. B. durch eine vermehrte Produktion von Schilddrüsenhormon in der Schwangerschaft oder bei Stress.

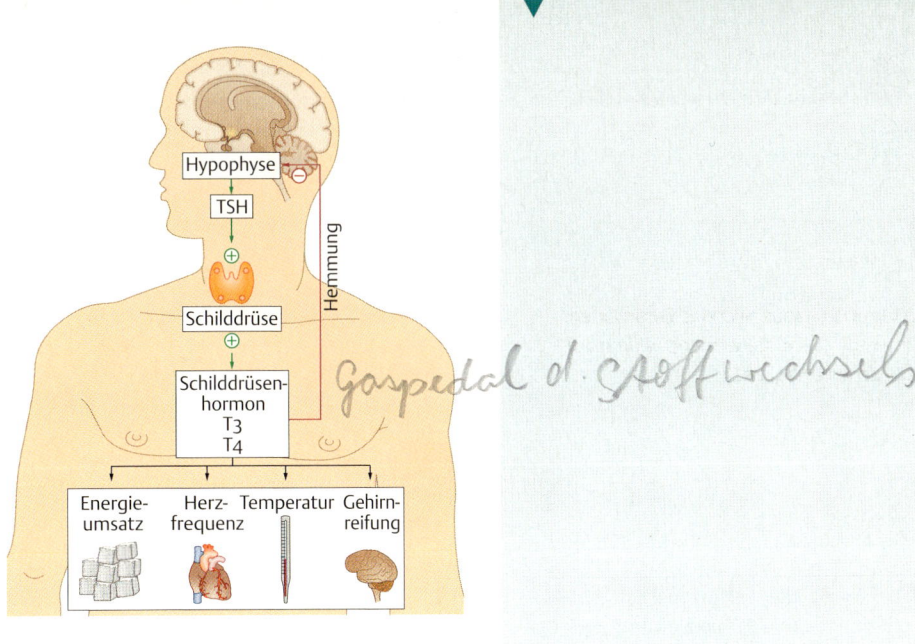

Abb. 6.17 ▶ Wirkprinzip der übergeordneten Hormondrüsen am Beispiel der Schilddrüse und der Hypophyse.

6.8.1 Schilddrüsenhormone

Die Schilddrüse ist eine circa 25 g schwere Hormondrüse, die eine Schmetterlingsform hat und unterhalb des Kehlkopfs vor der Luftröhre liegt. In ihr werden die beiden **Schilddrüsenhormone Thyroxin** (T4) und **Trijodthyronin** (T3) bildet. Diese haben folgende Wirkung:
- **Förderung** der **Gehirnreifung** und des **Körperwachstums**
- **Steigerung** des **Energieumsatzes**: Temperatur- und Herzfrequenzerhöhung, Bereitstellung von Energieträgern im Blut
- **Aktivitätszunahme** des **Nervensystems**

Regelkreis der Schilddrüsenhormone. Die Schilddrüsenhormone müssen aufgrund ihrer Aufgaben **kontinuierlich** an das **Blut abgegeben** werden. Die Hypophyse registriert mit ihren **Messfühlern** einen zu niedrigen **Schilddrüsenhormonspiegel** und schüttet daraufhin das „Schilddrüsen-(thyreoidea-)stimulierende Hormon" **TSH** in die Blutbahn aus. Nähert sich der Schilddrüsenhormonspiegel dem Sollwert, sinkt die Ausschüttung von TSH und die Schilddrüsenhormonausschüttung wird reduziert (**Abb. 6.17**).

6.8.2 Hormone der Bauchspeicheldrüse

In der Bauchspeicheldrüse (Pankreas) wird nicht nur Bauchspeichel produziert, sondern auch so wichtige **Hormone** wie **Insulin** und **Glukagon**. Wirkungen des Insulins sind
- **Steigerung** der **Aufnahme** von **Zucker** aus dem **Blut** in die **Gewebszellen** (vor allem Muskelzellen),
- **Förderung** des **Umbaus** von **Zucker** (Glukose) in **Speicherzucker** (Glykogen) in den Zellen,
- **Förderung** des **Aufbaus** von **Speicherfetten** (Triglyzeriden),
- **Hemmung** des **Fettabbaus** und damit **Senkung** der **Fettsäuren** im Blut,
- vermehrte **Bildung** von **Eiweißen** (Proteinsynthese).

Merke Die Senkung des Blutzuckerspiegels ist die bedeutendste Aufgabe des Insulins, da das Insulin das einzige blutzuckersenkende Hormon des Körpers ist.

6.8.3 Geschlechtshormone

Die Bildung der Geschlechtshormone **Östrogen** und **Progesteron** bei der **Frau** sowie **Testosteron** beim **Mann** wird durch die übergeordneten Hormone **FSH** (Follikel stimulierendes Hormon) und **LH** (luteinisierendes Hormon) aus der **Hypophyse** gesteuert. Die Wirkungen der Geschlechtshormone sind vielfältig. Sie beeinflussen z. B. die **Fortpflanzungsfähigkeit**, Ausbildung der **Geschlechtsorgane** und **sexuelles Verlangen**.

Besonderheiten alte Menschen **Veränderungen im Alter bei der Frau.** Bei der Frau verändert sich zwischen dem 47. und dem 57. Lebensjahr die Fortpflanzungsfähigkeit, die Produktion von Östrogen und Progesteron sinkt stark ab und es kommt zum Ende der Menstruationsblutungen (Menopause). Man nennt diese Übergangsphase Klimakterium. Neben den Veränderungen an den Geschlechtsorganen und den Knochen kommt es während der gesamten Übergangsphase zu Begleiterscheinungen (insgesamt bei 70 % aller Frauen).

6.8.1 Schilddrüsenhormone

Die beiden Schilddrüsenhormone sind **Thyroxin** und **Trijodthyronin**.

Schilddrüsenhormone werden kontinuierlich an das Blut abgegeben. Gesteuert wird diese Abgabe indirekt über die Hypophyse und die Ausschüttung des Thyreoidea stimulierenden Hormons (TSH).

6.8.2 Hormone der Bauchspeicheldrüse

Insulin wird in der Bauchspeicheldrüse produziert. Seine lebenswichtige Funktion ist die Blutzuckersenkung.

Merke

6.8.3 Geschlechtshormone

Die Bildung der Geschlechtshormone Östrogen und Progesteron bei der Frau sowie Testosteron beim Mann werden indirekt durch die Hypophyse gesteuert.

Besonderheiten alte Menschen

Besonderheiten alte Menschen **Veränderungen im Alter beim Mann.** Die Altersveränderungen beim Mann treten in der Regel später auf, eine starre Altersgrenze für das Erlöschen der männlichen Fortpflanzungsfähigkeit gibt es nicht. Es kommt zu einer verminderten Produktion von Testosteron und zu einem Ungleichgewicht mit dem auch beim Mann in geringen Mengen produzierten Östrogen, was häufig zu Prostatavergrößerungen (Prostatahyperplasie) führt.

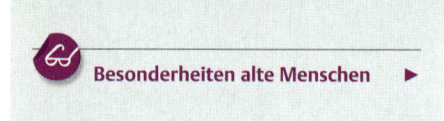

6.9 Nervensystem

Definition Mithilfe des Nervensystems werden Informationen wahrgenommen, verarbeitet, gespeichert und an die Umwelt abgegeben. Zusammen mit dem Hormonsystem ist es für die **Steuerung aller wichtigen Organfunktionen** verantwortlich.

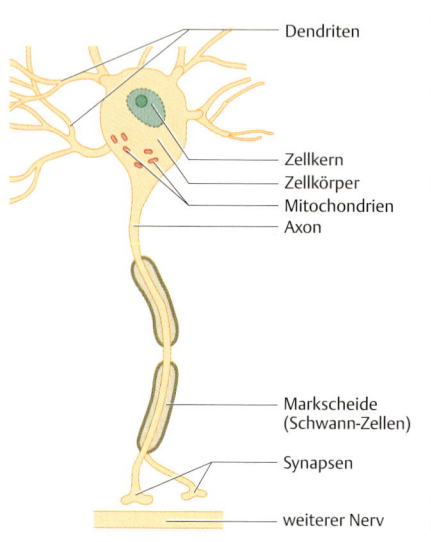

6.9.1 Nervengewebe

Nervenzellen (**Neuronen**) des Nervengewebes sind hoch spezialisierte Zellen zur **Reizleitung**, die sich nicht selbstständig stützen oder ernähren können und dafür eigene Helferzellen (**Gliazellen**) benötigen. Neuronen haben einen typischen Aufbau, vergleichbar einem entlaubten Baum (**Abb. 6.18**).

Abb. 6.18 ▶ Typische „Baumform" eines Neurons.

Reizleitung

Die Reizleitung erfolgt durch das Fließen von **elektrischen Impulsen** entlang der **Nervenzelloberfläche**. Voraussetzung hierfür ist die Fähigkeit der Nervenzellen, an ihrer Membran eine winzige Spannung von 70 mV aufzubauen (**Ruhepotenzial**). Durch die unterschiedliche Durchlässigkeit der Membran werden Kalium- und Natriumionen ungleich verteilt, sodass das Zellinnere negativ geladen ist.
Wird die Nervenzelle gereizt, so **verändert** sich die **Durchlässigkeit der Zellmembran** für die Natriumionen und die Ladungsdifferenz bricht zusammen (**Depolarisation**). Das Zellinnere ist dann nicht mehr negativ, sondern positiv geladen. Dieser elektrische Impuls wird **Aktionspotenzial** genannt, er breitet sich entlang der Nervenzellmembran aus. Damit die Nervenzelle nach dem Aktionspotenzial einen erneuten Reiz weiterleiten kann, muss die Zelle wieder negativ geladen werden (**Repolarisation**).

„Absteigende" und „aufsteigende" Nervenbahnen

Die **Erregungsleitung** ist in allen Nerven nur **in einer Richtung** möglich, und zwar von den Dendriten (s. **Abb. 6.18**) über den Zellkörper und das Axon in die Synapsen. Aus diesem Grund lassen sich alle Nervenfasern anhand der beiden Richtungen unterteilen:
– **afferente** (**sensible**) **Fasern**: Diese leiten Reize aus der Peripherie in Richtung Gehirn (z. B. Berührungen, Sehen, Hören).
– **efferente** (**motorische**) **Fasern**: Diese bringen Nervenimpulse aus dem Gehirn in die Peripherie (z. B. zur Erregung eines Muskels).

Synapsen

Die **Übertragung** eines Nervenreizes von einer Nervenzelle auf die andere erfolgt **an den Synapsen**. Die Erregungsübertragung an der Synapse findet nicht durch Stromfluss, sondern mithilfe von **biochemischen Botenstoffen** (**Transmittern**) statt.

6.9.2 Zentrales und peripheres Nervensystem

Das Nervensystem wird in das zentrale Nervensystem (**ZNS**) und das periphere Nervensystem (**PNS**) unterteilt.

Zentrales Nervensystem (ZNS)

Im ZNS finden die komplizierten **Steuerungsvorgänge** der höheren **Gehirnfunktionen** statt. Es gliedert sich in **Gehirn** (Encephalon) und **Rückenmark** (Medulla spinalis).
Beide Teile sind durch **knöcherne Wände** und die Polsterwirkung der **Gehirnflüssigkeit** (Liquor cerebrospinalis) gut gegen äußere **Einwirkungen geschützt**. Das Gehirn ist in der Schädelhöhle von einer knöchernen Kapsel, das im Wirbelkanal gelegene Rückenmark von der knöchernen Wirbelsäule umgeben. Beide sind eingehüllt in **Hirn**- bzw. **Rückenmarkshäute** (**Dura mater**, **Pia mater**), die einen mit Gehirnflüssigkeit gefüllten Raum umschließen.

Merke Da das Gehirn vollständig von Schädelknochen umgeben ist, kann das Hirngewebe bei Raumforderungen in der Schädelhöhle (z. B. durch Blutungen oder Hirnödem) nicht ausweichen. Deshalb besteht Lebensgefahr!

Großhirn

Definition Das Großhirn ist der Sitz des **Bewusstseins**, der **Intelligenz**, des **Gedächtnisses** und ähnlicher höherer Gehirnfunktionen.

Das Großhirn ist in die **rechte** und **linke Hirnhälfte** unterteilt. Es ist von zahlreichen Windungen und Furchen durchzogen und stülpt sich wie eine Mütze über die tieferen Gehirnstrukturen. Die beiden Hirnhälften sind durch eine tiefe Längsfurche voneinander getrennt und nur durch den Balken (**Corpus callosum**) in der Hirnmitte miteinander verbunden. Die **Großhirnrinde** besteht aus der außen liegenden „**grauen Substanz**" mit einer hohen Zellkörperdichte und der innen liegenden „**weißen Substanz**" mit zahlreichen Nervenfasern.
Die Gehirnrinde wird in vier Lappen aufgeteilt: **Stirn**-, **Schläfen**-, **Scheitel**- und **Hinterhauptlappen**. Diesen einzelnen Teilen der Hirnrinde kann man bestimmte Funktionen zuordnen (**Abb. 6.19**).

Abb. 6.19 ▸ Linke Hirnhälfte von außen. Aufteilung der Großhirnlappen und Lokalisation der Sprach- und Sehzentren.

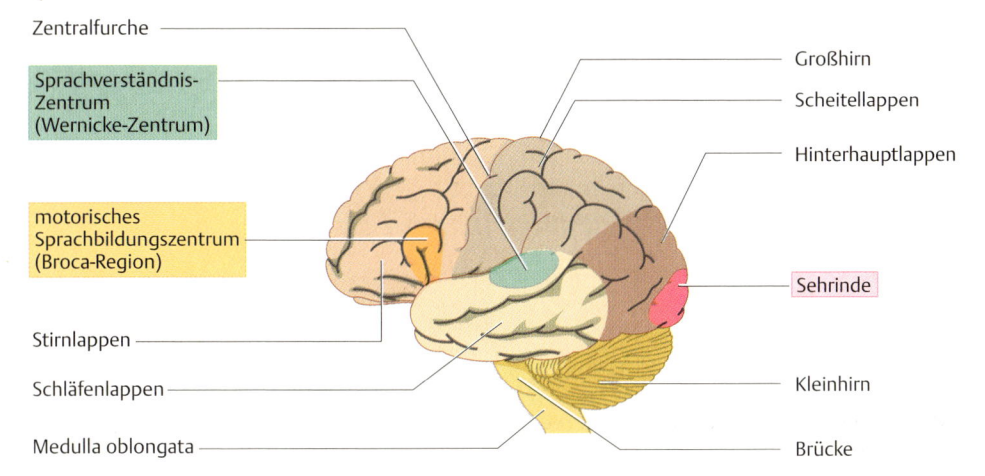

- Zentralfurche
- Sprachverständnis-Zentrum (Wernicke-Zentrum)
- motorisches Sprachbildungszentrum (Broca-Region)
- Stirnlappen
- Schläfenlappen
- Medulla oblongata
- Großhirn
- Scheitellappen
- Hinterhauptlappen
- Sehrinde
- Kleinhirn
- Brücke

Pyramidenbahnen

Die Pyramidenbahnen sind Nervenfasern zur **Steuerung** der **willkürlichen, bewussten Muskelbewegungen**. Sie führen vom jeweiligen motorischen Rindenareal zum Zwischenhirn, kreuzen vor dem Rückenmark auf die Gegenseite und ziehen in die Peripherie. Aus diesem Grund macht sich eine Schädigung des Großhirns (z. B. eine Hirnblutung in der linken Großhirnhälfte) immer auf der Gegenseite (als Lähmung der rechten Extremitäten) bemerkbar.

Zwischenhirn

Das Zwischenhirn ist die **Schaltstelle zwischen Großhirn** und **Hirnstamm**, es beherbergt neben zahlreichen Nervenfasern einige **Kerngebiete** wie Thalamus, Hypothalamus und Hypophyse.

Hirnstamm

Der Hirnstamm ist der unterste Teil des Gehirns, er **verbindet** das **Großhirn** mit dem **Rückenmark** und dem **Kleinhirn**. Hier findet man weitere **Steuerungszentren** für lebenswichtige Körperfunktionen wie Atem-, Herz-Kreislauf- und Schluckzentrum.

Kleinhirn

Das Kleinhirn liegt in der hinteren Schädelgrube. Die Aufgaben des Kleinhirns bestehen in der Koordination der **Muskelgrundspannung** und der **Muskelbewegungen** und in der Aufrechterhaltung des **Gleichgewichts**.

KURZFASSUNG

Zentrales Nervensystem (ZNS)

Das ZNS steuert die höheren Gehirnfunktionen. Es gliedert sich in **Gehirn** (Encephalon) und **Rückenmark** (Medulla spinalis). Das ZNS ist durch knöcherne Wände und Gehirnflüssigkeit (Liquor cerebrospinalis) gegen äußere Einwirkungen geschützt.

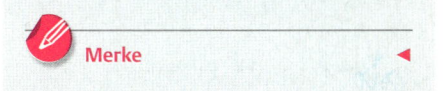

Merke

Großhirn

Definition

Das Großhirn teilt sich in die rechte und linke Gehirnhälfte und ist von zahlreichen Windungen und **Furchen** durchzogen. Die Großhirnrinde besteht aus der „grauen Substanz" mit hoher Zellkörperdichte und der „weißen Substanz" mit zahlreichen Nervenfasern.

Pyramidenbahnen

Pyramidenbahnen sind Nervenfasern. Sie steuern die willkürlichen, bewussten Muskelbewegungen.

Zwischenhirn

Das Zwischenhirn ist die Schaltstelle zwischen Großhirn und Hirnstamm.

Hirnstamm

Der Hirnstamm verbindet das Großhirn mit dem Rückenmark und dem Kleinhirn.

Kleinhirn

Das Kleinhirn koordiniert unsere Muskelgrundspannung, unsere Muskelbewegungen und hält unser Gleichgewicht aufrecht.

Rückenmark
Das Rückenmark verbindet das Gehirn mit dem peripheren Nervensystem.
Es reicht vom großen Hinterhauptsloch bis auf die Höhe des ersten Lendenwirbelkörpers.

Merke ▶

Reflexe sind vom Willen unabhängige Reaktionen von Muskeln auf einen äußeren Reiz.
Man unterscheidet Eigenreflexe und Fremdreflexe.

Peripheres Nervensystem (PVS)
Periphere Nerven versorgen den Körper mit Informationen aus dem ZNS und leiten Signale aus dem Körper zum ZNS weiter.

Rückenmarksnerven, Spinalnerven
Sie ziehen auf beiden Seiten aus dem Wirbelkörper hinaus und versorgen die Körperregionen mit Nerven.

Rückenmark
Das Rückenmark **verbindet** als Teil des zentralen Nervensystems das **Gehirn** mit dem **peripheren Nervensystem**.
Das Rückenmark zieht vom großen **Hinterhauptsloch** im Wirbelkanal der Wirbelsäule **bis** etwa auf die Höhe des **ersten Lendenwirbelkörpers** hinunter und hat die Form eines ovalen Schlauchs mit einem Durchmesser von circa 1 cm.
Die Nerven verlaufen als „**absteigende**" oder „**aufsteigende**" Nervenbahnen und dienen der Weiterleitung von Signalen zum und aus dem Gehirn. Auf beiden Seiten des Rückenmarks entspringen in regelmäßigen Abständen Nervenwurzeln, die sich zu den **Spinalnerven** des **peripheren Nervensystems** (s. u.) vereinigen.

Merke Eine Schädigung des Rückenmarks an einer beliebigen Stelle (z. B. durch Verletzung) unterbricht alle Nervenbahnen ab diesem Segment (Querschnittlähmung). Das heißt, alle Empfindungen aus den darunterliegenden Segmenten und die willkürliche Bewegung der entsprechenden Muskeln fallen aus.

Darüber hinaus findet man im Rückenmark auch zahlreiche vom Gehirn **unabhängige Verschaltungen** (**Reflexe**).

Reflexe. Reflexe sind vom Willen unabhängige (**unwillkürliche**) **Reaktionen von Muskeln auf** einen **äußeren Reiz**. Sie werden vom ZNS auf Rückenmarksebene gesteuert. Dadurch sind blitzschnelle Muskelreaktionen möglich, **ohne dass der Reiz in das Großhirn weitergeleitet** und vom Bewusstsein wahrgenommen werden muss, bevor die Reaktion erfolgen kann.
Bei den **Eigenreflexen** finden der **Reiz** und die **Reaktion** im **selben Muskel** statt z. B. **Patellarsehnenreflex** (**Abb. 6.20**). Bei **Fremdreflexen** finden der **Reiz** und die **Reaktion** in **verschiedenen Organen** statt, z. B. der Reflex, das Augenlid zu schließen (**Kornealreflex**).

Abb. 6.20 ▶ Patellarsehnenreflex: Der Schlag mit dem Reflexhammer auf die Kniescheibensehne löst eine Kontraktion des Oberschenkelstreckmuskels aus.

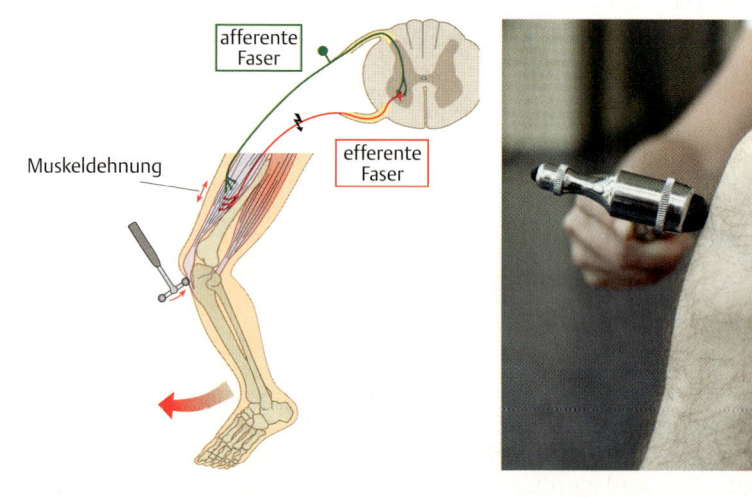

Peripheres Nervensystem (PVS)
Das periphere Nervensystem leitet Informationen **aus dem Körper in das ZNS** und Signale **aus dem ZNS in den gesamten Körper** weiter. Zum PNS gehören die vom Rückenmark (**Rückenmarksnerven**, **Spinalnerven**) und vom Hirnstamm (**Hirnnerven**) in die Körperperipherie und umgekehrt ziehenden Nervenbahnen.

Rückenmarksnerven, Spinalnerven
Die **Spinalnerven** ziehen beiderseits aus jedem Wirbelkörper heraus und versorgen (innervieren) die jeweiligen Körperregionen mit Nerven:
- Die **hinteren Äste** versorgen die **Haut der Rückenregion sensibel** und die **Rückenmuskulatur motorisch**.
- Die **vorderen Äste** vereinigen sich auf jeder Seite des Körpers zu sogenannten **Nervengeflechten**, die **Nervenplexus** genannt werden (**Abb. 6.21**):
  - **Armgeflecht**, aus dem die drei großen **Armnerven** N. radialis, N. ulnaris und N. medianus entspringen.
  - **Lendengeflecht** zur Versorgung der **Geschlechtsorgane** und der Vorderseite der **Beine**, hieraus entspringt unter anderem der N. femoralis.
  - **Kreuzgeflecht** zur Versorgung des **Gesäßes** und der **unteren Gliedmaßen**, aus dem der N. ischiadicus entspringt, der sich an der Kniekehle zum N. tibialis und N. peronaeus verzweigt.

Hirnnerven

Hirnnerven sind Nerven, die das Gehirn ohne den „Umweg" über das Rückenmark direkt verlassen. Sie versorgen den **Kopf-** und **Halsbereich** sowie die **Sinnesorgane** am Kopf. Es gibt auf jeder Hirnhälfte 12 Hirnnerven:

- **N. I**: Riechnerv
- **N. II**: Sehnerv
- **N. III**: Steuerung der Pupillengröße und der Augenbewegungen
- **N. IV**: Augenbewegungen
- **N. V**: Drillingsnerv für die Gesichtssensibilität, die motorische Versorgung der Kaumuskulatur und der Mundspeicheldrüsen
- **N. VI**: Bewegung des Auges nach außen
- **N. VII**: motorischer Gesichtsnerv, Geschmacksempfindungen aus dem vorderen Teil der Zunge
- **N. VIII**: Hör- und Gleichgewichtsnerv
- **N. IX**: sensibler Zungen- und Rachennerv, motorisch zur Schluckmuskulatur
- **N. X**: „Parasympathikus" – Teil des vegetativen Nervensystems, motorische und sensible Innervierung von Brust und Oberbauchorganen sowie des Verdauungstraktes
- **N. XI**: motorische Versorgung der Hals- und Schultermuskeln
- **N. XII**: motorischer Zungennerv

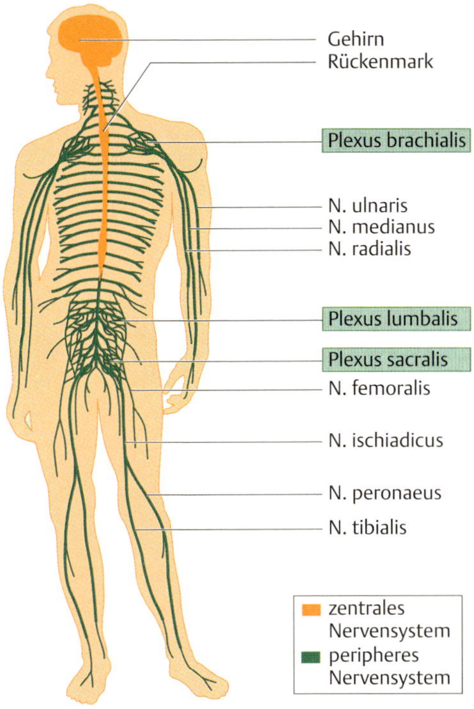

Abb. 6.21 ▶ Peripheres Nervensystem. Die Nervengeflechte (Plexus) und die wichtigsten peripheren Nerven.

Hirnnerven
Hirnnerven versorgen den Kopf- und Halsbereich sowie die Sinnesorgane am Kopf.

Vegetatives Nervensystem (VNS)

Das vegetative oder autonome Nervensystem (VNS) **steuert** alle **wichtigen Organfunktionen** wie Atmung, Herz-Kreislauf-System, Verdauung, Stoffwechsel, Harnblasen- und Sexualfunktion, Temperaturregulation und Wasserhaushalt.
Es hat sowohl **Anteile im ZNS** als auch im **peripheren Nervensystem** und funktioniert **unwillkürlich**, ist also nur indirekt vom menschlichen Bewusstsein beeinflussbar.
Es besteht aus 3 Anteilen:
- sympathisches NS (Sympathikus)
- parasympathisches NS (Parasympathikus)
- enterisches NS (Darmwandnervensystem)

Sympathikus und **Parasympathikus** innervieren die Organe und **sind Gegenspieler** (Antagonisten), d. h. sie haben entgegengesetzte Wirkungen (z. B. Herz: Sympathikus erhöht, Parasympathikus erniedrigt die Herzfrequenz). Der Sympathikus dient der Leistungssteigerung, er steht für Stress, Arbeit oder Angriff. Der Parasympathikus dient der Regeneration, er steht für Erholung und Aufbau der körperlichen Reserven. Sympathikus und Parasympathikus besitzen efferente und afferente Neurone.
Das **enterische NS** wirkt als eigenständiger Teil im **Magen-Darm-Trakt**, wird aber vom Sympathikus und Parasympathikus beeinflusst.

Vegetatives Nervensystem (VNS)
Das vegetative Nervensystem (automes Nervensystem) steuert alle wichtigen Organfunktionen.
Es funktioniert unwillkürlich. Es besteht aus **sympathischem NS**, **parasympathischem NS** und **enterischem NS**.

6.10 Sinnesorgane Auge und Ohr

Das Auge ist zusammen mit dem Ohr die eigentliche Schnittstelle zwischen dem Selbst und seiner Umwelt. Mehr als 90 % aller Informationen erreichen das Gehirn durch einen dieser Sinne.

Über 90 % aller Informationen nehmen wir über Sehen oder Hören wahr.

6.10.1 Auge

Augenlider und Tränenapparat

Von außen wird das Auge durch die **Lider** und **Wimpern** geschützt sowie durch die in der äußeren oberen Augenhöhle liegende **Tränendrüse** mit Tränenflüssigkeit benetzt, die am inneren Lidwinkel in den Tränengang und damit in die Nasenmuschel abfließt. Die durchsichtige **Bindehaut (Konjunktiva)** bedeckt die Lidinnenseite und den vorderen Augapfel (unter Aussparung der Hornhaut) von außen. Sie bildet so die Bindehauttasche, die als Gleitschicht für die Augapfelbewegungen dient, und schützt das Auge nach außen hin.

Augenlider und Tränenapparat
Das Auge wird von außen durch Lider und Wimpern geschützt. Die durchsichtige Bindehaut (Konjunktiva) bedeckt die Lidinnenseite und den vorderen Augapfel.

Augapfel (Bulbus)

Die Augäpfel liegen in den Augenhöhlen (**Orbita**). Im Zentrum der Rückseite münden **Sehnerv** (Nervus opticus), **Netzhautarterie** und **-vene**.
Der gesamte Augapfel ist von drei Häuten umgeben:
- Lederhaut (Sklera)
- Aderhaut (Choroidea)
- Netzhaut (Retina)

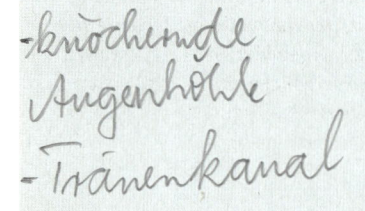

[handschriftliche Notiz: knöcherne Augenhöhle – Tränenkanal]

Augapfel (Bulbus)

Die beiden kugelförmigen Augäpfel sind von jeweils **6 Augenmuskeln** sowie von Fettgewebe umgeben und liegen in den **Augenhöhlen (Orbita)**. Im Zentrum der Augenrückseite münden der **Sehnerv** (Nervus opticus = 2. Hirnnerv) sowie die **Netzhautarterie** und **-vene**.
Der Augapfel besteht zum größten Teil aus dem durchsichtigen, gallertartigen **Glaskörper**, dessen Aufgabe in der Versorgung der Netzhaut und der Lichtdurchlässigkeit besteht. Komplizierter und empfindlicher sind der vordere Teil des Auges mit **Linse** und **Iris** zum Scharfstellen sowie die **Netzhaut (Retina)** an der Augenhinterwand zur optischen Wahrnehmung. Der gesamte Augapfel ist von drei Häuten umgeben (von außen nach innen) (**Abb. 6.22**):
- **Lederhaut (Sklera):** aus weißem Bindegewebe, geht an der Vorderseite in die lichtdurchlässige, gefäßlose Hornhaut (Cornea) über
- **Aderhaut (Choroidea):** zur Ernährung der Netzhaut, geht im vorderen Augenbereich in die Regenbogenhaut (Iris) über, die die Pupille bildet
- **Netzhaut (Retina):** enthält die optischen Sinneszellen

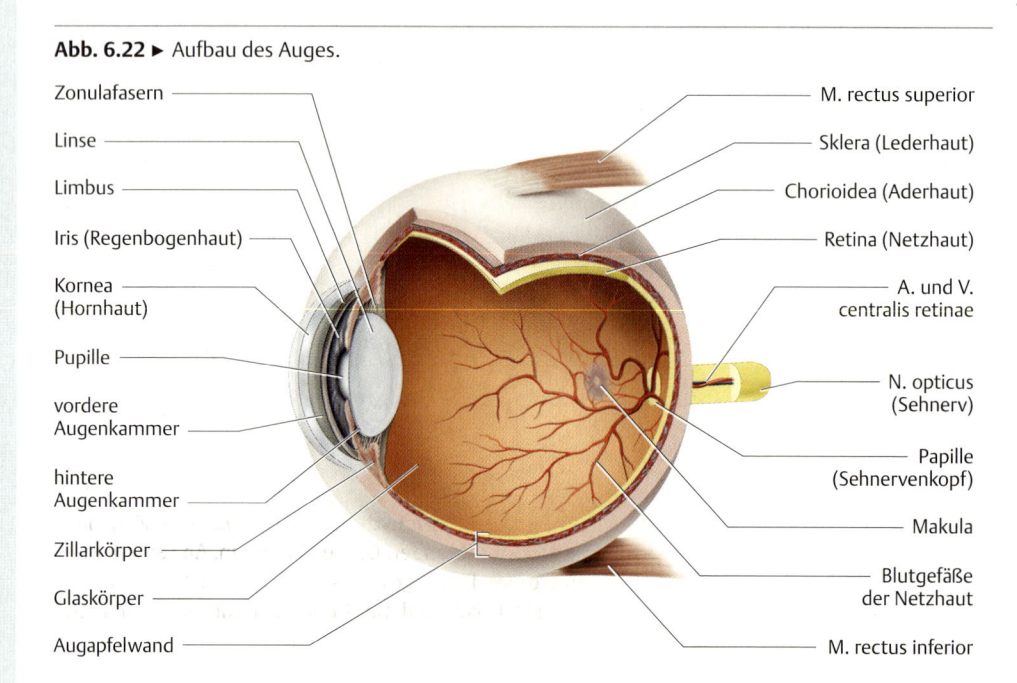

Abb. 6.22 ▶ Aufbau des Auges.

Beschriftungen links: Zonulafasern, Linse, Limbus, Iris (Regenbogenhaut), Kornea (Hornhaut), Pupille, vordere Augenkammer, hintere Augenkammer, Zillarkörper, Glaskörper, Augapfelwand

Beschriftungen rechts: M. rectus superior, Sklera (Lederhaut), Chorioidea (Aderhaut), Retina (Netzhaut), A. und V. centralis retinae, N. opticus (Sehnerv), Papille (Sehnervenkopf), Makula, Blutgefäße der Netzhaut, M. rectus inferior

Vorderer Augenabschnitt

Die **Linse** ist vorne stärker gekrümmt als hinten, wodurch das einfallende Licht gebündelt wird. Sie besteht aus **Gallerte** und **Kapsel** und kann durch Zug an den Polen abgeflacht werden (Scharfstellen = **Akkomodation**).

Vorderer Augenabschnitt

Durch die hinten stärker als vorne gekrümmte **Linse** wird das einfallende Licht gebündelt. Die **Linse** besteht aus einer durchsichtigen **Gallerte** und einer festen **Kapsel** und kann durch Zug an ihren Polen abgeflacht und dadurch in ihrer Brechkraft verändert werden (Scharfstellen = **Akkommodation**). Dafür ist die Linse am **Ziliarkörper** aufgehängt und wird durch die Ziliarmuskeln auseinander gezogen.

> **Besonderheiten alte Menschen** Mit zunehmendem Alter wird die Linse immer starrer und das Auge kann sich auf nahe Objekte nicht mehr scharf stellen („**Altersweitsichtigkeit**").

Nach außen ist die Augenkammer von der durchsichtigen Hornhaut begrenzt.

Die **Iris** liegt auf der Linse. Sie enthält Pigmente, die den Augen ihre Farbe verleihen. Die **Pupillen** sind Aussparungen der Iris und dienen als optische Blende. Die Pupillenweite kann sich je nach Lichtverhältnissen ändern.

Nach außen wird die mit Kammerwasser gefüllte Augenkammer von der durchsichtigen **Hornhaut** begrenzt, die durch ihre stärkere Vorwölbung maßgeblich an der **Lichtbrechung** beteiligt ist.
Vom Ziliarkörper aus legt sich die scheibenförmige Regenbogenhaut (**Iris**) auf die Linse. Auf ihrer Oberfläche befinden sich zahlreiche **Pigmente**, die den Augen ihre jeweilige **Farbe** verleihen. Die **Pupillen**, Aussparungen in der Mitte der Iris, dienen als **optische Blende** des Auges; durch die Muskeln in der Iris kann die Pupillenweite je nach Lichtverhältnissen verändert werden. Der **Pupillenverenger** (M. sphincter pupillae) **verkleinert** die Pupillen (**Miosis**) bei starker Helligkeit, Müdigkeit oder Nahsicht. Der **Pupillenerweiterer** (M. dilatator pupillae) **erweitert** die Pupillen (**Mydriasis**) bei Dunkelheit, Ferneinstellung oder Stress.

Hinterer Augenabschnitt

Die einfallenden Lichtstrahlen werden durch **Linse** und Hornhaut gebrochen und erzeugen auf der **Netzhaut (Retina)** ein umgekehrtes Bild der Umwelt. Die Sinneszellen der Netzhaut (**Stäbchen** und **Zapfen**) wandeln das einfallende Licht in Nervenreize um, die über den Sehnerv ins Gehirn weitergeleitet werden.

Hinterer Augenabschnitt

Die **Netzhaut (Retina)** kleidet den hinteren Teil des Auges aus. Der optische Apparat des Auges wirkt wie eine **Sammellinse**. Die einfallenden **Lichtstrahlen** werden durch **Linse** und **Hornhaut gebrochen** und erzeugen auf der Netzhaut ein umgekehrtes stark verkleinertes Bild der Umwelt. Die Netzhaut enthält spezielle Sinneszellen: im Zentrum die farbempfindlichen **Zapfen** und in der Peripherie die **Stäbchen** für das Dämmerungssehen. Diese Sinneszellen wandeln das einfallende Licht mit unterschiedlichen Wellenlängen in Nervenreize um, die von den darüber liegenden Nervenzellen aufgenommen und über den **Sehnerv** (N. opticus) ins Gehirn weitergeleitet werden.

An der Durchtrittsstelle des Sehnervs befinden sich keine Sinneszellen, er wird deshalb **„blinder Fleck"** genannt. Weiter außen liegt von zahlreichen Zapfen gebildet der **„gelbe Fleck"** (Makula lutea), der Ort des schärfsten Sehens.

Alle Strahlen, die von einem Objekt ausgehen, müssen sich wieder punktförmig auf der Netzhaut vereinigen, damit man das Objekt scharf sieht.

Fehlsichtigkeit

Weitsichtigkeit (Hyperopie). Bei Weitsichtigen ist der **Augapfel zu kurz**, sodass sich die im vorderen Augenabschnitt gebündelten **Lichtstrahlen** erst **hinter der Netzhaut** zu einer scharfen Abbildung vereinigen. Bei Objekten in der Ferne reicht die Brechkraft der Linse noch aus, um durch erhöhte Brechung diesen Fehler auszugleichen. Bei nahen Objekten wird die Brechkraft allerdings „überfordert", sodass diese nicht scharf eingestellt und auf der Netzhaut abgebildet werden können. Zur Korrektur wird eine konvexe **Sammellinse** (positive Dioptrienzahl) benutzt (**Abb. 6.23**).

Kurzsichtigkeit (Myopie). Bei Kurzsichtigen sind die Verhältnisse umgekehrt, der **Augapfel ist zu lang** und die **Lichtstrahlen** vereinigen sich **vor der Netzhaut**, sodass nur nahe Objekte ohne besondere Brechkraft der Linse scharf gesehen werden können. Durch konkave **Zerstreuungslinsen** mit negativer Dioptrienzahl kann dies korrigiert werden (**Abb. 6.23**).

Abb. 6.23 ▶ Fehlsichtigkeit. a Weitsichtigkeit aufgrund zu kurzen Augapfels (oben) und Korrektur/scharfe Abbildung auf der Netzhaut durch eine Sammellinse (unten), **b** Kurzsichtigkeit aufgrund zu langen Augapfels (oben) und Korrektur durch eine Zerstreuungslinse (unten).

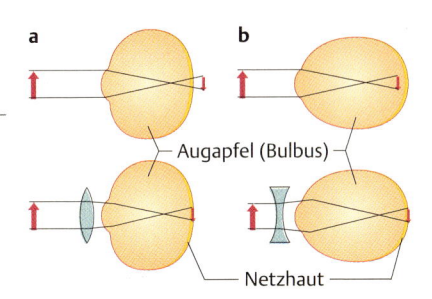

Fehlsichtigkeit

Bei Weitsichtigkeit (**Hyperopie**) ist der Augapfel zu kurz, die gebündelten Lichtstrahlen vereinigen sich erst hinter der Netzhaut, nur weit entfernte Objekte werden scharf abgebildet. Bei Kurzsichtigkeit (**Myopie**) vereinigen sich die Lichtstrahlen bereits vor der Netzhaut, nur nahe Objekte werden scharf gesehen.

6.10.2 Ohr

Äußeres Ohr

Zum äußeren Ohr gehören die aus Knorpel bestehende **Ohrmuschel** und der **äußere Gehörgang**, in dem sich zahlreiche Haare und die Ohrenschmalz bildenden Drüsen befinden. An seinem inneren Ende wird der äußere Gehörgang vom **Trommelfell** abgeschlossen, einem zarten Häutchen, das von den Schallwellen in Schwingungen versetzt wird und die **Grenze zum Mittelohr** darstellt (**Abb. 6.24**).

Abb. 6.24 ▶ Ohrmuschel, äußerer Gehörgang und Trommelfell bilden ein akustisches Verstärkungssystem.

- endolymphatischer Gang
- häutiger Bogengang
- großes Vorhofsäckchen
- kleines Vorhofsäckchen
- Steigbügel im ovalen Fenster
- Hammer
- Amboss
- Trommelfell
- rundes Fenster
- Ohrmuschel
- äußerer Gehörgang
- Paukenhöhle
- Schneckengang
- Vorhoftreppe
- Paukentreppe
- innere Kopfschlagader
- Ohrtrompete

6.10.2 Ohr

Äußeres Ohr

Zum äußeren Ohr gehören **Ohrmuschel** und **äußerer Gehörgang**. Es wird an seinem inneren Ende vom **Trommelfell** abgeschlossen.

u. Borstenhaare

Doppelfunktion
Schnecke → Bogengänge
↓   ↓
hören   Gleichgewicht

Mittelohr

Das Mittelohr besteht aus der **Paukenhöhle** und der in den oberen Rachenraum führenden **Ohrtrompete**, die dem Luftdruckausgleich dient. Die Paukenhöhle ist eine kleine Knochenhöhle im Felsenbein und enthält die 3 Gehörknöchelchen **Hammer, Amboss** und **Steigbügel,** die durch eine filigrane Hebelkonstruktion die **Schwingungen des Trommelfells** auf das Innenohr **übertragen.**

Innenohr

Im Innenohr befindet sich das eigentliche Sinnesorgan für das Gehör, die Schnecke sowie das Gleichgewichtsorgan.

Schnecke. Sie besteht aus 3 parallel verlaufenden Schneckengängen, die mit Flüssigkeit (Lymphe) gefüllt sind. Über eine fensterförmige ovale Öffnung versetzt der **Steigbügel** die Flüssigkeit in den Schneckengängen in **wellenförmige Schwingungen**, die sich je nach Frequenz und Lautstärke unterschiedlich weit fortpflanzen. Dieses Schwingungsbild wird von speziellen Sinneszellen mit Haarfortsätzen wahrgenommen und in einen Nervenreiz umgesetzt, der von den Nervenfasern des **Gehörnervs** (N. vestibulocochlearis = 8. Hirnnerv) zum **Gehirn weitergeleitet** wird.

Gleichgewichtsorgan. Ein zweiter Teil des Gehörnervs führt zum Gleichgewichtsorgan. Dabei handelt es sich um ein feines **Röhrensystem mit 3 Bogengängen** in den drei Ebenen des Raumes. Auch diese Bogengänge sind mit flüssiger Lymphe ausgefüllt und können **Beschleunigungen des Kopfes** wahrnehmen und dabei die **Bewegungsebene unterscheiden**. Diese Informationen werden mit denen der Augen und der Muskel-Dehnungsrezeptoren im gesamten Körper verbunden und ermöglichen die Orientierung im Raum (Gleichgewichtssinn).

6.11 Bewegungssystem

Das Skelettsystem besteht aus einzelnen **Knochen** und dem **Knorpelgewebe**. Es bildet ein **stabiles Gerüst** für den Körper und dient dem **Schutz der inneren Organe**, als **Mineralspeicher** und ist der Ort der **Blutbildung**. Zusammen mit der Muskulatur wird es als Bewegungssystem bezeichnet.

6.11.1 Knochen und Gelenke

Knochen

Das Skelett besteht beim erwachsenen Menschen aus über 200 Knochen (**Abb. 6.25**).
Die einzelnen Knochen müssen entsprechend ihrer Funktion eine spezielle Form besitzen, welche, von der Größe abgesehen, bei allen Menschen weitgehend gleich ist. Man unterscheidet folgende Knochentypen:
- **Röhrenknochen** mit einem langen, röhrenförmigen Schaft und zwei verdickten abgerundeten Enden (z. B. Oberarmknochen)
- **kurze Knochen**, meist würfelförmig (z. B. Handwurzelknochen)
- **platte Knochen** mit einer flachen Außenform (z. B. Schulterblätter)
- **irreguläre Knochen** (z. B. Wirbel)

Da der Knochen **kein totes Gewebe** ist, muss er wie jedes andere Gewebe mit **Blut** und **Nährstoffen versorgt** werden. Deshalb finden sich kleinere Gefäße in der Knochenhaut (Periost), größere Arterien im Inneren der Knochenmarkräume. Aus diesem Grund kann es bei Frakturen (Knochenbrüchen) zu starken Blutverlusten kommen.

Besonderheiten Kinder **Knochenentwicklung.** Nur ein kleiner Teil des Skeletts ist bei der Geburt schon als verkalkte Knochensubstanz vorhanden (Schädel- und Gesichtsknochen, Schlüsselbein). Im Gegensatz zu dieser direkten Form der Knochenbildung entwickeln sich die übrigen Knochen über den Umweg der **Knorpelbildung**: Bis ins Kindesalter liegen die meisten der späteren Knochen als Knorpelgewebe vor, welches schichtweise aufgelöst und in Knochengewebe umgewandelt wird.

Merke Der Knochenumbau wird über die Hormone Kalzium, Parathormon und Vitamin D gesteuert.

Gelenke

Körperbewegungen sind nur mithilfe von **Verbindungsstellen** zwischen den Knochen, den Gelenken, möglich. Bewegungen von zwei Knochenenden gegeneinander wären sehr schmerzhaft. Deshalb sind die Gelenkflächen von einer **Knorpelschicht** überzogen und der Gelenkspalt mit einer Flüssigkeit (**Synovia**) ausgefüllt. Damit das Gelenk nicht auseinandergezogen wird, ist es mit einer bindegewebigen **Gelenkkapsel** überzogen, die zum Teil aus derben Sehnensträngen besteht. Neben den Gelenkbändern und dem Kapselapparat gibt die Gelenkform die Beweglichkeit eines Gelenks vor (**Abb. 6.26**).

Abb. 6.25 ▶ Der menschliche Körper und das knöcherne Skelett.

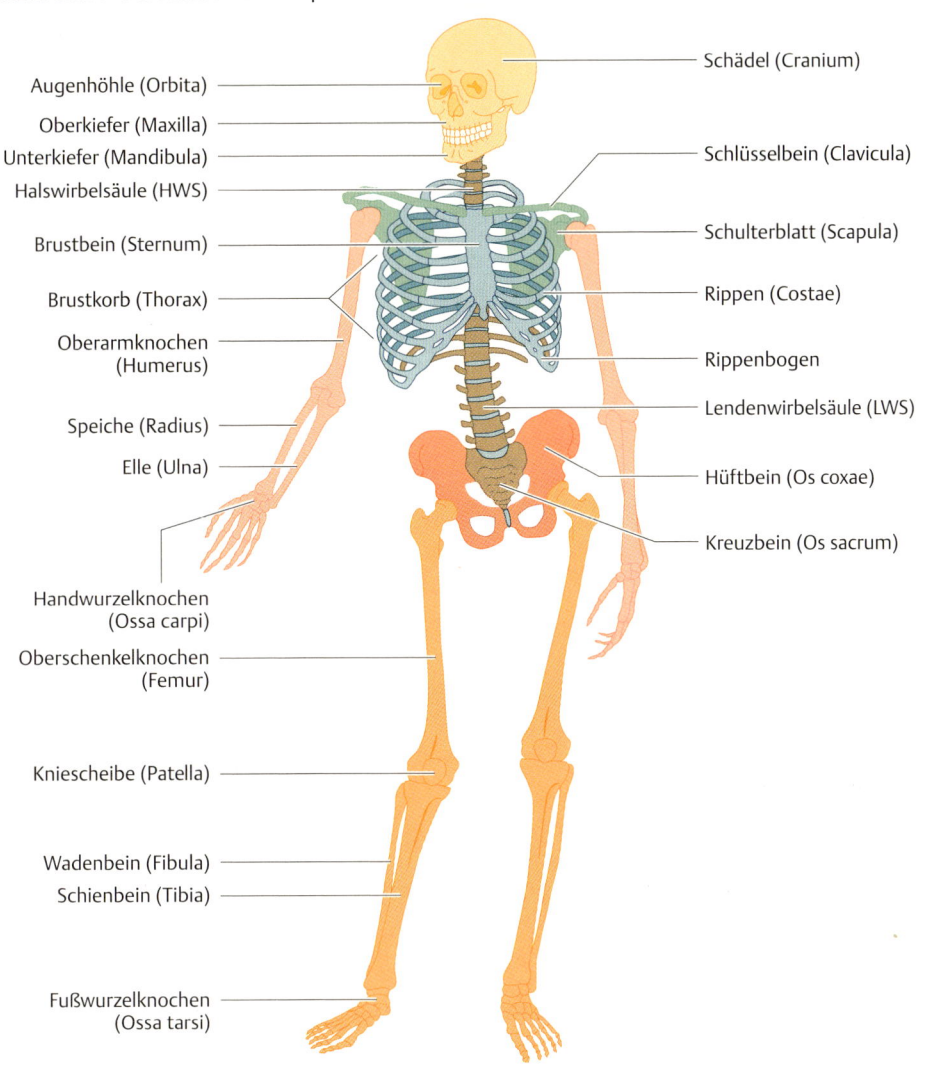

Labels (links):
- Augenhöhle (Orbita)
- Oberkiefer (Maxilla)
- Unterkiefer (Mandibula)
- Halswirbelsäule (HWS)
- Brustbein (Sternum)
- Brustkorb (Thorax)
- Oberarmknochen (Humerus)
- Speiche (Radius)
- Elle (Ulna)
- Handwurzelknochen (Ossa carpi)
- Oberschenkelknochen (Femur)
- Kniescheibe (Patella)
- Wadenbein (Fibula)
- Schienbein (Tibia)
- Fußwurzelknochen (Ossa tarsi)

Labels (rechts):
- Schädel (Cranium)
- Schlüsselbein (Clavicula)
- Schulterblatt (Scapula)
- Rippen (Costae)
- Rippenbogen
- Lendenwirbelsäule (LWS)
- Hüftbein (Os coxae)
- Kreuzbein (Os sacrum)

Abb. 6.26 ▶ Gelenkformen.

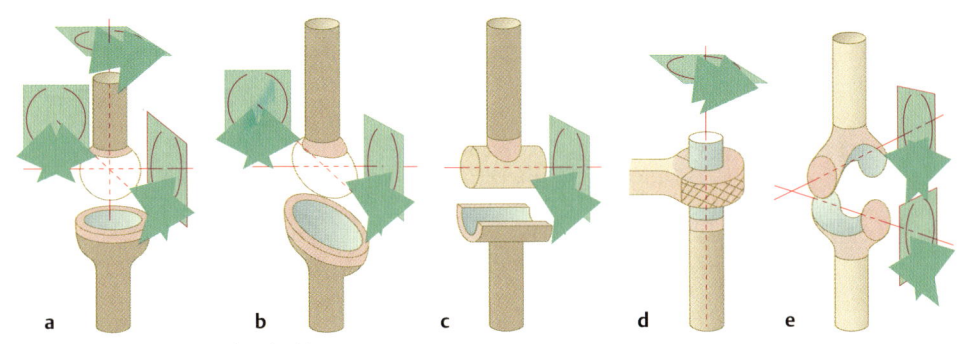

a b c d e

a Kugelgelenk (z. B. Hüftgelenk),
b Eigelenk,
c Scharniergelenk (z. B. Fingergelenke),
d Zapfengelenk,
e Sattelgelenk. Die Pfeile zeigen die möglichen Bewegungsrichtungen der gezeigten Gelenkformen um die jeweilige Achse.

6.11.2 Skelettsystem

Wirbelsäule

Die Wirbelsäule bildet die Hauptachse des menschlichen Körpers; sie ist ein Stützstab aus 33–34 scheibenförmigen Einzelknochen, den **Wirbeln**. Außer beim Kreuz- und Steißbein sind diese durch Gelenke, Sehnen und Bänder miteinander verbunden und deshalb gegeneinander beweglich. Zwischen den Wirbelkörpern liegen die **Bandscheiben**, die zur Beweglichkeit der Wirbelsäule beitragen und wie ein Stoßdämpfer Stauchungen abfedern können. Im Zentrum der Wirbel befindet sich jeweils ein Loch, der **Wirbelkanal**, durch den das Rückenmark vom Gehirn nach

6.11.2 Skelettsystem

Wirbelsäule

Die Wirbelsäule ist die **Hauptachse** des Körpers und besteht aus 33–34 **Wirbeln**. Zwischen den Wirbelkörpern liegen die **Bandscheiben**, die zur Beweglichkeit der Wirbelsäule beitragen und wie **Stoßdämpfer** wirken. Im Wirbelkanal verläuft das Rückenmark.

Die Wirbelsäule unterteilt sich in
- Halswirbelsäule (HWS),
- Brustwirbelsäule und
- Lendenwirbelsäule.

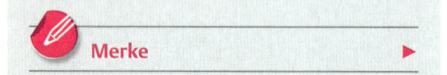

Merke ▶

unten zieht. Zwischen den einzelnen Wirbeln befinden sich kleine Öffnungen, die Zwischenwirbellöcher, durch die die Nerven aus dem Rückenmark in den Körper ziehen (118).
Aufteilung der Wirbelsäule:
- Halswirbelsäule (HWS) mit 7 Halswirbeln (C1–C7), mit nach hinten geöffneter Krümmung (**Halslordose**)
- Brustwirbelsäule (BWS) mit 12 Brustwirbeln (Th1–Th12), mit nach vorne geöffneter Krümmung (**Brustkyphose**), auf jeder Seite mit je einer Rippe gelenkig verbunden
- Lendenwirbelsäule (LWS) mit 5 Lendenwirbeln (L1–L5), mit nach hinten geöffneter Krümmung (**Lendenlordose**)
- Kreuzbein: Die ursprünglich 5 Kreuzbeinwirbel sind zu einem Knochen verschmolzen.
- Steißbein: Aus ursprünglich 4 einzelnen Steißwirbeln zu einem Knochen verschmolzen.

Krümmung der Wirbelsäule. Die gesunde Wirbelsäule weist vier hintereinander liegende Krümmungen auf, wie zwei aneinander gekettete „S". So können Belastungen entlang der Längsachse des Körpers besser abgefedert werden.

Merke Hals und Lende haben eine Lordose!

Abb. 6.27 Wirbelsäule.

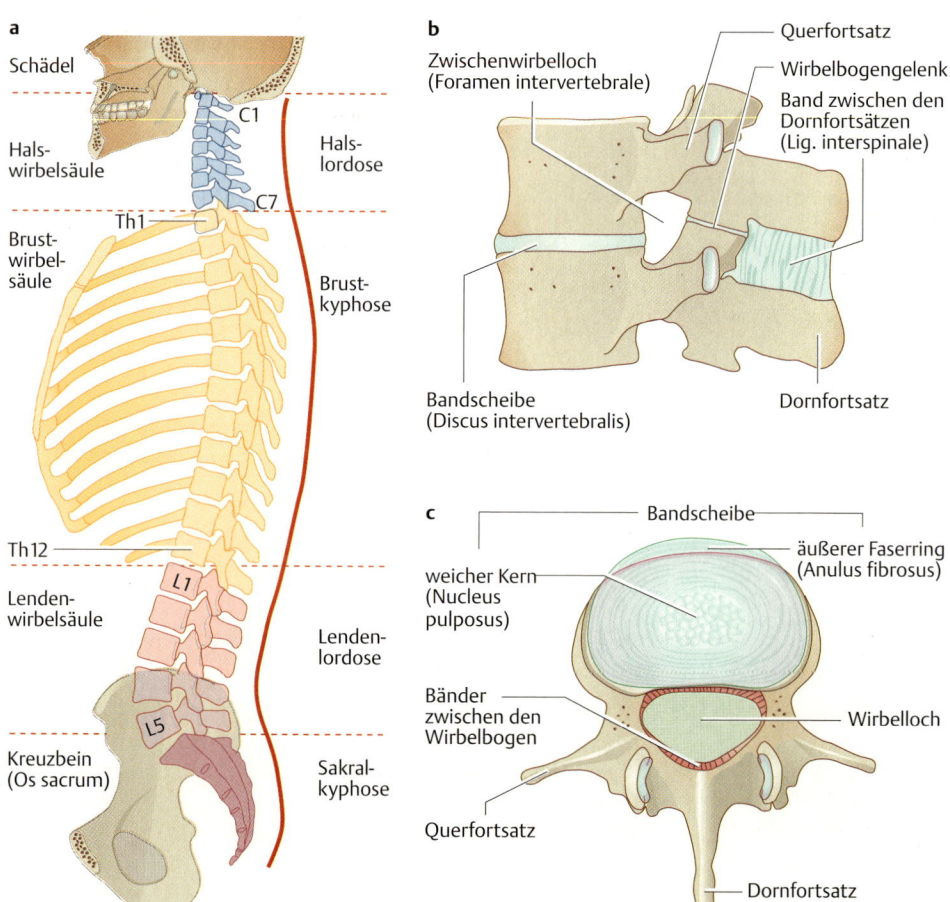

a Die Wirbelsäule im Längsschnitt, b ein Lendenwirbel von der Seite und c von oben gesehen.

Schultergürtel und obere Extremität

Der Oberarmknochen (**Humerus**) ist über das Schultergelenk mit dem Schulterblatt verbunden. Der Unterarm besteht aus **Elle** und **Speiche**, die gegeneinander verdreht werden können. Das Handgelenk verbindet den Unterarm mit den **Handwurzelknochen**.

Schultergürtel und obere Extremität

Der Oberarmknochen (**Humerus**) ist über das Schultergelenk (ein Kugelgelenk) mit dem Schulterblatt und damit mit dem Körperstamm verbunden. Als klassischer Röhrenknochen hat er einen schmalen Schaft und verbreitert sich zum Ellenbogen (**Olekranon**) hin wieder, um je ein Scharniergelenk mit Elle (**Ulna**) und Speiche (**Radius**) zu bilden. Damit die Hand ein- und auswärts gedreht werden kann (Pronation und Supination), bilden Elle und Speiche noch ein Zapfengelenk, mit dem sie sich gegeneinander verdrehen können. Das Handgelenk verbindet Elle und Speiche mit den acht Handwurzelknochen, die untereinander durch zahlreiche Sehnen und Bänder verbunden sind. An diese schließen sich die Mittelhand- und Fingerknochen an (s. **Abb. 6.25**).

Beckengürtel und untere Extremität

Das knöcherne Becken (Hüftbein = **Os coxae**) bildet den Abschluss der Bauchhöhle nach unten; am **Hüftgelenk** (Kugelgelenk) setzt der Oberschenkelknochen (**Femur**) an, der längste und schwerste Knochen des menschlichen Körpers. Sein oberes Ende hat eine charakteristische, einem Galgen ähnliche Form: Aus der Längsachse dieses Röhrenknochens ragt der Oberschenkelhals schräg heraus. An dessen Ende befindet sich der **Hüftgelenkkopf**. Bei einer Schenkelhalsfraktur ist dies der typische Frakturort.

Nach dem langen, schlanken Oberschenkelschaft verbreitert sich der Femur, um mit dem Schienbein (**Tibia**) das Kniegelenk zu bilden (s. **Abb. 6.25**). Da die beiden Gelenkflächen aufgrund ihrer „nicht zusammenpassenden Form" keinen direkten Kontakt miteinander haben, befinden sich am Gelenkrand je zwei halbmondförmige, knorpelige Keile (**Innen- und Außenmeniskus**), die dem Gelenk Stabilität verleihen.

Unterhalb des Kniegelenks setzt das Wadenbein (**Fibula**) am äußeren Schienbeinkopf (**Condylus lateralis**) an. Schien- und Wadenbein sind über eine robuste Sehnenmembran miteinander verbunden und bilden weiter unten das obere Sprunggelenk zum Fuß hin. Hier schließen sich die sieben Fußwurzel-, danach die fünf Mittelfuß- und die fünf Zehenknochen an.

6.11.3 Skelettmuskulatur

Aktive Bewegung. Die aktive Bewegung eines Körperteils an einem Gelenk kommt dadurch zustande, dass sich ein Muskel zusammenzieht (**kontrahiert**), der an beiden Knochen des Gelenks ansetzt. Den Muskel für diese Bewegung nennt man den **Agonisten** („Spieler"). Damit die Bewegung wieder rückgängig gemacht werden kann, gibt es einen Muskel, der genau die entgegengerichtete Bewegung an diesem Gelenk bewirken kann, man nennt ihn den **Antagonisten** („Gegenspieler"). Damit sich der Agonist zusammenziehen, also eine Muskelkontraktion stattfinden kann, muss der Antagonist entspannt sein oder zumindest dosiert nachgeben, sonst ist keine gezielte Bewegung möglich.

Stabile Haltung. Neben einer aktiven Bewegung sind die Muskeln für die stabile Haltung eines Körperteils, z.B. der aufrechten Körperhaltung, nötig. Auch dafür werden die Muskelfasern angespannt, nur soll das entsprechende Gelenk nicht bewegt, sondern fixiert werden. Im einfachsten Fall ziehen Agonist und Antagonist gleich stark gegeneinander, meist müssen dafür zahlreiche Muskeln zusammenspielen und ununterbrochen aufeinander abgestimmt werden.

Muskelsehnen

Die Sehnen **übertragen** die **Kraft** der **Kontraktion** vom **Muskel** auf das **Skelett** und bestehen aus zugfestem **kollagenem Bindegewebe**. Sie befinden sich an den Muskelenden und sind an den Knochen befestigt. Verlaufen mehrere Sehnen parallel nebeneinander, so sind sie häufig von einer Sehnenscheide umgeben.

6.12 Haut

Die Haut ist das **zweitgrößte Organ** des menschlichen Körpers nach der Skelettmuskulatur. Sie hat ein Gewicht von **3–8 kg** und eine Fläche von **1,5–2 m²**.

Aufgaben. Die Haut hat folgende Aufgaben:
- **Schutz** vor chemischen und thermischen Schädigungen, Strahlenschäden und dem Eindringen von Krankheitserregern. Schutz des Körperinneren (Gewebe und Organsysteme) vor Flüssigkeits- und Wärmeverlust.
- **Polsterung** des Körpers gegen Stoßeinwirkungen durch das Unterhautfettgewebe.
- **Absonderung** von Schweiß und Talg.
- **Speicherung** von energieliefernden Nahrungsstoffen im Unterhautfettgewebe.
- **Temperaturregulation**, das heißt Anpassung der Körpertemperatur an die Umgebungstemperatur durch das Blutgefäßsystem, durch Schweißabsonderung und Muskelarbeit.
- **Atmung** durch Sauerstoffaufnahme und Abgabe von Kohlendioxid.

6.12.1 Aufbau der Haut

Die Haut zeigt überall denselben Schichtaufbau (von außen nach innen):
- Oberhaut (**Epidermis**)
- Lederhaut (**Corium** oder **Dermis**)
- Unterhaut (**Subkutis**)

Oberhaut

Die Oberhaut besteht aus einem mehrschichtigen, unverhornten Deckgewebe (**Plattenepithel**). Ihre Dicke variiert je nach Beanspruchung zwischen 0,1 mm und 1,5 mm (Fußsohle). Schichtaufbau der Oberhaut (von außen nach innen) (**Abb. 6.28**):
- **Hornschicht**: viele Reihen vollständig verhornter, abgestorbener Zellen; letzte Barriere zwischen Körper und Außenwelt,

---

KURZFASSUNG

Beckengürtel und untere Extremität

Das knöcherne Becken (Hüftbein = **Os coxae**) bildet den Abschluss der Bauchhöhle nach unten; am **Hüftgelenk** (Kugelgelenk) setzt der Oberschenkelknochen (**Femur**) an. Aus der Längsachse des Femurs ragt der Oberschenkelhals schräg heraus, an dessen Ende befindet sich der **Hüftgelenkkopf**.

Nach dem schlanken Oberschenkelschaft verbreitert sich der Femur und bildet mit dem Schienbein (**Tibia**) das Kniegelenk. Unterhalb des Kniegelenks setzt das Wadenbein (**Fibula**) an.

6.11.3 Skelettmuskulatur

Die Skelettmuskulatur ermöglicht **aktive Bewegungen** und sorgt dafür, dass unser Körper eine **stabile Haltung** einnehmen kann.

Muskelsehnen

Muskelsehnen übertragen die Kraft der Kontraktion vom Muskel auf das Skelett.

6.12 Haut

Die Haut eines Menschen wiegt **3–8 kg** und hat eine Fläche von **1,5–2 m²**.

Die Haut ist
- Schutzorgan,
- Speicherorgan,
- Stoffwechselorgan,
- Sinnesorgan und
- dient der Temperaturregulation.

6.12.1 Aufbau der Haut

Die Haut besteht aus **drei Schichten**.

Oberhaut

Die Oberhaut ist die **oberste Hautschicht**. Sie ist abhängig von ihrer Beanspruchung unterschiedlich dick.

- **Körnerschicht**: einige Reihen flacher, Horn bildender Zellen, außerdem Bildung von Ölsubstanzen für eine geschmeidige Haut,
- **Stachelzellschicht**: pigmenthaltige Zellen mit stacheligen Zapfen, die das Grundgerüst der Oberhaut darstellen,
- **Basalzellschicht**: einige Reihen Epithelzellen mit häufiger Zellteilung; die neu gebildeten Zellen werden Richtung Hautoberfläche geschoben; hier findet man die Nervenendigungen für den Tastsinn.

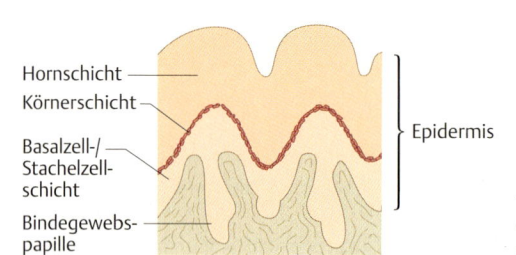

Abb. 6.28 ▶ Oberhaut am Beispiel der Handflächen und Fußsohlen.

Lederhaut

Kurzfassung
Die Lederhaut liegt **unterhalb der Oberhaut**. Sie enthält kleine Blutgefäße, Bindegewebe, Fettgewebe, Haarwurzeln, Nerven, Talgdrüsen- und Schweißdrüsengänge.

Haupttext
Die Lederhaut liegt unterhalb der Oberhaut. Ihre Dicke ist mit 0,2–2,5 mm sehr unterschiedlich. Sie trägt durch ihren bindegewebigen Anteil zur **Festigkeit der Haut** bei. Außerdem befinden sich hier die feinen Blutgefäße zur **Versorgung** der Haut sowie einige **Berührungsrezeptoren** für den Tastsinn. Die darunterliegende Geflechtschicht besteht aus festerem Bindegewebe, Fettgewebe, Haarwurzeln, Nerven, Talgdrüsen- und Schweißdrüsengängen.

Unterhaut

Kurzfassung
Die Unterhaut **verbindet** die Haut mit dem darunter liegenden Strukturen wie **Muskeln** und **Knochen**. Auch sie ist unterschiedlich dick.

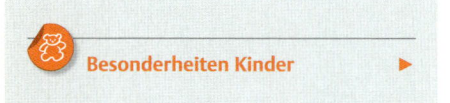

Haupttext
Die Unterhaut stellt die **Verschiebeschicht** der Haut zu den darunterliegenden Strukturen (Muskeln, Knochen) dar. Sie besteht deshalb aus lockerem Bindegewebe sowie dem Unterhautfettgewebe (subkutanen Fettgewebe), das als mechanischer Schutz, Polsterung, Kälteschutz und Energiespeicher dient. Die Dicke ist je nach Körperstelle sehr unterschiedlich.
In der Unterhaut befinden sich die **Schweißdrüsen**, Anteile der **Haarbälge** sowie **Druck-** und **Vibrationsrezeptoren** des peripheren Nervensystems.

> **Merke** Die Hautfarbe wird bestimmt durch
> - Melanin, ein Farbstoff (Pigment), der in den tieferen Schichten der Epidermis von den Melanozyten gebildet wird,
> - Karotin, ein Farbstoff der Leder- und Unterhaut,
> - Blutkapillaren in der Lederhaut.

> **Besonderheiten Kinder** Die Haut eines Säuglings hat physiologische Besonderheiten, z. B. sind die Schweißdrüsen erst im Alter von 2–3 Jahren voll funktionsfähig und die körpereigenen Abwehrkräfte gegen Bakterien, Pilze und Viren sind herabgesetzt.

6.12.2 Hautanhangsgebilde

Haare

Kurzfassung
Haare bestehen aus **Haarschaft** und **Haarwurzel**.
Sie sind überall am Körper vorhanden, außer an Handflächen und Fußsohlen.

Haupttext
Die Haare findet man überall, außer an Handflächen und Fußsohlen. Sie werden unterteilt in **Haarschaft** und **Haarwurzel**, welche bis in die Unterhaut reichen kann. Die Aufgaben der Haare sind:
- Abhalten von Fremdkörpern (Augenbrauen und Wimpern)
- Filtern der Atemluft in der Nase
- Schutz des Schädels vor Sonneneinstrahlung (Kopfhaare)
- Ergänzung der Berührungsempfindlichkeit (auf der gesamten Haut)

Im Bereich der Haarwurzeln enden Nervenfasern, die auch minimale Haarbewegungen registrieren (z. B. Luftzug). An der Haarwurzel sind feine Muskelfasern befestigt, die das Haar bewegen können („Gänsehaut").

Der **Verlust** von Haaren ist auch für den gesunden und erwachsenen Menschen ein normaler Vorgang. Die obere Grenze liegt bei circa **100 Haaren pro Tag**. Die Wachstumsgeschwindigkeit der Haare variiert zwischen 0,1 und 0,4 mm pro Tag.

Jeder Mensch verliert circa 100 Haare pro Tag.

Nägel

Kurzfassung
Nägel bestehen aus verhorntem Keratin.

Haupttext
Nägel sind im sogenannten Nagelbett verankert. Sie sind 0,5 mm dicke Hornplatten und wachsen ständig nach (0,5–1 mm/Woche). Die Nägel **schützen** die Fingerkuppen und helfen beim **Tasten** und **Greifen**.

Hautdrüsen

Kurzfassung
Man unterscheidet in **Talgdrüsen** und **Schweißdrüsen**.

Haupttext
Talgdrüsen. Das von den Talgdrüsen gebildete Sekret enthält unterschiedliche **Fetteiweiße** sowie **Salze** und wird entlang des Haarschafts zur Hautoberfläche transportiert. Der Talg **schützt** die

Haare davor **auszutrocknen** und hält die **Haut geschmeidig**. Talgdrüsen kommen nur auf der behaarten Haut vor.

Besonderheiten alte Menschen Alarmzeichen für Flüssigkeitsmangel bei älteren Patienten ist trockene, faltige und spröde Haut, die an typischen Stellen (Wange, Handrücken) nach dem Zusammenschieben für einige Sekunden stehen bleibt, weil der Körper dem Unterhautfettgewebe Flüssigkeit entzogen hat.

Schweißdrüsen. Sie befinden sich auf einem großen Teil der **Körperoberfläche**, am **dichtesten** im Bereich der **Handflächen** und **Fußsohlen**. Über die Ausführungsgänge werden Wasser, Salze sowie Stoffwechselendprodukte zur Hautoberfläche transportiert. Mithilfe der Verdunstungskälte der ausgeschiedenen Flüssigkeit wird **Körpertemperatur reguliert**. Durch den sauren pH-Wert (pH 4,5) wird ein Säureschutzmantel gebildet, der das **Wachstum von Mikroorganismen eindämmt**. Zu den Schweißdrüsen gehören auch die Duftdrüsen. Diese befinden sich u. a. im Bereich der Achselhöhlen und in den äußeren Geschlechtsorganen. Sie geben sogenannte **Pheromene** (Duftstoffe) ab.

7 ▶ GRUNDLAGEN DER ERNÄHRUNG

7.1	Nährstoffe	123
7.1.1	Erinnern Sie sich…?	123
7.1.2	Kohlenhydrate	123
7.1.3	Eiweiße (Proteine)	124
7.1.4	Fette (Lipide)	124
7.1.5	Vitamine	125
7.1.6	Mineralstoffe und Spurenelemente	126
7.1.7	Ballaststoffe	126
7.1.8	Wasser	127
7.2	Energiebedarf und Energiebilanz	127
7.3	Was ist gesunde Ernährung?	128
7.3.1	Alternative Ernährungsformen	130

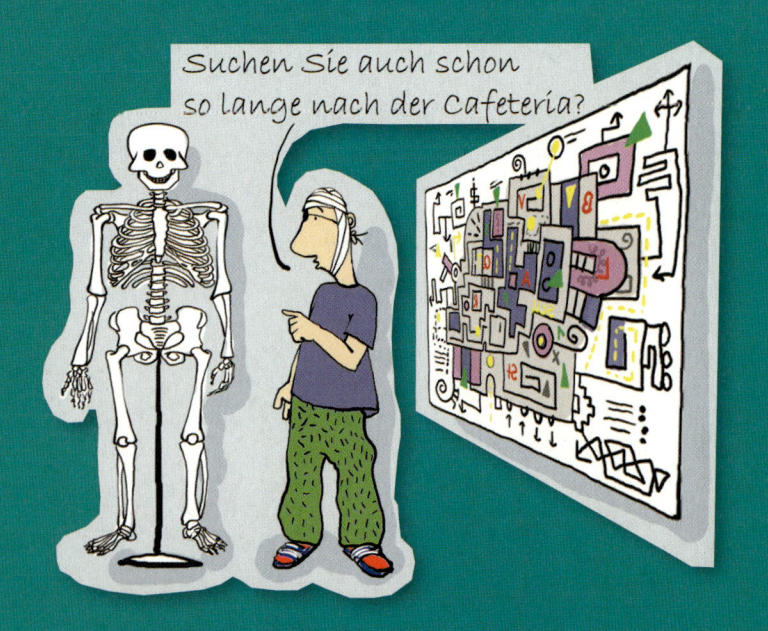

7 Grundlagen der Ernährung

Die Ernährung hat in jedem Lebensalter einen wesentlichen Einfluss auf die Gesundheit. Sie kann eine Vielzahl der sog. Zivilisationserkrankungen (z. B. Adipositas, Diabetes mellitus) verursachen. Im Gegensatz zur Gruppe der Kinder und Erwachsenen, bei der Überernährung und Übergewicht im Fokus stehen, muss sich die Ernährungsmedizin im Alter häufig mit entgegengesetzten Problemen beschäftigen. Ein erheblicher Teil der älteren Menschen ist entweder unterernährt oder mangelernährt, d. h. dem Körper fehlen wichtige Nährstoffe. Um dem vorzubeugen, muss deshalb schon beim Gesunden auf ausreichende und ausgewogene Ernährung geachtet werden, ein mildes Übergewicht hat bei alten Menschen sogar eher protektive (schützende) Wirkung.

Definition Die Ernährung umfasst die Versorgung des Organismus mit allen Stoffen, die zum Aufbau des Körpers, zur Energieversorgung und zum Erhalt des Organismus notwendig sind.

Bestandteile der Ernährung sind
- Aufnahme der Nahrung,
- Zerlegung und Verdauung der Nahrungsbestandteile,
- Aufnahme (Resorption) aus dem Verdauungstrakt,
- Stoffwechsel der benötigten Nährstoffe (Umwandlung in den für den Körper verwertbare Stoffe),
- Ausscheidung von Stoffwechselendprodukten und unverdaulichen Nahrungsbestandteilen.

Zentraler Bestandteil ist das Zerlegen der Nahrung in ihre Bestandteile, die Nährstoffe. So können diese entsprechend ihren Eigenschaften als Brennstoffe, Baustoffe oder Reglerstoffe im Körper verwendet werden.

7.1 Nährstoffe

7.1.1 Erinnern Sie sich...?

Für das Verständnis der Ernährung ist es hilfreich, wenn Sie sich die Grundlagen der Chemie in Erinnerung rufen. Grundlegende Begriffe haben wir im Folgenden für Sie zusammengefasst:
- **organische Stoffe:** chemische Verbindungen, die hauptsächlich aus Kohlenstoff- (chemisches Zeichen = C) und Wasserstoffatomen (chemisches Zeichen = H) bestehen. Alle wichtigen Zell- und Körperbestandteile wie Fette, Eiweiße und Kohlenhydrate bestehen aus organischen Verbindungen.
- **anorganische Stoffe:** chemische Verbindungen, die keine oder nur einzelne Kohlenstoffatome enthalten. Hierzu gehören Mineralstoffe und Spurenelemente, Wasser oder Gase wie CO_2.
- **Salze**: chemische Verbindungen, die aus positiv geladenen (Kationen) und negativ geladenen (Anionen) Teilchen bestehen, die über eine Ionenbindung miteinander verbunden sind. Bei ihrer Lösung in Wasser zerfallen sie in Anion und Kation. Speisesalz (NaCl) zerfällt z. B. in das Kation Na^+ und das Anion Cl^-.
- **gesättigte Fettsäuren:** alle Kohlenstoffatome sind mit Wasserstoffatomen verbunden (abgesättigt).
- **ungesättigte Fettsäuren:** mindestens zwei benachbarte Kohlenstoffatome sind durch Doppelbindungen verknüpft (einfach ungesättigt), bei mehreren dieser Doppelbindungen spricht man von mehrfach ungesättigten Fettsäuren.
- **essenzielle Nahrungsbestandteile**: müssen dem Körper zugeführt werden, da er sie selbst nicht herstellen kann

7.1.2 Kohlenhydrate

Definition Kohlenhydrate (Saccharide) spielen eine bedeutende Rolle: Sie dienen zur Energiegewinnung und zum Aufbau vieler Gewebe. Am weitesten verbreitet sind Monosaccharide mit fünf oder sechs Kohlenstoff-Atomen, die zu einem Ring zusammengeschlossen sind. Einfachzucker können sich über bestimmte Bindungen zu Zwei- und Mehrfachzuckern verketten.

Kohlenhydrate werden unterteilt in
- **Einfachzucker** (Monosaccharide): Traubenzucker (Glukose), Fruchtzucker (Fruktose),
- **Zweifachzucker** (Disaccharide): Rohrzucker (Saccharose), Milchzucker (Laktose), Malzzucker (Maltose). Diese Verbindungen zweier Zuckermoleküle können im Darm durch Enzyme in zwei Einfachzucker gespalten werden,
- **Mehrfachzucker** (Polysaccharide): Stärke (Amylose und Amylopektin),
- **Ballaststoffe**: unverdauliche Mehrfachzucker.

Vorkommen. Der Nährstoffbedarf des Körpers sollte zu 55–60 % mit Kohlenhydraten gedeckt werden. Geeignet sind Lebensmittel, die einen hohen Anteil an Mehrfachzuckern und Ballaststoffen haben. Kohlenhydrate sind enthalten z. B. in

Kohlenhydrate sind z. B. in Vollkornbrot, Obst und Hülsenfrüchten enthalten.

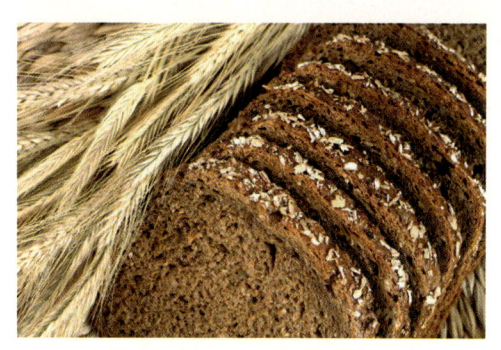

- Obst, Gemüse,
- Brot, Mais,
- Kartoffeln, Hülsenfrüchten,
- Vollkornerzeugnissen.

Abb. 7.1 ▶ Ein Großteil unserer Beilagen bestehen aus Kohlenhydraten.

7.1.3 Eiweiße (Proteine)

Definition

Eiweiße werden zum Aufbau der Zellen, als Transportmittel, Botenstoff oder Energieträger benötigt. Sie müssen mit der Nahrung aufgenommen werden, da sie nicht im menschlichen Körper gebildet werden.

7.1.3 Eiweiße (Proteine)

Definition Eiweiße (Proteine) sind chemische Verbindungen, die aus vielen Aminosäuren zusammengebaut sind.

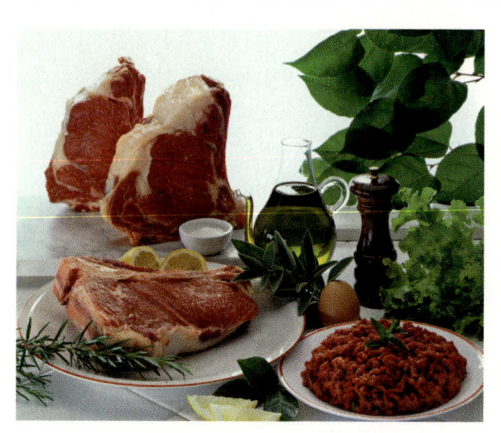

Es gibt Millionen verschiedene Eiweiße (Proteine) im menschlichen Körper. Eiweiße werden zum Aufbau der Zellen, als Transportmittel, Botenstoff oder Energieträger benötigt. Aminosäuren sind die kleinsten Bausteine der Eiweiße. Diese müssen mit der Nahrung aufgenommen werden, da sie nicht im menschlichen Körper gebildet werden können (**Abb. 7.2**).

Abb. 7.2 ▶ Fleisch enthält lebenswichtige Aminosäuren.

Vorkommen. Man unterscheidet tierisches und pflanzliches Eiweiß.
- **tierisches Eiweiß:** Fleisch, Fisch, Milch, Milchprodukte, Eier
- **pflanzliches Eiweiß:** Getreide, Hülsenfrüchte, Gemüse

Etwa 10 % des Anteils der Gesamtkalorien pro Tag sollen durch Eiweiße gedeckt werden. Das entspricht circa 0,8 g Eiweiß pro kg Körpergewicht pro Tag.

Circa 10 % des Nährstoffbedarfs sollen über Eiweiße abgedeckt werden. Tierisches und pflanzliches Eiweiß soll dabei ausgewogen gemischt werden.

Merke

Merke Sinnvoll ist eine ausgewogene Mischung von pflanzlichem und tierischem Eiweiß. Z. B. können Kartoffeln mit Quark oder Müsli mit Milch verspeist werden. Schon 2–3 Mahlzeiten mit Fleisch pro Woche sind ausreichend.

7.1.4 Fette (Lipide)

Definition

Fette werden unterteilt in
- gesättigte und ungesättigte Fettsäuren,
- essenzielle und nicht essenzielle Fettsäuren,
- fettähnliche Stoffe.

7.1.4 Fette (Lipide)

Definition Fette (Lipide) sind langkettige chemische Verbindungen. Sie werden sowohl mit der Nahrung aufgenommen, als auch vom Körper selbst gebildet.

Fette werden unterteilt in
- gesättigte und ungesättigte Fettsäuren,
- essenzielle (nicht vom Körper herstellbare) und nicht essenzielle Fettsäuren,
- fettähnliche Stoffe.

Aufgaben. Fette haben folgende Aufgaben:
- Energiegewinnung
- Energiespeicherung in Leber und Fettgewebe
- fettlösliche Vitamine binden und im Körper verteilen
- Bausteine für Zellbestandteile und viele Botenstoffe
- Bildung von Fettgewebe zum Schutz vor Verletzungen und zur Wärmeisolation

Etwa 30 % der täglich aufgenommenen Nährstoffe sollen aus Fetten bestehen. Dabei soll der Anteil der pflanzlichen Fette höher sein als der der tierischen Fette.

Vorkommen. Es stimmt nicht, dass Fett in der Nahrung immer ungünstig ist. Etwa 30 % der täglich aufgenommenen Nährstoffe soll aus Fetten bestehen. Auch sind tierische Fette nicht grundsätzlich negativ. Muskelfleisch oder Fisch sind wichtige Quellen für Fettsäuren. Jedoch soll der Anteil pflanzlicher Fette besonders hoch sein.
Pflanzliche Fette sind enthalten in
- Mais,
- Soja,

- Oliven,
- Nüssen,
- Kokos- und Palmkern.

Tierische Fette sind enthalten in
- Butter,
- Sahne,
- Käse,
- Wurstwaren.

Merke Manche mehrfach ungesättigten Fette können vom Körper nicht hergestellt werden und müssen deshalb über die Nahrung aufgenommen werden (essenzielle Fettsäuren, z. B. Omega-3-Fettsäuren).

Den Omega-3-Fettsäuren werden günstige Wirkungen auf das Herz-Kreislauf-System nachgesagt, z. B. die Vorbeugung arteriosklerotischer Krankheiten. Sie sind z.B. enthalten in Sonnenblumenöl, Rapsöl und Fisch.

7.1.5 Vitamine

Definition Vitamine liefern keine Energie. Jedoch benötigt der Körper Vitamine für lebenswichtige Funktionen. Der Körper kann sie selbst nicht herstellen. Vitamine müssen mit der Nahrung aufgenommen werden.

Vitamine werden unterteilt in
- **wasserlösliche Vitamine (Vitamin B_1–B_{12}, C)**: Sie werden über die Niere ausgeschieden. Sie können im Körper nur im geringen Umfang gespeichert werden. Eine Unterversorgung kann relativ schnell zum Vitaminmangel führen.
- **fettlösliche Vitamine (Vitamine A, D, E, K)**: Die Aufnahme aus der Nahrung wird durch Fett begünstigt. Diese Vitamine werden im Fettgewebe des Körpers gespeichert. Deshalb kommt ein Mangel erst nach längerer Unterversorgung vor.

Vorkommen. Der Bedarf des Körpers an wasserlöslichen Vitaminen wird hauptsächlich über pflanzliche Nahrung gedeckt. Der an fettlöslichen Vitaminen vor allem aus tierischen Nahrungsmitteln. Die Menge der täglichen Zufuhr unterscheidet sich zwischen den verschiedenen Vitaminen stark.

Tab. 7.1 ▶ Die wichtigsten Vitamine, ihre Funktion, Nahrungsquellen und tägliche Zufuhr.

	Funktion	Nahrungsquellen und tägliche Zufuhr
wasserlösliche Vitamine		
Vitamin B_1 (Thiamin)	für den Aufbau und die Ernährung von Nerven und Muskelgewebe notwendig	- Samen, Nüsse, Weizenkeime, Fleisch - 1,0 mg
Vitamin B_2 (Riboflavin)	wichtiges Enzym für Zellstoffwechsel und -atmung	- Milch, Innereien, Eier, Fisch, Nüsse, Samen - 1,2 mg
Vitamin B_6 (Pyridoxin)	wichtig für rote Blutkörperchen und Nervengewebe	- Hefe, Leber, Weizenkeime, Nüsse, Hafer - 1,4 mg
Vitamin B_{12} (Cobalamin)	unabdingbar für die Bildung der roten Blutkörperchen und das Nervengewebe	- Leber, Nieren, Eier, Milch, Käse - 3,0 µg
Folsäure	wichtig für die Erbsubstanz (DNA) und Bildung von Blutkörperchen, Schleimhäuten und Nervengewebe	- Hefe, Leber, Spinat, Milch, Blattgemüse - 400 µg
Biotin	Enzym der Fettsäuren- und Kohlenhydratproduktion	- Hefe, Leber, Fleisch, Eigelb, Tomaten, Reis - 100 µg
Vitamin C (Ascorbinsäure)	wichtige Rolle in der Abwehr von zellschädigenden Substanzen	- Obst und Gemüse: Zitrusfrüchte, Tomaten, Kohl, Kiwi - 100 mg

---

Merke

7.1.5 Vitamine

Definition

Die täglich empfohlene Vitaminzufuhr unterscheidet sich zwischen den Vitaminen stark (**Tab. 7.1**). Es gibt wasserlösliche und fettlösliche Vitamine.

Tab. 7.1 ▶ Fortsetzung

	Funktion	Nahrungsquellen und tägliche Zufuhr
fettlösliche Vitamine		
Vitamin A (Retinol) Vorstufe: Beta-Karotin	notwendig für die Sinneszellen in den Augen, für Knochen- und Schleimhautwachstum	- Karotten, Leber - 1,0 mg
Vitamin D (Calciferol)	einziges Vitamin, das vom Körper selbst gebildet werden kann, wichtig für den Knochenstoffwechsel	- Margarine, Fisch, Kalbfleisch - 10 µg
Vitamin E (Tocopherol)	Schutz vor zellschädigenden Substanzen	- Gemüse, Samenöle - 12 mg
Vitamin K	wichtig für das Gerinnungssystem	- grünblättriges Gemüse, Eigelb, Käse, Leber - 80 µg

7.1.6 Mineralstoffe und Spurenelemente

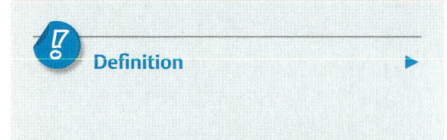

Definition Mineralstoffe sind lebenswichtige, chemisch anorganische Elemente. Sie müssen dem Körper von außen zugeführt werden. Zu ihnen gehören Salze und Metalle. Häufig liegen sie als im Körperwasser gelöste Teilchen mit elektrischer Ladung vor – sie heißen dann Elektrolyte.
Mineralstoffe liegen im Körper mit einer Konzentration von > 50 mg pro kg Körpergewicht vor, **Spurenelemente** in niedrigerer Konzentration.

Mineralstoffe werden über die Nahrung aufgenommen und über Niere und Darm ausgeschieden. Sie sind Grundlage für lebenswichtige Vorgänge wie Nervenreizleitung (Weitergabe von Reizen über Nervenbahnen) und Muskelerregung.

Überdosierung. Eine Überdosierung durch die Einnahme von Mineralstoffen über den Mund ist beim Gesunden kaum möglich. Ausnahmen bilden hier jedoch die Kochsalz- oder Eiseneinnahme.

Vorkommen
- **Mineralstoffe**:
  - Natrium (Na), enthalten in Kochsalz, Käse, Wurst, Brot
  - Kalium (K), enthalten in Gemüse, Obst (Bananen), Trockenobst
  - Chlorid (Cl), enthalten in Kochsalz, Käse, Wurst, Brot
  - Kalzium (Ca), enthalten in Milchprodukten, Spinat, Brokkoli
  - Phosphor (P), enthalten in Milchprodukten, Getreide, Fleisch
  - Magnesium (Mg), enthalten in Gemüse, Getreide, Milchprodukten, Fleisch
- **Spurenelemente**:
  - Jod (J), enthalten in Seefisch, Schalentieren, jodiertem Speisesalz und Trinkwasser
  - Eisen (Fe), enthalten in Salat, Spinat, Kartoffeln, Fleisch
  - Selen (Se), enthalten in Fleisch, Eiern, Milchprodukten, Gemüse, Kartoffeln
  - Fluor (F), enthalten in schwarzem Tee, Getreide, Fisch
  - Zink (Zn), enthalten in Milchprodukten, Fleisch, Getreide, Salat

7.1.7 Ballaststoffe

Definition Ballaststoffe sind unverdauliche Kohlenhydrate, d. h, sie können im menschlichen Verdauungstrakt nicht zerlegt und resorbiert werden. Sie kommen vorrangig in pflanzlichen Nahrungsprodukten vor.

Die Ballaststoffe verbleiben während der gesamten Verdauungspassage im Magen-Darm-Trakt. Sie vergrößern das Volumen des Darminhalts, indem sie aufquellen. Dadurch regen sie sowohl die Darmmuskeln als auch die Verdauungsdrüsen an. Sie erleichtern somit die Verdauung.

Vorkommen. Täglich sollten mindestens 30 g Ballaststoffe aufgenommen werden. Enthalten sind diese z. B. in
- Kleie,
- weißen Bohnen, Trockenpflaumen,
- Vollkornteigwaren, Cornflakes,
- Erbsen, Spinat,
- Himbeeren, Johannisbeeren, Rosinen.

7.1.6 Mineralstoffe und Spurenelemente

Definition

Mineralstoffe sind Grundlage für lebenswichtige Vorgänge im Körper, z. B. Nervenreizleitung und Muskelerregung.

7.1.7 Ballaststoffe

Definition

Ballaststoffe vergrößern das Volumen des Darminhalts und regen dadurch die Darmmuskeln und Verdauungsdrüsen an.

7.1.8 Wasser

Wasser ist der größte Bestandteil des Körpers. Eine regelmäßige und ausreichende Flüssigkeitszufuhr ist lebensnotwendig.

Vorkommen. Alle Lebensmittel und Getränke (auch koffein- und alkoholhaltige) zählen zur Flüssigkeitszufuhr. Zur durchschnittlichen täglichen Flüssigkeitszufuhr von circa 2,5 l zählen
- Trinkmenge (1,2 l) (**Abb. 7.3**),
- mit der Nahrung aufgenommenes Wasser (0,3 l),
- Oxidationswasser (0,9 l; entsteht bei Stoffwechselvorgängen)

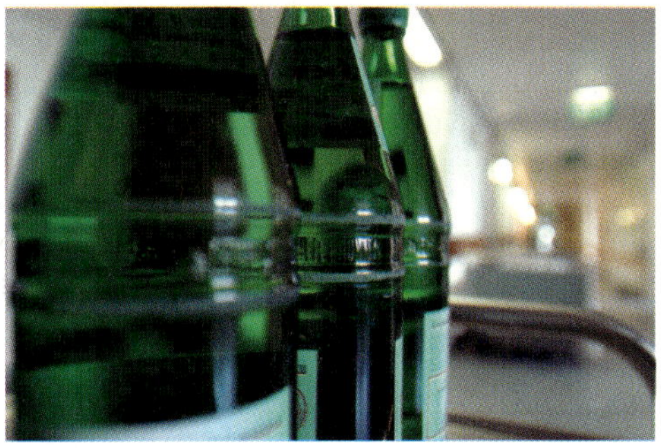

Abb. 7.3 ▶ Wir sollten täglich circa 1,2–1,5 l trinken. Wasser ist besonders zu empfehlen.

7.2 Energiebedarf und Energiebilanz

Definition Der **Grundumsatz** ist die Energiemenge, die zur Erhaltung der Organfunktionen im Ruhezustand nötig ist. Der **Arbeitsumsatz** (Leistungsumsatz) ist der darüber hinausgehende Mehrverbrauch, der für Bewegung und Muskelarbeit benötigt wird. In der Wachstumsphase kommt noch die für das Körperwachstum nötige Energie hinzu.

Grundumsatz. Man kann den Grundumsatz mit dem Benzinverbrauch eines Autos mit laufendem Motor bei „Standgas" vergleichen. Der Grundumsatz ist individuell verschieden, abhängig von Geschlecht, Alter, Körpergröße und Gewicht. Bei Belastungssituationen des Körpers durch schwere Erkrankungen ist der Grundumsatz erhöht, bei älteren Menschen dagegen im Normalzustand grundsätzlich erniedrigt.

Gesamtumsatz. Der Gesamtumsatz eines Menschen besteht aus dem **Grundumsatz** und dem **Arbeitsumsatz**. Er ist sehr variabel und hängt sowohl von den individuellen Voraussetzungen des jeweiligen Organismus (Alter, Trainingszustand) als auch von der durch den Körper erbrachten Arbeitsleistung ab – vergleichbar mit dem totalen Benzinverbrauch eines fahrenden Autos. Die Energiemenge, die für den Arbeitsumsatz benötigt wird, bezeichnet man heute mit dem Begriff „PAL-Wert", die Abkürzung für „Physical Activity Level". Sie wird von der körperlichen Aktivität des Betroffenen bestimmt und als Mehrfaches des individuellen Grundumsatzes angegeben (Grundumsatz × PAL-Wert).

Beispiel. Bei einer ausschließlich sitzenden oder liegenden Lebensweise wird ein PAL-Wert von 1,2 angenommen, bei zusätzlicher gehender oder stehender Tätigkeit gilt ein PAL-Wert von 1,6 und bei körperlich anstrengender Arbeit bis zu 2,4. Ältere Menschen werden nur in Ausnahmefällen einen Wert von 1,6 überschreiten.

Energiebilanz. Ist der Gesamtumsatz geringer als die dem Körper über die Nahrung zugeführte Energie, so besteht eine **positive Energiebilanz** oder ein **Energieüberschuss**. Dieser Überschuss wird in Form von Fettgewebe gespeichert und führt zu einer Gewichtszunahme. Bei einer **negativen Energiebilanz** übersteigt der Gesamtumsatz die Energieaufnahme (z. B. bei einer Diät oder Fehlernährung). Um Energie bereitzustellen, müssen die im Körper gespeicherten Energieträger mobilisiert werden, z. B. durch den Abbau von Fett oder Muskelgewebe.
In unserem Beispiel würde das Auto täglich vollgetankt. Bei positiver Energiebilanz würde Benzin am Tagesende übrig bleiben, bei negativer Energiebilanz müsste der Reservekanister aufgebraucht werden – hier wären bei gleich bleibendem Verbrauch schon am nächsten Tag die Reserven verbraucht – nichts ginge mehr. Die Energiereserven des Menschen, vor allem in Form von Fettgewebe und Muskeln, können in der Regel zwar längere Phasen negativer Energiebilanz überbrücken, aber auch sie sind endlich!

Merke Zustände mit erhöhtem Energiebedarf:
- Fieber, Infektionen, Krebs (Energiebedarf kann sich verdoppeln!)
- Wundheilung (Dekubitus, nach Operationen)
- erhöhte Ausschüttung von Stresshormonen (nach Operationen, psychische Erregungszustände)
- Erhöhung des Grundumsatzes, z. B. bei Schilddrüsenüberfunktion (Hyperthyreose)
- bösartige (maligne) Tumorerkrankungen
- vermehrte körperliche Arbeit (psychomotorische Erregungszustände, Sport)
- Schwangerschaft und Wachstumsphasen

Maßeinheit für Energie. Eine Kalorie ist die Wärmemenge, die zur Erwärmung von 1 g Wasser von 14,5 auf 15,5 C nötig ist. Eine Kalorie (kcal) entspricht 4,18 Joule (kJ), der moderneren, allerdings weniger gebräuchlichen Energieeinheit. Sie wird sowohl zur Angabe des Energiegehalts (Brennwerts) der Nahrung als auch zur Messung der vom Körper verbrauchten Energie verwendet. Die in der Umgangssprache verwendete Maßeinheit „Kalorie" entspricht genau genommen einer Kilo-Kalorie (kcal), also 1000 Kalorien!

Energiegehalt. Zur Berechnung des Energiegehalts der Nahrung werden für die Hauptnährstoffe folgende Durchschnittswerte angenommen (nach Biesalski et al 2004):
- 1 g Kohlenhydrate liefert 4,1 kcal
- 1 g Eiweiß liefert 5,4 kcal
- 1 g Fett liefert 9,3 kcal

7.3 Was ist gesunde Ernährung?

Das Ziel einer gesunden Ernährung ist die ausreichende Aufnahme von allen lebensnotwendigen Nährstoffen wie Wasser, Eiweiß, Kohlenhydraten, Ballaststoffen, Fettsäuren, Vitaminen und Mineralstoffen. Da kein Lebensmittel alle Nährstoffe enthält, wird empfohlen, die tägliche Ernährung so vielseitig und abwechslungsreich wie möglich zu gestalten. Nach den Empfehlungen der DGE (Deutschen Gesellschaft für Ernährung) werden die Lebensmittel in sieben Gruppen aufgeteilt (**Abb. 7.4**). Jeden Tag sollten Lebensmittel aus allen sieben Gruppen auf dem Speiseplan stehen, entsprechend dem vorgeschlagenen Anteil. Grundsätzlich gelten diese Ernährungsempfehlungen auch für Menschen im höheren Lebensalter.

Abb. 7.4 ▶ Ernährungskreis. Der Ernährungskreis der DGE (nach DGE 2008).

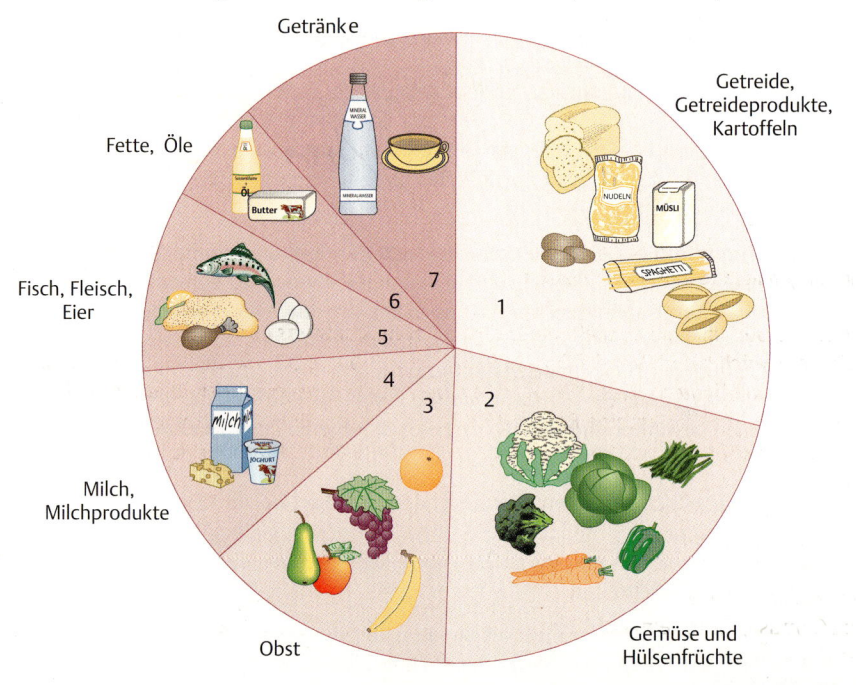

Gruppe 1. Getreide(-produkte) und Kartoffeln sind reich an Kohlenhydraten, Ballaststoffen und pflanzlichem Eiweiß und enthalten viele Vitamine und Mineralstoffe. **Vollkornprodukte sind zu bevorzugen**; Menge: 4–6 Scheiben Brot täglich, 200–250 g Kartoffeln (gegart) oder 150–180 g Reis (gegart) oder 200–250 g Nudeln (gegart) täglich.

Gruppe 2. Gemüse und Hülsenfrüchte sind wichtige Kohlenhydrat- und Eiweißquellen und enthalten B-Vitamine, Mineralstoffe und Ballaststoffe, **ein Teil sollte als Rohkost verzehrt werden**; Menge: insgesamt 400 g Gemüse oder 300 g Gemüse und 100 g Rohkost/Salat täglich.

Gruppe 3. Obst ist reich an Vitaminen und Mineralstoffen und außerdem ein sehr guter Kohlenhydrat- und Ballaststofflieferant, **frisches Obst ist zu bevorzugen**; Menge: 2–3 Stück Obst und mehr täglich.

Gruppe 4. Milch und Milchprodukte liefern hochwertiges tierisches Eiweiß und sind wegen ihres hohen Gehalts an Kalzium unverzichtbar; Menge: 1/4 l Milch/250 g Joghurt täglich, 3 Scheiben Käse täglich.

Gruppe 5. Fleisch, Fisch, Wurst und Eier liefern hochwertiges Eiweiß, Vitamine und Mineralstoffe. Von den tierischen Lebensmitteln enthält Fisch die wertvollsten Nährstoffe, z. B. Omega-3-Fettsäuren und Jod, Schweine- und Rindfleisch dagegen viele Triglyzeride und Cholesterin, **konsequente Abwechslung ist wichtig**; Menge: wöchentlich 150 g Seefisch fettarm und 70 g Seefisch fettreich, 300–600 g Fleisch und Wurst und bis zu drei Eier.

Gruppe 6. Fette (Butter, pflanzliche Öle und Margarine) enthalten viele wichtige, essenzielle Fettsäuren, **hochwertige Pflanzenöle, z.B. Oliven-, Distel- und Sonnenblumenöl, sind zu bevorzugen**. Menge: täglich 15–30 g Margarine oder Butter, Öl (z.B. Raps- oder Sojaöl) 10–15 g.

Gruppe 7. Getränke in Form von Wasser, Schwarztee und Kräutertee, Fruchtsäfte, wenig Kaffee. Sie versorgen den Organismus in erster Linie mit der lebensnotwendigen Flüssigkeit, aber auch mit Mineralstoffen, Menge: täglich mindestens 1,5–2 l, bevorzugt energiearme Getränke.

Energie- und Nährstoffbedarf. Die empfohlene Menge an Energie in der Nahrung richtet sich nach dem Energiebedarf des Organismus, seine Höhe ergibt sich aus dem **Grundumsatz** und dem **Arbeitsumsatz**, hängt also sehr vom Ausmaß der körperlichen Arbeit ab. Die folgenden Empfehlungen gelten für Gesunde mit einer sitzenden Tätigkeit (**Tab. 7.2**).

> Der Energie- und Nährstoffbedarf richtet sich nach dem Grundumsatz und dem Arbeitsumsatz des Körpers.

Tab. 7.2 ▶ Energiebedarf für gesunde Erwachsene mit sitzender Tätigkeit nach Lebensalter (nach DGE 1991).

Altersgruppe	Energiebedarf (kcal/Tag)	
	Männer	Frauen
19–25 Jahre	2600	2200
26–50 Jahr	2400	2000
51–65 Jahre	2200	1800
über 65 Jahre	1900	1700

Nährstoffdichte. Ein sehr wichtiges Kriterium für die Qualität eines Lebensmittels ist die Nährstoffdichte. Da der Nährstoffgehalt hoch, der Energiegehalt im Normalfall begrenzt sein soll, setzt man beides durch einen Quotienten ins Verhältnis (**Abb. 7.5**).

$$\text{Nährstoffdichte (µg/mg/g pro MJ)} = \frac{\text{Nährstoffgehalt (µg/mg/g pro 100g Lebensmittel)}}{\text{Brennwert (MJ pro 100g Lebensmittel)}}$$

Abb. 7.5 ▶ **Nährstoffdichte.** Berechnung der Nährstoffdichte: Nährstoffgehalt geteilt durch Brennwert.

> Ein sehr wichtiges Kriterium für die Qualität eines Lebensmittels ist die Nährstoffdichte. Je höher die Nährstoffdichte, desto mehr eines bestimmten Nährstoffs enthält ein Lebensmittel pro kcal.

Je höher die Nährstoffdichte, desto mehr eines bestimmten Nährstoffs enthält ein Lebensmittel pro kcal. Fettarme Milch hat im Vergleich zu Vollmilch eine höhere Nährstoffdichte für Kalzium. Die höchsten Nährstoffdichten haben Obst und Gemüse wegen ihres niedrigen Energiegehalts. Daneben hat die DGE zehn allgemeine Regeln für eine vollwertige Ernährung aufgestellt:

1. vielseitig, aber nicht zu viel essen (möglichst viele verschiedene Lebensmittel, aber kleine Portionen)
2. weniger Fett und fettreiche Lebensmittel
3. würzig, aber nicht zu salzig
4. wenig Süßes
5. mehr Vollkornprodukte
6. reichlich Gemüse, Kartoffeln und Obst
7. weniger tierisches Eiweiß
8. Trinken mit Verstand
9. öfters kleine Mahlzeiten
10. schmackhaft und schonend zubereiten

> Die höchsten Nährstoffdichten haben Obst und Gemüse.

Besonderheiten Kinder Dass Kinder Süßigkeiten bekommen ist okay. Zu viele Süßigkeiten allerdings führen zu Karies und Übergewicht. Das Forschungsinstitut für Kinderernährung (Dortmund) gibt folgende Empfehlungen für die tägliche Ration:
- **4–6 Jahre**: Zwei Minischokoriegel oder fünf Fruchtgummis und ein Schokokuss oder einen Minischokoriegel und drei Furchtgummis
- **7–9 Jahre**: Zwei Minischokoriegel oder fünf Butterkekse und drei Fruchtbonbons oder ein Minischokoriegel und zwei Butterkekse
- **10–12 Jahre**: Zwei Minischokoriegel oder drei Butterkekse und fünf Fruchtbonbons oder zwei Minischokoriegel und zwei Butterkekse

> **Besonderheiten Kinder** ◀

7.3.1 Alternative Ernährungsformen

Vitalstoffreiche Vollwertkost. Schmackhaft und abwechslungsreich ist die Vollwertkost. Neben einer ausgewogenen Zufuhr von Kohlenhydraten, Fett und Eiweiß enthält sie alle lebensnotwendigen Vitamine, Mineralstoffe und Spurenelemente. Die ausgewogene Vollwertkost hat einen hohen Stellenwert in der Krebsprophylaxe und -therapie: Gemüse und Obst (5 Portionen am Tag) können das Krebsrisiko reduzieren.

> **Merke** Die „5-Hand-Regel" hilft, den Bedarf an Obst und Gemüse festzulegen. 5-mal täglich soll eine Handvoll Obst und Gemüse verzehrt werden. Diese Regel gilt sowohl für Erwachsene als auch für Kinder, denn die Hände passen sich automatisch den Bedürfnissen an bzw. wachsen mit steigendem Nährstoffbedarf mit – kleine Hände, kleine Portionen, große Hände, große Portionen.

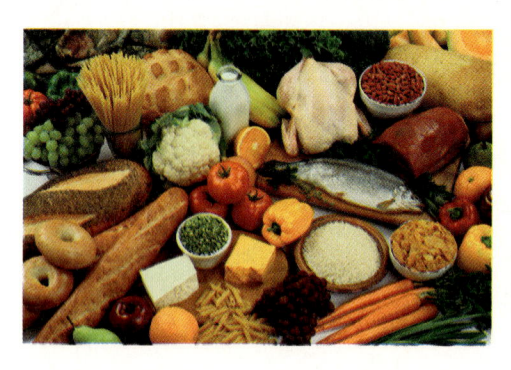

Abb. 7.6 ▶ Eine ausgewogene Vollwertkost mit viel Obst und Gemüse ist schmackhaft und abwechslungsreich.

Fleischlose Ernährung. Wachsende Besorgnis über Schadstoffe in industriell erzeugten Tierprodukten führt zunehmend zu Verzicht auf Fleisch. Einige Menschen weichen auf alternative Ernährungsformen aus:
- **Vegetarische Kost**: Eine physiologisch hochwertige Ernährung ist möglich, wenn Milch, Milchprodukte und Eier verzehrt werden. Für eine ausgewogene fleischlose Ernährung sind detailliertes Wissen und eine bewusste Auswahl der Lebensmittel nötig. Oft nehmen Vegetarier nicht ausreichend Nährstoffe zu sich. Typisch sind ein Eisenmangel, Einbußen bei den Vitaminen B und D, ein Zinkmangel und zu geringe Kalziumwerte.
- **Streng vegetarische (vegane) Kost**: Sie ist rein pflanzlich und verzichtet auf Tierprodukte wie Honig, Eier und Milchprodukte.

Diäten

> **Definition** Diät ist eine Kost, die aus medizinischen Gründen verabreicht wird. Sie berücksichtigt das vermehrte oder verminderte Angebot bzw. den Verzicht auf bestimmte Nahrungsbestandteile.

Pflegende sollten mit der Ernährung bei diagnostischen und therapeutischen Maßnahmen, z. B. im Zusammenhang mit Operationen und Untersuchungen, vertraut sein. Das Angebot muss den aktuellen Krankheitszustand berücksichtigen. Pflegende informieren über Grundlagen gesunder Ess- und Trinkgewohnheiten und den Sinn von Diäten.

> **Praxistipp** Dürfen alle Patienten auf Station essen?
> - Informieren Sie sich bei Dienstbeginn oder vor dem Austeilen des Essens über mögliche Einschränkungen. Patienten dürfen eventuell vor Operationen oder anderen diagnostischen Verfahren, z. B. Endoskopien, nicht essen. Es besteht dann eine Nahrungskarenz.
> - Beachten Sie auch, dass Diabetikern häufig vor dem Essen der Blutzucker gemessen werden muss.
> - Fragen Sie bei Unsicherheiten den Arzt oder die verantwortliche Pflegefachkraft. Oft existiert ein sogenannter „Nüchternplan", auf dem die Nahrungskarenz vermerkt ist.

Eine spezielle Diätberatung erfolgt durch geschulte Mitarbeiter. Diät- oder Krankenhausküchen bieten eine Reihe von speziellen Kostformen an (**Tab. 7.3**).

Tab. 7.3 ▶ Beispiele für Diät- und Kostformen (nach Kluthe 1999).

klassische Diät	Merkmale der Diät	Indikationen
Vollkost	vollwertige Kost	gesunde Ernährung
leichte Vollkost (leichte vollwertige Kost) auch Schonkost genannt	leicht verdaulich nicht blähend fettarm	Erkrankungen des Magen-Darm-Bereichs
Reduktionskost	reduzierter und festgelegter Energiegehalt	ärztlich verordnete Gewichtssenkung
Diabetes-mellitus-Kost	auf den Diabetes abgestimmte Diät (u. a. genaue Kohlenhydratzufuhr)	Diabetes mellitus
harnsäuresenkende Kost (purinarm)	wenig Fleisch, Fisch reichlich Flüssigkeit Vermeidung von Alkohol (vor allem von Bier)	erhöhte Harnsäurekonzentration im Blut (Hyperurikämie)
natriumdefinierte Kost	natriumarme Vollkost	Bluthochdruck (Hypertonie)

Besonderheiten alte Menschen Es gilt der Grundsatz, dass gesunde, ältere Menschen keine besondere Kost benötigen, sondern lediglich einen erniedrigten Energiebedarf haben (Männer: 1900 kcal, Frauen: 1700 kcal). Alles, was schmeckt und sinnvoll ist, darf auch weiterhin gegessen werden. Eine spezielle Altersdiät gibt es nicht!

Aus dem niedrigeren Energiebedarf ergibt sich die Forderung nach einer höheren Nährstoffdichte der Lebensmittel, weshalb energiearme und ballaststoffreiche Lebensmittel bevorzugt werden sollten, die reichlich Vitamine und Mineralstoffe enthalten (z. B. Hülsenfrüchte, Gemüse, Vollkornbrot, Reis, Kartoffeln). Ernährungsempfehlungen wie der Ernährungskreis der DGE gelten deshalb in modifizierter Form weiter. Das bedeutet, eine mäßige Reduktion der Gruppe 5 insbesondere bei Fleischprodukten mit hohem Fettanteil und der Gruppe 6 bei den tierischen Fetten. Lebensmittel mit versteckten Fetten (Wurstwaren, Kartoffelchips) und mit einfachen Zuckern (Kuchen, Limonaden) sollten verringert werden.

Weitere Empfehlungen:
- Auch für Senioren ist eine Aufteilung auf 4–5 Mahlzeiten sinnvoll.
- Vorlieben müssen erfragt, Lieblingsspeisen sollen in den Speiseplan eingebaut werden.
- Durch das nachlassende Durstempfinden und die verringerte Konzentrierungsfähigkeit der Niere ist im Alter auf eine reichliche Flüssigkeitszufuhr zu achten (mindestens 1,5–2 l pro Tag, Ausnahmen: Dialyse, Herz- und Niereninsuffizienz).
- Energiearme Getränke sind zu bevorzugen (Wasser, „Saftschorle", Früchte- und Kräutertees, aber auch Suppen; für Abwechslung sorgen!).
- Bei Hitzeperioden ist der erhöhte Flüssigkeitsbedarf zu berücksichtigen und für ein ausreichendes Trinkangebot zu sorgen.
- Wegen des im Alter verminderten Geschmacksempfindens sollten die Speisen kräftig gewürzt werden, am besten mit frischen Kräutern und Gewürzen, aber auch durch Geschmacksverstärker.
- Ausreichend Ballaststoffe (mindestens 30 g pro Tag) und Flüssigkeit (mindestens 1,5 l pro Tag) sind neben ausreichender körperlicher Bewegung die wichtigsten Maßnahmen zur Vermeidung von Verstopfung (Obstipation).
- Ein leichtes Übergewicht (BMI zwischen 24 und 29) sollte nach derzeitigem Wissensstand toleriert werden.
- Alkohol ist auch im Alter nicht grundsätzlich schädlich: ein Glas Wein, Bier oder Sekt pro Tag hat einen schützenden Effekt vor Gefäßerkrankungen.

◀ Besonderheiten alte Menschen

WICHTIG!

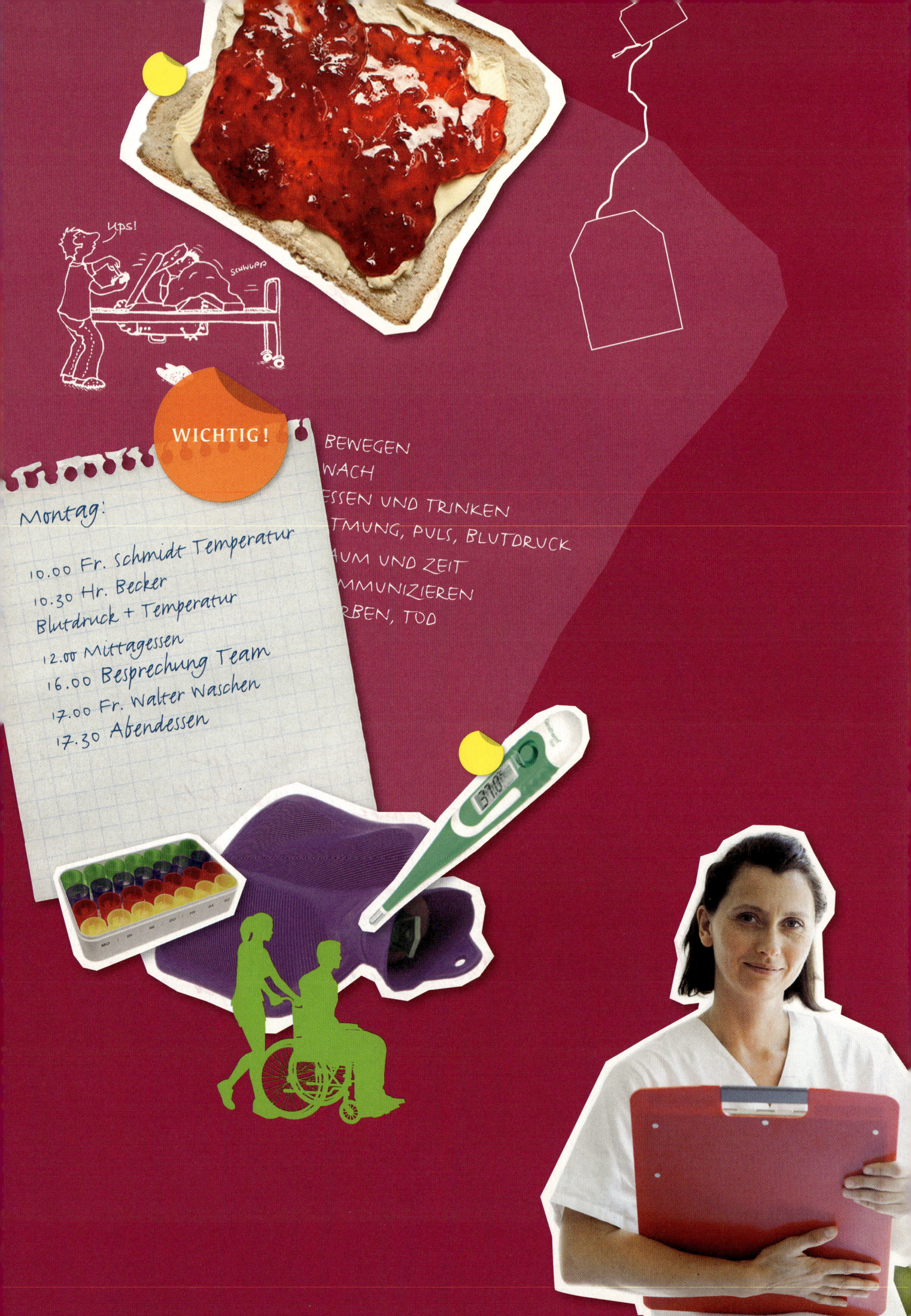

Montag:

10.00 Fr. Schmidt Temperatur
10.30 Hr. Becker
Blutdruck + Temperatur
12.00 Mittagessen
16.00 Besprechung Team
17.00 Fr. Walter Waschen
17.30 Abendessen

BEWEGEN
WACH
ESSEN UND TRINKEN
TMUNG, PULS, BLUTDRUCK
AUM UND ZEIT
MMUNIZIEREN
RBEN, TOD

TEIL II ▶

BEDÜRFNISORIENTIERTE PFLEGE UND BETREUUNG

8 Wach sein und schlafen 134
9 Sich bewegen 148
10 Sich waschen und kleiden 173
11 Essen und trinken 199
12 Ausscheiden 214
13 Körpertemperatur regulieren 233
14 Atmung, Puls und Blutdruck 254
15 Sich sicher fühlen und verhalten 278
16 Raum und Zeit gestalten – sich beschäftigen 290
17 Kommunizieren 305
18 Seine Sexualität leben können – Kind, Frau, Mann sein 314
19 Sterben und Tod 319

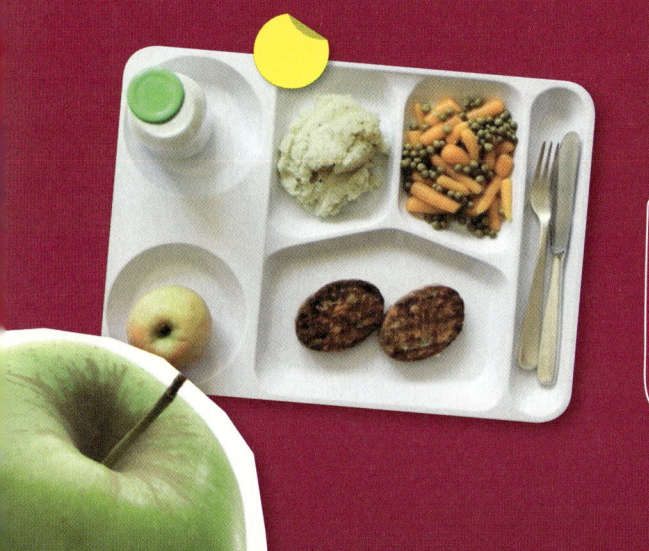

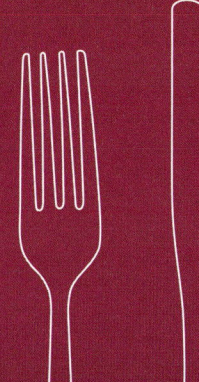

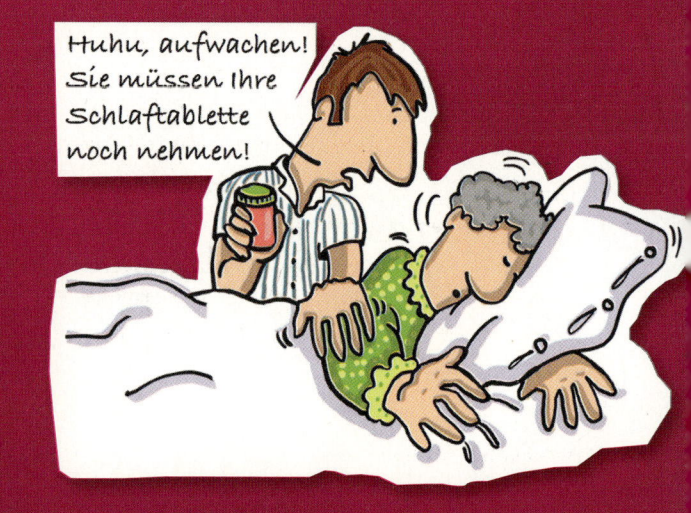

8 ▶ WACH SEIN UND SCHLAFEN

8.1	**Pflegerelevante Grundlagen kennen**	135
8.1.1	Etwa ein Drittel unseres Lebens verbringen wir im Schlaf...	135
8.1.2	Wachzustand/Bewusstsein	135
8.1.3	Schlaf	135
8.1.4	Krankhafte (= pathologische) Bewusstseinsstörungen	137
8.2	**Beobachten und Wahrnehmen**	137
8.2.1	Veränderungen von Schlafbedürfnis und Schlafverhalten	137
8.2.2	Ein- und Durchschlafstörungen	138
8.2.3	Schlafapnoe-Syndrom	139
8.2.4	Folgen von Schlafstörungen/Schlafmangel	139
8.3	**Bei Pflegemaßnahmen mitwirken**	139
8.3.1	Die Bedeutung von „Lebensraum Schlafzimmer und Bett"	139
8.3.2	Umgang mit Krankenbett und Bettzubehör	139
8.3.3	Beziehen des Bettes	141
8.3.4	Pflegemaßnahmen zur Schlafförderung	144
8.3.5	Pflege von Menschen mit Beeinträchtigung des Bewusstseins – Basale Stimulation	146

8 Wach sein und Schlafen

8.1 Pflegerelevante Grundlagen kennen

8.1.1 Etwa ein Drittel unseres Lebens verbringen wir im Schlaf...

„Haben Sie gut geschlafen?" sind oft die ersten Worte der Pflegekraft am Morgen an ihre Patienten. Dahinter verbirgt sich oft der Wunsch, dass der Nachtschlaf die notwendige Erholung und Energie für den neuen Tag gebracht hat.

Ruhen und **Schlafen** sind **Grundbedürfnisse** – wir verbringen **circa** ein **Drittel** des **Lebens** damit. Während der Schlaf- und Traumphasen erholen sich Körper und Psyche. Der Mensch tankt neue Kräfte und schafft die Voraussetzungen für die Tagesaktivitäten. Wir alle brauchen den regelmäßig wiederkehrenden Schlaf als **Ausgleich** zum Wachsein. Wachen und Schlafen bestimmen unseren Tagesablauf. Die meisten Menschen gehen jahrelang ungefähr zur selben Zeit ins Bett und stehen zur selben Zeit auf. Werden diese Gewohnheiten durch andere Lebensumstände gestört, z. B. durch Urlaub, Auslands- oder Krankenhausaufenthalte, kann dies zu Schlafrhythmusproblemen und einem verminderten Wohlbefinden führen.

Der **Schlaf** ist eine **normale = physiologische Bewusstseinsveränderung**. Bei dieser Bewusstseinsänderung kann der Patient auf äußere Reize adäquat (= angemessen) reagieren, d.h. er ist erweckbar. Anders ist dies bei **krankhaften (= pathologischen) Änderungen des Wachzustands bzw. des Bewusstseins**. Hier ist eine adäquate Reaktion auf äußere Reize nicht oder nur eingeschränkt möglich.

8.1.2 Wachzustand/Bewusstsein

Definition Bewusstsein kann als Gesamtheit und Ausdruck aller uns gegenwärtigen – also empfundenen – psychischen Vorgänge definiert werden.

Der gesunde Mensch ist im Wachzustand bei klarem Bewusstsein, das heißt, er kann seinen Fähigkeiten und seinem Alter entsprechend auf äußere Reize reagieren. Bei den Beeinträchtigungen des Bewusstseins gibt es die „normale" im Sinne von nicht krankhafte (= pathologische) Beeinträchtigung, den Schlaf und die krankhafte Bewusstseinsstörung, bei der der Patient auf äußere Reize vermindert oder gar nicht reagiert bzw. unnormal schwer oder gar nicht erweckbar ist.

> **Praxistipp** Wie kann ich den Bewusstseinszustand einer Person beobachten und einschätzen?
>
> Zur Beobachtung des Bewusstseinszustands können Sie sich an folgenden Kriterien orientieren:
> - **Sprache:** Ist eine Unterhaltung möglich?
> - **Sensibilität:** Erfolgt eine Reaktion auf Schmerzreize (z. B. durch Kneifen)?
> - **Motorik:** Erfolgt eine Bewegung als Reaktion (z. B. auf Schmerzreize)?
> - **Reflexe:** Sind sie auslösbar durch gezielte Reflexüberprüfung?
> - **Pupillenreaktion:** Reagieren die Pupillen auf Lichteinfall durch eine Taschenlampe?
> - **Koordinationsfähigkeit** und **Reaktionsvermögen**: Erfolgen Bewegungen und Funktionen aufeinander abgestimmt, sind Reaktionen auf Einflüsse angemessen schnell?

8.1.3 Schlaf

Merkmale des Schlafes

Merkmale des Schlafzustands. Der Schlafzustand zeichnet sich durch folgende Merkmale aus:
- Der Körper ist auf Ruhe und Erholung eingestellt.
- Die Augen sind geschlossen.
- Die Muskelspannung und die Herzfrequenz sind herabgesetzt.
- Die Atmung ist langsamer und tiefer, Blutdruck und Stoffwechselaktivitäten sinken, ebenso die Darmtätigkeit.
- Die Körpertemperatur sinkt nach der ersten Tiefschlafphase ab und steigt erst wieder beim Aufwachen an.
- Es werden Hormone ausgeschüttet, die die Zellerneuerung und das Körperwachstum steuern.
- Das Gehör funktioniert im Schlaf, es kann Geräusche als Alarmsignale wahrnehmen.

8 ▶ Wach sein und Schlafen

Der gesunde Mensch stellt sich mit seinem Schlaf-Wach-Rhythmus verhältnismäßig genau auf die 24 Stunden eines Tages ein. Die Schlafdauer bleibt einigermaßen konstant, jedoch nimmt das Schlafbedürfnis im Laufe des Lebens ab.

Besonderheiten Kinder Bereits Babys erwerben je nach Reife bis zum 3. und 4. Lebensmonat einen eigenen Schlaf-wach-Rhythmus. Wie sich die Schlaf- und Wachzeiten verteilen ist abhängig von der Entwicklung, der Aktivität und von kulturellen Einflüssen.

Schlafbedarf

Der Schlafbedarf nimmt im Verlauf des Lebens ab:
- Säugling: 18 – 20 Stunden
- Kleinkind: 12 – 14 Stunden
- Schulkind: 10 – 12 Stunden
- Jugendlicher: 8 – 9 Stunden
- Erwachsener: 6 – 8 Stunden
- betagter Mensch: um 6 Stunden (bzw. 12 – 14 Stunden, rechnet man alle „Nickerchen" dazu)

Besonderheiten alte Menschen Der Traumschlaf nimmt im Alter ab; der wichtigste und erholsame Tiefschlafanteil verringert sich deutlich auf 3–5 %. Durch den verkürzten Nachtschlaf werden am Tag Erholungsphasen notwendig. Die „Nickerchen" zwischendurch dienen der kurzzeitigen Erholung, sie müssen zur Schlafbilanz hinzugerechnet werden.

Schlafzyklus und Schlafphasen

Schlafzyklus. Der Schlaf läuft in Zyklen ab. Jeder Zyklus hat verschiedene Schlafphasen. Die verschiedenen Schlafphasen sind gekennzeichnet durch unterschiedliche Schlaftiefe, Phase 1 = niedrigste Schlaftiefe, Phase 4 = tiefste Schlaftiefe, Phase 2 + 3 = Zwischenstufen.
Die Phasen 1-4 werden zusammengefasst und als **NREM-Phase** (Non-REM) bezeichnet. Sie wiederholen sich mehrmals, je nach Schlafdauer 4–6-mal in der Nacht. Dabei bewegt sich der Schlaf von sehr leicht bis sehr tief und dann wieder über die verschiedenen Stufen zu sehr leicht (1→2→3→4→3→2→1). Abgeschlossen wird jeder Zyklus durch die sog. **REM-Phase** (REM = **r**apid **e**ye **m**ovements, rollende Augenbewegungen). Dies ist ein in der Tiefe mit Phase 1 vergleichbarer Schlaf. Die REM-Phase ist durch **rasche Augenbewegungen** gekennzeichnet. Auch fehlt fast komplett die Muskelspannung, der Blutdruck ist erhöht, ebenso die Atemfrequenz. In dieser Phase träumt der Mensch (Traumphase). Die Dauer der REM-Phasen nimmt im Laufe einer Nacht zu und kann gegen Morgen bis zu 50 Minuten betragen.
Hier noch einmal aufgelistet die einzelnen Schlafphasen (s. auch **Abb. 8.1**):
1. **Phase**: Einschlafphase: Bereits geringe Reize können zum Erwachen führen.
2. **Phase**: leichter Schlaf: Der Mensch ist leicht erweckbar und entspannt zunehmend.
3. **Phase**: mitteltiefer Schlaf: Die Stoffwechselvorgänge sind gedrosselt. Geräusche des täglichen Lebens führen nicht mehr zum Erwachen.
4. **Phase**: tiefer Schlaf: Es werden nur noch geringe Bewegungen durchgeführt. Der Mensch ist schwer erweckbar.
5. **Phase**: REM-Phase, Traumschlaf, Schlaftiefe wie Phase 1: Mit dieser Phase wird jeder Zyklus abgeschlossen.

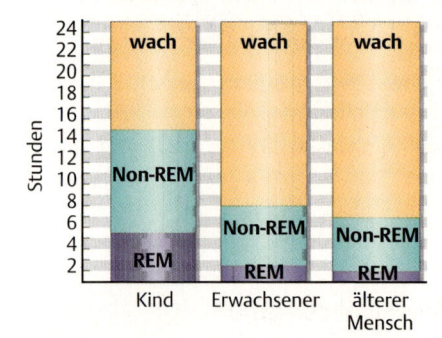

Jeder Mensch träumt also mehrere Male während des Schlafes, auch wenn er sich oft nicht mehr daran erinnert. Im Traum werden Konflikte verarbeitet, Ängste deutlich, Ideen geboren. Gegen Morgen wird der Schlaf immer flacher. Die Träume werden häufiger, sodass man sich oft an den letzten Traum erinnern kann.

Abb. 8.1 ▶ Die unterschiedlichen Schlafphasen werden in Zyklen mehrfach in der Nacht durchlaufen. An jeden Zyklus schließt sich eine REM-Phase (Traumphase) an.

Schlafdiagnostik im Schlaflabor

Der Schlaf kann im sog. Schlaflabor untersucht werden. Hierbei werden Schlafdauer, Schlaftiefe und Schlafphasen untersucht. Die Ergebnisse werden in Form einer Schlafkurve, dem **Somnogramm**, aufgezeichnet. Über Nacht werden folgende Messungen durchgeführt:
- EEG (Elektroenzephalogramm) zur Registrierung von elektrischen Hirnströmen
- EMG (Elektromyogramm) zur Messung der Muskelspannung
- EOG (Elektrookulogramm) zur Aufzeichnung von elektrischen Strömen, die durch Augenbewegungen entstehen

---

KURZFASSUNG

Der Schlafbedarf ist individuell und verringert sich im Laufe des Lebens.

Besonderheiten Kinder ▶

Schlafbedarf
Der Schlafbedarf nimmt im Laufe des Lebens ab.

Besonderheiten alte Menschen ▶

Schlafzyklus und Schlafphasen
Der Schlafzyklus wiederholt sich mehrmals in der Nacht und besteht aus insgesamt 5 Phasen unterschiedlicher Schlaftiefe. Phase 1–4 werden als die sog REM-Phase bezeichnet, Phase 5 ist die sog. NREM (Non-REM-Phase).

Die REM-Phase ist charakterisiert durch
- rasche **Augenbewegungen**,
- ein fast vollkommenes **Fehlen des Muskeltonus**,
- einen **erhöhten Blutdruck**,
- eine **erhöhte Atemfrequenz**,
- **Aktivität des Gehirns**,
- Träume.

Jeder Mensch träumt mehrmals in der Nacht, auch wenn er sich oft nicht daran erinnern kann. Im Traum werden Konflikte verarbeitet, Ängste deutlich, Ideen geboren.

Schlafdiagnostik im Schlaflabor
Schlafdauer, Schlaftiefe und Schlafphasen werden im Schlaflabor untersucht: Es werden die elektrischen Hirnströme registriert, die Muskelspannung gemessen und elektrische Ströme aufgezeichnet, die durch Augenbewegungen entstehen.

8.1.4 Krankhafte (= pathologische) Bewusstseinsstörungen

Krankhafte Bewusstseinsstörungen sind gekennzeichnet durch eine Minderung der Reaktionen des Patienten. Nach dem Grad der Minderung unterscheidet man:

Somnolenz. Unter Somnolenz versteht man eine abnorme Schläfrigkeit. Der Patient ist gut weckbar und öffnet die Augen auf Ansprache, wirkt aber dauerhaft benommen.

Sopor. Sopor ist ein schlafähnlicher Zustand, aus dem der Patient durch äußere Reize nicht vollständig erweckbar ist. Ein Schmerzreiz wird mit adäquater Abwehrbewegung beantwortet.

Koma. Bei einem Patienten im Koma löst auch ein Schmerzreiz keine Reaktion aus.

8.2 Beobachten und Wahrnehmen

8.2.1 Veränderungen von Schlafbedürfnis und Schlafverhalten

Einflussfaktoren

Verschiedene Umstände und **Faktoren** können das Schlafverhalten und Schlafbedürfnis beeinflussen. Man unterscheidet:
- Einflüsse durch die **Umwelt**
- Einflüsse durch normale körperliche Prozesse (= **physiologische** Einflüsse)
- **psychische** Einflüsse
- krankhafte (= **pathologische**) Einflüsse

Einflüsse durch die Umwelt

Jeder Mensch hat seine eigenen Schlafgewohnheiten und -bedürfnisse, umweltbedingte Einflüsse können das Ein- oder Durchschlafen stören:
- eine ungewohnte oder unbequeme Schlafstätte
- ein Mehrbettzimmer
- extreme Innen- oder Außentemperaturen
- schlecht gelüftete Räume, eine zu hohe oder zu niedrige Luftfeuchtigkeit
- störende Lichteinflüsse, z. B. flackernde Leuchtreklame, Straßenbeleuchtung, fehlende Abdunkelung oder Dauerbeleuchtung auf Intensivstationen
- Wetterlage, z. B. Wetterumschläge, Föhn, Vollmond
- Geräusche wie Straßen- oder Fluglärm, knallende Türen, laute Musik oder das Schnarchen des Partners

Merke Lärm, auch wenn er vom Schläfer nicht registriert wird, stört die Schlafqualität unbewusst.

Physiologische Einflüsse

Eine ganze Reihe physiologischer Einflüsse beeinflussen unser Schlafverhalten:
- **Lebensalter**: Schlaftiefe und Schlafstadien verändern sich im Laufe des Lebens.
- **Körperliche Aktivität:** Regelmäßige körperliche Bewegung fördert den Schlaf, dagegen kann jedoch Sport kurz vor dem Einschlafen auch den Schlaf behindern.
- **Essen und Trinken**: Wird übermäßig viel Alkohol getrunken, werden die REM-Phasen unterdrückt und der Erholungswert des Schlafs wird gemindert. Schwere üppige Mahlzeiten am Abend beeinträchtigen den Schlaf, aber auch Hungergefühle können das Einschlafen verhindern.

Merke Zu viel abendliche Aktivität kann ebenso Schlaf hindernd sein wie zu wenig, da dem Kreislauf und Organismus entweder „aktiv sein" signalisiert wird oder der Körper nicht ausreichend erschöpft ist.

Psychische Einflüsse

Psychische Belastungssituationen, die den Schlaf beeinträchtigen können, sind z. B.
- **Stimmungen**: Sowohl ausgelassene Fröhlichkeit und Erregung als auch Niedergeschlagenheit und Trauer beeinflussen in großem Maße unseren Schlaf.
- **Konflikte**: Akute oder chronische Konflikte in verschiedenen Lebensbereichen wirken sich positiv oder negativ auf unser Schlafverhalten aus.
- **Krankheit**: Die gedankliche Auseinandersetzung mit bevorstehenden Diagnosen oder mit bereits diagnostizierter Krankheit kann Einfluss auf das Schlafverhalten nehmen.
- **Ängste**: Diese können unseren Schlaf massiv beeinträchtigen.
- **Stress**. Alles, was als Stress empfunden wird, kann den Schlaf beeinflussen.

KURZFASSUNG

8.1.4 Krankhafte (= pathologische) Bewusstseinsstörungen
Eine zunehmende Störung der Wachheit/des Bewusstseins zeichnet sich durch Minderung der Reaktionen des Patienten aus. Nach dem Grad der Wachheitsminderung unterscheidet man **Somnolenz**, **Sopor** und **Koma**.

8.2 Beobachten und Wahrnehmen

8.2.1 Veränderungen von Schlafbedürfnis und Schlafverhalten
Einflussfaktoren
Psychische, physische, pathologische und umweltbedingte Einflüsse können das Schlafverhalten und Schlafbedürfnis beeinflussen.

Einflüsse durch die Umwelt
Diese sind z. B.
- eine ungewohnte oder unbequeme Schlafstätte,
- störende Lichteinflüsse,
- Geräusche.

Merke

Physiologische Einflüsse
Diese sind
- Lebensalter,
- körperliche Aktivität,
- Essen und Trinken.

Merke

Psychische Einflüsse
Diese sind z. B.
- Stimmungen,
- Konflikte,
- psychische Belastung durch Krankheit,
- Ängste,
- Stressfaktoren jeder Art.

Pathologische Einflüsse
Diese sind z. B.
- Krankheiten, deren Symptome wie Fieber und Schmerz den Schlaf beeinflussen,
- hirnorganische Störungen = krankhafte Veränderungen am Gehirn, z.B. Narkolepsie, Schlafkrankheit,
- psychiatrische Erkrankungen.

8.2.2 Ein- und Durchschlafstörungen

> **Definition** ▶

> **Besonderheiten Kinder** ▶

Ursachen
Schlafstörungen können viele Ursachen haben.

Pflegeanamnese und Patientenbeobachtung helfen dabei, die Ursache der Schlafstörung herauszufinden.

> **Praxistipp** ▶

Pathologische Einflüsse
Bei den pathologischen Einflüssen muss man unterscheiden zwischen Krankheiten, die indirekt durch ihre Symptome den Schlaf beeinflussen und Krankheiten, die den Schlaf direkt durch Auswirkungen auf das Gehirn beeinflussen. So lassen z.B. die Symptome Fieber und Schmerzen vieler Krankheiten den Menschen kaum wach werden oder halten ihn in einem nicht erholsamen Dämmerzustand zwischen Wachsein und Schlaf. Andererseits gibt es Krankheiten, die die normalen (= physiologischen) Abläufe des Schlafes direkt im Gehirn (hirnorganische Erkrankungen) beeinflussen. Bespiel hierfür ist die sog. **Schlafkrankheit**, eine entzündliche Erkrankung des Gehirns oder sie sog. **Narkolepsie**, eine neurologische Störung des Schlaf-Wach-Rhythmus. Auch Erkrankungen aus dem Bereich der Psychiatrie, bei denen man noch nicht wirklich sicher ist, welche genaue organische Veränderung Ursache für die Erkrankung ist, beeinflussen das Schlafverhalten, z.B. eine **Depression**.

8.2.2 Ein- und Durchschlafstörungen

> **Definition** Man unterscheidet Einschlafstörungen und Durchschlafstörungen: Beträgt die Einschlafzeit länger als 30 Minuten spricht man von Einschlafstörungen. Eine Durchschlafstörung ist vorhanden, wenn die nächtliche Wachzeit ebenfalls mehr als 30 Minuten beträgt. Geschieht dies mindestens 3-mal pro Woche über 4 Wochen hinweg, geht man von einer chronischen Schlafstörung aus.

> **Besonderheiten Kinder** Kinder wachen nachts häufig mit Angst auf. Sie schrecken plötzlich hoch, schreien oder keuchen. Oft sind sie dabei stark verwirrt und erregt. Versuchen Sie dann, beruhigend auf die Kinder einzugehen. In aller Regel schlafen sie ohne Probleme wieder ein.

Ursachen
Schlafstörungen kommen häufig vor. Die Diagnose Schlafstörung ist schnell gestellt, aber welches vielschichtige Problem unter Umständen dahintersteckt, ist vorerst noch nicht zu ahnen. Der Ursachenbereich kann sehr vielfältig sein (s. Einflussfaktoren) und sollte unbedingt durch diagnostische Maßnahmen (Differenzialdiagnose) geklärt werden.
Um die Ursache der Schlafstörungen herauszufinden, sind eine sorgfältige Pflegeanamnese, also das Erfragen der Vorgeschichte und die Patientenbeobachtung gute und bewährte Mittel.

> **Praxistipp** Wie kann ich als Pflegender feststellen, ob ein Patient an Ein- oder Durchschlafstörungen leidet?
>
> Um die vielfältigen Ursachen und Auswirkungen von Schlafstörungen zu erfassen, ist eine gute Beobachtung des Patientenverhaltens am Tag und in der Nacht erforderlich. In der Regel erheben Pflegefachkräfte dazu eine umfangreiche Anamnese bzw. fertigen ein Schlafprotokoll an. Der Schlaf muss über einen längeren Zeitraum beurteilt werden, folgende Fragen helfen Ihnen dabei, z.B.:
> - Tritt die Schlafstörung akut auf oder bestehen generell Schlafprobleme?
> - Kennt der Patient die Ursachen für seine Schlafstörungen?
> - Verfügt er über eindeutige Einschlafrituale?
> - Wie viele Stunden schläft der Patient durchschnittlich in der Nacht?
> - Sind der Zeitpunkt des Zubettgehens bzw. Aufwachens immer annähernd gleich?
> - Wird der Patient nachts wach, wenn ja, wie häufig? Wie lange dauert anschließend die Einschlafzeit?
> - Schläft der Patient tagsüber?
>
> Nehmen Sie sich Zeit für diese Gespräche. Nur so werden Sie gemeinsam mit dem Patienten Wege finden, seine Schlafprobleme zu bewältigen.
>
> Sind Sie im Nachtdienst tätig, können Sie Beobachtungen über folgende Schlaffaktoren machen:
> - Schlafposition/-haltung
> - Schlaftiefe: Patient wird bei Betreten des Zimmers durch Pflegende leicht wach/schläft tief
> - Geräusche: Atemaussetzer, Schnarchen, Zähneknirschen (Bruxismus)
> - Gesamtschlafzeit
> - Befinden nach dem Aufwachen

Symptome

Die Patienten schildern
- Schlaflosigkeit,
- Einschlafschwierigkeiten sowie
- häufiges Erwachen oder vorzeitiges Aufwachen.

Besonderheiten alte Menschen Bei älteren Patienten handelt es sich in vielen Fällen nicht um eine Schlafstörung, sondern um eine altersbedingte Änderung des Schlafverhaltens.

8.2.3 Schlafapnoe-Syndrom

Dies ist eine Sonderform. Das Schlafapnoe-Syndrom ist durch nächtlich auftretende Atempausen/-aussetzer gekennzeichnet. Diese Aussetzer dauern mehr als 10 Sekunden an und finden während der Non-REM-Phase statt. Es betrifft häufiger Männer als Frauen, meist Schnarcher, Menschen mit hohem Blutdruck und/oder Übergewicht. Die ständig wiederkehrenden Atemaussetzer können zu schwerwiegenden Folgen führen: z. B. zu nächtlichen Herzrhythmusstörungen oder einer Sauerstoffunterversorgung des Gehirns.

8.2.4 Folgen von Schlafstörungen/Schlafmangel

Zu welchen Auswirkungen Schlafstörungen führen können, ist von der Dauer, der Intensität, der Ursache und dem individuellen Empfinden des Betroffenen abhängig. Folgende Symptome können auftreten:
- Konzentrationsschwäche
- Ungeduld und Reizbarkeit
- innere Unruhe und Nervosität
- Zerschlagenheit
- emotionale Störungen
- Persönlichkeitsstörungen
- Abnahme der Kreativität
- gesteigertes Schmerzempfinden

Schlaflosigkeit ist für den Betroffenen ein schwerwiegendes gesundheitliches Problem (**Abb. 8.2**).

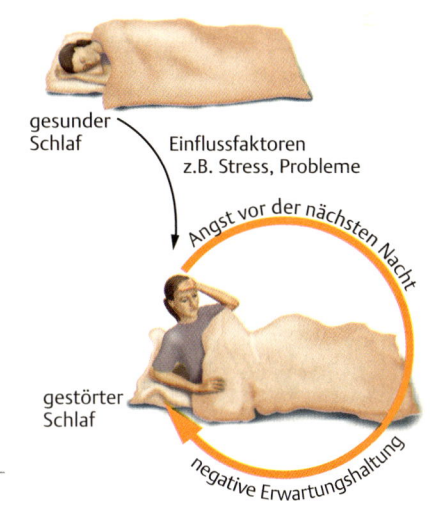

Abb. 8.2 ▶ Der Teufelskreis des gestörten Schlafes.

Merke Menschen mit Schlafstörungen brauchen menschliche Begleitung und fachliche Beratung. Es ist besser, die Ursachen zu beheben, als mit Medikamenten zu überdecken.

8.3 Bei Pflegemaßnahmen mitwirken

8.3.1 Die Bedeutung von „Lebensraum Schlafzimmer und Bett"

Das **Schlafzimmer** ist ein sehr **persönlicher Ort**, der nur mit vertrauten Menschen geteilt wird. Wird jedoch ein Mensch zunehmend **hilfebedürftiger**, wird das Bett immer mehr zu einem **zentralen Ort**. Es soll zugleich Ruhe vermitteln, aber auch viele Lebensaktivitäten ermöglichen. Bei bettlägerigen Patienten erfüllt dieser Raum sogar alle Räumlichkeiten einer Wohnung. Es wird im Bett gegessen und getrunken, die Ausscheidungen werden hier verrichtet. Das Bett ist Wohnraum am Tag und Schlafstätte der Nacht.

8.3.2 Umgang mit Krankenbett und Bettzubehör

Ein Krankenbett/Pflegebett erleichtert durch seine Ausstattung die pflegerischen Hilfestellungen. Daher ist es wichtig, dass das Bett und seine Umgebung so ausgestattet ist, wie es die individuelle (Pflege-)Situation erfordert.
Ein Krankenbett unterscheidet sich unter anderem von einem „normalen" Bett dadurch, dass es fahrbar ist und viele Funktionen hat. Beispielsweise ist es höhenverstellbar und es kann eine Kopfhoch- oder Kopftieflage eingestellt werden (**Abb. 8.3**).
Ein Krankenbett muss auf die Bedürfnisse der Patienten und der Pflegenden abgestimmt sein.

Ein Krankenbett ist fahrbar und hat folgende Merkmale:
- Liegefläche, Rücken- und Fußteil sind verstellbar.
- Räder sind feststellbar.
- Hilfsmittel wie Bettbügel, Seitengitter und Urinflaschenhalter können angebracht werden.

Für spezielle Umstände stehen Spezialbetten zur Verfügung, z. B. Stufenbetten, Anti-Dekubitusbetten.

Besonderheiten alte Menschen ▶

Merke ▶

Hilfsmittel am Krankenbett sind z. B.
- Patientenaufrichter,
- Bettgitter,
- Urinflaschenhalter,
- Gehstützenhalter.

Praxistipp ▶

Merkmale eines Krankenbetts. Für ein Krankenbett sind folgende Merkmale wichtig:
- Höhenverstellbarkeit der Liegefläche (Mindesthöhe 65 cm)
- Verstellbarkeit von Rücken- und Fußteil
- Beweglichkeit durch einzeln und sicher feststellbare Räder

Abb. 8.3 ▶ Funktionen und Zubehörteile des Krankenbetts.

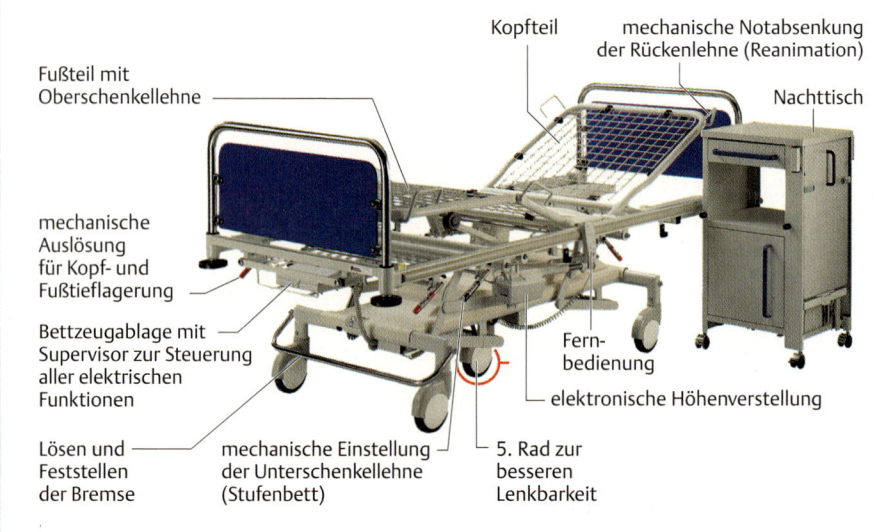

Beschriftungen der Abbildung:
- Fußteil mit Oberschenkellehne
- Kopfteil
- mechanische Notabsenkung der Rückenlehne (Reanimation)
- Nachttisch
- mechanische Auslösung für Kopf- und Fußtieflagerung
- Bettzeugablage mit Supervisor zur Steuerung aller elektrischen Funktionen
- Fernbedienung
- elektronische Höhenverstellung
- Lösen und Feststellen der Bremse
- mechanische Einstellung der Unterschenkellehne (Stufenbett)
- 5. Rad zur besseren Lenkbarkeit

Die Auswahl eines Krankenbetts richtet sich nach dem Angebot der jeweiligen Klinik und dem Lebensalter (z. B. Säuglings-, Kinder-, Jugend- oder Erwachsenenbetten) und speziellen Umständen der Patienten (z. B. bei Verbrennungskrankheiten oder neurologischen Erkrankungen).

Besonderheiten alte Menschen Im Heim kann ein an der Wand stehendes Bett zum Geborgenheits- und Sicherheitsgefühl beitragen. Der Bewohner fühlt sich damit nicht nur gegen Herausfallen geschützt, er kann sich die Wandseite in Sicht- und Greifhöhe persönlich gestalten, z. B. mit Bildern oder einer Tasche, die Brille oder Lesestoff enthält.

Merke Damit Sie auch in Akutsituationen schnell und sicher handeln können, informieren Sie sich genau, wie die hausüblichen Betten funktionieren.

Zubehör eines Krankenbetts (Hilfsmittel). Zu den Hilfsmitteln am Krankenbett zählen unter anderem
- Patientenaufrichter mit z. B. Infusionshalter und Bettbügel,
- Bettgitter,
- Urinflaschenhalter,
- Bettverlängerungen,

Praxistipp Welche Gefahren birgt das Pflegebett für den Patienten bei einer längeren Bettlägerigkeit?

Die Standardbetten in Krankenhäusern stimmen nicht immer mit den Körpermaßen des Patienten überein. Beim Sitzen oder Liegen im Bett kommt es oft auch zum Abknicken des Oberkörpers, was eher unnatürlich ist. Dies birgt Gefahren und Folgen in sich:
- Die Atmung ist eingeschränkt. Dadurch werden die Lungen nur mangelhaft belüftet. Die Gefahr einer Lungenentzündung (Pneumonie) erhöht sich.
- Der Nahrungstransport ist eingeschränkt und die Nahrungsaufnahme gestört. Dadurch besteht die Gefahr, dass der Patient sich verschluckt und Speichel oder Essensreste in die Luftröhre oder Lunge gelangen (Aspirationsgefahr).
- Beim dauerhaften Liegen und durch das Herunterrutschen im Bett treten Scherkräfte auf. Es besteht die Gefahr des Wundliegens (Dekubitus).
- Der Oberkörper ist unnatürlich gebeugt. Dadurch können Rückenschmerzen auftreten.
- Bei Patienten mit Erkrankungen des Nervensystems ist die Muskelspannung dauerhaft erhöht. Es kann vermehrt zu Muskelkrämpfen kommen (Spastizitätserhöhung).
- Die Beweglichkeit des Bettlägerigen ist stark eingeschränkt.

- Bettdeckenheber,
- Gehstützenhalter,
- Extensionsgestänge.

Merke Lassen Sie sich zeigen, wie die Hilfsmittel sicher am Krankenbett angebracht werden. Üben Sie den Aufbau im Einzelfall ein.

8.3.3 Beziehen des Bettes

Bei der Aufnahme eines Patienten erhält dieser ein gereinigtes und frisch bezogenes Bett. In den meisten Kliniken kann dieses heutzutage von einer Bettenzentrale angefordert werden. Sollte diese Dienstleistung nicht zur Verfügung stehen, liegt die Verantwortung für saubere Betten bei den Mitarbeitern der Station.
Wurden die Betten durch Keime verunreinigt (kontaminiert), beispielsweise wenn der vorherige Patient mit MRSA (s. S. 349) infiziert war, ist eine Desinfektion der Betten nach den hausinternen Hygieneplänen erforderlich.
Patientenbetten werden im Idealfall zu zweit gerichtet, dies spart unnötige Wege.

Vorbereitung
Damit ein Bett ohne unnötige Störungen bezogen werden kann, sind folgende Vorbereitungen notwendig:
- Saubere Wäsche wird auf einem Wäschewagen mitgeführt und sollte in ausreichender Menge vorhanden sein.
- Der Wäschewagen enthält einen Abwurfbehälter (mit Deckel) für die Schmutzwäsche oder es wird ein zusätzlicher Wagen zum Schmutzwäscheabwurf mitgeführt. Günstig ist es, wenn unterschiedliche Wäschesäcke vorhanden sind. Dann kann die Wäsche sofort sortiert werden. Die Säcke sind in der Regel durch eine Farbcodierung gekennzeichnet.
- Das Verschleppen von Keimen kann durch Schutzkleidung vermieden werden.

Merke Wichtig ist, Schutzkleidung zu tragen und die Hände vor und nach jedem Bettenrichten zu desinfizieren. Die hygienische Händedesinfektion ist sinnvoll und schonender als Waschen! Verschmutzte Wäsche muss sofort in den entsprechenden Abwurfsäcken entsorgt werden.

- Ebenso ist eine hygienische Händedesinfektion erforderlich; das Händedesinfektionsmittel, wird auf dem Wäschewagen mitgeführt.
- Der Wäscheabwurf steht beim Betten so am Bett platziert, dass die abgezogene Wäsche direkt in den richtigen Sack abgeworfen werden kann.
- Saubere Wäsche hat keinen Kontakt zur Schmutzwäsche.
- Um das Bettzeug ablegen zu können, kann man ans Fußende des Bettes einen Stuhl stellen oder die am Bett vorhandene Bettzeugablage aufklappen.

Merke Bettwäsche gehört nicht auf den Fußboden! Beim Aufheben verunreinigen Sie Ihre Hände und Kleidung mit den Fußbodenkeimen!

Praktische Durchführung

Beziehen des Bettes ohne Patient
Um den Rücken zu entlasten, wird während des Bettens das Bett auf eine entsprechende Arbeitshöhe gebracht. Sind die Pflegenden unterschiedlich groß, ist ein Mittelmaß zu wählen. Der Bettwäschewechsel ohne Patienten wird, wie in **Abb. 8.4** dargestellt, durchgeführt.

Beziehen des Bettes mit einem bettlägrigen Patienten
Muss ein Patient Bettruhe einhalten, wird die Wäsche gewechselt, ohne dass er das Bett verlässt. Die oben beschriebenen Schritte und Regeln für die Vorbereitung und Durchführung gelten hier ebenso. Für einen möglichst schonenden Wäschewechsel bei einem schwerkranken Patienten werden einige Aspekte beachtet:
- Zu Beginn der Maßnahme wird mit dem Patient Kontakt aufgenommen und das Vorgehen erläutert. So kann der Patient mithelfen und bekommt keine Angst.
- Lässt die Situation des Patienten es zu, wird das Kopfteil flach gestellt und das Kopfkissen entfernt. Dabei muss der Patient auf Atemnot oder Schmerzäußerungen beobachtet werden.
- Der Bettlakenwechsel erfolgt je nach Gesundheitszustand, indem sich der Patient auf die Seite dreht oder eine Brücke macht.

Abb. 8.5 zeigt den Bettlakenwechsel, indem sich der Patient dreht.

KURZFASSUNG

Merke ◄

8.3.3 Beziehen des Bettes

Jeder Patient erhält bei der Aufnahme ein gereinigtes und frisch bezogenes Bett. Die Verantwortung für saubere Betten liegt bei den Mitarbeitern der Station.

Patientenbetten werden idealerweise zu zweit gerichtet.

Vorbereitung
- ausreichend saubere Wäsche bereitlegen
- Abwurfbehälter (mit Deckel) für die Schmutzwäsche mitführen und in Reichweite stellen
- Schutzkleidung tragen
- vorweg eine hygienische Händedesinfektion durchführen
- zum Ablegen des Bettzeugs, Stuhl bereitstellen oder am Bett integrierte Bettzeugablage aufklappen

Merke ◄

Merke ◄

Praktische Durchführung

Beziehen des Bettes ohne Patient
Zur Entlastung des Rückens wird das Bett auf eine entsprechende Arbeitshöhe gebracht.

Beziehen des Bettes mit einem bettlägrigen Patienten
Kann der Patient das Bett nicht verlassen, wird die Wäsche gewechselt, ohne dass er das Bett verlässt.

Vor dem Wäschewechsel wird der Patient über die Maßnahme informiert. Wenn möglich, wird das Kopfteil flach gestellt und das Kopfkissen entfernt.
Der Patient wird ständig auf Atemnot oder Schmerzäußerungen beobachtet.

Abb. 8.4 ▶ Die Fotoserie zeigt das Beziehen des Bettes ohne Patient.

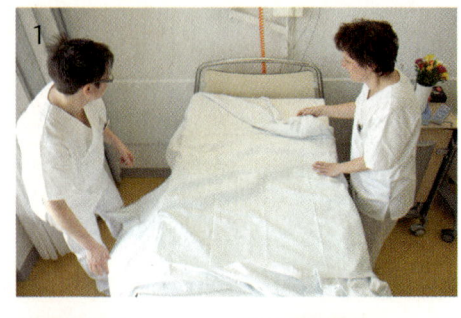

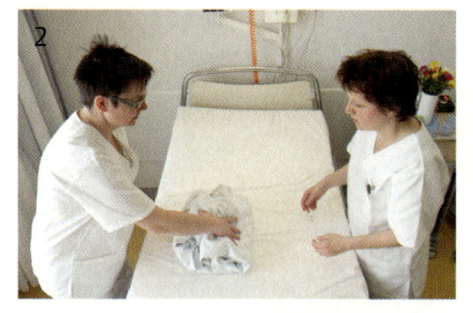

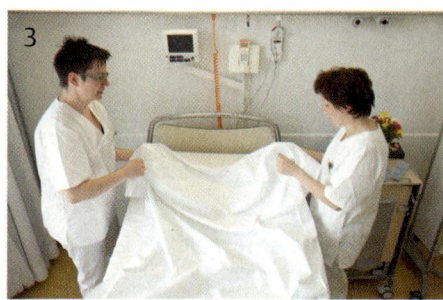

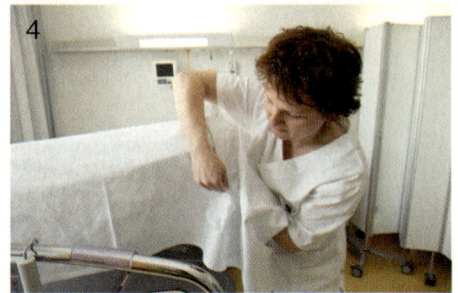

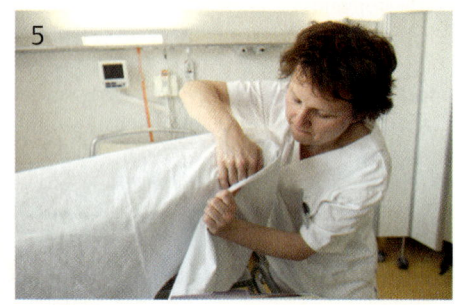

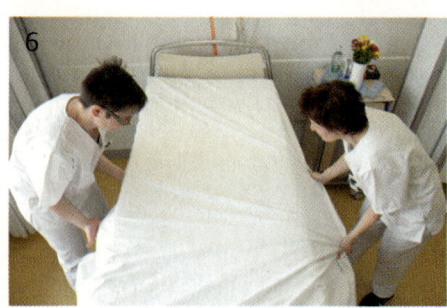

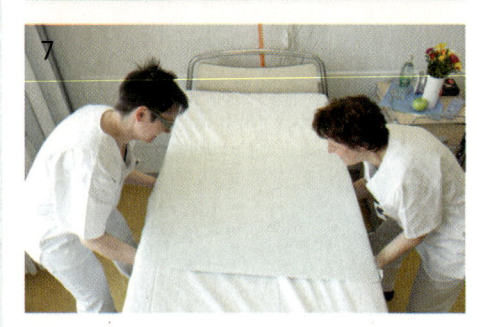

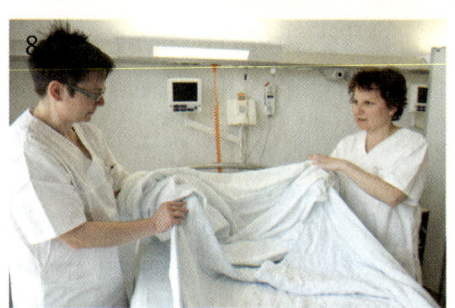

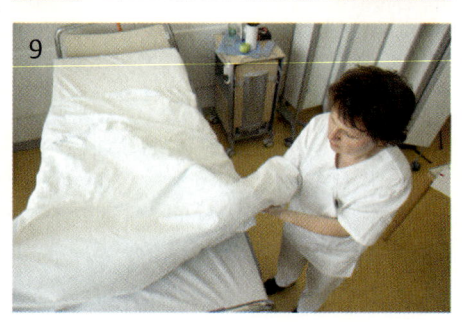

1 Bettwäsche lösen **2** Steck- und Bettlaken vom Kopf- und Fußende hin zur Mitte aufrollen. Versuchen Sie dabei so wenig wie möglich Staub aufzuwirbeln. Wäsche direkt in den entsprechenden Sack ablegen. **3** Sauberes Laken über die Matratze legen. **4** Laken am Ende über die Ecke spannen… **5** .. und glatt eingeschlagen. **6** Sauberes Laken nun faltenfrei über die Matratze spannen. **7** Stecklaken quer ausbreiten, sodass die Enden links und rechts ungefähr gleich lang sind und unter die Matratze spannen. Stoffknicke glattziehen (Vermeidung von Druckstellen) **8** Bettdeckenbezug über die Decke ziehen. **9** Frisch bezogene Bettdecke abschließend glatt auf das Bett legen, am Fußende einschlagen und gedrittelt ablegen.

Praxistipp ▶

Praxistipp Was kann ich tun, wenn ein Patient beim Drehen auf die Seite Angst hat?

Nicht nur die Flachlagerung wird von vielen Menschen als unangenehm und beängstigend empfunden. Viele Patienten haben auch Angst davor, beim Drehen auf die Seite aus dem Bett zu fallen. Vermitteln Sie dem Patienten Nähe. Sprechen Sie mit ihm und versuchen Sie ihm zu helfen, z. B. durch Körperkontakt die Situation leichter zu nehmen. Stellen Sie sich nah an das Bett, sodass Sie wie ein Bettgitter wirken (**Abb. 8.5**). Halten Sie den Patienten zur Absicherung an Schulter und Hüfte fest.

Patient macht eine Brücke

Kann der Bettlägerige sich nicht auf die Seite drehen, kann der Bettlakenwechsel von oben nach unten erfolgen.

Patient macht eine Brücke

Kann sich der Patient nicht auf die Seite drehen, so wird ähnlich wie beim Drehen auf die Seite, das Bettlaken von oben nach unten gewechselt (**Abb. 8.6**):
- Der Patient wird mit dem Oberkörper aufgesetzt und die Laken zur Mitte des Bettes gerollt.
- Beim Einspannen der sauberen Wäsche wird der Patient aufgefordert, das Gesäß anzuheben. Dabei benötigt er eventuell Unterstützung.
- Schmutzige und saubere Wäsche werden zum Fußende hin abgerollt. Das Stecklaken kann im Anschluss alternativ von einer Seite zur Mitte gerollt und unter dem Gesäß des Patienten durchgezogen werden.
- Das saubere Bettlaken wird gut gespannt. Das Stecklaken nach beiden Seiten gleichzeitig glatt gezogen und kontrolliert, dass der Patient nicht auf Falten liegt.
- Das Kissen und die Bettdecke werden bezogen und der Patient bequem gelagert.

Abb. 8.5 ▶ Die Fotoserie zeigt, wie das Bett mit Patient bezogen wird.

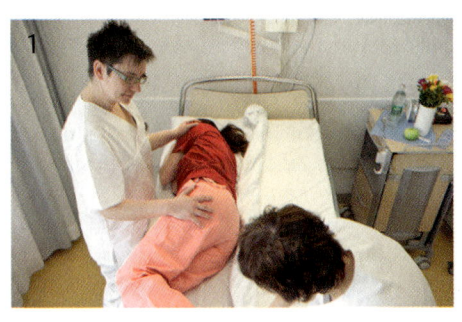

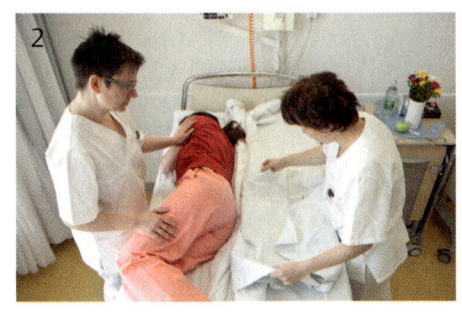

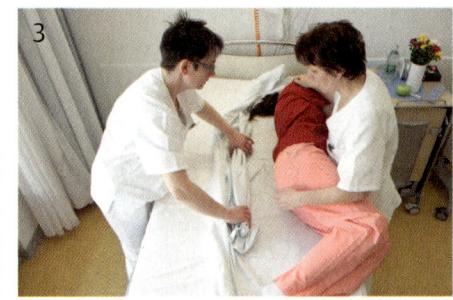

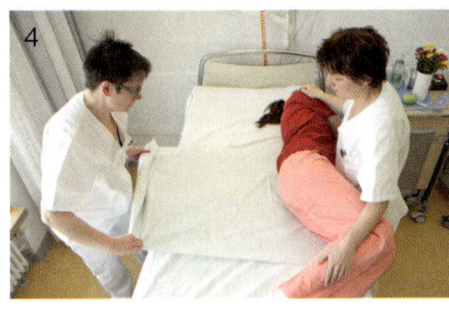

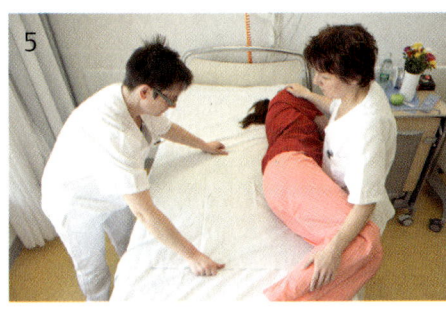

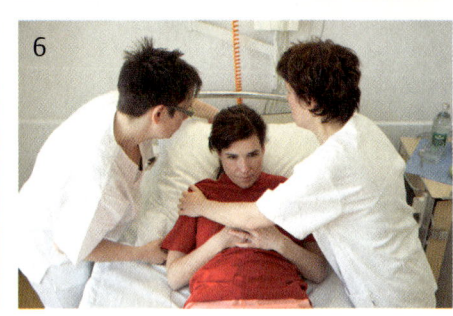

1 Patientin dreht sich zur Seite, zur Absicherung an Schulter und Hüfte halten. Stecklaken und Laken lösen und an Patientin heranrollen. **2** Sauberes Laken der Länge nach zur Hälfte auf die Matratze legen, an der oberen und unteren Ecke einspannen und unter die Matratze klemmen. Stecklaken unterstecken. Bett und Stecklaken hinter die benutzte Wäsche rollen. **3** Patientin auffordern, sich über die „Wäschewulst" in der Mitte des Bettes auf die andere Seite zu drehen. Laken und Stecklaken zügig lösen, die schmutzige Wäsche aufrollen und im Wäschesack ablegen. **4** Sauberes Laken ausrollen und gut spannen. **5** Stecklaken glatt ziehen und faltenfrei unterstecken. **6** Patientien behutsam lagern und das Kopfteil sofort in eine angenehme Position bringen.

Merke In vielen Einrichtungen werden keine Stecklaken mehr benutzt: Einerseits wird Wäsche gespart, andererseits verringert es die Gefahr des Wundliegens (Dekubitusgefahr) für den Patienten.

Merke ◀

Besonderheiten Kinder Bei Säuglingen wird anstelle einer Bettdecke heutzutage eher ein Schlafsack verwendet (**Abb. 8.7**):
- Die Säuglinge können sich ausreichend bewegen. Sie sind optimal gewärmt.
- Es besteht nicht die Gefahr, dass sich der Säugling die Decke über den Kopf zieht und dadurch die Atmung behindert wird.
- Die richtige Größe bestimmt man so: Körpergröße minus Kopfhöhe plus 10 cm zum Wachsen.

Besonderheiten Kinder ◀

Abb. 8.6 ▶ Beim Beziehen des Bettes von oben nach unten kann die Patientin eine Brücke machen.

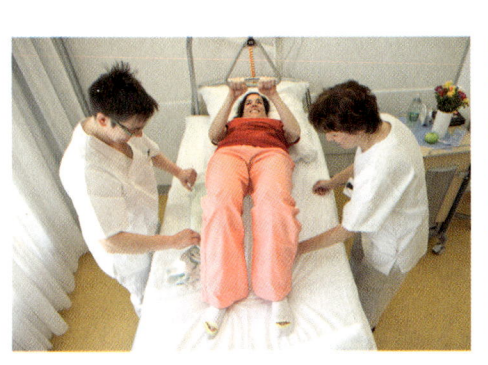

Abb. 8.7 ▶ In einem Schlafsack kann sich der Säugling optimal bewegen und die Atemwege können nicht versehentlich bedeckt werden.

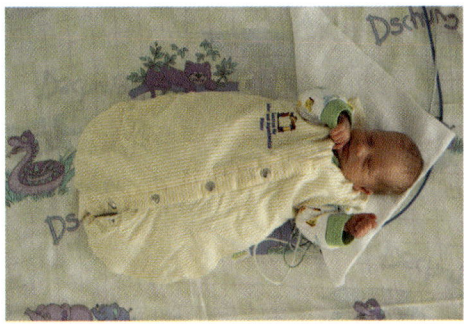

8.3.4 Pflegemaßnahmen zur Schlafförderung

Bevor Schlaftabletten verabreicht werden, sollten anderen Möglichkeiten der Schlafförderung eingesetzt werden.

Folgende Pflegemaßnahmen können bei Schlafstörungen helfen:
- warme Getränke und Kräutertees
- Duftlampen/-ätherische Öle
- Atemstimulierende Einreibung (ASE) (**Abb. 8.8**)
- beruhigende Wasseranwendungen
- Wärmeanwendungen

8.3.4 Pflegemaßnahmen zur Schlafförderung

Bei Einschlafstörungen sollte der Griff zur **Schlaftablette** an **letzter Stelle** stehen. Schlaftabletten bekämpfen nur die Symptome der Schlafstörungen. Sie beeinflussen den natürlichen Schlaf mit seinen wichtigen Phasen.

Deshalb sollte zunächst versucht werden, angemessen mit dem Schlaf umzugehen. Viele Maßnahmen erzielen ähnliche Wirkungen. Allerdings sprechen nicht alle Menschen gleich gut darauf an. Es gilt, für sich herauszufinden, was gut tut und dies dann mit Ausdauer einzusetzen bzw. anzuwenden.

Folgende Pflegemaßnahmen können bei Schlafstörungen helfen. Über diese sollte der Patient im Sinne von Hilfe zur Selbsthilfe beraten und informiert werden.

- **Warme Getränke und Kräutertees**: In Ruhe einen Tee zu trinken, fördert den Prozess des Ab- und Umschaltens.
- **Duftlampen/-ätherische Öle**: Diese können eine beruhigende Wirkung haben.
- **Atemstimulierende Einreibung (ASE)** (**Abb. 8.8**): Dabei wird die Atmung verlangsamt und vertieft. Dies wirkt beruhigend und damit Schlaf fördernd. Durch den Hautkontakt erfährt der Patient Zuwendung und ein Gefühl von Geborgenheit.

Abb. 8.8 ▶ Atemstimulierende Einreibung.

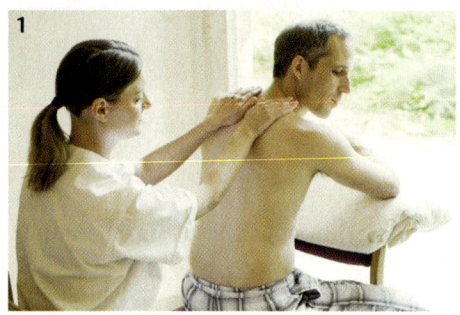

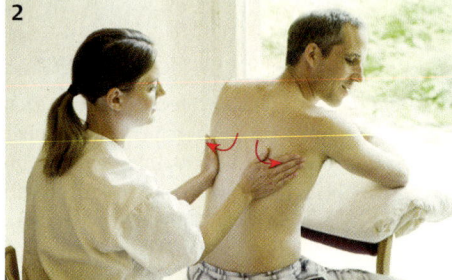

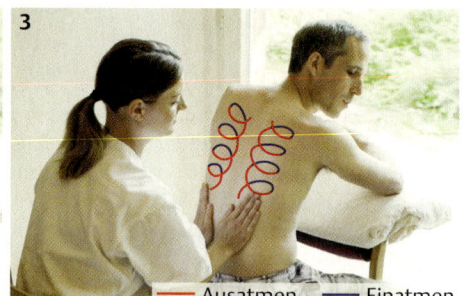

1 Nach der Kontaktaufnahme an den Schultern, wird der Rücken des Patienten mit einer Pflegelotion mit ruhigen und systematischen Berührungen nachmodelliert. **2** Die Pflegende versucht nun den Atemrhythmus des Patienten zu erspüren und beginnt dann die ASE mit der Ausatmung. **3** Die Pfeile zeigen die Bewegungsrichtung der Hände beim Ausatmen (rot) und beim Einatmen (blau).

- **Wasseranwendungen**: Anwendungen mit kaltem Wasser wirken belebend auf den Organismus, warme Wasseranwendungen dagegen entspannend.
- **Wärmeanwendungen**: Diese beruhigen bei Unruhe. So fördern warme Bäder z. B. das Einschlafen; ebenso unterstützend wirken warme Bauchwickel oder eine warme Brustauflage. Bei kalten Füßen helfen ein warmes Fußbad oder auch Wechselbäder.

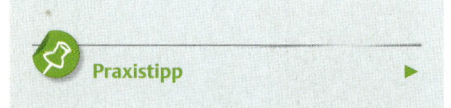

Praxistipp Wie werden Wechselfußbäder durchgeführt?

Wechselbäder helfen bei kalten Füßen.
- Die Füße werden zunächst für etwa 3–5 Minuten in 40 °C warmem Wasser gebadet.
- Anschließend werden die Füße für 1 Minute in kaltes Wasser getaucht.
- Diesen Vorgang mindestens noch ein weiteres Mal wiederholen.
- Dies regt die Durchblutung des Patienten an.

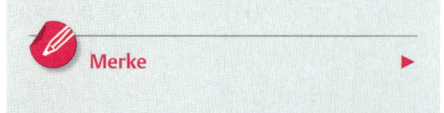

Merke Wichtig ist es, alle Schlaf fördernden Maßnahmen genau zu dokumentieren. Nur so kann auch überprüft werden, ob sie wirken. Bleibt der Erfolg aus, können andere Maßnahmen geplant werden.

Schlafrituale

Schlafrituale helfen dabei, von den **Tagesereignissen abzuschalten**. Beispiele sind
- Abendspaziergang,
- Lüften vor dem Zubettgehen,
- Entspannungsbad,
- Wärmflasche,
- Glas heiße Milch.

Schlafrituale

Der Mensch schaltet seinen Organismus meist nicht spontan von Wachsein auf Schlafen um. Es erfolgt noch eine **Phase der Ruhe und Entspannung**, um von den **Tagesereignissen abzuschalten**. Hierzu zählen **Schlafrituale, die** sehr **vielfältig** sein können: ein Abendspaziergang, Lüften vor dem Zubettgehen, die allabendliche Toilette (vom Zähneputzen bis zum Entspannungsbad). Was für ein Kind die „Gute-Nacht-Geschichte", ein Schlaflied oder das Kuscheltier ist, ist für den Erwachsenen z. B. Fernsehen, Lesen oder Musik hören. Andere trinken vor dem Schlafengehen heiße Milch, Kräutertees, ein Glas Rotwein oder machen sich eine Wärmflasche. Ebenso ist es

Praxistipp **Welche Tipps kann ich einem Patienten bei Schlafstörungen geben?**

Folgende allgemeine Tipps können Sie einem Patienten bei Schlafstörungen geben (einige sind bei Klinikaufenthalten schwierig umzusetzen, versuchen Sie gemeinsam mit dem Patienten die bestmögliche Lösung zu finden):

- Stehen Sie wieder auf, wenn Sie eine halbe Stunde nach dem Zubettgehen nicht eingeschlafen sind. Gehen Sie in ein anderes Zimmer.
- Beschäftigen Sie sich, bis Sie sich wirklich müde fühlen. Seien Sie nicht deprimiert, sondern sehen Sie in einem missglückten Einschlafversuch die Chance, etwas anderes zu tun.
- Spüren Sie Ermüdungserscheinungen, sollten Sie diese als physiologisches Zeichen des Körpers erkennen und als Aufruf zum Schlaf nutzen.
- Versuchen Sie, Müdigkeit durch Lesen zu erreichen.
- Regelmäßige Gewohnheiten, Wärme und Befriedigung der eigenen Grundbedürfnisse helfen dabei, dass Sie schneller einschlafen.
- Ein vernünftiges Maß an körperlicher Bewegung (Abendspaziergang) wirkt sich auf den Schlaf und Ihr allgemeines Wohlbefinden günstig aus.
- Lassen Sie koffeinhaltige Getränke (Kaffee, Tee, Cola) und auch Alkohol am Abend weg. Trinken Sie lieber Kräutertee (z. B. Melisse, Fenchel, Hopfen) oder eine Tasse warme Milch.

Praxistipp ◄

möglich, über verschiedene Entspannungstechniken wie Autogenes Training, Fantasiereisen oder Yoga in den Schlaf zu finden. Gläubige Menschen sprechen abends ein Gebet.

Merke Um jeden Patienten seinen Bedürfnissen entsprechend zu pflegen, informieren sich Pflegende über dessen Schlafgewohnheiten oder Schlafrituale. Denn Schlafrituale wirken durchaus als Einschlafhilfen.

Merke ◄

Folgende Maßnahmen/Rituale können dem Patienten helfen, Ruhe und Entspannung zu finden. Sie können jedoch nur angewandt werden, wenn es der Gesundheitszustand des Patienten und die Gegebenheiten erlauben. Diese stimmen Sie vorher mit der Pflegefachkraft ab.

- Einhalten fester Schlafens- und Aufstehzeiten.
- Ein Abendspaziergang.
- Ein beruhigendes Buch oder beruhigende Musik.
- Entspannungsübungen (z. B. autogenes Training).
- Trinken warmer Milch mit Honig oder Beruhigungstee.
- Verzicht auf anregende Genussmittel am späten Nachmittag.
- Ein warmes (Fuß-)Bad, evtl. mit Zusätzen wie Lavendel, Melisse.
- Liebevolle pflegerische Hilfestellung, die bisherige Gewohnheiten berücksichtigt.
- Individuelle und angepasste Lagerung.
- Warme Socken oder Bettschuhe.

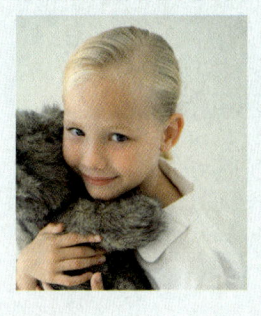

Abb. 8.9 ► Das gewohnte Kuscheltier darf auch im Krankenhaus nicht fehlen.

Besonderheiten Kinder Rituale geben vor allem ängstlichen Kindern Sicherheit. Vorteilhaft sind ruhigere Aktivitäten (z. B. Vorlesen). Fernsehen sollte vor dem Schlafengehen vermieden werden.

Besonderheiten Kinder ◄

Besonderheiten alte Menschen Vor dem Griff zur Schlaftablette werden die bisherigen Schlafgewohnheiten beachtet und andere Rituale und Hilfen ausprobiert. Ein einfühlsames Gespräch oder auch nur verständnisvolles Zuhören kann beruhigen und die Gedanken zur Ruhe kommen lassen.

Besonderheiten alte Menschen ◄

Entspannungstechniken

Eine Erkenntnis lautet, dass Einschlafstörungen Abschaltstörungen sind. Entspannungstechniken können in Kursen z.B. der Volkshochschule erlernt werden. Informationen dazu sind bei Krankenkassen erhältlich. Als Anregung für die Beratung kommen z.B. Autogenes Training oder Yoga und Meditation infrage.

Entspannungstechniken

8.3.5 Pflege von Menschen mit Beeinträchtigung des Bewusstseins – Basale Stimulation

Definition Die Basale Stimulation ist eine Methode, schwerst kommunikations- und aktivitätsbeeinträchtigte Menschen zu fördern, pflegen und zu begleiten. Das Konzept wurde 1975 von Prof. Andreas Fröhlich entwickelt und in den 1980er-Jahren zusammen mit Prof. Christel Bienstein in die Pflege übertragen.

Geeignet ist die Basale Stimulation für Menschen nach akuten traumatischen Ereignissen (z. B. nach einem Unfall) wie auch Menschen, die unter chronischen Abbauprozessen leiden (z. B. demenzielle Erkrankung). Die Basale Stimulation fließt in den Lebensalltag der Betroffenen ein (**Abb. 8.10**). So wird versucht, dem Mangel an Eigenwahrnehmung, Eigenbewegung und Kommunikation entgegenzuwirken. Gerade Menschen, die ihre Umwelt als verwirrend und beängstigend erleben, benötigen eine Kommunikationsform, die sie als sinnvoll verstehen können.

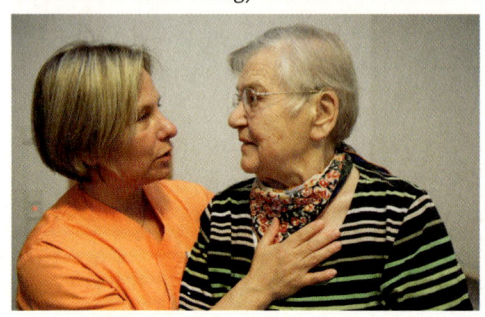

Abb. 8.10 ▶ Mithilfe der Basalen Stimulation wird über Körperkontakt kommuniziert.

Basale Stimulation will auch bei schwerst eingeschränkten Patienten nicht nur die lebenswichtigen Grundfunktionen sichern. Sie möchte menschenwürdige Begegnungen zwischen Pflegenden und Patienten gestalten. Setzen Pflegende die Basale Stimulation um, lernen sie, unnötige Reize und Störungen zu vermeiden und Sicherheit zu geben. Das Grundvertrauen des Patienten wird gefördert, indem an ihn angepasste Rituale, Wiederholungen und persönliche Pflegeangebote eingesetzt werden.

Aufgabe der Pflegenden. Die Pflegenden sollen bei der Basalen Stimulation die Ressourcen der Patienten erkennen und sie darin unterstützen,
- mit anderen Menschen zu kommunizieren,
- die Umgebung und vor allem sich selbst wahrzunehmen,
- sich in Bewegung zu erleben und auszudrücken.

Die Basale Stimulation ist eine vielschichtige Methode, die eigens erlernt werden muss. Für die Pflegeassistenten ist es sicher wichtig zu wissen, dass es diese Methode gibt und wo sie zur Anwendung kommt und es gibt auch einige Theorien und Elemente, die im Umgang mit schwer bewusstseinsgestörten Patienten hilfreich sein können. Dies muss aber immer in Absprache bzw. Zusammenarbeit mit einer Pflegefachkraft erfolgen.

Wenn der Patient eine andere Wirklichkeit wahrnimmt…

Patient und Pflegeperson leben oft in unterschiedlichen Wirklichkeiten, was die Beziehung zwischen den beiden massiv stören kann. Für den Patienten stellt sich die ungewohnte und häufig auch bedrohliche Umgebung im Krankenhaus vereinzelt anders dar als für den Pflegehelfer. Auch eine vermutete „Verwirrtheit" des Patienten kann durchaus auf einer Fehleinschätzung der Pflegenden beruhen. So kann es sein, dass ein Patient als Folge einer fehlenden Sehanregung durch den ständigen starren Blick an die weiße Decke kleine schwarze Punkte sieht, die sich über die Decke bewegen. Sie werden von ihm als Spinnen gedeutet, vor denen er sich fürchtet und die er beseitigt haben möchte. Die bedrohlichen Spinnen sind natürlich nicht vorhanden. Versuchen Sie bei solchen Äußerungen des Patienten eine Erklärung zu finden und glauben Sie dem Patienten, dass er da etwas wahrnimmt. Es reicht nicht aus, wenn der Pflegehelfer ihn in einer solchen Situation nur mit Worten beruhigt und beschwichtigt. Nehmen Sie den Patienten ernst und signalisieren Sie ihm, dass Sie ihm glauben, dass er etwas sieht. Versuchen Sie aber auch, seinen Sehsinn, z.B. durch Lagewechsel und eine veränderte Blickrichtung anzuregen. Möglicherweise verschwinden dann seine Wahrnehmungen.

„Umlagern" im Sinne der Basalen Stimulation

Umlagerung dient im Sinne der Basalen Stimulation nicht nur der Druckentlastung, sondern auch der **Kontaktaufnahme und Kommunikation**. Dabei sind folgende Punkte zu beachten: Der Patient wird zunächst an der Schulter berührt, um seine Aufmerksamkeit zu wecken (**Abb. 8.11**). Ein Zeichen seiner Aufmerksamkeit wird abgewartet (z. B. Augenbewegungen hinter geschlossenen Augenlidern). Dann erfolgt eine weitere, klare Berührung am Kopf, gefolgt von angedeuteten Bewegungen, um den Patienten auf eine Lageveränderung vorzubereiten. Wieder wird abgewartet, ob die Berührungen verstanden worden sind:
- Zeigt die Atmung eine Zustimmung?
- Verändert sich die Muskelspannung in den Lippen oder an den Schultern?
- Sind kleinste Bewegungen erkennbar?

KURZFASSUNG

8.3.5 Pflege von Menschen mit Beeinträchtigung des Bewusstseins – Basale Stimulation

Definition ▶

Die Basale Stimulation versucht dem Mangel an Eigenwahrnehmung, Eigenbewegung und Kommunikation entgegenzuwirken.

Die Basale Stimulation will nicht nur die lebenswichtigen Grundfunktionen sichern. Sie möchte menschenwürdige Begegnungen zwischen Pflegenden und Patienten gestalten. Dadurch wird das Grundvertrauen des Patienten gefördert.

Wenn der Patient eine andere Wirklichkeit wahrnimmt…
Der Patient erlebt die Umgebung im Krankenhaus oft anders als das Pflegepersonal.

Fehlende Ablenkung und mangelnde Reize können zu Wahrnehmungsstörungen des Patienten führen, der Patient wirkt „verwirrt".
Pflegende müssen für ausreichend Anregung sorgen.

„Umlagern" im Sinne der Basalen Stimulation
- Der Patient wird berührt (Initialberührung).
- Ein Zeichen seiner Aufmerksamkeit wird abgewartet.
- Weitere Berührungen folgen, um auf die Lageveränderung vorzubereiten.
- Erneut werden Anzeichen des Verstehens/der Reaktion abgewartet.

Dann wird der ganze Körper mit der Decke abgestrichen (nachmodelliert). Der Patient reagiert eventuell mit Bewegungen, gähnt oder streckt sich. Nun wird der Patient durch kleine, rhythmische Bewegungen, die sich an seiner Atmung orientieren, bewegt. Die kleinen Bewegungen deuten die Richtung der kommenden, großen Bewegung an. Dadurch wird der Patient zum Mitmachen ermuntert, weil die gesamte Aktivität für ihn nachvollziehbar wird. Die Bewegung nimmt allmählich zu, der ganze Körper wird bewegt.

- Der Körper wird nachmodelliert.
- Der Patient wird durch kleine, rhythmische Bewegungen bewegt.

„Initialberührung" im Sinne der Basalen Stimulation

Die sog. Initialberührung ist eine Berührung, die bei der Einleitung jeder Pflegemaßnahme immer in der gleichen Art und an der gleichen Stelle vorgenommen wird. Die Methode ist hilfreich bei Patienten, die ihre Umwelt nicht selbst beobachten und kontrollieren können.

Praktisches Vorgehen. Vor einer pflegerischen Maßnahme wird der Patient zunächst mit Namen angesprochen. Dann erfolgt eine ruhige, eindeutige Berührung am Körper im Bereich des oberen Rumpfes, jedoch nicht oberhalb vom Brustbein. Die Berührung wird eher stützend und tragend unterhalb der Schulter angeboten. Diese Initialberührung erfolgt immer an der gleichen Stelle und dauert einen Moment. Sie geht dann in eine gleitende Berührung der Hand über, die sich von der Stelle der Initialberührung aus zu der Körperpartie hin bewegt, wo etwas getan werden muss. Während dieser Berührungen muss die Pflegeperson immer darauf achten, auch für den Patienten wahrnehmbar zu sein, sodass der Patient nicht erschrickt. Im Gegenzug dazu muss auch die Pflegende dem Patienten das Gefühl geben, wahrgenommen zu werden. Das bedeutet:
- Bewegungen werden abgebrochen, wenn sie dem Patienten weh tun. Anschließend wird es auf einem anderen Weg versucht.
- Eine Berührung wird wiederholt, wenn diese dem Patienten angenehm ist.
- Die Pflegeperson lässt sich vom Patienten leiten, wenn es wichtig ist.

Abb. 8.11 ▶ Initialberührung. Die Hand des Pflegehelfers berührt, begrüßt, leitet jede Pflegemaßnahme ein und beendet diese.

„Initialberührung" im Sinne der Basalen Stimulation

Initialberührung = Dabei wird der Patient an einer bestimmten, immer gleichen Stelle berührt und deutlich mit Namen angesprochen.
Der Pflegende muss dabei für den Patienten wahrnehmbar sein, er darf nicht erschrecken.
Auf Reaktionen des Patienten reagiert die Pflegeperson, z. B. werden Bewegungen abgebrochen, wenn der Patient Anzeichen von Schmerz zeigt.

Die Initialberührung kann auch zur Verabschiedung eingesetzt werden. Wieder verweilt die Hand ruhig an der entsprechenden Stelle, erhöht noch einmal kurz den Druck, um sich dann zu entfernen.
Initialberührungen können natürlich in Absprache mit dem Patienten auch an einer anderen Körperpartie stattfinden. Daraus kann sich eine Gewohnheit entwickeln, welche die Pflegemaßnahmen für den Patienten vorhersehbar und berechenbar macht.

Die Initialberührung kann auch zur Verabschiedung eingesetzt werden.

Die Außenwelt erfahrbar machen

Hierbei geht es darum, sinnvolle Beziehungen zu den einzelnen Objekten um den Patienten herum aufzubauen, nicht um „Bereizung" oder ein hektisches Zeigen von allem, was um den Patienten herum ist. Der Nachttisch z.B. kann nur dann als bedeutungsvoll erlebt werden, wenn der Patient immer wieder erfährt, dass er ihm nützlich ist.

Die Außenwelt erfahrbar machen

Dem Patienten soll möglichst über alle Sinne die Außenwelt erfahrbar gemacht werden.

> **Praxistipp** Wie kann ich den Patienten darin unterstützen, seine Umwelt zu erfahren?
> - Lassen Sie den Patienten seine Matratze ertasten, damit er spürt, wie viel Platz er hat, um sich auf die Seite drehen zu können.
> - Zeigen Sie ihm seinen Nachtschrank.
> - Bewegen Sie das Bett, damit er einen anderen Blickwinkel für das Zimmer bekommt.
> - Lassen Sie den Patienten vor einer Umlagerung seine Umwelt wahrnehmen.
> - Führen Sie die Hände oder auch Füße des Patienten nacheinander über die Matratze bis zu deren Rand, um dem Patienten eine räumliche Vorstellung zu geben.

Praxistipp

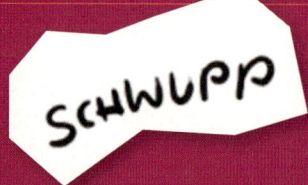

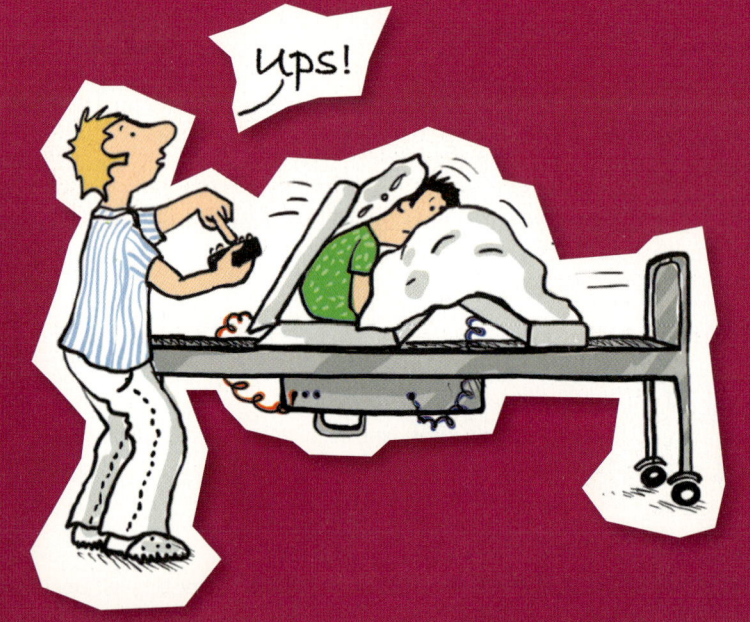

9 ▶ SICH BEWEGEN

9.1	**Pflegerelevante Grundlagen kennen** 149	
9.1.1	Keep on moving – Warum ist Mobilität so wichtig, Immobilität so gefährlich? 149	
9.1.2	Bewegungseinschränkung (Immobilität) 149	
9.1.3	Grundlagen der Kinästhetik (Bewegungsempfindung) 150	
9.2	**Beobachten und wahrnehmen** 152	
9.2.1	Bewegungseinschränkungen 152	
9.2.2	Bettlägerigkeit 152	
9.2.3	Situation einschätzen 153	
9.3	**Bei Pflegemaßnahmen mitwirken** 153	
9.3.1	Bewegung allgemein fördern 153	
9.3.2	Bewegungsabläufe unterstützen 154	
9.3.3	Gehhilfen einsetzen 156	
9.3.4	Rollstuhl einsetzen 157	
9.3.5	Thromboseprophylaxe 158	
9.3.6	Kontrakturenprophylaxe 161	
9.3.7	Dekubitusprophylaxe 165	
9.3.8	Sturzprophylaxe 170	

9 Sich bewegen

9.1 Pflegerelevante Grundlagen kennen

9.1.1 Keep on moving – Warum ist Mobilität so wichtig, Immobilität so gefährlich?

Bewegung hat in unserem Leben einen hohen Stellenwert. Nur wer sich bewegt, kommt voran und kann seine gewünschten Aktivitäten wahrnehmen. Einige unserer Bewegungen sind sogar lebensnotwendig, z. B. die Bewegung unserer Atemmuskulatur. Andere wiederum ermöglichen uns soziale Beziehungen, denn ohne Mimik und Gestik können wir uns nur schwer mit anderen verständigen.

Ausreichende Bewegung ist wichtig für die Gesundheit. Das wissen wir alle. Wie wichtig die Fähigkeit zur Bewegung aber allgemein ist, wird uns erst bewusst, wenn unsere Bewegungen beeinträchtigt sind. Müssen wir z. B. einen Gips tragen, fühlen wir uns in unserer Mobilität behindert. Können wir uns nicht mehr ausreichend bewegen, kann dies aber auch weitreichende Folgen in Bezug auf andere Bereiche unseres Körpers haben: Es droht die Gefahr des Wundliegens (Dekubitus), einer Blutgerinnselbildung in den Beinvenen (Thrombose = Blutgerinnselbildung) oder einer Gelenkversteifung (Kontraktur = Gelenkversteifung) – um nur einige mögliche körperliche Folgen zu nennen. Ebenso können psychische und soziale Folgen entstehen, wenn z. B. ältere Menschen nicht mehr aus ihrer Wohnung herauskommen und ihnen dadurch geistige Anregung und soziale Kontakte fehlen.

Deshalb ist es besonders wichtig, die Mobilität durch körperliche Aktivität zu erhalten. Manche pflegebedürftige Patienten müssen diese Fähigkeiten oft erst wieder erlernen. Eine Aufgabe des Pflegehelfers ist es, den Patienten in seiner Bewegungsfähigkeit zu unterstützen. So wird die Gesundheit des Patienten gefördert, möglichen negativen Folgen vorgebeugt und die Lebensqualität des Patienten verbessert.

9.1.2 Bewegungseinschränkung (Immobilität)

Definition Immobilität bedeutet Unbeweglichkeit des Körpers (lat. im-mobilitas = Un-beweglichkeit). Sie ist die stärkste Form der Bewegungseinschränkung.

Ein Mensch kann aus verschiedenen Gründen in seinen Bewegungen eingeschränkt sein, z. B. aufgrund von
- Erkrankungen des **Bewegungsapparats** (Arthritis, Arthrose),
- Störungen der **Nerven**, sogenannte neurologische Störungen (Morbus Parkinson, Synkopen),
- Störungen des **Herzens und der Gefäße**, sogenannte kardiovaskuläre Störungen (Arteriosklerose, Herzinsuffizienz),
- **psychischen** Störungen (Depressionen, Demenz),
- Wirkungen und/oder Nebenwirkungen von **Medikamenten** (Beruhigungsmittel),
- Angst vor **Schmerzen** (freiwillige Selbsteinschränkung),
- **Einschränkungen der Sinnesorgane**, sogenannte sensorische Störungen (Seh- und Hörfähigkeit, sensorische Deprivation),
- **physiologischen Abbauprozesse** (verminderte Muskelmasse, -kraft),
- **mechanischen Hilfsmitteln** (Schienen, Gips usw.),
- ärztlich angeordneter **Bettruhe** und/oder **Fixierung**,
- **Veränderungen der Umweltbedingungen** (fehlende Möbelstücke auf dem Weg zur Toilette, Orientierungslosigkeit).

Besonderheiten alte Menschen Mit zunehmendem Lebensalter werden grundsätzlich alle Körpersysteme schwächer, auch dies kann zu Immobilität führen. Bis zum Alter von 80 Jahren hat sich die Muskelmasse um ungefähr 30 % reduziert. Die Muskelkraft nimmt bis zum 65. Lebensjahr um 20 bis 40 % ab.

Folgen eingeschränkter Beweglichkeit

Bewegungseinschränkungen haben Folgen für den ganzen Körper.

Physische Folgen (Immobilitätssyndrom). Der Körper wird mit weniger Sauerstoff versorgt, der Blutdruck wird gesenkt und die allgemeine Durchblutung gedrosselt. Das kann dazu führen, dass Blutgefäße verstopfen (Thrombose, Embolie). Werden über einen längeren Zeitraum Muskeln und Gelenke nicht bewegt, können sich diese versteifen, es kommt zu Kontrakturen. Eine längere Unbeweglichkeit im Liegen oder Sitzen fördert das Wundliegen (Dekubitus) und Verstopfung (Obstipation). Teilweise verliert der Patient sogar die Fähigkeit, seine Blase bewusst und kontrolliert zu entleeren (Harninkontinenz).

Psychische Folgen. Lässt die Mobilität nach, kann dies das Selbstwertgefühl und die Selbstachtung entschieden beeinflussen. Es kann dazu kommen, dass Menschen sich isolieren und vereinsamen. Diese Menschen verlieren die Fähigkeit, ihre Umwelt wahrzunehmen und das Erlebte zu verarbeiten (kognitive Fähigkeiten). Dies passiert nicht nur aufgrund einer mangelnden Durchblutung des Gehirns, sondern auch, weil die geistige Anregung und Ablenkung fehlt. Es kann zu psychischen Veränderungen wie Wahnvorstellungen und Demenzen kommen. Die Entwicklung kann in einem kompletten körperlichen und geistigen Verfall enden.

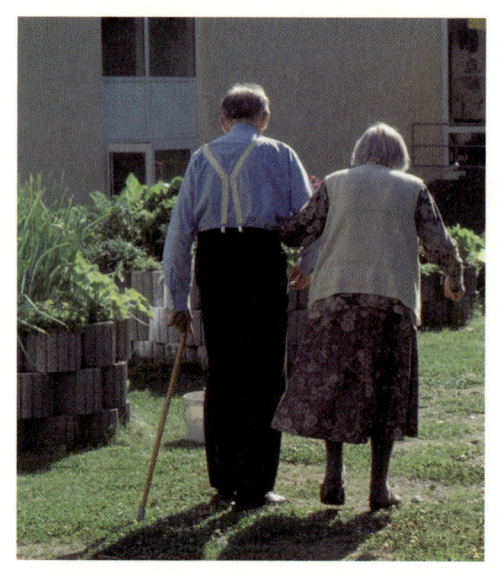

Soziale Folgen. Soziale Beziehungen brechen allmählich zusammen. Es kommt zur Isolation und zu möglicher Verwahrlosung. Wenn die Unterstützung durch häusliche Pflege- und Hausdienste nicht ausreicht oder Angehörige sich von der Situation überfordert fühlen, kann die Aufnahme in ein Wohn- und Pflegeheim erforderlich sein.

Abb. 9.1 ► Ist ein Mensch in seiner Beweglichkeit eingeschränkt, hat dies nicht nur körperliche Folgen, auch die geistige Anregung und Ablenkung fehlt.

Bei bewegungseingeschränkten Menschen übernehmen oft andere Personen den Einkauf oder die Haushaltsführung. Gerade der Einkauf ist aber immer mit vielen Sinnesreizen, Anregungen, Entscheidungen und Kontakten verknüpft, die dem Betroffenen dann fehlen.
Die möglichen Folgen einer Immobilität zeigen, wie wichtig es ist, Patienten zu mobilisieren (bewegen). Die Anwendung der „Kinästhetik" bietet Ihnen die Möglichkeit, die Bewegungsfähigkeit des Patienten optimal zu unterstützen und dadurch zu erhalten. Was Kinästhetik genau ist, wie sie funktioniert und warum sie selbst davon profitieren, lesen Sie im folgenden Abschnitt.

9.1.3 Grundlagen der Kinästhetik (Bewegungsempfindung)

Definition Kinästhese, Kinästhesie oder Kinästhetik (Bewegungsempfindung) bezeichnet die nach innen gerichteten Anteile menschlicher Wahrnehmungsfähigkeit. Diese Anteile sind für die Entwicklung und Erhaltung von lebenswichtigen Funktionen des Menschen wesentlicher als die nach außen gerichteten.

Besonderheiten Kinder Bereits ein Säugling erfährt über die täglich wiederkehrenden Handlungen ein Gefühl für Haltung und Bewegung.

Das Konzept Kinästhetik setzt sich mit den menschlichen Bewegungen auseinander. Pflegehelfer, die die Bewegungsfähigkeit pflegebedürftiger Menschen unterstützen möchten, müssen verstehen, wie Bewegungen ablaufen. Wenn sie das Bewegungsverhalten anderer wahrnehmen können und wissen, wie sie Maßnahmen an die jeweilige Person anpassen, können sie professionell unterstützen.

Die Idee. Das Konzept zu „Kinaesthetics" wurde in den 1970er-Jahren von Dr. Frank Hatch und Dr. Lenny Maietta entwickelt. Ende der 1980er-Jahre wurden die Grundlagen von „Kinaesthetics" durch Prof. Dr. Christel Bienstein und Frau Suzanne Schmidt für die Pflege entdeckt. Die Idee dabei ist, bewegungseingeschränkte Menschen so zu unterstützen, dass diese den eigenen Gewichtsverlauf in der Bewegung wahrnehmen, nachvollziehen und ihre eigenen Fähigkeiten mit einsetzen können.
Kinästhetik versteht sich als analytisches Werkzeug und nicht als Technik. Das Konzept beruft sich nicht auf festgelegte Hebe- und Tragetechniken (Griffe), die immer gleich angewendet werden. Diese können z. B. die Ressourcen des Betroffenen oft nicht berücksichtigen. Es sollen die Bewegungen des Betroffenen untersucht und ergründet werden. Daraus werden dann im Anschluss die besten Lösungen zur Alltagsbewältigung für den Patienten gesucht.

Anwendung in der Praxis

Muss ein Pflegehelfer einen Patienten aufgrund einer Bewegungseinschränkung unterstützen, so kann er dies auf verschiedene Weise tun. Sätze, wie „Wir müssen Herrn Müller mal wieder im Bett hochziehen." oder „Kann mir mal bitte jemand dabei helfen, Frau Wagner aus dem Rollstuhl zu heben.", drücken bereits aus, wie diese Unterstützung im Alltag oft aussieht. Dies geht nicht nur zulasten der Rücken von Pflegenden. Die Betroffenen selbst können ihre Bewegung durch schnelle „Hau-Ruck-Aktionen" kaum wahrnehmen.

Lässt die Mobilität nach, kann dies im schlimmsten Fall und auf lange Sicht in einem kompletten körperlichen und geistigen Verfall enden. Der bewegungseingeschränkte Mensch vereinsamt und verwahrlost.

9.1.3 Grundlagen der Kinästhetik (Bewegungsempfindung)

Definition ►

Besonderheiten Kinder ►

Pflegehelfer müssen das Bewegungsverhalten anderer wahrnehmen und die Maßnahmen der Person anpassen. Nur so kann die Bewegungsfähigkeit pflegebedürftiger Menschen unterstützt werden.

Bewegungseingeschränkte Menschen sollen so unterstützt werden, dass sie
- den eigenen Gewichtsverlauf in der Bewegung wahrnehmen,
- die Bewegung selbst nachvollziehen und
- ihre eigenen Fähigkeiten mit einsetzen können.

Dazu werden die Bewegungen der Betroffenen untersucht und beobachtet.

Anwendung in der Praxis

Durch schnelle „Hau-Ruck-Aktionen" von Pflegenden können die Betroffenen selbst ihre Bewegung kaum wahrnehmen.

Oft genug können jedoch die Pflegebedürftigen noch eigene Bewegungen durchführen. Sie können also mithelfen, die Bewegungsabläufe zu bewältigen. Dies macht sich das kinästhetische Konzept zunutze. Einen kleinen Einblick gibt folgende Aufzählung:

1. Vor der Bewegungsunterstützung wird mit dem Patienten Kontakt aufgenommen.
2. Die geplante Bewegung wird mit dem Patienten abgestimmt. Je nachdem, in welcher Verfassung sich der Patient befindet, erfolgt die Bewegung z. B. langsam oder schnell, mit viel oder wenig Unterstützung durch den Patienten.
3. Auch muss zuvor geklärt werden, ob die Bewegung Schritt für Schritt, gemeinsam, jeweils einzeln nacheinander, parallel (**Abb. 9.2**) oder spiralig (**Abb. 9.3**) erfolgt.
4. Der Pflegehelfer sollte das Gewicht des Patienten nur führen und nie selbst tragen. Sollte der Patient weitere Stütze benötigen, sollten Hilfsmittel wie Tisch, Stuhl oder das Bett dafür verwendet werden.
5. Die Arme des Pflegehelfers ruhen bei der Hilfestellung immer nur an den sogenannten Körpermassen (Kopf, Brustkorb, Becken, Beine, Arme). Die sogenannten Zwischenräume (Hals, Taille, Achselhöhlen, Hüftgelenk) werden nicht gehalten, sonst wird die Bewegung gehemmt.
6. Der Patient sollte klar und deutlich angeleitet werden. Sätze wie „Bitte bewegen Sie sich kopfwärts" sagen dem Patienten deutlich, in welche Richtung er sich bewegen soll.
7. Der Patient wird durch Zug und Druck bewegt. Ist es ihm möglich, mitzuhelfen, sollte der Bewegungsablauf so gestaltet sein, dass er Zug und Druck selbst ausüben kann. Kann der Patient nicht mitarbeiten, wird die Bewegung so gestaltet, dass er trotzdem Zug und Druck **spürt**.
8. Der Patient wird so gelagert wie seine nächste Tätigkeit dies erfordert. Möchte ein Patient beispielsweise aufstehen, wird er dafür in eine gute Ausgangsposition gebracht. Wird er zum Essen oder Trinken gelagert, muss die Position stabil sein und ihm trotzdem Bewegungen ermöglichen.
9. Die Umgebung wird den Bedürfnissen des Patienten angepasst, z. B. ist das Bewegen auf einer weichen Matratze viel schwerer durchzuführen als auf einer härteren Matratze.

Abb. 9.2 ▶ Paralleler Bewegungsablauf.

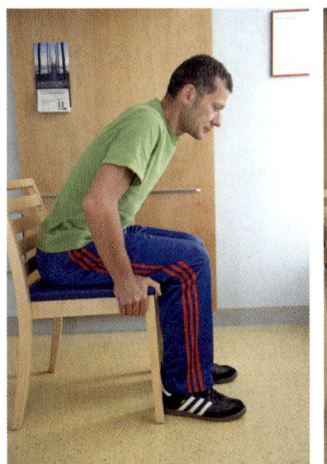

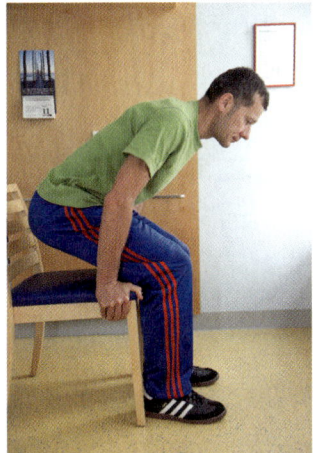

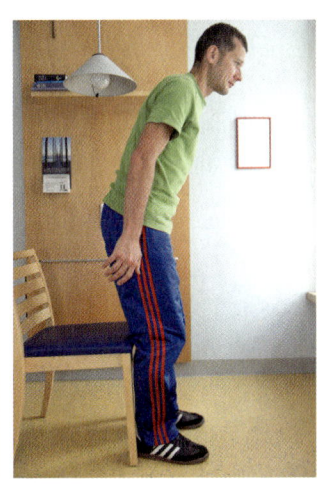

Das Gewicht verläuft über beide Körperhälften gleichzeitig auf einer Linie.

Abb. 9.3 ▶ Spiraliger Bewegungsablauf.

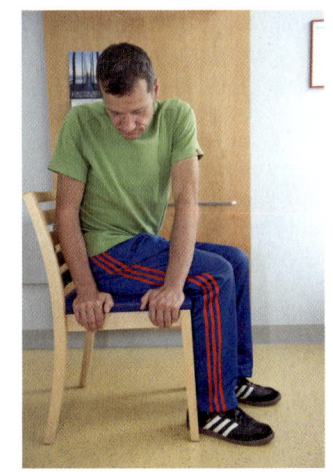

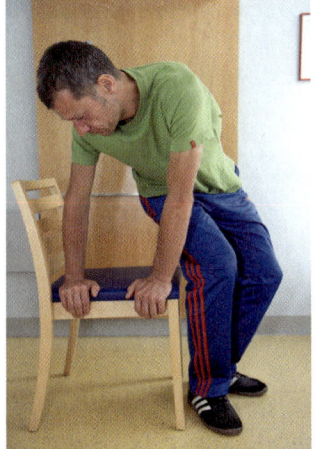

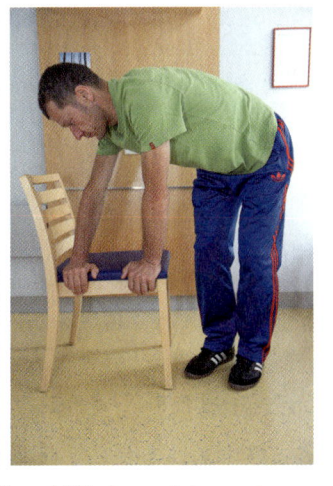

Das Gewicht liegt mehr auf einer Körperhälfte. So bleibt die andere Körperhälfte beweglicher und steuert die Bewegungen.

KURZFASSUNG

Oft genug können die meisten Patienten sich aber noch selbst bewegen. Diese Bewegungen setzt das kinästhetische Konzept bewusst ein.

Kinästhetik zeichnet sich durch folgende Grundsätze aus:
- mit dem Patienten in Kontakt treten
- Bewegungsmuster erkennen
- Gewicht führen, nicht selbst tragen
- Bewegung ermöglichen
- klar anleiten
- Umgebung optimal gestalten

Besonderheiten Kinder ▶

Kinästhetik erlernen

Ein bewusstes Anwenden des Konzepts setzt neben langer Praxiserfahrung und ausführlichen Lernprozessen auch Schulungen voraus.

9.2 Beobachten und wahrnehmen

9.2.1 Bewegungseinschränkungen

Bewegungsstörungen sind z. B.
- Unruhe,
- Zittern,
- Hinken, Trippeln,
- Krämpfe,
- Lähmung,
- Schonhaltung.

Hauptkennzeichen für eine beeinträchtigte körperliche Mobilität sind:
- Unfähigkeit, sich unabhängig in der Umgebung zu bewegen
- verminderte Bewegungskontrolle
- verminderte Muskelmasse
- verminderte Muskelkraft
- Hilfe durch eine oder mehrere Personen und Hilfsmittel zum Verlassen des Hauses/der Institution wird benötigt

Besonderheiten alte Menschen ▶

Merke ▶

9.2.2 Bettlägerigkeit

Bettlägerige Patienten sind in ihrer Bewegung extrem eingeschränkt.
Um als Pflegehelfer alle Einschränkungen zu erkennen, hilft es, den Blickwinkel des Betroffenen einzunehmen (**Abb. 9.4**).

Besonderheiten Kinder Kleinkinder bewegen sich unbewusst über spiralige Bewegungen, z. B. vom Liegen zum Stehen.

Kinästhetik erlernen

Ein bewusstes Anwenden des Konzepts setzt neben langer Praxiserfahrung und ausführlichen Lernprozessen auch Schulungen voraus. Vielen Pflegenden ist das Konzept deshalb als ergänzende Maßnahme für einen bewegungsorientierten Umgang mit dem Patienten bekannt. Kürzere berufliche Fortbildungsangebote (Grund- und Aufbaukurse, Praxisanleitung) und Lernangebote im Rahmen des Unterrichts an den Schulen für Pflegeberufe wollen die Idee näher bringen und Inhalte und Erfahrungen vermitteln. Praxisanleitung und Aufbaukurs sollen das Erlernte vertiefen.

9.2 Beobachten und wahrnehmen

9.2.1 Bewegungseinschränkungen

Neben der Körperhaltung des Patienten können auch Veränderungen der Bewegung Hinweise auf eine Bewegungseinschränkung liefern. **Bewegungsstörungen** sind z. B.
- Unruhe, z. B. ständiges Umhergehen des Patienten,
- Zittern, z. B. aufgrund von Erkrankungen wie Parkinson,
- Hinken, Trippeln,
- Krämpfe, z. B. aufgrund von Schmerzen,
- Lähmung, z. B. bei Querschnittlähmung,
- Schonhaltung, z. B. aufgrund von Atemnot.

Hauptkennzeichen für eine beeinträchtigte körperliche Mobilität. Nach den Pflegediagnosen der NANDA (1973) sind dies:
- Der Patient kann sich nicht ohne fremde Hilfe in der Umgebung bewegen
  - beim Positionswechsel,
  - beim Gehen bzw. sich Fortbewegen,
  - bei der Mobilität im Bett.
- Der Patient hat nur eine eingeschränkte Kontrolle über seine Bewegungen.
- Die Muskelmasse des Patienten ist vermindert.
- Die Muskelkraft des Patienten ist vermindert.
- Der Patient benötigt zum Verlassen des Hauses/der Institution Hilfe durch eine oder mehrere Personen und Hilfsmittel (Georg u. Frowein 1999).

Besonderheiten alte Menschen Der fortschreitende Alterungsprozess führt zu Veränderungen des Organismus und des Zentralnervensystems. Dies zeigt sich auch dadurch, dass die Mobilität im Alter abnimmt.

Merke Längere körperliche Inaktivität, z. B. durch Bettlägerigkeit, wirkt sich auf alle Organe des Körpers nachteilig aus.

9.2.2 Bettlägerigkeit

Ist eine Person bettlägerig, sind ihre Bewegungen maximal eingeschränkt. Wird diesen Mobilitätseinschränkungen nicht entgegengewirkt, entsteht ein sogenanntes **Immobilitätssyndrom**. Besonders bettlägerige Menschen sind gleichbleibend auf Hilfe und Unterstützung durch andere angewiesen. Da Pflegehelfer wiederholt mit Menschen arbeiten, deren Lebensraum auf das Bett beschränkt ist, erscheint diese Situation gelegentlich fast „normal". Aber bereits eine geringe Immobilität hat physische, psychische und soziale Beeinträchtigungen zur Folge (s. S. 149). Menschen, die überwiegend bettlägerig sind, benötigen deshalb eine besondere Sorgfalt in der Betreuung und Pflege. Oft hilft es, gelegentlich den Blickwinkel der Betroffenen einzunehmen, um alle Einschränkungen zu erkennen (**Abb. 9.4**).

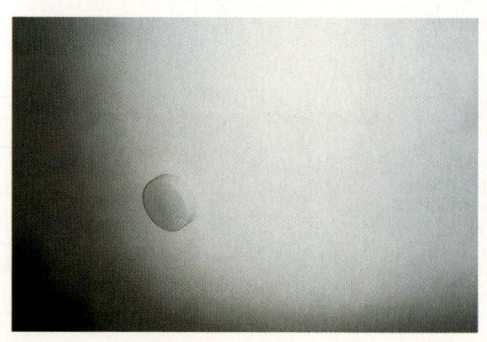

Abb. 9.4 ▶ Sicht aus dem Bett heraus an die Zimmerdecke.

Risiken. Besteht bei einem Patienten ein Immobilitätssyndrom, ist dies mit folgenden Risiken verbunden (Georg u. Frohwein 1998):
- Gefahr der Stuhlverstopfung/Obstipationsgefahr
- Infektionsgefahr
- Gefahr der Verstopfung von Blutgefäßen/Thrombosegefahr
- Verletzungsgefahr
- veränderte Atemfunktion
- Gefahr einer beeinträchtigten körperlichen Mobilität
- Verwirrtheit
- Körperbildstörungen
- Machtlosigkeit
- Gefahr einer Hautschädigung/Dekubitusgefahr

9.2.3 Situation einschätzen

Um die Pflege in Bezug auf die Bewegung zu planen, muss zuvor die Situation des Patienten untersucht und eingeschätzt werden. Dazu wird der Patient beobachtet (z. B. seine Körperhaltung) und gezielt befragt.

Die für den Patienten zuständige Pflegefachkraft nutzt dazu sogenannte Assessmentinstrumente, Werkzeuge zur Einschätzung bestimmter Situationen. Mithilfe dieser werden Informationen gesammelt, geprüft und geordnet. Assessmentinstrumente zur Bewegungsanalyse sind z. B.
- Barthel-Index und
- Timed-up-and-go-Test.

Auch Informationen aus anderen Bereichen und von allen beteiligten Berufsgruppen (z. B. Ergotherapeuten, Physiotherapeuten, Personen der Hauswirtschaft) sollten in die Pflegeplanung einfließen.

9.3 Bei Pflegemaßnahmen mitwirken

9.3.1 Bewegung allgemein fördern

Pflegehelfer können bewegungseingeschränkte und bettlägerige Menschen aktivieren, indem sie z. B.
- den Patienten zum Bewegen motivieren,
- die Mitarbeit des Patienten stärken,
- atemgymnastische Übungen anleiten bzw. mit dem Patienten durchführen,
- Bewegungen üben,
- prophylaktische Maßnahmen durchführen, um Zweiterkrankungen wie Lungenentzündung (Pneumonie), Wundliegen (Dekubitus), Versteifungen (Kontrakturen) sowie verstopfte Blutgefäße (Thrombose) zu verhindern.

Besonderheiten Kinder Auch Kinder sollten dazu ermuntert werden, sich selbst zu bewegen. Dazu fasst der Pflegehelfer das Kind am Rumpf oder rumpfnah an, nicht an seinen Armen oder Beinen.

Praxistipp Durch welche Maßnahmen kann ich die Beweglichkeit eines Patienten fördern?
- Verstärken Sie die Eigenaktivität und Eigenverantwortung des Patienten.
- Fördern Sie jegliche Kontaktaufnahme.
- Sorgen Sie dafür, dass Sie über alle Sinne mit dem Patienten in Kontakt treten. Beachten Sie Funktionsbeeinträchtigungen der Sinnesorgane. Veranlassen Sie, dass der Patient alle notwendigen Hilfsmittel (z. B. Brille, Hörgerät) anwenden kann.
- Führen Sie Bewegungsübungen (nach Rücksprache mit der Pflegefachkraft, dem Arzt bzw. dem Physiotherapeuten) durch.
- Ermöglichen Sie dem Patienten, seine Hilfsmittel zu benutzen, stellen Sie z. B. den Rollator in Reichweite.
- Hat der Patient Schmerzen bei der Bewegung, klären Sie eventuell den Schmerzmittelbedarf ab.

KURZFASSUNG

Bettlägerigkeit geht unter anderem mit folgenden Risiken einher:
- Obstipationsgefahr
- Infektionsgefahr
- Thrombosegefahr
- Verwirrtheit
- Dekubitusgefahr
- Machtlosigkeit

9.2.3 Situation einschätzen

Die Situation des Patienten wird eingeschätzt, indem er beobachtet und gezielt befragt wird. Alle Erkenntnisse, die der Pflegepersonen, aber auch z. B. von Ergotherapeuten, Physiotherapeuten und Personen der Hauswirtschaft, fließen in die Pflegeplanung ein.

9.3 Bei Pflegemaßnahmen mitwirken

9.3.1 Bewegung allgemein fördern

- Motivation,
- atemgymnastische Übungen und
- Bewegungsübungen

können bewegungseingeschränkte und bettlägerige Menschen aktivieren und anregen.

Besonderheiten Kinder

Praxistipp

9.3.2 Bewegungsabläufe unterstützen

Bewegungseingeschränkte Menschen müssen im Alltag bei einer Vielzahl an Bewegungen unterstützt werden.

9.3.2 Bewegungsabläufe unterstützen

Folgende Bewegungsabläufe müssen im Alltag durch Pflegehelfer häufig unterstützt werden:
- aus der Rückenlage in die Seitenlage
- aus der Seitenlage zum Sitzen (**Abb. 9.5**)
- vom Sitzen zum Stehen (**Abb. 9.6**)
- beim Gehen (**Abb. 9.7**)
- Gehen in Sitzposition (**Abb. 9.8**)
- Sitz zur Nahrungsaufnahme, Körperpflege und zum Bekleiden (**Abb. 9.9**)

Alle dargestellten Abläufe werden nach kinästhetischen Prinzipien durchgeführt.

Abb. 9.5 ▶ Aus der Rückenlage zum Sitzen auf der Bettkante.

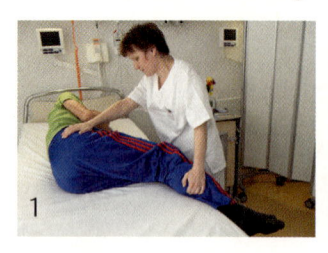

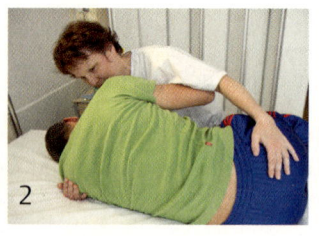

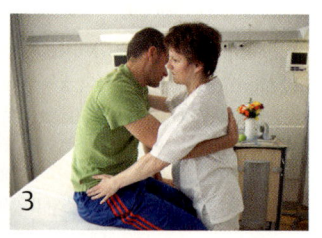

1 Die Beine werden nacheinander über die Bettkante bewegt, das untere zuerst. Dabei wird der Patient ggf. unterstützt. **2** Eine Hand wird unter den Brustkorb gelegt. **3** Das Gewicht des Oberkörpers wird zum Becken bis in die Sitzposition verlagert. Die Pflegehelferin hilft dabei.

Abb. 9.6 ▶ Vom Sitzen zum Stehen.

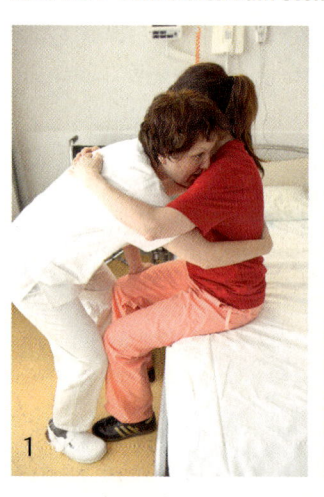

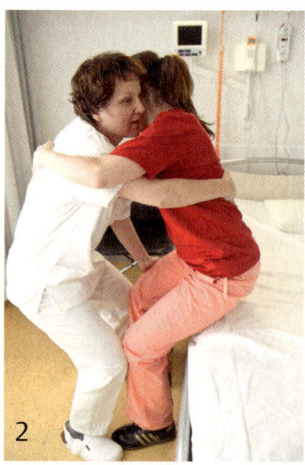

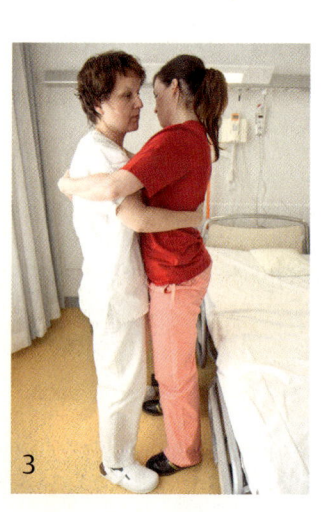

Das Gewicht wird vom höchsten Punkt auf den tiefsten Punkt verlagert. Indem das Gewicht vom Becken auf die Beine verlagert wird, gelangt der Patient vom Sitzen ins Stehen. **1** Eine Hand der Pflegehelferin umfasst den Brustkorb, die andere wird von oben auf das gebeugte Bein gelegt. **2** Durch gleichzeitigen Zug am Brustkorb und Druck auf das Bein wird das Gewicht verlagert. **3** Steht die Patientin aufrecht, wird sie mit dem Körper der Pflegehelferin gestützt. Das hilft der Patientin, das Gleichgewicht zu halten.

9.3 ▶ Bei Pflegemaßnahmen mitwirken — KURZFASSUNG

Abb. 9.7 ▶ Begleitung beim Gehen. Indem der Patient das Gewicht von einer Körperseite zur anderen Körperseite verlagert, und dies immer im Gleichgewicht, kann er gehen. Die Pflegehelferin sorgt dafür, dass der Patient sicher ist und das Gleichgewicht halten kann. So kann er gleichmäßig gehen.

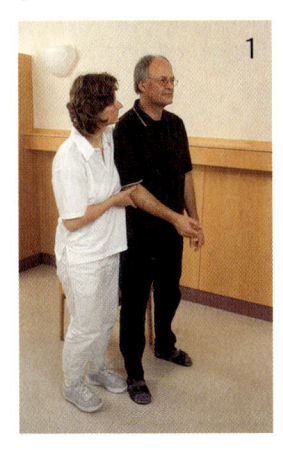

1. Das Gehen wird aus sicherem Stand angeleitet.
2. Bei der ersten Gewichtsverlagerung auf eine Körperseite, lässt die Pflegehelferin den Patienten auf sich zu bewegen.
3. Der Patient kann nun den ersten Schritt nach vorne setzen.
4. Nun wird das Gewicht auf die andere Körperseite verlagert.
5. Der nächste Schritt wird gesetzt.

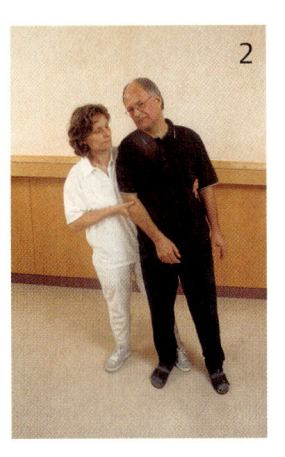

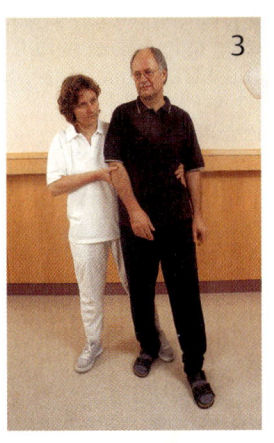

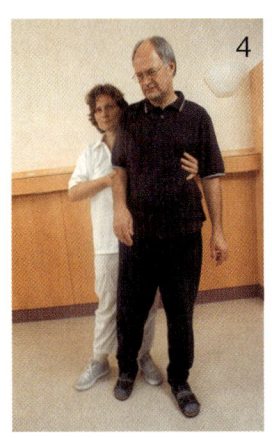

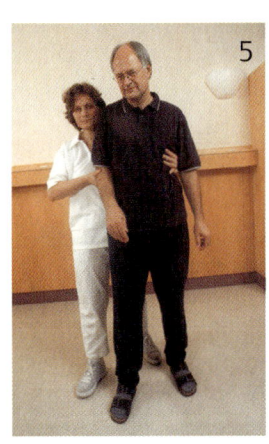

Abb. 9.8 ▶ Gehen in Sitzposition.

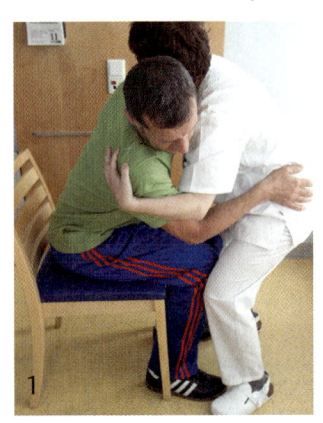

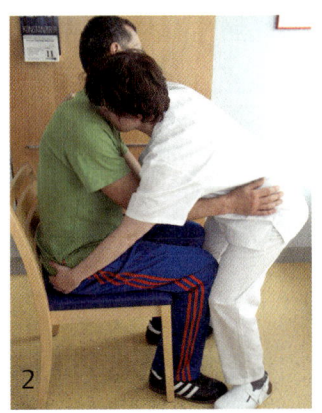

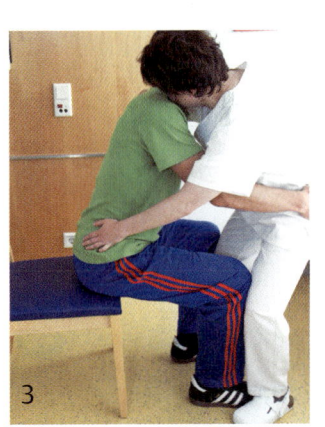

1. Das Gewicht wird auf eine Körperseite verlagert. 2. Die Bewegung nach vorn erfolgt am Becken, nicht am Oberschenkel. Die Pflegehelferin unterstützt den Patienten, die Hüftgelenke zu beugen. 3. Die Pflegehelferin sorgt dafür, dass der Patient sicher sitzt.

Abb. 9.9 ▶ Sitz zur Nahrungsaufnahme, Körperpflege und zum Bekleiden.

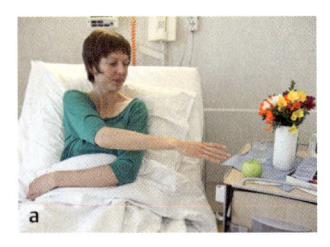

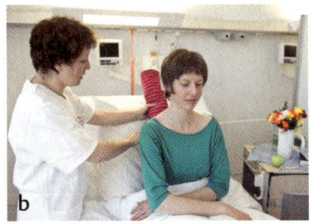

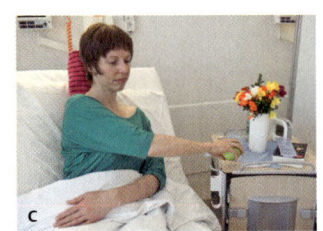

a. Die Patientin ist in ihrer Bewegungsfähigkeit eingeschränkt. Die Nahrungsaufnahme, die Körperpflege und das eigene Ankleiden fallen ihr schwer.
b. Wird der Patientin eine Längsrolle zwischen Brustkorb und Bett gelegt, fördert das die Beweglichkeit von Oberkörper und Armen. Die an den Patienten angepasste Rolle verändert die Auflagefläche des Oberkörpers.
c. Die Patientin kann den Brustkorb nun leichter bewegen und das Gleichgewicht besser halten.

9.3.3 Gehhilfen einsetzen

Gehilfen entlasten die unteren Gliedmaßen und sorgen nach einer Operation (postoperativ) für Sicherheit bei der Frühmobilisation. Sie werden auch bei mangelndem Gleichgewicht, allgemeiner Unsicherheit und einem schlechten Allgemeinzustand (z. B. in der Altenpflege) eingesetzt. Werden Patienten mit geeigneten Hilfsmitteln versorgt, werden meist Physio- bzw. Ergotherapeuten mit in die Maßnahmen einbezogen.

Arten von Gehhilfen

Inzwischen steht eine Vielzahl verschiedener Gehhilfen zur Verfügung, die den Patienten bei seiner Bewegung unterstützen können (**Abb. 9.10** u. **Abb. 9.11**):
- Gehwagen mit diversen Unterstützungsmöglichkeiten
- Gehbock bzw. Gehgestell
- Rollatoren und Gehräder (Deltarad, Rollmobil)
- Achselstütze, Vierpunktestock, Gehstock und Unterarmgehstütze

Abb. 9.10 ▶ Arten von Gehhilfen.

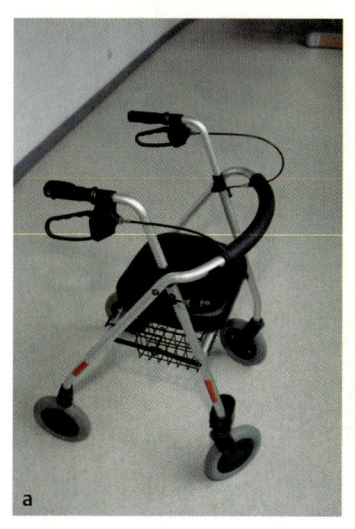

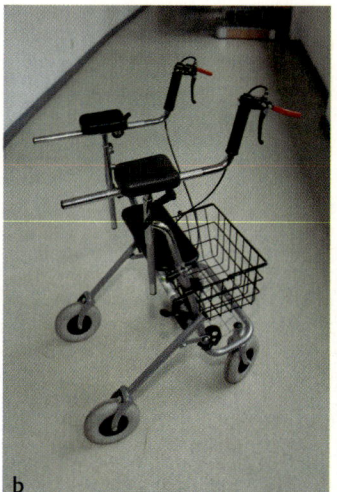

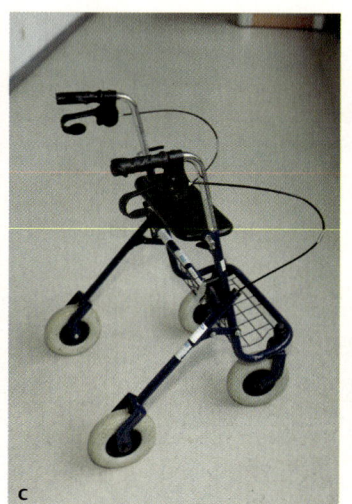

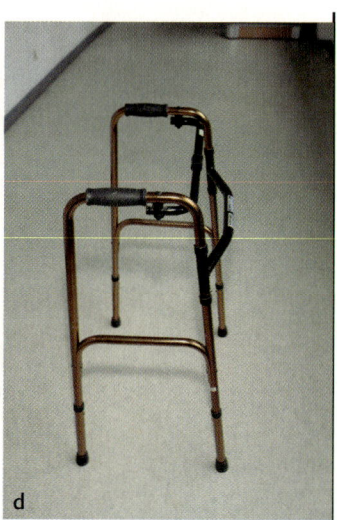

a–c Rollatoren mit unterschiedlichen Ausführungen, d Gehbock.

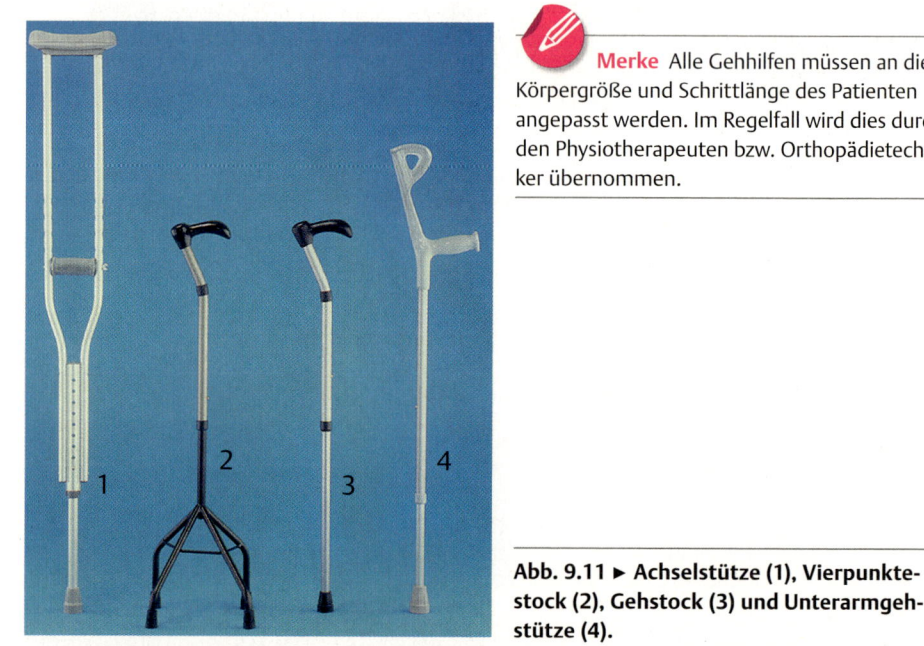

> **Merke** Alle Gehhilfen müssen an die Körpergröße und Schrittlänge des Patienten angepasst werden. Im Regelfall wird dies durch den Physiotherapeuten bzw. Orthopädietechniker übernommen.

Abb. 9.11 ▶ Achselstütze (1), Vierpunktestock (2), Gehstock (3) und Unterarmgehstütze (4).

Gangschulung

Die Gangschulung möchte erreichen, dass sich der Patient so natürlich und harmonisch wie möglich bewegt. Manche Patienten müssen das richtige gesunde Gehen erst wieder erlernen. Bei anderen Patienten sollen vorbeugend unnormale Bewegungsmuster vermieden werden. Je nachdem, ob ein Bein ganz oder teilbelastet bzw. unterstützt werden soll, kann zwischen verschiedenen Gangarten gewählt werden.

Kurzfassung

9.3.3 Gehhilfen einsetzen

Gehilfen entlasten die unteren Gliedmaßen, sorgen für Sicherheit und gleichen mangelndes Gleichgewicht aus.

Arten von Gehhilfen

Es gibt verschiedene Arten von Gehhilfen:
- Gehwagen
- Gehbock bzw. Gehgestell
- Rollatoren, Gehräder
- Achselstütze, Vierpunktestock
- Gehstock und Unterarmgehstütze

Merke ▶

Gangschulung

Der Patient soll sich so natürlich und harmonisch wie möglich bewegen. Das Gehen mit nur einer Unterarmstütze sollte vermieden werden. Bei noch unsicherem Gangbild sollten als Absicherung lieber ein oder zwei Gehstöcke benutzt werden.

Das Gehen mit nur einer Unterarmstütze sollte vermieden werden. Denn dabei verlagert der Patient beim Abstützen leicht den Oberkörper über die Unterarmgehstütze. Diese Gewichtsverlagerung wirkt sich ungünstig auf die Lendenwirbelsäule (LWS), das Schultergelenk und die gesamte Stabilität aus. Es ist sinnvoller, bei noch unsicherem Gangbild als Absicherung ein oder zwei Gehstöcke (Achtung: Gehstock ≠ Unterarmgehstütze, s. **Abb. 9.11**) zu benutzen. Einseitig genutzte Gehhilfen sind immer auf der nicht betroffenen Seite einzusetzen.

Drei-Punkte-Gang. Dabei wird die Belastung nach Angaben des Arztes reduziert. Der Drei-Punkte-Gang erlaubt entlastendes, teilbelastendes sowie vollbelastendes Gehen (**Abb. 9.12**).

Abb. 9.12 ▶ **Drei-Punkte-Gang.**

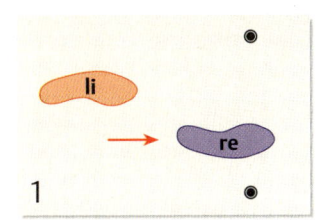

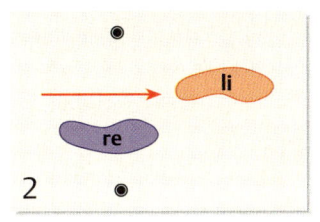

1 Betroffenes Bein und Stützen vorsetzen
2 nicht betroffenes Bein nachsetzen
3 betroffenes Bein und Stützen wieder vorsetzen.

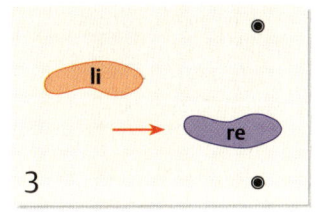

Treppengehen mit Unterarmstützen

Kann beim Treppengehen das Treppengeländer mit genutzt werden, wird nur eine Unterarmstütze verwendet. Die zweite wird nur getragen und zum Treppensteigen nicht benötigt. Der Patient sollte das Geländer immer etwas weiter vorn greifen, so kann er sich besser hochziehen bzw. abstützen. Ist kein Geländer vorhanden, werden beide Unterarmstützen verwendet.

Aufwärts. Bewegt sich der Patient treppauf, wird zuerst das nicht betroffene Bein auf die nächste Stufe gesetzt. Erst wenn dann der Patient sicher steht, werden das betroffene Bein und die Stützen nachgezogen.

Abwärts. Läuft der Patient eine Treppe nach unten, werden erst die Unterarmgehstützen nach unten gesetzt. Dann folgt das betroffene Bein. Es sollte soviel Gewicht wie möglich auf die Gehhilfen gebracht werden. So kann das nicht betroffene Bein neben das andere gesetzt werden.

9.3.4 Rollstuhl einsetzen

Ein Rollstuhl ist immer dann erforderlich, wenn ein Patient seine Gehfähigkeit teilweise oder vollständig verloren hat (**Abb. 9.13**). Entweder wird der Rollstuhl nur vorübergehend für weite Gehstrecken benötigt oder der Patient ist z.B. infolge von Lähmungen oder Amputationen nie wieder in der Lage, selbstständig zu gehen bzw. zu stehen. In jedem Fall muss der Rollstuhl auf die Bedürfnisse des Patienten abgestimmt werden. In der Regel erfolgt dies durch Physio- oder Ergotherapeuten bzw. Orthopädiemechaniker.

Abb. 9.13 ▶ Ein Rollstuhl ist auch heutzutage oft noch ein Handicap.

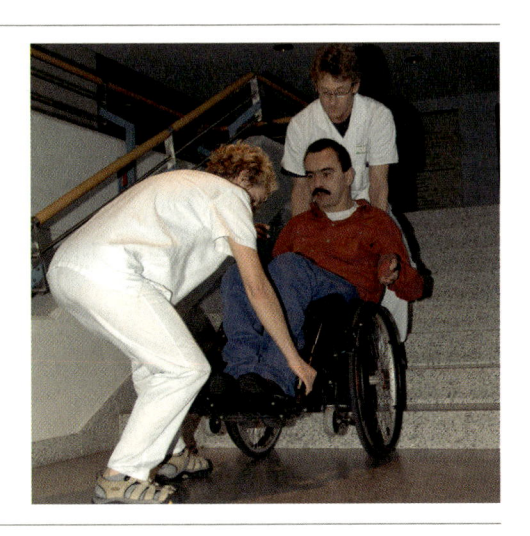

Rollstuhlarten. Es werden verschiedene Arten von Rollstühlen angeboten:
- Faltrollstuhl
- Sportrollstuhl (mit starrem Rahmen)
- Elektrorollstuhl
- Sonderform: Dusch- und Toilettenstuhl

Treppengehen mit Unterarmstützen

Beim Treppaufgehen wird zuerst das nicht betroffene Bein auf die nächste Stufe gesetzt.

Beim Abwärtsgehen setzt der Patient erst die Unterarmgehstützen und das betroffene Bein nach unten.

9.3.4 Rollstuhl einsetzen

Hat ein Patient seine Gehfähigkeit teilweise oder vollständig verloren, kann ein Rollstuhl eingesetzt werden. Dieser wird auf die Bedürfnisse des jeweiligen Patienten abgestimmt.

Der Rollstuhl ist auf die Bedürfnisse des Patienten abgestimmt. Es gibt z.B.
- Faltrollstühle,
- Sportrollstühle,
- Elektrorollstühle.

> **Praxistipp** Was muss ich beachten, wenn ich einen Patienten mithilfe eines Rollstuhls mobilisiere?
>
> Wird ein Rollstuhl eingesetzt, sind folgende Punkte zu beachten:
> - Der im Rollstuhl Sitzende hat einen anderen Blickwinkel als aufrecht stehende Menschen. Bei Gesprächen sollten Sie sich auf Augenhöhe mit dem Rollstuhlfahrer begeben.
> - Schieben Sie den Rollstuhl immer vor sich her. So kann der Patient sich besser orientieren und auch Sie haben eine optimale Übersicht.
> - Nur mit voll aufgepumpten Reifen lässt sich ein Rollstuhl gut schieben bzw. antreiben. Achten Sie darauf, dass genug Luft in den Reifen ist.
> - Es ist wichtig, den Rollstuhl regelmäßig zu überprüfen. Bei Problemen senden Sie ihn rechtzeitig zur Reparatur.
> - Ziehen Sie immer die Bremsen an, wenn der Rollstuhl steht.
> - Bei sehr immobilen Patienten (z. B. bei Querschnittlähmung) sollten Sie immer ein Antidekubituskissen unterlegen.
> - Bewegt sich der Patient in den Rollstuhl herein oder heraus, sollten Sie immer die Seiten- und Fußteile abklappen.
> - Üben Sie das Überwinden von Schwellen und Bordsteinkanten.
> - Informieren Sie den Patienten, bevor Sie den Rollstuhl kippen.
> - Wenn Sie den Rollstuhl über eine Treppe heben müssen, achten Sie darauf, diesen nur an festen Teilen anzufassen.

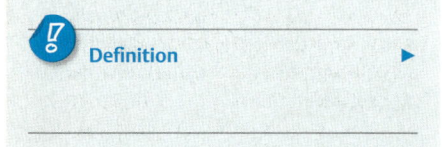

9.3.5 Thromboseprophylaxe

Definition Als **Thrombose** wird eine Gefäßerkrankung bezeichnet, bei der sich ein Blutgerinnsel (Thrombus) in einem Gefäß bildet und dieses teilweise oder vollständig verschließt.
Die Thromboseprophylaxe umfasst alle Maßnahmen, die eine Thrombose verhindern sollen.

Merke Anstelle des Begriffs „Thrombose der tiefen Bein- und Beckenvenen" kann man auch „Phlebothrombose", „tiefe Venenthrombose (TVT)" oder „tiefe Beinvenenthrombose" sagen.

Ursachen einer Thrombose

Drei Veränderungen sind für die Thrombosebildung verantwortlich (Virchow Trias):
- Schädigung der Gefäßwand, z. B. durch Verletzung, Operation, Venenkatheter
- Verlangsamung der Blutströmung, z. B. bei langem Sitzen, Gipsverbänden, Bettlägerigkeit
- Veränderung der Blutzusammensetzung: erhöhte Gerinnbarkeit (z. B. durch Pille, Nikotin) oder Eindickung des Blutes (z. B. durch Flüssigkeitsmangel)

Vor allem im Krankenhaus, aber auch im Pflegeheim ist das Risiko für die Entstehung einer Thrombose erhöht. Es gehört zu den pflegerischen Aufgaben, bei allen Patienten oder Bewohnern das Risiko für eine Thrombose korrekt einzuschätzen, eine angemessene Thromboseprophylaxe durchzuführen und die Anzeichen einer Thrombose zu erkennen. Die Einschätzung des Thromboserisikos erfolgt durch die Pflegefachkraft, Pflegehelfer unterstützen bei der Durchführung der prophylaktischen Maßnahmen.
Ausführliche Informationen zu den Ursachen und Risikofaktoren einer Beinvenenthrombose finden Sie ab S. 413.

Thrombosezeichen erkennen

Eine Thrombose kann sich auch entwickeln, wenn zuvor die Risikofaktoren korrekt eingeschätzt wurden und die prophylaktischen Maßnahmen regelmäßig erfolgt sind. Es ist daher wichtig, dass Sie Thrombosezeichen erkennen können und den Patienten über mögliche Symptome befragen.

Symptome. Treten folgende Symptome auf, können diese auf eine Thrombose hinweisen (**Abb. 9.14**):
- Schwere-/Spannungsgefühl, ziehende Schmerzen wie „Muskelkater" im betroffenen Bein
- Schwellung, blau-rot verfärbte (zyanotisch) glänzende Haut
- Druckempfindlichkeit im Verlauf der tiefen Venen
- Fußsohlenschmerz bei Druck auf die Mitte der Fußsohle

- Hitze- oder Kältegefühl im Bein
- Schmerzen in der Leistengegend
- eventuell erhöhte Körpertemperatur

Merke Achtung: Eine Thrombose kann auch beschwerdefrei verlaufen.
Bei Thromboseverdacht muss der Patient sofort strikte Bettruhe einhalten, es besteht die Gefahr einer Lungenembolie. Verständigen Sie den Arzt!

Flussdiagramm Frühsymptome: Fußsohlenschmerz → leichter Druckschmerz im Bereich der Venen → Rötung bei oberflächlichen Venen → Schwellung → Temperaturanstieg → Pulsanstieg → zunehmende Druckempfindlichkeit → starke Schmerzen

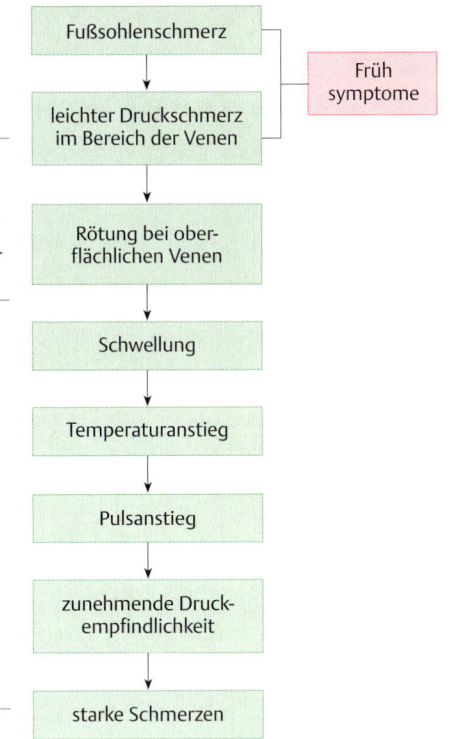

Abb. 9.14 ▶ Mögliche Symptome einer Thrombose.

Thrombosen vorbeugen

Die Thromboseprophylaxe baut auf zwei Säulen auf:
1. Säule: medikamentöse Prophylaxe (wirkt auf das Gerinnungssystem des Blutes)
2. Säule: physikalische Prophylaxe (beeinflusst den venösen Rückstrom)

Medikamentöse Thromboseprophylaxe
Zur medikamentösen Thromboseprophylaxe können gerinnungshemmende Medikamente (Antikoagulanzien) in die Unterhaut eingespritzt (Heparine s. c.) oder über den Mund (oral) verabreicht werden. Der Arzt wählt das korrekte Medikament aus und ordnet die erforderliche Dosis an. Die Pflegefachkräfte sind dafür verantwortlich, dass Medikament zur richtigen Zeit, in der richtigen Dosis zu verabreichen und die Maßnahme anschließend zu dokumentieren.

Definition
s. c. = subcutan = unter die Haut
p. o. = per os oder oral = über den Mund

Physikalische Prophylaxe
Tab. 9.1 zeigt Pflegemaßnahmen sowie weitere physikalische Maßnahmen zur Thromboseprophylaxe. Alle physikalischen Prophylaxen beschleunigen den venösen Rückfluss zum Herzen: durch die Kompression der oberflächlichen Venen und Aktivierung der Muskelpumpe.

Tab. 9.1 ▶ Maßnahmen zur physikalischen Thromboseprophylaxe.

Kompression der oberflächlichen Venen	Aktivierung der Muskelpumpe	weitere physikalische Maßnahmen
- medizinische Thromboseprophylaxestrümpfe (MTS) - Kompressionsverbände - intermittierende pneumatische Kompression	- Bewegungsübungen im Bett - Mobilisation - Fußsohlendruck - Bettfahrrad/Sprunggelenkpumpe	- Hochlagerung der Beine - Atemübungen - Ausstreichen der Beine

Merke Physikalische Maßnahmen werden vorbeugend eingesetzt und dürfen bei einer bestehenden Thrombose und bei bestimmten anderen Grunderkrankungen des Patienten **nicht** oder nur auf Arztanweisung durchgeführt werden!

KURZFASSUNG

Merke

Thrombosen vorbeugen
Um eine Thrombose zu verhindern, werden medikamentöse und physikalische Mittel eingesetzt.

Medikamentöse Thromboseprophylaxe
Gerinnungshemmende Medikamente (Antikoagulanzien) werden in die Unterhaut eingespritzt (s. c. = subcutan) oder über den Mund (p.o = oral) verabreicht.

Definition

Physikalische Prophylaxe
Sie beschleunigt den venösen Rückfluss zum Herzen (**Tab. 9.1**)

Merke

Praxistipp

MTS = Medizinische Thromboseprophylaxestrümpfe
MTS werden beim liegenden, immobilen Patienten eingesetzt. Sie werden Tag und Nacht getragen.

MTS müssen passgenau sein, korrekt sitzen. Die Beine des Patienten werden täglich auf Einschnürungen, Durchblutungsstörungen, Hautnekrosen und Schmerzen hin überprüft.

Praxistipp Durch welche pflegerischen Maßnahmen kann ich die medikamentöse Therapie zur Thromboseprophylaxe unterstützen?

Pflegehelfer können neben der durch den Arzt verordneten, medikamentösen Therapie wirkungsvolle physikalische Maßnahmen zur Thromboseprophylaxe anwenden:

- Regen Sie den Patienten an, ausreichend zu trinken. Führen Sie einen Trinkplan bzw. sorgen Sie dafür, dass immer ausreichend Getränke in Reichweite stehen.
- Motivieren Sie den Patienten, seine Atemgymnastik durchzuführen. Tiefes Ein- und Ausatmen regt den Kreislauf an und hat dadurch Einfluss auf die Fließgeschwindigkeit des Blutes.
- Spornen Sie den Patienten an, sein Bewegungstraining durchzuführen.
- Lagern Sie die Beine des Patienten hoch, das wirkt entstauend.
- Auch Hydrotherapie wie Wassertreten in kniehohen Behältnissen verbessert den venösen Rückfluss.
- Üben Sie Fußsohlendruck beim Patienten aus, indem Sie z. B. zwei Tennisbälle am Bettende platzieren, gegen die der Patient seine Fußsohlen drücken soll (dies spannt die Wadenmuskulatur).
- Beine ausstreichen: Heben Sie das Bein des Patienten an und streichen Sie vom Fußknöchel aus in Richtung Knie die Beine aus. Diese Maßnahme lässt sich gut in die Körperpflege integrieren.

Medizinische Thromboseprophylaxestrümpfe anlegen
Medizinische Thromboseprophylaxestrümpfe (MTS) werden beim liegenden, immobilen Patienten angewendet. Eingesetzt werden MTS, solange der Patient die Muskelpumpe noch nicht oder nur wenig betätigen kann, z. B. wenn die Muskeln während oder nach einer OP entspannt sind. MTS werden während der Phase der Immobilität Tag und Nacht getragen.
MTS müssen abgemessen werden, denn nur angepasste Strümpfe erzielen die beabsichtigte Wirkung. Die Auswahl der richtigen Strumpfgröße erfolgt im Regelfall durch die Pflegefachkraft.

Anwendungsbedingungen. Damit MTS richtig wirken können, müssen folgende Bedingungen erfüllt sein:
- **Passgenauigkeit**: Die Strumpfgröße wird nach Herstellerangaben am liegenden Patienten mit entstauten Beinen abgemessen und ausgewählt.
- **Korrekter Sitz**: Die Strümpfe müssen faltenfrei und an der Ferse korrekt sitzen. Der Abschluss des oberen Gummibands befindet sich unterhalb der Gesäßfalte.

Abb. 9.15 ▶ Anziehen von MTS ohne Anziehhilfe.

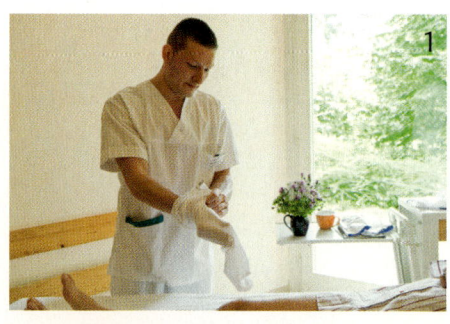

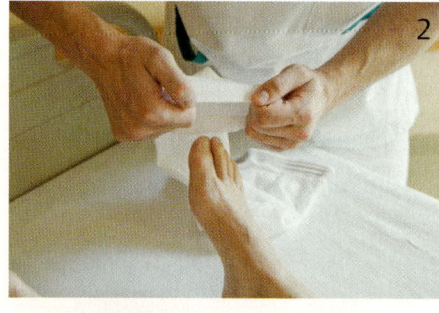

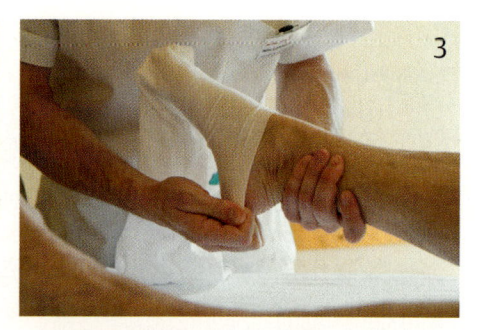

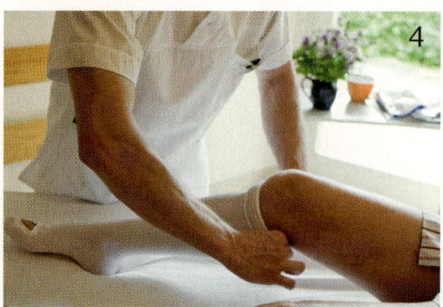

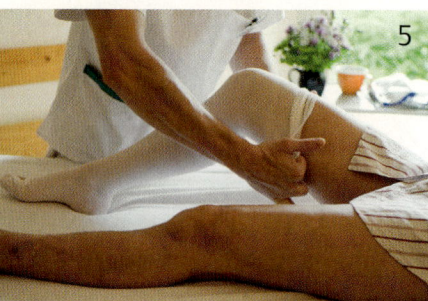

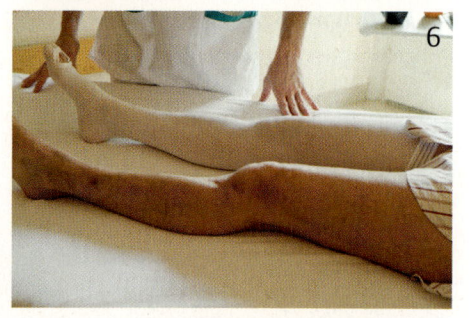

Es muss unbedingt darauf geachtet werden, dass beide Strümpfe ganz nach oben gezogen sind und keine Falten werfen. **1** Der Pflegehelfer greift zunächst in den Strumpf, hält dabei das Fersenteil fest und stülpt das Beinteil nach außen. **2** Damit der Patient leichter hineinschlüpfen kann, wird die Öffnung etwas geweitet. **3** Nun wird der Strumpf über den Vorderfuß bis zur Ferse gezogen und **4**, **5** anschließend das ausgerollte Beinteil über den Unterschenkel in Richtung Oberschenkel. **6** Abschließend wird der korrekte Sitz kontrolliert.

- **Tägliche Kontrolle** auf Einschnürungen, Durchblutungsstörungen, richtiger Sitz, Schmerzen, Absterben von Gewebe (Hautnekrosen): Damit auch die Zehen auf Durchblutungsstörungen hin untersucht werden können, sind die Strümpfe an den Zehen offen.

MTS sollten alle zwei Tage gewechselt werden. Zulieferfirmen bieten Waschverfahren an, sodass sie korrekt aufbereitet (z. B. unter Beachtung der richtigen Wasch- und Trockentemperatur) und unbrauchbare MTS automatisch aussortiert werden.

Besonderheiten Kinder Bei Kindern erfolgt eine Thromboseprophylaxe in der Regel,
- wenn die Pubertät sichtbar eingesetzt hat,
- wenn das Gewicht des Kindes über 40 kg liegt bzw. der BMI über 25,
- wenn Jugendliche rauchen oder die Pille nehmen,
- wenn eine Thrombophilie (Veranlagung zur Bildung von Blutpfropfen) vorliegt und das Kind bereits eine Thrombose hatte.

Bei immobilen Kindern erfolgt sie ab dem 10. Lebensjahr.

Abb. 9.16 ▶ Anziehen von MTS mit Anziehhilfe.

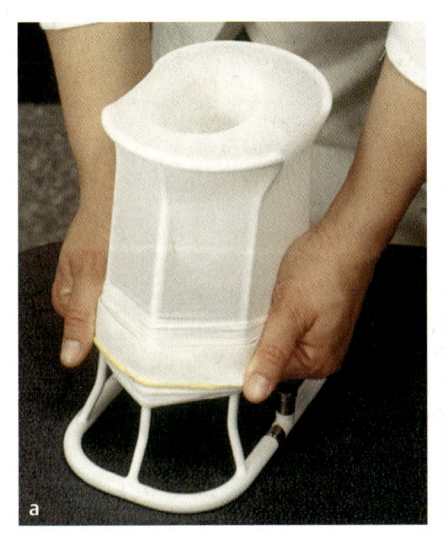

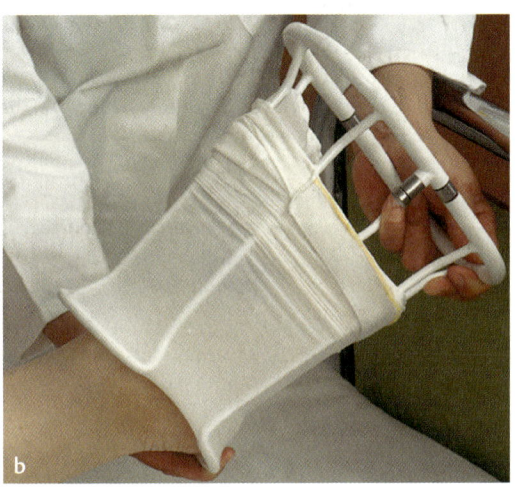

a Das Beinteil des Strumpfes wird umgedreht über die Anziehhilfe gezogen.

b Der Fuß des Patienten wird in den Strumpf eingeführt und die Anziehhilfe vorsichtig bis auf Kniehöhe geschoben. Ab da kann dann der Strumpf in Richtung Oberschenkel abgerollt werden.

9.3.6 Kontrakturenprophylaxe

Definition Als **Kontraktur** wird eine Funktions- und Bewegungseinschränkung von Gelenken bezeichnet. Die betroffenen Gelenke lassen sich auch passiv nicht oder nur in eingeschränktem Maße bewegen.
Die Kontrakturenprophylaxe umfasst alle Maßnahmen, um eine Kontraktur zu verhindern.

Bei der Beugekontraktur sind die Gelenke in Beugehaltung versteift (fixiert); bei der Streckkontraktur in Streckstellung.

Ursachen von Kontrakturen

Ursachen für eine Kontraktur können sein:
- Immobilität
- Inaktivität (längere Ruhigstellung durch z. B. Gips oder Korsett, schlechte und einseitige Haltung)
- unprofessionelle Lagerung
- Schonhaltung aufgrund von Schmerzen
- großflächige Narben
- Lähmungen

Risikofaktoren. Wird die Bewegungsfähigkeit eines Menschen über längere Zeit eingeschränkt oder werden Gelenke ruhiggestellt, erhöht das die Gefahr einer Kontraktur. Menschen sind **besonders** gefährdet bei
- allgemeinem Bewegungsmangel,
- Bettlägerigkeit,
- Ortsfixierung, z. B. im Sessel oder Rollstuhl,

KURZFASSUNG

MTS werden alle zwei Tage gewechselt und können gewaschen werden (siehe Herstellerangaben).

Besonderheiten Kinder ◀

9.3.6 Kontrakturenprophylaxe

Definition ◀

Ursachen von Kontrakturen
- Immobilität
- Inaktivität
- unprofessionelle Lagerung
- Schonhaltung aufgrund von Schmerzen
- großflächige Narben
- Lähmungen

- Abbauprozesse oder akut-entzündliche Gelenkerkrankungen,
- Nervenlähmungen, z. B. nach einem Schlaganfall,
- Morbus Parkinson wegen des erhöhten Widerstands der Bewegungsabläufe (Rigor),
- Knochenbrüchen (Frakturen),
- rheumatischen Erkrankungen.

Folgen. Durch die Kontraktur wird das betroffene Gewebe nicht mehr gedehnt und die Blutversorgung ist eingeschränkt. Dies führt dann zu einer Mangelversorgung mit Nährstoffen.

> Durch die Kontraktur kommt es zu einer Mangelversorgung des betroffenen Gewebes.

Merke

Merke Immobilität und Bewegungsmangel sind die häufigsten Ursachen für Kontrakturen.

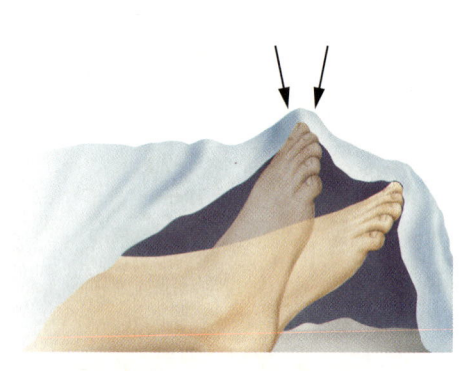

Als Pflege- und/oder Behandlungsfehler kann sich der sogenannte Spitzfuß entwickeln (**Abb. 9.17**). Dieser entsteht z. B. durch eine falsche Lagerung oder wenn der Fuß zu lange ruhiggestellt wurde.

Abb. 9.17 ▶ Spitzfuß. Er entsteht durch anhaltenden Druck von Bettdecke und Matratze.

Kontrakturen vorbeugen

Um Kontrakturen zu vermeiden, ist es notwendig, die Gelenke anatomisch richtig zu lagern und ihrer Funktion entsprechend zu bewegen. Zur Kontrakturenprophylaxe gibt es folgende Maßnahmen:
- Lagerung des Patienten
- Gelenkbewegungen und Bewegungsübungen
- Eigenübungen des Patienten

Lagerung des Patienten
Lagerung an sich verhindert nicht, dass es zu Bewegungseinschränkungen kommt. Dennoch helfen Lagerungen dabei, schwer umkehrbare Fehlstellungen (z. B. Spitzfuß, **Abb. 9.18**) zu vermeiden. Wichtig dabei ist jedoch, dass die Lagerungen richtig durchgeführt werden. Es gibt verschiedene Lagerungsmöglichkeiten, die im Wechsel angewendet werden sollten.

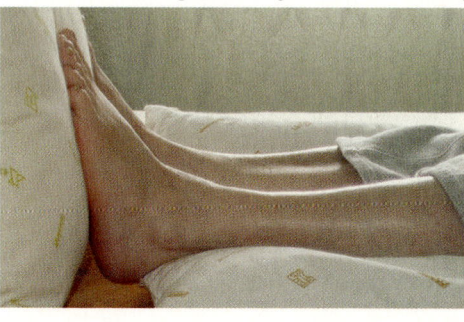

Abb. 9.18 ▶ Spitzfußprophylaxe. Die Füße werden durch ein Kissen in 90°-Stellung gelagert. Zur Dekubitusprophylaxe wird die Ferse zusätzlich frei gelagert.

Kontrakturen vorbeugen

Maßnahmen zur Kontrakturenprophylaxe sind
- Lagerung,
- Gelenkbewegungen,
- Bewegungsübungen.

Lagerung des Patienten

Lagerungen können Bewegungseinschränkungen nicht verhindern. Aber sie helfen dabei, Fehlstellungen zu vermeiden.

Praxistipp

> **Praxistipp** Welche allgemeinen Regeln muss ich beim Lagern eines Patienten beachten?
> - Berücksichtigen Sie bei jeder Lagerung die Begleiterkrankungen des Patienten und beachten Sie seine Schmerzen.
> - Achten Sie darauf, dass Wunden nicht zu stark unter Zug geraten, z. B. durch zu große Winkelveränderungen der betroffenen oder benachbarten Gelenke. Dies würde den Heilungsverlauf stören und verzögern.
> - Lagern Sie Patienten mit spastischen Lähmungen so, dass Sie den Verkrampfungen der Muskulatur entgegenwirken (tonusregulierende Gelenkstellung) (Bobath-Konzept, s. S. 439).
> - Lagern Sie Gliedmaßen mit schlaffen Lähmungen mit besonderer Vorsicht. So vermeiden Sie schädigende Dehnungen bzw. Überdehnungen.

9.3 ▶ Bei Pflegemaßnahmen mitwirken

Besonderheiten Kinder Auch bei Kleinkindern ist in der Seitenlage auf eine natürliche, anatomisch richtige Beinstellung zu achten. Wenn erforderlich, kann eine gefaltete Stoffwindel zwischen beide Beine gelegt werden.

Merke Um Druckstellen zu vermeiden, muss der Patient regelmäßig umgelagert werden.

Der Patient sollte auf einer möglichst harten Matratze flach gelagert werden, sofern diese Maßnahme sich nicht aufgrund einer anderen Erkrankung verbietet (kontraindiziert ist), z. B. wenn die Gefahr des Wundliegens des Patienten besteht. Lagerungen können in folgenden Positionen erfolgen:
- Rückenlage (RL) (**Abb. 9.19**)
- Seitenlage (SL) (**Abb. 9.20**)
- Bauchlage (BL) (**Abb. 9.21**)

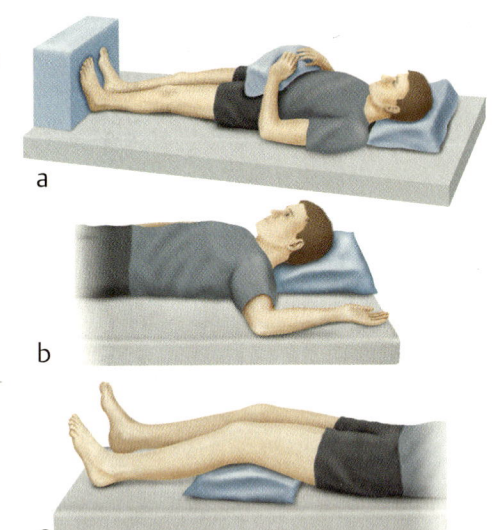

Abb. 9.19 ▶ Lagerung in Rückenlage. Für alle Varianten gilt eine flache Rückenlage auf möglichst harter Matratze.
a Gewöhnliche Variante,
b Variante 1,
c Variante 2.

Abb. 9.20 ▶ Lagerung in Seitenlage. Flache Seitenlage auf möglichst harter Matratze.

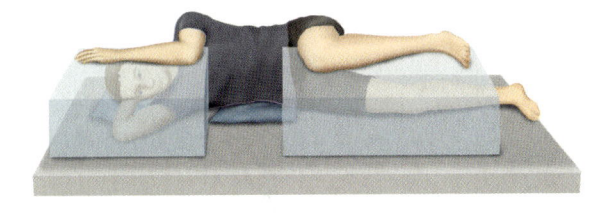

Abb. 9.21 ▶ Lagerung in Bauchlage. Flache Bauchlage auf möglichst harter Matratze.

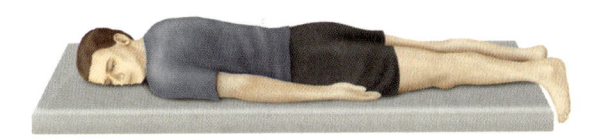

Gelenkbewegungen und Bewegungsübungen
Sofern möglich, sollte sich der Patient selbst bewegen, also aktiv sein. Auch Bewegungsübungen, bei der eine Hilfsperson unterstützt, sind passiven Bewegungen vorzuziehen. Immer sollte der Patient zur Eigenaktivität angeregt werden, damit seine Selbstständigkeit gefördert wird. Bewegungsübungen sollen die Beweglichkeit und Selbstständigkeit des Patienten erhalten und steigern, vor Muskelschwund schützen sowie Kraft und Ausdauer aufrechterhalten.
Bei allen Bewegungen sollte versucht werden, das volle Bewegungsausmaß des Gelenks zu erreichen.
Kann oder darf der Patient nur passiv bewegt werden, werden diese Übungen in der Regel durch Physiotherapeuten durchgeführt. **Abb. 9.22** zeigt eine Bewegungsübung, die auch Pflegende übernehmen können. Der Pflegehelfer unterstützt dabei den Patienten und führt so die Kontrakturenprophylaxe an Hand und Fingern durch.
Aktive Übungen werden vom Patienten selbstständig durchgeführt. Eventuell muss der Patient dazu motiviert und/oder dazu aufgefordert werden. Aktive Übungen erhalten das Bewegungsgefühl, regen die Atmung an, fördern die arterielle und venöse Durchblutung und verbessern Schlaf und Appetit (**Abb. 9.23, Abb. 9.24**).

KURZFASSUNG

Besonderheiten Kinder ◀

Merke ◀

Der Patient kann in Rückenlage (**Abb. 9.19**), Seitenlage (**Abb. 9.20**) und Bauchlage (**Abb. 9.21**) gelagert werden.

Gelenkbewegungen und Bewegungsübungen
Bewegungsübungen sollen die Beweglichkeit und Selbstständigkeit des Patienten erhalten und fördern.
Aktive oder durch eine Hilfsperson unterstützte Bewegungsübungen sind passiven Übungen vorzuziehen.
Passive Bewegungsübungen werden in der Regel durch den **Physiotherapeuten** durchgeführt.

Aktive Übungen werden vom **Patienten selbstständig** durchgeführt. Sie können teilweise auch leicht in den Alltag einbezogen werden.

Praxistipp Wie bereite ich den Patienten auf die Bewegungsübungen vor?

Bevor der Patient mit den Bewegungsübungen beginnt, sollten folgende Maßnahmen erfolgen:

- Informieren Sie den Patienten über das Ziel und die Art der Bewegungsübung.
- Schaffen Sie Bewegungsfreiraum: Entfernen Sie die Bettdecke und alle Lagerungshilfsmittel aus dem Bett.
- Sichern Sie Infusionen, Drainagen, Blasenverweilkatheter usw. ab (ggf. ist hierzu die Mitarbeit einer Pflegefachkraft erforderlich).
- Motivieren Sie den Patienten zur aktiven Mitarbeit.
- Bevor Sie beginnen, prüfen Sie den aktuellen Zustand des Patienten, z. B. Kreislaufsituation, Schwindelgefühle, Blutdruckwerte, Schmerzen.
- Lagern Sie den Patienten möglichst flach, damit das volle Bewegungsausmaß erreicht wird. Sollen die oberen Körperteile bewegt werden, ist eine Oberkörperhochlagerung möglich.

Abb. 9.22 ▶ **Kontrakturenprophylaxe an Hand und Fingern.**

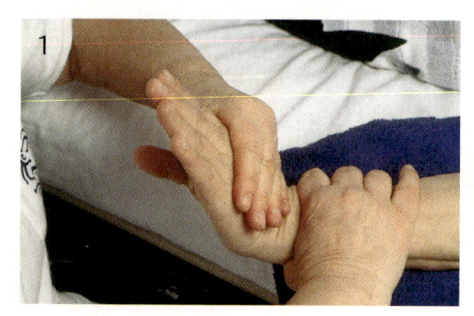

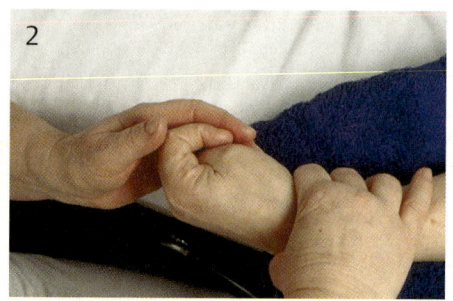

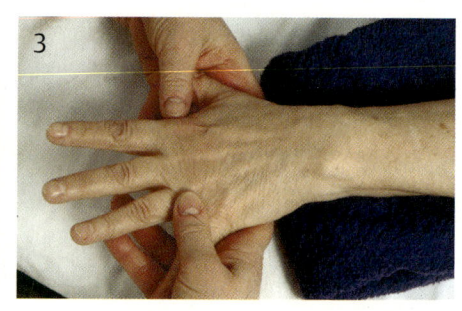

1 Die Hand wird zunächst vorsichtig in Richtung Handrücken gebeugt. **2** Dann werden alle Finger gebeugt und die Hand zu einer Faust geschlossen. **3** Abschließend werden die Finger soweit möglich gespreizt.

Abb. 9.23 ▶ **Rumpfbewegungen.**

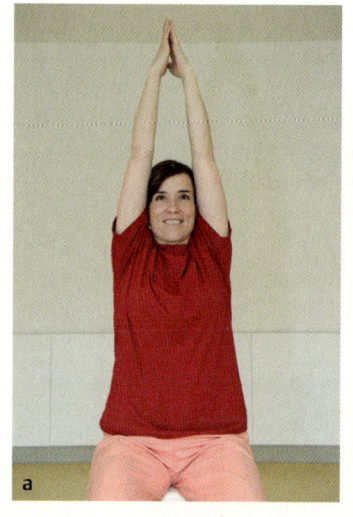

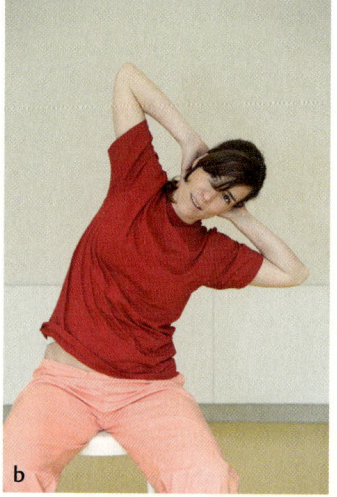

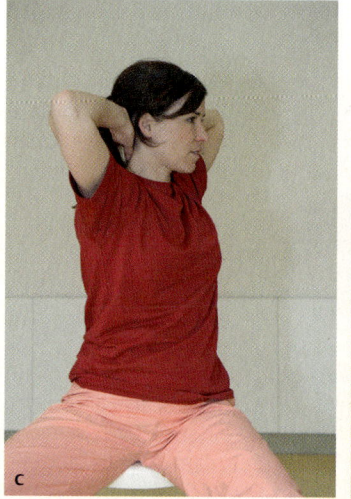

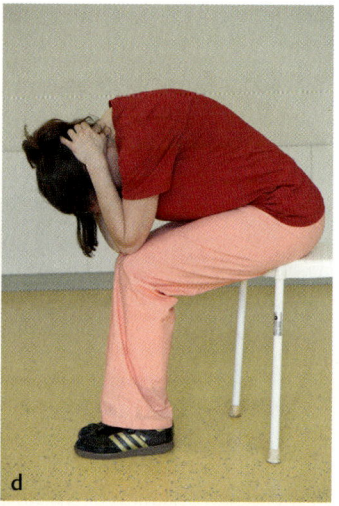

Aktive Bewegungsübungen zur Mobilisation der Wirbelsäule. **a** Streckung der Wirbelsäule, **b** Seitneigung der Wirbelsäule, **c** Drehung der Wirbelsäule, **d** Beugung der Wirbelsäule.

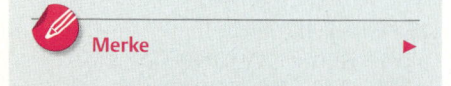

Bewegungsübungen können teilweise auch leicht in den Alltag einbezogen werden (**Abb. 9.24**).

Merke Es ist sinnvoll, Bewegungsübungen möglichst mit anderen Pflegetätigkeiten zu verbinden. So können diese z. B. während der Körperpflege (Waschen, Kämmen, An- und auskleiden oder bei Gesprächen mit dem Patienten erfolgen.

Abb. 9.24 ▶ Beim Kämmen dient die Drehbewegung des Schultergelenks nach außen der Kontrakturenprophylaxe.

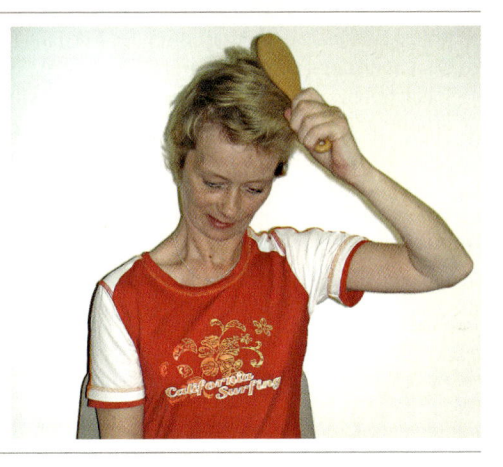

9.3.7 Dekubitusprophylaxe

Definition Dekubitus (Dekubitalulzera), auch Druckgeschwür genannt, ist eine örtlich begrenzte Verletzung der Haut und/oder des darunter liegenden Gewebes. Meist tritt ein Dekubitus über einem Knochenvorsprung auf.
Die Dekubitusprophylaxe umfasst alle Maßnahmen, die einem Dekubitus vorbeugen.

Menschen, die in ihrer Beweglichkeit nicht eingeschränkt sind, verändern auch im Liegen oder Schlafen andauernd ihre Position. Daher ist eine Dekubitusgefahr bei mobilen Menschen in der Regel nicht gegeben. Erst wenn diese Beweglichkeit eingeschränkt ist, droht die Gefahr eines Dekubitus. Deshalb sollte bei jeder pflegerischen Handlung auch die Eigenbewegung des Patienten gefördert werden.

Dekubitus und Schmerzen. Eines der wesentlichsten Themen von Dekubituspatienten ist das Schmerzerleben (DNQP 2005). Die Weltgesundheitsorganisation stuft die Stärke von Dekubitusschmerzen in die Kategorie „stärkste Schmerzen" ein, die mit Knochen- oder Nervenschmerzen vergleichbar sind (Schröder 2007). Insbesondere die Dekubitalulzera höheren Grades sind sehr schmerzintensiv (Rook 1997). Daher ist es wichtig, dass im Rahmen der pflegerischen Versorgung die Schmerzsituation des Patienten immer wieder eingeschätzt und dokumentiert wird. Nur so kann ein passendes Schmerzmanagement eingeleitet werden.

Merke Schmerzen können die Beweglichkeit eines Menschen beeinträchtigen. Sitzen wird z. B. von manchen Betroffenen schmerzhafter erlebt als ruhiges Liegen.

Ursachen von Dekubitus

Druck. Hält über längere Zeit ein Druck auf die Blutgefäße des betroffenen Gewebes an, führt das zu einer Mangeldurchblutung (Ischämie) und Unterversorgung mit Sauerstoff und Nährstoffen. Gefährdet sind vor allem die Körperpartien, die ohne oder nur mit geringer Muskelpolsterung einem Knochen anliegen.

Scherkräfte. Scherkräfte treten immer dann auf, wenn Kräfte aus entgegengesetzten Richtungen auf die Haut einwirken. Sie entstehen dadurch, dass sich Hautschichten verschieben. Die Oberhaut verschiebt sich z. B. beim Herunterrutschen oder Hochziehen im Bett oder Stuhl in Richtung der Bewegung, während die darunterliegenden Hautschichten diese Bewegung nicht mitmachen (**Abb. 9.25**). Durch ein Verdrehen (Verdrillung) der Blutgefäße wird die Blutzirkulation unterbrochen. Es entstehen Verletzungen, die an der Oberfläche zunächst nicht sichtbar sind (IGAP 2004).

Abb. 9.25 ▶ Beim Herunterrutschen können auch im Sitzen Scherkräfte entstehen.

Risikofaktoren
Ein beständiger Druck über einen längeren Zeitraum kann zu einem Dekubitus führen. Die Wahrscheinlichkeit, einen Dekubitus zu entwickeln, wird durch folgende Risikofaktoren erhöht:
- sehr trockene, dünne und unelastische Haut
- Personen, die im Liegen sowie im Sitzen die eigene Position nicht verändern und keine Entlastungsbewegungen machen, z. B. gelähmte, bewusstlose oder sedierte Menschen (Immobilität)

KURZFASSUNG

9.3.7 Dekubitusprophylaxe

Definition
Ist die Beweglichkeit eines Patienten im Liegen und Sitzen eingeschränkt, droht die Gefahr eines Dekubitus.

Druckgeschwüre sind oft mit starken Schmerzen verbunden.

Merke

Ursachen von Dekubitus
Über eine längere Zeit ausgeübter Druck führt im betroffenen Gewebe zu einer Mangeldurchblutung.

Scherkräfte entstehen dadurch, dass sich Hautschichten verschieben, z. B. beim Hochziehen im Bett.

Risikofaktoren
Durch folgende Faktoren wird ein Dekubitus begünstigt:
- sehr trockene, dünne und unelastische Haut
- Immobilität

- hohes Gewicht
- Durchblutungsstörungen
- Inkontinenz
- erhöhter Gewebedruck

- hohes Gewicht, Deformationen des Körpers, Kräfteverfall des Körpers (Kachexie)
- Durchblutungsstörungen, Herz- und Kreislauf-Erkrankungen
- Inkontinenz, starkes Schwitzen und hohes Fieber
- erhöhter Gewebedruck bei Ödemen und Eiweißmangel
- Diabetes, Blutarmut (Anämie), Multiple Sklerose oder onkologische Erkrankungen
- nicht korrekt sitzende Hüftprotektoren

Dekubitus erkennen

Ein Dekubitus tritt häufig über einem Knochenvorsprung auf.

Dekubitus erkennen

Grundsätzlich können in sitzender oder liegender Position überall am Körper Druckstellen entstehen. In der Praxis zeigen sich jedoch einige Stellen als besonders gefährdet (**Abb. 9.26**).

Abb. 9.26 ▶ Besonders dekubitusgefährdete Stellen bei verschiedenen Positionen.

a Rückenlage: Hinterhauptknochen, Schulterblätter, Dornfortsätze, Kreuzbein, Fersen

b Bauchlage: Stirn, Jochbein, Schultergelenke, Brustbein, Ellenbogen, Darmbeinstachel, Kniescheibe, Fußspitzen

c 90° Seitenlage: Jochbein, Ohrmuschel, Schultergelenke, Rippen, Ellenbogen, großer Rollhügel, Kniegelenk, Wadenbein, seitliche Knöchel

d im Sitzen: Hinterhaupt, Schulterblatt, Dornfortsätze, Ellenbogen, Sitzbeinhöcker, Fersen

Beim Dekubitus an der Ferse wird häufig zuerst das tiefer gelegene Gewebe geschädigt (**Abb. 9.28**).

Fingertest. Erstes Anzeichen bei einem Dekubitus ist eine anhaltende Rötung der Haut. Diese Rötung geht auch nach einer Druckentlastung (z. B. nach einem Lagewechsel) nicht weg. Um festzustellen, ob ein beginnender Dekubitus vorliegt, sollte eine Kontrolle durch den Fingertest vorgenommen werden (**Abb. 9.27**).

Die Fersen sind besonders gefährdet! Hier ist oftmals eine besondere Form des Druckgeschwürs zu beobachten: Unter der intakten Haut wird eine Verfärbung sichtbar, das heißt, die darunter liegende Muskulatur ist bereits abgestorben (nekrotisch) (**Abb. 9.28**). Da der Fersenknochen ein nach außen gewölbter (konvexer) Knochen ist, wird bei aufliegender Ferse das tiefer gelegene Gewebe zuerst geschädigt.

Abb. 9.27 ▶ **Fingerdruck-/Lupentest.** Die Hautrötung bleibt nicht bestehen, ein Dekubitus liegt nicht vor.

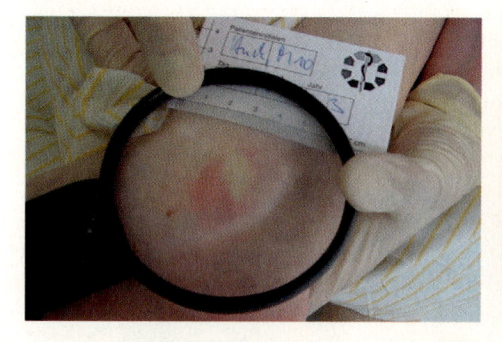

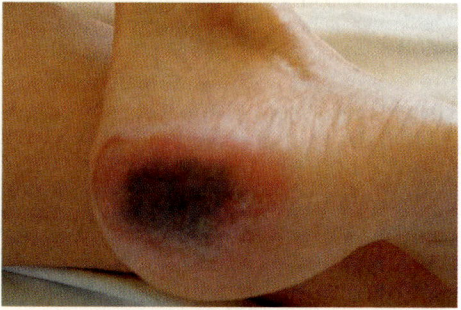

Abb. 9.28 ▶ Dekubitus an der Ferse unter intakter Haut.

Praxistipp ▶

Praxistipp Wie kann ich durch den sogenannten Fingertest feststellen, ob ein Dekubitus vorliegt?

Durch den Fingertest lässt sich eine vorübergehende Rötung von einem Dekubitus 1. Grades unterscheiden: Drücken Sie mit der Fingerkuppe in die Mitte der Rötung. Bleibt die Haut (wo der Finger auflag) gerötet und wird nicht weiß, ist der Test „positiv" und es liegt ein Dekubitus 1. Grades vor (Schröder 2004).

Merke Liegt die Ferse auf und kann sich der Patient selbst kaum oder gar nicht bewegen, muss sofort eine druckentlastende Maßnahme eingeleitet werden. Nur so werden tiefer liegende Gewebeschäden verhindert.

Dekubitusstadien
Dekubitalulzera lassen sich je nach Ausmaß der Gewebeschädigung in vier Stadien unterteilen (**Abb. 9.29**).

Abb. 9.29 ▶ Dekubitusstadien (nach Fa. Johnson & Johnson).

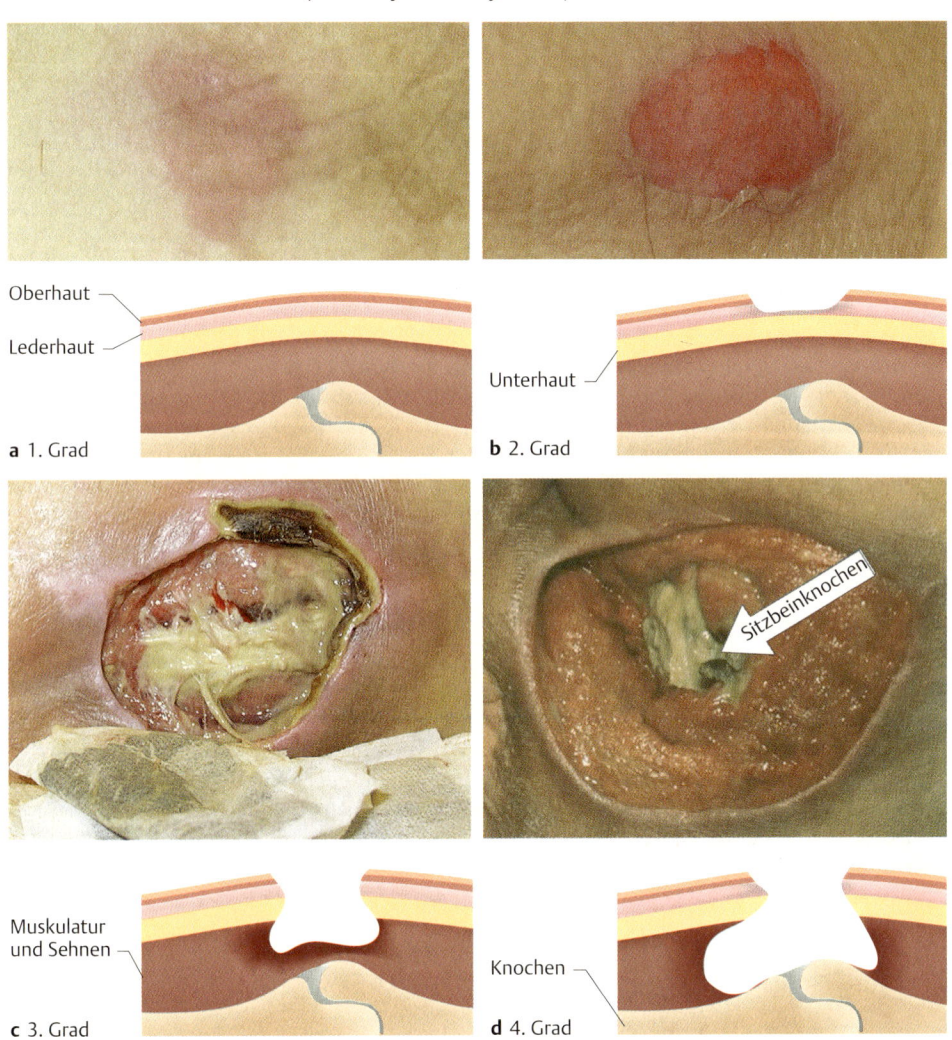

a 1. Grad
b 2. Grad
c 3. Grad
d 4. Grad

- **a 1. Grad:** Kennzeichen ist eine deutliche, anhaltende Hautrötung bei intakter Haut. Die Hautrötung lässt sich auch beim Fingertest nicht „wegdrücken".
- **b 2. Grad:** Kennzeichen ist eine oberflächige Hautschädigung, eventuell mit Blasenbildung. Platzt eine solche Blase auf, bildet sich eine schmerzhafte und infektanfällige Hautverletzung (Läsion).
- **c 3. Grad:** Kennzeichen ist eine Schädigung aller Hautschichten und Nekrose (Gewebetod) des Unterhautgewebes. Es bilden sich Geschwüre, da abgestorbenes Gewebe abgestoßen wird. Die betroffene Stelle ist blutig dunkelblau verfärbt.
- **d 4. Grad:** Kennzeichen ist eine Schädigung aller Hautschichten. Die Wunde reicht bis auf die Knochen. Sie ist infiziert und entzündet. Es zeigt sich eine blauschwarze trockene oder nässende Schädigung, eventuell sind Muskeln, Sehnen, Knochen und/oder Gelenken mit beteiligt.

Merke Bei Personen mit dunkler Haut ist eine Rötung kaum festzustellen. Folgende Zeichen können aber auch hier auf eine beginnende Gewebeschädigung hinweisen: livide/bläulich verfärbte Hautareale, Aufhellen der Haut, begrenzte Schwellung (Ödem), verhärtetes Gewebe (lokalisierte Induration) und umschriebene Wärme.

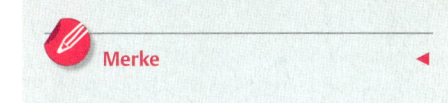

KURZFASSUNG

Merke

Dekubitusstadien
Man unterscheidet vier Dekubitusstadien (**Abb. 9.29**).

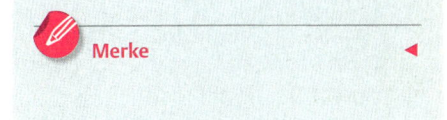

Merke

Dekubitus vorbeugen

Einem Dekubitus wird durch **Druckentlastung** (Umlagern) und **Druckreduktion** (Weichlagerung) vorgebeugt.

Bei Dekubitusgefahr muss
- die Selbstständigkeit des Patienten gefördert,
- der Auflagedruck reduziert,
- die großen Gelenke richtig gelagert und
- Reibung und Scherkräfte vermieden werden.

Merke ▶

Druckentlastung im Liegen

Die Position des Patienten wird in einer individuellen Zeitspanne gewechselt, Lagerungsmöglichkeiten sind z. B.:
- 30°-Lagerung (**Abb. 9.31**)
- 135°-Lagerung (**Abb. 9.32**)
- Lagerung auf dem 5/6-Kissenbett (**Abb. 9.33**)
- Mikrolagerung
- V-, A- und T-Lagerung

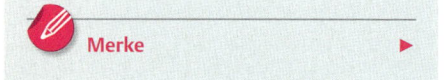

Merke ▶

Dekubitus vorbeugen

Die **Druckentlastung** (Umlagern) und die **Druckreduzierung** (Weichlagerung) sollen die fehlende Eigenbewegung eines dekubitusgefährdeten Menschen ergänzen oder ersetzen. Die Wirksamkeit von Druckentlastung ist wissenschaftlich nachgewiesen. Aus diesem Grund sollte bei jeder pflegerischen Handlung auch die Eigenbewegung des Patienten gefördert werden.
Wird ein dekubitusgefährdeter Mensch gelagert, muss Folgendes beachtet werden:
- Selbstständigkeit des Patienten fördern
- Auflagedruck reduzieren
- große Gelenke (Hüfte/Sprunggelenk) korrekt lagern
- Reibung und Scherkräfte, z. B. durch Herunterrutschen im Bett oder Stuhl, vermeiden

Beeinflussende Faktoren. Folgende Faktoren haben einen entscheidenden Einfluss darauf, einen Dekubitus zu verhindern (DQNP 2002):
- das Wissen der Pflegenden
- die Risikoeinschätzung (erfolgt in der Regel durch die Pflegefachkraft)
- die Lagerung/Positionierung der Betroffenen
- der effektive Einsatz druckreduzierender Hilfsmittel
- die Erhaltung und Förderung der Gewebetoleranz durch Hautpflege und Ernährung

Merke Es gilt der Grundsatz: Bewegung vor Lagerung!

Druckentlastung im Liegen

Die Position des Patienten wird in einer für ihn angemessenen Zeitspanne gewechselt. Dazu wird zuvor das Risiko eines Dekubitus durch die Pflegefachkraft ermittelt. Einerseits erfolgt die Einschätzung durch den oben genannten Fingertest, der fortlaufend durchgeführt wird. Andererseits stehen Instrumente zur Risikoerfassung zur Verfügung, z. B. die Norton-Skala und die Braden-Skala.
Ein Bewegungsplan sorgt dafür, dass alle Mitarbeiter gleichermaßen über den Stand der vorbeugenden Maßnahmen informiert sind. Er wird in der Regel durch die Pflegefachkraft erstellt. In ihm werden alle vorbeugenden Maßnahmen dokumentiert (**Abb. 9.30**).

Merke Bei der Lagerung sollten möglichst die persönlichen Vorlieben des Patienten berücksichtigt werden!
Es ist wichtig zu wissen, ob ein Mensch bisher meist auf dem Bauch oder auf dem Rücken geschlafen hat. Hat ein Patient immer auf dem Bauch liegend geschlafen, ist das Einschlafen auf dem Rücken schwierig. Hier kann das zeitweise Liegen in der 135°-Lage entspannender sein. Überlegen Sie, welche unterschiedlichen Schlafpositionen Sie selber einnehmen. Was bedeutet es für Sie, in ungewohnter Position einschlafen zu müssen?

Abb. 9.30 ▶ Bewegungsplan (nach Köther 2005).

Name: Else Strauß   Geburtsdatum: 25.1.1944   Bereich: 3a   Datum: 13.10.2006
Bewegungsintervall/Tag alle: 1 Std.   Bewegungsintervall/Nacht alle: 2 Std.   Hilfsmittel: 3 Lagerungskissen
Dekubitus gefährdet: ja ☒ nein ☐   Braden-Skala ☒ / Norton-Skala ☐   Punktzahl: 10

Datum		Frühdienst von 6.00 – 14.00								Spätdienst von 14.00 – 21.00							Nachtdienst von 21.30 – 6.00				
13.10.06	Uhrzeit	6.30	7.30	7.50	9.10	10.10	11.00	12.10	13.50	14.30	15.00	15.30	16.30	17.30	18.30	19.30	20.30	21.30	23.30	1.30	3.30	5.30
	Position	30 li	T	S	30 re	T	S/B	S/H	T	30 re	T	Rü	30 li	L	R	30 re	Rü	30 li	30 re	Rü	30 li	30 re
	Fingertest	⊖			⊖			⊖		⊖	⊖	⊖	⊖			⊖		⊖	⊖	⊖	⊖	⊖
	Handzeichen	BM	BM	BM	BM	BM	BM	BM	HU	HU	HU	HU	HU	HU	HU	HU		PK	PK	PK	PK	PK
20.10.06	Uhrzeit	6.30	7.30	8.30	9.30																	
	Position	R	L	30 re	Rü																	
	Fingertest		⊖		⊖																	
	Handzeichen	BM	BM	BM	BM																	

Position:
rechte Seite = re   Rollstuhl = R   Gehtraining = G
linke Seite = li   30°Lagerung = 30   Bewegungsübungen = B
Rücken = Rü   135°Lagerung = 135   Toilettengang = T
Langsitz im Bett = L   Mikrolagerung/Mikrobewegung = M   Fingertest
Stuhl/Sessel = S   Freilagerung = F   Fingertest positiv = +
                                   Fingertest negativ = -

Abb. 9.31 ▶ Die 30°-Lagerung ist die Position mit den geringsten Risiken. Hierbei werden weder das Kreuzbein noch der Knochenvorsprung des Oberschenkelknochens (Trochanter) belastet. Der Betroffene liegt auf einem oder zwei weichen Kissen, die unter eine Körperhälfte eingebracht werden. Der Kopf ist durch ein kleines Kissen gestützt.

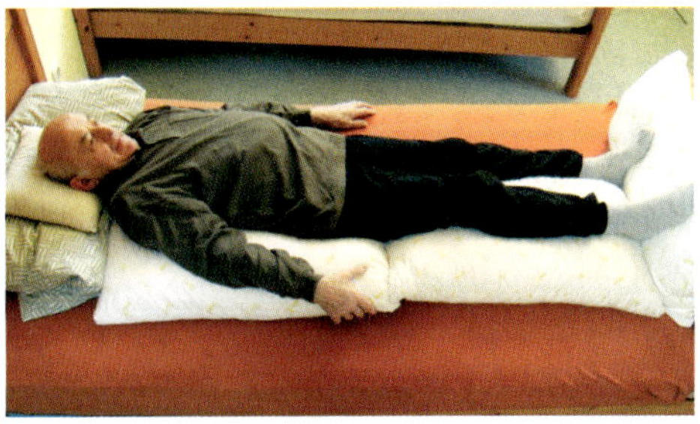

Abb. 9.32 ▶ Die 135°-Lagerung, die viele Menschen als entspannte Schlafposition wählen, ist eine Alternative zur Bauchlagerung. Dabei liegt der Kopf auf einem kleinen Kissen, eventuell wird der Oberkörper leicht unterstützt und das oben liegende Bein abgestützt. Diese Position ist geeignet, wenn ein Dekubitus im Rücken oder Gesäßbereich abheilen muss.

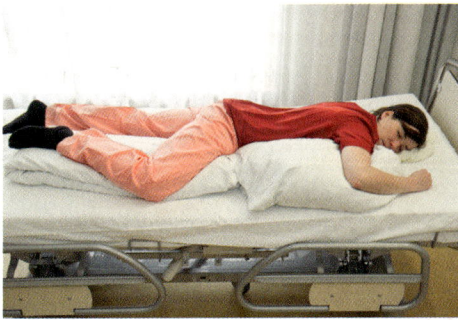

Mikrolagerung. Hierunter werden Positionsveränderungen durch kleine Polster oder Kissen verstanden.

> **Merke** Bei allen Lagerungsmaßnahmen ist zu bedenken: Je weicher die Lagerung im Bett, desto geringer die Körperwahrnehmung und desto größer die Gefahr, dass der Patient desorientiert ist und das Körperschema verliert (seinen Körper nicht mehr spürt), sich also nicht mehr richtig im Raum orientieren kann.

Merke

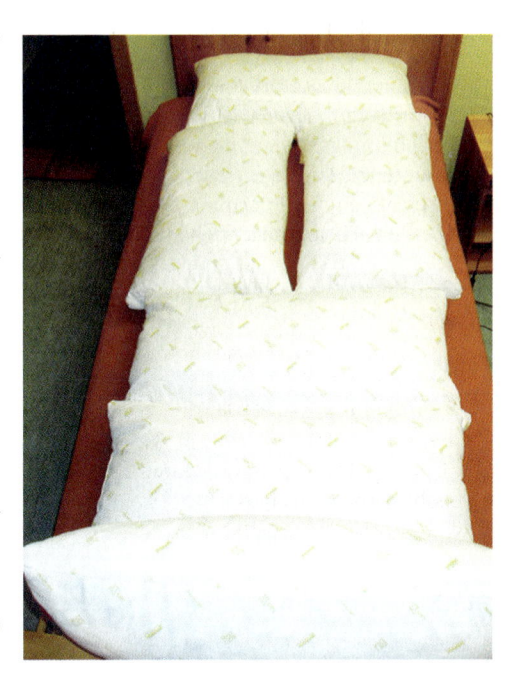

Abb. 9.33 ▶ Bei der Lagerung auf dem Kissenbett wird der Betroffene komplett auf 5 oder 6 Kissen gelagert. Das Ziel dieser Lagerung ist die völlige Freilagerung der gefährdeten oder bereits geschädigten Körperbereiche.

Druckentlastung im Sitzen

Sitzen stark gebrechliche/abgezehrte (kachektische) Menschen längere Zeit im Rollstuhl oder Sessel, ist das Gesäß mit den Sitzbeinhöckern besonders dekubitusgefährdet. Auch im Sitzen können kleine Maßnahmen die Gefahr eines Dekubitus mindern:
- Positionsveränderungen im Sitzen z. B. durch kleine Keilkissen.
- Eine entlastende Position kann z. B. durch spezielle Gesäßkissen erreicht werden (**Abb. 9.34**).
- Beim Sitzen im Sessel sollten die Füße Bodenkontakt haben, um guten Halt zu ermöglichen und das Herunterrutschen (Scherkräfte) zu verhindern. Füße eventuell auf einen Schemel stellen oder Fußrasten des Rollstuhls hochklappen.
- Auch beim Sitzen im Bett können Scherkräfte zu Gewebeschädigungen führen. Um das Herunterrutschen zu vermeiden, können z. B. zusammengefaltete Handtücher oder Ähnliches als „Rutschbremse" vor die Sitzbeinhöcker gelegt werden (s. **Abb. 14.8**, S. 264).

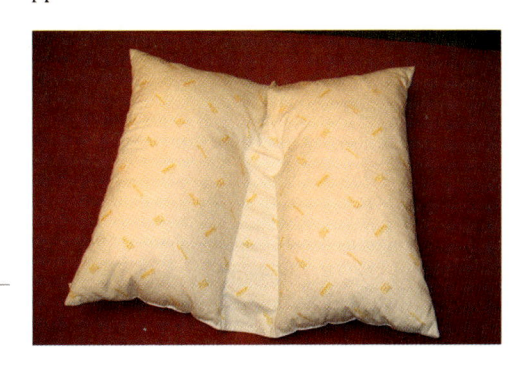

Abb. 9.34 ▶ Gesäßkissen zur Druckentlastung im Sitzen.

Druckentlastung im Sitzen
Bei dekubitusgefährdeten Menschen muss auch im Sitzen eine Druckentlastung erfolgen.

Druckreduzierende Hilfsmittel zur Dekubitusprophylaxe

Eine Empfehlung für das wirksamste Hilfsmittel zur druckreduzierenden Lagerung ist nicht möglich. Es gibt bisher keinen zuverlässigen Nachweis, dass sich die verschiedenen druckreduzierenden Lagerungssysteme, z. B. Weichlagerungs- oder Wechseldrucksysteme, hinsichtlich ihrer Wirksamkeit zur Vermeidung eines Dekubitus unterscheiden (DNQP 2004).

> **Praxistipp** Gibt es Lagerungshilfsmittel, die ich nicht zur Dekubitusprophylaxe verwenden sollte?
>
> Ja, folgende Lagerungsmittel sollten **NICHT** mehr zur Dekubitusprophylaxe verwendet werden (Sowinski u. Maciejewski 2002):
> - Fersen-, Hacken- und Ellenbogenschoner
> - Wasserkissen (einzelne Kissen)
> - Watteverbände
> - echte und künstliche Felle
> - Gummiringe
> - kleinzellige Antidekubitusauflagen

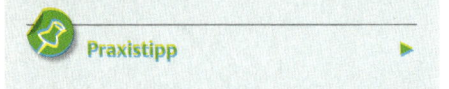

Ergänzende Maßnahmen zur Dekubitusprophylaxe

Neben Lagerung und Druckentlastung helfen folgende ergänzende Maßnahmen dabei, einem Dekubitus vorzubeugen:
- durchblutungshemmende Faktoren wie beengende Kleidung oder Verbände vermeiden
- Patienten scherkräftearm bewegen, also den Patienten möglichst nicht ziehen oder rutschen lassen
- Haut mit pH-neutralen Reinigungsmitteln und W/O-Pflegepräparaten pflegen
- Haut besonders bei Inkontinenz regelmäßig pflegen
- saubere faltenfreie Wäsche und saugfähige Unterlagen verwenden
- kein Hautkontakt mit Kunststoff oder Gummi

Ernährung. Durch die Ernährung lässt sich kein Dekubitus verhindern, aber eine angemessene Ernährung kann eine ergänzende Maßnahme zur Dekubitusprophylaxe sein. Folgendes sollte beachtet werden:
- ausreichende Vitamin-, Spurenelement- und Mineralienzufuhr
- eiweißhaltige Kost (eventuell durch Nahrungsergänzungsstoffe)
- aufbauende Kost bei Mangelzuständen (eiweißreich, eventuell hochkalorisch)
- ausreichend Flüssigkeit

9.3.8 Sturzprophylaxe

> **Definition** Ein Sturz ist jedes Ereignis, in dessen Folge eine Person unbeabsichtigt auf dem Boden oder auf einer tieferen Ebene zu liegen kommt (DNQP 2005).
> Die Sturzprophylaxe umfasst alle Maßnahmen, die Stürze vorbeugen und verhindern.

Ursachen von Stürzen

Die meisten Stürze werden durch ein Zusammenspiel verschiedener Faktoren ausgelöst. Dazu gehören intrinsische Faktoren, d. h. Faktoren, die in der Person begründet sind, und extrinsische Faktoren, also äußere Faktoren.

Intrinsische Faktoren.
- Veränderungen im Gangbild,
- Beeinträchtigung der Balance- und Koordinationsleistung,
- beeinträchtigtes Sehvermögens,
- Schmerzen,
- Einschränkungen durch Erkrankungen (z. B. Demenz, Rheuma, Morbus Parkinson, Osteoporose oder Schlaganfall).

Extrinsische Faktoren.
- nicht angemessene Umgebungsgestaltung, z. B.:
  - fehlende Haltegriffe im Bad
  - unzureichende Beleuchtung
  - Stolperfallen (Kabel, Teppiche, Möbelstücke)

- Medikamente, z. B.:
  - Schlafmittel
  - Psychopharmaka
  - Schmerzmittel
- unangepasste Hilfsmittel, z. B. (**Abb. 9.35**):
  - Bremsen am Rollator lassen sich wegen Arthrose nicht betätigen
  - Toilettenstuhl wackelt
  - Gehhilfen sind abgenutzt
- ungeeignete Kleidung und schlecht sitzendes Schuhwerk, z. B.:
  - Schuhe können wegen der dick auftragenden Kompressionsstrümpfe nicht korrekt angezogen werden
  - herunterbaumelnde Hosenträger verursachen Stolpern

Abb. 9.35 ▶ Die abgenutzte Gummikapsel rechts stellt ein Sturzrisiko dar. Das neue Profil sorgt dagegen für ein sicheres Aufsetzen der Gehstütze.

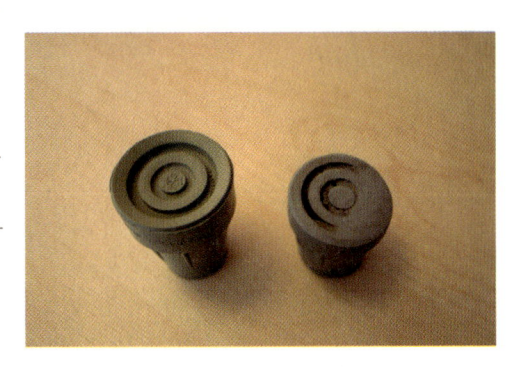

Stürze vermeiden

Bevor Maßnahmen zur Sturzprophylaxe erfolgen können, wird das Sturzrisiko erfasst. Dazu empfiehlt sich ein einheitliches, standardisiertes Schema. Die Beurteilung erfolgt in der Regel durch die Pflegefachkraft.
Nach der Einschätzung des Risikos erfolgen geeignete Maßnahmen, die auf die intrinsischen oder extrinsischen Faktoren abgestimmt sind.

Merke Wenn Sie allein das Stecklaken im Bett des Patienten wechseln müssen, können Sie den Patienten durch Ihren eigenen Körper vor dem Herausfallen schützen (**Abb. 9.36**).

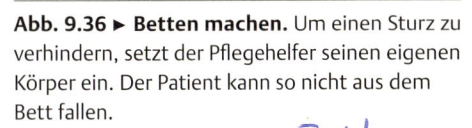

Abb. 9.36 ▶ **Betten machen.** Um einen Sturz zu verhindern, setzt der Pflegehelfer seinen eigenen Körper ein. Der Patient kann so nicht aus dem Bett fallen.

Maßnahmen bei intrinsischen Faktoren. Dies können sein:
- mit Angehörigen und anderen Beteiligten Risikoabwägung treffen
- Schmerztherapie mit dem behandelnden Arzt absprechen
- auf ausreichende Flüssigkeitszufuhr achten
- Bewegungsübungen zur Erhaltung und Förderung der Mobilität durchführen
- regelmäßige Fuß- und Nagelpflege durchführen
- Balance- und Krafttraining (**Abb. 9.37**)

Abb. 9.37 ▶ In einer Gruppenübung können Kraft, Balance und Beweglichkeit trainiert werden.

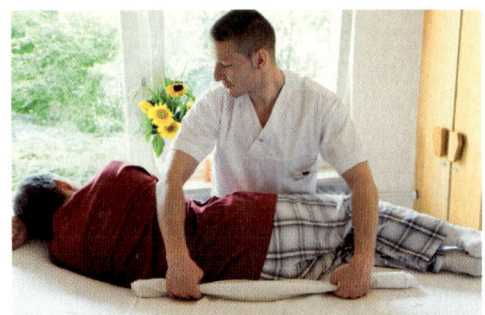

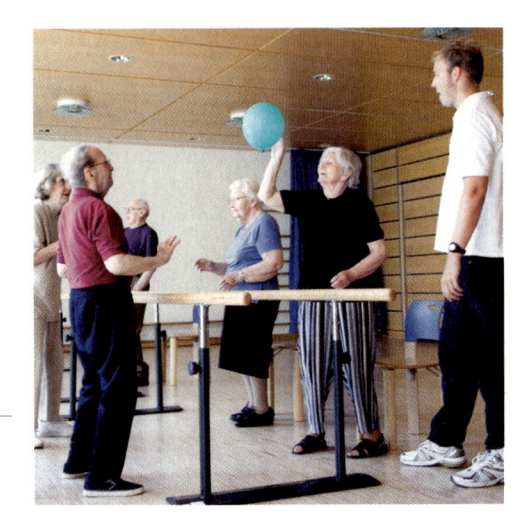

Maßnahmen bei extrinsischen Faktoren. Dies können sein:
- Betthöhe so einstellen, dass bequemes Ein- und Aussteigen möglich ist
- relaxierende Wirkung von Psychopharmaka, Schlafmedikamenten und Schmerzmitteln beachten
- passendes, evtl. orthopädisches Schuhwerk einsetzen
- anregende Umgebung schaffen (nicht fixieren)
- Gehhilfen optimal einstellen (**Abb. 9.38**)
- Benutzung von Gehhilfen und Prothesen einüben
- ggf. Hüftprotektoren und evtl. Sturzhelm einsetzen (**Abb. 9.39**)
- Rollstühle und Toilettenstühle immer feststellen (Bremsen kontrollieren)

KURZFASSUNG

- Medikamente,
- unangepasste Hilfsmittel
- ungeeignete Kleidung
- schlecht sitzende Schuhe.

Stürze vermeiden
Zur Ermittlung des Sturzrisikos werden standardisierte Verfahren eingesetzt.

Merke ◀

Maßnahmen bei intrinsischen Faktoren sind z. B.
- Bewegungsübungen zur Erhaltung der Beweglichkeit
- Balance- und Krafttraining
- ausreichende Schmerztherapie

Maßnahmen bei extrinsischen Faktoren sind z. B.
- Betthöhe anpassen
- medikamentöse Therapie beachten,
- passende Schuhe wählen
- Gehen mit Gehhilfen einüben,

- Höftprotektoren einsetzen,
- Stolperfallen beseitigen,
- Rutschgefahr verhindern,
- auf ausreichende Beleuchtung achten.

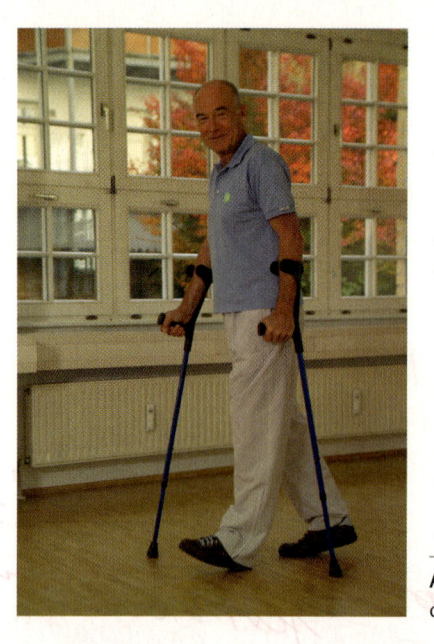

- Unebenheiten im/auf dem Fußboden wie Schwellen, herumliegende Kabel, Stolperkanten von Fußbodenbelägen beseitigen (nicht bohnern – blendet!)
- bewegliche Transportgeräte (z. B. Wäschewagen, Getränkewagen) feststellen und nicht vor Haltegriffe stellen
- Rutschgefahr von Teppichen verhindern
- auf ausreichende Beleuchtung achten

Abb. 9.38 ▶ Die Höhe der Unterarmstützen muss individuell eingestellt werden.

Abb. 9.39 ▶ SAFEHIP-Hüftschutzhosen.

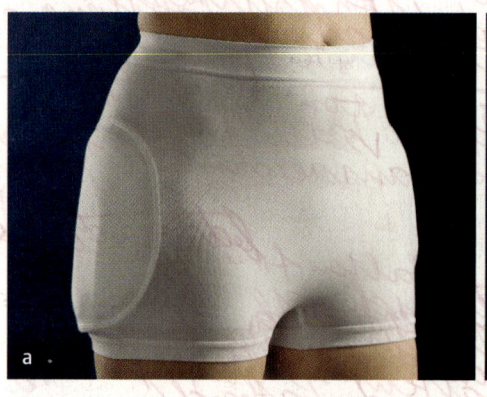

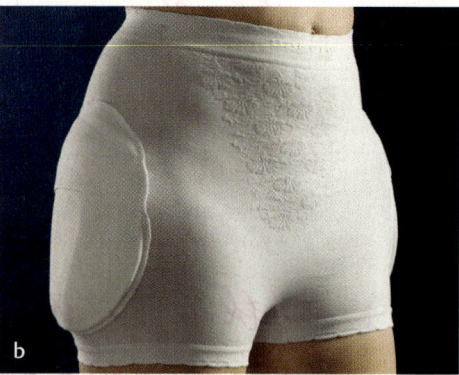

a SAFEHIP Kompakt (mit fest integrierten Schutzschalen),
b SAFEHIP Top (mit herausnehmbaren Schutzschalen),

Dokumentation eines Sturzereignisses

Ist eine Person gestürzt, muss das Ereignis dokumentiert werden.

Dokumentation eines Sturzereignisses

Ist eine Person gestürzt, muss das Ereignis dokumentiert werden. In der Pflegedokumentation idealerweise mit einem Sturzereignisprotokoll. Das Protokoll bzw. der weitere Pflegebericht sollten genaue Angaben enthalten zu
- Art des Sturzes,
- Datum und Uhrzeit,
- Umstände der Situation,
- Zustandsbeschreibung des Betroffenen (Vitalzeichen, Bewusstsein),
- Verletzungen und/oder Wunden,
- getroffene Maßnahmen,
- bereits durchgeführte präventive Maßnahmen bei bereits bekannter Sturzanfälligkeit,
- informierte Personen,
- Unterschrift/Handzeichen der Pflegenden.

Diese Angaben sind nicht nur aus haftungsrechtlichen Gründen wichtig. Es lassen sich durch die Analyse der Sturzereignisprotokolle wichtige Hinweise auf die Ursachen von Stürzen ermitteln. Die einzuleitenden Maßnahmen lassen sich dadurch individuell ableiten und planen. Unter Umständen können dadurch potenzielle Risiken ausgeschaltet werden.

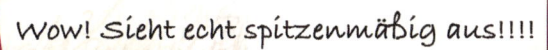

10 ▶ SICH WASCHEN UND KLEIDEN

10.1　Pflegerelevante Grundlagen kennen　174
10.1.1　Erinnern Sie sich...?　174
10.1.2　Allgemeine Grundlagen　174
10.1.3　Grundlagen zu Funktionen und Vielfalt der Körperpflege　174
10.1.4　Grundlagen zu Funktionen der Kleidung　175

10.2　Beobachten und Wahrnehmen　175
10.2.1　Beobachtung der Haut und Hautanhangsorgane　176
10.2.2　Gesundheitsgefährdendes Verhalten　178

10.3　Bei Pflegemaßnahmen mitwirken　179
10.3.1　Unterstützen beim Waschen am Waschbecken　179
10.3.2　Unterstützen beim Waschen im Bett　179
10.3.3　Unterstützen beim Duschen　181
10.3.4　Unterstützen beim Ganzkörperbad　182
10.3.5　Einsatz von Pflegehilfsmitteln　185
10.3.6　Unterstützen beim Zähneputzen, bei der Mund- und Zahnprothesenpflege　187
10.3.7　Haarpflege im Bett　192
10.3.8　Hand- und Fußbad　192
10.3.9　Nagelpflege　193
10.3.10　Augenpflege　193
10.3.11　Nasenpflege　193
10.3.12　Ohrenpflege　194
10.3.13　Nass- und Trockenrasur/Bartpflege　195
10.3.14　Unterstützen beim „Sich kleiden können"　196

10.4　Körperpflege in anderen Kulturen　198

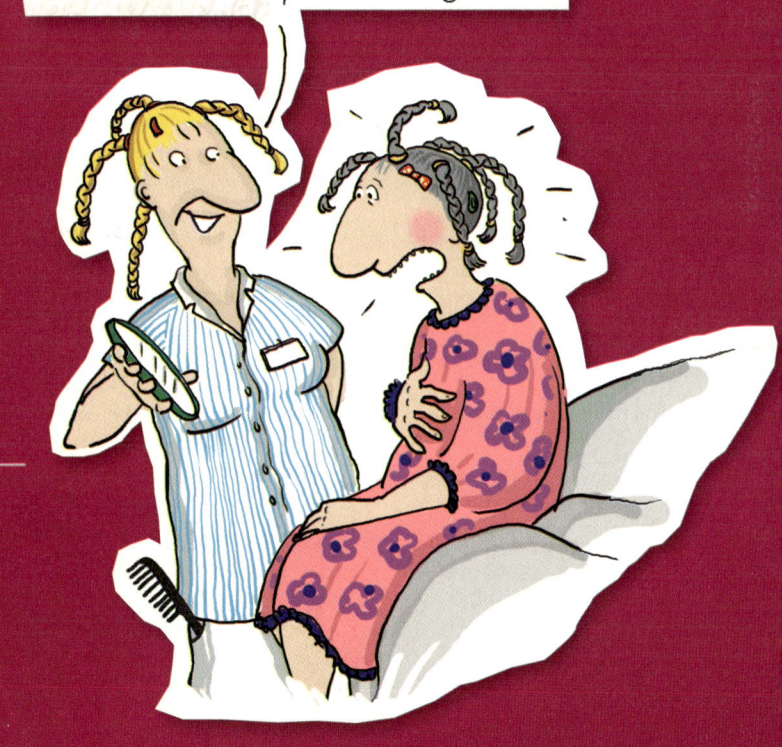

10 Sich waschen und kleiden

10.1 Pflegerelevante Grundlagen kennen

10.1.1 Erinnern Sie sich...?

An manchen Stellen in diesem Kapitel kann es hilfreich sein, wenn Sie die wichtigsten Elemente von Aufbau und Funktion (S. 119) bzw. Erkrankungen der Haut (S. 523.) im Kopf haben. Falls Sie zu beiden Themenbereichen noch nichts gelesen oder gelernt haben, können Sie dies in den entsprechenden Kapiteln nachholen. Gerade bei Beobachtungen von Veränderungen an der Haut ist es gut zu wissen

- wie die gesunde Haut aufgebaut ist und aussieht,
- welche Krankheiten es gibt und
- welche Störungen sich hinter diesen Krankheiten verbergen.

10.1.2 Allgemeine Grundlagen

Neben der Körperreinigung umfasst die Körperpflege alle Maßnahmen, die das gesamte Erscheinungsbild prägen. Dazu gehören die Haarpflege, Gesichtspflege aber auch die Auswahl der Kleidung. Dieser Komplex wird oft als **Grundpflege** umschrieben. Sorgfältige und individuelle Körperpflege fördert Wohlbefinden und Selbstbewusstsein. Waschen ist eine „körpernahe Hilfestellung". Die Nähe zum Pflegenden sollte nicht durch Schweiß- oder Nikotingeruch oder beschmutzte Kleidung belastet werden.

Die Hilfestellung bei der Körperpflege erfordert Nähe und Berührung, jedoch auch Distanz und Respekt vor der Grenzziehung des anderen. Die Pflegenden respektieren die lebenslangen Prägungen, die notwendige Unterstützung erfolgt einfühlsam. Unter keinen Umständen darf der gepflegte Mensch zu einer Handlung gezwungen oder an seiner äußeren Erscheinungsform Veränderungen gegen seinen Willen vorgenommen werden.

Ob sich ein Patient lieber mit Waschlappen am Waschbecken wäscht, lieber duscht oder badet, richtet sich nach seinen Gewohnheiten. Auch die kulturellen und sozialen Bedingungen spielen dabei eine Rolle. Gerade alte Menschen sind oft noch einen sparsamen Umgang mit Wasser und Seife gewohnt. Sie kennen noch Zeiten, als man sich am Spülstein in der Küche gewaschen hat und sind durch diese Zeiten geprägt.

Andere Bedürfnisse in Bezug auf die Körperpflege haben Menschen, die es gewohnt sind, täglich mindestens einmal zu duschen.

Auch die Pflegenden selbst sind bei ihrer eigenen Körperpflege durch kulturelle, soziale oder auch finanzielle Einflüsse geprägt. Das wirkt sich auch auf die professionelle Tätigkeit aus. Möglicherweise werden unbewusst manche persönlichen Vorlieben auf die Pflege der zu Betreuenden übertragen. Wer die eigene Körperpflege als angenehme rituelle Handlung empfindet, setzt das auch bei pflegebedürftigen Menschen ein, um das Wohlbefinden zu steigern. Wer sich selbst mit Sorgfalt pflegt, wird auch andere mit Sorgfalt pflegen können.

10.1.3 Grundlagen zu Funktionen und Vielfalt der Körperpflege

Ein gesundes Körperpflegeverhalten trägt dazu bei, Krankheit zu verhindern bzw. ihre Entstehung zu verlangsamen. Es fördert damit Gesundheit und Wohlbefinden gleichermaßen. Es gibt viele Mittel und Wege, seinen Körper zu pflegen. Die vielen verschiedenen Pflegemaßnahmen mit ebenso vielen Möglichkeiten der Durchführung unterscheiden sich vorwiegend durch

- Zeitpunkt und verwendetem Zeitaufwand,
- Reihenfolge,
- verwendete Pflegemittel und
- Bekleidung.

Abb. 10.1 ▶ Im Laufe seines Lebens benötigt ein Mensch in unterschiedlichem Maße Unterstützung.

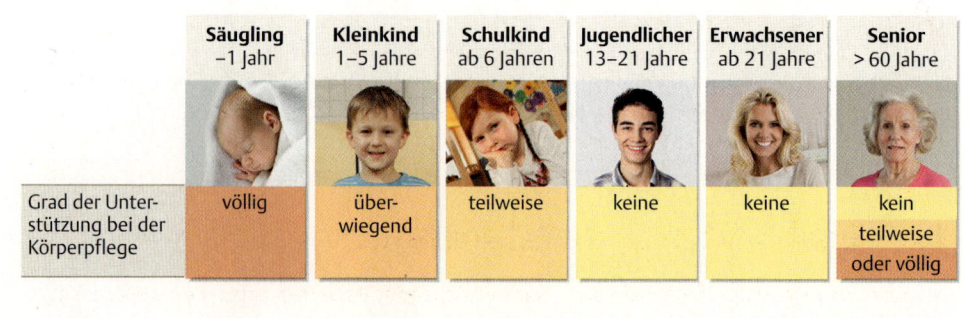

Grad der Unterstützung bei der Körperpflege	Säugling –1 Jahr	Kleinkind 1–5 Jahre	Schulkind ab 6 Jahren	Jugendlicher 13–21 Jahre	Erwachsener ab 21 Jahre	Senior > 60 Jahre
	völlig	überwiegend	teilweise	keine	keine	kein teilweise oder völlig

10.2 ▶ Beobachten und Wahrnehmen

> **Praxistipp** **Trägt die Körperpflege zur Gesundheit eines Patienten bei?**
>
> Ja, denn z. B. wurden in den letzten Jahrhunderten durch die Verbesserung der hygienischen Verhältnisse Infektionserkrankungen zurückgedrängt. Auch Pflegende können durch ihr professionelles Vorgehen zur Gesunderhaltung beitragen, z. B. durch
>
> 1. **Zahn- und Mundpflege**: Sie beugt Erkrankungen des Mundes und der Zähne vor.
> 2. **Hygienische Händedesinfektion** Sie reduziert die Keimübertragung.

10.1.4 Grundlagen zu Funktionen der Kleidung

Das Kleidungsbedürfnis ist einerseits ein natürliches Grundbedürfnis der Lebenserhaltung. Andererseits ist es auch ein soziales Bedürfnis.

Schützen (physiologische Funktion). Kleidung ist wie eine zweite Haut des Körpers. Ohne Kleidung könnte der Körper die Temperatur außerhalb der Tropen nicht ausreichend regeln. Kleidung hat also eine wichtige Funktion zur Wärmeregulierung, schützt aber auch gegen

- klimatische Einflüsse,
- Verletzungen,
- Erkrankungen,
- äußere Einwirkungen,
- Bakterien und Strahlen (**Abb. 10.2**).

Abb. 10.2 ▶ Schutzkleidung im Krankenhaus soll z. B. vor Erregern schützen.

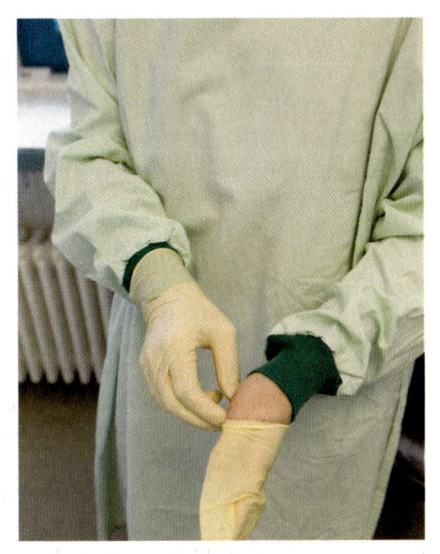

Schmücken, Auszeichnen (ästhetisch-soziale Funktion). Kleidung dient als Mittel zur

- individuellen Gestaltung,
- Betonung körperlicher Vorzüge,
- Abschwächung körperlicher Mängel,
- Veränderung der äußeren Erscheinung.

Verhüllen (sexuelle Funktion). Charakteristisch für die sexuelle Funktion der Kleidung ist ihre Ambivalenz, das heißt

- einerseits verhüllt Kleidung und sichert das Schamgefühl,
- andererseits enthüllt Kleidung und unterstreicht den sexuellen Reiz des Körpers.

Besonderheiten alte Menschen Menschen mit geringer Rente können sich ihre Wünsche nach hochwertiger, geschmackvoller Kleidung oft nicht erfüllen.

Sowohl die Bekleidung selbst, die Häufigkeit des Wechsels und Anzahl, Größe und Beschaffenheit der Bekleidung variiert. Als normal wird der Wechsel von Tag-, Nacht- und Freizeitwäsche angesehen. Überwiegend ältere Menschen neigen zum Frieren und bevorzugen wärmere Kleidung (Bettjäckchen, Bettschuhe). Weiche, anschmiegsame, feuchtigkeitsausgleichende Materialien werden vor allem für die Nacht- und Freizeitwäsche bevorzugt. Die Tageskleidung ist eher an die Funktion, das soziale Umfeld bzw. das Klima angepasst.

Merke Direkt nach einer Operation oder wenn stark nässende Wunden vorliegen, ist es gerechtfertigt, dass der Patient ein Krankenhaushemd trägt. Wägen Sie dessen Einsatz jedoch fortlaufend ab, da die Stoffqualität der Krankenhaushemden und die eingeschränkte Bewegungsfreiheit häufig nicht mit Wohlbefinden verbunden werden.

10.2 Beobachten und Wahrnehmen

Bei der Ganzkörperwaschung kann der gesamte Körper des Patienten angesehen werden. Vor allem die Beobachtung der Haut liefert eine Vielzahl an Informationen.

KURZFASSUNG

Praxistipp ◀

10.1.4 Grundlagen zu Funktionen der Kleidung

Kleidung soll
- schützen,
- schmücken und auszeichnen,
- verhüllen.

Besonderheiten alte Menschen ◀

Der **Wechsel** von Tag-, Nacht- und Freizeitwäsche wird als **normal** angesehen. Die Tageskleidung sollte an Funktion, soziales Umfeld und Klima angepasst sein.

Merke ◀

10.2 Beobachten und Wahrnehmen

Bei der Ganzkörperwaschung ist eine Inspektion des gesamten Körpers möglich.

10.2.1 Beobachtung der Haut und Hautanhangsorgane

Pflegende haben durch die Beobachtung der Haut und der Hautanhangsorgane wie Haare und Nägel die Möglichkeit, Veränderungen wahrzunehmen und auf deren Ursachen zu schließen.

Veränderungen der Hautfarbe

Durch verschiedene Ursachen können folgende Abweichungen von der rosigen Hautfarbe auftreten:

Blässe:
- Blasswerden des Gesichts als Folge von Angst und Erschrecken
- Blässe von Gesicht und Körper bei Kreislaufstörungen, Kreislaufversagen, Blutverlust, Nierenerkrankungen
- Blässe eines Körperteils, z. B. Fuß oder Bein, als Symptom einer arteriellen Durchblutungsstörung
- fahlgraue Blässe bei an Krebs Erkrankten oder Sterbenden

Rötung:
- aufgrund von Erregung, Freude, körperlicher Anstrengung
- Begleiterscheinung bei Fieber und Bluthochdruck (Hypertonie)
- gerötete Hautstellen durch Verbrennungen, Entzündungen
- dauerhafte Rötung bei einem Dekubitalulkus (Druckgeschwür)

Blaufärbung (Zyanose):
- Blaufärbung als Zeichen mangelnder Sauerstoffsättigung des Blutes, am besten an den Lippen und Fingernägeln zu erkennen
- fahlblaue und marmorierte Haut sind Kennzeichen bei sterbenden Menschen
- dunkelblaues bis schwarzes Gewebe (Nekrose) bei Dekubitalulkus oder Gangrän (Brand, fressendes Geschwür)

Merke Um eine niedrige Sauerstoffsättigung des Blutes an den Fingernägeln rechtzeitig erkennen zu können, muss vor in den Körper eindringenden (invasiven) Eingriffen Nagellack entfernt werden.

Gelbfärbung (Ikterus): Eine Gelbfärbung der Haut einschließlich der Skleren (weiße Lederhaut des Auges) entsteht durch gestörten Gallenabfluss und Ablagerungen des Gallenfarbstoffs (Bilirubin) in der Haut. Ursachen können Gallenwegs-, Leber- oder Bluterkrankungen sein.

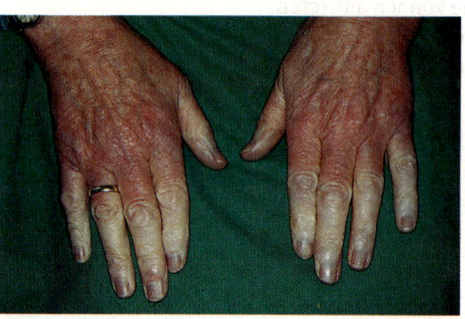

Abb. 10.3 ▶ Weißfärbung. Akute symmetrische Weißverfärbung der Finger nach Kälteeinwirkung bei einem Raynaud-Syndrom.

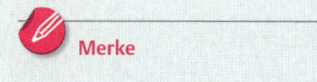

Veränderungen der Hautbeschaffenheit

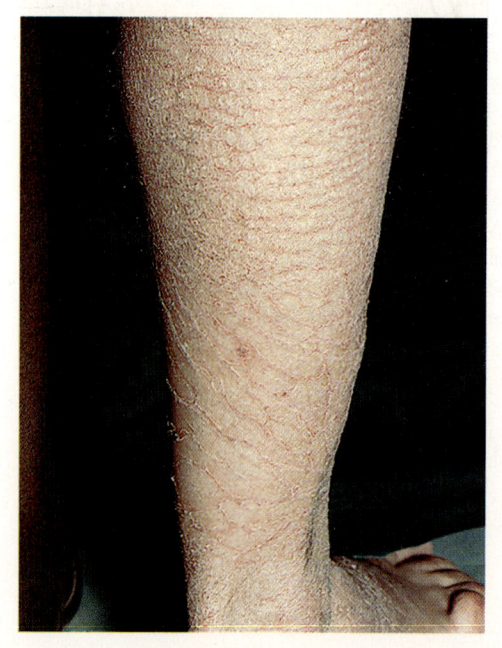

Trockene Haut. Sie ist Folge von Fett- und Wassermangel. Trockene, aufgerissene Lippen und trockene Mundschleimhaut beobachtet man besonders bei Fieber und beim Atmen mit offenem Mund. Aufgrund von Hauterkrankungen kann dies bis zu starker Schuppung führen.

Feuchte Haut. Warmer, großperliger Schweiß entsteht bei Anstrengung, hohem Fieber oder beim hypoglykämischen Schock. Kalter, kleinperliger, klebriger Schweiß ist bei Kreislaufversagen ein Alarmsignal und bei sterbenden Menschen zu beobachten.

Schlaffe, in Falten abhebbare Haut. „Stehende Hautfalten" sind ein Zeichen des Spannungsverlustes durch mangelnde Flüssigkeit und Abbau des Unterhautfettgewebes.

Abb. 10.4 ▶ Schuppung des rechten Unterschenkels bei Ichtyose.

Kurzfassung (Seitenleiste)

10.2.1 Beobachtung der Haut und Hautanhangsorgane

Durch Beobachtung können Veränderungen frühzeitig erkannt werden.

Veränderungen der Hautfarbe

Veränderungen der Hautfarbe sind
- Blässe (**Abb. 10.3**),
- Rötung,
- Blaufärbung (Zyanose),
- Gelbfärbung.

Merke ▶

Veränderungen der Hautbeschaffenheit

Die Beschaffenheit der Haut kann verändert sein, z. B.
- trocken,
- feucht,
- schlaff und faltig,
- geschwollen,
- narbig,
- schweißig.

Abb. 10.5 ▶ Parkinsonpatient. Ölige Gesichtshaut, das sogenannte Salbengesicht.

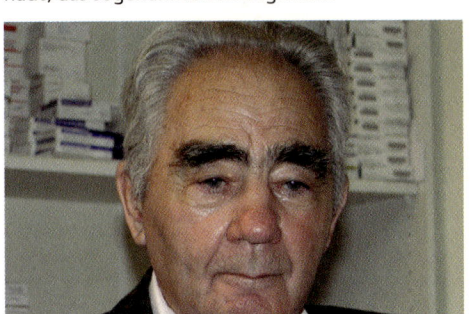

Abb. 10.6 ▶ Mundsoor.

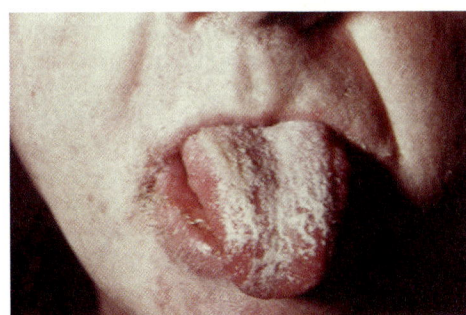

Schwellung der Haut. Ursachen können gutartige oder bösartige Geschwülste, Blutergüsse (Hämatome), Entzündungen oder Wasseransammlungen (Ödeme) sein.

Narben, abgeheilte Wunden. Sie weisen auf Operationen oder Traumen hin. Sie können bei alten Menschen auch Hinweise auf durchlebte Kriegsverletzungen oder Unfälle sein.

Vermehrte Talgabsonderung. Ursache dafür kann eine Parkinsonerkrankung sein, die besonders zu stark fettig aussehender Gesichts- und Kopfhaut (Salbengesicht) führt (**Abb. 10.5**). Die Haare werden dadurch ebenfalls leicht „fettig" und können ausfallen.

Intertrigo. Dies sind entzündete, gerötete oftmals schmerzende Hautpartien, die in Hautfalten, besonders unter den Brüsten, in den Bauchfalten oder Leistenbeugen übergewichtiger (adipöser) Menschen zu beobachten sind. Vor allem bei hohen Temperaturen durch „Haut-auf-Haut"-Kontakt kann Intertrigo entstehen.

Weißliche Beläge an der Mundschleimhaut. Dies sind Kennzeichen bei Pilzerkrankungen (Soor) (**Abb. 10.6**).

Gerötete Mundschleimhaut. Sie tritt bei Entzündungen im Mund oder an den Zähnen auf.

Veränderungen der Hautanhangsorgane

Folgende Veränderungen der Hautanhangsorgane können auftreten:
- **trockenes, brüchiges Haar**: durch Mangelernährung oder auch unsachgemäße Haarpflege
- **Haarausfall**: durch Medikamentennebenwirkung (Zytostatika) oder Hormonveränderungen
- **brüchige Nägel**: durch Kalzium- und/oder Eisenmangel (Mangelernährung)
- **Entzündungen bei eingewachsenen Nägeln**: durch unsachgemäßes Beschneiden der Fußnägel, besonders am Großzeh
- **Parasitenbefall**: z. B. an den Haaren durch Kopfläuse
- **Längs- oder Querrillen an den Nägeln**: durch Pilzbefall oder Ekzeme (**Abb. 10.7**)

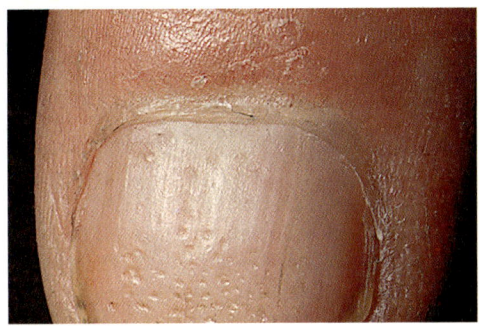

Abb. 10.7 ▶ Nagelveränderungen bei Schuppenflechte.

Besonderheiten Kinder **Kopfläuse bei Kindern:** Kopfläuse sind Parasiten. Die Nissen, die Eier der Kopfläuse, nisten sich in Haaren und an der Kopfhaut des Kindes an. Die Kopfläuse werden über Kopfhaarkontakt, über Kleidung und Haarbürsten von einem Kopf zum anderen übertragen. Die Symptome sind neben einem Juckreiz auf dem Kopf und einem ekzemartigen Ausschlag im Nacken auch die sichtbaren Nissen und Läuse. Der Läusebefall ist kein Hygieneproblem! Den betroffenen Personen wird das verordnete Medikament auf dem Kopf aufgetragen. Nach Beachtung der Einwirkzeit wird das Haar gründlich ausgewaschen. Unter Umständen ist eine Wiederholung der Anwendung nötig. Die Nissen werden dann mit einem Kamm entfernt. Um eine Ansteckung anderer zu vermeiden, darf das Kind während des Befalls nicht die Schule oder den Kindergarten besuchen.

KURZFASSUNG

Veränderungen der Hautanhangsorgane

Die Hautanhangsorgane können Veränderungen aufweisen, z. B. Haarausfall und brüchige Nägel.

Besonderheiten Kinder ◀

Veränderungen im Alter

Hautalterung

Der Alterungsprozess der Haut ist besonders am Gesicht und an den Händen zu sehen. Beeinflusst wird dieser Prozess durch Witterungseinflüsse und psychisches Befinden (**Abb. 10.8**). Altersabhängige Veränderungen der Haut sind:

- **Verdünnung der Haut**, z. B. durchschimmernde Blutgefäße an den Schläfen und Handrücken; es kommt zu einer feinen, zigarettenpapierähnlichen Fältelung.
- **Gestörte Wundheilung** durch Abnahme der Zellteilungsaktivität
- **Schuppung** durch Rückgang der Talgsekretion. Dies kann zu Juckreiz führen, besonders im Winter und bei niedriger Luftfeuchtigkeit.
- **Verringerte Thermoregulation** durch Reduktion der Schweißdrüsen.
- **Nachlassender Spannungszustand** (Turgor) wegen verminderter Wasserbindungsfähigkeit des Gewebes.
- **Einblutung** infolge zunehmender Brüchigkeit der Gefäße.
- **Reduktion** der Immunabwehr durch Minderung der Langerhans-Zellen in der Epidermis.
- Entstehung von **Altersflecken**, scharf begrenzte, dunkelbraune Leberflecken, besonders auf den Handrücken und an den Unterarmen.
- **Alterswarzen**, meist gutartig, rundlich bis oval mit zerklüfteter Oberfläche. Alterswarzen können einzeln oder in Gruppen auftreten. Vorkommen häufig am seitlichen Körperstamm, an Brust und Rücken.

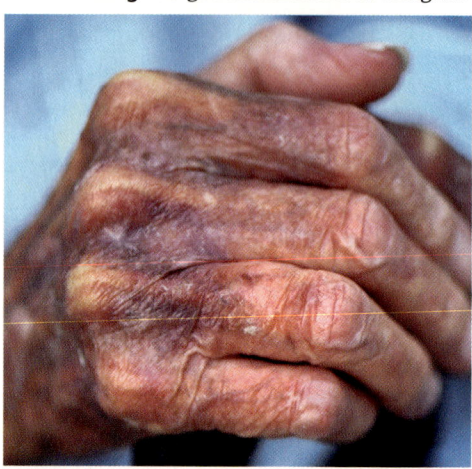

Abb. 10.8 ▶ Der Alterungsprozess der Haut ist besonders an den Händen zu erkennen.

Alterung der Hautanhangsgebilde

Auch an den Haaren sind im Alter Veränderungen zu beobachten. Männer bemerken Haarausfall vorwiegend im Haarwirbelbereich (Glatze) und an den Schläfen, Frauen verstärkt an den Schläfen. Weil im Alter der Farbstoffgehalt in der Haarrinde abnimmt, werden die Haare grau bzw. weiß. Bei sehr alten Menschen kann eine starke Schuppenbildung auf der Kopfhaut entstehen. Die Fingernägel werden dünner und flacher, dagegen kommt es an den Fußnägeln zur Verdickung und in manchen Fällen zur Verkrümmung der Nagelplatten. Bei fehlender Nagelpflege kann es besonders an der Großzehe zur Krallenbildung kommen.

10.2.2 Gesundheitsgefährdendes Verhalten

Schmutzige Kleidung oder Fingernägel, unangenehmer Körpergeruch oder zerrissene Kleidung lassen nicht automatisch auf eine unzureichende Körperpflege schließen. Menschen, die einen Unfall, eine akute Erkrankung (z. B. Schlaganfall) oder einen Sturz in häuslicher Umgebung erleiden, haben keine Zeit, vor dem Arztbesuch eine angemessene Körperpflege durchzuführen. Eine genaue Krankenbeobachtung hilft, zwischen einer Ausnahmesituation oder einer echten Verwahrlosung zu unterscheiden.

Allein das Vorhandensein von einem oder mehreren Zeichen der Verwahrlosung, lässt nicht auf gesundheitsgefährdendes Verhalten schließen. Manche Menschen geraten mehr oder weniger unverschuldet in eine Situation, in denen sie die eigene Pflege nicht mehr durchführen können oder ihnen die finanziellen Möglichkeiten dazu fehlen.

Zeichen der Verwahrlosung

Haut und Hautanhangsorgane. Wäscht ein Mensch über einen langen Zeitraum seinen Körper nicht mehr, so verkleben Hornschuppen, Hautzellen und Staub mit dem Schweiß. Besonders an den Stellen, wo Haut auf Haut liegt, bilden sich dann bräunliche Krusten. Werden diese Krusten entfernt, zeigt sich darunter meist eine wunde, gerötete und aufgeschwemmte Haut. Nabelsteine entstehen auf gleiche Weise und lassen sich manchmal nur schwer entfernen. Ferner kommt es bei mangelnder Intimpflege zu starker Geruchsbildung sowie Rötungen, Reizungen, Entzündungen oder gar zu Abszessbildungen.

Nägel. Sie sind meist schmutzig, brüchig und mitunter auch scharfkantig. Aufgrund fehlender Nagelpflege wachsen die Nägel nach unten und bilden „Krallen" aus. Auch durch ständigen Druck der Schuhe auf die zu langen Nägel wachsen diese nach unten. Die Zehenzwischenhaut kann aufgeschwemmt oder entzündet sein.

Parasiten. Hautbefall mit Krätze oder Kopfläusen in verfilzten Haaren ist möglich. Offene Wunden oder Geschwüre treten vor allem an den unteren Gliedmaßen auf. Bei ausgeprägter Verwahrlosung können in Wunden Maden zu finden sein.

Zähne. Die Ausprägungen variieren von freiliegend (**Abb. 10.9**), abgebrochen und kariös bis fehlend. Neben starkem Mundgeruch ist je nachdem wie stark die Zähne geschädigt sind, die Nahrungsaufnahme erschwert, sodass eine Mangelernährung (Malnutrition) die Folge sein kann.

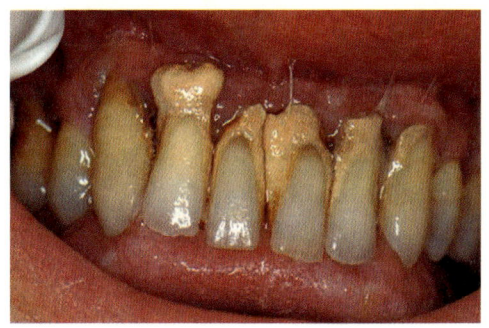

Abb. 10.9 ▶ Gebiss eines 50-jährigen Mannes. Front- und Eckzähne werden nur noch durch den Zahnstein im Kiefer gehalten.

10.3 Bei Pflegemaßnahmen mitwirken

10.3.1 Unterstützen beim Waschen am Waschbecken

Die Körperpflege am Waschbecken durchführen zu können (und nicht mehr im Bett mit einer Waschschüssel), hat für viele Patienten einen hohen Stellenwert. Zur Vorbereitung müssen alle Materialien und Hilfsmittel bereitgestellt sein. Dem Patienten sind alle Utensilien so zurechtzustellen, dass er sie ohne zusätzliche Anstrengung erreichen kann. Auch muss während des Waschens für einen ausreichenden Schutz der Intimsphäre gesorgt sein.

Die Reihenfolge der Körperpflege bestimmt der Patient anhand seiner individuellen Wünsche und Gewohnheiten. Hilfe wird meist beim Waschen des Rückens, der Beine und des Intimbereichs benötigt.

> **Merke** Führt der Patient die Körperpflege allein im Bad durch, so ist ihm die Klingelanlage in Reichweite zu legen. Das Nachfragen, ob Hilfe benötigt wird oder alles in Ordnung ist, kann Sicherheit vermitteln.

Weg zum Waschbecken. Er bedeutet für manche Patienten schon eine erhebliche Anstrengung, sodass sie die Körperpflege nicht nach eigenen Wünschen durchführen können. Sollte dies der Fall sein, kann der Patient auch mit einem Stuhl (Toilettenstuhl, Rollstuhl) in das Badezimmer gefahren werden (**Abb. 10.10**).

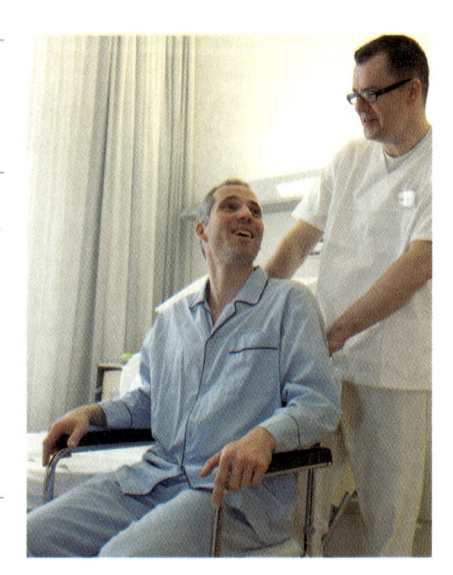

Abb. 10.10 ▶ Der Patient kann auch mit einem Stuhl in das Badezimmer gefahren werden.

Waschen des Intimbereichs. Hierfür ist es günstig, wenn der Patient sich vor das Waschbecken stellen kann. Folgendes ist notwendig:
- trockener Fußboden (Rutschgefahr!)
- bereit gestellte Waschutensilien
- Tragen von Schutzhandschuhen
- Möglichkeiten für den Patienten zum Festhalten

Sollte der Patient noch nicht oder nicht mehr genügend Kraft haben, um sich für die Intimpflege vor das Waschbecken zu stellen, kann dies auch später im Bett erfolgen.

> **Merke** Vielen Patienten tut es gut, im Rahmen der Körperpflege die Füße in eine Waschschüssel zu stellen und ein Fußbad zu nehmen. Zusatzeffekt ist, dass Sie die Beine sehr nass waschen können, ohne den Fußboden unter Wasser zu setzen.

10.3.2 Unterstützen beim Waschen im Bett

Vorbereitung

Auch bei dieser Pflegemaßnahme ist eine Grundbedingung, die Materialien vollständig vorzubereiten. Das spart Zeit und alle Vorgänge können zusammenhängend und ohne unnötige Pausen erfolgen. Folgendes wird für die Körperpflege bereitgestellt:
- 1–2 Handtücher und 1–2 Waschlappen
- 1 großes Handtuch zum Bedecken des Körpers
- Waschschüssel mit klarem Wasser, das nach Wunsch des Patienten temperiert ist

---

KURZFASSUNG

10.3 Bei Pflegemaßnahmen mitwirken

10.3.1 Unterstützen beim Waschen am Waschbecken
Zur Vorbereitung der Maßnahme werden alle Utensilien und Hilfsmittel so bereitgestellt, dass der Patient sie ohne zusätzliche Anstrengung erreichen kann.
Hilfe wird meist beim Waschen des Rückens, der Beine und des Intimbereichs benötigt.

Merke ◀

Der Patient kann auch mit einem Rollstuhl oder Toilettenstuhl ans Waschbecken gefahren werden.

Zum Waschen des Intimbereichs sollte der Patient möglichst vor dem Waschbecken stehen.

Merke ◀

10.3.2 Unterstützen beim Waschen im Bett
Vorbereitung
Materialien zur Körperpflege im Bett:
- je 2 Handtücher und Waschlappen
- 1 großes Handtuch
- Waschschüssel mit klarem Wasser

10 ▶ Sich waschen und kleiden

KURZFASSUNG

- Körper- und Hautpflegemittel, Deodorant
- Haarbürste/Kamm
- bei Männern alles zur Bartpflege
- Zahnbürste, Zahncreme, Zahnbecher, Wasser, bei Bedarf Mundwasser, Nierenschale
- Nachthemd/Pyjama
- Bettwäsche
- Wäscheabwurf

Organisation des Arbeitsplatzes

Auf dem Nachtschränkchen oder einem Extratisch werden alle benötigten Materialien übersichtlich angeordnet.
Wird Hilfe beim Drehen des Patienten benötigt, so wird das Vorgehen bereits vorher mit den Kollegen abgesprochen.

Lagern des Patienten

Die Oberkörperhochlagerung ist die günstigste Position für das Waschen im Bett.

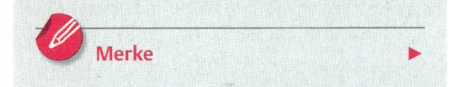

✎ Merke ▶

Praktische Durchführung

Bezüglich Wassertemperatur und Zusätzen werden, wenn möglich, die Patientenwünsche berücksichtigt.

Zum Schutz der Intimsphäre wird dem Patienten ein großes Handtuch übergelegt.

Wenn möglich, wäscht und trocknet der Patient das Gesicht selbst (**Abb. 10.12, 1**).

Die Augen werden vom äußeren zum inneren Lidwinkel gereinigt.

Die Haare werden so frisiert wie der Patient es gewohnt ist.

- Körper- und Hautpflegemittel, Deodorant
- Haarbürste/Kamm
- bei Männern alles zur Bartpflege
- Zahnbürste, Zahncreme, Zahnbecher, Wasser, bei Bedarf Mundwasser, Nierenschale
- Nachthemd/Pyjama
- Bettwäsche
- Wäscheabwurf

Materialien für die Pflegeperson. Die Pflegeperson benötigt Folgendes:
- Schutzschürze, um eine Keimverschleppung über die Dienstkleidung zu vermeiden.
- Einmalhandschuhe für die Reinigung der Intimzonen oder bei infektiösen Patienten.

Organisation des Arbeitsplatzes

Der Pflegende schafft sich und dem Patienten genügend Platz. Das Nachtschränkchen oder ein Extratisch wird freigeräumt, sodass alle benötigten Materialien darauf übersichtlich Platz haben. Das Tischchen wird auf eine angemessene Höhe eingestellt sein, sodass der Patient problemlos in die Waschschüssel greifen kann. Muss der Patient in flacher Rückenlage verbleiben, ist der obere Rand der Waschschüssel tiefer als die Matratze.
Wenn Hilfe beim Drehen des Patienten benötigt wird, so wird dies bereits vorher mit den Kollegen abgesprochen. So können Wartezeiten vermieden werden.

Lagern des Patienten

Lagerungshilfsmittel. Kissen, Decken, Schienen oder Keile werden zunächst aus dem Bett entfernt. Dem Patienten kann ein möglichst uneingeschränkter Handlungsraum eingeräumt werden.

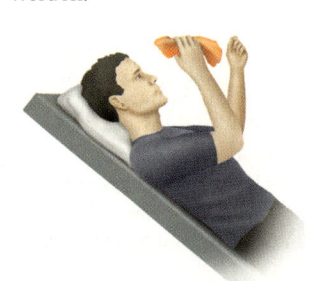

30°–45°-Oberkörperhochlagerung. Die günstigste Position des Patienten zur Körperpflege im Bett ist die **30°–45°-Oberkörperhochlagerung (Abb. 10.11)**. Der Patient kann sich leichter im Raum orientieren. Auch findet dann die Kommunikation zwischen Pflegeperson und Patient auf gleicher Höhe statt.

Abb. 10.11 ▶ Die 30°–45°-Oberkörperhochlagerung ist die günstigste Position für den Patienten.

✎ **Merke** Beachten Sie, dass die Lagerung des Patienten immer vom Befinden des Patienten und der Erkrankung abhängig ist. So dürfen z.B. Patienten mit einer unversorgten Wirbelkörperfraktur nur in flacher Rückenlage; Patienten mit einem Beckenfixateur meist nur geringfügig erhöht gelagert werden.

Praktische Durchführung

Das Waschen richtet sich nach den Wünschen des Patienten. Je nach der Situation können Veränderungen der Reihenfolge nötig sein.

Wassertemperatur und Zusätze. Zunächst werden die Wünsche zur Körperpflege erfragt: Wie soll die Wassertemperatur sein? Welche Zusätze wünscht der Patient? Besteht ein Interessenkonflikt zwischen Patientenwünschen und dem Ziel der Waschung, muss versucht werden, eine Einigung zu erzielen.

Entkleiden. Das Ausziehen des Nachthemds/Pyjamas kann gleich zu Beginn der Körperpflege erfolgen. Zum Schutz der Intimsphäre wird dem Patienten ein großes Handtuch übergelegt. Neigt der Patient zum Frieren, können Nachthemd oder Pyjama aber auch erst ausgezogen werden, wenn mit der Reinigung des Oberkörpers begonnen wird.

Gesicht, Hals und Nacken. Da das Gesicht ein sehr sensibler und intimer Bereich ist, wäscht und trocknet es der Patient möglichst selbst. Reichen die Fähigkeiten und Fertigkeiten nicht aus, kann dem Patienten der Waschhandschuh über die Hand gezogen werden. Die Pflegeperson unterstützt den Patienten, sodass der Patient sein Gesicht selbst waschen und trocknen kann (**Abb. 10.12, 1**).
Die Augen werden vom äußeren zum inneren Lidwinkel gereinigt, ggf. ist eine spezielle Augenpflege notwendig.

Haare. Sie werden so frisiert wie der Patient es gewohnt ist. Bei immobilen und unruhigen Patienten kann es sinnvoll sein, die Haare zusammenzubinden. So kann vermieden werden, dass sie sich verknoten und verfilzen.

Brust, Bauch, Arme. Sie werden nach Wunsch des Patienten gewaschen. Die Reihenfolge dabei spielt keine Rolle.

10.3 ▶ Bei Pflegemaßnahmen mitwirken

KURZFASSUNG 181

Rücken und Beine. Kann der Patient sich im Bett aufrichten, wird jetzt der Rücken gewaschen (**Abb. 10.12**, 2) und anschließend das frische Nachthemd oder der Pyjama angezogen. Es folgt das Waschen der Beine (**Abb. 10.12**, 3).
Kann oder darf sich ein Patient nicht aufrichten, werden zuerst die Beine gewaschen. Nach einem Wechsel des Wassers wird der Patient auf die Seite gelagert, der Rücken gewaschen und abgetrocknet.

Kann sich der Patient im Bett aufrichten, wird der Rücken im Sitzen gewaschen (**Abb. 10.12**, 2).
Kann sich der Patient nicht aufrichten, wird der Rücken in Seitenlage gewaschen.

Abb. 10.12 ▶ Unterstützen beim Waschen im Bett.

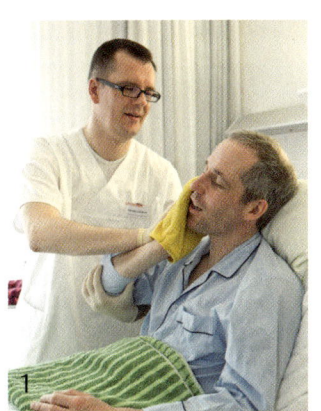

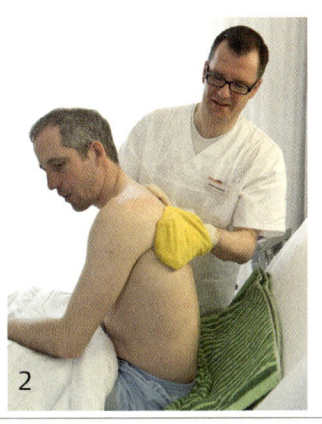

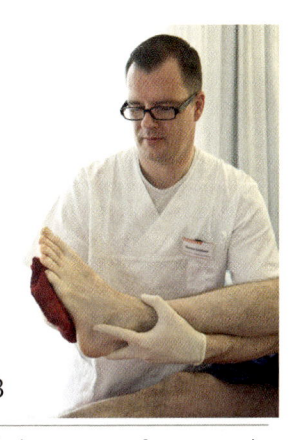

1 Waschen des Gesichts mit Unterstützung des Pflegehelfers. **2** Kann sich der Patient aufsetzen, wird der Rücken im Sitzen gewaschen. **3** Wenn Beine und Füße gewaschen werden, sollten dabei die Zehen und Zehenzwischenräume mit begutachtet werden.

Gesäß, Anus und Gesäßspalte. Diese werden von vorne nach hinten gereinigt, damit es zu keiner Keimverschleppung von Darmbakterien in Richtung Harnröhrenöffnung kommt. Für jede Wischrichtung wird ein neuer Einmalwaschlappen benutzt. Die Haut wird gut abgetrocknet.
Ggf. kann jetzt schon ein frisches Laken und falls erforderlich, ein Stecklaken oder eine Einmalunterlage eingebettet werden. Der Patient wird über den Rücken auf die andere Seite gedreht, damit die alte Bettwäsche entfernt und die frische durchgezogen und eingespannt werden kann. Wie sie das Bett neu beziehen, zeigt Ihnen die Fotoserie auf S. 143.

Gesäß, Anus und Gesäßspalte werden von vorne nach hinten gereinigt. Dazu werden möglichst Einmalwaschlappen verwendet.

Intimbereich. Nach einem Wasserwechsel wird nun der Intimbereich gereinigt. Begonnen wird mit der Reinigung der Oberschenkelinnenseiten, der Leisten und anschließend des Genitalbereichs. Dabei wird folgendermaßen vorgegangen:
- **Frau**: Äußere und innere Schamlippen werden von oben nach unten (zum Anus hin) gewaschen. Danach werden Harnröhrenöffnung und Scheidenvorhof gereinigt.
- **Mann**: Nach vorsichtigem Zurückschieben der Vorhaut werden Eichel und Harnröhrenöffnung gewaschen. Das Smegma (weißlich, gelbe, talgige Absonderung der Eichel- u. Vorhautdrüsen) wird entfernt. Anschließend wird die Vorhaut wieder vorgestreift und Glied und Hoden gewaschen und abgetrocknet.

Zur Reinigung des Intimbereichs wird mit den Oberschenkelinnenseiten und den Leisten begonnen. Anschließend folgt der Genitalbereich.

Nachbereitung
Am Schluss wird das gesamte Material weggeräumt, das Nachttischchen oder der Extratisch wischdesinfiziert und der Müll entsorgt.

Nachbereitung
Nachttisch oder Extratisch desinfizieren. Müll entsorgen.

✏ **Merke** Wenn Patienten viel Unterstützung und Zeit für die eigene Körperpflege benötigen, überprüfen Sie häufiger die Wassertemperatur.

✏ **Merke** ◀

10.3.3 Unterstützen beim Duschen
Viele Patienten duschen gern, besonders, wenn sie länger in ihrer Beweglichkeit eingeschränkt waren.
Bevor ein Pflegender das Angebot zum Duschen unterbreiten kann, muss jedoch sichergestellt sein, dass der Kreislauf und die Atmung des Patienten für diese Maßnahme stabil genug sind. Außerdem müssen die Kräfte und die körperliche Verfassung das Duschen erlauben. Daher sind vor Beginn des Duschens Blutdruck und Puls zu messen.

10.3.3 Unterstützen beim Duschen
Es muss sichergestellt sein, dass der Kreislauf und die Atmung stabil sind und die körperlichen Ressourcen des Patienten ausreichen. Deswegen werden Puls und Blutdruck vorher gemessen.

✏ **Merke** Ein warmes Raumklima im Bad kann für den Patienten auch belastend sein. Die Kombination von Anstrengung und Wärme kann zum Kreislaufversagen führen.

✏ **Merke** ◀

10 ▶ Sich waschen und kleiden

Vorbereitung s. S. 179

Praktische Durchführung

Vorbereitung

Hinweise zur Vorbereitung sind auf S. 179 zu finden.
Die Dusche sollte idealerweise barrierefrei, das heißt ohne Hindernisse zu begehen sein. Zur Sicherheit des Patienten ist zudem noch ein standsicherer Duschstuhl vorzubereiten.

Praktische Durchführung

Die Fotoserie in **Abb. 10.13** zeigt einen beispielhaften Ablauf des Duschens.

Abb. 10.13 ▶ Die Fotoserie zeigt das Duschen im Bad einer stationären Einrichtung.

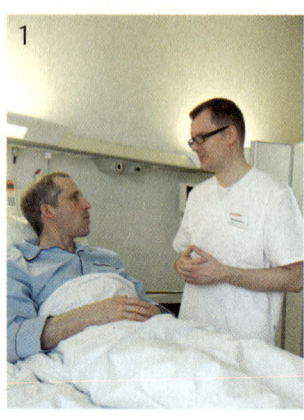

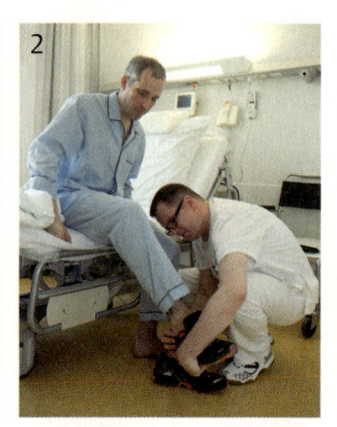

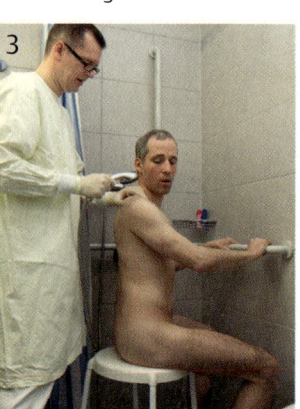

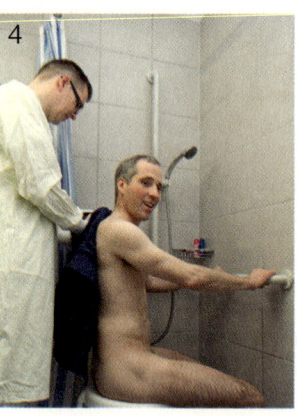

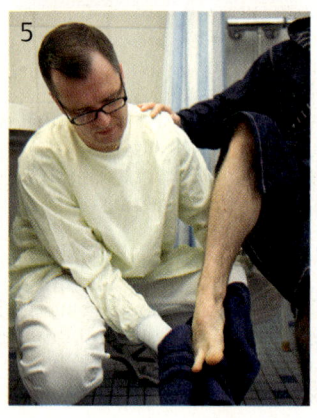

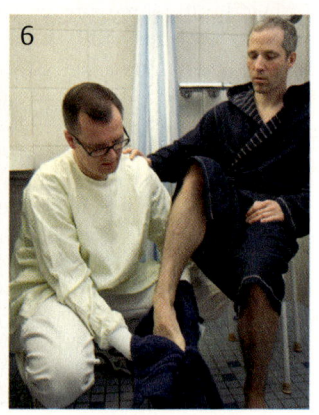

Vor dem Duschen sollte sich die Pflegeperson genau überlegen, wie das Duschen ablaufen soll und das Vorgehen dann mit dem Patienten besprechen. **1** Am Anfang steht die Information, die Frage nach dem Befinden und nach den Wünschen. **2** Auch für kurze Wege sollten unbedingt Schuhe angezogen werden, um für die nötige Sicherheit während des Transfers zu sorgen. **3** Der Patient kann sich beim Duschen an Haltegriffen festhalten. **4** Der Pfleger trocknet den Rücken ab. **5** Beine und Füße werden am Schluss abgetrocknet. **6** Ein Bademantel schützt vor Verdunstungskälte und wahrt die Intimsphäre des Patienten.

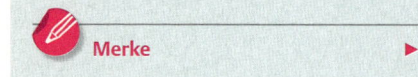

Merke ▶

Merke Kleben Sie Operationsverbände mit transparenten Folien ab, damit der Patient duschen kann.

10.3.4 Unterstützen beim Ganzkörperbad

Es darf **kein** Vollbad genommen werden bei
- instabilen Kreislaufverhältnissen, akuter Herzinsuffizienz,
- großflächigen und infizierten Wunden,
- Implantaten wie Kathetern und Drainagen,
- Bettruhe,
- erhöhtem Hirndruck.

10.3.4 Unterstützen beim Ganzkörperbad

Das Ganzkörperbad zur Reinigung hat in den letzten Jahrzehnten im stationären Bereich an Bedeutung verloren. Zudem ist die Erlaubnis zu einem Ganzkörperbad vorher beim Arzt einzuholen. Sie hängt nicht nur mit der körperlichen Fähigkeit des Patienten zusammen, sondern ist auch eng an Erkrankungen gebunden.

Absolute Kontraindikationen. Es darf kein Vollbad genommen werden bei
- **instabilen Kreislaufverhältnissen**, akuter Herzinsuffizienz,
- großflächigen und infizierten **Wunden**,
- **Implantaten** wie **Kathetern** und **Drainagen**,
- **Bettruhe**,
- **erhöhtem Hirndruck**.

Besondere Vorkehrungen ermöglichen trotz folgender Befunde ein Bad:
- chronische Herzinsuffizienz
- chronische, nicht infizierte Wunden (eventuell durch eine Plastiktüte schützen)

- Schienen und Verbände (eventuell durch eine Plastiktüte schützen)
- Patienten mit Strahlentherapie (sofern das Markierungsfeld nicht mit Wasser in Berührung kommt und die Hautfeuchtigkeit es zulässt)

Besonderheiten Kinder Bei Früh- und Neugeborenen sowie kleinen Säuglingen wird die Badedauer begrenzt:
- beim Säugling 3–5 Minuten
- beim Kleinkind 5–8 Minuten

Aus Sicherheitsgründen sollte nur wenig Wasser in der Wanne sein. Die Temperatur liegt zwischen 36–38 °C, sie wird mit einem Badethermometer unter der Wasseroberfläche gemessen. Hautärzte empfehlen bei Säuglingen mit gesunder Haut 1–2 Bäder pro Woche. Tägliches Baden zerstört den Säureschutzmantel der Haut.

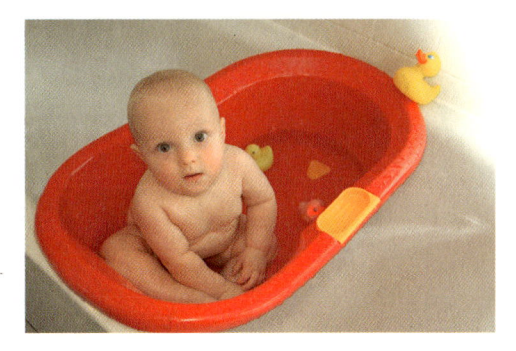

Abb. 10.14 ▸ Den meisten Kindern macht das Baden Spaß.

Vorbereitung

Um Infektionen zu vermeiden, muss das Bad hygienisch einwandfrei sein. Außerdem sollte das Bad eine angenehme warme Temperatur haben, um einer Unterkühlung des Patienten vorzubeugen.
Ist der Patient vollständig selbstständig, muss er im Notfall die Rufanlage problemlos erreichen können. Aber auch der Pflegende sollte immer die Rufanlage erreichen können. So kann er bei Bedarf Hilfe anfordern, ohne dass er sich vom Patienten abwenden muss. In jedem Fall sollte an die Badezimmertür ein Besetztschild angebracht werden, damit die Intimsphäre gewahrt bleibt. Im Bad sind neben den benötigten Körperpflegeprodukten ausreichend Handtücher bereitzuhalten.

Praktische Durchführung

Die Bildserie in **Abb. 10.16** zeigt beispielhaft das Baden eines Patienten. Ist der Patient noch hilfebedürftig oder unsicher, muss der Ablauf angepasst werden. Deshalb ist es wichtig, sich immer vorweg über die aktuelle Situation des Patienten zu erkundigen. Nur so können sein Hilfebedarf und seine Leistungsfähigkeit eingeschätzt werden. Auf dieser Grundlage können anschließend auch die richtigen Hilfsmittel ausgewählt werden.
Ein zweckmäßig eingerichtetes Bad sollte enthalten:
- eine gut zugängliche, freistehende (unterfahrbare) Badewanne
- Halte- und Hebevorrichtungen in der Wanne
- eventuell einen Badewannenlifter (**Abb. 10.15**)
- Sitzmöglichkeit (Stuhl oder Hocker)
- Nackenkissen und rutschfeste Wanneneinlage
- frische Vorlage vor der Badewanne
- bewegliche Dusche für die Haarwäsche und zum abschließenden Abduschen des Körpers
- Ablage für alle notwendigen Materialien, z. B. frische Wäsche, Toilettenartikel, Inkontinenzvorlagen

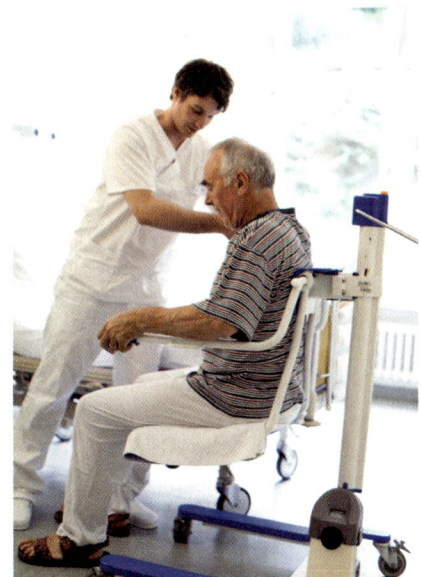

Abb. 10.15 ▸ Ein Badewannenlifter ermöglicht rückenschonendes Arbeiten und Sicherheit für den Patienten.

Merke Sollte der Kreislauf des Patienten während des Badens versagen, betätigen Sie die Rufanlage, ziehen Sie den Stöpsel heraus und sorgen Sie dafür, dass der Kopf des Patienten immer über dem Wasser bleibt.

KURZFASSUNG

Besonderheiten Kinder

Vorbereitung
Das Bad muss gereinigt und sollte warm sein.
Kann der Patient selbstständig baden, muss die Rufanlage problemlos für ihn erreichbar sein.
An der Tür sollte das Besetztschild angebracht werden.

Praktische Durchführung
Vor dem Baden sollte der aktuelle Hilfebedarf bzw. die Leistungsfähigkeit des Patienten eingeschätzt werden.

Merke

Abb. 10.16 ▶ Die Fotoserie zeigt das Baden in einer stationären Einrichtung.

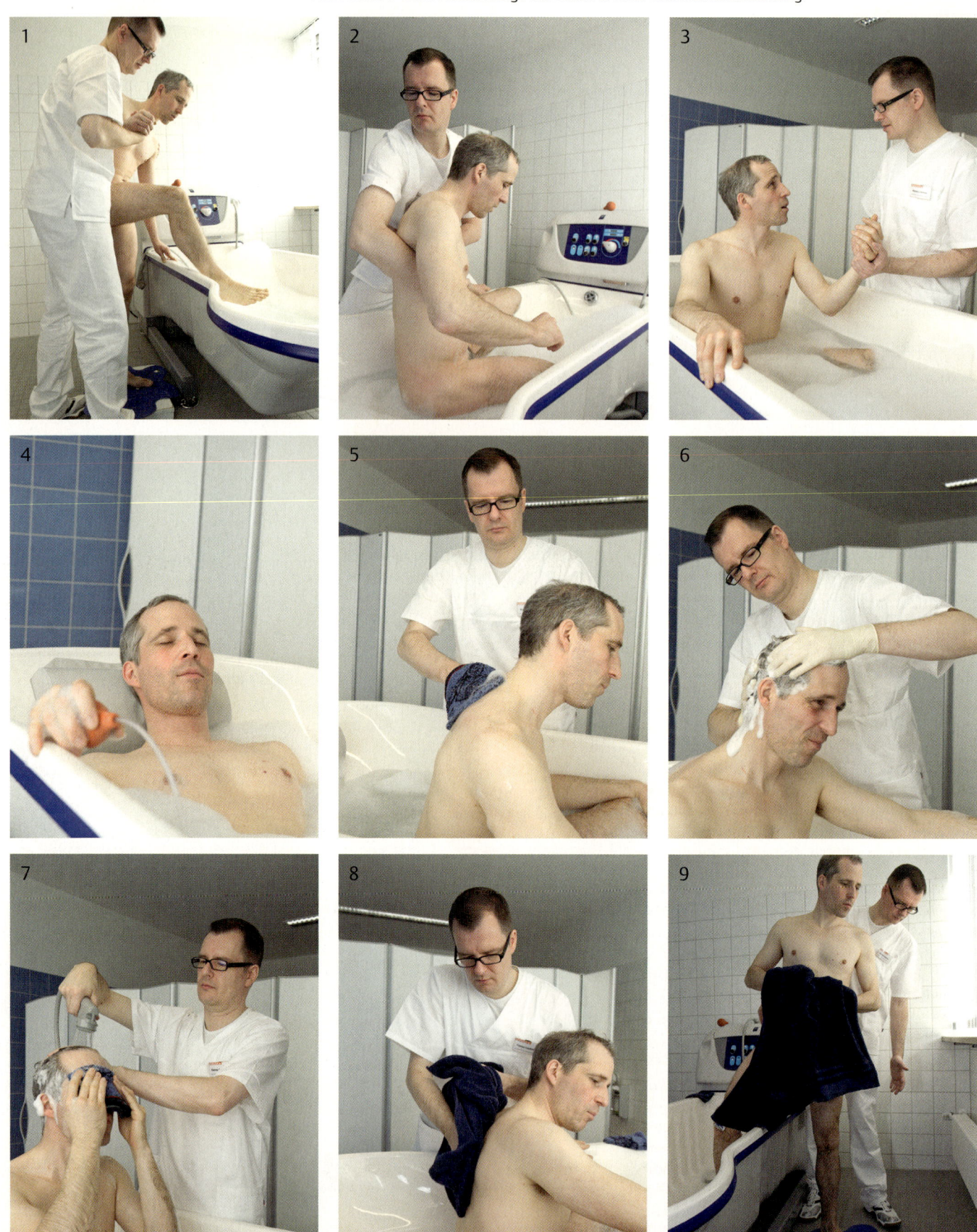

1 Mit Unterstützung steigt der Patient in die Badewanne. **2** Der Pfleger ist jederzeit bereit, um zu helfen. **3** Lassen Sie dem Patienten Zeit, damit der Kreislauf sich stabilisiert. **4** Mit der Klingel in Reichweite kann der Patient auch allein gelassen werden. **5** Der Pfleger übernimmt das Waschen des Rückens. **6** Wenn möglich, werden die Haare mitgewaschen. **7** Beim Ausspülen sollte kein Schaum in die Augen gelangen. **8** Das Wasser wird ausgelassen, während der Patient noch sitzt. Es kann bereits mit dem Abtrocknen begonnen werden. **9** Das Aussteigen aus der Badewanne erfolgt langsam und in mehreren Schritten.

10.3.5 Einsatz von Pflegehilfsmitteln

Hautpflege

Definition Unter Hautpflege werden alle Maßnahmen verstanden, die zum Erhalt oder zur Wiederherstellung des physiologischen Hautzustands führen.

Merke Von besonderer Bedeutung für die Pflege ist der Säureschutzmantel, der auf der Hautoberfläche durch Schweiß, Talg und Kohlendioxid gebildet wird. Der pH-Wert von 4,5 bis 6,5 darf z. B. durch aggressive Seifen nicht geschädigt werden.

Abb. 10.17 ▶ Intertrigo bei einem Säugling im Urogenitalbereich, sogenannte Windeldermatitis (aus Sitzmann 2002).

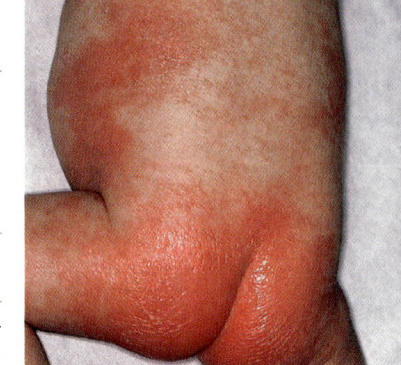

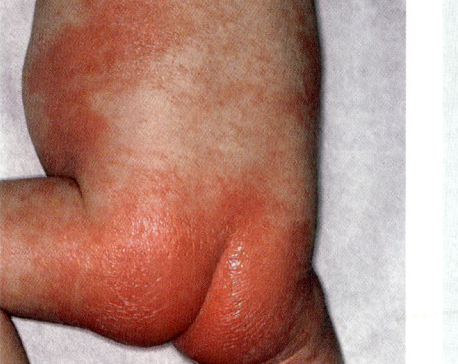

Eine spezielle Hautpflege sollte immer erfolgen, wenn
- der Hautzustand vom Normalzustand abweicht/sich verändert,
- spezielle Erkrankungen (z. B. Schuppenflechte, Neurodermitis) vorliegen oder
- der Patient sich nicht mehr eigenständig pflegen kann (Selbstpflegedefizit).

Aber auch Bedingungen im Krankenhaus können eine Veränderung der Hautpflege notwendig machen. Z. B. üben die Klimaanlage und das Tragen von Antithrombosestrümpfen einen negativen Einfluss auf die Hautfeuchtigkeit aus.
Pflegende sind sich dieser Einflussfaktoren bewusst und tragen durch ihr Handeln zum Erhalt der Hautfeuchtigkeit und des Fettgehalts der Haut bei. Spezifische Hautsituationen sind z. B.
- Pflege bei Inkontinenz,
- Hautpflege bei Intertrigogefahr und Intertrigo (Wundsein in Bereichen, wo Haut auf Haut liegt, z. B. Bauchfalten, Achseln),
- Juckreiz.

Besonderheiten Kinder Bei Windeldermatitis (**Abb. 10.17**) oder Pilzinfektionen im Genitalbereich darf kein Öl zur Reinigung verwendet werden. Öl brennt auf wunder Haut und begünstigt das Pilzwachstum.

Hautpflegemittel. Als Hautpflegemittel stehen verschiedene Präparate zur Verfügung. Diese können nach Rücksprache mit der zuständigen Pflegefachkraft bzw. dem behandelnden Arzt eingesetzt werden, z. B.
- alkoholische und ölige Lösungen,
- Puder, Salben, Pasten,
- lipophile Creme (W/O),
- hydrophile Creme (O/W).

Badezusätze. Damit das warme Wasser die Hautoberfläche nicht entfettet und austrocknet, werden pH-neutrale Badezusätze verwendet. Sie enthalten neben reinigenden Substanzen auch rückfettende, hautpflegende Zusätze wie Kräuterextrakte oder ätherische Öle und erhalten den Schutzfilm der Haut. Welcher Zusatz für den jeweiligen Hauttyp richtig ist, muss langfristig beobachtet werden (Vorsicht bei Allergiegefahr). Folgende Badezusätze werden verwendet: Ölbäder oder Ölcremebäder, Bademilch, Badesalze.
Auf dem Markt erscheinen immerzu neue Präparate zur Körperpflege. Pflegehelfer müssen dies kritisch beobachten, ggf. den Patienten/Bewohner bei seiner individuellen Auswahl beraten, aber auch oft stellvertretend entscheiden. Jedes Mittel, das zur Körperpflege verwendet wird, hat eine Wirkung und manchmal auch Nebenwirkung auf die Haut.
Tab. 10.1 zeigt die Eigenschaften und Wirkungen von Waschzusätzen auf die Haut.

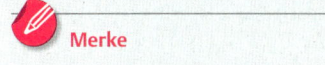

Merke Häufig genügt klares Wasser zur Reinigung und Erfrischung. Die Wassertemperatur bestimmt der Patient. Es sollte jedoch beachtet werden, dass niedrigere Wassertemperaturen die Haut weniger austrocknen, möglichst 10–15 °C unter Körpertemperatur (Bienstein 2003). Auch über Waschzusätze bestimmt der Patient.

Tab. 10.1 ▶ Waschzusätze und deren Wirkung auf die Haut.

Eigenschaft	Wirkung auf die Haut	Fazit für die Pflege
Wasser		
<ul><li>guter Wärmeleiter (Entzug oder Zufuhr von Wärme)</li><li>Wassertemperatur 10–34 °C: wird als kühl/kalt empfunden</li><li>Wassertemperatur > 37 °C: wird als warm/heiß empfunden</li><li>löst je nach Temperatur körpereigenes Talgdrüsensekret</li></ul>	<ul><li>reinigend<ul><li>wasserlösliche Schmutzanteile</li><li>Staub</li><li>zucker- und salzhaltige Stoffe</li><li>Schweiß</li></ul></li><li>austrocknend durch Verdunstung körpereigenen Wassers</li><li>Verlust der Wasserbindungsfähigkeit durch Auswaschen von Eiweißbausteinen</li><li>Lösen von Talgdrüsensekret</li></ul>	<ul><li>die als angenehm empfundene Wassertemperatur ist bei jedem Menschen sehr unterschiedlich und muss beachtet werden.</li><li>Die Wassertemperatur ist dem Hauttyp anzupassen.</li></ul>
Seife		
<ul><li>primär alkalisch: pH 8–11</li><li>enthält hydro- und lipophile Anteile</li><li>weitere mögliche Zusätze:<ul><li>rückfettende Substanzen (Wollwachs, Fette)</li><li>Alkohole</li><li>Parfümöle</li><li>Desinfektionsmittel</li><li>Antibiotika</li></ul></li></ul>	<ul><li>Lösen von nicht wasserlöslichem Schmutz</li><li>austrocknend durch Verdunstung körpereigenen Wassers</li><li>Lösen des Hydro-Lipidmantels</li><li>Aufquellen der Hornhaut und Juckreiz durch Eindringen von Alkalisalzen in die Haut</li><li>Rückfettung nicht ausreichend</li><li>Deoseifen zerstören die Hautflora und reduzieren die Immunabwehr</li></ul>	<ul><li>zur Normalisierung des Hydro-Lipid-Mantels und des pH-Werts benötigt die Haut zwischen 0,5–3 Stunden.</li><li>Seifenlauge muss sehr gründlich von der Haut entfernt werden.</li><li>Haut rückfetten</li></ul>
Flüssigseife		
<ul><li>Seife mit 84% Wasseranteil</li><li>z. T. Zusatz von Fettsäuren (Kokos-, Rizinusöl und rückfettende Substanzen)</li></ul>	<ul><li>Wirkung wie Seife</li><li>Fettsäuren können hautreizend wirken</li></ul>	s. Seifen
Syndet		
<ul><li>wasch- und oberflächenaktive Substanzen (Tenside)</li><li>enthalten hydro- und lipophile Anteile</li><li>rückfettende Anteile, z. B. Paraffin, Sojabohnen, Olivenöl</li><li>Zusätze zur pH-Regulierung</li></ul>	<ul><li>Wirkung wie Seifen, jedoch in geringerer Intensität</li><li>Rückfettung nicht ausreichend</li></ul>	<ul><li>Mittel der Wahl bei normaler, problemloser Haut</li><li>keine Syndets bei trockener, zu Allergien neigender Haut</li><li>rückfettende Lotionen erforderlich</li><li>Überdosierungen können auch normale Haut schädigen</li><li>Syndets müssen wie Seifen gründlich von der Haut abgespült werden</li></ul>
Badeöl		
<ul><li>Badeöle ohne Emulgator (Spreitungsöle)<ul><li>verbinden sich nicht mit dem Wasser</li><li>können nicht flächenhaft aufgetragen werden</li></ul></li><li>Badeöle mit Emulgator<ul><li>verbinden sich mit dem Wasser</li><li>flächenhaftes Auftragen möglich</li></ul></li></ul>	<ul><li>hohes Rückfettungspotenzial</li><li>kann die Hautporen verstopfen (Vorsicht bei Fieber)</li></ul>	<ul><li>Badeöle mit Emulgator – das Mittel der Wahl bei trockener Haut</li><li>sollen keine Zusatzstoffe wie Duftessenzen oder Desinfektionsmittel enthalten</li><li>Häufigkeit der Anwendung je nach Hautbild</li><li>Haut nur abtupfen, damit der Ölfilm auf der Haut nicht zerstört wird</li></ul>

Einsatz von textilen Materialien

In vielen Einrichtungen werden 1 Waschlappen und 1 Handtuch (für den einmaligen Gebrauch), und zusätzlich Einmal-Waschlappen für den Genitalbereich verwendet (besonders bei Stuhlinkontinenz).

Einsatz von textilen Materialien

Über den Gebrauch von Waschlappen und Handtüchern gibt es verschiedene Ansichten. Grundsätzlich ist jede Variante richtig, die den hygienischen Anforderungen entspricht. Die Wünsche des Patienten werden nach Möglichkeit berücksichtigt. In vielen Einrichtungen werden 1 Waschlappen und 1 Handtuch (für den einmaligen Gebrauch), und zusätzlich Einmal-Waschlappen für den Genitalbereich verwendet (besonders bei Stuhlinkontinenz).

Merke Oft richtet sich die Verwendung der Waschlappen und Handtücher nach ihren Farben: Hellere Farben werden für das Waschen und Trocknen des Oberkörpers verwendet, dunklere eher für den Unterkörper.

10.3.6 Unterstützen beim Zähneputzen, bei der Mund- und Zahnprothesenpflege

Können Patienten die Mundpflege nicht selbstständig durchführen, müssen sie dabei unterstützt werden. Das ist meist der Fall, wenn körperliche Fähigkeiten (muskuläre Schwäche) oder körperliche Fertigkeiten (Einschränkungen durch Verbände, Schwellungen) nicht ausreichen. Dazu muss auch hier immer vor Beginn der Maßnahmen neu festgelegt werden, inwieweit Unterstützung erforderlich ist. Im Idealfall führt der Patient die Mundpflege am Waschbecken durch. Positiver Nebeneffekt ist dann zugleich auch die Mobilisation an das Waschbecken.
Dem nicht selbstständigen Patienten ist morgens und abends sowie nach jeder Mahlzeit die Möglichkeit zur Mundpflege einzuräumen.

Besonderheiten Kinder Die Zahnpflege bei Kindern nimmt zur Karies- und Parodontitisprophylaxe einen hohen Stellenwert ein:
- Zahncreme gibt es als Kinderzahncreme und Juniorzahnpasta.
- Eine erbsengroße Menge Zahnpasta ist ausreichend.
- Für kleine Kinder gibt es Zahnbürsten mit abgewinkeltem Zahnbürstengriff, die sie mit der Faust gut greifen können.
- Kinder können gut spielerisch mit buntem Zahnputzzubehör, bebilderten Broschüren oder Bilderbüchern an das Thema herangeführt werden. Es bietet sich auch an, an einer Puppe die Zahnpflege zu zeigen.
- Die Zähne werden nach den Mahlzeiten bzw. nach dem Verzehr von Süßigkeiten geputzt.
- Die Dauer des Putzens beträgt ca. 3 Minuten, dabei kann eine Sanduhr verwendet werden.
- Geputzt wird von Rot nach Weiß, das heißt vom Zahnfleisch zu den Zähnen hin.
- Nach dem Putzen wird die Mundhöhle ausgespült.

Material
Folgendes wird zur Zahnpflege bereitgestellt:
- Handtuch
- Zahnbecher mit Wasser
- Zahnbürste und Zahncreme
- Nierenschale
- ggf. weitere Pflegemittel wie Zahnseide, Mundwasser, Lippencreme

Merke Fragen Sie den Patienten, welche Temperatur das Zahnputzwasser haben soll. Patienten mit empfindlichen Zahnhälsen verwenden häufig warmes Wasser, während andere kaltes Wasser vorziehen.

Vorbereitung
Bevor mit der Mund- und Zahnpflege begonnen werden kann, ist das Material vollständig auf einem desinfizierten Arbeitstisch zu richten. Dabei ist zu beachten, dass der Arbeitsplatz so organisiert ist, dass noch genügend Handlungsfreiraum für den Pflegehelfer besteht.
Liegen bei dem Patienten Zu- bzw. Ableitungen, werden diese zuvor abgesichert. Anschließend wird der Patient möglichst in eine sitzende Position gebracht. Sofern der Patient eine Magensonde hat, ist sie mit einem Ablaufbeutel zu versehen und unter Körperniveau zu hängen.

Unterstützen bei eingeschränkten körperlichen Fähigkeiten
Aus verschiedenen Gründen kann es möglich sein, dass der Patient nicht in der Lage ist, den Arm zu heben oder ihn für die Dauer der Mundpflege zu halten. Um den Patienten bei der Mundpflege zu unterstützen, steht die Pflegehelferin möglichst etwas neben dem Patienten (**Abb. 10.18**).

KURZFASSUNG

Merke

10.3.6 Unterstützen beim Zähneputzen, bei der Mund- und Zahnprothesenpflege
Der Patient wird unterstützt, wenn seine körperlichen Fähigkeiten oder Fertigkeiten nicht ausreichen, um die Mundpflege selbst durchzuführen.
Die Möglichkeit zur Mundpflege ist dem Patienten morgens, abends sowie nach jeder Mahlzeit einzuräumen.

Besonderheiten Kinder

Material
- Handtuch
- Zahnbecher mit Wasser
- Zahnbürste und Zahncreme
- Nierenschale
- ggf. Pflegemittel

Merke

Vorbereitung
Der Patient wird zur Mundpflege möglichst in eine sitzende Position gebracht.

Unterstützen bei eingeschränkten körperlichen Fähigkeiten
Ist der Patient zu schwach, die Mundpflege allein durchzuführen, wird er dabei unterstützt (**Abb. 10.18**).

Abb. 10.18 ▶ Unterstützung bei der Zahnpflege.

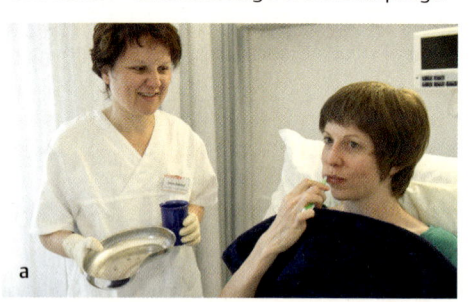

a Die Pflegehelferin reicht Zahnbürste, Nierenschale und Zahnputzbecher an.

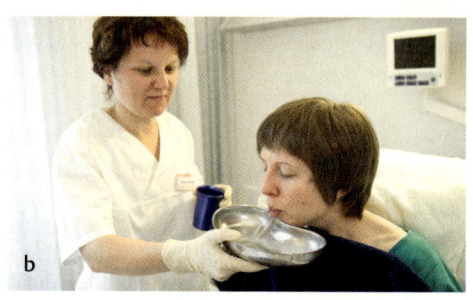

b Zum Ausspülen des Mundes hält die Pflegehelferin der Patientin eine Nierenschale vor.

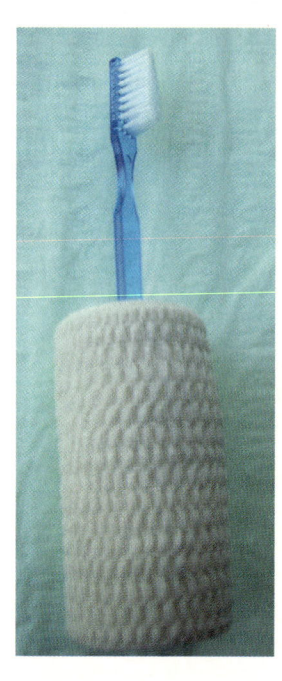

Bei einigen Erkrankungen, z. B. rheumatischer Arthritis, ist besonders die Beweglichkeit der Finger eingeschränkt. Die Patienten können dann vor allem leichte und feine Gegenstände schlecht greifen. Bei der Zahnbürste kann eine Griffverstärkung (**Abb. 10.19**) vorgenommen werden, indem der Zahnbürstenstiel in einen elastischen Wickel gesteckt wird.

Übernahme der Mundpflege

Folgende Gründe können einen Patienten daran hindern, die Mundpflege selbst durchzuführen:
- Verletzung beider Arme
- komatöser und/oder sedierter Patient
- Schlaganfall
- geistige Behinderung
- Patient liegt im Sterben

Auch darf der Patient die Mundpflege nicht selbstständig durchführen, wenn er frisch in der Mundhöhle operiert wurde.

Abb. 10.19 ▶ Zahnbürste mit verstärktem Stiel.

Übernahme der Mundpflege

Gründe können sein:
- Verletzung beider Arme
- Koma
- Schlaganfall
- geistiger Behinderung
- Sterbephase

Praxistipp ▶

Praxistipp Der Mund zählt zum Intimbereich des Menschen. Was muss ich beachten, damit ich angemessen sensibel bei der Mundpflege vorgehe?

Der Mund muss vorsichtig gepflegt werden. Zuvor ist das Einverständnis des Patienten einzuholen.

- Inspizieren Sie den Mund vor und nach der Pflege mithilfe einer Lichtquelle (Taschenlampe, Punktleuchte).
- Gehen Sie dabei vorsichtig vor, sodass kein Würgereiz ausgelöst wird. Hat der Patient keine oder verminderte Schutzreflexe kann er sich ggf. verschlucken und so Speisereste in die Luftröhre oder Lunge gelangen.
- Auch wenn keine Nahrung aufgenommen wird, muss die Zahnpflege mindestens 2 × täglich erfolgen.
- Bei blutungsrelevanten Gerinnungsstörungen muss meist vorübergehend auf das Zähneputzen verzichtet werden. Stattdessen können Sie mit einer Munddusche die Zahnzwischenräume reinigen und mit einem um den Finger gewickelten Tupfer, die Zahnoberfläche grob säubern.
- Je nach Patient werden eventuelle therapeutische Zusätze in der Mundspüllösung benötigt. Dazu stehen Ihnen natürliche und chemische Substanzen zur Verfügung. Natürliche Substanzen sind wegen der besseren Patiententoleranz und des niedrigeren Allergiepotenzials vorzuziehen.
- Werden Fertiglösungen verwendet, ist die benötigte Menge abzufüllen. Versehen Sie die Lösung mit dem Patientennamen und dem Anbruchdatum.
- Entfernen Sie auch Zungenbeläge (**Abb. 10.20**). Sie sind ein idealer Nährboden für Keime.
- Führen Sie bei sehr trockener Mundschleimhaut und vorhandenen Defekten die Mundpflege häufiger (1–2-mal stündlich) durch. Defekte heilen in feuchtem Milieu besser ab.

> **Merke** Um Infektionen zu vermeiden, müssen Tees zur Mundpflege mindestens alle 8 Stunden erneuert werden.

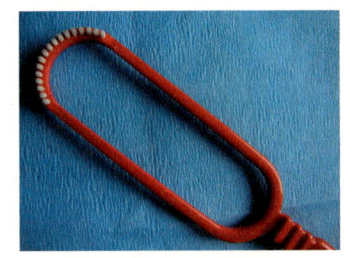

Abb. 10.20 ▶ Mithilfe einer Zungenbürste können Zungenbeläge entfernt werden.

Vorbereitung

Patient. Zunächst ist der Patient über die Maßnahme zu informieren. Das benötigte Material wird vorbereitet und der Patient in Oberkörperhochlage gebracht. Wird der Patient über eine Magensonde ernährt, wird für die Zeit der Mundpflege mit der Gabe der Sondennahrung pausiert. Dazu wird die Magensonde mit einem Ablaufbeutel versehen und unter Körperniveau gehängt. Sprechen Sie dies ggf. mit der verantwortlichen Pflegefachkraft ab.

Material. Folgendes Material wird benötigt und steht bereit:
- Handtuch
- Zahnbecher mit Wasser
- Zahnbürste und Zahncreme
- Nierenschale
- Mundspatel
- ggf. Watteträger bzw. Kugeltupfer und Peanklemme
- ggf. weitere Pflegemittel wie Zahnseide, Mundwasser, Lippencreme
- ggf. angeordnete Lokaltherapeutika
- ggf. Absaugkatheter
- Lichtquelle
- Abwurf

Abb. 10.21 ▶ Material zur Mundpflege.

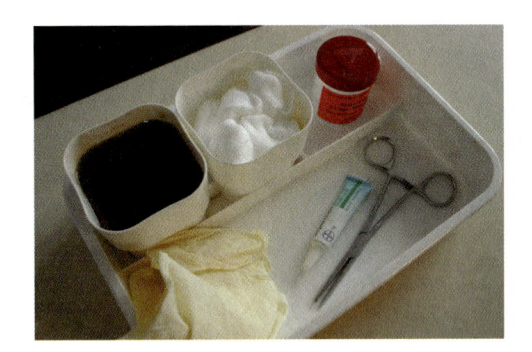

Personal. Die Pflegeperson beachtet Folgendes:
- Händedesinfektion
- Einmalhandschuhe
- Einmalschürze
- ggf. Mundschutz

Praktische Durchführung
- Mundhöhle mithilfe eines Mundspatels und einer Lichtquelle inspizieren
- ggf. eine erste grobe Reinigung durchführen
- Situation bzw. Veränderungen feststellen und beurteilen (**Tab. 10.2**)
- benötigte Pflegemittel auswählen, z.B. Zitronenstäbchen, Bepanthen-Lösung 5 %, Hexoral-Lösung, Chlorhexamed-Lösung, Wasserstoffperoxid (H_2O_2) 3 %-Lösung, Kamille, Salbei, Thymian
- Zähne putzen oder Mund mithilfe eines Kugeltupfers reinigen
- Mund gründlich spülen oder auswischen
- Mundraum erneut inspizieren: Sind alle Speisereste und Beläge entfernt? Wurden alle Veränderungen an Mundschleimhaut, Zahnfleisch, Zunge oder Zähnen tatsächlich erfasst?
- ggf. Pflegemittel oder verordnete Therapeutika auftragen
- Lippen eincremen

> **Besonderheiten Kinder** Wenn ein Kind den Mund nicht öffnet, kann es dazu angeregt werden, indem mit dem Finger langsam vom Jochbeinbogen zum Mundwinkel gestrichen oder die Lippen kreisförmig bestrichen werden.

> **Merke** Erfolgt die Reinigung des Mundes mit Kugeltupfern und Peanklemme, muss darauf geachtet werden, dass die Klemme vollständig vom Tupfer umgeben ist, um die Verletzungsgefahr zu reduzieren (**Abb. 10.22**).

KURZFASSUNG

Merke

Vorbereitung
- Patienten informieren.
- Material vorbereiten.
- Hände desinfizieren.
- ggf. Schutzkleidung anlegen.

Praktische Durchführung
- Mundhöhle inspizieren
- Veränderungen beurteilen
- Pflegemittel auswählen
- Zähne reinigen
- Mund spülen
- Mund inspizieren
- ggf. Pflegemittel/Therapeutika auftragen

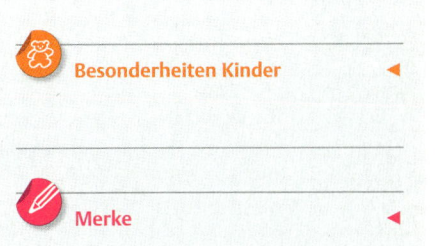

Besonderheiten Kinder

Merke

Abb. 10.22 ▶ Mundpflege mit Kugeltupfer.

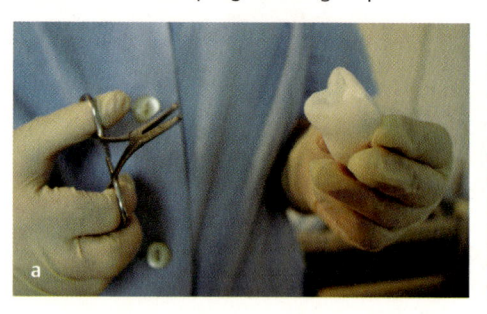

a Der Kugeltupfer wird mithilfe der Peanklemme festgehalten, sodass ein Verrutschen unmöglich ist.

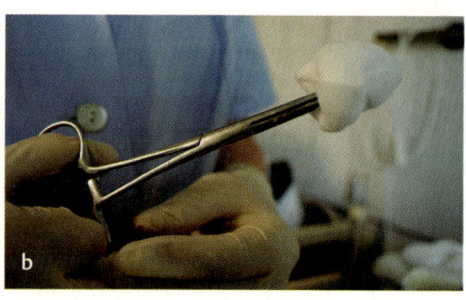

b Der Tupfer muss dabei die Klemme vollständig umgeben. Nur so können Verletzungen vermieden werden.

Tab. 10.2 ▶ Pflegemaßnahmen bei Veränderungen in der Mundhöhle.

Veränderungen	Anzeichen / Symptome	Ursachen	Maßnahmen
Entzündung der Mundschleimhaut (Stomatitis)	- gerötete, geschwollene Schleimhaut - schmerzhaftes Schlucken - Mundgeruch	- Entzündung der Mundschleimhaut - oft als Begleiterkrankung z. B. einer fiebrigen Erkrankung	- Achtung: Arzt hinzuziehen - Spülen mit Kamille, Salbei oder Myrrhe als Aufguss oder Lösung
trockener Mund	- Zunge klebt am Gaumen - fehlender Speichelsee unter der Zunge	- zu geringe Flüssigkeitsaufnahme (Dehydratation) - verstärkte Mundatmung - keine orale Ernährung (PEG) - verminderter Speichelfluss	- aufgenommene Flüssigkeitsmenge sollte mehr als 2 l am Tag betragen - Trinkplan/Bilanzierung - stündlich (bei jedem Kontakt) Flüssigkeit anbieten - Lieblingsgetränke ermitteln und anbieten - gewohnte/geeignete Trinkgefäße verwenden - Speichelfluss anregen durch Dörrobst, Kauen auf Brotrinde, evtl. Kaugummi - intensive behutsame Mundpflege
Einrisse der Haut (Rhagaden)	- spröde, aufgerissene Lippen - kleine, schmerzhafte Spalten an den Lippen oder Mundwinkeln	- Abwehrschwäche - Flüssigkeitsmangel - fiebrige Erkrankungen	- ausreichende Flüssigkeit - Lippenpflege mit Lippensalbe (Bepanthen, evtl. Fettstift) - intensive behutsame Mundpflege
Pilzinfektion der Mundschleimhaut (Soor)	weiße, festsitzende Beläge in der Mundhöhle, die sich nicht wegwischen lassen	Pilzinfektion (Candida albicans)	- Achtung: Arzt hinzuziehen - Absprache mit behandelndem Arzt zur Diagnoseabklärung - Mykotikum nach Anwendungsangaben des Arztes - intensive behutsame Mundpflege
Beläge und Borken auf der Zunge	gelbliche, braune Beläge, die in Schichten aufliegen	- mangelnde Mundpflege - schlechter Allgemeinzustand - zu geringe Flüssigkeitszufuhr (Dehydratation) - verstärkte Mundatmung	- Borken aufweichen, evtl. mit Butter, Rosenhonig (Achtung, nicht bei Schluckstörungen) - Mundpflege mit Zitronenwasser (nicht bei offenen Stellen) - Borken nicht abreißen (Verletzungsgefahr) - intensive behutsame Mundpflege (2-stündlich)

10.3 ▶ Bei Pflegemaßnahmen mitwirken — KURZFASSUNG — 191

Tab. 10.2 ▶ Fortsetzung.

Veränderungen	Anzeichen	Ursachen	Maßnahmen
schmerzhafte Entzündungen (Aphthen)	von einem geröteten Rand umgebene, weißliche, geschwollene, schmerzhafte Hautdefekte der Mundschleimhaut	▪ schlechter Allgemeinzustand ▪ Immunschwäche ▪ Begleiterscheinung von onkologischen Erkrankungen und Verdauungsstörungen	▪ Achtung: Arzt hinzuziehen ▪ nach Absprache mit dem behandelnden Arzt schmerzlindernde Medikamente (Spray, Lösung oder Lutschtabletten) anwenden ▪ intensive behutsame Mundpflege
Zahnfleischentzündung (Parodontitis), Zahnfleischschwund (Parodontose)	▪ Rötung, ▪ Schwellung ▪ Entzündung des Zahnfleisches ▪ Bildung von Zahnfleischtaschen	▪ mangelnde Mundhygiene ▪ Veranlagung	▪ Achtung: Zahnarzt hinzuziehen ▪ Reduktion der zuckerhaltigen Nahrungsmittel (Zucker fördert das Keimwachstum) ▪ Absprache mit behandelndem Arzt zur Diagnoseabklärung ▪ Medikamente nach Anwendungsangaben des Arztes ▪ intensive behutsame Mundpflege
Lippenherpes (Herpes labialis)	brennende, schmerzhafte Bläschen auf den Lippen und in den Mundwinkeln	Virusinfektion bei Immunschwäche, Stress oder Fieber	▪ Achtung: Handschuhe tragen, Infektionsgefahr/Arzt hinzuziehen ▪ Behandlung der Grunderkrankung nach Absprache mit dem behandelnden Arzt ▪ lokale Behandlung mit Virostatika (Aciclovir) nach ärztlicher Verordnung
Entzündung der Ohrspeicheldrüse (Parotitis)	sehr schmerzhafte Schwellung der Ohrspeicheldrüse	behinderter Sekretabfluss	▪ Anregung der Kautätigkeit durch Brotrinde, Trockenobst, Kaugummi usw. ▪ Parotitismassage: Die Ohrspeicheldrüse wird dazu mit dem Zeige-, Mittel und Ringfinger in kleinen Kreisen massiert.

Merke Um Pilzinfektionen der Mundschleimhaut zu vermeiden, wird die Mundschleimhaut feucht gehalten. Ist der Speichelfluss gestört, kann er z. B. durch den Verzehr von saurem Obst und Getränken, das Lutschen von sauren Bonbons oder durch eine erhöhte Kautätigkeit (z. B. Kaugummikauen, Essen von Dörrobst) angeregt werden.

Merke

Zahnprothesenpflege

Sowohl die Voll- als auch die Teilprothese werden nach jeder Mahlzeit gereinigt. So können Speisereste, die sich an den Klammern oder zwischen Gaumen und Prothesendach festgesetzt haben, entfernt werden.

Unterstützen bei der Zahnprothesenpflege. Kann der Patient die Pflege selbstständig durchführen, muss ihm lediglich das benötigte Material (Nierenschale, Zahnbürste, Zahncreme, eventuell Haftcreme) angereicht werden. Da auch Speise- und Haftcremereste auf der Kauleiste vorhanden sein können, nimmt der Patient auch immer eine Mundspülung vor.

Übernehmen der Zahnprothesenpflege. Es empfiehlt sich, die Zahnprothesenpflege im Rahmen der Mundpflege durchzuführen. **Abb. 10.23** zeigt das Reinigen einer Vollprothese.

Abb. 10.23 ▶ Die Prothese wird abgespült und mit der Zahnbürste über dem stehenden Wasserspiegel von allen Seiten gründlich gereinigt, auch in den Zahnzwischenräumen.

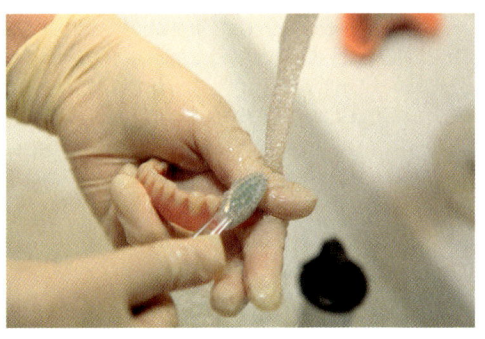

Zahnprothesenpflege

Prothesen werden nach jeder Mahlzeit gereinigt.

Abb. 10.24 ▶ Auch wenn die Prothesepflege durch die Pflegehelferin übernommen wird, setzt die Patientin ihre Prothese nach Möglichkeit selbstständig ein.

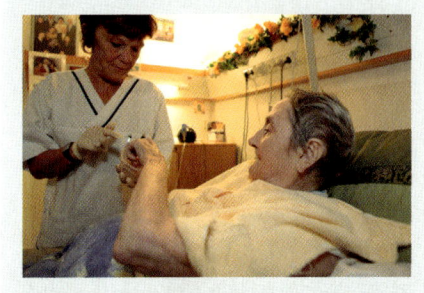

Merke Eine Zahnprothese erleichtert nicht nur die Nahrungsaufnahme. Sie fördert auch das Wohlbefinden, die Kontaktaufnahme und die Aussprache. Außerdem verformt sich der Kiefer ohne Prothese sehr schnell, sodass die Zahnprothese schon nach kurzer Tragepause nicht mehr richtig sitzen kann.

10.3.7 Haarpflege im Bett

Kurzfassung: Gepflegtes Haar hat einen entscheidenden Einfluss auf unser Wohlbefinden. Besonders bei bettlägerigen Patienten wird die Haarpflege häufig angeboten. Voraussetzung ist, dass der Patient für eine gewisse Zeit flach liegen kann/darf. Herz-Kreislauf und Atmung dürfen nicht beeinträchtigt werden.

Gepflegtes Haar hat einen entscheidenden Einfluss auf unser Wohlbefinden. Besonders bettlägerigen Patienten wird häufig eine Haarpflege angeboten.

Um die Haare im Bett zu waschen, ist es notwendig, dass der Patient für eine gewisse Zeit flach liegen kann/darf. Auch dürfen Herz-Kreislauf und Atmung durch das flache Liegen nicht beeinträchtigt werden.

Die Bildserie in **Abb. 10.25** zeigt die Haarwäsche im Bett mit einer starren Haarwaschwanne. Wenn der Patient seinen Kopf nicht bequem in die Haarwaschwanne legen kann (z. B. bei Morbus Bechterew) oder er sich nicht aufrichten darf (z. B. Beckenfraktur) sollten Haarwaschwannen verwendet werden, die eine geringe Höhe haben und aufblasbar sind.

Abb. 10.25 ▶ Die Haarwäsche im Bett dauert je nach Haarlänge nur circa 3 – 8 Minuten. Das ist ein Zeitraum, der vom Patienten gut toleriert werden kann.

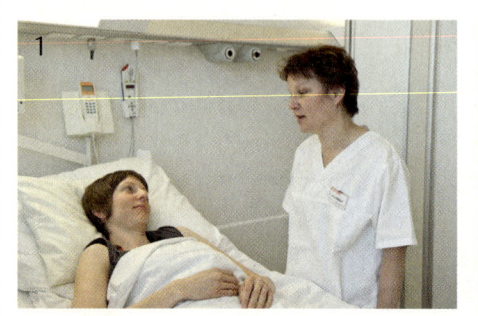

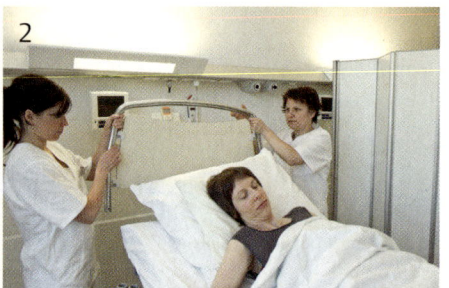

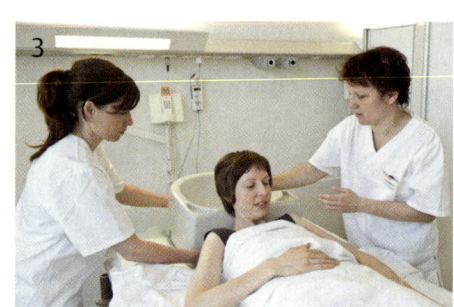

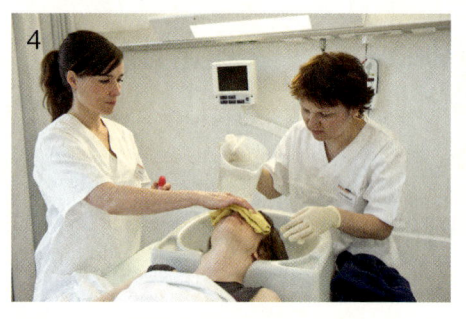

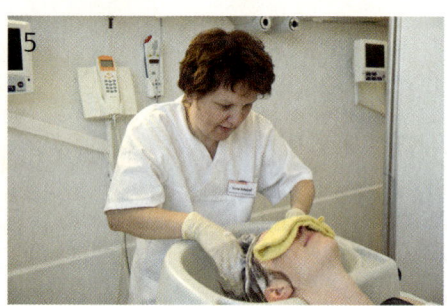

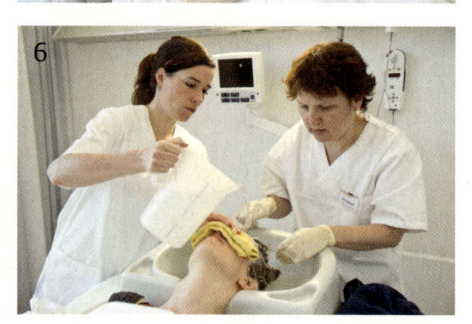

1 Die Patientin wird über die Maßnahme informiert. **2** Das Kopfbrett des Bettes wird entfernt. **3** Das Haarwaschbecken wird untergeschoben. **4** Die Augen werden mit einem Waschlappen geschützt und das Haar befeuchtet. **5** Die Haare werden einshamponiert… **6** … und danach ausgespült und abgetrocknet bzw. geföhnt.

10.3.8 Hand- und Fußbad

Kurzfassung: Immobilen Patienten sollte nach jeder Mahlzeit und dem Toilettengang eine Handreinigung angeboten werden.

Vor Maniküre oder Pediküre sollte ein Hand- oder Fußbad erfolgen, dies erleichtert das Schneiden der Nägel.

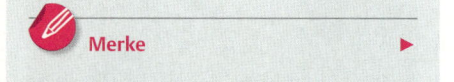

Auch bewegungseingeschränkten Patienten sollte zumindest nach jeder Mahlzeit und dem Toilettengang die Möglichkeit angeboten werden, die Hände zu reinigen. Damit kann einerseits das Wohlbefinden gesteigert werden. Andererseits ist das Händewaschen eine der wichtigsten hygienischen Maßnahmen.

Ein Hand- oder Fußbad wird angeboten, bevor eine Maniküre oder Pediküre durchgeführt wird. Das vorbereitende Hand- bzw. Fußbad weicht die Nägel etwas auf. So können besonders sehr harte Fußnägel leichter geschnitten und Verletzungen vermieden werden. Häufig benötigen gerade Patienten nach Unfällen ein Handbad. Damit können die Verschmutzungen unter den Nägeln leichter entfernt werden.

Merke Liegen bei einem Patienten beispielsweise periphere Verweilkanülen oder hat der Patient offene Wunden, sollte ein Handbad nur nach Absprache mit der verantwortlichen Pflegefachkraft erfolgen. Hier sind Handbäder nur mit Vorsicht und in Ausnahmefällen möglich.

10.3.9 Nagelpflege

Die Nagelpflege umfasst die Reinigung und das Schneiden der Hornplatte (**Abb. 10.26**). Die Hornplatte sollte geschnitten werden, sobald sie die Fingerkuppe überragt.
Kurze Nägel stellen sowohl für den Patienten als auch für das betreuende Personal ein geringeres Verletzungsrisiko dar. Außerdem kann sich unter kurzen Nägeln weniger Schmutz festsetzen. So kann das Schneiden der Nägel Infektionen vorbeugen.

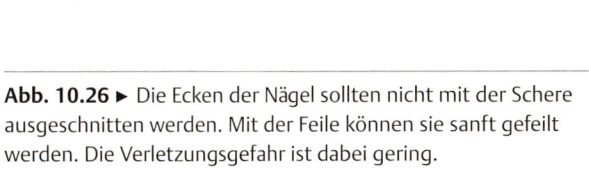

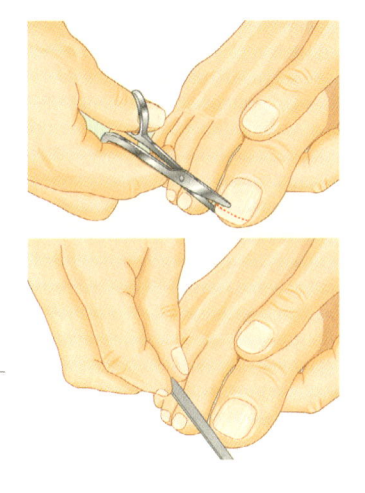

Abb. 10.26 ▶ Die Ecken der Nägel sollten nicht mit der Schere ausgeschnitten werden. Mit der Feile können sie sanft gefeilt werden. Die Verletzungsgefahr ist dabei gering.

Merke Besonders die Fußpflege bei Diabetes mellitus sollte immer von einer geschulten Person (med. Fußpflegerin) durchgeführt werden. Sie kann in den meisten Krankenhäusern über die Station bestellt werden.

10.3.10 Augenpflege

Zumeist genügt die Pflege der Augen und Augenwinkel, wie es bei der Ganzwaschung beschrieben wurde (S. 180). Eine darüber hinaus gehende Augenpflege ist nicht Bestandteil der Grundpflege. Jedoch gehört es ebenfalls zur Körperpflege, die Brille oder auch Kontaktlinsen zu reinigen.

Brille reinigen. Brillen können mit speziellen Reinigungstüchern gereinigt werden oder werden unter fließendem Wasser gewaschen. Anschließend werden sie mit einem weichen, nicht fusselnden Tuch vorsichtig abgetrocknet.

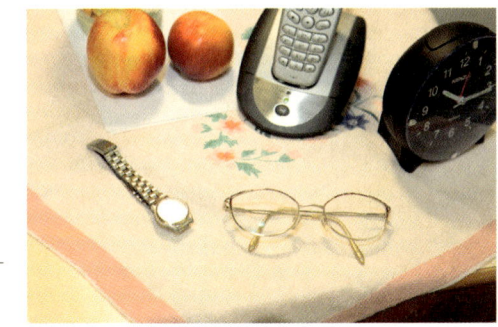

Abb. 10.27 ▶ Die Brille immer auf die Bügel ablegen, so werden die Gläser nicht beschädigt.

Merke Brillen werden immer auf den Bügeln abgelegt. So können die Gläser nicht verkratzen (**Abb. 10.27**).

Kontaktlinsen reinigen. Die Pflege der Kontaktlinsen richtet sich danach, ob es sich um harte oder weiche Linsen handelt (s. Packungsbeilage der Pflegelösung). Es gibt Kombipräparate, die gleichzeitig reinigen und desinfizieren. Auch die Aufbewahrung erfolgt in dieser Lösung.

Merke Bei der Kontaktlinsenpflege ist auf äußerste Hygiene zu achten!

10.3.11 Nasenpflege

Die Nase ermöglicht nicht nur das Riechen. Sie ist auch für die Anfeuchtung, Anwärmung und Reinigung der Atemluft unentbehrlich.
Bei Gesunden ist die Nasenpflege ein Teil der Selbstpflege.
Eine spezielle Nasenpflege ist immer dann notwendig, wenn z. B. Magensonde oder Sauerstoffbrille liegen oder wenn beim Patienten Schleimhautreizungen bzw. Schleimhautdefekte bestehen. Kann ein Patient die Nasenpflege nicht selbst durchführen, wird sie durch den Pflegehelfer übernommen.

Vorbereitung
Folgendes muss vorbereitet werden:
- **Patient**:
  – Patienteninformation
  – Oberkörperhochlagerung
  – ggf. mit Sondenkostzufuhr pausieren
  – Magensondenbeutel unter Magenniveau auf Ablauf hängen

KURZFASSUNG

10.3.9 Nagelpflege

Unter kurzen Nägeln kann sich weniger Schmutz festsetzen. Sie stellen ein geringeres Verletzungsrisiko dar.

Merke

10.3.10 Augenpflege

Die sorgfältige Reinigung der Brille oder der Kontaktlinsen ist ebenfalls Bestandteil der Körperpflege.

Merke

Merke

10.3.11 Nasenpflege

Bei Gesunden ist die Nasenpflege ein Teil der **Selbstpflege**.
Eine spezielle Nasenpflege ist immer dann notwendig, wenn z. B. Magensonde oder Sauerstoffbrille liegen, oder wenn Schleimhautreizungen/Schleimhautdefekte vorliegen.

Vorbereitung

Material:
- dünne Watteträger (unsteril)
- physiologische Kochsalzlösung
- ggf. Pflegemittel (z. B. Nasenöl, Bepanthen-Nasensalbe)
- Fixierpflaster (bei liegender Magensonde)
- Lichtquelle
- Abwurf

Praktische Durchführung
- Naseneingänge und Nasenhöhle anschauen
- festsitzende Borken einweichen, anschließend entfernen
- Nasenwände reinigen
- Schleimhaut pflegen

Merke ▶

10.3.12 Ohrenpflege

Die Ohrenpflege beschränkt sich auf die Reinigung der Ohrmuscheln und auf den Bereich hinter den Ohren.
Hörgeräte sind gleich nach der Ohrenpflege wieder einzusetzen.

Merke ▶

- **Material:**
  - dünne Watteträger (unsteril)
  - physiologische Kochsalzlösung
  - ggf. Pflegemittel (z. B. Nasenöl, Bepanthen-Nasensalbe)
  - Fixierpflaster (bei liegender Magensonde)
  - Lichtquelle
  - Abwurf
- **Personal:**
  - Händedesinfektion
  - Einmalhandschuhe
  - Einmalschürze
  - ggf. Mundschutz

Praktische Durchführung

Nachdem das benötigte Material bereitgelegt, der Patient informiert und ggf. gelagert wurde, wird die Nasenpflege folgendermaßen durchgeführt:
- Naseneingänge und Nasenhöhle anschauen: Wie ist die Feuchtigkeit? Sind Borken, Beläge, Schleimhautdefekte oder Entzündungen zu erkennen?
- Festsitzende Borken werden mit Nasenöl eingeweicht, sodass sie problemlos abgetragen werden können.
- Der angefeuchtete Watteträger wird eingeführt und so die Nasenwände gereinigt.
- Der Vorgang wird solange wiederholt, bis das Nasenloch sauber ist. Dazu wird jeweils ein neuer Watteträger verwendet.
- Bei trockener oder wunder Schleimhaut wird z. B. Bepanthen-Nasensalbe mit einem Watteträger aufgetragen. Durch leichtes Zusammendrücken der Nasenflügel kann die Salbe besser verteilt werden.
- Liegt eine Magensonde, wird das Pflaster zur Befestigung entfernt, die Sonde und der Nasenrücken gereinigt und anschließend die Sonde wieder befestigt (**Abb. 10.28**). Die Magensonde wird so befestigt, dass sie frei im Nasenlumen liegt. Um Druckgeschwüren entgegenzuwirken, wird die Sonde immer an einer anderen Stelle befestigt.
- Sauerstoffbrillen oder -sonden werden einmal täglich erneuert, z. B. nach der Nasenpflege im Frühdienst.

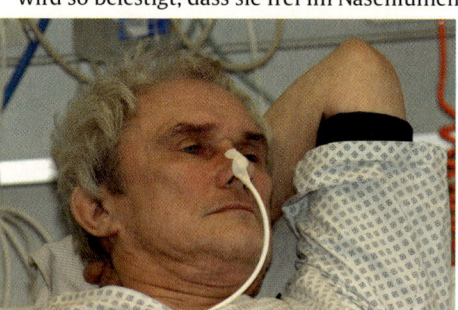

Abb. 10.28 ▶ Nasenpflege. Bei liegender Magensonde muss diese nach der Reinigung wieder sicher befestigt werden.

Merke Nach allen Maßnahmen, die an einer Magensonde durchgeführt wurden, muss anschließend die korrekte Sondenlage überprüft werden. Bitte informieren Sie die verantwortliche Pflegefachkraft!

10.3.12 Ohrenpflege

Die Pflege der Ohren wird in Verbindung mit der täglichen Ganzwaschung durchgeführt. Sie beschränkt sich auf die Reinigung der Ohrmuscheln und auf den Bereich hinter den Ohren. Beim Gesunden ist keine spezielle Pflege notwendig, die Ohren werden im Rahmen der Körperpflege äußerlich gereinigt. Dazu wird das Ohr durch leichten Zug nach oben gezogen.
Trägt der Patient Hörgeräte, sind diese gleich nach der Ohrenpflege wieder einzusetzen, da andernfalls die Kommunikation erschwert ist.
Eine Ohrspeicheldrüsenentzündung kann verhindert werden, indem der Speichelfluss aufrecht gehalten und die vor dem Ohr liegende Parotis in kreisenden Bewegungen massiert wird.

Merke Die Ohren dürfen niemals mit Wattestäbchen gereinigt werden, da das Trommelfell verletzt werden kann. Dies kann zur dauerhaften Hörschädigung führen! Um Ohrenschmalz (Zerumen) zu entfernen, sollte ggf. ein Ohrenarzt hinzugezogen werden. Sprechen Sie dies bitte mit der zuständigen Pflegefachkraft ab.

10.3.13 Nass- und Trockenrasur/Bartpflege

Für die meisten Männer gehört die Rasur zur täglichen Körperpflege. Je nach Vorliebe und Hautverträglichkeit wird entweder eine Trocken- oder Nassrasur durchgeführt (**Abb. 10.29**). Unterschiede bestehen auch in der Häufigkeit der Rasur.

Nassrasur

Vorbereitung
- **Patient**:
  - Patienten informieren und Oberkörperhochlagerung
- **Material (Abb. 10.29a)**:
  - Handtuch, Waschhandschuh, Wasser
  - Rasiercreme/Rasierschaum, Rasierer
  - ggf. Hautpflegemittel (Aftershave)
  - Nierenschale mit Wasser, Abwurf
- **Personal**:
  - Händedesinfektion
  - Einmalhandschuhe und Einmalschürze

Praktische Durchführung
- Das Gesicht wird gewaschen (sofern die Rasur nicht direkt im Rahmen der Körperpflege stattfindet).
- Zum Schutz wird ein Handtuch über die Brust des Patienten gelegt.
- Rasiercreme bzw. Rasierschaum wird sorgfältig auf den zu rasierenden Bereich aufgetragen. Dabei wird der Bereich der Augen und Nasenlöcher ausgespart. Anschließend sollten alle Barthaare von Schaum bedeckt sein.
- Mit dem feuchten Rasierer werden zunächst die Wangen und der Hals rasiert. Anschließend die kleinen Flächen um Nase, Ohren und Lippen.
- Die Haut wird dazu ggf. mit zwei Fingern gegen die Haarwuchsrichtung gespannt, um auch die Hautfalten zu erreichen (**Abb. 10.29b**).
- Der Rasierer wird nach jedem Zug in Wasser getaucht, um Schaum und Haare zu entfernen.
- Zum Abschluss wird noch einmal das Gesicht gewaschen, um die verbliebenen Schaumreste zu entfernen.
- Aftershave oder Pflegemittel werden aufgetragen.

Merke Patienten mit Zahnprothese tragen diese bei der Rasur im Mund, da dann die Gesichtshaut weniger faltig und weich ist.

Trockenrasur

Die Vorbereitung ist identisch wie bei der Nassrasur. Auch die Technik des Rasierens ist gleich. Es wird in langen Bahnen rasiert. Sofern notwendig, muss die Haut mit zwei Fingern gestrafft werden, um auch in den Hautfalten rasieren zu können (**Abb. 10.29c**). Nach Wunsch wird im Anschluss noch ein Hautpflegemittel aufgetragen. Der Scherkopf wird mit einem Bürstchen vorsichtig gereinigt.

Merke Der Rasierer wird nach der Benutzung wischdesinfiziert und in die Kulturtasche oder das Nachtschränkchen des Patienten gelegt. Wird der Rasierer für mehrere Patienten benutzt, müssen Scherblatt und Messerblock in Desinfektionslösung eingelegt werden.

Abb. 10.29 ▶ Nass- und Trockenrasur.

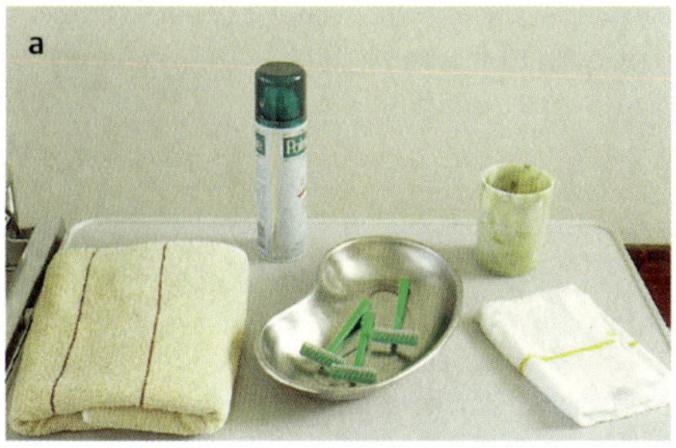

a Zur Nassrasur benötigt man einen Nassrasierer sehr guter Qualität, ein Gefäß mit Wasser und Rasierschaum.   **b** Nassrasur   **c** Trockenrasur

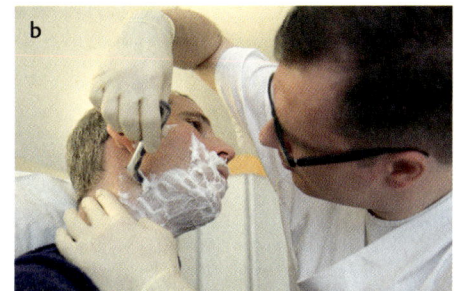

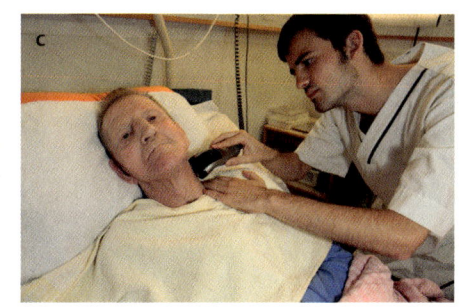

KURZFASSUNG

10.3.13 Nass- und Trockenrasur/Bartpflege
Die Rasur kann trocken oder nass erfolgen (**Abb. 10.29**).

Nassrasur

Vorbereitung
Zur Nassrasur werden folgende **Materialien** benötigt (**Abb. 10.29a**):
- Handtuch, Waschhandschuh, Wasser
- Rasiercreme/Rasierschaum, Rasierer
- ggf. Hautpflegemittel (Aftershave)
- Nierenschale mit Wasser, Abwurf

Praktische Durchführung
Beim Rasieren die Haut am besten mit zwei Fingern gegen die Haarwuchsrichtung spannen, um auch die Hautfalten zu erreichen. Das Rasieren in Haarwuchsrichtung verhindert Schnittwunden.

Merke

Trockenrasur
Ggf. muss die Haut mit zwei Fingern gestrafft werden, um auch in den Hautfalten rasieren zu können.

Merke

10.3.14 Unterstützen beim „Sich kleiden können"

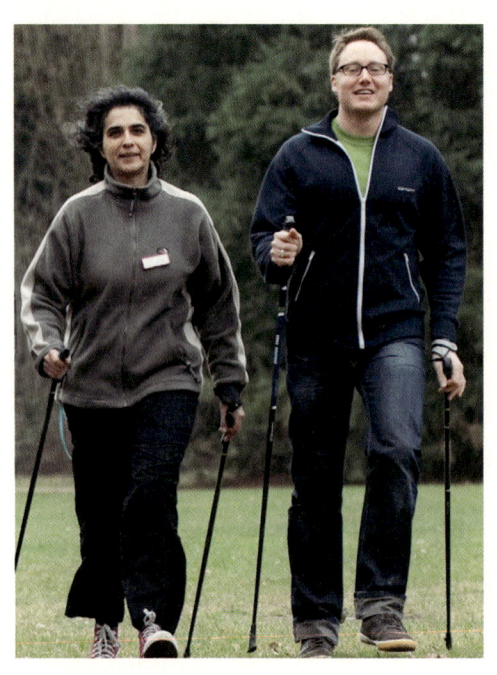

Wie haben Sie heute Morgen entschieden, welche Kleidung Sie für diesen Tag anziehen möchten? Vielleicht haben Sie Folgendes gedacht: Wie ist das Wetter? Was habe ich heute vor? Welches Kleidungsstück trage ich am liebsten? Worin gefalle ich meinem Partner bzw. meiner Partnerin am besten? Was ist bequem, wenn ich das Fahrrad benutze? Besonders beim Einkauf neuer Kleidungsstücke wird deutlich, wie wichtig die „zweite Haut" für uns ist, welchen Wert wir ihr beimessen. Von der Kleidung gehen Signale aus, die bewusst oder unbewusst vom anderen aufgenommen werden. Diese können die Einstellung gegenüber dieser Person erheblich beeinflussen.

Abb. 10.30 ▶ Bekleidung sollte immer den jeweiligen Bedürfnissen angepasst sein.

Die Art, sich zu kleiden oder das Äußere zu vernachlässigen, gibt Hinweise auf die psychische Befindlichkeit und auf körperliche Probleme. Depressive Personen haben keinen Antrieb, sich „schön zu machen". Vereinsamte Personen sehen keinen Sinn darin, sich zu pflegen. Demenzkranke verwechseln oder vergessen Kleidungsstücke. Parkinsonkranke leiden unter starken Schweißabsonderungen und Körpergeruch. Personen mit Nervenkrankheiten haben häufig ein gestörtes Temperaturempfinden. Alte Menschen befürchten, ihre Kleidung durch Einnässen zu beschmutzen und trinken zu wenig.

Faktoren, die das An- und Ausziehen beeinflussen

An- und Ausziehen ist eine komplexe Tätigkeit, für die motorische, sensorische und geistige Fähigkeiten notwendig sind. Das Ankleiden erfordert mehr Kraft und Geschicklichkeit, als viele durch Behinderung und Krankheit eingeschränkte Menschen aufbringen können.
Indem der Pflegende den Patienten gezielt beobachtet, werden Probleme rechtzeitig gesehen und es kann entsprechend darauf reagiert werden. Wichtig dabei ist, dem Patienten nicht alles abzunehmen. Hat er Ressourcen und kann Teile noch selbst übernehmen bzw. muss er nur ein wenig unterstützt werden, sollten die Pflegenden ihm ein selbstständiges oder teilweise selbstständiges An- und Auskleiden ermöglichen (**Abb. 10.31**).

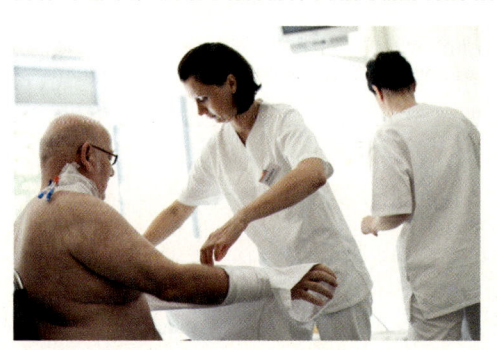

Abb. 10.31 ▶ Die Pflegeperson unterstützt den Patienten beim Ankleiden.

Besonderheiten alte Menschen Hat ein Patient trotz sonst gepflegtem Äußeren eine befleckte, schmutzige Oberbekleidung, ist dies oft ein Hinweis auf Sehbehinderungen oder die Brille fehlt oder ist falsch eingestellt. Weiterhin können Schmerzen durch rheumatische Beschwerden oder Gelenkveränderungen einen normalen Wäschewechsel sehr schwer machen.

Besonderheiten Kinder Das Neugeborene, der Säugling und das Kleinkind sind völlig abhängig von betreuenden Personen. Mit ungefähr 2 Jahren kann das Kind einfache Kleidungsstücke selber anziehen. Mit ungefähr 3 Jahren kann es auch die Schuhe selber anziehen, benötigt dann aber noch Hilfe bei der Zuordnung von rechtem und linkem Schuh. Das Schulkind kann sich alleine baden und sich auf das Schlafengehen vorbereiten. Es kann seine Haare allein kämmen und frisieren. Ab etwa 10 Jahren ist das Kind bei der Körperpflege völlig selbstständig.

10.3 ▶ Bei Pflegemaßnahmen mitwirken — KURZFASSUNG

Praxistipp Auf welche Besonderheiten sollte ich in Bezug auf die Bekleidung pflege- und hilfebedürftiger Menschen achten?

Auf folgende Beobachtungskriterien sollte geachtet werden:
- In welcher Kleidung fühlt sich die zu betreuende Person wohl?
- Legt sie Wert auf ein gepflegtes Äußeres?
- Entspricht die Kleidung den klimatischen Verhältnissen?
- Ist die Kleidung sauber und frei von unangenehmen Gerüchen?
- Welchen Einfluss hat eine bestimmte Kleidung auf das Verhalten und Befinden der zu pflegenden Person?
- Werden Zeichen von Vernachlässigung und Desinteresse sichtbar?
- Entspricht das Material der Kleidung einer gesunden Kleiderhygiene?
- Ist die Kleidung zweckmäßig und trotzdem der Situation angemessen?
- Behindert die Kleidung in der Selbstständigkeit?
- Welche Kleidungsstücke kann sie/er selbstständig an- und ausziehen, wobei benötigt sie/er Unterstützung?
- Welche motorisch-funktionellen Funktionen sind vorhanden, um Selbstständigkeit beim An- und Auskleiden zu erreichen?

Praxistipp

Anziehhilfen. Werden Hilfsmittel eingesetzt, können unterschiedliche körperliche Behinderungen ausgeglichen und damit die Selbstständigkeit und Alltagskompetenz erhalten bleiben. Beispiele sind
- Schuhanzieher (Schuhlöffel),
- Strumpfanzieher und
- Knöpfhilfen (**Abb. 10.32**).

Anziehhilfen gleichen körperliche Behinderungen aus und erhalten die Selbstständigkeit und Alltagskompetenz des Patienten.

Abb. 10.32 ▶ Knöpfhilfe.

Bekleidung bei Zu- und Ableitungen

Ein peripher oder zentralvenös liegender Katheter, eine Magensonde oder ein Blasenverweilkatheter sind grundsätzlich kein Hindernis, eigene Kleidung zu tragen. Bei einer peripher liegenden Kanüle wird zunächst die Infusionsflasche durch den inneren Ärmel gezogen, sodass die Arme folgen können und das Oberteil wie gewohnt angezogen werden kann.

Bekleidung bei Zu- und Ableitungen

Zu- und Ableitungen stellen grundsätzlich kein Hindernis dar, eigene Kleidung zu tragen.

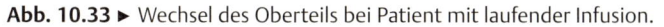

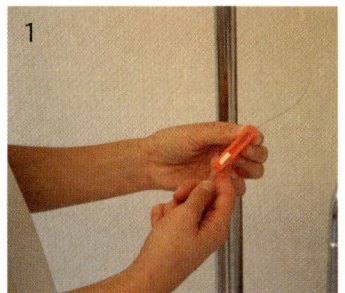

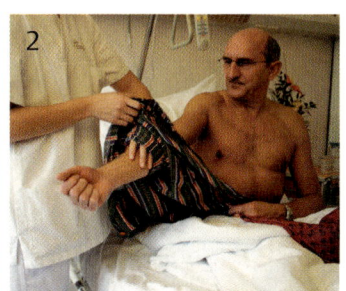

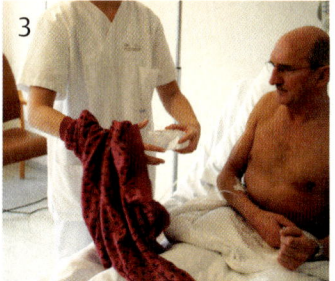

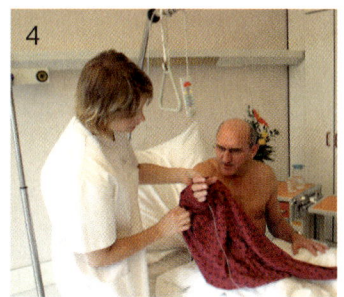

Abb. 10.33 ▶ Wechsel des Oberteils bei Patient mit laufender Infusion.

1 Zum Umkleiden des Oberteils wird die Rollenklemme und die Belüftungsklappe am Infusionssystem geschlossen. Halten Sie diesbezüglich zuvor Rücksprache mit der zuständigen Pflegefachkraft. **2** Zunächst wird der Ärmel über den infusionsfreien Arm gezogen. Dann wird mit einer Hand die Kanüle gesichert und mit der anderen Hand das Kleidungsstück über den Arm gezogen. Das Kleidungsstück hängt nun lose über dem Infusionsschlauch. Die Infusionsflasche wird abgehängt und kann nun vorsichtig durch den Ärmel gezogen werden. **3** Umgekehrt genauso: Von der Patientenseite her wird in den Ärmel des neuen Oberteils hineingegriffen, die Infusionsflasche durchgezogen und wieder aufgehängt. **4** Nun kann der Patient beim weiteren Anziehen des Kleidungsstücks mithelfen. Abschließend werden Rollenklemme und Lüftungsklappe wieder geöffnet.

Merke Zum Anziehen des Oberteils wird die Rollerklemme geschlossen. Halten Sie diesbezüglich zuvor Rücksprache mit der zuständigen Pflegefachkraft. Ein Trennen des Infusionssystems von der Kanüle darf aufgrund der hohen Infektionsgefahr nicht erfolgen!

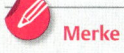

Merke

10.4 Körperpflege in anderen Kulturen

Die Religion ist für viele Menschen ein fester Bestandteil ihres Lebens. Sie legt Normen und Werte fest, die bei der Lebensgestaltung berücksichtigt werden müssen. Gebote und Verbote regeln sowohl das tägliche Leben als auch das Verhalten allgemein und in besonderen Situationen. Um dem Anspruch einer ganzheitlichen Pflege gerecht zu werden, müssen auch religiöse Bedürfnisse berücksichtigt werden.

In **Tab. 10.3** sind anhand von zwei Religionen die besonderen Anforderungen bezüglich Körperpflege und Bekleidung dargestellt.

Tab. 10.3 ▶ Anforderung an die Körperpflege und Bekleidung in verschiedenen Religionen.

	Anforderungen an Körperpflege und Bekleidung
Judentum	**Körperpflege:** - Hände werden sofort nach dem Aufstehen und vor den Mahlzeiten gewaschen - mit Beginn des Sabbaths muss die Körperpflege beendet sein - bei Bartträgern wird zur Pflege nur Rasiercreme oder ein elektrischer Rasierapparat benutzt - Hilfe bei der Grundpflege des Kranken durch die Angehörigen **Bekleidung:** - Kopfbedeckung bei streng gläubigen Juden als Ausdruck der Ehrfurcht vor Gott - beim Mann die Kappe (Jarmulke) oder Hut - bei der Frau über kurz geschorenem Haar eine Perücke oder Tuch
Islam	**Körperpflege:** - äußere Sauberkeit ist Symbol für innere Sauberkeit - Reinigung des Körpers kann nur unter fließendem Wasser stattfinden - alles, was den Körper verlässt gilt als „unrein" und erfordert eine anschließende Reinigung - zur körperlichen Sauberkeit zählt die Entfernung sämtlicher Körperhaare - vor dem Gebet, Fasten und Lesen im Koran müssen Gesicht, Hände und Füße gewaschen werden - Geburtshilfe/Menstruation (die Frau gilt bis 40 Tage nach der Entbindung und während der Menstruation als „unrein") **Bekleidung:** - Verhüllung des Körpers und Kopfbedeckung bei den Frauen (Ehrfurcht vor Gott, Schutz vor Belästigungen, nackt und ausgeliefert sein)

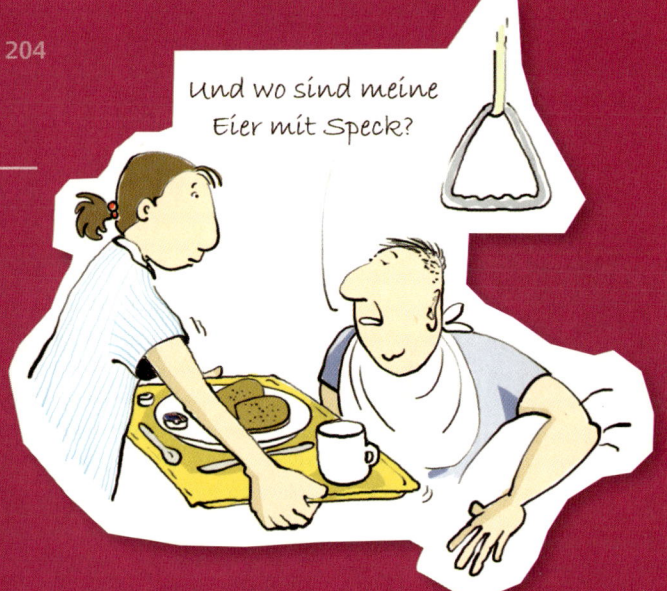

11 ▶ ESSEN UND TRINKEN

11.1	Pflegerelevante Grundlagen kennen	200
11.1.1	Erinnern Sie sich…?	200
11.1.2	Allgemeine Grundlagen	200

11.2	Beobachten und Veränderungen wahrnehmen	200
11.2.1	Hunger und Heißhunger	200
11.2.2	Appetit und Appetitlosigkeit	200
11.2.3	Durst und verändertes Durstempfinden	201
11.2.4	Veränderungen des Ernährungszustands	202
11.2.5	Mögliche Störungen bei Nahrungsaufnahme und Verdauung	204
11.2.6	Nahrungsmittelallergie und ihre Anzeichen	207
11.2.7	Ernährungszustand ermitteln und beurteilen	207

11.3	Bei Pflegemaßnahmen mitwirken	209
11.3.1	Beim Essen unterstützen	209
11.3.2	Mangelernährung vorbeugen: ältere Menschen	212
11.3.3	Mangelernährung vorbeugen: Kinder	213

11 Essen und Trinken

11.1 Pflegerelevante Grundlagen kennen

11.1.1 Erinnern Sie sich...?

Zum Verständnis dieses Kapitels kann es hilfreich sein, wenn Sie wissen, wie die Verdauungsorgane aufgebaut sind (S. 102), welche verschiedenen Nährstoffe es gibt und welches die Elemente einer gesunden Ernährung sind (S. 122).

11.1.2 Allgemeine Grundlagen

Essen und trinken können ist ein wichtiges Bedürfnis jedes Menschen.

Die Mahlzeiten spielen eine herausragende Rolle für die pflegerische Gesundheitsförderung und Verhütung von Krankheiten.

Pflegehelfer sollen den Patienten hinsichtlich eines gesunden Ernährungsverhaltens beraten und aufklären und Risikofaktoren erkennen.

11.2 Beobachten und Veränderungen wahrnehmen

11.2.1 Hunger und Heißhunger

Definition ▸

Das Hungergefühl entsteht, wenn der Zuckergehalt (Glukosekonzentration) im Blut abnimmt. Das Sättigungsgefühl entsteht, wenn der Magen durch Nahrungsaufnahme gedehnt wird und der Zuckergehalt wieder ansteigt.

Eine Veränderung des Hungergefühls ist z. B. der Heißhunger als Begleitsymptom bei bestimmten Stoffwechselkrankheiten oder seelischen Störungen.

11.2.2 Appetit und Appetitlosigkeit

Definition ▸

11 Essen und Trinken

11.1 Pflegerelevante Grundlagen kennen

11.1.1 Erinnern Sie sich...?

Rund um Essen und Trinken gibt es viele pflegerische Aspekte: Was beeinflusst den Appetit? Ist das Körpergewicht in Ordnung? Wie viel sollte wer wann trinken? Wie unterstütze ich, wenn das Essen und Trinken alleine nicht mehr möglich ist? – um nur einige Aspekte zu nennen. Antworten auf diese und andere Fragen bekommen Sie im folgenden Kapitel.
Zum Verständnis mancher dieser pflegerischen Aspekte kann es hilfreich sein, wenn Sie wissen, wie die Verdauungsorgane aufgebaut sind, welche verschiedenen Nährstoffe es gibt und welches die Elemente einer gesunden Ernährung sind. Also: Erinnern Sie sich oder lesen Sie bei Bedarf einfach nach (Verdauungsorgane S. 102, Grundlagen der Ernährung S. 122).

11.1.2 Allgemeine Grundlagen

Mit Appetit und ohne Beschwerden essen und trinken zu können, ist ein wichtiges Bedürfnis aller Menschen. Die aufgenommene Nahrung versorgt den Körper nicht nur mit der **notwendigen Energie**, auch das gesamte **Lebensgefühl** wird durch eine wohlschmeckend zubereitete und hübsch angerichtete Mahlzeit **positiv beeinflusst**. Auch der gesellschaftliche Faktor des Essens spielt eine große Rolle. Besondere Anlässe werden mit einem guten Essen gefeiert, zur „Feier des Tages" geht man schick essen.
Insgesamt nimmt die Aktivität „Essen und Trinken" damit wesentlichen Einfluss auf die Gesundheit und das Wohlbefinden eines Menschen. Die Mahlzeiten spielen eine herausragende Rolle für die pflegerische Gesundheitsförderung und Verhütung von Krankheiten. Aber auch bei vielen Erkrankungen ist es Bestandteil der Therapie, bestimmte Ernährungsvorschriften einzuhalten. Pflegehelfer haben dabei eine wichtige Aufgabe. Sie reichen den Patienten das Essen an und sie leisten oft Gesellschaft beim Essen. Der Kontakt zu den Patienten ist während der Nahrungsaufnahme intensiv, sodass Pflegende den Patienten hinsichtlich eines gesunden Ernährungsverhaltens aufklären können. Dieser Kontakt ermöglicht es den Pflegenden, Risikofaktoren (z. B. für eine Fehlernährung oder Mangelernährung) frühzeitig zu erkennen und zu begegnen.

11.2 Beobachten und Veränderungen wahrnehmen

11.2.1 Hunger und Heißhunger

Definition Hunger ist das physiologische Verlangen nach Nahrung.

Ursache für das Hungergefühl ist die Abnahme des Zuckergehalts (Glukosekonzentration) im Blut. Gibt der Mensch diesem Gefühl nach und nimmt Nahrung zu sich, wird der Magen gedehnt, die Nahrung wird verdaut und Nährstoffe gelangen ins Blut. Der Zuckergehalt (Glukosekonzentration) und die Körperkerntemperatur steigen an. Das wird von Rezeptoren registriert und dem Gehirn mitgeteilt. Das Gefühl der **Sättigung** entsteht.
Heißhunger (Akorie) unterscheidet sich vom normalen Hungergefühl durch einen plötzlich einsetzenden extremen Drang nach sofortiger Nahrungsaufnahme. Teils kommen körperliche Symptome wie Zittern und Schweißausbrüche hinzu. Neben hormonell bedingten Heißhungeranfällen, z. B. in der Schwangerschaft, ist Heißhunger auch Begleitsymptom bei bestimmten Stoffwechselkrankheiten (Diabetes mellitus = Zuckerkrankheit, Hyperthyreose = Schilddrüsenüberfunktion) sowie seelischen Störungen (Bulimie).

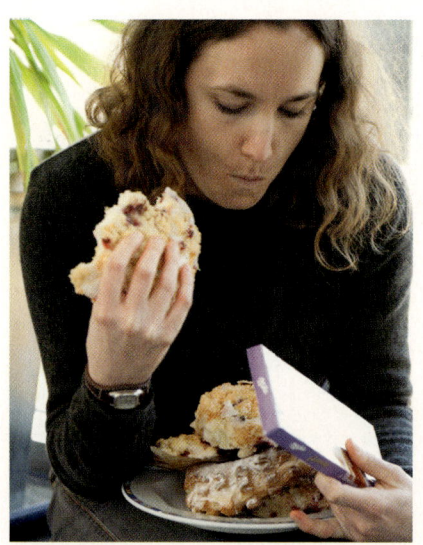

Abb. 11.1 ▸ Bestimmte Erkrankungen können Heißhungerattacken auslösen, z. B. Bulimie.

11.2.2 Appetit und Appetitlosigkeit

Definition Appetit stammt vom Wort Appetenz, das heißt Lust, Verlangen. Appetit wird stark von den Sinneswahrnehmungen beeinflusst.

Appetit ist stimmungsabhängig. Die Sinnesreize spielen eine Rolle. Bei ausreichendem Nahrungsangebot bestimmen soziale Reize und Umgebungsreize (Geschmack, Aussehen) stark den Zeitpunkt und die Menge des Essens. Geschmacksreize, vor allem süß schmeckende Speisen oder ein lecker zubereitetes Mahl, steigern den Appetit, obwohl der Hunger längst gestillt ist. Auch die Nahrungsaufnahme in Gesellschaft kann bewirken, trotz deutlicher Sättigungssignale weiter zu essen.

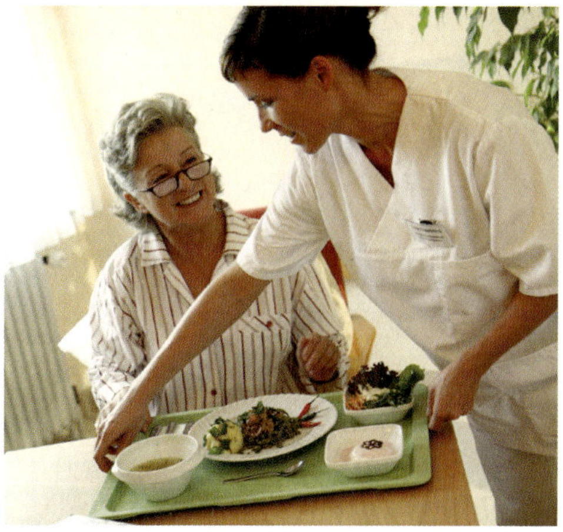

Abb. 11.2 ▶ Ein appetitlich angerichtetes Essen kann den Appetit fördern.

Appetit ist **stimmungsabhängig** und kann auch dann noch bestehen, wenn der Hunger längst gestillt ist.

Appetitlosigkeit, auch Inappetenz oder Anorexie (nicht zu verwechseln mit der Magersucht, s. u.) genannt, kann z. B. bei kachektischen Menschen beobachtet werden. Bei Appetitlosigkeit gehen Freude und Lust am Essen verloren. Es wird im Essen herumgestochert, ohne zu essen. Der Appetitlose äußert kaum oder nur extreme Essenswünsche und lässt dann das Gewünschte stehen. Fehlender Appetit hat viele Ursachen, z. B. organische Erkrankungen, Krebserkrankungen und psychogene Störungen. Bei Kindern führen akute Infekte der oberen Luftwege oder Infektionen des Magen-Darm-Trakts zu fehlendem Appetit. Die Magersucht (Anorexia nervosa) ist eine psychisch bedingte Sonderform der Anorexie.

Veränderungen des Appetits äußern sich z. B. durch **Appetitlosigkeit**, die bis zur Nahrungsverweigerung reichen kann.

> **Praxistipp** Was kann ich tun, wenn ein Patient keinen Appetit verspürt?
>
> Manchmal hilft es, wenn Sie die Nahrungsauswahl und -zusammensetzung verändern:
> - Erfragen Sie dazu die Vorlieben des Patienten. Beachten Sie aber mögliche Einschränkungen durch Erkrankungen.
> - Verfeinern Sie das Essen mit Gewürzen und Kräutern. Dadurch wird die Produktion von Verdauungssäften angeregt.
> - Als Alternative können Angehörige auch Speisen und Getränke mitbringen. Diese sind dem Patienten vertraut und Vorlieben können besser berücksichtigt werden.
> - Kurz vor dem Essen helfen beispielsweise eine kleine Tasse Bouillon, ein Gläschen Wein (nach Arztrücksprache) oder Medikamente, um den Appetit anzuregen.
> - Lassen Sie den Patienten zuerst etwas trinken, und sorgen Sie für eine ausreichende Trinkmenge. Dies kann den Appetit verbessern.
> - Regen Sie den Patienten zur Bewegung an und lassen Sie ihn entscheiden, wann, wo und was er essen will.

Praxistipp ◀

Nahrungsverweigerung. Hierbei handelt es sich um eine aktive Form von Appetitlosigkeit. Sie kann ein unausgesprochenes, vom Patienten vielleicht nicht bewusst wahrgenommenes Signal des Protests sein. Dieser Protest kann sich gegen das Leben allgemein oder gegen bestimmte Menschen und im Krankenhaus z. B. gegen die bestehende Situation richten. Im Extremfall kann die Nahrungsverweigerung ein Selbsttötungsversuch sein.

Nahrungsverweigerung kann im Extremfall ein Selbsttötungsversuch sein.

> **Merke** Bei Nahrungsverweigerung ist es wichtig, die Ursache zu ermitteln. Kann der Patient nicht essen oder will er es nicht? Warum kann oder will er nicht essen?

Merke ◀

11.2.3 Durst und verändertes Durstempfinden

Definition Durst ist das Bedürfnis nach Flüssigkeit.

Der Wassergehalt des Körpers muss konstant gehalten werden. Durst tritt bei Flüssigkeitsmangel auf. Hat der Körper mehr als 0,5 % seines Gewichts an Wasser verloren, werden Rezeptoren im Zwischenhirn angeregt, die das Durstgefühl wecken. Bei einem Verlust von circa 10 % Flüssigkeit kommt es durch verminderte Speichelsekretion zu einem Trockenheitsgefühl im Mund-Rachen-Raum und zu Sprachstörungen. Das ist ein Signal dafür, dass Flüssigkeit benötigt wird.

11.2.3 Durst und verändertes Durstempfinden

Definition ◀

Hat der Körper mehr als 0,5 % seines Gewichts an Wasser verloren, werden Rezeptoren im Zwischenhirn angeregt, die das Durstgefühl wecken.

Merke Die Austrocknung (Dehydratation) aufgrund von mangelnder Flüssigkeitszufuhr und/oder vermehrtem Verlust hat vielfältige Anzeichen, z. B.
- schlaffe, raue, in Falten abhebbare Haut,
- trockene, raue Schleimhäute,
- eine beeinträchtigte Stimme,
- Trägheit,
- Muskelschwäche, Krämpfe
- Bewusstseinstrübung.

Besonderheiten Kinder Der Wasseranteil im kindlichen Körper ist höher als bei Erwachsenen. Bereits ein leichter Flüssigkeitsmangel kann bei Kindern schnell negative Folgen haben. Ihre körperliche und geistige Leistungsfähigkeit wird beeinträchtigt. Da Kinder sich viel bewegen und dabei schwitzen verlieren sie viel Flüssigkeit. Symptome eines Flüssigkeitsmangels können Schwindel, Müdigkeit und Kopfschmerzen sein. Achten Sie bei Kindern auf die ausreichende Aufnahme zuckerfreier Getränke.

Wie viel man trinkt, ist wesentlich vom Geschmack des Getränks und der Größe der Auswahl abhängig. Besonders gute Durstlöscher sind kalorien- und zuckerfreie Getränke, z. B. Mineralwasser und Kräutertees. Kaffee ist auch kalorienfrei, wegen seiner anregenden Wirkung aber nur maßvoll zu genießen. Fruchtsäfte enthalten oft viel Zucker, sie sollten deshalb mit Wasser verdünnt werden.

Merke Der Wasserbedarf ist abhängig von Außentemperatur, Luftfeuchtigkeit, körperlicher Bewegung (z. B. Arbeit, Wandern) und Ernährung (Gewürz- und Salzgehalt).

Krankhaft gesteigerter Durst. Ein gesteigertes Durstempfinden wird auch als Polydipsie bezeichnet. Vermehrter Wasserbedarf kann z. B. durch abnorm hohen Wasserverlust bedingt sein (z. B. bei anhaltendem Erbrechen, Fieber oder schweren Durchfällen).

Gemindertes oder erloschenes Durstempfinden. Durch eine Schädigung des Hypothalamus kann das Durstgefühl vermindert bzw. erloschen sein (Adipsie).

Besonderheiten alte Menschen Im Alter lässt das Durstempfinden häufig nach, weshalb viele ältere Menschen nicht mehr ausreichend trinken. Alte Menschen können durch eine vielfältige Auswahl von Getränken oft zum Trinken angeregt werden.

11.2.4 Veränderungen des Ernährungszustands

Reduzierter Ernährungszustand und Untergewicht

Ein reduzierter Ernährungszustand äußert sich unter anderem durch
- geringes Körpergewicht,
- ungenügend vorhandenes Fettpolster der Unterhaut; bei sehr starker Abmagerung (Kachexie) fehlen die Fettpolster völlig (die Haut ist schlaff und faltig, die Wangenhaut ist eingefallen),
- verminderte Leistungsfähigkeit (Betroffene sind müde und matt),
- Symptome der Mangelernährung.

Ursachen
Eine Gewichtsabnahme und/oder Mangelernährung tritt auf bei
- schweren Erkrankungen des Verdauungstrakts (z. B. Colitis ulcerosa),
- Infektionskrankheiten (z. B. AIDS),
- endokrinen Funktionsstörungen (z. B. Schilddrüsenüberfunktion),
- konsumierenden („auszehrenden") Erkrankungen (z. B. Lungentuberkulose, Tumoren),
- Veränderungen der Zähne (z. B. Zahnbelag [Plaque], Zahnfleischentzündung [Parodontitis] und Fehlstellungen),
- altersbedingten Veränderungen des Verdauungssystems (z. B. Schleimhautschwund).

Besonderheiten alte Menschen Die Gründe für einen reduzierten Ernährungszustand im Alter sind vielfältig:
- Die Abnahme des Geschmacks- und Geruchssinns verstärkt die Appetitlosigkeit.
- Schlecht angepasster Zahnersatz behindert die Nahrungsaufnahme.
- Durch eine reduzierte Speichelproduktion kommt es zu einer Mundtrockenheit (Xerostomie). Diese behindert das Schlucken und die Verdauung.
- Einschränkungen der Muskelkraft der Speiseröhre führen zu Schluckbeschwerden.
- Ballaststoff- und nährstoffarme Nahrungsmittel können langfristig die Speichelsekretion mindern, fördern Zahnschäden, Mangelernährung und Verstopfung.

Auch psychische Ursachen können Untergewicht und Mangelernährung verursachen. Emotional anfällige Personen sind besonders gefährdet. Viele Faktoren spielen bei der Krankheitsentstehung eine Rolle.

Anorexia nervosa. Die Betroffenen haben ständig Angst, dick zu werden. Sie haben ein falsches Bild von sich (Körperschemastörung): Sie erleben sich unabhängig vom tatsächlichen Gewicht als zu dick. Das Gewicht wird z. B. durch extreme Nahrungseinschränkung bewusst unter der altersentsprechenden Norm gehalten.

Bulimia nervosa. Die Betroffenen befinden sich in einem Teufelskreis von Heißhungeranfällen, Erbrechen und Fasten. Sie beschäftigen sich dauernd mit dem Thema Essen. Das Gefühl für Hunger und Sättigung ist verlorengegangen. Es kommt zu unkontrollierten Essanfällen. 98 % der Betroffenen sind normalgewichtig, jedoch mit erheblichen Gewichtsschwankungen.

Folgen einer Mangelernährung
Folgen der Mangelernährung sind unter anderem
- Abmagerung,
- Flüssigkeitsansammlungen im Gewebe (Eiweißmangelödeme),
- Ausbleiben der Menstruationsblutung (Amenorrhöe),
- erhöhte Dekubitusgefahr,
- Wundheilungsstörungen, Infektionen, septische Komplikationen.

Übergewicht

Zunehmend mehr Menschen in den westlichen Industrienationen haben Übergewicht. Trotz des „Schlankheitsdrucks" steigt in unseren westlichen Kulturen das durchschnittliche Körpergewicht. In Deutschland überschreiten rund 50 % aller Frauen und 60 % aller Männer einen BMI (Body-Mass-Index, S. 208) von 25 kg/m² und sind damit übergewichtig.

Definition Starkes Übergewicht mit einem BMI (Body-Mass-Index, S. 208) über 30 wird als Adipositas (Fettleibigkeit) bezeichnet.

Studien des Robert Koch Instituts (RKI) zeigen auf, dass 15 % der Kinder und Jugendlichen übergewichtig sind. Gegenüber früheren Zahlen bedeutet das einen Anstieg um 50 %!

Ursachen
Die Hauptursache für Übergewicht ist eine unausgeglichene Energiebilanz. Dem Körper wird mehr Energie zugeführt als er benötigt und er speichert den Überschuss in Form von Fettreserven. Viele weitere Faktoren können bei Übergewicht eine Rolle spielen.

Genetische Veranlagung. Übergewicht kommt in einigen Familien vermehrt vor. Der Grundumsatz ist genetisch vorgegeben. Es gibt Menschen, die in Ruhe viele Kalorien verbrauchen und daher mehr essen können ohne dick zu werden. Andere wiederum haben einen niedrigen Grundumsatz und nehmen schnell an Gewicht zu. Wie man aus der Zwillings- und Genforschung weiß, bestimmen genetische Faktoren die Entstehung einer Adipositas (Fettleibigkeit, Fettsucht) zu circa 25–50 %.

Mangelnde Bewegung. In Wohlstandsgesellschaften finden körperliche Aktivitäten kaum mehr statt. Von Maschinen und Apparaten wird die Kraftarbeit abgenommen, Entfernungen werden motorisiert überbrückt. Durch ständiges Sitzen (zu Tisch, im Büro, vor dem Fernseher) leidet der Mensch an Bewegungsmangel. Der geringere Energieverbrauch führt zu Übergewicht.

Merke „Rauchen schadet Ihrer Gesundheit" steht auf jeder Zigarettenpackung. „Langes Sitzen schadet Ihrer Gesundheit" müsste auf jedem Fernsehsessel und Stuhl aufgedruckt werden.

Erkrankungen. Seltene Erkrankungen der Nebenniere oder eine Schilddrüsenunterfunktion (Hypothyreose) können zu Übergewicht führen.

Medikamente. Einige Hormonpräparate wie die Antibabypille oder Kortison können den Stoffwechsel reduzieren. Sie führen zu Flüssigkeitseinlagerungen im Körpergewebe und regen den Appetit an.

Psychische Krankheiten. Bei psychischkranken Menschen finden sich häufig Essstörungen. Überessen mit Fettsucht (Übergewicht oder Adipositas) und Essattacken (Bulimia nervosa) nach freiwilligen Perioden des Fastens sind am Häufigsten. Ursachen können mangelndes Selbstbewusstsein, Kummer, Stress, Angst, Frustration und Langeweile sein. Sie können Auslöser und Unterhalter der Fettleibigkeit sein.

Folgen
Da der Körper durch das hohe Gewicht übermäßig belastet wird, können im Laufe der Jahre Erkrankungen auftreten. Das erhöhte Risiko von Erkrankungen und früherer Sterblichkeit durch Adipositas ist zudem vom Fettverteilungsmuster (Verteilung der Fettdepots) abhängig (**Abb. 11.3**).

Folgeerkrankungen des Übergewichts sind:
- Herzkreislauferkrankungen (z. B. Bluthochdruck)
- Stoffwechselstörungen (z. B. Diabetes mellitus)
- Gelenkbeschwerden (z. B. Gelenkerkrankungen)
- Zahnverlust (die durch Fettleibigkeit geschwächte Immunabwehr begünstigt Zahnverlust)

Es hat sich gezeigt, dass eine Gewichtszunahme im Gesäß- und Oberschenkelbereich (Birnentyp) weitaus weniger gefährlich ist als eine Fettvermehrung im Bauchraum (Apfeltyp; Wechsler 1996). Daher wird das Verhältnis von Taillen- zu Hüftumfang (WHR) neben dem BMI als Maß für das gesundheitliche Risiko herangezogen.

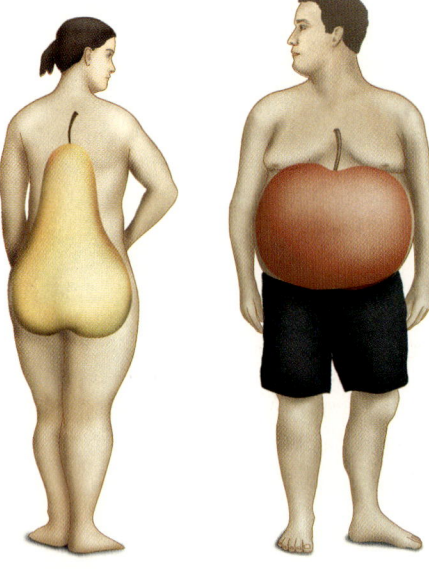

Oft leiden Übergewichtige physisch und psychisch unter der Fettleibigkeit. Physische Folgeerkrankungen des Übergewichts können sein:
- Herz-Kreislauf-Erkrankungen (z. B. Bluthochdruck)
- Stoffwechselstörungen (z. B. Diabetes mellitus)
- Gelenkbeschwerden (z. B. Gelenkerkrankungen)
- Zahnverlust (die durch Fettleibigkeit geschwächte Immunabwehr begünstigt Zahnverlust)

bei der Frau ...   beim Mann ...

Abb. 11.3 ▶ Muster der Fettverteilung. Beim „Birnentyp" zeigt sich die Fettansammlung bevorzugt im Bereich von Hüfte, Gesäß, Oberschenkel und Oberarm, beim „Apfeltyp" sind hauptsächlich Kinn, Nacken und Bauch betroffen.

11.2.5 Mögliche Störungen bei Nahrungsaufnahme und Verdauung

Unverträglichkeiten der Nahrung können einzeln oder in Kombination auftreten.

11.2.5 Mögliche Störungen bei Nahrungsaufnahme und Verdauung

Zeichen einer Unverträglichkeit von Essen und Trinken können einzeln oder in Kombination auftreten. Unverträglichkeiten können sich durch folgende Symptome äußern:
- Verdauungsstörung (Dyspepsie)
- Schluckauf (Singultus)
- Sodbrennen
- Aufstoßen
- Blähungen
- Übelkeit, Brechreiz bzw. Würgen
- Erbrechen
- Verstopfung (Obstipation)
- Durchfall (Diarrhö)

Verdauungsstörung (Dyspepsie)

Eine Verdauungsstörung kann verschiedene Ursachen haben und ist meist harmlos.

Verdauungsstörung (Dyspepsie)

Eine Verdauungsstörung (Dyspepsie) ist meist harmlos. Sie kann auch als Begleiterscheinung bei organischen Erkrankungen des Magen-Darm-Trakts auftreten. Ebenso können zu rasches Essen, ungenügendes Kauen, Essen während einer Gemütserregung, ungewohnt hoher Alkoholkonsum oder psychische Belastungen zu einer Verdauungsstörung führen.

Schluckauf (Singultus)

Schluckauf ist keine Krankheit. Er kann häufig durch das Anhalten der Luft oder einige Schlucke Wasser beseitigt werden.

Schluckauf (Singultus)

Beim Schluckauf zieht sich das Zwerchfell ruckartig und unwillkürlich zusammen. Gleichzeitig wird die Stimmritze verschlossen und bei der nachfolgenden Einatmung ist ein Ton zu hören: der Schluckauf. Der Schluckauf zählt aufgrund seiner Entstehung daher auch zu den allgemeinen Atemgeräuschen. Er ist keine Krankheit. Er kann u. a. ausgelöst werden durch große Mahlzeiten oder hastiges Trinken. Bei Schluckauf helfen oft das Anhalten der Luft oder einige Schlucke Wasser.

Sodbrennen

Beim Sodbrennen fließt saurer oder gallehaltiger Saft aus Magen oder Zwölffingerdarm in die Speiseröhre.

Sodbrennen

Bei Sodbrennen empfindet der Betroffene ein brennendes Gefühl bzw. brennende Schmerzen in der Speiseröhre. Ursache ist der Rückfluss (Reflux) von saurem oder gallehaltigem Saft aus Magen oder Zwölffingerdarm in die Speiseröhre. Das Zurückströmen der Verdauungssäfte wird auch als Regurgitation bezeichnet.

Aufstoßen

Beim Aufstoßen wird Luft aus dem Magen abgelassen.

Aufstoßen

Aufstoßen ist das willkürliche Ablassen von Luft aus dem Magen. Es hat folgende Ursachen:
- zu üppiges Essen
- hoher Anteil blähender Nahrungsmittel (z. B. Bohnen)
- zu viel stark kohlensäurehaltige Getränke wie Mineralwasser, Sekt, Limonade, Cola oder Weißbier
- Stress, der „auf den Magen geschlagen ist"

Blähungen

Übermäßige Gasansammlungen im Magen und/oder im Darm werden als Blähungen bezeichnet (Magen- oder Darmflatulenz oder Meteorismus). Die angesammelte Luft verursacht ein Druck- und Völlegefühl. Aufstoßen und/oder Windabgang werden als Erleichterung empfunden.

Übelkeit

Übelkeit (Nausea) ist das starke Bedürfnis zu erbrechen. Die Spannung der Magenwände, des Zwölffingerdarms oder der Speiseröhre nimmt zu. Gleichzeitig steigt die Speichelproduktion und der Betroffene hat ein Würgegefühl.
Die Ursachen sind ähnlich dem des Erbrechens (Emesis, s. u.). Übelkeit kann von allgemeinem Krankheitsgefühl begleitet sein: Schwäche, Schwindel, Kopfschmerzen, Schweißausbrüche, Brechreiz.

Würgen

Würgen ist ein Begleitsymptom oder Vorläufer des Erbrechens. Es ist ein Atmen gegen die geschlossene Stimmritze (Glottis). Dabei kommt es zu einem anstrengenden rhythmischen Zusammenziehen der Atem- und Bauchmuskulatur bei verschlossener Stimmritze und geschlossenem Mund.

Erbrechen

Definition Unter Erbrechen versteht man das rasche, kraftvolle Herausbefördern von Magen- bzw. Dünndarminhalt durch den Mund.

Erbrechen (Vomitus, Emesis) ist ein wichtiger Schutzreflex. Der Organismus kann sich einer schlecht verträglichen oder verdorbenen Speise schnell entledigen. Auslösende Reize können verschiedener Art sein:

- **physikalische Reizung**: Der Brechreiz kann durch Reizung des Zungengrunds, des Zäpfchens, des Rachens, des Magens, des Darmes und des Labyrinths im Innenohr (z. B. bei Seekrankheit, Autofahren) ausgelöst werden.
- **giftige, hormonelle und mechanische Reizung**: Giftig wirken Medikamente und Alkohol, ebenso Bakteriengifte bei Infektionskrankheiten. Hormone wirken in der Frühschwangerschaft. Mechanisch wirkt die Hirndruckerhöhung bei Schädelverletzungen. Für lebensmittelbedingte Infektionen sind sehr junge, sehr alte und immungeschwächte Menschen anfällig. Auch Schwangere sind gefährdet. Selbst „harmlose" Keime können zum Problem werden.
- **psychische Reizungen**: Da das Brechzentrum mit der Hirnrinde in Verbindung steht, kann es durch psychische Vorgänge (z. B. Ekel und Widerwillen) erregt werden. Auch durch Geruchs- und Geschmacksempfindungen, große Angst oder starken Schmerz (emotional) wird der Brechreiz ausgelöst. Da das Brechzentrum in der Nähe von Atem- und Kreislauf-Zentrum liegt, kann der Brechreiz durch tiefes Atmen vorübergehend unterdrückt werden.

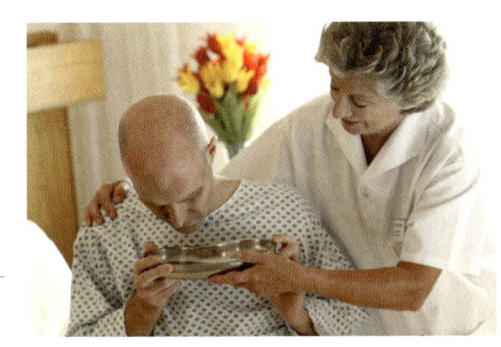

Abb. 11.4 ► Erbrechen kann viele Ursachen haben.

Merke Einmaliges Erbrechen ist nicht krankhaft.

Merke Nach dem Erbrechen muss der Patient die Möglichkeit erhalten, Mundpflege durchzuführen. Ist er dazu selber nicht in der Lage, wird die Mundpflege von den Pflegenden übernommen.

Folgen. Dem Erbrechen folgen meist Trägheit und ausgeprägte Muskelschwäche mit zittrigen Beinen. Frösteln, Frieren und Muskelschmerzen können auftreten. Einmaliges Erbrechen hat keine weiteren Folgen. Anhaltendes oder sehr häufiges Erbrechen ist jedoch nicht ungefährlich. Folgen können z. B. sein:

- Austrocknung (Exsikkose)
- Störung des Wasser- und Elektrolythaushalts (Natriumverarmung)
- Störung des Säure-Base-Gleichgewichts (Alkalosen)
- Muskelkrämpfe (Tetanie)

Kurzfassung

Blähungen

Sammelt sich übermäßig viel Gas im Magen oder Darm an, kommt es zu Blähungen.

Übelkeit

Bei Übelkeit hat der Mensch das starke Bedürfnis zu erbrechen. Es kommt zu einem Würgegefühl.

Würgen

Würgen ist ein Begleitsymptom oder Vorläufer des Erbrechens.

Erbrechen

Definition ◄

Erbrechen ist ein Schutzreflex des Körpers, ausgelöst durch physikalische, giftige, hormonelle, mechanische oder psychische Reize.

Merke ◄

Merke ◄

Dem Erbrechen folgen meist Trägheit und Muskelschwäche.
Kommt es häufig zu Erbrechen oder hält es lange Zeit an, hat dies Auswirkungen auf den Wasser- und Elektrolythaushalts und das Säure-Base-Gleichgewichts des Körpers.

Praxistipp Auf was sollte ich achten, wenn ein Patient erbricht?

Erbrechen wird von den meisten Menschen als sehr unangenehm empfunden. Zunächst sollten Sie dem Patienten Hilfestellung beim Erbrechen geben und etwa eine Nierenschale oder Schüssel mit Zellstofftaschentüchern in die Hand geben (**Abb. 11.4**). Zur Bestimmung der Ursache des Erbrechens sind folgende Beobachtungskriterien wichtig; dokumentieren Sie diese und leiten Sie sie an die zuständige Pflegefachkraft bzw. den behandelnden Arzt weiter:

- **Zeitpunkt**: Wann tritt das Erbrechen auf?
  - in Bezug zu Mahlzeiten: nüchtern, vor, während, unmittelbar nach dem Essen, gemessen in Minuten oder Stunden
  - nur nach bestimmten Speisen
  - in Bezug auf Medikamente (evtl. Allergie)
  - in Bezug auf Lageveränderungen, Mobilisation
  - in Bezug auf Belastungen, z. B. Therapie
  - in Bezug auf Schmerzen
  - in Bezug auf Tageszeit
- **Häufigkeit:** Wie oft tritt das Erbrechen auf?
  - einmalig (evtl. Verengung des Magenpförtners)
  - regelmäßig (evtl. Schwangerschaft)
- **Zusammenhang**: Tritt das Erbrechen in Verbindung mit anderen Ereignissen auf?
  - Schmerzen vermindernd
  - vorausgehende Übelkeit oder Aufregung
  - nach Narkose
  - bei Migräne, in Stresssituationen (evtl. Magengeschwür)
- **Menge:** Welche Mengen erbricht der Patient?
  - Geben Sie dabei Vergleichsgrößen an, z. B. mundvoll, eine Nierenschale voll, bei großen Mengen in Flüssigkeitsmaßen (ml, l)
- **Geruch**: Welchen Geruch hat das Erbrochene?
  - normal: leicht säuerlich
  - pathologisch: intensiv sauer (evtl. Passagebehinderung des Magens), faulig stinkend, kotartig (evtl. Erbrechen von Kot; Darmverschluss)
- **Farbe**: Welche Farbe hat das Erbrochene? Dabei ist die Farbe abhängig vom Mageninhalt.
  - normal: gelblich
  - pathologisch: braunschwarz, „kaffeesatzartig" durch angedautes Blut (evtl. Blutung im Magen), hellrot (evtl. Ösophagusvarizenblutung), bräunlich durch Stuhlbeimengung (evtl. Darmverschluss)
- **Bestandteile**: Welche Bestandteile hat das Erbrochene?
  - Schleim (evtl. Magenschleimhautentzündung)
  - unverdaute Speisereste (evtl. Speiseröhrenverengung)
  - Magensaft oder grünliches Sekret (evtl. Galle deutet auf Inhalt aus dem Zwölffingerdarm)
  - Blutgerinnsel/Blutkoagel (evtl. Ösophagusvarizenblutung)

Merke Bei Säuglingen, kleinen Kindern, geschwächten und alten Menschen kann sich bei häufigem Erbrechen besonders schnell ein lebensbedrohlicher Zustand entwickeln. Ihr Wasserhaushalt ist empfindlicher als der von Erwachsenen. Der starke Flüssigkeitsverlust führt bei ihnen schneller zur Austrocknung.

11.2.6 Nahrungsmittelallergie und ihre Anzeichen

Definition Als Nahrungsmittelallergie wird eine Form der Unverträglichkeit bezeichnet, die durch eine spezifische Überempfindlichkeit (Allergie) gegen bestimmte Lebensmittel oder deren Bestandteile gekennzeichnet ist.

Allergien auf Nahrungsmittel können sofort, aber auch verzögert auftreten und sich durch folgende Anzeichen äußern:
- Allergien vom Soforttyp:
  - Schleimhautschwellung (Anschwellen von Mund-Rachenraum wie Lippen, Gesicht, Zunge, Kehle sowie Augen)
  - verstopfte oder stark laufende Nase (allergische Rhinitis)
  - allergisches Asthma
  - Nesselsucht (Urtikaria), Gesichtsrötung (Flush), Quaddeln oder Ekzembildung, lokaler Schmerz
  - Blutdruckabfall bis Ohnmacht
- verzögert auftretende Beschwerden:
  - Magen-Darm (gastrointestinale) Beschwerden wie Übelkeit, Erbrechen, Durchfall
  - chronische Hauterkrankung (atopische Dermatitis)
  - Gelenkerkrankungen (Arthritis)

Merke Grundsätzlich kann jedes Nahrungsmittel eine Allergie auslösen. Jedoch sind Allergien gegen Vollmilch, Nüsse und Getreide am häufigsten.

11.2.7 Ernährungszustand ermitteln und beurteilen

Erst wenn ausführliche Informationen über den Ernährungszustand des Patienten gesammelt und diese bewertet wurden, können auch die richtigen Pflegemaßnahmen eingeleitet werden. Essenswünsche, -gewohnheiten und für die Ernährung bedeutsame Erkrankungen werden am besten im Laufe eines Gesprächs erfragt. Auch eigene Beobachtungen können in die Bewertung mit einfließen. Jedoch sind Körpergröße und Körpergewicht die beiden wichtigsten Größen zur objektiven Beurteilung des Ernährungszustands eines Menschen.

Das Körpergewicht und die Beobachtung des Gewichtsverlaufs über einen bestimmten Zeitraum geben Auskunft über den Ernährungszustand und Veränderungen, die auf eine Erkrankung hinweisen können.

Essensanamnese erheben

Neben den messbaren Größen (s. u.) kann die Ernährungssituation des Patienten durch eine Erhebung (Anamnese) beurteilt werden. Folgende Fragen sollten beantwortet werden:
- Braucht der Patient Hilfe beim Essen?
- Erhält der Patient die richtige Ernährung?
- Isst der Patient ausreichend?
- Fühlt sich der Patient vor, während und nach den Mahlzeiten wohl?

In einem fortlaufenden Ernährungsprotokoll werden Beobachtungen und Veränderungen im Verlauf festgehalten.

Gewicht ermitteln

Der Ernährungszustand drückt sich im Gewicht aus (**Abb. 11.5**). Das Gewicht wird ermittelt
- bei der Aufnahme ins Krankenhaus,
- zur korrekten Medikamentendosierung u. a. vor Operationen und
- zur Verlaufskontrolle, z. B. in Pflegeeinrichtungen, bei Essstörungen oder einer diuretischen (harntreibenden) Therapie.

Besonderheiten alte Menschen Störungen im Wasserhaushalt (z. B. Exsikkose, Ödeme und Aszites) können bei älteren Menschen das Körpergewicht deutlich beeinflussen. Sie sind deswegen bei der Interpretation des Körpergewichts zu berücksichtigen.

Einzelne Gewichtsmessungen sind in Bezug auf das Ernährungsrisiko nicht so aussagekräftig wie der Gewichtsverlauf über einen bestimmten Zeitraum. Wesentlich ist hier die Geschwindigkeit der Gewichtsabnahme. Von einem bedeutenden Gewichtsverlust spricht man bei einem Gewichtsverlust von
- 1–2 % in 1 Woche,
- 5 % in 1 Monat,
- 7,5 % in 3 Monaten oder
- 10 % in 6 Monaten (Volkert 1997).

Abb. 11.5 ▶ Waagetypen. Für jedes Alter bzw. körperlichen Zustand stehen passende Waagen zur Verfügung.

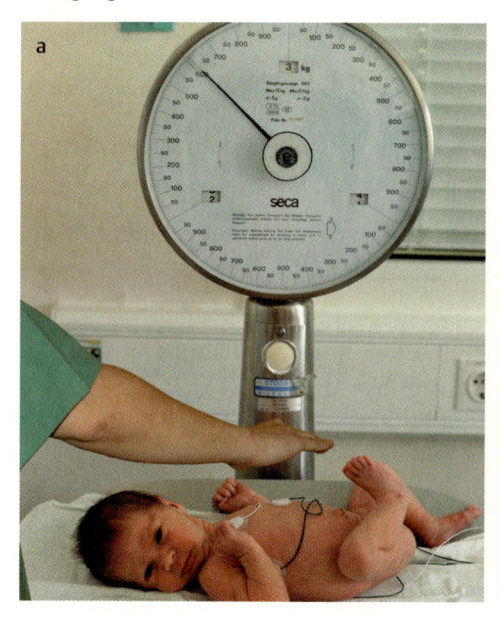

a Neigungswaage 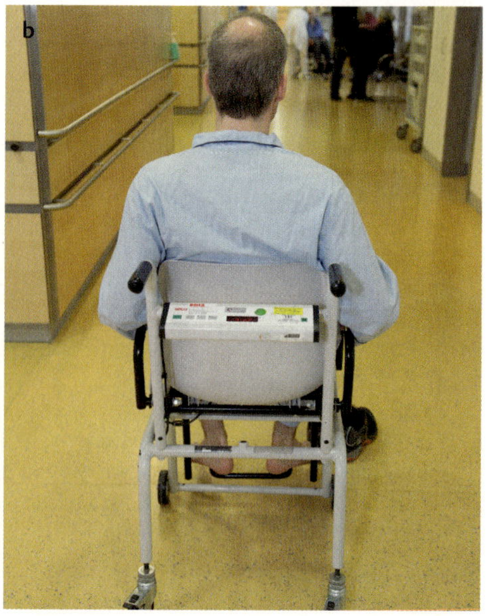   b Sitzwaage

Besonderheiten alte Menschen

Besonderheiten alte Menschen Um auffällige Veränderungen des Gewichts rechtzeitig zu erkennen, sollten Bewohner einer Pflegeeinrichtung mindestens 1-mal im Monat gewogen werden, im Akutfall häufiger (Volkert 1997).

Body-Mass-Index bestimmen

Der Body-Mass-Index (BMI, Körper-Massen-Index) gilt als Standard zur Beurteilung des Körpergewichts (**Abb. 11.6**).

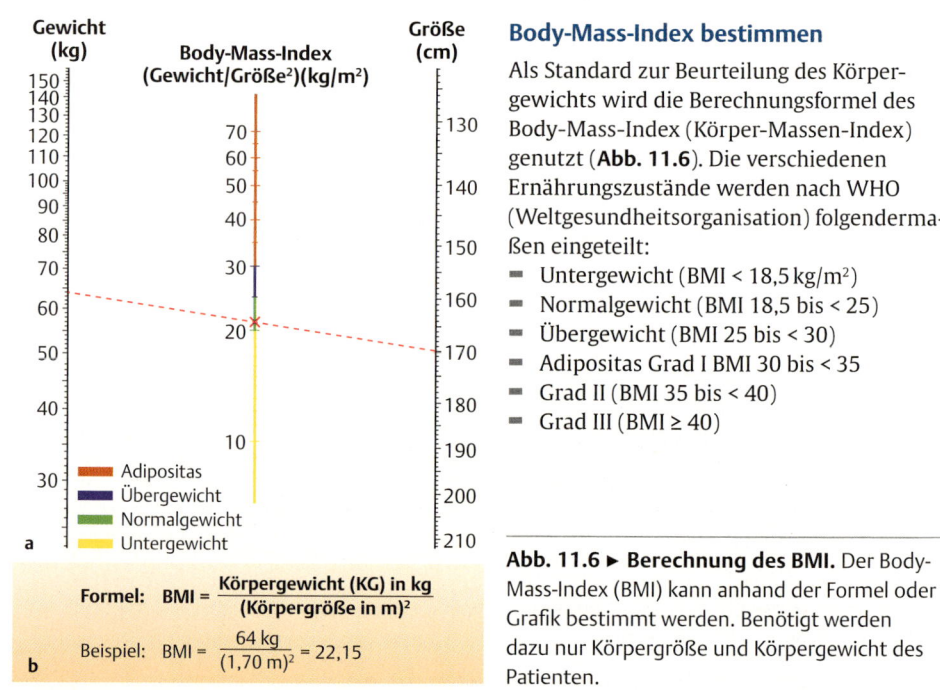

Body-Mass-Index bestimmen

Als Standard zur Beurteilung des Körpergewichts wird die Berechnungsformel des Body-Mass-Index (Körper-Massen-Index) genutzt (**Abb. 11.6**). Die verschiedenen Ernährungszustände werden nach WHO (Weltgesundheitsorganisation) folgendermaßen eingeteilt:
- Untergewicht (BMI < 18,5 kg/m^2)
- Normalgewicht (BMI 18,5 bis < 25)
- Übergewicht (BMI 25 bis < 30)
- Adipositas Grad I BMI 30 bis < 35
- Grad II (BMI 35 bis < 40)
- Grad III (BMI ≥ 40)

$$\text{Formel:} \quad BMI = \frac{\text{Körpergewicht (KG) in kg}}{(\text{Körpergröße in m})^2}$$

$$\text{Beispiel:} \quad BMI = \frac{64 \text{ kg}}{(1{,}70 \text{ m})^2} = 22{,}15$$

Abb. 11.6 ▶ Berechnung des BMI. Der Body-Mass-Index (BMI) kann anhand der Formel oder Grafik bestimmt werden. Benötigt werden dazu nur Körpergröße und Körpergewicht des Patienten.

Besonderheiten alte Menschen Der BMI steigt im Alter häufig an, da die Körpergröße abnimmt (z. B. durch die verstärkte Rückenkrümmung), aber das Körpergewicht gleich bleibt oder zunimmt. Mit zunehmendem Alter sind deshalb höhere BMI-Werte wünschenswert.

Oberarmumfang und Hautfaltendicke messen

Die Hautfaltendicke gibt Aufschluss über die Fettreserven.

Oberarmumfang und Hautfaltendicke messen

Der BMI ist im Kindesalter nur begrenzt aussagekräftig. Daher wird zusätzlich die Bestimmung der Hautfaltendicke empfohlen, die Aufschluss über die Fettreserven gibt. Die Hautfaltendicke wird durch das Zusammenkneifen der Haut mit einem Messgerät (Fettcaliper, **Abb. 11.7**) über dem Oberarmmuskel in Oberarmmitte und am Schulterblatt ermittelt.

Diese Methode ist allerdings auch nicht fehlerfrei, da die Fettverteilung keineswegs gleichmäßig ist.

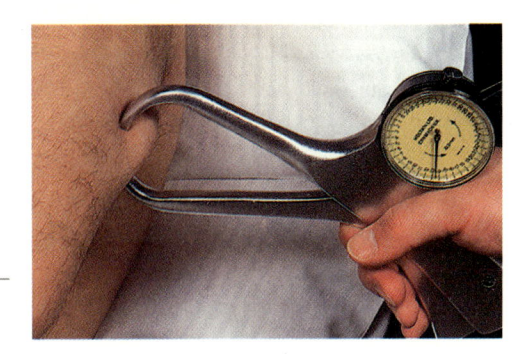

Abb. 11.7 ▶ Fettcaliper zur Bestimmung der Hautfaltendicke.

Bauchumfang messen

Der Bauchumfang als Kriterium eines erhöhten Risikos durch Übergewicht ist nach Expertenmeinung aussagekräftiger als der BMI. Der Bauchumfang bezeichnet den in der Mitte zwischen dem unteren Rippenbogen und dem Beckenkamm gemessenen Körperumfang. Vermutet wird ein Zusammenhang zwischen Körperumfang und Auftreten von koronarer Herzkrankheit, Schlaganfall und Diabetes mellitus (Zuckerkrankheit):
- erhöhtes Risiko: Frauen > 80 cm, Männer > 94 cm
- deutlich erhöhtes Risiko: Frauen > 88 cm, Männer > 102 cm

Taillen-Hüft-Verhältnis (Waist/Hip-Ratio) bestimmen

In der Beratung zur Gewichtsreduktion ist das Fettverteilungsmuster, welches mit dem Taillen-Hüft-Verhältnis (Waist/Hip-Ratio, WHR) erfasst werden kann, ein hilfreiches Maß. Das Verhältnis soll bei Männern < 1,0, bei Frauen < 0,85 betragen.
Beispiel: Taillenumfang 75 cm, Hüftumfang 100 cm; Verhältnis = 75 cm : 100 cm = 0,75.
Der Taillenumfang wird in der Mitte zwischen Rippenbogen und Beckenkamm, der Hüftumfang in Höhe des großen Rollhügels (Trochanter major) gemessen.

> **Praxistipp** Zu welcher Tageszeit werden Bauchumfang und Waist/Hip-Ratio gemessen?
>
> Der Bauchumfang wird genauso wie das Taillen-Hüft-Verhältnis vor dem Frühstück bestimmt. Der Patient muss dazu mit freiem Oberkörper (ggf. vor dem Spiegel) stehen und zur Messung leicht ausatmen.

11.3 Bei Pflegemaßnahmen mitwirken

11.3.1 Beim Essen unterstützen

Essen anreichen

> **Praxistipp** Dürfen alle Patienten auf Station essen?
> - Informieren Sie sich bei Dienstbeginn oder vor dem Austeilen des Essens über mögliche Einschränkungen. Patienten dürfen eventuell vor Operationen oder anderen diagnostischen Verfahren, z. B. Endoskopien, nicht essen. Es besteht dann eine Nahrungskarenz.
> - Beachten Sie auch, dass Diabetikern häufig vor dem Essen der Blutzucker gemessen werden muss.
> - Fragen Sie bei Unsicherheiten den Arzt oder die verantwortliche Pflegefachkraft. Oft existiert ein sogenannter „Nüchternplan", auf dem die Nahrungskarenz vermerkt ist.

Hygiene beachten. Die Pflegende wäscht sich vor der Berührung der Nahrungsmittel die Hände und führt eine hygienische Händedesinfektion durch.

Für eine ansprechende Atmosphäre sorgen. Der Essplatz wird möglichst nach den Vorstellungen des Patienten gestaltet. Dabei werden die persönlichen Gewohnheiten des Patienten berücksichtigt (Händewaschen, Mundpflege, Gebrauch einer Serviette). Das Zimmer wurde zuvor gelüftet. Gesellschaft beim Essen kann ggf. denn Appetit fördern. Idealerweise sitzt die Pflegeperson dem Patienten gegenüber. Sie hat dann die ganze Situation im Blick.

Für eine gute und sichere Sitzgelegenheit sorgen. Die Lagerung zum Essen verhindert ein Verschlucken. Sie wird an die Bedürfnisse des Patienten angepasst und (unter)stützt ihn beim Essen. Er kann die Mahlzeiten mit allen Sinnen wahrnehmen.

KURZFASSUNG

Bauchumfang messen
Der Bauchumfang gilt als wichtiger Hinweis zur Risikobestimmung bei Übergewicht. Es wird ein Zusammenhang zwischen Körperumfang und Auftreten von koronarer Herzkrankheit, Schlaganfall und Diabetes mellitus vermutet.

Taillen-Hüft-Verhältnis (Waist/Hip-Ratio) bestimmen
Das Taillen-Hüft-Verhältnis (Waist/Hip-Ratio) berechnet die Fettverteilung.

Praxistipp

11.3 Bei Pflegemaßnahmen mitwirken

11.3.1 Beim Essen unterstützen

Essen anreichen

Praxistipp

Folgende **Grundlagen** müssen beachtet werden:
- vorweg Hände waschen und desinfizieren
- möglichst dem Patienten gegenüber sitzen und seine persönlichen Gewohnheiten berücksichtigen
- Patienten aufsetzen oder in Seitenlage lagern
- Speisen und Getränke nicht zu heiß anreichen
- unverzüglich auf Verschlucken reagieren

- Hilfe nur soweit erforderlich anbieten
- Essgeschwindigkeit dem Patienten anpassen
- nach dem Essen Händewaschen und Mundhygiene ermöglichen

Abb. 11.8 ▶
Gemeinsames Essen kann den Appetit fördern und erhöht die Lebensfreude.

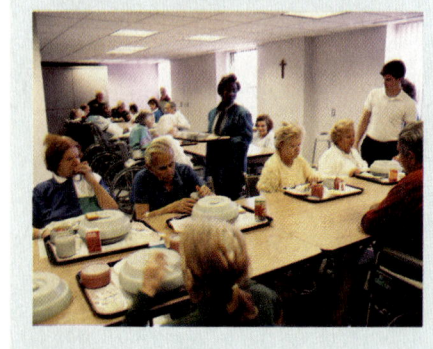

- Sitzen am Tisch ist optimal (gute Körperhaltung, gewohnte Situation).
- Beim Sitzen im Bett ist das Kopfteil auf circa 70° erhöht.
- Beim Sitzen an der Bettkante muss die Sicherheit des Patienten gewährleistet sein. Der Rücken muss hierbei gut abgestützt werden.
- Beim Liegen im Bett (möglichst in Seitenlage) ist das Schlucken extrem erschwert.

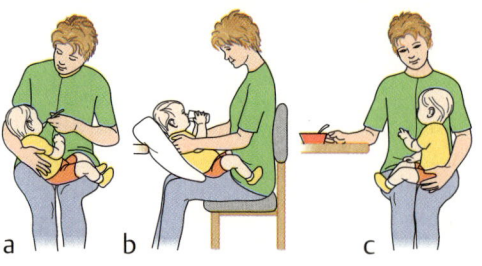

Abb. 11.9 ▶ Füttern eines älteren Säuglings.
a Halbsitzende Lage im Arm,
b halbsitzend auf dem Schoß,
c Sitzstellung (erst wenn das Kind selbstständig sitzen kann).

Sicherheit gewährleisten. Die Temperatur von Getränken und Speisen muss geprüft werden.
- Die Situation muss so gestaltet sein, dass auf ein mögliches Verschlucken unverzüglich reagiert werden kann (**Abb. 11.10**). Bei Schluckstörungen muss besonders vorsichtig vorgegangen werden.
  - Mögliche Diätvorschriften müssen beachtet werden: Die Patienten erhalten das für sie bestimmte Essen.

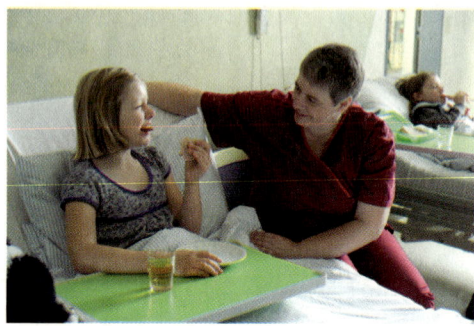

Abb. 11.10 ▶ Kinder werden beim Essen nicht allein gelassen.

Selbstständigkeit fördern. Der Patient isst möglichst selbstständig. Häufig reicht es, wenn das Essen vorbereitet wird. Wenn Essensreste an Lippe oder Mundwinkel verbleiben, nicht gleich zu Serviette oder Löffel greifen. Die Pflegende erklärt erst, wie der Patient selbst die Reste entfernen kann, z. B. mit der Zunge oder durch den Einsatz seiner Hände. Zur Hilfestellung bei blinden Menschen s. S. 516.

Ausreichend Zeit einräumen. Die Geschwindigkeit ist den Wünschen und Möglichkeiten des Patienten angepasst. Dauert die Nahrungsaufnahme lang, können Warmhalteteller verwendet werden.

Nach dem Essen. Mundpflege ist für die Hygiene und den Appetit wichtig. Neigt ein Patient zum Verschlucken (z. B. durch krankheitsbedingte Schläfrigkeit oder Schluckstörungen) sollte er noch für 20 Minuten aufrecht sitzen bleiben. Die Ess- und Trinkmengen müssen ggf. dokumentiert werden (Ernährungsprotokoll).

> **Praxistipp** Was muss ich bei muslimischen Patienten beachten?
> - Für strenggläubige Moslems gehören rituelle Waschungen zu jeder Mahlzeit. Geben Sie dem Patienten die Möglichkeit, sich vor und nach der Mahlzeit die Hände zu waschen.
> - Man isst mit der rechten Hand und in kleinen Mengen.
> - Schweinefleisch ist für Muslime verboten. In ihrem Verständnis ist dieses Fleisch „unrein". Sie essen auch nichts, was mit Schweinefleisch in Berührung gekommen ist. Wenn z. B. zum Abendbrot auf dem Teller Käse neben der Wurst liegt, können Sie nicht sagen „lassen Sie die Wurst einfach auf dem Teller liegen". Ein Moslem darf auch alles andere von diesem Teller nicht essen. In vielen Pflegeeinrichtungen gibt es die Möglichkeit, Essen ohne Schweinefleisch zu bestellen. Achten Sie darauf, dass der Patient entweder nur Wurst ohne Schweinefleisch bekommt oder vegetarische Kost erhält.
> - Alkoholische Getränke darf der Moslem nicht trinken. Hält er sich nicht daran, begeht er eine Todsünde. Diese Vorschrift muss sehr eng ausgelegt werden, da auch alle mit Alkohol zubereiteten Speisen für den frommen Moslem tabu sind. Dies gilt auch für manche Medikamente.
> - Im Fastenmonat Ramadan darf von Sonnenaufgang bis Sonnenuntergang nichts gegessen werden. Besprechen Sie mit dem Patienten und auch seinen Angehörigen die Bedingungen des Fastens und die Modalitäten der Nahrungsaufnahme.

Essen anreichen bei Schluckstörungen

Definition Bei einer Schluckstörung (Dysphagie) ist der Schluckakt beim Trinken, bei der Nahrungsaufnahme oder beim Schlucken des eigenen Speichels gestört. Schluckstörungen treten im Alter sehr häufig auf, sie werden dann Presbyphagie (prsby = alt) genannt.
Es besteht die Gefahr der Aspiration. Dabei gelangen Speisen, Getränke oder Speichel in die Luftröhre. Eine Aspirationspneumonie ist eine durch Aspiration entstandene Lungenentzündung.

> **Praxistipp** Woran erkenne ich, dass ein Patient eine Schluckstörung hat?
>
> Neben dem „Verschlucken", also der Aspiration als Hauptsymptom, gibt es noch folgende Anzeichen, die auf eine Schluckstörung hinweisen können:
> - belegte, raue, oft auch heisere Stimme
> - Verbleiben von Speiseresten in Mund- und Rachenraum
> - Speichelfluss aus dem Mund, Lippen schließen nicht richtig
> - angestrengtes Schlucken, zum Essen wird sehr viel Zeit benötigt
>
> Beobachten Sie bei einem Ihrer Patienten diese Symptome, teilen Sie dies unbedingt der zuständigen Pflegefachkraft mit.

Essenreichen bei Personen mit Schluckstörungen ist eine verantwortungsvolle pflegerische Aufgabe. Wegen der möglichen Komplikationen sollten nur erfahrene Pflegende damit betraut werden. Beachtet werden muss Folgendes:
- geeignete Speisen (Auswahl, Konsistenz, Temperatur) zuerst sehen und riechen lassen (regt die Speichelproduktion an)
- für eine aufrechte Körperhaltung sorgen, Oberkörper eventuell im Bett gut abstützen
- genügend Zeit zum Kauen und Nachschlucken lassen
- nur wenig auf den Löffel geben
- nach dem Essen soll der Betroffene noch circa 20 Minuten aufrecht sitzen bleiben

Nach dem Essen ist eine sorgfältige Mundpflege, Zahn- und Prothesenreinigung wichtig, damit sich keine Krümel später aus dem Mundbereich lösen und zu Hustenanfällen führen. Die Husten-Gefahr ist im Liegen besonders groß.

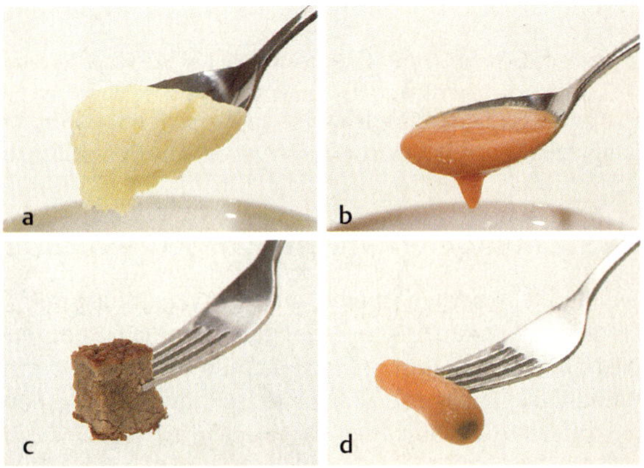

Abb. 11.11 ▶ Nahrungskonsistenzen.
a Zäh tropfendes, dickflüssiges Essen und
b fließendes dünn püriertes Essen kann bei verlangsamter Schluckauslösung oder Zungenbewegungsstörungen die Nahrungsaufnahme erleichtern.
c Nahrung mit fester Konsistenz, z. B. ein Stück Fleisch oder
d von einem weichen Stück Karotte, geben eindeutige Reize im Mund und regen zu Zungen- und Kaubewegungen an.

Merke Flüssigkeiten verursachen aufgrund ihrer schnellen Fließgeschwindigkeit am häufigsten das Verschlucken.

Mund öffnen

Die Initialberührung (s. S. 147) wird zur Kontaktaufnahme eingesetzt. Zuvor wird der Patient auch mündlich über die geplante Maßnahme informiert. Die Pflegeperson kann den Patienten beim Öffnen des Mundes unterstützten, indem sie
- das Kinn mit leichtem Druck durch den Daumen nach unten drückt, wobei der Zeigefinger das Kinn von unten stützt,
- das Kiefergelenk ausstreicht,
- das Kinn durch Bewegungen (oben, unten und rechts, links) lockert oder
- indem sie über die Lippen streicht.

KURZFASSUNG

Essen anreichen bei Schluckstörungen

Definition ◀

Praxistipp ◀

Liegt eine Schluckstörung beim Patienten vor, sollten nur erfahrene Pflegende mit der Unterstützung bei der Nahrungsaufnahme betraut werden.

Merke ◀

Mund öffnen
Der Patient kann durch bestimmte Berührungen am Kinn (z. B. Ausstreichen des Kiefergelenks) beim Öffnen des Mundes unterstützt werden.

Hand führen

Der Pflegende umfasst den Arm oder die Hand und führt diese gemeinsam mit dem Patienten zum Mund (**Abb. 11.12**).

Hand führen

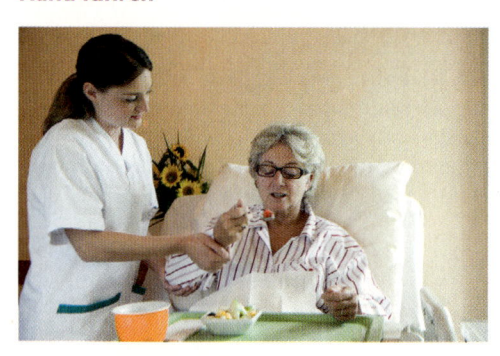

Der Pflegende umfasst den Arm oder die Hand und führt gemeinsam mit dem Patienten z. B. einen Becher zum Mund. Diese Art von Hilfestellung kann ein Anstoß sein, damit der Patient die Handlung alleine weiterführt (**Abb. 11.12**).

Abb. 11.12 ▶ Die Pflegende umgreift Ellbogen und Handgelenk der Patientin und führt so den Löffel zum Mund.

Hilfsmittel verwenden

Spezielle Hilfsmittel sind z. B. Besteck mit Griffverdickung, erhöhter Tellerrand oder Trinkbecher mit Griffmulden. Sie ermöglichen vielen Betroffenen das selbstständige Essen (**Abb. 11.13**).

Hilfsmittel verwenden

Bei vielen Erkrankungen erschweren körperliche Behinderungen die Nahrungsaufnahme, z. B. bei einer Halbseitenlähmung nach Schlaganfall. Spezielle Hilfsmittel wie Besteck mit Griffverdickung, Trinkbecher mit Griffen oder Frühstücksbretter mit Haltefunktion ermöglichen vielen Betroffenen das selbstständige Essen (**Abb. 11.13**).

Löffel. Löffel sollten nicht zu groß sein, nicht zerbrechlich und vor allem flach, damit ein guter Druck auf die Zunge ausgeübt werden kann. Dies regt den Schluckvorgang an.

Trinkgefäße. Trinkgefäße müssen durchsichtig sein, sodass die Flüssigkeit beim Anreichen gesehen und die Trinkmenge richtig dosiert werden kann. Becher mit „Nasenkerbe" sind hilfreich, da der Becher weiter gekippt werden kann und der Kopf nicht nach hinten überstreckt werden muss.

Abb. 11.13 ▶ Verschiedene Ess- und Trinkhilfen zur selbstständigen Nahrungsaufnahme.

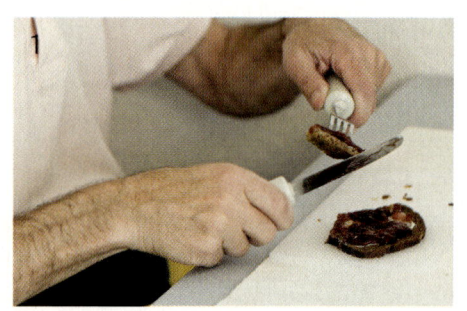

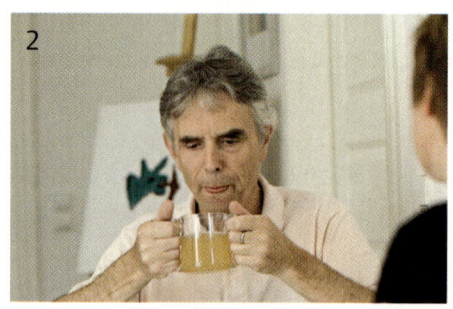

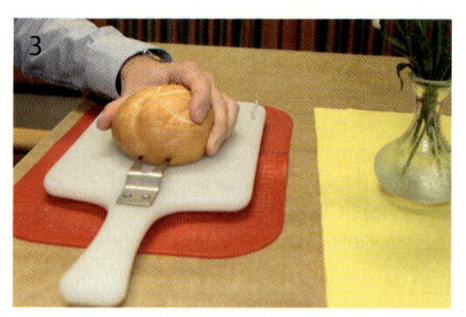

Merke ▶

Merke Schnabeltassen werden nicht eingesetzt, wenn ein Patient krankhafte Saug-/Schmatzbewegungen macht. Diese werden durch die Schnabeltasse verstärkt.

11.3.2 Mangelernährung vorbeugen: ältere Menschen

Die Nahrungsaufnahme bei älteren Menschen kann z. B. verbessert werden durch folgende Maßnahmen:
- individuelle Wunschkost
- viele kleine Mahlzeiten
- appetitliche und geschmackvolle Zubereitung
- ruhige, behagliche Atmosphäre, genügend Zeit
- spezielle Ess- und Trinkhilfen
- ausreichendes Flüssigkeitsangebot
- gemeinsames Essen mit anderen
- genügend körperliche Aktivität

11.3.2 Mangelernährung vorbeugen: ältere Menschen

Bei älteren Menschen ist eine optimale Versorgung mit Nährstoffen sehr wichtig und beugt Krankheiten, z. B. der Schwächung des Immunsystems oder Stoffwechselstörungen, vor.
Die Nahrungsaufnahme alter Menschen kann folgendermaßen verbessert werden:
- Individuellen Speiseplan aufstellen (abwechslungs- und energiereiche Kost mit hoher Nährstoffdichte als individuelle Wunschkost).
- Gemeinsam einkaufen, Lebensmittel gezielt auswählen.
- Viele Zwischenmahlzeiten, Snacks, kleine mundgerechte Happen anbieten.
- Mahlzeiten appetitlich und geschmackvoll zubereiten, individuell würzen, ggf. Geschmacksverstärker einsetzen.
- Mahlzeiten mit Kalorienträgern wie Maltodextrin oder Eiweißkonzentraten anreichern.
- Harte, trockene Bestandteile entfernen (z. B. Brotrinde, festes Obst zerkleinern).
- Appetitanregende Getränke anbieten (z. B. Aperitif).
- Ruhige, behagliche Atmosphäre schaffen, ausreichend Zeit nehmen.
- Mahlzeiten mit anderen einnehmen lassen.
- Spezielle Ess- und Trinkhilfen einsetzen, z. B. Becher mit Griffverstärkung, rutschfeste Teller, individuelle Halterung für Essbesteck.
- Ausreichend Flüssigkeit anbieten, circa 1,5–2 l täglich (auch zum Essen ggf. Trinkplan).
- Nahrungsmittelunverträglichkeiten erkennen und vermeiden.
- Individuelle Probleme, z. B. Übelkeit, Schluckstörungen, Durchfälle, Bauchschmerzen, behandeln.
- Körperliche Aktivität fördern (gemeinsame Spaziergänge, Gymnastik, frische Luft).

11.3.3 Mangelernährung vorbeugen: Kinder

Auch bei Kindern ist eine optimale Versorgung mit Nährstoffen wichtig. Wachstumsstörungen und Infektanfälligkeit können durch eine ausgewogene Ernährung verhindert werden.
Die Nahrungsaufnahme von Kindern kann folgendermaßen verbessert werden:
- Individuelle Wunschkost berücksichtigen.
- Viele kleine Mahlzeiten anbieten.
- Mahlzeiten gemeinsam mit anderen einnehmen.
- Für genügend körperliche Aktivität sorgen.
- Feste Essenszeiten vereinbaren.
- Kinder in die Zubereitung des Essens einbeziehen (beim Kochen „helfen" lassen).
- Nicht zwingen aufzuessen, aber klare Regel aufstellen, dass alles probiert werden muss.
- Klare Regeln für Süßigkeiten aufstellen, z. B. immer nur nach den Mahlzeiten eine Portion Süßes.
- Vorbild sein: Der Erwachsene hält sich selber an die Regeln.

KURZFASSUNG

11.3.3 Mangelernährung vorbeugen: Kinder

Die Nahrungsaufnahme bei Kindern kann z. B. durch folgende Maßnahmen verbessert werden:
- individuelle Wunschkost
- viele kleine Mahlzeiten
- gemeinsames Essen mit anderen
- genügend körperliche Aktivität
- feste Essenszeiten
- Einbindung in die Herstellung des Essens

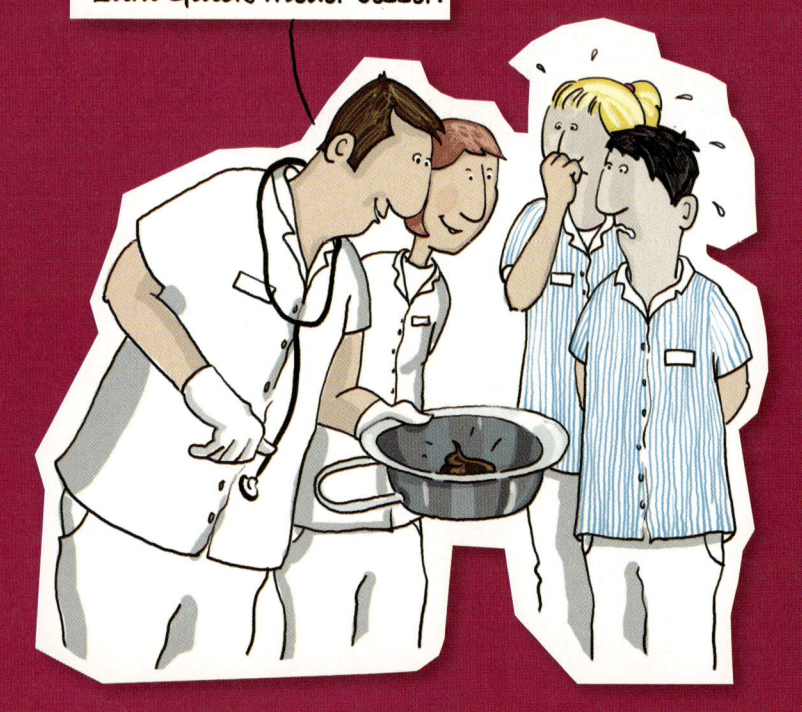

12 ▶ AUSSCHEIDEN

12.1	Pflegerelevante Grundlagen kennen	215
12.1.1	Erinnern Sie sich…?	215
12.1.2	Allgemeine Grundlagen	215
12.1.3	Wasserlassen (Miktion) und Urin	215
12.1.4	Darmentleerung (Defäkation) und Stuhl	216
12.2	Beobachten und Wahrnehmen	216
12.2.1	Veränderungen bei der Urinausscheidung	216
12.2.2	Veränderungen bei der Stuhlausscheidung	221
12.3	Bei Pflegemaßnahmen mitwirken	226
12.3.1	Allgemeine Prinzipien	226
12.3.2	Hilfsmittel für die Harn- und Stuhlentleerung	227
12.3.3	Anlegen der Urinflasche	227
12.3.4	Benutzung des Steckbeckens	228
12.3.5	Verwenden des Toilettenstuhls	229
12.3.6	Pflegemaßnahmen zur Harnkontinenzförderung	230
12.3.7	Pflegemaßnahmen bei Stuhlinkontinenz	231
12.3.8	Pflegemaßnahmen bei Diarrhö (Durchfall)	231
12.3.9	Pflegerische Maßnahmen bei Blähungen	232

12 Ausscheiden

12.1 Pflegerelevante Grundlagen kennen

12.1.1 Erinnern Sie sich...?

Bei der Ausscheidung spielen viele Faktoren und Systeme eine Rolle. Die Ausscheidung wird u.a. stark davon beeinflusst, was und wie viel wir essen und trinken, sie ist aber auch Ausdruck der Funktionsweise der Verdauungsorgane bzw. der Niere und des Harnsystems. Die Ausscheidungen selbst wiederum können Hinweise geben auf bestimmte Erkrankungen dieser Organsysteme. Wenn Sie also das eine oder andere (noch einmal) nachlesen möchten, Sie finden den Aufbau und die Funktion des Verdauungssystems auf S. 102, Erkrankungen der Verdauungsorgane (S. 447), die Grundlagen der Ernährung auf S. 122, Aufbau und Funktion von Niere und Harnsystem auf S. 104 bzw. Erkrankungen dieses Systems (S. 463).

12.1.2 Allgemeine Grundlagen

Die **Ausscheidung** ist ein **täglicher** und **natürlicher Vorgang** bei dem **Stoffwechsel-** und **Abbauprodukte** den **Körper verlassen**. Die regelmäßigen Stuhl- und Urinentleerungen sind wichtig für unser Wohlbefinden und gehören ganz selbstverständlich in den Tagesablauf. Erst wenn sie nicht normal funktionieren, werden sie uns bewusst. Dann allerdings fällt es uns nicht leicht, über diese biologisch notwendigen Vorgänge zu sprechen.

Die **Ausscheidungen** werden aufgrund von **Geruch**, **Aussehen** und **Beschaffenheit** oft als **unangenehm** bis **ekelerregend empfunden**. Auch da die Ausscheidungsorgane in einem verborgenen Bereich des Körpers liegen, fällt es den meisten Menschen schwer, sich bei der täglichen Intimpflege nackt zu zeigen.

Deshalb ist es besonders wichtig, bei allen Maßnahmen am Patienten besonders sensibel und respektvoll vorzugehen.

12.1.3 Wasserlassen (Miktion) und Urin

Wasserlassen (Miktion)

Ist die Blase mit mindestens 350 ml Harn gefüllt, werden **Impulse** an das **Gehirn gesendet**, die zum **Harndrang** führen. Die Miktion selbst ist ein **willkürlich** (bewusst) ausgelöster, in der Folge aber **reflektorisch** ablaufender **Prozess**. Das heißt man startet das Wasserlassen bewusst, muss dann aber die Blase vollständig entleeren. Nach der Hälfte des Wasserlassens ist z.B. ein Beenden nicht möglich.

Prozess. Nachdem sich die Muskulatur der Blase angespannt und der Innendruck erhöht hat, erschlafft erst der innere und dann der äußere Blasenschließmuskel. Nun kann der Urin durch die Harnröhre nach außen befördert werden. Ab einer Blasenfüllung von 500 ml kann es zu unwillkürlichem Harnabgang kommen.

Urin

Die Menge des **ausgeschiedenen** Urins beträgt circa **1–1,5 l pro Tag**. Sie ist abhängig von
- der **Flüssigkeitsaufnahme** durch
  - Trinken,
  - Wassergehalt fester Speisen,
  - Infusionen,
- der **Flüssigkeitsabgabe** über
  - die Haut (Schwitzen),
  - das Atmen,
  - den Darm,
  - die Nierenfunktion (beeinflusst z.B. von Blutdruck und Hormonproduktion).

Beim gesunden Menschen halten sich **Ein-** und **Ausfuhrmenge** die **Waage**. Pro Tag werden insgesamt circa 2,5 l Flüssigkeit ausgeschieden:
- etwa 60 % als Urin
- etwa 36 % über Lungen und Haut
- etwa 4 % mit dem Stuhl.

Bestandteile des Urins

Beim gesunden Menschen **riecht** der Urin **unauffällig**, enthält **keine Beimengungen** und hat eine **hell-** bis **dunkelgelbe Farbe**. Er enthält
- Wasser (95–98 %),
- Elektrolyte (z.B. Natrium und Kalium),
- Harnstoff (Endprodukt des Harns),
- Harnsäure (Abbauprodukt des Harns),
- Kreatinin (Stoffwechselprodukt des Harns),
- Protein (Eiweiß),

- Hormone (z. B. während der Schwangerschaft das Hormon hCG),
- Vitamine (z. B. Ascorbinsäure = Vitamin C),
- Farbstoffe usw.

12.1.4 Darmentleerung (Defäkation) und Stuhl

Darmentleerung (Defäkation)

Definition Als Stuhlgang oder Defäkation wird die Entleerung des Mastdarminhalts bezeichnet. Es ist die letzte Phase der Verdauung.

Stuhl

Bei gesunden Menschen **entleert** sich der **Darm** in einem mehr oder weniger **regelmäßigen individuellen Rhythmus**. Dabei spielen für viele Menschen neben ausreichender Flüssigkeitszufuhr und Essen ballaststoffhaltiger Nahrungsmittel individuelle Rituale wie feste Defäkationszeiten eine wichtige Rolle.
Der Stuhl (Fäzes, Kot, Exkremente) ist normalerweise
- **weich** und **geformt**,
- je nach Nahrungsaufnahme **hell-** bis **dunkelbraun gefärbt**,
- **leicht entleerbar**, der Entleerungsvorgang geschieht ohne große Anstrengungen oder Schmerzen.

Eine **Stuhlentleerung** alle **1–3 Tage gilt als normal**. Die **Stuhlmenge** beim Erwachsenen beträgt circa **120–300 g pro Tag**.

Bestandteile des Stuhls

Der Stuhl setzt sich zusammen aus
- 75 % **Wasser**,
- 10 % **Abfallprodukte** (Zellulose)
- 7 % abgeschuppten **Schleimhautzellen** (Epithelien),
- 8 % **Salzen**, **Schleim** und **Bakterien**.

12.2 Beobachten und Wahrnehmen

Jede Veränderung der Urin- bzw. Stuhlausscheidung **kann** ein **wichtiger Hinweis** auf eine **Krankheit** sein. Aber auch belastende Situationen wie Unfälle oder der Einzug ins Pflegeheim können Auswirkungen auf die Ausscheidungsfunktionen haben.
Häufig kommt es zu Verstopfung. Bei einigen Menschen streikt der Darm, wenn sie in den Urlaub fahren. Andere bekommen auf Reisen Durchfallerkrankungen, weil die Hygienebedingungen in den Urlaubsländern ungewohnt sind. Ältere Menschen sowie Kinder können jedoch auch mit Inkontinenz oder erneutem Einnässen auf ungewohnte Situationen reagieren.
Die Ursachen, warum sich unsere Ausscheidungen verändern, sind vielfältig. Um darauf angemessen reagieren zu können, müssen wir wissen, wie wir die Veränderungen erkennen.

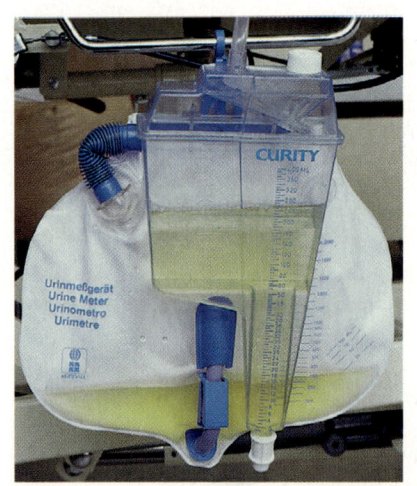

12.2.1 Veränderungen bei der Urinausscheidung

Beobachtungskriterien und wichtige Veränderungen

Bei der Urinausscheidung des Patienten werden neben der Miktionshäufigkeit, die Harnmenge sowie Farbe, Aussehen und Geruch beobachtet (**Abb. 12.1**).

Abb. 12.1 ▶ Urimeter. Mithilfe eines Urimeters kann nicht nur Farbe, Menge und Aussehen des Urins bestimmt werden. Es ist auch möglich, die Harnmenge pro Stunde zu erfassen.

Merke Miktionshäufigkeit/ -menge:
- Säuglinge: bis 25-mal, insgesamt bis circa 500 ml pro Tag
- Schulkinder: 6–8-mal, insgesamt bis circa 1 200 ml pro Tag
- Erwachsene: 4–6-mal, insgesamt bis circa 2 000 ml pro Tag

Weitere Beobachtungskriterien sind pH-Wert und spezifisches Gewicht (**Tab. 12.1**).

Tab. 12.1 ▶ Beobachtungs- und Messkriterien der Urinausscheidung.

Normalwerte	physiologische Veränderungen	krankhafte Veränderungen	Ursachen krankhafter Veränderungen
Farbe, Aussehen			
frischer Urin ist hell- bis dunkelgelb (je konzentrierter desto dunkler)	▪ Farbveränderungen durch Nahrungsmittel und Medikamente: ▪ rot (z. B. Rote Bete) ▪ orange (z. B. Antibiotika)	▪ dunkelgelb-braun ▪ bierfarben mit gelbem Schaum ▪ fleischwasserfarben bis blutig (sog. makroskopische Hämaturie) ▪ wasserhell ins Grünliche schimmernd ▪ milchig, trüb	▪ Flüssigkeitsmangel ▪ Gallenwegs- und Lebererkrankungen (Ikterus) ▪ Blutung bei Nieren- und Blasenerkrankungen ▪ herabgesetzte Blutgerinnung durch Medikamente (Antikoagulanzien) ▪ Diabetes mellitus und Diabetes insipidus ▪ Anwesenheit von Blut, Fetten und Eiter
Geruch			
frisch gelassen: unauffällig	▪ typischer Geruch nach Speisen (z. B. Spargel) ▪ Ammoniakgeruch, wenn der Urin länger steht	▪ leicht süßlich (Foetor hepaticus) ▪ Azetongeruch (obstartig) ▪ Ammoniak (Pferdestallgeruch)	▪ Lebererkrankungen ▪ Diabetes mellitus ▪ beim Fasten ▪ Harnwegsinfekte
Menge			
bis 2 000 ml	▪ Abnahme durch Flüssigkeitsverlust bei starkem Schwitzen ▪ Zunahme bei großer Trinkmenge, z. B. Bier, Kaffee, schwarzer Tee	▪ Oligurie (= weniger als 500 ml werden ausgeschieden) ▪ Anurie (= weniger als 100 ml werden ausgeschieden) ▪ Polyurie (= mehr als 2 000 ml werden ausgeschieden)	▪ verminderte Flüssigkeitszufuhr oder Flüssigkeitsverlust z. B. bei Durchfällen ▪ Nierenerkrankungen ▪ Herzinsuffizienz ▪ Nierenerkrankungen ▪ Herzinsuffizienz ▪ Nierenversagen im Schock ▪ urämisches Koma ▪ bei extremer Flüssigkeitszufuhr ▪ Einnahme von Diuretika (harntreibende Medikamente) ▪ Diabetes mellitus und Diabetes inspidus
pH-Wert (Bestimmung im Labor)			
schwach sauer (pH 5–6)	▪ durch Nahrung beeinflusst: ▪ pflanzliche Ernährung fördert alkalische Reaktion (bis pH 7,5) ▪ eiweißreiche Ernährung fördert saure Reaktion (bis pH 4,8)	▪ pH stärker sauer (< 5-6) ▪ pH eher neutral bis alkalisch (> 7)	▪ Auftreten bei starkem Schwitzen ▪ im Fieber ▪ starken Durchfällen ▪ stoffwechselbedingte Alkalose (der pH Wert des Bluts ist erhöht) ▪ bei Infektionen an Nieren oder ableitenden Harnwegen
Spezifisches Gewicht (Bestimmung im Labor)			
zwischen 1,015 und 1,025 g/l	▪ geringe Urinmenge: höhere Konzentration ▪ große Urinmenge: geringere Konzentration	▪ hohes spezifisches Gewicht bei normaler bis erhöhter Flüssigkeitszufuhr und hellgelbem Urin (Hypersthenurie) ▪ niedriges spezifisches Gewicht bei schwach konzentriertem Urin ▪ gleichbleibende Konzentration trotz Dursten oder hoher Trinkmenge („Harnstarre")	▪ bei Zucker- oder Eiweißausscheidung (Albumin- oder Glukosurie) ▪ Funktionsstörungen der Niere (Hyposthenurie) ▪ Niereninsuffizienz (Isosthenurie)

Praxistipp Was ist die Flüssigkeitsbilanz und wie bestimme ich sie?

Als Flüssigkeitsbilanz bezeichnet man die Gegenüberstellung von Zufuhr (Einfuhr) und Ausscheidung (Ausfuhr) von Flüssigkeiten innerhalb eines festgelegten Zeitraums. Die Bilanz erfolgt nach ärztlicher Anordnung. Sollen Ein- und Ausfuhr gegenübergestellt werden, führen Sie folgende Maßnahmen durch:

- Informieren Sie im Voraus den betreffenden Patienten, seine Angehörige und ihre Kollegen.
- Beschriften Sie z. B. Steckbecken, Urinflasche, Nachtstuhl mit der Maßnahme (Bilanzierung) und dem Namen des Patienten.
- Lassen Sie zu Beginn den Patienten die Blase entleeren. Verwerfen Sie diesen Urin, er wird noch nicht zur Ausfuhr erfasst.
- Notieren Sie Datum, Uhrzeit, Menge und Art sämtlicher zugeführter Flüssigkeiten (Getränke, Infusionen, Sondenkost) auf dem Bilanz-Dokumentationsblatt.
- Halten Sie ebenfalls alle ausgeschiedenen Flüssigkeiten (Urin, Stuhl, Wundsekret, Erbrochenes, Schweiß, Atmung) fest.
- Führen Sie die Ein- und Ausfuhr für mindestens 24 Stunden auf.
- Dokumentieren Sie die Menge im Pflegebericht und informieren Sie den behandelnden Arzt.

Fehlerquellen. Fehler können entstehen, wenn Getränke nicht dokumentiert werden oder Flüssigkeiten nicht exakt gemessen werden können, z. B. bei Inkontinenz (eventuell Einlagen wiegen) oder bei Flüssigkeitsverlusten durch Schwitzen, z. B. bei Fieber. Diese nicht messbaren Größen können Sie jedoch schätzen (Faustregel: bei Fieber 500 ml ausgeschwitzte Flüssigkeit pro 1 °C Temperaturerhöhung).

Wie messe ich die Urinmenge eines Patienten?

Um die Urinmenge eines gesamten Tages zu bestimmen, wird in einem mit dem Patientennamen versehenen Gefäß die ausgeschiedene Urinmenge über einen Zeitraum von 24 Stunden gesammelt (Sammelurin).

Liegt bei dem Patienten ein Blasenverweilkatheter, kann die Urinmenge am Ablaufbeutel abgelesen werden.

Miktionsstörungen

Miktionsstörungen

Miktionsstörungen sind z. B. Schmerzen beim Wasserlassen, Harnverhalt, Harninkontinenz.

Die Entleerung der Blase (Miktion) kann gestört sein, durch
- **Schmerzen**, z. B. bei Blasenentzündung,
- **erschwertes** oder **fehlendes Wasserlassen**, z. B. Harnverhalt,
- **Kontrollverlust** über die **Blasenfunktion**, z. B. Inkontinenz.

Harnverhalt

Beim Harnverhalt kann der Urin in der Blase nicht vollständig entleert werden.

Verschiedene **Erkrankungen** können zu einem **Harnverhalt führen**, z. B. Multiple Sklerose (entzündliche Erkrankung des Nervensystems), Prostataadenom (gutartiger Tumor der Vorsteherdrüse), Diabetes mellitus (Zuckerkrankheit) und Paraplegie (Querschnittlähmung). Auch nach einer Operation kann es zu einem Harnverhalt kommen. Der Urin in der Blase kann dabei **nicht mehr vollständig entleert** werden. Es ist lebensnotwendig, das Harnverhalten rechtzeitig zu erkennen. Der Rückstau des Harns in den Harnleitern kann zu Schäden am Harnsystem und an den Nieren und schließlich zum völligen Nierenversagen führen.

Merke

Merke Unter bestimmten Umständen kann der Harnverhalt auch psychisch bedingt sein, z. B., wenn das Umfeld (Mehrbettzimmer) vom Patienten als störend empfunden wird oder er erstmals Steckbecken oder Urinflasche benutzen muss.
Wichtig ist es, diese individuellen Umgebungsfaktoren mit in die Beobachtungen der Ausscheidungen einzubeziehen.

Praxistipp Wie kann ich die Urinausscheidung eines Patienten fördern?

Bei psychisch bedingtem Harnverhalt können diese Hilfen sehr wirksam sein:
- Lassen Sie den Wasserhahn laufen (Geräusch von fließendem Wasser).
- Tauchen Sie die Hände des Patienten in warmes Wasser ein.
- Massieren Sie vorsichtig den Bereich der Blasenregion.
- Legen Sie feucht-heiße Kompressen auf die Blasenregion auf.

Symptome
Der Harnverhalt äußert sich zu Beginn durch **häufigen Harndrang**, einen **verzögerten Miktionsbeginn** (der Urin beginnt später zu fließen), typisch ist auch ein **schwacher Urinstrahl**. Der Betroffene hat das Gefühl, die Blase nicht vollständig entleeren zu können. Nach kurzer Zeit verspürt er wieder den Harndrang und entleert wiederum nur eine kleine Menge. Im späteren Verlauf läuft der Urin bei gefüllter Blase tröpfchenweise ab (Tröpfelinkontinenz, Überlaufblase).

Harninkontinenz

Definition Ist ein Mensch inkontinent, kann er Urin oder Stuhl nicht mehr bewusst zurückhalten.

Die Fähigkeit, seine Ausscheidung **willkürlich** zu **kontrollieren** wird für den erwachsenen Menschen als **selbstverständlich** vorausgesetzt, Kontinenz wird als „normal" angesehen. Sie wird im Laufe der kindlichen Entwicklung erlernt. Bei der **Harninkontinenz** kann der erwachsene Mensch seine **Urinausscheidung nicht willkürlich kontrollieren.**

Besonderheiten Kinder Mit der Sauberkeitsgewöhnung bei Kindern
- sollte etwa im 2.–3. Lebensjahr begonnen werden
- Kinder loben, wenn es erfolgreich war; nicht schimpfen, wenn es schief gegangen ist
- nachts besser eine Windel anziehen

Wenn Kinder über das Alter von 6 Jahren einnässen oder zu diesem Verhalten wieder zurückkehren, können diese als inkontinent bezeichnet werden. Diese Form der Inkontinenz ist behandlungsbedürftig.

Risikofaktoren
Harninkontinenz ist ein **weit verbreitetes** Phänomen, das in **allen Altersstufen auftreten** kann. Das Risiko steigt mit zunehmendem Lebensalter, aber alt werden heißt nicht zwingend, inkontinent zu werden. Weitere folgende Risikofaktoren begünstigen das Auftreten von Harninkontinenz (DNQP 2007):
- kognitive Einschränkungen
- körperliche Einschränkungen
- Erkrankungen (z. B. Apoplex = Schlaganfall, Diabetes mellitus = Zuckerkrankheit, Demenz, Morbus Parkinson = neurologische Erkrankung)
- Medikamente (z. B. Diuretika = harntreibende Medikamente, Antidepressiva = Psychopharmaka, Sedativa = Beruhigungsmittel, Opiate = Schmerzmittel)
- Harnwegsinfektion
- Belastung des Beckenbodens (z. B. durch Schwangerschaft/Entbindung, bei Übergewicht)
- Verstopfung
- Östrogenmangel (Mangel an weiblichen Geschlechtshormonen)
- Veränderung/Operation der Prostata (Vorsteherdrüse)
- höheres Alter

Abb. 12.2 ▶ Das Thema Ausscheidung ist immer noch ein Tabu. Besonders schwer fällt es den Betroffenen, über ihre Kontinenzprobleme zu sprechen.

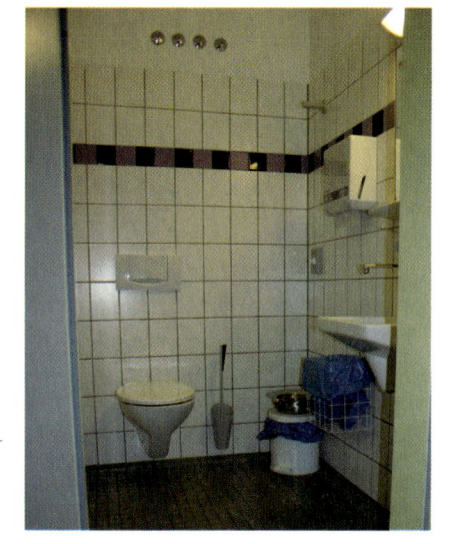

Symptome
Symptome von Harninkontinenz sind (Auswahl in Anlehnung der Terminologie der ICS, 2002):
- **unbeabsichtigter Urinverlust** bei körperlicher Betätigung
- **unbeabsichtigter Urinverlust** mit Harndrang einhergehend
- **ständiger Harnabgang**
- **Gefühl** einer **nicht** vollständig **entleerten Blase**
- vermehrte **nächtliche Harnausscheidung** (Nykturie)
- **häufiger Harndrang** (Pollakisurie)
- **unbeabsichtigtes** (nächtliches) Harnlassen/**Einnässen** (Enuresis [-nocturna])

Ursachen
Die **Ursachen** der Harninkontinenz sind **vielfältig** und **altersabhängig**. Häufig liegen mehrere Ursachen gleichzeitig vor (Tab. 12.2).

KURZFASSUNG

Symptome sind: häufiger Harndrang, verzögerter Miktionsbeginn und schwacher Urinstrahl mit dem Gefühl, die Blase nicht ganz entleeren zu können.

Harninkontinenz

Definition ◀

Bei der Harninkontinenz kann der erwachsene Mensch seine Urinausscheidung nicht willkürlich kontrollieren.

Besonderheiten Kinder ◀

Das **Risiko** der Inkontinenz steigt mit zunehmendem Lebensalter. Weitere Risikofaktoren sind z. B. Harnwegsinfektionen, Erkrankungen und Medikamente.

Symptome sind: unbeabsichtigter Urinverlust, ständiger Harnabgang, häufiger Harndrang und das Gefühl einer nicht vollständig entleerten Blase.

Die **Ursachen** der Harninkontinenz sind vielfältig und altersabhängig (Tab. 12.2).

> **Praxistipp**

> **Praxistipp** Wie kann ich feststellen, ob eine Inkontinenz vorliegt?
>
> Sie können durch Beobachten und das gezielte Befragen des Patienten Kontinenzprobleme erkennen. Gehen Sie dabei sehr sensibel vor und passen Sie Ihr Vorgehen an die individuelle Situation an.
>
> Hinweise sind z. B.
> - Urinflecken in Bettwäsche oder Kleidung,
> - „heimlicher" Gebrauch von Vorlagen,
> - ständiger Einsatz von Damenbinden,
> - Verstecken von Unterwäsche,
> - Uringeruch,
> - Ablehnung von Hilfestellung bei der Körper- und Intimpflege.
>
> Mögliche gezielte Fragen sind z. B.:
> - Verlieren Sie ungewollt Urin?
> - Verspüren Sie häufig starken Harndrang?
> - Verlieren Sie Urin, wenn sie husten, lachen, niesen oder sich körperlich betätigen?

Tab. 12.2 ▶ Häufige Formen der Harninkontinenz.

Inkontinenzform	Symptome	Ursachen	Therapie
Stressinkontinenz	Anfänglich wird nur tröpfchenweise Harn verloren, z. B. beim Lachen, Husten, Niesen und Lasten heben. Später kann es bis zur kompletten Blasenentleerung kommen, sobald sich der Druck im Bauchraum erhöht.	Betroffen sind vorwiegend Frauen: - Schwäche der Beckenbodenmuskulatur als Folge von z. B. schweren Geburten oder Übergewicht - Senkung der weiblichen inneren Geschlechtsteile - Hormonmangel in den Wechseljahren	- Beckenbodentraining (ggf. werden Hilfsmittel, z. B. Femcon, eingesetzt) - Elektrostimulation - Biofeedback - ggf. Operation - lokale Hormontherapie
Dranginkontinenz (motorisch und sensorisch)	Harn wird unfreiwillig verloren. Dazu verspürt der Betroffenen einen intensiven Harndrang.	motorische Dranginkontinenz: - Störung der zentralen Steuerung z. B. bei degenerativen Erkrankungen des ZNS - Demenz, Morbus Alzheimer - Medikamenteneinnahme (z. B. Barbiturate) sensorische Dranginkontinenz: - Blasenerkrankungen (z. B. Zystitis, Steine, Tumor)	medikamentöse Therapie - Kontinenztraining - ggf. medikamentöse oder operative Therapie der Blasenerkrankung
Neurogene Blasenfunktionsstörungen	Die Blasenentleerung erfolgt unfreiwillig durch einen Reflex, meist ohne Harndrang. Die Betroffenen haben Blasenentleerungsstörungen, Restharn verbleibt in der Blase.	Unterbrechung der überleitenden Nervenbahnen von der Blase zum Gehirn (z. B. im Rückenmark) bei Querschnittlähmung, Multipler Sklerose, Tumor, Bandscheibenvorfall usw.	Gezielte Blasenentleerung durch: - medikamentöse Therapie - Selbstkatheterismus - in Einzelfällen: Klopf- und Entleerungstechniken, z. B. Triggern - ggf. wird operativ eine künstliche Harnableitung geschaffen - instrumentelle Harnableitung
Überlaufinkontinenz	Harndrang, Harnträufeln, häufige Entleerung kleiner Harnmengen, verminderter Harnstrahl bei gefüllter Blase, Komplikation Restharn	Betroffen sind vorwiegend Männer. - Einengung der Harnröhre infolge einer Prostatavergrößerung oder Harnröhrenstriktur	Operation, ggf. instrumentelle Harnableitung als Dauer- oder Akutbehandlung, wenn eine Operation nicht möglich ist

12.2.2 Veränderungen bei der Stuhlausscheidung

Beobachtungskriterien und wichtige Veränderungen

Beim Stuhl handelt es sich um ein Ausscheidungsprodukt, das aus nicht mehr resorbierbaren Resten der Nahrungsmittel, körpereigenen Substanzen (Epithelien, Schleim, Gallenfarbstoffe) sowie Bakterien und Wasser besteht. Physiologische Abweichungen des Stuhls werden leicht fehlinterpretiert, das heißt, es werden Krankheitssymptome vermutet, obwohl sie nur eine Variante des Normalen darstellen.
Stuhl ist durch den Hauptfarbstoff Sterkobilin (Abbauprodukt des Bilirubins) dunkelbraun gefärbt. Nahrung und Medikamente verändern die Färbung (**Tab. 12.3**).

> **Besonderheiten Kinder** Das Kindspech (Mekonium) wird meist wenige Stunden nach der Geburt abgesetzt. Es ist eine geruchlose, klebrige, dunkle Masse, die aus Darmsaft, Fetttröpfchen, Darmepithel, Fruchtwasser und eingedicktem Gallensaft besteht.
> Der Stuhl des Brustkinds ist goldgelb und wird an der Luft sehr oft grün.

Tab. 12.3 ▶ Stuhlfärbung.

Färbung	Ursache
nahrungsmittelabhängige Abweichungen	
fast schwarz bis schwarz	Heidelbeerstuhl, schwerer Rotwein
dunkelbraun	bei vorwiegender Fleischnahrung
rötlich	rote Beete
grünlichbraun bis dunkelgrün	Grüngemüse, Spinatstuhl
Gelbbraun	vorwiegende Kohlenhydratkost (stärkereiche Kost)
gelbweißlich	Milchdiät des Erwachsenen
krankheitsbedingte Abweichungen	
frisches rotes Blut: ohne Stuhlmasse oder hellrot	Blutungen im Enddarm, vor allem Hämorrhoidenblutungen, Analfissuren, Mastdarmpolypen
rotbraun marmoriert	Blutungen im unteren Dickdarmabschnitt
braunrot bis schwarz: Teerstuhl (Melaena)	Blutungen in der Speiseröhre, im Magen oder im oberen Darmabschnitt (Zersetzung des Blutes durch Salzsäure im Magen)
hellgelb: Fettstuhl	umfassende Störungen der Verdauungsfunktion z. B. bei Mukoviszidose, Zöliakie, fortgeschrittener exokriner Pankreasinsuffizienz (Fette werden durch fehlende Lipase nicht gespalten)
sehr hell, lehmfarben „kalkweiß": Acholie des Stuhls	vollständiges Fehlen von Gallezufluss in den Darm, der Stuhl verliert seine typische Farbe
ockergelb (intensiv gelb gefärbte Stühle)	Dyspepsie-Koli-Enteritis mit Durchfällen
grünlich	schwere Diarrhö, z. B. infolge einer akuten Gastroenteritis
gelblich-grün	Typhus abdominalis
dunkelbraun, olivgrün	Hungerstuhl, z. B. ungenügendes Muttermilchangebot an der Brust

Neben der Färbung des Stuhls können weitere Beobachtungen auf Erkrankungen oder Veränderungen hinweisen (**Tab. 12.4**).

KURZFASSUNG

12.2.2 Veränderungen bei der Stuhlausscheidung

Beobachtungskriterien und wichtige Veränderungen

Beobachtet werden Stuhlfärbung, Geruch, Form, Konsistenz, Menge, Häufigkeit und Beimengungen.

Besonderheiten Kinder ◀

Tab. 12.4 ▶ Beobachtungskriterien der Stuhlausscheidung.

Normalwerte	physiologische Abweichungen	krankhafte Veränderungen	Ursachen krankhafter Veränderungen
Farbe, Aussehen			
hell- bis dunkelbraun	- braunschwarz: vorwiegend Fleischernährung - schwarz: Eisen, Rotwein, Kohle - rötlich: rote Beete	- schwarz und glänzend: „Teerstuhl" - tonig, fettglänzend - grauweiß, entfärbt (acholisch): „Lehmstuhl" - grünlich-schwarz-braun: „Hungerstuhl"	- verdautes Blut aus dem Magen oder aus den oberen Darmabschnitten (typischer Geruch) - meist massive Blutung - Pankreaserkrankungen - Fehlen des Gallenfarbstoffs bei Gallenwegs- und Leberkrankheiten - nach schweren Durchfällen - Nahrungskarenz
Geruch			
bei Gesunden nicht übermäßig übel riechend	- abhängig von der Art der Nahrung (Kohlenhydrate: eher säuerlich) und Verweildauer im Darm - bei fleischhaltiger Kost geruchsintensiver	- stechend sauer (Farbe hell, schaumig) - faulig-jauchig (Farbe tiefbraun) - aashaft-stinkend	- Gärungsdyspepsie - Fäulnisdyspepsie - ggf. Zerfallsprozesse im Darm (z. B. Karzinom)
Form/Konsistenz/Menge			
Menge ist ernährungsabhängig und beträgt beim Erwachsenen etwa 120–300 g pro Tag	- größere Mengen bei sehr ballaststoffreicher Ernährung (bis 500 g) - kleinere Mengen bei vorwiegend schlackenarmer eiweißreicher Ernährung	- kleine Mengen - große Mengen - flüssig - fester als normal - trocken-hart - bleistiftartig	- Hungerstühle - Störung des Nährstofftransports vom Darm in die Blut- und Lymphbahn (Malabsorption) - Durchfall bei Darminfektionen usw. - Verstopfung (s. u.) - „Kotstein", schwere Verstopfung - Verengungen des Enddarms
Beimengungen			
normalerweise keine	möglich ist Unverdautes, z. B. Tomatenschalen und Weintraubenschalen	- Blutauflagen - Schleim - blutiger Schleim - unverdaute Nahrung - Parasiten	- Analfissuren - Hämorrhoiden - Rektum- und Analkarzinom - gereizte Darmschleimhaut - Colitis ulcerosa - nach schweren Durchfällen - bei Durchfällen - nicht zerkauten Speisen - Maden-, Spul- und Bandwürmern (makroskopisch) - Wurmeier und pathogene Keime (mikroskopisch)

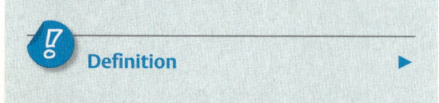

Stuhlentleerungsstörungen

Obstipation

> **Definition** ▶

Stuhlentleerungsstörungen

Obstipation

> **Definition** Der Begriff Obstipation beschreibt den subjektiven Eindruck, den Darminhalt nicht in angemessener Häufigkeit und ausreichender Menge, in zu harter Konsistenz und/oder nur unter Beschwerden ausscheiden zu können.

12.2 ▶ Beobachten und Wahrnehmen

Zeichen einer Stuhlverstopfung sind
- trockener, harter Stuhl,
- Schwierigkeiten bei der Ausscheidung.

Weiterhin können auftreten
- Völlegefühl, Appetitlosigkeit,
- Bauchkrämpfe, Blähungen,
- Zungenbelag, Mundgeruch,
- Kopfschmerzen, Unruhe,
- paradoxe Durchfälle (s. Praxistipp „Stuhlschmieren" S. 225).

Merke Weniger als 3 Stuhlentleerungen pro Woche können auf eine Obstipation hinweisen.

Wenn sich ein **Patient** aus Krankheitsgründen in ungewohnter Weise im Bett oder auf einem Toilettenstuhl entleeren muss, kann er sich durch die **Umstände** (Mitpatienten, Abhängigkeit von Hilfe bei sehr intimer Lebensnotwendigkeit) **erheblich beeinträchtigt fühlen**. Der After kann vom Schamgefühl noch mehr tabuisiert sein als die äußeren Geschlechtsorgane. Vielfach können gewohnte Hygieneansprüche nicht erfüllt werden und oft wird auch das Wärmebedürfnis auf kalten Edelstahl-Steckbecken oder in kühlen WC-Räumen nicht befriedigt.
Die **Stuhlentleerung kann** wie das Harnlassen **willkürlich hinausgezögert** werden. Dies kann beim Betroffenen zur Obstipation führen.

Besonderheiten alte Menschen Beim älteren Menschen spielen Stuhlentleerungsstörungen häufig eine große Rolle. Daraus ergeben sich häufig enorme Probleme bis hin zum Abführmittelmissbrauch. Alle vorgetragenen Klagen über bestehende Stuhlprobleme müssen ernst genommen werden. Pflegende holen genaue Informationen über die tatsächliche Situation ein.

Obstipation kann in **einzelnen Fällen** ein Hinweis auf eine **ernsthafte Erkrankung** sein. Eine dringende ärztliche Abklärung ist z.B. erforderlich, wenn
- Blut im Stuhl erscheint,
- Verstopfung und Durchfall im Wechsel auftreten und
- die Verstopfung akut auftritt und der Mensch vorher keine Probleme hatte.

Praxistipp Mit welchen Maßnahmen kann ich bei einem Patienten einer Obstipation vorbeugen bzw. ihr entgegenwirken?

○ Eine der wichtigsten Aufgaben bei der Behandlung einer Verstopfung ist es, den Patienten über eine normale Stuhlentleerungshäufigkeit aufzuklären. Viele Menschen meinen, sie müssten jeden Tag „können". Und wenn man nicht kann, dann muss man halt „müssen". Nichts ist falscher als diese Meinung! Die Variationen einer „normalen" Stuhlausscheidung reichen von 2-mal am Tag bis zu 3-mal in der Woche.

○ Je länger der Stuhl im Darm verweilt, desto trockener wird er. Verschiedene Verhaltensweisen können helfen, eine Verstopfung zu vermeiden:
- Nicht zwanghaft eine tägliche Stuhlentleerung anstreben.
- Sobald ein Stuhldrang verspürt wird, die nächste Toilette aufsuchen.
- Faser- und Ballaststoffmenge der Nahrung erhöhen.
- Stopfende Nahrungsmittel (z.B. Schokolade, Weißbrot, Bananen) meiden.
- Viel trinken (mind. 2 l pro Tag).
- Regelmäßig körperlich aktiv sein.

○ Faser- und ballaststoffreiche Nahrungsmittel sind
- gedörrte Früchte (z.B. Zwetschgen, Feigen, Aprikosen, Birnen),
- Früchte- und Getreideriegel,
- verschiedene Fruchtsäfte,
- Früchtewürfel aus Feigen und Aprikosen,
- Vollkornprodukte
- Müsli.

KURZFASSUNG

Trockener, harter Stuhl und Schwierigkeiten bei der Stuhlentleerung weisen auf Obstipation hin.

Merke

Ein Patient kann sich durch die ungewohnten Bedingungen im Krankenhaus (z.B. Benutzung eines Toilettenstuhls/Steckbeckens im Beisein von Mitpatienten) erheblich beeinträchtigt fühlen und die Stuhlausscheidung willkürlich hinauszögern. Dies kann zu Obstipation führen.

Besonderheiten alte Menschen

In einzelnen Fällen kann eine Verstopfung auf eine ernsthafte Erkrankung hinweisen.

Praxistipp

Merke

Eine Obstipation kann organische sowie funktionelle Ursachen haben oder durch Medikamente bedingt sein.

Merke Wendet ein Mensch regelmäßig Abführmittel an (Missbrauch), kann es zu einer Gewöhnung kommen. Das bedeutet, dass der Betroffene in der Folge ständig Abführmittel einnehmen muss, wenn es zu einer Stuhlentleerung kommen soll.
Abführmittel sollten ohne ärztliche Anweisung keinesfalls regelmäßig angewendet werden.

Ursachen
Eine Obstipation kann verschiedene Ursachen haben:
- **organische Ursachen**, z. B. Tumoren, Darmerkrankungen, Entzündungen im Analbereich, neurologische Störungen, unregelmäßige Essgewohnheiten
- **funktionelle Ursachen**, z. B. verlangsamte Darmpassage, eingeschränkte Flüssigkeitszufuhr, Schamgefühle/Störungen der Stuhlausscheidung im Mehrbettzimmer, faser- und ballaststoffarme Ernährung, Bewegungseinschränkungen
- **Medikamente**, z. B. Antibiotika, Schmerzmittel (Opioide), Medikamente gegen Bluthochdruck, Antidepressiva

Merke

Merke Während einer Opioid-Therapie, das heißt einer Schmerzmitteltherapie mit morphinartigen Mitteln, ist Obstipation die häufigste und hartnäckigste Nebenwirkung. Während dieser Therapie ist es in der Regel erforderlich, ärztlich verordnete Abführmittel (Laxanzien) zu verabreichen.

Diarrhö (Durchfall)

Definition

Definition Diarrhö (Durchfall) ist die Entleerung von flüssigem Stuhl. Von Durchfall spricht man bei mehr als 3 ungeformten bis dünnflüssigen Stühlen täglich. Von einer chronischen Diarrhö spricht man, wenn die Symptome länger als 3 Wochen andauern.

Eine korrekte Beschreibung des Durchfalls berücksichtigt Stuhlmenge, -beschaffenheit, -frequenz, -beimengungen und Zeitpunkt der Stuhlentleerung.

Im Sprachgebrauch wird Diarrhö sehr unterschiedlich beschrieben. Eine korrekte **Beschreibung berücksichtigt Stuhlmenge**, **-beschaffenheit**, **-frequenz**, **-beimengungen** und **Zeitpunkt** der **Stuhlentleerung**. Oft werden eine ganze Reihe von Begleitsymptomen wie Fieber, Kopfschmerzen, Appetitlosigkeit, Erbrechen, Unwohlsein und Muskelschmerzen beobachtet.

Infektiöse, toxische, psychische, medikamentöse oder funktionelle **Ursachen** können zu Durchfällen führen.

Ursachen
Bei Durchfall können Erkrankungen mit Störungen von Dünn- und Dickdarmfunktionen vorliegen, die unter anderem infektiöser, toxischer, psychischer, medikamentöser oder funktionaler Natur sind (**Abb. 12.3**).

Abb. 12.3 ▶ Ursachen von Durchfall.

Untersuchungsbefunde (häufige Ursachen):

akuter, unkomplizierter Durchfall

Entzündung des Magens, Darms (Gastroenteritis, Enterokolitis): durch Infektion bedingter Durchfall

Entzündung der Bauchspeicheldrüse (Pankreatitis)

Austrocknung (Exsikkose), Mangelernährung, Reisediarrhö, Nahrungsmittelintoxination

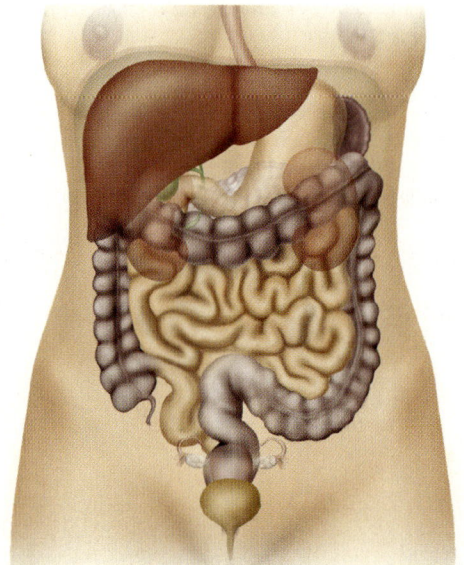

Untersuchungsbefunde (nicht häufige Ursachen, meist chronisch):

Nahrungsmittelallergie, Laktoseintoleranz, Glutenunverträglichkeit (Zöliakie, Sprue)

nach totaler Magenentfernung (Gastroektomie)

Alkoholismus, Leberzirrhose, Diabetes mellitus, Hyperthyreose

funktionelle Störungen (Reizdarmsyndrom)

chron. Entzündung des Dickdarms (Colitis ulcerosa), Morbus Crohn

Entzündung einer Darmausstülpung (Divertikulitis)

Tumore

Gefahren

Besonderheiten Kinder

Besonderheiten Kinder Säuglinge sind durch den Flüssigkeitsmangel bei Durchfällen stark gefährdet. Bezogen auf das Gesamtkörpergewicht haben Säuglinge einen höheren Flüssigkeitsanteil als Erwachsene. Hier ist besonderes auf eine ausgeglichene Flüssigkeitsbilanz zu achten.

Besonderheiten alte Menschen Menschen über 60 Jahre leiden oft unter gestörtem Durstempfinden und nehmen häufig zu wenig Flüssigkeit zu sich. Auch sie sind durch den großen Flüssigkeitsverlust bei Durchfällen gefährdet. Hier ist besonders auf eine ausgeglichene Flüssigkeitsbilanz zu achten.

Praxistipp Wie kann ich die Verbreitung infektiöser Durchfallerkrankungen verhindern?

Es müssen einfache Standardhygienemaßnahmen eingehalten werden, dazu zählen:
- Führen Sie eine angepasste Händehygiene durch, desinfizieren Sie konsequent Ihre Hände.
- Waschen Sie vor Lebensmittelkontakt Ihre Hände.
- Tragen Sie beim Umgang mit einem Erkrankten Schutzhandschuhe.
- Alle Berufsgruppen sollten bei Kontakt eine Schutzschürze verwenden.
- Setzen Sie wirksame Flächendesinfektionsmittel ein.
- Erkrankte Patienten sollten eine eigene, nur für sie bestimmte Toilette benutzen (Kontaktisolierung).

Stuhlinkontinenz

Definition Unter Stuhlinkontinenz versteht man das Unvermögen, Stuhl und Darmgase voneinander zu unterscheiden, zurückzuhalten und kontrolliert, zur gewünschten Zeit und am gewünschten Ort auszuscheiden (Wezler 2008).

Erwachsene Menschen **jeden Lebensalters** können von **Stuhlinkontinenz** betroffen sein. **Oft** tritt sie aber mehr als eine Erkrankung des **höheren** Lebensalters. Frauen sind 4 – 5-mal häufiger betroffen als Männer (Probst 2007).
Die psychosozialen Folgen von Stuhlinkontinenz scheinen nach den Mitteilungen der Patienten sehr viel einschneidender zu sein als bei Urininkontinenz. Das erklärt möglicherweise die Tatsache, dass nur ein geringer Teil der betroffenen Menschen Hilfe aufsucht. Auffallend ist, dass die Betroffenen selbst von „Durchfällen" sprechen (Enck u. Schäfer 1996).

Formen
Stuhlinkontinenz kann verschieden ausgeprägt sein. Eine häufig benutzte Einteilung erfolgt nach klinischem Bild und beschreibt drei Schweregrade (Probst 2007):
Grad 1: unkontrollierter Abgang von Darmgasen
Grad 2: unkontrollierter Abgang von dünnflüssigem Stuhl
Grad 3: unkontrollierter Verlust von festem Stuhl

Ursachen
Die Ursachen von Stuhlinkontinenz können vielfältig sein. Oft treten die Ursachen kombiniert auf:
- **Stuhlkonsistenz und Volumen**: Breiiger bzw. flüssiger Stuhl kann schlechter gehalten werden als fester.
- **Zustand von Afterhaut und -schleimhaut, Mastdarm und Schwellkörper**: Durch Darmerkrankungen oder ein Hämorrhoidenleiden kann die Wahrnehmung der Mastdarmfüllung herabgesetzt sein.
- **muskulärer Sphinkterapparat**: Der Schließmuskelapparat kann geschädigt sein.

Praxistipp Ist das Stuhlschmieren ein Zeichen einer Stuhlinkontinenz?

Besonderer Beachtung bedarf die bei älteren Menschen häufig vorkommende sogenannte „paradoxe Diarrhö" bei Kotstauung. Von „paradox" spricht man deswegen, weil es sich eigentlich nicht um einen Durchfall handelt, sondern um einen sogenannten Verstopfungsdurchfall. Bei gestautem Kot (z. B. Kotsteine, Koprostase) geht dünner Stuhl ab. Die „paradoxe Diarrhö" wird oft als Stuhlinkontinenz fehlgedeutet. Wenn Sie Anzeichen von Stuhlschmieren erkennen, klären Sie mit ärztlichen Mitarbeitern ab, ob eine massive Obstipation/Kotstauung vorhanden ist.

KURZFASSUNG

Besonderheiten alte Menschen

Praxistipp

Stuhlinkontinenz

Definition

Menschen jeden Lebensalters können von Stuhlinkontinenz betroffen sein.

Stuhlinkontinenz reicht vom unkontrollierten Abgang von Darmgasen bis hin zum unkontrollierten Verlust von festem Stuhl.

Es gibt zahlreiche **Ursachen**, die zu Stuhlinkontinenz führen. Beispiele sind Nerven- bzw. Muskelschädigungen oder psychische Faktoren.

Praxistipp

- **nervale Steuerung der After- und Mastdarmreflexe**: Nervenschädigungen aufgrund von Erkrankungen wie Querschnittlähmung oder Einwirkungen bei der Entbindung können zu einem Kontrollverlust führen.
- **psychische Faktoren**: Die Betroffenen haben aufgrund demenzieller Erkrankungen, Psychosen und Psychopathien keine Kontrolle über Winde und/oder der Stuhl geht unbemerkt bzw. unkontrolliert ab.

Blähungen

Definition Blähungen sind der Oberbegriff für Meteorismus und Flatulenz. Ein vermehrter Luft- bzw. Gasgehalt im Magen-Darm-Trakt wird als **Meteorismus** bezeichnet. Werden Gase abgesetzt, wird dies als **Flatulenz** bezeichnet.

Blähungen kommen allein vor, können aber auch zusammen mit Schmerzen auftreten. Teilweise werden Spannungsgefühle im Bauch, Übelkeit, Appetitlosigkeit und Verdauungsstörungen beschrieben. Erleichterung entsteht, wenn die Gase frei werden.
Um festzustellen, ob noch eine normale Flatulenz besteht, wird die Flatusfrequenz herangezogen. Kommt es weniger als 20-mal pro Tag zum Entweichen von Darmwind, kann dies als normal betrachtet werden.

Bestandteile der „Winde"
Überwiegend (> 90 %) handelt es sich bei den frei werdenden Gasen um Stickstoff, der Rest sind Wasserstoff, Kohlendioxid, Sauerstoff, Methan und Spurengase. Geruchsbildend sind Schwefelverbindungen.

Ursachen
Blähungen werden verursacht durch z. B.
- blähende Speisen (Kohl, Zwiebeln, Bohnen),
- Kostumstellung auf ballaststoffreiche Kost,
- Luftschlucken,
- bakteriell bedingte Gärungs- und Fäulnisprozesse,
- Spannungs- und Muskelbewegungsstörungen des Darmes,
- verminderte Ausscheidung durch Darmverlegungen (Darmverschluss),
- verminderte Gasresorption durch Erkrankungen, z. B. Leberzirrhose.

12.3 Bei Pflegemaßnahmen mitwirken

12.3.1 Allgemeine Prinzipien

Besonders schwerwiegend werden die Einschnitte erlebt, wenn Unterstützung bei den Ausscheidungen notwendig wird. Die pflegerische Abhängigkeit wird dann oft als beschämend, manchmal auch demütigend erlebt. Häufig kann sie nur langsam zugelassen werden. Hier ist es unbedingt erforderlich, taktvoll und sensibel vorzugehen.
Pflegende streben an, dass der hilfsbedürftige Mensch seine **Ausscheidungen auf der Toilette durchführen** kann. Hilfsmittel unterstützen ihn dabei, z. B. um den Weg zur Toilette zu erleichtern oder die Benutzung der Toilette zu vereinfachen. Verwendet werden können z. B.
- Gehhilfen, Orientierungshilfen,
- Kleidung, die der Betroffene selbst aus- und anziehen kann,
- Möglichkeit zum Händewaschen,
- Haltegriffe in der Toilette.

Praktische Kleidung. Die Kleidung muss dem Zweck angepasst werden. Sie ist
- leicht an- und auszuziehen,
- warm,
- bequem.

Merke
Hand-/ Nagelpflege. Patienten, die in ihren Ausscheidungen nesteln, benötigen ein Handbad, um die Verschmutzungen rund um das Nagelbett entfernen zu können.

Besonderheiten Kinder Mit einem speziellen Toilettenaufsatz können Kinder problemlos die Toilette benutzen.

Randspalte (Kurzfassung)

Blähungen

Definition

Kommt es weniger als 20-mal pro Tag zum Entweichen von Darmwind, gilt dies als normal.

Überwiegend handelt es sich bei den Gasen um Stickstoff.

Ursachen sind z. B. blähende Speisen (Kohl, Zwiebeln), Kostumstellung, Luftschlucken, bakteriell bedingte Gärungs- und Fäulnisprozesse, Spannungs- und Muskelbewegungsstörungen des Darmes, Darmverschluss, Erkrankungen der Verdauungsorgane.

12.3 Bei Pflegemaßnahmen mitwirken

12.3.1 Allgemeine Prinzipien

Ist Unterstützung bei den Ausscheidungen erforderlich, wird dies von den Betroffenen oft als beschämend erlebt.
Es ist unbedingt erforderlich, taktvoll und sensibel vorzugehen.
Der hilfsbedürftige Mensch führt **so lang wie möglich** seine Ausscheidungen auf der **Toilette** durch.

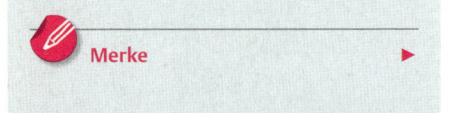

Merke

Besonderheiten Kinder

12.3.2 Hilfsmittel für die Harn- und Stuhlentleerung

Merke Bei allen Pflegemaßnahmen, die mit Ausscheidungen im Zusammenhang stehen gilt, dass der Patient vorher ausführlich über die Maßnahme informiert wird. Um die Intimsphäre des Betroffenen zu wahren, verlassen mobile Mitpatienten oder Besucher das Zimmer oder ein Sichtschutz wird aufgestellt.

Wenn die Ausscheidung auf der Toilette nicht möglich ist, kommen verschiedene Hilfsmittel zum Einsatz.
Urinflaschen, **Steckbecken** usw. sind
- leicht (kein Glas oder Porzellan!),
- verschließbar,
- am Bett zu befestigen,
- gut zu reinigen.

Besonderheiten Kinder Bei Kindern kann für die Ausscheidung ein Kindertopf verwendet werden (**Abb. 12.4**). Der Topf kann direkt in das Bett gestellt werden. Der Pflegehelfer bleibt dabei am Bett stehen. Wird der Topf auf den Fußboden gestellt, wird aus hygienischen Gründen eine Windel untergelegt.

Ein **Toilettenstuhl** ist
- kippsicher und stabil,
- leicht bedienbar (z. B. Bremsen),
- gut zu reinigen,
- mühelos zu verschließen,
- versehen mit hochklappbaren und zu entfernenden Armlehnen,
- höhenverstellbar,
- aus „warmen" Material.

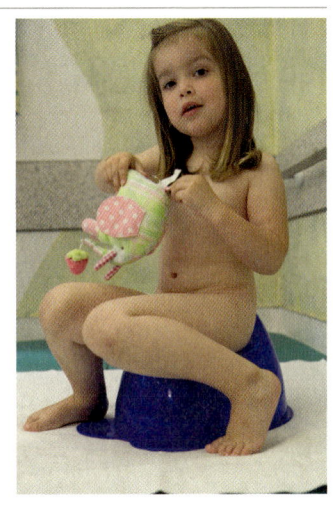

Abb. 12.4 ▶ Kindertöpfe werden meist aus Kunststoff hergestellt.

12.3.3 Anlegen der Urinflasche

Urinflaschen (oft auch als Ente benannt) bestehen aus **Kunststoff** oder Chromnickelstahl. Es gibt sie mit und ohne Deckel. Sie haben meist eine Maßeinteilung, damit bei Bedarf die Urinmenge leicht abgelesen werden kann (**Abb. 12.5**).

Abb. 12.5 ▶ Durch die Maßeinteilung an der Seite kann bei Bedarf die Urinmenge leicht abgelesen werden.

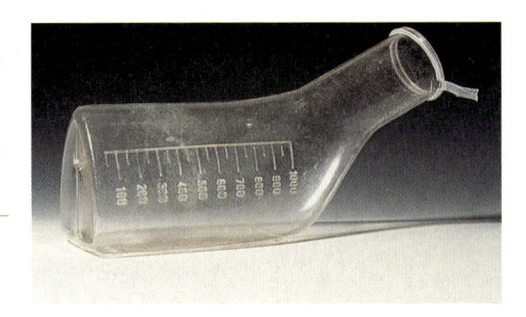

Durchführung
Die Urinflasche wird folgendermaßen angelegt (**Abb. 12.6**):
- Die Urinflasche wird aus der Halterung genommen und in Rückenlage zwischen die Beine gelegt oder in Seitenlage vor dem Patienten platziert.
- Entweder legt der Patient seinen Penis selbst in die Flasche oder der Pflegende übernimmt dies mit der behandschuhten Hand.

Zum **Wasserlassen** wird der **Patient zugedeckt** und **allein** gelassen. Nach dem Wasserlassen wird das Geschlechtsteil mit Zellstoff abgetupft und dem Patienten wird die Gelegenheit zur Händehygiene gegeben. Wird die Urinflasche nicht nach jedem Wasserlassen entleert, muss sie mit einem Deckel verschließbar sein (Geruchsreduzierung).
Sie wird jedoch mindestens vor den Mahlzeiten und zum Abend geleert.

Merke Der Rand der Urinflasche kann Druckgeschwüre an den empfindlichen Schleimhäuten des Intimbereichs verursachen. Urinflaschen dürfen daher keinesfalls länger als nötig angelegt werden.

Abb. 12.6 ▶ Anlegen der Urinflasche.

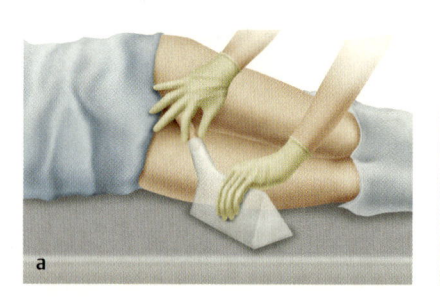

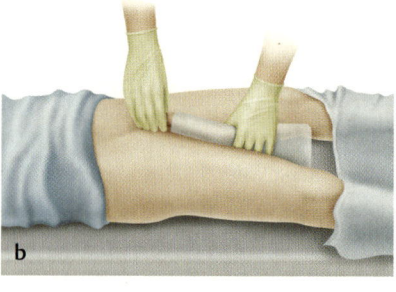

a Seitlich,   b auf dem Rücken liegend.

12.3.4 Benutzung des Steckbeckens

12.3.4 Benutzung des Steckbeckens

Definition Als Steckbecken wird ein Kunststoff- oder Edelstahlgefäß bezeichnet, das zum Stuhl- und Urinausscheiden bei Bettlägerigkeit verwendet wird (Synonym: Bettschüssel, Schieber, Bettpfanne).

Unterschieben

Abhängig vom Zustand des Patienten wird das Steckbecken auf unterschiedliche Weise angewandt:
1. Patient hebt das Becken, das Steckbecken wird von der gesunden Seite aus untergeschoben.
2. Patient dreht sich auf die Seite, das Steckbecken wird platziert und der Patient zurück auf das Steckbecken gedreht (**Abb. 12.7**).

Unterschieben

Methode 1: Patient hebt das Becken. Die Beine des Patienten sind hüftbreit aufgestellt und das Becken wird angehoben. Eine Anti-Rutschmatte unterstützt den Patienten darin, mit den Füßen einen besseren Druck auf die Matratze auszuüben. Das ist vor allem bei geschwächten Patienten sinnvoll, die nicht genügend Muskelspannung aufbauen können, um die „Brücke" zu halten. Das Steckbecken wird von der gesunden Seite aus untergeschoben. Das Kreuzbein liegt auf dem oberen Beckenrand, der Griff des Schiebers zeigt zur Pflegeperson. Wenn keine Kontraindikationen bestehen, wird das Kopfteil des Bettes hochgestellt und der Patient in eine aufrecht sitzende Position gebracht. Männern wird gleichzeitig die Urinflasche angereicht oder angelegt.

Methode 2: Patient dreht sich auf die Seite. Der Patient wird gebeten, die Beine anzuwinkeln oder sie werden ihm angewinkelt und mit einer Hand festgehalten. Die Beine können so als Hebel benutzt werden. Durch Wegschieben der Knie vom Pflegenden weg, rollt der Patient auf die Seite und entlastet sein Gesäß. Das Vorlegen eines gerollten Handtuchs unter der Hüfte kann

Abb. 12.7 ▶ Unterschieben des Steckbeckens durch zwei Pflegepersonen.

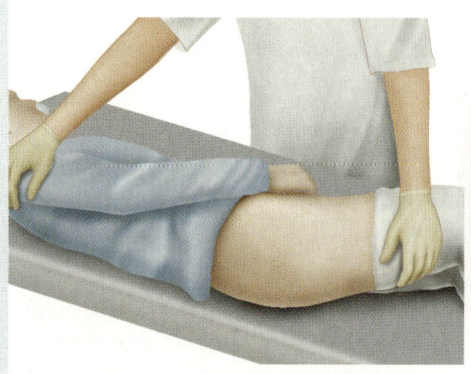

1 Der Patient stellt ein Bein an. Die Hand des Pflegers fasst an Oberschenkel und Schulter an …

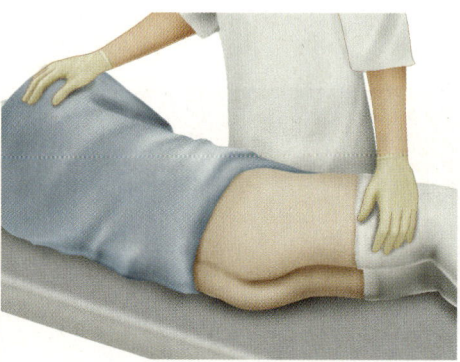

2 … und bewegt ihn zu sich. Dadurch dreht sich das Gesäß des Patienten nach oben.

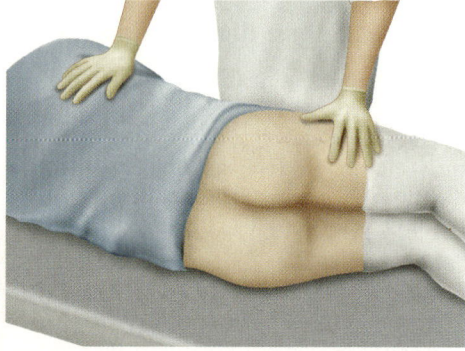

3 Der Patient liegt auf der Seite und wird von einer Pflegeperson gehalten.

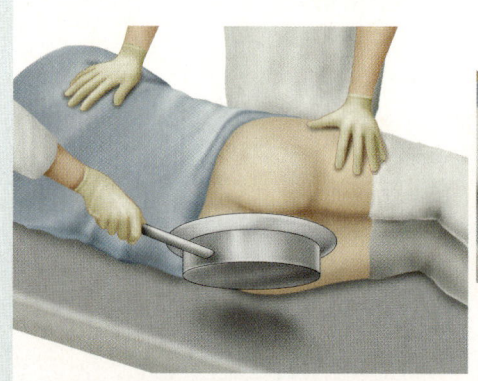

4 Die andere Pflegeperson schiebt das Steckbecken unter, so dass dessen oberer Rand sich in Höhe des Kreuzbeins befindet.

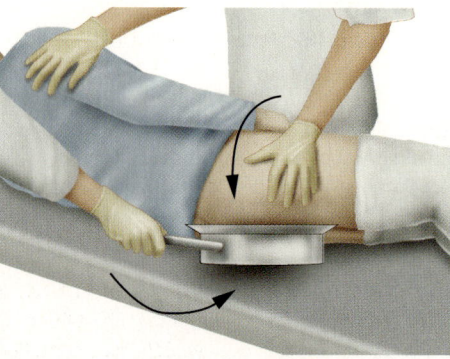

5 Der Patient dreht sich langsam auf den Rücken zurück.

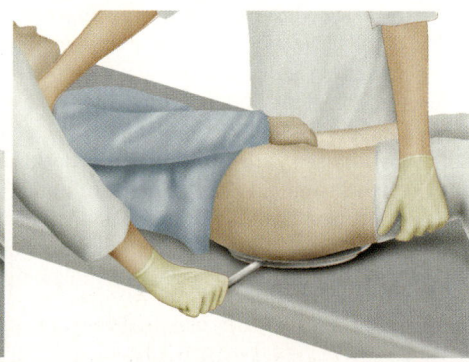

6 Das Steckbecken wird vollends unter das Gesäß geschoben. Der Griff muss nach außen zeigen.

das Einlegen des Steckbeckens erleichtern. Der Griff des Steckbeckens zeigt zum Pflegehelfer. Der Patient kann jetzt auf das Steckbecken zurückgedreht werden, indem erneut seine angewinkelten Beine als Hebel benutzt werden. Das Herausnehmen des Steckbeckens wird auf die gleiche Weise ausgeführt. Die Durchführung mit zwei Pflegepersonen zeigt **Abb. 12.7**.

Merke Bei querschnittgelähmten Patienten darf auf keinen Fall ein Steckbecken verwendet werden, da sich innerhalb kürzester Zeit ein Dekubitus (Druckgeschwür) entwickeln würde. Die Vorgehensweise ist abhängig von der individuellen Situation des Patienten: Ist der Patient noch die meiste Zeit im Bett, wird eine regelmäßige **Stuhlentleerung mit einer entsprechenden Unterlage im Bett** angestrebt. Im Laufe der Rehabilitation ist es Ziel, dass der Patient eine 2-tägige Stuhlentleerung auf der WC-Schüssel erreicht.

Entfernen

Die Pflegeperson trägt zum Entfernen des Steckbeckens Schutzhandschuhe und Schutzschürze. Beim Entfernen muss das Steckbecken gut festgehalten werden, damit es nicht verrutscht oder der Inhalt ausläuft.
Das Steckbecken wird niemals auf dem Fußboden abgestellt (Keimverschleppung), sondern auf einem geschützten Stuhl, im Bett des Patienten oder kurzfristig in die Vorrichtung unter dem Nachttisch des Patienten eingeschoben (Hygieneprinzip der Non-Infektion). Der Patient wird nach dem Entfernen von bauchwärts zum Rücken gehend mit Zellstoff sorgfältig sauber gewischt, im Intimbereich gewaschen und sorgfältig abgetrocknet.
Abschließend wird dem Patienten die Gelegenheit zum Händewaschen angeboten und eine bequeme Position ermöglicht.

Merke Beim Unterschieben eines Steckbeckens müssen Sie keine Schutzhandschuhe tragen, beim Entfernen des Steckbeckens aber unbedingt zusammen mit einer Schutzschürze, da Sie mit den Keimen des Patienten in Kontakt kommen können.

Nachbereitung

Der Patient wird zugedeckt und das Zimmer gelüftet. Die Ausscheidung wird inspiziert und Auffälligkeiten an den behandelnden Arzt weitergegeben. Das Steckbecken mit Inhalt wird hausüblich in der Steckbeckenspüle entsorgt und desinfiziert (**Abb. 12.8**). Dabei wird die Verstopfungsgefahr durch den Zellstoff berücksichtigt. Eventuell wird der Zellstoff zum Abfall gegeben.

Abb. 12.8 ▶ Steckbecken werden heutzutage in sogenannten Steckbeckenspülen vollautomatisch gereinigt und desinfiziert.

Komplikationen

Beim Drehen des Patienten auf die abgewandte Seite der Pflegeperson muss darauf geachtet werden, dass er nicht aus dem Bett rollt. Entweder bewahrt ihn eine zweite Pflegeperson davor oder es wird eine schützende Wand genutzt, vor die das Bett geschoben wird. Alternativ kann ein Bettseitenschutz angebracht werden.

Merke Der Steckbeckenrand kann Druckstellen erzeugen. Der Patient sollte also nicht länger als nötig darauf sitzen.

12.3.5 Verwenden des Toilettenstuhls

Durchführung

Der Toiletten- oder Nachtstuhl kann auch von Patienten genutzt werden, die nur eingeschränkt bewegungsfähig sind (**Abb. 12.9**). **Voraussetzung** ist, dass der **Patient** auf einem **Stuhl sitzen kann**.
Dazu wird entweder ein Eimer unter den Toilettenstuhl geschoben oder der Toilettenstuhl wird über eine WC-Schüssel gefahren. Bei der Fahrt ins WC sitzt der Patient wenn möglich auf der geschlossenen Sitzfläche. Sie wird erst entfernt, wenn der Stuhl über der WC-Schüssel steht. Bei männlichen Patienten besteht die Gefahr, dass das Genitale sonst zwischen Stuhl und Beckenrand gerät und gequetscht wird.

KURZFASSUNG

Merke

Entfernen
Die Pflegeperson trägt zum Entfernen des Steckbeckens Schutzhandschuhe und Schutzschürze.
Grundsätzlich müssen beim Entfernen des Steckbeckens die Hygienerichtlinien beachtet werden.

Merke

Nachbereitung
Auffälligkeiten der Ausscheidung werden an den Arzt weitergegeben.

Komplikationen
Beim Drehen des Patienten auf die abgewandte Seite der Pflegeperson wird durch Bettgitter, eine Wand oder eine zweite Pflegeperson verhindert, dass der Patient aus dem Bett rollt.

Merke

12.3.5 Verwenden des Toilettenstuhls

Durchführung
Voraussetzung für die Verwendung des Toilettenstuhls ist, dass der Patient auf einem Stuhl sitzen kann.

Merke ▸

Merke Die Mobilisation eines Patienten zur Ausscheidung auf einem Toilettenstuhl kann aufwendiger sein, als ein Steckbecken zu reichen. Die Vorteile liegen für den Patienten jedoch in der Mobilisationsförderung, der natürlicheren Haltung beim Ausscheiden und der Berücksichtigung von Schamgefühlen.

Abb. 12.9 ▸ Einsatz eines Toilettenstuhls. Das gesamte Vorgehen entspricht dem Umsetzen in einen Stuhl. Die Nachbereitung erfolgt entsprechend der Steckbeckenbenutzung.

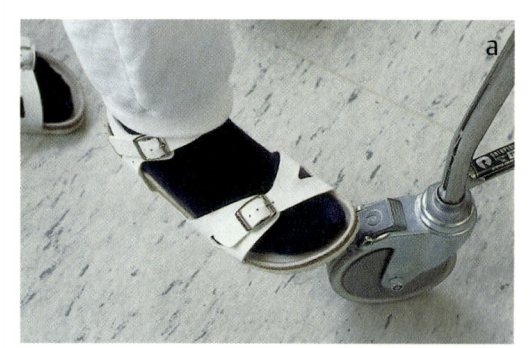

a Der Toilettenstuhl wird parallel zum Patienten in Position gebracht. Die Bremsen werden fest gestellt.

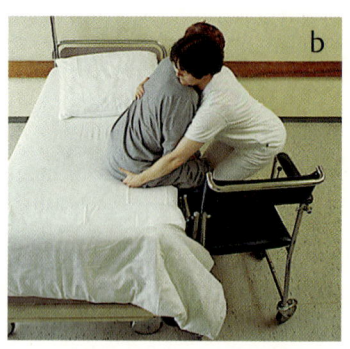

b Der Transfer erfolgt rückenschonend.

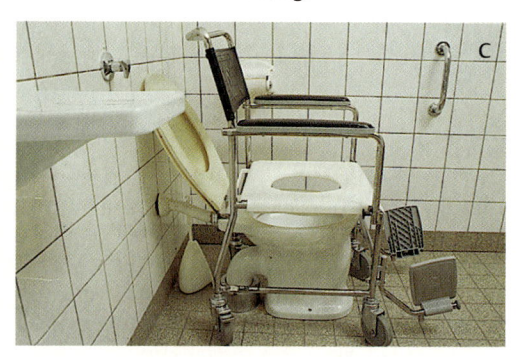

c Der Toilettenstuhl wird ganz nach hinten über die Toilette gefahren. Dazu wird die Toilettenbrille zuvor nach oben geklappt.

12.3.6 Pflegemaßnahmen zur Harnkontinenzförderung

Folgende Pflegemaßnahmen können die Harnkontinenz eines Patienten fördern bzw. zur Bewältigung der Inkontinenz beitragen:
- Blase trainieren
- Toilettengänge anbieten
- Entleerungszeiten festlegen
- Inkontinenzhilfsmittel einsetzen
- Beckenboden trainieren

12.3.6 Pflegemaßnahmen zur Harnkontinenzförderung

Pflegende können durch unterschiedliche Maßnahmen die Kontinenz fördern. Welche Maßnahmen beim Betroffenen angewendet werden, richtet sich nach der Diagnosestellung, den Fähigkeiten und Einschränkungen und nach den Wünschen des Patienten.

Blasentraining. Dabei wird der Patient angehalten, nur zu bestimmten, mit ihm festgelegten Zeiten, Wasser zu lassen, auch wenn er Harndrang hat oder unwillkürlich Urin verliert.

Angebotener Toilettengang. In regelmäßigen Abständen (z. B. alle 2 Stunden) wird der inkontinente Mensch zum Toilettengang aufgefordert. Die Frage, ob er nass oder trocken ist, soll die Aufmerksamkeit zusätzlich bewusst auf die Blase lenken. Die Patienten werden nur dann zur Toilette gebracht, wenn sie dies wünschen.

Festgelegte Entleerungszeiten. Nach einem festen Zeitplan regt die Pflegeperson einen Toilettengang an, z. B. in 3 – 4-stündlichen Intervallen, nach dem Aufstehen, nach den Mahlzeiten.

Individuelle Entleerungszeiten. Ausgehend vom individuellen Ausscheidungsmuster (Miktionsprotokoll) erfolgen die Toilettengänge vor dem Zeitpunkt (in der Regel 30 Minuten vorher) des voraussichtlichen Einnässens.

Inkontinenzhilfsmittel. Hilfsmittel können ebenfalls dabei unterstützen, die Kontinenz zu fördern bzw. zu erhalten, z. B. Toilettenstuhl, Steckbecken, Urinflasche, Urinschiffchen. Besteht eine Inkontinenz, tragen Hilfsmittel dazu bei, dieses vermeintliche Schicksal zu erleichtern (**Abb. 12.10**). Zur Verfügung stehen auch Hilfsmittel, die bei Inkontinenz den Betroffenen den Alltag erleichtern. Spezielle Vorlagen nehmen beispielsweise die Ausscheidungen sicher auf.

Abb. 12.10 ▸ Inkontinenzhilfsmittel.

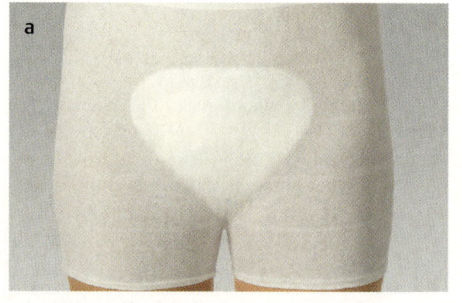

a Einlage für eine leichte oder mittlere Inkontinenz (MoliMed)

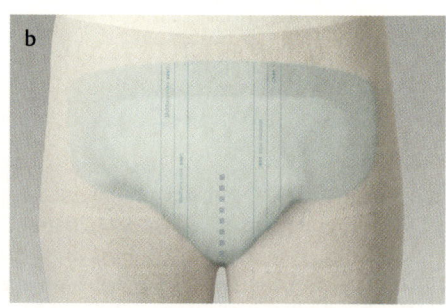

b Einlage für jeden Grad der Inkontinenz, da in verschiedenen Saugstärken erhältlich (MoliForm)

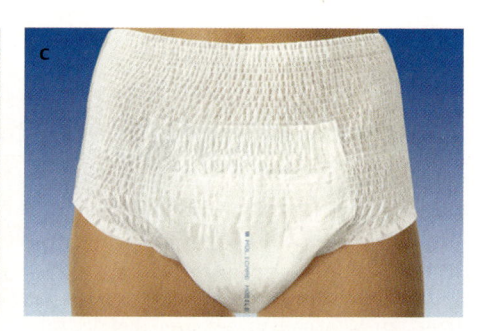

c Inkontinenzslip, der wie normale Unterwäsche an- und ausgezogen wird (MoliCare Mobile)

Männern helfen vor allem die sogenannten Kondomurinale. Der Urin wird über ein Kondom (Rolltrichter) in einen Sammelbeutel abgeleitet. Das Kondom besteht aus Latex oder synthetischem Material. Es ist selbstklebend oder wird mit Hautkleber am Penis befestigt.

Beckenbodentraining. Durch gezieltes Training wird z. B. die Beckenbodenmuskulatur gestärkt, Beckenboden schonende Haltungen und Atemtechniken eingeübt. Beckenbodentraining ist ein Spezialgebiet speziell geschulter Physiotherapeuten. Pflegende arbeiten mit ihnen eng zusammen.

Merke Gebrauchen Sie nicht die Begriffe Windel, Windelwechsel oder wickeln. Sie wirken diskriminierend. Benutzen Sie Begriffe wie **Vorlagen, Inkontinenzslip, Vorlagenwechsel**.

Praxistipp Wie kann ich positiv zur Bewältigung der Inkontinenz beitragen?
Durch folgendes Verhalten kann die Situation des Patienten erleichtert werden:
- Wahren Sie die Intimsphäre des Patienten und bemühen Sie sich um Diskretion.
- Verwenden Sie eine angemessene Sprache (Vorlage statt Windel).
- Schaffen Sie eine Vertrauensbasis. Nehmen Sie den Patienten ernst und akzeptieren Sie seine Bedürfnisse.
- Signalisieren Sie Interesse und Verständnis.
- Lassen Sie dem Patienten Zeit, sich mitzuteilen.

12.3.7 Pflegemaßnahmen bei Stuhlinkontinenz

Durch ein gezieltes Verhaltenstraining und Hilfsmittel können Pflegende die Stuhlkontinenz mit beeinflussen.

Geplante Entleerung. Die Betroffenen trainieren eine regelmäßige, möglichst selbst kontrollierte Entleerung. Hierzu entleeren die Patienten bewusst zu festgelegten Tageszeiten, circa 30 Minuten nach einer Mahlzeit, den Darm, auch wenn kein Stuhldrang vorhanden ist.

Ernährung ändern. Die Betroffenen nehmen ballaststoffreiche Nahrung und ausreichend Flüssigkeit zu sich.

Merke Erklären Sie den Betroffenen und/oder den Angehörigen das Ziel und das Vorgehen des Trainings. Unterstützen Sie die Patienten besonders dann, wenn es längere Zeit dauert, bis sich Erfolge einstellen.

Toilettengang ermöglichen. Patienten, die nicht mehr ausreichend selbstständig sind, werden zur Toilette gebracht oder auf den Toilettenstuhl mobilisiert. In Zusammenarbeit mit anderen Berufsgruppen werden Mobilität und Geschicklichkeit trainiert.

Vorlagen. Als Hilfsmittel werden vorwiegend aufsaugende Systeme genutzt. Der Vorlagenwechsel muss so häufig vorgenommen werden, dass auf keinen Fall Geruchsbelästigung und Hautschäden entstehen.

Hautpflege. Die perianale Haut bedarf der besonderen Aufmerksamkeit. Schonende Reinigung eventuell mit Feucht-Öltüchern oder ggf. Pflegeschaum ist zu empfehlen.

Merke Auch eine gezielte Obstipationsprophylaxe, z. B. durch entsprechende Ernährung, Geburtsvorbereitung und Beckenbodentraining sowie die Erhaltung der Mobilität, kann das Risiko für Stuhlinkontinenz senken.

12.3.8 Pflegemaßnahmen bei Diarrhö (Durchfall)

Die Auswahl der Pflegemaßnahmen ist abhängig vom persönlichen Befinden des Patienten. Besonders wichtig ist es, bei akuten Durchfallerkrankungen die **verlorenen Elektrolyte** und die **Flüssigkeit wieder** zu **ersetzen**.
Dabei ist gerade das allseits bekannte Hausmittel Cola mit Salzstangen nicht zu empfehlen, da Cola im Vergleich zum Zuckergehalt einen zu niedrigen Elektrolytanteil hat.

KURZFASSUNG

Merke

Praxistipp

12.3.7 Pflegemaßnahmen bei Stuhlinkontinenz
Folgende Maßnahmen und Hilfsmittel werden bei Stuhlinkontinenz angewandt:
- Stuhlentleerung planen
- Ernährung umstellen
- Toilettengang ermöglichen
- Vorlagen einsetzen
- Umgebungshaut des Afters pflegen

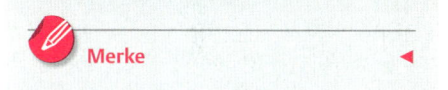

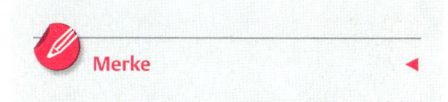

Merke

Merke

12.3.8 Pflegemaßnahmen bei Durchfall

Bei Durchfällen ist es neben der Patientenbeobachtung besonders wichtig, den **Elektrolyt-** und **Flüssigkeitsverlust** wieder auszugleichen.

Sind die Durchfälle infektionsbedingt, muss eine **Keimverschleppung vermieden** werden. Besonders hervorzuheben sind Maßnahmen wie
- Isolierung,
- Händehygiene/Händedesinfektion,
- Schutzkleidung.

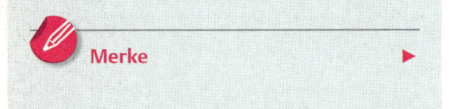

Beobachtung. Beobachtet werden die Häufigkeit der Stuhlgänge und die Beschaffenheit des Stuhls. Regelmäßige Kontrollen der Kreislaufsituation (Puls und Blutdruck) und der Temperatur des Patienten werden ebenfalls durchgeführt.

Vorbeugung von Infektionen. Gerade im stationären Bereich ist es wichtig, bei starken Durchfällen auf Infektzeichen zu achten. Folgende Maßnahmen helfen, nosokomiale Infektionen vorzubeugen:
- Zur Vorbeugung einer Infektionsübertragung muss je nach Ursache des Durchfalls ein eigenes WC oder ein Einzelzimmer (je nach Kooperationsfähigkeit) zur Verfügung gestellt werden.
- Der Patient muss zur sorgfältigen Händehygiene (in der Klinik: alkoholisches Händedesinfektionsmittel) nach Stuhlabgabe und Urinlassen sowie Erbrechen angehalten werden.
- Die Mitarbeiter sollten sich bei Patientenkontakt mit Schürze/Schutzkittel, Schutzhandschuhen und eventuell einem Mund-Nasen-Schutz vor Keimübertragung schützen.
- Die Händedesinfektion muss sehr sorgfältig durchgeführt werden.

Bauchschmerzen. Wärmflasche oder feuchtwarme Bauchwickel werden von den Betroffenen oft als angenehm empfunden und können entlastend wirken (mit dem Arzt abstimmen). Eine Knierolle entspannt die Bauchmuskulatur.

Merke Um Verbrennungen zu vermeiden, achten Sie unbedingt auf den sachgemäßen Gebrauch der Wärmflaschen!

Merke

Hautpflege:
- weiches Toilettenpapier
- milde Seife
- feuchte Einmaltücher zur Reinigung
- Schutzhandschuhe und Schürze tragen

Hautpflege:
- Zur Reinigung empfiehlt sich weiches Toilettenpapier.
- Soweit der Patient nicht selbst zu Intimhygiene und Hautpflege in der Lage ist, übernehmen dies die Pflegenden.
- Der Pflegende trägt Schutzhandschuhe und Schürze.
- Intakte Haut wird mit milder Seife durch tupfende Waschbewegungen gereinigt und mit klarem Wasser sorgfältig nachgespült und vorsichtig abgetrocknet.
- Zum Infektionsschutz werden (feuchte) Einmaltücher angewendet, textile Materialien (Waschlappen, Handtuch) werden nach Benutzen zur Wäsche gegeben.
- Bei geröteter und gereizter Anal- oder Perianalhaut ist als schonendste Form der Analreinigung die Reinigung z. B. mit Vaseline zu empfehlen.

Fäkalkollektor. Für immobile Patienten gibt es einen in den Analbereich zu klebenden Fäkalkollektor, der austretenden Stuhlgang in einem Plastikbeutel aufnimmt.

12.3.9 Pflegerische Maßnahmen bei Blähungen

12.3.9 Pflegerische Maßnahmen bei Blähungen

Blähungen wird meist durch eine Ernährungsumstellung vorgebeugt. Akut hilft örtlich angewandte Wärme.

Blähende Nahrungsmittel sollten gemieden werden, z. B.
- Bohnen, Sojabohnen, Kohlgemüse, Auberginen, Peperoni, Zwiebeln, Nüsse, Äpfel, Birnen, Pflaumen, Pfirsiche, Trauben,
- stärkehaltige Nahrungsmittel wie Kartoffeln oder Getreideprodukte, ebenso Tiefkühlkost mit „resistenter" Stärke (beim Tiefgefrieren entstanden und durch Amylase nicht mehr spaltbar, z. B. Pommes frites),
- künstliche Süßstoffe wie Sorbitol und Fruktose (zum Teil enthalten in Diätprodukten) sowie
- kohlensäurehaltige Getränke und Bier.

Merke Um Blähungen vorzubeugen, sollte der Patient langsam essen, sorgfältig kauen und beim Essen nicht Nachtrinken. Auf den Genuss von Kaugummis, Bonbons und Nikotin sollte verzichtet werden.

Merke

Entspannend wirkt Wärme, sie fördert den Abgang der Blähungen.

Besonderheiten Kinder

Besonderheiten Kinder Bei Kindern können folgende Maßnahmen helfen:
- Bewegung und Bauchgymnastik
- feuchtwarme Bauchwickel oder eine Wärmflasche
- Bauch kreisförmig massieren (im Uhrzeigersinn)
- Säugling auf Unterarm in Fliegerhaltung tragen
- Fenchel- und Kümmeltee geben
- bei der Milchzubereitung starkes Schütteln vermeiden (Schaumbildung)
- kleines Saugloch wählen, um Luftschlucken zu verhindern

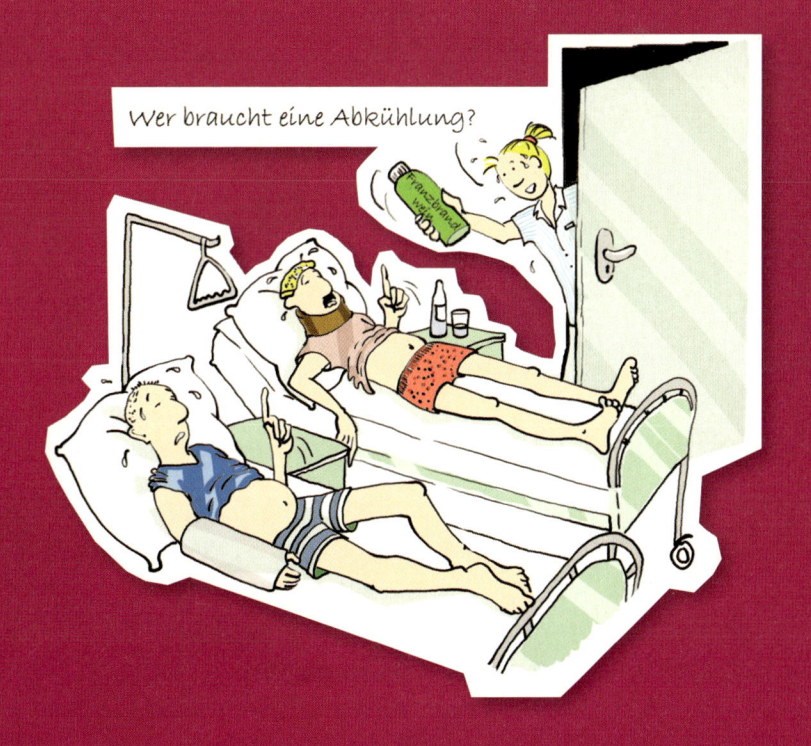

13 ▶ KÖRPERTEMPERATUR REGULIEREN

13.1	**Pflegerelevante Grundlagen kennen** 234	
13.1.1	Erinnern Sie sich…? 234	
13.1.2	Allgemeine Grundlagen 234	
13.1.3	Grundlagen zu Funktion des Wärmehaushalts 234	

13.2	**Beobachten und Wahrnehmen** 236	
13.2.1	Veränderungen der Körpertemperatur 236	
13.2.2	Veränderungen der Schweißsekretion 240	
13.2.3	Beobachten von Änderungen der Körpertemperatur 241	

13.3	**Bei Pflegemaßnahmen mitwirken** 242	
13.3.1	Messen der Körpertemperatur 242	
13.3.2	Allgemeine Maßnahmen zur Unterstützung der Körpertemperaturregulierung 244	
13.3.3	Pflegerische Unterstützung bei Unterkühlung (Hypothermie) 245	
13.3.4	Pflegerische Unterstützung bei Überwärmung (Hyperthermie) 245	
13.3.5	Pflegerische Unterstützung bei veränderter Schweißsekretion 247	
13.3.6	Wärme- und Kälteanwendungen (Thermotherapie) 247	
13.3.7	Wickel, Auflagen, Bäder 250	

Wer braucht eine Abkühlung?

13 Körpertemperatur regulieren

13.1 Pflegerelevante Grundlagen kennen

13.1.1 Erinnern Sie sich…?

Um zu verstehen, wie der Körper seine Temperatur regeln kann, kann es an der einen oder anderen Stelle hilfreich sein, sich (noch einmal) klar zu machen, wie die Haut aufgebaut ist, insbesondere wie die Gefäße in der Haut verlaufen. Sie finden diese Inhalte auf S. 119. Wenn Sie möchten, lesen Sie nach.

13.1.2 Allgemeine Grundlagen

Der Mensch gehört zu den **gleichwarmen Lebewesen**. Bei wechselwarmen Tieren (dazu gehören z.B. viele Fischarten) schwankt die Körpertemperatur entsprechend der sich verändernden Umgebungstemperatur. Der Mensch ist jedoch fähig, seine **Körperkerntemperatur** bei circa 37 °C relativ **konstant zu halten,** egal ob es um ihn herum warm oder kalt ist. Das ist für den Menschen lebenswichtig. Nur so können die Funktionen der Organe und Systeme aufrechterhalten werden.

Bestehen über einen längeren Zeitraum größere **Abweichungen** von der normalen (= physiologischen) Körperkerntemperatur, sind **Schädigungen** der Lebensfunktionen bis hin zum **Tode** möglich.

Man unterscheidet bei der Körperkerntemperatur den
- sog. **Körperkern** = Innere des Rumpfes, Kopf
- sog. **Körperschale** = Gliedmaßen, Haut, Unterhaut

Die Temperatur der Körperschale kann sehr unterschiedlich sein (28 – 37 °C). Sie ist relativ anpassungsfähig an die Umgebung. Die Temperatur des Körperkerns liegt jedoch relativ konstant bei ca. 37 °C (**Abb. 13.1**).

Merke Die Körpertemperatur wird in Grad Celsius (°C) angegeben. Die Körperkerntemperatur liegt bei circa 37 °C. Schwankungen von 36 – 37,5 °C sind möglich.

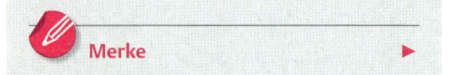

13.1.3 Grundlagen zur Funktion des Wärmehaushalts

Wärmebildung und Wärmeaufnahme

Wärmebildung. Wärmebildung erfolgt vorrangig durch Stoffwechselprozesse in den Zellen. Chemische Prozesse in den Zellen führen Energie zu, die für die Vorgänge im menschlichen Körper notwendig ist. Ebenso wird Wärmeenergie als „Nebenprodukt" gebildet. Dann spricht man spricht auch von der sog. Abwärme.
- Im Ruhezustand erfolgt die Wärmebildung zu über 50 % durch innere Organe (insbesondere Leber).
- Bei körperlicher Tätigkeit bilden Muskeln und Haut den größten Teil der Wärme.

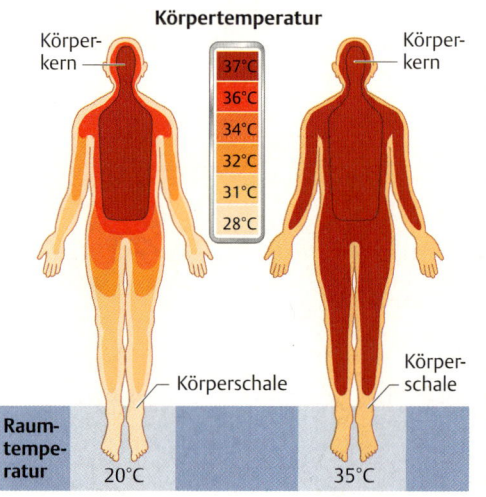

Abb. 13.1 ▶ Temperatur von Körperkern und Körperschale. Temperaturzonen eines unbekleideten Menschen bei unterschiedlicher Raumtemperatur (nach Aschoff).

Wärmeaufnahme. Ist ein Gegenstand der Umgebung wärmer als die Haut, nimmt der Körper von dort die Strahlungswärme auf (z. B. Sonneneinstrahlung, Heizung).

Wärmeabgabe

Die Wärmeabgabe umfasst (**Abb. 13.2**):
- **Wärmestrahlung** (Radiation): Ist ein Gegenstand der Umgebung kälter, kann die Haut in diese Richtung Strahlungswärme abgeben (z. B. kalte Zimmerwand).
- **Wärmeleitung** (Konduktion): Die mit dem Blut zur Körperoberfläche transportierte Wärme wird an das unmittelbar umgebende Medium (z. B. kalte, nasse Kleidung) geleitet.
- **Wärmeströmung** (Konvektion): Die natürliche Wärmeströmung findet von der Haut an die umgebende Luft statt. Die an die Haut angrenzende Luftschicht wird erwärmt, steigt nach

Abb. 13.2 ▶ Wärmeabgabe.

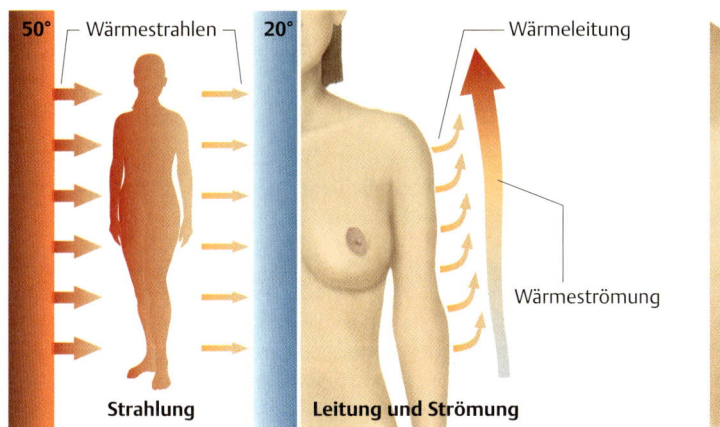

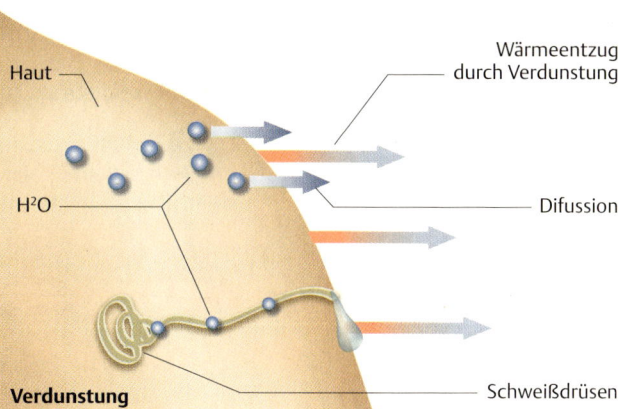

Der Körper kann durch Wärmestrahlung, Wärmeleitung, Wärmeströmung und Verdunstung Wärme abgeben (nach Silbernagl u. Despopoulos).

oben und wird durch kalte Luft ersetzt (der Wind verstärkt diese Wirkung noch, daher kommt uns die gleiche Lufttemperatur bei Wind kälter vor!).
- **Verdunstung** (Evaporation): Bei hohen Außentemperaturen und bei starker körperlicher Arbeit entsteht Schweiß. Die Verdunstungskälte, die dabei auf der Haut entsteht, wirkt kühlend und senkt die Körpertemperatur ab.

Merke Wärme wird größtenteils mit dem Blutstrom weitergeleitet.

Wärmeregulation

Die Körperkerntemperatur wird durch das Zusammenspiel von Wärme**bildung**, Wärme**aufnahme** und Wärme**abgabe** konstant gehalten.
Die **Wärmeregulation** erfolgt durch einen **Regelkreis**. Das heißt, es gibt einen Sollwert, der mit einem Istwert ständig verglichen wird. Die normale Körpertemperatur wird durch die Steuerung des Wärmezentrums im Zwischenhirn erhalten. Es gibt Mechanismen, die den Istwert dem Sollwert angleichen, falls dieser abweicht.
Bei Unterkühlung wird die Wärmeabgabe der Haut durch eine Gefäßengstellung vermindert. Die Durchblutung der Haut wird also reduziert. Durch das rhythmische Zusammenziehen der Muskeln (sog. Muskelzittern) in Form z. B. eines Schüttelfrosts wird auch Wärme produziert. Durch eine Verstärkung der Durchblutung der Haut (Haut erscheint gerötet) und durch eine vermehrte Schweißabsonderung wird die Wärmeabgabe erhöht. Auch durch eine Erhöhung der Atemfrequenz kann Wärme abgegeben werden.

> **Praxistipp Was ist der sogenannte Sollwert?**
>
> Das Wärmeregulationszentrum im Zwischenhirn steuert die Körpertemperatur. Im Normalfall sorgt es dafür, dass wir immer eine Körpertemperatur von circa 37 °C haben. Das ist also der sogenannte Sollwert.
>
> Ist die Umgebungstemperatur sehr hoch und der Körper kann die Wärme nicht ausreichend abgeben, steigt die Körpertemperatur an. So können Temperaturen über 37,5 °C erreicht werden, obwohl das Wärmeregulationszentrum immer noch 37 °C vorgibt. Der Sollwert liegt also nach wie vor bei 37 °C.
>
> Bei Fieber ist das anders: Es erhöht sich zwar auch die Körpertemperatur, aber zuvor wurde der Sollwert durch das Wärmeregulationszentrum nach oben gesteuert. Beim infektiösen Fieber ist das z. B. bei Entzündungen im Körper der Fall. Dringen Viren bzw. Bakterien in den Körper ein, können sie im Körper Giftstoffe produzieren, die erhöhen dann den Sollwert im Wärmeregulationszentrum. Der Sollwert liegt nun nicht mehr bei 37 °C sondern darüber. Der Körper reguliert seine Temperatur hoch: Der Patient hat Fieber.

Temperaturempfinden

Die Temperatur der Umgebung wird weder als zu kalt noch als zu warm empfunden, wenn sie im sogenannten **Behaglichkeitsbereich** liegt.
Vorausgesetzt, dass keine Luftbewegungen stattfinden, ergibt sich für einen gesunden unbekleideten Erwachsenen im Ruhezustand ein Behaglichkeitsbereich zwischen 27 – 32 °C, im beklei-

---

Merke

Wärmeregulation
Die Körperkerntemperatur wird durch das Zusammenspiel von Wärmebildung, Wärmeaufnahme und Wärmeabgabe konstant gehalten.
Die Wärmeregulation erfolgt durch einen Regelkreis.

Praxistipp

Temperaturempfinden
Liegt die Temperatur im **Behaglichkeitsbereich**, wird sie weder als zu kalt noch als zu warm empfunden. Der Behaglichkeitsbereich schwankt je nach Bekleidung und Umgebung zwischen 23 – 32 °C.

deten Zustand beträgt dieser circa 23 °C. Im Wasser steigt der Behaglichkeitsbereich bis auf 36 °C an (Silbernagl u. Despopoulos 2007).
Liegt die Temperatur nicht in diesem Behaglichkeitsbereich, dann wird sie als kalt oder warm empfunden.

Schweißsekretion (Transpiration)

Definition Schweiß ist ein wässriges Sekret (= Absonderungsprodukt von Zellen), das über die Haut abgesondert wird.

Merke **Beim Schwitzen** sondert der Mensch Schweiß an die Hautoberfläche ab. Verdunstet dieser Schweiß an der Körperoberfläche, wird dem Körper Wärme entzogen (Verdunstungskälte). Das heißt, Schweiß ist „Kühlwasser" für den menschlichen Körper und schützt den Organismus vor gefährlicher Überhitzung.

Schweiß besteht aus **Wasser**, **Kochsalz** (NaCl), **Harnstoff** (= Endprodukt des Stoffwechsels) und **Fettsäuren** und hat einen pH-Wert von 4,5. Er wirkt aufgrund des pH-Wertes **antibakteriell** und baut zusammen mit den Talgdrüsen den **Säureschutzmantel** der Haut auf.
Die normale Schweißproduktion beträgt circa 400 – 1000 ml/Tag. Kurzzeitig können Maximalwerte von etwa 2 l pro Stunde überschritten und 10 – 12 l pro Tag erreicht werden (Simon 1995).
Normalerweise ist Schweiß **geruchlos**, **dünnflüssig**, **warm** und **großperlig**. Seinen „individuellen" Geruch erhält er durch Beimengungen aus den Duftdrüsen und aus bakterieller Zersetzung. Der Schweiß kann auch Medikamente und Gifte (Toxine) enthalten.
Die Schweißproduktion beim Menschen ist von vielen Faktoren abhängig. Sie wird unter anderem beeinflusst von
- Außentemperatur,
- Flüssigkeitshaushalt,
- Körperaktivität,
- Nahrung,
- Luftfeuchtigkeit,
- Hormonhaushalt,
- der psychischen Verfassung,
- Medikamenten.

Besonderheiten Kinder Da die Schweißdrüsen erst im Laufe des 2.– 3. Lebensjahrs ihre volle Funktionsfähigkeit entwickeln, sind Säuglinge bei hohen Temperaturen gefährdet, einen Wärmestau zu entwickeln. Deshalb muss bei Säuglingen besonders auf angemessene Kleidung geachtet werden.

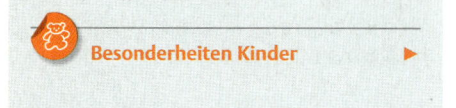

13.2 Beobachten und Wahrnehmen

13.2.1 Veränderungen der Körpertemperatur

Formen

Die Körpertemperatur kann vom normalen Bereich (circa 37 °C) abweichen. Dabei werden folgende Abweichungen unterschieden (rektal gemessen):
- **Hypothermie** – abnorm niedrige Körpertemperatur (unter 35 °C)
- **Hyperthermie** (über 37,5 °C **ohne** Sollwerterhöhung der Körperkerntemperatur)
- **Fieber** (über 38 °C **mit** Sollwerterhöhung der Körperkerntemperatur)

Ursachen

Besteht ein **Missverhältnis** zwischen Wärme**bildung/-aufnahme** und Wärme**abgabe**, kommt es zu **Störungen** der Körpertemperatur. Hier gibt es zwei wichtige Ursachen:

Unangepasstes Verhalten und äußere Faktoren. Verhält sich ein Mensch unangepasst, kann das zu Temperaturstörungen führen. Ist er z. B. zu warm angezogen oder arbeitet er trotz größter Hitze körperlich schwer, kann dies zur Überwärmung führen. Trägt der Mensch bei Schnee und Kälte jedoch zu dünne Kleidung kann es zu einer Unterkühlung kommen.

Innere Störfaktoren. Dies sind z. B.
- Infektionen (durch Viren, Bakterien oder Pilze bedingt),
- Erkrankungen im Bereich des Temperaturzentrums des Gehirns, z. B. Hirnblutung, Hirnschäden, Tumoren,
- Medikamentenwirkungen,

- Störungen des Wasser-/Elektrolyt-/Hormonhaushalts,
- Vergiftungen,
- Körpergewichtsextreme,
- Querschnittlähmung (Körpertemperaturstörungen im betroffenen Bereich).

Merke Lokale Schäden treten bei begrenzter Hitze- oder Kältebelastung auf. Kann der Körper die Temperaturabweichungen nicht mehr ausgleichen, kommt es zu Verbrennungen oder Erfrierungen in verschiedenen Schweregraden.

Besonders gefährdete Personengruppen

Alte und sehr junge oder sehr hilfs- und pflegebedürftige Menschen haben häufig eine unzureichende Temperaturwahrnehmung, die nötigen Verhaltensanpassungen fehlen.

Ältere Menschen. Im hohen Alter können körperliche Veränderungen die Temperaturregulierung beeinflussen:

- Die Fähigkeit zum Zusammenziehen der peripheren Blutgefäße lässt nach.
- Die Zitterschwelle ist häufig erniedrigt.
- Ältere Menschen bewegen sich weniger bzw. sind in ihren Bewegungen eingeschränkt.
- Es wird weniger Nahrung aufgenommen. So steht weniger Energie für den Wärmehaushalt zur Verfügung.

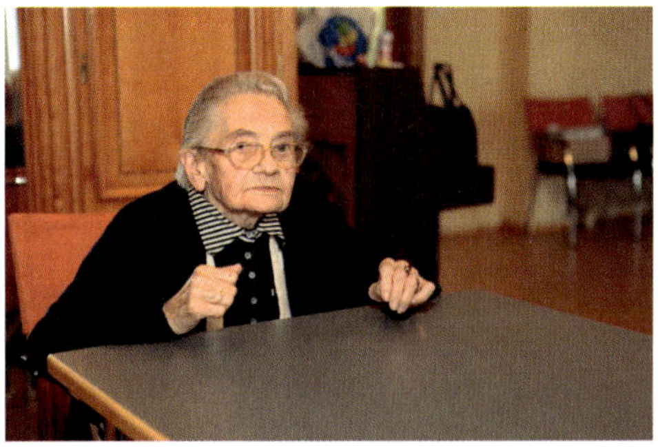

Abb. 13.3 ► Ältere Menschen frieren schneller und tragen deshalb häufig eine Strickjacke.

Besonderheiten alte Menschen Demenzielle Erkrankungen können das Temperaturempfinden verändern. Damit es nicht zu Unterkühlungen bzw. Überwärmungen kommt, müssen die Pflegenden für eine angemessene Kleidung des Patienten sorgen.

Neugeborene und Kleinkinder können leicht auskühlen. Sie benötigen eine höhere Behaglichkeitstemperatur, Neugeborene z. B. circa 34 °C, denn

- sie verfügen über ein ungünstiges Verhältnis zwischen großer Körperoberfläche und geringer Körpermasse. Das heißt, die Fläche über die Wärme abgegeben wird ist im Verhältnis viel größer als das Volumen von Körperzellen, das Wärme produziert.
- sie produzieren in Ruhe weniger Wärme und haben nur eine dünne Unterhautfettschicht.

Besonderheiten Kinder Neugeborene besitzen als zusätzliche Regulationsmöglichkeit braunes Fettgewebe, das eine „zitterfreie" Wärmebildung ermöglicht. Dabei wird durch den Sympathikus des vegetativen Nervensystems Fett abgebaut und dadurch Wärme produziert.

Hypothermie

Definition Hypothermie ist eine Körpertemperatur von unter 35 °C. Sinkt die Temperatur auf weniger als 27 °C ab, kommt es zu Bewusstlosigkeit, später zum Atem- und Kreislaufstillstand.

Ursachen

Hypothermie kann folgende Ursachen haben:

- Das Wärmeregulationssystem funktioniert nicht.
- Der Mensch verhält sich nicht der Temperatur entsprechend.
- Der Betroffene hält sich für längere Zeit in einer kühlen, kalten und/oder nassen Umgebung auf, z. B. nach Unfällen, Alkohol- oder Drogenmissbrauch.
- Der Mensch ist krank oder verletzt. Es besteht ein großer Flüssigkeits- und/oder Blutverlust, z. B. während Operationen.
- Der Betroffene ist unfähig zu frösteln und kann durch das Kältezittern keine Wärme produzieren.
- Der Mensch ist unterernährt oder der Stoffwechsel ist vermindert.
- Die Gefäße sind erweitert oder der Patient schwitzt trotz kühler Umgebung.
- Die Temperaturregulierung ist geschädigt, z. B. durch Verbrennungen, Querschnittverletzungen, Hirnschädigungen, Vergiftungen.

Kurzfassung

Merke ◄

Besonders gefährdete Personengruppen

Ein erhöhtes Risiko für Störungen der Körpertemperatur besteht vor allem bei

- sehr alten Menschen
- Neugeborenen,
- Kleinkindern und
- Hilfs- und Pflegebedürftigen.

Besonderheiten alte Menschen ◄

Neugeborene und kleine Kinder können leicht auskühlen. Sie benötigen eine höhere Behaglichkeitstemperatur, Neugeborene z. B. circa 34 °C.

Besonderheiten Kinder ◄

Hypothermie

Definition ◄

Ursachen

Ursachen für Hypothermie sind z. B.

- ein nicht funktionierendes Wärmeregulationssystem,
- längerer Aufenthalt in einer kühlen, kalten und/oder nassen Umgebung,
- Krankheit oder Verletzung,
- Unterernährung,
- Schwitzen in kühler Umgebung,
- Schädigung der Temperaturregulierung,
- große Flüssigkeits- und/oder Blutverluste.

13 ▶ Körpertemperatur regulieren

Symptome und Folgen

Die akuten Folgen und Symptome einer Hypothermie lassen sich einteilen in:
- **Stadium I**: **Erregung/Abwehr** (35 – 32 °C)
- **Stadium II**: **Erschöpfung** (32 – 28 °C)
- **Stadium III**: **Lähmung** (Scheintod; circa < 28 °C)

Merke Zeichen des nahen Erfrierungstods kann „Kälte-Idiotie" sein: Durch Hitzehalluzinationen drängt es z. B. unterkühlte Betrunkene dazu, sich auszuziehen.

Patienten mit einer Hypothermie im Stadium II und III müssen intensivmedizinisch überwacht werden. Sie befinden sich in einem lebensbedrohlichen Zustand. Es darf keine rasche Erwärmung der Oberfläche erfolgen, weil es sonst zu schweren Komplikationen kommen kann (z. B. Herz-Kreislauf-Versagen).

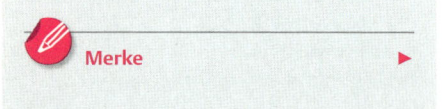

Merke Menschen mit einer Alkoholvergiftung sind besonders von einer Hypothermie bedroht: Die Gefäßweitstellung (anfangs begleitet von Wärmegefühl) durch den Alkohol führt zu einer starken Auskühlung. Durch nasse Kleidung, z. B. durch Einnässen, wird diese zusätzlich verstärkt.

Erfrierungen

Die Durchblutung der Haut und der Gliedmaßen wird schon bei einer leichten Hypothermie und/oder bei niedrigen Umgebungstemperaturen stark gedrosselt. Dies kann zu Erfrierungen führen. Dieser Prozess wird noch begünstigt durch z. B.
- Nikotinabusus (Abusus = Missbrauch) und
- eine anhaltende Einwirkung von Feuchtigkeit bei niedrigen Temperaturen.

Betroffen sind vor allem die Endglieder (Akren): Finger, Zehen, Nase und Ohren.
Erfrierungen werden in drei Schweregrade eingeteilt:
- **1. Grad**: Blässe, Abkühlung, Gefühllosigkeit; nach Erwärmung treten durch die verstärkte Blutansammlung in den erwärmten Bereichen Schwellung und Schmerzen auf,
- **2. Grad**: Blasenbildung nach 12 – 24 Stunden. Diese heilen später ohne Narbenbildung ab,
- **3. Grad**: das Gewebe stirbt ab (trockene Nekrosen) oder es entstehen blaurote Blutblasen. Platzen diese Blasen auf, entstehen nasse Nekrosen verschiedener Tiefen, Defektheilung.

Hyperthermie

Definition Bei einer Hyperthermie sind die Körperprozesse, die die Wärme regulieren sollen, überfordert. Der Organismus kann die Körperkerntemperatur bei 37 °C nicht mehr halten. Hält eine Hyperthermie von 42 °C länger an, führt dies durch den Sauerstoffmangel und die Gewebezerstörungen zum Tod.

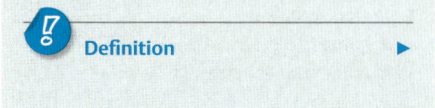

Ursachen

Hyperthermie kann folgende Ursachen haben (Gordon 1998):
- Krankheit oder Verletzung
- Flüssigkeitsmangel
- fehlende oder verminderte Fähigkeit zu schwitzen
- Aufenthalt in einer sehr heißen Umgebung
- übermäßige körperliche Aktivität
- erhöhter Stoffwechsel
- Nebenwirkungen von Medikamenten/Anästhetika
- unangemessene Kleidung

Symptome

Symptome sind
- erhöhte Körpertemperatur,
- gerötete, überwärmte, anfangs meist trockene Haut,
- erhöhte Atemfrequenz,
- erhöhte Pulsfrequenz (Tachykardie),
- manchmal Bewusstseinsveränderungen und
- selten Krampfanfälle/Fieberkrämpfe (als Folgeerscheinung).

Formen

Hitzekollaps. Aufgrund von Wärme werden beim Hitzekollaps die Blutgefäße weit gestellt. Ein großer Teil des Blutes „versackt" in den Beinen (insbesondere im Stehen) und durch das Schwitzen verringert sich die Körperflüssigkeit, die sich außerhalb der Zellen befindet. Folgen sind z. B. Schwächegefühl, niedriger Blutdruck, Schwindel, Übelkeit und Ohnmacht.

Hitzekrämpfe. Hitzekrämpfe können bei schwerer körperlicher Arbeit in hoher Umgebungstemperatur auftreten, z. B. bei Hochofenarbeitern. Die Krämpfe und Muskelzuckungen werden durch den Mangel an Natriumchlorid (Kochsalz) verursacht, das beim Schwitzen verloren geht.

Hitzschlag. Der Hitzschlag ist die schwerste Form der Überhitzung und ist lebensbedrohlich. Er wird durch eine hohe Umgebungstemperatur bei gleichzeitig behinderter Wärmeabgabe verursacht. Hohe Luftfeuchtigkeit und körperliche Aktivität begünstigen den Hitzschlag. Symptome sind: Körpertemperaturen > 40 °C, heiße und trockene Haut, Kopfschmerzen, Übelkeit, beschleunigter Herzschlag, Bewusstseinsveränderungen, ggf. Bewusstlosigkeit.

Sonnenstich. Der Sonnenstich wird durch direkte Einstrahlung der Sonne auf Kopf und Nackenbereich hervorgerufen (**Abb. 13.4**). Übelkeit, Schwindel und heftiger Kopfschmerz sind die Symptome. In schweren Fällen kann eine intensivmedizinische Behandlung notwendig sein.

Abb. 13.4 ▶ Bei diesem Kind kam es durch die starke Sonneneinwirkung zu Sonnenbrand bis zur Blasenbildung.

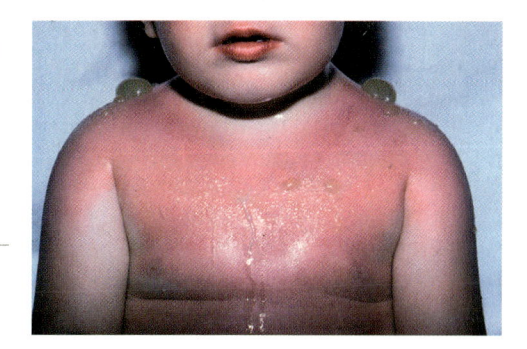

Besonderheiten Kinder Um einem Sonnenstich vorzubeugen, sollten Kinder bei Sonnenschein immer einen Hut oder eine Mütze zum Schutz tragen.

Fieber

Definition Fieber ist eine Erhöhung der Körpertemperatur über 37 °C infolge einer Sollwertänderung im Wärmeregulationszentrum, das im Zwischenhirn (Hypothalamus) liegt.

Fieber ist ein unspezifisches Symptom und wird oft als eines der ersten Anzeichen einer Erkrankung wahrgenommen. Fieber ist an sich **keine Erkrankung**, sondern **nur** ein **Symptom** für eine Krankheit. Die Regulationsmechanismen des Körpers sind intakt und der Organismus versucht, den „neuen Sollwert" zu erreichen bzw. aufrechtzuerhalten.
Rektal (anal) gemessen wird der Schweregrad des Fiebers unterteilt in
- erhöhte (subfebrile) Temperaturen 37,5 – 38 °C,
- leicht erhöhte (febrile) Temperaturen 38,1 – 38,5 °C,
- mäßiges Fieber 38,6 – 39 °C,
- hohes Fieber 39,1 – 39,9 °C und
- sehr hohes Fieber (hyperpyretisches Fieber) > 40 °C.

Merke Ab 42,6 °C beginnt die Eiweißgerinnung. Gewebe wird zerstört, es kommt zum Tod.

Fieberarten und ihre Ursachen
Man unterscheidet je nach Ursache:

Infektiöses Fieber. Durch Bestandteile von Bakterien, Viren und Pilze werden im Organismus zahlreiche Prozesse aktiviert, die zur Fieberreaktion führen können.

Resorptionsfieber. Bei Resorptionsfieber ist die Temperatur durch Aufnahme (Resorption) von Wundsekreten, Gewebstrümmern und Blutergüssen erhöht, z. B. nach Operationen oder nach Verletzungen (auch aseptisches Fieber genannt). Es dauert meist einige Tage an und liegt höchstens bei 38,5 °C.

Zentrales Fieber. Das sehr hohe Fieber wird hervorgerufen, wenn das Temperaturregulationszentrum geschädigt wird, z. B. nach Hirntraumen.

Durstfieber. Es tritt vor allem beim Säugling durch Flüssigkeitsmangel auf. Es wird zwar als Fieber bezeichnet, gehört jedoch eher zur Hyperthermie. Dabei ist nicht der Sollwert verstellt, sondern die Wärmeabgabe ist gestört.

Toxisches Fieber. Toxisches (giftiges) Fieber entsteht, wenn der Körper auf körperfremdes Eiweiß reagiert, z. B. nach Bluttransfusionen, Impfungen.

Dreitagefieber. So wird eine Virusinfektion bei Kleinkindern bezeichnet. Die Kinder haben etwa 3 Tage zwischen 39 – 40 °C Fieber. Danach erfolgt ein typischer Hautausschlag (fleckig rötlich an Brust, Beinen und Rücken), der die Kinder nicht beeinträchtigt.

KURZFASSUNG

- Hitzekrämpfe: Krämpfe und Muskelzuckungen

- Hitzschlag: lebensbedrohlich, Körpertemperatur > 40 °C, Kopfschmerzen, Übelkeit, Bewusstseinsveränderungen

- Sonnenstich: Übelkeit, Schwindel, Kopfschmerz

Besonderheiten Kinder ◀

Fieber

Definition ◀

Fieber ist oft das erste Anzeichen einer Erkrankung.

Man unterscheidet
- erhöhte Temperaturen 37,5 – 38 °C,
- leicht erhöhte Temperaturen 38,1 – 38,5 °C,
- mäßiges Fieber 38,6 – 39 °C,
- hohes Fieber 39,1 – 39,9 °C und
- sehr hohes Fieber > 40 °C.

Merke ◀

Fieberarten und ihre Ursachen
Es werden folgende Fieberarten unterschieden:
- infektiöses Fieber
- Resorptionsfieber
- zentrales Fieber
- Durstfieber
- toxisches Fieber
- Dreitagefieber
- Fieber unbekannter Ursache

Fieber unbekannter Ursache. Erhebliche diagnostische Probleme bereiten fieberhafte Erkrankungen, die länger als 2 – 3 Wochen verlaufen und bei denen ständig Fieber besteht oder immer wiederkehrt.

Typischer Fieberverlauf
Der Fieberverlauf ist durch 3 Stadien gekennzeichnet:

1. Fieberanstieg. Die Körpertemperatur steigt an:
- Die Haut kühlt ab und erscheint blass und marmoriert (Kältegefühl).
- Ggf. geht der Temperaturanstieg mit Schüttelfrost (Muskelzittern) einher. In manchen Fällen kann sogar „Zähneklappern" auftreten.

2. Fieberhöhe. Der Sollwert ist erreicht, die hohe Temperatur wird gehalten:
- Haut und Schleimhäute sind trocken, heiß und gerötet.
- Die Augen sind glänzend und häufig lichtempfindlich.
- Der Betroffene hat ein starkes Hitzeempfinden.
- Es besteht ein ausgeprägtes Schwäche- und Krankheitsgefühl, dies ist häufig mit Kopf- und Gliederschmerzen verbunden.
- Puls- und Atemfrequenz sind erhöht.
- Weiter zeigen sich Müdigkeit, Unruhe, Angstgefühle sowie Appetitlosigkeit, aber ein großes Durstgefühl.
- Die Urinausscheidung ist gering und konzentriert.

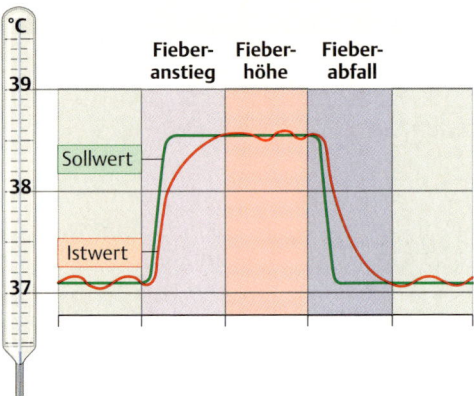

3. Fieberabfall. Die Temperatur geht langsam (mehrere Tage) oder schnell (wenige Stunden) zurück:
- Wärmeabgabe findet durch eine vermehrte Hautdurchblutung (Rötung, Hitzegefühl) und starkes Schwitzen statt.

Abb. 13.5 ▶ Fieberverlauf. Fieber verläuft in drei Phasen.

Merke Sinkt die Temperatur zu schnell, kann es zu einem Kreislaufkollaps kommen. Symptome dafür sind kalter, klebriger und kleinperliger Schweiß sowie blasse Haut.

Verschiedene Fieberverlaufstypen
Die klassischen Fieberverläufe, die früher auf bestimmte Erkrankungen hinwiesen, sind heute aufgrund von medikamentösen Behandlungen (Antibiotika, Antipyretika) selten geworden. Es werden **6 Fieberverlaufstypen** unterteilt. Unterschiede zeigen sich dabei im Verlauf und der Differenz zwischen dem höchsten und niedrigsten Temperaturwert (**Abb. 13.6**).

Begleiterscheinungen bei Fieber

Fieberkrämpfe. Bei Kleinkindern und Kindern unter 5 Jahren können typischerweise besonders zu Beginn einer fieberhaften Erkrankung Fieberkrämpfe auftreten. Diese sind bei höheren Temperaturen (über 40 °C) häufiger. Bei erwachsenen Epileptikern kann Fieber manchmal einen Krampfanfall nach sich ziehen.

Schüttelfrost. Als Schüttelfrost wird starkes Kältezittern bezeichnet. Dabei zieht sich unbewusst die Muskulatur zusammen. Schüttelfrost kann in der Fieberanstiegsphase auftreten. Durch starkes Kältezittern versucht der Organismus, seine Wärmeproduktion zu erhöhen. Schüttelfrost führt zu starkem Missempfinden. Außerdem ist er, insbesondere für schwerkranke Menschen, körperlich sehr belastend, denn während des starken Zitterns steigt der Stoffwechsel enorm an und der Sauerstoffverbrauch nimmt zu.

Fieberdelir. Bei sehr hohem und anhaltendem Fieber kann ein Fieberdelir entstehen. Das Bewusstsein ist getrübt, der Patient ist ängstlich-erregt und motorisch unruhig. Sinnestäuschungen treten auf.

13.2.2 Veränderungen der Schweißsekretion

Von der normalen Schweißsekretion gibt es folgende Abweichungen:
- fehlende Schweißproduktion (Anhidrosis)
- verminderte Schweißproduktion (Hypohidrosis)
- vermehrte Schweißproduktion (Hyperhidrosis)
- vermehrte Schweißbildung auf einer Gesichts- bzw. Körperhälfte (Hemihyperhidrosis)
- kleinperliger, kalter Schweiß
- übelriechender Schweiß (Bromhidrosis)

Abb. 13.6 ▶ Fiebertypen.

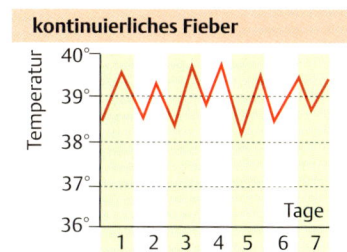

kontinuierliches Fieber

Gleichmäßige Temperatur, die Tagesdifferenz liegt unter 1°C.
Ursachen: Scharlach, Viruspneumonie, Typhus abdominalis.

remittierendes Fieber

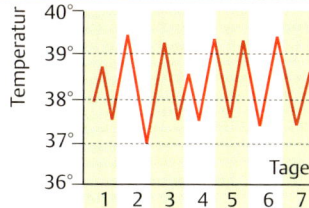

Zeitweilig nachlassendes Fieber, Tagesdifferenz beträgt ca. 1,5°C. Der tiefste Wert liegt immer über dem Normalwert (37°C), Temperatur abends hoch, dann nachlassend und am Morgen niedrig.
Ursachen: Sepsis, Pyelonephritis, TBC.

intermittierendes Fieber

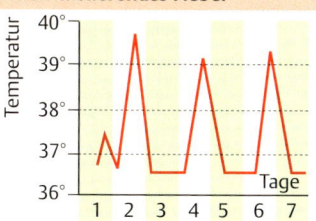

Im Tagesverlauf wechseln hohe Temperaturen mit fieberfreien Intervallen, stundenweise hohe Fieberanfälle lösen oft einen Schüttelfrost aus, die Tagesdifferenz beträgt 1,5°C und mehr.
Ursachen: Sepsis, Pyelitis, systemische juvenile chronische Arthritis.

rekurrierendes Fieber

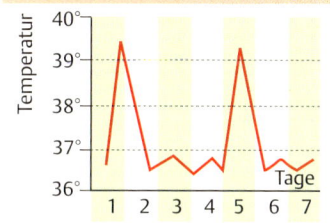

Wechsel zwischen mehrtägigen Fieberschüben und fieberfreien Intervallen (2 – 5 Tage).
Ursachen: Malaria, Borreliose.

undulierendes Fieber

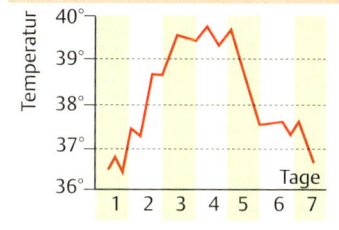

Wellenförmiger Verlauf mit langsamem Tempe-raturanstieg, einige Tage hohes Fieber, langsamer Fieberabfall und dann mehrere fieberfreie Tage/ Wochen, dann Wiederholung.
Ursachen: Morbus Hodgkin, Tumore, Bruzellose.

biphasisches Fieber

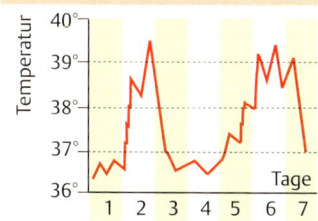

Temperaturerhöhung in 2 Phasen, Verlauf von Anstieg und Abfall ergeben eine zweigipflige Fieberkurve mit dem Umriss eines zweihöckrigen Kamels
Ursachen: Meningokokkensepsis, Poliomyelitis, Masern.

Je nach Verlauf des Fiebers und den auftretenden Temperaturdifferenzen unterscheidet man verschiedene Fieberverlaufstypen.

Hitzewallungen während der Wechseljahre. Bei der Umstellung des Hormonaushalts können Frauen an Hitzewallungen leiden. Die anfallsartigen Hitzewallungen sind oft mit Schweißausbrüchen, fleckigen Hautrötungen und unangenehmem Klopfen des Herzens (Tachykardie) verbunden. Nach der Hitzewallung ist durch die Verdunstungskälte oft ein leichtes Frösteln zu spüren. Die Beschwerden können gelegentlich bis zu 30-mal am Tag eintreten.

13.2.3 Beobachten von Änderungen der Körpertemperatur

> **📌 Praxistipp** Wie kann ich beim Patienten eine Veränderung der Körpertemperatur feststellen?
>
> Informationen über die Körpertemperatur eines Patienten können Sie auf unterschiedliche Weise sammeln:
> - Im Gespräch mit dem Patienten:
>   - Wie ist sein alltägliches und aktuelles Wärmebedürfnis und Temperaturempfinden?
>   - Neigt er eher zum Frieren oder zum Schwitzen?
>   - Wie reagiert er auf Temperaturprobleme?
>   - Welche Maßnahmen ergreift er, die zu seinem Wärmewohlbefinden beitragen?
> - Indem Sie einzelne Hautpartien des Patienten befühlen und betrachten, z. B. Gesicht, Schultern, Hände, Füße.
> - Indem Sie das Verhalten des Patienten beobachten: Deckt sich der Patient auf, zittert er?

KURZFASSUNG

Hitzewallungen treten während der **Wechseljahre** auf und sind oft mit Schweißausbrüchen, fleckigen Hautrötungen und unangenehmem Klopfen des Herzens verbunden.

13.2.3 Beobachten von Änderungen der Körpertemperatur

📌 Praxistipp

Tab. 13.1 ▶ Beobachtungskriterien zur Körpertemperaturregulierung.

Behaglichkeitstemperatur	bei Kälte/Kühle	bei Wärme/Hitze
Hautfarbe und Hautkonsistenz		
– rosig – gut durchblutet	– Hautblässe, besonders an den Gliedmaßen und Akren (Finger, Zehen, Nase und Ohren) Ausnahme: Kurzfristig färben sich Hände und Gesicht bei Temperaturen < 10 °C, nach anfänglicher maximaler Blässe, rot.	– gerötet – Hautkonsistenz manchmal teigig oder geschwollen
Hautwärme		
– Kopf und Körperstamm warm – Gliedmaßen etwas kühler	– kühl/kalt, besonders an Körperstellen, die der Kälte ausgesetzt sind (Gliedmaßen)	– warm, schweißig
Körperhaltung und -bewegung		
– locker und entspannt	– Arme körpernah anliegend – zusammengekauert angespannt – aktive Bewegung – Muskelzittern – Gänsehaut	– „offen", Arme eher abgespreizt – Körperbewegung reduziert
Kleidung und Umgebung		
– dem individuellen Wärmebedürfnis und der Umgebungstemperatur angepasst	– dicke Kleidungsstücke – Heizung	– dünne, leichte, durchlässige Kleidung – Aufenthalt in schattiger, kühler Umgebung
Nahrung		
– kalte/warme Getränke – den Bedürfnissen entsprechende Kost	– warme Getränke – kalorienreiche Kost	– kühle Getränke – flüssigkeitsreiche Kost
seelisch-geistige Verfassung		
– angeregt bis entspannt	– eher Unwohlgefühl – reduzierter Antrieb – angespannt	– eher passiv – antriebsarm oder unruhig

13.3 Bei Pflegemaßnahmen mitwirken

13.3.1 Messen der Körpertemperatur

Zusätzlich zu den bereits beschriebenen subjektiv gewonnenen Eindrücken, sollte die Körpertemperatur auch immer **objektiv** bestimmt werden. **Die Körpertemperatur wird gemessen**.
Sie unterliegt individuellen, tageszeitlichen und hormonellen Schwankungen. Daher ist ein einmaliger Messwert wenig aussagekräftig, es sind mehrere Messungen notwendig. Nur so können Temperaturtrends erfasst, Rückschlüsse auf Verhaltensweisen getätigt, Erkrankungen oder Einflüsse von pflegerischen und therapeutischen Maßnahmen erkannt und beurteilt werden. Dabei ist zu beachten, dass sich die Messergebnisse je nach Messort und Messmethode unterscheiden. Deshalb erfolgen die Messungen immer am gleichen Ort und mit dem gleichen Thermometer.

Messorte und Messverfahren

An folgenden Körperstellen kann gemessen werden (**Tab. 13.2**):

Besonderheiten Kinder Bei Kindern wird besser ein Thermometer mit kurzer Messzeit verwendet!

Tab. 13.2 ▸ Messorte und Messdauer.

Messort	Messdauer
im Gehörgang	Infrarot-Ohrthermometer: 1 – 2 Sekunden
oral (in der Mundhöhle)	Digitalthermometer: circa 9 – 90 Sekunden Maximumthermometer: circa 5 Minuten
sublingual (unter der Zunge neben dem Zungenbändchen)	Digitalthermometer: circa 9 – 90 Sekunden Maximumthermometer: circa 5 Minuten
Axillar (in der Achselhöhle)	Digitalthermometer: circa 60 – 90 Sekunden Maximumthermometer: circa 10 Minuten
Rektal (im Mastdarm)	Digitalthermometer: circa 60 – 90 Sekunden Maximumthermometer: circa 3 – 4 Minuten
inguinal (in der Leiste)	kontinuierliche Messung

Temperaturdifferenzen. Unter Normalbedingungen weicht die Körperkerntemperatur an verschiedenen Messorten von 0,2 – 1,2 °C ab. Die höchsten Werte finden sich im Rektum, hier allerdings wiederum abhängig von der Tiefe des Messortes (je nach Tiefe Temperaturunterschiede bis zu 1 °C). Aus diesem Grund ist es gerade für Verlaufskontrollen sehr wichtig, immer mit der gleichen Messtiefe zu messen (Achterberg u. Dick 1995). Dies gilt ebenso für die orale/sublinguale Messung.

Die axillare Messung gibt nur einen sehr vagen Anhalt über die Körpertemperatur. In vielen Pflegeeinrichtungen wird nur noch die Temperatur im Ohr gemessen (**Abb. 13.7**).

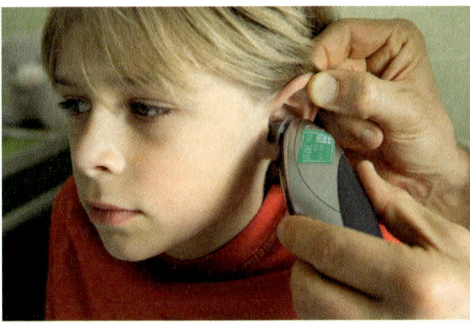

Die Körperkerntemperatur variiert an den verschiedenen Messorten von 0,2 – 1,2 °C.

Abb. 13.7 ▸ **Messung der Temperatur im Ohr.** Gerade bei Kindern bietet sich die Messung im Ohr an.

Merke Zahlreiche Einflüsse wirken beim Messen der Körpertemperatur ein. Deswegen werden in der Funktionseinheit (z. B. Station) meist Tageszeit, Messort und Messmethode festgelegt. Nur so sind die Messungen aussagefähig.

Merke ◂

Thermometermodelle

Für die verschiedenen Messarten stehen unterschiedliche Modelle zur Verfügung:
- **Maximumthermometer** (Quecksilberthermometer), eignet sich zur axillaren, rektalen und sublingualen/oralen Messung, kommt jedoch nur noch selten zum Einsatz,
- **digitales Thermometer** (**Abb. 13.8 a**), eignet sich zur axillaren, rektalen und sublingualen/oralen Messung
- **mobiler Monitor** zur kontinuierlichen Überwachung, eignet sich zur axillaren und inguinalen Messung
- **Infrarotthermometer** (**Abb. 13.8 b**), eignet sich zur Messung im Gehörgang

Thermometermodelle

Es stehen **verschiedene** Thermometermodelle zur Verfügung z. B.:
- Maximumthermometer
- digitales Thermometer
- Infrarotthermometer

Abb. 13.8 ▸ Verschiedene Thermometer.

a digitales Thermometer,
b Infrarotthermometer.

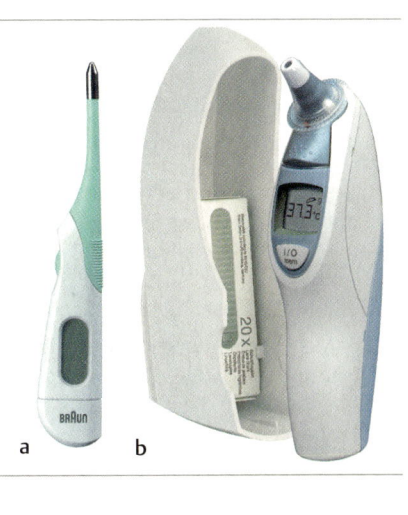

Eine Messung unter der Achsel ist heute kaum noch üblich, da die Messwerte zu ungenau sind. Die Messung mit einem Infrarotthermometer im Ohr ist schnell und genau, sodass sie in vielen Pflegeeinrichtungen bevorzugt wird. Eine Messung im Mastdarm erfolgt in der Regel nur noch bei Fieber oder wenn die Messung im Ohr nicht möglich ist.

Besonderheiten Kinder Da Quecksilber giftig ist, wird ein Quecksilberthermometer bei Kindern nicht angewendet. Sie können das Glas zerbeißen oder zerstören und die Quecksilberkügelchen verschlucken.

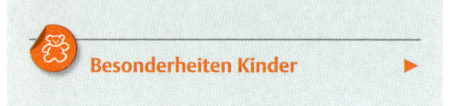

Regeln für die Temperaturmessung

Handhabung und Indikation.
- Die Hinweise des Herstellers werden beachtet. Nur so kann eine genaue und sichere Messung durchgeführt werden.
- Die Werte werden anschließend, wie in der Einrichtung üblich, dokumentiert.

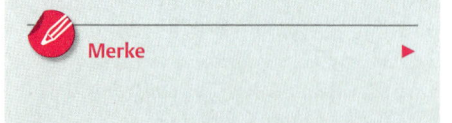

Merke Die Temperatur wird bei **Verdacht auf eine fieberhafte Erkrankung** und bei **Aufnahme** im Krankenhaus gemessen. **Regelmäßige** Temperaturmessungen werden **nur** bei Fieber, bei **Verdacht auf Infektion**, während eines **postoperativen Aufenthalts** oder bei **Risikopatienten** durchgeführt. Unnötiges Messen stört oder beunruhigt Patienten. Die Häufigkeit der Messungen richtet sich nach pflegerischer Einschätzung und Beurteilung, Krankheitsverlauf, Befinden und ärztlicher Anordnung.

Hygiene.
Steht nicht jedem Patienten ein eigenes Thermometer mit handelsüblicher Schutzhülle zur Verfügung, wird das Thermometer nach Gebrauch desinfiziert:
- z. B. mit 70% Alkohol abwischen
- auf Hinweise bzgl. Wasserdichtigkeit und Materialeigenschaften achten

Besonderheiten Kinder Aufgrund der Verletzungsgefahr durch die Schweißnaht der Schutzhülle darf sie bei der rektalen Messung Frühgeborener nicht verwendet werden.

Ruhephase. Ruhephasen vor dem Messen sind unbedingt einzuhalten: Die Körpertemperatur ist von der körperlichen Aktivität abhängig. Hat sich der Patient körperlich beansprucht, z. B. körperliche Bewegung, Untersuchungen, pflegerische Maßnahmen (warmes Bad, Einlauf), wird die Temperatur erst nach einer entsprechenden Ruhephase gemessen. Die Dauer der Ruhephase (circa 10–20 Minuten) kann individuell unterschiedlich sein. Deshalb ist bei auffälligen Messwerten, die nicht zum Erkrankungsbild und zum Befinden des Patienten passen, nach 2 Stunden eine erneute Temperaturkontrolle zu empfehlen. Wärmequellen sind vor der Messung zu entfernen.

Unruhige Patienten. Bei unruhigen Patienten sollte die Messung überwacht und unter Umständen das Thermometer festgehalten werden. Bei kleinen Kindern, unruhigen oder zu Krämpfen neigenden Menschen darf keine orale/sublinguale Messung durchgeführt werden, da sie das Thermometer zerbeißen könnten.

Merke Kurz zuvor eingenommene (circa 10 Minuten) heiße oder kalte Getränke beeinflussen die orale Messung ebenso wie eine dauernde Mundatmung.

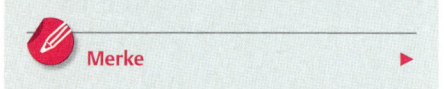

13.3.2 Allgemeine Maßnahmen zur Unterstützung der Körpertemperaturregulierung

Der Mensch kann durch viele Maßnahmen seine Temperatur regulieren und den Wärmehaushalt unterstützen. Dabei entscheidet jeder selbst, was ihm gut tut, abhängig vom subjektiven Wärme- und Kälteempfinden und der individuellen Temperaturtoleranz.

Möglichkeiten der Pflege

Ist der Mensch nicht in der Lage, selbstständig sein Verhalten im Sinne einer Temperaturanpassung/-regulierung zu ändern, dann benötigt er dazu vom Pflegehelfer Unterstützung und Hilfe. Welche Maßnahmen dazu eingesetzt werden, hängt von der individuellen Situation ab.

Regulationsgrößen können sein:

Raumtemperatur. Ist ein Patient bewegungsunfähig oder hilflos, muss darauf geachtet werden, dass er keiner intensiven Kälte oder Wärme ausgesetzt ist (**Abb. 13.9**). Zugluft ist zu vermeiden.

Kleidung.
- Atmungsaktive Textilien (z. B. Baumwolle, Leinen, Seide, Wollstoffe) haben sich bewährt.
- „Zwiebel-Look": Mehrere Schichten übereinander eignen sich besser als ein einzelner dicker Stoff.
- Chemisch hergestellte Kleidungsstoffe wie Sympatex oder Goretex sind ebenfalls geeignet, sie ermöglichen eine ungehinderte Schweißabgabe.
- Kleidung sowie Bettdecken und Kissen können an der Heizung oder mit Wärmelampen angewärmt werden.

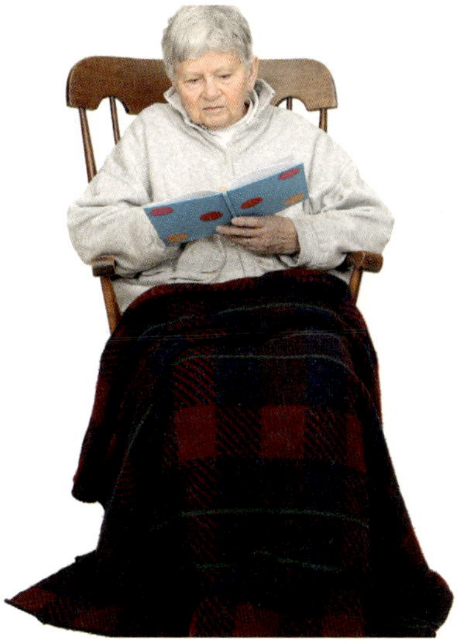

Abb. 13.9 ▶ Die Decke wärmt und schützt vor Auskühlung.

Kopfbedeckung. Die Kopfhaut ist stark durchblutet, deshalb kann bei fehlender oder schwacher Behaarung viel Wärme abgegeben bzw. bei starker Sonnenbestrahlung viel Wärme aufgenommen werden (**Abb. 13.10**). Aus diesem Grund sollte besonders bei spärlichem Haarwuchs an eine Kopfbedeckung gedacht werden.

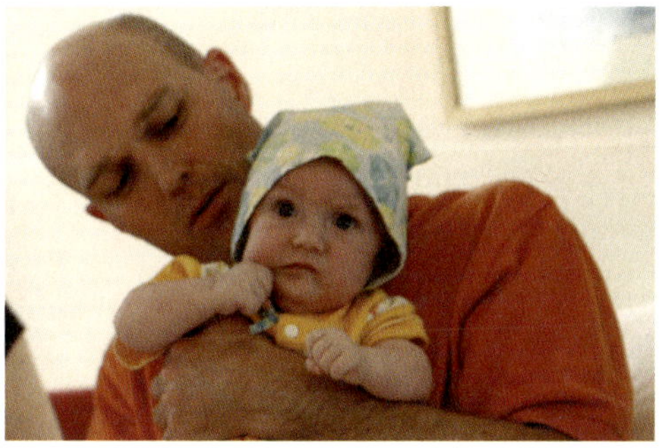

Abb. 13.10 ▶ Säuglinge und Kleinkinder sollten immer eine Kopfbedeckung tragen.

Getränke und Nahrung. Sie sollten ausreichend vorhanden und leicht für den Patienten erreichbar sein. Flüssigkeitsverlust, z. B. bei starkem Schwitzen, schränkt die Verdunstung von Wärme ein. Es kann zu einem Hitzestau kommen. Andererseits wird beim Essen Energie verbrannt und somit Wärme erzeugt. Durch warme Nahrung wird zusätzlich passiv Wärme zugeführt.

Körperbewegung. Bei Kälte kann Wärme durch Bewegung erzeugt werden. Der Stoffwechsel wird gesteigert und somit wird es uns warm.

13.3.3 Pflegerische Unterstützung bei Unterkühlung (Hypothermie)

Folgende Sofortmaßnahmen erfolgen bei Hypothermie:
Je nachdem wie stark der Patient ausgekühlt ist, muss er wieder erwärmt werden. Auf jeden Fall muss das Wiedererwärmen langsam erfolgen, z. B.
- innerlich mit warmen Getränken (kein Alkohol!),
- äußerlich mit warmen Decken, Erhöhen der Raumtemperatur.

Erfrierungen: Wärme wird sowohl innerlich (warme Getränke, kein Alkohol!) als auch äußerlich (warme Decken) zugeführt. Je nach Zustand wird der Patient auf die Intermediate Care (Überwachungsstation) verlegt.

13.3.4 Pflegerische Unterstützung bei Überwärmung (Hyperthermie)

Folgende Sofortmaßnahmen sollten bei Hyperthermie erfolgen:
- **Fieber**: s. u.
- **Hitzekollaps**: Patienten flach lagern und Flüssigkeit zuführen
- **Hitzekrämpfe**: oral Elektrolytlösungen zuführen, eventuell Infusionstherapie und Überwachung
- **Hitzschlag**: Betroffenen in kühle Umgebung bringen, durch kalte Umschläge kühlen, Cold-/Cool-Packs, eventuell Eiswasserbad, kalte Getränke, Vitalfunktionen sicherstellen, notärztliche und intensivmedizinische Behandlung
- **Sonnenstich**: Betroffenen in kühle, schattige Umgebung bringen, Kopf und Oberkörper leicht erhöht lagern, physikalische Kühlungsmaßnahmen, insbesondere des Kopfbereichs

---

Pflegende unterstützen den Patienten bei der Temperaturanpassung/-regulierung durch folgende Maßnahmen:
- für angepasste Raumtemperaturen sorgen
- für angemessene, witterungsgerechte Kleidung sorgen
- für genügend Flüssigkeits- und Essensvorräte sorgen
- für Körperbewegung sorgen
- für eine vertrauensvolle und angenehme Umgebung sorgen

13.3.3 Pflegerische Unterstützung bei Unterkühlung (Hypothermie)

Sofortmaßnahmen bei Unterkühlung: Erwärmen sowohl äußerlich als auch innerlich.

13.3.4 Pflegerische Unterstützung bei Überwärmung (Hyperthermie)

Sofortmaßnahmen bei Überwärmung:
- Flüssigkeit zuführen
- für eine kühle Umgebung sorgen

Pflegerische Unterstützung bei Fieber

Je nachdem, in welcher Phase des Fieberverlaufs der Patient sich befindet, können von den Pflegenden verschiedene Maßnahmen ergriffen werden (**Tab. 13.3**).

Pflegerische Unterstützung bei Fieber

Die Unterstützung richtet sich grundsätzlich nach dem Ausmaß der Einschränkungen, die der Patient durch das Fieber erfährt. Je nachdem, in welcher Phase des Fieberverlaufs er sich befindet, können von den Pflegenden verschiedene Maßnahmen ergriffen werden. Einen Überblick darüber liefert **Tab. 13.3**.

Tab. 13.3 ▶ Symptome und Pflegemaßnahmen bei Fieber.

Symptome	Pflegemaßnahmen
Fieberanstieg	
- frieren - Haut: kühl, blass, marmoriert, Gänsehaut - eventuell Schüttelfrost - Anstieg von Puls, Atemfrequenz, Körpertemperatur - Unruhe, Angst	- Wärme zuführen durch warme Getränke, zusätzliche Decken, warme Bekleidung (Jacke, Wollsocken), Heizung andrehen - Kältezittern durch wärmendes Einhüllen der Gliedmaßen mindern - Ruhe und Sicherheit vermitteln - Vitalzeichen (auch nach Beendigung des Schüttelfrosts) überwachen - Arzt benachrichtigen
Fieberhöhe	
- Hitzeempfinden - trockene, meist gerötete Haut - erhöhte Körpertemperatur - erhöhte Puls- und Atemfrequenz - Durstgefühl - lichtempfindliche Augen - ausgeprägtes Krankheitsgefühl - häufig Gliederschmerzen	- Beobachtungen hinsichtlich Verlauf und mögl. Ursachen austauschen - ärztliche Anordnungen beachten, eventuell fiebersenkende Medikamente verabreichen - Vitalzeichen, Temperatur und Bewusstsein kontrollieren - auf ausreichende Flüssigkeitszufuhr achten - Ruhe und Sicherheit vermitteln, anwesend sein - bei starkem Hitzegefühl Wärmeabgabe durch Entfernen von zusätzlichen Decken unterstützen, **vorsichtig** kühlende Maßnahmen wie Waschungen, Wadenwickel einsetzen, dabei unbedingt Kältegefühl vermeiden (Achtung: erneuter Temperaturanstieg) - Umgebung angenehm gestalten, für frische Luft und gedämpftes Licht sorgen
Fieberabfall	

- Körpertemperatur sinkt
- vermehrte Hautdurchblutung
- langsamer Temperaturabfall:
  – warmer, großperliger Schweiß
  – Normalisierung von Puls- und Atemfrequenz
- schneller Temperaturabfall:
  – kalter, klebriger, kleinperliger Schweiß
  – Hautblässe
  – erneutes Ansteigen der Pulsfrequenz
  – Müdigkeit und Schwächegefühl
  – Schlafbedürfnis
	- Temperatur und Vitalzeichen kontrollieren
	- weiterhin Wärmeabgabe unterstützen (s. o.)
	- Flüssigkeit und Elektrolyte zuführen, leicht verdauliche Kost anbieten
	- bei der Körperpflege unterstützen
	- nach starkem Schwitzen rasch Kleidung und Bettwäsche wechseln
	- eventuell bei Mobilisierung unterstützen
	- für störungsfreie Ruhephase sorgen
	- pflegerische Maßnahmen auf notwendiges Minimum reduzieren

Fieber senken

Wird die Körpertemperatur zu drastisch gesenkt, kann dies erneut zu Fieberanstieg und zu einem enorm gesteigerten Stoffwechsel und Kreislaufbelastung führen.

Fieber senken

Eine Senkung des Fiebers, die lediglich an einen bestimmten Messwert (z. B. ab 39 °C) gebunden ist, wird heute größtenteils abgelehnt.

Kann Fieber aufgrund des Befindens oder der speziellen Erkrankungssituation bei einem Patienten nicht toleriert werden, dann ist eine Fiebersenkung notwendig. Wird die Körpertemperatur jedoch zu stark und schnell gesenkt, kann dies einen erneuten Fieberanstieg auslösen. Dadurch wird der Stoffwechsel enorm gesteigert und der Kreislauf stark belastet.

Fiebersenkende Maßnahmen

Physikalische Maßnahmen. Fachgerecht angewendet, senken physikalische Maßnahmen die Körpertemperatur, greifen jedoch nicht direkt in die pathophysiologischen Fiebervorgänge im Temperaturzentrum ein. Sie unterstützen den Patienten bei seiner Wärmeabgabe.

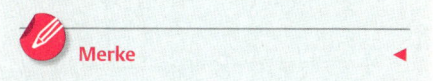

> **Merke** Die physikalische Therapie umfasst natürliche Maßnahmen (griechisch physis = Natur), die Einfluss auf das Wohlbefinden des Menschen nehmen. Dazu gehören z. B. Wadenwickel, Bäder und Waschungen.

Medikamente. Fiebersenkende Medikamente (Antipyretika) unterbrechen die pathophysiologischen Vorgänge, die zur Sollwertverstellung im Temperaturregulationszentrum führen. Sie wirken daher fiebersenkend. Gleichzeitig besitzen sie schmerzlindernde (analgetische) Eigenschaften.

13.3.5 Pflegerische Unterstützung bei veränderter Schweißsekretion

Eine veränderte Schweißabsonderung kann ein Symptom verschiedener Erkrankungen sein. Deshalb erfordert sie je nach Ursache unterschiedliche Maßnahmen.
Allgemein wird bei einer vermehrten Schweißsekretion auf eine regelmäßige und häufige Körperpflege geachtet. Die Haut soll trocken und gesund sein.
Folgende mögliche Probleme bestehen bei vermehrter Schweißsekretion:
- Hat ein Patient oft feuchte und kalte Füße, ist das Risiko erhöht, an Fußpilz zu erkranken.
- Ein stark schwitzender Patient verliert erhebliche Mengen an Flüssigkeit und Elektrolyten. Dies muss bei der Flüssigkeitsbilanz und -zufuhr berücksichtigt werden.
- Menschen, die viel und häufig schwitzen, können sich durch die entstehende Verdunstungskühle leicht erkälten, auch im Sommer.
- Nicht zu unterschätzen ist auch die psychische und körperliche Belastung.
- Häufiger Wäschewechsel ist für einen schwerkranken Patienten sehr anstrengend.

13.3.6 Wärme- und Kälteanwendungen (Thermotherapie)

Wärme und Kälte können auf unterschiedliche Weise angewendet werden. Physiotherapeuten setzen zahlreiche Maßnahmen der Thermo- und Hydrotherapie ein (z.B. „heiße Rolle"). Jedoch können die folgenden beschriebenen Maßnahmen auch von Pflegehelfern durchgeführt werden, um den Menschen bei Störungen der Wärmeregulierung zu unterstützen. Auf jeden Fall bedarf es einer Abstimmung mit der verantwortlichen Pflegefachkraft und dem behandelnden Arzt.

> **Merke** Der behandelnde Arzt hat die ärztliche Gesamtverantwortung und muss grundsätzlich mit solchen Anwendungen einverstanden sein.

Grundlagen

Die Wirksamkeit der Wärme- und Kälteanwendungen ist unter anderem abhängig von
- der Applikationsfläche,
- dem Durchblutungsgrad der betreffenden Körperpartie und
- der Dauer der Anwendung (z. B. kommt es bei einem circa 10 Minuten angelegtem kühlenden Wadenwickel zum Wärmeentzug, ein mehrere Stunden angezogener kalter Kneipp-Strumpf führt zu einem gewollten Wärmestau).

> **Merke** Die entscheidenden Kriterien für die Anwendung von Kälte und Wärme sind die Reaktion und das jeweilige Befinden des betreffenden Menschen.

Wärmetherapie

Wärme wird z. B. bei
- Muskelkrämpfen,
- Menstruationsbeschwerden und
- Krämpfen im Magen-Darm Bereich angewendet.

Therapeutische Effekte

Wärmeanwendungen haben folgende therapeutischen Effekte:
- Blut sammelt sich vermehrt in den erwärmten Bereichen an.
- Es kommt zu einem erhöhten Gewebestoffwechsel, der die Regeneration fördert.
- Das Blut ist weniger zähflüssig.
- Die Gefäße werden erweitert.
- Die kleinsten Blutgefäße (Kapillaren) haben eine erhöhte Durchlässigkeit.
- Der Spannungszustand der Muskeln (Muskeltonus) ist vermindert.
- Schmerzen werden gelindert.

Trockene Wärmespender

Wärmflasche. Am häufigsten wird die Gummiflasche verwendet. Sie wird mit circa 1 l Wasser (60 °C) gefüllt. Beim Zudrehen des passenden Verschlusses muss darauf geachtet werden, dass die Wärmflasche nicht brüchig und der Dichtungsring intakt ist. Anschließend wird die Wärmflasche in eine Schutzhülle gezogen und angelegt. Der Verschluss zeigt dabei möglichst nach außen.

> **Merke** Bei Verwendungen von Wärmflaschen und Heizdecken besteht immer die Gefahr von Verbrennungen. In vielen Pflegeeinrichtungen ist die Verwendung deshalb mittlerweile verboten.

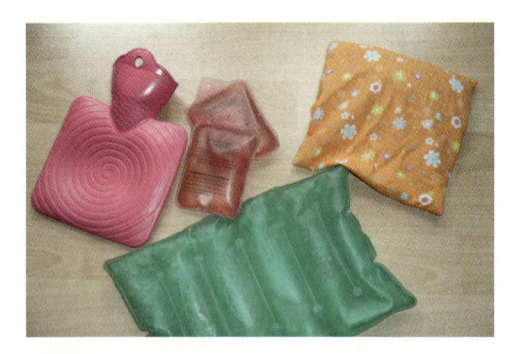

Warmpacks. Warmpacks sind mit Gel oder Mineralien gefüllte Elemente in verschiedenen Größen, die in warmem Wasser oder der Mikrowelle erwärmt werden. Sie sind gut formbar und leicht zu desinfizieren. Nach dem Erwärmen und Abtrocknen werden sie in einen Schutzbezug gesteckt und an die gewünschte Körperregion angelegt.

Abb. 13.11 ► Wärmespender.

> **Merke** Bedenken Sie bei der Erhitzung trockener Wärmespender die Empfindlichkeit von Brand- oder Rauchgasmeldern. Die Erwärmung muss sachgerecht erfolgen und darf keinesfalls Anlass für einen Feuerwehreinsatz sein.

> **Besonderheiten Kinder** Kirschkernkissen sind besonders für Säuglinge und Kleinkinder geeignet. Sie sind meist in verschiedenen Farben und Formen erhältlich und sind ein idealer Ersatz für die klassische Wärmflasche.

Heizkissen, Heizdecken. Hier sind die Angaben des Herstellers genau zu beachten. Bei unsachgemäßer Anwendung besteht Verbrennungsgefahr.

Wärmedecke. Die Wärmedecke stellt eine aktive Wärmetherapie dar, bei der Wärme mittels eines Gebläses auf einen großen Hautbereich übertragen wird. Die Temperatur lässt sich in mehreren Stufen zwischen Raumluft bis circa 45 °C einstellen. Sie wird besonders im OP und in der Intensivpflege eingesetzt.

Lichtbehandlung (Heliotherapie). Bei der Lichtbehandlung wird Licht als Heilmittel in verschiedenen Formen angewandt. In therapeutischer Dosierung werden ultraviolette und infrarote Strahlen genutzt. Die langwellige Infrarotstrahlung besitzt eine niedrigere, die kurzwellige Ultraviolettstrahlung eine höhere Energie. Dies muss bei der Anwendungsdauer beachtet werden. Infrarottherapie wird vorwiegend zur oberflächlichen Erwärmung eingesetzt.

> **Merke** Sowohl infrarotes als auch ultraviolettes Licht kann die Augen schädigen, deshalb ist bei der Bestrahlung auf Augenschutz (dunkle Brille) zu achten. Metallgegenstände wie Uhren, Ohrringe und Ketten müssen vor der Bestrahlung entfernt werden, da sonst Verbrennungsgefahr besteht (starke Wärmeleitung).

Wärmelampen, Solluxlampen. Die Wärmezufuhr geschieht über Glühbirnen mit 300 – 1 000 Watt. Sie werden in der Augentherapie, bei lokalen Entzündungen oder schlecht heilenden Wunden eingesetzt. Die Art der Anwendung (Dauer, Abstand, Intensität der Bestrahlung) unterliegt ärztlicher Entscheidung.

Bettjacken, Bettschuhe, Wollsocken. Viele Menschen leiden aufgrund kalter Füße an Einschlafstörungen. Bei einer Fußtemperatur von 34 °C schliefen Testpersonen bei einer Studie durchschnittlich nach 10 Minuten ein, während die Probanden mit einer Fußtemperatur von rund 31 °C noch etwa 25 Minuten wach lagen (GEO 2000).

> **Merke** Da Wärmequellen zu Hautschädigungen führen können, sollten sie nicht oder nur mit größter Vorsicht (sicherer Abstand!) bei Menschen mit Lähmungen, Sensibilitäts- und Durchblutungsstörungen oder nach Regionalanästhesien angewendet werden. Die Wärmequellen und ihre Auswirkungen auf den jeweiligen Menschen müssen genau überwacht werden. Vorsicht ist insbesondere bei elektrisch betriebenen Geräten angebracht.

Kurzfassung

Trockene Wärmespender
Wärmflasche nur mit Schutzhülle verwenden.

Merke ►

Wärmepacks werden in warmem Wasser oder in der Mikrowelle erwärmt, mit Schutzhülle verwenden.

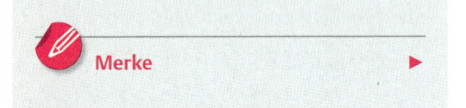

Merke ►

Besonderheiten Kinder ►

Wärmedecken werden besonders in der Intensivpflege und im OP eingesetzt.

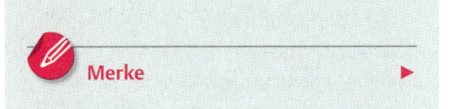

Merke ►

Wärmelampen werden in der Augentherapie, bei lokalen Entzündungen oder schlecht heilenden Wunden eingesetzt.

Merke ►

Feuchte Wärmespender
Im Gegensatz zu trockenen Wärmespendern kann auch feuchte Wärme verabreicht werden. Zu diesen zählen unter anderem Wickel und Auflagen (s. S. 250).

Kältetherapie (Kryotherapie)
Kälte wird z. B. bei
- Kopfschmerzen,
- Prellungen und
- Mandelentzündung angewendet.

Therapeutische Effekte

Definition Kältetherapie umfasst die Anwendung von Kälte zu therapeutischen Zwecken.

Durch eine Kältetherapie werden folgende therapeutische Effekte erzielt:
- Der **Gewebestoffwechsel** wird **vermindert**.
- Die **Zähflüssigkeit** des **Blutes** (Blutviskosität) wird **erhöht**.
- Es kommt zu einer **Gefäßverengung**.
- Bei kurzer Anwendung: Die **Muskelspannung** (Muskeltonus) wird **erhöht**.
- Bei langer Anwendung: Die **Muskelspannung** wird **vermindert**.
- Lokal werden die **Schmerzempfindungen ausgeschaltet**.
- Es kommt zu einer **Schmerzlinderung**, Entzündungen werden gehemmt und Schwellungen lassen nach.

Trockene Kältespender
Um eine effektive Kältewirkung zu erreichen, muss die Kälte längere Zeit einwirken. Der Kältespender wird entfernt oder ausgewechselt, bevor er seine kühlende Wirkung verliert.

Cold-/Cool-Packs. Bei diesen auch als Kryopack bezeichneten Applikationsformen von Kälte handelt es sich um mit Gel gefüllte Kühlelemente. Cold-Packs sind in gefrorenem Zustand relativ starr, passen sich aber bereits nach kurzer Zeit dem betreffenden Körperteil an. Sie werden bei Fieber in eine Schutzhülle (z. B. Waschlappen oder Kopfkissenbezug) gehüllt und in die Leiste gelegt. Auf der Stirn hingegen wird meist nur ein nasser Waschlappen als angenehm empfunden.

Eisblase/Eiskrawatte. In die aus Gummi bestehenden Behälter werden durch eine Öffnung Eisstückchen eingefüllt. Die Eiskrawatte wird besonders zum Kühlen der Halsregion verwendet, z. B. nachdem die Gaumenmandeln entfernt wurden oder bei starkem Nasenbluten.

Merke Cold-/Cool-Packs sind bei Diabetikern nur unter größter Vorsicht anzuwenden, z. B. bei Sportverletzungen. Eine Folge des Diabetes sind Nervenstörungen (Neuropathien), die die Empfindung für Kälte herabsetzen. Ist zudem noch die Hautdurchblutung gestört, erhöhen diese Faktoren die Anfälligkeit für Kälteschäden.

Feuchte Kältespender
Im Gegensatz zu trockenen Kältespendern kann auch feuchte Kälte verabreicht werden. Zu diesen zählen unter anderem Wickel und Auflagen (s. S. 250).

Wärmende oder kühlende Einreibungen

Einreibungsformen
Einreibungen unterstützen durch die Art der Einreibung und/oder durch die Effekte der verwendeten Substanz die Wärmeregulierung. Folgende verschiedene Arten der Einreibung werden unterschieden z. B.:

Einsalben/Eincremen. Eine Substanz wird auf einen bestimmten Hautbezirk aufgetragen (**Abb. 13.12**). Das Einreiben geschieht meist mit kreisenden Bewegungen und leichtem Druck.

Atemstimulierende Einreibung (ASE). Die Einreibung der Haut bewirkt zunächst eine vermehrte Durchblutung im Anwendungsbereich. Darüber hinaus scheinen durch diese Maßnahme auch Fernwirkungen wie allgemeines Wärmegefühl und Entspannung möglich zu sein. Zur Durchführung der ASE s. S. 265.

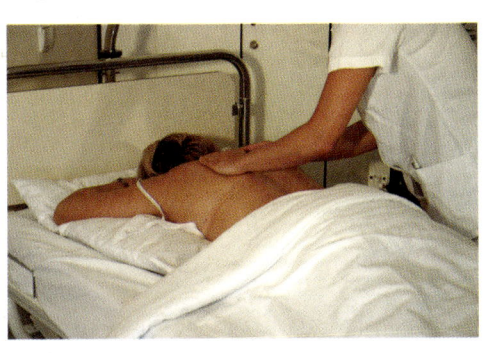

Abb. 13.12 ▶ Wird ein Patient eingecremt, werden nur die zu behandelnden Körperregionen aufgedeckt. So wird ein Auskühlen verhindert.

KURZFASSUNG

Feuchte Wärmespender
Feuchte Wärmespender s. S. 250.

Kältetherapie (Kryotherapie)
Einsatz bei
- Kopfschmerzen,
- Prellungen und
- Mandelentzündung

Therapeutische Effekte

Definition ◀

Therapeutische Effekte sind z. B.
- Schmerzlinderung,
- verminderter Gewebestoffwechsel,
- Verengung der Blutgefäße,
- Verminderung des Muskeltonus.

Trockene Kältespender
Trockene Kältespender müssen über längere Zeit angewendet werden.

Trockene Kältespender sind
- Cold-/Cool-Packs und
- Eisblase/Eiskrawatte.

Merke ◀

Feuchte Kältespender
Feuchte Kältespender s. S. 250.

Wärmende oder kühlende Einreibungen

Einreibungsformen
Einreibungen unterstützen die Wärmeregulierung, es werden verschiedene Arten unterschieden z. B.:
- Einsalben/Eincremen
- Atemstimulierende Einreibung (ASE)

Inhaltsstoffe

Die auf die Haut aufgebrachten Substanzen können je nach Inhaltsstoffen wärmende oder kühlende Effekte haben. Beispiele sind
- Rheumasalben (eher wärmend),
- mentholhaltige Salben (eher kühlend),
- Gele (eher kühlend),
- ätherische Öle (eher wärmend),
- fette Öle (eher wärmend),
- Franzbranntwein (eher kühlend).

Besonderheiten alte Menschen Besonders bei älteren Menschen ist der Franzbranntwein sehr bekannt und beliebt. Wegen seiner möglichen hautaustrocknenden Effekte muss bei häufiger Anwendung auf eine rückfettende Hautpflege geachtet werden.

13.3.7 Wickel, Auflagen, Bäder

Grundregeln der Anwendung

Wickel, Auflagen und Bäder können ebenfalls bei Störungen der Wärmeregulierung unterstützen. Sie wurden schon im Altertum beschrieben.

Ziele. Wickel, Auflagen und Bäder im Sinne von unterstützenden Anwendungen werden mit den Zielen eingesetzt:
- überschießende Prozesse zu normalisieren, im Sinne von **Wärme ableiten**
- **Wärme zuführen**, entspannen, ordnen
- **Stoffwechselprozesse** durch Wärme **anregen**

Merke Hat ein Patient einen instabilen Kreislauf, ist je nach Anwendung Vorsicht geboten. Denn durch Wärme oder Kälte kann es zu einer Zu- oder Abnahme der Durchblutung bestimmter Körperregionen kommen. Das kann sich unter Umständen negativ auf Blutdruck und Puls auswirken.

Praxistipp Welche Grundregeln müssen bei der Anwendung von Wickeln und Auflagen, Bädern und Waschungen beachtet werden?

- Bevor Sie Wickel oder Auflagen einsetzen oder Bäder und Waschungen vornehmen, ist es wichtig, sich ein ausreichendes Wissen anzueignen. Besitzen Sie die Fähigkeiten und Fertigkeiten, die Maßnahmen durchzuführen, müssen Sie auf Folgendes achten:
  - Es muss eine ausführliche Pflegeanamnese vorliegen (Befinden, Wärmehaushalt, Wärme-/Kälteempfinden, Temperatur, Hautzustand, Herz-Kreislauf-Situation, Schmerzen, Bewusstseinslage, Allergien, Sensibilitätsstörungen usw.).
  - Überprüfen Sie die aktuelle Situation und allgemeine und spezielle Indikationen und Kontraindikation.
  - Informieren Sie den Patienten. Er muss der Maßnahme zustimmen und entsprechend vorbereitet sein. Der Patient erledigt vorher alles, was zu einer Unterbrechung führen könnte, z. B. Trinken, Toilettengang.
  - Planen Sie die Anwendung und führen Sie alle vorbereitenden Maßnahmen durch:
    - Materialien bettnah vorbereiten
    - eventuell Unterstützung beim Lagern oder Aufsetzen anfordern
- für störungsfreie Zeit während der Maßnahme und der anschließenden Nachruhezeit sorgen
  - Anwendung sinnvoll in den Tagesrhythmus einbinden
  - Arbeiten Sie zügig, um bei heißen/warmen Anwendungen ein Auskühlen der Materialien zu verhindern (Erkältungsgefahr).
  - Beobachten Sie den Patienten während und nach der Maßnahme genau. Brechen Sie die Anwendung sofort ab, wenn es zu Missempfindungen oder untypischen Reaktionen kommt.
- Lassen Sie den Patienten nach der Anwendung in einer trockenen und warmen Umhüllung nachruhen.
  - Der Patient beurteilt abschließend die Anwendung. Die Wirkung kann kurz-, mittel- und langfristig einsetzen. Befragen Sie ihn dazu und dokumentieren Sie die Maßnahme.

Kontraindikationen. Wickel, Bäder und Auflagen werden nicht angewendet bei
- bekannten Allergien auf Zusätze wie ätherische Öle, Lebensmittel,
- mangelnder Akzeptanz und fehlender Kooperation durch den Patienten,
- Hautdefekten,
- Fieber in der Anstiegsphase,
- kühlen/kalten und minder durchbluteten Körperpartien,
- Sensibilitätsstörungen oder Lähmungen und
- unklaren Beschwerden.

Besonderheiten Kinder Da Kinder besonders auf Zusätze wie ätherische Öle und Lebensmittel reagieren können, werden diese nur wenig eingesetzt.

Auflagen

Die Auflage, oft auch Kompresse genannt, ist ein mit einem Zusatz versehenes Tuch. Die Auflage wird auf ein lokal begrenztes Organgebiet aufgelegt (z.B. Quarkauflage bei Brustentzündung). Je nach Substanz ist die Auflage ein- oder mehrschichtig. Für Öle werden meist einschichtige Baumwolltuchreste verwendet. Die Auflage wird wie der Wickel von 1 – 2 größeren und trockenen Außentüchern umhüllt.

Merke Die Größe der Wickel- und Auflagentücher richtet sich nach den Körpermaßen der zu behandelnden Person.

Wickel

Der Wickel ist ein mit einem meist flüssigen Zusatz versehenes Tuch (Innentuch), das zirkulär um den zu behandelnden Körperbereich angelegt wird (z.B. Wadenwickel, **Abb. 13.13**). Das Innentuch wird von 1 – 2 trockenen Außentüchern umgeben (meist Molton- und Frotteetuch), die jeweils an den Kanten circa 3 – 4 cm überstehen.

Wadenwickel

Der Wadenwickel ist eine Kaltanwendung (**Abb. 13.13**). Wadenwickel werden bei hoher Körpertemperatur immer dann eingesetzt, wenn es zu einer starken Beeinträchtigung kommt oder Komplikationen befürchtet werden, z.B. Kreislaufgefährdungen, Stoffwechselentgleisungen, Erschöpfung der Atmung, Fieberkrampf.

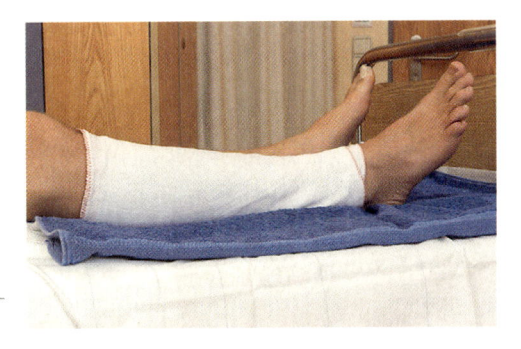

Abb. 13.13 ▶ Wadenwickel.

Wadenwickel dürfen nicht angewendet werden bei
- Zentralisation des Kreislaufs,
- kühlen Beinen,
- Frösteln, Frieren,
- akuten Entzündungen im Blasen-/Nierenbereich.

Wirkung.
- Die Körperwärme wird in die kühleren Wadenwickel abgeleitet. Dadurch entsteht Verdunstungskälte, die die Körpertemperatur zusätzlich senkt.
- Ist der Wickel deutlich kälter als die aktuelle Körper- bzw. Behaglichkeitstemperatur, kann es zu einer geringeren Wärmeabgabe über die Haut kommen.
- Die Reaktionsfähigkeit auf kühlende Maßnahmen ist bei jedem Patienten unterschiedlich und von vielen Faktoren abhängig (z.B. Erkrankung, Alter, Gefäßzustand, Kreislaufsituation).
- Temperatur und Anwendungsdauer sollten sich nach der individuellen Situation des Patienten richten.

Material.
- Schüssel mit circa 30 – 35 °C warmem Wasser
- 2 Baumwolltücher (Geschirrtücher oder Mullwindeln)
- Nässeschutz
- Badetuch
- Wasserthermometer
- möglicher Zusatz: Zitrone oder Pfefferminztee

KURZFASSUNG

Kontraindikationen sind z.B.
- bekannte Allergien auf die Zusätze,
- Hautdefekte,
- Fieberanstiegsphase,
- kühle/kalte und minder durchblutete Körperpartien,
- Sensibilitätsstörungen oder Lähmungen.

Besonderheiten Kinder ◀

Auflagen

Die Auflage ist ein mit einem Zusatz versehenes Tuch, das auf ein lokal begrenztes Organgebiet aufgelegt wird.

Merke ◀

Wickel

Der Wickel ist ein mit einem meist flüssigen Zusatz versehenes Tuch. Es wird zirkulär um den zu behandelnden Körperbereich gelegt.

Wadenwickel

Wadenwickel gehören zu den Kaltanwendungen. Sie werden bei einer erhöhten Körpertemperatur eingesetzt.

Kontraindikationen:
- Zentralisation des Kreislaufs,
- kühle Beine,
- Frösteln, Frieren,
- akute Entzündungen im Blasen-/Nierenbereich.

13 ▶ Körpertemperatur regulieren

Kurzfassung (S. 252)

- Nässeschutz und Badehandtuch unter Beine legen
- nasse Baumwolltücher um die Wade zwischen Knie und Knöchel anlegen
- nach circa 10–15 Minuten entfernen
- Maßnahme ggf. wiederholen, Voraussetzung: Waden sind weiterhin gut durchwärmt

Besonderheiten Kinder ▶

Bäder und Waschungen

Bäder

Einsatz bei
- seelischen Verstimmungen,
- Bewegungseinschränkungen und
- Lähmungen

Bade**dauer**:
- warme Teil- und Vollbäder: 10–20 Minuten,
- Wechselbäder: abwechseln 5 Minuten warm, 10 Sekunden kalt

Herkömmliche warme Bäder führen zu einer kurzzeitigen Erhöhung der Körperschalentemperatur. Sie wirken schlaffördernd.

Praxistipp ▶

Warmes Fußbad

Ein warmes Fußbad hilft z. B. bei kalten Füßen, Schlafstörungen und Infekten.

Durchführung.
- Nässeschutz und Badehandtuch unter die Beine legen.
- Baumwolltücher ins Wasser tauchen, auswringen und um die Wade zwischen Knie und Knöchel anlegen.
- Soll die Wärmeabgabe über Wärmeleitung und Verdunstungskälte erfolgen, dürfen die nassen Tücher nicht abgedeckt werden.
- Ist nur eine vorsichtige Wärmeabgabe über Wärmeleitung erwünscht, können die nassen Tücher mit trockenen Handtüchern bedeckt werden.
- Nach circa 10–15 Minuten die Wickel entfernen.
- Ggf. kann die Maßnahme wiederholt werden. Voraussetzung dafür ist, dass die Waden weiterhin gut durchwärmt sind.

Besonderheiten Kinder Als Alternative zu Wadenwickeln sind bei Kindern oder unruhigen Patienten in Wickellösung getauchte Kniestrümpfe aus Baumwolle zu empfehlen.

Bäder und Waschungen

Bäder

Bäder werden bei z. B.
- seelischen Verstimmungen,
- Bewegungseinschränkungen und
- Lähmungen angewendet.

Die übliche Badedauer beträgt für
- warme Teil- und Vollbäder: 10–20 Minuten,
- Wechselbäder: 5 Minuten warm, 10 Sekunden kalt (Wiederholung),
- temperaturansteigende Bäder: klassisch (ohne Kaltanwendung) 20–25 Minuten; modifiziert (mit Kaltanwendung) 8–12 Minuten warm, 6–30 Sekunden kalt.

Wirkung von Bädern. Herkömmliche warme Wannenbäder (38–39 °C, 20 Minuten) führen zu einer kurzen Erhöhung der Körperschalentemperatur. Ansteigende Überwärmungsbäder (bis 39 °C) lassen die Temperatur des Körperkerns ansteigen. Warme Bäder wirken schlaffördernd. Teilbäder brauchen etwas größere Temperaturabweichungen (nach oben bzw. nach unten) als Vollbäder, um eine vergleichbare Wirkung zu erreichen.

> **Praxistipp** Können Bäderanwendungen jederzeit durchgeführt werden?
>
> Es wird empfohlen, keine Bäderanwendungen unmittelbar vor oder nach Mahlzeiten durchzuführen. Der Zeitabstand sollte mindestens eine halbe Stunde betragen. Achten Sie darauf, dass Nachruhezeiten eingehalten werden. Vorsicht ist bei Menschen mit labilem Blutdruck geboten, denn bei ihnen sind durch die Blutumverteilung Kreislaufreaktionen möglich.

Warmes Fußbad

Ein warmes Fußbad ist eine warme Badeanwendung und wird eingesetzt bei
- allgemeinem Kältegefühl,
- kalten Füßen,
- Schlafstörungen,
- Unruhe,
- Infekten (besonders Erkältungskrankheiten, Infekte der ableitenden Harnwege),
- Kopfschmerzen und
- chronischen Lungenerkrankungen.

Hat der Patient Krampfadern oder liegen Venenentzündungen vor, sollte ein warmes Fußbad nicht angewandt werden.

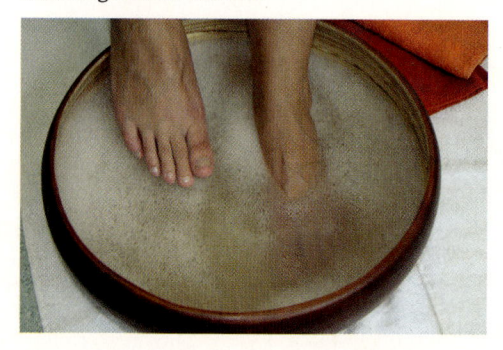

Wirkung. Ein warmes Fußbad wirkt durchblutungsfördernd, Schlaf fördernd und beruhigend. Die Becken- und Bauchorgane werden entspannt.

Abb. 13.14 ▶ Fußbad.

Material.
- möglichst Fußbadewanne, damit die Waden mit eintauchen können, alternativ: Eimer
- 36–38 °C warmes Wasser
- Handtuch

Durchführung.
- Fußbadewanne bis zur Wadenhöhe mit warmem Wasser füllen.
- Füße circa 10–15 Minuten darin baden.
- Beine und Füße abtrocknen.
- Den Patienten circa 30 Minuten ruhen lassen.

> **Praxistipp** Wie soll ich reagieren, wenn ein Patient kühleres Wasser zum Waschen wünscht, ich jedoch das Wasser bereits als recht kalt empfinde?
>
> Schützen Sie Menschen mit Sensibilitätsstörungen vor schädlichen Temperaturen. Menschen mit einem gestörten Körperempfinden können Wärme oder Kälte abweichend von der tatsächlichen Temperatur empfinden. Wenn möglich und wenn keine Kontraindikationen bestehen, gehen Sie auf den Wunsch des Patienten ein.
>
> Bei Ihrer Entscheidung kann ggf. die Selbsterfahrung mittels eines Versuchs hilfreich sein:
>
> Machen Sie den Drei-Schalen-Versuch: Tauchen Sie die linke Hand in kaltes Wasser (10 °C), die rechte Hand gleichzeitig in heißes Wasser (40 °C). Nach 30 Sekunden legen Sie beide Hände in 27 °C warmes Wasser. Ihre linke Hand wird nun das Wasser als warm empfinden, Ihre rechte Hand als kalt.

Praxistipp

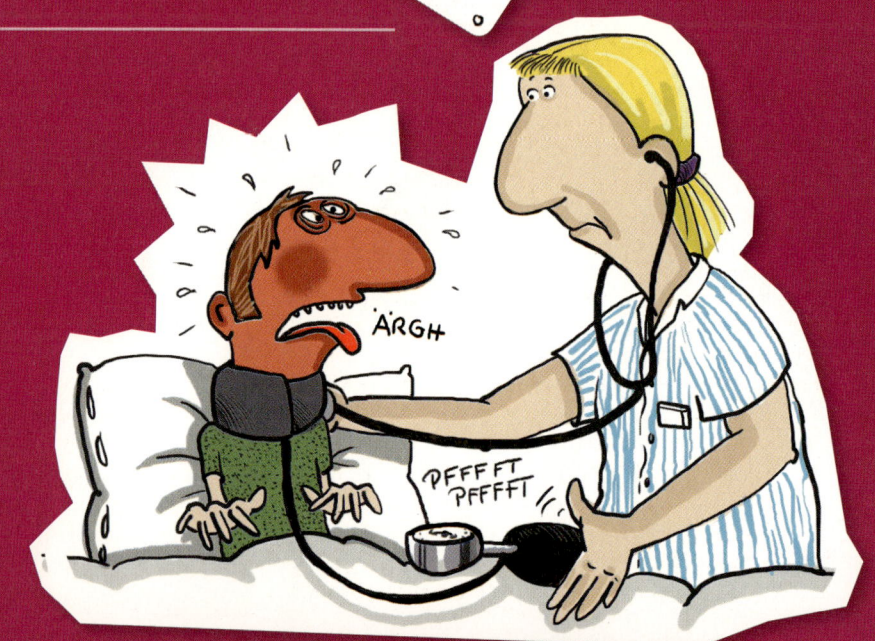

14 ▶ ATMUNG, PULS UND BLUTDRUCK

14.1 Allgemeine Grundlagen 255
14.1.1 Erinnern Sie sich…? 255
14.1.2 Vitalzeichen Atmung, Puls, Blutdruck 255

14.2 Atmung 255
14.2.1 Pflegerelevante Grundlagen kennen: Ablauf der normalen Atmung 255
14.2.2 Atmung beobachten und Veränderungen wahrnehmen 256
14.2.3 Bei Pflegemaßnahmen mitwirken 261
14.2.4 Dyspnoe 265
14.2.5 Notfall Atemstillstand 267

14.3 Puls 267
14.3.1 Pflegerelevante Grundlagen kennen 267
14.3.2 Puls messen 268
14.3.3 Puls beobachten und Veränderungen wahrnehmen 269

14.4 Blutdruck 272
14.4.1 Pflegerelevante Grundlagen kennen 272
14.4.2 Messen des Blutdrucks 273

14 Atmung, Puls und Blutdruck

14.1 Allgemeine Grundlagen

14.1.1 Erinnern Sie sich...?

Atmung, Puls und Blutdruck sind Ausdruck der Funktionsweise des Atem-, Herz- und Kreislauf-Systems. Wenn Sie also noch einmal wiederholen möchten wie Lunge, Herz und Gefäße aufgebaut sind, lesen Sie doch einfach noch einmal nach. Sie finden die Informationen zum Herz-Kreislauf-System auf S. 95 und zum Atmungssystem auf S. 97. Informationen zu den wichtigsten Krankheitsbildern des Herz- und Kreislauf-Systems (ab S. 399) bzw. des Atmungssystems (ab S. 389) können Ihnen an manchen Stellen im folgenden Kapiteln helfen, Veränderungen von Atmung, Puls und Blutdruck zu verstehen. Schlagen Sie also ruhig das eine oder andere mal nach, es werden Ihnen so Zusammenhänge klarer und das Lernen macht mehr Spaß.

14.1.2 Vitalzeichen Atmung, Puls, Blutdruck

Atmung, Puls und Blutdruck gehören zu den sog. Vitalzeichen. Sie geben Hinweise auf körperliche Veränderungen und den psychischen Zustand eines Patienten. Wenn sie **stark** verändert oder gar **nicht mehr wahrnehmbar sind** (z.B. Fehlen des Pulses) besteht Lebensgefahr.
Bei Erregungszuständen oder Ängsten verändern sich die Vitalzeichen mitunter sehr deutlich: Wir sind dann schnell „auf 180". Puls und Blutdruck steigen, die Atemfrequenz verändert sich. Auch wenn ein Patient bewusstlos ist, können wir durch die Vitalzeichen Rückschlüsse, z.B. auf die Schmerzen eines Patienten ziehen. Das wird, neben anderen Überwachungsparametern, z.B. bei Operationen genutzt.
Werden die Vitalzeichen sorgfältig kontrolliert, lassen sich viele Erkrankungen erkennen und wir bemerken Veränderungen rechtzeitig. Es ist deshalb für jeden Pflegenden wichtig, die Vitalzeichen exakt, technisch sicher und an der richtigen Stelle messen und beurteilen zu können. Nur so können gefährliche von ungefährlichen Abweichungen unterschieden werden.

14.2 Atmung

14.2.1 Pflegerelevante Grundlagen kennen: Ablauf der normalen Atmung

Definition Unter Atmung versteht man den Austausch der Atemgase Sauerstoff (O_2) und Kohlendioxid (CO_2) zwischen Körper und äußerer Umgebung.

Durch das Atmen nimmt der Körper Sauerstoff auf und gibt Kohlendioxid ab.

Innere und äußere Atmung. Man unterscheidet
- innere Atmung (Zellatmung) und
- äußere Atmung (Respiration).

Die äußere Atmung bezeichnet den Gasaustausch zwischen Luft und Blut sowie den Gastransport im Kreislauf. An der äußeren Atmung sind verschiedene Organe und Gewebestrukturen beteiligt:
- **Gehirn**: Im sog. Atemzentrum im Gehirn werden durch bestimmte Reize (z.B. Anstieg von CO_2 im Blut), Reize erzeugt, die über Rückenmarksbahnen und periphere Nerven weitergeleitet werden und über die Atemmuskulatur (Zwerchfell und Atemhilfsmuskulatur) die rhythmische Atemtätigkeit erzeugen.
- **Zwerchfell und Atemhilfsmuskulatur**: Durch die Muskeltätigkeit wird der Brustkorb erweitert bzw. in seine ursprüngliche Form zurückgebracht, so können die Atemgase ein bzw. ausströmen. Der genaue Ablauf der Ein/ und Ausatmung wird im Folgenden beschrieben.
- **Thoraxskelett und Pleurahülle**: Sie schützen die Lunge und halten sie in Form.

Merke Luft ist lebensnotwendig. Fehlt der Sauerstoff, kann dies je nach Dauer von behebbaren Funktionsstörungen bis zu irreversiblen Schäden der Zellen führen.

Ein **Atemzug** (Respiration) umfasst
- Einatmung (Inspiration, Luft strömt ein),
- Ausatmung (Exspiration, Luft strömt aus) und
- die Atempause bis zur nächsten Einatmung.

Einatmungsphase (Inspiration). Zieht sich der Zwerchfellmuskel zusammen, dann verkürzt er sich. Die Krümmung im Zwerchfell verflacht sich, und es wird damit abgesenkt. Außerdem ziehen sich die äußeren Zwischenrippenmuskeln (Mm. intercostales externi) zusammen und heben die schräg nach unten stehenden Rippen und damit den Brustkorb an. Wie bei einem Blasebalg,

Abb. 14.1 ▶ Atemmechanik.

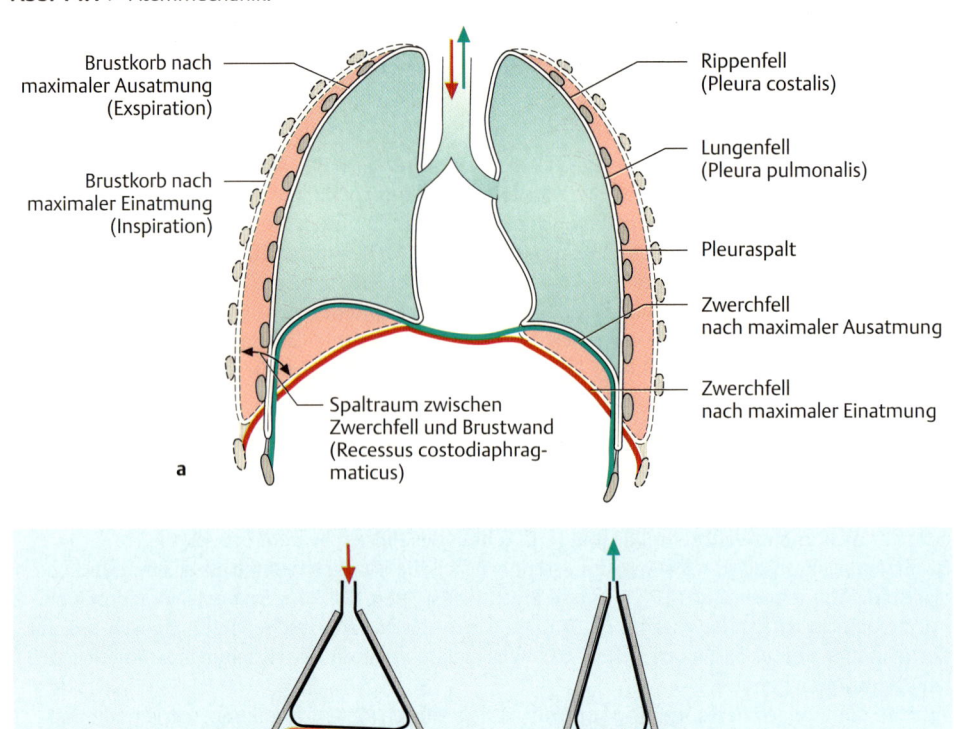

a Frontalschnitt der Lunge in Ein- und Ausatmungsstellung (rosa und blau unterlegt), der Spaltraum zwischen Zwerchfell und Brustwand (schwarzer Pfeil) wird bei Einatmung größer.
b Vergleich der Lunge mit einem Blasebalg. Wird der Rauminhalt vergrößert, so strömt Luft ein, wird er verkleinert, so wird Luft ausgepresst.

---

nimmt das Brustkorbvolumen zu, es entsteht ein relativer Unterdruck im Vergleich zur Außenluft, letztendlich wird Luft in die Lunge gesaugt (**Abb. 14.1** a).

Ausatmungsphase (Exspiration). In der Ausatmungsphase wird dieser physikalische Vorgang umgekehrt: Die Zwerchfellmuskulatur erschlafft, die Zwerchfellkuppel wölbt sich nach oben. Unterstützt durch die Eigenelastizität zieht sich die Lunge zusammen und verringert ihr Volumen. Dadurch entsteht im Vergleich zur Außenluft ein Überdruck, die Luft wird über die Luftröhre nach außen geblasen.

> **Praxistipp** Wie kann ich die Atmung eines Patienten beobachten?
> Beobachten Sie die Atembewegungen (jeweils eine Einatmung und eine Ausatmung als einen Atemzyklus) in einem für den Patienten unbemerkten Moment, z. B. während des Pulsfühlens, mit einer Uhr mit Sekundenzeiger über 1 Minute.

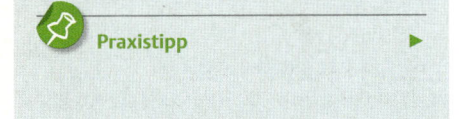

14.2.2 Atmung beobachten und Veränderungen wahrnehmen

Atemrhythmus

Der normale Atemrhythmus
Die normale Atmung (Eupnoe) erfolgt unbewusst, entspannt und beschwerdefrei. Der Atemrhythmus ist gleichmäßig und die Atembewegungen sind nur bei genauem Hinsehen oder durch das Auflegen der Handfläche auf den Übergang von Abdomen zum Thorax möglich.
Atmung ist rhythmisch (regelmäßig, das heißt eine Abfolge etwa gleich tiefer Atemzüge) oder unrhythmisch (unregelmäßig). Der Rhythmus kann bewusst beeinflusst werden. Auch ohne dass eine Erkrankung vorliegt, kann ein Mensch unrhythmisch atmen, z. B. bei großer körperlicher Anstrengung, durch vereinzelte tiefe Atemzüge (Seufzen) und wenn er bewusst atmet.

Veränderungen des Atemrhythmus
Verschiedene Erkrankungen gehen mit charakteristischen Veränderungen des Atemrhythmus einher (**Tab. 14.1**).

Praxistipp

14.2.2 Atmung beobachten und Veränderungen wahrnehmen
Atemrhythmus

Der normale Atemrhythmus
Die normale Atmung (Eupnoe) erfolgt unbewusst, entspannt und beschwerdefrei.

Atmung ist rhythmisch oder unrhythmisch, z. B. leistungsbedingt oder bei bewusster Atmung.

Veränderungen des Atemrhythmus
Tab. 14.1 zeigt charakteristische Änderungen des Atemrhythmus.

Tab. 14.1 ▶ Darstellung pathologischer Atemtypen im Vergleich zur normalen Atmung.

Atemtyp	Atmungsablauf	Schematische Darstellung
normale Atmung	Die Atmung ist in Ruhe regelmäßig, die Atemzüge sind gleichmäßig tief.	normale Atmung
Schnappatmung	Die Atemzüge treten immer seltener auf und werden zunehmend schwächer, bis ein zeitlich begrenzter Atemstillstand (terminale Apnoe) eintritt. Oft geht ihr die Cheyne-Stokes-Atmung voraus.	Schnappatmung
Cheyne-Stokes-Atmung	Der Patient atmet zunächst mit kleinen, flachen, geräuschlosen Atemzügen. Sie werden allmählich tiefer (keuchender), schwellen dann wieder ab und gehen in eine kurze Atempause (Apnoephase) über. Diese Phasen sind charakterisiert durch zu- und abnehmende Atemfrequenzen (Hyperpnoeperioden). Nach 20–30 Atemzügen kann eine längere Atempause von 1½–1¾ Minuten eintreten.	Cheyne-Stokes-Atmung
Kussmaulatmung	Die Kussmaul-Atmung ist eine abnorm tiefe, regelmäßige Atmung mit normaler Atemfrequenz, die jedoch auch erhöht oder erniedrigt sein kann.	Kussmaulatmung
Biot-Atmung	Bei der Biot-Atmung werden periodisch kräftige Atemzüge gleicher Tiefe von Atemstillständen (apnoischen Pausen) unterbrochen.	Biot-Atmung
Seufzer-Atmung	Nach einem anfänglich tiefen Atemzug kommt es zur periodischen Verminderung der Atemamplitude. Im Gegensatz zur Schnappatmung finden sich bei der Seufzeratmung regelmäßige Atempausen.	Seufzer-Atmung

Atemfrequenz

Die normale Atemfrequenz

Die Anzahl der Atemzüge pro Minute ergibt die Atemfrequenz. Die normale Atemfrequenz des Erwachsenen beträgt in Ruhe circa 15 Atemzüge pro Minute. Wie **Tab. 14.2** zeigt, ist die Atemfrequenz vom Alter abhängig, da sich das Atemvolumen im Laufe des Lebens verändert.

Tab. 14.2 ▶ Altersabhängige Normalwerte der Atemfrequenz (Atemzüge/Minute in Ruhe).

Alter	Atemfrequenz	Variationsbreite
Frühgeborenes	70	70–80
Neugeborenes	40	30–50
Kleinkind, 1 Jahr	24	30–40
Kind, 8 Jahre	20	15–25
Jugendlicher, 16 Jahre	17	15–20
Erwachsener, > 21 Jahre	14	12–20

Veränderungen der Atemfrequenz

Die Atemfrequenz wird durch eine Reizerhöhung oder -minderung des Atemzentrums (s. o.) beschleunigt oder verlangsamt. Das Atemzentrum liegt im Gehirn des Menschen.

KURZFASSUNG

Atemfrequenz

Die normale Atemfrequenz
Die normale Atemfrequenz eines Erwachsenen in Ruhe beträgt circa 15 Atemzüge pro Minute.

Veränderungen der Atemfrequenz
Die Atemfrequenz kann beschleunigt oder verlangsamt sein.

Beschleunigte Atmung (Tachypnoe)

> **Definition** Als Tachypnoe bezeichnet man eine beschleunigte Atemfrequenz mit mehr als 20 Atemzügen pro Minute. Sie kann bis zu 100 Atemzüge pro Minute betragen.

Ursachen. Auslöser ist zumeist ein Sauerstoffmangel, der verschiedene Ursachen haben kann. Der Organismus versucht, durch eine beschleunigte Atmung einen Ausgleich zu schaffen z. B. bei
- körperlicher Anstrengung (höherer Sauerstoffbedarf),
- Erregung, Hitzeeinwirkung,
- unvorbereitetem Aufenthalt in großer Höhe,
- plötzlichem Schreck.

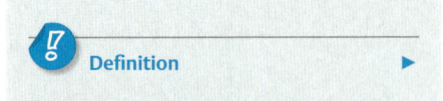

Tachypnoe tritt als Symptom bei unterschiedlichen Krankheitsbildern auf, z. B. bei Fieber, chronischer Bronchitis, Asthma bronchiale, Pneumothorax, Herzfehler, massivem Blutverlust, diabetischem Koma.

Verlangsamte Atmung (Bradypnoe)

> **Definition** Als Bradypnoe bezeichnet man eine verlangsamte Atmung mit weniger als 16 Atemzügen pro Minute, die sowohl physiologisch als auch pathologisch auftreten kann.

Eine Bradypnoe ist durch tiefe Atemzüge mit einem großem Luftvolumen und dem Absinken der Atemfrequenz gekennzeichnet. Physiologisch tritt sie in Ruhe, im Schlaf oder bei körperlich gut trainierten Menschen auf.

Ursachen. Es gibt zwei Hauptursachen einer pathologischen verlangsamten Atmung:
- Druck auf das Atemzentrum (Hirnödem, Kopfverletzungen, Meningitis, Hirntumoren, Entzündungen)
- chemische Beeinflussung des Atemzentrums (Vergiftungen, Schmerz- und Schlafmedikamente)

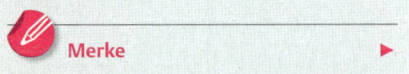

> **Merke** Weicht die Atemfrequenz vom Normalwert ab, sollten immer auch Atemtiefe und Atemrhythmus beurteilt werden. Ein Kriterium allein lässt keine Beurteilung der Atmung zu.

Atemqualität (Atemtiefe)

Die Atmung kann „flach" oder „tief" sein. Sie ist in Ruhe gleichbleibend und passt sich der Konzentration von Kohlendioxid und Sauerstoff im Blut an (viel Kohlendioxid und wenig Sauerstoff verstärken die Atmung).

Außerdem können eventuell Atemgeräusche beobachtet werden. Normale Atmung erfolgt ohne Anstrengung und nahezu geräuschlos. In Belastungssituationen können physiologische Abweichungen entstehen, z. B. Hecheln eines untrainierten Läufers.

Atem- oder Lungenvolumen (Fassungsvermögen der Lunge)

Das Volumen des einzelnen Atemzugs in Ruhe ist mit ca. 500 ml gegenüber dem Lungenvolumen und der sog. Totalkapazität (= Volumen, das nach maximaler Einatmung in der Lunge enthalten ist) verhältnismäßig klein. Bei der Ein- und Ausatmung können erhebliche Zusatzvolumina aufgenommen bzw. abgegeben werden.

Nach der Ausatmung bleibt immer ein bestimmtes Restvolumen in den Lungenbläschen (Alveolen) und den zuführenden Atemwegen zurück (Residualvolumen = Volumen, das auch nach maximaler Ausatmung in der Lunge verbleibt). Die verschiedenen Atem- oder Lungenvolumina werden mittels sog. Spirometrie, z. B. im Rahmen der Lungenfunktionsprüfung, gemessen.

Atemtypen

Abhängig von den beteiligten Muskelgruppen werden verschiedene Atemtypen unterschieden.

Bauchatmung. Bei der Einatmung flacht das Zwerchfell ab und tritt tiefer. Die Baucheingeweide werden nach unten verschoben, die vordere Bauchwand wölbt sich vor (**Abb. 14.2**). Dieser Atmungstyp tritt besonders bei Säuglingen auf.

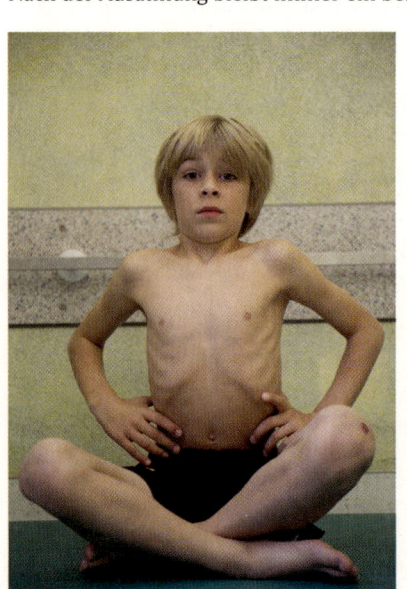

Abb. 14.2 ▸ Bauchatmung. Der Bauch hebt sich bei der Einatmung und senkt sich bei der Ausatmung. Durch das Auflegen der Hände kann das Kind die Bauchfell- und Zwerchfellbewegungen erspüren.

Brustatmung. Bei der Brustatmung werden die Rippen durch die Interkostalmuskulatur angehoben und bewirken eine Erweiterung des Brustraums (besonders bei Frauen).

Atemgeräusche

Es gibt allgemeine und spezielle Atemgeräusche. Atemgeräusche, die ihre Ursache im Nasen-Rachen-Raum haben, sind meist harmlos.

Allgemeine Atemgeräusche

Zu den allgemeinen Geräuschen zählen Schluckauf, Schnarchen, Niesen und Husten.

Schluckauf

> **Definition** Schluckauf ist die Folge von schnellen unwillkürlichen Zwerchfellkontraktionen mit ruckartigem Einströmen von Luft in die Atemwege. Damit wird durch die Stimmbänder das typische Geräusch des Schluckaufs verursacht.

Der Schluckauf tritt meist vorübergehend auf, z. B. ausgelöst durch große Mahlzeiten oder hastiges Trinken. Als organische Ursache kann er nach Bauchoperationen, bei Peritonitis, Hirntumor, Schädelhirntrauma oder chronischer Niereninsuffizienz auftreten.

Schnarchen

> **Definition** Schnarchen tritt insbesondere in Rückenlage auf und ist ein atemabhängiges Geräusch. Es entsteht entweder, weil die Muskulatur erschlafft, die das Gaumensegel strafft oder weil die Zunge zurückfällt. Dadurch wird der normale Luftweg unterbrochen und ein Atemgeräusch entsteht.

Extrem lautes und unregelmäßiges Schnarchen kann auf eine schlafbezogene Atemstörung hindeuten (längere Atempausen von > 10 Sekunden) und wird im Schlaflabor auf ein Schlafapnoe-Syndrom hin untersucht.

Niesen

> **Definition** Bei Niesen handelt es sich um heftiges, explosionsartiges Ausstoßen der Atemluft durch die Nase.

Durch das Niesen sollen Fremdkörper, Reizstoffe (z. B. Gase) oder Schleim ausgestoßen werden (Schutzreflex). Niesen beginnt meist mit einer tiefen Einatmung. Dann werden Mundhöhle und Kehlkopf gegen die Nase durch das Gaumensegel verschlossen. Es erfolgt ein plötzlicher Ausatemstoß unter Sprengung des Verschlusses.

Husten

> **Definition** Husten ist ein willkürlicher oder unwillkürlicher Schutzreflex des Körpers, um Sekrete und Fremdkörper durch eine explosive Ausatmung aus den Atemwegen zu entfernen.

Ausgelöst wird Husten durch eine Reizung der Atemwege, z. B. durch Entzündungen, Rauch, Gase, Staub oder weil Fremdkörper eindringen.
Husten kann in Attacken auftreten und zu Atemnot und Zyanose führen. Der Husten kann ein Symptom für Erkrankungen der Atemwege und des Kreislaufs sein, selten aber auch psychogene Ursachen haben (nervöser Husten). Morgens tritt er häufiger auf, wenn der Mensch erwacht und seine Lage verändert.

Hustenvorgang. Nach einer kräftigen Einatmung wird die Stimmritze verschlossen. Die Ausatmungsmuskulatur wird angespannt, sodass der Druck in der Lunge steigt. Dann werden die Stimmbänder rasch geöffnet und damit erfolgt der Ausatemstoß. Mit der ruckartigen Luftströmung zu Mund und Nase werden Fremdkörper und Sekret („feuchter" oder „produktiver" Husten) mitgerissen und damit aus den Atemwegen entfernt. Dabei kann es zu Geschwindigkeiten der austretenden Luft von bis zu 120 m pro Sekunde kommen. Oft ist Husten jedoch „trocken" und „unproduktiv".

Komplikationen des Hustens. Husten kann zu einer Reihe von Komplikationen führen, z. B.
- Asthmaanfall (bei bestehendem Asthma bronchiale),
- Hustensynkope (kurzzeitige Bewusstlosigkeit),
- Rippenfraktur,
- Stressinkontinenz,
- Heiserkeit,
- Nasenblutung,
- Kopfschmerz.

Spezielle Atemgeräusche

Müssen beim Atmen Behinderungen überwunden werden, äußert sich dies durch Atemgeräusche. Diese sind mithilfe eines Stethoskops oder auch ohne Hilfsmittel hörbar.

Atemgeräusche sind z. B.
- Brodeln und Gurgeln (Fremdkörper),
- Röcheln (Atemnot),
- schnappend (schwerste Schädigungen des Atemzentrums),
- pfeifender, schnarchender Ton (Lungenentzündung),
- Pfeifen und „Giemen" (Asthma bronchiale),
- hartes, pfeifendes Geräusch (exspiratorischer Stridor) (Verengung der tieferen Luftwege).

▶ Praxistipp ▶

Spezielle Atemgeräusche

Ist die Atemfunktion gestört, muss mehr Kraft zum Atmen aufgewendet werden. Die Überwindung dieser störenden Behinderung ist oft deutlich hörbar. Um die verschiedenen Atemgeräusche zu unterscheiden, wird die Lunge mit einem Stethoskop abgehorcht (Auskultation) (**Abb. 14.3**).

Atemgeräusche sind z. B.
- Brodeln und Gurgeln (Fremdkörper),
- Keuchen (Anstrengung),
- Röcheln (Atemnot),
- Rasseln (Distanzrasseln) oder Brodeln (Lungenödem),
- Blubbern und Rasseln (Sekretansammlung in Kehlkopf, Luftröhre und Bronchien)
- lautes Schnarchen oder Rasseln (Hirnverletzungen),
- hartes, pfeifendes Geräusch beim Einatmen (inspiratorischer Stridor) (Verlegung oder Verengung der oberen Atemwege),
- schnappend (schwerste Schädigungen des Atemzentrums),
- pfeifender, schnarchender Ton (Lungenentzündung),
- Pfeifen und „Giemen" (Asthma bronchiale),
- hartes, pfeifendes Geräusch beim Ausatmen (exspiratorischer Stridor) (Verengung der tieferen Luftwege).

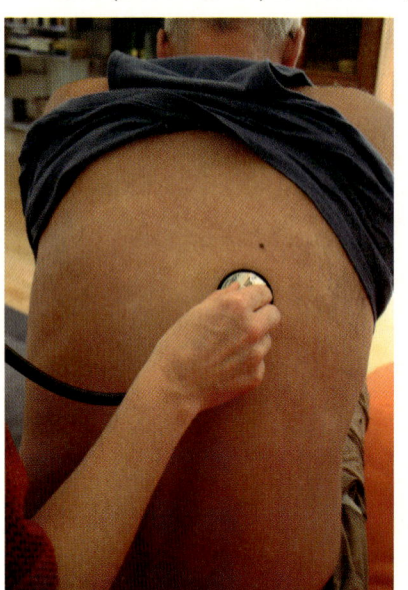

Abb. 14.3 ▶ Wird die Lunge mit einem Stethoskop abgehorcht, können die Atemgeräusche unterschieden werden.

▶ **Praxistipp** Was beurteilt der Arzt bei der Auskultation?
- Ist der Lufteinstrom normal oder vermindert (etwas oder deutlich)?
- Tritt das Geräusch seitengleich oder ungleich auf?
- Wird das Geräusch beim Einatmen oder beim Ausatmen hörbar?
- Wie hört sich das Atemgeräusch an (z. B. grob- und feinblasige Rasselgeräusche)?

Schlafapnoe-Syndrom

Tritt Schnarchen im Zusammenhang mit einer Atemstörung auf, kann dies auf ein Schlafapnoe-Syndrom hinweisen.

Schlafapnoe-Syndrom

Das beobachtete Schnarchen kann eine Atemstörung mit Krankheitswert (Schlafapnoe-Syndrom) darstellen, wenn
- es jede Nacht vorkommt,
- das Schnarchen sehr laut ist und aus dem Zimmer dringt,
- es explosionsartig, grob, mit hohen Frequenzen ist und röchelnd klingt,
- mit mindestens 10 Atemstillständen pro Stunde von > 10 Sekunden Dauer einhergeht und
- der Patient unruhig schläft und häufig erwacht.

Häufig ist ein Schlafapnoe-Syndrom von einem Abfall der Sauerstoffsättigung im Blut von wenigstens 4 – 5 % begleitet.

Auswurf (Sputum)

▶ Definition ▶

Auswurf (Sputum)

▶ **Definition** Wird beim Husten Auswurf der Atemwegsschleimhäute mit abgesondert, nennt man den Vorgang Expektoration, das Produkt Sputum. Sputum ist auf Menge, Aussehen, Geruch und mögliche Beimengungen zu beobachten.

Auswurf wird beurteilt nach
- Beschaffenheit und Konsistenz,
- Menge,
- Beimengungen,
- Aussehen und Farbe,
- Geruch.

Beschaffenheit und Konsistenz. Sputum kann unterschiedlich beschaffen sein:
- schaumig
- dünnflüssig (serös)
- schleimig
- glasig-zähflüssig
- klumpig
- plättchenförmig (eher trocken)

Menge. Sie kann beachtlich sein (bis zu 2 l pro Tag bei manchen Erkrankungen; sogenannte „maulvolle" Expektorationen).

Beimengungen. Sputum kann z. B. Schleim, Speichel, Epithelien (= Schleimhautzellen) und eventuell Mikroorganismen (Bakterien, Viren) sowie Blut enthalten. Das Spektrum reicht von blutiger Färbung bis zu massivem Bluthusten (Hämoptyse).

Aussehen und Farbe. Die Hauptbestandteile bestimmen, wie das Sputum aussieht:
- schleimig
- eitrig (grünlich-gelb)
- serös
- blutig

Daneben gibt es viele Mischformen (z. B. schleimig-eitriges Sputum).

Geruch. Normalerweise riecht Sputum nicht. Der Geruch kann jedoch krankheitsbedingt verändert sein, z. B. faulig.

Atemgeruch (Fötor)

Übel riechender Atem (Fötor) ist von Mundgeruch (z. B. durch Zahnkaries oder bei starken Rauchern) nicht immer klar zu unterscheiden. Folgende Faktoren können einen starken Mundgeruch begünstigen:
- zu geringe Flüssigkeitsaufnahme
- Schlafen mit offenem Mund
- Erkrankungen des Zahnfleischs und Zahnhalteapparats, z. B. Parodontitis
- Rauchen

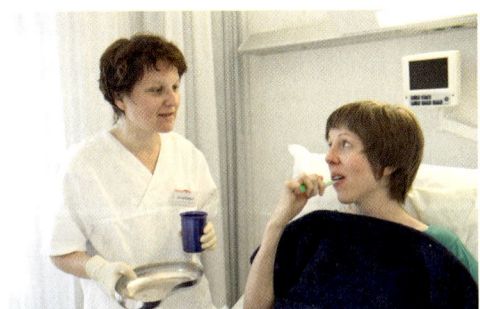

Abb. 14.4 ▶ Eine konsequente Mundpflege kann Mundgeruch vorbeugen und mindern.

Ursachen. Hauptursache sind Veränderungen in Mundhöhle und Rachen, z. B. eine ungenügende Mundhygiene, seltener Nebenhöhlenerkrankungen, Erkrankungen der tieferen Atemwege und des Gastrointestinaltrakts. Vereinzelt sind die Ursachen auch Erkrankungen in anderen Organen, z. B. Leber- und Nierenkrankheiten oder auch Diabetes Mellitus (Zuckerkrankheit).

Merke Atemgeruch kann zum sozialen Problem werden und verlangt einen sensiblen Umgang des Pflegehelfers mit dem Betroffenen.

14.2.3 Bei Pflegemaßnahmen mitwirken

Maßnahmen zur Verbesserung der Lungenventilation

Atmet der Patient zu flach oder behindert ein Sekretstau die Atmung, wird die Lunge nicht ausreichend belüftet. Menschen, die aufgrund von Schmerzen im Brust- oder Bauchraum nur flach atmen (schmerzbedingte Schonhaltung, hohe Atemfrequenz) haben oft eine minderbelüftete Lunge. Dadurch können die Lungenbläschen zusammenfallen oder verkleben (Atelektase). Eine gefürchtete Komplikation ist die Lungenentzündung (Pneumonie).

Maßnahmen zur Pneumonieprophylaxe. Die im Folgenden beschrieben Maßnahmen beugen einer Lungenentzündung vor. Dies sind
- Maßnahmen zur Verbesserung der Belüftung der Lungenabschnitte,
- Behandlungen zur Verflüssigung des Schleims,
- Perkussion (Klopfen) und Vibration zum verbesserten Abtransport des Sekrets,
- Vermeiden von Aspiration,
- Fördern der Mobilisation,
- atemfördernde Lagerungen und
- Inhalationstherapie.

Sorge für gute Luft

Merke Es ist nicht der fehlende Sauerstoff, der die in einem stickigen Raum versammelten Menschen müde macht. Die sogenannte „verbrauchte" Luft hat vor allem einen höheren Anteil an Kohlendioxid. Es empfiehlt sich also häufigeres Stoßlüften – auch von Krankenzimmern.

Krankenzimmer brauchen neben frischer Luft die entsprechende Luftfeuchtigkeit und Licht. Der Behaglichkeitsbereich liegt bei 35 – 70 % relativer Luftfeuchte. Wird im Winter kalte Außenluft, die nur wenig Wasser aufnehmen kann, nach dem Lüften erwärmt, sinkt die relative Feuchte im Zimmer ab.

Hohe Luftfeuchtigkeit reduziert die Staubbelastung in der Luft, die Partikel sinken zu Boden. Eine Luftfeuchtigkeit über 70 % fördert jedoch die Wachstumsbedingungen für Mikroorganismen (Schimmelpilze). Deshalb dürfen nur hygienisch einwandfreie Luftbefeuchter aufgestellt werden. Ist es zu warm, muss eventuell die Heizung gedrosselt werden.

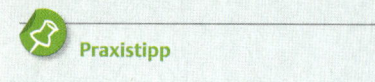

> **Praxistipp** Wie lüfte ich richtig?
>
> Lüften Sie das Krankenzimmer mehrmals täglich und ausgiebig, insbesondere vor Atemübungen. Dies trägt wesentlich zur Pneumonieprophylaxe bei. Dazu wird das Fenster weit geöffnet (Stoßlüftung, damit die Luft schnell ausgetauscht wird) und der Patient gut zugedeckt. Wenn die Luft nach etwa 3 Minuten vollständig ausgetauscht ist, wird das Fenster wieder geschlossen.
>
> Nutzen Sie vorrangig diese Methode, denn ein ununterbrochenes Lüften durch einen geöffneten Spalt fördert Zugluft und ist auch aus Energiespargründen zu vermeiden.

Atemtherapie

Atemübungen

Das Hauptziel der Atemübungen besteht darin, die Belüftung der Lunge zu verbessern. Damit wird verhindert, dass sich Atemwegserkrankungen verschlechtern. Die meisten Übungen werden bei chronisch Erkrankten angewendet. Die immer wiederkehrenden Symptome von Atemnot, Angst bis hin zu Todesangst oder Panikgefühl, können zwar nicht behoben, aber günstig beeinflusst werden.

Physio-, Sprach- und Musiktherapeuten bieten Atemgymnastik, Atem- und Sprachübungen an, um die Atmung zu unterstützen, zu beruhigen, zu vertiefen und zu rhythmisieren. Singen unterstützt die Ausatmung. Die Übungen sollen jedoch nicht auf die kurzen Therapiezeiten beschränkt bleiben, sondern durch den Patienten in den Alltag übernommen werden. Pflegende ermutigen den Patienten, regelmäßig Übungen durchzuführen.

Tägliche Bewegungen der Arme, Beine und des Rumpfes erhalten die Beweglichkeit, durchlüften die Lungen und lockern Sekrete, die dann entleert werden können (**Abb. 14.5**).

Abb. 14.5 ▶ Diese Übungen erhalten die Beweglichkeit.

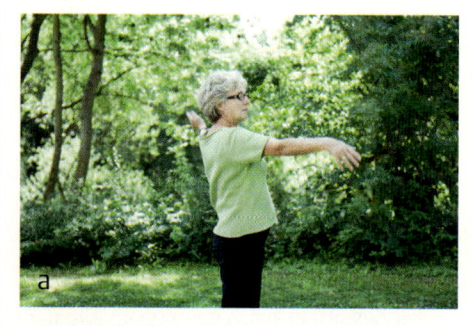

a Kreisen beider Arme.

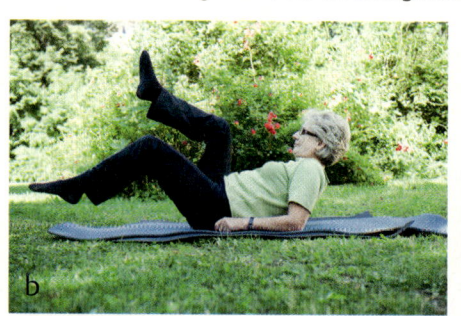

b Rad fahren.

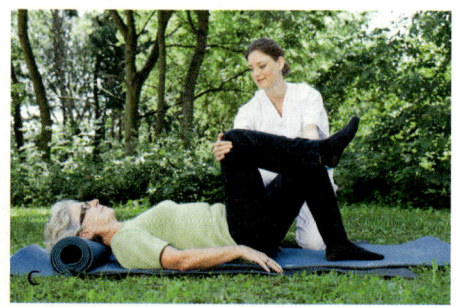

c Zur Kräftigung die Knie abwechselnd zur Schulter ziehen.

Der Patient atmet bei allen Übungen durch die Nase ein und aus und hält den Mund geschlossen. Bei der Einatmung durch die Nase wird die Luft gereinigt, befeuchtet und erwärmt. Zudem werden die Nasenflügel durch den Atemsog vorne leicht angesaugt, die Nase verschmälert sich beim Einatmen. Wie beim intensiven Wahrnehmen eines angenehmen Geruchs wird dadurch die Einatmung verlangsamt und verlängert. Die Zwerchfellatmung wird angeregt und die Luft verweilt länger in der Lunge.

Für alle Standardübungen gilt außerdem:
- Die Übungen können liegend, sitzend oder stehend ausgeführt werden.
- Zuvor Zimmer lüften, um für frische Luft zu sorgen.
- Liegende Patienten möglichst flach lagern (Kopfkissen verhindern optimale Durchlüftung der Lunge).
- Einschnürende Kleidung öffnen oder ablegen.
- Übungen je 7-mal wiederholen.
- Pausen einlegen, um den Patienten nicht zu ermüden.

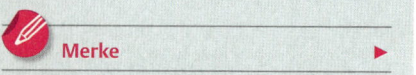

Merke Der Patient spürt selbst am besten, welche Übungen für ihn geeignet sind.

Kurzfassung

Praxistipp

Atemtherapie

Atemübungen verbessern die Belüftung der Lungen. Die Symptome von Atemwegserkrankungen können dadurch günstig beeinflusst werden.

Physio-, Sprach- und Musiktherapeuten bieten Atemgymnastik, Atem- und Sprachübungen an, um die Atmung zu unterstützen, zu beruhigen, zu vertiefen und zu rhythmisieren.

Tägliche Bewegungen der Arme, Beine und des Rumpfes durchlüften die Lungen und lockern Sekrete (**Abb. 14.5**).

Der Patient atmet bei allen Übungen durch die Nase ein und aus und hält den Mund geschlossen. Bei der Einatmung durch die Nase wird die Luft gereinigt, befeuchtet und erwärmt. Die Einatmung wird verlangsamt und verlängert.

Merke

Bauchatmung

Wirkung. Die Bauchatmung ist eine wirkungsvolle Massage für die inneren Organe und fördert die Durchblutung. Durch die Zwerchfellabflachung beim Einatmen kann das Herz mehr Blut aus den Venen aufnehmen und wird durch Wölbung des Zwerchfells beim Ausatmen wieder in den Brustkorb hochgedrückt.

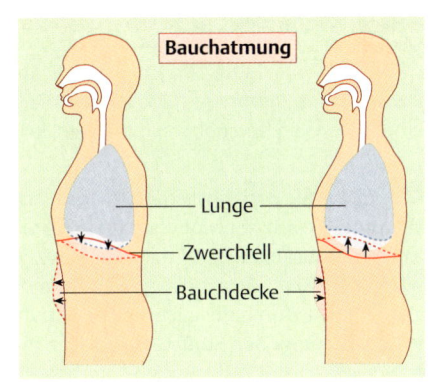

Abb. 14.6 ▶ Bauchatmung.

Bei der Bauchatmung wölbt sich nicht nur der Brustkorb nach außen, sondern auch der Bauch, da das Zwerchfell abflacht.

Durchführung. Der Patient liegt entspannt auf dem Rücken, Arme und Beine liegen locker neben dem Körper. Er atmet langsam durch die Nase ein und saugt die Luft in den unteren Bauchraum. Das Zwerchfell senkt sich, die Bauchwand wölbt sich nach außen, und die unteren Lungenflügel werden mit Luft gefüllt. Bei der Ausatmung wird die Bauchwand eingezogen, das Zwerchfell hebt sich wieder und die Luft kann durch die Nase aus der Lunge ausfließen.

Brustatmung

Wirkung. Die aktive Brustatmung entlastet durch das deutlich sichtbare Heben und Senken des Brustkorbs (Zwischenrippenmuskeln) Herz und Lunge von Druck und aktiviert die Blutzirkulation.

Durchführung. In entspannter Rückenlage wird die Luft langsam und bewusst in den Brustraum eingesogen. Die Rippen dehnen sich nach beiden Seiten. Beim Ausatmen werden die Rippen zusammengezogen, sodass die Luft durch die Nase ausfließen kann. Die Schultern und der Bauch bleiben bei dieser Übung unbeweglich und locker.

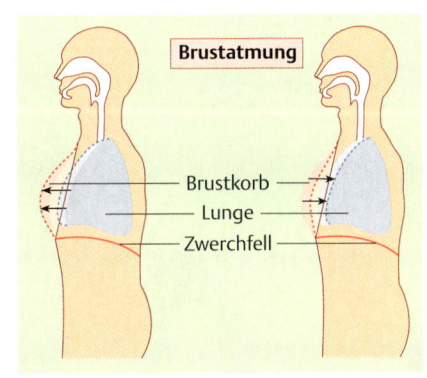

Bei der **Brustatmung** wird bei der Einatmung verstärkt die Atemmuskulatur eingesetzt.

Abb. 14.7 ▶ Brustatmung.

Vollatmung

Wirkung. Die Vollatmung bewirkt eine volle Durchlüftung der Lungen, dadurch wird die Sauerstoffversorgung verbessert. Gleichzeitig wirkt sie beruhigend auf das Nervensystem, entspannt bei Schlaflosigkeit, Unruhe und Angst und regt die Organtätigkeit an.

Durchführung. Als Ausgangsposition eignet sich die entspannte Rückenlage oder (noch besser) der lockere Fersensitz. Die Luft wird langsam eingeatmet. Der Bauch wölbt sich, die Rippen gehen auseinander und die Schlüsselbeine heben sich. Die Lunge wird nach und nach mit Luft gefüllt, wobei sich der ganze Oberkörper wellenförmig bewegt. Bei der Ausatmung senkt sich die Bauchwand, die Rippen werden zusammengezogen und die Schultern gesenkt. Zwischen Ein- und Ausatmung werden Pausen von beliebiger Dauer eingeschaltet.

Die **Vollatmung** kombiniert Brust- und Bauchatmung. Sie bewirkt eine volle Durchlüftung der Lungen.
Die Vollatmung entspannt bei Schlaflosigkeit, Unruhe und Angst und regt die Organtätigkeit an.

Vokalatmung

Durchführung. Diese Atemtechnik wird wie die Vollatmung durchgeführt. Das Einatmen erfolgt jedoch in drei Stufen, bis die Lunge ganz mit Luft gefüllt ist. Der Atem wird nun 3 Herzschläge lang angehalten, wobei er gedanklich in den Bauchraum hinunter gepresst wird. Durch den Mund wird ausgeatmet, wobei die Vokale I, E und U gebildet werden. Die Übung wird mit jedem Vokal 3-mal wiederholt.

Bei der **Vokalatmung** erfolgt die Einatmung in drei Stufen. Die Ausatmung erfolgt durch den Mund, wobei die Vokale I, E und U gebildet werden.

Patientenmobilisation

Jede körperliche Aktivität des bettlägerigen Patienten führt unter anderem dazu, dass sich der Sauerstoffbedarf erhöht. Dadurch wird die Atmung intensiviert und Sekret wird gelockert. Der Bronchialschleim wird abtransportiert und einer Pneumonie vorgebeugt. Deshalb sollten auch postoperativ Patienten so früh wie möglich aufstehen (meist schon 4 – 10 Stunden nach großen Operationen) oder wenn dies nicht möglich ist, konsequent gelagert werden.
Unter tiefem Durchatmen kann der Patient so oft wie möglich körperlich aktiviert werden durch
- sich im Bett aufsetzen,
- Aufstehen (mit Hilfe),
- vor dem Bett auf der Stelle treten und
- im Zimmer oder auf dem Stationsflur umhergehen.

Dabei wird die Atmung vertieft. Zuvor nicht belüftete Lungenbereiche werden wieder mit Luft durchströmt.
Physiotherapeutisch geleitete Atemübungen werden ärztlich verordnet.

Patientenmobilisation

Der Patient wird so oft wie möglich körperlich aktiviert durch
- sich im Bett aufsetzen,
- Aufstehen (mit Hilfe),
- vor dem Bett auf der Stelle treten und
- umhergehen.
- Bei der Mobilisation erhöht sich der Sauerstoffbedarf des Patienten, er atmet intensiver.

14 ▶ Atmung, Puls und Blutdruck

> **Merke** Es ist hilfreich, den Patienten zu einfachen Atemübungen, unabhängig von der Physiotherapie, anzuregen. Das können u. a. Recken, Strecken, langsames Aufblasen eines Luftballons, Produzieren von Seifenblasen mit einem Strohhalm sein.

Atemfördernde Positionsveränderungen (Lagerungen)

Wirkung. Neben der Mobilisation können auch Lagerungen die Atmung fördern. Durch diese Lageveränderungen kann der Patient die Atmung bewusster wahrnehmen. Der Gasaustausch wird verbessert. Entzündungssekrete und Schleim können leichter abfließen. Die erhöhte Muskelspannung durch die körperliche Aktivität und die Positionsveränderungen des Körpers
- beschleunigt den Stoffwechsel,
- verbessert die Belüftungsverhältnisse,
- fördert die Zwerchfellaktivität und
- wirkt sich positiv auf die Bewegung der Flimmerhärchen in den Bronchien aus.

Oberkörperhochlagerung (Langsitz im Bett)

Der Patient befindet sich so oft wie möglich in einer aufrechten bzw. sitzenden Körperposition. Ein erhöht gelagerter Oberkörper (**Abb. 14.8**) erleichtert bei Atemnot das Atmen. Tiefes Atmen wird gefördert und hilft beim Abhusten oder Abräuspern von Bronchialsekret.
Dabei kann die Unterlagerung der Arme zur Entspannung der Brust- und Schultermuskulatur mit Kissen sinnvoll sein. Der Brustkorb wird von dem Gewicht der Schultern befreit und die Atemhilfsmuskulatur unterstützt. Besonders bei erhöhter Körpertemperatur fühlt sich der Patient jedoch oft eingeengt.

Abb. 14.8 ▶ Atemfördernde Lagerungen.

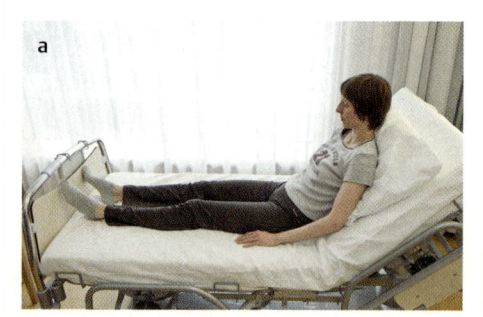

a Oberkörperhochlagerung, **b** mit Rutschbremse, **c** Unterstützung der Arme bei erschwerter Atmung.

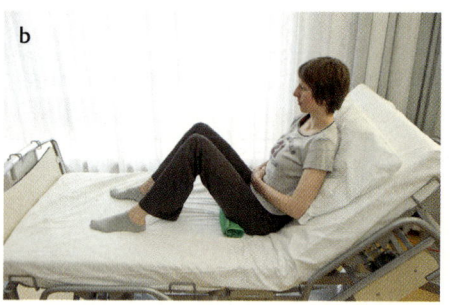

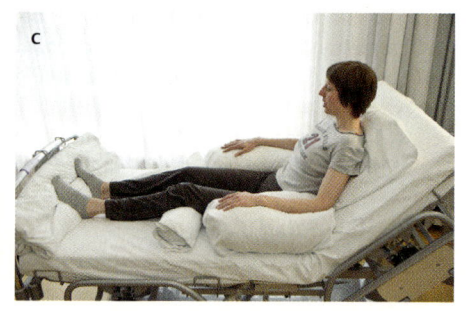

Seiten- und Bauchlagerung

In Seitenlage und noch stärker in Bauchlage werden mehr gesunde Bereiche belüftet. Entzündungssekrete und Schleim können durch die veränderte Körperhaltung und durch eine verstärkte Ausatmung leichter abfließen. Je nach Lagerung werden die oben liegenden Lungenabschnitte besser belüftet als die anderen.
Durch einen Wechsel in Seiten-, Bauch- und Rückenlage im Abstand von 2 Stunden, werden alle Lungenabschnitte regelmäßig belüftet. Der untere Zwerchfellabschnitt leistet der Atmung durch den auf ihn wirkenden Druck des Bauchinhalts Widerstand. Das Bronchialsekret wird der Schwerkraft folgend in Richtung Hauptbronchus mobilisiert und kann abgehustet werden.
Eine 90°-Seitenlage (**Abb. 14.9**) wirkt sich auf die druckbelastete Körperhälfte allerdings negativ aus (Dekubitusgefahr). Deshalb sollte diese Lage nicht länger als 30 Minuten durchgeführt werden.

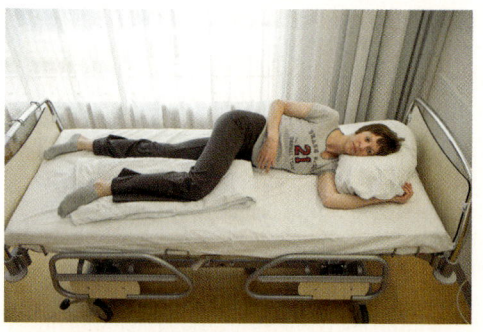

Abb. 14.9 ▶ 90°-Seitenlagerung.

Maßnahmen zum Lösen von Sekret

Sekretansammlungen sind z. B. durch folgende Maßnahmen zu beeinflussen:
- Sekretverflüssigende Maßnahmen mittels ätherischer Öle können
  - oral (z. B. als Hustenelexier),
  - über die Haut (z. B. als Einreibung) oder
  - als Inhalation verabreicht werden.

KURZFASSUNG

> **Merke**

Atemfördernde Positionsveränderungen (Lagerungen)
Durch atemfördernde Lagerungen kann die Atmung verbessert werden. Sekret und Schleim können leichter abfließen.

Ein **erhöht** gelagerter **Oberkörper** erleichtert das Atmen.
Das tiefe Atmen wird gefördert. Die Oberkörperhochlagerung hilft beim Abhusten.

In **Seitenlage** und in Bauchlage werden andere Bereiche belüftet.
Sekret und Schleim können leichter abfließen.
Ein **regelmäßiger Lagewechsel** führt dazu, dass alle Lungenabschnitte ausreichend belüftet werden.

Maßnahmen zum Lösen von Sekret
Zur Sekretlösung tragen z. B. folgende Maßnahmen bei:
- Einreibungen
- Inhalation
- Perkussion und Vibration
- Medikamente

- Lockerung des Schleims durch Vibration, z. B. durch sanftes Klopfen des Rückens, beginnend am unteren Rippenbogen
  - mit lockerer Faust,
  - mit lockerer hohler Hand oder
  - mit elastischer Kleinfingerkante

während mehrerer Atemzüge, bis der Patient das gelöste Sekret abhusten kann.

Merke Bei Patienten mit Rippen- und Wirbelfrakturen, Schädel-Hirn-Trauma, Tumoren und Metastasen der Lunge und Wirbelsäule und Periduralkatheter dürfen keine Klopfungen des Rückens erfolgen.

Atemstimulierende Einreibung ASE

Eine weitere Möglichkeit, die Atmung zu fördern, ist die Atemstimulierende Einreibung (ASE) nach Bienstein/Fröhlich. Sie hat folgende Zielsetzung:

- gleichmäßige, tiefe, ruhige Atmung
- Stimulation der Interkostalnerven durch Akupressur
- Förderung der Konzentrationsfähigkeit und der Wahrnehmungsfähigkeit

Sie ist besonders für Kranke mit oberflächlicher, rascher oder unregelmäßiger Atmung geeignet, außerdem bei schmerzbedingten Atemstörungen und zur Atemstimulierung bei Wahrnehmungsstörungen oder bei psychischen Störungen. Die optimale Dauer beträgt circa 5–10 Minuten bzw. 5–8 Zyklen (praktische Durchführung s. S. 144).

Hilfestellung beim Abhusten

Hustentechniken können den Menschen dabei unterstützen, hustenbedingte Schmerzen nach operativen Eingriffen zu mindern, unproduktiven Husten („Reizhusten") zu dämpfen und die Atemwege von Bronchialsekret zu befreien.

Unproduktiven Husten dämpfen. Reizhusten äußert sich mit Kitzeln im Rachenbereich. Es besteht eine Überempfindlichkeit der Hustenrezeptoren, die z. B. auf schnelle Luftströmung, kalte Luft oder reizende Gase reagieren.
Die Hustenhilfe ist leider nicht immer erfolgreich. Die Patienten sollen zuerst etwas Speichel schlucken, dann die Luft möglichst lange anhalten, und anschließend oberflächlich, das heißt, mit kleinen Atemzügen, atmen. Dann wieder abwechselnd Luft anhalten und oberflächlich atmen, bis der Hustenreiz schwindet.

Atemwege von Bronchialsekret befreien. Haben Patienten Schwierigkeiten, zähes Sekret aus den Bronchien abzuhusten, kann das sogenannte „Haffing" helfen. Der Patient atmet durch die Nase ein und atmet einmal, eventuell auch zweimal auf die Silbe „haff" forciert aus.
Optimal ist es, wenn der Patient nach dem Einatmen die Luft für etwa 2–3 Sekunden anhält. Damit wird auch die seitliche Belüftung verstärkt. Das gezielte Ausatmen reizt die Hustenrezeptoren und löst einen Hustenstoß aus.

Merke Der Patient soll genügend (Papier-)Taschentücher und direkt am Bett einen Abwurfbeutel zur Verfügung haben.

14.2.4 Dyspnoe

Definition Dyspnoe bedeutet die Empfindung von Atemnot. Man unterscheidet erschwerte Einatmung (inspiratorische Dyspnoe) von erschwerter Ausatmung (exspiratorische Dyspnoe).

Atembeschwerden haben einen erheblichen Einfluss auf die Lebensqualität (**Abb. 14.10**). Ringt ein Mensch nach Luft, treten alle anderen Bedürfnisse in den Hintergrund. Eine gestörte Atmung führt häufig zu weiteren Einschränkungen des täglichen Lebens. Oft ist die Arbeitsfähigkeit für längere Zeit oder dauerhaft vermindert, Gespräche mit anderen Menschen strengen an, Bewegungen werden erschwert. Andererseits erleben z. B. Kinder bei Atemnot eine besondere Zuwendung durch ihre Eltern.

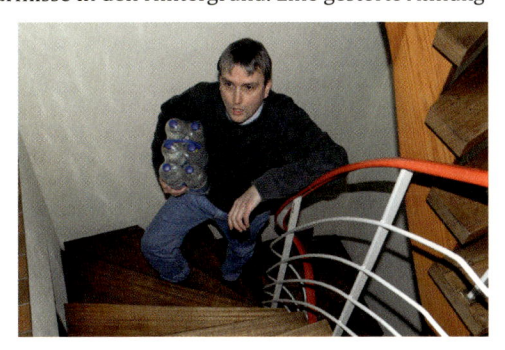

Abb. 14.10 ► Bei Atemnot wird Alltägliches zur Qual.

KURZFASSUNG

Merke

Atemstimulierende Einreibung ASE

Die atemstimulierende Einreibung ist besonders geeignet

- bei oberflächlicher, rascher oder unregelmäßiger Atmung,
- bei schmerzbedingten Atemstörungen,
- zur Atemstimulierung.

Optimalerweise sollte eine ASE circa 5–10 Minuten bzw. 5–8 Zyklen angewandt werden.

Hilfestellung beim Abhusten

Hustentechniken

- mindern hustenbedingte Schmerzen nach operativen Eingriffen,
- dämpfen unproduktiven Husten („Reizhusten") und
- befreien die Atemwege von Bronchialsekret.

Beim sogenannten „Haffing" atmet der Patient durch die Nase ein und atmet einmal, eventuell auch zweimal auf die Silbe „haff" erzwungen aus.

Merke

14.2.4 Dyspnoe

Definition

Atembeschwerden beeinflussen die Lebensqualität z. B.:

- Die Arbeitsfähigkeit ist für längere Zeit oder dauerhaft vermindert.
- Gespräche mit anderen Menschen strengen an.
- Bewegungen werden erschwert.

Einteilung der Atemnot. Die Atemnot lässt sich nach Schweregraden in Bezug zur Aktivität einteilen:
- **Grad 1**: Atemnot nur bei größerer körperlicher Anstrengung (Tragen, Treppensteigen)
- **Grad 2**: Atemnot bei mäßiger Körperarbeit (Gehen auf ebener Strecke)
- **Grad 3**: Atemnot schon bei geringer Anstrengung (An- und Ausziehen)
- **Grad 4**: Atemnot bereits in Ruhe (Orthopnoe)

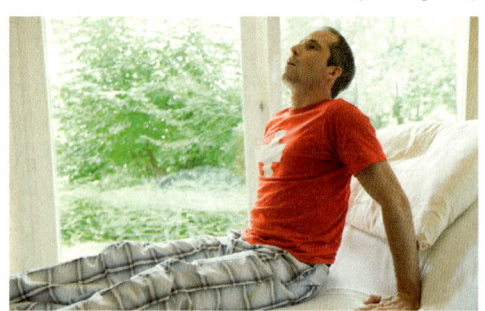

Orthopnoe. Sie ist die schwerste Form der Atemnot. Der Patient versucht in aufrechter Haltung, die Atemnot zu überwinden. Dabei nimmt er sich die Atemhilfsmuskulatur zu Hilfe (**Abb. 14.11**).

Abb. 14.11 ▶ **Orthopnoe.** Der Patient setzt sich aufrecht, um die Atemhilfsmuskulatur einzusetzen.

Symptome der Atemnot

Spezifische Symptome. Sie geben genauen Aufschluss über die Grunderkrankung:
- Schnarchen durch zurückgefallene Zunge
- inspiratorischer Stridor bei Stenosen der oberen Luftwege
- exspiratorischer Stridor bei Verengung der tieferen Luftwege (z. B. spastische Bronchitis)
- Pfeifen und „Giemen" bei Asthma bronchiale
- Brodeln und Gurgeln bei Fremdkörpern
- Blubbern und Rasseln bei Sekretansammlung in Kehlkopf, Luftröhre und Bronchien

Unspezifische Symptome. Das sind Symptome, die bei verschiedenen Erkrankungen auftreten und daher keinen genauen Rückschluss über die Grunderkrankung geben:
- motorische Unruhe, Angst, Beklemmungsgefühle, Lufthunger
- Schwitzen
- Zyanose (erkennbar an Lippen, Fingernägeln, Haut, Schleimhäuten)
- Blutdruckanstieg oder -abfall
- beschleunigter Puls, in schweren Fällen ist der Puls eher verlangsamt
- Orthopnoe: aufrechte Haltung unter Zuhilfenahme der Atemhilfsmuskulatur, um Atemnot zu überwinden.

Maßnahmen bei Atemnot

Erlebt ein Mensch Atemnot, empfindet er Angst. Durch die Angst wird wiederum seine Atemnot verstärkt. Manchmal kann er sich nicht mehr verbal äußern, sondern nur durch Mimik oder Gestik auf seine Notlage aufmerksam machen. Wichtigstes Pflegeziel ist es, dem Patienten die Angst zu nehmen. Deshalb sollte der Pflegehelfer in dieser Situation immer Ruhe ausstrahlen. Denn auch Hilflosigkeit und Aufgeregtheit in der Umgebung des Patienten können dessen Angst verstärken.

Atemnot bei chronischer Erkrankung. Hier kommt es, neben der zuverlässigen Hilfe in der Akutsituation, auf die beratende und schulende Funktion der Pflegenden an. Bei der Zimmerbelegung sollte dem Patienten aus psychischen Gründen ein Fensterplatz angeboten werden. Atemunterstützende Körperpositionen und Atemtechniken können im Fall der Atemnot helfen, wenn sie gut angeleitet und vom Patienten verinnerlicht wurden. Nur dann können sie im Fall von Atemnot sofort angewendet werden.

Atemerleichternde und -unterstützende Körperhaltungen. Bei Atemnot kann durch verschiedene Körperhaltungen die Atmung erleichtert werden (**Abb. 14.12**). Eine Entlastung des Thorax und

Abb. 14.12 ▶ Atemerleichternde Körperhaltungen.

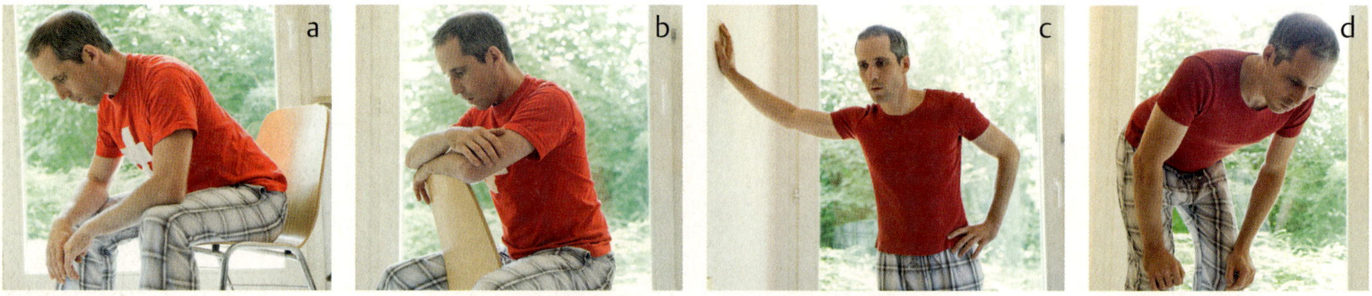

a Kutschersitz **b** Reitsitz **c** Handstütz an der Wand **d** Handstütz auf den Oberschenkeln („Torwartstellung")

> **Praxistipp** Wie kann ich einem Patienten in akuter Atemnot helfen?
>
> Folgende Maßnahmen sind zu ergreifen:
> - Lassen Sie den Patienten mit seiner akuten Atemnot nicht allein!
> - Bewahren Sie Ruhe und arbeiten Sie ohne Hektik.
> - Holen Sie eventuell Hilfe über die Patientenrufanlage oder das Telefon.
> - Bitten Sie aufgeregte Besucher aus dem Zimmer. Bei Kindern ist dies keinesfalls angebracht; hier würde sich die Angst verstärken; die aufgeregten Eltern sollten beruhigt werden.
> - Helfen Sie dem Patienten dabei, das Atmen zu erleichtern, z. B. durch eine atmungserleichternde Position (s. o.).
> - Lagern Sie bei bewegungseingeschränkten Patienten den Oberkörper hoch und unterstützen Sie die Arme (**Abb. 14.8 c**). Raten Sie mobilen Patienten zum Kutschersitz (**Abb. 14.12 a**).
> - Lockern Sie die beengende Kleidung des Patienten und öffnen Sie das Fenster.
> - Fordern Sie den Patienten auf, möglichst gegen die Lippenbremse auszuatmen.
> - Verabreichen Sie ggf. die verordneten Bedarfsmedikamente.
> - Informieren Sie die verantwortliche Pflegefachkraft über den akuten Anfall. Zeigt sich keine Besserung oder verschlechtert sich der Zustand des Patienten, informieren Sie den Arzt.

der Einsatz der Atemhilfsmuskulatur sollen dazu führen, dass der Atemwegswiderstand vermindert und die Thoraxbeweglichkeit verbessert wird.

Merke Die meisten Patienten nehmen bei Atemnot, nach körperlicher Belastung oder starker psychischer Erregung unbewusst eine atemerleichternde Stellung ein. Der Mensch mit Atemnot weiß oft selbst am besten, welche Körperstellung ihm hilft.

14.2.5 Notfall Atemstillstand

Zum Atemstillstand kommt es bei Atemlähmung (peripher oder zentral) oder wenn die Atemwege verlegt sind.
Der Atemstillstand ist an folgenden Symptomen zu erkennen:
- An Brustkorb oder Bauch sind keine Atembewegungen zu sehen oder zu fühlen.
- Atemgeräusch und Luftstrom sind an Mund und Nase weder fühl- noch hörbar.
- Die Haut ist blass und zyanotisch.
- Das Gehirn reagiert zunächst mit Bewusstseinstrübung und -verlust, manchmal schon nach wenigen Sekunden. Nach 5–10 Minuten folgen nicht rückgängig zu machende Zellschäden. Die vollständige Unterbrechung der Gehirndurchblutung führt nach circa 4 Sekunden zu deutlicher Funktionseinschränkung, nach 8–12 Sekunden folgen der vollständige Ausfall der Organfunktion und der Bewusstseinsverlust.
- Erstmaßnahmen bei Atemstillstand S. 580.

14.3 Puls

14.3.1 Pflegerelevante Grundlagen kennen

Definition Der Puls wird durch Zusammenziehen des Herzmuskels hervorgerufen. Er ist der fühlbare Anstoß der Druckwelle an der Arterienwand.

Messorte

Grundsätzlich kann der Puls an jeder Arterie (Schlagader) gemessen werden, die nahe an der Körperoberfläche liegt und gegen festes Gewebe (Knochen, Muskulatur) gedrückt werden kann. Da der Blutdruck in den Venen bis auf wenige mmHg absinkt, ist bei ihnen kein Puls mehr zu fühlen.
Da an den kleinen Arterien schwache Pulswellen nicht immer getastet werden können, sollte der Puls bei Rhythmusstörungen oder im Schock immer an zentralen Gefäßen gemessen werden (**Abb. 14.13**).

KURZFASSUNG

Praxistipp

Merke

14.2.5 Notfall Atemstillstand

Ein Atemstillstand ist die Folge einer Atemlähmung oder einer Verlegung der Atemwege.
Symptome sind:
- keine Atembewegungen
- kein Atemgeräusch
- blasse, zyanotische Haut
- Bewusstseinstrübung bis hin zu Bewusstseinsverlust

14.3 Puls

14.3.1 Pflegerelevante Grundlagen kennen

Definition

Messorte

Der Puls kann an jeder Arterie gemessen werden, die nahe an der Körperoberfläche liegt und gegen festes Gewebe gedrückt werden kann.
Es wird empfohlen, den Puls an **zentralen Gefäßen** zu messen (**Abb. 14.13**).

Merke

Merke mmHg (Millimeter-Quecksilbersäule) ist die Einheit zur Angabe des Blutdrucks.

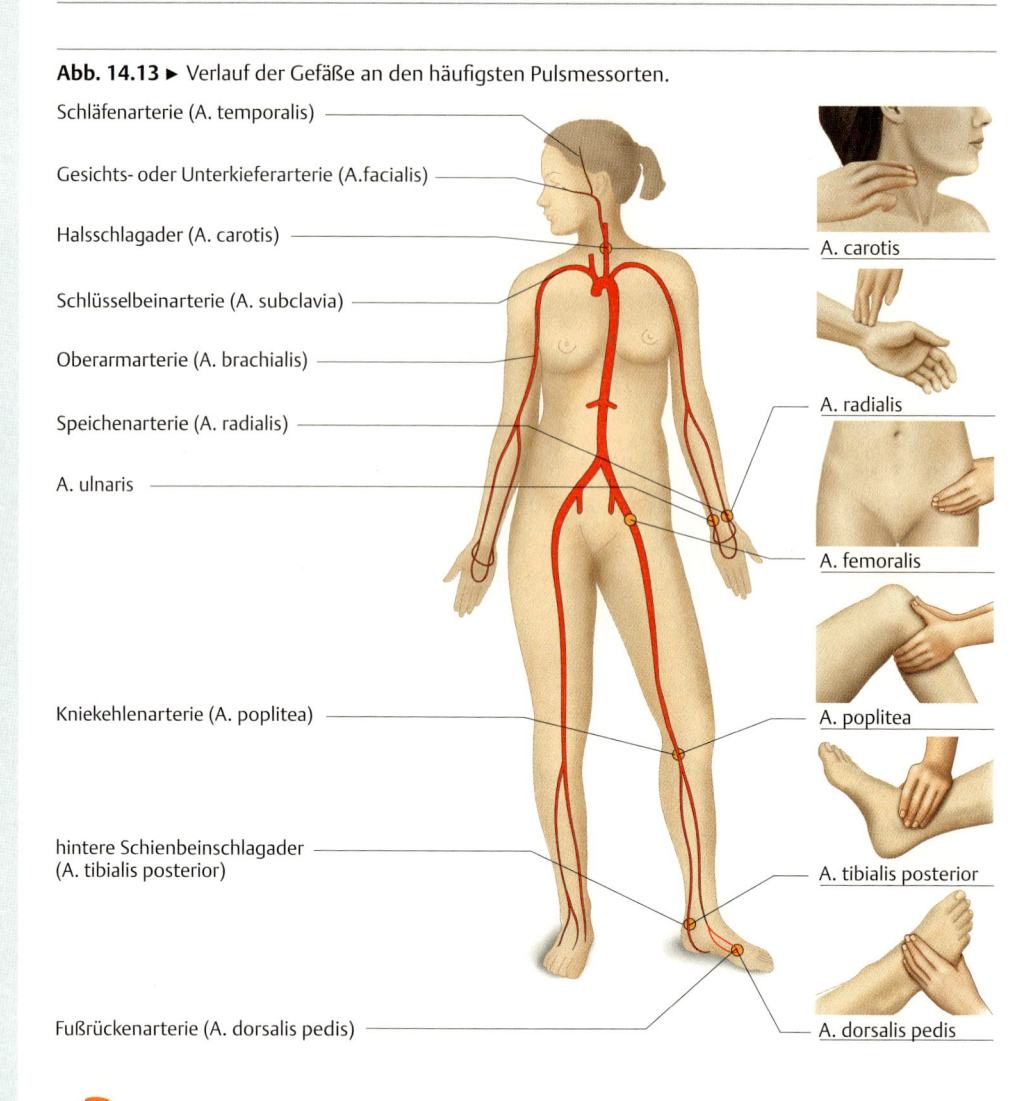

Abb. 14.13 ▶ Verlauf der Gefäße an den häufigsten Pulsmessorten.

- Schläfenarterie (A. temporalis)
- Gesichts- oder Unterkieferarterie (A. facialis)
- Halsschlagader (A. carotis)
- Schlüsselbeinarterie (A. subclavia)
- Oberarmarterie (A. brachialis)
- Speichenarterie (A. radialis)
- A. ulnaris
- Kniekehlenarterie (A. poplitea)
- hintere Schienbeinschlagader (A. tibialis posterior)
- Fußrückenarterie (A. dorsalis pedis)

- A. carotis
- A. radialis
- A. femoralis
- A. poplitea
- A. tibialis posterior
- A. dorsalis pedis

Besonderheiten Kinder

Besonderheiten Kinder Beim Neugeborenen klaffen an einigen Stellen weite Lücken zwischen den Knochen des Schädeldachs. An der Kopfhaut kann man dort die arteriellen Pulsationen der Hirnarterien sehen oder durch zartes Auflegen der Hand fühlen.

14.3.2 Puls messen

Manuelles Pulsmessen

Beim **Pulstasten** werden Frequenz, Rhythmus und Qualität erfasst. Der Puls wird 15 Sekunden gezählt und mit vier multipliziert, um die Schläge pro Minute festzustellen.

14.3.2 Puls messen

Manuelles Pulsmessen

Pulsen nennt man das Fühlen und Zählen des Pulses. Beim Pulstasten werden Frequenz, Rhythmus und Qualität erfasst. Die oft nur mit Übung zu ermittelnden Ergebnisse werden dokumentiert. Der Puls wird 15 Sekunden gezählt und mit 4 multipliziert, um die Schläge pro Minute festzustellen.

Zur Kontrolle benötigt man eine Uhr mit Sekundenzähler oder eine spezielle Pulsuhr (Sanduhr) die nach 15 Sekunden abgelaufen ist. Eine volle Minute wird bei neu aufgenommenen Patienten und bei Patienten mit sehr langsamem und unregelmäßigem Puls gezählt.

Merke

Merke Wenn auf die empfindlichen Nervenendingungen der Halsschlagader (A. carotis, auf Höhe des Schildknorpel-Oberrands) gedrückt wird, besteht die Gefahr heftiger Kreislaufreaktionen. Es kann zum Abfall der Herzfrequenz und des Blutdrucks kommen. Deswegen darf der Puls an dieser Stelle nur mit leichtem Druck und nicht zu lange getastet werden!

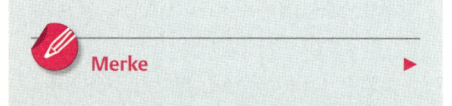

Falsche Messwerte entstehen, wenn
- der eigene Daumen zum Messen benutzt wurde,
- der Druck der Finger zu leicht oder zu stark ist,

Messfehler. Falsche Werte können entstehen,
- wenn der eigene Daumen zum Messen benutzt wurde (Verwechslung des eigenen Pulses mit dem des Patienten),
- wegen zu leichten Drucks der Finger (nicht alle Schläge wurden gefühlt),
- wegen zu starken Drucks der Finger (die Pulswelle wurde unterdrückt),

- wenn in Folge einer Gefäßerkrankung, z. B. arterielle Verschlusskrankheit, der Puls einseitig verändert ist, aber am gesunden Arm oder Bein gemessen wird.

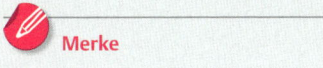

Merke Wegen der Abhängigkeit des Pulses von den Gefäßeigenschaften muss bei Pulsveränderungen an einem anderen Ort nachkontrolliert werden. Die Gliedmaßen müssen jedoch keinen völlig zeitgleichen Puls aufweisen.

Postoperativ wird die Durchblutung der Beine unter anderem am Puls überprüft. Eine Mangeldurchblutung kann durch Pulsfühlen in der Leistenbeuge oder am Fußrücken festgestellt werden.

Apparatives Pulsmessen

Der Puls kann auch apparativ gemessen werden, z. B. mittels EKG oder Pulsoxymetrie.

EKG. In vielen klinischen und ambulanten Bereichen, aber auch im Leistungs- und Ausdauersport, werden per Langzeit-EKG (über Armbänder oder Brustgurte) die genaue Herzfrequenz, der Blutdruck und der Verlauf der Herzaktion aufgezeichnet. Vielfach sind die Geräte mit einem Sender oder Datenspeicher zur Auswertung versehen oder geben Notfälle (z. B. Sturz, Herzattacke) als Notruf weiter.

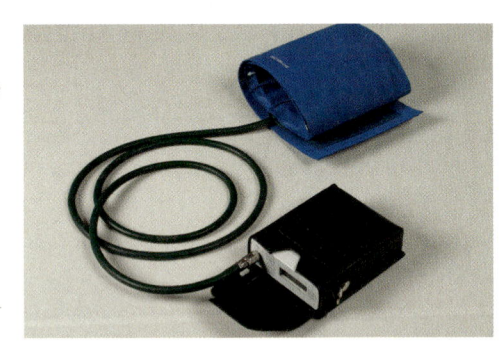

Abb. 14.14 ▶ EKG.

Pulsoxymetrie. Die Pulsoxymetrie ist ein Verfahren zur nichtinvasiven Messung der arteriellen Sauerstoffsättigung (**Abb. 14.15**). Gemessen wird mit einem Clip, ähnlich einer Wäscheklammer oder einem Klebesensor, an einem leicht zugänglichen Körperteil, vorzugsweise an Finger, Zeh, Ohrläppchen oder bei Frühgeborenen am Fußballen oder Handgelenk. Ein Überwachungsmonitor ermittelt den prozentualen Anteil gesättigter roter Blutkörperchen. Normwerte liegen beim Gesunden zwischen 95–97%, bei älteren Menschen circa bei 92–95%. Die ermittelte Sauerstoffsättigung wird als SpO_2 (partielle Sauerstoffsättigung) bezeichnet.

Die häufigsten Ursachen für Fehlermeldungen der pulsoxymetrischen Messung sind Kälte, Mangeldurchblutung am zur Messung verwendeten Körperteil und Störungen durch Bewegungen und Unruhe des Patienten. Zudem kann sehr starkes Umgebungslicht die pulsoxymetrische Messung beeinträchtigen. Indem der Sensor abgedeckt wird, kann diese Störung vermieden werden. Bei einigen Farben lackierter Fingernägel sowie künstlichen Fingernägeln kommt es ebenfalls zu Messfehlern. Man beobachte daher bei aller Technik stets den Patienten und nicht nur den Monitor!

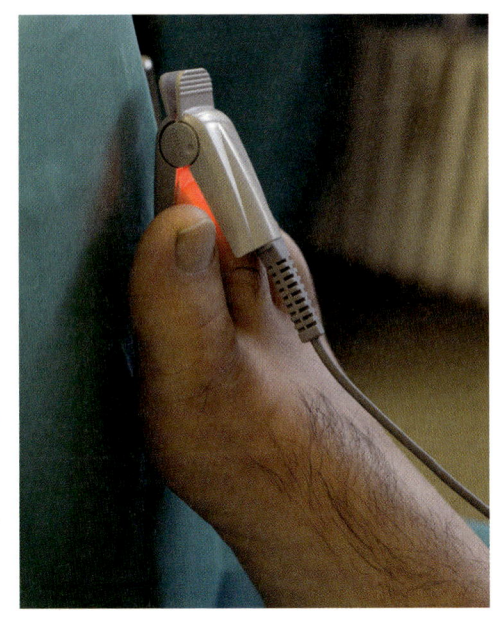

Abb. 14.15 ▶ Mit der Pulsoxymetrie können Pulsfrequenz und Sauerstoffgehalt des Blutes bestimmt werden.

14.3.3 Puls beobachten und Veränderungen wahrnehmen

Pulskontrollen sind ein wichtiges Kriterium, um die Herz- und Kreislauffunktion (Vitalzeichen) zu beurteilen. Sie geben Auskunft über Herztätigkeit, Beschaffenheit der Gefäße und Störungen des Kreislaufs. Ein veränderter Puls kann Hinweise auf Herz-, Gefäß- oder Schilddrüsenkrankheiten, aber auch auf Fieber, Anstrengung usw. geben.

Der Puls kann sich entweder erhöhen, erniedrigen oder ganz ausbleiben.

Pulsfrequenz

Die normale Pulsfrequenz

Die Pulsfrequenz ist die Anzahl der Pulsschläge pro Minute. Sie wird beeinflusst von physischen Faktoren (Alter, Geschlecht, Energieumsatz, Herz-Kreislauf-System) und psychischen Faktoren (Gefühle, z. B. Freude, Angst, akuter Schmerz).

Lebensalter und Geschlecht. Die normale Pulsfrequenz ist vom Alter abhängig:
- Fötus: 150–160 pro Minute
- Neugeborenes: 120–140 pro Minute
- Kindergartenkind: circa 100 pro Minute
- Jugendliche: circa 85 pro Minute
- Erwachsene: 70–80 pro Minute
- Senioren: 70–90 pro Minute

Generell ist der Puls bei Frauen physiologisch bedingt etwas schneller als bei Männern. Nach der Menopause nähert er sich allmählich dem des Mannes an.

Körperliche Aktivität. In Ruhe und im Schlaf schlägt das Herz langsamer. Aktivität erhöht die Frequenz. Beim jungen Erwachsenen kann der Puls in Extrembelastung auf über 200 Schläge pro Minute ansteigen. Trainierte Menschen weisen niedrigere Ruhefrequenzen als Untrainierte auf (50–60 pro Minute).

Höhenanpassung. In Höhen über 3 000 m lässt die Sauerstoffkonzentration der Luft extrem nach. Um dies auszugleichen, reagiert der Körper des Menschen nach Tagen in großer Höhe mit einer Erhöhung der Herzfrequenz.

Energieumsatz. Muskeltätigkeit erhöht den Energieumsatz und führt somit auch indirekt zur Steigerung der Herzfrequenz.

Herz-Kreislauf-System. Die Funktionsfähigkeit des Herzens und der Zustand der Gefäße (elastische, glatte Wände) beeinflussen die Pulsfrequenz.

Veränderungen der Pulsfrequenz

Tachykardie

Definition Als Tachykardie wird ein schneller Puls mit mehr als 100 Schlägen pro Minute bezeichnet.

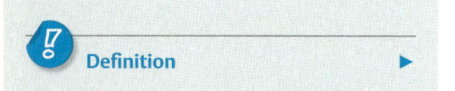

Pathologische Ursachen der Tachykardie sind z. B.
- Schock,
- Störungen der Atmung (Atemnot),
- Erkrankungen von Herzmuskel oder Herzklappe,
- schwere Anämie,
- Blut- und Flüssigkeitsverlust,
- Nebenwirkung von Medikamenten,
- Schilddrüsenüberfunktion und
- hohes Fieber (pro 1 °C Temperaturerhöhung, erhöht sich der Puls um circa 8 Schläge pro Minute).

Bradykardie

Definition Als Bradykardie wird ein langsamer Puls mit weniger als 60 Schlägen pro Minute bezeichnet.

Pathologische Ursachen sind z. B.
- Störungen der Reizbildung,
- Störungen der Reizleitung,
- Medikamentenüberdosierung,
- Vergiftungen und
- zentrale Vagotonie (Erregbarkeit des parasympathischen Nervensystems ist erhöht) bei Schädelinnendruckerhöhung (z. B. durch Blutungen, Tumoren)

Auch beim Absaugen von Schleim und beim Einführen einer Sonde in den Magen kann durch den Vagusreiz eine Bradykardie ausgelöst werden.

Merke Bei weniger als 40 Pulsschlägen pro Minute besteht Lebensgefahr, da das Gehirn nicht ausreichend durchblutet wird.

Pulsrhythmus

Der normale Pulsrhythmus
Der Puls ist rhythmisch, wenn zwischen den Schlägen die gleichen Zeiträume liegen. Atemabhängige Schwankungen sind möglich
- während der Einatmung (Frequenz nimmt zu) und
- während der Ausatmung (Frequenz nimmt ab).

Veränderung des Pulsrhythmus
Störungen oder Unregelmäßigkeiten des Pulsrhythmus werden als Arrhythmien (wechselnder Rhythmus) bezeichnet. Bei Gesunden, aber auch bei vielen Herzerkrankungen ist der Puls völlig regelmäßig. Der Herzschlag ist unregelmäßig bei Reizbildungs- oder Reizleitungsstörungen des Herzens.

Extrasystolen
Extrasystolen sind Herzschläge außerhalb des Grundrhythmus (**Abb. 14.16**). Sie können physiologische und pathologische Ursachen haben. Vereinzelte Extrasystolen treten bei physiologischen Ursachen auf. Physiologische Ursachen sind z. B. vegetative Labilität, Nervosität und starkes Rauchen.

Abb. 14.16 ▸ Supraventrikuläre Extrasystolen. Der zusätzliche Herzschlag ist mit „ES" gekennzeichnet.

Pathologische Ursachen sind z. B.
- Herzmuskelschäden,
- Koronarsklerose oder
- Überdosierung von Herzmedikamenten.

Absolute Arrhythmie

Definition Als absolute Arrhythmie bezeichnet man eine vollständige Unregelmäßigkeit des Pulses.

Meist beruht die absolute Arrhythmie auf einem Vorhofflimmern und kommt vor allem bei Klappenfehlern mit Überdehnung des linken Vorhofs, degenerativen Herzerkrankungen und Schilddrüsenüberfunktion vor.

Adams-Stokes-Anfälle
Adams-Stokes-Anfälle werden durch Herzrhythmusstörungen ausgelöst (Asystolie, extreme Bradykardie oder Tachykardie). Sie führen zur Minderdurchblutung des Gehirns.

Symptome. Die Symptome sind entsprechend gekennzeichnet durch Schwindel, Gleichgewichtsstörungen sowie plötzliche Ohnmachtsanfälle (Synkopen). Die Minderdurchblutung des Gehirns führt
- in etwa 5 Sekunden zu Schwindel,
- in 10–15 Sekunden zu Bewusstlosigkeit,
- in 20–40 Sekunden zu Krämpfen,
- in etwa 1 Minute zum Atemstillstand und
- nach maximal 5 Minuten zu nicht rückgängig zu machenden Hirnschäden.

Während des Anfalls sind die Pupillen weit, es besteht Pulslosigkeit, extrem niedriger Blutdruck und Blässe.

Pulsqualität

Zur Bestimmung der Pulsqualität wird die Spannung bzw. Härte sowie die Füllung bzw. Größe beurteilt. Um die Pulsqualität beurteilen und beschreiben zu können, verlangt es einige Erfahrung. Ein gesunder Mensch hat einen weichen, gut gefüllten, schwer unterdrückbaren Puls.

Spannung bzw. Härte. Der Puls fühlt sich hart oder weich an. Bei Bluthochdruck ist der Puls meist hart, bei niedrigem Blutdruck, z. B. bei Schock, meist weich.

Füllung bzw. Größe. Die Füllung ist abhängig von der Blutmenge im Gefäß, Kontraktionskraft des Herzens und Elastizität der Gefäße.

Merke Die Größe des Pulses wird beschrieben als
- kleiner Puls, wenn er schlecht gefüllt ist (z. B. bei Blutverlust),
- großer Puls, wenn er gut gefüllt ist (z. B. bei Bluthochdruck) und
- fadenförmiger Puls, wenn er klein, schnell und schlecht messbar ist.

Notfall Asystolie

Definition ▶

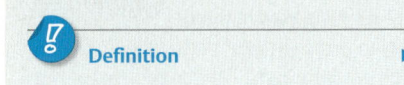

Maßnahmen s. Herz-Lungen-Wiederbelebung auf S. 580

14.4 Blutdruck

14.4.1 Pflegerelevante Grundlagen kennen

Definition ▶

Der italienische Kinderarzt Scipione Riva-Rocci erfand die nach ihm benannte Methode zum Blutdruckmessen. RR ist deshalb die Abkürzung für Blutdruck.

Blutdruckwerte

Der Blutdruck besteht aus einem oberen und einem unteren Messwert:
- **systolischer** Wert
- **diastolischer** Wert

Normwerte

Normwert für den Blutdruck eines Erwachsenen ist 120/80 mmHg.

Ein Blutdruckwert kann erst richtig bewertet werden, wenn die Situation des Patienten zur Messung mit berücksichtigt wird.
Es können physiologische Blutdruckschwankungen auftreten z. B. bei körperlicher Aktivität.

Notfall Asystolie

Definition Als Asystolie wird Pulslosigkeit bezeichnet. Infolge von Vagusreflexen, Reizbildungs- oder Reizleitungsstörungen oder Herzmuskelschäden zieht sich der Herzmuskel nicht zusammen (die Herzkontraktion [Systole] bleibt aus) und es ist kein Puls tastbar.

Asystolie ist ein Symptom des Endzustands schwerer Erkrankungen oder Verletzungen. Die zu ergreifenden Notfallmaßnahmen bei Asystolie finden Sie auf S. 580 unter Herz-Lungen-Wiederbelebung.

14.4 Blutdruck

14.4.1 Pflegerelevante Grundlagen kennen

Definition Blutdruck ist der Druck, den das strömende Blut auf die Gefäßwand ausübt. Im klinischen Sprachgebrauch ist der Blutdruck der in den großen Arterien herrschende Druck.

Seitdem 1895 der italienische Kinderarzt Scipione Riva-Rocci eine Methode zum Messen des Blutdrucks erfand, ist RR die Abkürzung für Blutdruck.
Der Blutdruck erlaubt Rückschlüsse auf die Funktion von Organen (z. B. Niere, Schilddrüse) und auf verschiedene Erkrankungen. Inzwischen besitzen viele Patienten ein Blutdruckmessgerät und kontrollieren ihren Blutdruck selbst.

Blutdruckwerte

Der Blutdruck, z. B. 120/80 mmHg, besteht aus zwei Werten, dem oberen (systolischen) und dem unteren (diastolischen). Der systolische entsteht während der Auswurfphase des Herzens (Systole), der diastolische während der Füllungsphase des Herzens (Diastole).

Blutdruckamplitude. Die Blutdruckamplitude ist der Unterschied zwischen dem systolischen und dem diastolischen Wert.

Normwerte
Für den Blutdruck gelten folgende Normwerte:
- systolischer Blutdruck in zentralen Gefäßen: 120 mmHg
- diastolischer Blutdruck: 80 mmHg
- Blutdruckamplitude: etwa 40 mmHg

Ein einzelner Messwert ist nur eine Momentaufnahme. Ein Blutdruckwert kann nur unter Kenntnis seiner Umgebungsvariablen wie Lage, körperliche Aktivität und Tageszeit eingeordnet und bewertet werden.

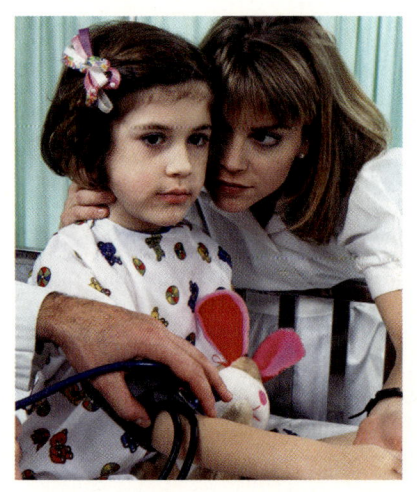

Physiologische Blutdruckschwankungen sind abhängig von
- Gefühlsveränderungen (z. B. Angst und Schmerz),
- körperlicher Aktivität (Muskelarbeit steigert den Blutdruck),
- Atmung (während der Einatmung sinkt der Blutdruck leicht),
- Nahrungsaufnahme (nach dem Essen steigt der systolische Druck mäßig an, der diastolische fällt häufig leicht ab),
- Tagesrhythmus (am höchsten gegen 15 Uhr, am niedrigsten gegen 3 Uhr)
- Alter (**Tab. 14.3**).

Abb. 14.17 ▶ Der Normalwert des Blutdrucks ist altersabhängig.

Tab. 14.3 ▶ Altersabhängige normale Blutdruckwerte.

Altersgruppe	RR in mmHg
Säugling	80/60
Kleinkind	95/60
Schulkind	100/60
Jugendlicher	110/70
Erwachsene	120/80
ältere Menschen >60 Jahre	150/90

14.4.2 Messen des Blutdrucks

Beim Messen wird der Blutdruck in einer großen Arm- oder Beinarterie (A. brachialis, A. femoralis) bestimmt. Alle indirekten Messverfahren beruhen auf dem Manschettenprinzip. Dabei wird der Blutstrom durch den Druck in einer aufblasbaren, eine Extremität umschließenden Manschette ganz oder teilweise unterbrochen.
Bei der ersten Messung, insbesondere in der Ersten Hilfe, ist immer an beiden Armen zu messen. Denn es kann erhebliche Blutdruckunterschiede geben, z. B. bei Verschlüssen von Armarterien. Weitere Messungen erfolgen immer an dem Arm mit dem höheren Blutdruckwert und unter den gleichen Bedingungen (Sitzen, Liegen, Stehen).

Gerätetypen
Seit Jahren wird die Blutdruckmessung standardmäßig mit dem Sphygmomanometer (von Riva-Rocci eingeführtes Quecksilbermanometer) am Oberarm durchgeführt (**Abb. 14.18**).

Abb. 14.18 ▶ Blutdruckmessung.

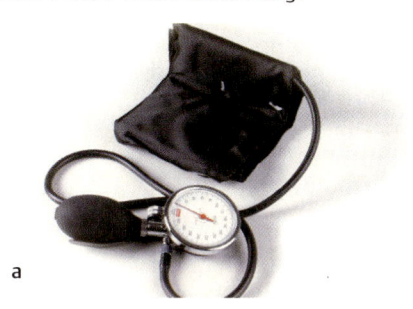

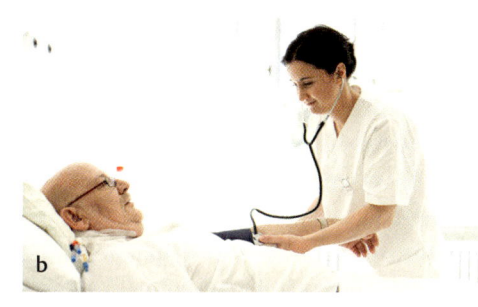

a Stethoskop und Blutdruckmessgerät mit Manschette.
b Blutdruck wird meist am Oberarm gemessen.

Praktisches Vorgehen
Die Vorbereitung beinhaltet die Lagerung des Arms sowie die Auswahl und das Anlegen der Manschette.

Lagerung. Unabhängig, in welcher Position (im Sitzen oder Liegen) gemessen wird, soll sich die Ellenbeuge und der ganz leicht im Ellenbogengelenk gebeugte Unterarm auf Herzhöhe befinden. Bei Verdacht auf orthostatischen Blutdruckabfall, bei älteren Patienten (wegen der Häufigkeit von Ohnmachten und Stürzen) und bei Bluthochdruck muss der Blutdruck stets auch im Stehen gemessen werden.

▎**Merke** Bei Patienten mit arteriellen und venösen Zugängen, Lymphödemen (z. B. nach Brustamputation) sowie Shuntzugang (Fistel) für die Dialyse darf an dem betroffenen Arm kein Blutdruck gemessen werden.

Manschettenwahl. Es wird eine nicht dehnbare Manschette verwendet. Sie enthält eine Gummiblase, die mit einem Manometer verbunden ist und über ein Ventil aufgepumpt und entleert werden kann.
Die ideale Manschettenbreite beträgt ⁶/₅ des Durchmessers der Extremität (**Abb. 14.19**).

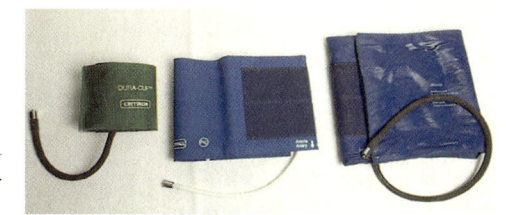

Abb. 14.19 ▶ Blutdruckmanschetten in verschiedenen Größen.

Empfohlene Manschettenmaße für die manuelle Blutdruckmessung:
- Kleinkind: Manschettengröße 5 × 8 cm
- Schulkind (Oberarmumfang 15 – 20 cm): Manschettengröße 8 × 13 cm
- Erwachsener (Oberarmumfang unter 33 cm): Manschettengröße 12 – 13 × 24 cm
- Erwachsener (Oberarmumfang 33 – 41 cm): Manschettengröße 15 × 30 cm

Anlegen und Aufpumpen der Manschette. Dazu gehört Folgendes:
- Manschette völlig von Luft entleeren.
- Oberarm freilegen, ggf. aus dem Ärmel schlüpfen lassen.
- Manschette fest und faltenfrei anlegen (**Abb. 14.20**), ohne venöse Stauung oder Abschnürung.
- Manschette soll etwa 2–3 cm oberhalb der Ellenbeuge enden.
- Ventil am Manometer schließen, damit keine Luft entweicht.

KURZFASSUNG

14.4.2 Messen des Blutdrucks
Beim **Blutdruckmessen** wird der Blutdruck in einer großen Arterie bestimmt.

Bei der ersten Messung, z. B. bei Neuaufnahme, sollte immer an beiden Armen gemessen werden.
Die Messungen sollten immer unter den gleichen Bedingungen (Sitzen, Liegen, Stehen) erfolgen.

Gerätetypen
Die Blutdruckmessung wird standardmäßig am Oberarm durchgeführt.

Praktisches Vorgehen
Ellenbeuge und Unterarm sollen sich zur Messung auf Herzhöhe befinden.

▎**Merke** ◀

Die Blutdruckmanschette muss dem **Armumfang** des Patienten **angemessen** sein.

Abb. 14.20 ▶
Die Manschette wird fest und faltenfrei um den freigelegten Oberarm der Patientin gelegt.

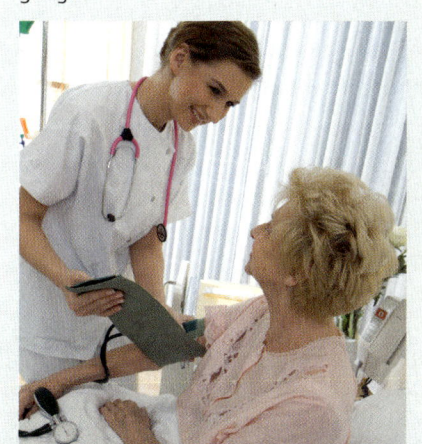

- Manschette zügig bis auf 70 mmHg aufpumpen.
- Manschette unter Tasten des Handgelenkspulses weiter aufpumpen auf einen Wert, der circa 30 mmHg oberhalb des Druckes liegt, bei dem der Radialispuls verschwindet (Kompression der A. brachialis mit Unterbrechung der Blutströmung).

Blutdruckmessung nach Riva-Rocci. Bei der auskultatorischen Messung werden die Geräusche in der Ellenbeuge abgehört (**Abb. 14.21**):
- Schallaufnehmer des Stethoskops in die Ellenbeuge auf die A. brachialis legen.
- Manschettendruck durch vorsichtiges Öffnen des Ventils langsam verringern (2–3 mmHg pro Sekunde bzw. pro Herzschlag), gleichzeitig Schlagader in der Ellenbeuge abhören.
- Druckwert beim ersten hörbaren pochenden Geräusch (Korotkoff-Geräusch) am Manometer ablesen (Wert entspricht dem systolischen Blutdruck).
- Manschette langsam weiter entleeren.
- Druckwert beim letzten Klopfton ablesen (Wert entspricht dem diastolischen Blutdruck).
- Restluft aus Manschette ablassen und Manschette lösen.

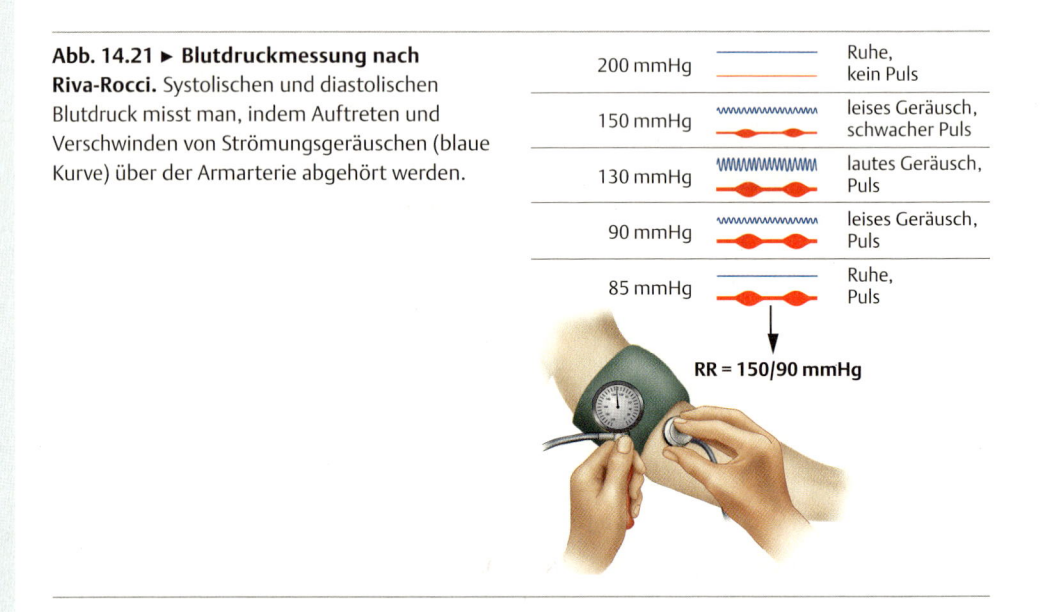

Beim Messen Manschettendruck langsam verringern.
Druckwert beim ersten hörbaren pochenden Geräusch ablesen: systolischer Wert.
Druckwert beim letzten Klopfton ablesen: diastolischer Wert.

Abb. 14.21 ▸ Blutdruckmessung nach Riva-Rocci. Systolischen und diastolischen Blutdruck misst man, indem Auftreten und Verschwinden von Strömungsgeräuschen (blaue Kurve) über der Armarterie abgehört werden.

200 mmHg	Ruhe, kein Puls
150 mmHg	leises Geräusch, schwacher Puls
130 mmHg	lautes Geräusch, Puls
90 mmHg	leises Geräusch, Puls
85 mmHg	Ruhe, Puls

RR = 150/90 mmHg

Fehlerquellen. Die häufigsten Fehlerquellen beim Blutdruckmessen, die zu falschen Messergebnissen führen, zeigt **Tab. 14.4**.

Die häufigsten Fehlerquellen beim Blutdruckmessen zeigt Tab. 14.4.

Tab. 14.4 ▸ Probleme und Fehlerquellen beim Blutdruckmessen und ihre Auswirkungen.

Problem	Fehlerquelle	Auswirkung
Unruhe, Lärm	- weniger als 3–5 Minuten Ruhe vor der Messung - Messung erfolgt in unruhiger Umgebung	- vorausgegangene seelische oder körperliche Belastungen führen zu falsch hohen Werten - Lärm erschwert das Hören leiser Arterientöne
Erstmessung	- es wird nur an einem Arm gemessen	- Blutdruckunterschiede werden nicht erfasst (bedingt durch Stenosen der A. subclavia, Aortenisthmusstenose)
Korotkoff-Geräusch	- diastolischer Wert wird bereits abgelesen, sobald die Herzgeräusche leiser und „dunkler" werden, aber noch nicht verschwunden sind	- falsch hoher diastolischer Wert
auskultatorische Lücke	- Geräusche verschwinden vorübergehend im Bereich der Blutdruckamplitude über einen Bereich bis zu 40 mmHg (bei arterieller Hypertonie zu beobachten, Phänomen kann provoziert werden durch langsames Aufpumpen der Manschette) - Bestimmung eines zu tiefen systolischen Druckes wird durch palpatorische Kontrolle der A. radialis verhindert	- falsch hoher diastolischer Wert
Umfang des Oberarmes	- zu schmale Manschette	- falsch hohe Blutdruckwerte

Tab. 14.4 ▶ Fortsetzung

Problem	Fehlerquelle	Auswirkung
Kleidung	▪ Ärmel schnüren oberhalb der Manschette ein (funktionelle Stenose)	▪ venöse Stauung in der Extremität kann zu falsch niedrigen Werten führen
Körperlage	▪ Patient steht bei der Messung	▪ falsch niedrige Werte
Manschettenposition	▪ Manschette wird unterhalb der Herzhöhe positioniert	▪ falsch hohe Werte (insbesondere bei Unterarmmessgeräten)
Manschettendruck (Ablassgeschwindigkeit)	▪ zu schnelles Ablassen im Bereich des systolischen und diastolischen Blutdrucks	▪ systolisch zu niedrige und diastolisch zu hohe Werte
Gefäßkompression	▪ Stethoskop wird zu fest angedrückt (Kompression des Gefäßes)	▪ Geräusche sind auch unterhalb des diastolischen Drucks hörbar
Auf- oder Abrunden	▪ Druckwerte werden gerundet abgelesen	▪ falsche Messergebnisse
Messwiederholung durch Unsicherheit	▪ zwischen wiederholten Messungen liegen weniger als 2 Minuten mit unvollständig druckentlasteter Manschette	▪ falsche Messergebnisse

Nachbereitung Manschette und Stethoskop. Es ist sinnvoll, das Stethoskop an Ohrolive und Schallkopf durch Abreiben vor und nach der Anwendung zu desinfizieren. Armmanschetten werden nach dem Benutzen nicht abgesprüht (Arbeitsschutz!), sondern abgewischt oder die Textilmanschette in Desinfektionslösung eingelegt, anschließend gespült und getrocknet oder bei Verschmutzung bei 60 °C gewaschen und getrocknet.
Die Aufbereitung ist bei Verunreinigung mit Blut, Erbrochenem, Schweiß oder vor Wiederbenutzen im Stationsbereich nach Verwendung bei einem Patienten mit Infektionserkrankung (Isolierung) angebracht.

Dokumentation. Blutdruckwerte werden meistens als Zahl, z. B. 128/86 mmHg, mit der Uhrzeit der Messung dokumentiert.

Messung mit vollautomatischen Messgeräten
Es stehen Oberarm- oder Handgelenkgeräte (**Abb. 14.22**) sowie vollautomatische Blutdruckgeräte mit einstellbaren Zeitintervallen, z. B. tagsüber alle 20 Minuten, nachts alle 30 Minuten, und mit Alarmgrenzen zur Verfügung. Die Werte der automatischen Blutdruckmessgeräte werden digital angezeigt.
Bei diesen Geräten ist darauf zu achten, dass die Manschette beim Anlegen am Oberarm möglichst auf die A. brachialis zentriert wird.

Abb. 14.22 ▶ Automatische Messung am Handgelenk. Vor der Anwendung muss durch auskultatorische Vergleichsmessungen bestätigt werden, dass das Gerät verlässlich ist und der Patient es korrekt anwendet.

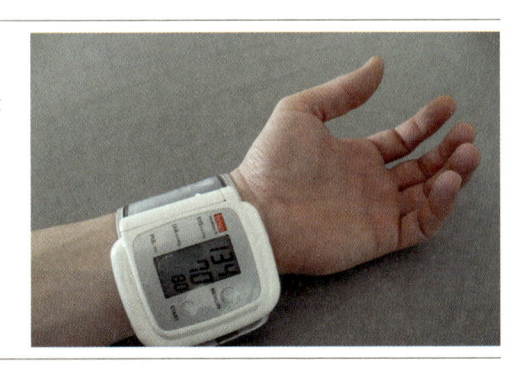

Veränderungen des Blutdrucks wahrnehmen
Hypertonie

Definition Als Hypertonie werden chronisch erhöhte arterielle Blutdruckwerte bezeichnet. Gemäß WHO-Definition besteht eine arterielle Hypertonie ab 140/90 mmHg.

Im höheren Lebensalter verändert sich die Kreislauffunktion. Diese Veränderung wird im Wesentlichen durch die Strukturveränderungen in Gefäßwänden und Herzmuskulatur verursacht. Eine große Amplitude, also eine große Differenz zwischen systolischem und diastolischem Blutdruckwert, gibt Hinweise auf ein starres, durch arteriosklerotische Ablagerungen (Arterienverkalkung) versteiftes Gefäßsystem.

Klassifikation. Beim Bluthochdruck werden verschiedene Stadien unterteilt. Die Einstufung erfolgt anhand der Blutdruckwerte z. B.:

KURZFASSUNG

Ohrolive und Schallkopf des Stethoskops sowie die Armmanschette werden vor und nach der Anwendung durch Abreiben desinfiziert.

Die **Blutdruckwerte** werden mit der Uhrzeit der Messung **dokumentiert**.

Messung mit vollautomatischen Messgeräten

Die Messung des Blutdrucks kann automatisch erfolgen, dazu stehen Oberarm- oder Handgelenkgeräte sowie vollautomatische Blutdruckgeräte zur Verfügung.

Veränderungen des Blutdrucks wahrnehmen
Hypertonie

Definition ◀

Bluthochdruck ist messbar und wird in verschiedene Stadien unterteilt.

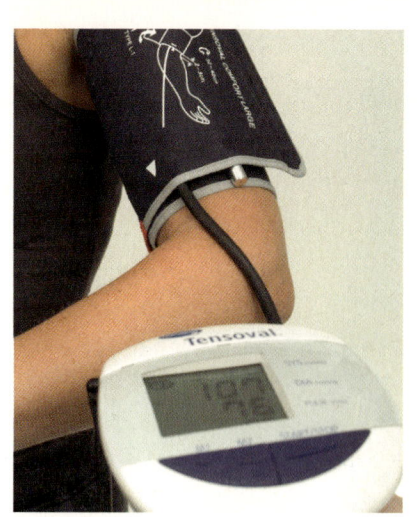

- Normotonie (unter 140/90 mmHg)
- Grenzwerthypertonie (systolisch um 141–160 mmHg, diastolisch um 91–95 mmHg)
- eindeutige arterielle Hypertonie (systolisch über 160 mmHg und/oder diastolisch über 95 mmHg)

Dabei spielt es keine Rolle, ob beide Werte oder nur einer erhöht ist.

Symptome. Zunächst treten eher unspezifische Symptome wie Schwindel, Kopfschmerzen oder Sehstörungen auf. Später kommt es zu weiteren Symptomen, die die Folge von Organschäden sind, z. B. der Niere, des Herzens und des Gehirns.

Abb. 14.23 ▶ Mit den automatischen Blutdruckmessgeräten können sich Patienten selbstständig den Blutdruck messen.

Symptome wie Schwindel oder Kopfschmerzen können ebenfalls auf Bluthochdruck hinweisen.

Hypotonie

Hypotonie

Definition Blutdruckwerte unter 100/60 mmHg, die immer oder in sich wiederholenden Abständen auftreten, werden als Hypotonie bezeichnet. Als akute Hypotonie wird der Schock bezeichnet.

Spezifisches Zeichen einer Hypotonie ist ein niedriger Blutdruck im Liegen und/oder Stehen. Dabei genügt niemals nur eine Messung.
Unspezifische Zeichen sind Müdigkeit, Abgeschlagenheit, Leistungsschwäche, Schwarzwerden vor den Augen, Schwindel, Leeregefühl im Kopf, Kältegefühl in den Gliedmaßen, Ohrensausen, herzbezogene Missempfindungen, Schlafstörungen, Reizbarkeit.
Eine Hypotonie muss nur bei auftretenden Symptomen behandelt werden.

Ein niedriger Blutdruck ist messbar und äußert sich oft auch durch unspezifische Zeichen (z. B. Müdigkeit, Abgeschlagenheit).

Merke Treten die Symptome nur beim Lagewechsel zum Stehen auf, spricht man von orthostatischer Dysregulation.

Orthostatische Dysregulation – Kreislaufkollaps

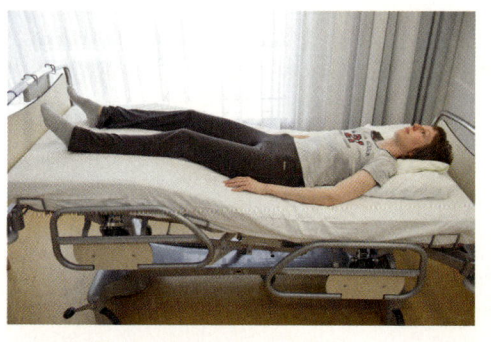

Beim Kreislaufkollaps kommt es zu einem kurzfristigen Bewusstseinsverlust. Begünstigende Faktoren:
- Krampfadern, Venenverengungen, venöse Insuffizienz
- Inaktivität, Bettruhe, längeres Anstehen
- Blutmangel (Anämie)
- medikamentöse Therapie
- extreme Hitze und Schwüle
- Stresssituationen

Beim „harmlosen" Kreislaufkollaps werden durch Vagusreizung die Blutgefäße weit gestellt und die Herzfrequenz verlangsamt. Das führt zur Minderdurchblutung des Gehirns und zu einem kurzfristigen Bewusstseinsverlust.

Abb. 14.24 ▶ Bei einem Kreislaufkollaps aufgrund orthostatischer Dysregulation wird der Patient hingelegt und die Beine angehoben.

Folgende Faktoren begünstigen einen Kreislaufkollaps:
- Krampfadern, Venenverengungen und venöse Insuffizienz
- Abnahme der Muskelpumpe (Inaktivität, Bettruhe, längeres Anstehen)
- Blutmangel (Anämie)
- medikamentöse Therapie
- höhere Umgebungstemperatur (extreme Hitze) und Schwüle
- Stresssituationen, z. B. Blutabnahme

Maßnahmen bei Kreislaufkollaps:
- Flach lagern bzw. Beine hochlagern
- Frischluft zuführen
- ggf. zur Wärmeerhaltung zudecken
- nach Sekundärverletzungen suchen
- Vitalzeichen überwachen
- Notruf absetzen
- Arzt informieren
- Vorfall und Maßnahmen dokumentieren

Maßnahmen bei Kreislaufkollaps. Folgende Maßnahmen sollten während der Ohnmacht durchgeführt werden:
- Flachlagerung (eventuell Schocklagerung, das heißt Beine hochlagern)
- Frischluftzufuhr (eventuell Sauerstoffgabe nach Arztanordnung)
- Wärmeerhaltung durch Zudecken
- Suchen nach Sekundärverletzungen
- Überwachen der Vitalzeichen (Puls, Atmung, Blutdruck und Bewusstsein)
- Notruf, wenn Patient sein Bewusstsein nicht kurzfristig durch die horizontale Lage wiedererlangt
- Information des Arztes
- Dokumentation im Pflegebericht

Praxistipp Wie kann ich einem Kreislaufkollaps vorbeugen?

Um einen Kreislaufkollaps bei der Mobilisation eines Patienten, der z. B. nach einer Operation lange bettlägerig war, zu verhindern, bietet sich Folgendes an:

- Verringern Sie vor der Mobilisation den psychischen Stress und die Erwartungsangst des Patienten (z. B. vor Schmerzen).
- Messen Sie vor der Mobilisation den Blutdruck.
- Lassen Sie den Patienten vor dem Aufstehen Bewegungsübungen im Bett ausführen, um die Wadenpumpe zu aktivieren.
- Führen Sie die Mobilisation in Stufen durch (1. Beine aus dem Bett hängen, 2. Sitzen an der Bettkante, 3. Arme und Beine bewegen)
- Die Funktion der Muskelpumpe kann der Patient durch Laufen unterstützen (fördert den venösen Rückstrom). Wenn möglich, sollte er nicht nur vor dem Bett stehen, sondern vorsichtig umhergehen. Der „Storchengang", also die Beine richtig nach oben ziehen, kann auch bei Kreislaufproblemen helfen.
- Nutzen Sie den Einfluss der Atmung. Wenn der Patient tief einatmet, wird der venöse Rückfluss gefördert.
- Achten Sie darauf, dass der Patient den Blick nicht nach unten richtet, sondern gerade nach vorne blickt.

Merke Auf gar keinen Fall sollten Sie den Patienten überstürzt in den Sessel oder das Bett bringen, da ein Transport die Gefahr weiterer Schäden und Verletzungen in sich birgt.

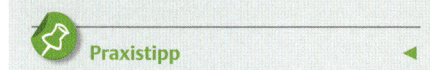

15 ▶ SICH SICHER FÜHLEN UND VERHALTEN

15.1	**Pflegerelevante Grundlagen kennen**	**279**
15.1.1	Wer ist (sich) nicht gerne sicher…	279
15.1.2	Bedeutung von Sicherheit allgemein	279
15.1.3	Patientensicherheit	279
15.1.4	Mit Fehlern richtig umgehen	282
15.2	**Beobachten und Wahrnehmen**	**282**
15.2.1	Risiko: Nosokomiale Infektionen	282
15.2.2	Risiko: Ortsfixierung und Bettlägerigkeit	283
15.3	**Bei Pflegemaßnahmen mitwirken**	**284**
15.3.1	Infektionen vorbeugen	284
15.3.2	Ortsfixierung vorbeugen	288

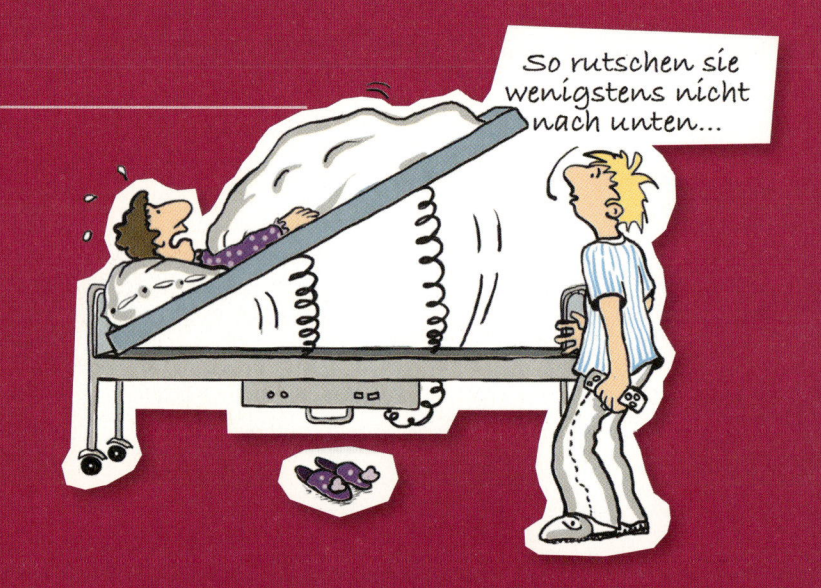

So rutschen sie wenigstens nicht nach unten…

15 Sich sicher fühlen und verhalten

15.1 Pflegerelevante Grundlagen kennen

15.1.1 Wer ist (sich) nicht gerne sicher…

Jeder Mensch möchte in seinem Leben Sicherheit erfahren. Er möchte **Halt** und **Orientierung** im Leben, sich getragen fühlen, festen Boden unter den Füßen spüren. Was Sicherheit für den einzelnen Menschen bedeutet, ist individuell verschieden. Es hängt von der Persönlichkeit ab, wann ein Mensch Sicherheit empfindet. Absolute Sicherheit wird es aber nie geben, dazu birgt das Leben selbst zu viele Risiken.

Sowohl in gesunden Phasen als auch in Zeiten, in denen eine Erkrankung oder Pflegebedürftigkeit im Vordergrund steht, vertraut sich der Mensch dem Gesundheitswesen an und erwartet eine **angemessene** und **sichere Versorgung**. Er wünscht sich eine bestmögliche Behandlung ohne Störungen.

Dieser Erwartung und dem Anspruch auf eine optimale Behandlung und Sicherheit in der Versorgung stehen viele Hindernisse gegenüber. Sobald Menschen arbeiten, sind Fehler nicht immer zu vermeiden, besonders wenn man die komplexen und schnellen Abläufe in der modernen Medizin und Pflege berücksichtigt. Eine Untersuchung der Weltgesundheitsorganisation (WHO) ergab, dass weltweit **jeder zehnte Patient durch Fehler im Gesundheitswesen betroffen** ist. Die steigende Anzahl der Anzeigen wegen Schädigung durch Behandlungsfehler (früher „Kunstfehler") führte dazu, dass sich nicht nur die stationären und ambulanten Pflegeeinrichtungen, sondern auch die Versicherungsgesellschaften vermehrt mit dem Thema **Patientensicherheit** beschäftigen.

Als Pflegehelfer können Sie wesentlich dazu beitragen, dem Patienten Sicherheit zu vermitteln. Nicht zu wissen, was mit einem geschieht, macht unsicher. Gehen Sie auf die Ängste der Patienten ein und geben Sie ihnen in jeder Pflegesituation alle nötigen Informationen.

15.1.2 Bedeutung von Sicherheit allgemein

Sicherheit umfasst **Sichersein**, **Gewissheit**, **Sorglosigkeit**, **Schutz**, **Stabilität** und **Angstfreiheit**, aber auch psychologische Sicherheitsbedürfnisse wie
- **Zugehörigkeit und Liebe**: Beziehung, Kommunikation, Glauben, Vertrauen, Geborgenheit, Liebe geben und Liebe empfangen, Teilhaben,
- **Achtung**: Wertschätzung, Selbstsicherheit, Selbstachtung, Unabhängigkeit und Freiheit, Würde, Kompetenz (Leistung, Wissen, Können), Status, Anerkennung, Prestige,
- **Selbstverwirklichung**: Selbstfindung und Sinnfindung.

Soziales Netz. In familiären und partnerschaftlichen Beziehungen finden wir Geborgenheit, Anerkennung und häufig auch Unterstützung in Krisensituationen. Eine intakte Familie und zuverlässige Freunde tragen wesentlich zur Sicherheit bei (**Abb. 15.1**).

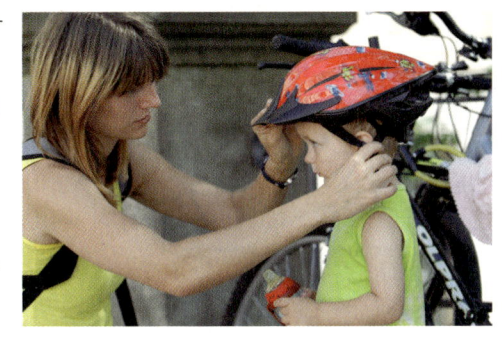

Abb. 15.1 ▶ Die Eltern sind für die Sicherheit ihrer Kinder verantwortlich.

Rolle des Staates. Eine grundlegende Bedeutung für die Sicherheit hat der Staat. Er schafft die Rahmenbedingungen für Leben, Lernen und Arbeit und schützt die Rechte seiner Bürger in den verschiedenen Phasen des Lebens. Die rechtlichen Grundlagen finden Sie auf S. 65.

> **Merke** Die meisten Menschen setzen einen großen Teil ihrer Finanzen ein, um sich vor bestimmten Risiken des Lebens zu schützen, z. B. durch Haftpflicht- und Lebensversicherung, Hausrat- und Feuerversicherung.

15.1.3 Patientensicherheit

In Deutschland rückt das Thema Patientensicherheit immer mehr in den Mittelpunkt der Versorgungsqualität im Gesundheitswesen, insbesondere im Krankenhaus. Dabei geht man davon aus, dass 0,1 % aller Krankenhauspatienten an einem vermeidbaren unerwünschten Ereignis versterben (APS: Aktionsbündnis Patientensicherheit 2007).

> **Definition** Ein vermeidbares unerwünschtes Ereignis ist ein **unerwünschtes Ereignis**, das auf einen **Fehler zurückgeht** (APS 2007).

Eine Sterblichkeit von 0,1 % entspricht bei 17 Millionen Krankenhauspatienten etwa **17 000** auf vermeidbare unerwünschte Ereignisse zurückgehende **Todesfälle** in Deutschland (Sachverständigenrat zur Begutachtung der Entwicklung im Gesundheitswesen 2007). Die Zahl ist mehr als 3-mal höher als die aktuelle Zahl der Verkehrstoten. Sie zeigt, wie wichtig es ist, an Vorbeugeprogrammen zu arbeiten.

9 Regeln des DBfK. Vom Deutschen Berufsverband für Pflegeberufe (DBfK) wurden neun Schwerpunkte benannt und mit klarer Handlungsanweisung dargestellt. Geht man nach diesen neun Regeln vor, kann das Risiko von Fehlern in der Gesundheitsversorgung reduziert und die Patientensicherheit verbessert werden. Klare Handlungsanweisungen wurden formuliert für
1. ähnlich aussehende bzw. ähnlich klingende Medikamentenbezeichnungen,
2. Patientenidentifikation,
3. Kommunikation an den Schnittstellen,
4. Seitenverwechslungen,
5. Konzentration von Injektions- und Infusionslösungen,
6. sichere Folgemedikation bei Patientenüberleitung,
7. Katheter- bzw. Sonden-Diskonnektion,
8. Mehrfachverwendung von Einmalmaterial und
9. Händehygiene zur Vermeidung von nosokomialen Infektionen.

Wie entstehen Fehler/kritische Ereignisse?

Merke Fehler werden in allen Berufsgruppen und auf allen Hierarchieebenen gemacht.

Im Rahmen von Patientensicherheit spricht man kaum noch von Fehlern, sondern von kritischen Ereignissen. Kritische Ereignisse entstehen nicht nur aufgrund von „**menschlichem Versagen**", sondern auch durch **systembedingte Probleme**.
Betrachtet man kritische Ereignisse genauer, lassen sich immer Begleitfaktoren erkennen, die den Verlauf beeinflusst haben. Werden systembedingte Probleme erkannt und beseitigt, verringert sich das Risiko des Auftretens von kritischen Ereignissen. Aber auch der Mensch – und somit das „menschliche Versagen" – muss immer als ein Teil bei der Entstehung von kritischen Ereignissen betrachtet werden. Denn ein Mitarbeiter befindet sich in seiner Arbeitsumgebung ständig in Wechselbeziehung mit Patienten, Team, Management, Technik und Arbeitsprozessen.

Menschliches Versagen

Im Zusammenhang mit großen Unfällen wird häufig von „menschlichem Versagen" gesprochen. Und auch in Gesundheitseinrichtungen findet sich schnell ein Mitarbeiter, der für ein unerwünschtes Ereignis verantwortlich gemacht werden kann.
Reason (2000) unterscheidet in seiner Fehlertheorie „aktives" von „latentem" Versagen:
- **Aktives Versagen** erfolgt durch Menschen, die eine unsichere Handlung in der direkten Mensch-Mensch-Schnittstelle durchführen und damit eine unmittelbare Auswirkung erzeugen (z. B. Mediziner/Patient, Pflegende/Patient).
- **Latentes Versagen** entsteht durch Entscheidungen, die auf höherer Ebene einer Organisation stattfinden (z. B. Management).

Des Weiteren werden drei Kategorien von Fehlern unterschieden:
- **Fähigkeitsbasierte Patzer/Schnitzer**: Sie entstehen durch Unaufmerksamkeit, wenn man z. B. während Routinearbeiten abgelenkt oder unterbrochen wird.
- **Regelbasierte Fehler**: „Echte" Fehler sind auf vorgeschaltete Denkprozesse zurückzuführen. Der Fehler entsteht durch die falsche Anwendung einer Regel oder weil für eine unbekannte Situation die falsche Regel angewendet wurde.
- **Wissensbasierte Fehler**: Die Art von Fehlern kommt in Situationen vor, die neuartig sind und für die noch keine fertigen Lösungsstrategien vorliegen.

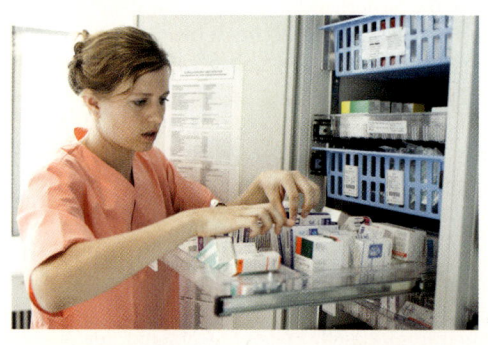

Abb. 15.2 ▶ Bei Unaufmerksamkeit kann schnell das Medikament verwechselt werden.

Verstöße. Von diesen Fehlern unterscheiden sich noch die bewusst beabsichtigen Handlungen (Verstöße). Ein Verstoß ist ein Zuwiderhandeln gegen vorgeschriebene Sicherheitsregeln (wenn z. B. Desinfektionsregeln bewusst nicht eingehalten werden). Verstöße können gewohnheitsmäßig oder nur in bestimmten Situationen auftreten. Sie beruhen auf der menschlichen Neigung, mit geringstem Aufwand zum Ziel zu kommen. Wird man nicht auf Verstöße aufmerksam

---

Marginalien:

Der DBfK benennt neun Schwerpunkte, mit denen Fehler im Gesundheitswesen reduziert werden können und gibt klare Handlungsanweisungen.

Wie entstehen Fehler/kritische Ereignisse?

Merke ▶
Fehler bzw. kritische Ereignisse entstehen aufgrund von „menschlichem Versagen" und durch systembedingte Probleme.

Menschliches Versagen
Zu menschlichem Versagen kommt es aufgrund von Fehlern bzw. Verstößen.

Fehler können in drei Kategorien eingeteilt werden:
- Fehler durch Unaufmerksamkeit
- Fehler durch falsche Handlungsweisen
- Fehler durch neue Situationen

Verstöße können auch zu Fehlern führen. Verstöße sind bewusst beabsichtige Handlungen.

gemacht, oder/und erfährt der Verantwortliche keine Bestrafung, häufen sich die Pflichtverletzungen und werden zur Gewohnheit.

Systembedingte Probleme

Systembedingte Probleme sind z. B.:
- **Patientendokumentation**: Diese ist in der Praxis teils unübersichtlich und schlecht leserlich.
- **Mündliche Anordnungen**: Falsch übermittelte Informationen, die mündlich an Kollegen weitergegeben werden, führen zu fatalen Folgen. Das gilt besonders bei fremdsprachlichen Verständigungen. Besonders hoch ist das Risiko, wenn Anordnungen über mehrere Instanzen (OP, Anästhesie, Chirurgie) erfolgen.
- **Kommunikation unter Kollegen**: Mitarbeiter trauen sich oft nicht, Vorgesetzte auf Risiken hinzuweisen bzw. Entschlüsse zu kritisieren. Auch entstehen Missverständnisse, weil die verschiedenen Hierarchieebenen oder die einzelnen Berufsgruppen (z. B. Medizin, Pflege) eine unterschiedliche Sprache sprechen. Nicht zuletzt führen mangelnde Absprachen zu Fehlern (Toellner-Bauer 2006).
- **Kommunikation mit Patienten und Angehörigen**: Der Patient und seine Angehörigen tragen ebenfalls Informationen bei. Die Informationen sollten mit Sorgfalt erfasst werden und in der Behandlung Berücksichtigung finden. Beispiele:
    - Patienten werden kurz vor Einleitung der Narkose gefragt, welche Seite die zu operierende ist.
    - Patienten werden bei der Aufnahme über bekannte Medikamentenunverträglichkeiten befragt.
    - Angehörige können wichtige Informationen geben, die der Patient in der akuten Situation vielleicht vergisst oder sich eventuell im weiteren Behandlungsverlauf nicht traut zu sagen.
- **Personelle Besetzung**: Im Laufe von 10 Jahren wurden circa 48 000 Vollzeitstellen in der Pflege eingespart (in Krankenhäusern). Das entspricht einem Anteil von 13,5 % (Pflegethermometer 2007, DIP). Im gleichen Zeitraum hat sich der Arbeitsaufwand pro Pflegende stetig erhöht (steigende Fallzahlen, kürzere Verweildauern, Zuwachs an Medizinern [+ 19,5 %]). Die Arbeit verdichtet sich und auch das ist ein Problem, welches zu einer Gefährdung der Patientensicherheit führen kann.

> **Praxistipp** Wie kann ich Missverständnisse in der Kommunikation vermeiden?
>
> Eine sichere verbale Kommunikation ist häufig zwischen dem Sprecher (Sender) und dem Zuhörer (Empfänger) gestört (s. S. 306).
> - Sprechen Sie Personen direkt, laut und deutlich an.
> - Vergewissern Sie sich, dass Ihr Kommunikationspartner die Information richtig verstanden hat.
> - Nutzen Sie besonders in Notfallsituationen eine einheitliche Sprache und kurze Wörter. Die Verwendung der Worte „Notfall" oder „Rea" muss z. B. für alle gleichbedeutend verwendet werden. Vermeiden Sie möglichst gleich klingende Wörter, z. B. „Rea" und „Reha".

Merke Wenn man Patienten und Angehörige in den Behandlungsprozess einbezieht, können kritische Ereignisse vermieden werden.

Wie entstehen systembedingte Probleme?

Ein leicht verständliches Modell zur Entstehung von kritischen Ereignissen (Fehlern) stellt das sogenannte „**Schweizer-Käse-Modell**" von Reason (2000) dar (**Abb. 15.3**).
Der Mensch ist im Gesundheitswesen immer einem Risiko ausgesetzt. Um Schäden bzw. kritische Ereignisse zu vermeiden, werden Sicherheitsmaßnahmen/-barrieren eingebaut. Leider wird es noch weitere Stellen geben, an denen es unvorhersehbare Risiken gibt. Sie werden durch die weißen Löcher in den Sicherheitsbarrieren verdeutlicht.

Abb. 15.3 ▶ „Schweizer-Käse-Modell". Auch Sicherheitsmaßnahmen können Lücken aufweisen.

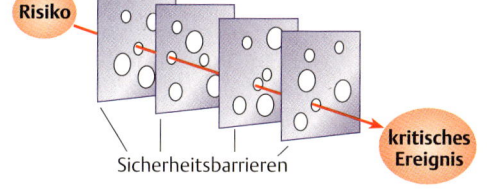

Definition Sicherheitsbarrieren sind Maßnahmen, die durchgeführt werden, um das Schadensrisiko gering zu halten.

KURZFASSUNG

Systembedingte Probleme

Systembedingte Probleme können kritische Ereignisse hervorrufen, z. B.:
- Dokumentation ist schlecht leserlich
- mündliche Anordnung wird falsch verstanden
- Kommunikation ist nicht möglich bzw. schwierig
- Arbeitsbelastung ist zu hoch

Praxistipp ◀

Merke ◀

Wie entstehen systembedingte Probleme?

Das „**Schweizer-Käse-Modell**" von Reason stellt leicht und verständlich dar, wie es trotz Sicherheitsmaßnahmen zu kritischen Ereignissen kommen kann.

Definition ◀

15.1.4 Mit Fehlern richtig umgehen

„Man spricht nicht darüber": Das ist eine lang gepflegte Kultur. Fehler werden nicht offen dargestellt und Fehler werden nicht zugegeben, aus Angst vor Bestrafung. Man spricht nicht über Fehler, nicht über die eigenen und nicht die der Anderen. Doch nicht alle Fehler sind rechtlich relevant, vielmehr können sie eine Quelle sein, Lernprozesse einzuleiten, um die Ereignisse zukünftig zu vermeiden (Holzer u. a. 2005).

Das Wissen darüber, dass es keine Fragen nach Schuld, sondern Fragen nach den Ursachen gibt, erleichtert es den Mitarbeitern, Ereignisse direkt anzusprechen. Personen, die in einer direkten Situation auf Beinahe-Fehler hingewiesen wurden, zeigten sich häufig dankbar. Wird der Hinweis als Störung oder als negative Kritik in Form von Anmaßung empfunden oder gar unterbunden, ist offene Kommunikation schwierig.

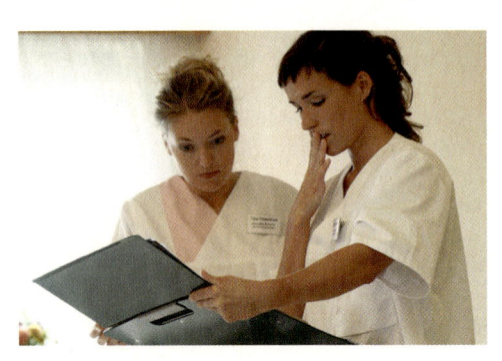

Anonyme Meldungen. Anonymisierte Beschwerde- bzw. Fehlermeldesysteme erleichtern oft die Meldung von unerwünschten Ereignissen, gerade zwischen unterschiedlichen Hierarchieebenen. Dabei muss gewährleistet sein, dass die Information vertraulich behandelt wird.

Abb. 15.4 ▶ Situationen mit Beinahe-Fehlern sollten unter Kollegen direkt angesprochen werden.

Auch sollten anonyme Meldungen zeitnah ausgewertet werden, denn nichts ist demotivierender als keine Rückmeldung oder Veränderung nach einer Meldung.

Qualitätszirkel. Im Rahmen des Qualitätsmanagements werden Qualitätszirkel durchgeführt. Es werden also Mitarbeiter in die Qualitätsoptimierung innerhalb ihres Verantwortungsbereichs eingebunden. Wichtig dabei ist, dass das Management der Einrichtung diese Maßnahme als Teil ihrer Qualitätssicherung versteht und durch entsprechende Strukturen („top down") unterstützt.

Whistleblowing. Whistleblower sind Menschen, die illegales Handeln, Missstände oder Gefahren für Mensch und Umwelt aufdecken. Sie tun dies intern, innerhalb ihres Betriebs, ihrer Dienststelle oder Organisation oder auch extern gegenüber zuständigen Behörden, Dritten oder auch der Presse. Ein Whistleblower hat die Zivilcourage, Missstände aufzuzeigen und handelt vor allem aus Pflichtbewusstsein und/oder aus selbstlosen, ethischen, religiösen oder Gewissensgründen. Sie setzen so nicht selten ihren Arbeitsplatz und ihr soziales Ansehen und ihren Ruf aufs Spiel. Sie werden sehr häufig Opfer von Mobbing-Attacken.

„Aus Fehlern lernen". Das Aktionsbündnis Patientensicherheit hat Mitarbeiter aus Medizin und Pflege gebeten, über Fehler und was sie daraus gelernt haben, zu berichten. In der Broschüre „Aus Fehlern lernen" berichten die Autoren auf sehr persönliche Weise über ihre Erfahrungen (Aktionsbündnis Patientensicherheit e. V. 2008).

Um hohe Qualität und Sicherheit in der Gesundheitsversorgung zu halten, muss längerfristig jeder Einzelne konsequent über vermeidbare Fehler, Schäden oder Beinahe-Schäden berichten, um aus ihnen zu lernen.

15.2 Beobachten und Wahrnehmen

„Patientensicherheit" aus pflegerischer Sicht umfasst weitaus mehr Themen als bisher diskutiert werden – auch der Altenpflegebereich und die häusliche Pflege sind wichtige Anwendungsfelder. Überschriften wie „Klientensicherheit" bzw. „Pflegesicherheit" scheinen hier aber geeigneter.

Nosokomiale Infektionen, **Sturz**, **akute Verwirrtheit**, **Wundliegen** oder **Mangelernährung** sind Komplikationen bzw. kritische Ereignisse, die oft vorkommen.

Um kritische Ereignisse zu vermeiden, müssen zunächst die Risikofaktoren, die zur Entstehung von kritischen Ereignissen beitragen, behoben bzw. vorgebeugt werden. Im Folgenden werden beispielhaft zwei Risikofaktoren vorgestellt: Nosokomiale Infektionen und Ortsfixierung bzw. Bettlägerigkeit.

15.2.1 Risiko: Nosokomiale Infektionen

Definition Mit dem Begriff Krankenhausinfektion oder nosokomiale Infektion werden Infektionen bezeichnet, die ein Patient während eines Krankenhausaufenthalts zusätzlich zu seiner Grunderkrankung erwirbt.

Der Begriff „nosokomiale Infektion" beschränkt sich nicht nur auf Infektionen, die Patienten während eines stationären Aufenthalts erwerben, sondern schließt **auch die ambulante Pati-**

entenversorgung, **Infektionen von Mitarbeitern** und ggf. **Besuchern** mit ein. Patienten werden immer häufiger auch im ambulanten Bereich behandelt. Daher wird der Begriff „nosokomial" zunehmend durch den Begriff „health-care-associated" (= in Zusammenhang mit einer medizinischen Maßnahme) ersetzt.

Zu den häufigsten Infektionen zählen **Harnwegsinfektionen**, untere **Atemwegsinfektionen** (Pneumonien), **postoperative Infektionen** im Operationsgebiet (Wundinfektionen) und die primäre **Blutvergiftung** (Sepsis), die häufig zum Tod führt (Sitzmann 1999).

Ursachen

Die meisten an nosokomialen Infektionen beteiligten **Keime** stammen aus der **körpereigenen Flora**, die der Patient entweder bereits bei der stationären Aufnahme mitbringt oder die er während des Aufenthalts durch Kontakt mit der Krankenhausumwelt erwirbt. Schon nach kurzer Zeit des Krankenhausaufenthalts werden Haut und Nasen-Rachen-Raum des Patienten mit potenziell krankheitserregenden, krankenhausspezifischen Bakterien besiedelt.

Ursachen für eine Infektion mit diesen Keimen sind
- krankheitsbedingte, verminderte natürliche Abwehr,
- therapiebedingte, verminderte Widerstandsfähigkeit,
- erhöhte Anzahl in den Körper eingreifender (invasiver), diagnostischer Eingriffe,
- räumliche Konzentration von Patienten, die an mehreren Erkrankungen gleichzeitig leiden (multimorbide sind),
- Fehlverhalten der Krankenhausmitarbeiter.

15.2.2 Risiko: Ortsfixierung und Bettlägerigkeit

Definition Ortsfixiert bedeutet, dass der betroffene Mensch nicht mehr allein vom Bett zum Sessel, vom Rollstuhl zum Sofa, von der Toilette zum Flur kommt. Er ist auf Hilfe angewiesen. Unter Bettlägerigkeit wird ein längerfristiger Zustand verstanden, bei dem sich der betroffene Mensch die überwiegende Zeit des Tages (und der Nacht) im Bett aufhält.

Die schleichende Unfähigkeit, den Sitz- oder Liegeort selbstständig wechseln zu können ist eine der häufigsten Risiken in der Pflege. Eine Studie untersuchte vor Jahren erstmalig Bettlägerigkeit und den Prozess des Bettlägerigwerdens (Zegelin 2004). Dabei wurde klar, dass Bettruhe und Bettlägerigkeit zu unterscheiden sind:
- **Bettruhe** ist zeitlich befristet. Bettruhe „hat" ein Mensch.
- **Bettlägerigkeit** ist unbefristet. Ein Mensch „ist" bettlägerig. Dieser Zustand wird oft als endgültige Abwärtsentwicklung wahrgenommen.

Bettlägerigkeit ist eine Sonderform der „Ortsfixierung".
Allmähliche Ortsfixierung tritt bei Altenheimbewohnern viel häufiger auf als Bettlägerigkeit. Oft werden im Rahmen einer – falsch verstandenen – aktivierenden Pflege die Menschen „herausgesetzt" und scheinen mobil, obwohl sie ortsfixiert sind. Denn sie können nicht selbstständig wieder reingehen, wenn sie dies möchten. Sie sind darauf angewiesen, dass jemand kommt und ihnen dabei hilft.

In der strikten (schweren) Form von Bettlägerigkeit steht der Mensch überhaupt nicht mehr auf. Bei mittlerer Ausprägung verlässt der Mensch für wenige Handlungen kurzzeitig das Bett, etwa um auszuscheiden, zur Körperpflege oder zum Essen. Bei leichter Form der Bettlägerigkeit kann der Mensch etwa 4–5 Stunden außerhalb des Bettes sein, etwa in einem Rollstuhl oder in einem Sessel sitzend.

Krank sein = Liegen?

Trotz aller ungünstigen Befunde ist festzustellen, dass Liegen in Zusammenhang mit Medizin und Pflege immer noch als „normal" angesehen wird. Kranke Menschen haben manchmal das Bedürfnis, sich hinzulegen. In **akuten Phasen können** dadurch **Energien konzentriert** und **Kräfte geschont** werden. Über Jahrhunderte entstand deshalb die Auffassung, dass es bei den meisten Krankheiten gut sei, wenn die Menschen liegen würden. Mangels anderer Möglichkeiten wurde vor mehr als 150 Jahren die Verordnung von Bettruhe ein wichtiges „Behandlungskonzept" in der Medizin.

Die Auffassung wirkt bis heute fort: Es wird von Liegedauer und Verlegung geredet; es wird erwartet, dass Kranke das Bett „hüten"; Betten sind oft die zentralen Möbel in Pflegeeinrichtungen.

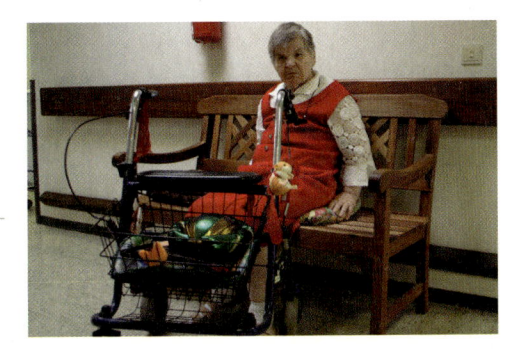

Abb. 15.5 ▶ Gerade im Altenpflegebereich müssen dem Bewohner neben dem Bett andere Möglichkeiten zur Ruhe angeboten werden. Bänke auf dem Flur laden zur Rast ein.

Warum ist Bettlägerigkeit schädlich?
Schon nach zwei Tagen Liegedauer stellen sich in sämtlichen Organen zahlreiche pathophysiologische Veränderungen ein. Komplikationen wie Thrombose, Pneumonie, Dekubitus und Kontrakturen können auftreten.

Warum ist Bettlägerigkeit schädlich?
Schon nach zwei Tagen Liegedauer stellen sich in sämtlichen Organen zahlreiche pathophysiologische Veränderungen ein. Komplikationen wie Thrombose, Pneumonie, Dekubitus und Kontrakturen können auftreten. Neben den körperlichen Folgen gibt es zahlreiche psychische und soziale Folgen der Bettlägerigkeit, z. B. Wahrnehmungsverluste, Depression, verringerte Alltagskompetenz (insbesondere bei älteren Menschen). Siehe hierzu auch „Folgen eingeschränkter Beweglichkeit“ in Kap. 8, S. 149.

15.3 Bei Pflegemaßnahmen mitwirken

15.3.1 Infektionen vorbeugen

Professionelle Händehygiene durchführen

Merke ▶

Unbewusste Hand-Gesichts-Haar-Kontakte sollten vermieden werden.
„Beherrsche deine Hände!“

15.3 Bei Pflegemaßnahmen mitwirken

15.3.1 Infektionen vorbeugen

Professionelle Händehygiene durchführen

Merke Die Händehygiene wird als die wichtigste Maßnahme angesehen, um die Ausbreitung von Infektionen zu verhindern.

Ein wichtiger Rat für professionelle Händehygiene lautet: „**Beherrsche deine Hände**“ und vermeide unbewusste Hand-Gesichts-Haar-Kontakte.

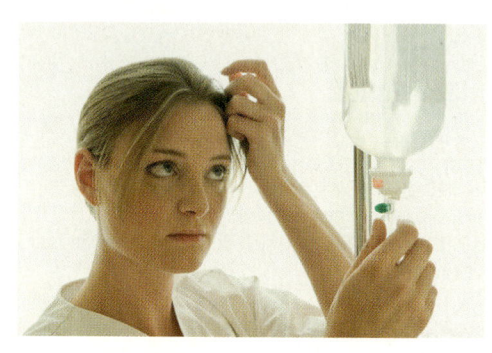

Haare oder Gesicht sollen nicht unkontrolliert aus Gewohnheit befingert werden. Insbesondere bei hygienerelevanten Tätigkeiten wie dem Essen-Eingeben, Verbandwechsel oder sterilem Absaugen sind wir versucht, einem Jucken nachzugeben oder eine Haarsträhne zurückzustreifen.

Abb. 15.6 ▶ Unbewusste Hand-Gesichts-Haar-Kontakte sollten vermieden werden.

Hände mit Flüssigseife waschen
Zur Hautreinigung sollten milde Waschlotionen genutzt werden.

Hände mit Flüssigseife waschen
Zur Hautreinigung sollten milde Waschlotionen mit neutralem oder schwach saurem pH-Wert genutzt werden.

Durchführung. Waschplätze sollten so ausgestattet sein, dass sowohl die Armatur als auch der Flüssigseifenspender mit dem Ellenbogen bedient werden können. Fehlt die Ausstattung, sollte man den Wasserhahn nach dem Trocknen der Hände mit dem benutzten Einmalhandtuch zudrehen (**Abb. 15.7**). So kann vermieden werden, dass die Hände durch die Wasserarmatur erneut verschmutzt werden.

Abb. 15.7 ▶ **Hände mit Flüssigseife waschen.**

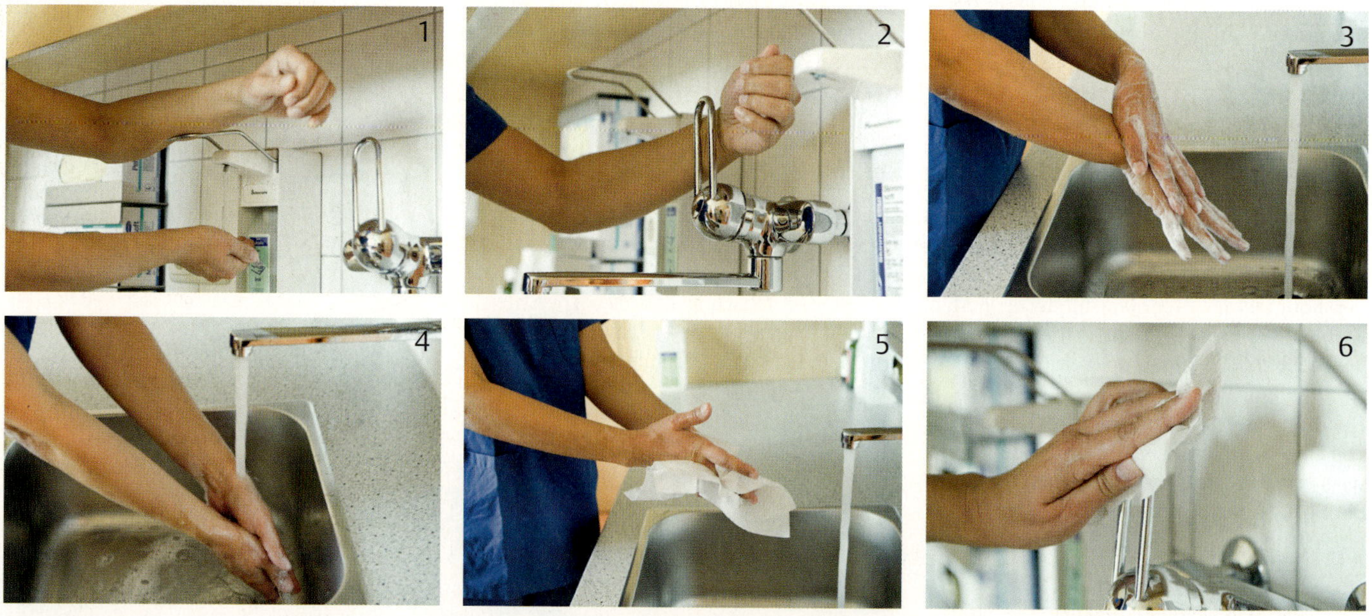

1 u. **2** Seifenspender und Armatur werden so bedient, dass die Hände nicht damit in Kontakt kommen. **3** Die Hände werden 15-30 Sekunden eingeseift und **4** anschließend gründlich abgespült. **5** u. **6** Nach dem Abtrocknen wird das Wasser entweder mit dem Ellenbogen oder dem benutzten Einmalhandtuch abgestellt.

> **Praxistipp** **Was tun bei grob verschmutzten Händen?**
> Waschen Sie Stuhl oder Blut sofort ab oder wischen Sie die Verunreinigungen zunächst oberflächlich weg, z. B. mit desinfektionsmittelbenetztem Zellstoff. Durch eine Seifenwaschung können Sie die Verschmutzungen optisch vollständig entfernen. Achten Sie aber immer darauf, mit den Händen möglichst wenig zu berühren, um Umgebungskontaminationen zu vermeiden. Trocknen Sie nach dem Waschen die Hände sorgfältig ab und führen Sie eine alkoholische Händedesinfektion durch. So werden zurückgebliebene Keime intensiv reduziert und abgetötet.

Hygienische Händedesinfektion

Die hygienische Händedesinfektion ist eine der effektivsten Methoden, um nosokomiale Infektionen vorzubeugen. Sie gehört zu den **Standardhygienemaßnahmen** bei der Versorgung von Patienten. Dabei werden die Keime auf der Haut so stark vermindert, dass eine Verbreitung bzw. Übertragung von Mikroorganismen in der Regel unterbunden wird.

> **Merke** Durch eine hygienische Händedesinfektion werden mehr Keime reduziert als bei der Händewaschung. Auch wurde in Studien eine bessere Hautverträglichkeit alkoholischer Einreibepräparate im Vergleich zu Seifen belegt.

Durchführung. Die Händedesinfektion mit alkoholischem Händedesinfektionsmittel ist in der Routine dem Händewaschen vorzuziehen. Die Durchführung ist in **Abb. 15.8** dargestellt.

Abb. 15.8 ► Händedesinfektion.

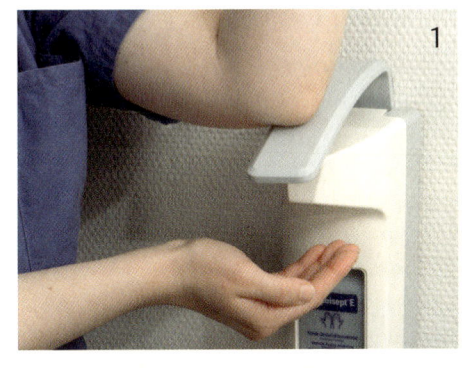

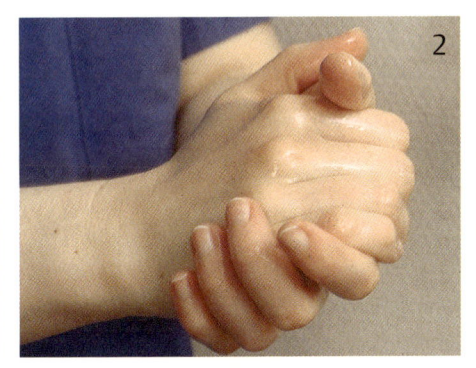

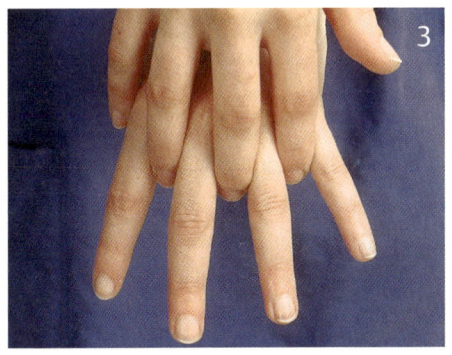

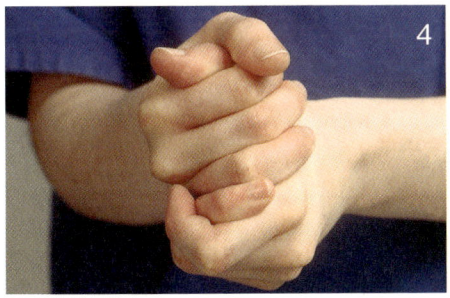

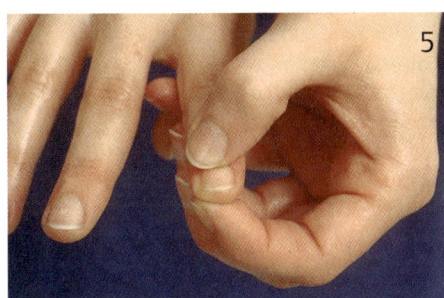

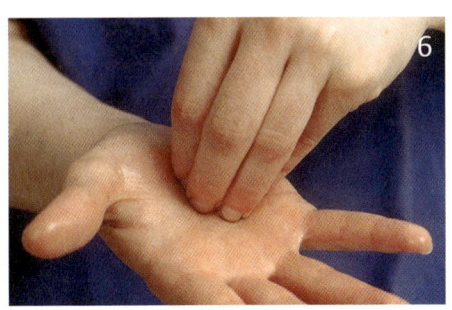

1 u. 2 Mithilfe des Ellenbogens wird ausreichend Desinfektionsmittel (3–5 ml) in die trockene Hand gegeben und zwischen den Händen verrieben. **3** Mit der rechten Hand werden Handrücken und Fingerinnenseiten der linken Hand eingerieben und umgekehrt. **4** Mit kreisenden Bewegungen wird der linke Daumen mit der umschließenden rechten Handfläche desinfiziert und umgekehrt. **5** An jedem Finger wird der Fingernagelbereich desinfiziert. **6** Mit kreisendem Reiben werden die geschlossenen Fingerkuppen in der rechten Handfläche desinfiziert und umgekehrt.

Haut pflegen

Hautirritationen (Rötung, Reizung) und Hautschädigungen werden oft fälschlicherweise dem alkoholischen Händedesinfektionsmittel angelastet. Oftmals sind Hautveränderungen aber auf falsche Gewohnheiten zurückzuführen:
- zu häufiges Händewaschen
- Waschen der Hände vor der Händedesinfektion
- mangelnde Hautpflege
- langfristiges Handschuhtragen

KURZFASSUNG

> **Praxistipp**

Hygienische Händedesinfektion
Die hygienische Händedesinfektion gehört zu den **Standardhygienemaßnahmen** bei der Versorgung von Patienten.

> **Merke**

Haut pflegen
Hautirritationen sind meist Ursache von zu häufigem Händewaschen, mangelnder Hautpflege oder langem Tragen von Handschuhen.

Eine gepflegte Haut gewährt einen besseren Schutz vor der Besiedlung mit Mikroorganismen.

Irrtümer der Händehygiene

Heutzutage werden immer noch falsche Handlungsweisen weitergegeben. Die häufigsten Irrtümer sind:
- 1. Irrtum: „Grob verschmutzte Hände erst desinfizieren."
- 2. Irrtum: „Hände werden vor und nach jedem Patientenkontakt desinfiziert."
- 3. Irrtum: „Das Tragen von Schutzhandschuhen ersetzt die Händedesinfektion."
- 4. Irrtum: „Schutzhandschuhe können nicht desinfiziert werden."
- 5. Irrtum: „Die Einwirkzeit der Händedesinfektion beträgt immer 30 Sekunden."
- 6. Irrtum: „Waschen ist besser als desinfizieren."
- 7. Irrtum: „Hautpflege ist Frauensache."

Schutzhandschuhe korrekt anwenden

Schutzhandschuhe sollen eine Keimübertragung verhindern.

Merke ▶

Eine mit hautverträglichen Flüssigseifen, Lotionen und Hautcremes gepflegte, glatte und geschmeidige Haut gewährt einen besseren Schutz vor der Besiedlung mit Mikroorganismen.

Irrtümer der Händehygiene

1. Irrtum: „Grob verschmutzte Hände erst desinfizieren." Richtig ist: Stark verschmutzte Hände werden zunächst erst vorsichtig abgespült, gewaschen, abgetrocknet und dann desinfiziert.

2. Irrtum: „Hände werden vor und nach jedem Patientenkontakt desinfiziert." Richtig ist: Die Händedesinfektion sollte gezielt erfolgen, z.B. vor Maßnahmen, die steril durchgeführt werden müssen (aseptische Maßnahmen) und nach Körperflüssigkeitskontakt (**Abb. 15.9**). Wichtig ist dabei eine korrekte Ausführung.

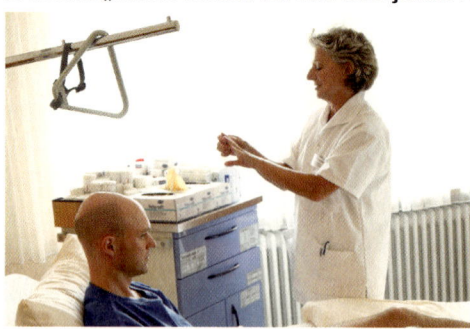

Abb. 15.9 ▶ Die Händedesinfektion sollte immer gezielt erfolgen, z. B. nach dem Kontakt mit Körperflüssigkeiten.

3. Irrtum: „Das Tragen von Schutzhandschuhen ersetzt die Händedesinfektion." Richtig ist: Schutzhandschuhe weisen in unterschiedlicher Häufigkeit Löcher auf. Die Gefahr einer Keimverschleppung ist deshalb ohne eine Händedesinfektion groß.

4. Irrtum: „Schutzhandschuhe können nicht desinfiziert werden." Richtig ist: Die Desinfektion behandschuhter Hände wird nicht allgemein empfohlen. In bestimmten Situationen ist aber ein häufiger Handschuhwechsel erforderlich. Werden dabei desinfizierbare Handschuhe getragen, können statt des Wechsels der Handschuhe auch die Handschuhe desinfiziert werden.

5. Irrtum: „Die Einwirkzeit der Händedesinfektion beträgt immer 30 Sekunden." Richtig ist: Die Einwirkzeit unterscheidet sich je nach Präparat und Keim z.B. bei
- Tuberkulose-Verdacht 2 × 30 Sekunden
- Noroviren 2 Minuten

Es sind jedoch grundsätzlich immer die Herstellerangaben zu beachten.

6. Irrtum: „Waschen ist besser als desinfizieren." Diese Aussage trifft nur für die Sporen bildenden Clostridium difficile zu (s. S. 552). Statistisch gesehen müsste man sich 100-mal die Hände waschen, um die Keimreduktion einer Händedesinfektion zu erreichen.

7. Irrtum: „Hautpflege ist Frauensache." Richtig ist: Auch stark strapazierte Haut des „starken" Geschlechts benötigt sorgfältige Pflege.

Schutzhandschuhe korrekt anwenden

Schutzhandschuhe werden in erster Linie getragen, um eine Keimübertragung zu verhindern. Dazu gelten folgende Regeln:
- Schutzhandschuhe mit sauberen Händen unmittelbar vor der Tätigkeit aus der Verpackung nehmen
- Schutzhandschuhe nach (möglicher) Verunreinigung wechseln (manchmal auch während der Versorgung eines Patienten)
- Handschuhe wechseln, wenn ein anderer Patient versorgt werden soll

Merke Handschuhe sind kein Ersatz für das Waschen und Desinfizieren der Hände. Hände müssen nach dem möglichst kontaminationsfreien Ausziehen von Handschuhen (**Abb. 15.10**) immer gewaschen bzw. desinfiziert werden.

Abb. 15.10 ▶ Schutzhandschuhe kontaminationsfrei ausziehen.

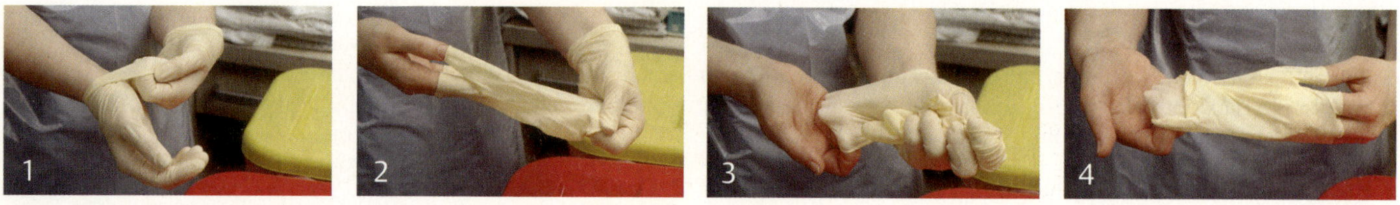

1 Mit der linken Hand wird die Stulpe des rechten Handschuhs gefasst und **2** der rechte Handschuh abgestreift. **3** Die linke Hand umschließt den abgestreiften Handschuh, während die rechte Hand in die Innenseite der Stulpe des linken Handschuhs greift und **4** den Handschuh abstreift. Die Außenseiten der Handschuhe zeigen dabei nach innen, wodurch die kontaminierten Seiten verschlossen sind.

> **Praxistipp** Kann ich auch behandschuhte Hände desinfizieren?
> Die Desinfektion behandschuhter Hände wird nicht allgemein empfohlen. Sie kann aber sinnvoll sein. Denn von angelegten Schutzhandschuhen lassen sich Keime besser reduzieren, als von der Haut der Hand selbst. Die Maßnahme ist in Situationen praktikabel, die einen häufigen Handschuhwechsel erfordern würden. Beachten Sie aber dabei die auf der Packung nachgewiesene Desinfizierbarkeit der Handschuhe. Wenn der Handschuh im Rahmen der Pflegemaßnahmen beschädigt oder mit Ausscheidungen (z. B. Urin, Blut) verunreinigt wurde, muss er gewechselt werden.

Unverträglichkeiten von Schutzhandschuhen
Das erhöhte Hygienebewusstsein führt zu einem steigenden Bedarf an Latexhandschuhen, zu längeren Tragezeiten und damit zur Zunahme von Latexallergien. Wegen ihrer hohen gesundheitlichen Bedeutung ist die Naturlatexallergie oder -sensibilisierung als Berufskrankheit anerkannt.

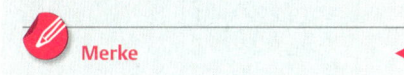

Vorbeugen von Unverträglichkeiten. Vorbeugen ist möglich durch
- Tragen ungepuderter Latexhandschuhe,
- Nutzen von Latexalternativen, z. B.
    - Kunststoffhandschuhe (z. B. aus Vinyl, Copolymer, Nitril-Kautschuk) oder
    - Kunstgummihandschuhe (z. B. aus Styrol-Butadien-Kautschuk, Polychloropren).
- konsequente Pflege mit Cremes und Salben (beugt Mikroverletzungen als ideale Eintrittspforte für Latexproteine vor) und
- Reduktion der Tragezeiten.

Merke Werden Handschuhe fortwährend getragen, ist dies gefährdend für die Pflegenden (Allergiegefährdung), die Patienten (Übertragung von Keimen anderer Patienten) und die übrigen Mitarbeiter (mit Handschuhen verschmutzte Kontaktflächen, z. B. Türklinken, gefährden andere). Handschuhe kurz und gezielt tragen!

Sterile Materialien richtig anwenden

> **Praxistipp** Wie kann ich dafür sorgen, dass Sterilgut bis zur Anwendung beim Patienten steril bleibt?
> Um die Sterilität zu bewahren, sind folgende Regeln zu beachten:
> - Lagern Sie Sterilgut trocken (maximal 70 % Luftfeuchte).
> - Berühren Sie Sterilgut nur mit sauberen, desinfizierten Händen.
> - Vermeiden Sie die unsachgemäße Lagerung in Schubladen oder engen Schränken. Dies kann zu Beschädigungen der Schutzverpackung führen.
> - Kontrollieren Sie die Verpackung auf Feuchtigkeit (Kondenswasser, Feuchtigkeitsränder). Feuchtes Sterilgut ist unsteril!
> - Kontrollieren Sie die Siegelnähte der Beutel/Tüten auf korrekten Verschluss.
> - Kontrollieren Sie die Verpackung auf Beschädigungen z. B. durch Pinzette, spitze Schere usw.
> - Prüfen Sie den Farbindikator als Sterilisationskontrolle. Dieser schlägt um, wenn die Sterilisation durchgeführt wurde.
> - Lesen Sie Produkterläuterungen sorgfältig.
> - Kontrollieren Sie das Sterilisationsdatum. Ist das Verfallsdatum überschritten?

Sterilgut kontaminationsfrei öffnen
Vor dem Öffnen der Sterilgutverpackung wird die Arbeitsfläche vorbereitet. Sie muss rein, trocken und frei von unerwünschten Mikroorganismen sein (kurzfristige Desinfektion kleiner Flächen mit 70 % Alkohol und Einmaltuch). Die Entnahme des Materials aus der Sterilverpackung sollte in möglichst turbulenzarmer Zone stattfinden (geschlossene Türen und Fenster, keine Personenmobilität). Dies ist wichtig, da durch den beim Auspacken aufgewirbelten Staub das Sterilgut verunreinigt werden kann.

Sterilgut darf bei der Entnahme nicht verunreinigt werden. Folgende Regeln sollten beachtet werden:
- Arbeitsfläche desinfizieren
- Staubaufwirbeln vermeiden
- Schutzkleidung tragen
- Sterilgut nicht anhusten, nicht sprechen
- Non-Touch-Methode anwenden
- Abstand zum Sterilgut wahren

Weiterhin sollten folgende Regeln beachtet werden:
- Sterile Schutzkleidung einschließlich Haube und Mund-Nasenschutz je nach Art der Anwendung tragen.
- Sterilmaterial möglichst erst vor dem Gebrauch auspacken.
- Beim Öffnen nicht sprechen, Sterilgut nicht anhusten usw.
- Sterilgut nur auf steriler Arbeitsfläche ablegen.
- Kontaminationsgefahr bei Entnahme ausschließen (Befestigen des Arbeitstisches, steriles und unsteriles Material deutlich trennen).
- Sterilgut nicht durch die Papierverpackung stoßen (Kontamination durch ausgefranste Ränder beim Herausnehmen), stattdessen Verpackung vorsichtig öffnen bzw. peelen.
- Sterilprodukte mit Non-Touch-Methode nutzen.
- Sterile Materialien, z. B. bei großen, infizierten Wunden, nach Möglichkeit durch eine zweite Person anreichen lassen.
- Zu sterilen Materialien Abstand wahren.

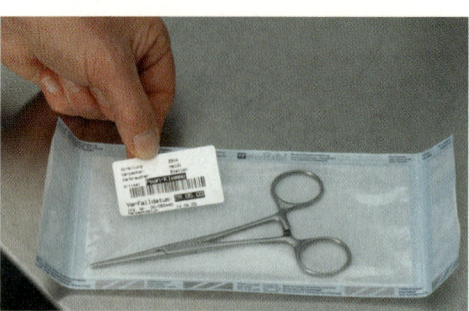

Abb. 15.11 ▶ Das Sterilgut wird in spezielle Folien eingeschweißt. Es ist mit einem Etikett versehen, welches das Sterilisationsdatum, die Chargennummer und den Namen des verpackenden Mitarbeiters angibt.

15.3.2 Ortsfixierung vorbeugen

Die Folgen des Liegenbleibens müssen den Betroffenen immer wieder erklärt werden.

Immer noch glauben sowohl Betroffene als auch Fachpersonal, dass es durch das Liegen „von allein besser wird". Es ist wichtig, den Betroffenen die Folgen des Liegenbleibens sachlich und freundlich (nicht drohend) immer wieder zu erklären. Dazu kann im Team ein Gesprächsleitfaden festgelegt werden. Für Bewegung verantwortlich zu sein, ist eine Hauptaufgabe pflegerischer Dienstleistung und nicht Luxus oder ein karitativer (wohltätiger) Akt.

Bettlägerigkeit muss als Komplikation verstanden werden.

Um Bettlägerigkeit zu vermeiden, darf sie von den Beteiligten nicht länger als schicksalhaftes Geschehen, sondern muss vielmehr als Komplikation verstanden werden – immer vorausgesetzt, dass die betroffenen Menschen nicht von sich aus dauernd liegend möchten.

Lust auf Bewegung machen. Häufige Mobilisationen stehen an erster Stelle („rasten rostet"). Damit sind nicht stumpfsinnige Bewegungsübungen gemeint, vielmehr muss den betroffenen Menschen Lust auf Bewegung gemacht werden. Sich zu bewegen muss einen Sinn haben. Pflegende brauchen Bewegungskompetenz und gute Absprachen.

Pflegehelfer sollen
- Lust auf Bewegung machen,
- Ursachen der Bettlägerigkeit ergründen,
- Ängste vor Stürzen verringern,
- Hilfsmittel anbieten und einsetzen,
- Alternativen unterbreiten.

Ursachen ergründen. In vielen Fällen ist Bettlägerigkeit „rehabilitierbar": Alle einzelnen Faktoren lassen sich überprüfen und minimieren, sind also beeinflussbar. Grundsätzlich ist wichtig, einer Bettlägerigkeit „nachzuspüren", sich Fragen zu stellen („wie ist das entstanden"). Auch sollte regelmäßig ein Bewegungsstatus erhoben werden, z. B. durch einfache Fragen wie „Kann der betroffene Mensch frei sitzen, einige Sekunden allein stehen, drei Schritte frei gehen?"

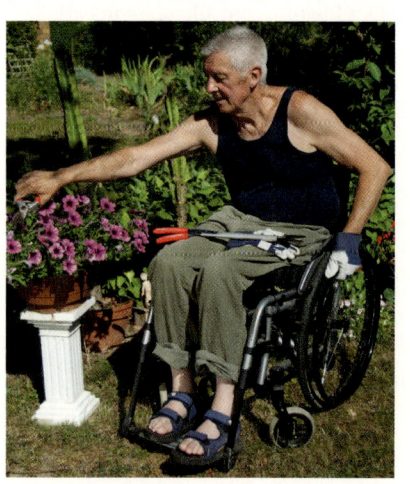

Abb. 15.12 ▶ Mitmachen macht Lust auf Bewegung. Hochbeete ermöglichen es auch Rollstuhlfahrern zu gärtnern.

(Sturz-)Ängste reduzieren. Legen Sie bei ängstlichen, immobilen Menschen den genauen Ablauf des Transfers in einem Transferprotokoll fest. Alle Beteiligten sollten sich an den Ablauf halten. Hier kommt auch der Zusammenarbeit zwischen Pflege und Physiotherapie eine große Bedeutung zu. In der Altenpflege sollte wenigstens das Gehen einiger Schritte erhalten werden.

Hilfsmittel einsetzen. Ebenso wichtig ist die Ausstattung mit funktionalen Möbeln/Hilfsmitteln im Umfeld von mobilitätseingeschränkten Menschen. Die Pflege sollte dabei hinter dem Alltagsleben zurücktreten, wenn möglich sollen Menschen tagsüber nicht soviel liegen.

Alternativen anbieten. Den „Aufforderungscharakter" der Betten (sich hinlegen zu wollen) kann man eventuell durch Anschaffen von bequemen Sesseln oder Sofas reduzieren. In einer Einrichtung gelang es, dass durch Auflegen bunter Tagesdecken die Bewohner nicht „richtig" ins Bett gingen, sondern sich nur kurz ausstreckten.

Liegen respektieren

Bettlägerigkeit entsteht in der Regel als unerwünschte Komplikation. Unglückliche Umstände verketten sich.

Es gibt jedoch auch Menschen, die aus freiem Willen liegen möchten, etwa um Kraft zu sammeln für Wichtigeres, um über ihr Leben nachzudenken, um mit der Familie alte Rechnungen zu begleichen. Der Wunsch ist zu respektieren. Es geht also nicht um unreflektiertes „Herausgezerre" der Kranken/Bewohner, sondern um einen sensiblen Umgang mit der Thematik. Es braucht viel Kompetenz und Einfühlungsvermögen, um die Gründe herauszufinden („hinter die Kulissen zu sehen"), z. B. ob es nicht doch um Rücksichtnahme („ich will den Pflegenden nicht zur Last fallen") geht.

Abb. 15.13 ▶ Viele ältere Menschen haben Angst davor zu stürzen. Deshalb sollten diese Ängste frühzeitig angesprochen werden, um rechtzeitig Maßnahmen einleiten zu können.

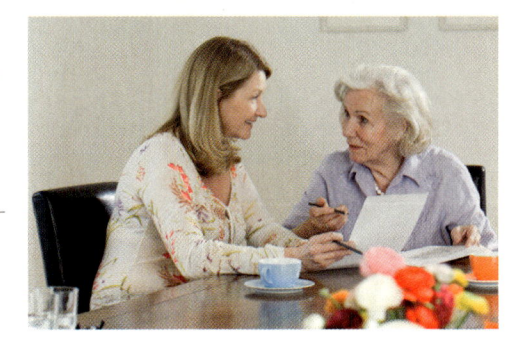

> **Praxistipp** Wie soll ich darauf reagieren, wenn ein Patient unter keinen Umständen das Bett verlassen will?
>
> - Für einige Menschen kann Dauerliegen auch „Krankheitsgewinn" bedeuten, indem sie durch den Liegestatus z. B. mehr Zuwendung erhalten. Finden Sie heraus, ob das bei Ihrem Patienten der Fall ist. Fragen Sie nach den Gründen und versuchen Sie – wenn möglich – die Ursachen zu beseitigen.
>
> - Respektieren Sie aber auch die Entscheidung des Patienten. Zwingen Sie ihn nicht, treffen Sie stattdessen Vereinbarungen: „Wenn heute nur wenig Bewegung möglich ist, sollte dies morgen wieder aufgeholt werden."

Liegen respektieren

Möchte ein Mensch aus freiem Willen liegen, ist dieser Wunsch zu respektieren.

Praxistipp ◀

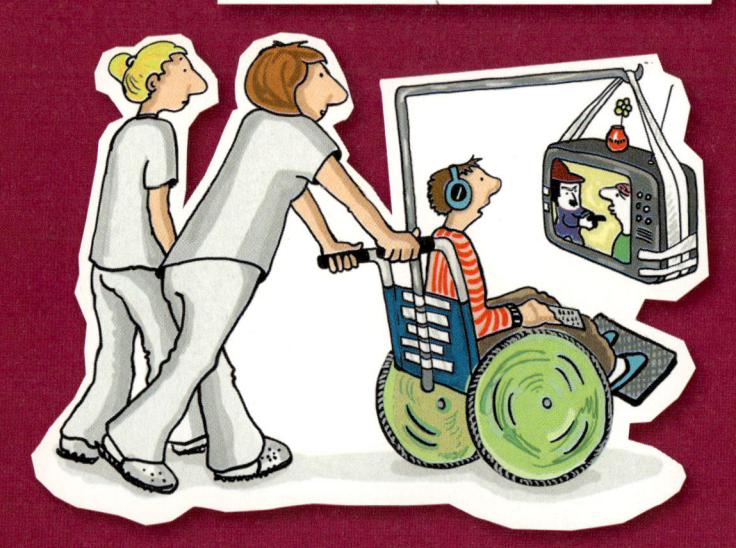

16 ▶

RAUM UND ZEIT GESTALTEN – SICH BESCHÄFTIGEN

16.1 Pflegerelevante Grundlagen   291
16.1.1 Wenn andere bestimmen, was ich wann tue…   291
16.1.2 Grundlagen zu Raum und Zeit   291

16.2 Beobachten und Wahrnehmen   294
16.2.1 Raumprobleme   294
16.2.2 Zeitprobleme   294
16.2.3 Störungen des Arbeit-Freizeit-Rhythmus   296

16.3 Bei Pflegemaßnahmen mitwirken   297
16.3.1 Unterstützen in der Raumgestaltung   297
16.3.2 Unterstützen in der Zeitgestaltung   298

Das ist die einzige Möglichkeit, ihn an die frische Luft zu bekommen.

16 Raum und Zeit gestalten – sich beschäftigen

16.1 Pflegerelevante Grundlagen

16.1.1 Wenn andere bestimmen, was ich wann tue...

Das Gestalten des eigenen Zeit- und Lebensraums ist ein wichtiger Faktor des Lebens. Kann ein Mensch frei entscheiden, **was** er tun und lassen möchte, kann er damit seine Individualität (Einzigartigkeit) ausdrücken. Genauso fühlen wir uns freier, wenn wir selbst entscheiden können, **wie** und **wann** wir etwas tun.
Durch Krankheit werden die Menschen oftmals sehr abrupt aus ihrer gewohnten Situation herausgerissen. Dies hat Auswirkungen

- **auf die eigene Zeitgestaltung**: Man kann sich seine Zeit nicht mehr selber einteilen, sondern muss andere Rhythmen (z. B. Essenzeiten) akzeptieren. Auch können Pläne (z. B. die bevorstehende Urlaubsreise) nicht mehr eingehalten werden.
- **auf die eigene Raumgestaltung**: Die Aufnahme in ein Krankenhaus oder der Umzug in ein Heim, kann Auswirkungen auf das Wohlbefinden des Einzelnen haben. Negative Folgen sind nicht auszuschließen.

16.1.2 Grundlagen zu Raum und Zeit

Raum

Jedes **Leben findet** in einem **Raum statt**. Der Raum beschreibt im weitesten Sinne den Ort, in dem etwas stattfindet. Als Raum bezeichnet man z. B. den Innenraum in Gebäuden, den geografischen Raum als Region oder den Sprachraum als Ausdruck dafür, welche Sprache dort gesprochen wird. Menschen können Spiel- oder Freiräume haben, um etwas Bestimmtes zu tun.

Wohnraum

Merke Der Wohnraum eines Menschen ist ein wichtiger Teil seines Lebensraums.

Der **wichtigste Raum** für den Menschen ist der **Wohnraum**, sein **Zuhause**. Es ist der Ort, an dem er lebt, an dem er sich die meiste Zeit aufhält, in dem er sich **geborgen** und **vertraut** fühlt (**Abb. 16.1**). Innerhalb dieses Lebensraums bestimmt der Mensch selbst, welche äußere Gestalt er diesem geben möchte und in welcher Lebensform er sich darin bewegen will, also ob er z. B. alleine leben möchte, in einer Wohngemeinschaft oder Partnerschaft.
Wohn- und Lebensbedingungen hängen von äußeren Gegebenheiten wie Region, Land und Kontinent sowie von finanziellen Mitteln ab. Sie sind Grundlage für die Art der Behausung, z. B. Mietwohnung oder eigenes Haus. Diese Faktoren bezeichnen räumlich gesehen die Lebenssituation, in der sich der Mensch befindet.

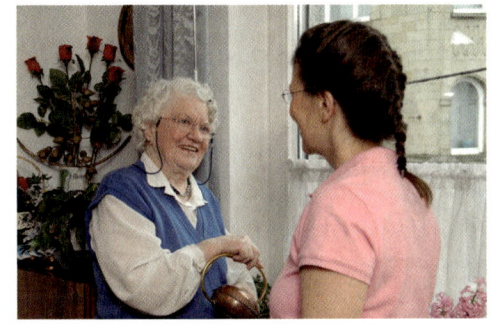

Abb. 16.1 ► In seinem Zuhause fühlt sich der Mensch geborgen und vertraut.

Wahrnehmung des Raums

Ein Mensch nimmt den Raum, in dem er sich befindet, mit seinen Sinnen wahr:

- Er sieht ihn und kann somit seine Größe ermessen.
- Er betritt ihn und kann etwas über Lage, Symmetrien oder Unebenheiten in ihm sagen.
- Er empfindet die Raumtemperatur über seine Haut.
- Die Stimmung, die in einem Raum herrscht, wird unbewusst erfasst.
- Gerüche, die bestimmten Räumen eigen sind wie Küche, Keller oder Badezimmer werden wahrgenommen.

Merke Ob man sich in einem Raum wohlfühlt und gerne verweilen möchte oder nicht, wird von den eigenen Wahrnehmungen beeinflusst.

Kurzfassung

16 Raum und Zeit gestalten – sich beschäftigen

16.1 Pflegerelevante Grundlagen

16.1.1 Wenn andere bestimmen, was ich wann tue...

Der (gesunde) Mensch gestaltet sich seinen Lebens- und Zeitraum selber.

Krankheit und Pflegebedürftigkeit hat Auswirkungen auf die Raum- und Zeitgestaltung des Betroffenen.

16.1.2 Grundlagen zu Raum und Zeit

Raum

Jedes Leben findet in einem Raum statt.

Wohnraum

Merke ◄

Der wichtigste Raum für den Menschen ist der Wohnraum, sein Zuhause. Dort fühlt er sich geborgen und vertraut.

Wohn- und Lebensbedingungen hängen von der Lebenssituation des Menschen ab.

Wahrnehmung des Raums

Ein Mensch nimmt den Raum mit seinen **Sinnen** wahr:

- Er sieht ihn,
- betritt ihn,
- empfindet die Raumtemperatur,
- erfasst die Stimmung und
- nimmt die Gerüche wahr.

Merke ◄

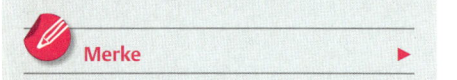

Zeit

Definition ▶

Ein Leben ohne **Uhren** ist für uns heute nicht mehr vorstellbar.

Merke ▶

Wahrnehmung der Zeit
Ein Mensch
- hat eine Vergangenheit,
- lebt in der Gegenwart und
- bewegt sich in die Zukunft.

Zeitgefühl
Das persönliche Zeitgefühl ist von Mensch zu Mensch verschieden und wird von erlebten Ereignissen bestimmt.

Arbeit und Freizeit

Arbeit
Arbeit bestimmt das Leben. Ein Drittel des Tages verbringen wir mit unserer Arbeit und am Arbeitsplatz.
Wir müssen aber auch noch andere Arbeiten verrichten, z. B. Hausarbeit, Erziehungsarbeit.

Arbeit gibt dem Leben Sinn, Zweck und Richtung.

Freizeit
Die Freizeit kann vom Menschen selbst bestimmt und gestaltet werden.

Zeit

Definition Zeit in ihrer messbaren Form ist das Aufeinanderfolgen und Ablaufen von Sekunden, Minuten, Stunden, Tagen, Monaten und Jahren. Vom Menschen wahrgenommene Zeit bewegt sich aus der Vergangenheit in die Gegenwart zur Zukunft und vergeht, während wir uns in ihr befinden und bewegen.

Das tägliche Leben wird stark von der Zeit, die mit Uhren gemessen wird, geprägt. Ein Leben ohne Uhren ist für uns heute nicht mehr vorstellbar. Das ganze öffentliche Leben ist daran gekoppelt. Es gibt Arbeitszeiten, Fahrzeiten, Öffnungszeiten, Ladenschlusszeiten usw.
Einzelne menschliche Körperfunktionen werden in Zeit gemessen z. B. Herzschlag oder Atemzüge pro Minute.

Merke Zeit ist nicht gleich Uhrzeit.

Wahrnehmung der Zeit
Ein Mensch hat eine Vergangenheit, lebt in der Gegenwart und bewegt sich in die Zukunft.

Vergangenheit. Die Vergangenheit umfasst alle zeitlich zurückliegenden Ereignisse. Die Vergangenheit eines Menschen ist individuell. Sie hat ihn lebensgeschichtlich geprägt und wirkt in die Gegenwart hinein.

Gegenwart. Gegenwart ist die Zeit, in der alle Ereignisse gerade stattfinden.

Zukunft. Die Zukunft folgt der Gegenwart. Es handelt sich um die Zeit, die noch kommen wird. Der Mensch lebt stark zukunftsorientiert und verplant seine Zeit. Es werden Termine, Reisen und viele persönliche Wünsche und Projekte oft weit im Voraus geplant. Die Lebensplanung kann nicht immer eingehalten werden, da viel Unvorhergesehenes passieren kann. Dazu gehören schöne Ereignisse, z. B. ein unverhofftes Jobangebot, oder auch traurige Ereignisse, z. B. einen Todesfall in der Familie.

Zeitgefühl
Das persönliche Zeitgefühl ist von Mensch zu Mensch verschieden. Es gibt Zeiten, die in der wahrgenommenen Zeit schnell und solche, die langsam vergehen. Das hängt damit zusammen, was man in der Zeit tut und ob man das Erlebte als angenehm oder unangenehm empfindet (z. B. vergeht die Zeit im Urlaub wie im Flug, während eine Unterrichtsstunde in der Schule sich endlos lang hinziehen kann).

Arbeit und Freizeit
Die wöchentliche Arbeitszeit beträgt rund 40 Stunden die Woche. Jedoch ist der Mensch ungefähr 110 Stunden die Woche wach. Freizeit, um sich sinnvoll zu beschäftigen, ist also genug vorhanden.

Arbeit
Arbeit bestimmt unser Leben. Damit ist in erster Linie Erwerbsarbeit gemeint, die den Lebensunterhalt sichert und materiellen Wohlstand ermöglicht: Ein Drittel des Tages verbringen wir mit unserer Arbeit und am Arbeitsplatz. Neben der Erwerbsarbeit müssen noch andere Arbeiten verrichtet werden, z. B. Hausarbeit und Erziehungsarbeit. Materielle Güter (z. B. der Garten oder das Haus) müssen mit Arbeits- und Zeitaufwand gepflegt, beaufsichtigt und instand gehalten werden.
Man arbeitet auch an der eigenen Entwicklung als Person und an seinen Zielen und nicht zuletzt leistet man Beziehungsarbeit, indem man sich in Beziehungen zu anderen Menschen (Partner, Kollegen, Kindern, Freunde) engagiert.
Arbeit ist mehr als Broterwerb. Sie gibt dem Leben Sinn, Zweck und Richtung (**Abb. 16.2**). Dies braucht der Mensch, um sich wohlzufühlen.

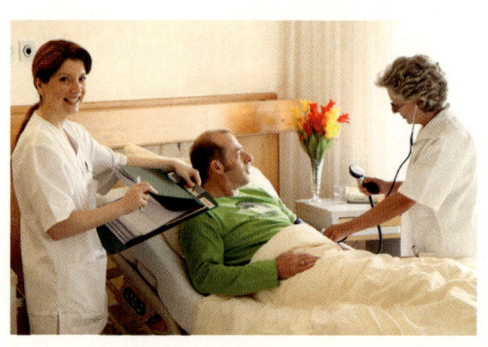

Abb. 16.2 ▶ Arbeit gibt dem Leben Sinn und sollte Spaß machen.

Freizeit
Der Arbeit gegenüber steht die Zeit, die als Freizeit zur Verfügung steht. Sprechen wir von der **Freizeit**, so merken wir sofort, dass hier eine andere Dimension von Zeit hinzukommt: Die Zeit, die vom Menschen selbst bestimmt und gestaltet werden kann.

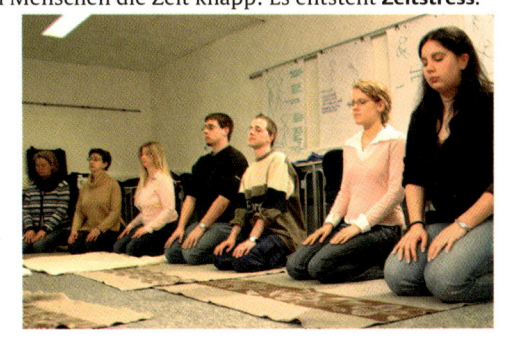

Heute hat der Mensch mehr Freizeit als je zuvor. Die strikte Trennung zwischen Arbeitszeit und Freizeit entstand erst während der Industrialisierung (Geschichtsepoche im 19. Jh.). Bis dahin war der Wohnort mit dem Arbeitsort meist identisch, z. B. in der Landwirtschaft. Freizeit im heutigen Sinne kannte man nicht, Arbeit wurde vom Hell-Dunkel-Wechsel begrenzt und war von den Jahreszeiten abhängig. Durch die **Industrialisierung** erfolgte eine **Trennung** von **Wohn- und Arbeitsort** (Fabrik) und der Mensch hatte **„freie Zeit"**.

Heute hat der Mensch mehr Freizeit als je zuvor.

In der heutigen Gesellschaft ist Freizeit wertvoll: Eine ganze Freizeitindustrie versucht, sie zu gestalten und ökonomisch zu verwerten. Viele Menschen versuchen, die kostbare Zeit aktiv zu nutzen, indem sie z. B. reisen, kulturell, sportlich oder spielerisch tätig sind. Im Bestreben, möglichst viel in der Freizeit zu tun, wird manchen Menschen die Zeit knapp: Es entsteht **Zeitstress**. Menschen hetzen von einem Termin zum anderen. Sie wollen nichts verpassen. Wirklich freie Zeit, um auszuruhen, zu entspannen oder einmal nichts zu tun, bleibt oft nicht (**Abb. 16.3**).

Viele Menschen versuchen, die Freizeit aktiv zu nutzen. Oft entsteht dadurch Zeitstress und es bleibt keine Zeit, um auszuruhen.

Abb. 16.3 ▶ Ruhe und Entspannung will gelernt sein – vielleicht bei einem Entspannungsseminar?

Merke Freizeit sollte auch zweckfreie Zeit beinhalten, die mit Ruhe, Entspannung und Muße einhergeht, ohne zweckgebundene Aktivitäten.

Merke ◀

Beschäftigung

Ein elementares Bedürfnis des Menschen ist es, sich selbst beschäftigen zu können.

Beschäftigung
Sich selbst beschäftigen zu können, ist ein Grundbedürfnis eines jeden Menschen.

Besonderheiten Kinder Spielen ist für Kinder ein Grundbedürfnis wie essen und trinken, ruhen und schlafen oder die Nähe vertrauter Menschen spüren (**Abb. 16.4**). Alles, was für ein Kind neu und somit erst zu verarbeiten ist, versucht es, spielend nachzuahmen und zu begreifen.

Besonderheiten Kinder ◀

Abb. 16.4 ▶ Spielen ist für Kinder ein Grundbedürfnis.

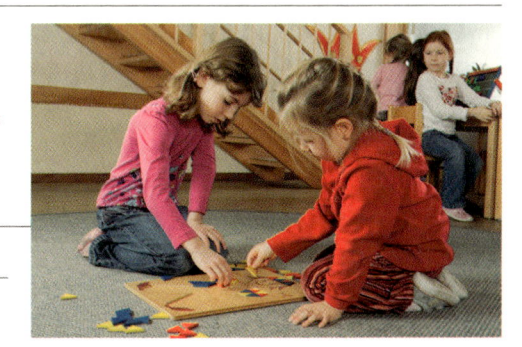

Während der Erwerbsarbeit ist die Art der Beschäftigung in der Regel festgelegt. Die Arbeit innerhalb oder außerhalb der Familie geschieht in einem vorgegebenen Rahmen. Nach dem Erwerbsleben wächst die persönliche Freiheit. Der Wunsch „das zu tun, was man eigentlich schon immer tun wollte" kann nun in Erfüllung gehen. Entscheidend jedoch für die Gestaltung des Alltags sind in erster Linie die körperliche und geistige Gesundheit, aber auch die finanziellen Mittel.

Währen der beruflichen Lebensphase heißt beschäftigen, seine Hobbys pflegen und auszubauen. Beschäftigen nach der beruflichen Phase heißt, Neigungen nachzugehen und Neues zu lernen. Dem, der sich in jungen Jahren beschäftigen konnte, fällt es leichter, sich auch im Alter sinnvoll zu beschäftigen.

Wer sich in jungen Jahren mit Freude und Hingabe beschäftigt, kann auch im Alter einer erfüllten Tätigkeit nachgehen.

Kulturspezifische Interessen

Was wir in unserer Freizeit tun, hängt auch davon ab, in welchem Kulturkreis wir leben. In südeuropäischen Ländern findet Freizeit häufig auf den Straßen und in Lokalen statt. Die ganze Familie „flaniert" zu einer bestimmten Tageszeit auf der Hauptstraße, man trifft andere Familien und tauscht sich dabei rege aus. Auch hält man dort mittags eine Mittagsruhe in Form einer „Siesta" ein, da es in dieser Zeit oft viel zu heiß ist, um zu arbeiten. In China ist das Recht auf Mittagsruhe sogar gesetzlich verankert.

Kulturspezifische Interessen
Was wir in unserer Freizeit tun, hängt auch davon ab, in welchem Kulturkreis wir leben.

Interessen Gleichaltriger

Menschen gleichen Alters haben häufig gleiche oder ähnliche Freizeitinteressen. So treffen sich Jugendliche gern an bestimmten Orten oder Plätzen, hören gemeinsam „ihre" Musik und „ziehen um die Häuser". Auch alte Menschen treffen sich gerne mit Gleichaltrigen, etwa zu Familienfeiern oder Seniorennachmittagen. Der **Mensch** als soziales Wesen **sucht** und **braucht sozialen Kontakt** mit anderen und das Gefühl, integriert zu sein.

Interessen Gleichaltriger
Menschen gleichen Alters haben häufig gleiche oder ähnliche Freizeitinteressen. Der Mensch als soziales Wesen sucht und braucht sozialen Kontakt mit anderen und das Gefühl, integriert zu sein.

16.2 Beobachten und Wahrnehmen

Besonderheiten alte Menschen Gruppenangebote haben das Ziel, die Kreativität und die soziale Kompetenz zu fördern. Die Mitarbeiter in der Altenpflege haben die Aufgabe, die Motivation zu wecken und den Blick weg von den Mängeln hin zu den verbliebenen Ressourcen zu richten. Ein alter Mensch, der nicht mehr so mobil oder fast blind ist, kann z. B. ein begeisterter Sänger in der Gesangsgruppe oder ein eifriger Mitrater in der Rätselrunde sein.

16.2 Beobachten und Wahrnehmen

16.2.1 Raumprobleme

Umgebungswechsel

Muss ein kranker, behinderter oder pflegebedürftiger Mensch sein Zuhause verlassen, stellt das immer ein einschneidendes, belastendes Erlebnis dar (**Abb. 16.5**).
Beim Eintritt in ein **Krankenhaus** ist das zunächst der einschneidendste Faktor: Die Umgebung des Patienten **verkleinert sich schlagartig** auf seine Person, sein Bett und seinen Nachtschrank. Seine ganze Welt wird dadurch sehr klein und oftmals muss er sich auch noch mit einer oder mehreren fremden Personen Zimmer und Bad teilen. Es hängt von der Krankheit oder dem Grad der Pflegebedürftigkeit ab, ob er das Bett oder das Zimmer überhaupt verlassen kann. Hinzu kommen häufig Schmerzen und Sorgen über seinen Zustand und seine Zukunft.

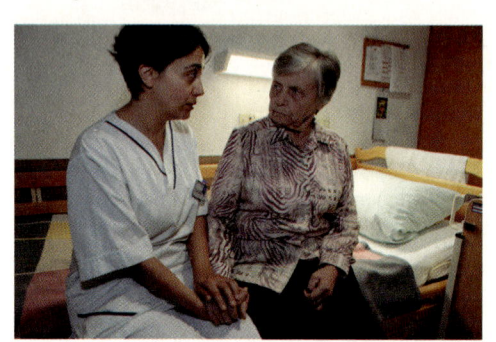

Abb. 16.5 ▶ Muss ein Mensch sein Zuhause verlassen, stellt das für ihn immer ein einschneidendes Erlebnis dar.

Das Leben in einem **Altenpflegeheim** wird von den betroffenen Menschen sehr unterschiedlich erlebt. Sie fühlen sich wohl im Heim und sind mit ihrer Situation zufrieden, wenn sie selbstbestimmt und freiwillig die Entscheidung für den Einzug treffen konnten und wenn sie ausreichend Zeit hatten, alles gründlich zu planen. Ganz anders geht es Menschen, die durch eine plötzlich auftretende schwere Erkrankung oder eine andere Notlage (z. B. Verlust des pflegenden Partners) unfreiwillig und meist unter Zwang in ein Altenpflegeheim einziehen müssen. Diese Menschen verlieren plötzlich alles, was ihr bisheriges Leben ausgemacht hat: ihre Gesundheit, ihre Selbstständigkeit, ihre Aufgaben, ihre Rolle in Familie und Nachbarschaft, ihre Wohnung und ihre Mobilität.

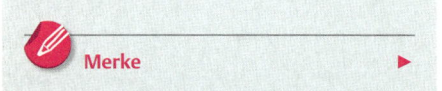

Merke Dies und das Wissen um die Unumkehrbarkeit der Situation bewirken eine soziale Entwurzelung, die dazu führen kann, dass die Betroffenen das Leben im Heim eher wie ein Gefängnis erleben statt wie ein Zuhause. Für manche Menschen kann der Einzug ins Pflegeheim daher zum „sozialen Tod" führen.

Allmähliche Ortfixierung

Definition Unter Ortfixierung versteht man den immer kleiner werdenden Aktions- und Bewegungsradius einer Person.

Ein weiteres Problem bezogen auf die Räumlichkeit ist die allmähliche Ortfixierung (Zegelin 2005). Sie kann sowohl den häuslichen, klinischen als auch den Heimbereich betreffen. Im häuslichen Bereich sind eventuell die Wohnbedingungen dafür verantwortlich, dass ein Mensch mit gesundheitlicher Einschränkung (z. B. eingeschränkter körperlicher Mobilität) die Wohnung nicht mehr verlassen kann. Er benötigt dann Betreuung durch Sozial- und Haushaltsdienste.
Schreitet die Bewegungseinschränkung fort oder kommt es zu einem Unfall (z. B. Sturz), kann es dazu kommen, dass der Betroffene das Bett nicht mehr verlassen kann. So wird sein Bewegungsradius und damit seine Welt immer kleiner: Er ist allmählich auf einen Ort festgelegt und droht, bettlägerig zu werden.
Lesen Sie mehr zu „Ortsfixierung und Bettlägerigkeit" auf S. 283.

16.2.2 Zeitprobleme

Zeit sinnvoll und planvoll zu strukturieren will gelernt sein. Meist ist die Arbeitszeit des Menschen formgebend und alles andere gruppiert sich um sie. Dennoch schaffen es viele Menschen nicht, ihre Zeit sinnvoll zu planen und ihre Arbeitszeit und Freizeit ausgewogen zu gestalten.

Sie verzetteln sich oder vertrödeln ihre Zeit, sie schaffen es nicht, bestimmte Aufgaben in der dafür vorgesehenen Zeit zu bewältigen und schieben diese immer wieder auf. Daraus ergibt sich großer zeitlicher Druck, der auch als **Zeitstress** bezeichnet wird.

Überforderung. Hält zeitlicher Druck langfristig und unvermindert an, können Menschen mit Überforderung reagieren oder gar **krank werden**. Sie brauchen für ihre innere Ausgeglichenheit das Gefühl, Dinge beendet, fertig gestellt und erledigt zu haben, ansonsten sind sie gefährdet, sich auf Unerledigtes zu fixieren und damit zu blockieren. Daraus kann negativer Stress entstehen.

Stress

> **Definition** Stress wird allgemein als eine **starke Leistungsanforderung** und **erhöhte körperliche** und/oder **seelische Belastung** beschrieben, die zu **Schädigungen der Gesundheit** führen kann (Duden 2000).
> Es muss aber zwischen positivem und negativem Stress unterschieden werden: **Disstress** ist lang anhaltender, negativer Stress, der überfordert und zu psychosomatischen Störungen führt. Positiver Stress wird als **Eustress** bezeichnet, er erhöht die Aufmerksamkeit und fördert die maximale Leistungsfähigkeit des Körpers, ohne ihm zu schaden.

Pflegende, Patienten und Angehörige können durch vielfältige übermäßige Anforderungen der Umgebung und unzureichende Bewältigungsmöglichkeiten unter Druck geraten. Druck oder damit verbundene Anspannung, Sorge und Kummer können zu negativem Stress (Disstress) führen.
Um gesundheitsschädlichen **Disstress** zu vermeiden, ist es notwendig, **regelmäßige Pausen** und **Erholungszeiten** einzuhalten. Genauso wichtig ist es, die eigene Einstellung und das Anspruchsdenken den Arbeitsbedingungen anzupassen. Es ist wichtig, die **eigenen Grenzen** zu kennen, zu achten und sie langfristig **nicht** zu **überschreiten**.
Ein Mindestmaß an **positivem Eustress**, im Gegensatz zu negativem Disstress, ist **überlebensnotwendig**. Eustress tritt z. B. auf, wenn man zu bestimmten Leistungen motiviert ist und Glücksmomente erlebt (**Abb. 16.6**).
Ob eine Stresssituation als belastend oder herausfordernd erlebt wird, hängt von den einwirkenden physikalischen, biologischen, psychologischen oder sozialen Stressoren ab. Folgende Einflüsse können zu **negativem Stress** führen (NANDA-I 2009, Georg 2007):
- vielfältige, gleichzeitig bestehende Stressfaktoren, z. B. Bedrohungen
- intensive, wiederkehrende Stressfaktoren, z. B. chronische Krankheit
- fehlende Mittel und Möglichkeiten (inadäquate Ressourcen), z. B. finanzielle Sorgen

Abb. 16.6 ▶ Stress.

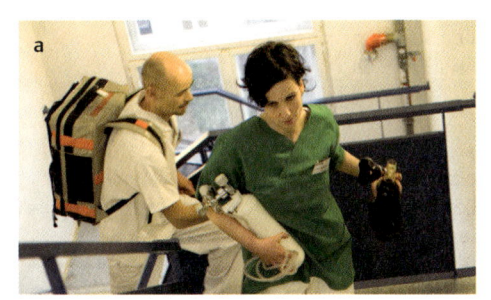

a Eine Tätigkeit unter Zeitdruck kann positiven Stress auslösen, wenn man sie gern macht und sie einen ausfüllt.

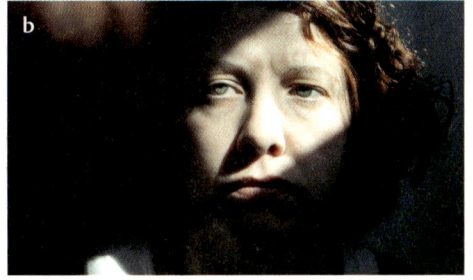

b Negativer Stress dagegen führt zu Überlastung bis hin zu psychosomatischen Störungen.

Langeweile

> **Definition** Langeweile beschreibt eine Zeit, in der „nichts los" ist, nichts geschieht. Sich zu langweilen heißt, dass man mit sich selbst nichts anfangen kann und seine Interessen nicht kennt.

Betroffene erleben sich als interesse- und lustlos und nehmen ein Gefühl der inneren Leere wahr (**Abb. 16.7**).

Abb. 16.7 ▶ **Langeweile.** Auch Kinder haben manchmal Langeweile, entwickeln daraus aber oft auch die tollsten Spielideen.

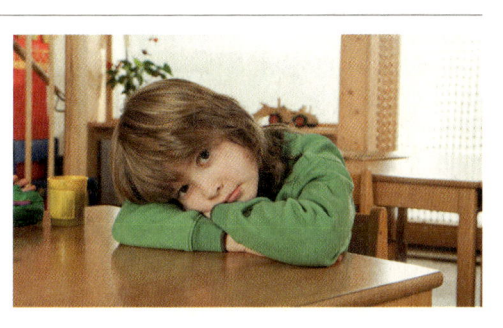

Langeweile stresst durch zu **geringe Anforderungen** in zu langen Zeiträumen. Man ist unfähig, etwas Schönes zu tun, das gut tut. Man hat das Gefühl, Zeit sinnlos zu vergeuden. Daraus ergibt sich häufig ein schlechtes Gewissen bis hin zu depressiven Verstimmungen. So kann Langeweile ebenfalls Druck erzeugen und die Empfindung entstehen lassen, nichts Sinnvolles mit seiner Zeit anfangen zu können und unfähig zu sein. Langeweile kann so zu **Machtlosigkeit** und einem **beeinträchtigten Selbstwertgefühl** führen (Fitzgerald Miller 2003).

16.2.3 Störungen des Arbeit-Freizeit-Rhythmus

Arbeitssucht

Wie vieles andere, was übermäßig betrieben wird, kann auch die Arbeit zur Sucht werden. Arbeitssucht ist vor allem durch **Flucht** gekennzeichnet. Menschen, die sich übermäßig in die Arbeit stürzen, gehen damit häufig Konflikten, Ängsten und Unerledigtem in ihrem restlichen Leben aus dem Weg. Sie verdrängen negative Gefühle und scheuen sich davor, sich mit sich selbst auseinanderzusetzen. Sie bestimmen ihre Stellung nahezu ausschließlich über die Arbeit und beziehen den größten Teil ihres Selbstwertgefühls aus ihr.

Oft dauert es sehr lange, bis Arbeitssucht überhaupt erkannt wird. Schließlich muss man ja arbeiten, um leben zu können. Arbeit dient den Betroffenen als gute Ausrede, sich mit nichts anderem beschäftigen zu können, da Arbeit wichtig ist und Vorrang hat. Lässt die Arbeitskraft bei solchen Menschen nach, versuchen sie, das mit noch mehr Arbeit auszugleichen. Betroffene sind oft extrem überarbeitet, da der **Ausgleich** durch Ausruhen und Entspannen nahezu völlig **fehlt**. Sie arbeiten weit mehr, als es das normale Maß verlangt. Sie machen keine Pausen, essen unregelmäßig und schlafen zu wenig. Das alles führt häufig zur völligen Erschöpfung und letztlich zu einer Reihe von Erkrankungen. Herzinfarkt, Burnout, Bluthochdruck, Magengeschwüre, Depressionen und Ängste sind oft die Folgen von Arbeitssucht (**Abb. 16.8**).

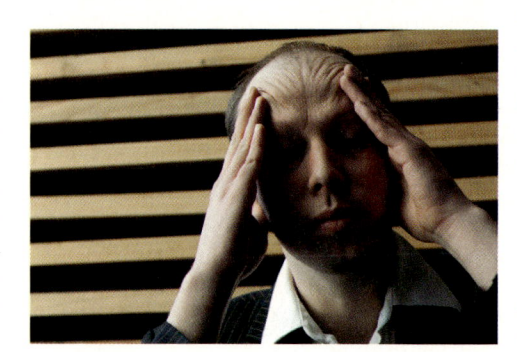

Abb. 16.8 ▸ Arbeitssucht kann zu einer Reihe von Erkrankungen führen, z. B. Burnout.

> **Definition** Burnout („ausgebrannt") bezeichnet einen psychischen und/oder physischen Erschöpfungszustand nach einer Phase lang anhaltenden Stress. In manchen Fällen führt dieser zu psychischen und physischen Störungen und sozialen Folgeschäden.

Arbeitslosigkeit

Bezogen auf die Arbeitswelt ist Arbeitslosigkeit die den Menschen am stärksten belastende Störung. Sie kann die Existenz bedrohen und den Betroffenen in eine tiefe Sinnkrise stürzen. Der Verlust des Arbeitsplatzes wird von vielen Menschen als persönliches Versagen gedeutet. Arbeit gibt unserem Leben Struktur, fällt sie plötzlich weg, droht Strukturverlust. Tageszeiten und damit verknüpfte Tätigkeiten sind dann nicht mehr wichtig und werden vernachlässigt. Arbeit ist sinn- und zielgerichtet: Ohne Arbeit kann der Mensch beides verlieren, den Sinn und das (Lebens-)Ziel. Ein wichtiges Ziel von Arbeit ist es, etwas zu erreichen, voranzukommen und letztlich am Ende des Lebens auch darauf stolz sein zu können. Etwas im Leben zu leisten, ist für viele Menschen an ihr Arbeitsleben geknüpft. Fällt der Faktor Arbeit weg, kann ein Gefühl von Nutzlosigkeit und daraus resultierend eine Identitätskrise entstehen.

Ruhestand

Die meisten Menschen freuen sich auf ihren Ruhestand, auf die Vorstellung, endlich viel freie Zeit zur Verfügung zu haben und viele Dinge wie Hobbys, Reisen und Träume verwirklichen zu können. Manchmal kommt es jedoch anders als gedacht.

> **Merke** Der Wechsel vom Arbeitsleben in den Ruhestand zählt zu den kritischen Übergängen im Leben eines Menschen. Pflichten fallen weg und oft muss ein neues Aufgabenfeld gefunden werden.

Es kann passieren, dass die Betroffenen, ähnlich wie bei der Arbeitslosigkeit in ein tiefes Loch fallen. Plötzlich fallen Pflichten und gewohnte Aufgaben weg, somit auch vieles von dem, was bisher selbstverständlich war. Es ist dann nicht einfach, seinem Leben einen neuen Sinn und neue Inhalte zu verleihen.

Es ist hilfreich, sich vor dem Ruhestand bereits Gedanken über die Zeit nach dem Arbeitsleben zu machen. Die Familie kann bei der Bewältigung der Probleme helfen (**Abb. 16.9**): Hat der Rentner Freunde und ein soziales Netz, oder gar noch den Ehe-/Lebenspartner oder Kinder können Aufgaben und Pflichten ihnen gegenüber bestehen.

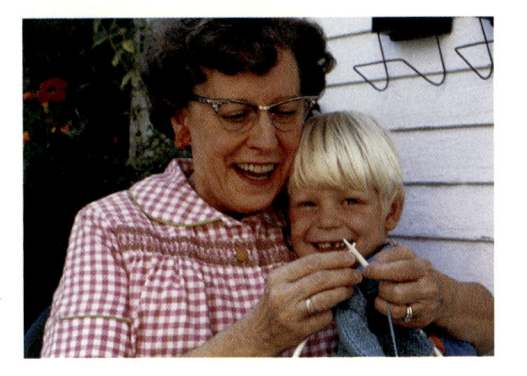

Abb. 16.9 ▶ Die Familie stellt für viele Rentner eine wichtige Stütze dar.

Menschen im Ruhestand müssen ihrem Leben oft erst einen neuen Sinn und neue Inhalte verleihen.

Merke Sich selbst Gutes zu tun, will gelernt sein, man kann es nicht einfach so. Meist ist es ein langer Prozess, bei dem man sich selbst näher kommt und sich besser kennenlernt.

Merke

16.3 Bei Pflegemaßnahmen mitwirken

16.3.1 Unterstützen in der Raumgestaltung

Krankenhaus

Wenn ein Mensch in ein Krankenhaus oder eine Langzeiteinrichtung kommt, dann braucht er Unterstützung. Dies bedeutet zunächst, die neuen Örtlichkeiten zu erfahren (**Abb. 16.10**). Er muss wissen
- in welchem Zimmer er sich befindet,
- wo seine Sachen sind,
- wo sich Badezimmer und WC befinden,
- wie er nach draußen gelangt.
- in welchem Stockwerk er ist und wie die Abteilung heißt, auf der er liegt,
- wie seine Telefonnummer lautet (wenn er einen Telefonanschluss hat), sodass ihn seine Angehörigen erreichen können.

Abb. 16.10 ▶ Kommt ein Patient ins Krankenhaus muss er sich erst neu orientieren.

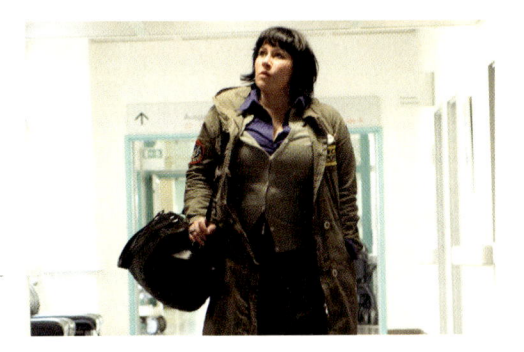

16.3 Bei Pflegemaßnahmen mitwirken

16.3.1 Unterstützen in der Raumgestaltung

Krankenhaus

Kommt ein Mensch in ein Krankenhaus oder eine Langzeiteinrichtung, braucht er Unterstützung, um sich zu orientieren (**Abb. 16.10**).
Er muss unter anderem wissen
- in welchem Zimmer er sich befindet.
- wo seine Sachen sind.
- wo sich Badezimmer und WC befinden.
- wie er ins Freie gelangt.

Ob ein Mensch sich in der neuen, ungewohnten Situation einigermaßen wohlfühlt, hängt auch davon ab, wie das Krankenzimmer gestaltet ist. Hier hat der Mensch nur einen kleinen eigenen Raum: sein Bett und seinen Nachtschrank. Deshalb ist es wichtig, dem Patienten zu ermöglichen, eigene Dinge wie Bilder von Bezugspersonen, eine Uhr, Lektüre, eventuell ein eigenes kleines Kissen, einen bevorzugten Duft und wann immer möglich eigene Wäsche und Nachtkleidung zu benutzen.

Merke Die Identität eines Menschen in fremder Umgebung definiert sich stark über kleine eigene Dinge, über Persönliches, was ihn von anderen unterscheidet.

Merke

Pflegeheim

Merke Der Einzug in ein Alten- oder Pflegeheim bedeutet für den Betroffenen eine einschneidende Krisensituation. Daher müssen die Vorbereitung, der Einzug und die Phase der Eingewöhnung besonders aufmerksam und einfühlend begleitet werden.

Am Tag des Einzugs muss das Zimmer vorbereitet sein. Auf dem Tisch steht ein Empfangsgruß, z. B. Blumen, ein Getränk, Obst und eine Begrüßungskarte mit einem Foto der Einrichtung und weiteren, auch für die Angehörigen, wichtigen Informationen (**Abb. 16.11**).

Pflegeheim

Merke

Am Tag des Einzugs muss das Zimmer vorbereitet sein. Auf dem Tisch steht eine Begrüßungskarte mit den wichtigsten Informationen.

Abb. 16.11 ▶ Begrüßungskarte mit einem Foto der Einrichtung.

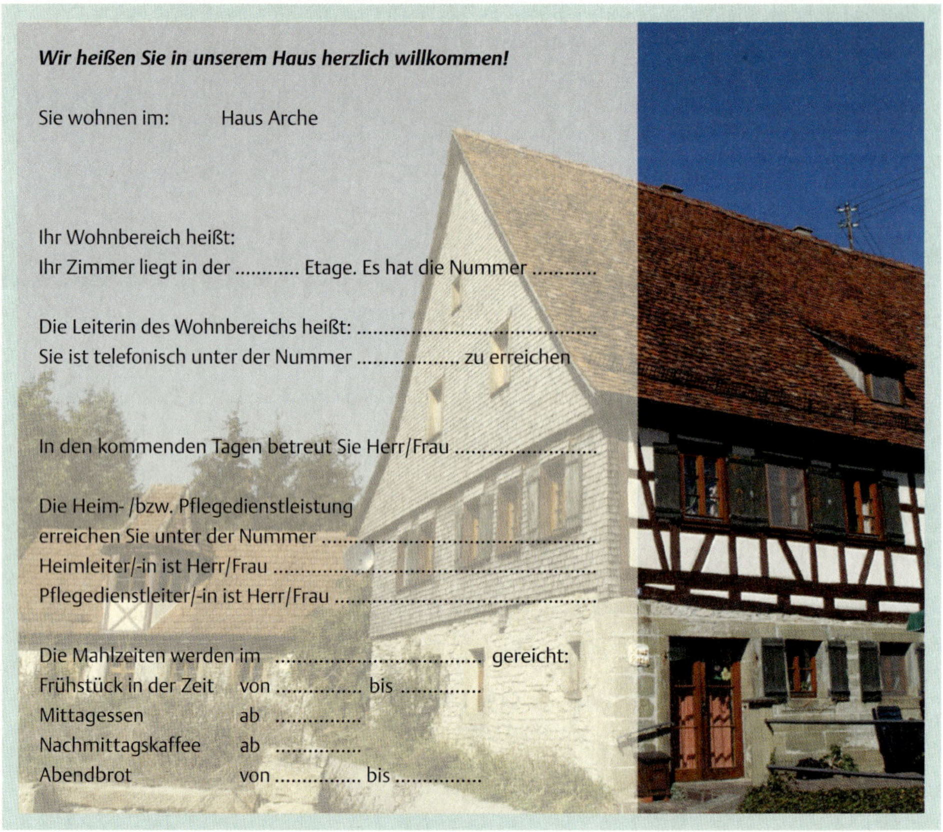

Wir heißen Sie in unserem Haus herzlich willkommen!

Sie wohnen im: Haus Arche

Ihr Wohnbereich heißt:
Ihr Zimmer liegt in der .... Etage. Es hat die Nummer ....

Die Leiterin des Wohnbereichs heißt: ....
Sie ist telefonisch unter der Nummer .... zu erreichen

In den kommenden Tagen betreut Sie Herr/Frau ....

Die Heim- /bzw. Pflegedienstleistung
erreichen Sie unter der Nummer ....
Heimleiter/-in ist Herr/Frau ....
Pflegedienstleiter/-in ist Herr/Frau ....

Die Mahlzeiten werden im .... gereicht:
Frühstück in der Zeit   von .... bis ....
Mittagessen   ab ....
Nachmittagskaffee   ab ....
Abendbrot   von .... bis ....

Im Zusammenhang mit dem Einzug, sind folgende Dinge zu beachten:
- Eine Mitarbeiterin aus der Frühschicht und eine aus der Spätschicht werden in den kommenden 2 bis 4 Wochen Bezugspersonen für die neue Heimbewohnerin sein (die Zeit ist abhängig von der Eingewöhnungssituation und muss im individuellen Pflegeplan vermerkt sein).
- Die Bezugsperson bietet dem Neuangekommenen und seinen Angehörigen ein Getränk an. Dabei kann gut über Vorlieben, Gewohnheiten und Rituale gesprochen werden.
- Die Informationen über Räumlichkeiten, Tagesstruktur, Mitbewohner usw. werden von den Bezugspflegenden übermittelt.
- Die Vielzahl der neuen Informationen wird in kleine, überschaubare „Portionen" aufgeteilt und öfters wiederholt.
- Der Bewohner wird dem Heimbeirat und den Mitbewohnern des Wohnbereichs vorgestellt.
- Die Bezugspflegenden sind für die 1. Informationssammlung zur Pflegeplanung zuständig.
- Die Bezugspflegenden erstellen zusammen mit der Leitung des Wohnbereichs einen vorläufigen Pflegeplan. Alle bisher verfügbaren Informationen werden dabei berücksichtigt. Der Plan muss schon am nächsten Tag kontrolliert und möglicherweise ergänzt und/oder verändert werden.

Für eine begrenzte Zeit (ca. 2–4 Wochen) wird der neue Heimbewohner intensiv durch die Bezugspflegenden und/oder durch die Sozialarbeiterin begleitet. Tägliche Besuche und wiederholte Informationen und das Einführen in bestehende Gruppen und Kreise helfen dabei, das Fremdheitsgefühl zu überwinden. In manchen Einrichtungen haben sich regelmäßige Treffen mit den neu eingezogenen Menschen bewährt. Sie sind zu festen Integrationshilfen geworden.

16.3.2 Unterstützen in der Zeitgestaltung

Lesen und Vorlesen

Lesen ist eine wohltuende, ablenkende, informierende und ausgleichende Beschäftigung. Viele Menschen haben im Alltag kaum noch Zeit, etwas zu lesen. Häufig sind die Zeiten des Krankseins die einzigen, in denen Menschen überhaupt noch lesen. Somit kann Lesen bewusst als hilfreiche Maßnahme während eines Krankenhausaufenthalts eingesetzt werden.

Auswahl der Bücher. Grundsätzlich lässt sich zur Auswahl der Bücher sagen, dass je nach Situation eher ablenkende Bücher oder hinlenkende, unterstützende Bücher von Nutzen sein können.
- Ablenkende Bücher sind z. B. Romane, Krimis, Belletristik.
- Als hinlenkende Literatur eignet sich Ratgeberliteratur, Fachliteratur usw.
- Auch Gedichte und Bücher mit religiösen Inhalten können den Krankheits- und Genesungsprozess positiv beeinflussen.

Seitenleiste (Kurzfassung):

Für eine begrenzte Zeit (ca. 2–4 Wochen) wird der neue Heimbewohner intensiv durch Bezugspflegende und/oder durch die Sozialarbeiterin begleitet. Er werden alle nötigen Informationen gegeben und eine Pflegeplanung erstellt.
Tägliche Besuche, wiederholte Informationen und das Einführen in bestehende Gruppen und Kreise helfen dabei, das Fremdheitsgefühl zu überwinden.

16.3.2 Unterstützen in der Zeitgestaltung

Lesen und Vorlesen

Lesen ist
- wohltuend,
- lenkt ab,
- informiert und
- gleicht aus.

Bücher können ablenken oder eher hinlenken und unterstützen.

Besonderheiten Kinder Für Säuglinge eignen sich Bilderbücher mit dicken Seiten aus Plastik oder Pappe. Beim Kleinkind sollten die Bücher stabile, unzerreißbare Kartonseiten besitzen. Kindergartenkinder können Bilderbücher mit festeren Papierseiten erhalten.

Austauschen. Häufig werden auch Lesekreise in verschiedenen Formen angeboten. Im Vorfeld wird ein Text bestimmt, z. B. ein Gedicht oder ein Kapitel eines Buches. In geselliger Runde tauschen die Menschen dann ihre Gedanken zum Gelesenen aus.

Vorlesen und Hörbücher. Ist ein Mensch nicht in der Lage, selbstständig zu lesen, stellen Hörbücher eine gute Alternative dar. Auch das Vorlesen hat eine große Bedeutung. Der Vorlesende widmet seine Zeit dem Zuhörer, konzentriert sich ganz auf ihn und kann den Inhalt des Vorgelesenen für weitere Gespräche nutzen (**Abb. 16.12**).

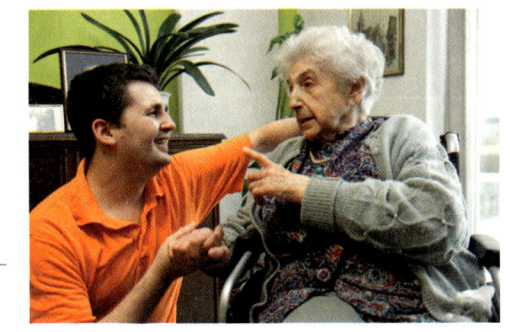

Abb. 16.12 ▸ Ältere Menschen erzählen gern Geschichten aus ihrem Leben.

Besonderheiten alte Menschen Neben dem Vorlesen ist es für viele ältere Menschen ebenso wichtig, aus ihrem Leben erzählen zu können. Geschichten erzählen gewinnt dadurch einen ebenso hohen Stellenwert wie das Vorlesen. Entscheidend dabei sind aufmerksames Zuhören und die Zeit, die sich der Pflegende für den Menschen und seine (Lebens)Geschichten nimmt.

Zeitungen und Zeitschriften. Nicht nur Bücher können gelesen oder vorgelesen werden, sondern auch Zeitungen und Zeitschriften. Diese Medien dienen dann gleichzeitig der Information. Der Lesende nimmt z. B. am tagesaktuellen politischen Geschehen teil und fühlt sich vom Alltag nicht ausgegrenzt.

Stress verringern

Pflegende können Patienten helfen, Stress auslösende Faktoren zu verringern, indem sie
- aktiv zuhören,
- sie emotional unterstützen,
- Aromen und Wärmeanwendungen anwenden und
- Ängste mindern.

Fördern Sie weitere soziale Unterstützung; z. B. durch die Familie oder Freunde.
Spezielles „**Stressbewältigungstraining**" besteht zumeist aus folgenden vier Elementen:
- **Patientenschulungen:** Patienten sollen lernen, Stress zu verstehen und zu erkennen.
- **Problemlösetraining:** Dabei werden belastende Situationen erfasst, Denk- und Verhaltensmuster analysiert und überprüft, Handlungsalternativen gesammelt, ausgewählt und im Alltag umgesetzt und geübt.
- **Genussförderung:** Potenziell angenehme Aktivitäten werden erfasst. Neue genussvolle Erlebnisse angeboten und Belastungen ausgleichende Aktivitäten in den Alltag eingeplant.
- **Entspannungstraining:** Entspannende Techniken wie progressive Muskelrelaxation, autogenes Training und mentale Techniken wie Gedankenreisen werden vermittelt und eingeübt (**Abb. 16.13**).

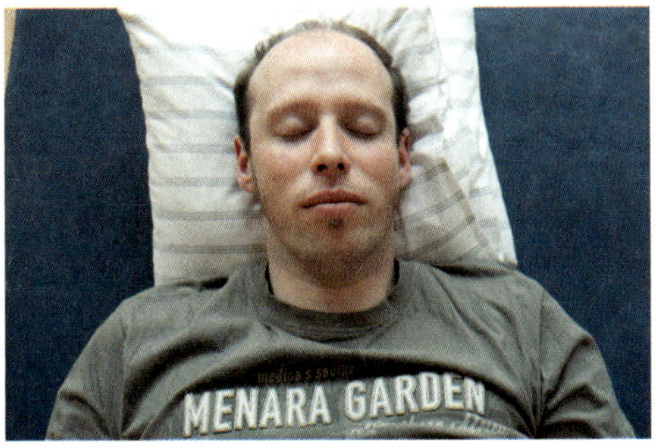

Abb. 16.13 ▸ Gedankenreisen helfen dabei zu entspannen.

Ergotherapie

Definition Ergotherapie ist eine zusammenfassende Bezeichnung für Teilgebiete der Beschäftigungs- und Arbeitstherapie, um verschiedene, verloren gegangene Fähigkeiten und Funktionen beim Menschen wiederzuerlangen. Sie wird bei Menschen jeden Alters eingesetzt.

Kurzfassung

Besonderheiten Kinder ◂

Vorlesen oder Hörbücher stellen eine gute Alternative dar, wenn der Patient nicht in der Lage ist, selbstständig zu lesen.

Besonderheiten alte Menschen ◂

Stress verringern

Stressbewältigungstraining besteht aus
- Patientenschulung,
- Problemlösetraining,
- Genussförderung,
- Entspannungstraining **(Abb. 16.13).**

Ergotherapie

Definition ◂

16 ▶ Raum und Zeit gestalten – sich beschäftigen

Mithilfe der Ergotherapie soll der gesundheitlich beeinträchtigte Mensch Aktivitäten des täglichen Lebens wieder selbstbestimmt und eigenständig ausführen können.

Ergotherapie soll den Menschen mit verschiedenen gesundheitlichen Beeinträchtigungen dazu befähigen, die Aktivitäten des täglichen Lebens wieder selbstbestimmt und eigenständig auszuführen. Dazu werden gezielt Alltagstätigkeiten neu vermittelt, eingeübt und bis zum wieder selbstständigen Ausführen trainiert (Selbsthilfetraining). Das kann sowohl motorische Fähigkeiten (funktionelles Training) als auch psychisch-geistige Fähigkeiten eines Menschen betreffen (**Abb. 16.14**).

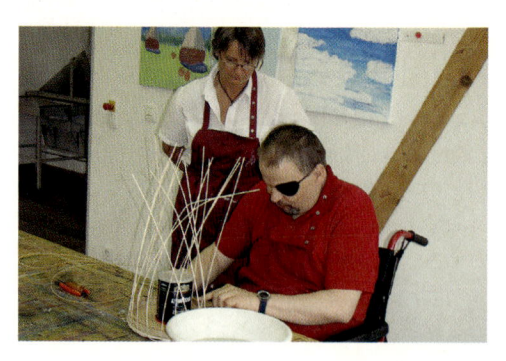

Abb. 16.14 ▶ Ergotherapeutische Maßnahmen trainieren sowohl motorische als auch psychisch-geistige Fähigkeiten eines Menschen.

Ergotherapie fördert auch die Fähigkeiten und Fertigkeiten von Patienten, um sie wieder in den Beruf zurückführen oder die Voraussetzungen für einen neuen Beruf zu schaffen (**berufsorientiertes Training**). Dabei ist eine wichtige Aufgabe der Ergotherapie, die **veränderte gesundheitliche Situation** gemeinsam mit dem Betroffenen **an** das **Alltags- und Berufsleben anzupassen**. Der Patient kann mit eventuell bleibenden Beeinträchtigungen sein Leben organisieren.

Besonderheiten alte Menschen ▶

Besonderheiten alte Menschen Das kreative Arbeiten muss genau auf den Menschen abgestimmt sein. Wenn in Gruppen gearbeitet wird, muss jeder solche Aufgaben bekommen, die seinen Möglichkeiten entsprechen.

Musiktherapie

Definition ▶

Definition Musiktherapie ist eine Form der Kunsttherapie und wird gezielt therapeutisch eingesetzt, um seelische, körperliche und geistige Gesundheit zu erhalten, zu fördern und wieder herzustellen.

Im Rahmen der Musiktherapie spielen die Patienten Instrumente, Singen oder hören Musik (**Abb. 16.15**).

In der Musiktherapie unterscheidet man drei Formen:
- aktive Musiktherapie (Spielen von Instrumenten = z. B. wird beim Flötespielen die Beweglichkeit der Finger trainiert) (**Abb. 16.15 a**)
- rezeptive Musiktherapie (gezieltes Hören von Musik = Erinnerungen werden geweckt)
- gemeinsames Singen (die Atmung wird beim Singen trainiert und Liedtexte werden oft leicht erinnert)

In vielen Kliniken steht den Patienten ein eigenes Radioprogramm zur Verfügung.
Auf Intensivstationen und bei Frühgeborenen kann ebenfalls Musik zum Einsatz kommen und den therapeutischen Prozess unterstützen. Dort sollte sie jedoch stets leise und nicht aufdringlich angewendet werden, da sich diese Patienten nicht aktiv gegen das Hören von Musik wehren können.

Gemeinsames Singen verbessert das Wohlbefinden und die Stimmung und stärkt das Gemeinschaftsgefühl.

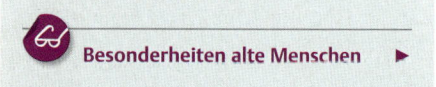

Besonderheiten alte Menschen ▶

Besonderheiten alte Menschen In Pflegeheimen ist es heute oft üblich und fester Bestandteil, dass Pflegepersonen gemeinsam mit den Bewohnern singen und musizieren. Die Aktivität wird von den Bewohnern sehr geschätzt und kann gezielt eingesetzt werden, um Wohlbefinden und Stimmung zu verbessern und das Gemeinschaftsgefühl zu stärken.

Kunsttherapie

Definition ▶

Definition Kunsttherapie ist ein Sammelbegriff für therapeutische Verfahren, in denen mit kreativen Medien gearbeitet wird.

Kunsttherapie ist kreatives Arbeiten. Dazu werden verschiedene Materialien verwendet. Es wird gemalt, gebastelt und geformt.
Manche Patienten, vor allem Kinder, können ihre Situation besser **nonverbal** in Form von Bildern oder gestalteten Gegenständen **ausdrücken**.

In der Kunsttherapie, auch als Gestalttherapie bezeichnet, wird mit gestalterischen Mitteln wie Malen oder Bildhauern dem Patienten eine andere Form des Ausdrucks ermöglicht (**Abb. 16.15 b**). Die dabei entstehenden Objekte können anschließend gemeinsam mit dem Therapeuten gedeutet und somit in den Krankheits- und Heilungsprozess einbezogen werden.
Häufig können Patienten – vor allem Kinder – ihre Situation besser nonverbal in Form von Bildern oder gestalteten Gegenständen ausdrücken. So lassen sich verborgene Ängste, Sorgen, Traumata, aber auch Fähigkeiten des Patienten entdecken.
Pflegende sollten den Patienten dabei bestärken und unterstützen, sich kreativ zu betätigen und auszudrücken. Etwas selbst zu gestalten kann das Selbstwertgefühl des Patienten stärken.

Abb. 16.15 ▶ Musik- und Kunsttherapie.

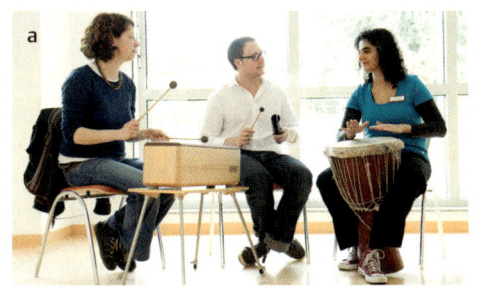

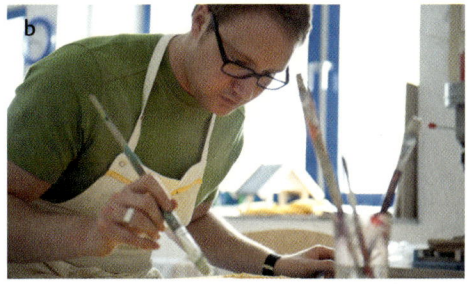

a Aktives Musizieren oder Singen fördert Wohlbefinden und Stimmung.

b In der Kunsttherapie können Patienten ihre Kreativität und ihre Gefühle ausleben.

Bewegung und Sport

Das Angebot an sportlichen Aktivitäten durch Sportvereine, private Anbieter, Wohlfahrtsverbände, Bildungswerke, Volkshochschulen, Städten, Gemeinden und Krankenkassen ist vielfältig. Aktivitäten mit erkennbarem Bewegungsbezug sprechen unterschiedliche Bereiche an wie
- **Muskel-Skelett-System**: 50+ in Bewegung, Gutes für den Rücken, Aquasport, Bewegungstraining, Gesundheitsförderung, Venengymnastik, gesundheitsorientiertes Training im Sport der Älteren, Seniorengymnastik.
- **Herz-Kreislauf-Funktion**: Aerobic als Gesundheitssport, Aquafit, Cardiofit, Walken, mit Sport zum Wohlfühlgewicht.
- **Bereich Stressbewältigung/Entspannung**: Atem-Bewegung-Rhythmus, autogenes Training, Yoga, Entspannung und Bewegung, Thai Chi, Hatha-Yoga, Qi Gong, Stressbewältigung, Entspannung.

Besonderheiten Kinder Ziele von Bewegungsangeboten können z. B. sein, dass
- Kinder lernen, sich koordiniert zu bewegen,
- Kinder die Möglichkeit haben, Angst, Wut und Freude körperlich auszudrücken,
- Kinder den Gleichgewichtssinn schulen.

Besonderheiten alte Menschen Ziel der Seniorengymnastik ist es, die motorischen Fähigkeiten bewusst zu machen, aufrechtzuerhalten und zu verbessern. Motorische Fähigkeiten sind: Ausdauer, Kraft, Schnelligkeit/Gewandtheit, Koordination und Gleichgewicht. In speziellen Sturzpräventionsgruppen werden vor allem Gleichgewicht und Kraft trainiert, wodurch die Sturzgefährdung nachweislich reduziert werden kann.

Spiele

Spiele machen in der Regel Spaß. Die Wahl des Spiels soll den Spieler nicht über- oder unterfordern. Spiele bieten Anregung für
- den Körper (Bewegung, Reaktion, Handeln),
- den Geist (Nachdenken, Wahrnehmen),
- die Seele (Fühlen, Empfinden, Erinnern).

Neben Bewegungs- und Tanzspielen, bieten sich nachfolgende Spiele an:
- Brettspiele wie Mensch-ärgere-dich-nicht, Schach, Halma, Mühle, Vertellekes
- Kartenspiele wie Canasta, Rommé, Doppelkopf
- Würfelspiele, Puzzles
- Kegeln

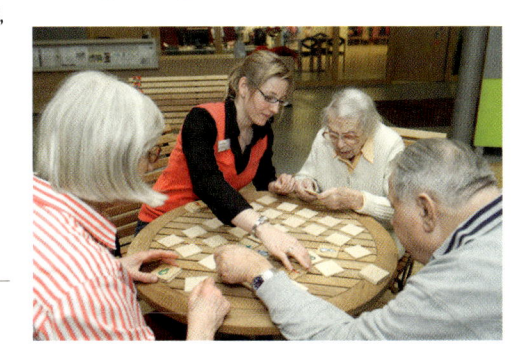

Abb. 16.16 ▶ Gruppenspiele fördern den mitmenschlichen Kontakt und die Kreativität.

Besonderheiten alte Menschen Je älter und kranker die Mitspieler sind, umso einfacher müssen die Spiele gestaltet werden. Zu kleine Spiele bzw. Spiele mit kleinen Spielfiguren sind wegen der schlechten Handhabbarkeit nicht für sie geeignet.

KURZFASSUNG

Bewegung und Sport

Das Angebot an sportlichen Aktivitäten ist groß. Aktivitäten bieten sich in folgenden Bereichen an:
- Training des Muskel-Skelett-Systems
- Stärkung der Herz-Kreislauf-Funktion
- Stressbewältigung und Entspannung

Besonderheiten Kinder ◀

Besonderheiten alte Menschen ◀

Spiele

Spiele regen **Körper**, **Geist** und **Seele** an. Spiele sollen Spaß machen und den Spieler nicht über- oder unterfordern.

Besonderheiten alte Menschen ◀

Besonderheiten Kinder

Es gibt viele Spiele, die nur Stimme, Hände und Fantasie benötigen:
- Fingerspiele, z. B. „Dies ist der Daumen Knuddeldick", „Himpelchen und Pimpelchen", „Schere, Stein, Papier"
- Kniereiterspiele, z. B. „Hoppe, hoppe, Reiter", „Hopp, hopp, hopp, Pferdchen lauf Galopp"
- Zungenbrecher nachsprechen
- Ratespiele, z. B. „Teekesselchen", „Ich sehe was, was Du nicht siehst"

Gehirntraining und Gehirnjogging

Ohne Training nimmt die Merkfähigkeit im Laufe des Lebens ab. Gedächtnistraining fördert das Denken, die Konzentration und die Wahrnehmung.

Das Gehirn kann trainiert werden, wenn folgende Bereiche z. B. durch Übungen angesprochen werden:
- Aufmerksamkeit
- Wahrnehmung
- Konzentration
- Vorstellungskraft
- langfristiges und kurzfristiges Behalten
- Problemlösung
- Denkflexibilität

Laut neueren Forschungsergebnissen nehmen die geistigen Fähigkeiten im Alter nicht ab, wenn sie laufend in Anspruch genommen werden. Ein ständiges „Benutzen" des Gehirns kann seine Leistungsfähigkeit erhalten und sie sogar steigern. Hierbei müssen alle Bereiche des Gedächtnisses angesprochen werden, z. B. mit Übungen, die verschiedene Bereiche beanspruchen wie
- die **Aufmerksamkeit**, indem z. B. Gegenstände gezeigt, dann verdeckt und anschließend aufgezählt werden.
- die **Wahrnehmung**, indem der Seh-, Hör-, Tast- und Geruchssinn angesprochen wird, z. B. mit sogenannten Kim-Spielen.
- die **Konzentration**, indem z. B. ein Ausschnitt aus einem Märchen vorgelesen wird und die Teilnehmer das Märchen erkennen müssen.
- die **Vorstellungskraft**, indem Begriffe genannt werden und die Teilnehmer sagen, was sie damit verbinden.
- das langfristige **Behalten**, z. B. Wortspeicherübungen (Welche Kräuter kennen sie?).
- das kurzfristige **Behalten**, indem z. B. Begriffe genannt werden, zu denen ein Oberbegriff gesucht wird.
- die **Problemlösung**, indem z. B. aus den Buchstaben eines Wortes mehrere neue Wörter gebildet werden.
- die **Denkflexibilität**, indem z. B. eine berühmte Kirche in Rom gesucht wird.

Definition

Kim-Spiele sind Spiele, die vor allem die Merkfähigkeit des Gedächtnisses oder die Feinabstimmung der Sinnesorgane trainieren. Bei einem Tast-Kim müssen z. B. Gegenstände unter einem Tuch getastet und erraten werden, bei einem Mund-Kim müssen mit verbunden Augen verschiedene Nahrungsmittel am Geschmack erkannt werden.

Besonderheiten alte Menschen

Bei fortgeschrittener Demenz sollen vor allem biografieorientierte Angebote auf möglichst viele Sinne ausgerichtet sein (z. B. Duft, Klang und Spüren von Gegenständen, Lebensmittel usw.). Es geht um das Abrufen von Bekanntem. Es wird Selbstvertrauen und Kompetenz vermittelt.

Gehirnjogging beeinflusst folgende geistige Bereiche positiv:
- Lern- und Merkfähigkeit: Merken und Behalten unterschiedlich angeordneter Motive
- Reaktionsfähigkeit: von der Aufnahme eines Sinnesreizes zur Bewegung
- Aufmerksamkeit und Konzentrationsübungen: z. B. Leseübungen
- kognitive Flexibilität: schneller Wechsel des Aufmerksamkeitsfokus zwischen verschiedenen Informationsquellen
- Gedächtnisspanne und Kurzzeitgedächtnis: kurzfristiges Speichern z. B. von sieben Zahlen in einer Folge

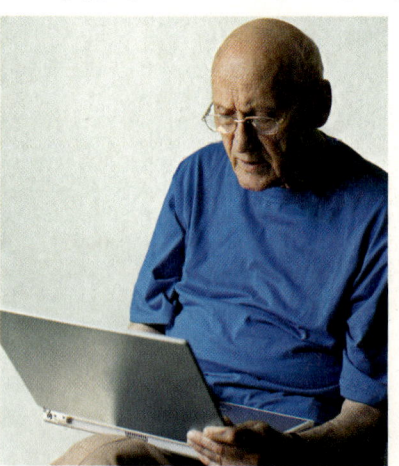

Abb. 16.17 ▶ Auch viele ältere Menschen sind an den neuen Medien interessiert.

Merke

Gehirnjogging trainiert die Lern- und Merkfähigkeit, das Reaktionsvermögen, die Aufmerksamkeit und Konzentration, die geistige Flexibilität und das Gedächtnis.

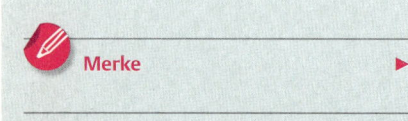

Merke Gehirntraining kann auch am Computer stattfinden: Auch ältere Menschen sind an den neuen Medien interessiert (**Abb. 16.17**).

Besonderheiten Kinder

Besonderheiten Kinder Größere Schulkinder und Jugendliche sollen im Krankenhaus ihre Hobbys und Interessen soweit möglich verfolgen können.

16.3 ► Bei Pflegemaßnahmen mitwirken   KURZFASSUNG   303

Bildungsangebote
Die Massenmedien Radio und Fernsehen erreichen auch bewegungseingeschränkte Patienten, die ihr Zuhause nicht mehr oder nur noch selten verlassen können.
In Pflegeeinrichtungen können Konzerte, Vorträge und Filme für Abwechslung sorgen.

Besonderheiten alte Menschen Ist der ältere Mensch noch mobil und geistig aktiv, stehen ihm in vielen Städten verschiedene Möglichkeiten offen. An Universitäten werden spezielle Seminare für ältere Menschen angeboten, ebenso bieten Volkshochschulen verschiedene Kurse speziell für diese Menschen an. Machen Sie bei Bedarf und Interesse darauf aufmerksam und ermöglichen Sie z. B. mit einem Fahrdienst die Teilnahme!

Feste
Eine Abwechslung zum Alltag können auch Feste in Pflegeeinrichtungen darstellen. Sie können gemeinschaftsfördernd sein und bieten zudem der Einrichtung die Möglichkeit, sich der Öffentlichkeit zu präsentieren.
Viele Feste können gefeiert werden, z. B.
- Frühlingsanfang,
- Ostern,
- Tanz in den Mai/Walpurgisnacht,
- Pfingsten,
- Geburtstage,
- Jubiläen.

Bereits an der Vorbereitung des Festes können die Heimbewohner mitwirken, z. B. müssen Einladungen geschrieben, Dekorationen gebastelt und das Unterhaltungsprogramm muss einstudiert werden.

Mitarbeit im Heim
Sich beschäftigen können heißt, Möglichkeiten für den alten Menschen auszuwählen, die ihm Freude machen und seinem Leben Sinn geben. Mögliche Alltagstätigkeiten im Heim können sein:
- ein Tier halten und versorgen
- regelmäßige Besuche bei Nachbarn organisieren bzw. unterstützen
- aktuelle Zeitschriften und Zeitungen mit Freunden austauschen und über Inhalte diskutieren
- Pflege der Heim- und Gartenpflanzen (**Abb. 16.18**)
- beim Wäsche waschen und bügeln helfen
- Betten machen oder beziehen, Putzmittel bereitstellen
- Tische decken und abräumen
- Geschirr spülen und abtrocknen
- Speisen auswählen und abschmecken (Gewürze auf den Tisch stellen)

Merke Pflegende, aber auch Angehörige sind gefordert, vorhandene Fähigkeiten zu entdecken und verschüttete Fähigkeiten neu zu aktivieren.

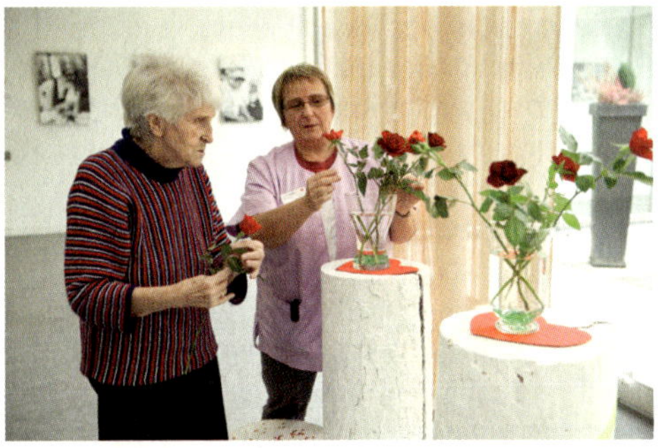

Abb. 16.18 ► Eine alte Dame, die früher einen Garten hatte, hat nun die Aufgabe, die Sträuße für den Tagesraum zu richten. Sie fühlt sich verantwortlich und gebraucht.

Praxistipp Wie kann ich einen älteren Menschen dazu motivieren, selbst aktiv zu werden?

○ Durch gezielte Fragestellungen wird der alte Mensch aufgefordert, aktiv zu werden. Seine Selbstständigkeit wird dadurch gefördert und gleichzeitig lernen Sie ihn besser kennen. Mögliche Fragen sind:
- „Wie würden Sie das tun?"
- „Wie haben Sie das immer gemacht?"

○ Bestärken Sie den Bewohner, Tätigkeiten auch im Heim zu übernehmen, die für ihn zu Hause selbstverständlich waren, z. B. das Bett machen, den Tisch decken, bei der Pflege des Zimmers helfen.

Bildungsangebote
Massenmedien erreichen auch bewegungseingeschränkte Menschen in ihrem Zuhause.

Besonderheiten alte Menschen ◄

Feste
Verschiedene Feste können gefeiert werden, z. B. Ostern, Pfingsten, Weihnachten und Geburtstage.

Mitarbeit im Heim
Auch im Heim können sich die Bewohner mit ganz normalen Tagesaktivitäten beschäftigen. Sie sollten Freude machen und dem Leben einen Sinn geben.

Merke ◄

Praxistipp ◄

Alltagstätigkeiten im Heim

Es sollten ganz selbstverständlich kleine Beschäftigungen auf die Heimbewohner warten, z. B. Waschen, Abspülen.

Alltagstätigkeiten im Heim

Es sollten ganz selbstverständlich kleine Beschäftigungen auf die Heimbewohner warten. Sie sind für dieses Thema meist offen und freuen sich auf die Unterbrechung des Alltags. Aktivitäten im Wohnbereich können sein: Eine Bewohnerin übernimmt das Kaffeekochen für eine Kleingruppe. Das Abspülen, Abtrocknen und Aufräumen übernimmt dann die Gruppe gemeinsam. Auch Tischdecken und Abtragen werden nach Möglichkeit in den Tagesablauf integriert.

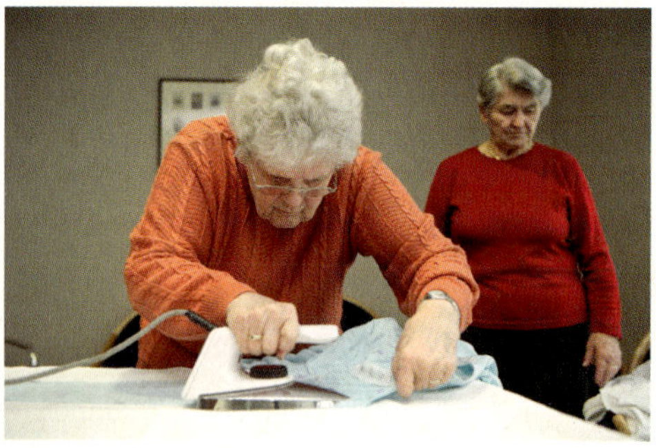

Abb. 16.19 ▶ Alltagstätigkeiten. Diese ältere Dame übernimmt gerne das Bügeln der Wäsche, so fühlt sie sich gebraucht.

Handarbeit und Handwerk im Heim

Stricken, Häkeln oder auch Töpfern können besonders älteren Menschen in einer Pflegeeinrichtung neuen Lebensmut geben.

Handarbeit und Handwerk im Heim

Mit den eigenen Händen etwas zu erschaffen oder zu gestalten ist für viele Menschen eine willkommene Alltagsabwechslung. Stricken, Häkeln oder auch Töpfern können besonders älteren Menschen in einer Pflegeeinrichtung neuen Lebensmut geben. Auch kleinere Reparaturen am Haus oder leichte Gartenarbeit kann von den Bewohnern übernommen werden.

Tiere im Heim

Die Beziehung zwischen Menschen und Tieren scheint therapeutisch wirksam zu sein. Sie
- sind Begleiter,
- Gefährten,
- nützliche Arbeiter,
- Kommunikationspartner,
- geben kognitive Anregung
- sind Ruhepotenzial

Tiere im Heim

Nach einer Meldung der Stuttgarter Nachrichten lebte im Mai 2000 durchschnittlich in beinahe jedem dritten deutschen Haushalt ein Haustier. Ganz offensichtlich schätzen Menschen die Gesellschaft von Tieren (**Abb. 16.20**). Nahezu jeder weiß aus eigener Erfahrung wie wohltuend die freudige Begrüßung eines Hundes oder das gleichmäßige Schnurren einer Katze sein können. Es mehren sich Berichte über positive Effekte von Tieren auf die gesundheitliche Entwicklung von Menschen. Wenn man diesen Veröffentlichungen Glauben schenken darf, so scheint die Beziehung zwischen Menschen und Tieren therapeutisch wirksam zu sein.

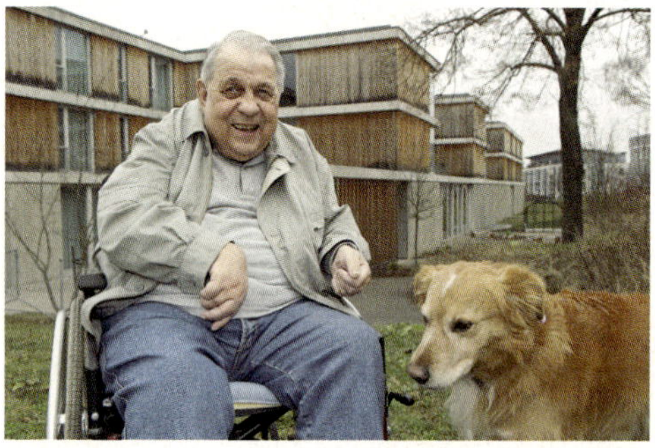

Abb. 16.20 ▶ Die Menschen schätzen die Gesellschaft von Tieren.

Menschen halten Tiere aus verschiedenen Bedürfnissen heraus. Tiere sind
- **Begleiter**: Um etwas Lebendiges zu Hause zu haben, um für jemanden sorgen zu können, um angeregt zu werden; sie eignen sich zum Spielen und Lachen, sie sind körperliches Training, sie motivieren zu Handlungen, sie geben Tagesstruktur durch ihre Pflege,
- **Gefährte**: für den man sorgen muss, der einen braucht, der einen tröstet und emotional unterstützt, der Stimmungen äußerst präzise wahrnimmt und nicht bewertet,
- **nützliche Arbeiter**: Sie geben Sicherheit (z. B. vor Eindringlingen), als Begleithunde (z. B. Blindenhunde, die helfen, die fehlende Sehkraft zu kompensieren),
- **Kommunikationspartner**: Sie hören zu, auch wenn zum zehnten Mal das Gleiche gesagt wird, sie sind auch häufig Anlass zur Kontaktaufnahme zu anderen Menschen,
- **kognitive Anregung**: durch Auseinandersetzung über die Versorgung des Tieres,
- **Ruhepotenzial**: durch beiläufigen Körperkontakt beim Streicheln ohne Augenkontakt, durch ihre stimmliche Anwesenheit.

Menschen können aus der Gesellschaft und Freundschaft zu Tieren einen Gewinn in physiologischer, psychischer und sozialer Hinsicht erzielen. Dies wird seit einiger Zeit auch vermehrt in Pflegeheimen bewusst genutzt.

Es gibt drei Möglichkeiten, wie ein Tier ins Heim kommt:
- Ein Tier zieht mit dem alten Menschen ins Alten- oder Pflegeheim.
- Ein Tier „gehört" allen im Heim. Es wurde vom Heim angeschafft oder von einem Bewohner überlassen.
- Ein Tier kommt als Besucher ins Altenheim.

Bereits seit einiger Zeit werden Tiere im Pflegeheim eingesetzt bzw. können vom Besitzer, der in ein Heim einzieht, mitgebracht werden.

▶ **Besonderheiten alte Menschen** ▶

▶ **Besonderheiten alte Menschen** Tiere bringen Bewegung und Freude in das Leben alter Menschen, sie steigern die Lebensqualität und bewirken eine lockere, entspannte Atmosphäre.

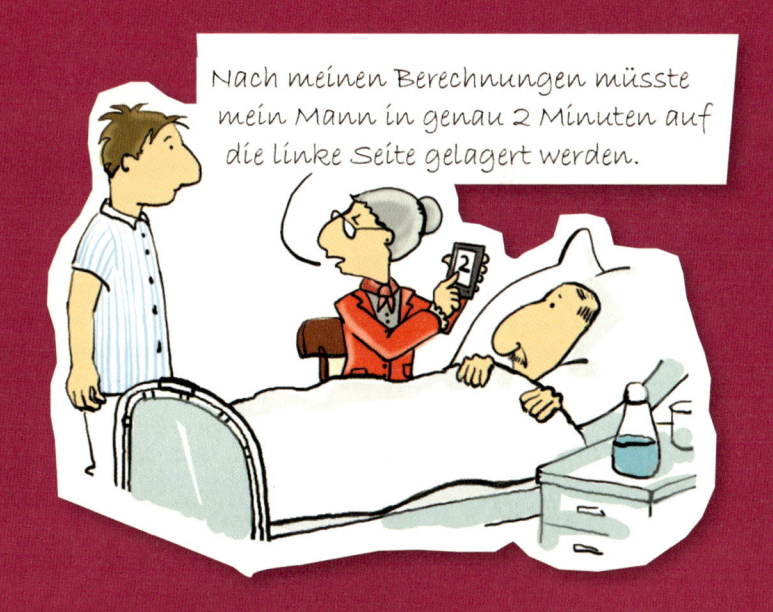

17 ▶
KOMMUNIZIEREN

17.1   Pflegerelevante Grundlagen kennen   306
17.1.1 Gesagt ist noch nicht gehört, gehört ist noch nicht verstanden…   306
17.1.2 Grundelemente und Störfaktoren der Kommunikation   306
17.1.3 Formen der Kommunikation   307

17.2   Kommunikation im Berufsalltag   309
17.2.1 Einschränkungen der Kommunikation   310
17.2.2 Einschränkungen der Kommunikation überwinden   311

17 Kommunizieren

17.1 Pflegerelevante Grundlagen kennen

17.1.1 Gesagt ist noch nicht gehört, gehört ist noch nicht verstanden…

Wie kommunizieren wir? Worüber kommunizieren wir?

Menschen kommunizieren und teilen sich dabei gegenseitig etwas mit. Dieses Mitteilen erfolgt meist durch die gesprochene Sprache, oft gekoppelt mit einer begleitenden Körpersprache. In besonderen Situationen können aber auch Zeichensprachen verwendet werden. Wir können dabei Sachfragen austauschen, können uns gegenseitig aber auch unsere Stimmungen, Wünsche, Gefühle und Bedürfnisse mitteilen.

Warum kommunizieren wir? Warum ist Kommunikation in der Pflege wichtig?

Ohne Kommunikation ist generell ein geregeltes Zusammenleben nicht denkbar. Kommunikation ermöglicht es eigentlich erst, dass Menschen miteinander in Kontakt treten. Sie ist damit eine wesentliche Grundlage, dass menschliche Beziehungen aufgebaut und aufrechterhalten werden können. Die Fähigkeit, angemessen kommunizieren zu können, ist somit eine wichtige Voraussetzung für pflegerisches Handeln und die Grundlage des beruflichen Miteinanders. Ohne eine gute Kommunikation kann weder eine Beziehung zwischen Pflegendem und Patient, noch zwischen Kollegen untereinander bzw. zwischen Mitgliedern der verschiedenen Berufsgruppen entstehen.

Kommunikation sorgt leider oft für Missverständnisse – das sollten wir zu vermeiden versuchen!

Wir kommunizieren ständig und in vielfältiger Form. Und doch gibt es gleichzeitig kaum etwas im Leben, das so oft für Missverständnisse sorgt wie eine missglückte Kommunikation.
Es gibt leider keine absolut gültigen Regeln, damit Kommunikation gelingt.
Nichtsdestotrotz gibt es theoretische Hilfestellungen, an denen man sich orientieren kann, damit Kommunikation gelingen kann.

17.1.2 Grundelemente und Störfaktoren der Kommunikation

Zwischenmenschliche **Kommunikation** besteht aus **mehreren Elementen**. Nur wenn sie alle perfekt zusammenpassen, gelingt Kommunikation. Wirken **Störfaktoren** ein, kann die Kommunikation **behindert** werden. Das Zusammenwirken aller Elemente kann als Regelkreis der Kommunikation dargestellt werden (**Abb. 17.1**).

Abb. 17.1 ▶ Regelkreis der Kommunikation.

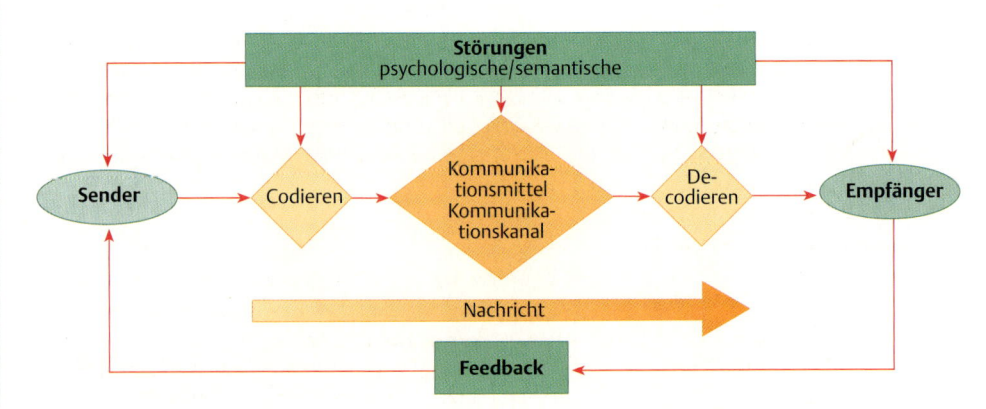

Grundelemente einer Kommunikation sind
- der **Sender** einer Nachricht,
- die Kommunikations**mittel** und Kommunikations**kanäle**,
- der **Empfänger** der Nachricht und
- das sogenannte **„Feedback",** die Antwort bzw. Reaktion des Empfängers auf die gesendete Nachricht.

Sender. Der Sender vermittelt Informationen in Form einer Nachricht. Dafür kann er verschiedene sog. Kommunikationsmittel benutzen (z. B. Sprechen, Brief schreiben, Bild malen).

Kommunikationsmittel und Kommunikationskanal. Je nach gewähltem Kommunikationsmittel wird ein entsprechender Kommunikationskanal aktiviert. Das gesprochene Wort wird z. B. über den Kommunikationskanal „Hören" aufgenommen. Nutzt der Sender als zusätzliches Kommunikationsmittel die Körpersprache, dann spricht er den Empfänger, z. B. beim Einsatz von Gestik, Mimik oder Körperhaltung über den Kommunikationskanal „Sehen" an. Wichtig ist, dass der Sender für die Übermittlung ein Kommunikationsmittel wählt, das der Empfänger auch versteht. Der Empfänger kann die Nachricht nur dann entschlüsseln (decodieren), wenn er in der Lage ist, die Sprache bzw. Zeichen (den Code) des Senders zu verstehen.

Entschlüsseln der Nachricht und Feedback. Der Empfänger entschlüsselt die Nachricht und nimmt sie auf. Im Idealfall teilt er dem Sender im Anschluss wörtlich mit, wie er die Nachricht verstanden hat. Durch diese Rückmeldung („Feedback") kann der Sender erkennen, ob die Botschaft in seinem Sinne angekommen ist. Auch hier können Gestik und Mimik dem Sender mitteilen, ob und wie seine Aussage vom Empfänger verstanden worden ist. In dem Moment, in dem er das Feedback sendet, wird der Empfänger zum Sender.

Vier-Ohren-Modell

Das Vier-Ohren-Modell ist ein Kommunikationsmodell von Friedemann Schulz von Thun. Es analysiert noch genauer, was geschehen kann, wenn Menschen miteinander kommunizieren. Das Vier-Ohren-Modell leitet zu vierfachem Hören an und hilft, Kommunikationsstörungen zu erkennen und zu vermeiden. Die zugrunde liegende Theorie sagt, dass jede Nachricht 4 verschiedene Ebenen (Botschaften) hat. Sie betreffen:
1. **Sachinhalt:** Die Sachebene gibt an, über welche Fakten informiert wird.
2. **Selbstoffenbarung:** Sie enthält Informationen über die Sichtweise oder die Gefühle des Senders.
3. **Beziehungsbotschaft:** Sie sagt aus, wie Sender und Empfänger zueinander stehen.
4. **Appell:** Er enthält eine Aufforderung. Er beinhaltet, was der Empfänger tun soll, was der Sender sich von ihm wünscht.

Beispiel. Ein Ehepaar sitzt abends beim Fernsehen. Die Frau sagt zu ihrem Mann: „Es ist kalt hier." So kurz dieser Satz auch ist, ist er keineswegs eindeutig zu verstehen. Theoretisch könnte er auf viererlei Weise verstanden werden. In diesem kurzen Satz stecken vier verschiedene Botschaften der Nachricht:
1. Der Sachinhalt gibt die Information an: „Die Zimmertemperatur ist zu niedrig."
2. Die Selbstoffenbarungsbotschaft teilt mit: „Ich friere."
3. Die Beziehungsbotschaft sagt: „Du bist für die Heizung zuständig."
4. Der Appell heißt: „Schalte die Heizung höher."

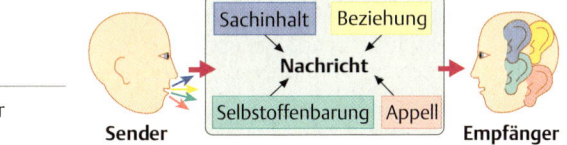

Abb. 17.2 ▶ Vier-Ohren-Modell. Die vier Aspekte einer Nachricht.

Störfaktoren der Kommunikation

An jeder Stelle der Kommunikation können Störfaktoren diese behindern. Insbesondere im Bereich der Verschlüsselung und Entschlüsselung können Missverständnisse auftreten. Kommunikationsstörungen können dadurch entstehen, dass Sender und Empfänger die vier Botschaften unterschiedlich gewichten. Die vier Botschaften sind meist gleichzeitig, jedoch unterschiedlich stark wirksam. Zu Missverständnissen und Konflikten kommt es dadurch, dass der Zuhörer eine Ebene wichtig nimmt (z. B. die Beziehung), während der Sprecher auf eine andere Wert legt (z. B. den Inhalt). Die Frage aber ist: Wie gewichtet der Hörende? Und was antwortet er entsprechend auf dieser Ebene? Je nachdem, welche Botschaft der Nachricht „gehört" wird und welches Gewicht ihr verliehen wird, fällt die Reaktion des Empfängers aus:
1. Wird vor allem der Sachinhalt herausgehört, bleibt man sachlich, reagiert auf der Sachebene.
2. Hört man mit dem Selbstoffenbarungsohr, dann geht man darauf ein, was der Sprecher über sich selbst sagt.
3. Versteht man die Aussage auf der Beziehungsebene, reagiert man auf der Beziehungsebene.
4. Versteht man das Gesagte als Appell, nimmt man zu dem Wunsch des Senders Stellung.

Es ist wichtig, immer wieder mit den verschiedenen „Ohren" zu hören, um so zu verstehen, wie die Nachricht gesendet wurde. Hier ist das Nachfragen (Feedback einholen) eine gute Möglichkeit, Fehlinterpretationen und Missverständnissen vorzubeugen. Der Sprecher kann dann korrigieren: „Nein, so habe ich es nicht gemeint!" Oder bestätigen: „Ja, genau so ist es!" Der Hörer kann sich nun sicher sein, wie die Aussage gemeint war und das Gespräch kann ungestört weiter geführt werden.

17.1.3 Formen der Kommunikation

Die zwei am häufigsten unterschiedenen Formen der Kommunikation sind die **verbale** Kommunikation („über Worte", Sprache) und die **nonverbale** Kommunikation. Nonverbale Kommunikation ist jegliche Form von Kommunikation, die nicht über Sprache erfolgt, d. h. also nicht über gesprochene Sprache, aber auch nicht über geschriebene Sprache oder mit einer anderen

---

KURZFASSUNG

Vier-Ohren-Modell

Jede Nachricht hat 4 Ebenen. Sie besteht aus
1. **Sachinhalt** (Fakten),
2. **Selbstoffenbarung** (Sichtweise oder Gefühle des Senders),
3. **Beziehungsbotschaft** (Beziehung zwischen Sender und Empfänger),
4. **Appell** (Aufforderung an Empfänger).

Störfaktoren der Kommunikation

Kommunikationsstörungen können dadurch entstehen, dass Sender und Empfänger die vier Botschaften unterschiedlich gewichten. Zu Missverständnissen und Konflikten kommt es dadurch, dass der Zuhörer eine Ebene wichtig nimmt (z. B. die Beziehung), während der Sprecher auf eine andere Wert legt (z. B. den Inhalt).

Es ist wichtig, immer wieder mit den verschiedenen „Ohren" zu hören, um so zu verstehen, wie die Nachricht gesendet wurde. Nachfragen (Feedback einholen) ist eine gute Möglichkeit, Fehlinterpretationen und Missverständnissen vorzubeugen.

17.3.1 Formen der Kommunikation

Der Mensch kann verbal und nonverbal kommunizieren.

Technik übermittelten Sprache (z. B. Gebärdensprache). Oft ist es so, dass man verbal Gedanken und Informationen weitergibt und nonverbal eher Gefühle vermittelt.

Verbale Kommunikation

Definition Die verbale Kommunikation ist das gesprochene, geschriebene und das vertonte Wort.

Es existiert eine Vielzahl von Sprachen!
Man kann verschiedene Sprachen nach unterschiedlichen Kriterien unterscheiden. Es gibt:
National-, Landes- oder Amtssprachen (z. B. Deutsch, Französisch, Italienisch): Hoch- bzw. Standardsprache, in der sich die Bevölkerung in einer bestimmten geografischen und/oder politischen Region verständigt. Diese Sprachen haben meist einen bestimmten Wortschatz und folgen festgelegten Regeln (z. B. deutsche Grammatik und Rechtschreibung). Der individuelle Wortschatz von Menschen, die in diesen Sprachen kommunizieren, ist sehr unterschiedlich und oft abhängig vom sozialen Umfeld. Man unterscheidet dabei auch den sog. **aktiven Wortschatz** = Wörter, die von einem Menschen in Sprache und Schrift verwendet werden vom sog. **passiven Wortschatz** = Wörter, die lediglich verstanden werden.
Dialekte: Dies sind regionale Abweichungen von der offiziell festgelegten Hochsprache (z. B. Schwäbisch, Sächsisch).
Fachsprachen: Dies sind gruppenspezifische (meist berufsgruppenspezifische) Sprachen, die meist einen um Fachbegriffe erweiterten Wortschatz beinhalten (z. B. auch die Fachsprache der Pflegenden oder die Fachsprache der Mediziner). Fachsprachen sollten nur in Situationen verwendet werden, in denen beide Kommunikationspartner diese Sprache auch verstehen. In der Kommunikation zwischen Pflegepersonen und Pflegeempfänger sollten Sie Begriffe wie „Dekubitus" oder „Kontraktur" nicht verwenden. Nutzen Sie die für den Betroffenen verständlichen Begriffe „Druckgeschwür" und „Muskelverkürzung mit folgender Gelenkversteifung"; aber: Verwenden Sie die Fachsprache im Umgang mit Kollegen der eigenen und der kooperierenden Berufsgruppen, die diese Begriffe verstehen – es ist die professionelle Fachsprache der Pflegenden, in der man untereinander leichter kommunizieren kann.
Jargons: Als Jargon werden nicht standardisierte Sprachvarianten und auch Wortschätze bezeichnet, die v. a. in gesellschaftlich abgegrenzten Menschengruppen, bestimmten sozialen Milieus oder Subkulturen („Szenen") verwendet werden (z. B. Jugendsprache: „Chillen", „Chatten" usw.).

Sprache hat unterschiedliche Ausdruckskraft!
Der Ausdruck von Sprache kann unterschiedlich beeinflusst werden. Die Haupteinflussfaktoren sind:

Stimme. Die Stimme besitzt eine starke Ausdruckskraft. Der Klang einer Stimme wird als tief, hoch, rau, nasal, hell, sanft usw. beschrieben. Diese Eigenschaften sind nur bedingt beeinflussbar. Beeinflussbar aber sind Lautstärke, Geschwindigkeit und Rhythmus des Sprechens. Sie können dem Empfänger Informationen über die Befindlichkeit des Senders vermitteln bzw. sind umgekehrt gedacht eine Möglichkeit für den Sender, seine Befindlichkeiten zusätzlich zum Ausdruck zu bringen.
Stimme bekommt dann eine besondere Ausdruckskraft, wenn das Hören der Stimme der einzige Kommunikationskanal ist. Dies ist z. B. beim Telefonieren der Fall. Hier fällt der zusätzliche Kommunikationskanal „Sehen" weg, d. h. die nonverbale Kommunikation wie Gestik, Mimik und Körperhaltung steht zur Interpretation der Haltung des Senders nicht zur Verfügung. Hier muss alles über die Stimme erfolgen.

Betonung. Auch die Betonung der einzelnen Worte kann Gedanken des Senders verraten bzw. bewusst zum Ausdruck bringen.

Nonverbale Kommunikation

Die nonverbale Kommunikation bezieht sich auf die Körpersprache und wird über Körperhaltung, Mimik und Gestik ausgedrückt. Sie gibt Aufschluss über die Gefühle und die Beziehung der Gesprächspartner zueinander.

Abb. 17.3 ▶ Beispiele für nonverbale Kommunikation.

Kurzfassung

Verbale Kommunikation

Definition

Es existiert eine Vielzahl von Sprachen
- National-, Landes- oder Amtssprache (z. B. Deutsch, Französisch, Englisch)
- Dialekte (regionale Abweichungen)
- Fachsprachen (z. B. der Pflege, Medizin)
- Jargons (in bestimmten Milieus)

Sprache hat unterschiedliche Ausdruckskraft!

Stimme und Betonung geben dem gesprochenen Wort Ausdruckskraft und können die eigentlichen Gedanken des Senders verraten.

Nonverbale Kommunikation
Die nonverbale Kommunikation bezieht sich auf die Körpersprache und wird über Körperhaltung, Mimik und Gestik ausgedrückt.

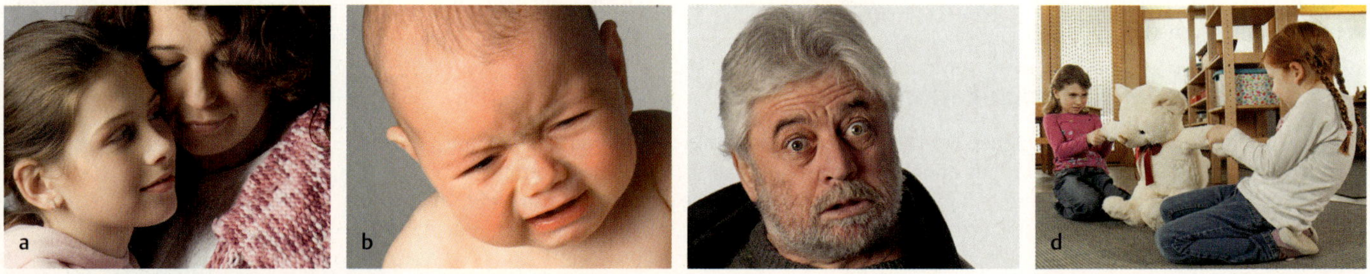

Zu den nonverbalen Kommunikationsformen gehören:
- Körperhaltung
- Mimik
- Gestik
- Kommunikation über Gegenstände

Die Körpersprache hat einen wesentlichen Anteil an der zwischenmenschlichen Kommunikation. Sie erfolgt in der Regel unbewusst. Wird diese Tatsache im Gespräch beachtet und werden die nonverbalen Signale in der Kommunikation berücksichtigt, kann Missverständnissen vorgebeugt werden.

Körperhaltung. Die Körperhaltung eines Menschen bestimmt ganz wesentlich den Eindruck, den dieser bei einem anderen hinterlässt. Häufig ist die Körperhaltung Ausdruck der Gefühle und Stimmung eines Menschen. Da die „äußere Haltung" Rückschlüsse auf die „innere Haltung" eines Menschen zulässt, wird sie auch als „Spiegel der Seele" bezeichnet. Damit wird deutlich, dass die Art der Körperhaltung im Rahmen der Kommunikation ebenfalls Informationen bzw. Nachrichten übermittelt.

Gestik. Unter dem Begriff Gestik werden alle menschlichen Gebärden zusammengefasst. Vor allem die Bewegungen der Arme und Hände begleiten die verbale Kommunikation. Sie werden auch als Ausdrucksbewegungen bezeichnet und können zur Verstärkung des gesprochenen Wortes eingesetzt werden.

Mimik. Als Mimik wird das Mienenspiel des Gesichtsausdrucks mittels Gesichtsmuskulatur bezeichnet. Auch der Gesichtsausdruck eines Menschen kann Informationen über seine Gefühle und Stimmung geben. Lachen, Weinen usw. sind beobachtbare mimische Ausdrucksmöglichkeiten. Jedes Verhalten und jede Körperhaltung aber auch Regungslosigkeit, wirkt beim Gesprächspartner und erzeugt immer ein Gegenverhalten.

> **Merke** Körperhaltung, Mimik und Gestik werden in unterschiedlichen Kulturen mit unterschiedlicher Bedeutung belegt. So stellt das Kopfnicken in unserem Kulturkreis eine bejahende Geste, das Wiegen des Kopfes eine Haltung der Skepsis dar. In manchen indischen Regionen wird unter dem Wiegen des Kopfes jedoch eine Geste der Zustimmung verstanden.

Verbale und nonverbale Kommunikation gehören eng zusammen. Sie können sich gegenseitig ergänzen, aber auch im Widerspruch zueinander stehen. Es kann also passieren, dass die Körpersprache und/oder der Tonfall nicht mit der sprachlichen Aussage übereinstimmen. Dies ist z. B. der Fall, wenn ein Gesprächspartner sagt: „Gerne nehme ich mir die Zeit für ein Gespräch" und dann während des Gesprächs mehrmals auf die Uhr schaut oder unruhig auf dem Stuhl herumrutscht.

17.2 Kommunikation im Berufsalltag

Pflegende haben aufgrund ihres Berufs fast ständig mit Kommunikation zu tun. Es ist ein wesentlicher Bestandteil ihres Berufs, Gemeinsamkeiten mit anderen herzustellen. Bei Pflegenden sind in der Kommunikation fachliche Kompetenz und Professionalität gefragt. Eine Besonderheit für die Berufe in der Pflege ist aber, dass man echte Zuwendung und eine grundlegende Kommunikationsbereitschaft über das Alltägliche hinaus erwartet.

Pflegende kommunizieren mit vielen verschiedenen **Kommunikationspartnern**:
- Patienten
- Angehörigen von Patienten
- Kolleginnen und Kollegen
- Kolleginnen und Kollegen aus anderen Fachrichtungen (Medizin, Therapie, mit Angehörigen von Rettungsdiensten, mit Krankenhausseelsorgern usw.)
- Kollegen aus der Verwaltung, dem Hausservice und den Reinigungsdiensten

Dabei müssen Pflegende jedes Mal auf eine andere „Sprache" zurückgreifen (**Abb. 17.4**). Selbst wenn alle Beteiligten Deutsch sprechen, sind Sprachniveau, individuelle Sprachgestaltung und sprachkultureller Hintergrund unterschiedlich. Die jeweilige soziale Zugehörigkeit bestimmt Inhalte, Formulierungen, Fachausdrücke und sogar die Art und Weise des Gesprächs.

Das stellt erhöhte Anforderungen: Man muss sich besser auf sein Gegenüber einstellen. Man kann weniger voraussetzen und muss genauer beobachten, ob man auch verstanden wird.

Pflegende kommunizieren aus vielen verschiedenen Gründen in **unterschiedlichen Situationen**:
- Pflegende geben Information weiter.
- Pflegende „übersetzen" Information.
- Pflegende geben Rat und Empfehlung.
- Pflegende fragen systematisch.
- Pflegende beschreiben Beobachtungen.
- Pflegende hören einfach nur zu.
- Pflegende trösten.
- Pflegende zeigen Verständnis.

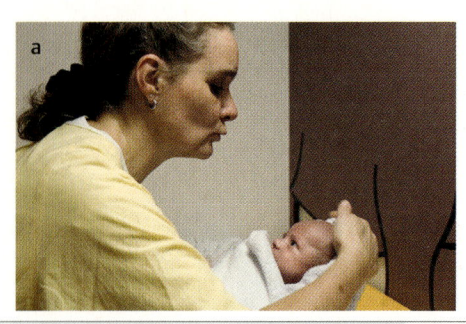

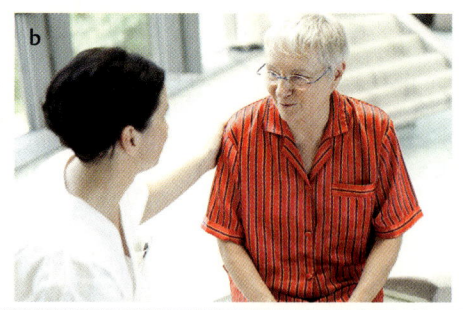

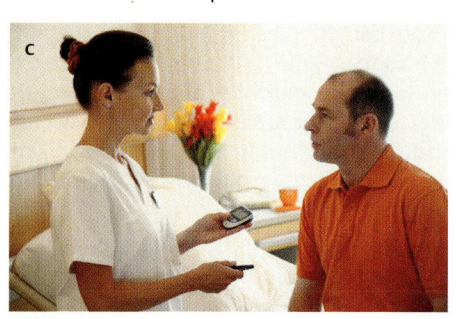

Abb. 17.4 ▶ Unterschiedliche Menschen erfordern eine unterschiedliche Ansprache.

Pflegende müssen ihre eigenen kommunikativen Fähigkeiten entwickeln und sie im pflegerischen Alltag variabel einsetzen können.

- Pflegende zeigen Grenzen auf.
- … Pflegende müssen manchmal auch sprachlos bleiben.

Wegen der vielen verschiedenen Gesprächspartner und Situationen ist es wichtig, die eigenen kommunikativen Fähigkeiten zu entwickeln und im pflegerischen Alltag variabel zu sein. Die Ansprache eines schreienden Babys unterscheidet sich von der Begrüßung eines alten Menschen. Ein Kleinkind braucht einen anderen Ton als ein Jugendlicher und meist möchten Männer anders angesprochen werden als Frauen (**Abb. 17.4**).

Aber nicht nur die Ansprache sondern auch die Art der Berührung verändert sich je nach Alter, Geschlecht, kultureller Herkunft und auch nach dem aktuellen Befinden des Gegenübers. Fröhlicher Optimismus, aufmunternde Scherzworte können durchaus angebracht sein. Manchmal ist jedoch ruhiges Schweigen mit ebenso ruhiger Berührung verlangt bzw. angemessen.

Praxistipp

> **Praxistipp** Wie kommuniziere ich professionell?
>
> Achten Sie darauf, dass Sie
>
> - Gemeinsamkeiten mit Ihren Kommunikationspartnern schaffen.
> - echt, aufmerksam und offen für alle unterschiedlichen Botschaften des Patienten/Bewohners sind.
> - bewusst, d. h. auch kontrolliert kommunizieren.
> - ganzheitlich kommunizieren, d. h. dass Sie den sprachlichen Inhalt stimmig mit Körpersprache, Mimik und Gestik begleiteten und im Gegenzug Körpersprache, Mimik und Gestik der Patienten mit einbeziehen.
> - nach kommunikativen Kompetenzen des Gegenübers suchen und diese auch nutzen.
> - sich mit Ihren Kollegen abgleichen, um Missverständnisse, Fehlinterpretationen und irreführende Deutungen zu vermeiden.
> - wichtige Verständigungsprinzipien mit dem individuellen Patienten/Bewohner an Kollegen weitergeben.

Merke

Merke Einfühlend kommunizieren heißt, die Gefühle des anderen zulassen, ihn aussprechen lassen, sich auf ihn einlassen, seine Empfindungen gelten lassen, ihn dabei aber nicht verlassen. Vermieden werden dabei

- Ratschläge,
- Abwiegeln,
- Phrasen,
- zum Schweigen bringen,
- Zusammenreiß-Apelle,
- Erzählen eigener Erfahrungen und
- Nachbohren.

17.2.1 Einschränkungen der Kommunikation

Nicht alle Menschen können sich ausdrücken. Viele Menschen sind in ihrer Kommunikationsfähigkeit deutlich eingeschränkt.

Oft ist die Einweisung in ein Krankenhaus oder Pflegeheim so aufregend, dass die Wahrnehmung deutlich eingeengt wird. Die Betroffenen sind „blind" für kommunikative Zeichen.

17.2.1 Einschränkungen der Kommunikation

Pflegende haben in ihrem Berufsalltag sehr häufig mit Menschen zu tun, die in ihrer Kommunikationsfähigkeit deutlich eingeschränkt sind. Diese Menschen können sich vielleicht nicht so gut ausdrücken. Oder sie haben möglicherweise massive Schwierigkeiten, Mitteilungen, Informationen und Hinweise anderer Menschen vollständig aufzunehmen und zu verarbeiten.

Fast möchte man sagen, dass nur wenige Patienten zunächst die Fähigkeit zur Kommunikation vollständig in der ihnen üblichen Weise zur Verfügung haben. Auch wenn keine eigentliche Kommunikationsstörung vorliegt, ist doch die Einweisung in ein Krankenhaus oder Pflegeheim aufregend. Die Wahrnehmung wird deutlich eingeengt und vieles „geht an einem vorbei". Oft liegt zunächst der Schwerpunkt des Patienten auf Schmerz, Angst, Scham und Sorge. Das macht ihn gewissermaßen „blind" für kommunikative Zeichen.

Neben den beschriebenen psychologischen Kommunikationseinschränkungen gibt es viele körperliche Ursachen für mehr oder weniger massive Einschränkungen der Kommunikation:

- **Bewusstlosigkeit**, **Koma** oder **psychische Extremzustände** verändern das Bewusstsein derartig, dass die Kommunikation zwischen Patient und Pflegenden nicht oder nur in kleinen Ansätzen möglich ist.
- Wird ein Mensch **künstlich beatmet**, sind seine sprachliche Kommunikation und oft auch ganze Teile seiner mimischen Kommunikation außer Kraft gesetzt.
- Das Sprechen kann z. B. durch **Verletzungen**, **Lähmungen** (z. B. durch Schlaganfall) oder **Schwellungen** so beeinträchtigt sein, dass der Betroffene seine Gedanken nicht mehr in hörbare Worte fassen kann. Gerade beim Schlaganfallpatienten muss der Pflegende möglichst schnell herausfinden, ob der Patient motorisch gelähmt ist, also die Muskulatur zum Sprechen nicht mehr einsetzen kann (sog. motorische Aphasie) oder ob er nicht mehr in der Lage ist zuzuordnen, welche Worte welchen Tatbestand/Gegenstand bezeichnen (sensorische = zentrale Aphasie).

17.2.2 Einschränkungen der Kommunikation überwinden

Wenn sie folgende Grundsätze beachten, können Sie sich und den Patienten die Kommunikation wesentlich erleichtern:

- Bringen Sie sich in eine vis-a-vis-Position, also in eine Position dem Patienten gegenüber, die im höchsten Sehschärfebereich der Patienten liegt. Möglicherweise ist das eine sehr dichte Position, die Sie zur Wahrung der Intimität nicht lange einnehmen möchten. Dann können Sie sich vorsichtig um einige Zentimeter aus der nahen Position wegbewegen, bleiben aber im Blickfeld.
- Beachten Sie den Hintergrund des Blickfelds, den der Patient während des Gesprächs betrachtet. Wirre, undefinierbare, unklare Hintergründe machen es eingeschränkten Patienten sehr schwer, das Gesicht als die eigentlich wichtige Kommunikationsregion zu beachten.
- Sorgen Sie für Ruhe und Stille. So können Zeichen, Signale und Mitteilungen am besten erkannt werden. Eine Stimme wird am besten erkannt, wenn es still ist und nicht in einem Gewirr von Geräuschen, anderen Stimmen, Musik oder dergleichen untergeht.
- Eine unaufdringliche Berührung schafft auf der körperlichen Ebene Nähe und Beständigkeit. Sie lässt die Verbindung nicht abreißen.
- Vermitteln Sie einfache Informationen. Das bedeutet nicht, dass die Sprache einfach werden muss, sondern es bedeutet, dass immer nur eine Mitteilung gemacht wird.
- Markieren Sie immer deutlich den Anfang und das Ende der Kommunikation.

Besonderheiten alte Menschen Grundsätzlich bleibt die eigentliche Kommunikationsfähigkeit beim gesunden alten Menschen erhalten. Folgende Einschränkungen können auftreten:

- **Die Hörfähigkeit geht zurück.** Sie verstehen Äußerungen des Gegenübers schlechter (**Abb. 17.5**). Oft trauen sie sich nicht nachzufragen. So entstehen leicht Missverständnisse oder die Menschen wirken auf ihr Gegenüber desinteressiert, da sie sich nicht aktiv am Gespräch beteiligen.
- **Die Geschwindigkeit der Denkleistung verringert sich.** Der Betroffene nimmt nicht alle Informationen auf. Er scheint nur teils aufmerksam, da er unwichtig erscheinende Informationen ausblendet.
- **Das Gedächtnis ist schneller überlastet.** Der Betroffene formuliert bevorzugt kurze Sätze oder welche mit einfacher Struktur. Es fällt ihm schwerer, sich komplizierte oder längere Sätze zu merken. Er spricht langsamer.

Alten Menschen wird aufgrund dieser möglichen Veränderungen häufig ein Stempel als „inkompetenter Gesprächspartner" aufgedrückt. Dies ist tragisch. Die Folge kann sein, dass alte Menschen sowohl im sozialen als auch im geistigen Bereich ausgegrenzt werden und sich zurückziehen. Es kann z. B. vorkommen, dass ein junger Pflegender beim Erstkontakt mit einem älteren Patienten sein Gesprächsverhalten ändert. Er redet lauter und langsamer, weil er vermutet, dass der Patient schlecht hört und langsamer denkt. Als Folge davon zieht sich der Patient ggf. zurück, ist gekränkt und schränkt seine Gespräche noch mehr ein.

Abb. 17.5 ▶ Schwerhörigkeit. Im Alter geht die Hörfähigkeit zurück und kann zu Kommunikationsstörungen führen.

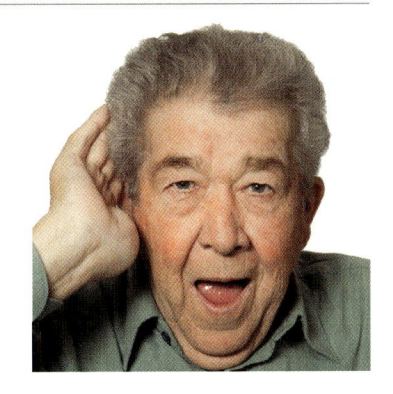

KURZFASSUNG

Körperliche Ursachen für eingeschränkte Kommunikation können sein:
- Bewusstlosigkeit, Koma, psychische Extremzustände
- künstliche Beatmung
- Verletzungen, Lähmungen, Schwellungen

17.2.2 Einschränkungen der Kommunikation überwinden
- Vis-a-vis-Position dem Patienten gegenüber
- Hintergrund beachten, wirre, unklare Hintergründe vermeiden
- für Ruhe und Stille sorgen
- unaufdringliche Berührung schafft Nähe und Beständigkeit
- immer nur eine Mitteilung auf einmal machen
- Anfang und Ende der Kommunikation deutlich markieren

Besonderheiten alte Menschen ◀

> **Praxistipp** Wie kann ich Kommunikationsprobleme mit älteren Menschen vermeiden?
>
> Damit Sie mit älteren Menschen fachgerecht und menschlich zugewandt kommunizieren können, müssen Sie zunächst Ihre eingefahrenen Vorstellungen von der Kommunikation im Alter über Bord werfen:
> - Informieren Sie sich über die Veränderungen der Kommunikationsfähigkeit des älter werdenden Menschen.
> - Begegnen Sie jedem einzelnen alten Menschen mit Respekt.
> - Ermöglichen Sie es ihm, auf die bestmögliche Form zu kommunizieren.
> - Gehen Sie auf jeden alten Menschen und seine Bedürfnisse individuell ein.
> - Beobachten Sie Ihre eigenen verbalen und nonverbalen Verhaltensweisen und vermeiden Sie eine einfache Sprache.

Besonderheiten Kinder Grundsätzlich gilt: Je jünger ein Kind ist, umso mehr geschieht Kommunikation über Körpersprache. Beim Neugeborenen und Säugling kommt es darauf an, die nonverbalen Zeichen für Wohlbefinden oder Unwohlsein wahrzunehmen und zu beantworten. Später wird entsprechend dem Sprachverständnis des Kindes Sprache eingesetzt. Dabei ist auf die Wahl einfacher Wörter und kurzer Sätze zu achten.

Verbale Informationen sollten mit vielen Anschauungsmöglichkeiten verbunden sein. Materialien wie Spritze (ohne Kanüle), Handschuh oder Reflexhammer werden dem Kind zum Spielen und Forschen in die Hände gegeben. Ein Stethoskop, das ein Kind selbst ausprobieren kann, macht ihm weniger Angst. Bei allen Pflegemaßnahmen werden dem Kind die nötigen Informationen gegeben („Wenn ich jetzt den Verband hier wegmache, kann ich sehen, wie schön die Wunde heilt"). Dabei holt sich die Pflegende zuerst die Aufmerksamkeit des Kindes, z. B. durch ein kurzes „Hör mal", „Guck mal hier", oder „Ich möchte Dir etwas zeigen", ggf. unterstützt durch eine kurze Berührung. So oft wie möglich, holt die Pflegende das Einverständnis des Kindes ein („Bist Du einverstanden?").

Kommunikationshilfen einsetzen

Aufgrund einer Krankheit oder einer medizinischen Maßnahme verfügen Menschen zeitweise oder nicht ständig über Lautsprache, z. B. wenn sie beatmet werden. Es gibt Kommunikationshilfen, die in der täglichen Pflege eingesetzt werden können.

Stehen keine Hilfsmittel zur Verfügung versuchen Pflegende sogenannte Ja-Nein-Fragen zu formulieren. Diese kann der Patient durch Nicken, Kopfschütteln oder andere verabredete Zeichen beantworten. Um ausreichende und zielgerichtete Antworten zu bekommen, erfordert dies aber ein hohes Maß an Fantasie und Kreativität.

Klinik-Kommunikationsbuch. In einem Klinik-Kommunikationsbuch werden Themenbereiche wie essen und trinken, schlafen, Toilettengang, sich waschen und kleiden in knappen Fragen aufgeschlüsselt. Die Fragen sind dabei so formuliert, dass sie aus Sicht des Patienten gestellt sind. Er kann auf die gewünschte Frage zeigen und so die Kommunikationshilfe einsetzen.

Piktogramme. Dies sind kleine unmittelbar erkennbare Bildzeichen. Diese begegnen uns auch so überall im Alltag (z. B. Verkehrszeichen). Für den Patientenbedarf wurden diese entsprechend neu entworfen. Es gibt sie auch für Kinder, die aufgrund einer Behinderung nicht sprechen können.

Technische Hilfsmittel. Spezielle technische Hilfen bis hin zu Sprachausgabecomputern gibt es heute insbesondere für Patienten in Rehabilitationskliniken oder anderen Spezialeinrichtungen.

Vereinheitlichung im Team. Sind Patienten in ihrer Wahrnehmung, Kommunikation und Wachheit eingeschränkt, ist es sehr wichtig, dass alle im Team einheitlich vorgehen. Für wiederkehrende Handlungen sollten allgemeingültige Formulierungen festgelegt werden. Das erleichtert es dem Patienten, sich auf die jeweils angekündigte Aktivität einzulassen. Es hat sich bewährt, einige wichtige Kommunikationshinweise direkt einsehbar am Bett des Patienten anzubringen. So genügt ein Blick und der Pflegende weiß, auf welche Kommunikationsbesonderheit er eingehen muss, um mit dem Patienten in Kontakt zu treten. Ganz persönliche Anknüpfungspunkte für eine Kommunikation können ebenfalls per Klebezettel mitgeteilt werden, z. B. Enkel, Garten, Hund, Hobby.

Mit Hörgeschädigten kommunizieren

Besteht die Gehörlosigkeit oder Schwerhörigkeit von Geburt an, kann die sprachliche Kommunikationsfähigkeit nur schwer erlernt werden. Folgende Verhaltensregeln helfen dabei, Kommunikationsstörungen mit Hörgeschädigten entgegenzuwirken:

- den Hörgeschädigten als vollwertigen Menschen akzeptieren und behandeln
- langsam, deutlich und laut sprechen, nicht schreien
- das Gesicht zuwenden, auf den Mund schauen lassen (**Abb. 17.6**)
- Gestik und Mimik eindeutig und unterstützend einsetzen
- möglichst Hochdeutsch und in kurzen, klar verständlichen Sätzen sprechen
- Feedback einholen
- geduldig bleiben, Verständnis aufbringen, wenn etwas wiederholt werden muss
- Kontaktpersonen auf die Hörbehinderung aufmerksam machen
- Kontakte zwischen Hörenden und Hörbehinderten fördern
- den Hörgeschädigten immer wieder bewusst informieren und einbeziehen
- Hilfsmittel zur Verfügung stellen

Abb. 17.6 ▶ Umgang mit Schwerhörigen. Wenden Sie dem Betroffenen immer ihr Gesicht zu und halten Sie Blickkontakt.

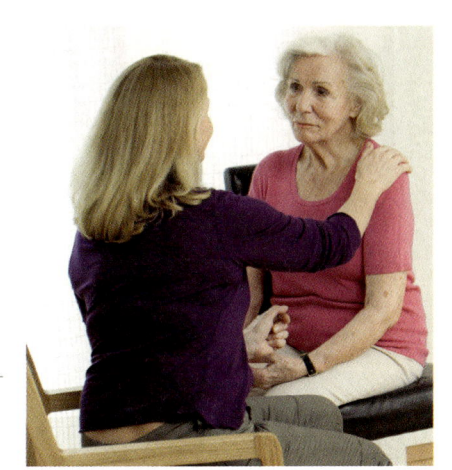

Es sind besondere Verhaltensregeln zu beachten.

18 ▶ KIND, FRAU, MANN SEIN – DIE EIGENE SEXUALITÄT LEBEN KÖNNEN

18.1 Pflegerelevante Grundlagen kennen 315
18.1.1 Sexualität – mehr als der reine Geschlechtsakt 315
18.1.2 Grundlagen der Geschlechtsentwicklung 315
18.1.3 Grundlagen der Sexualität 317

18.2 Beobachten und Wahrnehmen 318
18.2.1 Einschränkungen und Veränderungen im sexuellen Erleben 318
18.2.2 Sexualität im Alter 319
18.2.3 Geschlechtlichkeit in anderen Kulturkreisen 319
18.2.4 Sexueller Missbrauch bei Kindern 320
18.2.5 Sexueller Missbrauch alter Menschen 320

18.3 Bei Pflegemaßnahmen mitwirken 320
18.3.1 Mit Schamgefühlen respektvoll umgehen 321
18.3.2 Intimsphäre schützen 321

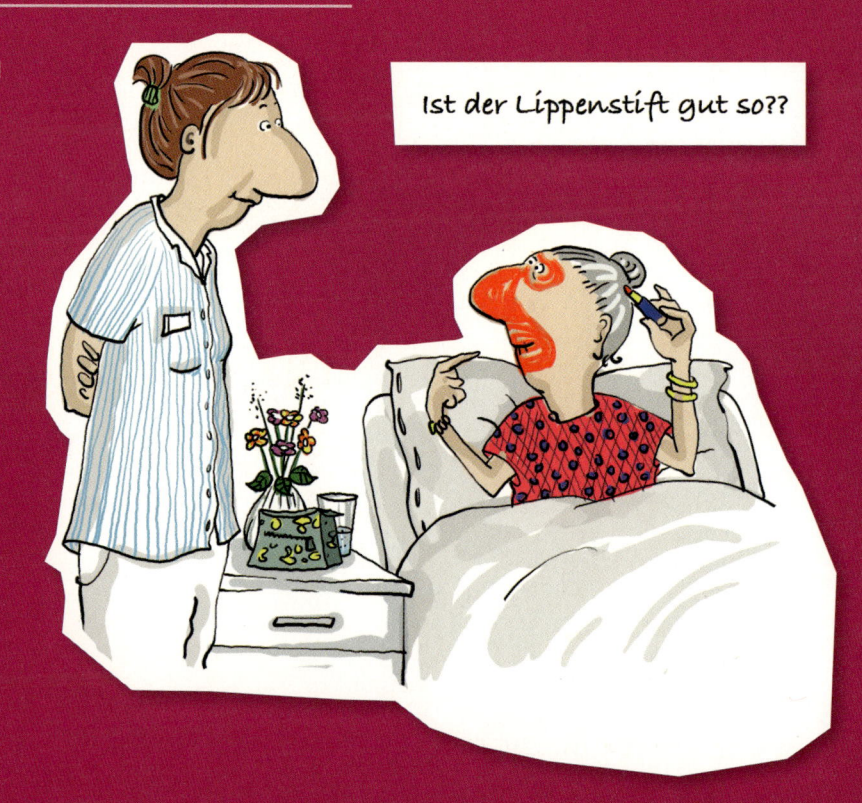

18 Kind, Frau, Mann sein – die eigene Sexualität leben können

18.1 Pflegerelevante Grundlagen kennen

18.1.1 Sexualität – mehr als der reine Geschlechtsakt

Oft wird Sexualität fast ausschließlich mit dem Geschlechtsakt in Verbindung gebracht. Doch das ist viel zu eng gedacht. Sexualität ist viel mehr. Sie umfasst alles, was mit dem Geschlechtsleben in Verbindung steht – und das ist weit mehr als reiner „Sex". Sicher hat Sexualität etwas mit Zärtlichkeit, Berührungen, Streicheln, Küssen und Erotik zu tun. Sexualität ist aber auch ein Teil der Persönlichkeit. Sein Geschlecht zu leben, bedeutet, sich als Frau oder Mann zu fühlen und diese Rolle auch innerhalb der Gesellschaft einzunehmen.

Kommt ein Mensch ins Krankenhaus oder ins Pflegeheim, muss er lernen, anders mit seiner Sexualität umzugehen. Häufig gibt es keine ausreichende Privatsphäre. Insgesamt besteht vor allem in Doppelzimmern kaum die Möglichkeit, ungestört für sich zu sein, jederzeit kann jemand hereinkommen. Oft lässt es sich auch nicht vermeiden, dass in die Intimsphäre eingegriffen wird. Vielleicht wissen Sie aus eigener Erfahrung, wie es ist, von Pflegenden und Ärzten im Intimbereich angesehen und berührt zu werden?

In diesem Kapitel erfahren Sie, was alles zum Thema „Sexualität" gehört. Sie lernen, wie Sie die Intimsphäre des Patienten oder Bewohners bestmöglich schützen können und wie Sie auf die Bedürfnisse des Patienten oder Bewohners in Bezug auf die Sexualität eingehen bzw. darauf reagieren können.

18.1.2 Grundlagen der Geschlechtsentwicklung

Genetisches Geschlecht. Das genetische Geschlecht wird durch den Chromosomensatz bestimmt und bereits bei der Befruchtung festgelegt. Männliche Personen haben als Geschlechtschromosom ein X- und ein Y-Chromosom. Weibliche Personen haben zwei X-Chromosomen.

Geschlechtsidentität. Die Identität, also das Ich-Bewusstsein mit dem eigenen Geschlecht, entwickelt sich in den ersten Lebensjahren eines Menschen (**Tab. 18.1**). Hier spielt neben den genetischen Faktoren auch das Erziehungsverhalten der Eltern eine Rolle.

Geschlechtsrolle. Mit dem Begriff werden äußere Verhaltensweisen erfasst. Trotz Gleichstellung und Gleichberechtigung der beiden Geschlechter gibt es immer noch bestimmte Vorstellungen darüber, wie Junge oder Mädchen aussehen oder sich verhalten sollten. Es stellt sich die Frage, ob jemand, der seine Rolle anders lebt, von der Gesellschaft als Außenseiter betrachtet wird?

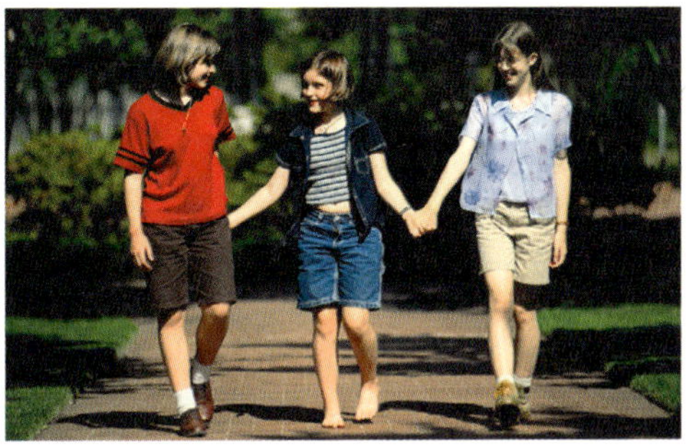

Abb. 18.1 ► Soziale Beziehungen zu Gleichaltrigen bestimmen die Entwicklung der Geschlechtsidentität mit.

Kann die Geschlechtsentwicklung bewusst erlebt und gelebt werden, dient das der gesunden Entwicklung eines Kindes. Man kann die Entwicklung eines Kindes und Jugendlichen in drei Abschnitte unterteilen:

- frühe Kindheit bis 6 Jahre
- eigentliche Kindheit von 6–12 Jahre
- Reifezeit von 12–18 Jahre

Pubertät/Geschlechtsreife

Die Pubertät liegt am Beginn der Reifezeit, ist also der Übergang von der Kindheit zur Jugendzeit. Sie beginnt mit dem ersten Auftreten der sekundären Geschlechtsmerkmale (z. B. Scham- und Achselhaare) und reicht bis zum Zeitpunkt, bei dem die Geschlechtsdrüsen und Geschlechtsorgane voll entwickelt und funktionsfähig sind (17.–20./21. Lebensjahr) (**Tab. 18.1**). Die Entwicklung der Geschlechtsmerkmale finden Sie auch im Kapitel Anatomie und Physiologie. Wenn Sie sich (noch einmal) einen Überblick über Geschlechtsmerkmale und/oder Geschlechtsorgane verschaffen wollen, Sie können es ab S. 105 nachlesen.

Dabei verändert sich der jugendliche Körper auch hinsichtlich der Körperproportionen. Beim Mädchen kommt es zur ersten Regelblutung (Menarche) und beim Jungen zum ersten Samenerguss (Ejakulation). Bei den Jungen stellt sich zu dieser Zeit meist der Stimmbruch ein, die Stimme wird tiefer.

Im Jugendalter verlässt der Heranwachsende allmählich die Kindheit, zählt aber auch noch nicht vollständig zu den Erwachsenen. In dieser Zeit gibt es oft Krisen, durch die das Kind hindurch muss, um zum Erwachsenen zu werden. In dieser Zeitspanne wird auch die Persönlichkeit stark geprägt.

Kurzfassung

18 Kind, Frau, Mann sein – die eigene Sexualität leben können

18.1 Pflegerelevante Grundlagen kennen

18.1.1 Sexualität – mehr als der reine Geschlechtsakt

Sexualität umfasst alles, was mit dem Geschlechtsleben in Verbindung steht. Sexualität ist auch ein Teil der Persönlichkeit.

Kommt ein Mensch ins Krankenhaus oder ins Pflegeheim, muss er lernen, anders mit seiner Sexualität umzugehen. Es gibt keine ausreichende Privatsphäre und oft wird in die Intimsphäre eingegriffen.

18.1.2 Grundlagen der Geschlechtsentwicklung

Das genetische Geschlecht wird bereits bei der Befruchtung festgelegt.

Die Geschlechtsidentität entwickelt sich in den ersten Lebensjahren eines Menschen.

Die Geschlechtsrolle beschreibt äußere Verhaltensweisen, die wir innerhalb einer Gesellschaft von einem bestimmten Geschlecht erwarten.

Pubertät/Geschlechtsreife

Die Pubertät ist der Übergang von der Kindheit zur Jugendzeit.

Die Pubertät beginnt mit dem ersten Auftreten der sekundären Geschlechtsmerkmale.

Beim Mädchen kommt es zur ersten Regelblutung und beim Jungen zum ersten Samenerguss.

In der Pubertät wird die Persönlichkeit stark geprägt.

Tab. 18.1 ▶ Entwicklung der Geschlechtsidentität.

Lebensalter	Verhalten
Geburt bis 6 Monate	Das Baby erlebt das Saugen an der Brust oder Flasche, am Schnuller und den eigenen Fingern als lustvoll und genießt den Hautkontakt beim Stillen und Schmusen.
6.–8. Monat	Viele Babys entdecken ihre Geschlechtsteile als Teil des Körpers und spielen damit.
Ende des 1. Lebensjahres	Sobald ein Kind bestimmte Merkmale als männlich oder weiblich erkennen kann (z. B. Stimme, Frisur, Kleidung), stellt es Vermutungen an, welchem Geschlecht es selbst angehört. Es beginnt, sich dementsprechend zu verhalten.
2.–3. Lebensjahr	- Das Kind lernt, seine Körperfunktion zu kontrollieren und erlebt das Zurückhalten bzw. Ausscheiden von Urin oder Stuhl als lustvoll. Kinder beobachten einander gern beim Wasserlassen oder wollen ihre Eltern auf die Toilette begleiten. - Sie interessieren sich für ihre Geschlechtsteile und die anderer Kinder und Erwachsener. Dabei stellen sie fest, dass es Unterschiede gibt. - Im Laufe des Spracherwerbs lernen sie die in ihrem Elternhaus üblichen Bezeichnungen für die Geschlechtsteile kennen. - Gerne flirten, küssen und schmusen Kinder miteinander oder mit vertrauten Erwachsenen. - Kinder sind fest davon überzeugt, dass sie ihr Geschlecht ändern können, wenn sie es wollen, z. B. indem sie ihre Kleidung wechseln.
3.–6. Lebensjahr	- Das Kind sucht sich einen gleichgeschlechtlichen Erwachsenen als Bezugsperson zum Aufbau seiner Geschlechtsidentität. - Das Kind entwickelt den Wunsch nach Intimität. Es möchte sein eigenes Zimmer oder zumindest eine Ecke, wo es unbeobachtet ist und tun und lassen kann, was es will. - Um das 3. Lebensjahr herum fragt das Kind, woher Babys kommen, wie sie in den Bauch der Mutter gelangen und wie es selbst auf die Welt kam. - Jungen sind stolz auf ihren Penis und wollen wie der Vater im Stehen Wasser lassen. Sie entwickeln Ängste, als Bestrafung ihren Penis zu verlieren. - Mädchen und Jungen befriedigen sich selbst, wenn sie entdecken, dass die Reizung der Geschlechtsorgane Lust bewirkt. - Kinder begreifen, dass man bestimmte Dinge nicht vor anderen Menschen tut. Sie entwickeln ein Schamgefühl. - Ungefähr ab dem 4. Lebensjahr treten sexuelle Fantasien auf. Bei „Doktorspielen" ziehen sich die Kinder aus und untersuchen sich gegenseitig. Sie spielen Heiraten, Kinderkriegen, Vater-Mutter-Kind. Das Gleichsetzen mit der männlichen bzw. der weiblichen Rolle ist sehr intensiv, auch wenn die Eltern versuchen, ihr Kind nicht zu einem „typischen" Mädchen bzw. Jungen zu erziehen. - Das Kind sucht Freunde und Vorbilder fast ausschließlich beim eigenen Geschlecht, wählt geschlechtstypisches Spielzeug und Kleidung. - Im 5. Lebensjahr will das Kind oft mehr wissen über das Kinderkriegen, die Unterschiede zwischen Mann und Frau und was die Eltern tun, wenn sie ihre Schlafzimmertür schließen, um eine Weile allein zu sein. - „Schmutzige" und „verbotene" Wörter werden auf dem Spielplatz und im Kindergarten ausgetauscht. Oft ist den Kindern die konkrete Bedeutung nicht bewusst, sie merken aber, dass sie damit provozieren können.
6.–10. Lebensjahr	- Kinder können nun zwischen der durch ihre Geschlechtsteile festgelegten Geschlechtszugehörigkeit und der gesellschaftlich bedingten Geschlechtsrolle unterscheiden. - Sie passen sich den Erwachsenennormen an und verfolgen ihre Interessen für sich, abgeschirmt von den Eltern. - Erotische Spiele finden auch zwischen gleichgeschlechtlichen Kindern oder zwischen Geschwistern statt. Im 9./10. Lebensjahr wird das Verhältnis zueinander zunehmend distanziert. Andererseits kann es zum ersten Verlieben kommen.
10.–14. Lebensjahr	- Jungen erleben ihren ersten Samenerguss und den Stimmbruch. - Mädchen erleben, wie ihr Busen wächst. Sie haben die erste Regelblutung. - Bei beiden Geschlechtern wachsen die Geschlechtsorgane, die Haut wird fettiger und sie schwitzen stärker, weil mehr Schweißdrüsen aktiv sind. - Mädchen und Jungen sind durch rasche körperliche Veränderungen und seelische Stimmungsschwankungen verunsichert. - Sie bezeichnen sich einerseits als doof, blöd, zickig usw., fühlen sich andererseits zueinander hingezogen. - In ersten Freundschaften wird das Beziehungsverhalten erprobt und die Geschlechtsidentität weiter gefestigt.
ab dem 14. Lebensjahr	- Jungen und Mädchen haben, meist im Rahmen einer festen Beziehung, das erste Mal Geschlechtsverkehr. Sie müssen sich mit den Themen Verhütung und AIDS auseinandersetzen. - Bei der Berufswahl findet eine weitere Auseinandersetzung mit der Geschlechtsrolle statt. - Beide Geschlechter machen Pläne für ihr zukünftiges Leben in Bezug auf Partnerschaft, Ehe, Kinder.

Besonderheiten Kinder Sexuelle Bedürfnisse, der Beginn der Pubertät und das Einsetzen der Geschlechtsreife werden durch eine geistige und/oder körperliche Behinderung nicht beeinflusst.

Schamgefühl

Das Wort Scham hat eine seelisch-emotionale Bedeutung. Scham kann Vernichtungsgefühle auslösen und tritt in der Kindheit am stärksten auf (vgl. die Redensart „sich zu Tode schämen"). Auch stehen Schamgefühle häufig mit Sexualität in Verbindung und werden deshalb auch leicht mit ihr vermischt, bis hin zur Bezeichnung des Schoßes der Frau als „Scham". Scham ist jedoch nicht sexueller Natur sondern die Angst vor Ehrverlust.

Scham als Gefühl haben wir, wenn ein anderer in unsere Intimsphäre eindringt. Schamgefühle treten aber auch auf, wenn wir unsere Gefühle oder Verhaltensweisen bewerten und zu dem Schluss kommen, dass wir etwas falsch gemacht haben – und vor allem, dass dieses scheinbare oder tatsächliche Versagen bekannt werden könnte. Schamgefühle sind oft eng mit Schuld-, Angst- oder Minderwertigkeitsgefühlen verknüpft.

Scham äußert sich z. B. durch
- Erröten, Herzklopfen und Zittern,
- der Betroffene senkt den Blick, wendet den Kopf ab, hüstelt oder räuspert sich.

Scham gibt es in allen Kulturen, besonders Körperscham (peinliche Gefühle bei Nacktheit vor anderen Menschen) und sexuelle Scham. Scham verursacht Anspannung und Neugier ebenso wie Angst und Furcht (z. B. ein Kind, das mit etwas Neuem konfrontiert wird, versteckt sich, blinzelt aber neugierig aus sicherer Entfernung).

Intimsphäre/Intimität

Definition Die Intimsphäre ist ein Bereich persönlichen Erlebens, über den der Einzelne üblicherweise nicht spricht und den er der Umwelt gegenüber aus Takt oder Bewahrung des Selbstgefühls sorgfältig abschirmt.

Die Intimsphäre eines Menschen ist ein Bereich, der nur ihn selbst etwas angeht. Das ist bei Kindern nicht anders als bei Erwachsenen. Kinder entwickeln eine ganz natürliche Schamgrenze. Möchten sie sich nicht nackt oder in Unterwäsche zeigen, ist das unbedingt zu respektieren. Das gilt z. B. auch für die Benutzung des Badezimmers. Kleine Kinder baden sehr gerne mit den Erwachsenen zusammen. Meist hört das im gemeinsamen Einverständnis zwischen Kind und Eltern im Lauf der Jahre auf. Es gibt keinen Grund, das Kind im Badezimmer zu stören.

Definition Intimität ist ein „[…] gegenseitiges Gefühl der Akzeptanz, der fürsorglichen Verpflichtung, der behutsamen Zuwendung und des Vertrauens" (Masters u. Johnsson 1990).

18.1.3 Grundlagen der Sexualität

Definition Sexualität (lat.: Geschlechtlichkeit) bezeichnet im weitesten Sinn die Gesamtheit der Lebensäußerungen, Verhaltensweisen, Empfindungen und Wechselbeziehungen von Lebewesen in Bezug auf ihr Geschlecht. Zwischenmenschliche Sexualität wird in allen Kulturen auch als möglicher Ausdruck der Liebe zwischen zwei Personen verstanden.

Beim Menschen gehört Sexualität zu den **Grundbedürfnissen** und ist nicht nur durch reines Instinktverhalten, sondern durch bewusste Entscheidungsprozesse geprägt.
Sexuelle Anziehung drückt sich durch Zärtlichkeit, Worte, verschiedene sexuelle Praktiken oder auch durch besitzergreifendes Verhalten aus. Die Sexualität eines Menschen beeinflusst seine Psyche, seine persönliche Entwicklung, letztendlich sein gesamtes gesellschaftliches Umfeld.

Fortpflanzungsfunktion. In früheren Zeiten stand eindeutig die Fortpflanzungsfunktion der Sexualität im Vordergrund. Die Fortpflanzungsmöglichkeit ist bei den Geschlechtern unterschiedlich verteilt. Bei Frauen lässt der Wunsch nach Fortpflanzung in der Regel nach dem 40. Lebensjahr nach und ist mit dem Ende der Wechseljahre unmöglich. Beim Mann ist die Fortpflanzung zwar viel länger biologisch möglich, der Wunsch danach lässt jedoch auch mit zunehmendem Lebensalter nach.

Lustfunktion. Erst seit die Frauen mit der „Pille" („Anti-Baby-Pille" seit den 1960er-Jahren) selbst und frei entscheiden können, ob und mit wem sie Kinder haben wollen, konnte die Lustfunktion der Sexualität zum Tragen kommen. Sexualität als Teil der Lebensenergie (Libido) will als Energie (Trieb) fließen. Verklemmte Sexualität und abgeklemmter Trieb sind biologisch und psychologisch gesehen ungesund.

Sozialfunktion. Sexualität kann auch eingesetzt werden, um Kontakt herzustellen, zu kommunizieren, um Anerkennung zu bekommen. Dieses Bedürfnis ist ein Leben lang vorhanden (**Abb. 18.2**). Sexualität im weitesten Sinne, also jenseits des Geschlechtsakts, meint: flirten, kuscheln, streicheln, in den Arm nehmen, Hautkontakt, kosen und herzen, Händchen halten und Augenkontakt. Sie dient der Kontaktaufnahme und der Beziehungsgestaltung. In diesem Sinne bleibt sie bis ins Alter erhalten und wird – bei nachlassender Fortpflanzungsfunktion der Sexualität – sogar immer wichtiger.

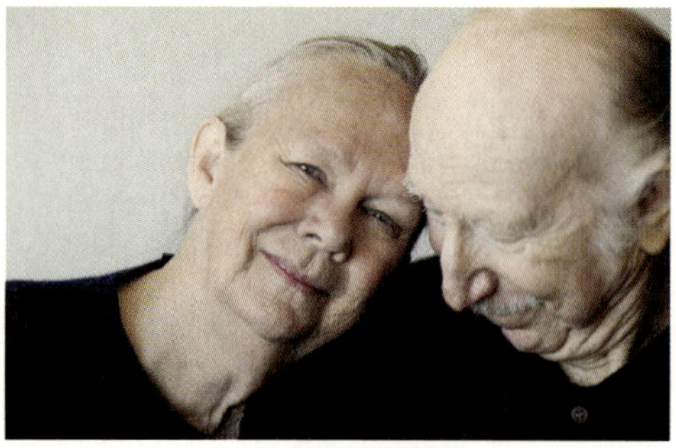

Abb. 18.2 ▶ Das Bedürfnis nach Nähe und Körperkontakt bleibt auch im Alter erhalten.

Formen des sexuellen Erlebens

Die „normale" Sexualität gibt es nicht, da Menschen keine genormten Wesen sind. Es gibt jedoch unterschiedliche Formen des sexuellen Erlebens:
- **Heterosexualität** (griech.: heteros = entgegengesetzt): sexuelle Aktivität, Erregbarkeit, Orientierung und Liebe gegenüber Partnern des jeweils anderen Geschlechts
- **Homosexualität** (griech.: homos = gleich): sexuelle Aktivität, Erregbarkeit, Orientierung und Liebe gegenüber Partnern des gleichen Geschlechts
- **Bisexualität:** sexuelle Aktivität, Erregbarkeit, Orientierung und Liebe gegenüber Partnern beider Geschlechter
- **Onanie, Masturbation:** ein intimer Vorgang der geschlechtlichen Selbstbefriedigung zur körperlichen Lustbefriedigung, findet unabhängig von der jeweiligen Form des sexuellen Erlebens statt
- **Asexualität:** kein Verlangen nach sexuellen Befriedigung, weder mit dem männlichen noch weiblichen Geschlecht

Die menschliche Sexualität ist äußerst facettenreich und wird auf verschiedene Weise ausgelebt. Zusätzlich zu den genannten Formen des sexuellen Erlebens gibt es verschiedene sexuelle Präferenzen, z. B. die fetischistische Sexualität, die sich auf unbelebte Gegenstände oder bestimmte Handlungen bezieht. Früher teilweise tabuisiert und gar unter Strafe gestellt, gewinnen etliche dieser Ausrichtungen heute in westeuropäischen Gesellschaften an Akzeptanz.

18.2 Beobachten und Wahrnehmen

18.2.1 Einschränkungen und Veränderungen im sexuellen Erleben

Krankheiten beeinflussen vorübergehend oder dauerhaft das Lebensgefühl und das Verhalten des Menschen und damit auch die Sexualität. Die Gedanken konzentrieren sich vordergründig auf das Krankheitserleben. Akute Erkrankungen führen meist auch zu einer Reduzierung der sexuellen Gefühle, sobald die Krise jedoch überwunden ist, stellen sich die alten, normalen Gefühle und Bedürfnisse wieder ein.

Langfristig kann ein gestörtes Sexualempfinden ausgelöst sein durch
- chronische Erkrankungen,
- körperliche Beeinträchtigungen,

> **Praxistipp** Wie gehe ich damit um, wenn Patienten über die Auswirkungen der Krankheit auf ihre Sexualität mit mir sprechen möchten?
>
> Damit Sie als Pflegehelfer in solchen Situationen beratend tätig werden können, ist gegenseitiges Vertrauen erforderlich. Nicht immer werden die Patienten mit intimen Fragen auf Sie zugehen, sie benötigen Signale. Um Krisen rechtzeitig begegnen zu können, müssen Sie den Patienten und seine Umgebung beobachten und auch ihrerseits auf spezielle Beratungssituationen vorbereitet sein, z. B.:
> - Kann ich trotz meiner Diagnose sexuell aktiv sein?
> - Kann ich Kinder zeugen/bekommen?
> - Welche Hilfsmittel stehen mir zur Verfügung?
> - Wie gehe ich mit einer möglichen Inkontinenz um?
>
> Schaffen Sie unbedingt eine ungestörte vertrauensvolle Atmosphäre, seien Sie offen und nehmen Sie keine Wertung vor. Machen Sie sich immer bewusst, dass sie ein Spiegel für den Patienten sind (Salter 1998). Wenn Sie den Patienten mit seiner Veränderung annehmen, lernt der Patient, sich selbst anzunehmen.

Formen des sexuellen Erlebens

Formen der Sexualität:
- Heterosexualität
- Homosexualität
- Onanie
- Asexualität

18.2 Beobachten und Wahrnehmen

18.2.1 Einschränkungen und Veränderungen im sexuellen Erleben

Langfristig kann ein gestörtes Sexualempfinden ausgelöst sein durch
- chronische Erkrankungen,
- körperliche Beeinträchtigungen,
- geschlechtsspezifische Erkrankungen und Operationen,
- psychosoziale Faktoren und Traumata,
- psychische Erkrankungen sowie
- Medikamente und Alkohol.

▶ **Praxistipp**

- geschlechtsspezifische Erkrankungen und Operationen,
- psychosoziale Faktoren und Traumata,
- psychische Erkrankungen sowie
- Medikamente und Alkohol.

18.2.2 Sexualität im Alter

Über dem Thema Altersliebe liegt bis heute noch eine seltsame Scheu. Bis heute wurde über kein Thema in der Vergangenheit mehr geschwiegen. Wir wissen heute, dass auch im Alter sexuelle Interessen und Verhaltensweisen ganz natürlich vorhanden und möglich sind. Es besteht jedoch häufig eine Verschiebung von genitalen Interessen zu einer Betonung der Zärtlichkeit und dem Wunsch nach Partnerschaft. Nonverbale Äußerungen wie Berührungen, Anschmiegen, Streicheln, Küssen werden als wichtige Zuwendung erlebt.

Der Wunsch, sich jemandem zu offenbaren, seine Nähe, Wärme und Zuwendung ganz konkret zu spüren, bleibt ein Leben lang bestehen. Zärtlichkeit und Erotik wirken in allen Lebensphasen lebensbestimmend – erst recht im Alter. Sie beeinflussen die Selbstentfaltung und das Glücksempfinden in entscheidendem Maße.

Beziehungen unter Heimbewohnern

Selbstverständlich betrifft das Thema sexueller Beziehungen im Alter auch die alten Menschen, die im Heim leben und unter körperlichen Einschränkungen und Krankheiten leiden. Gerade hier kann eine glückliche Partnerschaft helfen, gemeinsam die Zeit zu gestalten und die Beschwerden des Alters zu tragen (**Abb. 18.3**).

Ein großes Hindernis für das Entstehen und Wachsen einer liebevollen Beziehung zwischen zwei Menschen im Heim ist meist auch die eingeschränkte Privatsphäre des Einzelnen. Zweibettzimmer, häufiges Ein- und Ausgehen des Personals in den persönlichen Wohnbereich oder die aufmerksame und nicht immer wohlwollende Beobachtung durch Mitbewohner. Das eigene, unerfüllbare Verlangen nach Zärtlichkeit und Zuwendung blockiert hier oft das Verständnis und die Toleranz gegenüber Paaren, die im Heim zusammengefunden haben.

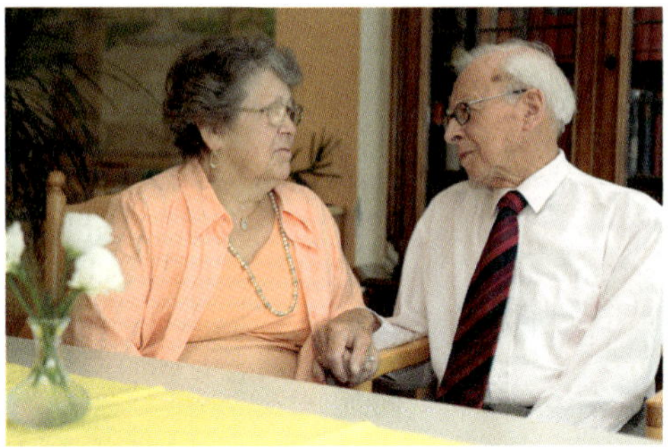

Abb. 18.3 ▶ Eine glückliche Partnerschaft kann helfen, gemeinsam die Zeit zu gestalten.

18.2.3 Geschlechtlichkeit in anderen Kulturkreisen

Kulturelle Faktoren haben einen starken Einfluss auf Körperdeutungen, Identitäten und Erleben von Sexualität. Besonders der gesellschaftliche Umgang spielt eine wichtige Rolle. In der Pflege kommt es häufig zu Unsicherheiten in den Handlungsabläufen, da es an Informationen bzw. Hintergrundwissen mangelt.

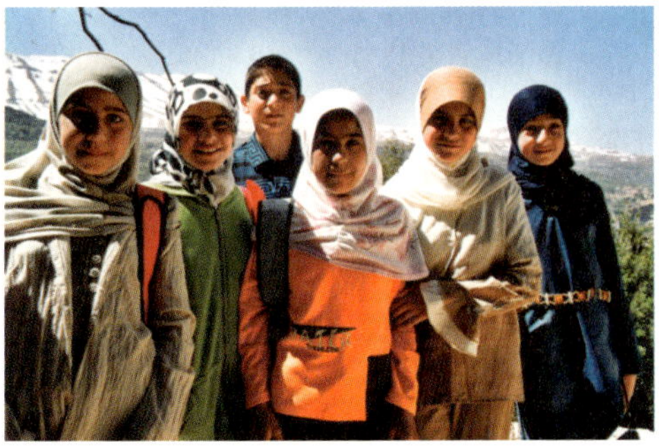

Abb. 18.4 ▶ Geschlechtlichkeit wird in den verschiedenen Kulturkreisen unterschiedlich erlebt.

Beispiel Islam. Die Frau ist nach den Vorstellungen des Islam die sexuell Aktive: Durch ihre Erscheinung weckt sie die Begierde des Mannes. Bei Geburten im Krankenhaus sind die Väter nicht anwesend, es kommen auch keine Angehörigen ins Krankenhaus. Jungen werden länger gestillt, da angenommen wird, dass sie dadurch stärker werden. 40 Tage nach der Geburt und während der Regelblutung darf die Frau, da sie unrein ist, nicht beten, den Koran berühren und keinen Geschlechtsverkehr haben. Homosexualität ist in der Türkei tabu und gesetzlich verboten. Viele türkische Frauen tragen Kopftücher, um von Äußerlichkeiten abzulenken. Daher müssen auch im Krankenhaus entsprechende Kleidungsvorschriften berücksichtigt werden.

Beispiel China. Sexualität wird vielfach noch totgeschwiegen. Viele Menschen sind der Ansicht, Geschlechtsverkehr hat einen negativen Einfluss auf die Gesundheit und schwäche den Organismus. Sexuelle Aufklärung findet nur selten statt. Im Rahmen der geburtlichen Vorsorgeuntersuchungen ist die Fruchtwasseruntersuchung zur Geschlechtsbestimmung sehr beliebt. Ein Sohn gilt als besonderes Statussymbol, weibliche Föten werden häufig abgetrieben.

KURZFASSUNG

18.2.2 Sexualität im Alter

Auch im Alter sind sexuelle Interessen und Verhaltensweisen vorhanden und möglich. Nonverbale Äußerungen wie Berührungen, Anschmiegen, Streicheln, Küssen werden als wichtige Zuwendung erlebt.

Beziehungen unter Heimbewohnern

Gerade im Heim kann eine glückliche Partnerschaft helfen, gemeinsam die Zeit zu gestalten und die Beschwerden des Alters zu tragen.

18.2.3 Geschlechtlichkeit in anderen Kulturkreisen

Geschlechtlichkeit wird in den Kulturen und Gesellschaften unterschiedlich aufgefasst und erlebt. Deshalb kommt es in der Pflege häufig zu Unsicherheiten.

18.2.4 Sexueller Missbrauch bei Kindern

Definition Unter sexuellem Missbrauch versteht man alle Arten von sexuellen Aktivitäten zwischen Erwachsenen und Kindern, zu denen das Kind kein informelles Einverständnis geben kann.

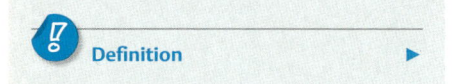

Es gibt keine psychischen Symptome oder Verhaltensweisen, die spezifisch für sexuellen Missbrauch sind. Die Aussagen des Kindes sind oft verschlüsselt. Daher ist bei einem Verdacht auf sexuellen Missbrauch eine umfassende Untersuchung erforderlich.
Bestimmte körperliche Symptome können auf sexuellen Missbrauch hinweisen:
- Blut in Urin und Stuhl
- Schmerzen beim Wasserlassen oder Stuhlgang
- Ausfluss aus Scheide, Penis oder After
- Juckreiz in der Scheide, um die Harnröhre oder den After
- Verletzungen im Genital- und Analbereich und den sogenannten erogenen Zonen wie Hals, Ohrläppchen, bei kleinen Kindern vor allem auch im Mund (Hinweis auf Oralverkehr)

Merke Durchlebte schwere Traumata wie sexueller Missbrauch, Demütigungen und Vergewaltigungen können schwerwiegende Störungen, sexuelle Abwehr und Angstgefühle bis ins hohe Alter hervorrufen.

Praxistipp Wie verhalte ich mich, wenn ein Kind mir gegenüber eine Andeutung oder konkrete Aussagen über einen sexuellen Missbrauch macht?
- Reden Sie mit dem Kind und glauben Sie ihm uneingeschränkt.
- Sagen Sie dem Kind, dass es gut ist, dass es darüber gesprochen hat.
- Versprechen Sie dem Kind nichts, was nicht eingehalten werden kann.
- Erklären Sie dem Kind, dass es keine Schuld trägt und es sich dafür nicht schämen muss und nicht bestraft wird.
- Leiten Sie weitere Schritte ein. Holen Sie sich zuvor fachkundigen Rat.

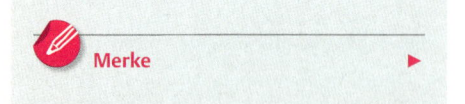

18.2.5 Sexueller Missbrauch alter Menschen

Auch ältere Menschen können Opfer sexueller Übergriffe werden. Diese Möglichkeit bleibt oft unerkannt. Pflegende sollten aber auch diese Möglichkeit immer in Betracht ziehen und bei einem Anfangsverdacht sensibel und vorsichtig vorgehen.

18.3 Bei Pflegemaßnahmen mitwirken

Pflegende haben durch ihre Arbeit einen besonders engen und intensiven Kontakt zum Menschen und sind daher in besonderer Weise mit Fragen zur Sexualität konfrontiert. Sie müssen sich diesen Fragen stellen und versuchen, Sensibilität für das Thema zu entwickeln und sich mit Kollegen austauschen. Voraussetzung ist eine offene und vertrauensvolle Atmosphäre, die auch Äußerungen über Scham, Ekel oder Abwehr zulässt.

Merke Gespräche über sexuelle Fragen und Probleme erfordern Toleranz und gegenseitiges Verständnis. Sie sind genauso wichtig wie Diskussionen über andere pflegerische Fragen.

Pflegen erfordert Berührung und Hautkontakte z.B. bei der Körperpflege, bei Einreibungen oder Massagen, Pflegen erfordert Nähe und bietet damit auch Anlässe für Verletzbarkeit. Der Pflegebedürftige spürt sofort, wie die Berührung gemeint ist, ob sich die Pflegende ganz auf ihn einstellt oder ob sie nur eine Pflegemaßnahme erledigt.

18.3.1 Mit Schamgefühlen respektvoll umgehen

Pflegende können durch ihr Verhalten im direkten Umgang mit Patienten unnötige Schamgefühle verhindern, indem sie
- vor einem Eingriff in die Intimsphäre und vermeintlich schambesetzten Eingriffen darüber informieren.
- erläutern, warum sie nach intimen Details fragen, warum sie Patienten bitten, sich auszuziehen.

- die Intimsphäre dabei weitestgehend schützen (z. B. spanische Wand, **Abb. 18.5**).
- Respekt signalisieren hinsichtlich der Verletzlichkeit des Menschen.
- Patienten in Absprache schambesetzte Tätigkeiten selbst machen lassen (z. B. Intimwaschung).
- bei gegebenem Anlass taktvoll und diskret vermutete Schamgefühle ansprechen („Ich kann mir vorstellen, dass es Ihnen unangenehm ist, wenn ich jetzt...").

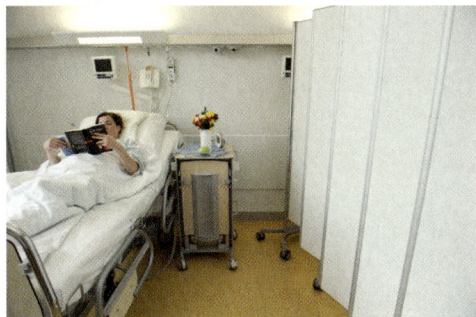

Abb. 18.5 ▶ Eine spanische Wand kann vor ungewollten Einblicken schützen.

18.3.2 Intimsphäre schützen

Beispiele für respektvolles Verhalten sind Folgende:
- Deutlich anklopfen, bevor man das (Patienten-) Zimmer betritt.
- Wenn möglich, mehrere Tätigkeiten im Zimmer hintereinander verrichten, um allzu häufige Störungen zu vermeiden.
- Zeitnah vor jeder Pflegemaßnahme informieren und das Einverständnis einholen.
- Bettdecke niemals ohne Vorankündigung entfernen.
- Bei der Körperpflege im Zimmer für Sichtschutz sorgen.
- Persönliche Gegenstände des zu Pflegenden nur nach vorheriger Ankündigung anfassen, Schränke/Türen nicht ungefragt öffnen.
- Bei der Ganzkörperwäsche nur kleine Körperbereiche aufdecken.
- „wir"-Ansprache vermeiden
- Bei sehr persönlichen Gesprächen mit dem Patienten die Mitpatienten aus dem Zimmer bitten.
- Nicht über den Pflegebedürftigen in seiner Anwesenheit mit Dritten sprechen.
- Beim Verlassen des Zimmers darauf achten, dass der Patient geeignete Kleidung und Schuhe trägt.
- Tabuzonen des Körpers beachten
- schriftliche Dokumentationsunterlagen vertraulich behandeln

Besonderheiten Kinder Zur Wahrung der Intimsphäre zählt es auch, Jugendliche nicht automatisch zu duzen.

Kulturelle Unterschiede. Die Wahrung der Intimsphäre ist z. B. auch für muslimische Patienten von großer Bedeutung. Wird ein Steckbecken angereicht, ist es wichtig, dass Frauen vom weiblichen Pflegepersonal und Männer vom männlichen Pflegepersonal betreut werden. Nach dem Toilettengang ist es üblich, mit klarem Wasser aus Krügen oder Kannen die Genitalregion zu spülen, dabei wird mit der linken Hand gewaschen, weil die rechte dem Essen vorbehalten ist.

Merke Das Tragen von Handschuhen schützt das Pflegepersonal nicht nur vor Infektion und Ekel. Es signalisiert auch Distanz. Sie nehmen der Berührung des Genitalbereichs eines anderen Menschen die sexuelle Bedeutung.

18.3.2 Intimsphäre schützen
- Anklopfen
- Informieren, Einverständnis einholen
- Bettdecke nie ohne Vorankündigung entfernen
- für Sichtschutz sorgen
- Tabuzonen des Körpers beachten
- private Gegenstände nicht ohne Einwilligung anfassen
- Dokumentationsunterlagen vertraulich behandeln

Besonderheiten Kinder

Muslimische Patienten sollten immer durch Pflegende des gleichen Geschlechts versorgt werden.

Merke

19 ▶ STERBEN UND TOD

19.1	Pflegerelevante Grundlagen kennen	323
19.1.1	Sterben und Tod – ein Tabu?	323
19.1.2	Phasen des Sterbens	323
19.1.3	Der Tod	324
19.1.4	Grenzbereiche Sterben und Tod	324
19.2	Beobachten und Wahrnehmen	326
19.3	Bei Pflegemaßnahmen mitwirken	327
19.3.1	Sterbende begleiten	327
19.3.2	Pflegemaßnahmen nach Eintritt des Todes (Exitus)	330
19.3.3	Auf religiöse Rituale oder Bräuche eingehen	331
19.3.4	Angehörige im Trauerprozess unterstützen	332

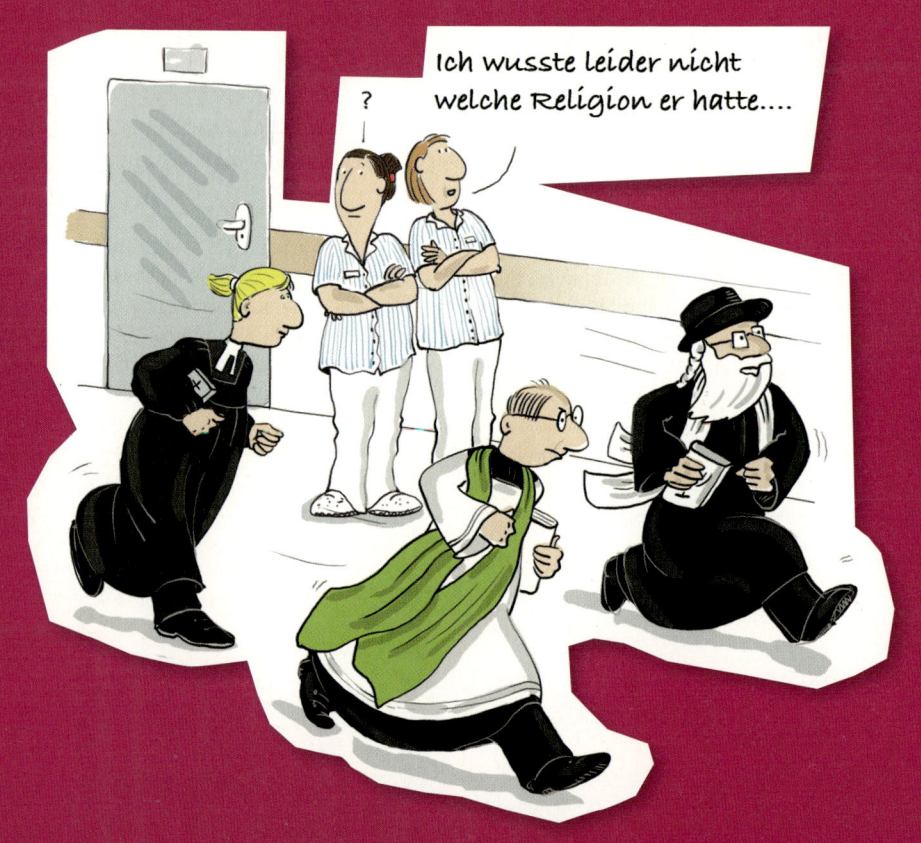

19 Sterben und Tod

19.1 Pflegerelevante Grundlagen kennen

19.1.1 Sterben und Tod – ein Tabu?

Merke Die meisten Menschen sterben alleine, in Krankenhäusern oder in Heimen. 96 % der unter 25-Jährigen haben noch keinen Leichnam gesehen.

In der heutigen Zeit wird der Tod aus dem Bewusstsein verbannt. Wie die Gedanken ans Sterben, so wird auch das Sterben selbst aus dem Leben verdrängt. In früheren Zeiten kam der Mensch schon als Kind mit dem Tod in Berührung. Die Anwesenheit alter Menschen und Sterbender in der Familie war selbstverständlich. Der Umgang mit sterbenden Patienten ist oft angstbesetzt. Pflegende stehen in einem Rollenkonflikt: Einerseits sind sie Mitglieder der Gesellschaft und verdrängen Leid, Krankheit und Sterben. Andererseits kommen sie durch ihre Arbeit zwangsläufig mit Sterben und Tod in Berührung. Um Patienten in der Sterbephase menschlich pflegen zu können, müssen sie ein bestimmtes Grundwissen mitbringen. Sie müssen aber auch die Bereitschaft haben, sich mit dem Thema Tod und Sterben auseinanderzusetzen – und sich dabei zwangsläufig auch mit dem eigenen Sterben zu befassen.

In diesem Kapitel lernen Sie etwas über die Grundlagen der Sterbebegleitung. Sie erfahren, welche Bedürfnisse Sterbende haben und wie Sie darauf eingehen können. Sie erfahren, welche Maßnahmen nach Eintritt des Todes ausgeführt werden, welche religiösen Besonderheiten es gibt und wie Sie die Angehörigen im Trauerprozess unterstützen können.

19.1.2 Phasen des Sterbens

Jeder Mensch durchläuft den letzten Abschnitt seines Lebens auf seine eigene Weise. Dennoch lassen sich aufgrund vieler Gespräche mit Sterbenden typische Abfolgen erkennen. Menschliche Reaktionen auf Leiden sind sehr ähnlich und in der Grundsicherheit erschütternd. Elisabeth Kübler-Ross hat als Erste die **Phasen des Sterbens** erforscht (**Tab. 19.1**). Sie beobachtete, dass sich die Gemütsverfassung Sterbender schrittweise ändert und dabei typische Stadien durchläuft. Das Phasenmodell des Sterbens darf jedoch keineswegs als starre Abfolge verstanden werden. Die Einzigartigkeit des Menschen ist in seiner letzten Lebensphase besonders ausgeprägt. Die Phasen können sich wiederholen und überschneiden.

Tab. 19.1 ▶ Phasen des Sterbeprozesses nach Kübler-Ross und mögliche Verhaltensweisen.

Kennzeichen	Was kann man als Begleiter tun?
1. Phase: Nicht-wahrhaben-Wollen	
Hoffnung auf Genesung und Angst streiten vor dem Sterben miteinander	– Verhalten des Patienten akzeptieren und Reaktionen aushalten – sprechen lassen und zuhören, Rückfragen stellen, jedoch niemals sagen: „Reißen Sie sich zusammen!"
2. Phase: Zorn, Auflehnung, Depression, Protest	
dies zeigt sich unter anderem in aggressiven Verhaltensweisen gegenüber Angehörigen und Helfern	– ruhig bleiben und nicht gereizt reagieren; die Reaktion des Sterbenden ist nicht gegen eine bestimmte Person gerichtet
3. Phase: Verhandeln mit dem Schicksal	
vorübergehende Besserung oder Verlangsamung des Krankheitsverlaufs werden dazu benutzt, Pläne zu machen. Es wird versucht, durch Hilfe von hoch spezialisierten Fachärzten, religiösen Gelübden usw. dem drohenden Schicksal zu entrinnen oder dieses herauszuzögern	– Hoffnung zubilligen, aber: keine Illusionen unterstützen
4. Phase: Depression	
nach Enttäuschung der Hoffnung folgt oft eine schwere Depression mit Traurigkeit, Vereinsamung und großem Bedürfnis nach Kontakt und Nähe eines verständnisvollen Menschen	– dem Sterbenden das Recht auf Traurigkeit zugestehen; Zeichen der Trauer zulassen (z. B. Tränen des Sterbenden) – mit beruhigendem Auftreten unterstützen
5. Phase: innere Ruhe	
oft kommt es dazu, dass der Sterbende zur inneren Ruhe findet, den Tod annimmt und die unabwendbare Realität bejaht	– letzte Wünsche und Anweisungen des Sterbenden schriftlich festhalten – in Kontakt zum Sterbenden bleiben, z. B. indem man seine Hand hält, bei ihm bleibt

---

KURZFASSUNG

19 Sterben und Tod

19.1 Pflegerelevante Grundlagen kennen

19.1.1 Sterben und Tod – ein Tabu?

Merke

Um Patienten in der Sterbephase menschlich pflegen zu können, müssen Pflegende ein bestimmtes Grundwissen mitbringen. Sie müssen aber auch die Bereitschaft haben, sich mit dem Thema Tod und Sterben auseinanderzusetzen.

19.1.2 Phasen des Sterbens

Elisabeth Kübler-Ross hat als Erste die Phasen des Sterbens erforscht. Sie beobachtete, dass sich die Gemütsverfassung Sterbender schrittweise ändert und dabei typische Stadien durchläuft. Die Abfolge der Phasen ist keinesfalls starr. Jeder Mensch durchläuft den letzten Abschnitt seines Lebens auf seine eigene Weise.

19.1.3 Der Tod

Als klinischer Tod wird der völlige Kreislaufstillstand mit Fehlen von Puls, Herzaktion und Atmung erlebt, nach etwa 20 Sekunden schwinden Hörvermögen und Bewusstsein. Nach wenigen Minuten kommt es zur Lähmung.

Der klinisch Tote ist für einige Minuten durch Reanimation wiederbelebungsfähig (Wiederbelebungszeit). In dieser Reanimationszeit sind Nahtoderlebnisse und Tastempfindungen möglich. Danach führt der durch den Kreislaufstillstand hervorgerufenen Sauerstoffmangel (Hypoxie) unweigerlich zu nicht rückgängig zu machenden Schäden.

Tab. 19.2 ▸ Sichere und unsichere Todeszeichen.

sichere Todeszeichen	unsichere Todeszeichen
frühe Veränderungen: ■ Leichen- oder Totenflecken (Livores) – Aussehen: blassrote, später dunkelrote bis blaugraue Verfärbungen an den tiefer liegenden Stellen des Körpers – Beginn: zunächst hinter den Ohren, am Hals und am Nacken, später auf der ganzen Unterseite des Toten – Auftreten: bereits während des Todeskampfes; in jedem Fall treten sie 20 Minuten bis 1 Stunde nach Eintritt des Todes auf ■ Totenstarre (Rigor mortis) – Beginn: bei Wärme früher (circa 2–3 Stunden nach dem Tod), bei kühlerer Umgebung später – Auftreten: zunächst sind die Muskeln des Unterkiefers, der Gelenke, des Nackens davon betroffen; nach 2–3 Tagen löst sie sich wieder in der gleichen Reihenfolge späte Veränderungen: ■ Verwesungsgeruch – Auftreten: abhängig von Umgebung, Luftfeuchtigkeit, Temperatur	■ Atemstillstand ■ Pulslosigkeit ■ keine Herztöne mehr zu hören ■ Bewusstlosigkeit ■ Körper kühlt spürbar auf die Umgebungstemperatur ab (Körperoberfläche innerhalb 6–12 Stunden, an Händen und Gesicht schneller) ■ Hautblässe ■ komplette Lähmung aller Muskeln mit fehlendem Lidschlag ■ Augenhornhaut (Kornea) wird trüb: Austrocknungserscheinung

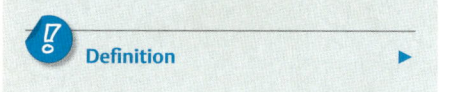

19.1.4 Grenzbereiche Sterben und Tod

Das Thema „Sterben" wirft einige Fragen auf, die sehr persönlich geprägt sind und dennoch in der Gesellschaft diskutiert werden. Dazu gehören z. B. Auseinandersetzung mit Sterbehilfe (Euthanasie), Hirntod und Organtransplantation.

Auseinandersetzung mit Sterbehilfe (Euthanasie). Pflegende sind mit der Debatte über Sterbehilfe- oder Sterbeerleichterung konfrontiert, denn pflegerisches Handeln ist in gesellschaftliche Werthaltungen eingebunden. Meist werden dabei Begrifflichkeiten vermischt und ohne Klarheit gebraucht. Wichtiges Kriterium zur Unterscheidung ist das Motiv des Handelnden.

Definition Unter Sterbebegleitung (Sterbebeistand) versteht man die bestmögliche Hilfestellung beim Sterben. Sie ist eine beständige Begleitung des Sterbenden, die über Wochen und Monate dauern kann. Demgegenüber ist deutlich der Begriff Sterbehilfe (**Tab. 19.3**) abzugrenzen.

Hirntod und Organtransplantation. Die Möglichkeiten der Transplantationsmedizin eröffnen vielen Schwerkranken neue Perspektiven. Um Organe zu transplantieren, also lebendes Gewebe auf einen anderen Menschen zu übertragen, kann ein Sterbender nach schwerer Hirnschädigung zum „Hirntoten" erklärt werden. Neben der Lebendspende können Organe hirntot erklärter Menschen das Leben anderer retten.

Definition Der Hirntod wird entsprechend naturwissenschaftlich-medizinischer Kriterien definiert als der vollständige und irreversible Ausfall aller Hirnfunktionen bei noch aufrechterhaltener Kreislauffunktion im übrigen Körper, das heißt, das Herz schlägt noch. Dabei wird der Patient kontrolliert beatmet. Der Tod wird nach Prüfung einer Reihe neurologisch-klinischer und apparativer Untersuchungen festgestellt.

Abb. 19.1 ▶ Vorder- und Rückansicht des Organspendeausweises. Mithilfe des Organspendeausweises kann jeder selbst entscheiden, ob er zu einer Organspende bereit ist. So wird den Angehörigen die schwierige Entscheidung abgenommen.

Tab. 19.3 ▶ Auffassungen zur Sterbehilfe (nach Sitzmann 1986, Glöckler 2002, Simon 2006).

1. Aktive Sterbehilfe (Tötung auf Verlangen*)

Definition: Bewusstes, aktives Eingreifen zur Beendigung des Lebens. Ziel der Handlung ist Lebensverkürzung durch Tötung des Patienten.	
Motiv	– **Mitleid**: Oft erleben Angehörige in hilfloser, unfähiger Weise das Ringen eines Menschen mit dem Tod. Mit dem Mitleid wird häufig nicht das Leid des anderen gemeint, sondern unser eigenes Leiden.
	– **Würdeverlust**: „unwürdiges Hängen an Schläuchen und Apparaten"
	– **wirtschaftlicher Druck**: verbreiteter gesellschaftlicher Konsens zur Einschränkung lebenserhaltender Therapien ab einem bestimmten Alter
	– **gesellschaftlicher Druck**: dauernde politische Fixierung auf Alterspyramide mit resultierender Kostenbelastung
	– Leiden beenden wollen
	– mit Zustimmung (Patient verlangt Tod durch Dritten): verboten
	– ohne Zustimmung: verboten
Problem	– unwiderruflich
	– Missbrauchsgefahr (Tötung nicht entscheidungsfähiger Personen)
	– Tötung nicht immer ohne Komplikationen (verlängerter Todeskampf, Wiedererwachen, Muskelkrämpfe, Erbrechen)

2. Indirekte Sterbehilfe (Sterbebegleitung und Therapien am Lebensende*)

Definition: Im Ausnahmefall unbeabsichtigte, aber als unvermeidliche Nebenfolge in Kauf genommene Beschleunigung des Todeseintritts durch medikamentöse Therapie (meist Schmerzbehandlung oder palliative Sedierung).	
Motiv	– durch Medikamente Leiden lindern
	– früherer Todeseintritt
	– mit Zustimmung: erlaubt
	– ohne Zustimmung: unzulässig
Problem	– Missbrauchsgefahr und Grauzone
Konsequenz	– nicht ohne Begleitung des Sterbenden sowie palliativmedizinische und -pflegerische Versorgung (Palliativ Care)

Tab. 19.3 ▶ Fortsetzung

3. Passive Sterbehilfe (Sterbenlassen*)

Definition: Verzicht auf technisch mögliche Lebens- und Leidensverlängerung.

Motiv	▪ Sterben wird als natürlicher Prozess zugelassen
	▪ mit Zustimmung: erlaubt
	▪ ohne Zustimmung: unzulässig
Problem	▪ Missbrauchsgefahr
Konsequenz	▪ nicht ohne Begleitung des Sterbenden und palliativmedizinische und -pflegerische Versorgung (Palliative Care)

4. Beihilfe zum Suizid

Definition: Hilfe zur Selbsttötung, z. B. durch Bereitstellen entsprechender Medikamente. Eigentliche Tötungshandlung erfolgt durch den Patienten selbst.

Motiv	▪ einer anderen Person helfen, physisches und/oder psychisches Leid durch Tod zu beenden
	▪ auch mit Zustimmung strafrechtlicher Grenzfall
Problem	▪ Selbstbestimmung des Patienten steht der Verpflichtung des Pflegenden, Arztes u. a. zum gesundheitlichen Wohl des Patienten (Garantenpflicht) gegenüber
	▪ die überwiegende Zahl ehemaliger Patienten, die eine Selbsttötung überlebt haben sind froh, die Tat überlebt zu haben
Konsequenz	▪ bessere Betreuung gefährdeter Menschen, insbesondere Menschen ab 65 Jahren, durch Hilfestellung bei der Bewältigung der Lebenskrise

* Vorschläge des Nationalen Ethikrates für eine alternative Terminologie (Müller-Busch u. a. 2007).

19.2 Beobachten und Wahrnehmen

Bedürfnisse Sterbender wahrnehmen

Voraussetzung einer individuellen und patientenorientierten Betreuung in den letzten Lebenstagen ist das Kennenlernen von Patienten und Angehörigen. Das bedeutet,
- das Gespräch zu suchen und Gesprächsbereitschaft signalisieren,
- Patienten und Angehörigen von ihrer Lebens- und Krankheitserfahrung erzählen lassen,
- die Haltung des Gegenüber akzeptieren und
- eine Beziehung nicht durch generelles, abstraktes Wissen, auf alle Beteiligten gleichermaßen umgesetzt, unpersönlich und distanziert erleben lassen.

Wünsche der Sterbenden. Die Wünsche der sterbenden Menschen lassen sich – orientiert an den vier Bereichen unseres Lebens – in vier Gruppen zusammenfassen (Student u. Zippel 1987)
- **Sozialer Bereich**: „Ich möchte nicht alleine sterben." Das ist der Wunsch, im Sterben umgeben zu sein von denen, die einem nahe stehen. Verbunden ist dieser Wunsch oft mit der Hoffnung, in vertrauter Umgebung, am liebsten zu Hause sterben zu dürfen.
- **Körperlicher Bereich**: „Ich möchte ohne Schmerzen sterben." Dies schließt die Hoffnung ein, ohne körperliche Belastungen aber auch ohne Entstellungen und geistige Störungen sterben zu dürfen.

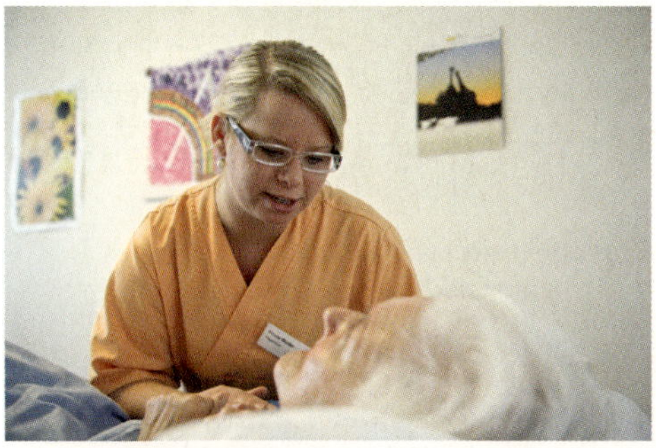

Abb. 19.2 ▶ Einfach da zu sein, ist oft wichtiger, als viele Worte zu machen.

- **Psychischer Bereich**: „Ich möchte Dinge noch zu Ende bringen dürfen." Es ist der Wunsch, Zeit und Raum genug zu haben, um letzte Dinge noch regeln zu können. Beziehungen werden geklärt und dann schließlich losgelassen.
- **Spiritueller Bereich** (die Frage nach dem Sinn): „Ich brauche Menschen, die es aushalten, wenn ich jetzt alles infrage stelle." Dieser Wunsch richtet sich an Menschen, die das „Sich-Infrage-Stellen" aushalten können, ohne voreilige Antworten geben zu müssen oder davonzulaufen.

19.2 Beobachten und Wahrnehmen

Bedürfnisse Sterbender wahrnehmen

Um die Bedürfnisse und Wünsche Sterbender zu erkennen, müssen sich Pflegende und Patient/Angehörige kennenlernen.

Wünsche eines Sterbenden können sein:
- „Ich möchte nicht alleine sterben."
- „Ich möchte ohne Schmerzen sterben."
- „Ich möchte Dinge noch zu Ende bringen dürfen."
- „Ich brauche Menschen, die es aushalten, wenn ich jetzt alles infrage stelle."

Während der Begleitung Kranker und Sterbender ist es auch möglich, dass die Betroffenen von Träumen und Halluzinationen berichten. So kann sich der Kranke die Frage stellen: „Habe ich wirklich einen schwarzen Raben an meinem Fußende sitzen gesehen?" In diesem Dialog gilt es, sehr einfühlsam und äußerst behutsam umzugehen.

Begegnen wir einem Menschen, der sich uns gegenüber in einer Symbolsprache mitteilen will, reagieren wir unter Umständen irritiert. Wir müssen uns der äußerst komplexen und anspruchsvollen Aufgabe einer Kommunikation mit Sterbenden bewusst sein. Auch mitten im Trubel des Alltags und ohne Vorbereitung, sind unser Sachverstand und unsere ruhige Gesprächsbereitschaft gefordert.

19.3 Bei Pflegemaßnahmen mitwirken

19.3.1 Sterbende begleiten

Wenn ein Mensch stirbt, stellen sich Pflegende und Angehörige oft die Frage: „Was geschieht während des Sterbens und was nimmt der Sterbende wahr?" Darauf lässt sich keine allgemeingültige Antwort geben, der Weg des Sterbens ist für jeden Menschen sehr unterschiedlich.

Merke Sterbende nehmen in der letzten Phase durch ein verstärktes Feingefühl oft sehr sensibel und intensiv wahr.

Veränderung der physischen Wahrnehmung

Tastsinn
Krankheits-, schmerz-, schwäche- oder bewusstseinsbedingte Bewegungslosigkeit und Gewöhnung führen dazu, dass Menschen ihren Körper nicht mehr spüren („Ich fühle meinen Rücken nicht mehr").

Pflegerische Maßnahmen: Manchmal hilft dem Sterbenden eine sanfte Berührung (**Abb. 19.3**), vielleicht möchte er gehalten werden. Zu anderen Zeiten wünscht er, nicht berührt zu werden. Bei der Körperpflege und bei äußeren Anwendungen (z. B. Einreibungen) werden die Gliedmaßen in bewussten, ruhig geführten Aktionen bewegt. Das Ausstreichen von Händen und Füßen löst Verspannungen. Hilfreich sind oft geringe Umlagerungen.

Abb. 19.3 ▶ Sterbebegleitung heißt nicht nur Händchen halten, aber eine sanfte Berührung kann Sterbenden manchmal helfen, sich wieder zu spüren.

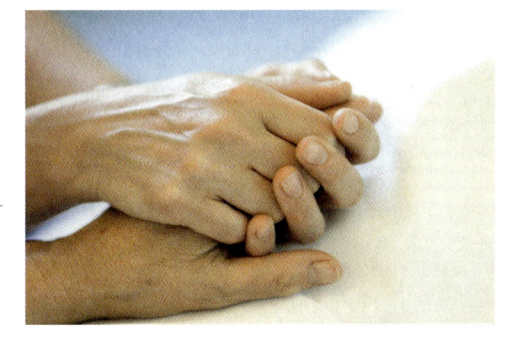

Wohlbefinden
In der unterschiedlich langen Sterbephase kommt es darauf an, nicht in eine passiv abwartende Haltung zu geraten. Eine derartige Haltung reduziert Gesprächsthemen auf Krankheiten. Kleidung wird nur noch selten gewechselt, der Patient liegt ständig im Bett, obwohl er noch mobilisiert werden könnte. Der Lebenssinn verkümmert.

Pflegerische Maßnahmen: Das Wohlbefinden eines Menschen kann gesteigert werden, wenn man ihm z. B. ermöglicht, sein gewohntes gepflegtes Äußeres durch regelmäßiges Haarewaschen oder -schneiden zu erhalten. Seelisch kräftigend wirkt Lob. Körperlicher Schwäche kann neben medizinischen Hilfen mitunter durch aktivierende Pflege und Physiotherapie entgegengewirkt werden. Wichtig ist, sich zu fragen: Was nützt dem Patienten und womit fügen wir ihm Schaden zu?

Veränderung der sensuellen Wahrnehmung

Geschmacks- und Geruchssinn
Die Essgewohnheiten des Sterbenden ändern sich. Das Bedürfnis zu essen und zu trinken, ist meist sehr gering. Er weist es oft ab. Oft schmeckt nichts mehr, auch wenn zunächst der Wunsch nach einer bestimmten Speise oder Getränk geäußert wurde. Zunächst wird Flüssiges fester Nahrung vorgezogen.
Auf Gerüche, z. B. den Geruch von offenen Wunden, können Sterbende sehr sensibel reagieren. Auch kaum wahrnehmbare Speisegerüche oder Duftstoffe können Widerwillen oder Übelkeit hervorrufen.

Pflegerische Maßnahmen: Trinken kann sich anregend auf die Funktion des Geschmacks- und Geruchssinns auswirken. Andererseits kann das Durstgefühl fehlen. Sehr erfrischend wirkt sich eine im Zimmer aufgeschnittene Zitrone aus, der Duft wird meist als angenehm und erfrischend erlebt. Es empfiehlt sich, dass Begleiter sorgfältig beobachten, ob der Patient auf Düfte von

---

KURZFASSUNG

Es ist möglich, dass die Betroffenen von Träumen und Halluzinationen berichten. Hier gilt es, besonders einfühlsam und behutsam mit dem Sterbenden zu kommunizieren.

19.3 Bei Pflegemaßnahmen mitwirken

19.3.1 Sterbende begleiten

Der Weg des Sterbens ist für jeden Menschen sehr unterschiedlich.

Merke ◀

Veränderung der physischen Wahrnehmung
Tastsinn

Umlagerungen oder sanfte Berührungen helfen dem Sterbenden „sich wieder zu spüren".

Wohlbefinden

- regelmäßige Körperpflege ermöglichen
- bei entsprechenden Gelegenheiten Lob aussprechen
- aktivierend pflegen
- Physiotherapie einleiten

Veränderung der sensuellen Wahrnehmung
Geschmacks- und Geruchssinn

Sterbende reagieren auf Gerüche oft sehr sensibel.

Anregend auf die Funktion des Geschmacks- und Geruchssinns können wirken:
- aufgeschnittene Zitrone

- Düfte von Duftlampen/ätherische Öle
- kleine Häppchen der Lieblingsspeise

Duftlampen oder ätherischen Ölen bei der Körperpflege mit An- oder Entspannung reagiert. Es sollte nur so viel Nahrung gegeben werden, wie der Sterbende will, bei Sondennahrung nur kleine Mengen pro Mahlzeit. Es kann auch angebracht sein, kleine Häppchen der Lieblingsspeise anzubieten, die nach Kauen und Schmecken wieder ausgespuckt werden dürfen.

Mundtrockenheit

Mehrmals täglich fachkundige Mundpflege und kreative Munderfrischung (frisches Obst oder gedämpftes Gemüse in eine Mullkompresse gewickelt) können Mundtrockenheit vorbeugen bzw. bekämpfen.

Mundtrockenheit
Mundtrockenheit kann aufgrund von Medikamenten und/oder durch die typische Mundatmung auftreten.

Pflegerische Maßnahmen: Um eine Austrocknung zu verhindern, sind eine sehr fachkundige Mundpflege und kreative Munderfrischung angebracht. Die Mundpflege ist möglichst nach jeder Mahlzeit sowie nach den Bedürfnissen und Gewohnheiten des Patienten mehrmals täglich durchzuführen. Dabei steht bei der Mundpflege nicht der zu dokumentierende Befund einer Mundinspektion im Vordergrund, sondern das individuelle Wohlbefinden des Sterbenden. Kaltes Wasser oder stark säurehaltige Obstsäfte können wegen der Kälte oder Geschmacksintensität als zu intensiv erlebt werden. Warmer Tee kann belebend wirken. Kleine mundgerechte Stücke frisches Obst, z. B. ein Stück Apfelsine, Apfel oder gedämpftes Gemüse wie Fenchel, in eine Mullkompresse eingewickelt, wirken belebend auf den Speichelfluss. Es muss jedoch darauf geachtet werden, dass die Mullkompresse gut festgehalten wird, damit sich der Sterbende nicht daran verschlucken kann.

Sehen

Oft wird die Farbwahrnehmung des sterbenden Menschen intensiver.

Weiße Krankenhauswände sind keine Stimulation. Auch der Sehsinn des Sterbenden sollte stimuliert werden, z. B. durch Blumen und Bilder.

Sehen
Auch die Farbwahrnehmung des sterbenden Menschen wird intensiver. Kunsttherapeuten berichten, dass Farben, die der Gesunde wegen ihrer Zartheit kaum noch sehen kann, vom Sterbenden als unerträglich intensiv erlebt werden.

Pflegerische Maßnahmen: Blumen und Pflanzen erfreuen. Das Fenster, und wenn es auch nur ein Stückchen Himmel oder ein Hausdach zeigt, sollte im Blickfeld des Liegenden sein. Je nach Wunsch können Bilder in der Nähe des Bettes platziert werden, z. B. ein lieb gewordenes Gemälde, ein religiöses Motiv oder das Bild eines geliebten Menschen.

Wärmeempfinden

Wärme spielt eine wichtige Rolle. Ist der Mensch von Wärme umgeben, entwickelt er Vertrauen und fühlt sich geborgen.
Pflegemaßnahmen sind z. B.
- Einreibungen,
- Bettflasche,
- Fußbad.

Wärmeempfinden
Wärme spielt eine wichtige Rolle, da oft die eigene Wärmeproduktion abnimmt. Eine natürliche Folge des Sterbeprozesses ist, dass der Kreislauf sich immer mehr auf die lebenswichtigen Organe beschränkt. Oft haben Sterbende kalte Füße und Finger, ihr ganzer Körper fühlt sich kühler an. Ist der Mensch von Wärme umgeben, entwickelt er Vertrauen und fühlt sich geborgen.

Pflegerische Maßnahmen: Durch eine Einreibung (z. B. mit Lavendelöl), durch Socken oder eine Bettflasche kann der Körper warm gehalten werden. Ein warmes Fußbad im Bett oder Hand- und Armbäder sorgen für eine Durchwärmung des Körpers und können so eine beruhigende Wirkung ausüben. Schwitzt der Patient, ist eine dünne Decke oder ein Leinentuch angenehmer.

Veränderung der sozialen Wahrnehmung

Aufrichtigkeit ist wichtig

Schwerkranke und Sterbende erleben unsere Wahrhaftigkeit oder Unwahrhaftigkeit sehr deutlich.

Pflegende sollten deshalb aufrichtig sein. Denn der Sterbende ist feinfühliger als in gesunden Tagen und weiß die Zeichen seiner Umgebung auch ohne Worte zu deuten.

Veränderung der sozialen Wahrnehmung

Aufrichtigkeit ist wichtig
Ganz deutlich erleben Schwerkranke und Sterbende unsere Wahrhaftigkeit oder Unwahrhaftigkeit. Aufrichtigkeit ist gefordert, wenn der auf den Tod Zugehende fragt, wie lange er noch zu leben hat oder schildert, wie er sich seine Begleitung vorstellt und welche Wünsche er nach dem Todeseintritt hat.
Die in ein Gespräch einfließende Mitteilung über das bevorstehende Sterben ist für den Todkranken vielfach eine Erlösung (**Abb. 19.4**). Sicher können Augenblicke danach erschütternd sein, aber es kann auch der Zwang weichen, am Leben festhalten zu müssen. Sorgen erscheinen weniger bedrückend und eine Entspannung kann einsetzen. Oft weiß der Patient auch selbst, dass er dicht vor dem Tode steht: Er ist feinfühliger als in gesunden Tagen und weiß die Zeichen seiner Umgebung auch ohne Worte zu deuten.

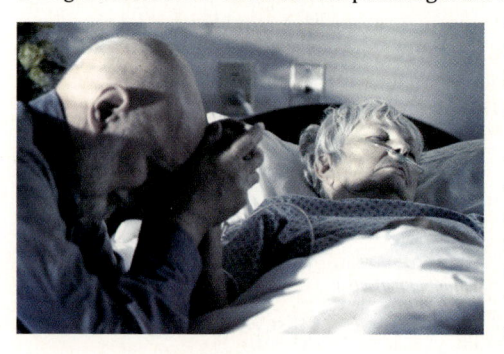

Abb. 19.4 ▶ Zuhören und Vertrauen schaffen. Auch wenn Betroffene und ihre Angehörigen die neue Wahrheit noch nicht akzeptieren können, ist es wichtig „da" zu bleiben und nicht zu werten, sondern sensibel eine tragfähige Pflegebeziehung zu entwickeln.

Das Gespräch mit sterbenden Menschen muss geübt werden. Wir sollen nicht über und für den Sterbenden denken, sondern mit ihm.

Das Gespräch mit sterbenden Menschen muss geübt werden. Unsere eigenen Gedanken und Vorstellungen dürfen das Gehörte nicht prägen. Wir sollen nicht über und für den Sterbenden denken, sondern mit ihm. Keiner außer dem Sterbenden kann wirklich wissen, wie er sich fühlt.

19.3 ▶ Bei Pflegemaßnahmen mitwirken   KURZFASSUNG   329

> **Praxistipp** Ein sterbender bzw. schwerkranker Patient möchte mit mir über seine Bestattung sprechen. Ich bin sehr unsicher, wie kann ich mich darauf vorbereiten?
>
> - Auf diese Aufgabe können Sie sich vorbereiten, indem Sie sich mit Ihrem eigenen Tod beschäftigen. Wenn Sie am Anfang Ihres Lebens stehen, mag Ihnen diese Anregung befremdlich erscheinen. Versuchen Sie trotzdem, sich mit diesem Thema auseinanderzusetzen, denn Sterben ist ein wichtiger Teil im Leben eines Menschen. Überlegen Sie selbst, wie Sie sich Ihren Tod und Ihre Bestattung vorstellen, so fällt es Ihnen leichter, auf die Wünsche des Patienten zu reagieren.
> - Nehmen Sie die Wünsche des Patienten auf und halten Sie diese schriftlich fest. Leiten Sie diese an das gesamte Team und die Angehörigen weiter, sodass die Vorstellung des Patienten umgesetzt werden können.

Praxistipp

Hör- und Wortsinn
Die „Sprache der Sterbenden" umfasst eine Vielzahl verbaler und nonverbaler Kommunikationsformen. Hierzu ist weniger die bestimmte Technik einer Gesprächsmethode erforderlich als vielmehr aktives Zuhören zu üben.

Pflegerische Maßnahmen: Eine Voraussetzung besteht in der Fähigkeit zum Schweigen. Dies ist in unserer kommunikativen Welt eine schwer auszuhaltende Form zwischenmenschlicher Verständigung. Zuhören, Anhören, Hinhören ist aufmerksame Anteilnahme. Im Gespräch sollte die Pflegende mit eigenen Worten wiedergeben, was sie vom anderen gehört hat und somit noch einmal aussprechen, was der andere meint (Spiegelung). Wer über das Sterben, den Lebensinhalt und Lebenssinn nichts sagen kann, sollte es auch nicht tun.

Merke Zur nonverbalen Kommunikation gehört ein Kontakt, der die unmittelbare Nähe zum Sterbenden erfordert, keineswegs sollte man an der Tür stehen – mit der Klinke in der Hand – oder am Fußende des Bettes.

Hör- und Wortsinn
Im Gespräch mit Sterbenden muss aktives Zuhören geübt werden.

Auch Schweigen ist Verständigung. Zuhören, Anhören, Hinhören ist aufmerksame Anteilnahme.
Wer über das Sterben, den Lebensinhalt und Lebenssinn nichts sagen kann, sollte es auch nicht tun.

Merke

Bewusstsein und Orientierung
Der sterbende Mensch verliert das Zeitgefühl und den Bezug zur Realität, schläft tagsüber und ist nachts wach. Er erkennt anwesende Personen eventuell nicht mehr. Die Augen sind ganz oder halb geschlossen und die Hände tasten unruhig über die Bettdecke. Er zupft an den Betttüchern, macht ziellose Armbewegungen, schüttelt die Finger ohne ersichtlichen Grund usw.
Obwohl manche Sterbende bis zuletzt wach und orientiert bleiben, ist doch oft durch Organversagen ein Eintrüben des Bewusstseins bis hin zum Koma zu beobachten. Der Patient
- kann sich nicht mehr so lange konzentrieren,
- wirkt schläfrig, dann wieder besonders leicht irritierbar,
- schläft viel; die letzte Zeit vor dem Tode gleicht einem tiefschlaf- oder ohnmachtsähnlichen Zustand.

Abb. 19.5 ▶ Für die Sterbebegleiter sind Erholungsphasen wichtig, sie sollten ab und zu das Zimmer verlassen, um neue Kraft zu schöpfen.

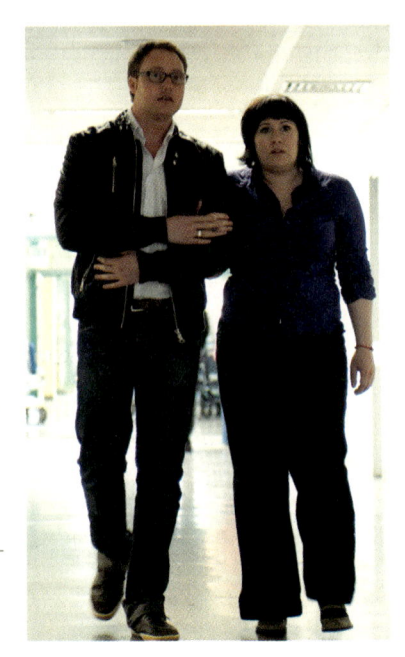

Bewusstsein und Orientierung

Häufig ist bei Sterbenden das Bewusstsein eingetrübt, was bis zum Koma reichen kann. Andere sind wiederum bis zuletzt wach und orientiert.

Merke Für Sie oder die Angehörigen als Begleiter sind Phasen der Erholung wichtig (**Abb. 19.5**). Als Sterbebegleiter kommen wir an die Grenzen der Belastbarkeit. Sie sollten das Zimmer immer wieder verlassen, um Kraft zu sammeln und sich mit anderen auszutauschen.

Pflegerische Maßnahmen: Wenn Pflegende, Angehörige, Freunde und Nachbarn ruhig am Bett des Sterbenden sitzen, vermitteln sie ihm, dass er nicht allein ist. Das wirkt beruhigend. Starke Unruhe ist eventuell dadurch bedingt, dass der Sterbende nicht gut liegt, Blase oder Darm entleeren möchte, aber zu schwach ist oder sich schämt, das auszusprechen. Kann niemand längerfristig bei dem Sterbenden bleiben, versuchen Sie immer wieder, auch kurzfristig, Signale Ihrer Begleitung zu geben. Halten Sie ihm die Hand, sprechen Sie ihn an, auch wenn Sie keine wahrnehmbare Reaktion erleben. Das bedarf Mut, vielleicht haben Sie das Gefühl: „Es missfällt

Merke

Es wirkt beruhigend, wenn Pflegende, Angehörige, Freunde und Nachbarn ruhig am Bett des Sterbenden sitzen. Das vermittelt, dass er nicht allein ist.

mir, so gesehen zu werden – am Bett sitzend, Hände haltend." Bedenken Sie, was für Sie selbst beim eigenen Sterben wichtig wäre (Löser 1982).

19.3.2 Pflegemaßnahmen nach Eintritt des Todes (Exitus)

Die folgenden Pflegemaßnahmen stellen die Tätigkeiten im Krankenhaus dar.

Dokumentation und Information

Todeseintritt dokumentieren. Der Tod wird mit genauer Uhrzeit in der Patientendokumentation eingetragen. Je nach hausinterner Regelung werden der zuständige Arzt, die pflegerische Leitung der Abteilung oder andere benachrichtigt.

Todesbescheinigung ausstellen. Der Arzt hat unverzüglich nach Erhalt der Nachricht über den Todesfall die Untersuchung des Verstorbenen vorzunehmen. Die Todesbescheinigung darf erst nach persönlicher Untersuchung ausgestellt werden. Die Vorschrift, die Leichenschau unverzüglich durchzuführen, hat den Sinn, bei Scheintod noch Reanimationsmaßnahmen veranlassen zu können.

Angehörige informieren. Mit dem Arzt wird abgesprochen, wer die Angehörigen benachrichtigt.

Versorgung des Verstorbenen

Nach dem Eintritt des Todes können die letzten Pflegemaßnahmen in Ruhe ausgeführt werden. Angehörige werden, wenn sie es wünschen, in die Maßnahmen mit einbezogen. Vielleicht haben Angehörige den Wunsch, sich mit diesem letzten Dienst von dem Verstorbenen zu verabschieden.

Materialien entsorgen. Es wird alles entfernt, was nicht mehr benötigt wird: technische Geräte, Sonden, Katheter, Infusionen, Kissen, Decken, Hilfsmittel zur Lagerung, Bettseitenschutz, Patientenruf, Utensilien aus dem Nachttisch. Wunden werden flüssigkeitsdicht abgedeckt und ggf. Stomabeutel gewechselt.

Waschung. Die Aussage „Jeder Verstorbene muss gewaschen werden" ist falsch. Abhängig davon, wie die letzte Lebensphase ablief, wird der Verstorbene gewaschen und eine Intimpflege durchgeführt:
- Schwitzte der Patient im Todeskampf stark?
- Sind Spuren der Reanimation zu beseitigen?
- Hat er Urin oder Stuhl unter sich gelassen?
- Hat er erbrochen?

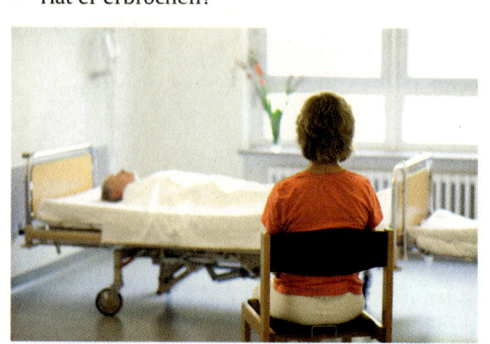

Die Haare werden gekämmt und ggf. eine Zahnprothese eingesetzt. Falls erforderlich, sind die Augenlider mit feuchten Tupfern geschlossen zu halten.

Abb. 19.6 ▶ Verstorbene werden meist flach auf dem Rücken gelagert.

Lagerung. Verstorbene werden in der Regel flach auf dem Rücken gelagert (**Abb. 19.6**). Ein Pack Zellstoff in einem Kopfkissenbezug genügt, damit der Kopf richtig liegt. Um den Unterkiefer zu stützen, sollte möglichst keine feuchte Binde um den Kopf gelegt werden, sie führt zu strangulationsähnlichen Malen an Hals und Wangen. Besser ist es, nur das Kinn mit einer Plastikkinnstütze oder mit einer Zellstoffrolle so zu stützen, dass der Mund geschlossen bleibt. Die Kinnstütze kann mit einer Mullbinde um den Hals leicht befestigt werden. Ein Identifikationsetikett wird an einem Fuß des Verstorbenen angebracht. Er wird mit einem frischen Laken zugedeckt und zwar so, dass das Gesicht frei ist und die Arme mit übereinandergelegten oder gefalteten Händen über der Brust liegen (je nach Religionsangehörigkeit werden die Arme auch neben dem Körper angelegt, z. B. bei Muslimen, Juden, s. u.).

Merke Ein sehr schöner Brauch ist es, eine frische Blume auf den Oberkörper zu legen oder eine Kerze anzuzünden (feuerfeste Unterlage, Teelicht oder Schwimmkerze benutzen).

Kleidung und Schmuck. Nach Absprache erhält der Verstorbene eigene Kleidung (Bluse, Kleid, Rock oder Hemd mit Krawatte und Anzug) oder ein frisches langärmeliges Hemd des Krankenhauses. Schmuck inklusive Ehering sollte grundsätzlich entfernt werden, es sei denn, es bestehen andere Verabredungen mit dem Verstorbenen oder seinen Angehörigen. Weiteres Eigentum des Verstorbenen ist, am besten zu zweit, zu erfassen und zu dokumentieren. Je nach

---

KURZFASSUNG

19.3.2 Pflegemaßnahmen nach Eintritt des Todes (Exitus)

Dokumentation und Information

Die genaue Uhrzeit des Todes wird in die Patientendokumentation eingetragen.

Der zuständige Arzt stellt die Todesbescheinigung aus und informiert im Regelfall auch die Angehörigen.

Versorgung des Verstorbenen

Wenn von den Angehörigen gewünscht, werden diese mit in die letzten Pflegemaßnahmen nach dem Eintritt des Todes einbezogen.
Dazu zählen:
- Material entfernen und entsorgen
- ggf. Verstorbenen waschen
- lagern
- Kleidung und Schmuck anlegen bzw. verwahren
- „Verabschiedung" ermöglichen
- weitere Maßnahmen einleiten

Merke ▶

Krankenhausvereinbarung werden die Habseligkeiten den Angehörigen oder der Verwaltung gegen Unterschrift übergeben.

Hygiene. Eine Vergiftungsgefahr durch Eiweißfäulnisprodukte (Ptomaine, sogenannte Leichengifte) beim Berühren von Verstorbenen besteht nicht (Sitzmann 2005). Jedoch sind Hygienevorschriften zu beachten. Um nicht in Kontakt mit infektiösen Ausscheidungen zu gelangen, werden Handschuhe getragen.

Transport. Der Verstorbene verbleibt meist noch einige Stunden im Zimmer, bis die Angehörigen sich verabschiedet haben. Danach wird er – je nach Krankenhaus – mit verdecktem Gesicht in einen Aufbahrungsraum gebracht. Das soll keine „Tarnung" sein, um die Mitpatienten zu „schonen", sondern eine Maßnahme, um die Intimsphäre des Toten zu wahren.

19.3.3 Auf religiöse Rituale oder Bräuche eingehen

Die Nähe des Todes ist für viele Menschen, jedoch keineswegs für alle, der Moment, über religiöse Themen zu sprechen. Vielen Menschen ist es wichtig, ihre religiösen Übungen zu praktizieren oder religiöse Vorschriften einzuhalten (**Abb. 19.7**).

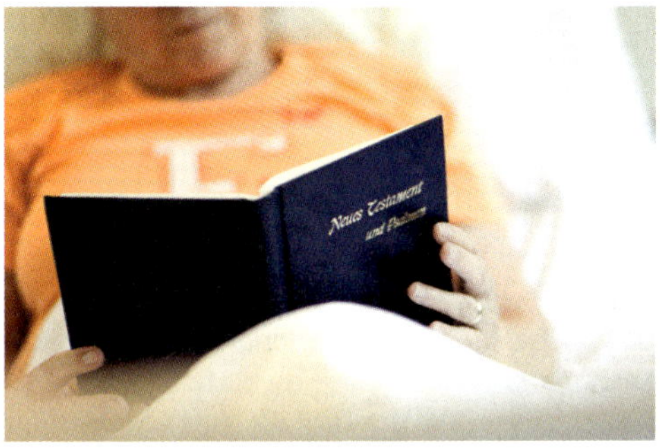

Abb. 19.7 ▶ Pflegende sollten auf religiöse Rituale und Bräuche des Sterbenden eingehen.

Römisch-katholische Kirche
- Der Seelsorger wird möglichst frühzeitig benachrichtigt.
- Auf Wunsch erhalten Sterbende die Krankensalbung (Kranken- und Heilsakrament).
- Beichtgespräch und/oder Kommunion im Angesicht des Todes gelten als Wegzehrung (Sterbesakrament).
- Nach Eintritt des Todes wird der Seelsorger nur nach Absprache mit den Angehörigen gerufen.
- Nach dem Tod sollen Angehörige im Sterbezimmer Abschied nehmen können.

Protestantische Kirche
- Auf Wunsch feiert der Pfarrer das Abendmahl mit dem Sterbenden.
- Eventuell können dem Sterbenden vertraute Bibelabschnitte oder Kirchenlieder vorgelesen oder vorgesungen werden: z.B. Psalm 23 („Der Herr ist mein Hirte"), das Lied „So nimm denn meine Hände", das Glaubensbekenntnis oder das „Vater unser".
- Nach dem Tod sollen Angehörige im Sterbezimmer Abschied nehmen können.
- Nach Eintritt des Todes wird auf Wunsch die Verbindung zum Gemeindepfarrer ermöglicht.

Orthodoxe Kirche
Dazu gehören die russisch-, griechisch-, serbisch-, syrisch-, orientalisch- und koptisch-orthodoxe Kirche.
- Der orthodoxe Glaube verpflichtet zu engem familiären Zusammenhalt. Das hat zur Folge, dass Angehörige z.B. selbst die Körperpflege ausführen oder das Essen reichen wollen.
- Angehörige und ggf. die Glaubensgemeinschaft werden verständigt. Ein Priester wird gerufen, um die Beichte, die Krankensalbung und die Kommunion zu erhalten.
- Das Aufstellen einer Ikone spendet Trost.
- Nach Eintritt des Todes wird nach Absprache mit den Angehörigen der Seelsorger gerufen.

Zeugen Jehovas
- Für einen im Sterben Liegenden bedarf es keinerlei Zeremonien. Meist wird seelischer Beistand im Familien- und Freundeskreis gewünscht.
- Die Organentnahme wird abgelehnt, nur eine fremdblutfreie Therapie wird akzeptiert. Besuche von Geistlichen anderer Religionsgemeinschaften werden nicht gewünscht.

Judentum
- Der Familie soll Gelegenheit zur Totenwache gegeben werden.
- Der Rabbiner spricht mit dem Sterbenden das Sündenbekenntnis.
- Die Hände des Verstorbenen müssen seitlich am Körper anliegen (nicht auf der Brust gekreuzt oder gefaltet).
- Für orthodox praktizierende Juden gilt, dass Nichtjuden den Körper eines verstorbenen Juden nicht berühren dürfen. Das progressive Judentum akzeptiert, dass diese Regel für Ärzte und Pflegepersonen nicht berücksichtigt werden kann.

KURZFASSUNG

19.3.3 Auf religiöse Rituale oder Bräuche eingehen
Für vielen Menschen ist es wichtig, ihre religiösen Übungen in der Nähe des Todes zu praktizieren oder religiöse Vorschriften einzuhalten.

Römisch-katholische Kirche
Der Seelsorger wird möglichst frühzeitig benachrichtigt und Patienten und Angehörigen vorgestellt. Nach Eintritt des Todes wird der Seelsorger nur nach Absprache mit den Angehörigen gerufen.

Protestantische Kirche
Auf Wunsch feiert der Pfarrer das Abendmahl mit dem Sterbenden. Dem Sterbenden können vertraute Bibelabschnitte vorgelesen werden. Nach dem Tod sollen Angehörige im Sterbezimmer Abschied nehmen können.

Orthodoxe Kirche
Angehörige und ggf. die Glaubensgemeinschaft werden verständigt. Ein Priester wird gerufen, um zu beichten, die Krankensalbung und die Kommunion zu erhalten. Das Aufstellen einer Ikone spendet Trost. Nach Eintritt des Todes wird nach Absprache mit den Angehörigen der Seelsorger gerufen.

Zeugen Jehovas
Für einen im Sterben Liegenden bedarf es keinerlei Zeremonien. Meist wird seelischer Beistand im Familien- und Freundeskreis gewünscht.

Judentum
Der Familie soll Gelegenheit zur Totenwache gegeben werden. Der Rabbiner spricht mit dem Sterbenden das Sündenbekenntnis. Die Hände des Verstorbenen müssen seitlich am Körper anliegen.

Islam

- Lesen im Koran, bis der Tod eingetreten ist (Glaubensbekenntnis)
- Fenster öffnen („damit die Seele den Weg nach draußen findet")
- Verstorbenen betten (Arme an der Körperseite, Kopf nach rechts und Gesicht nach Mekka)
- Kerze anzünden
- Tote Muslime dürfen in der Regel nicht von „Ungläubigen" (Nichtmuslime) berührt werden, höchstens mit Einweghandschuhen.
- Die Augen werden vom nächsten Angehörigen geschlossen. Das Waschritual ist klar vorgeschrieben.

19.3.4 Angehörige im Trauerprozess unterstützen

Betreuung bei plötzlichem Tod

Der Tod des Patienten wird den Angehörigen mit klaren, eindeutigen Worten im persönlichen Gespräch mitgeteilt.
Für den Trauerverlauf ist es wichtig, Angehörigen den Kontakt zum Verstorbenen zu ermöglichen.

Praxistipp ▶

Islam

- Der gläubige Moslem, der sich seines Todes gewiss ist, bereitet sich durch das Gebet auf seinen Tod vor. Er legt Rechenschaft über sein Leben ab und will im Angesicht des Todes „rein" werden.
- Das Fenster wird geöffnet („öffne das Fenster, damit die Seele den Weg nach draußen findet"), der Verstorbenen gebettet (Arme an der Körperseite, Kopf nach rechts und Gesicht nach Südosten – Richtung Mekka), eine Kerze angezündet.
- Es ist verboten, das andere Geschlecht nackt zu sehen, auch wenn der Mensch bereits tot ist.
- Tote Muslime dürfen in der Regel nicht von „Ungläubigen" (Nichtmuslimen) berührt werden. Sollte das nicht zu verhindern sein, sollten auf jeden Fall Einweghandschuhe getragen werden, um direkten Kontakt mit der bloßen Haut zu verhindern!
- Die Augen werden vom nächsten Angehörigen geschlossen. Das Waschritual ist klar vorgeschrieben (männliche Verstorbene von zwei Geistlichen, Frauen von darin erfahrenen Frauen).
- Die Reaktionen der Trauer fallen meist heftiger aus als bei Deutschen üblich. Für einen effektiven Trauerprozess ist es notwendig, das Klagen zu ermöglichen und die Familien in ihrer Trauer zu unterstützen.

19.3.4 Angehörige im Trauerprozess unterstützen

Betreuung bei plötzlichem Tod

Es hat sich bewährt, den Angehörigen mit klaren und eindeutigen Worten im persönlichen Gespräch den Tod mitzuteilen: „Ihr Vater ist tot", „Ihre Ehefrau lebt nicht mehr"; aber nicht: „Die Reanimation hat nicht angeschlagen." Sprechen Sie ruhig und langsam. Oft sind Wiederholungen nötig, Pausen sind zur Orientierung wichtig. Für den Trauerverlauf ist es wichtig, Angehörigen den Kontakt zum Verstorbenen zu ermöglichen. Einerseits haben sie vielfach den dringenden Wunsch danach, scheuen aber gleichzeitig die Berührung.

> **Praxistipp** Wie kann ich den Tod eines Patienten verarbeiten und die Angehörigen in ihrer Trauer unterstützen?
>
> Um den Tod zu akzeptieren und zu verarbeiten ist es normal, wenn zunächst Ihr Lebenssinn beeinträchtigt ist. Sie trauern, müssen mit Kollegen oder Freunden darüber sprechen, vielleicht weinen Sie. Lassen Sie das Weinen zu. Tränen sind Ausdruck Ihrer Emotionalität, Sensibilität und Ihres Mitgefühls. Nehmen Sie vom aufgebahrten Verstorbenen Abschied, gönnen Sie sich genügend Schlaf und, insbesondere in dieser Phase, regelmäßiges gutes Essen. Vor allem sind Ansprechpartner wichtig, jemand, der zuhören kann, daher ist auch an Krankenhausseelsorger zu denken. Sie sollten mit dem unverarbeiteten Schmerz nicht allein bleiben. So kann es Ihnen möglich werden, sich wieder neuen Aufgaben zuzuwenden.
>
> Vermeiden Sie gegenüber den Angehörigen unbedingt Sätze, die die Gefühle der Angehörigen beurteilen, z. B.: „Ich weiß, wie es Ihnen jetzt geht." Wissen Sie das wirklich? Ihre Fassungslosigkeit, Sprachlosigkeit und Verwirrung müssen Sie hingegen nicht verbergen. Diese können sie ansprechen und ausdrücken.
>
> Raten Sie ggf. den Angehörigen mit ruhigen Worten, dass sie den Verstorbenen streicheln, ihn nochmals in den Arm nehmen oder mit einem Kuss verabschieden können. Versuchen Sie, bestimmte Aufgaben gegenüber den Angehörigen (Begleitung zur Verabschiedung, zum Aufbewahrungs- oder Aufbahrungsraum) selbst zu übernehmen und nicht an pflegefremde Mitarbeiter des Krankenhauses abzugeben, die den Verstorbenen nicht kannten.

Unterstützung im Trauerprozess

Der Trauerprozess kann individuell unterstützt werden, z. B. durch Gespräche.

Unterstützung im Trauerprozess

Unterstützende Maßnahmen in der Trauer sind sehr individuell. Dennoch gibt es Erfahrungen, die viele Menschen gleichermaßen machen, z. B.:
- Trauer ist keine Krankheit, sondern ein Prozess.
- Trauer braucht Zeit.
- Es hilft, Tränen, Schmerz, Angst und Wut zuzulassen.

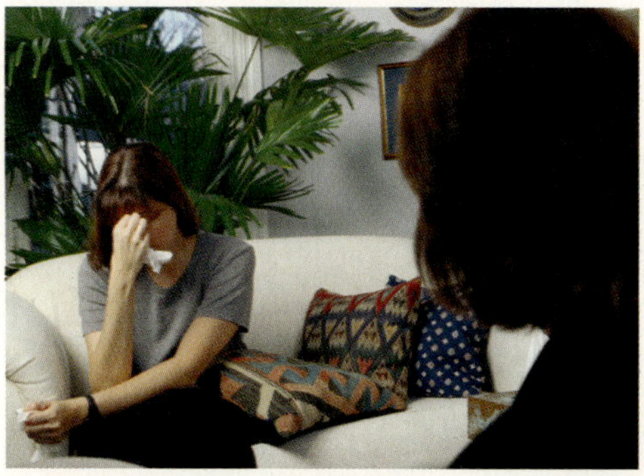

Abb. 19.8 ▶ Zur Trauerbegleitung gehört auch, Angehörigen zuzuhören und ihnen Gelegenheit zu geben, über ihre Sorgen und Ängste zu sprechen.

- Es ist gut, Verwandte, Freunde, Nachbarn, Seelsorger oder andere Trauernde (geführte Trauergruppen) zu finden, die zuhören und damit ein Stück begleiten können.

Beratung der Trauernden. Gespräche über den Tod und die Trauerarbeit, das Erledigen administrativ notwendiger Angelegenheiten, das Vorbereiten der Bestattungsfeierlichkeiten usw. fällt im Krankenhaus üblicherweise nicht mehr in den Aufgabenbereich der Pflegegruppe. Pflegende in der ambulanten Pflege haben hingegen oft die Aufgabe, die trauernde Familie noch über den Tod hinaus zu begleiten (**Abb. 19.8**).

ACHTUNG!

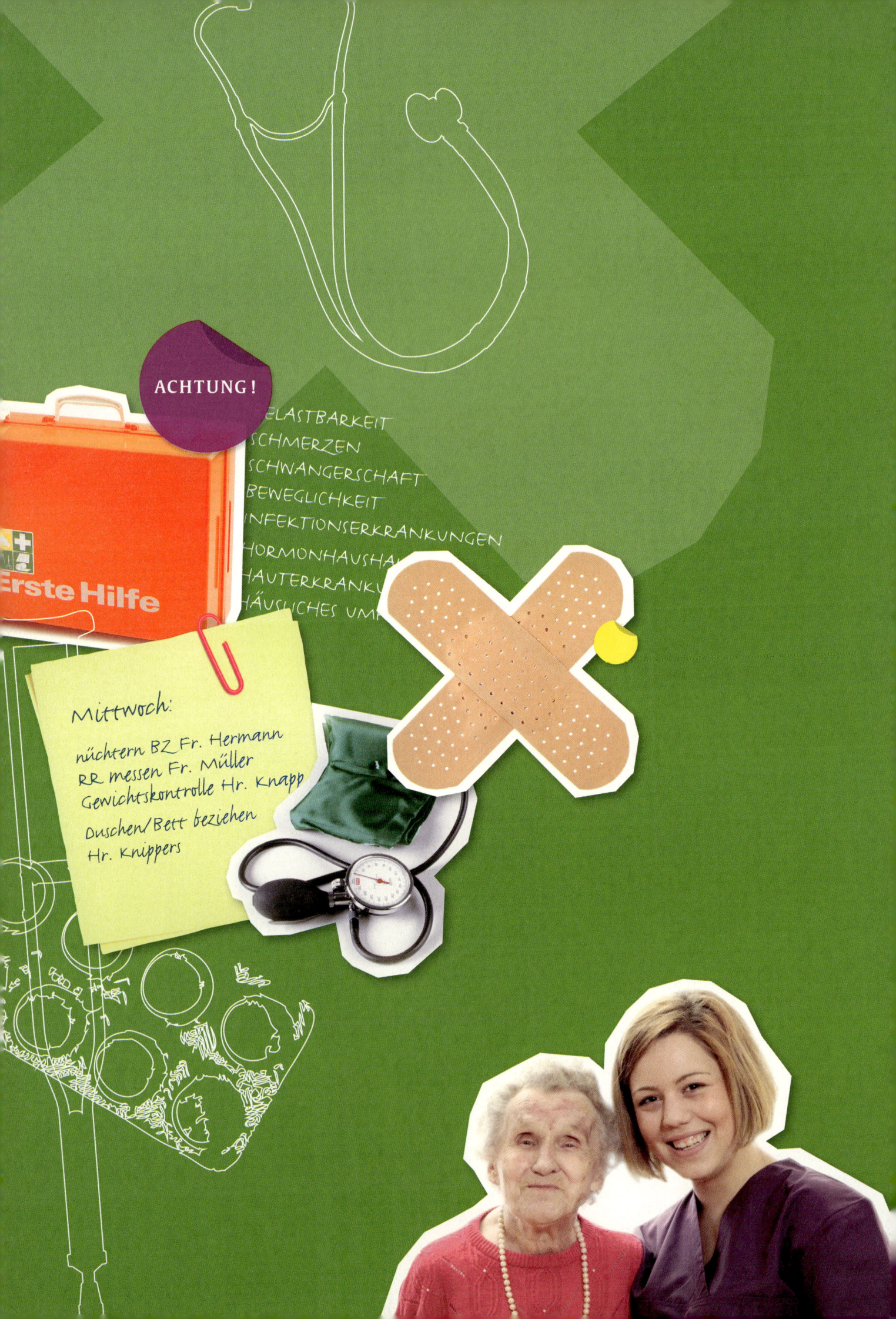

BELASTBARKEIT
SCHMERZEN
SCHWANGERSCHAFT
BEWEGLICHKEIT
INFEKTIONSERKRANKUNGEN
HORMONHAUSHALT
HAUTERKRANKUNGEN
HÄUSLICHES UMFELD

Erste Hilfe

Mittwoch:

nüchtern BZ Fr. Hermann
RR messen Fr. Müller
Gewichtskontrolle Hr. Knapp

Duschen/Bett beziehen
Hr. Knippers

TEIL III ▶

SITUATIONSBEZOGENE PFLEGE UND BETREUUNG

20 Assistenz bei Diagnostik und Therapie 336
21 Pflege bei Patienten mit Schmerzen 379
22 Pflege bei Einschränkungen der körperlichen Belastbarkeit 387
23 Pflege bei Einschränkungen der Beweglichkeit 417
24 Pflege bei Einschränkungen der Ernährung und Ausscheidung 446
25 Pflege bei Erkrankungen der Geschlechtsorgane, Pflege in Schwangerschaft und Wochenbett 472
26 Pflege bei Störungen des Hormonhaushalts 495
27 Pflege bei Störungen der Wahrnehmung 507
28 Pflege bei Einschränkungen durch Hauterkrankungen 522
29 Pflege bei onkologischen Erkrankungen 531
30 Pflege bei Infektionserkrankungen 544
31 Pflege bei psychiatrischen Erkrankungen 555
32 Pflege im häuslichen Umfeld 571

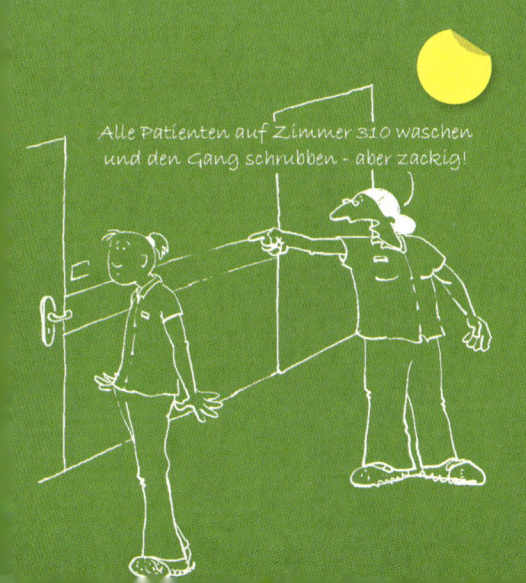

Alle Patienten auf Zimmer 310 waschen und den Gang schrubben - aber zackig!

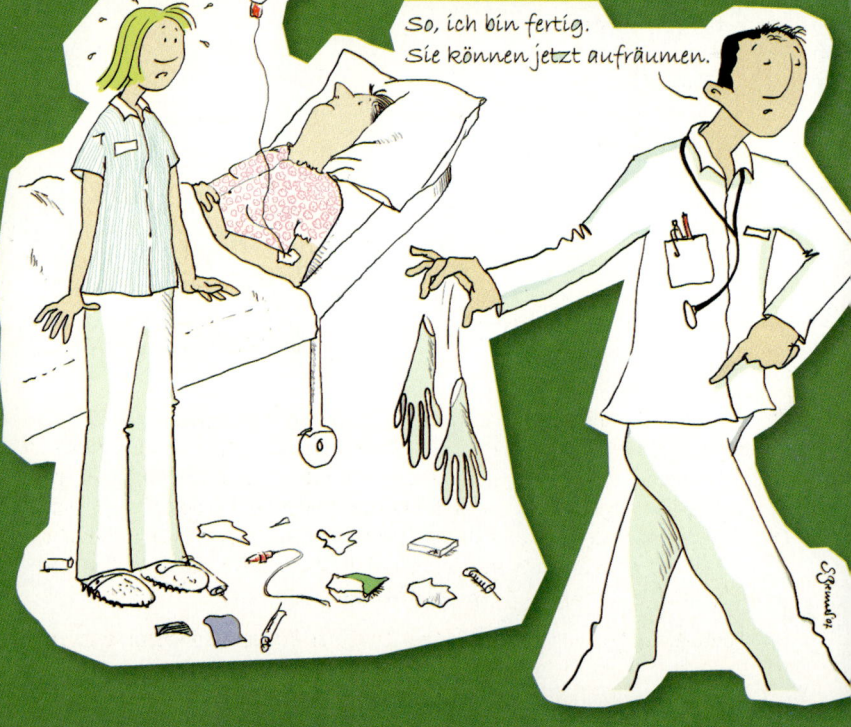

20 ▶

ASSISTENZ BEI DIAGNOSTIK UND THERAPIE

20.1	Wichtige diagnostische Maßnahmen	337
20.1.1	Warum Kenntnis über diagnostische und therapeutische Verfahren?	337
20.1.2	Elektrokardiogramm (EKG)	337
20.1.3	Röntgenuntersuchungen	338
20.1.4	Magnetresonanztomografie (MRT)	339
20.1.5	Positronenemissionstomografie (PET)	340
20.1.6	Ultraschall	340
20.1.7	Endoskopische Untersuchungen	341
20.1.8	Laboruntersuchungen	342
20.2	Verabreichen von Arzneimitteln	349
20.2.1	Grundlagen	349
20.2.2	Richten und Stellen der Medikamente	355
20.2.3	Verabreichen der Medikamente	356
20.2.4	Erfassen von Wirkung und Nebenwirkung	357
20.3	Verabreichen von Sondennahrung	357
20.3.1	Sondenkost	358
20.3.2	Medikamente über die Ernährungssonde verabreichen	360
20.4	Injektionen	361
20.4.1	Vorbereiten von Injektionen	361
20.4.2	Subkutane Injektion	363
20.4.3	Intramuskuläre Injektion	364
20.4.4	Intravenöse Injektion	365
20.5	Absaugen von Sekret	365
20.5.1	Indikationen	365
20.5.2	Vorgehen beim Absaugen	365
20.6	Verabreichen von Sauerstoff	366
20.6.1	Sauerstoffapplikationssysteme	366
20.6.2	Hilfsmittel zur Sauerstoffverabreichung	367
20.6.3	Sauerstoffgabe	368
20.7	Versorgen von Wunden	368
20.7.1	Grundlagen	368
20.7.2	Verbandwechsel bei aseptischen Wunden	371
20.7.3	Verbandwechsel bei septischen Wunden	372
20.7.4	Umgang mit Wunddrainagen	373
20.7.5	Anlegen von Verbänden	374
20.8	Patientenbetreuung bei Transfusionen	376
20.8.1	Aufgaben der Pflege	376

20 Assistenz bei Diagnostik und Therapie

20.1 Wichtige diagnostische Maßnahmen

20.1.1 Warum Kenntnis über diagnostische und therapeutische Verfahren?

Blaulichter zucken, das Martinshorn ertönt kurz. Obwohl der Rettungswagen schon in die Notaufnahme eingefahren ist! Das Signal für das Pflegepersonal in der Ambulanz, dass nun jede Sekunde zählt. Alles ist vorbereitet und der verletzte oder erkrankte Patient wird in den Eingriffsraum gebracht. Die hundertfach bewährte Routine der Notfallambulanz läuft an. Am Anfang müssen die Vitalparameter stabilisiert werden. Dem Patienten wird Flüssigkeit zugeführt. Fehlen ihm Elektrolyte? Ist der Blutverlust kritisch? Besteht ein Herzinfarkt?

Keiner der Ärzte und Pflegenden kann sich dabei allein auf sein Gespür verlassen. Unverzüglich werden diagnostische Maßnahmen eingeleitet. Hierzu gehören nahezu immer Laborparameter, bei Bedarf auch bildgebende Verfahren und sonstige Untersuchungen mithilfe von Apparaten. Der Bogen für das Notfalllabor ist schnell ausgefüllt. Damit wird beim Labor eine Reihe von aussagekräftigen Untersuchungen angefordert. Diese geben dem Untersuchungsteam relativ schnell einen Überblick über die Situation des Stoffwechsels des Patienten. Je nach Krankheitsverdacht kommen weitere Parameter hinzu – z. B. Enzymdiagnostik bei Verdacht auf Herzinfarkt.

Aber auch bei der folgenden stationären Behandlung werden immer wieder verschiedene Untersuchungen erfolgen. Denn so erhalten Ärzte und Pflegende einen Eindruck vom Therapiefortschritt. Natürlich gilt das ebenso im ambulanten Bereich. Auch in Arztpraxen und Pflegeeinrichtungen helfen die verschiedenen Untersuchungsmethoden, Erkrankungen zu erkennen und die therapeutischen Maßnahmen zu kontrollieren.

Pflegehelfer arbeiten eng mit allen am Diagnostik- und Behandlungsprozess beteiligten Berufsgruppen zusammen. Sie helfen dabei die ärztlich verordneten diagnostischen und therapeutischen Maßnahmen durchzuführen und müssen Notfallsituationen rechtzeitig erkennen und unverzüglich weitergeben.

Das folgende Kapitel gibt Ihnen eine Übersicht über die wichtigsten Maßnahmen in Diagnostik und Therapie, die Sie kennen sollten, um diese Hilfe professionell leisten zu können. Darüber hinaus finden Sie bei den verschiedenen Organen/Organsystemen in den nachfolgenden Kapiteln jeweils Zusammenstellungen der wichtigsten organspezifischen Untersuchungen, die Ihnen im Alltag immer wieder begegnen können.

20.1.2 Elektrokardiogramm (EKG)

Definition Im Elektrokardiogramm (EKG) werden die elektrischen Impulse des Herzens abgeleitet und in einer Kurve aufgezeichnet. Es zeigt sich ein charakteristischer Stromkurvenverlauf.

Mit dem EKG wird die elektrische Erregbarkeit des Herzens geprüft. Die normale Erregung des Herzens läuft nach einem bestimmten Muster ab, welches von einem Schrittmacher, dem Sinusknoten, gesteuert wird (Reizleitungssystem, S. 96).
Es können wertvolle Aussagen getroffen werden über
- Herzrhythmusstörungen: veränderte Herzfrequenz und Unregelmäßigkeiten,
- Störung der Erregungsausbreitung,
- Lagetyp des Herzens,
- Herzinfarkt,
- Durchblutungsstörung des Herzens (Verengung der Herzkranzgefäße).

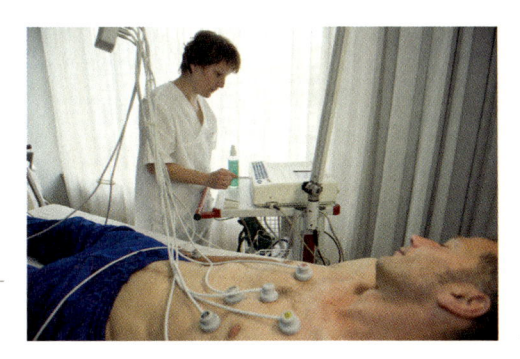

Abb. 20.1 ▶ EKG. Während des EKGs sollte der Patient möglichst ruhig liegen.

Praktische Durchführung. Die Untersuchung erfolgt am liegenden Patienten in Ruhe. Unnötige Bewegungen oder zu rasche Atmung sollten dabei kurzzeitig vermieden werden. Die Stromimpulse werden mithilfe von Metallplättchen (Elektroden) an der Körperoberfläche abgeleitet. Die Plättchen werden hierzu mittels eines Gels oder Sprays desinfiziert und angefeuchtet. Anschließend werden sie in einer festgelegten Ordnung am Brustkorb und an den Extremitäten angebracht. Die abgeleiteten Impulse werden dann im EKG-Gerät elektronisch verstärkt und mithilfe eines Schreibers auf Papier aufgezeichnet.

Nachbereitung. Eine spezielle Nachbereitung des Patienten ist nicht notwendig.

Kurzfassung

20 Assistenz bei Diagnostik und Therapie

20.1 Wichtige diagnostische Maßnahmen

20.1.1 Warum Kenntnis über diagnostische und therapeutische Verfahren?

Verschiedene Untersuchungsmethoden helfen, Erkrankungen zu erkennen und therapeutische Maßnahmen zu kontrollieren.
Untersuchungen werden bei akuten und chronischen Krankheiten eingesetzt. Sie erfolgen entweder stationär oder ambulant.

20.1.2 Elektrokardiogramm (EKG)

Definition ◀

Mit dem EKG können Aussagen getroffen werden über:
- Herzrhythmusstörungen
- Störung der Erregungsausbreitung
- Lagetyp des Herzens
- Herzinfarkt
- Durchblutungsstörung des Herzens

Das Ruhe-EKG erfolgt im Liegen.
Elektroden werden an der Körperoberfläche des Patienten angebracht.
Die Messergebnisse werden auf Papier aufgezeichnet.

20.1.3 Röntgenuntersuchungen

Definition Mithilfe hochenergetischer, elektromagnetischer **Röntgenstrahlung** werden unterschiedliche Körperregionen wie Skelettsystem, Lunge, Bauch oder Nieren bildlich dargestellt. Diese Untersuchungen können mit oder ohne Kontrastmittel durchgeführt werden.

Röntgenstrahlen werden von einer Röntgenröhre ähnlich wie Licht aus einer Glühbirne ausgesendet. So wie man Licht durch ein Blatt Papier durchschimmern sieht, können auch Röntgenstrahlen hinter einem Körper gemessen werden, nachdem sie durch die verschiedenen Gewebe unterschiedlich geschwächt wurden. Der Röntgenfilm wird verschieden stark geschwärzt. Gemessen wird entweder mit
- einem Film (konventionelle Röntgendiagnostik),
- einer lichtempfindlichen Speicherfolie (digitale Radiografie) oder
- einer Messvorrichtung (z. B. digitale Angiografie, Computertomografie).

Es gibt viele Verfahren mit verschiedenen Fragestellungen, bei denen auch die Patientenvorbereitung unterschiedlich ist (**Tab. 20.1**).

> Röntgenstrahlen gehen durch den Körper hindurch und werden dabei durch die verschiedenen Gewebe unterschiedlich geschwächt. Je nachdem, wie stark sie geschwächt werden, wird der Röntgenfilm verschieden stark geschwärzt.

Tab. 20.1 ▶ Radiologische Verfahren.

Untersuchung	Verfahren	Beispiele für häufige Indikationen	pflegerische Aufgaben
Thorax-Röntgen	konventionelles Röntgen	- Lungenentzündung - Tumor	- Metallteile (Schmuck z. B. Kette, Piercing usw.) ablegen lassen - EKG-Elektroden vorbereiten
Knochen-Röntgen	konventionelles Röntgen	- Knochenbrüche - degenerative Veränderungen - Heilungskontrolle	s. o.
Abdomen-Röntgen	konventionelles Röntgen	freie Luft	s. o.
Magen-Darm-Passage	- Patient trinkt Kontrastmittel - dabei werden Röntgenaufnahmen angefertigt	- Tumor - Entzündung - Geschwüre von Speiseröhre, Magen, Dünndarm	zuvor darf der Patient 8 Stunden keine Nahrung zu sich nehmen und nicht rauchen
Kolonkontrasteinlauf	- Kontrastmittel wird als rektaler Einlauf in den Dickdarm eingebracht - dann Röntgenaufnahmen	- Tumoren - Entzündungen des Dickdarms	- Abführprogramm (meist nimmt der Patient das Abführmittel über den Mund mit viel Flüssigkeit auf) - nach der Untersuchung Patient auf Beschwerden im Bauch und Blut im Stuhl beobachten
Urografie	- nierengängiges Kontrastmittel wird über die Vene in den Körper eingebracht (i. v. injiziert) - Röntgenaufnahmen zu unterschiedlichen Zeiten	- Stein - Tumor - Stauung	- Blutentnahme vorbereiten - mildes Abführprogramm - Patient viel trinken lassen - direkt vor der Untersuchung auf die Toilette schicken
Angiografie	- Kontrastmittel wird über Katheter in Gefäße eingebracht (injiziert) - dabei Röntgenaufnahmen (meist digital)	- Einengung von Gefäßen - Tumorversorgung mit Gefäßen - Gefäßmissbildungen	- Blutentnahme vorbereiten - Patienten direkt vor der Untersuchung auf die Toilette schicken - nach der Untersuchung mehrere Stunden Druckverband, 24 Stunden Bettruhe - auf Nachblutung achten - auf ausreichende Flüssigkeitszufuhr achten
Phlebografie	- in eine Fußrückenvene wird Kontrastmittel eingebracht (injiziert) - dann Röntgenaufnahmen	- Beinvenenthrombose - Krampfadern	- Blutentnahme vorbereiten
Computertomografie (CT)	- Patient liegt in einer „kleinen Röhre"; um ihn dreht sich auf der einen Seite die Röntgenröhre, auf der anderen Seite Messkammern - Aufnahmen aus unterschiedlichen Winkeln (Computer errechnet hieraus Schnittbilder)	- Tumorsuche - Infarkte oder Blutungen (Kopf) - Bandscheibenveränderungen (Wirbelsäule)	- zuvor darf der Patient 3 Stunden keine Nahrung zu sich nehmen und nicht rauchen - vorher werden Blutwerte bestimmt

Durchführung Thoraxaufnahme. Bei jeder Röntgenuntersuchung muss der Patient seine Kleidung und Schmuck ablegen, bevor er zwischen Röntgenröhre und Röntgenfilm positioniert wird. Während der Röntgenaufnahme darf sich der Patient nicht bewegen. Die Thoraxaufnahme, also das Röntgen des Brustkorbs, wird bevorzugt im Stehen und von hinten angefertigt (**Abb. 20.2**). Damit sich die unteren Abschnitte der Lunge mit Atemluft füllen können, wird der Patient aufgefordert einzuatmen und die Luft anzuhalten.

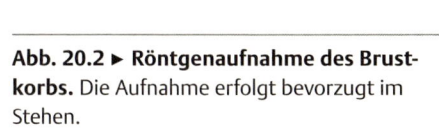

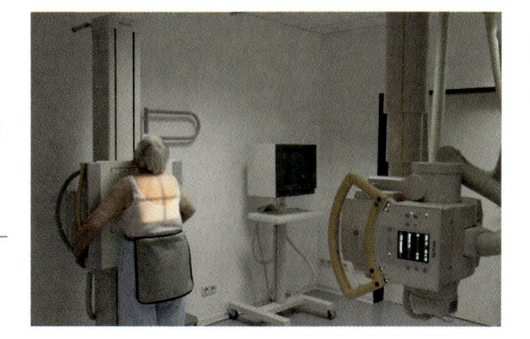

Abb. 20.2 ▶ Röntgenaufnahme des Brustkorbs. Die Aufnahme erfolgt bevorzugt im Stehen.

Nachbereitung. Bei den meisten Röntgenaufnahmen ist keine besondere Nachbereitung erforderlich. Werden Kontrastmitteln verwendet, kann es in einigen Fällen zu Unverträglichkeiten und Herz-Kreislauf-Problemen kommen. An der Veneneinstichstelle kann ein kleiner, harmloser Bluterguss mit einer schmerzenden Schwellung entstehen. Es ist auf die Hautfarbe und Vitalzeichen zu achten. Bei einigen Kontrastmitteluntersuchungen (z. B. Angiografie) muss der Patient anschließend Bettruhe einhalten (**Tab. 20.1**), da eine Nachblutung möglich ist.

20.1.4 Magnetresonanztomografie (MRT)

Definition Die Magnetresonanztomografie (MRT, Synonym: Kernspintomografie) erzeugt mittels eines Magnetfelds und Radiowellen und ohne Röntgenstrahlen gestochen scharfe Schnittbilder verschiedener Körperabschnitte und Körperebenen.

Die Bezeichnung „Kernspin" beschreibt eine Eigenschaft des Atomkerns, sich wie ein Kreisel um die eigene Achse zu drehen. Er kann so magnetische Eigenschaften annehmen. Das gilt auch für die Atomkerne des Wasserstoffs. Die ungeordneten Wasserstoffatome im Körper des Patienten werden durch das starke Magnetfeld im Kernspintomografen (das 10 000-fache der Erde) in eine bestimmte Richtung ausgerichtet und stehen daher unter Spannung. Zugeschaltete Radiowellen stören diese Spannung kurzzeitig. Schaltet man die Radiowellen wieder ab, werden die Atome wieder in das Magnetfeld gezogen und senden Signale aus, die durch hochempfindliche Antennen gemessen werden. Ein Computer setzt die Signale anschließend zu einer optischen Darstellung um.

Hervorragend geeignet ist die Kernspintomografie für
- die Diagnostik von Blutgefäßen im Hirn- und Halsbereich, von Nierengefäßen, Beckengefäßen und Beinarterien,
- ebenso von Bandscheiben, Wirbelsäule und Kniegelenken,
- eine dynamische Darstellung des Herzens.

Praktische Durchführung. Wird bei der Untersuchung Kontrastmittel verabreicht, sollte der Patient 4 Stunden vor der Untersuchung keine Nahrung zu sich nehmen. Es dürfen keine Metallteile und elektronischen Gegenstände (Uhren, Kreditkarten) in die Nähe des Geräts gebracht werden. Befinden sich Metallteile im Körper des Patienten, z. B. Metallprothesen, Gefäßclips, Granatsplitter, die gynäkologische Spirale und implantierte elektrische Aggregate wie Herzschrittmacher oder Insulinpumpen, darf die Untersuchung nicht durchgeführt werden. Zahnmetall ist unproblematisch.

Merke Patienten mit Herzschrittmacher dürfen nicht in den Kernspintomografen.

Da vom Gerät sehr laute Klopfgeräusche ausgehen, trägt der Patient während der Untersuchung einen Gehörschutz. Er erhält einen Klingelknopf und ist über eine Gegensprechanlage mit dem Untersucherteam verbunden (**Abb. 20.3**). Zur Untersuchung liegt der Patient auf einer schmalen Liege und wird mit ihr in den relativ engen Tomografen (70–100 cm) gefahren. Ggf. wird der Patient dazu mittels Medikamenten ruhig gestellt (sediert). Die Untersuchungsdauer liegt zwischen 20 und 60 Minuten.

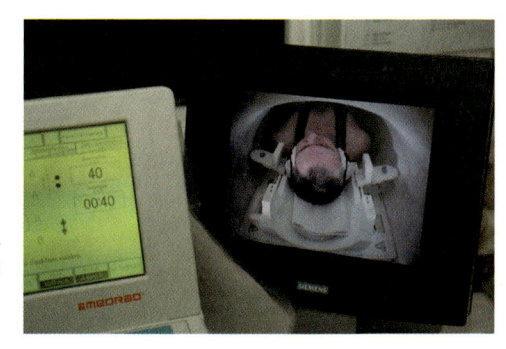

Abb. 20.3 ▶ MRT. Das Untersuchungsteam kann den Patienten während der Untersuchung über einen Monitor beobachten.

KURZFASSUNG

Für die Röntgenuntersuchung legt der Patient am entsprechenden Körperteil seine Kleidung und den Schmuck ab.
Während der Untersuchung darf der Patient sich nicht bewegen.

Bei den meisten Röntgenaufnahmen ist keine besondere Nachbereitung erforderlich. Werden Kontrastmitteln verwendet, kann es selten zu Unverträglichkeiten und Herz-Kreislauf-Problemen kommen.

20.1.4 Magnetresonanztomografie (MRT)

Definition ◀

Die Kernspintomografie wird verwendet zur Darstellung
- von Blutgefäßen im Hirn- und Halsbereich,
- von Nierengefäßen, Beckengefäßen, Beinarterien,
- von Bandscheiben, Wirbelsäule, Kniegelenken,
- des Herzens.

In die Nähe eines Magnetresonanztomografen dürfen **keine Metallteile** oder elektronischen Geräte gebracht werden. Die Untersuchung darf nicht durchgeführt werden, wenn sich Metallteile im Körper des Patienten befinden.

Merke ◀

Vom Gerät gehen laute Klopfgeräusche aus. Der Patient trägt während der Untersuchung einen Gehörschutz.

20.1.5 Positronenemissionstomografie (PET)

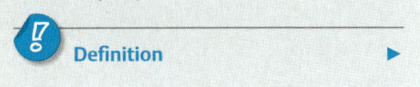

> **Definition** Die Positronenemissionstomografie (PET) zählt zu den Verfahren der Nuklearmedizin. Es können damit biochemische und physiologische Vorgänge in Form von Schnittbildern aufgezeichnet werden.

Bei der PET nutzt man die Erkenntnis, dass bestimmte krankhafte Veränderungen (z. B. ein Tumor) einen höheren Zuckerstoffwechsel aufweisen. Zunächst verabreicht man eine radioaktiv markierte Substanz (Radiopharmakon), die der Organismus nicht von natürlichen Komponenten des Stoffwechsels unterscheiden kann. Diese Verbindung verteilt sich im Körperkreislauf und reichert sich für kurze Zeit an Stellen mit erhöhtem Zuckerstoffwechsel an. Sie sendet Strahlung aus (Positronenemission), die gemessen werden kann. Die Sensoren des PET-Scanners stellen den Ort der Positronenemission genau fest. Er wird schließlich auf dem Monitor farbig dargestellt. Aus einer Vielzahl von Aufzeichnungen wird ein verwertbares Schnittbild oder ein dreidimensionales Modell errechnet.

Eingesetzt wird die PET bei
- Untersuchungen des Gehirns, des Herzens und bei unklaren Entzündungszuständen,
- Tumoren, besonders von Leber, Lunge, Bauchspeichel oder Brust, um zwischen gutartigen und bösartigen Veränderungen zu unterscheiden,
- bösartigen Tumoren und Metastasen (**Abb. 20.4**), um nach Größe und Ausbreitung zu beurteilen und Therapieschritte (Chemotherapie, OP) genau zu planen und zu kontrollieren.

Praktische Durchführung. Der Patient ist nüchtern, das heißt, die letzte Mahlzeit liegt mindestens 8 Stunden zurück. Wasser oder ungesüßter Tee (schluckweise!) und Medikamente sind erlaubt. Vor der Untersuchung muss der Patient mindestens 10 Minuten liegen, damit der Zuckerstoffwechsel in der Muskulatur zur Ruhe kommt. Danach wird der radioaktiv markierte Zucker je nach Untersuchungsgebiet über die Vene eingebracht oder vom Patienten eingeatmet. Jetzt beginnt die Messung des Patienten von Kopf bis Fuß, indem der Patient hintereinander durch zwei Detektorringe (Gantries) gefahren wird. Während dieser Messungen darf sich der Patient nicht bewegen und keine großen Atembewegungen durchführen. Durch die zahlreichen Messungen ergeben sich Untersuchungszeiten von teilweise über 1 Stunde.

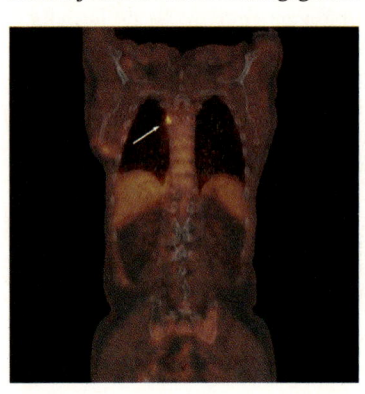

Abb. 20.4 ▶ PET. Bei diesem Bild wurden CT und PET kombiniert. Der Pfeil zeigt eine Knochenmetastase in der 6. Rippe rechts.

Nachbereitung. Nach der Untersuchung ist keine besondere Nachbereitung des Patienten erforderlich.

20.1.6 Ultraschall

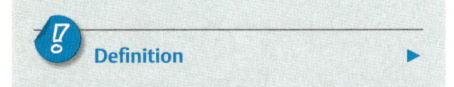

> **Definition** Bei einer Ultraschalluntersuchung (Synonym: Sonografie) werden Organe durch reflektierte Schallwellen bildlich dargestellt.

Beim Ultraschall wird ein kleiner Tonerzeuger (auch Schallkopf genannt) auf die Körperoberfläche aufgesetzt. Er ruft sozusagen in den Körper hinein. Das Gerät misst das Echo der zurückgeworfenen Schallwellen. Es kann so aus der Menge und der zeitlichen Abfolge der Schallechos Bilder erzeugen. Grenzt ein Gewebe an Luft, werden fast alle Schallwellen zurückgeworfen. Es bleibt nicht mehr genug Schallenergie für das dahinter liegende Gewebe übrig. Deshalb muss man vor Ultraschalluntersuchungen der Bauchorgane Maßnahmen ergreifen, um insbesondere die Luft im Magen-Darm-Trakt zu vermindern.

Eine Sonografie erlaubt eine Beurteilung verschiedener Organe, z. B. Leber, Gallenblase, Schilddrüse, Untersuchungen der (schwangeren) Frau. Sie wird aber auch zur Untersuchung des Hüftgelenks im Säuglingsalter eingesetzt.

Durchführung Oberbauchsonografie. Ultraschalluntersuchungen sollten in einem leicht abgedunkelten Raum stattfinden, der eine angenehme Temperatur hat. Der Patient liegt auf dem Rücken, der Oberbauch ist entkleidet. Auf die Oberbauchregion wird Kontaktgel aufgetragen. Der Untersucher setzt den Schallkopf im Bereich des Oberbauchs auf (**Abb. 20.5**). Zur Untersuchung der Leber und Gallenblase wird der Patient gebeten, tief einzuatmen und die Luft anzuhalten. Die Organe treten dadurch tiefer und können so gut beurteilt werden.

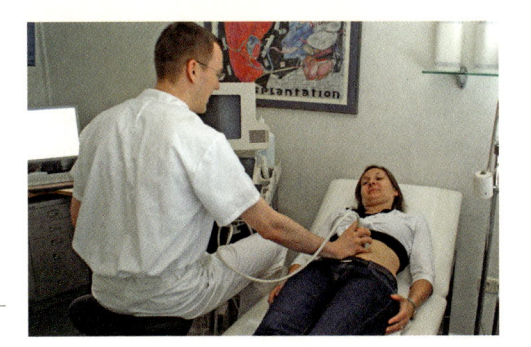

Abb. 20.5 ▶ Ultraschalluntersuchung.

Flüssigkeitshaltige Strukturen werden eher schwarz dargestellt, Strukturen wie Knochen, Gase oder stark reflektierende Objekte eher weiß.

> **Praxistipp Wie muss eine Ultraschalluntersuchung vorbereitet werden?**
>
> Die vorbereitenden pflegerischen Maßnahmen sind vom Untersuchungsgebiet abhängig:
> - **Halsorgane, Gliedmaßen:**
>   – Reinigen Sie die Region (Salben, Schminke entfernen) bzw. beauftragen Sie den Patienten.
>   – Lassen Sie den Patienten seinen Schmuck ablegen.
> - **Oberbauchorgane**:
>   – Verabreichen Sie dem Patienten am Untersuchungsvortag keine blähenden Speisen, eventuell erhält er sogar entblähende Medikamente (nach Arztanordnung).
>   – Der Patient bleibt am Untersuchungstag nüchtern, das heißt, er erhält keine Nahrung.
> - **Beckenorgane**: Das ist eine der wenigen Untersuchungen, bei der die Harnblase gefüllt sein sollte. Lassen Sie den Patient deshalb trinken und schicken Sie ihn vor der Untersuchung nicht zur Toilette (Ausnahme: vaginale Ultraschalluntersuchung).

Praxistipp ◂

20.1.7 Endoskopische Untersuchungen

Definition Endoskopie kann man mit „Innenspiegelung" übersetzen. Dabei werden verschiedene Organsysteme von innen ausgeleuchtet und betrachtet. Dies geschieht mithilfe eines Endoskops.

Endoskopische Untersuchungen ermöglichen ein weites Feld an Diagnostik und Therapie. Die Untersuchungen finden heute in vielen Bereichen der Medizin statt, z.B.
- Spiegelung des Magen-Darm-Trakts:
  – Speiseröhre (Ösophagoskopie),
  – Magen (Gastroskopie),
  – Zwölffingerdarm (Duodenoskopie), oft verbunden mit einer Röntgenuntersuchung der Gallengänge und des Pankreasganges (ERCP),
  – Dünndarmspiegelung (Enteroskopie),
  – Dickdarmspiegelung (Proktoskopie, Rektoskopie, Sigmoidoskopie, Koloskopie).
- Spiegelung des Atmungssystems:
  – Kehlkopfspiegelung (Laryngoskopie),
  – Luftröhrenspiegelung (Bronchoskopie).
- Spiegelung der Gelenke:
  – Gelenkspiegelung (Arthroskopie).
- Spiegelung des Harnsystems:
  – Harnblasenspiegelung (Urethrozystoskopie),
  – Harnleiterspiegelung (Ureterorenoskopie).
- Spiegelung anderer Organe:
  – Spiegelung der Scheide (Vagina) und des in der Scheide gelegenen Muttermunds (Kolposkopie),
  – Gebärmutterspiegelung (Hysteroskopie),
  – Bauchhöhlenspiegelung (Laparoskopie).

Im weiteren Sinne zählen zur Endoskopie auch:
- Nasenspiegelung (Rhinoskopie),
- Spiegelung des Rachenraums (Pharyngoskopie),
- Gehörgangs- und Trommelfellspiegelung (Otoskopie).

20.1.7 Endoskopische Untersuchungen

Definition ◂

Organsysteme, die endoskopisch untersucht werden können, sind z.B.
- Magen-Darm-Trakt
- Atmungssystem
- Gelenke
- Harnsystem
- Scheide (Vagina) und des in der Scheide gelegenen Muttermundes (Kolposkopie),
- Gebärmutterspiegelung (Hysteroskopie),
- Bauchhöhlenspiegelung (Laparoskopie).

Im weiteren Sinne zählen zur Endoskopie auch:
- Nasenspiegelung (Rhinoskopie),
- Spiegelung des Rachenraums (Pharyngoskopie),
- Gehörgangs- und Trommelfellspiegelung (Otoskopie).

Die Bandbreite reicht von reiner Betrachtung über Tumordiagnostik bis zu kleineren operativen Eingriffen, z. B.
- Entnahme einer Gewebeprobe (Biopsie),
- Absaugen, z. B. während Magenspiegelung oder Luftröhrenspiegelung,
- Blutstillung, z. B. während Magenspiegelung,
- Steinentfernung, z. B. während ERCP (endoskopische retrograde Cholangiopankreatikografie) oder Harnblasen- oder Harnleiterspiegelung,
- Entfernung von Fremdkörpern, z. B. einer Murmel aus einem Nasenloch,
- operative Eingriffe, z. B. während Gelenkspiegelung,
- Entfernung von Gewebe, z. B. während Darmspiegelung,
- Platzierung von Ernährungssonden, z. B. die Einlage einer PEG (perkutane endoskopische Gastrostomie),
- Eröffnung von Engstellen, z. B. während Darmspiegelung,
- Kontrastmittelabgabe, z. B. während einer ERCP.

Besonderheiten Kinder Im Kindesalter ist eine Endoskopie eher selten und erfolgt unter Narkose.

Praktische Durchführung. Der Patient wird zuvor durch den Arzt über die geplante Untersuchung aufgeklärt und muss eine schriftliche Einverständniserklärung abgeben. Bei manchen Untersuchungen muss der Patient abgeführt haben. In aller Regel muss er immer nüchtern sein. Eine Endoskopie kann nur bei einer normalen Blutgerinnung durchgeführt werden. Deshalb werden vor der Untersuchung die Blutgerinnungswerte bestimmt.
Außer bei der Gelenkspiegelung und der Bauchhöhlenspiegelung wird das Endoskop in die natürlichen Organöffnungen eingeführt. Wenn möglich wird die Einführungsstelle (z. B. der Rachen bei einer Magenspiegelung) vor der Untersuchung örtlich betäubt. Oft bekommt der Patient ein beruhigendes und schläfrig machendes Medikament gespritzt.
Der Patient wird während der Untersuchung überwacht und je nach Untersuchungsgebiet unterschiedlich gelagert. Ist die Endoskopie beendet, informiert der Arzt den Patienten über das Untersuchungsergebnis. Wird Gewebe entnommen, steht das Ergebnis der Gewebeuntersuchung erst einige Tage später fest.

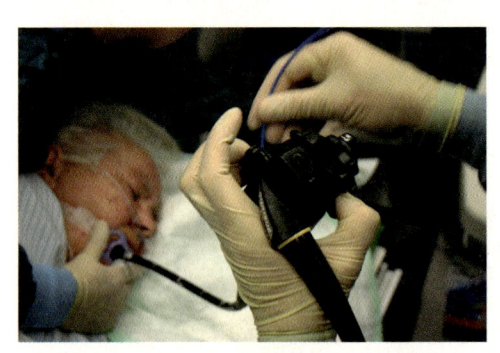

Abb. 20.6 ▶ Magenspiegelung. Die Untersuchung kann für den Patienten unangenehm sein. Beruhigende Worte oder nonverbaler Kontakt können beruhigend wirken.

Nachbereitung. Ist der Patient nach der Untersuchung noch ein wenig schläfrig, wird er überwacht, bis er wieder wach und voll orientiert ist. Bei einer ambulanten Untersuchung darf er, falls er ein Beruhigungsmittel bekommen hat, innerhalb der nächsten 24 Stunden nicht Auto fahren. Eventuell entfernte Gegenstände wie Brille oder Zahnprothese werden ihm wieder ausgehändigt.

20.1.8 Laboruntersuchungen

Damit die Laborergebnisse (Befund) nicht verfälscht werden, muss Folgendes beachtet werden:
1. Die Probe (Urin, Blut, Stuhl usw.) muss **korrekt gewonnen** werden.
2. Es muss je nach gewünschter Untersuchung das **richtige Transportgefäß** verwendet werden.
3. Die Probe muss **zeitnah**, mit dem **korrekt ausgefüllten Begleitschein**, ins Labor transportiert werden.
4. Ist ein sofortiger Transport nicht möglich, muss die Probe **korrekt gelagert** werden, z. B. im Kühlschrank.
5. Ggf. muss die Probe bereits vor dem Versand vorbereitet werden.

Werden Proben für die weitere Untersuchung mittels Post oder Kurierdienst verschickt, müssen sie entsprechend sorgfältig verpackt und gemäß der geltenden Vorschriften markiert werden.

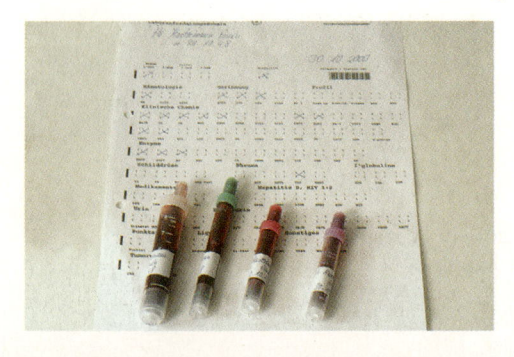

Abb. 20.7 ▶ Dem Labor muss neben dem Blutröhrchen der entsprechende Anforderungsschein vorliegen.

Urinuntersuchungen

Urinproben gewinnen

Urin kann üblicherweise ohne großen Aufwand gewonnen werden und eignet sich damit auch für Verlaufskontrollen.

Spontanurin. Wird spontan gelassener Urin (Strahlurin) zur Untersuchung benötigt, müssen vorher die äußeren Geschlechtsteile gewaschen werden, bei Männern mit zurückgestreifter Vorhaut.

Besonderheiten Kinder Um bei Kleinkindern Spontanurin zu gewinnen, werden Einmalbeutel aus Plastik verwendet, die selbstklebend sind.

Morgenurin. Es handelt sich um den Urin der ersten morgendlichen Ausscheidung, z. B. ist für einen Schwangerschaftstest stärker konzentrierter Morgenurin erforderlich.

Mittelstrahlurin. Ggf. wird auch hier zunächst die Umgebung der Harnröhrenöffnung mit Wasser und Seife gereinigt. Die Zeitspanne zwischen dem letzten Wasserlassen und dem Zeitpunkt der Uringewinnung sollte möglichst lang sein. Wichtig ist, dem Patienten die Entnahmetechnik genau zu erklären:
- Die erste Portion Urin wird normal in die Toilettenschüssel gelassen; eventuell vorhandene Bakterien unter anderem Mikroben in der Harnröhre und an den äußeren Geschlechtsteilen werden so durch den eigenen Urin weggespült.
- Der Urin für die Untersuchung wird in der Mitte des Wasserlassens in einem Becher aufgefangen.
- Danach entleert der Patient den restlichen Urin in das WC.

Sammelurin. Dazu wird der Urin über 12–24 Stunden gesammelt. Dabei ist Folgendes zu beachten:
- Es muss ein sauberes, verschließbares Gefäß benutzt werden (ohne Reinigungs- und Desinfektionsmittelreste).
- Das Gefäß ist zuvor mit dem Patientennamen und dem Datum zu beschriften.
- Der Patient wird über Zweck und Dauer informiert.
- Vor Beginn der Sammlung entleert der Patient seine Blase (bei 24-Stunden-Urin morgens). Erst danach wird begonnen, den Urin zu sammeln.
- Alle Urinportionen werden je nach Untersuchung im lichtundurchlässigen oder mit chemischem Zusatzstoff vorbereiteten Gefäß gesammelt (**Abb. 20.8**).
- Zum Abschluss, z. B. nach 24 Stunden, wird der Patient erneut dazu aufgefordert die Blase zu entleeren und diesen Urin in das Sammelgefäß zu geben.
- Bevor die Laborprobe abgefüllt wird, wird der Sammelurin durchmischt, um die festen Bestandteile zu verteilen.
- Die Gesamtmenge wird auf dem Laborschein notiert.

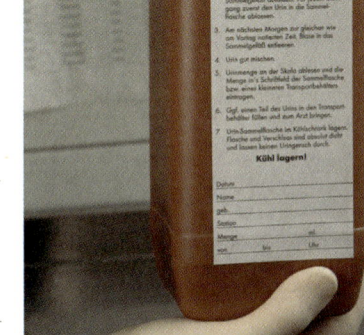

Abb. 20.8 ▶ Behälter für Sammelurin.

Merke Das Sammelgefäß sollte kühl, dunkel und abgedeckt aufbewahrt werden (z. B. im WC).

Katheterurin. Urin kann aus dem liegenden Harnwegskatheter oder durch Einmalkatheterisierung gewonnen werden. Bei einem liegenden Dauerkatheter wird der Urin, nachdem die Punktionsfläche desinfiziert wurde, mit einer Spritze und Kanüle entnommen (**Abb. 20.9**). Dafür ist es ggf. angebracht, den Katheter vorher für circa 10 Minuten abzuklemmen.

Abb. 20.9 ▶ Urin kann auch aus dem liegenden Dauerkatheter entnommen werden.

KURZFASSUNG

Urinuntersuchungen
Urinproben gewinnen

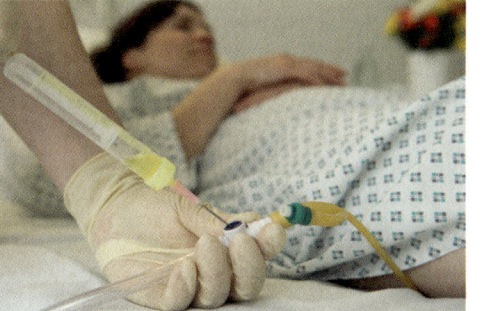

Wird **Spontanurin** entnommen, werden zuvor die äußeren Geschlechtsteile gewaschen.

Besonderheiten Kinder ◀

Beim **Mittelstrahlurin** wird in der Mitte des Wasserlassens der Urin in einem Becher aufgefangen.

Sammelurin wird über 12–24 Stunden gesammelt, anschließend gut durchmischt. Es wird eine Probe entnommen und die gesammelte Menge auf dem Laborschein notiert.
Es muss nicht die gesamte gesammelte Urinmenge ins Labor gebracht werden!

Merke ◀

Bei einem liegenden Dauerkatheter wird der Urin, nachdem die Punktionsfläche desinfiziert wurde, mit einer Spritze und Kanüle entnommen (**Abb. 20.9**).

Untersuchung mittels Harnteststreifen

🛈 **Definition**

Mithilfe des Harnstreifentests können gleichzeitig mehrere Werte untersucht werden.

Der Teststreifen wird mit frischem Urin benetzt.
Die Testbezirke werden mit der Farbskala auf dem Etikett des Behälters verglichen.

Blasenpunktionsurin. Bei schwierigen anatomischen Verhältnissen und nicht eindeutigen Befunden des Mittelstrahlurins wird der Urin durch eine suprapubische Blasenpunktion gewonnen. Dabei wird oberhalb des Nabels mit einer Nadel in die Bauchdecke eingestochen und der Urin aus der prall gefüllten Harnblase entnommen. Bei Gesunden ist der Urin in der Regel keimfrei.

Untersuchung mittels Harnteststreifen

🛈 **Definition** Harnteststreifen bestehen aus Reagenzpapier, dessen Testzonen mit einem dünnen Nylonnetz geschützt sind. Sie ermöglichen eine schnelle und zuverlässige Harndiagnostik am Krankenbett, auf Station, in der Praxis, im Labor und ambulant.

Harnteststreifen werden verwendet zur

Harnuntersuchungen auf
– pH
– Nitrit
– Urobilinogen
– Bilirubin
– Zucker
– Eiweiß
– Blut
– Hämoglobin
– Urozystin
– Ketonkörper

- Routineuntersuchung,
- Verlaufskontrolle,
- Selbstkontrolle durch den Patienten,
- Vorsorgeuntersuchung (Screeningverfahren).

Die Teststreifen können mehrere Werte untersuchen. Durch Farbstreifen wird das Ablesen der Werte ermöglicht.

Praktische Durchführung. Nachdem Schutzhandschuhe angezogen wurden, wird der Teststreifen maximal 1 Sekunde in den Harn eingetaucht (**Abb. 20.10**). Es wird möglichst frischer, durchmischter Harn verwendet. Alle Testfelder müssen benetzt sein. Beim Herausnehmen wird die seitliche Kante am Gefäßrand abgestreift, um überschüssigen Harn zu entfernen. Die Testbezirke werden mit der Farbskala auf dem Etikett des Behälters verglichen. Dabei darf der Behälter aus hygienischen Gründen nicht berührt werden. Die Ergebnisse werden dokumentiert.

1. eintauchen
2. abstreifen
3. ablesen innerhalb von 60 Sek.

Abb. 20.10 ▶ Urinuntersuchung mit Harnteststreifen.

Bestimmung des spezifischen Gewichts (Dichte)

Das spezifische Gewicht des Urins entspricht dem Totalgewicht der gelösten Stoffe, die im Urin enthalten sind.
Das spezifische Gewicht gibt Auskunft über die Konzentration des Urins.

Bestimmung des spezifischen Gewichts (Dichte)
Die Dichte entspricht dem Totalgewicht der gelösten Stoffe im Urin und wird in Gramm pro Liter (g/l) angegeben. Sie ist von der Flüssigkeitsaufnahme abhängig. Das spezifische Gewicht gibt Auskunft über die Konzentration des Urins. Nach längerem Dursten kann das spezifische Gewicht ansteigen. Nach extremer Wasseraufnahme ist die Niere in der Lage, den Urin zu verdünnen.
Die Dichtemessung ist mittels Urometer, auch als Harn- oder Senkwaage und Dichte-Aräometer bezeichnet, oder Teststreifen möglich.

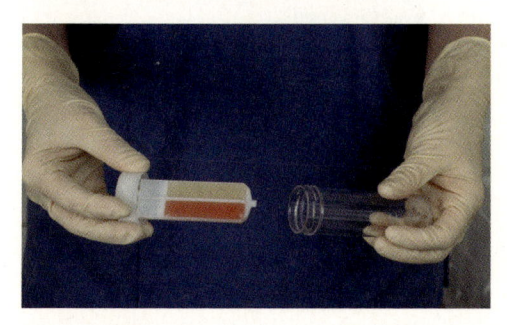

Uricult-Test

Mithilfe des Uricult-Tests können Bakterien im Urin nachgewiesen werden.

Uricult-Test
Beim Uricult-Test werden Bakterien im Urin nachgewiesen, indem Bakterien auf Nährböden angezüchtet werden (**Abb. 20.11**).

Abb. 20.11 ▶ Beim Uricult-Test werden verschiedene Nährböden mit Urin benetzt.

Der Nährboden wird vollständig in frisch entnommenen Mittelstrahlurin eingetaucht.
Der Objektträger wird anschließend für 24 Stunden in einem Wärmeschrank gelagert.
Ggf. sind anschließend Bakterienkolonien sichtbar.

Praktische Durchführung. Ein steril verpackter, beidseits mit unterschiedlichen Nährböden (für verschiedene Bakteriensorten) überzogener Objektträger wird kurz vollständig in frischen Mittelstrahlurin getaucht. Anschließend muss der Objektträger 24 Stunden in einem Wärmeschrank bei 37 °C aufbewahrt werden. Nach dieser Zeit sind Kolonien auf den Nährböden zu sehen, wenn die Urinprobe Bakterien enthält.
Weitere wichtige Informationen erhält man durch eine Keimzahlbestimmung (Koloniendichte durch Uricult). Um die Bakterien genau zu bestimmen, muss eine bakteriologische Untersuchung erfolgen (Mikrobiologie, s. S. 347).

Analyse des Urinsediments

Die Urinbestandteile werden unter dem Mikroskop betrachtet.

Analyse des Urinsediments
Bei der Analyse des Urinsediments werden Urinbestandteile unter dem Mikroskop betrachtet, denn bei manchen Erkrankungen finden sich im Harn Zellteile oder Stoffwechselprodukte.

Praktische Durchführung. 10 ml Urin werden in der Zentrifuge bei 3 000 Umdrehungen für 5 Minuten geschleudert (zentrifugiert). Ein Tropfen des Sediments wird auf einen Objektträger gegeben und unter dem Mikroskop bei 400-facher Vergrößerung betrachtet.

Stuhluntersuchungen

Neben den mikrobiellen Untersuchungen des Stuhls, die im Labor durchgeführt werden (Mikrobiologie, s. S. 347), kann der sogenannte Hämoccult-Test auf Station oder auch daheim durch den Patienten selbst erfolgen.

Hämoccult-Test (Stuhlbriefchen-Test)

Mit dem Hämoccult-Test wird untersucht, ob sich **verstecktes Blut** im Stuhl befindet. Mögliche Spuren von Blut können auf (gut- oder bösartige) Erkrankungen hinweisen. Der Test wird z. B. im Rahmen der jährlichen Krebsvorsorge durchgeführt. Ab dem 50. Lebensjahr wird die Untersuchung von den gesetzlichen Kassen bezahlt.

Praktische Durchführung. Die Patienten erhalten einen Umschlag mit drei aufklappbaren Testbriefchen aus Karton sowie Einwegspatel. Es werden von drei aufeinanderfolgenden Stuhlgängen, mit dem Spatel jeweils zwei kleine, erbsgroße Proben von unterschiedlichen Stellen des Stuhls entnommen. Diese werden in die beiden Fensterchen eines Testbriefchens gegeben. Sind alle drei Proben entnommen, werden diese in einem Umschlag an den Arzt zur Auswertung geschickt bzw. abgegeben. Der Befund wird als „negativ" oder „positiv" geliefert: Wird Blut nachgewiesen, handelt es sich um ein „positives" Ergebnis.

Merke Bestimmte Nahrungsmittel oder Medikamente können das Ergebnis des Hämoccult-Tests verfälschen. Etwa 3 Tage vor der Probeentnahme sollte der Patient deshalb verzichten auf
- rohe oder halbrohe Fleisch-, Wurst- oder Fischwaren,
- bestimmte Gemüse- und Obstsorten wie Brokkoli und Kirschen,
- Medikamente wie Aspirin, Eisen- und Vitamin-C-haltige Präparate.

Treten zum Testzeitpunkt Durchfälle oder die Regelblutung auf, ist der Test zu verschieben.

Blutuntersuchungen

Blut ist ein unkompliziert zu gewinnendes Untersuchungsmaterial und wird daher für viele Untersuchungen herangezogen.

Merke Die verschiedenen „Blutbilder" geben eine Übersicht über den aktuellen Blutzellenstatus (Verhältnis untereinander, Anzahl, ggf. auch Zustand).

Blutbild

Man unterscheidet verschiedene Blutbilder.

Kleines Blutbild. Beim kleinen Blutbild werden in der Regel folgende Werte bestimmt:
- Hämoglobingehalt (Hb)
- Erythrozytenzahl
- Hämatokrit (Zellanteil des Blutes bezogen auf das Gesamtvolumen)
- mittlerer Hämoglobingehalt der Blutkörperchen (Färbekoeffizient MCH)
- mittleres Erythrozyteneinzelvolumen (MCV)
- Sättigungsindex (MCHC)
- Thrombozytenzahl
- Leukozytenzahl

Differenzialblutbild. Das Differenzialblutbild teilt die Leukozyten weiter auf. Es erlaubt Rückschlüsse auf den Abwehrstatus eines Patienten.

Abb. 20.12 ▶ Eine Blutprobe kann relativ unkompliziert entnommen werden und ermöglicht eine Vielzahl von Untersuchungen.

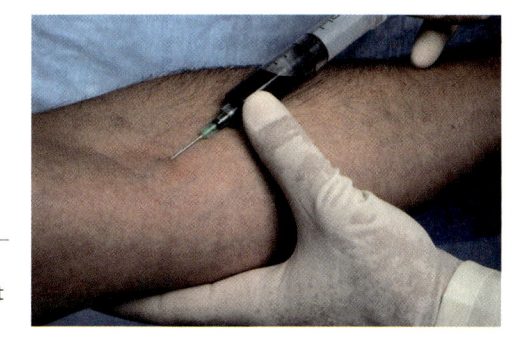

Andere „Blutbilder". Weitere sogenannte Blutbilder sind das
- **große Blutbild**: Es besteht aus dem kleinen Blutbild und dem Differenzialblutbild.
- **rote Blutbild**: Bei diesem werden ausschließlich die Erythrozyten betrachtet. Es entspricht dem kleinen Blutbild ohne Thrombozyten und Leukozyten.

KURZFASSUNG

Stuhluntersuchungen

Hämoccult-Test (Stuhlbriefchen-Test)
Mit dem Hämoccult-Test wird untersucht, ob sich verstecktes Blut im Stuhl befindet.

Der Patient entnimmt von drei aufeinanderfolgenden Stuhlgängen jeweils zwei erbsgroße Proben.

Merke ◄

Blutuntersuchungen

Merke ◄

Blutbild

Kleines Blutbild:
- Hämoglobingehalt (Hb)
- Erythrozytenzahl
- Hämatokrit
- MCH (mittlerer Hämoglobingehalt)
- MCV (mittleres Erythrozyteneinzelvolumen)
- MCHC (Sättigungsindex)
- Thrombozytenzahl
- Leukozytenzahl

Differenzialblutbild: Untersuchung der Leukozyten
Großes Blutbild: kleines Blutbild plus Differenzialblutbild
Rotes Blutbild: Untersuchung der Erythrozyten

Besonderheiten Kinder
Bei Früh- und Neugeborenen sowie Säuglingen wird das Blut bevorzugt an der Fersenkante entnommen.

Gerinnungsstatus
Eine sehr wichtige Funktion des strömenden Blutes ist die Blutgerinnung. Die Gerinnungsfunktion kann dabei sowohl von der Funktion der Thrombozyten als auch von verschiedenen Faktoren im Blutplasma abhängen. Werte, die Aussagen über die Blutgerinnung zulassen sind
- Thrombozytenzahl,
- aktivierte partielle Thromboplastinzeit (aPTT),
- Blutungszeit nach Hautstich,
- Antithrombin (AT),
- Fibrinogen,
- Thromboplastinzeit (Quick-Wert, TPZ).

Unspezifische Entzündungs- und Infektionswerte
Das Organsystem Blut ist ein wichtiger Träger der körpereigenen Abwehr. Daher können hier unspezifische Infektionswerte gemessen werden. Neben dem Differenzialblutbild geben unter anderem folgende Werte wichtige Hinweise:
- Blutsenkungsgeschwindigkeit (BSG)
- C-reaktives Protein (CRP)
- Blutkultur
- Procalcitonin

Elektrolyte
Elektrolyte gehören zum Standardlaborprogramm. Weichen diese von den Normalwerten ab, können sie auf Organstörungen hinweisen. Routinemäßig bestimmte Elektrolyte sind
- Chlorid, Harnsäure, Kalium, Kalzium,
- Magnesium, Natrium, Phosphat, Eisen.

Funktionswerte des Stoffwechsels
Viele Menschen in Europa sind heute überernährt und bewegen sich zudem zu wenig. Cholesterin ist ein Wert, der Aussagen über den Fettstoffwechsel erlaubt. Cholesterin kann noch weiter in LDL (low density lipoproteins) und HDL (high density lipoproteins) unterteilt werden.
Die Funktionswerte des Zuckerstoffwechsels sind Glukose und das glykolysierte Hämoglobin (HbA1c). Die Werte werden zur Diagnose und im Rahmen der Therapie von Diabetes mellitus bestimmt.

Praxistipp Wie kann ich den Blutzucker eines Patienten messen?

Beim Messen des Blutzuckers wird die Glukose im Blut bestimmt. Dazu wird kapillares Blut aus der Fingerbeere oder dem Ohrläppchen gewonnen und zur Auswertung auf den Teststreifen eines Blutzuckermessgeräts aufgebracht.

Zur Messung benötigen Sie Desinfektionsmittel, Schutzhandschuhe, keimarme Tupfer, Stichlanzette, Pflaster für den Schnellverband, Teststreifen und Testgerät.

- Desinfizieren Sie zunächst Ihre Hände und informieren Sie den Patienten über die Maßnahme.
- Bitten Sie den Patienten, sich hinzusetzen oder hinzulegen.
- Wählen Sie die Punktionsstelle und machen Sie diese zugänglich, z. B. indem Sie die Haare am Ohr ausreichend zurückstreichen.
- Erhöhen Sie die Durchblutung der Punktionsstelle, indem Sie diese etwas reiben.
- Nachdem Sie Ihre Schutzhandschuhe übergezogen haben, desinfizieren Sie die Entnahmestelle (Einwirkzeit beachten!).
- Stechen Sie mit der Stichlanzette ausreichend tief – nicht zu zaghaft – ein. Werfen Sie die Lanzette anschließend sofort in die Kanülenbox ab.
- Wischen Sie den ersten Bluttropfen ab und nehmen Sie den zweiten Bluttropfen mit dem Teststreifen im entsprechenden Testfeld auf. (Je nach Modell wird der Teststreifen vor oder nach der Blutentnahme in das Gerät eingelegt.)
- Lassen Sie den Teststreifen im Testgerät nach Herstellerangaben auswerten. Meist erfolgt ein Signalton.
- Verbinden Sie die Punktionsstelle ggf. mit einem Pflaster und dokumentieren Sie den gemessenen Blutzuckerwert.
- Verständigen Sie bei stark erniedrigten oder erhöhten Blutzuckerwerten sofort den Arzt.

Abb. 20.13 ▶ Blutzucker bestimmen.

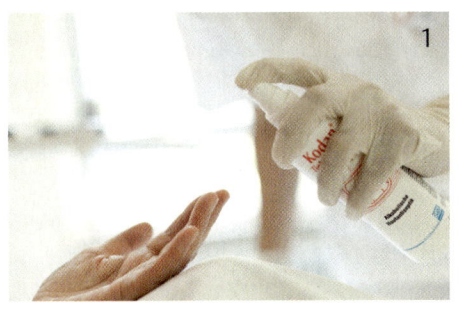

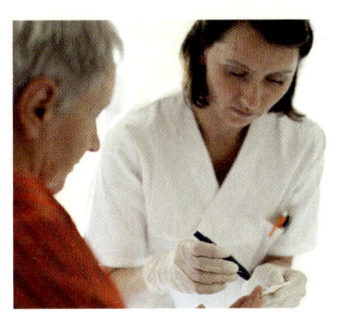

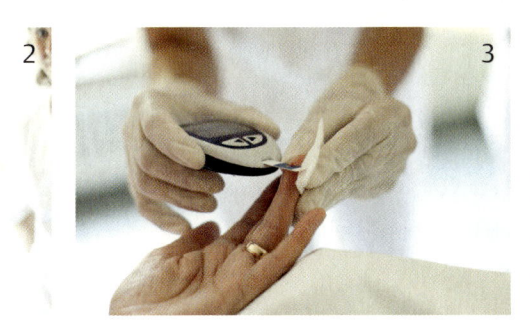

1 Wählen Sie die Punktionsstelle und erhöhen Sie die Durchblutung der Punktionsstelle, indem Sie diese etwas reiben. Anschließend desinfizieren Sie die Entnahmestelle. **2** Die Stechhilfe wird seitlich an die Fingerbeere gedrückt und der Auslöser betätigt. **3** Der Bluttropfen wird an den Rand des Teststreifens gehalten und automatisch eingezogen. Danach wird der Teststreifen im Testgerät nach Herstellerangaben ausgewertet.

Wasserhaushalt

Es handelt sich um die Verteilung von Wasser im Körper in Blutplasma, Lymphen und Gewebe. Diese Wasserverteilung bestimmt auch den Elektrolytanteil: Ein Mangel oder Überschuss einzelner Elektrolyte kommt vor und kann schwerwiegende Folgen für den Patienten haben. Funktionswerte des Wasserhaushalts sind Gesamteiweiß und Osmolalität.

Organspezifische Parameter

Herz. Besonders wichtig ist die schnelle unterstützende Labordiagnose des Herzinfarkts. Auch verschiedene Erkrankungen und Schädigungen des Herzmuskels können mithilfe der Labordiagnostik erkannt werden. Dazu gehören CK und CK-MB.

Leber. Die Leber ist das wichtigste „Entgiftungsorgan" des Menschen und produziert Galle. Mit der γ-GT steht ein besonders empfindliches Enzymsystem zur Verfügung, dass frühzeitig Leberschäden und Vergiftungen anzeigen kann. Bei Verdacht auf Hepatitis erfolgen spezielle Antigen- und Antikörpernachweise (Antigene = Teile des Erregers, Antikörper = Eiweiße).

Niere. Die Ausscheidungsfunktion der Niere kann anhand von zwei Parametern überprüft werden, dem Harnstoff und dem Kreatinin. Im Verdachtsfall schließen sich weitere Untersuchungen des Harns und des Bluts, z. B. die Kreatinin-Clearance, an.

Bauchspeicheldrüse. Die Funktion der Bauchspeicheldrüse kann mit den Werten Lipase und Pankreas-Elastase 1 geprüft werden.

Schilddrüse. Fehlfunktionen der Schilddrüse haben weitreichende Folgen. Eine Unterfunktion der Schilddrüse verlangsamt Menschen, eine Überfunktion führt zu innerer Unruhe bis hin zum Kreislaufzusammenbruch. TSH und freies T4 sind die Funktionswerte der Schilddrüse.

Nebenschilddrüse. Die Nebenschilddrüse nimmt entscheidenden Einfluss auf den Kalzium- und damit auf den Knochenstoffwechsel. Kalziummangel erzeugt aber auch, wie der Mangel an Magnesium, spastische Krämpfe der Muskulatur (Tetanie). Neben dem Parathormon ist auch Kalzium ein Wert, der zur Untersuchung der Nebenschilddrüse bestimmt wird.

Medikamente und Gifte

Beim sogenannten „Drug Monitoring" werden Medikamentenspiegel bestimmt, z. B. um festzustellen, ob die eingesetzte Dosis beim Patienten noch im therapeutischen Bereich liegt. Unterschreitungen bedeuten, dass die erwünschte Wirkung nicht eintritt; Überschreitungen können Nebenwirkungen bis hin zum Tod haben. Aber auch Drogen wie Heroin, Schmerzmittel und viele andere Präparate, die gelegentlich von Personen missbräuchlich eingenommen werden, können nachgewiesen werden. Blutspiegel auch relativ harmloser Medikamente, z. B. Antibiotika, können bestimmt werden, wenn die Patienten Komplikationen haben.

Mikrobiologische Untersuchungen

Definition Als mikrobiologische Untersuchungen werden alle Untersuchungen mit Materialien von Menschen und Tieren bezeichnet, die den Nachweis eines Krankheitserregers (Bakterium, Virus, Pilz, Parasit) zum Ziel haben.

Der Nachweis von Krankheitserregern kann auf unterschiedliche Weise erfolgen:
- Das Untersuchungsmaterial wird (meist nach Färben) unter dem Mikroskop untersucht.
- Bei kulturellen Untersuchungen wird das Probenmaterial auf geeigneten Nährböden verteilt (zum Nachweis bestimmter Viren sind Zellkulturen notwendig) (**Abb. 20.14**).
- Schwer oder gar nicht anzüchtbare Erreger werden indirekt durch den Nachweis von Antikörpern im Patientenblut (serologisch) nachgewiesen.

KURZFASSUNG

Wasserhaushalt
Es handelt sich um die Verteilung von Wasser im Körper in Blutplasma, Lymphen und Gewebe.

Organspezifische Parameter
Verschiedene Organe können durch eine spezielle Labordiagnostik untersucht werden. Dazu zählen u. a.
- Herz,
- Leber,
- Niere,
- Bauchspeicheldrüse,
- Schilddrüse und
- Nebenschilddrüse.

Medikamente und Gifte
Beim sogenannte „Drug Monitoring" werden Medikamentenspiegel bestimmt.

Mikrobiologische Untersuchungen

Definition

Mikrobiologische Untersuchungen können auf unterschiedliche Weise erfolgen. Die möglichen Untersuchungsmaterialien sind vielseitig (**Tab. 20.2**).

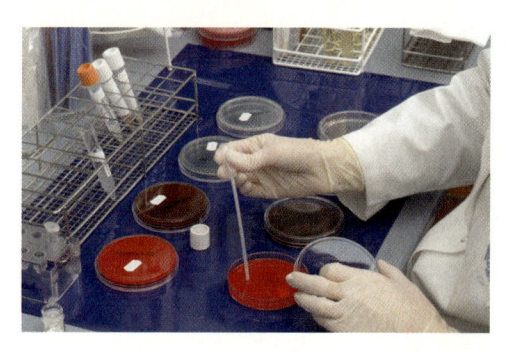

- Die Polymerase-Kettenreaktion kann Erbgut nachweisen. So kann auch bei nur geringen Mengen oder auch bei toten Erregern festgestellt werden, ob der Erreger vorhanden ist.

Abb. 20.14 ▶ Für eine schnelle und breite mikrobiologische Diagnostik wird das Untersuchungsmaterial auf mehrere Nährböden ausgebracht und bebrütet.

Je nach Krankheitsverlauf und vermuteter Ursache werden geeignete Untersuchungsmaterialien gewonnen (**Tab. 20.2**).

Tab. 20.2 ▶ Untersuchungsmaterialien und Indikation (von Kopf bis Fuß).

Untersuchungsmaterial	Beispiele für häufige Indikationen
Liquor	Nachweis einer Hirnhautentzündung
Nasenabstrich	Nachweis für MRSA
Gehörgangsabstrich	bei Entzündungen des äußeren Gehörgangs und Neugeborenen mit Verdacht auf angeborene Infektion
Rachenabstrich	Rachenentzündung, Kehlkopfentzündung, Scharlach
Zungen- oder Wangentaschenabstrich	Nachweis von Soorpilzen
Nasopharyngealabstrich	Verdacht auf Keuchhusten
Trachealsekret	bei beatmeten Intensivpatienten oder Trachealkanülenträgern
Sputum/Auswurf	Lungenentzündung, Verdacht auf Tuberkulose
bronchoskopisch gewonnene Spülflüssigkeit	Lungenentzündung, Verdacht auf Tuberkulose
Pleurapunktat	Eiteransammlungen, Infektionen des Lungenfells
Blutkultur	bei Verdacht auf Blutvergiftung oder streuende andere Infektionserkrankungen
Serum	Nachweis von Antikörpern gegen Infektionserreger, die anders schwer oder gar nicht nachweisbar sind, z. B. Syphilis, Toxoplasmose oder Hepatitis und HIV
Magenbiopsie	Nachweis von Helicobacter pylori
Nabelabstrich	bei Neugeborenen und Säuglingen
Rektalabstrich	zum Nachweis von Shigellen und bei Neugeboreneninfektionen
Stuhlprobe	Nachweis von Enteritiserregern und Darmparasiten
Urin	Nachweis von Harnwegsinfektionen
Scheiden- bzw. Penisabstriche	Nachweis von Pilzerkrankungen im Genitalbereich
Scheidenabstrich bei Schwangerschaft	Nachweis von Gardnerella vaginalis, Streptokokken der serologischen Gruppe B, Pilzen, Listerien
Gelenkspunktate	Verdacht auf Eiteransammlungen in Gelenken
Hautgeschabsel	Verdacht auf Pilzinfektionen (Dermatophyten)
Hautbiopsien	bei granulomatösen Hautinfektionen (Aktinomykosen, MOTT, Nocardiose)
Nagelmaterial	Nagelpilz
Wund- und Fistelabstriche	Nachweis von Wundinfektionen
Katheterspitzen	Verdacht auf Blutvergiftung, die mit Katheter in Verbindung gebracht wird (katheterassoziierte Sepsis)

20.2 Verabreichen von Arzneimitteln

In unserer Gesellschaft ist das Einnehmen von Medikamenten alltäglich geworden. Bereits im Kindesalter werden schnell und vielfach Medikamente eingesetzt. Dies führt zu einer Gewöhnung, mindert die Hemmschwelle und fördert den Arzneimittelverbrauch. Der Wunsch nach „Wundermitteln", also nach Problemlösung durch ein Arzneimittel, ist groß. Es werden viele Medikamente gekauft und eingenommen. Dabei sind die Probleme, die mit einem zu schnellen Griff zum Arzneimittel verbunden sind, deutlich: Schmerzmittel verursachen Nierenschäden, Antibiotika Resistenzbildungen und Psychopharmaka besitzen Suchtpotenzial.

Die Aufgabe der Pflegehelfer ist es, gemeinsam mit den Pflegefachkräften ärztliche Verordnungen umzusetzen, zu unterstützen und zu dokumentieren. Durch den sehr regelmäßigen und engen Kontakt zum Patienten können die Pflegehelfer Wahrnehmungen und Beobachtungen machen, die die Wirkungen und Begleiterscheinungen bei einer Therapie unmittelbar sichtbar werden lassen. Fragen und Unsicherheiten des Patienten werden oftmals zuerst den Pflegenden gegenüber geäußert und können so in die weitere Behandlung mit einbezogen werden.

20.2.1 Grundlagen

Definition Arzneimittel sind Stoffe, die zur Erkennung, Verhütung, Linderung und Behandlung von Krankheiten und deren Beschwerden dienen.

In Deutschland wird der gesetzliche Rahmen durch das Arzneimittelgesetz beschrieben.
Zu einem „kompletten" Arzneimittel gehören, neben dem eigentlichen Arzneimittel (z. B. der Tablette)
- die (Primär-)Verpackung, meist der Blister (Kunststofffolie) oder das Döschen,
- die beiliegende Gebrauchsinformation und
- die Faltschachtel.

Praxistipp Was sind eigentlich Generika?

Neben dem sogenannten Originalpräparat, also dem Präparat, welches als erstes von einem pharmazeutischen Hersteller mit einem neuen Wirkstoff herausgebracht wurde, gibt es auch zahlreiche Generika.

Generika sind Präparate mit Wirkstoffen, die nicht mehr unter einem Patentschutz stehen. Sie dürfen somit auch von anderen als dem Originalanbieter hergestellt werden.

Erkennbar sind diese Generika oftmals dadurch, dass sie die Arzneistoffbezeichnung im Namen führen und keine Fantasiehandelsnamen tragen (z. B. ASS ratiopharm, Originalpräparat ist Aspirin, Arzneistoffbezeichnung ist Azetysalizylsäure [ASS], **Abb. 20.15**).

Arzneimittelnamen

Arzneimittel haben normalerweise drei Namen (**Abb. 20.16**):
- **chemischer Name**: Das ist die Bezeichnung der enthaltenen chemischen Substanz. Er ist meist kompliziert und nur für Chemiker und Apotheker von Bedeutung, z. B. Dexamethason-21-dihydrogenphosphat.
- **Freiname**: Er entspricht meist der Kurzbezeichnung der chemischen Substanz, des eigentlichen Wirkstoffs, z. B. Dexamethason.
- **Handelsname**: Unter diesem kommt ein Medikament letztlich auf den Markt. Die Handelsnamen sind geschützt und mit dem Zeichen ® (steht für „eingetragenes Warenzeichen") versehen. In unserem Beispiel Fortecortin.

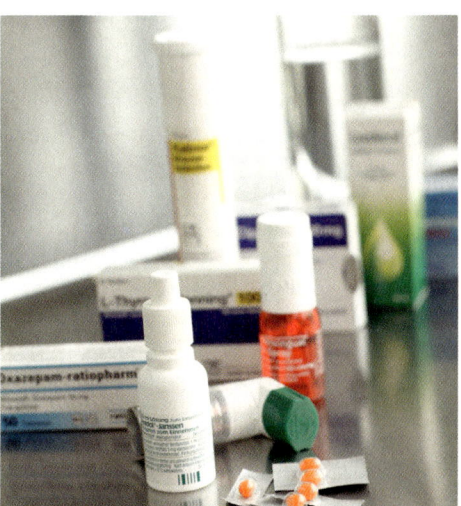

Abb. 20.16 ▶ **Arzneimittelnamen.** Das haben alle Arzneimittel gemeinsam: Sie haben einen chemischen Namen, einen Handels- und einen Freinamen.

KURZFASSUNG

20.2 Verabreichen von Arzneimitteln

In unserer Gesellschaft ist das Einnehmen von Medikamenten alltäglich geworden. Durch den Wunsch nach „Wundermitteln" werden häufig die Medikamente zu oft bzw. falsch eingesetzt. Dies kann zu Problemen führen.

Aufgabe der Pflegehelfer ist es, gemeinsam mit den Pflegefachkräften ärztliche Verordnungen umzusetzen, zu unterstützen und zu dokumentieren.

20.2.1 Grundlagen

Definition ◀

Neben der eigentlichen Arznei (z. B. Tablette) gehören auch Verpackung, Gebrauchsinformation und Faltschachtel zu einem kompletten Arzneimittel.

Praxistipp ◀

Abb. 20.15 ▶
Aspirin und einige Generika mit dem Freinamen (Wirkstoffbezeichnung) ASS im Namen.

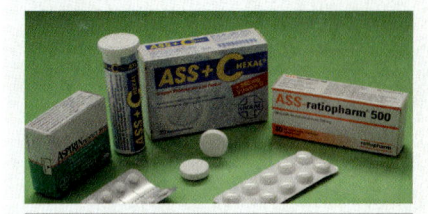

Arzneimittelnamen

Normalerweise erhält ein Arzneimittel drei Namen:
- chemischer Name (chemische Substanz)
- Freiname (Kurzname chemische Substanz)
- Handelsname (z. B. Aspirin)

Namenszusätze weisen auf Besonderheiten des Medikaments hin, z.B. Wirkstoffmenge, Depot- und Retardpräparate, Kombinationspräparate.

Namenszusätze. Zum Namen kommen oft Namenszusätze hinzu. Diese weisen auf Besonderheiten des Medikaments hin:
- **Zahlen**, die auf den Medikamentennamen folgen, geben die **Wirkstoffmenge** an. So ist Aspirin (enthält 500 mg Azetylsalizylsäure) auch als Aspirin 300 (300 mg) oder Aspirin 100 (100 mg) erhältlich.
- **Minor/mite** und **forte** weisen auf einen niedrigeren bzw. höheren **Wirkstoffgehalt** hin (z.B. Digimerck und Digimerck minor, Bronchoretard mite und forte).
- **Depot-** und **Retardpräparate** sind Medikamente mit einer **Langzeitwirkung**, weil der Wirkstoff nur langsam resorbiert wird (z.B. Effortil depot, Saroten retard).
- Präparate mit dem Zusatz **Mono** enthalten nur **einen Wirkstoff** (z.B. Codipront mono), während der Namenszusatz **comp** (z.B. Amoxicillin comp) oder **plus** (z.B. Blopress plus) auf ein **Kombinationspräparat** hinweist.
- Der Zusatz **N1, N2, N3** gibt die Normgrößen für die **Packungsgröße** an. N1 steht für die kleinste (z.B. 10 Tabletten), N2 für die mittlere (z.B. 50 Tabletten) und N3 für die größte Packungsgröße (meist 100 Tabletten).

Arzneimittelformen

Arzneimittel können aus einem oder mehreren Wirkstoffen bestehen.
Die Form des Arzneimittels ist abhängig von seiner Bestimmung und dem Einsatzort.

Arzneimittelformen

Arzneimittel bestehen immer aus einem oder mehreren Wirkstoffen. Meist werden die Wirkstoffe zusammen mit weiteren Hilfsstoffen in eine für das Arzneimittel typische Form gebracht. Dabei ist eine Vielzahl verschiedener (Arznei-) Formen möglich. Die Art und Weise wie ein Wirkstoff, eingebaut in eine Arzneiform, in den Körper gelangt, ist sehr unterschiedlich (**Tab. 20.3**).

Tab. 20.3 ▸ Applikationswege und Arzneimittelformen.

Applikationsort	Applikationsart	Arzneimittelformen
Applikation auf Haut und Schleimhaut		
Haut	kutan/epikutan	Salben, Gele, Öle, Pflaster
Mund- und Zungenschleimhaut	bukkal, (sub-)lingual (s.l.)	Tabletten, Lösungen, Sprays
Magen- und Darmschleimhaut	(per)oral (p.o.) = enteral	Tabletten, Kapseln, Lösungen, Suspensionen, Tropfen
Rektumschleimhaut	rektal (rek.)	Arzneizäpfchen (Suppositorien), Salben, Lösungen
Nasenschleimhaut	nasal (nas.)	Tropfen, Sprays, Salben
Bronchialschleimhaut	pulmonal	Dosieraerosole, Lösungen, Inhalationskapseln
Konjunktiva (Bindehaut)	konjunktival	Tropfen, Salben, Gele
Applikation in das Körperinnere (parenteral)		
unter Umgehung von Resorption		
in eine Arterie	intraarteriell (i.a.)	Injektionslösung, (Infusionslösung)
in eine Vene	intravenös (i.v.)	Injektionslösung, Infusionslösung
in den Liquorraum	intrathekal (i.th.)	Injektionslösung
in ein Gelenk	intraartikulär	Injektionslösung
mit erhaltener Resorption		
in die Haut	intrakutan (i.c.)	Injektionslösung, (Infusionslösung)
unter die Haut	subkutan (s.c.)	Injektionslösung
in den Muskel	intramuskulär (i.m.)	Injektionslösung
in die Bauchhöhle	intraperitoneal (i.p.)	Injektionslösung, (Infusionslösung)

Tabletten, Kapseln, Tropfen und Säfte

Sie werden üblicherweise über den Mund aufgenommen.

Tabletten, Kapseln, Tropfen und Säfte

Die Einnahme erfolgt üblicherweise per os, das heißt „durch den Mund". Im Magen löst sich die feste Arzneiform auf. Der Wirkstoff beginnt sich aufzulösen und wird meist in den oberen Dünndarmabschnitten in den Körper aufgenommen (resorbiert). Erst nachdem der Wirkstoff in den Blutstrom aufgenommen wurde, kann er zu seinem Wirkort transportiert werden.

Magensaftresistente Tabletten und Kapseln. Diese Tabletten bzw. Kapseln oder deren Inhalt sind mit einem dünnen Überzug versehen, der sich im Magen nicht auflöst. Erst im Dünndarm löst sich die Schutzschicht und der eigentliche Wirkstoff kann in die Blutbahn gelangen. So können auch säureempfindliche Wirkstoffe (z. B. Omeprazol, Pankreatin) verabreicht werden bzw. wird die Magenschleimhaut geschont (Medikamente, die die Magenschleimhaut reizen sind z. B. ASS, Diclofenac, Sulfasalazin).

Sind Tabletten oder Kapseln magensaftresistent, lösen sie sich nicht im Magen, sondern erst im Dünndarm auf.

Merke Magensaftresistente Tabletten dürfen nicht geteilt werden. Magensaftresistente Pellets in Kapseln dürfen in der Regel zwar entnommen und ohne Kapselhülle gegeben werden, sie dürfen aber nicht zerkleinert oder zerkaut werden. Besonderheiten oder Ausnahmen sind in den Gebrauchsinformationen nachzulesen.

Merke

Retardtabletten. Diese setzen ihren Wirkstoff verzögert frei. Dadurch ist es möglich, eine längere Wirkdauer zu erreichen. Die Zeiträume zwischen den einzelnen Einnahmen können so verlängert werden. Gleichzeitig bleibt der Wirkstoffspiegel im Blut gleich.

Retardtabletten setzen ihren Wirkstoff verzögert frei.

Merke Retardtabletten dürfen nie geteilt werden, es sei denn, dies ist in der Gebrauchsanweisung ausdrücklich erlaubt. Werden Retardtabletten geteilt oder zerstoßen, so kann dies zu erheblichen Nebenwirkungen und Vergiftungen führen.

Merke

Schmelztabletten. Das sind Tabletten, die sich beim Kontakt mit Speichel sofort auflösen (**Abb. 20.17**). Es ist kein aktiver Schluckvorgang erforderlich. Der Wirkstoff wird einfach durch das normale Schlucken des Speichels mit aufgenommen.

Schmelztabletten lösen sich beim Kontakt mit Speichel auf. Ein Schlucken ist nicht erforderlich.

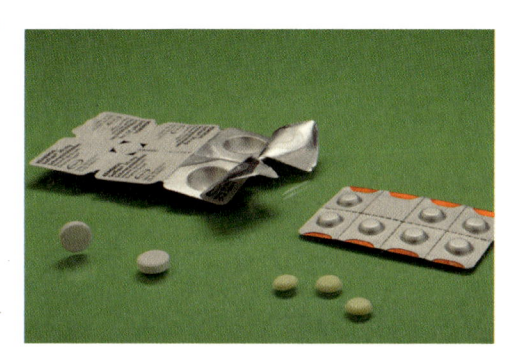

Abb. 20.17 ▸ Beispiele für Schmelztabletten.

Bei der Handhabung von Schmelztabletten ist zu beachten, dass sie nicht wie andere Tabletten durch die Blisterfolie durchgedrückt werden dürfen, sondern die Folie vorsichtig abgezogen werden muss. Anderenfalls wird die Schmelztablette sofort zerdrückt und ist unbrauchbar.

Schmelztabletten dürfen nicht durch die Blistefolie gedrückt werden.

Sublingualtabletten. Diese Tabletten oder Kapseln zergehen unter der Zunge (sublingual). Der Wirkstoff wird sofort über die Zungen- und Mundschleimhaut in den Körper aufgenommen. Der Wirkeintritt erfolgt dadurch schnell (z. B. Nitroglyzerin-Beißkapsel, Temgesic sublingual oder Actiq-Lutschtablette).

Sublingualtabletten oder -kapseln zergehen unter der Zunge und wirken sehr schnell.

Pflaster (transdermale therapeutische Systeme/TTS)
Die Pflaster enthalten in der Regel einen Wirkstoffvorrat, aus welchem bei Hautkontakt gleichmäßig Wirkstoff abgegeben wird. Dieser Wirkstoff durchdringt die intakte Haut, sammelt sich teilweise in den oberen Hautschichten und wird dann gleichmäßig mit dem Blutstrom im ganzen Körper verteilt. Die Wirkdauer der einzelnen Pflaster ist unterschiedlich. Sie reicht von einem Wechselintervall von 1-mal pro Tag bis 1-mal pro Woche.

Pflaster (transdermale therapeutische Systeme/TTS)

Medikamentenpflaster geben ihren Wirkstoff gleichmäßig an die Haut ab.

Abb. 20.18 ▸ **Medikamentenpflaster.** Es gibt sie gegen Bluthochdruck, es gibt Hormonpflaster und Schmerzpflaster (hier dargestellt). Das Nikotinpflaster zur Raucherentwöhnung ist wohl eines der bekanntesten Pflaster.

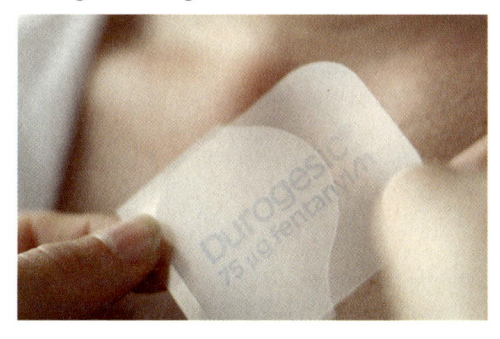

Risiken und Nebenwirkungen. Bei unsachgemäßem Gebrauch sind erhebliche Nebenwirkungen, Überdosierungen und Vergiftungen möglich. Wenn z. B. Schmerzpflaster an verschiedenen Stellen aufgeklebt werden und die Pflaster dann vergessen werden, ist leicht eine Überdosierung möglich. Auch wenn ein Patient ein Schmerzpflaster (z. B. Fentanylpflaster) im Rücken- oder Bauchbereich hat und sich selbst eine Heizdecke oder Wärmflasche auflegt, ist die Freigabe des Wirkstoffs und die Aufnahme durch die Haut stark erhöht. Dies kann bei Fentanylpflastern zu maximalen Überdosierungen mit Atemlähmung und Tod führen.

Bei unsachgemäßem Gebrauch sind erhebliche Nebenwirkungen, Überdosierungen und Vergiftungen möglich, z. B. wenn die Pflaster an verschiedenen Stellen aufgeklebt und dann vergessen werden.

Nachteil. Es kann einige Stunden dauern, bis die Wirkung eintritt und Stunden und Tage, bis der gesamte Wirkstoff abgebaut ist.

Zäpfchen (Suppositorien)

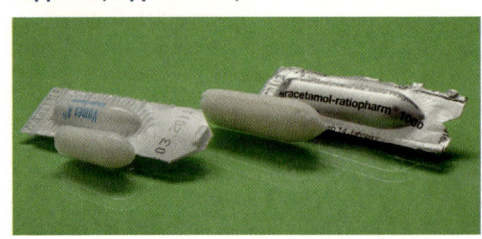

Kurzfassung: Zäpfchen werden in Körperhöhlen eingeführt, z. B. Mastdarm.

Zäpfchen oder auch Suppositorien genannt sind Medikamente, die in Körperhöhlen eingeführt werden, vorwiegend in den Mastdarm oder in die Scheide.

Abb. 20.19 ▶ Zäpfchen schmelzen bei Körpertemperatur und geben dann ihre Wirkstoffe frei.

Zäpfchen bestehen in den meisten Fällen aus Hartfett, in welchem der fein pulverisierte Wirkstoff verteilt eingebettet ist. Sogenanntes „Hartfett" hat die Eigenschaft, bei Körpertemperatur zu schmelzen und so die Wirkstoffpartikel freizugeben. Der Wirkstoff löst sich und wird über die Schleimhaut aufgenommen. Durch das relativ langsame Schmelzen und Auflösen ist der Wirkungseintritt entsprechend verzögert.

Kurzfassung: Zäpfchen bestehen in den meisten Fällen aus Hartfett, in welchem der Wirkstoff eingebettet ist. Im Körper schmilzt das Fett und der Wirkstoff löst sich.

Injektionslösungen

> **Definition** ▶ Bei der Injektion wird ein Arzneimittel mit einer Kanüle (Hohlnadel) direkt in den Organismus gespritzt.

Grundvoraussetzung für alle Injektionslösungen ist die Sterilität und Pyrogenfreiheit, das heißt, es dürfen keine Fieber erregenden Substanzen enthalten sein, z. B. Abbauprodukte von Bakterien.
Injektionslösungen sind in der Regel wässrige, klare Lösungen, die meist in die Vene (intravenös) verabreicht werden.
In einigen Fällen, wenn z. B. ein Wirkstoff in wässriger Lösung nur sehr begrenzt haltbar ist, besteht das Arzneimittel aus einer Trockensubstanz. Diese wird dann erst mit einem geeigneten Lösungsmittel zur Injektionslösung zubereitet. Seltener gibt es z. B. Kristallsuspensionen oder ölige Zubereitungen, die unter die Haut (subkutan) oder in den Muskel (intramuskulär) gegeben werden. Bei diesen Injektionen ist auch zu beachten, dass dort meist nur bis zu 2 ml (schmerzfrei) verabreicht werden können (**Abb. 20.20**).
Zur Verabreichung von Injektionen s. S. 361.

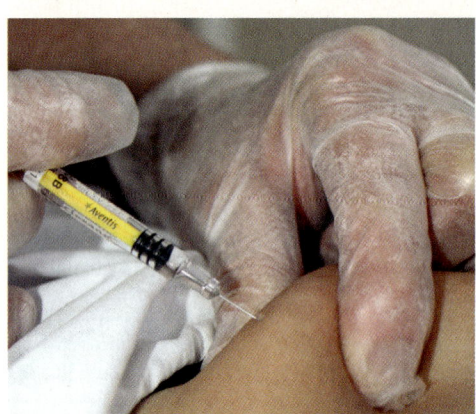

Kurzfassung: Injektionslösungen müssen steril sein. In der Regel sind Injektionslösungen wässrig und klar. Verabreicht werden können sie z. B. in die Vene, unter die Haut oder in den Muskel.

Abb. 20.20 ▶ **Subkutane Injektion.** Bei Injektionen in den Muskel oder in das Unterhautfettgewebe können nur begrenzte Mengen schmerzfrei eingebracht werden (bis zu 2 ml).

Nebenwirkungen. Da Injektionslösungen meist unmittelbar und vollständig in den Körper gelangen, ist im Falle einer Unverträglichkeit auch mit akuten und heftigen Reaktionen zu rechnen. Dies kann bis zum anaphylaktischen Schock führen (s. S. 582).

Kurzfassung: Unverträglichkeiten können bis zum anaphylaktischen Schock führen (s. S. 582).

Infusionslösungen

> **Definition** Infusionslösungen sind großvolumige Lösungen (> 50 ml), die in der Regel in die Vene (intravenös) verabreicht werden. Infusionslösungen sind immer wässrig und müssen den natürlichen Bedingungen des Blutes möglichst angeglichen werden. Nur so kann eine ausreichende Verträglichkeit sichergestellt werden. Dies gilt insbesondere für den pH-Wert (Isohydrie) und für die Teilchenkonzentration (Isotonie).

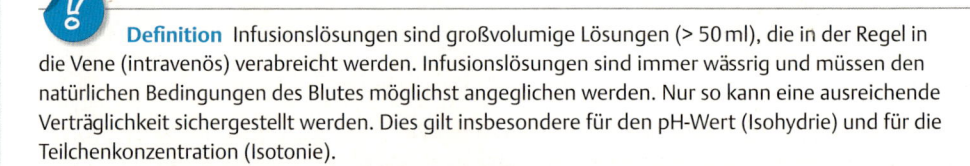

Arzneimittelhaltige Infusionen. Selbstverständlich müssen auch Infusionslösungen steril und pyrogenfrei sein (**Abb. 20.21**). Basis- oder Trägerlösungen sind z. B. NaCl 0,9 %, Glukose 5 % oder Ringer-Lösung. Arzneimittelhaltige Lösungen sind z. B. Antibiotikalösungen. Auch sogenannte Trockensubstanzen können durch Lösen mit einem Lösungsmittel als wirkstoffhaltige Infusionslösung zubereitet werden. In vielen Fällen werden einzelne oder mehrere Arzneistoffe (Injektionslösungen) in Infusionslösungen gegeben und so über einen vorher festgelegten Zeitraum verabreicht. Dies erhöht in der Regel die Verträglichkeit.

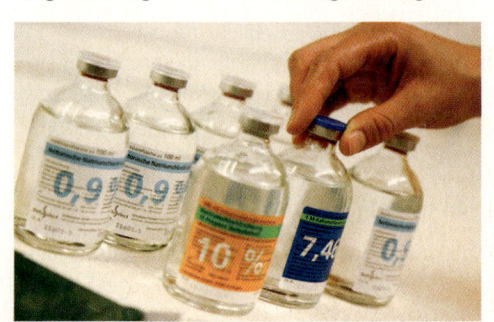

Kurzfassung: Arzneimittelhaltige Infusionslösungen sind z. B. Antibiotikalösungen. Auch Trockensubstanzen können als wirkstoffhaltige Infusionslösung zubereitet werden. In vielen Fällen werden einzelne oder mehrere Arzneistoffe (Injektionslösungen) in Infusionslösungen gegeben und über einen festgelegten Zeitraum verabreicht.

Abb. 20.21 ▶ Infusionslösungen.

Infusionen zur parenteralen Ernährung. Lösungen zur Ernährung unter Umgehung des Verdauungssystems (parenterale Ernährung) enthalten Kohlenhydrate (KH), Aminosäuren (AS) und Fette. Da alle drei Bestandteile miteinander nicht ausreichend stabil sind, liegen diese Lösungen als einzelne „Bausteine" oder in 2er-Kombinationen (KH + AS) vor. In sogenannten 3-Kammerbeuteln liegen diese Einzelkomponenten solange voneinander getrennt vor, bis die Kammern bis kurz vor der Verabreichung durchmischt werden. Grundsätzlich werden diese Lösungen über einen sogenannten zentralen Zugang verabreicht. Hier ist der Blutstrom so groß, dass durch Verdünnung der hochkonzentrierten Ernährungslösung keine Reizungen oder andere lokale Reaktionen zu befürchten sind.

Inhalationsarzneimittel
Für die Behandlung von Lungen- und Bronchialerkrankungen ist das Einatmen (Inhalieren) von dampfförmigen oder zerstäubten Wirkstoffen der bestmögliche Weg. Inhalationslösungen und Dosieraerosole sind die älteren typischen Beispiele für Inhalationsarzneimittel. Inhalationslösungen werden mithilfe von Inhalationssystemen (z. B. Pari Boy) angewandt.
Dosieraerosole sind kleine Druckgaskartuschen, **Abb. 20.22**), in denen der Wirkstoff fein verteilt mit einem verflüssigten Treibgas vorliegt. Bei Druck auf den Auslöser tritt ein fein verteilter Sprühnebel aus, der unmittelbar inhaliert wird. Entweder wird das Dosieraerosol direkt an die Lippen gesetzt oder aber man verwendet einen sogenannten Spacer (**Abb. 20.23**), durch den man den Sprühnebel einatmet.

Dosieraerosol-Spray einsetzen. Die Verwendung wird in **Abb. 20.22** gezeigt.

Infusionen zur parenteralen Ernährung werden unter Umgehung des Verdauungssystems (parenteral) verabreicht. Sie enthalten Kohlenhydrate (KH), Aminosäuren (AS) und Fette. Grundsätzlich werden diese Lösungen über einen sogenannten zentralen Zugang verabreicht.

Inhalationsarzneimittel
Mithilfe von Inhalationsmedikamenten gelangen Wirkstoffe durch das Einatmen über die Lunge in den Kreislauf.

Dosieraerosole geben einen fein verteilten Sprühnebel frei, der inhaliert werden kann.

Abb. 20.22 ▸ **Dosieraerosol-Spray einsetzen.**

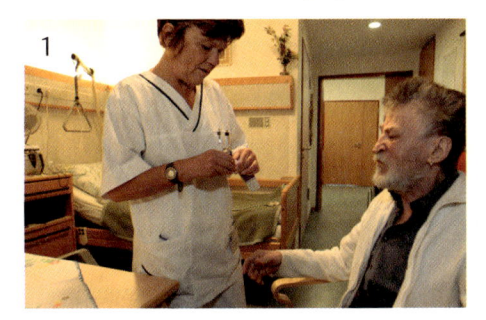

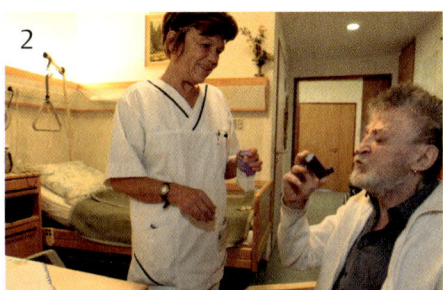

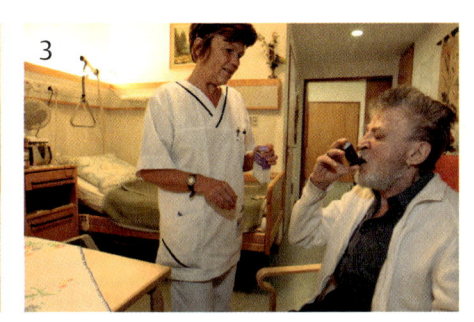

1 Nur der gut angeleitete Patient kann richtig mit dem Dosieraerosol umgehen. Die Schutzkappe wird abgenommen und das Dosieraerosol wird dem Patienten gegeben. **2** Der Patient atmet aus und hält die Luft an. Das Dosieraerosol wird kurz geschüttelt. **3** das Mundstück wird fest mit den Lippen umschlossen. Mit Beginn der Einatmung wird durch Druck auf den Medikamentenbehälter der Aerosolstoß ausgelöst. Der Patient inhaliert das Aerosol und hält noch für einige Sekunden den Atem an.

Pulverinhalatoren. Bei diesen Systemen werden Pulver zur Inhalation freigesetzt. Diese müssen dann aktiv und zeitlich abgestimmt vom Patienten inhaliert werden. Die Pulver stammen entweder aus Kapseln; diese werden vor der Gabe geöffnet. Oder Tablettenoberflächen werden mechanisch abgekratzt und das entstehende Pulver wird eingeatmet.

Augenarzneimittel
Zum Schutz der empfindlichen Augenschleimhaut müssen Augenarzneimittel ebenfalls steril sein (**Abb. 20.24**).

Augentropfen. Wässrige Augentropfen enthalten in der Regel einen Wirkstoff, der lokal am Auge seine Wirkung entfalten soll. Auch gibt es zahlreiche Augentropfen, die als Ersatz für fehlende Tränenflüssigkeit verwendet werden. Augentropfen werden in Mehrdosisbehältnissen bis maximal 5 ml oder in Eindosisbehältnissen (EDO = Eindosisophthiole) angeboten.

Augensalben. Augensalben bzw. -gele sind ebenfalls sterile Zubereitungen, die in den Bindehautsack gegeben werden. Bedingt durch die Konsistenz einer Salbe/eines Gels ergibt sich eine längere Kontaktzeit mit der Augenschleimhaut, im Vergleich zu einer wässrigen Lösung. Allerdings ist meist auch die Sicht durch „Schlierenbildung" länger beeinträchtigt.

Pulverinhalatoren geben Pulver zur Inhalation frei.

Augenarzneimittel
Augenarzneimittel müssen steril sein.

Augentropfen wirken lokal am Auge. Es gibt sie in Mehrdosis- oder Einzeldosisbehältnissen.

Augensalben werden in den Bindehautsack gegeben, sie haben eine längere Kontaktzeit mit der Augenschleimhaut.

Abb. 20.23 ▸ **Applikationshilfe.** Spacer.

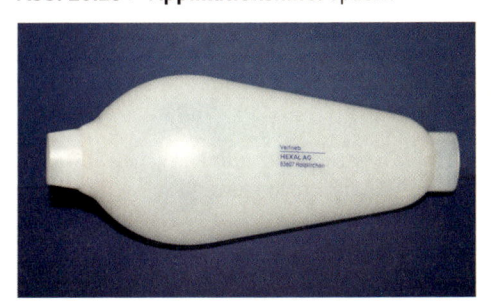

Abb. 20.24 ▸ Beispiele für Augenarzneimittel.

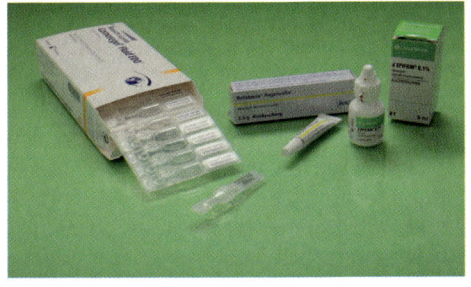

> **Merke** Da die Gefahr einer mikrobiellen Verunreinigung bei Mehrdosisbehältnissen nach Anbruch sehr hoch ist, wird der Gebrauch auf 4–6 Wochen begrenzt. Eindosisophthiole sind zur einmaligen Verwendung vorgesehen.

Hautmittel (Dermatika)

Hautmittel werden auf die Haut aufgetragen und geben über diese ihre Wirkstoffe an den Körper ab.

Bei der Anwendung von Salben, Gelen und Lotionen auf die intakte Haut muss der aufgetragene Wirkstoff die natürliche Schutzschicht durchqueren. Nur so kann die Wirkung unterhalb der Hautschicht einsetzen oder der Wirkstoff in den Blutstrom gelangen. Medikamente, die auf die Haut aufgetragen werden, werden in der Regel für eine örtlich begrenzte (lokale) Behandlung eingesetzt.

Arzneimittelverordnung, -verschreibung

Man unterscheidet:
- nicht apothekenpflichtige Medikamente
- apothekenpflichtige Medikamente
- verschreibungspflichtige Medikamente

Ein Arzneimittel kann auf verschiedenen Wegen in den Handel kommen. In einer Drogerie sind z. B. nicht apothekenpflichtige Arzneimittel wie Vitamin- und Mineraltabletten, Tees oder pflanzliche Präparate erhältlich. Der Verkauf bzw. die Abgabe von apothekenpflichtigen bzw. verschreibungspflichtigen Arzneimitteln ist nur in der Apotheke zulässig. Verschreibungspflichtige Arzneimittel werden zusätzlich nur mit Vorlage einer ärztlichen Verschreibung ausgehändigt. Seit wenigen Jahren dürfen sogenannte Versandapotheken auch apotheken- und rezeptpflichtige Arzneimittel an die Besteller verschicken.

Aufbewahren von Arzneimitteln

Arzneimittel dürfen für Unbefugte nicht erreichbar sein.
Es müssen die in der Gebrauchsinformation enthaltenen Lagerungs- und Aufbewahrungshinweise beachtet werden.

Arzneimittel sind immer so zu lagern, dass ein Zugriff für Unbefugte nicht möglich ist. Die Schränke müssen verschlossen sein und werden nur zur eigentlichen Entnahme geöffnet. Ebenfalls zu berücksichtigen ist, dass neu gelieferte Packungen nach hinten gepackt werden und so erst die älteren Packungen aufgebraucht werden.

Lagerungsbedingungen. Alle Arzneimittel haben vorgegebene Lagerungsbedingungen (**Tab. 20.4**). Die richtige Lagerungstemperatur und der Schutz vor direkter Sonneneinstrahlung sind notwendig. Die Haltbarkeit wird auf der Packung und meist auch auf Ampulle, Tube, Flasche oder Blister angegeben. Dieses Datum muss lesbar sein, um zu jeder Zeit das Alter eindeutig bestimmen zu können.

Nach Ablauf des Haltbarkeitsdatums darf das Arzneimittel nicht mehr verwendet werden. Es erlischt sozusagen die Garantie des Herstellers.

Tab. 20.4 ▶ Übliche Lagerungsbedingungen für Medikamente.

	Temperatur	Lagerungsort	Bemerkung
Tiefkühllagerung	< –18 °C	in einem Tiefkühlschrank	darf nicht auftauen
Kühllagerung	2–8 °C	in einem Kühlschrank	darf nicht gefrieren
Raumtemperatur	15–25 °C	in einem Schrank	Lichtschutz erforderlich

Aufbewahrungshinweise. Neben den Lagerungsbedingungen sind bei einer Vielzahl von Präparaten sogenannte Aufbewahrungshinweise zu beachten. Dort wird angegeben, wie ein angebrochenes oder zubereitetes Präparat gelagert werden muss und wie lange es bei der beschriebenen Lagerung haltbar ist. Werden keine besonderen Hinweise gegeben, so gilt das Haltbarkeitsdatum. Dies gilt auch für Säfte, alkoholische Tropfen, Salben und Puder.

Betäubungsmittel

> **Definition** Betäubungsmittel sind Arzneimittel, die bei einem unsachgemäßen Gebrauch ein erhöhtes Risiko für Missbrauch und Abhängigkeit beinhalten. Darunter fallen die meisten sehr stark wirksamen Schmerzmittel (Opiate und verwandte Substanzen) sowie zahlreiche Psychostimulanzien vom Amphetamin-Typ. Im Betäubungsmittelrecht werden auch synthetische wie pflanzliche Suchtstoffe/-mittel aufgeführt und entsprechend als „nicht verkehrsfähig" ausgewiesen.

Die Herstellung, Verordnung, Abgabe und Dokumentation von Betäubungsmitteln sind im Betäubungsmittelgesetz (BtMG) festgelegt.

Betäubungsmittel sind verschreibungspflichtig. Die Anforderung erfolgt durch spezielle amtliche Formulare.

Anforderung. Die Anforderung von Betäubungsmitteln ist ausschließlich mit amtlichen Formularen möglich. Diese werden vom Bundesinstitut für Arzneimittel und Medizinprodukte ausgegeben und registriert.
- **ambulant**: mittels Betäubungsmittelrezept
- **stationär**: mittels Betäubungsmittelanforderungsschein

Aufbewahrung. In jedem Medikamentenschrank ist ein spezielles, abschließbares, einbruchsicheres Fach für Betäubungsmittel vorgesehen. Die Stationsleitung/Schichtleitung trägt den Schlüssel immer bei sich und übernimmt die Verantwortung dafür.

Dokumentation. Betäubungsmittelbuch:
- Jedes verabreichte Betäubungsmittel muss im Betäubungsmittelbuch registriert werden.
- Die Seiten des Betäubungsmittelbuches müssen fortlaufend nummeriert sein.
- Jede Bestandsänderung muss sorgfältig dokumentiert werden.
- Fehlerhafte Eintragungen werden durchgestrichen und keinesfalls mit Tippex unkenntlich gemacht.
- Seiten dürfen nicht herausgerissen werden.
- Zu Bruch gegangene Ampullen werden unter Angabe von Zeugen als Abgang dokumentiert.

Prüfung. Der aktuelle Bestand an Betäubungsmitteln muss immer mit der Bestandsangabe im Betäubungsmittelbuch übereinstimmen. Der verantwortliche Arzt muss mindestens einmal monatlich die vorschriftsmäßige Führung der Betäubungsmittelbücher prüfen und seine Unterschrift und das Datum anbringen. Die Betäubungsmittelbücher werden 3 Jahre lang, von der letzten Eintragung an gerechnet, aufbewahrt.

20.2.2 Richten und Stellen der Medikamente

Das Richten der Medikamente ist Aufgabe der Pflegefachkraft. Sie setzt dabei die schriftlich getätigten ärztlichen Verordnungen um.
Die verordnete Medikation durch den Arzt ist in der Patientenakte dokumentiert. Um Fehler zu vermeiden, ist eine einheitliche und abgestimmte Form der Dokumentation von „Arzneimittel" und „Dosis" zu verwenden. Folgende Beispiele können dies verdeutlichen:
Beispiel 1:
- ASS 1000 mg: 1–1–1
- ASS 500 mg: 2–2–2

Beispiel 2:
- Decortin H 20 mg: 1–0–½
- Decortin H: 20 mg–0–10 mg

Prinzipiell bedeuten beide Schreibweisen jeweils die gleiche Medikation. Im ersten Beispiel besteht aber konkret die Gefahr, dass nur 3-mal 1 Tablette ASS 500 gegeben wird, da es eine 1000 mg-Form so nicht gibt. Im zweiten Beispiel gibt die obere Version das genaue verwendete Präparat wieder. In der unteren Version kann man die gewünschte Dosis mit 5 mg-, 10 mg- oder 20 mg-Tabletten zusammenstellen.

Merke Wechseln Tablettenanzahl, -form oder -aussehen, z. B. weil der Hersteller gewechselt wurde, kann dies bei einem Patienten zu Verunsicherung und Misstrauen führen. Aus diesem Grund wird in der Regel das Arzneimittel mit dem Namen bezeichnet, welches auch konkret zum Einsatz kommt.

Das eigentliche Stellen der Medikamente erfordert eine besondere Konzentration. Derjenige, der die Medikamente stellt, muss dies in einer ruhigen Arbeitsatmosphäre tun. Störungen durch Telefon, Rufgerät oder andere Mitarbeiter erschweren die Arbeit.

Vorbereitung der Materialien
- Patientendokumentation mit Arztverordnung
- vom Arzt verordnetes Arzneimittel
- von der Darreichungsform des Medikaments (Tablette, Tropfen usw.) hängt die Vorbereitung des weiteren Materials ab:
  – ggf. Medikamententeiler, Medikamentenschieber
  – ggf. Messlöffel

Praktische Durchführung
- Die Hände werden nach Hygieneplan desinfiziert.
- Alle benötigten Gegenstände werden auf einer desinfizierten Arbeitsfläche (z. B. Medikamententablett) gerichtet.
- Die 5-R-Regel ist zu beachten (s. S. 356).
- Dreifache Kontrolle durchführen (**Abb. 20.25**):
  – beim Herausnehmen aus dem Medikamentenschrank
  – bei der Entnahme aus der Originalpackung
  – beim Zurückstellen der Packung
- Medikamententablett mit Name und Zimmernummer des Patienten sowie Medikamentenschälchen bereitstellen.
- Medikamente in der verordneten Darreichungsform (z. B. Tabletten, Dragees) nach Verordnungsplan richten.
- Neu angefangene Medikamentenpackungen kennzeichnen, damit nicht mehrere Packungen gleichzeitig angebrochen werden.

- Einnahmezeit prüfen und einhalten
- Medikamente nicht berühren
- gerichtete Medikamente kontrollieren

- Einnahmezeit berücksichtigen: manche Medikamente müssen z. B. 30 Minuten vor der Mahlzeit eingenommen werden. Allgemein sollte beachtet werden, dass Medikamente bei nüchternem Magen die Magenschleimhaut angreifen können, daher sollte immer eine Kleinigkeit vorher gegessen werden.
- Medikamente dürfen nicht in der Verpackung zum Patienten gelangen, sondern müssen vorher ausgedrückt werden. Medikamente nicht mit den Fingern berühren, sondern direkt in den Schieber/in das Becherchen fallen lassen. Manche Tabletten brauchen die Verpackung als Lichtschutz und dürfen daher erst unmittelbar vor der Verabreichung ausgedrückt werden. Hinweise dazu finden sich auf der Packungsbeilage.
- Zur Kontrolle den Medikamentenschieber direkt neben die Verordnung stellen. Abschließend überprüfen, wie viele Medikamente insgesamt sich in den Fächern für morgens, mittags und abends befinden sollten. So fällt auf, wenn ein Medikament aus Versehen in das falsche Fach gelangt ist.
- Um Medikamentenverwechslungen zu vermeiden, ist es hilfreich, das, was auf der Medikationskarte steht (z. B. Patientennamen, Präparat, Dosis und Einnahmezeitpunkt), laut vor sich hinzusprechen. Das Ablesen verstärkt die Aufmerksamkeit, ermöglicht unmittelbar das Erkennen von Abweichungen und wirkt so als zusätzliches Kontrollinstrument.
- Auf den Boden gefallene oder aus anderen Gründen zu entsorgende Medikamente sachgerecht in dafür vorgesehene Behälter entsorgen.

Abb. 20.25 ▶ Dreimalige Kontrolle des Medikaments.

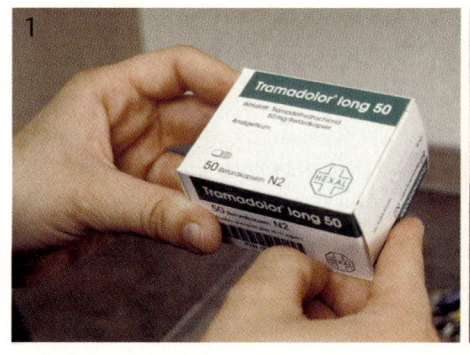

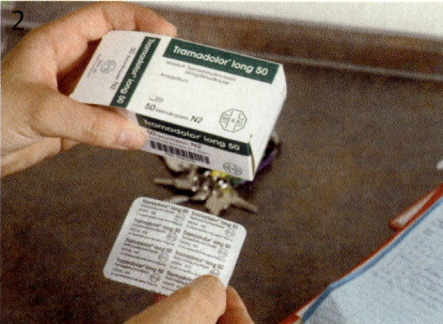

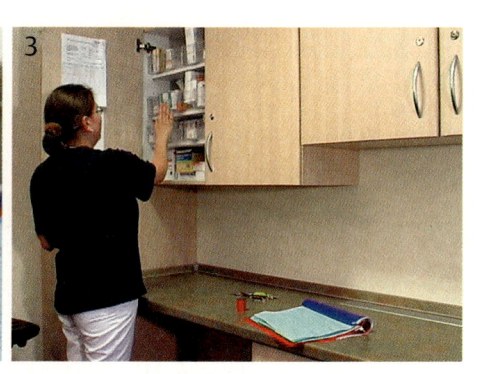

1 Beim Griff nach dem Medikament, **2** bei der Entnahme des Medikaments aus der Verpackung, **3** beim Zurückstellen des Medikaments in den Schrank.

Gestellte Medikamente sollten zu jeder Zeit namentlich erkennbar sein.

Nachkontrolle. Sofern es machbar ist, sollte das gestellte Präparat zu jeder Zeit namentlich erkennbar sein. Dies erleichtert die Nachkontrolle durch einen anderen Pflegenden. Bei Ampullen ist dies so lange gewährleistet, bis die Spritze aufgezogen wurde, danach kann die leere Ampulle zur Kontrolle neben der Spritze liegen bleiben. Bei Tabletten, Kapseln oder Zäpfchen sollte durch Teilung der Blister, sofern vorhanden, der Präparatname noch erkennbar bleiben.

20.2.3 Verabreichen der Medikamente

Bei verwirrten Patienten sollte der Pflegehelfer bei der Einnahme anwesend sein.

20.2.3 Verabreichen der Medikamente

Erst wenn das richtige Arzneimittel zum richtigen Zeitpunkt zum richtigen Patienten gelangt ist und dieser es in der gewünschten Weise eingenommen hat, ist die eigentlich so einfache Verordnung durch den Arzt auch wirklich umgesetzt.

Bei verwirrten Patienten sollte der Pflegehelfer bei der Einnahme anwesend sein.

Merke ▶

Merke Beim Richten und Verabreichen von Medikamenten muss immer die 5-R-Regel beachtet werden:
- **r**ichtiger Patient?
- **r**ichtiges Medikament?
- **r**ichtige Dosierung?
- **r**ichtige Darreichungsform?
- **r**ichtiger Zeitpunkt?

Besonderheiten Kinder ▶

Besonderheiten Kinder Bei Kleinkindern und Säuglingen sollten Arzneimittel nicht in die Trinkflasche gegeben werden, da sie den Geschmack verändern können. Verweigert das Kind die Nahrung oder trinkt nicht die gesamte Menge, wird nur ein Teil der verordneten Wirkstoffmenge aufgenommen. Besser ist es, die Lösung z. B. in einer Spritze aufzuziehen und dem Kind langsam in den Mund zu träufeln. Anschließend wird dem Säugling die Trinkflasche angeboten. Bei größeren Kindern können auch Messlöffel verwendet werden.

Einflüsse auf die Medikamentengabe

Mahlzeiten. Abhängig vom Wirkstoff sollen Medikamente vor, nach oder mit den Mahlzeiten oder unabhängig davon eingenommen werden. Einige Lebensmittel können die Wirkung von Arzneimitteln beeinflussen (z.B. Milch, Käse, Grapefruitsaft). Auch dürfen bestimmte Arzneimittel nicht miteinander kombiniert werden.

Tageszeit. Sind unterschiedlich starke Wirkungen oder auch Nebenwirkungen abhängig vom Tag-Nacht-Rhythmus festzustellen, ist eine tageszeitliche Abhängigkeit der Arzneimittelgabe zu berücksichtigen. Dies gilt z.B. für die Kortikosteroidgabe (= Kortison) für cholesterinsenkende Präparate, für Mittel der Bluthochdruckbehandlung, für Schmerzmittel sowie auch für einige Zytostatika.

> **Praxistipp Wie sollte ein Patient Tabletten oder Kapseln einnehmen?**
> Bei allen festen Arzneimitteln wie Tabletten oder Kapseln sollten Sie darauf achten, dass der Patient möglichst sitzt oder steht. Er sollte auch ausreichend Flüssigkeit (mindestens 100 ml) dazu trinken. Sonst können besonders Kapseln in der Speiseröhre kleben bleiben, sich dort teilweise auflösen und an dieser Stelle die Schleimhaut stark schädigen.

Gebrauchsinformation

Wie ein Arzneimittel gegeben wird, ist in der Gebrauchsinformation beschrieben. Für die häufig verwendeten Arzneimittel einer Station kennen die Mitarbeiter diese notwendigen Informationen. Bei weniger oft eingesetzten Präparaten müssen diese Informationen nachgelesen werden. Alle Arten der Verabreichung erfordern eine gekonnte und exakte Anwendung, z.B.:
- Medikamente über Ernährungssonde verabreichen
- Augensalbe, Augentropfen
- Ohrentropfen
- Zäpfchen
- Pen-Systeme für z.B. Insuline

20.2.4 Erfassen von Wirkung und Nebenwirkung

Die Gebrauchsinformation beschreibt meist viele Begleiterscheinungen oder Nebenwirkungen, die auftreten können oder im Einzelfall bereits aufgetreten sind. Es ist wichtig diese zu kennen, um auch bei seltenen oder überraschenden Reaktionen den Patienten sicher betreuen zu können.

Patienten beobachten. Zur Beobachtung gehört die regelmäßige Kontrolle von z.B. Blutdruck, Puls, Körpertemperatur, Blutzucker, Ausscheidungen und die Frage nach der Befindlichkeit. Es ist eine wichtige Aufgabe des Pflegehelfers, Reaktionen wahrzunehmen, zu beschreiben, zu dokumentieren und an die jeweilige Pflegefachkraft bzw. den Arzt weiterzuleiten.

20.3 Verabreichen von Sondennahrung

In manchen Fällen ist es notwendig, einen Patienten über eine Sonde zu ernähren. Das ist immer dann der Fall, wenn der Patient selbst nicht mehr ausreichend Flüssigkeit oder Nahrung zu sich nehmen kann, z.B. wenn er kein Interesse mehr am Essen hat oder keinen Hunger verspürt, wenn er sich aufgrund seiner Demenz nicht mehr selbstständig ernähren kann oder wenn der obere Verdauungstrakt gestört ist, etwa der Schluckakt beeinträchtigt oder die Speiseröhre verengt ist.

Das Legen einer Sonde zur künstlichen Ernährung erfolgt ausschließlich auf ärztliche Anordnung. Dazu muss immer die Einwilligung des Patienten vorliegen.

Man unterscheidet (**Abb. 20.26**):
- **Ernährungssonden**: Diese werden durch ein Nasenloch (nasal) oder über den Mund (oral) in den Magen oder den Zwölffingerdarm eingeführt.
- **PEG-Sonde**: Die Abkürzung steht für **p**erkutane **e**ndoskopische **G**astrostomie. Dabei wird die Sonde über die Bauchdecke gelegt: Während einer Magenspiegelung wird die Bauchdecke punktiert (durchstochen) und ein Katheter durch die Magendecke in den Magen eingelegt und befestigt.

KURZFASSUNG

Einflüsse auf die Medikamentengabe
Die Nahrungsaufnahme, bestimmte Lebensmittel und auch die Tageszeit haben Einflüsse auf die Medikamentengabe.

Praxistipp

Gebrauchsinformation
Die Gebrauchsinformation beschreibt, wie ein Arzneimittel gegeben wird.

Alle Arzneimittelformen erfordern eine gekonnte und exakte Anwendung.

20.2.4 Erfassen von Wirkung und Nebenwirkung
Pflegehelfer sollten Begleiterscheinungen/Nebenwirkungen der wichtigsten Arzneimittel kennen, um Patienten sicher betreuen zu können.

Zur **Beobachtung** gehören die regelmäßige Kontrolle der Vitalzeichen, des Blutzuckers, der Ausscheidungen und die Frage nach der Befindlichkeit.

20.3 Verabreichen von Sondennahrung

Sondenernährung kommt immer dann in Betracht, wenn ein Patient selbst nicht mehr ausreichend Flüssigkeit oder Nahrung zu sich nehmen kann.

Die Anlage der Sonde erfolgt ausschließlich auf **ärztliche Anordnung**.
Man unterscheidet:
- Ernährungssonden (nasal oder oral in den Magen eingeführt)
- PEG-Sonde (über die Bauchdecke in den Magen eingeführt)

Abb. 20.26 ▶ Die künstliche Ernährung kann durch

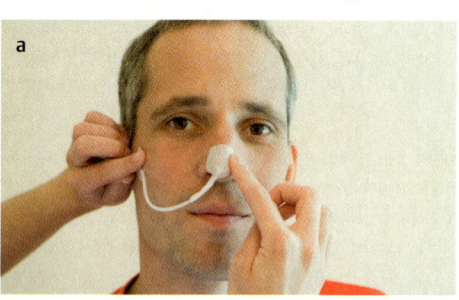

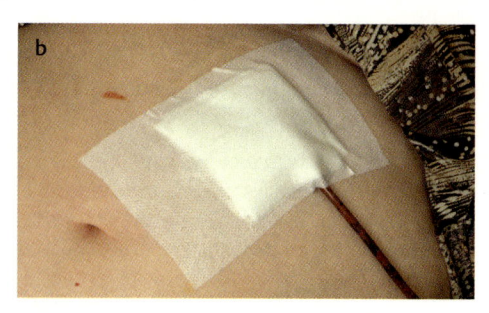

a Ernährungssonden, die nasal eingeführt werden oder
b mittels einer PEG-Sonde erfolgen, wobei der Katheter durch die Magendecke in den Magen eingelegt wird.

20.3.1 Sondenkost

Kurzfassung

Sondenkost muss
- keimfrei sein,
- gute Fließeigenschaften besitzen,
- einfach und gebrauchsfertig sein.

Abhängig von der Verdauungsleistung des Magen-Darm-Trakts unterscheidet man verschiedene Formen von Sondennahrung:
- hochmolekulare Sondenkost
- niedermolekulare Sondenkost
- Home-made-Kost

Praxistipp ▶

Haupttext

Sondenkostprodukte (industriell hergestellte Substrate) müssen
- definierte, standardisierte, ausgewogene und dokumentierte Inhaltsstoffe haben,
- keimfrei sein,
- gute Fließeigenschaften besitzen und
- einfach und gebrauchsfertig zu verwenden sein.

Es gibt verschiedene Formen der Sondennahrung. Sie unterscheiden sich dadurch, dass der Magen-Darm-Trakt diese Sondenkostprodukte mit oder ohne vorherige Verdauung aufnehmen kann:

- **Hochmolekulare Sondenkost**: Diese Substrate (z. B. Biosorb plus Sonde, Osmolite mit Ballaststoffen oder Fresubin plus Sonde) fordern fast die gesamte Verdauungsleistung des Darms. Synonym wird häufig der Begriff nährstoffdefinierte Formeldiät (NDD) gebraucht.
- **Niedermolekulare Sondenkost**: Sie werden auch als chemisch definierte Elementardiät (CDD) bezeichnet. Niedermolekulare Substrate (z. B. Survimed instant, Peptisorb oder Salvipeptid) werden in den oberen Darmabschnitten aufgenommen. Sie können auch bei eingeschränkter Verdauungsleistung des Patienten eingesetzt werden.

Praxistipp Sondenkost soll keimfrei sein. Muss ich beim Verabreichen von Sondennahrung besondere Hygieneregeln beachten?

Hände:
- Waschen Sie vor jedem Umgang mit Sondenkost und jeder Manipulation am Überleitungssystem die Hände oder führen Sie die hygienische Händedesinfektion durch.
- Berühren Sie nach Möglichkeit nicht die Verbindungsstellen.

Sondenkost:
- Prüfen und beachten Sie immer das Haltbarkeitsdatum.
- Verwerfen Sie die Sondenkost bei Ausfällungen und Verklumpungen.
- Bereiten Sie pulverförmige Nahrung mit abgekochtem Wasser und nur in sauberen, trockenen Geräten zu. Richten Sie immer nur bedarfsgerechte Portionen her, verabreichen Sie diese möglichst bald. Bewahren Sie keine Reste auf.
- Halten Sie Ernährungspausen ein (mindestens einmal täglich 4 Stunden). Denn wenn Sondenkost ständig zugeführt wird, erhöht sich der pH-Wert und die Keime im Magen werden nur noch begrenzt abgetötet.
- Versehen Sie die Flasche bei Anbruch mit Datum und Uhrzeit.
- Lassen Sie die Sondenkost nicht länger als 6–8 Stunden hängen (luftunabhängige, vorgefüllte Behälter bis 24 Stunden).
- Hängen Sie die Sondenkost nicht in die pralle Sonne.

Material:
- Spülen Sie die Sonde vor und nach jeder Mahlzeit durch.
- Schließen Sie die Überleitungssysteme keimfrei (aseptisch) an.
- Wechseln Sie das Überleitungssystem 1-mal in 24 Stunden.
- Spülen Sie den Ernährungsbeutel, die Spritzen und weiteres Arbeitsgerät nach jeder Gabe aus (bei 60 °C, danach trockene, staubfreie Lagerung,) und wechseln Sie es nach 24 Stunden.

- **Home-made-Kost**: Diese Kost besteht aus sondengängig gemachten Grundnahrungsmitteln und fordert fast die gesamte Verdauungsleistung. Sie ist nicht keimfrei und ihre Inhaltsstoffe sind schwer zu definieren. Sie wird verabreicht, wenn Unverträglichkeit gegen industrielle Sondenkost vorliegt oder der Patient es wünscht.

Sondenernährung per Schwerkraft verabreichen

Vorbereitung der Materialien
- Sondenkost in der Flasche oder
- Sondenkostbeutel mit Einfüllstutzen oder
- Sondenkost nach Arztanordnung (rechtzeitig vorher im Wasserbad auf Körpertemperatur anwärmen)
- spezielles Überleitungssystem für Ernährungssonde bzw. PEG-Sonde
- Infusionsständer
- Materialien zur Überprüfung der richtigen Sondenlage (20-ml-Spritze, Stethoskop, Teststreifen)
- ggf. Flaschenöffner für Nährlösungen in Flaschen mit Kronkorken

Praktische Durchführung
- Hände nach Hygieneplan desinfizieren.
- benötigte Gegenstände auf desinfizierter Arbeitsfläche (z. B. fahrbarer Tisch) richten und Vollständigkeit überprüfen.
- Sondenkost kurz schütteln.
- Lösung in Sondenkostbeutel einfüllen und an Infusionsständer hängen, Überleitungssystem an Beutel anschließen und dieses entlüften (**Abb. 20.27**), spezielle Überleitungssysteme können auch direkt an die Sondenkostflasche angeschlossen werden.
- Patienten über geplante Maßnahme informieren (auch bewusstlose Patienten!).
- Fenster und Türen schließen, Besucher aus dem Zimmer bitten.
- Patientenbett auf eine rückenschonende Arbeitshöhe bringen und Patienten mit erhöhtem Oberkörper lagern.
- Korrekte Sondenlage überprüfen, bei einer PEG-Sonde ist diese Kontrolle nicht notwendig.
- Überleitungssystem an die Ernährungssonde anschließen und Tropfengeschwindigkeit nach Arztanordnung einstellen.
- Nach Verabreichen der Sondenkost gesamtes System und Sonde mit stillem Wasser spülen. Vorsicht beim Durchspülen mit Tee; dieser kann Ablagerungen bilden, wenn er längere Zeit in der Sonde verbleibt. Keine säurehaltigen Säfte oder gesüßten Flüssigkeiten zum Durchspülen der Sonde verwenden (führt zu Gärungsprozessen und Verklebungen!).
- Patienten noch circa 30 Minuten mit erhöhtem Oberkörper lagern, um einen Reflux in die Speiseröhre zu vermeiden.
- Patienten während und nach der Sondenernährung immer wieder beobachten und ihn auffordern, sich bei Übelkeit oder Unwohlsein zu melden. Rufanlage in Reichweite bringen.
- Sonde abstöpseln und Fixierung überprüfen. Patienten bei der Mundpflege unterstützen.

Kontrollen. Bei der Sondenernährung über Schwerkraftsonden verringert sich sehr oft im Laufe einer Sondenkostgabe die eingestellte Tropfrate. Daher ist eine regelmäßige Kontrolle der Tropfrate notwendig.

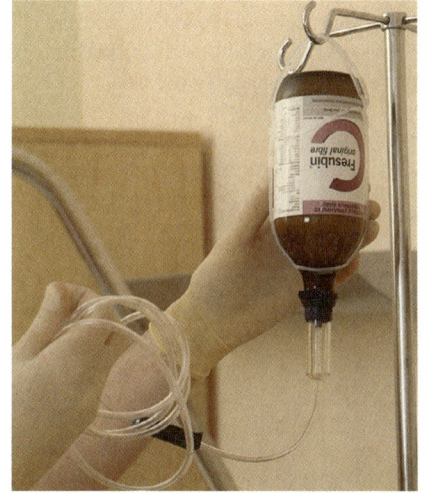

Abb. 20.27 ▶ Beim Verbinden der Sondenkost mit dem Überleitungssystem ist auf keimfreies Arbeiten zu achten.

Kurzfassung

Sondenernährung per Schwerkraft verabreichen

Vorbereitung der Materialien
- Sondenkost in der Flasche oder zusätzlich einen Sondenkostbeutel
- Überleitungssystem für Sonde
- Materialien zur Überprüfung der richtigen Sondenlage

Praktische Durchführung
Notwendige Schritte:
- Händedesinfektion
- Richten der Materialien auf desinfizierter Arbeitsfläche
- Sondenkost in Sondenkostbeutel einfüllen und Überleitungssystem an Beutel anschließen, oder Überleitungssystem direkt an Sondenkostflasche anschließen
- Patienten informieren und mit erhöhten Oberkörperlagern
- Vor dem Verabreichen muss die korrekte Lage der Ernährungssonde überprüft werden
- Überleitungssystem an Ernährungssonde anschließen und Tropfgeschwindigkeit einstellen
- Nach Verabreichung gesamtes System mit stillem Wasser spülen

Die Tropfrate wird regelmäßig kontrolliert.

Praxistipp Wie überprüfe ich die korrekte Lage einer Ernährungssonde?

Die richtige Lage einer Ernährungssonde kann dadurch überprüft werden, dass circa 20 ml Luft in den Magen eingespritzt werden. Gleichzeitig wird mit einem Stethoskop der Magen abgehört. Liegt die Sonde richtig, sind gurgelnde Luftgeräusche über dem Magen hörbar.

Die Lage kann aber auch durch den Säurenachweis nachgewiesen werden. Dazu wird Magensaft mit einer Spritze angesaugt (aspiriert). Liegt die Magensonde korrekt, lässt sich Magensäure durch einen Teststreifen für Säure nachweisen.

Bestehen Zweifel sollte immer die Pflegefachkraft hinzugezogen werden. Ggf. wird eine durch den Arzt angeordnete Röntgenkontrolle notwendig.

Praxistipp

Sondenernährung mit Ernährungspumpe

Vorbereitung der Materialien
Siehe „Sondenkost per Schwerkraft verabreichen". Zusätzlich benötigt:
- Ernährungspumpe
- spezielles Überleitungssystem

Praktische Durchführung
- Sondenkost in der Flasche oder zusätzlich einen Sondenkostbeutel
- Überleitungssystem für Sonde
- Materialien zur Überprüfung der richtigen Sondenlage
- Ernährungspumpe nach Herstellerangaben überprüfen

Sondenernährung mit einer Ernährungspumpe

Vorbereitung der Materialien

Siehe Materialien bei „Sondenkost per Schwerkraft verabreichen". Zusätzlich benötigte Materialien:
- Ernährungspumpe
- spezielles Überleitungssystem für den Einsatz in Ernährungspumpen

Praktische Durchführung
- Hände nach Hygieneplan desinfizieren.
- Benötigte Gegenstände auf desinfizierter Arbeitsfläche (z. B. fahrbarer Tisch) richten und auf Vollständigkeit überprüfen; Sondenkost sollte im Wasserbad auf Körpertemperatur angewärmt sein.
- Ernährungspumpe nach Herstellerangaben überprüfen.
- Lösung in Sondenkostbeutel einfüllen und an Infusionsständer hängen, Überleitungssystem an Beutel anschließen und dieses entlüften, spezielle Überleitungssysteme können auch direkt an die Sondenkostflasche angeschlossen werden.
- Überleitungssystem in die Ernährungspumpe einlegen und nach Herstellerangaben in Betrieb nehmen; Tropfrate nach Arztanordnung einstellen.
- Patienten über geplante Maßnahme informieren (auch bewusstlose Patienten!), Fenster und Türen schließen und Besucher aus dem Zimmer bitten.
- Patientenbett auf eine rückenschonende Arbeitshöhe bringen und Patienten mit erhöhtem Oberkörper lagern.
- Korrekte Sondenlage überprüfen, bei einer PEG-Sonde ist diese Kontrolle nicht notwendig.
- Nach Verabreichen der Sondenkost gesamtes System und Sonde mit stillem Wasser spülen.
- Vorsicht beim Durchspülen mit Tee, da dieser Ablagerungen bilden kann, wenn er längere Zeit in der Sonde verbleibt. Keine säurehaltigen Säfte oder gesüßten Flüssigkeiten zum Durchspülen der Sonde verwenden (führt zu Gärungsprozessen und Verklebungen!).
- Patienten noch circa 30 Minuten mit erhöhtem Oberkörper lagern, um einen Reflux in die Speiseröhre zu vermeiden.
- Patienten während und nach der Sondenernährung immer wieder beobachten und auffordern, sich bei Übelkeit oder Unwohlsein zu melden; Rufanlage in Reichweite bringen.
- Sonde abstöpseln und Fixierung überprüfen; Patient bei der Mundpflege unterstützen.
- Darauf achten, dass die Ernährungspumpe nach Gebrauch zum Aufladen des Akkus am Stromnetz hängt.

20.3.2 Medikamente über die Ernährungssonde verabreichen

Kann der Patient die Medikamente noch selbst einnehmen, werden diese nicht über die Sonde verabreicht.
Dickflüssige und stark konzentrierte Flüssigkeiten müssen mit viel Wasser verdünnt werden.
Achtung: Nicht alle Arzneiformen dürfen gemörsert oder Kapseln geöffnet werden!

20.3.2 Medikamente über die Ernährungssonde verabreichen

Immer wenn der Patient die Medikamente noch selbst einnehmen oder schlucken kann, werden diese nicht über die Sonde verabreicht.
Flüssige Arzneimittel sind für die Sondengabe geeigneter als feste. Dickflüssige und stark konzentrierte Flüssigkeiten müssen mit viel Wasser (circa 50 ml) verdünnt werden. Beipackzettel können Auskunft geben, ob die festen Arzneiformen gemörsert oder Kapseln geöffnet werden dürfen bzw. ob es Alternativen in flüssiger Form gibt (**Abb. 20.28**).
Auch bei der Medikamentengabe über die Sonde muss dies zeitlich genau und einzeln erfolgen. Eventuell wird ein Zeitplan zur Gabe von Medikamenten und Sondenkost erforderlich.

Abb. 20.28 ▸ Vor der Gabe über die Sonde werden die Tabletten zerkleinert, zermörsert und mit Wasser aufgelöst.

Vorbereitung

Material
- 20-ml-Spritze, ggf. Adapter
- Stethoskop
- abgekochtes Wasser (ggf. spezielle Trägerlösungen)
- Arzneimittel
- ggf. Mörser mit Stempel, Glas oder Becher

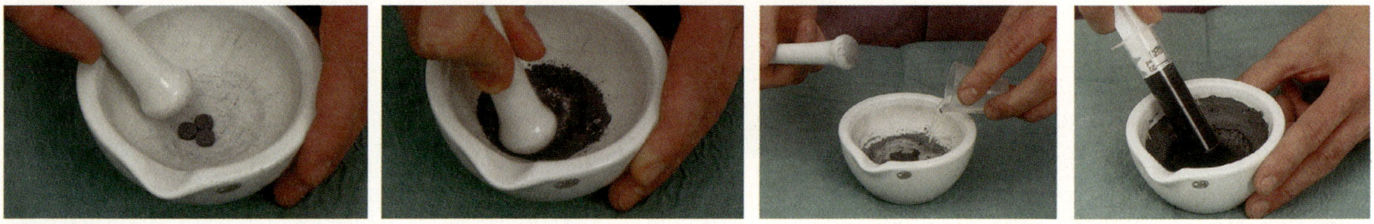

Vorbereitung

Folgendes Material wird benötigt:
- 20-ml-Spritze, ggf. Adapter
- Stethoskop
- abgekochtes Wasser (ggf. spezielle Trägerlösungen)
- Arzneimittel
- ggf. Porzellanmörser mit Stempel, Glas oder Becher

Weitere Vorbereitungen sind die hygienische Händedesinfektion und die Patienteninformation.

Praktische Durchführung

Die Medikamente werden folgendermaßen verabreicht:
- Medikamente vorbereiten, z. B. zermörsern (mehrere Medikamente getrennt zermörsern) und aufschwemmen lassen, in Wasser zerfallen lassen, Pulver auflösen, dickflüssige Lösungen verdünnen.
- Korrekte Sondenlage überprüfen, bei einer PEG-Sonde ist diese Kontrolle nicht notwendig
- Sonde mit 20 ml Wasser durchspülen.
- Medikament mittels Spritze über das T-Stück oder direkt durch den Sondenanschluss mit vorsichtigem Druck verabreichen.
- Patienten auf Reaktionen beobachten (Übelkeit, Unwohlsein).
- Sonde mit 20 ml Wasser nachspülen.

Merke Mehrere Arzneimittel dürfen nur nacheinander gegeben werden, dazwischen wird mit 10–20 ml Wasser durchgespült.

Merke Nicht alle Tabletten bzw. der Inhalt von Kapseln dürfen im Mörser zerkleinert werden. Hier muss die jeweilige Packungsbeilage beachtet werden.

Praxistipp Darf ich die Medikamente zusammen mit der Sondenkost verabreichen?

Medikamente und Sondenkost dürfen in der Sonde nicht zusammenkommen. Es besteht die Gefahr, dass die Nahrung ausflockt und die Sonde verstopft. Auf keinen Fall dürfen Arzneimittel der Sondenkost direkt beigemischt werden.

- Planen Sie die Medikamentengaben zum richtigen Zeitpunkt (vor, während oder nach der Ernährung) ein.
- Zermörsern Sie die Medikamente mit einem Stößel und ziehen Sie sie mit einer Spritze auf (**Abb. 20.28**).
- Verabreichen Sie die Lösung einzeln über die Sonde oder geben Sie die Lösung mit einer Blasenspritze direkt in die Magensonde. Spülen Sie danach gut durch.

20.4 Injektionen

Definition Bei einer Injektion werden Medikamente oder andere Stoffe mit einer Injektionskanüle durch die Hautoberfläche hindurch direkt in den Körper appliziert (verabreicht). Der Magen-Darm-Trakt wird dabei umgangen, deswegen spricht man auch von parenteraler (= am Darm vorbei) Verabreichung.

Nach Verabreichungsort und -form werden verschiedene Injektionen unterschieden (**Tab. 20.5**).

Tab. 20.5 ▶ Beispiele für Verabreichungsorte ausgewählter Injektionen.

Injektionsart	Verabreichungsort im Gewebe
Intraarteriell (= i.a.)	Arterien
intrakutan (= i.c)	derbe Lederhaut
intramuskulär (= i.m.)	Muskulatur
intravenös (= i.v.)	Venen
Subkutan (= s.c.)	Unterhautfettgewebe (Subkutis)

20.4.1 Vorbereiten von Injektionen

Zu Beginn der Vorbereitung werden Arbeitsplatz, Spritzentablett und Hände desinfiziert. Das Aufziehen der Medikamente erfolgt an einem ausschließlich dafür vorgesehenen Arbeitsplatz. Achten Sie darauf, dass Sie

---

KURZFASSUNG

Praktische Durchführung
- Medikamente vorbereiten
- Sondenlage überprüfen
- Sonde durchspülen
- Medikament verabreichen
- Patient auf Reaktionen beobachten
- Sonde nachspülen

Merke

Merke

Praxistipp

20.4 Injektionen

Definition

Nach Verabreichungsort und -form werden verschiedene Injektionen unterschieden (**Tab. 20.5**).

20.4.1 Vorbereiten von Injektionen

Zu Beginn der Vorbereitung werden Arbeitsplatz, Spritzentablett und Hände desinfiziert.

- Injektionen ohne Zeitdruck zubereiten,
- eine angemessen große freie Arbeitsfläche zur Verfügung haben,
- den Materialvorrat in Griffnähe stellen.

Material

Flüssige Medikamente werden in sterilen Einmalspritzen aufgezogen, die in verschiedenen Größen angeboten werden. Es können Mengen von 1, 2, 5, 10 und 20 ml aufgezogen werden (**Abb. 20.29**). Darüber hinaus gibt es besondere Skalierungen, z. B. Insulinspritzen mit 40 I E /ml (= Internationale Einheiten, **Abb. 20.30**).
Weiterhin werden für die Vorbereitung und auch die Verabreichung von Injektionen verschiedene Kanülen benötigt.

Abb. 20.29 ▶ Spritzen verschiedener Größen.

Abb. 20.30 ▶ Insulinspritze mit Kanüle.

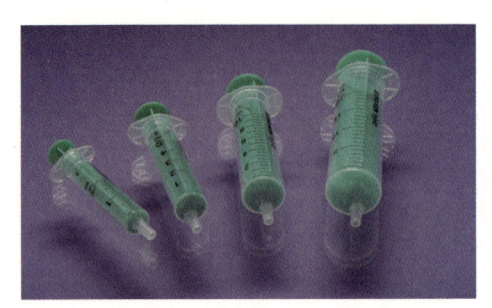

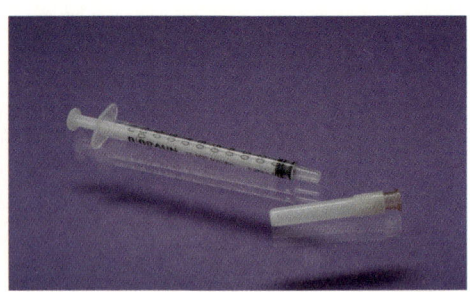

Aufziehen des Medikaments

Damit die Medikamente ohne Störung aufgezogen werden können, werden alle erforderlichen Materialien vorher bereitgestellt. Dazu zählen u. a.
- sterilisierte Tupfer
- Aufziehkanüle
- Spritze
- Injektionskanüle
- Kanülenabwurfbox

Die Fotoserie zeigt beispielhaft das Aufziehen eines Medikamentes aus einer Ampulle (**Abb. 20.31**).

Abb. 20.31 ▶ Aufziehen von Medikamenten aus einer Glasampulle.

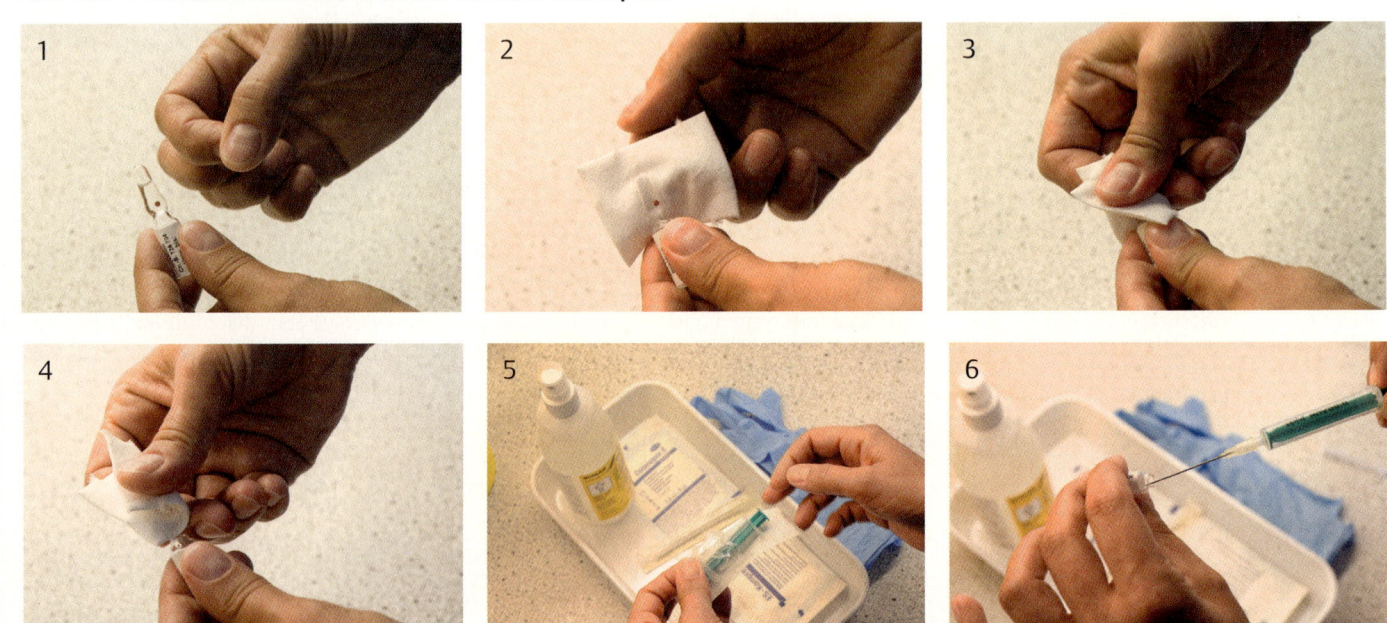

Die Fotoserie zeigt, wie ein Medikament aus einer Glasampulle in eine Spritze aufgezogen wird. **1** Injektionslösung aus dem Ampullenkopf in die Ampulle zurückbefördern, z. B. durch Beklopfen des Ampullenkopfs. **2** u.**3** Abbrechen des Ampullenhalses: Tupfer über den gesamten Ampullenkopf legen. **4** Ampullenkopf mit Daumen und Zeigefinger abknicken. **5** Aufziehen aus der Glasampulle: sorgfältiges Entnehmen von Spritze und Kanüle aus Verpackung. Peel-off-System nutzen, d. h. Kanüle und Spritze nicht durch die Verpackung stoßen. **6** Die Aufziehkanüle stößt auf dem Boden der Ampulle auf. Der Zeigefinger bietet ein Widerlager an der Spritzengriffplatte. Daumen und Zeigefinger ziehen den Spritzenkolben zurück.

Material (Kurzfassung)

Flüssige Medikamente werden in sterilen Einmalspritzen aufgezogen. Weiterhin werden für die Vorbereitung und auch die Verabreichung von Injektionen verschiedene Kanülen benötigt.

Material

Damit die Medikamente ohne Störung aufgezogen werden können, werden alle erforderlichen Materialien vorher bereitgestellt.

20.4.2 Subkutane Injektion

Bei der subkutanen (= s.c.) Injektionstechnik wird das Arzneimittel in die Subkutis (= Unterhautfettgewebe) gespritzt.
Die Subkutis enthält fast den gesamten Fettanteil der Haut mit eingelagerten kleinen Blutgefäßen und Nerven.

Injektionsstellen

Es eignen sich alle Körperregionen mit ausgeprägter Subkutis. Bauch und Oberschenkel sind für die subkutane Injektion besonders geeignet (**Abb. 20.32**)

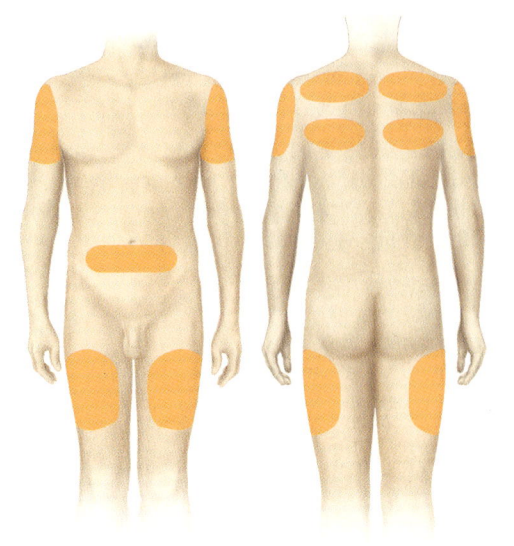

Abb. 20.32 ▶ Injektionsbereiche für subkutane Injektionen.

● Bereiche für subkutane Injektion (s.c.)

Merke Injektionen dürfen nicht in Narben, Hämatome oder Tattoos erfolgen.

Durchführung mit Spritzen

Die subkutane Injektion wird folgendermaßen durchgeführt:
- Hände desinfizieren
- Patienten informieren
- Material bereitlegen
- Mit Daumen und Zeigefinger die Haut in einer 2-3 cm starken Falte abheben und eine Hautfalte bilden.
- Haut desinfizieren
- Kanüle senkrecht in die Hautfalte einstechen
- Medikament langsam injizieren, danach Kanüle noch 8-10 Sek. in der Haut belassen, um einen Medikamentenrückfluss zu vermeiden.
- Kanüle zügig entfernen und sofort entsorgen. Hautfalte loslassen.
- Mit einem neuen Tupfer die Einstichstelle kurz komprimieren, aber keine kreisenden oder reibenden Bewegungen ausführen (**Abb. 20.33**).

Abb. 20.33 ▶ Subkutaninjektion in den Bauchbereich.
a Hautfalte aufnehmen und
b Kanüle im 90°-Winkel einstechen.

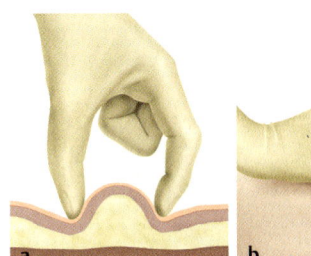

Aspiration. Aspiration in diesem Zusammenhang ist das Ansaugen von Flüssigkeit aus dem Gewebe vor der Injektion. Die Frage danach, ob aspiriert wird oder nicht, ist nicht eindeutig geklärt. Informieren Sie sich durch Herstellerangaben der Medikamente und beachten Sie hausinterne Standards.

Durchführung mit Insulinpen

Definition Insulinpens sind Insulinspritzen, die die Form eines Füllhalters haben. Sie sind einfach zu verwenden und erleichtern Patienten, die sich selbst spritzen, die Handhabung.

Alle Insulinfirmen vertreiben eigene, produktgebundene Pens. Unbedingt zu beachten ist, dass Patrone, Nadel und Pen zusammenpassen. Bei fast allen Pens kann die eingestellte Dosierung korrigiert werden, viele haben eine Dosisanzeige und einige sogar ein Display mit Anzeige der gewählten Insulineinheiten und der Zeit der letzen Applikation. Es gibt Pens zum Wiederauffüllen mit Patrone/Kartusche und Pens als Einmalartikel für Menschen, die die Patronen selbst nicht wechseln können. Für Patienten, die verschiedene Insuline spritzen, gibt es zur schnelleren Orientierung und um eine Verwechslung zu vermeiden, verschieden farbige Injektionshilfen (zur Insulintherapie s. S. 502).

KURZFASSUNG

20.4.2 Subkutane Injektion

Bei der subkutanen (= s.c.) Injektion wird das Arzneimittel in die Subkutis (= Unterhautfettgewebe) gespritzt.

Injektionsstellen

Es eignen sich alle Körperregionen mit ausgeprägter Subkutis (**Abb. 20.32**).

Merke ◀

Durchführung mit Spritzen

Die subkutane Injektion wird wie in **Abb. 20.33** beschrieben durchgeführt.

Durchführung mit Insulinpen

Definition ◀

Insulinpatrone, Nadel und Pen müssen immer zusammenpassen.
Es gibt Pens zum Wiederauffüllen und Pens als Einmalartikel.
Zur schnelleren Orientierung stehen verschieden farbige Injektionshilfen zur Verfügung.

Insulin wird **subkutan** (s.c.) injiziert.

Insulin wird am besten im **Kühlschrank** gelagert.

Vorbereiten der Materialien
- Injektionspen
- Spezialkanüle
- Kanülensicherheitsbox

Praktische Durchführung

▸ Merke

- Hände desinfizieren
- Material richten
- Patienten informieren
- Spezialkanüle auf Pen aufschrauben
- Pen-Funktionskontrolle durchführen
- Verzögerungs- oder Mischinsulin: Pen 10-mal kippen
- Insulindosis einstellen
- Injektionsstelle desinfizieren
- Schutzkappe von der Kanüle entfernen
- Hautfalte abheben und Injektionsnadel im 90°-Winkel einführen
- Insulin injizieren, Kanüle kurz im Stichkanal belassen
- Injektionsnadel rasch herausziehen
- Spezialkanüle abschrauben, in Kanülensicherheitsbox entsorgen
- bei Nachblutung Schnellverband anlegen

20.4.3 Intramuskuläre Injektion

▸ Definition

Die Injektion von Insulin erfolgt subkutan, also in das unter der Haut liegende Fettgewebe. Damit sich das Insulin verteilt und nicht durch den Einstichkanal zurückläuft, sollte nach erfolgter Injektion die Nadel noch kurz in der Haut belassen werden (bis 15 zählen). Gegen das Zurücklaufen kann auch die Nadel leicht abgewinkelt herausgezogen werden, dann verschiebt/verschließt sich der Einstichkanal.

Insulinlagerung. Insulin wird kühl gelagert zwischen 2–8 °C, am besten im Kühlschrank. Das Insulin darf weder gefrieren noch der direkten Sonneneinwirkung ausgesetzt sein. Insulin, im Anbruch und aktuell verwendet, wird bei Zimmertemperatur aufbewahrt. Den im Gebrauch befindlichen Insulinpen nicht in den Kühlschrank legen.

Vorbereiten der Materialien
- Injektionspen
- Spezialkanüle
- Kanülensicherheitsbox
- eventuell neue Kartusche

Praktische Durchführung

▸ Merke Vor der Injektion muss geprüft werden, ob genügend Insulin in der Kartusche ist.

- Hände nach Hygieneplan desinfizieren.
- benötigte Gegenstände auf desinfizierter Arbeitsfläche (z.B. Tablett) richten; den mit dem Namen des Patienten beschrifteten Pen überprüfen, ob noch genügend Insulin und das richtige Insulin in der Patrone/Kartusche ist.
- Patienten über geplante Maßnahme informieren (auch bewusstlose Patienten!), Fenster und Türen schließen.
- Besucher aus dem Patientenzimmer bitten.
- Patientenbett auf eine Rücken schonende Arbeitshöhe bringen und eventuell den Handlungsablauf störende Kleidungsstücke entfernen, dabei die Intimsphäre beachten.
- Spezialkanüle auf den Pen aufschrauben; Spritzt sich der Patient selbst, kann die Kanüle mehrfach genutzt werden.
- Pen-Funktionskontrolle durchführen: 1–2 Einheiten Insulin senkrecht nach oben herausspritzen.
- Bei Verzögerungs- oder Mischinsulin: Pen circa 10-mal kippen um die Flüssigkeit zu mischen.
- Insulindosis nach Arztverordnung z.B. durch Drehen am Dosierring einstellen: Der eingestellte Wert ist am Sichtfenster ablesbar.
- Injektionsstelle nach Injektionsschema auswählen und desinfizieren.
- Schutzkappe von der Kanüle entfernen.
- Hautfalte abheben und Injektionsnadel im 90°-Winkel einführen.
- Insulin durch Druck auf den Penkopf vollständig injizieren und Kanüle kurz im Stichkanal belassen, um den Rückfluss des Medikaments beim Herausziehen zu vermeiden.
- Injektionsnadel rasch herausziehen.
- Nach der Injektion Sicherungsring wieder in die Ausgangsposition drehen, Spezialkanüle abschrauben und direkt in die Kanülensicherheitsbox entfernen.
- Bei Nachblutung Schnellverband anlegen.

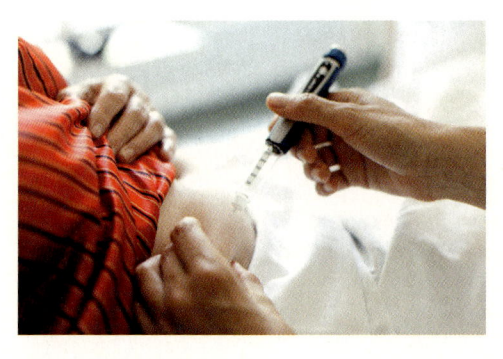

Abb. 20.34 ▸ Injektion mit Insulinpen.

Nachbereitung.
- Patienten beim Rücklagern und Anziehen unterstützen.
- Gebrauchte Materialien sachgerecht ver- bzw. entsorgen.
- Abschließend Hände desinfizieren.
- Maßnahme durch Eintragung in den Pflegebericht mit Handzeichen und Uhrzeit dokumentieren.

20.4.3 Intramuskuläre Injektion

▸ Definition Die intramuskuläre Injektion ist eine Injektionstechnik, bei der Arzneimittel in einen Muskel gegeben werden.

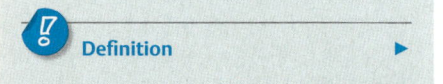

Die Pflegefachkraft führt die intramuskuläre Injektion nach Arztanordnung durch. Oft erfolgt vor einer Operation eine i.m.-Injektion. Besonders geeignet für die i.m.-Injektion sind Gesäß- und Oberschenkelmuskel.
Im Rahmen der intramuskulären Injektion ergeben sich für Pflegehelfer v. a. bei der Vorbereitung (s. S. 361) Aufgaben.

20.4.4 Intravenöse Injektion

Definition Bei der intravenösen Injektion (= i.v. Injektion) wird das Arzneimittel direkt in die Vene gegeben. Die Wirkung der Arznei tritt dadurch sofort ein.

Der Arzt führt die i.v. Injektion durch, oft erfolgt diese Technik in Notfallsituationen.
Im Rahmen der intravenösen Injektion ergeben sich für Pflegehelfer v. a. bei der Vorbereitung (s. S. 361) Aufgaben.

20.5 Absaugen von Sekret

Definition Beim Absaugen werden Blut, Sekrete, Luft oder feste Stoffe aus Körperöffnungen oder Körperhöhlen mithilfe eines Absaugkatheters unter Sog entfernt.

20.5.1 Indikationen

Der Nasen-Rachen-Raum (nasal) oder der Mund-Rachen-Raum (oral) wird z. B. abgesaugt, um Sekretanhäufungen zu vermeiden und die Lungenbelüftung zu verbessern. Das Absaugen wird auch eingesetzt, wenn der Verdacht besteht, dass sich Fremdkörper in den Atemwegen befinden. Nasal oder oral wird z. B. abgesaugt, wenn die Atmung Rasselgeräusche aufweist. Grundsätzlich gilt: So wenig wie möglich und so häufig wie nötig absaugen. Das Absaugen greift in den Körper ein (ist invasiv). Dabei besteht also immer die Gefahr, dass durch unsachgemäßes Arbeiten Keime in den Körper eingebracht werden.

20.5.2 Vorgehen beim Absaugen

Vorbereitung der Materialien
- Schutzhandschuhe und 1 steriler Einmalhandschuh
- 2 sterile Absaugkatheter
- 1 Absauganlage oder Absauggerät mit Auffangbehälter (geschlossenes System) und Wasserbehälter zum Durchspülen des Schlauchsystems
- 1 Abwurfbehälter
- 1 Mundschutz
- ggf. Salbe oder Gel zur Schleimhautbetäubung (Anästhetikum)
- Materialien zur Mund- bzw. Nasenpflege
- Zellstoff, Nierenschale (falls Patient erbricht)

Praktische Durchführung
Die Durchführung erfolgt durch die Pflegekraft.
- Hände nach Hygieneplan desinfizieren.
- Benötigte Gegenstände auf desinfizierter Arbeitsfläche richten und Vollständigkeit überprüfen.
- Funktionsfähigkeit der Absauganlage durch Herstellen des Sogs kontrollieren.
- Patienten über geplante Maßnahme informieren (auch bewusstlose Patienten!) und Oberkörper hoch lagern, wenn keine Kontraindikation besteht.
- Fenster und Türen schließen und Besucher aus dem Patientenzimmer bitten.
- Patientenbett auf eine rückenschonende Arbeitshöhe bringen.
- Mundschutz und Schutzhandschuhe anziehen.
- Mund- bzw. Nasenpflege durchführen, um Gefahr einer Keimverschleppung zu reduzieren.
- Um dem Patienten unnötige Schmerzen zu ersparen und um Schleimhautverletzungen vorzubeugen, empfiehlt es sich, den Katheter mit einem betäubenden Gel oder mit Salbe gleitfähig zu machen.
- Mundschutz und Schutzhandschuhe anziehen, Nierenschale und Zellstoff bereitstellen, falls Patient erbricht.
- Patient mehrmals tief durchatmen lassen oder Sauerstoff verabreichen, wenn vom Arzt angeordnet. Damit ist gewährleistet, dass der Patient ausreichend mit Sauerstoff versorgt ist (Oxygenierung).
- Verpackung des Absaugkatheters öffnen und unter Wahrung der Sterilität mit dem Absaugschlauch verbinden (Verpackung bleibt zunächst um den Absaugkatheter).

KURZFASSUNG

Die Pflegefachkraft führt die intramuskuläre Injektion nach Arztanordnung durch.

20.4.4 Intravenöse Injektion

Definition

Der Arzt führt die i.v. Injektion durch.

20.5 Absaugen von Sekret

Definition

20.5.1 Indikationen

Der Nasen-Rachen-Raum (nasal) oder der Mund-Rachen-Raum (oral) wird z. B. abgesaugt, um Sekretanhäufungen zu vermeiden und die Lungenbelüftung zu verbessern oder wenn der Verdacht besteht, dass sich Fremdkörper in den Atemwegen befinden.

20.5.2 Vorgehen beim Absaugen

Vorbereitung der Materialien

Vor Beginn des Absaugens werden die benötigten Materialien auf Vollständigkeit hin überprüft.

Praktische Durchführung

- Hände desinfizieren
- Gegenstände richten, auf Vollständigkeit prüfen
- Absauganlage kontrollieren
- Patienten informieren, Oberkörper wenn möglich hoch lagern
- Fenster/Türen schließen, Besucher aus Zimmer bitten
- Patientenbett rückenschonend einstellen
- Mundschutz/Schutzhandschuhe anziehen
- Mund- bzw. Nasenpflege durchführen
- Katheter mit betäubendem Gel/Salbe gleitfähig machen
- Mundschutz und Schutzhandschuhe anziehen
- Nierenschale/Zellstoff bereitstellen, falls Patient erbricht
- Patient tief durchatmen lassen

- Sterilen Einmalhandschuh anziehen, mit der unsterilen Hand vorsichtig die Verpackung vom Katheter abziehen, dabei den Katheter mit der sterilen Hand ergreifen.
- Absauggerät einschalten und auf einen Unterdruck von ca. 0,2 bar einstellen (Sog durch Verschließen der Öffnung am Fingertipp mit dem Daumen der unsterilen Hand herstellen).
- Absaugkatheter über Mund oder Nase rasch einführen und Rachenraum absaugen, dabei Sekret auf Menge, Konsistenz und Farbe beobachten.
- Unter Sog Absaugkatheter zurückziehen, dabei um den Finger wickeln und Handschuh darüberstülpen.

Nachbereitung

- Vitalzeichen überprüfen.
- Gebrauchte Materialien sachgerecht entsorgen und Absaugschlauch durchspülen.
- Bei Bevorratung der Materialien am Bett darauf achten, dass alles Notwendige für den nächsten Absaugvorgang vorhanden ist.
- Abschließend Hände desinfizieren und Maßnahme dokumentieren.

20.6 Verabreichen von Sauerstoff

Sauerstoff ist ein lebensnotwendiges Gas, das in der Luft enthalten ist. Die Zellen müssen durchgehend mit Sauerstoff versorgt werden, da sie ihn nicht speichern können. Kommt es im Körper jedoch zu Sauerstoffmangel, reagiert der Körper mit Atemnot, die Haut und Schleimhäute verfärben sich blau (Zyanose). Allgemein kommt es ggf. auch zu Angst und Unruhe, die Herzfrequenz ist erhöht oder ggf. erniedrigt. Der Patient ist verwirrt, hat Kopfschmerzen oder Übelkeit.

Verordnungspflicht. Eine Sauerstofftherapie muss, außer im akuten Notfall, ärztlich verordnet sein. Die Verordnung enthält
- Dosierung der Menge des Sauerstoffs in Litern pro Minute,
- Dauer der Anwendung:
    - durchgehend (kontinuierlich) oder
    - mit Unterbrechungen (intermittierend) und
- Verabreichungsform (**Abb. 20.35**):
    - Sauerstoffbrille
    - Sauerstoffsonde
    - Sauerstoffmaske
    - Sauerstoffzelt

Abb. 20.35 ▶ Es gibt verschiedene Möglichkeiten, Sauerstoff zu verabreichen.

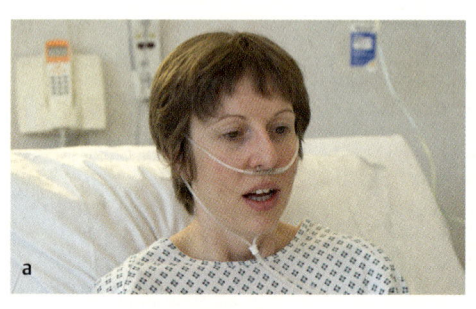

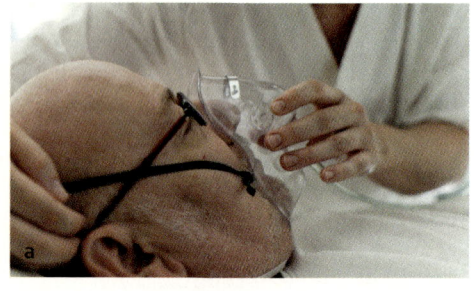

a Sauerstoffbrille. b Sauerstoffmaske.

20.6.1 Sauerstoffapplikationssysteme

Medizinischer Sauerstoff wird aus Luft gewonnen. Die Qualität unterliegt der Aufsicht des Apothekers.

Zentrale Gasversorgung über Wandanschluss. Dabei wird der Sauerstoff aus einem über dem Patientenbett installierten Wandanschluss entnommen. Die genaue Dosierung (l/min) wird am Feinregulierventil eingestellt und am Durchflussströmungsmesser (Flowmeter) kontrolliert.

Sauerstoffflaschen. Fehlt eine zentrale Gasversorgung oder benötigt ein mobiler Patient Sauerstoff, können Abfüllungen in Flaschen genutzt werden. Eine Sauerstoffflasche hat nur eine bestimmte Menge Rauminhalt, z. B. 10 l. Um ein Vielfaches dieses Rauminhalts mit Sauerstoff zu füllen, wird der Sauerstoff unter hohem Druck verdichtet. Dieser Druck wird in Bar angegeben und lässt sich an einem Manometer ablesen. Um dem Patienten den Sauerstoff ohne Schäden zuführen zu können, wird die Flasche mit einem Druckminderer verbunden. Den tatsächlichen Sauerstofffluss aus der Flasche kann man am Flowmeter ablesen.

Merke Beim Umgang mit Sauerstoffflaschen ist immer große Vorsicht geboten, da das Gas unter hohem Druck steht. Folgende Vorschriften sind strikt zu beachten:
- Es besteht absolutes Rauch- und Feuerverbot.
- Flaschen dürfen nicht gerollt oder geworfen werden.
- Beim Hinstellen müssen die Flaschen z. B. mit einer Kette vor dem Umstürzen gesichert werden.
- Direkte Sonneneinstrahlung ist zu vermeiden.
- Zum Öffnen des Flaschenventils darf keine Gewalt angewendet werden.
- Ventile dürfen niemals gefettet oder geölt werden (Explosionsgefahr!).

Praxistipp Wie kann ich den Sauerstoffvorrat einer Flasche berechnen?

Um den Sauerstoffvorrat einer Flasche zu berechnen, wird der verfügbare Rauminhalt der Sauerstoffflasche (z. B. 10 l) mit dem Manometerstand (z. B. 90 bar) multipliziert und durch die angeordnete Literzahl (z. B. 3 l/min) dividiert. Die Lösung der Aufgabe finden Sie in **Abb. 20.36**.

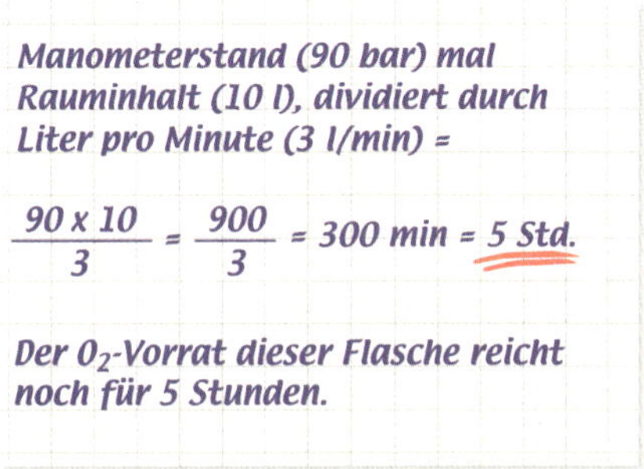

Manometerstand (90 bar) mal Rauminhalt (10 l), dividiert durch Liter pro Minute (3 l/min) =

$$\frac{90 \times 10}{3} = \frac{900}{3} = 300 \text{ min} = 5 \text{ Std.}$$

Der O_2-Vorrat dieser Flasche reicht noch für 5 Stunden.

Abb. 20.36 ▶ Beispielrechnung zur Ermittlung des Sauerstoffvorrats.

Mobile O_2-Konzentratoren. Diese produzieren aus atmosphärischer Luft reinen Sauerstoff. Raumluft wird angesaugt, verdichtet und der Luftstickstoff gebunden. Die Geräte sind etwa so groß wie ein Koffer und können außer Haus mitgeführt werden.

20.6.2 Hilfsmittel zur Sauerstoffverabreichung

Besonderheiten Kinder Beim Säugling kann Sauerstoff auch verabreicht werden, wenn er in einem Inkubator liegt.

Merke Flussraten von mehr als 4 Litern pro Minute können Reizungen in der Nase verursachen.

Sauerstoffbrille. Sauerstoffbrillen werden für die Zufuhr geringerer Sauerstoff-Flussraten (bis zu 6 Litern pro Minute) verwendet (**Abb. 20.35a**). Sie sind zur langfristigen Verabreichung von Sauerstoff geeignet. Die beiden Schlauchenden reichen circa 1 cm in die Nasenöffnung. Sie können bei Bedarf gekürzt werden. Wie Brillenbügel lassen sich die Schläuche hinter die Ohrmuschel legen oder am Hinterkopf befestigen. Wird die Brille ohne Schaumstoffpolster verwendet, geht sehr viel Sauerstoff an die Umgebungsluft verloren. Eine genaue Dosierung der Sauerstoffzufuhr ist daher nicht möglich.

Sauerstoffmaske. Durch die Maske kann hoch dosierter Sauerstoff verabreicht werden (**Abb. 20.35b**). Der Nachteil ist, dass der Patient mit der Maske schlecht sprechen, nicht essen und trinken kann. Außerdem verursacht eine Gesichtsmaske zunächst Unsicherheit und Angst.

Merke Sauerstoff ist ein Medikament und daher nicht frei von Nebenwirkungen. In hohen Dosen wirkt Sauerstoff giftig. Als typische Zeichen einer Sauerstoffvergiftung treten Schwindel und Krämpfe auf. Deshalb müssen die ärztlichen Angaben zu Dosis und Dauer der Behandlung unbedingt eingehalten werden.

20.6.3 Sauerstoffgabe

Vorbereitung der Materialien

- Hilfsmittel zur Sauerstoffgabe
- Sauerstoffanlage/Sauerstoffflasche
- Reduzierventil
- Sauerstoffbefeuchter
- Aqua destillata (Befeuchterflasche)

Praktische Durchführung

- Hände desinfizieren
- benötigtes Material richten
- Sauerstoffbefeuchter mit Aqua destillata befüllen
- Patienten informieren
- verordnetes Hilfsmittel aufsetzen
- Sauerstoff mit verordneter Dosis einstellen
- Vitalzeichen kontrollieren

Hilfsmittel zur Sauerstoffgabe werden täglich gewechselt, Sonde und Brille täglich auf Durchgängigkeit überprüft.

20.6.3 Sauerstoffgabe

Vorbereitung der Materialien

Es müssen gerichtet werden:

- verordnetes Hilfsmittel zur Sauerstoffgabe
- zentrale Sauerstoffanlage mit Wandanschluss im Patientenzimmer oder Sauerstoffflasche
- Reduzierventil
- Sauerstoffbefeuchter
- Aqua destillata (Befeuchterflasche)

Praktische Durchführung

- Hände nach Hygieneplan desinfizieren.
- Benötigte Gegenstände auf desinfizierter Arbeitsfläche (z. B. Tablett) richten.
- Sauerstoffflasche auf Inhalt (Aufschrift „Sauerstoff"), Füllungszustand und Dichtigkeit überprüfen.
- Sauerstoffvorrat berechnen.
- Sauerstoffbefeuchter mit Aqua destillata unter sterilen Bedingungen füllen und an Sauerstoffflasche oder Wandanschluss ankoppeln oder wenn möglich direkt anschließen.
- Patienten über geplante Maßnahme informieren, Fenster und Türen schließen und Besucher aus dem Patientenzimmer bitten.
- Patientenbett auf eine rückenschonende Arbeitshöhe bringen und Patienten unterstützen, eine sitzende Position einzunehmen (atemerleichternd), sofern keine Kontraindikation vorliegt.
- Nase reinigen lassen, ggf. nasal absaugen.
- Verordnetes Hilfsmittel zur Sauerstoffgabe aufsetzen und mit dem Sauerstoffbefeuchter verbinden.
- Sauerstoffflasche öffnen und verordnete Literzahl nach Arztverordnung einstellen.
- Atemfrequenz und -tiefe, Puls, Blutdruck, Hautfarbe und Bewusstseinszustand des Patienten regelmäßig überprüfen.

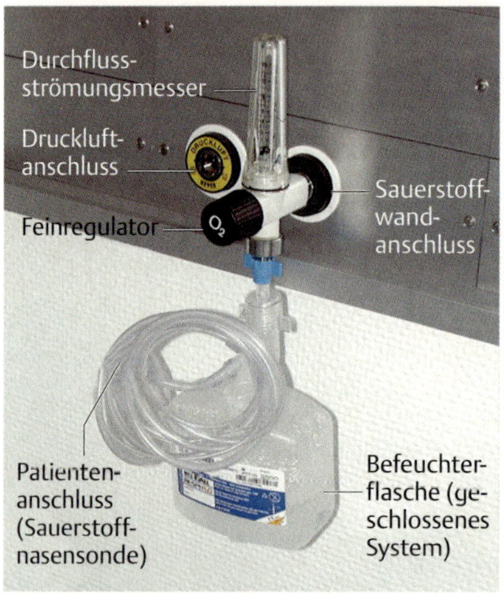

Abb. 20.37 ► Sauerstoffwandanschluss mit Befeuchterflasche.

Nach der Sauerstoffgabe. Im Anschluss an die Sauerstoffgabe muss das Hauptventil geschlossen und das System entlüftet werden. Die Hilfsmittel zur Sauerstoffgabe werden täglich gewechselt und Sonde und Brille auf Durchgängigkeit überprüft. Es muss immer darauf geachtet werden, dass sich ausreichend Flüssigkeit (Aqua destillata) im Sauerstoffbefeuchter befindet.

20.7 Versorgen von Wunden

20.7.1 Grundlagen

Definition ►

Wunden werden abhängig von ihrem Erscheinungsbild und Verletzungshergang eingeteilt in:

- Schürfwunden
- Schnittwunden
- Stichwunden
- Platz-, Quetschwunden
- Skalpierung/Décollement
- Kratzwunden
- Schusswunden
- Risswunden
- Bisswunden
- Pfählungsverletzung

20.7 Versorgen von Wunden

20.7.1 Grundlagen

Definition Eine Wunde ist ein Defekt von Gewebe oder Organen, der durch äußere Einwirkungen entstanden ist.

Je nach Erscheinungsbild und Verletzungshergang können Wunden eingeteilt werden in

- **Schürfwunden**: Das sind flächenhafte Wunden. Sie sondern oft stark Sekret ab, bluten jedoch meist wenig.
- **Schnittwunden**: Diese entstehen durch spitze Gewalt. Sie zeigen glatte Wundränder und bluten anfangs heftig.
- **Stichwunden**: Eine Stichverletzung erscheint oft von außen als kleine Verletzung, kann aber weit in die Tiefe reichen.
- **Platz-, Quetschwunden**: Sie entstehen durch stumpfe Gewalteinwirkung. Es kommt zur Blutung, die Wundränder sind jedoch unregelmäßig begrenzt und gequetscht.
- **Skalpierung/Décollement**: Durch Abscherung wird Haut und Gewebe teilweise oder ganz abgetrennt.
- **Kratzwunden**: Sie entstehen meist durch Tiere, deshalb besteht eine hohe Infektionsgefahr. Sie entsprechen oberflächlichen Risswunden.
- **Schusswunden**: Diese Wunden entstehen durch ausgedehnte Gewebezerstörung aufgrund der hohen Energieübertragung. Sie sind eine Kombination aus Riss- und Quetschwunde.

Die Einschusswunde ist meist klein mit Verbrennungen und Pulverschmauch. Die Ausschusswunde meist größer und stark zerfetzt.
- **Risswunden**: Sie entstehen durch Dehnung oder Zerrung. Sie bluten ebenfalls und zeigen unregelmäßige, zerrissene Wundränder. Es können sich Wundtaschen bilden.
- **Bisswunden**: Bisse können durch Tiere und Menschen entstehen. Diese Wunden sind Kombinationsverletzungen von Riss- und Quetschwunden. Auch hier zeigt sich häufig eine ausgedehnte Taschenbildung.
- **Pfählungsverletzung**: Dringen pfahlartige Gegenstände in den Körper ein (ggf. auch durch bereits bestehende Körperöffnungen wie Scheide, After oder Mund) handelt es sich um eine Pfählungsverletzung. Die Gefahr innerer Weichteilverletzungen ist dabei sehr groß.

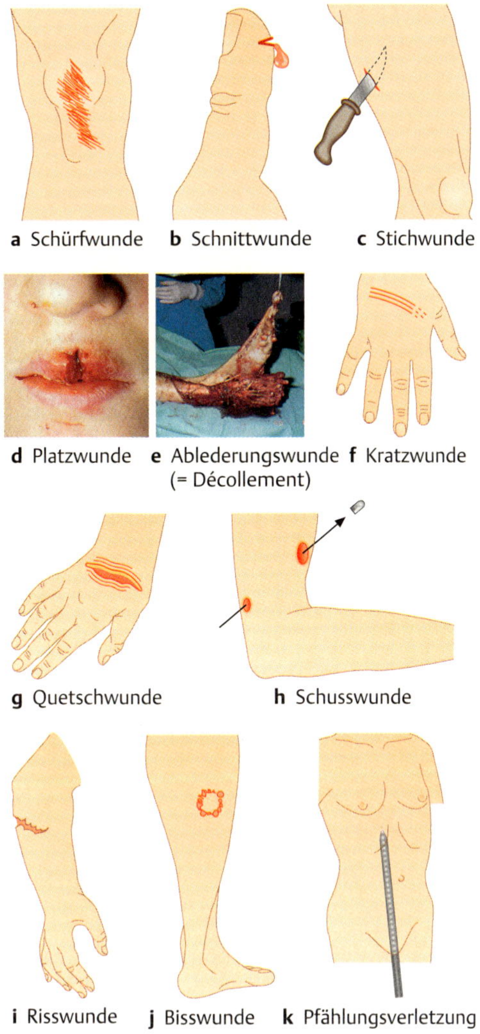

Abb. 20.38 ▸ Wunden.
a Schürfwunde.
b Schnittwunde.
c Stichwunde.
d Platzwunde.
e Ablederungswunde.
f Kratzwunde.
g Quetschwunde.
h Schusswunde.
i Risswunde.
j Bisswunde.
k Pfählungsverletzung.

Begleiterscheinungen von Wunden

Schmerzen: Etwa ein Drittel aller Verletzten hat keine Schmerzen. Diese Schmerzlosigkeit kann Minuten bis Stunden anhalten.
Blutung: Die Art der Wundentstehung, Ort und Tiefe der Verletzung sowie die beteiligten Gefäße bestimmen das Ausmaß der Blutung:
- **arterielle Blutung** (aus einer Arterie): stark, spritzend, pulsierend, schneller Blutverlust, relativ rasch Schockzustand durch Volumenmangel (Lebensgefahr)
- **venöse Blutung** (aus einer Vene): Sind größere Venen betroffen (z. B. Krampfadern) können auch diese Blutungen ein beträchtliches Ausmaß annehmen.
- **kapilläre Blutungen** (aus Kapillaren = kleinste Gefäße im Gewebe): punktförmige oder Sickerblutungen, auch Blutungen unter der Haut sind möglich (bei Gerinnungsstörungen).

> **Praxistipp** Wie dokumentiere ich den Zustand einer Wunde?
>
> Durch die Wunddokumentation müssen der Zustand der Wunde, der Verlauf der Wundheilung, die Wundversorgung und der Verbandswechsel nachvollziehbar sein.
>
> Folgende Wundmerkmale sind schriftlich zu dokumentieren:
> - Sondert die Wunde Flüssigkeit (Exsudat) ab? Wie stark, z. B. starke Sekretabsonderung, Wunde am Austrocknen.
> - Wie ist die Wundflüssigkeit (Exsudat) beschaffen, z. B. blutig?
> - Wie stark neigt die Wunde zum Bluten?
> - Wie schmerzhaft ist die Wunde für den Patienten?
> - Weist die Wunde Infektionsanzeichen auf, z. B. Schwellung, Rötung, gelbliche oder grünliche, schmierige Beläge, Geruch?
> - Wie groß ist die Wunde, z. B. 2-Euro-Stück?

Begleiterscheinungen von Wunden

Wunden gehen mit **Schmerzen** einher. Abhängig vom Ausmaß der Verletzung kommt es zu einer **Blutung**.

Praxistipp

Wundheilung

Primär heilende Wunden verschließen schnell.
Entzündung oder Wundsekretion besteht nicht.

Sekundär heilende Wunden sind infiziert. Die Wunde verschließt sich nur verzögert und schrittweise.

> **Praxistipp** ▶

Wundheilung

Je nach Wundart unterscheidet man primär heilende Wunden und sekundär heilende Wunden.

Primäre Wundheilung:
- Die Wunde verschließt sich durch direktes Aneinanderlagern, Verwachsen und Vernarben der glatten Wundränder, z. B. bei Operationswunden.
- Es wird nur minimal Gewebe neu gebildet.
- Die Heilung wird nicht durch Entzündung oder Wundsekretion verzögert.

Sekundäre Wundheilung:
- Die Wunde ist meist mit Krankheitserregern verunreinigt (infiziert). Die Wunde verschließt sich aufgrund einer Wundheilungsstörung nur verzögert und schrittweise.
- Die Wunde neigt zu starker Narbenbildung (Kontraktion).
- Häufig sind betroffene Patienten psychisch stark gefordert, ggf. sozial und physisch belastet.

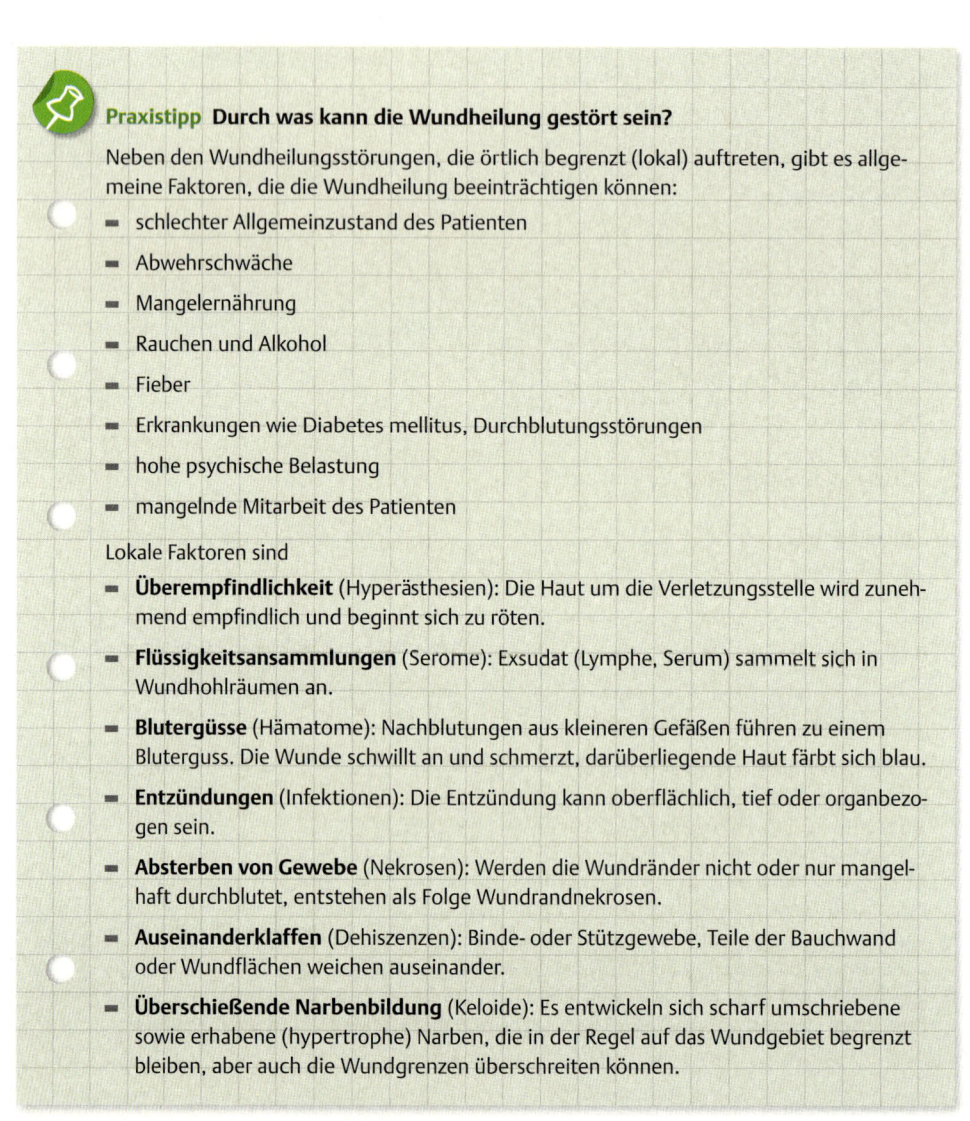

> **Praxistipp** Durch was kann die Wundheilung gestört sein?
>
> Neben den Wundheilungsstörungen, die örtlich begrenzt (lokal) auftreten, gibt es allgemeine Faktoren, die die Wundheilung beeinträchtigen können:
> - schlechter Allgemeinzustand des Patienten
> - Abwehrschwäche
> - Mangelernährung
> - Rauchen und Alkohol
> - Fieber
> - Erkrankungen wie Diabetes mellitus, Durchblutungsstörungen
> - hohe psychische Belastung
> - mangelnde Mitarbeit des Patienten
>
> Lokale Faktoren sind
> - **Überempfindlichkeit** (Hyperästhesien): Die Haut um die Verletzungsstelle wird zunehmend empfindlich und beginnt sich zu röten.
> - **Flüssigkeitsansammlungen** (Serome): Exsudat (Lymphe, Serum) sammelt sich in Wundhohlräumen an.
> - **Blutergüsse** (Hämatome): Nachblutungen aus kleineren Gefäßen führen zu einem Bluterguss. Die Wunde schwillt an und schmerzt, darüberliegende Haut färbt sich blau.
> - **Entzündungen** (Infektionen): Die Entzündung kann oberflächlich, tief oder organbezogen sein.
> - **Absterben von Gewebe** (Nekrosen): Werden die Wundränder nicht oder nur mangelhaft durchblutet, entstehen als Folge Wundrandnekrosen.
> - **Auseinanderklaffen** (Dehiszenzen): Binde- oder Stützgewebe, Teile der Bauchwand oder Wundflächen weichen auseinander.
> - **Überschießende Narbenbildung** (Keloide): Es entwickeln sich scharf umschriebene sowie erhabene (hypertrophe) Narben, die in der Regel auf das Wundgebiet begrenzt bleiben, aber auch die Wundgrenzen überschreiten können.

Die Wundheilung kann in verschiedene Stadien eingeteilt werden.

Die Wundheilung kann in verschiedene Stadien eingeteilt werden. Um das Wundstadium festzustellen, muss die Wunde sorgfältig begutachtet werden. Dies ist eine wesentliche Voraussetzung, um den passenden Verbandsstoff zu ermitteln (**Tab. 20.6**).

Tab. 20.6 ▶ Verschiedene Wundstadien und ihre Merkmale.

Bezeichnung des Wundstadiums	Merkmale	empfohlene Wundauflage
primär heilende Wunde	Trocken	- Textilpflaster oder Kompresse - oder andere wundheilungsunterstützende Verbände (z. B. Folienverband, dünner Hydrokolloidverband)
primär heilende Wunde mit Wundabsonderung	Wundsekret wird abgesondert	- Textilpflaster oder Kompresse/Vlies

Tab. 20.6 ▶ Fortsetzung

Bezeichnung des Wundstadiums	Merkmale	empfohlene Wundauflage
sekundär heilende Wunde mit schmierigen Belägen, Granulationsphase	fibrinöse (= gerinnende) Beläge	− Hydrokolloidverband − oder andere wundheilungsunterstützende Verbände (z. B Hydrogel, Alginat, Hydropolymerverband)
sekundär heilende Wunde mit Nekrose, trocken	trocken, Zelluntergang (Schwarzfärbung)	− Hydrogel − oder andere wundheilungsunterstützende Verbände (z. B Hydrokolloidverband, Hydropolymerverband, TenderWet)
sekundär heilende Wunde, infiziert	Nekrose und Eiter	− Alginatverband − oder andere wundheilungsunterstützende Verbände (z. B Kompressen, TenderWet)
sekundär heilende Wunde, Granulationsphase	Granulation flächig (hellrot, gut durchblutet), am Rand noch leicht fibrinös	− Hydrokolloidverband − oder andere wundheilungsunterstützende Verbände (z. B Alginat, Hydropolymerverband)
sekundär heilende Wunde, Epithelisierungsphase	Wunde fast komplett mit Epithel bedeckt	− Hydrokolloidverband − oder andere wundheilungsunterstützende Verbände (z. B: Hydropolymerverband)

Wundversorgung

Definition Die Wundversorgung umfasst alle Maßnahmen (z. B. operative Wundbehandlung, Ruhigstellung, Wundverband), um eine schnelle Wundheilung zu erreichen.

Neben den allgemeinen Hygienemaßnahmen müssen beim Wechseln von Wundverbänden folgende hygienische Richtlinien beachtet werden:
− Kreuzkontaminationen, also die Übertragung von Krankheitserregern von verunreinigten auf keimarme/keimfreie Gebiete, sind zu vermeiden. Beispielsweise durch die hygienische Händedesinfektion vor und nach jedem Verbandswechsel.
− Nur ein Tablett, nicht der komplette Verbandswagen soll mit ins Zimmer genommen werden (**Abb. 20.39**).
− Es sollte Schutzkleidung getragen werden.
− Die Non-Touch-Technik ist zu praktizieren, das heißt, zum Verbandswechsel werden Einmalhandschuhe, sterile Handschuhe und Instrumente verwendet. Es wird versucht, bei allen Maßnahmen die Wunde nicht zu berühren.

Abb. 20.39 ▶ Der Verbandswagen sollte immer außerhalb des Patientenzimmers verbleiben. Alle für den Verbandswechsel benötigten Materialien werden auf einem Tablett ins Zimmer gebracht und dort zur Verwendung gerichtet.

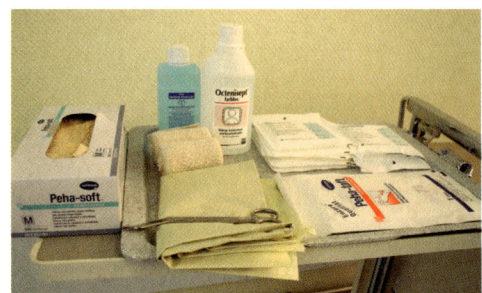

20.7.2 Verbandwechsel bei aseptischen Wunden

Definition Bei keimfreien (aseptischen) Wunden wird der Verbandswechsel so durchgeführt, dass Keime von der Wunde ferngehalten werden.

Ein aseptischer Wundverband erfolgt z. B. postoperativ nach aseptischen Operationen und an der Eintrittsstelle von Kathetern und Sonden.

Kurzfassung

Wundversorgung

Definition ◀

Folgende allgemeine Hygienemaßnahmen gelten beim Wechsel von Wundverbänden:
− Kreuzkontaminationen vermeiden.
− Schutzkleidung tragen.
− Non-Touch-Technik praktizieren.

20.7.2 Verbandwechsel bei aseptischen Wunden

Definition ◀

nach Operationen, an Eintrittsstelle von Kathetern und Sonden

Material

Unsterile Materialien sind
- Tablett bzw. Verbandwagen, Einmalhandschuhe,
- Händedesinfektionsmittel, Nierenschale,
- Materialien zum Befestigen des Wundverbands wie Pflaster, Binden, Schlauchmull,
- Abwurfbehälter, Verbandschere, eventuell Mundschutz.

Sterile Materialien sind
- Einmalhandschuhe, Kompressen oder Tupfer,
- Pinzette (chirurgisch), Schere, NaCl 0,9 %.

Vorbereitung
- Benötigte Gegenstände auf einer desinfizierten Arbeitsfläche (Tablett, ausgezogener Nachttisch oder Verbandwagen) richten und auf Vollständigkeit überprüfen.
- Den Patienten über die geplante Maßnahme informieren (auch bewusstlose Patienten!) und ggf. Besucher aus dem Patientenzimmer bitten.
- Fenster und Türen schließen und im selben Raum stattfindende Reinigungsarbeiten während des Verbandswechsels beenden.
- Das Patientenbett auf eine rückenschonende Arbeitshöhe bringen und für den Handlungsablauf störende Bekleidung entfernen (Sichtschutz).
- Der Patient sollte schmerzfrei in Abhängigkeit zur Wundlokalisation gelagert werden.
- Die Hände nach Hygieneplan desinfizieren und die Arbeitsfläche mit den notwendigen Materialien gut erreichbar positionieren:
  - ggf. sterile Verpackung öffnen (Pinzette oder Kompressen nachdem der äußere Verband entfernt wurde).
  - Kompressen z. B. mit NaCl-Lösung tränken.
- Mundschutz anlegen (z. B. wenn Pflegende erkältet ist) und unsterile Einmalhandschuhe anziehen.

Praktische Durchführung
- Den äußeren Verband vorsichtig lösen. Bei Verklebungen der Kompressen mit dem Wundgebiet z. B. mit NaCl-Lösung durchfeuchten, um sie besser ablösen zu können.
- Kompressen vorsichtig ohne Wundberührung entfernen und direkt mit den Einmalhandschuhen im Abwurfbehälter entsorgen.
- Nun eine sterile Pinzette entnehmen bzw. sterile Einmalhandschuhe anziehen:
  - Wundgebiet mit steriler Pinzette und den bereits mit NaCl-Lösung getränkten Kompressen von innen nach außen reinigen (**Abb. 20.40**).
  - Für jeden Wischvorgang eine neue Kompresse verwenden (bei Verwendung von Einmalhandschuhen nicht die Haut des Patienten berühren).
  - Die gereinigte Wunde sorgfältig auf Anzeichen einer Infektion (z. B. Rötung) oder Veränderung des Wundgebiets (z. B. Schwellung) beobachten.
  - Wundabdeckende sterile Kompresse mit der sterilen Pinzette auflegen (bei Drainagen oder Kathetern Schlitzkompressen verwenden oder Kompressen mit steriler Schere einschneiden).
  - Weitere Kompressen zur Abpolsterung des Wundgebiets aufbringen.
- Die Pflasterlänge wird an dem zu versorgenden Wundgebiet abgemessen und entsprechend zurechtgeschnitten. Beim Aufkleben Spannungsblasen vermeiden:
  - locker auflegen, vorsichtig glatt streichen,
  - Auswahl des Pflasters nach Empfindlichkeit der Patientenhaut.

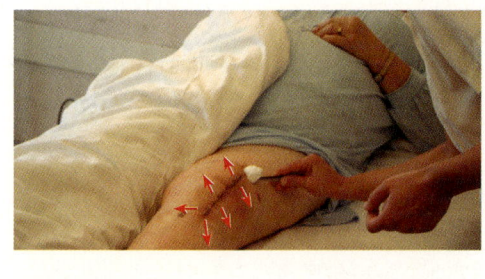

Abb. 20.40 ▶ Beim aseptischen Verbandswechsel wird die Wunde immer von innen nach außen gereinigt.

Nachsorge
- Ggf. den Patienten beim Anziehen und bei der bequemen Lagerung unterstützen.
- Gebrauchte Materialien sachgerecht ver- bzw. entsorgen (z. B. Müll trennen oder korrekten Umgang mit Sterilgut beachten, Arbeitsfläche desinfizieren).
- Abschließend die Hände desinfizieren und die Maßnahme durch Eintragung in den Pflegebericht mit Handzeichen, Uhrzeit und Beobachtungen dokumentieren.

20.7.3 Verbandwechsel bei septischen Wunden

Definition Bei keimbesiedelten (septischen) Wunden wird der Verbandswechsel so durchgeführt, dass vorhandene Keime auf der Wunde bekämpft und deren Ausbreitung verhindert wird.

Material
- unsterile Materialien s. aseptischer Verbandwechsel.
- sterile Materialien s. aseptischer Verbandwechsel + ggf. verordnete Medikamente wie Hydrokolloide, Salben, Cremes + ggf. Materialien zur Wundspülung.

Vorbereitung und Durchführung
Die Vorbereitung und Durchführung des septischen Verbandwechsels entspricht im Wesentlichen denen des aseptischen Verbandwechsels. Der entscheidende Unterschied besteht in der Desinfektionsrichtung. Beim septischen Verbandswechsel wird immer vom keimarmen zum keimbesiedelten Gebiet desinfiziert, also von außen nach innen (Abb. 20.41).

Abb. 20.41 ▶ Beim septischen Verbandswechsel wird die Wunde immer von außen nach innen gereinigt.

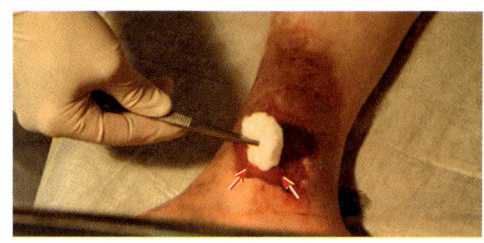

- Hände nach Hygieneplan desinfizieren und Schutzkittel, Mundschutz und unsterile Handschuhe anziehen.
- Den alten Verband wie beim aseptischen Verbandwechsel entfernen und anschließend die Kompressen bzw. Tupfer mit NaCl-Lösung tränken.
- Sterile Einmalhandschuhe anziehen.
- Das Wundgebiet mit der sterilen Pinzette und den mit NaCl-Lösung getränkten Tupfern von außen nach innen reinigen. Für jeden Wischvorgang einen neuen Tupfer verwenden, dabei mit den Handschuhspitzen nicht die Haut des Patienten berühren.
- Die gereinigte Wunde sorgfältig auf Zeichen einer Infektion (z. B. Rötung) oder Veränderung des Wundgebiets (z. B. Schwellung) beobachten.
- Eventuell Salben, Cremes oder z. B. Hydrokolloide nach Arztverordnung verwenden und mit der sterilen Pinzette oder mit sterilen Handschuhen auflegen (Hydrokolloide müssen nach dem Auflegen leicht angedrückt und erwärmt werden).
- Weitere Kompressen zur Abpolsterung bzw. zum Aufsaugen von Wundsekret aufbringen.
- Abschließend die Wundauflage oder Kompressen durch ein Pflaster bzw. einen Bindenverband befestigen.

Nachsorge
Die Nachsorge erfolgt entsprechend dem aseptischen Verbandswechsel.

20.7.4 Umgang mit Wunddrainagen

Definition Drainagen sind bewegliche, oft mit Löchern versehene Schläuche. Sie leiten aus Operationswunden sowie Körperhöhlen oder Eiterherden Flüssigkeitsansammlungen wie (Wund-)Sekret, Blut, Galle, Verdauungssaft oder Eiter ab.

Mithilfe von Sog und Gummilaschen, Schläuchen (aus Gummi oder Kunststoff), selbstsaugenden Materialien wie Gaze oder Schaumstoff wird Sekret gefördert.
Die Druckdifferenz (Sog) zwischen Drainspitze und Auffangbehältnis entsteht dabei durch:
- **Schwerkraft**: Das angesammelte Sekret wird durch den Drain vom tiefsten Punkt z. B. Körperhöhle in einen tiefer gehängten Auffangbeutel abgeleitet.
- **Kapillarwirkung**: Die Kapillarkraft leitet Wundabsonderungen bzw. Stoffwechselprodukte, wie Harn, Schweiß sogar verbandaufwärts.
- **Heberprinzip**: Flüssigkeiten werden zunächst aufwärts, dann jedoch in tiefer gelegene Auffangbeutel oder -flaschen abgeleitet.
- **Saugprinzip**: Ein außen erzeugtes Vakuum wird genutzt.

Nach der Einlage der Drainage müssen Pflegende klare Informationen über Lage und Aufgabe des Systems erfragen. Die Überwachungskriterien werden durch den Arzt schriftlich in der Patientenakte festgehalten. Diese werden in regelmäßigen Abständen überprüft und dokumentiert, z. B. Dichtigkeit, Sekretabfluss, Sogstärke, Soggeräusche, Schmerzen. Dafür stehen meist gesonderte Pflegeverlaufs- und Bilanzbögen zur Verfügung, die in der Regel durch die Pflegefachkraft geführt werden.
Grundsätzlich ist bei jeder Tätigkeit am Patienten darauf zu achten, dass das abgeleitete Sekret nicht zurücklaufen kann (z. B. weil Auffangbeutel nicht tief genug gehängt werden).

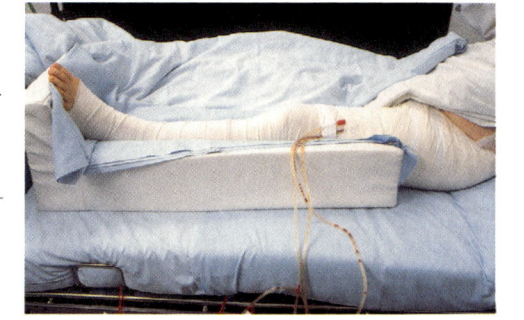

Abb. 20.42 ▶ Beim Umgang mit Drainagen ist Vorsicht geboten. Ein zu starkes Ziehen und Abknicken der Ableitungen muss vermieden werden.

Selbstverständlich dürfen Drains nicht versehentlich abgetrennt werden, auch ein zu starkes Ziehen ist zu vermeiden (**Abb. 20.42**).

20.7.5 Anlegen von Verbänden

Ein Verband bedeckt verletzte oder kranke Körperteile. Er schränkt die Mobilität des Patienten unterschiedlich ein (**Tab. 20.7**).

Tab. 20.7 ▶ Verschiedene Verbandarten.

Verbandart	Grad der Bewegungseinschränkung	Indikationen	Materialien
leichte Stützverbände	schwach	Salbenverbände, Venenerkrankungen	Kurz-, Mittel- oder Langzugbinden, Schlauchmull
kreisförmig angelegte Stützverbände	leicht	leichte Verstauchungen	elastische Klebebinden
funktionelle Tapeverbände	mittel	Verstauchungen, Muskelfaserrisse	unelastische Klebebinden
	teilweise	prophylaktische Verbände im Sport	unelastische Klebebinden
Extensions-, Schienen-, Rucksackverbände	stark	Verrenkungen, Bänderrisse	unelastische Klebebinden, Schlauchmull
Gipsverbände	total	Knochenbrüche	Gipsbinden

Nach der Funktion des Verbands können folgende Verbände unterschieden werden:
- **Wundverband**: Er saugt Wundabsonderungen auf und schütz vor Umwelteinflüssen.
- **Druckverband**: Er soll Blutungen stillen.
- **Stützverband**: Er soll verletzte Körperabschnitte ruhigstellen.
- **Funktionelle Verbände**: Diese Verbände schützen, unterstützen und entlasten gefährdete, geschädigte oder gestörte Abschnitte des Bewegungsapparats.

> **Praxistipp** Was muss ich beachten, bevor ich einen Verband anlege?
>
> Grundsätzlich muss, bevor ein Verband angelegt wird, Folgendes beachtet werden:
> - Die Haut muss trocken und sauber sein.
> - Hautverletzungen müssen abgedeckt und druckgefährdete Körperstellen abgepolstert werden.
> - Funktion und Lokalisation des anzulegenden Verbandes müssen bestimmt werden. Davon hängt es z. B. ab, ob er unter Ent- oder Belastung, im Liegen, Sitzen oder Stehen des Patienten angelegt wird.
> - Die Anlage erfolgt straff, schnürt aber nicht ein.
> - Der Arzt ordnet an, welcher Verband angelegt wird.

Bindenverband mit elastischen Binden

Elastische Binden werden je nach Elastizität unterteilt in:
- **Kurzzugbinden**: Dehnbarkeit circa 50 %. Sie bewirken einen hohen Druck bei Muskelanspannung und einen niedrigen Druck in Ruhe. Sie werden beispielsweise für starke Kompressionsverbände eingesetzt.
- **Mittelzugbinden**: Dehnbarkeit circa 90 %. Sie werden bei mittelstarken Kompressionsverbänden verwendet, z. B. bei Druckverbänden zur Wundversorgung.
- **Langzugbinden**: Dehnbarkeit circa 180 % (**Abb. 20.43**), bewirken geringen Druck bei Muskelanspannung und hohen Druck in Ruhe. Sollen leichte Kompressionsverbände angelegt werden, z. B. zur Stützung und Entlastung an Bändern und Gelenken, werden sie eingesetzt.

> **Merke** Da Langzugbinden einen hohen Druck in Ruhe auswirken, dürfen sie nicht über Nacht anliegen.

20.7.5 Anlegen von Verbänden

Ein Verband bedeckt verletzte oder kranke Körperteile.

Verbände können nach ihrer Funktion eingeteilt werden in:
- Wundverband
- Druckverband
- Stützverband
- funktionelle Verbände

Praxistipp ▶

Bindenverband mit elastischen Binden

Elastische Binden sind unterschiedlich stark dehnbar. Abhängig vom Ziel des Verbands wird eine starke Dehnbarkeit verlangt oder die Dehnung soll vermieden werden.

Merke ▶

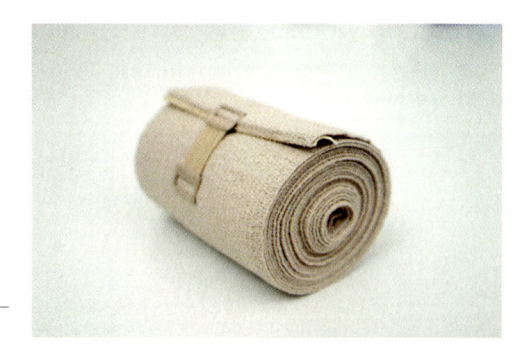

Abb. 20.43 ▶ Beispiel für Langzugbinden.

> **Praxistipp** Was muss ich beachten, wenn ich einen Verband mit elastischen Binden anlege?
>
> Beim Anlegen von elastischen Binden ist Folgendes wichtig:
> - Berechnen Sie die Bindenbreite nach dem Durchmesser des zu verbindenden Körperteils.
> - Wickeln Sie den Verband immer in Richtung Herz. Es sei denn, der Arzt ordnet etwas Gegenteiliges an.
> - Legen Sie den Verband immer in der Stellung an, die für den verletzten Körperteil später nach der Abheilung benötigt wird. Also entweder in Streckung oder Beugung.
> - Legen Sie den Bindenabschluss nicht an den schmaler werdenden Körperteilen an, da sich der Verband sonst lockern kann.
> - Legen Sie den Bindenabschluss auch nicht über eine Wunde.
> - Wickeln Sie beim Anlegen eines Verbands an den Extremitäten (z. B. Wickeln der Beine) immer von innen nach außen. Wickeln Sie immer gegenseitig: Wickeln Sie an der einen Extremität nach rechts, an der anderen nach links.

Schlauchmullverbände

Schlauchmullverbände werden aus einem nahtlosen, nicht fransenden Mullgewebe in Form eines dehnbaren Schlauchs in verschiedenen Durchmessern angelegt. Sie eignen sich für **schnell anzulegende anschmiegsame Verbände** bzw. zum **Befestigen von Wundauflagen.** Die Verbände lassen sich mit diesem Material schneller und eleganter als mit Mullbinden anlegen. Sie rutschen nicht und liegen fest an, ohne abzuschnüren. Über kegelförmig geformte Körperpartien und Gelenkbeugen bleibt der Verband angenehm glatt. Es sind verschiedene Modelle im Handel, die unterschiedliche Größenbezeichnungen haben. Abhängig von der Lokalisation der zu verbindenden Körperpartie muss die entsprechende Größe ausgewählt werden.

Schlauchmull kann ohne und mit Anbringhilfe (Applikator) angelegt werden. Die Anlage eines Schlauchmullverbands läuft grundsätzlich in vier Schritten ab:

1. **Spannen**: Der Schlauchmull wird in der entsprechenden Länge locker zusammengerafft oder gerollt. Dann wird mit beiden Händen in den Verband gegriffen und der Verband mit gespreizten Händen über das zu verbindende Körperteil geführt. Mit den Fingerspitzen wird gebremst, dadurch spannt sich das Material.
2. **Drehen**: Mit dem Spannen wird der Verband gleichzeitig in der Längsachse gedreht. So wird eine bestimmte Festigkeit erreicht. Die Drehung erfolgt immer in die gleiche Richtung. Dabei muss auf richtige Kraftanwendung geachtet werden (Stauungsgefahr!).
3. **Verankern**: Am Ende des Verbandes wird der Schlauchmull unter leichter Spannung um 180° gedreht (**Abb. 20.44**). Der Verband wird an beiden Enden verankert.
4. **Befestigen**: Der Verband wird mit Pflaster befestigt (Achtung: nicht kreisförmig!). Das Endstück des Verbands wird nun in Maschenrichtung eingeschnitten, beide Zipfel werden herausgezogen und die Enden miteinander verknotet.

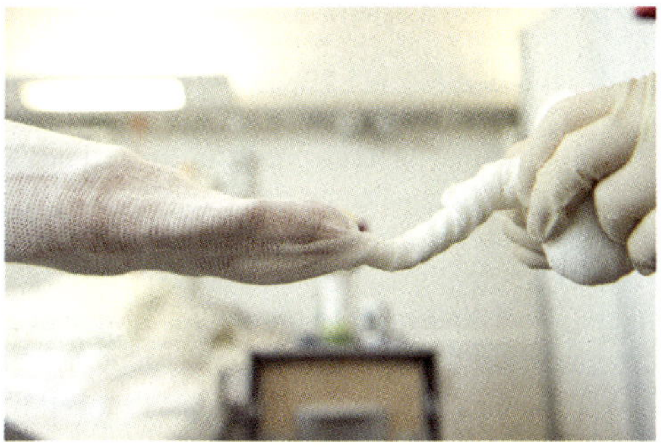

Abb. 20.44 ▶ Handverband mit Schlauchmull.

Praxistipp

Schlauchmullverbände

Schlauchmullverbände eignen sich für schnell anzulegende anschmiegsame Verbände bzw. zum Befestigen von Wundauflagen.

Schlauchmull kann ohne und mit Anbringhilfe angelegt werden.

Netzschlauchverbände

Netzschlauchverbände sind aus einem hochelastischen Baumwoll-Polyamid-Gemisch hergestellt. Das Material kann an jeder Stelle und in jede Richtung geschnitten werden, ohne dass es einreißt oder ausfranst. Auch hier sind verschiedene Produkte mit unterschiedlichen Größenbezeichnungen im Handel. Abhängig davon, welche Körperpartie verbunden werden soll, muss die entsprechende Größe ausgewählt werden (**Abb. 20.45**).

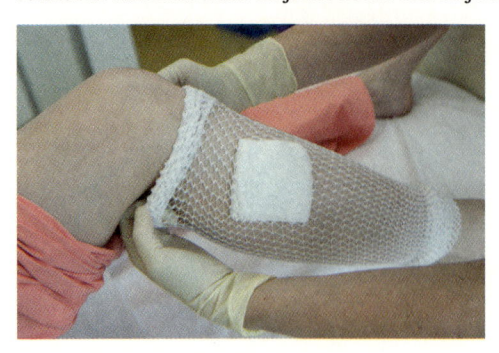

Abb. 20.45 ▶ Netzschlauchverband zur Befestigung einer Kompresse am Unterschenkel.

Die Verbandtechnik mit Netzschlauchmull ist relativ einfach:
- Der Netzschlauchmull wird an dem zu verbindenden Körperteil abgemessen.
- Der Schlauch wird über die Wundauflage gezogen.
- Dazu wird ggf. die doppelte Netzschlauchmulllänge genommen und dann wie beim Schlauchmullverband gedreht und erneut übergestülpt.
- Es sollte immer ungedehnt am Körper abgemessen werden. Die richtige Länge entspricht der Größe der Wundauflage und zusätzlich 10 cm an beiden Seiten.

20.8 Patientenbetreuung bei Transfusionen

Definition Unter Transfusion (lat.: transfusio = das Hinübergießen) versteht man die Übertragung von Blut und Blutbestandteilen an einen Menschen.

Transfusionen können bei einer Reihe von Erkrankungen, Verletzungen und Operationen erforderlich werden. Immer dann, wenn Blutungen eintreten bzw. die Blutstillung gestört ist und eine vitale Bedrohung des Patienten besteht.
Ehe es zu einer Bluttransfusion kommt, werden zahlreiche Analysen durchgeführt. Im Blut findet man typische Eigenschaften, die als Blutgruppe und Rhesusfaktor gekennzeichnet sind. Insofern unterscheidet man mehrere Blutgruppensysteme. Von besonderer Bedeutung sind
- AB0-System (Blutgruppe, A, B, 0, AB) und
- Rhesus-System (Rhesuspositiv, Rhesusnegativ).

Die Kenntnisse über die verschiedenen Blutgruppensysteme sind bei der Transfusion von Blut klinisch relevant, da sich verschiedene Blutgruppen nicht vertragen. Würde z. B. einem Menschen mit der Blutgruppe A Blut der Gruppe B übertragen, käme es zu einer Antigen-Antikörper-Reaktion und das Blut würde agglutinieren (verklumpen). Deshalb werden in der Regel nur Erythrozytenkonzentrate übertragen, die die gleiche Blutgruppe haben wie der Empfänger.

Formen der Transfusion. Zur Bluttransfusion ist ein Spender erforderlich, dem eine gewisse Menge Blut entnommen wird. Das Blut wird untersucht, aufbereitet, in spezielle Behälter abgefüllt und bereitgestellt. Man unterscheidet
- Fremdbluttransfusion (Spender und Empfänger sind zwei Personen) und
- autogene Bluttransfusion (Spender = Empfänger).

Die Untersuchungen und vorbereitenden Tests erfolgen im Labor.

Rechtliche Aspekte. Das Anlegen einer Transfusion ist eine nicht zu delegierende ärztliche Aufgabe. Dazu gehören auch vorbereitende Tests wie der sogenannte Bedside-Test.

20.8.1 Aufgaben der Pflege

Im Zusammenhang mit einen Transfusionstherapie ergeben sich für die Pflegefachkraft folgende Schwerpunkte:
- Vorbereitung, Lagerung und Kontrolle der Blutkonserven,
- Überwachung während der Transfusion,
- allgemeine Krankenbeobachtung und Erkennen von Früh- und Spätkomplikationen,
- erste Maßnahmen bei hämolytischen Transfusionszwischenfällen.

Auch Pflegehelfer müssen mit der Patientenbetreuung während und nach einer Transfusionstherapie vertraut sein und die Komplikationen kennen.

Überwachung während der Transfusion

Um eine sichere Versorgung des Patienten zu gewährleisten, überwachen und versorgen Pflegende den Patienten kontinuierlich. Die engmaschige Überwachung ist insbesondere in den

---

KURZFASSUNG

Netzschlauchverbände
Netzschlauchverbände können an jeder Stelle und in jede Richtung geschnitten werden, ohne dass sie einreißen oder ausfransen.

20.8 Patientenbetreuung bei Transfusionen

Definition ▶

Transfusionen kommen bei akutem Blutverlust, aber auch bei chronischen Erkrankungen zum Einsatz.
Vor einer Transfusion werden verschiedene Eigenschaften des Blutes analysiert, von besonderer Bedeutung sind
- AB0-System (Blutgruppe)
- Rhesussystem (positiv, negativ)

Man unterscheidet Fremdblut- von Eigenbluttransfusionen.

Transfusionen sind immer Aufgabe des Arztes!

20.8.1 Aufgaben der Pflege

Die Aufgaben im Zusammenhang mit einer Transfusionstherapie werden von der Pflegefachkraft durchgeführt.

Pflegehelfer müssen die Komplikationen einer Transfusion kennen.

Überwachung während der Transfusion

ersten 20 Minuten zu gewährleisten, da Frühkomplikationen dann eintreten. Zu den Beobachtungsmerkmalen gehören:
- Patienten regelmäßig befragen, ob er sich wohl fühlt (Übelkeit, flaues Gefühl im Bauch, Schmerzen?).
- Herzfrequenz, Blutdruck und Atmung regelmäßig kontrollieren.
- Haut insbesondere im Gesicht und am Körperstamm beobachten (Erröten [Flush], Hautausschlag [Urtikaria]).
- Urin auf eventuelle Verfärbung kontrollieren (Hämaturie).
- Körpertemperatur kontrollieren.
- Fließgeschwindigkeit des Blutes beobachten. Die Einlaufzeit einer Blutkonserve beträgt in der Regel zwischen 1–4 Stunden und wird zuvor vom Arzt festgelegt.
- Bedürfnisse des Patienten erfragen und soweit wie möglich erfüllen.
- Blutkonserve mit in die Flüssigkeitsbilanz des Patienten aufnehmen.
- Alle ermittelten Parameter sowie die Angaben des Patienten dokumentieren.

Maßnahmen bei Beendigung der Transfusion

Das Abnehmen der Blutkonserve und deren weitere Versorgung erfolgt durch die Pflegefachkraft. Diese sorgt auch dafür, dass der zur Transfusion verwendete venöse Zugang mit physiologischer Kochsalzlösung durchgespült und mit einem Mandrin verschlossen wird.
Die Vitalzeichen und der Zustand des Patienten werden für eine weitere Stunde nach der Blutübertragung engmaschig im Rhythmus von 15–30 Minuten, danach für weitere 8 Stunden stündlich kontrolliert. Alles, was der Patient während der Therapie nicht selbstständig durchführen konnte, sollte ihm nach der Transfusion ermöglicht werden.

Merke Bei Unwohlsein des Patienten oder Symptomen, die auf einen Transfusionszwischenfall hindeuten, ist die Blutübertragung sofort zu stoppen, die Kanüle zu belassen und der Arzt zu benachrichtigen.

Beobachtung auf Frühkomplikationen

Im Vordergrund stehen hämolytische Transfusionsreaktionen. Diese können eingeteilt werden in
- akute hämolytische Transfusionsreaktion und
- verzögerte hämolytische Transfusionsreaktion.

Akute hämolytische Transfusionsreaktion. Diese tritt während oder unmittelbar nach der Transfusion von Erythrozyten auf. Symptome bei wachen, ansprechbaren Patienten sind:
- Unruhe, Angst;
- Übelkeit, Erbrechen;
- brennender Schmerz in der für die Transfusion genutzten Vene, Kopf-, Rücken-, Bauch- oder Brustschmerzen sowie präkordiale (vor dem Herzen) Schmerzen;
- Fieber, Schüttelfrost, Gesichtsrötung, Hautprickeln;
- Tachykardie, Hypotonie;
- Anstieg der Atemfrequenz;
- Hämaturie.

Weitere Frühkomplikationen äußern sich z. B. durch Hautausschläge, Hautjucken, Hautrötung im Gesicht und Körperstamm bis hin zu einem anaphylaktischen Schock oder durch Hypokalziämie, Gerinnungsstörungen, Herzrhythmusstörungen, Hyperkaliämie und Hypothermie.
Bei sedierten, narkotisierten Patienten können die Symptome durch Medikamente verdeckt werden. Festzustellen sind Hämaturie, Hypotonie, Tachykardie und bei Operationen diffuse Blutungen im OP-Gebiet, hervorgerufen durch Gerinnungsstörungen. In schweren Fällen kann es zu einer erhöhten Blutungsneigung und akutem Nierenversagen kommen.

Verzögerte hämolytische Transfusionsreaktion. Sie tritt erst nach einigen Tagen auf, wobei die Phase der Blutübertragung unauffällig war. Man unterscheidet:
- Frühsymptome wie
  - Fieber, Anämie, Ikterus, Hämoglobinurie,
  - erhöhte Blutungsneigung,
  - Nierenversagen und
  - tödlich verlaufende Zwischenfälle.
- Spätsymptome wie
  - vegetative Symptome wie Übelkeit, Erbrechen,
  - Störungen der Atmung wie Atemnot und Zyanose,
  - Störungen des Bewusstseins wie Bewusstlosigkeit und delirante Zustände,
  - hämodynamische Störungen wie Bradykardie und kaltschweißige Haut,
  - Störungen der Temperaturregulation wie Frieren mit nachfolgendem Anstieg der Körpertemperatur.

KURZFASSUNG

- Patienten regelmäßig befragen (Übelkeit, flaues Gefühl, Schmerzen?)
- Herzfrequenz, Blutdruck, Atmung kontrollieren
- Haut beobachten (Erröten, Hautausschlag)
- Urin auf Verfärbung kontrollieren (Hämaturie)
- Körpertemperatur kontrollieren
- Fließgeschwindigkeit des Blutes beobachten
- Bedürfnisse des Patienten erfragen
- Blutkonserve in die Flüssigkeitsbilanz aufnehmen
- ermittelte Parameter/Angaben des Patienten dokumentieren

Maßnahmen bei Beendigung der Transfusion

Auch nach der Transfusion stehen weitere Kontrollen an, die bis 8 Stunden nach einer Transfusion andauern.

Merke

Beobachtung auf Frühkomplikationen

Frühkomplikationen können die Haut, die Atmung, die Nierenfunktion, Blutdruck und Puls betreffen. Auch vegetative oder gastrointestinale Beschwerden sind möglich. Schmerzen zeigen sich vor allem in der für die Transfusion genutzten Vene, aber auch Kopf-, Rücken-, Bauch- oder Brustschmerzen sind möglich.

Bei sedierten, narkotisierten Patienten können die Symptome durch Medikamente verdeckt werden.

Ist die Transfusionsreaktion verzögert, treten die Symptome erst nach einigen Tagen auf.

Praxistipp

Praxistipp Was muss ich tun, wenn es zu Komplikationen während einer Transfusion kommt?

Folgende Maßnahmen erfolgen bei hämolytischen Transfusionszwischenfällen:
- Stellen Sie sofort die Transfusion ab.
- Informieren Sie sofort die zuständige Pflegefachkraft und den Arzt.
- Beruhigen Sie den Patienten und bleiben Sie bei ihm.
- Bereiten Sie alles weitere für eine Schockbehandlung vor.
- Leiten Sie weitere Maßnahmen nach Arztanordnung ein.

21 ▶ PFLEGE BEI PATIENTEN MIT SCHMERZEN

21.1 Pflegerelevante Grundlagen kennen 380
21.1.1 Vorkommen von Schmerz 380
21.1.2 Definition und Bedeutung von Schmerz 380
21.1.3 Schmerzeinteilung 381
21.1.4 Schmerzentstehung 381
21.1.5 Schmerzweiterleitung 381
21.1.6 Schmerzhemmung 381
21.1.7 Schmerzerleben 381

21.2 Schmerz beobachten und wahrnehmen 381
21.2.1 Schmerzsymptome 382
21.2.2 Schmerzen erfassen 382

21.3 Bei Pflegemaßnahmen mitwirken 384
21.3.1 Schmerzen vorbeugen 384
21.3.2 Schmerzen behandeln 384

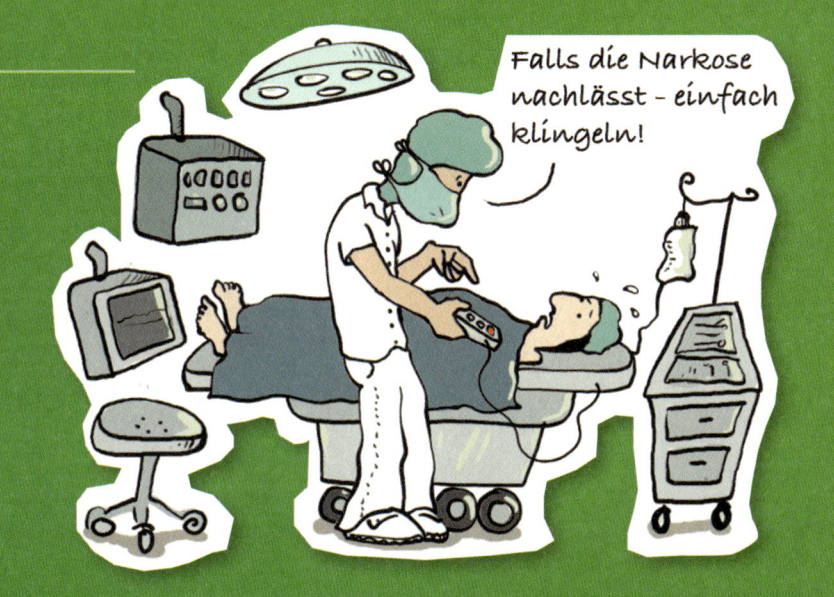

21 Pflege bei Patienten mit Schmerzen

21.1 Pflegerelevante Grundlagen kennen

21.1.1 Vorkommen von Schmerz

Viele Erkrankungen gehen mit Schmerzen einher, die von jedem Patienten unterschiedlich stark wahrgenommen werden. Schmerzen können auf unterschiedliche Art bekämpft oder gelindert werden. Es gibt einige Krankheitsbilder, bei denen die Schmerzbekämpfung eine besonders große Rolle spielt, da die Schmerzen hier chronisch oder besonders stark sind. An einigen Stellen dieses Kapitels kann es hilfreich sein, wenn Sie sich diese Erkrankungen (noch einmal) vergegenwärtigen. Zu diesen gehören z. B. chronische Krankheiten (z. B. Rheuma), maligne (bösartige) Tumoren und Erkrankungen des Bewegungsapparats.

21.1.2 Definition und Bedeutung von Schmerz

Definition „Schmerz ist ein unangenehmes Sinnes- und Gefühlserlebnis, das mit aktueller oder potenzieller Gewebsschädigung verknüpft ist oder mit Begriffen einer solchen Schädigung beschrieben wird." (IASP 1976 = Internationale Gesellschaft zum Studium des Schmerzes, engl. **I**nternational **A**ssociation for **s**tudy of **p**ain)

Krankheit ist oft mit Schmerzen verbunden. Schmerzen sind eine menschliche Erfahrung, die wir mit unseren Sinnen erleben.

Merke Der Schmerz selber ist keine Krankheit, er ist vielmehr ein Alarmsignal des Körpers.

Schmerz zählt zu den grundlegenden Erfahrungen im Leben des Menschen. Jeder Mensch erlebt im Laufe seines Lebens unterschiedliche Schmerzen: Kopfschmerzen, Zahnschmerzen, Bauchschmerzen... Und dennoch geht jeder Mensch anders mit Schmerzen um. Jeder erlebt „seinen" Schmerz als einzigartig.

Schmerzen bedeuten für die Betroffenen immer einen Verlust an Lebensqualität. Schmerzen schränken bei der Bewältigung des Alltags ein: Bei Zahnschmerzen ist z. B. das Essen mancher Speisen erschwert oder unmöglich. Psychische Schmerzen, z. B. durch Trauer, lähmen die Antriebskraft des Betroffenen. Schmerz ist also auch ein subjektives Empfinden: Schmerz kann ohne offensichtliche Organschäden vorhanden sein und die „gleiche" Schmerzart wird von jedem Menschen anders wahrgenommen, gedeutet und geäußert.

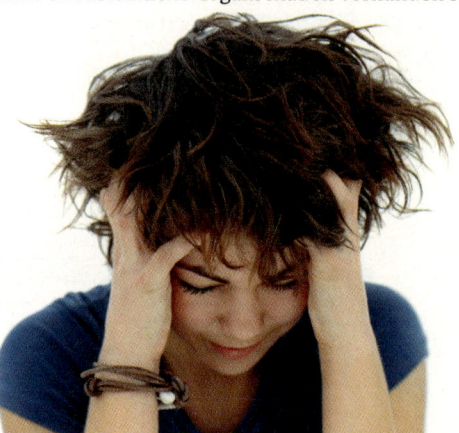

Da Schmerzen verschieden eingeschätzt werden, gilt immer die Regel, dass der Betroffene die einzige Person ist, die tatsächlich einschätzen kann, ob und wie sie unter Schmerzen leidet. Der Pflegende kann nur vermuten und auf die Bestätigung des Betroffenen warten.

Abb. 21.1 ▶ Bei manchen Schmerzen möchte man am liebsten aus der Haut fahren.

Merke Jede Schmerzäußerung ist ernstzunehmen!

Pflegepersonal wird häufig mit Schmerzen konfrontiert:
- Patienten können nach Operationen Schmerzen haben.
- Viele chronische Krankheiten verursachen Schmerzen (z. B. Rheuma).
- Auch gehen viele akuten Krankheiten mit Schmerzen einher (z. B. Blinddarmentzündung).

Ärzte und Pflegepersonal können mit Schmerzzuständen professionell umgehen und den Betroffenen helfen.

21.1.3 Schmerzeinteilung

Schmerzen werden nach verschiedenen Kriterien eingeteilt:
- **Entstehungsort** (Rücken, Bein, Kopf usw.)
- **Entstehungsursache** (postoperative Schmerzen, durch Erkrankungen bedingte Schmerzen usw.)
- **Zeitdauer** (akuter Schmerz, chronischer Schmerz)

Merke Akute Schmerzen dauern höchstens 3 Monate, chronische Schmerzen halten länger als 3 Monate an.

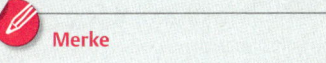

21.1.4 Schmerzentstehung

Schmerz tritt auf, wenn Gewebe verletzt wird:
- Durch ein tatsächliches Trauma (Wunde, Verletzung), z. B. eine Schnittverletzung.
- Durch eine Erkrankung, die mit dem Untergang von Gewebe einhergeht, z. B. eine Entzündung im Körper.

21.1.5 Schmerzweiterleitung

Schmerz wird als solcher erlebt, sobald er im Gehirn verarbeitet wird. Dazu wird die Schmerzinformation als Reiz über spezifische Bahnen vom Ort der Schmerzentstehung zum Gehirn weitergeleitet. Je nach Stärke und Häufigkeit des eintreffenden Reizes wird dieser bewertet und der Schmerz entsprechend wahrgenommen.

21.1.6 Schmerzhemmung

Als Reaktion auf den eintreffenden Schmerzreiz werden Hemmsysteme des Gehirns aktiviert und körpereigene Schmerzhemmstoffe ausgeschüttet. Der Schmerz wird durch sie verringert.

21.1.7 Schmerzerleben

Je nachdem, wie wir die momentane Situation bewerten, wird der Schmerz erlebt. Stellt eine Situation eine Gefahr für uns dar, z. B. bei Verdacht auf einen Tumor oder einer gefährlichen Verletzung, so wird Schmerz sehr viel stärker empfunden als in einer nicht belastenden Situation. Dies zeigt deutlich, wie einzigartig das Schmerzerleben ist.
Das kulturelle Umfeld hat einen großen Einfluss auf unsere Schmerzwahrnehmung. Wir lernen im Laufe unserer Kindheit, Schmerzen zu äußern. Das Schmerzerleben ist abhängig von
- dem gesellschaftlichen Umfeld, in dem wir aufwachsen und
- der Situation, in der wir uns zum Zeitpunkt des Schmerzerlebens befinden.

Schmerz wird also immer unterschiedlich wahrgenommen und geäußert.

Merke Laute Schmerzäußerungen nehmen wir oft negativ wahr. Oft jedoch handelt es sich nur um eine uns fremde, zumeist aus einem anderen Kulturkreis stammende Verhaltensweise.

21.2 Schmerz beobachten und wahrnehmen

Merke Manche Patienten können sich schlecht oder gar nicht äußern, ob sie Schmerzen haben. Neugeborene oder kleine Kinder, aber auch Menschen mit eingeschränkten geistigen Fähigkeiten können sich oft sprachlich nicht bemerkbar machen. Pflegenden müssen also aufmerksam beobachten und wahrnehmen.

Pflegende haben über den gesamten Tag regelmäßig Kontakt zum Patienten. Dies ermöglicht es ihnen, gezielt die Schmerzen des Patienten zu erfassen. Dabei muss stets beachtet werden, dass die eigenen Aussagen des Patienten immer Vorrang vor einer Fremdeinschätzung haben.
Um die Schmerzen des Patienten umfassend beurteilen zu können, sollten akute und chronische Schmerzen eingeschätzt und beurteilt werden. Dies geschieht
- in regelmäßigen Abständen,
- vor und nach einer Schmerzbehandlung,
- bei neu auftretenden Schmerzen und
- nach der Schmerzbehandlung.

KURZFASSUNG

21.13 Schmerzeinteilung

Häufige Einteilungskriterien für Schmerz sind: Ort, Ursache, Dauer.

Merke

21.1.4 Schmerzentstehung

Schmerzen entstehen, wenn Gewebe verletzt wird.

21.1.5 Schmerzweiterleitung

Die Schmerzinformation wird als Reiz vom Ort der Schmerzentstehung zum Gehirn weitergeleitet.

21.1.6 Schmerzhemmung

Hemmsysteme im Gehirn verringern den Schmerz.

21.1.7 Schmerzerleben

Wie Schmerz erlebt wird, hängt von der aktuellen Situation und dem Individuum selbst ab.

Das kulturelle Umfeld hat einen großen Einfluss auf unsere Schmerzwahrnehmung.

Merke

21.2 Schmerz beobachten und wahrnehmen

Merke

Der regelmäßige Kontakt der Pflegenden zum Patienten ermöglicht es, gezielt die Schmerzen zu erfassen. Dies geschieht
- in regelmäßigen Abständen,
- vor und nach einer Schmerzbehandlung,
- bei neu auftretenden Schmerzen und
- nach der Schmerzbehandlung.

21.2.1 Schmerzsymptome

Schmerzen aktivieren das vegetative Nervensystem: Der Blutdruck und die Herzfrequenz können steigen, die Atmung kann sich beschleunigen. Der Körper reagiert mit Stress, der zu einem erhöhten Stoffwechsel führt.

Schmerzausdruck. Jeder Mensch hat bei Schmerzen einen bestimmten **Körper-** und **Gesichtsausdruck** (Haltung und Mimik). Es kann für den Pflegenden von Bedeutung sein, diese Schmerzzeichen des Patienten zu kennen. Vor allem bei Menschen, die sich sprachlich nicht verständigen können, helfen diese Zeichen. Zeichen des Schmerzausdrucks finden wir in
- dem Gesichtsausdruck (Mimik = z. B. verzerrter Gesichtsausdruck),
- der Körperhaltung (Gestik = z. B. sich vor Schmerzen krümmen),
- den Lautäußerungen (Artikulation = z. B. lautes Jammern) und
- Veränderungen in der Kommunikation (z. B. stilles, geduldiges Ertragen).

21.2.2 Schmerzen erfassen

Schmerzen können auch erfragt werden. Dies erfolgt durch konkrete Fragen, die im Team festgelegt wurden. Beispiele können sein:
- Wie stark tut es weh? (Frage nach der Schmerzstärke)
- Wo tut es weh? (Frage nach dem Schmerzort)
- Wie sehr tut es weh? (Frage nach Art der Schmerzen)
- Seit wann tut es weh? (Frage nach dem Schmerzverlauf)
- Bei welcher Gelegenheit tut es weh? (Frage nach dem Schmerzauslöser)
- Was kann wegen der Schmerzen nicht mehr gemacht werden? (Frage nach den Schmerzfolgen)

Schmerzstärke

Die Schmerzstärke bestimmt häufig das Leiden der Patienten. Durch die Anwendung von Einschätzungsinstrumenten kann die Schmerzstärke in Zahlen oder Begriffen erfasst werden. Damit ist die Stärke des Schmerzes für alle Beteiligten kommunizierbar und nachvollziehbar. Auch wird die erfasste Schmerzstärke in die Behandlung der Schmerzen einbezogen.
Die ausgewählte Skala muss so einfach sein, dass der jeweilige Patient sie ohne Probleme anwenden kann.

Schmerzerfassungsskalen zur Selbsteinschätzung. Zur Erfassung der Schmerzstärke wird der Patient aufgefordert, anhand einer Skala zu benennen, wie stark sein Schmerz ist. Dies kann zu Beginn für den Patienten ungewohnt sein und etwas Zeit in Anspruch nehmen. Mit ein wenig Übung, wird es dem Patienten und dem Pflegenden aber immer besser gelingen, die Stärke der Schmerzen zu benennen und für die Schmerztherapie zu nutzen.
- **Numerische Rangskala (NRS):** Sie gibt den Schmerz auf einer Skala von 0–10 an. Dies ist als gedrucktes Hilfsmittel möglich, aber auch in gesprochener Form („Wie stark ist Ihr Schmerz auf einer Skala von 0–10, auf der 0 „kein Schmerz" und 10 „schlimmster vorstellbarer Schmerz" bedeutet?").
- **Visuelle Analogskala (VAS):** Der Patient macht durch die Einstellung des Schiebers die Stärke seiner Schmerzen deutlich. Der Schieber hat eine Seite, die zur Darstellung der Schmerzstärke

Abb. 21.2 ▶ Verschiedene Skalen zur Erfassung von Schmerzen.

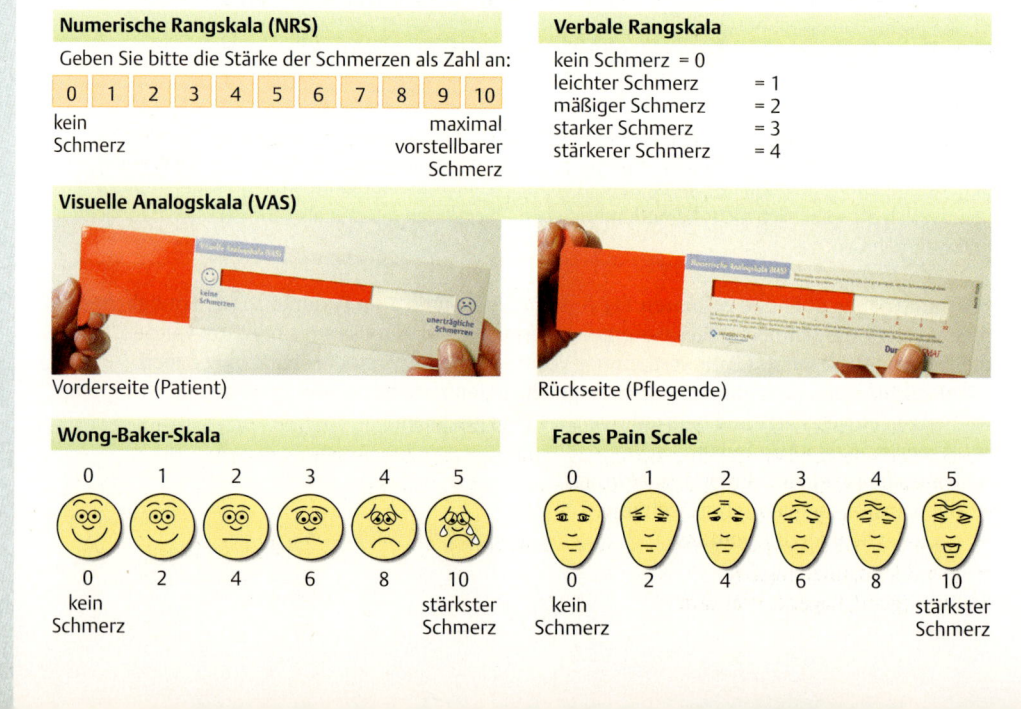

Numerische Rangskala (NRS)	Verbale Rangskala
Geben Sie bitte die Stärke der Schmerzen als Zahl an: 0 1 2 3 4 5 6 7 8 9 10 kein Schmerz — maximal vorstellbarer Schmerz	kein Schmerz = 0 leichter Schmerz = 1 mäßiger Schmerz = 2 starker Schmerz = 3 stärkerer Schmerz = 4

Visuelle Analogskala (VAS)

Vorderseite (Patient)   Rückseite (Pflegende)

Wong-Baker-Skala	Faces Pain Scale
0 1 2 3 4 5 / 0 2 4 6 8 10 kein Schmerz — stärkster Schmerz	0 1 2 3 4 5 / 0 2 4 6 8 10 kein Schmerz — stärkster Schmerz

---

Kurzfassung (Randspalte)

21.2.1 Schmerzsymptome

Bei Schmerzen steigen Blutdruck und Herzfrequenz, die Atmung beschleunigt sich.

Jeder Mensch hat bei Schmerzen einen bestimmten Körper- und Gesichtsausdruck (Haltung und Mimik). Diese Zeichen helfen besonders bei Menschen, die sich sprachlich nicht verständigen können.

21.2.2 Schmerzen erfassen

Durch konkrete Fragen können Schmerzen erfasst werden:
- Wie stark tut es weh?
- Wo tut es weh?
- Wie sehr tut es weh?
- Seit wann tut es weh?
- Bei welcher Gelegenheit tut es weh?

Schmerzstärke

Einschätzungsinstrumente ermöglichen es, die Schmerzstärke zu erfassen.
Die Schmerzstärke wird in die Behandlung der Schmerzen einbezogen.
Instrumente zur Selbsteinschätzung sind:
- numerische Rangskala
- visuelle Analogskala
- verbale Rangskala
- Gesichterskala

durch den Patienten genutzt wird. Auf der Rückseite wird dann die für die Schmerzstärke entsprechende Zahl für den Pflegenden angezeigt.
- **Verbale Rangskala (VRS)**: Die zumeist fünfstufige Skala stellt Begriffe und gegenübergestellte Zahlen von 0–4 dar. Jedem Begriff ist dabei eine bestimmte Zahl entsprechend der Schmerzstärke zugeordnet.
- **Gesichter-Skala**: Ursprünglich wurden Gesichter-Skalen dafür entwickelt, die Schmerzintensität bei Kindern besser zu erfassen. Sie kann jedoch auch bei Erwachsenen eingesetzt werden.

Schmerztagebücher. In der Therapie chronischer Schmerzzustände werden häufig Schmerztagebücher eingesetzt. In diesen Büchern können der Schmerz und schmerzbedingte Probleme (z. B. Schlafprobleme, Appetitverlust, Verdauungsprobleme), aber auch Auswirkungen auf die Aktivitäten des täglichen Lebens über einen bestimmten Zeitraum (meist 14 Tage) erfasst und dokumentiert werden.

> Schmerztagebücher werden häufig bei chronischen Schmerzen eingesetzt.

Skalen zur Fremdeinschätzung. Schwieriger ist die Schmerzeinschätzung bei speziellen Patientengruppen, z. B. alte Menschen, demenziell erkrankte Menschen oder Drogenabhängigen. Hier helfen Skalen zur Fremdeinschätzung. Diese werden zumeist durch die Pflegefachkraft erfasst und ausgewertet.

> **Skalen zur Fremdeinschätzung** werden oft bei alten Menschen, demenziell erkrankten Menschen und Drogenabhängigen eingesetzt.

Abb. 21.3 ▶ KUSS-Skala. Ein Instrument zur Fremdeinschätzung von Schmerzen bei Säuglingen und Kleinkindern ist die Kindliche Unbehagens- und Schmerzskala.

Beobachtung	Bewertung	Punkte
Weinen	gar nicht Stöhnen, Jammern Wimmern, Schreien	0 1 2
Gesichtausdruck	entspannt, lächelnd Mund verzerrt Mund und Augen grimassieren	0 1 2
Rumpfhaltung	neutral unstet aufbäumend. krümmend	0 1 2
Beinhaltung	neutral strampelnd, tretend an den Körper gezogen	0 1 2
motorische Unruhe	nicht vorhanden mäßig ruhelos	0 1 2

Die Punkte werden zusammengezählt.
0 Punkte: Das Kind hat keine Schmerzen. 10 Punkte: Das Kind hat sehr starke Schmerzen

🧸 **Besonderheiten Kinder** Schmerzen von Säuglingen und Kleinkinder, die nicht sprechen können, müssen über Fremdeinschätzungsinstrumente erfasst werden, z. B. mittels der **K**indlichen **U**nbehagens- und **S**chmerzskala (KUSS-Skala, **Abb. 21.3**). Ab einem Alter von 2 ½ Jahren kann das Kind seine Schmerzen teilweise selbst einschätzen. Kinder im Vorschulalter können bereits mit Gesichter-Skalen die Stärke ihrer Schmerzen angeben.

🧸 **Besonderheiten Kinder** ◀

Schmerzort
Der Ort des Schmerzes soll so genau wie möglich erfasst werden, um die genaue Ausbreitung des Schmerzes zu kennen. Daher sollte der Patient gebeten werden, das Ausmaß des Schmerzes mit Worten zu beschreiben und am Körper zu zeigen.

Schmerzort
Der Schmerzort soll so genau wie möglich erfasst werden. Der Patient sollte nach Möglichkeit den Ort zeigen.

🧸 **Besonderheiten Kinder** Kopfschmerzen sind im Kindesalter nicht selten. Ein Kinderarzt stellt die Diagnose und leitet die Therapie ein.

🧸 **Besonderheiten Kinder** ◀

Schmerzart
Um Hinweise auf die Ursache der Schmerzen zu bekommen, ist es wichtig, dass der Patient beschreibt, wie sich der Schmerz anfühlt. Er kann wie folgt beschrieben werden:
- stechend, brennend (z. B. im Brustkorb bei einem Herzinfarkt)
- reißend, krampfartig (z. B. bei Darmkoliken)
- pochend, spitz (ein pochender Schmerz weist z. B. auf eine Entzündung hin)
- ermüdend, unerträglich
- ängstigend, nagend, grausam

Schmerzart
Die Schmerzart beschreibt, wie sich der Schmerz anfühlt.

21 ▶ Pflege bei Patienten mit Schmerzen

Schmerzverlauf

Um die Schmerzen richtig behandeln zu können, müssen folgende Fragen geklärt werden:
- Wie lange besteht der Schmerz bereits?
- Gibt es im Verlauf der Schmerzen Veränderungen der Schmerzqualität?
- Ist der Schmerz dauernd oder mit Unterbrechungen vorhanden?
- Tritt der Schmerz zu bestimmten Zeiten auf oder kann der Patient Auslöser angeben, z. B. Stresssituationen, Nahrungsmittel wie Rotwein.

Schmerzauslöser

Es sollte erfasst werden, ob tägliche Aktivitäten den Schmerz auslösen. Pflegerische Maßnahmen wie Mobilisation (z. B. Aufstehen) und auch medizinische Handlungen wie Verbandwechsel können den Schmerz verstärken oder erst zu Schmerzen führen.

Schmerzfolgen

Der Patient kann Probleme durch bestehende Schmerzen haben (z. B. Bewegungseinschränkungen, Appetitverlust), die neben dem eigentlichen Schmerz ein großes Leiden für den Patienten bedeuten können. Den Pflegenden müssen diese Auswirkungen bekannt sein, um gezielt handeln zu können. So bietet sich oft vor einer Mobilisation die Schmerzmitteleinnahme an.

21.3 Bei Pflegemaßnahmen mitwirken

21.3.1 Schmerzen vorbeugen

Manche Schmerzen können durch eine gezielte Vorbeugung (Prävention) vermieden oder reduziert werden. Pflegende sollten alle Maßnahmen, die möglicherweise Schmerzen verursachen können, vermeiden. So ist zu bedenken, dass z. B. jede Umlagerung dem Patienten Schmerzen bereiten könnte. Sie wird deshalb geplant und auf ihre Notwendigkeit hin überprüft.
Sind Schmerzen nicht zu vermeiden (z. B. bei einer Punktion) sollten bereits vorab Medikamente gegeben werden. Dies wird immer mit dem behandelnden Arzt und der Pflegefachkraft abgesprochen.

21.3.2 Schmerzen behandeln

Medikamentöse Maßnahmen

Die Schmerztherapie soll die Schmerzen soweit als möglich beseitigen. Den Grundpfeiler der Schmerztherapie stellt in der Regel die medikamentöse Therapie dar (**Abb. 21.4**). Dazu werden folgende Medikamentengruppen eingesetzt:
- **Nichtopioide**: Das sind Wirkstoffe mit unterschiedlichen Strukturmerkmalen, die die schmerzauslösenden Stoffe im Körper hemmen. Zu ihnen gehören z. B. Acetylsalicylsäure, Ibuprofen, Diclofenac, Paracetamol.
- **Mittelstarke und starke Opioide**: Dazu gehören Substanzen, die morphinähnliche Eigenschaften haben oder Abkömmlinge des Morphins sind. Zu ihnen werden z. B. Tramadol, Codein, Morphin und Oxycodon gezählt.
- **Koanalgetika**: Das sind Medikamente, die die Wirkung der Nichtopioide bzw. Opioide unterstützen sollen. Dazu zählen z. B. Nebennierenrindenhormone (Kortikoide), Mittel gegen Depressionen (trizyklische Antidepressia), krampflösende Mittel (Antikonvulsiva), Mittel zur Behandlung von Psychosen (Neuroleptika), muskelerschlaffende Mittel (Muskelrelaxanzien) und in den Knochenstoffwechsel eingreifende Medikamente (Bisphosphonate)
- **Begleitmedikamente**: Diese sollen die Nebenwirkungen der Schmerzmittel vorbeugen bzw. mindern. Dazu zählen z. B. Mittel gegen Verstopfung (Laxanzien), Mittel gegen Erbrechen und Übelkeit (Antiemetika).

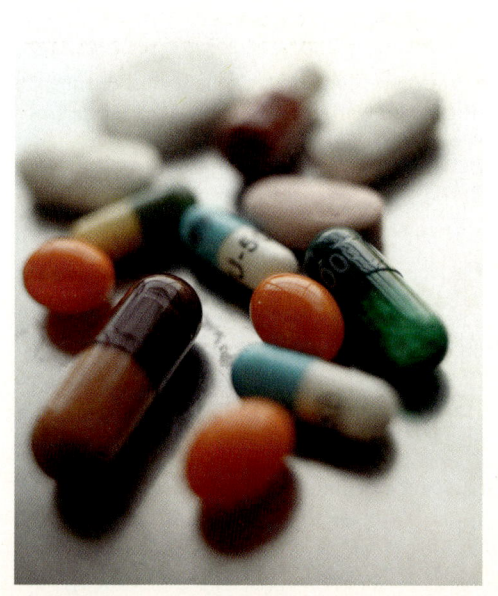

🧸 **Besonderheiten Kinder** Morphin und andere Schmerzmittel können auch bei Kindern eingesetzt werden. Die Dosierung wird vom Kinderarzt altersgerecht und gewichtsbezogen verordnet.

Abb. 21.4 ▶ Medikamente stellen in der Regel den Grundpfeiler der Schmerztherapie dar.

KURZFASSUNG

Schmerzverlauf
Beginn, Dauer und Verlauf müssen erfragt werden, um den Schmerz richtig behandeln zu können.

Schmerzauslöser
Aktivitäten und Maßnahmen können den Schmerz auslösen.

Schmerzfolgen
Zum eigentlichen Schmerzgeschehen müssen auch die Folgeerscheinungen erfasst werden, um gezielt handeln zu können.

21.3 Bei Pflegemaßnahmen mitwirken

21.3.2 Schmerzen vorbeugen
Schmerzen können durch eine gezielte Vorbeugung vermieden oder reduziert werden.

21.3.2 Schmerzen behandeln

Medikamentöse Maßnahmen
Der Grundpfeiler der Schmerztherapie ist die medikamentöse Therapie. Es werden verschiedene Medikamentengruppen eingesetzt:
- Nichtopioide
- mittelstarke und starke Opioide
- Koanalgetika (unterstützen die Schmerztherapie),
- Begleitmedikamente (vorbeugen/mindern von Nebenwirkungen der Schmerzmedikamente)

🧸 **Besonderheiten Kinder** ▶

Merke Medikamente zur Schmerztherapie verursachen häufig Nebenwirkungen. Diese können Verstopfung, Übelkeit und Erbrechen und Unverträglichkeiten im Magen-Darm-Bereich sein.

Stufenschema der Schmerztherapie. Die verschiedenen Medikamentengruppen wurden von der Weltgesundheitsorganisation (WHO) in ein Stufenschema gebracht (**Abb. 21.5**). Es bietet eine gute Möglichkeit der effektiven und sinnvollen Medikamentenkombination. Das Grundprinzip des Stufenschemas ist:

- **Stufe I**: Beginn der medikamentösen Schmerztherapie bei leichten Schmerzen
- **Stufe II**: bei unzureichender Wirkung oder stärkeren Schmerzen
- **Stufe III**: bei weiterer Schmerzverstärkung oder starken Schmerzen

Verabreichung (Applikationsart). Schmerzmittel werden z. B. als Tabletten, Kapseln, Saft,

Stufe	Analgetika	Beispiel
Stufe III	starkes Opioid +/– Nichtopioidanalgetikum +/– Adjuvanz	Buprenorphin, Hydromorphon, Morphin retard.
	persistierender/verstärkter Schmerz	
Stufe II	schwaches Opioid +/– Nichtopioidanalgetikum +/– Adjuvanz	Tramadol, Dihydrocodein Tilidin (+ Naloxon)
	persistierender/verstärkter Schmerz	
Stufe I	Nichtopioidanalgetikum +/– Adjuvanz	Metamizol, Diclofenac, Acetylsalizylsäure, Ibuprofen

Abb. 21.5 ▶ Stufenschema der WHO (Weltgesundheitsorganisation) (WHO 1996).

Praxistipp Welche Regeln muss ich bei der Verabreichung von Schmerzmitteln beachten?

Die Anordnung der medikamentösen Schmerztherapie erfolgt durch den für den Patienten zuständigen Arzt. In der Regel verabreicht die Pflegefachkraft die angeordneten Medikamente.

Achten Sie auf
- allgemeine Regeln (5-R-Regel s. S. 356),
- darauf, dass die Schmerzmittel regelmäßig verabreicht werden, auch wenn der Patient im Augenblick keine Schmerzen hat,
- dass der Patient bei Bedarf ohne zeitlichen Verzug zusätzliche Schmerzmittel erhält.

Tropfen, Salben oder auch Zäpfchen verabreicht. Darüber hinaus kommen in der Schmerztherapie spezielle Verfahren, wie die Gabe von Medikamenten über spezielle Katheter (Regionalanalgesie) oder die Patienten-kontrollierte-Analgesie (PCA = Patient controlled analgesia) zur Anwendung.

Nichtmedikamentöse Maßnahmen

Nichtmedikamentöse Maßnahmen erfolgen oft als Begleittherapie zur medikamentösen Behandlung. Die Maßnahmen können aber auch einzeln angewendet werden. Praxiserfahrungen zeigen, dass diese Maßnahmen häufig positiv auf das Schmerzerleben des Betroffenen wirken. Die Pflegemaßnahmen sind auf den einzelnen Patienten abgestimmt und müssen seine jeweilige Erkrankung und mögliche Begleiterkrankungen berücksichtigen. Häufig werden die Maßnahmen nach den Vorlieben und Abneigungen des Patienten ausgesucht. Die Angebote für den einzelnen Patienten werden abgestimmt auf die jeweilige Erkrankung und mögliche Begleiterkrankungen. Nichtmedikamentöse Maßnahmen werden eingeteilt in:
- äußerlich (= peripher) wirkenden Maßnahmen wie
  - Kälte- und Wärmetherapie,
  - Massage,
  - Angebote der Basalen Stimulation,
  - Lagerung,
- innerlich (= zentral) wirkenden Maßnahmen wie
  - Ablenkung,
  - Entspannungsübungen,
  - Imagination, visuelle Reize,
  - Aromatherapie.

Merke

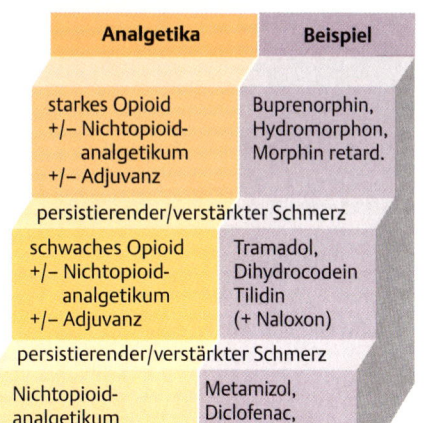

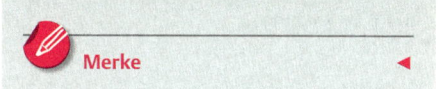

Die Schmerzbehandlung erfolgt in der Regel nach dem Stufenschema der WHO (**Abb. 21.5**).

Schmerzmittel werden z. B. als Tabletten, Kapseln, Saft, Tropfen, Salben oder auch Zäpfchen verabreicht.

Praxistipp

Nichtmedikamentöse Maßnahmen

Nichtmedikamentöse Maßnahmen werden oft als Begleittherapie zur medikamentösen Schmerzbehandlung eingesetzt.

Die Pflegemaßnahmen sind auf den einzelnen Patienten abgestimmt und müssen seine jeweilige Erkrankung und mögliche Begleiterkrankungen berücksichtigen. Es gibt äußerlich (z. B. Massage, Auflagen) und innerlich wirkende Maßnahmen (z. B. Entspannungsübungen, Aromatherapie).

Kälteanwendung

Kälte hemmt entzündliche Prozesse. Die lokale Unterkühlung hemmt direkt die Schmerzrezeptoren. Ebenso kann die Schmerzweiterleitung gehemmt werden.

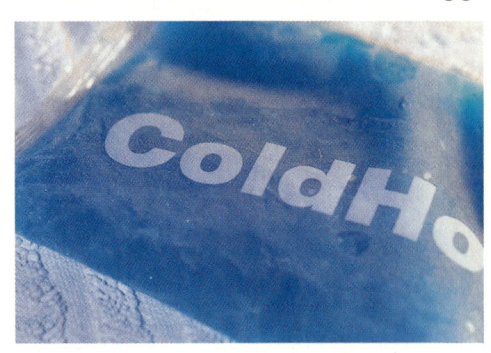

Bei der Kältetherapie werden Gelpacks (**Abb. 21.6**), Umschläge oder Wickel (15 °C) auf den Ort des Schmerzes gelegt. Angewendet werden kann die Kältetherapie bei **akutem Trauma**, Blutungen, **Schwellungen**, **Prellungen** und **Kopfschmerzen**. Die Dauer der Anwendung sollte 5–10 Minuten, besser 20–30 Minuten betragen.

Abb. 21.6 ▸ Gelpacks bzw. Gelbeutel können gekühlt und gefroren eingesetzt werden.

Nicht anwenden bei peripheren Gefäßerkrankungen, Hautschäden, z. B. nach Bestrahlungen oder Verbrennungen.

Merke Selbst bei scheinbar harmlosen Anwendungen wie einer Eis- oder Wärmegabe gibt es Kontraindikationen, die Sie kennen müssen, um Komplikationen zu vermeiden.

Eisanwendung. Die Eisanwendung ist deutlich intensiver als die Kälteanwendung. Sie erfolgt mit Gelpacks (**Abb. 21.6**), mit Eis gefüllten Plastikbeuteln, Körnerkissen oder auch mit gefrorenen Erbsen gefüllten Beuteln. Anwendungsbereiche sind ebenfalls das **akute Trauma**, **Blutungen**, **Schwellungen**, **Prellungen**, **Gelenkbeschwerden**. Die Dauer der Anwendung beträgt 5–10 Minuten.
Nicht anwenden bei peripheren Gefäßerkrankungen, Kälteallergie, vorgeschädigten Hautarealen, Neugeborenen.

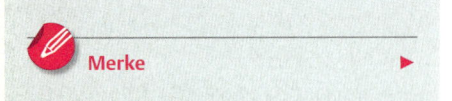

Besonderheiten Kinder Bei Neugeborenen darf keine Eisanwendung erfolgen, da Eis das Fettgewebe ausflocken (koagulieren) kann.

Merke Kälte- und Wärmeanwendungen werden niemals direkt auf die Haut aufgelegt: Um Erfrierungen bzw. Verbrennungen vorzubeugen, werden sie immer in ein Tuch oder ähnlichem eingeschlagen und dann verabreicht.

Wärmeanwendung

Durch Wärme erweitern sich die Blutgefäße und auch die Muskulatur kann sich entspannen. Verabreicht werden kann die Wärme durch eine Wärmflasche, durch Wickel und Auflagen, Bäder (Vollbad, Teilbad), Rotlicht (40–45 °C) oder auch Körnerkissen. Die Einsatzgebiete sind vor allem **Gelenkbeschwerden**, **Rücken- und Muskelschmerzen**, **Krämpfe**, **Koliken**, **rheumatische Gelenkentzündung** nach dem akuten Stadium und **Menstruationsbeschwerden**. Die Dauer beträgt 5–10 Minuten, besser 20–30 Minuten.

Merke Menschen mit einer eingeschränkten Kommunikationsfähigkeit dürfen keine Kälte- oder Eistherapie und Wärmetherapie erhalten, da sie unangenehme Wahrnehmungen nicht äußern können.

Entspannungstechniken

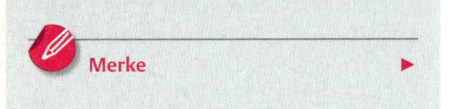

Durch eine gezielte Entspannung kann ein Bewusstseinszustand erreicht werden, der schmerzablenkend wirkt. Schmerzen können dadurch teilweise oder ganz ausgeblendet werden. Zu den Entspannungstechniken gehören z. B. die Progressive Muskelentspannung nach Jacobson, Atemübungen, Musik hören oder selbst musizieren.

Progressive Muskelentspannung. Die Progressive Muskelentspannung nach Jacobson ist ein willentliches und bewusstes An- und Entspannen der Muskeln.
Einzelne Muskelgruppen werden durch Gedanken zur Anspannung und Entspannung angeregt.

Ablenkung. Hier wird mit Vorstellungsprozessen, meist bildhafter Art, gearbeitet. So kann der Patient z. B. gebeten werden, sich an sein letztes Urlaubserlebnis zu erinnern. Auch die Vorstellung anderer angenehmer Situationen kann hilfreich sein.

Tiefe Atementspannung. Der Patient wird aufgefordert, sich auf seine Atmung zu konzentrieren und tief ein- und auszuatmen. Diese sogenannte „tiefe Atementspannung" kann vom Schmerz ablenken.

22

PFLEGE BEI EINSCHRÄNKUNGEN DER KÖRPERLICHEN BELASTBARKEIT

22.1	Erinnern Sie sich…?	388
22.2	Untersuchungen des Atmungssystems	388
22.3	Häufige Krankheiten der Atmungsorgane	389
22.3.1	Infektion der oberen Luftwege („Erkältung")	389
22.3.2	Grippe (Influenza)	390
22.3.3	Akute Bronchitis	391
22.3.4	Lungenentzündung (Pneumonie)	391
22.3.5	Tuberkulose („Schwindsucht")	393
22.3.6	Chronische Bronchitis	394
22.3.7	Asthma bronchiale	394
22.3.8	Lungenkrebs (Bronchialkarzinom)	397
22.3.9	Pneumothorax	397
22.4	Untersuchungen des Herz-Kreislauf-Systems	398
22.5	Häufige Krankheiten des Herz-Kreislauf-Systems	399
22.5.1	Koronare Herzkrankheit (KHK)	399
22.5.2	Herzinfarkt (Myokardinfarkt)	401
22.5.3	Herzmuskelentzündung (Myokarditis)	402
22.5.4	Endokarditis (Herzinnenhautentzündung)	402
22.5.5	Herzrhythmusstörungen	402
22.5.6	Hypertonie (erhöhter Blutdruck)	403
22.5.7	Hypotonie (erniedrigter Blutdruck)	405
22.5.8	Herzinsuffizienz (Herzmuskelschwäche)	406
22.6	Untersuchungen des Gefäßsystems	409
22.7	Häufige Krankheiten des Gefäßsystems	409
22.7.1	Akuter Arterienverschluss	409
22.7.2	Arterielle Verschlusskrankheit (pAVK)	410
22.7.3	Krampfadern (Varizen/Varikosis)	412
22.7.4	Tiefe Beinvenenthrombose (Phlebothrombose)	413
22.7.5	Oberflächliche Venenentzündung (Thrombophlebitis)	414
22.7.6	Lungenembolie	414

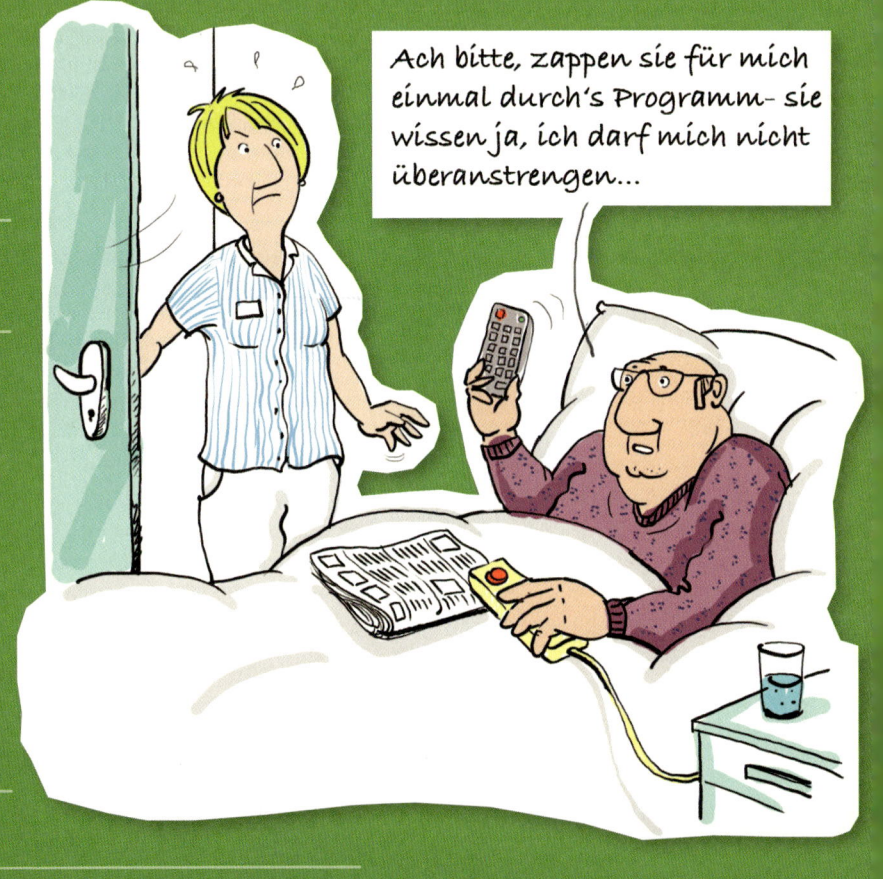

22 Pflege bei Einschränkungen der körperlichen Belastbarkeit

22.1 Erinnern Sie sich…?

Die körperliche Belastbarkeit ist abhängig von der Organsystemeinheit **Herz-, Kreislauf-, Gefäß- und Atemsystem.** Wenn es zu Störungen bei der Atmung kommt, kann nicht genug Sauerstoff über die Lunge ins Blut aufgenommen werden. Der Sauerstoff fehlt in der Zelle zur Energieumwandlung. Wenn zwar genug Sauerstoff in der Lunge aufgenommen wird, die Gefäße das Blut und damit den Sauerstoff aber nicht ausreichend transportieren, fehlt wiederum Sauerstoff in der Zelle zur Energieumwandlung. Und schließlich fehlt der Sauerstoff in der Zelle auch dann, wenn das Herz nicht in der Lage ist, das Blut in geeignetem Maß durch die Gefäße zu pumpen. In allen drei Fällen wird durch den Mangel an Sauerstoff in der Zelle zu wenig Energie gebildet, Energie, die uns dann für unsere körperliche Belastbarkeit fehlt. Welche häufigen Erkrankungen zu diesen Phänomene führen können und wie man sie untersucht, erfahren Sie im folgenden Kapitel. Wenn Sie noch einmal ausführlicher nachlesen möchten, wie die drei genannten Organsysteme genau aufgebaut sind und wie ihre Funktionsweise unsere Belastbarkeit beeinflusst, dann können Sie das gerne (noch einmal) ab S. 95 tun.

Bei manchen Erkrankungen wird im Folgenden auch noch einmal auf Maßnahmen hingewiesen, mit denen Sie die Belastbarkeit beobachten und die eingeschränkte Belastbarkeit des Patienten möglicherweise unterstützen können. Diese Informationen (gebündelt in Kapitel 14 ab S. 255) können Ihnen helfen, an der einen oder anderen Stelle das Bild zu vervollständigen.

22.2 Untersuchungen des Atmungssystems

Zur Lungendiagnostik steht eine Vielzahl von Untersuchungen zur Verfügung.

Anamnese und körperliche Untersuchung.
- **Beobachtung**: Atemformen und eventuell Atemnebengeräusche (s. S. 256)
- **Lungenperkussion:** Abklopfen der Lungenoberfläche mit den Fingerknöcheln um Rückschlüsse über die Luftfüllung der beiden Lungenflügel zu erhalten. Luft wirkt schallleitend, d. h. der Schall ist bei einer gut belüfteten Lunge verstärkt hörbar jedoch bei einer Wasseransammlung in der Lunge nicht hörbar.
- **Lungenauskultation**: Die Atemgeräusche werden mithilfe eines Stethoskops überprüft. Bei der normalen Atmung hört man bei der Einatmung ein Geräusch, das während der Ausatmung deutlich leiser ist.

Bildgebende Diagnostik.
- **Röntgen**untersuchung der Lunge
- **Tomografie** der Lunge
- **Perfusionsszintigrafie**: Eine geringe Menge radioaktiver Teilchen wird in das Venensystem gespritzt. Es verteilt sich in den Lungengefäßen und gibt dann bei einem Scan Auskunft über die Lungendurchblutung.
- **Ventilationsszintigrafie**: Radioaktive Teilchen werden mittels eines Aerosols eingeatmet. Bei einem Scan kann dann die Belüftung der Lunge dargestellt werden.
- **Ultraschall** des Pleuraraums

Lungenfunktionsdiagnostik.
- **Spirometrie**: Die ein- und ausgeatmeten Luftmengen werden berechnet. Der Patient atmet mit dem Mund in ein Messgerät, während die Nase verschlossen ist.
- **Ganzkörperplethysmografie** (Bodyplethysmografie): Der Atemwiderstand (d. h. kann die Luft problemlos die Bronchien passieren oder liegt eine Verengung vor?) wird berechnet. Dabei

Abb. 22.1 ▸ Bodyplethysmografie.

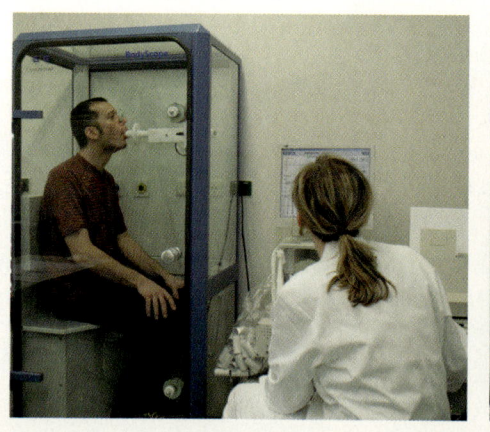

Abb. 22.2 ▸ Bronchoskopie.

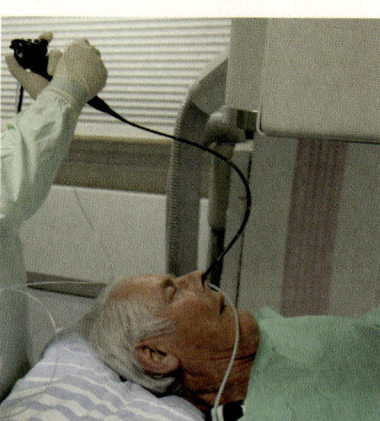

Kurzfassung

22.1 Erinnern Sie sich…?

Anatomie und Funktionsweise des Herz-Kreislauf- und Gefäßsystems S. 95.
Anatomie und Funktionsweise des Atemsystems S. 97.
Atmung, Puls und Blutdruck beobachten und messen S. 255.

22.2 Untersuchungen der Atmungsorgane

Klinische Untersuchung:
- Anamnese
- Beobachtung: Atemformen, Atemnebengeräusche
- Lungenperkussion
- Lungenauskultation

Bildgebende Diagnostik:
- Röntgenuntersuchung
- Tomografie (CT, MRT)
- Perfusionsszintigrafie: Lungendurchblutung
- Ventilationsszintigrafie: Lungenbelüftung
- Ultraschall

Lungenfunktionsdiagnostik:
- Spirometrie: Berechnung der ein- und ausgeatmeten Luftmengen
- Ganzkörperplethysmografie (Bodyplethysmografie): Berechnung des Atemwiderstands (**Abb. 22.1**)

sitzt der Patient in einer luftdicht verschlossenen Kammer, ähnlich einem Telefonhäuschen. Er atmet über ein Mundstück ruhig aus (**Abb. 22.1**).

Endoskopische Untersuchung: Bronchoskopie. Bei einer Bronchoskopie werden die Luftwege durch ein Bronchoskop (biegsames Endoskop) betrachtet (**Abb. 22.2**).

Pleurapunktion. Bei einer Pleurapunktion wird Flüssigkeit aus dem Pleuraspalt entnommen (**Abb. 22.3**).

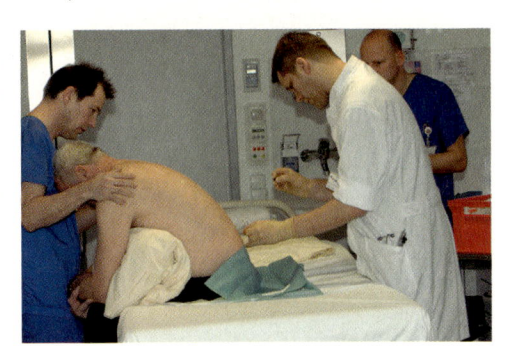

Abb. 22.3 ▶ Pleurapunktion mit Hilfestellung eines Pflegehelfers.

Labordiagnostik.
- **Sputumuntersuchung**: Der Auswurf der Atemwegsschleimhaut wird im Labor untersucht.
- **Blutgasanalyse** (BGA) : Sauerstoff- und Kohlendioxidgehalt des Blutes werden bestimmt. Zugleich wird der Säure-Basen-Haushalt des Körpers kontrolliert.

22.3 Häufige Krankheiten der Atmungsorgane

22.3.1 Infektion der oberen Luftwege („Erkältung")

Definition Bei einer Infektion der oberen Luftwege („Erkältung") handelt es sich um eine Entzündung, die durch Viren hervorgerufen wird.

Ursachen
Erwachsene erkranken 2- bis 5-mal pro Jahr an einem Atemwegsinfekt. Infektionen der oberen Atemwege sind also ausgesprochen häufig und werden zumeist durch Viren verursacht. Es sind unzählige Viren bekannt, die diese Infektionen hervorrufen können. So kennt man z.B. über 100 Virusarten, die Schnupfen verursachen können. Da sich diese Viren zum Teil stark unterscheiden, kann trotz einer erworbenen Unempfindlichkeit (Immunität) gegen einen Virus, eine andere Virusart erneut zur Infektion führen. Daher kann man innerhalb kurzer Zeit mehrfach an Schnupfen erkranken.

Symptome
Häufig berichten die Patienten, dass sie zuerst einen Schnupfen hatten, unmittelbar danach Schluckbeschwerden auftraten und sie zuletzt an Husten litten.

Therapie
Natürliche Behandlungsmöglichkeiten:
- Inhalationen mit Kamille, ätherischen Ölen oder Emser Salz wirken schleimhautabschwellend.
- Bei Halsschmerzen sind Quarkwickel schmerzlindernd.
- Fieber lässt sich durch Wadenwickel senken (s.S. 251).
- Bestrahlung mit einer Infrarotlampe wirkt schmerzlindernd, durchblutungsfördernd und schleimlösend.

Bei Schnupfen sollten Einmaltaschentücher verwendet und gleich entsorgt werden. Erkältete Personen sollten auf ausgiebiges Händeschütteln verzichten. Es ist wichtig, niemals Menschen direkt anzuhusten, die Hand sollte beim Husten vor den Mund genommen und anschließend gewaschen werden.

Prognose. Da die Ansteckung über die sogenannte Tröpfcheninfektion erfolgt, besteht eine hohe Ansteckungsgefahr! Entsprechend therapiert verlaufen solche Infektionen aber meist harmlos und heilen folgenlos ab. Bei stark geschwächten Patienten kann die Erkrankung aber gefährlich verlaufen, da es zu einer bakteriellen Superinfektion (Infektion, die sich auf die Viruserkrankung „aufpfropft") kommen kann!

Prophylaxe. Um Infektionen dieser Art zu verhindern, sind generelle abhärtende Maßnahmen (regelmäßig saunieren, Bewegung an der frischen Luft usw.) hilfreich.

Merke Erkältete Besucher und auch Pflegepersonal sollten sich von besonders gefährdeten Personen im Krankenhaus fernhalten, mindestens aber einen Mundschutz tragen.

Komplikationen. Komplikationen einer Entzündung der oberen Atemwege können sein

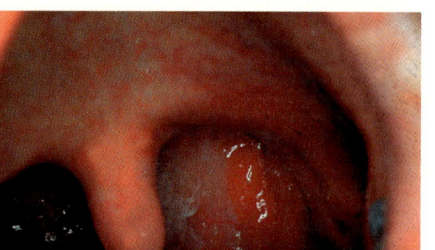

- Schnupfen (Rhinitis),
- Nasennebenhöhlenentzündung (Sinusitis),
- Rachenentzündung (Pharyngitis) (**Abb. 22.4**),
- Mandelentzündung (Tonsillitis),
- Kehlkopfentzündung (Laryngitis).

Abb. 22.4 ▶ Rachenentzündung.

22.3.2 Grippe (Influenza)

Definition Eine Grippe (Influenza) ist eine akute Infektion der Atemwege, die durch spezielle Influenzaviren hervorgerufen wird.

Ursachen

Die Grippe (Influenza) wird durch Influenzaviren ausgelöst und durch Tröpfcheninfektion (Sprechen und Husten **Abb. 22.5**) oder auch über Hautkontakte übertragen.

Symptome

Nach kurzer Zeit kommt es neben den Anzeichen einer Infektion der oberen Atemwege (s.o.) zusätzlich zu den typischen „Grippesymptomen":

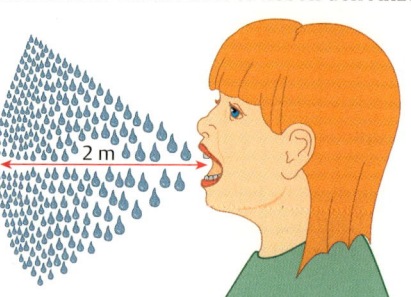

- Kopf- und Gliederschmerzen,
- Fieber, starkes Krankheitsgefühl,
- Husten, Schnupfen, Heiserkeit.

Abb. 22.5 ▶ **Tröpfcheninfektion.** Keimhaltige Sekrettröpfchen können sich allein durch Sprechen mehrere Meter im Raum verteilen.

Merke Dauern die Grippesymptome lange an und kommt es zu einem erneuten Fieberanstieg und/oder eitrigem Auswurf, so muss von einer bakteriellen Superinfektion ausgegangen werden, d.h. zu den Grippeviren sind zusätzlich Bakterien gekommen, die die Krankheit verschlimmern. Ein Arzt muss informiert werden.

Therapie

Die Behandlung besteht meist aus symptomatischen Maßnahmen: Bettruhe, fiebersenkende und schmerzlindernde Medikamente. Beginnt man sofort nach dem Auftreten der ersten Grippeanzeichen mit der Einnahme von Medikamenten, welche das Influenzavirus hemmen, so lässt sich die Erkrankung verkürzen und Komplikationen zumeist vermeiden. Antibiotika werden nur bei Verdacht auf bakterielle Superinfektionen verabreicht.

Praxistipp Wie pflege ich einen Patienten, der an Grippe erkrankt ist?

Wichtig ist es, dass Sie den fieberbedingten Flüssigkeitsverlust ausgleichen, besonders bei kranken Kindern und älteren Patienten. Soweit es erforderlich ist, unterstützen Sie den Kranken beim Waschen und Kleiden, ggf. müssen Sie die Körperpflege komplett übernehmen. Bettwäsche und Kleidung wird bei Bedarf gewechselt; eventuell ist auch Hilfe beim Essen und Trinken notwendig. Ermöglichen Sie dem Patienten Wunschkost. Diese sollte leicht verdaulich und vitaminreich sein.

Aufgrund des Fiebers und der Bettruhe ist es wichtig, dass Sie die Dekubitus-, Thrombose-, Pneumonie- und Obstipationsprophylaxe sorgfältig durchführen. Insbesondere zu Beginn der Erkrankung kontrollieren Sie die Vitalzeichen engmaschig und unterstützen das Abhusten und beobachten den Auswurf (Sputum). So kann z.B. ein grünlicher Auswurf Zeichen einer bakteriellen Superinfektion sein.

Kurzfassung (Randspalte):

Komplikationen:
- Schnupfen
- Nasennebenhöhlenentzündung
- Rachenentzündung (**Abb. 22.4**),
- Mandelentzündung
- Kehlkopfentzündung

22.3.2 Grippe (Influenza)

Definition ▶

Ursachen

Influenzaviren werden durch Tröpfcheninfektion übertragen.

Symptome

Zusätzlich zu den Anzeichen einer Infektion der oberen Atemwege (s.o.):
- Kopf- und Gliederschmerzen
- hohes Fieber
- starkes Krankheitsgefühl

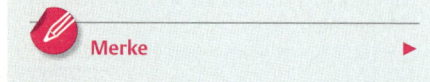

Merke ▶

Therapie

Bettruhe, fiebersenkende und schmerzlindernde Medikamente werden zur Therapie eingesetzt.

Praxistipp ▶

Besonderheiten alte Menschen Bei alten Menschen kann eine „banale" Grippe tödlich verlaufen!

Prophylaxe. Bei besonders gefährdeten Menschen (> 60 Jahre, Patienten mit chronischen Erkrankungen und Mitarbeitern im Gesundheitswesen) wird im Herbst eine Schutzimpfung durchgeführt. Die Impfung wirkt nur gegen den jeweils aktuellen Virustyp.

22.3.3 Akute Bronchitis

Definition Eine akute Bronchitis ist eine meist viral bedingte Entzündung der Bronchialschleimhaut.

Ursachen
Häufig entwickelt sich die akute Bronchitis im Rahmen eines Infekts der oberen Luftwege.

Symptome
Typisch ist ein anfangs schmerzhafter, trockener Husten, der in einen starken Husten mit meist weißlichem Auswurf übergeht. Außerdem treten Fieber und allgemeine Erkältungszeichen (Kopf- und Gliederschmerzen, Schnupfen, Halsschmerzen usw.) auf. Besonders bei alten und immungeschwächten Patienten kann es zur bakteriellen Superinfektion kommen. Hier ist der Auswurf gelb-grünlich (eitrig).

Therapie
Auch hier erfolgt eine symptomatische Behandlung: Besonders wichtig sind schleimlösende Maßnahmen (s. S. 264).

Merke Symptomatische Behandlung heißt, dass die Symptome behandelt werden. Dies bedeutet z. B. das Fieber wird gesenkt und Schmerzen werden unterdrückt, bis der natürliche Heilungsprozess einsetzt.

22.3.4 Lungenentzündung (Pneumonie)

Fallbeispiel Auf Station liegt der 76-jährige Herr Kramer, der von seinem Hausarzt heute Vormittag mit Verdacht auf eine Lungenentzündung ins Krankenhaus eingewiesen wurde. Herr Kramer lebt seit dem Tod seiner Frau vor zwei Jahren alleine in einem kleinen Reihenhaus und wird von einem ambulanten Pflegedienst im Haushalt sowie beim wöchentlichen Vollbad unterstützt. Das Mittagessen nimmt der pensionierte Postbeamte wochentags in der Kantine einer Behörde ein, die sich ganz in der Nähe befindet; am Wochenende versorgt er sich selbst.
Bei der Dienstübergabe berichtet die Stationsleitung am Mittag Folgendes: „Heute Morgen war der Pfleger vom ambulanten Pflegedienst wie jeden Montag zum Vollbad zu Herrn Kramer gefahren und fand ihn hustend und stark verschwitzt im Bett liegend vor. Er rief sofort den Hausarzt an, der ihn zur stationären Behandlung eingewiesen hat. Die Lungenentzündung hat sich auf den Röntgenbildern bestätigt. Zur Behandlung erhält Herr Kramer eine intravenöse Antibiotikatherapie, und Sauerstoff läuft auf 2 Liter pro Minute über eine Sauerstoffbrille. Zusätzlich bekommt er momentan 500 ml einer Infusionslösung i.v. Die Pflegeanamnese ist bereits fertig. Sabine, kannst du bitte nach der Übergabe mit Herrn Kramer zusammen noch den Pflegeplan erstellen?"
Pflegehelferin Sabine betritt nach der Dienstübergabe das Zimmer von Herrn Kramer, begrüßt ihn und ermittelt zunächst die Vitalzeichen. Herr Kramer hat eine Körpertemperatur von 38,3 °C, die Atemfrequenz ist erhöht und der Puls ist beschleunigt. Sabine erkundigt sich nach seinem Befinden, reicht ihm ein Glas mit Wasser und bespricht dann mit ihm, welche Unterstützung er benötigt. „Ich denke, dass wir Sie auf alle Fälle morgens und abends bei der Körperpflege unterstützen sollten, Herr Kramer", schlägt Sabine vor, „und wegen des Sauerstoffs ist es wichtig, dass Ihre Nase regelmäßig angefeuchtet und gepflegt wird. Ich stelle Ihnen gleich ein Nasenspray und Nasensalbe ans Bett. Die Kollegen aus der physikalischen Therapie werden später auch noch mit einem Inhaliergerät zu Ihnen kommen." Herr Kramer nickt. „Mir ist alles recht. Ich bin ja froh, wenn mir geholfen wird. Aber wie bekomme ich denn frische Wäsche? Es ging alles so schnell heute früh!" Er hustet und schließt erschöpft die Augen. Sabine kann ihn beruhigen. „Ich rufe gleich Ihren ambulanten Pflegedienst an, die haben ja einen Schlüssel von Ihrem Haus, und sage Bescheid, dass jemand Wäsche vorbeibringt. Gibt es sonst noch etwas, was zu regeln ist? Soll ich noch jemanden benachrichtigen, dass Sie hier sind?" Herr Kramer schüttelt den Kopf. „Nein, momentan nicht." Sabine hängt noch eine Urinflasche ans Bett, füllt das Wasserglas auf, vergewissert sich, dass Herr Kramer die Rufanlage erreichen kann und verlässt leise den Raum.

KURZFASSUNG

Besonderheiten alte Menschen

Einer Influenzainfektion kann durch eine jährliche Schutzimpfung vorgebeugt werden.

22.3.3 Akute Bronchitis

Definition

Ursachen
Häufig nach einem Infekt der oberen Luftwege.
Symptome
Ein anfangs schmerzhafter, trockener Husten, der in einen starken Husten mit meist weißlichem Auswurf übergeht ist typisch. Bei alten und immungeschwächten Patienten kann es zur bakteriellen Superinfektion kommen.
Therapie
Die Therapie erfolgt symptomatisch.

Merke

22.3.4 Lungenentzündung (Pneumonie)

Fallbeispiel

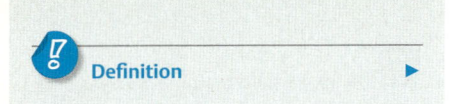

22 ▶ Pflege bei Einschränkungen der körperlichen Belastbarkeit

Definition Die Pneumonie ist eine akut oder chronisch verlaufende Entzündung des Lungengewebes.

Ursachen
Eine Pneumonie kann durch Bakterien, Viren oder Pilze übertragen werden. Auch Reize wie z. B. Fremdkörper oder Nahrungsaspiration (verschlucken von Nahrung in die Luftröhre) können zu einer Pneumonie führen. *o. Grippe il Bettlägerigkeit*

Merke Die Pneumonie ist die häufigste zum Tode führende Infektionserkrankung.

Besonderheiten Kinder Besonders gefährdet sind Kinder im 1. Lebensjahr und Kinder unter schlechten sozialökonomischen Bedingungen (Mangelernährung, Schadstoffbelastung usw.).

Besonderheiten alte Menschen Alte Menschen sind in vielerlei Hinsicht stark gefährdet:
- Häufig besteht eine verminderte Lungenbelüftung, z. B. aufgrund von Bettlägerigkeit oder Störungen des Atemzentrums.
- Oft besteht eine erhöhte Sekretansammlung in den Bronchien, z. B. weil die Geschwächten das Lungensekret nur ungenügend abhusten können.
- Aus der Mundhöhle können Keime in die Lunge verschleppt werden, z. B. bei schlechter Mundhygiene.
- Bei eingeschränktem Schluckreflex ist die Gefahr, dass Flüssigkeiten oder Nahrungsreste in die Lunge gelangen sehr groß.
- Das Immunsystem kann geschwächt sein.

Besonders gefährlich sind die Erkrankungen, die im Krankenhaus erworben werden (nosokomiale Pneumonien). Sie sind oft schwer behandelbar, da die beteiligten Mikroben gegen viele Antibiotika Resistenzen entwickelt haben, sie sind also gegen die eingesetzten Antibiotika unempfindlich. Ihre Übertragung kann durch Kontakt über nicht oder nicht ausreichend desinfizierte Hände sowie über verunreinigte Geräte erfolgen.

Symptome
Eine Lungenentzündung kann entweder klassisch verlaufen mit typischen Symptomen oder einen Verlauf mit atypischen Symptomen haben.
Symptome einer typisch verlaufenden Lungenentzündung:
- akuter Beginn innerhalb 12 – 24 Stunden
- hohes Fieber (> 39 °C), oft mit Schüttelfrost
- beschleunigter Puls (Tachykardie)
- Husten mit Auswurf (eitrig: gelblich, grün; Blutbeimengung = hämorrhagisch)
- Atemnot (Dyspnoe)
- Blaufärbung der Haut (Zyanose)
- Schmerzen beim Atmen
- Schonatmung: Die erkrankte Brustkorbseite bewegt sich bei der Atmung weniger als die gesunde Seite

Atypische Lungenentzündungen treten bei zuvor gesunden, jüngeren Patienten meist nach einer grippalen Vorerkrankung auf:
- mäßig akuter Beginn
- langsam steigendes Fieber (< 39 °C)
- selten Schmerzen
- zusätzliche Symptome wie Kopfschmerz, Leberentzündung (Hepatitis), Entzündung des Herzens (Karditis) oder Entzündung der Bauchspeicheldrüse (Pankreatitis)

Therapie
Die häusliche Pflege bei einer Lungenentzündung umfasst:
- körperliche Schonung
- ausreichendes Flüssigkeitsangebot, z. B. Tee
- ggf. Medikamente gegen die Schmerzen und den quälenden, trockenen Husten
- ggf. Inhalation von Sekret lösenden und die Bronchien erweiternden Medikamenten

Eine klinische Behandlung ist nur bei schwerem Verlauf sowie schwierigen sozialen Umständen erforderlich. Ein schwerer Verlauf ist gekennzeichnet durch eine Atemfrequenz von 30 Atemzügen pro Minute, schwere Atemnot, Temperatur < 35 °C oder > 40 °C, niedriger Blutdruck bzw. dem Hinweis auf Infektionsherde außerhalb der Lunge.

KURZFASSUNG

Definition

Ursachen
Eine Pneumonie kann durch Bakterien, Viren oder Pilze hervorgerufen werden.

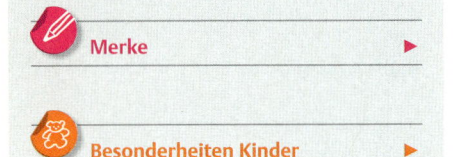

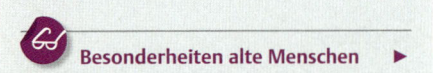

Merke

Besonderheiten Kinder

Besonderheiten alte Menschen

Symptome
Typische Symptome:
- akuter Beginn innerhalb 12 – 24 Stunden
- hohes Fieber (> 39 °C), oft mit Schüttelfrost
- beschleunigter Puls
- Husten mit Auswurf
- Atemnot (Dyspnoe)
- Blaufärbung der Haut (Zyanose)
- Schmerzen beim Atmen
- Schonatmung

Atypische Lungenentzündungen treten bei zuvor gesunden, jüngeren Patienten meist nach einer grippalen Vorerkrankung auf.

Therapie
Häusliche Pflege:
- körperliche Schonung
- ausreichend Flüssigkeit
- ggf. Medikamente gegen Schmerzen und Husten
- ggf. Inhalation

In sehr schweren Fällen ist eine stationäre Behandlung erforderlich.

Die klinische Pflege umfasst ergänzend zu den Maßnahmen der häuslichen Pflege:
- bei Sauerstoffmangel (Hypoxämie): Zufuhr befeuchteten Sauerstoffs über Sonde oder Maske (s. S. 366)
- Atemtherapie (**Abb. 22.6**) (s. S. 262)
- Antibiotikatherapie
- Absaugen des Sekrets, wenn es nicht abgehustet werden kann oder bei einem zu schwachem Hustenstoß (s. S. 365)

Abb. 22.6 ▶ Regelmäßiges Üben mit einem Atemtrainer hilft, die Lungenkapazität zu verbessern.

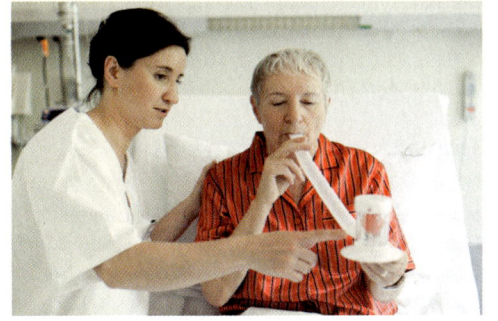

Komplikationen

Zu den möglichen Komplikationen gehören
- Lungenabszess,
- Pleura-Empyem/Pleuraerguss (= eitriger Pleuraerguss)
- septischer Schock = SIRS,
- hochgradige respiratorische Insuffizienz (ARDS = akutes Lungenversagen),
- Herz-/Kreislauf-Versagen (= Schock),
- akutes Nierenversagen besonders bei älteren ausgetrockneten (exsikkierten) Patienten und
- Antibiotika-Nebenwirkungen (z. B. Allergie).

Pflege von Menschen mit Lungenentzündung

Ziel. Vorrangiges Ziel aller pflegerischen Maßnahmen bei einem Menschen mit Lungenentzündung ist wie bei der Pneumonieprophylaxe die Sekretlösung und das Erreichen einer möglichst guten Lungenbelüftung. Darüber hinaus sind eine intakte Mundschleimhaut und das Erkennen möglicher Komplikationen wichtig.

Maßnahmen. Sekretlösung und Förderung der **Lungenbelüftung** werden erreicht durch:
- Schmerzen lindern durch vom Arzt angeordnete Schmerzmittel.
- Husten unterstützen, um ein Abhusten des Sputums zu erleichtern (s. S. 264).
- Anregen zur Atemgymnastik.
- Patienten mobilisieren, wenn kein Fieber mehr besteht und der Kreislauf stabil ist.
- Patienten atemerleichternd lagern (s.S. 264).
- Frische Luft zuführen/ausreichend Lüften, jedoch ohne Zugluft.
- Arzneimittel gegen Husten verabreichen bei quälendem, trockenem Husten (nach Arztanordnung).
- Patienten inhalieren lassen.

Eine **spezielle Mundpflege** stellt eine gesunde Mundschleimhaut sicher.
Um **Komplikationen** frühzeitig erkennen zu können ist eine engmaschige **Kontrolle der Vitalzeichen** nötig. Veränderungen sind der zuständigen Pflegefachkraft oder dem Arzt umgehend mitzuteilen. Je nach Temperatur- und Kreislaufverhältnissen sind ggf. Maßnahmen erforderlich, die die erhöhte Temperatur des Patienten senken.

Merke Ist die Spontanatmung aufgrund der Erkrankung durch den Patienten nicht mehr möglich oder die Sauerstoffversorgung trotz Sauerstoffgabe nicht mehr ausreichend, wird eine maschinelle Beatmung notwendig. Dazu wird der Patient auf eine Intensivtherapiestation verlegt.

22.3.5 Tuberkulose („Schwindsucht")

Definition Eine Tuberkulose (Tbc) ist eine meist in der Lunge lokalisierte Infektionskrankheit durch Tuberkelbakterien. Sie kann aber auch jedes andere Organ im menschlichen Körper befallen. Bei einer offenen Tuberkulose ist der Erreger nachweisbar, bei einer geschlossenen Tuberkulose können keine Erreger nachgewiesen werden. Bei beiden Formen besteht eine große Ansteckungsgefahr.

Ursachen

Die Ansteckung erfolgt meist durch Tröpfcheninfektion. Das Tuberkelbakterium siedelt sich in der Lunge (oder in jedem anderen Organ) an. Bei abwehrgeschwächten Patienten breitet sich die Tuberkulose über die gesamte Lunge und den Bronchialbaum aus. Auch über die Lymphbahnen kann sich das Tuberkelbakterium im gesamten Körper ausbreiten.

Symptome

Je nachdem ob ein gesunder oder bereits geschwächter Patient betroffen ist, können die Symptome sehr unterschiedlich sein:
- gute Abwehrlage: oft keine Symptome
- schlechte Abwehrlage: Müdigkeit, Nachtschweiß, Fieber, Gewichtsverlust und trockener (blutiger) Husten

Therapie

Über einen längeren Zeitraum (bis 9 Monate) wird eine spezielle Tuberkulosetherapie mit Antibiotika durchgeführt. Die Nebenwirkungen der Medikamenteneinnahme sind oft sehr stark. Patienten können über Schwindel, Allergien oder auch über einen Verlust der Hörfähigkeit klagen. Daneben können die Niere und die Leber geschädigt werden. Der Patient wird isoliert.

22.3.6 Chronische Bronchitis

Definition Von einer chronischen Bronchitis (meist „Raucherhusten" genannt) spricht man, wenn mindestens 3 Monate die Symptome einer akuten Bronchitis bestehen.

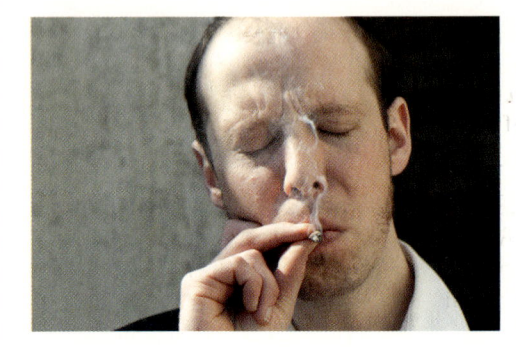

Ursachen

90 % aller Patienten mit einer chronischen Bronchitis sind Raucher oder Exraucher, denn Zigarettenrauch gilt als die häufigste Ursache (**Abb. 22.7**).

Abb. 22.7 ▶ Zigarettenrauch gilt als häufigste Ursache einer chronischen Bronchitis.

Symptome

Leitsymptome sind
- Husten und
- morgendlicher Auswurf.

Therapie

Infekte müssen frühzeitig behandelt werden. Medikamente zur Heilung einer chronischen Bronchitis gibt es nicht, sie bessert sich aber mit der Zeit, wenn das Rauchen eingestellt wird.

Merke Die beste Therapie und Prophylaxe einer chronischen Bronchitis ist der Verzicht auf Zigaretten!

22.3.7 Asthma bronchiale

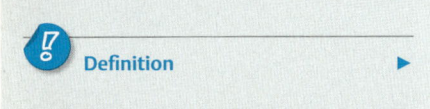

Definition Das Asthma bronchiale ist eine chronisch entzündliche Erkrankung der Atemwege. Dabei reagieren die Atemwege extrem empfindlich auf äußere Reize: Sie verengen sich.

Besonderheiten Kinder Asthma bronchiale gehört zu den häufigsten chronischen Erkrankungen im Kinder- und Jugendalter.

Ursachen

Luftnot und Hustenattacken entwickeln sich durch folgende Bedingungen:
- Es liegt eine **Überempfindlichkeit** (Hyperreagibilität) der Bronchialschleimhaut vor. Verschiedene Reize (Allergene, Infektionen, körperliche Belastung usw.) führen zu einer Entzündungsreaktion in der Bronchialschleimhaut. Die Folge sind Schleimhautschwellungen und somit eine Einengung der Atemwege.
- Es kommt zu **Verkrampfung** (Spasmus) der Muskulatur kleiner Bronchien: Die Luft gelangt zwar in die Lunge, jedoch nur langsam wieder heraus.
- Das **Bronchialsekret verdickt** sich: Zäher Schleim engt die Öffnung der Bronchien weiter ein.

22.3 ▶ Häufige Krankheiten der Atmungsorgane

Merke Asthmatiker sollten sich bekannten Auslösern, z. B. Pollen, möglichst nicht aussetzen und sich besonders im Herbst, Winter und frühem Frühjahr vor Infekten schützen.

Symptome

Typisch sind plötzlich auftretende Asthmaanfälle, die häufig unter Medikamenten oder spontan verschwinden. Meist treten die Anfälle in den frühen Morgenstunden auf und dauern Minuten bis Stunden. Typisch sind:
- **Atemnot**, die sich bis zur Todesangst steigern kann. Der Patient wirkt unruhig, der Puls ist beschleunigt und Haut und Schleimhäute sind bläulich verfärbt. Um die Atemnot zu lindern, atmet er im Sitzen.
- Häufig tritt **Husten mit zähem Schleim** auf.
- **Atemgeräusche**, sogenanntes Giemen und Brummen sind über der Lunge zu hören (der Arzt spricht von „trockenen Rasselgeräuschen").

Außer bei schwerem, chronischem Asthma ist der Patient zwischen den Anfällen völlig beschwerdefrei.

Therapie

Sie besteht aus 3 Grundpfeilern:
- **Karenz**, das heißt meiden aller Einflüsse, die einen Anfall auslösen können. Auch sollten Atemwegsgifte (besonders Rauchen) gemieden werden.
- **Medikamente zur Erweiterung der Bronchien.** Die wichtigsten sind die inhalierbaren Beta-2-Agonisten; sie wirken schnell und verschaffen dem Asthmatiker rasch Erleichterung.
- Medikamente zur **Eindämmung der chronischen Entzündung** im Bereich der Bronchien. Diese gilt als die eigentliche Ursache des Asthmas. Man verabreicht Kortison.

Je nachdem wie schwer das Asthma ist, werden verschiedene Medikamente kombiniert. Asthmamedikamente werden oft in Form von Dosieraerosolen oder feinen Pulvern (Turbohaler) verabreicht (s. S. 353). Das Medikament kann so eingeatmet werden, gelangt direkt in die Lunge und führt kaum zu Nebenwirkungen. Verstärkt wird die Wirkung der Medikamente, wenn sie durch eine Inhalationshilfe eingeatmet werden.

Praxistipp Welche Sofortmaßnahmen muss ich im Falle eines Asthmaanfalls einleiten?

Im akuten schweren Asthmaanfall kommt es darauf an, den Gefährdungsgrad rasch zu erkennen, die Therapie zu beginnen und ggf. den Arzt zu verständigen.

- **Informieren Sie den Arzt**: Dies sollte eine zweite Pflegeperson tun. Die Pflegeperson, die zuerst zum Asthmatiker kommt, bleibt bei ihm.
- **Unterstützen Sie den Patienten beim Einnehmen einer atemerleichternden Lagerung**: Ein mobiler Asthmatiker kennt die für ihn günstigste Stellung und hat sie eventuell schon eingenommen bzw. muss dabei unterstützt werden. Bringen Sie einen Bettlägerigen sofort in Oberkörperhochlage.
- **Helfen Sie dem Patienten beim Anwenden des „Asthmasprays"**: Das vom Arzt als Dosieraerosol verordnete Medikament hat der Kranke in der Regel bei sich bzw. im Nachtschränkchen. Meist besteht eine ärztliche Anordnung darüber, wie viele Hübe im Bedarfsfall gegeben werden sollen. Oft ist es hilfreich, wenn Sie den unruhigen, angstvollen Menschen mit ruhigen Worten anleiten.
- **Verabreichen Sie O$_2$**: Achtung: Beobachten Sie die Atmung genau. Es könnte durch die höhere O2-Konzentration zu einer Verminderung der Atemfrequenz kommen (sehr selten!).
- **Öffnen Sie beengende Kleidungsstücke**.
- **Leiten Sie den Patienten zu ruhiger Atmung mit Lippenbremse an** (Abb. 22.9): Dies ist nur möglich, wenn der Betroffene diese Technik bereits beherrscht und die Atemnot nicht zu stark ist.
- **Öffnen Sie ein Fenster**: Die meist feuchte Frischluft vermindert die Schleimhautschwellung und erleichtert die subjektiv empfundene Atemnot. Vorsicht im Winter: kalte Luft fördert den Bronchospasmus (Verkrampfung der Atemmuskulatur).
- **Feuchten Sie die Atemluft an**: mittels 0,9%iger NaCl-Lösung und Ultraschallvernebler.
- **Vermitteln Sie Sicherheit**: Treten Sie sicher auf, strahlen Sie Ruhe aus; körperliche Berührung wirkt oft beruhigend.

KURZFASSUNG

Merke

Symptome
Es kommt zu Asthmaanfällen mit Atemnot, Hustenanfällen und Atemgeräuschen. Außer bei schwerem, chronischem Asthma ist der Patient zwischen den Anfällen beschwerdefrei.

Therapie
Die Therapie besteht aus 3 Grundpfeilern:
- Karenz (Auslöser meiden)
- Medikamente zur Erweiterung der Bronchien
- Medikamente zur Eindämmung der chronischen Entzündung

Zur Therapie werden häufig Dosieraerosole oder Turbohaler eingesetzt. Sie wirken direkt in der Lunge.

Praxistipp

Pflege von Menschen mit Asthma bronchiale

Merke Umgang mit Asthmamedikamenten:
- Vorsicht bei Aspiringabe an Asthmatiker (kann in seltenen Fällen Asthmaanfall auslösen).
- Kortison wirkt nicht atemwegserweiternd.
- Nach Kortisonsprayanwendung Mund ausspülen (zur Verhinderung eines Mundsoors).
- Theophyllinpräparate möglichst nicht spätabends verabreichen (kann zu Schlafstörungen führen).

Pflege von Menschen mit Asthma bronchiale

Das Asthma kann durch besonders starke Schwankungen der Beschwerden gekennzeichnet sein. So kann sich ein rasch wechselnder Bedarf an Medikamenten ergeben, auf den nur der geschulte Patient angemessen reagieren kann. Deshalb sind gemeinsam mit dem Patienten die Therapieziele herauszuarbeiten. Die Therapie ist den therapeutischen Notwendigkeiten, den psychosozialen Bedingungen und dem Schulungsstand des Patienten anzupassen.

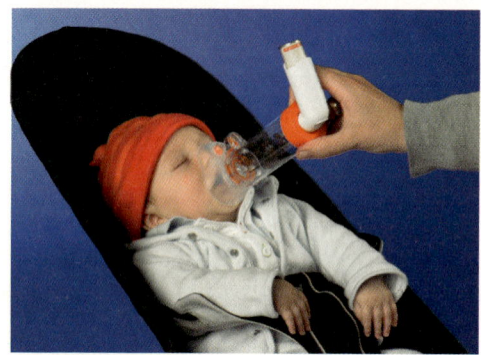

Abb. 22.8 ▶ Aerochamber plus – Dosieraerosole können so auch bei Kleinkindern angewandt werden.

Medikamenteneinnahme

Es gibt eine Vielzahl von verschiedenen Anwendungsformen, Hilfsmitteln und Asthmamedikamenten. Die gebräuchlichsten Medikamente werden inhaliert.
Der Patient muss angeleitet und in der Handhabung begleitet werden. Er muss über Dosierung, Wirkeintritt, Dauer der Wirkung, Nebenwirkungen und Gefahren aufgeklärt werden. Darüber hinaus müssen für das angewendete Gerät die Inhalationstechnik und Fehlermöglichkeiten bekannt sein.

Merke Auch wenn Sie sich im Umgang mit inhalierbaren Medikamenten und den entsprechenden Medizinprodukten sicher fühlen, sollten Sie die Bedienungsanleitungen lesen. Die Technik ändert sich schnell und kann von Hersteller zu Hersteller unterschiedlich sein.

Atemtherapie

Atemtechniken sollten möglichst in Zusammenarbeit mit der Physiotherapie vermittelt und geübt werden.

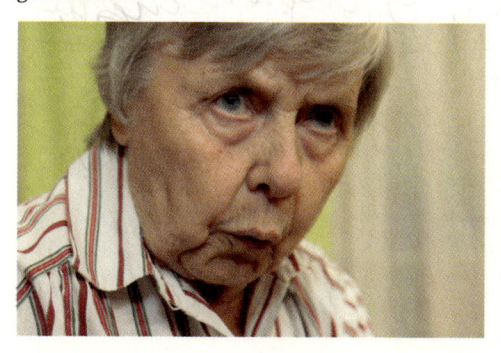

Lippenbremse. Ausgeatmet wird gegen die geschlossenen Lippen. Dabei wird, möglichst ohne Pressen, so weit wie möglich ausgeatmet (**Abb. 22.9**). Diese Atmung beugt einem Atemwegskollaps in der Ausatmung vor. Die Einatmung erfolgt möglichst durch die Nase.

Abb. 22.9 ▶ **Lippenbremse.** Der Patient atmet gegen die verschlossenen Lippen aus.

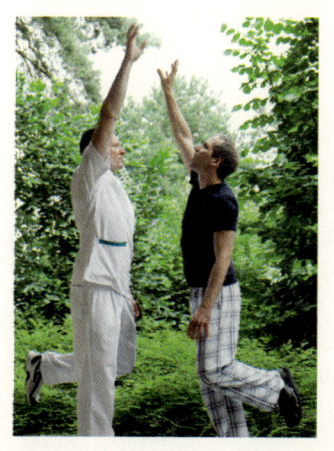

Kutschersitz. Als atemerleichternde Maßnahme sitzt der Patient mit leicht gespreizten Beinen auf einem Stuhl und stützt die Ellenbogen auf die Oberschenkel, nahe der Knie ab (s. S. 266).

Äpfel pflücken. Die abwechselnde einseitige Streckung der Arme wie beim „Äpfel pflücken", lockert die Atemmuskulatur, dehnt die Lungenflügel und erleichtert das Abhusten (**Abb. 22.10**).
Lesen Sie mehr zum Thema Atemtherapie auf S. 262.

Abb. 22.10 ▶ Die Übung „Äpfel pflücken" lockert die Atemmuskulatur durch wechselnde einseitige Streckung.

Kurzfassung

Merke

Pflege von Menschen mit Asthma bronchiale
Die Beschwerden können stark schwanken und sich der Bedarf an Medikamenten immer wieder ändern. Darauf kann nur der geschulte Patient angemessen reagieren. Die Therapieziele werden gemeinsam mit dem Patienten herausgearbeitet.

Medikamenteneinnahme
Die eingesetzten Hilfsmittel und Asthmamedikamente werden dem Patienten erklärt. Er muss sie fehlerfrei anwenden können und wird in ihrer Handhabung angeleitet.

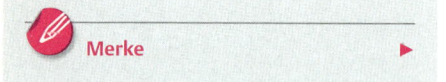

Merke

Atemtherapie
Atemtechniken werden meist durch den Physiotherapeuten vermittelt, müssen aber auch Pflegehelfern bekannt sein, z. B.:
- Lippernbremse
- Kutschersitz
- Äpfel pflücken

Ergänzende Pflegemaßnahmen

Wickel und Auflagen. Wickel und Auflagen (s.S. 250) können im Wechsel von Tag- und Nachtrhythmus atemerleichternd wirken. Sie helfen, Schleim zu lösen. Wärme hat eine beruhigende Wirkung und verbessert Atmung und Husten.

Schutz vor Kälte. Asthmapatienten haben häufig kalte Füße, ohne dass dies wahrgenommen wird. Warme Fußbäder morgens im Wechsel mit Fußeinreibungen abends sorgen für warme Füße und wirken ausgleichend auf das Atemsystem.
Regen Sie eine Bedeckung und Durchwärmung an, z.B. einen Seidenschal am Hals, eine Mütze, ein warmes Unterhemd, Nierenwärmer, langärmeliges Nachthemd o.ä. Maßnahmen. Das wird nicht nur das Wohlbefinden steigern, sondern auch zum Rückgang von Attacken führen.

Ergänzende Pflegemaßnahmen
Ergänzende Maßnahmen können atemerleichternd wirken bzw. erneute Asthmaanfälle vorbeugen (z.B. Wickel und Auflagen, Schutz vor Kälte).

22.3.8 Lungenkrebs (Bronchialkarzinom)

Definition Lungenkrebs ist ein meist bösartiger Tumor, der in vielen Fällen im Epithelgewebe der Bronchien entsteht.

Ursachen

Das Bronchialkarzinom (**Abb. 22.11**) ist die weltweit häufigste Krebsgeschwulst des Mannes. Hauptrisikofaktor ist das Rauchen. Ursächlich kommen auch berufsbedingt Atemgifte infrage wie Asbest, Kohleverbrennungsprodukte und Passivrauchen.

Merke Raucher haben ein bis zu 15-mal höheres Risiko, an Lungenkrebs zu erkranken, als Nichtraucher.

Symptome

Da starke Raucher oft an einer chronischen Bronchitis leiden, bleiben die klinischen Zeichen des Lungenkrebses häufig lange Zeit unerkannt:
- chronischer (mehr als 4 Wochen andauernder) Husten, der auf keine Therapie anschlägt (therapieresistent)
- gelegentlich tritt Bluthusten (Hämoptoe) auf
- Atemnot (Dyspnoe)
- Fieberschübe und atemabhängige Thoraxschmerzen
- rasche Verschlechterung des Allgemeinzustandes, unklare Gewichtsabnahme und Appetitlosigkeit sind generelle Symptome eines Krebsleidens

Da der Lungenkrebs rasch Tochtergeschwülste in anderen Organen bildet (metastasiert), können andere Beschwerden zur Diagnose führen, z.B. epileptische Anfälle bei Hirnmetastasen.

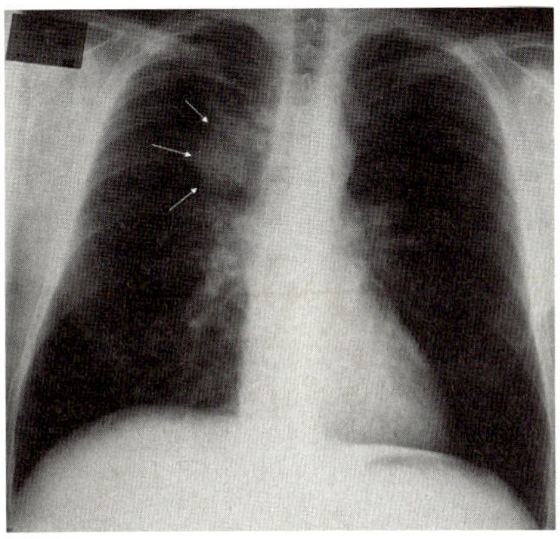

Abb. 22.11 ► Bronchialkarzinom. Ein circa 4 cm großer Herd ist in dieser Röntgen-Thorax-Aufnahme sichtbar.

Therapie und Prognose

Therapie. Wenn möglich, wird der Tumor operativ entfernt. Anschließend erfolgt eine Chemo- oder Strahlentherapie.
Prognose. Lungenkrebs metastasiert sehr schnell. Die Prognose des Bronchialkarzinoms ist insgesamt schlecht: Konnte der Tumor vollständig entfernt werden, liegt die 5-Jahres-Überlebensrate bei circa 25 %, ansonsten leben die Patienten oft nur noch Wochen bis Monate.

22.3.8 Lungenkrebs (Bronchialkarzinom)

Definition ◄

Ursachen
Hauptrisikofaktor für Lungenkrebs ist das Rauchen.

Merke ◄

Symptome
- chronischer Husten
- gelegentlich Bluthusten
- Atemnot
- Fieberschübe
- atemabhängige Thoraxschmerzen
- Verschlechterung des Allgemeinzustands

Therapie und Prognose
Operative Entfernung des Tumors wenn möglich, anschließend Chemo- und Strahlentherapie. Die Prognose ist insgesamt schlecht.

22.3.9 Pneumothorax

Definition Ein Pneumothorax ist ein teilweiser oder kompletter Lungenkollaps.

Ursachen

Bei einem Pneumothorax gelangt Luft in den Pleuraspalt. Dadurch ist der sonst vorhandene Unterdruck zwischen Lungenfell und Rippenfell aufgehoben – der betroffene Lungenflügel fällt teilweise oder komplett zusammen, er kollabiert (**Abb. 22.12**). Ein Gasaustausch ist somit nicht mehr möglich.

22.3.9 Pneumothorax

Definition ◄

Ursachen
Gelangt Luft in den Pleuraspalt, kommt es zu einem Pneumothorax. Der Lungenflügel fällt zusammen, ein Gasaustausch ist nicht mehr möglich.

Abb. 22.12 ▶ Pneumothorax.

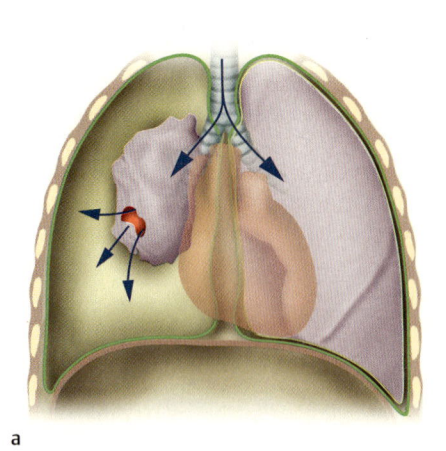

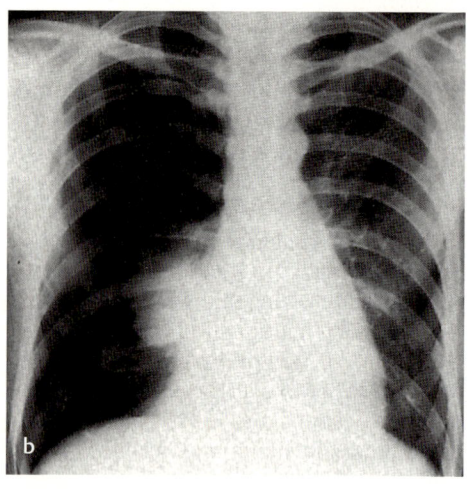

a Beim Pneumothorax fällt der betroffene Lungenflügel wie ein Luftballon in sich zusammen.
b Auf diesem Röntgenbild ist die rechte Lunge zu einem schattendichten Gebilde zusammengefallen (links in der Abbildung).

Ein Pneumothorax kann durch verschiedene Grunderkrankungen und Entstehungsmechanismen verursacht werden:
- **Spontanpneumothorax**: Er kann spontan (häufig bei jungen Männern und Sportlern) oder als Folge anderer bronchopulmonaler Erkrankungen auftreten.
- **Traumatischer Pneumothorax**: Er tritt durch äußere oder innere Gewalteinwirkung auf, z.B. durch Stichverletzungen, Rippenfrakturen oder einen spontanen Luftröhren- oder Bronchusriss.

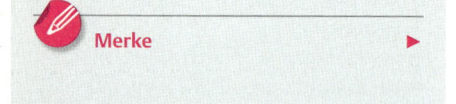

Merke **Spannungspneumothorax**: Bei dieser Sonderform wird durch einen Ventilmechanismus immer wieder Luft in den Brustkorb gepumpt, ohne dass diese wieder austreten kann. Durch den hohen Druck wird das Herz verschoben und große Gefäße werden abgeknickt. Der Spannungspneumothorax ist akut lebensbedrohlich.

Symptome

Zu den Symptomen gehören
- plötzlich auftretender einseitiger, stechender Brustschmerz, Husten,
- Luftnot, Beklemmungsgefühl, eventuell Blaufärbung der Haut (Zyanose), beschleunigter Puls (Tachykardie),
- betroffene Thoraxhälfte „schleppt" bei der Atmung nach,
- Schonatmung (da der Schmerz bei tiefer Atmung zunimmt, versuchen die Betroffenen möglichst flach zu atmen).

Therapie

Die Behandlung richtet sich nach dem Erscheinungsbild des jeweiligen Pneumothorax. Bei einem gering ausgebildeten Pneumothorax ist meist keine Therapie nötig, da die Luft im Laufe der Zeit verdunstet. Bei größeren Luftmengen wird die Luft mittels einer Punktionsnadel abgesaugt. Bei schwerwiegenden Befunden wird im Anschluss daran häufig über mehrere Tage eine Saugdrainage angelegt. Daneben steht eine improvisierte Pleurapunktion (**Abb. 22.3**) als Therapie zur Verfügung.

22.4 Untersuchungen des Herz-Kreislauf-Systems

Die Untersuchung des Herz-Kreislauf-Systems ist von zentraler Bedeutung, um den Gesamtzustand des Patienten beurteilen zu können. Vor allem in der Notfallmedizin können für das Patientenschicksal entscheidende Aussagen getroffen werden. Neben der körperlichen Untersuchung sind die Basisuntersuchungen wie Blutdruckmessung und EKG meist schnell und einfach verfügbar.
Aufwendigere Untersuchungen wie transösophageales Echo oder die Herzkatheteruntersuchung liefern bei speziellen Fragestellungen oft sichere und beweisende Aussagen.

Klinische Untersuchung. Neben einer ausführlichen Befragung des Patienten wird er körperlich untersucht. Die körperliche Untersuchung des Herz-Kreislauf-Systems ist meist eingebettet in die komplette körperliche Untersuchung des Patienten und besteht aus:

Merke ▶

Symptome
Symptome sind u. a. plötzlich einseitiger, stechender Brustschmerz und Luftnot.

Therapie
Bei einem gering ausgebildeten Pneumothorax ist meist keine Therapie nötig, da die Luft im Laufe der Zeit verdunstet. Bei größeren Luftmengen wird die Luft mittels einer Punktionsnadel abgesaugt.

22.4 Untersuchungen des Herz-Kreislauf-Systems
Die Untersuchung des Herz-Kreislauf-Systems ist von zentraler Bedeutung, um den Gesamtzustand des Patienten beurteilen zu können.

Klinische Untersuchung:
- Anamnese
- Inspektion
- Palpation
- Auskultation

- **Inspektion**: Bei der Untersuchung des Patienten wird speziell auf Hautfarbe, Hautbeschaffenheit, die Atmung, sichtbare Gefäße, Stauungszeichen, Zyanosezeichen usw. geachtet.
- **Palpation**: Dabei werden der Puls, indirekt das Herz für Aussagen bezüglich Herzgröße oder Volumenbelastung und Wasseransammlungen im Gewebe getastet.
- **Auskultation**: Mithilfe des Stethoskops können so Aussagen über die Herztöne, Herzgeräusche und die Situation der Gefäße getroffen werden.

Elektrokardiogramm – Ruhe-EKG. Mit dem EKG wird die elektrische Erregbarkeit des Herzens geprüft. Die elektrischen Impulse des Herzens werden abgeleitet und in einer Kurve aufgezeichnet. Dazu werden dem liegenden Patienten Elektroden in einer festgelegten Ordnung am Brustkorb und an den Gliedmaßen angebracht.

Langzeit-EKG. Im Unterschied zum Ruhe-EKG werden beim Langzeit-EKG die Impulse über einen Zeitraum von meist 24 Stunden aufgezeichnet. Verwendet werden hierzu kleine, tragbare Aufzeichnungsgeräte, die die Impulse elektronisch speichern. Diese können nach dem Ende der Aufzeichnung am Computer ausgelesen oder bei Bedarf ausgedruckt werden.

Belastungs-EKG. Mit Belastungs-EKG wird die EKG-Aufzeichnung unter körperlicher Belastung bezeichnet. Diese wird meist in sitzender oder halb liegender Position auf einem fest stehenden Fahrrad durchgeführt (**Abb. 22.13**). Die körperliche Leistungsstufe kann am Fahrrad eingestellt werden und wird in Watt angegeben.

Echokardiografie. Die Echokardiografie ist eine Ultraschalluntersuchung des Herzens. Dabei wird das Herz am liegenden Patienten mittels einer von außen auf die Brust gesetzter Ultraschallsonde untersucht.

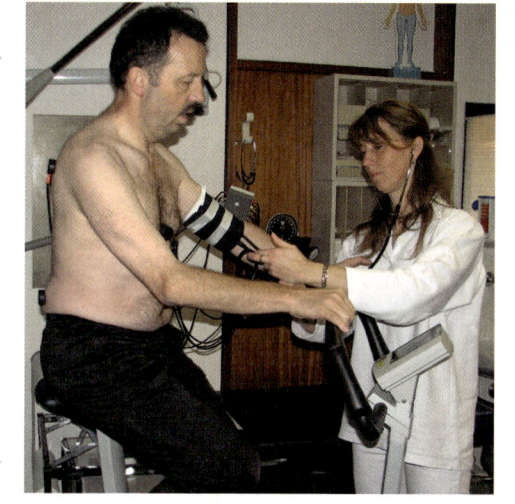

Abb. 22.13 ▶ Belastungs-EKG.

Transösophageale Echokardiografie. Das transösophageale Echo (TEE) ist eine Spezialform der Echokardiografie, bei der die Ultraschallsonde an der Spitze eines langen, flexiblen Schlauchs sitzt. Die Ultraschallsonde ist drehbar, sodass verschiedene Schallpositionen eingestellt werden können. Der Schlauch wird, ähnlich wie bei einer Magenspiegelung (Gastroskopie), durch aktives Schlucken in die Speiseröhre eingeführt. Die Ultraschalltechnik ist dieselbe wie bei der normalen Echokardiografie.

Herzkatheteruntersuchung. Die Linksherzkatheteruntersuchung, auch Koronarangiografie genannt, ist ein invasives bildgebendes Verfahren mittels Röntgenkontrastmittel, das heißt, diese Untersuchung greift direkt in den Körper ein. Dabei wird mit der Kathetersonde direkt am Herzen gearbeitet, so können krankhafte Veränderungen der Herzkranzgefäße, der Herzklappen und des Herzmuskels beurteilt werden.

22.5 Häufige Krankheiten des Herz-Kreislauf-Systems

22.5.1 Koronare Herzkrankheit (KHK)

Definition Von einer KHK oder Koronarsklerose spricht man bei einer Verengung der Herzkranzgefäße.

Ursachen

Meist wird die Erkrankung durch Arterienverkalkung (Arteriosklerose) verursacht. Dabei lagern sich Fette und Kalk an der Gefäßinnenwand ab und haben langfristig eine Gefäßeinengung zur Folge. Aufgrund der geringeren Durchlässigkeit der Gefäße kann die Blutversorgung zum Herzen nicht mehr gewährleistet werden. Folge ist eine Unterversorgung des Herzmuskels mit Sauerstoff.

Risikofaktoren. Eine Reihe von Risikofaktoren kann zur Schädigung der Gefäßinnenwand beitragen. Bestimmte Verhaltensweisen (Lebensstil), Umwelteinflüsse und charakteristische Körpermerkmale werden hierfür verantwortlich gemacht, z. B.
- Nikotinkonsum: Das Risiko erhöht sich, wenn zusätzlich östrogenhaltige Empfängnisverhütungsmittel eingenommen werden.

- familiäre Veranlagung,
- Übergewicht, Bewegungsmangel.

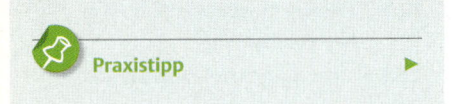

- Diabetes mellitus,
- Bluthochdruck (Hypertonie),
- Fettstoffwechselstörungen,
- Lebensalter (Männer über 45, Frauen über 55 nach der Menopause),
- familiäre Veranlagung, Ernährungsverhalten,
- Übergewicht, Bewegungsmangel.

Symptome

Die Symptome einer Gefäßverengung treten meist erst in einem späten Stadium auf. In Ruhe haben die Patienten meist keine Symptome. Bei körperlicher Belastung kommt es zum klassischen Symptom der **Angina pectoris**: krampfartige, starke Schmerzen in der Herzgegend, die in den linken Arm, Rücken oder Hals ausstrahlen können.

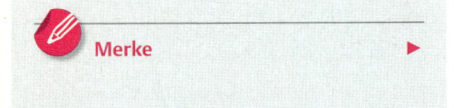

Symptome

Erst wenn das Gefäß über 70 % eingeengt ist, kommt es unter Belastung zur Unterversorgung des Herzmuskels. Deshalb treten Symptome erst in einem fortgeschrittenen Stadium der Arterienverkalkung auf. Das klassische Symptom ist die **Angina pectoris**. Die meisten Patienten mit einer Koronarsklerose haben in Ruhe keinerlei Beschwerden. Bei körperlicher Tätigkeit, Aufregung nach schweren Mahlzeiten oder im Rahmen von Infekten bemerken die Patienten plötzlich Schmerzen im Brustkorb. Beschrieben werden krampfartige, starke Schmerzen in der Herzgegend, die in den linken Arm, Rücken oder Hals ausstrahlen können (**Abb. 22.14**). Oft empfinden die Patienten dabei Angst oder Atemnot. Klassischerweise lassen die Schmerzen innerhalb weniger Minuten nach, wenn die auslösende Situation unterbrochen wird.

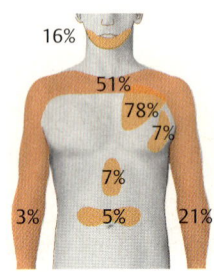

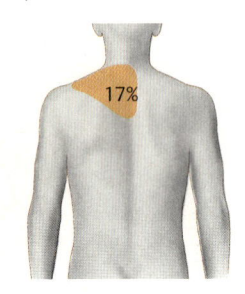

Abb. 22.14 ► Häufigste Schmerzlokalisation des Angina-Pectoris-Schmerzes (nach Klepzig).

Merke Manche Patienten, besonders Diabetiker und Alkoholiker, verspüren aufgrund von Nervenschäden trotz ausgeprägter Koronarsklerose keine Schmerzen. Man nennt dies eine „stumme KHK". Diese Patienten müssen intensiv überwacht werden, damit ein Infarkt nicht übersehen wird.

Merke In 20 % der Fälle führt die KHK zum „plötzlichen Herztod", ohne dass der Patient zuvor Beschwerden verspürte!

Therapie

- Nitropräparat (Glyzerolnitrat) bei Angina-pectoris-Anfall
- medikamentöse Langzeittherapie
- Minimieren der Risikofaktoren
- operative Verfahren zur Verbesserung der Blutzufuhr

Therapie

Das Therapiekonzept umfasst:
- Beheben der Schmerzsymptomatik im akuten Angina-pectoris-Anfall (Nitropräparat, z. B. Glyzerolnitrat)
- medikamentöse Langzeittherapie
- Herzinfarktprophylaxe, indem Gefäßverschlüssen vorgebeugt wird
- Minimieren der Risikofaktoren, um ein Fortschreiten der KHK zu verhindern
- operative Verfahren zur Verbesserung der Blutzufuhr z. B. Ballonkatheterdilatation, Stentimplantation, Bypass-OP

Praxistipp Welche Sofortmaßnahmen muss ich einleiten, wenn ein Patient einen Angina-pectoris-Anfall erleidet?
- Bringen Sie den Betroffenen ins Bett und lagern Sie den Oberkörper hoch.
- Entfernen Sie beengende Kleidung.
- Meist ist die koronare Herzkrankheit bekannt und der behandelnde Arzt hat ein Nitropräparat angeordnet, das im Falle einer Brustenge eingenommen werden soll. Helfen Sie dem Patienten ggf. dabei, dieses Medikament einzunehmen oder verabreichen Sie es ihm.
- Bleiben Sie beim Patienten, bis Erleichterung eingetreten ist.
- Versuchen Sie, Ruhe und Sicherheit zu vermitteln.
- Tritt keine Besserung ein, ist der Arzt zu informieren.

22.5.2 Herzinfarkt (Myokardinfarkt)

Definition Bei einem Herzinfarkt kommt es zu einem akuten Verschluss eines Koronargefäßes durch ein Blutgerinnsel (Thrombus). Ein Teil des Herzmuskels (Myokards) wird deshalb nicht mehr mit Sauerstoff versorgt und stirbt ab.

Der Herzinfarkt ist weltweit die häufigste Todesursache!

Symptome

Leitsymptome des Herzinfarkts sind:
- starke akut auftretende **Brustschmerzen** (hinter dem Brustbein lokalisiert), in den linken Arm, Hals, Unterkiefer, Rücken oder Oberbauch ausstrahlend
- **Angstgefühl** hin bis zur Todesangst (Vernichtungsgefühl),
- **Beengungsgefühl**, Atemnot und Unruhe.

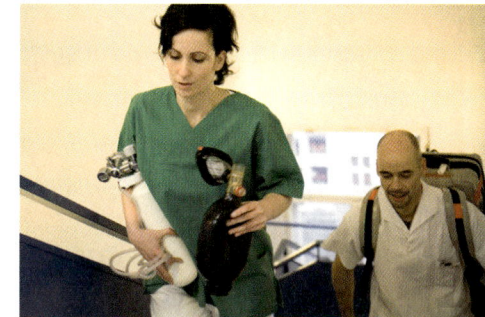

Abb. 22.15 ▶ Bei Verdacht auf Herzinfarkt ist sofort der Notarzt zu informieren. Bei Herz-Kreislauf-Stillstand muss sofort mit der Wiederbelebung begonnen werden.

Merke Bei etwa 15 – 20 % der Patienten verläuft der Infarkt „stumm", da z. B. bei Menschen mit Diabetes aufgrund von Nervenveränderungen die Schmerzempfindung herabgesetzt sein kann.

Folgende Anzeichen können die Leitsymptome des Herzinfarkts begleiten:
- Schweißausbrüche
- Übelkeit und Erbrechen
- Kaltschweißigkeit

Der Herzinfarktschmerz unterscheidet sich vom „gewöhnlichen" Angina-pectoris-Anfall (= Schmerz hinter dem Brustbein mit oder ohne Ausstrahlung in Arm, Kiefer, Bauch) durch
- die Dauer des Schmerzes (er kann über mehrere Stunden anhalten),
- das Nichtansprechen auf Glyzeroltrinitrat (z. B. Nitrospray) und
- eine gleich bleibende Schmerzintensität bei körperlicher Entlastung.

Besonderheiten alte Menschen Besonders bei älteren Patienten kann sich ein Infarkt auch durch plötzliche Verwirrtheitszustände (infolge einer herabgesetzten Hirndurchblutung) äußern.

Praxistipp Welche Sofortmaßnahmen sind bei Verdacht auf einen Herzinfarkt einzuleiten?

1. Lösen Sie Alarm aus und bleiben Sie beim Patienten.
2. Steht eine zweite Pflegende zur Verfügung, sollte diese sofort den Notarzt verständigen (**Abb. 22.15**). Sind Sie allein, müssen Sie den Notruf schnellstmöglich absetzen.
3. Wirken Sie beruhigend auf den Betroffenen ein und strahlen Sie bei allen Handlungen am Patienten Ruhe aus.
4. Prüfen Sie regelmäßig die Vitalzeichen.
5. Öffnen Sie beengende Kleidung oder entfernen Sie diese ganz.
6. Besteht ein Herz-Kreislauf-Stillstand: Beginn der Wiederbelebungsmaßnahmen (Reanimation).
7. Andernfalls lagern Sie den Oberkörper des Patienten hoch und
8. beobachten Sie Puls, Blutdruck und Atmung weiterhin.
9. Ist ein Nitropräparat für Angina-pectoris-Anfälle angeordnet, verabreichen Sie dieses dem Patienten. Achtung: Bei Schock und bei systolischen Blutdruckwerten unter 100 mmHg darf es nicht gegeben werden!
10. Verabreichen Sie dem Patienten Sauerstoff (2–4 l/min).

KURZFASSUNG

22.5.2 Herzinfarkt (Myokardinfarkt)

Definition ◀

Symptome
- starke Brustschmerzen, in den linken Arm, Hals, Unterkiefer, Rücken oder Oberbauch ausstrahlend,
- Angstgefühl hin bis zur Todesangst (Vernichtungsgefühl),
- Beengungsgefühl, Atemnot und Unruhe.

Merke ◀

Der Herzinfarktschmerz unterscheidet sich vom „gewöhnlichen" Angina-pectoris-Anfall durch:
- Schmerz hält länger an
- Glyzeroltrinitrat bringt keine Besserung
- Schmerz verringert sich nicht bei körperlicher Entlastung

Besonderheiten alte Menschen ◀

Praxistipp ◀

Therapie

Hauptziele der Akuttherapie:
- Schmerzbekämpfung
- Beruhigung
- Wiederherstellung des Blutflusses (Reperfusion) im verschlossenen Gefäß

Therapie

Neben der medikamentösen Therapie zur Schmerzbekämpfung und zur Beruhigung wird schnellstmöglich mit der Reperfusionstherapie begonnen. Dabei soll das verschlossene Herzkranzgefäß rasch wieder durchgängig gemacht werden, um den Schaden am Herzmuskel möglichst gering zu halten. Möglichkeiten dazu sind Lysetherapie (Auflösung des Blutgerinnsels) oder PTCA (= Perkutane Transluminare Koronarangioplastie) (Aufdehnung des verengten Gefäßes mittels eines Ballonkatheters).

Zusätzlich werden folgende Sofortmaßnahmen eingesetzt:
- Bettruhe zur körperlichen Entlastung
- O_2-Verabreichung
- Gabe von Medikamenten zur Besserung der Herzdurchblutung (Betablocker und Nitroglyzerin) und zur Vermeidung weiterer Gerinnselbildung (Aspirin und Heparin)
- Überwachung und regelmäßige EKG-Kontrollen

22.5.3 Herzmuskelentzündung (Myokarditis)

Definition Bei der Myokarditis ist der Herzmuskel entzündet.

Ursachen

Die Myokarditis tritt häufig nach einer Virusinfektion auf.

Dieses insgesamt seltene Krankheitsbild tritt am häufigsten als Komplikation von Virusinfekten auf, seltener ist es durch Bakterien oder Parasiten verursacht. Unabhängig von Krankheitserregern kann eine Myokarditis im Rahmen von rheumatischen Erkrankungen auftreten.

Symptome

Eine Herzmuskelentzündung kann sehr unterschiedlich verlaufen. Schwere Verläufe können tödlich enden.

Insgesamt bemerken die meisten Patienten keine oder nur sehr gering ausgeprägte Beschwerden. Neben leichter Erschöpfbarkeit, Kurzatmigkeit und Schwächegefühl sind vor allem Herzbeschwerden typisch. Sie können von leichten Herzrhythmusstörungen bis zu Symptomen einer Herzinsuffizienz reichen.

Therapie

Die Therapie beschränkt sich auf symptomatische Maßnahmen (körperliche Schonung, Bettruhe). Bei einer bakteriellen Myokarditis werden Antibiotika verabreicht.

Eine spezifische Therapie gibt es nicht, man beschränkt sich auf symptomatische Maßnahmen. Dazu gehören die **körperliche Schonung** oder gar **Bettruhe** und die Behandlung eventueller Komplikationen. Bei einer bakteriellen Myokarditis werden Antibiotika verabreicht. Eine Herzmuskelentzündung im Rahmen rheumatischer Erkrankungen bessert sich meist nach Gabe von Kortison.

22.5.4 Endokarditis (Herzinnenhautentzündung)

Definition Bei der Endokarditis ist die Herzinnenhaut entzündet.

Ursachen

Die Entzündung ist meist bakteriell bedingt.

Die Entzündung ist meist bakteriell bedingt (z. B. nach einem Kieferabszess) und befällt vor allem die Herzklappen.

Merke Besonders gefährdet sind Patienten mit vorgeschädigter Herzklappe.

Symptome

Schweres Krankheitsbild mit Fieber, Abgeschlagenheit und Gelenkschmerzen.

Das zumeist sehr schwere Krankheitsbild geht mit Fieber, Schwäche, Abgeschlagenheit und Gelenkschmerzen einher.

Therapie

Eine frühe Antibiotikatherapie ist besonders wichtig.

Bei der Endokarditis ist es besonders wichtig, **früh** mit einer **Antibiotikatherapie** zu beginnen. Falls die Erkrankung fortschreitet kann ein lebensbedrohliches Herzversagen durch die Klappenzerstörung eintreten.

22.5.5 Herzrhythmusstörungen

Definition Schlägt das Herz zu langsam, zu schnell oder unregelmäßig, spricht man von Herzrhythmusstörungen.

Die wichtigsten Herzrhythmusstörungen sind
- **Tachykardie**: > 100 Schläge pro Minute,
- **Bradykardie**: < 60 Schläge pro Minute,
- **Extrasystolen**: zusätzliche Schläge bei normalem Grundrhythmus,
- **AV-Überleitungsstörungen** (I. bis III. Grades): Erregungsüberleitung von Vorhof auf Kammer ist gestört,
- **Vorhofflimmern**: vollkommen unregelmäßiger, teils beschleunigter Herzrhythmus durch ungeordnete Tätigkeit der Vorhöfe,
- **Kammerflattern**: > 250 Schläge pro Minute, kein Puls tastbar,
- **Kammerflimmern**: > 350 Schläge pro Minute, kein Puls tastbar,
- **Asystolie**: Herzstillstand, „Nulllinien-EKG".

Merke Eine Nulllinie oder Kammerflattern bzw. -flimmern sind Ausdruck eines Herz-Kreislauf-Stillstands. Dann müssen sofort Wiederbelebungsmaßnahmen eingeleitet werden (s. S. 580).

Ursachen

Rhythmusstörungen können ausgelöst werden durch Herzerkrankungen, Erkrankungen der Hormondrüsen, Elektrolytstörungen, Genussmittel, Medikamente und psychische Belastungen. Aber auch bei Gesunden kann es zu Herzschlagunregelmäßigkeiten kommen, die jedoch in der Regel harmlos sind.

Symptome

Rhythmusstörungen können unbemerkt bleiben oder den Betroffenen als „Herzstolpern" irritieren. Höhergradige Herzrhythmusstörungen führen nicht selten zu Schwindel, Verwirrtheit, kurzer Bewusstlosigkeit (Synkope), Schlaganfällen oder gar zum plötzlichen Herztod. Es zeigen sich auch ein allgemeines Schwächegefühl, Kurzatmigkeit, Schweißausbrüche und Beklemmungs- und Angstgefühle.

Therapie

Immer ist nach der Ursache neu aufgetretener Rhythmusstörungen zu suchen. Gegebenenfalls werden sogenannte Antiarrhythmika (Medikamente zur Regulierung des Herzrhythmus) eingesetzt. Nicht selten muss ein Herzschrittmacher implantiert (eingebaut) werden (**Abb. 22.16**), der durch elektrische Impulse den Herzrhythmus vorgibt.
Bei sehr schwerwiegenden Herzrhythmusstörungen versucht man mittels Strom, eventuell vorhandene Herde im Herzmuskel oder zusätzliche Leitungsbahnen, welche die Ursache der Rhythmusstörungen sein können, zu zerstören. In extremen Fällen implantiert man dem Betroffenen einen Defibrillator.

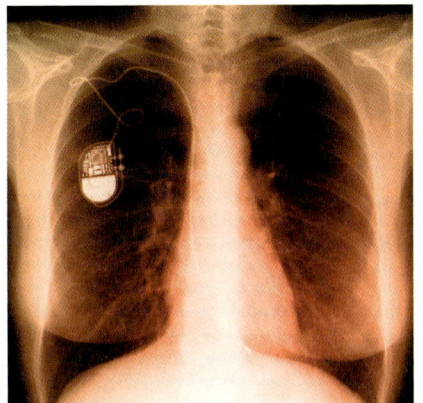

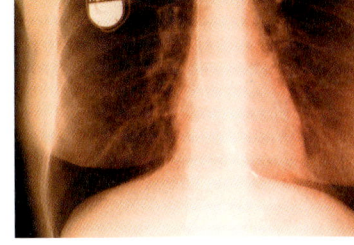

Abb. 22.16 ▸ Röntgenbild eines Herzschrittmachers, der deutlich vor dem rechten Lungenflügel zu erkennen ist.

22.5.6 Hypertonie (erhöhter Blutdruck)

Definition Als Hypertonie werden chronisch erhöhte arterielle Blutdruckwerte bezeichnet. Gemäß WHO-Definition besteht eine arterielle Hypertonie ab 140/90 mmHg (WHO: Weltgesundheitsorganisation).

Ursachen

Es wird zwischen primärer und sekundärer Hypertonie unterschieden.
- **Primäre Hypertonie (essenzielle Hypertonie):** Sie ist ein selbstständiges Krankheitsbild, da keine Ursache erkennbar ist. Als Auslöser werden vielfältige Einflüsse diskutiert:
  - familiäre Veranlagung
  - gedrungener Körperbau
  - Ernährungsfaktoren (hoher Kochsalz- und Kaffeekonsum, Alkohol, Übergewicht)
  - Stressfaktoren
  - Nikotinabusus
  - endokrine Faktoren (Beginn der Hypertonie bei Frauen häufig nach dem Klimakterium)

- **Sekundäre Hypertonie:** Diese Form wird von einer vorliegenden organischen Grunderkrankung ausgelöst z. B.
  - Nierenveränderungen,
  - Hormonstörungen,
  - Herzfehler.

Seltener sind temporäre Hypertonien, die nicht chronisch sind, z. B. aufgrund von Medikamenten, Giften, Genussmitteln und während der Schwangerschaft.

Symptome

Die Hypertonie ist eine heimtückische Krankheit, weil sie meistens keine Beschwerden verursacht und oft zufällig oder im Rahmen von Folgeerkrankungen diagnostiziert wird! Allenfalls sehr unspezifische Symptome wie Kopfschmerzen (häufig frühmorgens), Ohrensausen, Herzrasen, Nasenbluten oder Sehstörungen werden bemerkt.

Komplikationen

Eine häufige Komplikation ist die hypertensive Krise, eine plötzliche Blutdrucksteigerung auf Werte > 230/130 mmHg: Häufig beklagen die Patienten Schwindel, Kopfschmerzen, Angina pectoris o. Ä. Die hypertensive Krise ist ein Notfall! Es kann zum Lungenödem (dekompensierte Linksherzinsuffizienz), Hirnblutung oder gar Herzinfarkt kommen.

Therapie

Bei der **sekundären** Hypertonie wird die Grunderkrankung behandelt. Dies normalisiert meist den Blutdruck. Bei einer **primären** Hypertonie sollte vor einer medikamentösen Therapie versucht werden, den Blutdruck durch folgende allgemeine und diätetische Maßnahmen zu senken, z. B.
- regelmäßiger Schlafrhythmus,
- Stress vermeiden,
- regelmäßige Bewegung an der frischen Luft,
- Genussmittel wie Zigaretten, Kaffee, Tee, Alkohol vermeiden oder einschränken,
- Gewicht normalisieren,
- wichtig ist die kochsalzarme Diät (< 6 g Salz pro Tag), insbesondere keine Konserven- oder Fertiggerichte (sehr salzhaltig) und kein Zusalzen,
- empfehlenswert ist eine mediterrane Kost mit viel Obst, Gemüse, ungesättigten Fettsäuren und wenig Fleisch.

Erst wenn dies nicht zur Blutdrucksenkung führt, greift man zu blutdrucksenkenden Medikamenten (Antihypertonika). Das Ziel ist eine langsame Blutdrucksenkung über mehrere Wochen.

Besonderheiten alte Menschen Besonders bei alten Menschen ist eine langsame Blutdrucksenkung wichtig, um mögliche Komplikationen (Schwindel, Kollaps, Störungen der Hirnleistung) zu vermeiden.

Pflege von Menschen mit Hypertonie

Die Betroffenen fühlen sich auch mit hohen Blutdruckwerten häufig wohl und leistungsfähig. Entscheidend für den Therapieerfolg ist, inwieweit es gelingt, den Patienten zur Einhaltung einer „blutdrucknormalisierenden" Lebensführung bzw. zur regelmäßigen und konsequenten Medikamenteneinnahme zu motivieren. Pflegehelfer haben dabei vier Hauptaufgaben:
- Gesundheitsberatung
- medikamentöse Behandlung gewährleisten und überwachen
- bei einer hypertensiven Krise bzw. einem hypertensiven Notfall professionell handeln
- Patienten zur Blutdruckselbstkontrolle anleiten

Gesundheitsberatung

Im Beratungsgespräch soll der Patient die Möglichkeit erhalten, seine bisherigen Verhaltensweisen, die den Bluthochdruck fördern, zu überdenken. Der Patient sollte durch den Pflegehelfer zu einer Besserung motiviert werden. Es wird festgestellt,
- welchen allgemeinen Kenntnisstand der Patient über seine Blutdruckerkrankung hat,
- welche Faktoren er selbst für seinen erhöhten Blutdruck verantwortlich macht,
- inwieweit er über das Risiko eines nicht oder nur unzureichend behandelten Blutdrucks aufgeklärt ist und
- inwieweit er über blutdruckerhöhende Verhaltensweisen aufgeklärt ist, also
  - Risiko „Übergewicht",
  - Risiko „Salzkonsum",
  - Risiko „Genussmittel".

Medikamentöse Behandlung überwachen

Ist eine langfristige Blutdrucksenkung durch Veränderung der Lebensgewohnheiten nicht möglich, muss der Patient lebenslang blutdrucksenkende Medikamente einnehmen.
Über Medikamentenwirkung und Nebenwirkungen informiert der Arzt. Der Pflegehelfer hat die Aufgabe, den Patienten bei der regelmäßigen Medikamenteneinnahme zu beraten und zu moti-

vieren und die Medikamentenwirkungen und -nebenwirkungen durch regelmäßige Kreislaufkontrollen zu überwachen.

Merke Auch unter einer blutdrucksenkenden medikamentösen Therapie kann es zu Blutdruckerhöhungen kommen. Bei Symptomen wie Kopfschmerzen, Gesichtsröte, Benommenheit oder starkem Herzklopfen wird der Blutdruck gemessen und bei zu hohen Blutdruckwerten der Arzt informiert.

Bei hypertensiver Krise bzw. hypertensivem Notfall professionell handeln
Beim Auftreten einer hypertensiven Krise leitet der Pflegehelfer folgende Sofortmaßnahmen ein:
- den Patienten beruhigen und ihn bitten, sich ins Bett zu legen (körperliche Entlastung),
- Bedarfsmedikation verabreichen (sofern Patient bei Bewusstsein ist),
- sofort einen Arzt informieren.

Therapieziel in der akuten hypertensiven Krise ist es, den Blutdruck schrittweise auf Werte um 160/100 mmHg zu senken. Ein zu schneller Blutdruckabfall würde die Gehirn- und Nierendurchblutung gefährden.
Der Blutdruck muss im weiteren Therapieverlauf kontinuierlich gemessen und dokumentiert werden. Kann der Blutdruck nach 20–30 Minuten nicht gesenkt werden, besteht akute Lebensgefahr. Es kann zur Herz-Kreislauf-Dekompensation, zur Hirnblutung oder zu zerebralen Krampfanfällen kommen.

Merke Als Bedarfsmedikation wird häufig Nifedipin in Kapselform (z. B. 10–20 mg Adalat) gegeben. Der Patient zerbeißt die Kapsel, dadurch wird der Wirkeintritt beschleunigt, und schluckt die Kapsel hinunter.

Abb. 22.17 ▶ Beispiel für Nifedipin-Kapseln zur Blutdrucksenkung.

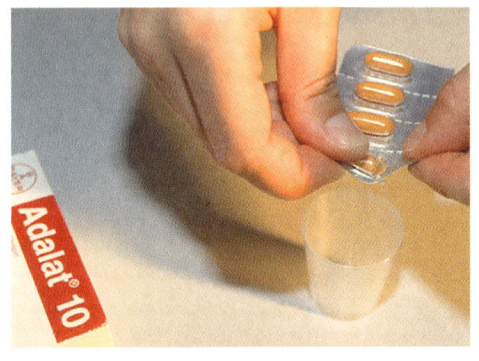

Abb. 22.18 ▶ Blutdruckmessgerät für das Handgelenk.

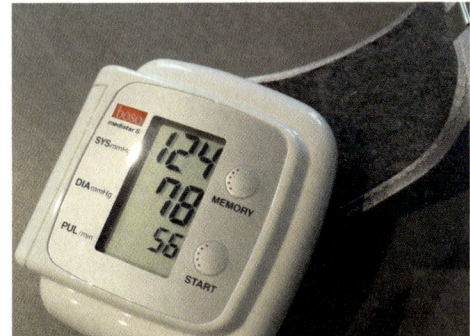

Zur Kontrolle des Blutdrucks anleiten
Misst der Patient seinen Blutdruck selbst, übernimmt er die Verantwortung für die Überwachung seines Blutdrucks. Digitale Handgelenks- und Oberarmmessgeräte (**Abb. 22.18**) ermöglichen es dem Patienten, diese Messungen selbstständig durchzuführen.
Der Patient erhält eine ausführliche Einweisung in die Messtechnik und lernt, wie er Fehlerquellen vermeiden kann. Der Messvorgang sollte mehrmals an verschiedenen Tagen demonstriert und der Erfolg der Einweisung überprüft werden. Auf Wunsch werden auch die Angehörigen bei der Anleitung einbezogen. Die Messung erfolgt anfangs oder bei Medikamentenumstellung mindestens dreimal täglich jeweils zur gleichen Zeit vor der Medikamenteneinnahme oder bei plötzlich auftretenden Beschwerden.
Puls- und Blutdruckwerte werden vom Patienten im Blutdruckpass mit Datum, Uhrzeit und ggf. subjektiver Befindlichkeit dokumentiert.

22.5.7 Hypotonie (erniedrigter Blutdruck)

Definition Eine Hypotonie bezeichnet einen Abfall des Blutdrucks auf unter 100 mmHg systolisch oder unter 60 mmHg diastolisch.

Ursachen
Primäre oder essenzielle Hypotonie: Betroffen sind vor allem junge, sehr schlanke Frauen. Die Ursache ist unklar.
Sekundäre Hypotonie: Entsteht meist durch Medikamente, Störungen des Hormonsystems, nach langer Bettlägerigkeit oder bei geringem Blutvolumen.

Symptome

Dies sind z. B. Schwindel, Konzentrationsschwäche, Minderung der körperlichen Leistungsfähigkeit.

Therapie

Der Kreislauf soll durch verschiedene Maßnahmen (Sport, Massagen, Sauna) angeregt werden.

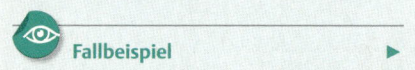

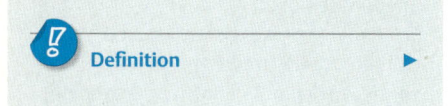

22.5.8 Herzinsuffizienz (Herzmuskelschwäche)

Fallbeispiel ▶

Definition ▶

Ursachen

akute Herzinsuffizienz: Herzschwäche entwickelt sich plötzlich
chronische Herzinsuffizienz: Herzmuskel über viele Jahre belastet und dadurch geschwächt

Symptome

Zum beschleunigten Puls und nächtlichem Wasserlassen kommen abhängig davon, welche Herzhälfte geschwächt ist, weitere Symptome dazu.

Symptome

Die Patienten leiden unter Schwindel und Konzentrationsschwäche. Die körperliche Leistungsfähigkeit lässt nach. Die Betroffenen ermüden schnell und brauchen morgens lange um „in Gang zu kommen".
In schweren Fällen können die Patienten kurzzeitig das Bewusstsein verlieren. Es kommt zu einer Synkope (Ohnmacht).

Therapie

Patienten mit Hypotonie sollten ihren Kreislauf mit Sport, Massagen oder Sauna trainieren. Sie sollten viel trinken und langsam nach dem Schlafen aufstehen.
Bei einer Synkope wird der Patient hingelegt und die Beine angehoben.

22.5.8 Herzinsuffizienz (Herzmuskelschwäche)

Fallbeispiel Die 79-jährige Elisabeth Ostapenko lebt seit 2 Jahren in einem Altenheim. Frau Ostapenko ist vor 12 Jahren mit ihrer ganzen Familie als Spätaussiedlerin aus Russland nach Deutschland gekommen, kurz nach dem Tod ihres Mannes. Zunächst hatten ihre fünf Kinder mit ihren Familien geplant, mit der Mutter alle gemeinsam in einer Stadt zu leben, aber durch die Suche nach Arbeit wohnt die Familie inzwischen über ganz Deutschland verteilt. Nur noch die jüngste Tochter Helene lebt mit ihrem Mann in der Nähe und besucht die Mutter regelmäßig.
Frau Ostapenko leidet seit vielen Jahren an einer chronischen Herzinsuffizienz infolge einer langjährig bestehenden arteriellen Hypertonie. Sie ist aufgrund zunehmender körperlicher Schwäche und Dyspnoe schon bei leichter Belastung stark in ihren Aktivitäten eingeschränkt und benötigt Hilfe bei fast allen Aktivitäten des täglichen Lebens. Vor einem Jahr konnte sie mit ihrer Tochter spazieren gehen, inzwischen fährt Helene sie mit dem Rollstuhl durch den großen Garten des Altenheims.
Pflegehelferin Anja kommt am Morgen zu Frau Ostapenko ins Zimmer, um sie zu wecken und bei der Körperpflege zu unterstützen. „Guten Morgen Frau Ostapenko, haben Sie gut geschlafen?" Frau Ostapenko ist bereits wach und sitzt auf der Bettkante. „Nein, ich habe schlecht geschlafen und musste an früher denken. Wissen Sie, meine Kinder und ich sind sehr glücklich in Deutschland, aber mein Mann ist in Russland begraben. Er fehlt mir sehr." „Das kann ich gut verstehen, Frau Ostapenko," Anja legt den Arm um die alte Dame, „kommen Sie, ich helfe Ihnen jetzt und dann schauen wir mal gemeinsam, was heute als Unterhaltung angeboten wird. Das wird Sie auf andere Gedanken bringen." Anja begleitet die Bewohnerin ins Bad und hilft ihr beim Duschen und Ankleiden. Frau Ostapenko ist sehr kurzatmig und Anja muss immer wieder Pausen einlegen. An den Fußknöcheln der Bewohnerin fallen Anja Ödeme auf, die so stark ausgeprägt sind, dass sie Schwierigkeiten hat, Frau Ostapenko ihre gewohnten Schuhe anzuziehen.
Danach fährt Anja die Bewohnerin mit dem Rollstuhl in den Speisesaal zum Frühstück und nimmt auch die Tabletten mit, welche Frau Ostapenko zum Frühstück einnehmen muss. Unterwegs halten sie am Schwarzen Brett an, auf dem die Tagesbeschäftigungsangebote zu lesen sind. Heute steht Gymnastik auf dem Plan, aber das ist für Frau Ostapenko viel zu anstrengend. „Ich habe noch eine Häkelarbeit angefangen, daran werde ich heute weiterarbeiten. Und dann kommt ja heute Nachmittag meine Tochter vorbei. Holen Sie mich in einer Stunde hier im Speisesaal wieder ab?" Anja verspricht das und verabschiedet sich. Zurück im Dienstzimmer berichtet sie der Wohnbereichsleiterin von den zunehmenden Ödemen bei Frau Ostapenko.

Definition Bei der Herzinsuffizienz handelt es sich um die Unfähigkeit des Herzmuskels, die zugeführte Blutmenge mit ausreichender Kraft (unzureichende Herzleistung) in den Organismus zu pumpen.

Ursachen

Bei der akuten Herzinsuffizienz entwickelt sich die Herzschwäche plötzlich.
Die chronische Herzinsuffizienz ist meistens Folge einer Erkrankung, die den Herzmuskel über viele Jahre z. B. durch vermehrte Belastung oder einen chronischen Sauerstoffmangel geschwächt hat, z. B. Bluthochdruck und koronare Herzerkrankung.

Symptome

Generelle Symptome einer Herzinsuffizienz sind
- beschleunigter Puls (Tachykardie) und
- nächtliches Wasserlassen (Nykturie).

Je nachdem, welche Herzhälfte geschwächt ist, spricht man von Links- oder Rechtsherzinsuffizienz; sind beide Herzhälften betroffen, handelt es sich um eine Globalinsuffizienz. Abhängig davon, welche Form von Herzinsuffizienz vorliegt, kommen andere Beschwerden hinzu.
- **Linksherzinsuffizienz**: Die Patienten berichten insbesondere über Atembeschwerden:
  - Atemnot bei Anstrengung (Belastungsdyspnoe), ggf. Atemnot in Ruhe

- Atemnot im Liegen (Orthopnoe) vor allem bei flacher Lagerung. Die Patienten versuchen, hochgelagert zu schlafen.
- beschleunigte Atmung (Tachypnoe): bei körperlicher Anstrengung muss der Patient schneller Atmen.
- Lungenödem: Beim Atmen ist ein deutliches Rasseln zu hören, weil sich Wasser in den Lungenbläschen angesammelt hat; das Sputum ist blutig-schaumig.
- **Rechtsherzinsuffizienz**: Es kommt bei einer Rechtsherzinsuffizienz zur Stauung im Körperkreislauf:
    - Wasseransammlungen im Gewebe (Ödeme): Besonders sichtbar sind diese an den Füßen. In schweren Fällen bilden sich Ödeme am Körperstamm, die Anasarka.
    - Obere Einflussstauung: Äußerlich sichtbar wird die Blutstauung in den oberen Halsvenen, besonders im Liegen.
    - Ödembildung in inneren Organen: Patienten mit einer schweren Rechtsherzinsuffizienz haben z. B. häufig eine vergrößerte Leber. Treten Appetitlosigkeit und Übelkeit auf, kann dies auf eine Stauung der Magenvenen hinweisen.

Besonderheiten Kinder Bei Neugeborenen und Säuglingen äußert sich eine Herzinsuffizienz durch starkes Schwitzen (vor allem an der Stirn), Trinkschwäche und verminderte Gewichtszunahme, schwaches Schreien sowie Ödemen (vor allem an den Augenlidern).

Der Schweregrad einer Herzinsuffizienz wird anhand von Kriterien der New York Heart Association (NYHA-Klassifikation) eingeteilt:
- **NYHA I**: keine Beschwerden, Herzinsuffizienzzeichen aber technisch (z. B. Echokardigrafie) nachweisbar.
- **NYHA II**: Symptome nur bei stärkerer Belastung.
- **NYHA III**: Symptome schon bei geringer Belastung.
- **NYHA IV**: Beschwerden schon in Ruhe.

Komplikationen

Bei einem Herzinfarkt oder einem plötzlichen Blutdruckanstieg (hypertensive Krise) kann es zur akuten Herzinsuffizienz kommen, die bei völligem Versagen der Herzleistung zu einem kardiogenen Schock führen kann.

> **Praxistipp** Welche Erstmaßnahmen sind bei akuter Herzinsuffizienz einzuleiten?
> 1. Lösen Sie den Alarm aus oder rufen Sie weitere Helfer, die den Arzt benachrichtigen können.
> 2. Lagern Sie den Oberkörper des Patienten hoch und die Beine tief. Steht Ihnen ein spezielles Herzbett zur Verfügung, können Sie zusätzlich das Becken tief lagern, wodurch das Herz noch mehr entlastet wird (**Abb. 22.19**).
> 3. Entfernen Sie beengende Kleidung und öffnen Sie ein Fenster.
> 4. Beruhigen Sie den Kranken, denn Aufregung und Anstrengung müssen unbedingt vermieden werden.
> 5. Verabreichen Sie dem Patienten Sauerstoff (2–4 l/min) mithilfe einer Gesichtsmaske. Diese sollte jedoch nur locker vor das Gesicht des Betroffenen gehalten werden. Eine Nasensonde oder das Andrücken der Gesichtsmaske würde die Erstickungsangst bei akuter Atemnot steigern.

Therapie

Im Vordergrund steht die Behandlung der Grunderkrankung, z. B. die Therapie der Hypertonie oder von Herzrhythmusstörungen oder die operative Behandlung eines Herzklappenfehlers. Die unzureichende Auswurfleistung des Herzens wird medikamentös behandelt. Des Weiteren werden Allgemeinmaßnahmen angeordnet, z. B.
- Normalisierung des Körpergewichts,
- kochsalzarme Kost und eventuell Trinkmengenbeschränkung (z. B. auf 1,5 l/Tag),
- leichte Kost, kleine Mahlzeiten,
- leichtes körperliches Training (z. B. Koronarsportgruppe),
- Alkohol nur in geringen Mengen.

Pflege von Menschen mit Herzinsuffizienz

Im Anfangsstadium der Erkrankungen verspürt der Betroffene meist nur wenige Einschränkungen, die er selbst häufig als normale Alterserscheinungen deutet. Doch bei zunehmendem Schweregrad der Herzschwäche stehen geringe Belastbarkeit und schnelle Erschöpfung im Vordergrund. Für die Pflegehelfer stehen folgende Schwerpunkte im Vordergrund:
- Symptome und Medikamentenwirkungen bzw. -nebenwirkungen fortlaufend überwachen
- beim Auftreten eines Lungenödems professionell handeln
- entlastende Pflege bei den ATL

Symptome und Medikamentenwirkung überwachen

Im Rahmen der Krankenbeobachtung werden folgende Parameter überwacht. Veränderungen müssen zeitnah der zuständigen Pflegefachkraft mitgeteilt werden.
- **Atmung**:
  - Besteht Atemnot und wenn ja, wann? Sind Atemgeräusche zu hören? Ist die Atmung beschleunigt?
  - Besteht Husten, mit oder ohne Auswurf? Hierbei ist auf Konsistenz, Farbe und auf Beimengungen des Sekretes zu achten.
  - Bestehen bläuliche Verfärbungen von Haut und Schleimhäuten (Zyanose)?
- **Blutdruck und Puls**:
  - Blutdruck, Herzfrequenz und Herzrhythmus werden in individuell festgelegten Zeitintervallen kontrolliert.
  - Ist der Blutdruck zu hoch oder zu niedrig? Ist der Puls beschleunigt?
- **Flüssigkeitshaushalt**:
  - Urinproduktion: Es wird eine Ein-/Ausfuhrbilanzierung durchgeführt. Wie häufig geht der Patient zur Toilette? Sind diese Toilettengänge für ihn körperlich belastend? Besteht vermehrt eine nächtliche Ausscheidung (Nykturie)?
  - Körpergewicht: Nimmt der Patient zu/ab oder besteht ein Gewichtsstillstand?
  - Beschränkung der Trinkmenge: Die Flüssigkeitszufuhr wird eingeschränkt, dem Patienten sollten erfrischende und durststillende Mundpflegemittel angeboten werden.
  - Wasseransammlungen im Gewebe (Ödeme): Bestehen Ödeme? Wo treten sie auf? Gibt es tageszeitliche Veränderungen?
- **Bewusstseinslage**:
  - Fällt der Patient durch Konzentrations- und Gedächtnisschwäche auf? Machen sich Angst- und Verwirrtheitszustände bemerkbar?
  - Ist der Patient zur Person, zur Situation sowie zeitlich und örtlich orientiert?

Beim Lungenödem professionell handeln

> **Merke** Beim Lungenödem tritt Flüssigkeit aus den Lungengefäßen aus und sammelt sich in der Lunge. Der Patient atmet schneller als normal (Tachypnoe), das Atmen fällt ihm schwer (Dyspnoe) und er hustet.

Der Patient befindet sich in einem lebensbedrohlichen Zustand. Es muss sofort gehandelt werden:
- Arzt über Notruf verständigen, Pflegefachkraft informieren.
- Patient zur Atemerleichterung in die sogenannte Herzbettlagerung bringen (**Abb. 22.19**).
- Hoch dosiert (10 l/min) Sauerstoff über Maske verabreichen.
- Patienten beruhigen.
- In kurzen Zeitabständen Blutdruck und Puls kontrollieren und dokumentieren.
- Absauganlage und Notfallkoffer bereitstellen.
- Medikamente nach Anordnung richten.

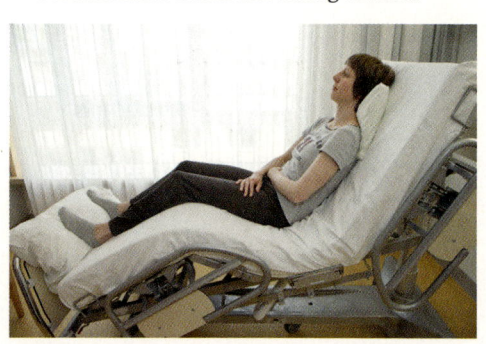

Ziel der Sofortmaßnahmen ist es, den Sauerstoffbedarf des Organismus zu gewährleisten. Die weitere Überwachung und Therapie des Patienten erfolgt in der Regel auf einer Intensivpflegestation.

Abb. 22.19 ▶ Die Herzbettlagerung kann dabei helfen, das Herz zu entlasten.

Bei den ATL entlasten

Der Betroffene ist in der Regel durch die Symptome der Herzinsuffizienz in seinen Aktivitäten des täglichen Lebens eingeschränkt und benötigt vor allem bei stark eingeschränkter Herzleistung gezielte pflegerische Unterstützung. Eine entlastende Pflege steht hierbei im Vordergrund. Schwerpunkte sind:

- Der Patient sollte auch tagsüber die Möglichkeit haben, gezielte Erholungsphasen einzuhalten.
- Die unterschiedlichen Pflegeverrichtungen werden nach kräfteschonenden Gesichtspunkten über den Tag verteilt (z. B. Körperpflege erst nach dem Frühstück).
- Darf nach Arztanordnung eine vorsichtige Mobilisierung erfolgen, sollte diese im Sinne einer Lehnstuhlbehandlung eingeleitet werden.
- Die individuelle Gefährdung durch Sekundärschäden wie Dekubitus und Thrombose müssen eingeschätzt und prophylaktische Maßnahmen durchgeführt werden.
- Der Patient erhält kleine, leicht verdauliche und appetitlich angerichtete Mahlzeiten, um die Verträglichkeit zu verbessern und das Verdauungssystem nicht zu überlasten.
- Bei schwerer Herzinsuffizienz und ausgeprägten Wassereinlagerungen ist eine streng natriumarme Kost einzuhalten. Eine Trinkmengenbeschränkung kann wesentlich zur Volumenentlastung des Organismus beitragen.
- Bei einer akuten Verstopfung verschaffen motilitätsbeeinflussende Abführmittel (z. B. Dulcolax oder Laxoberal) bzw. Darmeinläufe (z. B. Klysma) schnell Abhilfe und Erleichterung. Achtung: Diese Maßnahmen dürfen erst nach Rücksprache mit der verantwortlichen Pflegefachkraft bzw. dem behandelndem Arzt angewandt werden.

Merke Auf MT-Strümpfe (Medizinische Thromboseprophylaxestrümpfe) sollte bei ausgeprägten Wasseransammlungen im Gewebe verzichtet werden. Ein korrekter Sitz der Strümpfe kann meist nicht mehr gewährleistet werden, sodass die Gefahr der Einschnürung und einer venösen Stauung besteht.

Besonderheiten alte Menschen Vor allem ältere Menschen nehmen aufgrund eines geringeren Durstempfindens manchmal zu wenig Flüssigkeit zu sich. Deshalb sollten die Trinkgewohnheiten bei der Pflegeanamnese erfasst und anhand dieser Informationen kritisch überprüft werden, ob eine Trinkmengenbeschränkung weiterhin sinnvoll erscheint.

22.6 Untersuchungen des Gefäßsystems

Alle Gefäße im menschlichen Körper können aufgrund von Erkrankungen oder Verletzungen geschädigt werden. Daher gibt es eine Reihe von wichtigen Untersuchungsmethoden, die hilfreich sind, solche Schädigungen zu erkennen.

Angiografie. Die Angiografie ist eine Röntgenuntersuchung, mit deren Hilfe Arterien, Venen oder Lymphgefäße dargestellt werden können. Da Kontrastmittel Röntgenstrahlen stärker absorbieren als das Körpergewebe, können sonst nicht sichtbare Strukturen sichtbar gemacht werden. Man unterscheidet:
- Arteriografie: bildgebende Kontrastdarstellung von Arterien
- Phlebografie: bildgebende Kontrastdarstellung von Venen
- Lymphografie: bildgebende Kontrastdarstellung von Lymphgefäßen und Lymphknoten

Doppler-Untersuchung. Die Doppler-Untersuchung ist die am häufigsten verwendete, schmerzfreie Sonografiemethode zur Diagnose des venösen Rückflusses. Dabei werden Ultraschallwellen ausgesandt, die von den fließenden roten Blutkörperchen reflektiert werden. Die Untersuchung gibt Auskunft über die Durchgängigkeit sowie den Klappenzustand der tiefen Leitvenen.

Laufbandergometrie. Mit der Laufbandergometrie wird die beschwerdefreie Gehstrecke eines Patienten standardisiert bestimmt. Der Patient geht dabei auf einem Laufband. Die Gehstrecke, die der Patient zurücklegen kann, wird gemessen.

22.7 Häufige Krankheiten des Gefäßsystems

22.7.1 Akuter Arterienverschluss

Definition Beim akuten Arterienverschluss ist plötzlich die arterielle Strombahn eines Gefäßes verlegt. Das nachgeschaltete Versorgungsgebiet ist vollständig oder teilweise von der Blutzufuhr abgeschnitten.

Ursachen
Ursachen eines akuten Arterienverschlusses sind:
- arterielle Verstopfungen eines Blutgefäßes durch körpereigene oder körperfremde Substanzen (Embolien),
- lokale arterielle Verstopfungen eines Blutgefäßes durch ein Blutgerinnsel (Thrombosen) in Folge einer pAVK (s. S. 410),
- Gefäßverletzungen oder -krämpfe (Spasmen).

90 % der arteriellen Embolien sind kardialer Herkunft. Sie treten infolge eines Herzinfarkts, Vorhofflimmerns oder eines erworbenen Herzklappenfehlers auf.

Merke Ein akuter Arterienverschluss ist immer ein Notfall. Extremitäten, Organe oder der gesamte Organismus sind bedroht.

Symptome

Die Anzeichen des akuten Arterienverschlusses werden mit den sechs „**P**" beschrieben. Sie treten bei der arteriellen Embolie schlagartig auf. Bei einer lokalen arteriellen Thrombose können sie abgeschwächt sein und weniger heftig auftreten.
- **P**ain: plötzlich einsetzender Schmerz von höchster Intensität im Bereich des Versorgungsgebiets der verschlossenen Arterie,
- **P**aleness: Blässe als Zeichen der Minderdurchblutung im Bereich des Versorgungsgebiets der verschlossenen Arterie,
- **P**araesthesia: Sensibilitätsstörungen und Missempfindungen im Bereich des Versorgungsgebiets der verschlossenen Arterie,
- **P**ulslessness: Pulslosigkeit körperfern (distal) des Arterienverschlusses
- **P**aralysis: Bewegungseinschränkung oder -unfähigkeit der betroffenen Extremität,
- **P**rostration: Erschöpfungszustand/Schock.

Merke Wird die arterielle Strombahn innerhalb von 6 Stunden nicht wiederhergestellt, ist ein Verlust der Extremität nicht zu vermeiden.

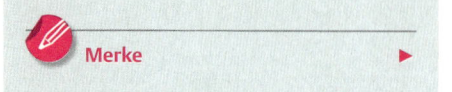

Therapie

Folgende therapeutische Maßnahmen werden durchgeführt:
- Schocktherapie
- Schmerztherapie
- intravenöse Heparinverabreichung,
- schnellstmöglicher Transport in eine chirurgische Klinik

In der Klinik wird das Blutgerinnsel operativ entfernt oder es erfolgt eine medikamentöse Auflösung des Thrombus.

Merke Als Sofortmaßnahme wird das betroffene Bein tief gelagert (deutlich unter Herzniveau). Die Extremität muss vor Auskühlung und Verletzungen geschützt werden.

22.7.2 Arterielle Verschlusskrankheit (pAVK)

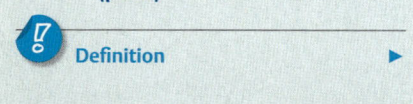

Definition Als pAVK (periphere arterielle Verschlusskrankheit) bezeichnet man arteriosklerotisch bedingte Einengungen und Verschlüsse der Gliedmaßenarterien. Zumeist betroffen sind die Becken- und Beinarterien.

Ursachen

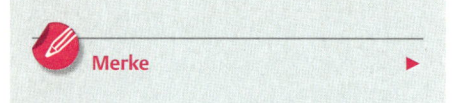

Die Ursache liegt zu 95 % in einer Arteriosklerose. Die pAVK entwickelt sich meist langsam und über Jahre.

Symptome

Hinweise auf eine pAVK kann schon der äußere Aspekt geben: Das betroffene Bein fühlt sich kühl an und ist blass. Setzt man den Patienten an die Bettkante, bleibt das erkrankte Bein länger blass, als das gesunde.
Das typische Symptom ist die sogenannte „**Schaufensterkrankheit**", auch Claudicatio intermittens genannt: Die Patienten beschreiben ab einer bestimmten Gehstrecke Schmerzen in den Beinen (meist in den Waden), die sie zum Stehenbleiben zwingen. Nach einer kurzen Pause lassen die Beschwerden nach und der Patient läuft weiter. Damit dieser merkwürdige Gehrhythmus nicht zu sehr auffällt, bleiben die Betroffenen gerne vor Schaufenstern stehen.
Die Schmerzangabe richtet sich nach der Lokalisation des Gefäßverschlusses. Generell sind die Beschwerden immer unterhalb der betroffenen Arterie lokalisiert.
Nach dem klinischen Erscheinungsbild wird die pAVK in vier Stadien eingeteilt:
- **Stadium I**: keine klinische Symptomatik, aber nachweisbare Gefäßveränderungen; Beschwerden treten dann auf, wenn die Sauerstoffzufuhr unter Belastung nicht mehr gewährleistet werden kann.
- **Stadium IIa und IIb**: Die Schmerzen treten bei Belastung auf und klingen in Ruhe schnell ab. Die Schmerzen zwingen den Betroffenen zum Stehenbleiben („Schaufensterkrankheit" = Claudicatio intermittens):

- IIa: Schmerzen nach einer Gehstrecke > 200 m.
- IIb: Schmerzen nach einer Gehstrecke < 200 m.
- **Stadium III**: Schmerzen bereits in Ruhe; besonders bei Horizontallage der Beine treten Schmerzen auf. Die Betroffenen werden z. B. nachts durch Schmerzen geweckt. Typischerweise führt das Tieflagern der Beine (aus dem Bett heraus hängen lassen) zu einer verbesserten Durchblutung und zum Nachlassen der Schmerzen.
- **Stadium IV**: Ruheschmerz und Nekrose bzw. Gangrän (Gewebstod) (**Abb. 22.20**). Weitere Symptome sind
  - fehlende Pulse,
  - Missempfindungen,
  - Kältegefühl in den betroffenen Bereichen,
  - Blässe der Extremität bei Hochlagerung.

Abb. 22.20 ▶ Stadium IV der pAVK mit feuchter Gangrän und Infektzeichen links und trockener Gangrän rechts.

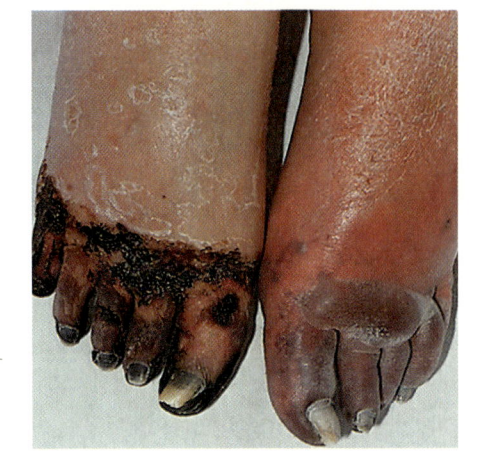

- **Stadium III**: Schmerzen bereits in Ruhe
- **Stadium IV**: Ruheschmerz und Nekrose bzw. Gangrän (Gewebstod) (**Abb. 22.20**)

Merke Der Patient soll nicht über die Schmerzgrenze hinaus weiterlaufen, es besteht sonst die Gefahr, dass einzelne Muskelfasern durch die Sauerstoffunterversorgung absterben.

Merke

Therapie

Welche Therapie durchgeführt wird, ist abhängig vom Schweregrad der Erkrankung und von der Lokalisation des Verschlusses. Zur Behandlung stehen zu Verfügung:
- konservative Therapie, z. B. Gesundheitsberatung, Gehtraining und Sporttherapie,
- medikamentöse Therapie, z. B. Gabe von Thrombozytenfunktionshemmern, vasoaktiven Substanzen (Prostaglandin E1), Schmerzmitteln sowie Eigenblutentnahme und dessen Verdünnung zur späteren Transfusion (Hämodilution),
- chirurgische Therapie, z. B. perkutane transluminale Angioplastie (PTA), Thrombendarteriektomie (TEA) oder Bypass-Operation.

In Stadium IV kommt meist nur die Amputation der betroffenen Extremität in Betracht. Durchblutungsstörungen und ständige Schmerzen lassen meist keine andere Alternative zu.

Therapie
- konservative Therapie: Gesundheitsberatung, Gehtraining, Sporttherapie
- medikamentöse Therapie: Thrombozytenfunktionshemmer, vasoaktive Substanzen (Prostaglandin E1), Schmerzmittel, Hämodilution
- chirurgische Therapie: perkutane transluminale Angioplastie (PTA), Thrombendarteriektomie (TEA), Bypass-Operation

In Stadium IV meist Amputation der betroffenen Extremität.

Pflege von Menschen mit Arterieller Verschlusskrankheit

Auftretende Schmerzen, eingeschränkte Mobilität und ein immer enger werdender Aktionsradius wirken sich auf nahezu alle Bereiche des alltäglichen Lebens aus. Entweder werden die Patienten im Alltag immer mehr von der Hilfe Dritter abhängig, oder es droht die Gefahr der sozialen Isolierung und Vereinsamung gerade älterer Menschen.

Pflege im Stadium II
Hier stehen die eingeschränkte Beweglichkeit und der damit verbundene eingeschränkte Aktionsradius im Mittelpunkt.

Gehtraining. Dies ist die wichtigste Form der physikalischen Behandlung. Die Patienten belasten sich dabei regelmäßig, kontrolliert und in festgelegten Abständen. Ausreichende Erholungsphasen sind genauso wichtig wie die Belastung. Das Gehtraining sollte dreimal wöchentlich für mehr als 30 Minuten über einen Zeitraum von mindestens 6 Monate ausgeführt werden. Der Übergang der pAVK in das Stadium III kann so verzögert oder verhindert werden.

Pflege von Menschen mit Arterieller Verschlusskrankheit

Die Erkrankung hat Einfluss auf alle Bereiche des alltäglichen Lebens.
Die Pflege richtet sich nach dem Stadium der Erkrankung und den Ressourcen des Patienten.

Pflege im Stadium II
Dreimal wöchentlich sollte für mehr als 30 Minuten über einen Zeitraum von mindestens 6 Monate ein Gehtraining ausgeführt werden. Der Übergang der pAVK in das Stadium III kann so verzögert oder verhindert werden.

Merke Der Erfolg des Gehtrainings ist in hohem Maße von der Motivation des Patienten abhängig. Regen Sie beim Patienten das Führen eines „Trainings-Tagebuchs" an, in dem er Datum, Dauer und Gehstrecke festhalten kann. Es ist für die Patienten hilfreich und gleichzeitig motivierend.

Merke

Pflege im Stadium III und IV
Hier stehen Maßnahmen der Lagerung und der Dekubitusprophylaxe im Vordergrund.

Lagerung unter Herzniveau. Die betroffenen Extremitäten müssen unter Herzniveau gelagert werden. Keinesfalls dürfen die Beine hochgelagert werden. Dem Patienten kann empfohlen werden, sich in regelmäßigen Abständen auf die Bettkante zu setzen und die Beine aus dem Bett hängen zu lassen. Wärme und Kälte sollen vermieden werden. Einem Wärmeverlust ist durch entsprechende Kleidung vorzubeugen. Sind die Patienten immobil, sollte frühzeitig eine Bewegungstherapie eingeleitet werden.

Pflege im Stadium III und IV

Die betroffenen Extremitäten müssen unter Herzniveau gelagert werden.

> **Merke** Der pAVK-Patient erhält keinesfalls Kompressionsstrümpfe oder MT-Strümpfe!

Dekubitusprophylaxe. Aufgrund der verminderten Durchblutung ist die Gefahr von Druckstellen in den Bereichen der betroffenen Extremität hoch. Eine konsequente Dekubitusprophylaxe ist unerlässlich. Neben einer sorgfältigen Hautbeobachtung und -pflege muss auch auf geeignete Schuhe geachtet werden. Druckstellen werden schnell zur Nekrose oder Gangrän und heilen schlecht. Sind in Stadium IV bereits Nekrosen aufgetreten, ist eine entsprechende Wundbehandlung durchzuführen.

22.7.3 Krampfadern (Varizen/Varikosis)

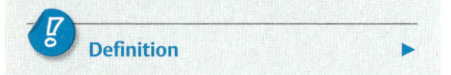

> **Definition** Varizen sind „knotenförmig" oder sackartig erweiterte, oft geschlängelte oberflächliche Venen am Bein (**Abb. 22.21**).

Ursachen

Die primäre Varikosis beruht auf einer angeborenen Bindegewebsschwäche. Durch eine allgemeine Gefäßwanderweiterung oder eine Schwäche der Venenklappen (Venenklappeninsuffizienz) führt sie zur Venenerweiterung. Übergewicht, Schwangerschaft, stehende Berufe oder Ähnliches wirken begünstigend.
Bei der sekundären Varikosis kommt es zur vermehrten Durchblutung der oberflächlichen Venen aufgrund eines Verschlusses des tiefen Venensystems, z. B. als Spätfolge einer tiefen Beinvenenthrombose.

Symptome

Folgende Symptome sind typisch:
- Schwere- und Spannungsgefühl in den Beinen, besonders nach langem Stehen, dies bessert sich typischerweise in Ruhe und durch Hochlagerung
- nächtliche Wadenkrämpfe
- Symptome bei Wärme (Sommer) verstärkt

Die Varizen äußern sich durch verschiedene Ausprägungen:
- **Besenreiservarizen**: Die kleinsten Venen in den obersten Hautschichten sind erweitert. Es zeigt sich ein spinnennetzartiges, feines Netz, häufig am Oberschenkel.
- **Retikuläre Varizen**: Die Venenerweiterungen sind netzartig angeordnet, meist in der Kniekehle oder an der Außenseite der Ober- und Unterschenkel.
- **Stammvarikosis**: Oberflächliche große Venen sind erweitert (**Abb. 22.21**).

Während Besenreiser- und die retikulären Varizen nur ein kosmetisches Problem darstellen, führt die Stammvarikosis langfristig zur chronisch venösen Insuffizienz (s. u.).

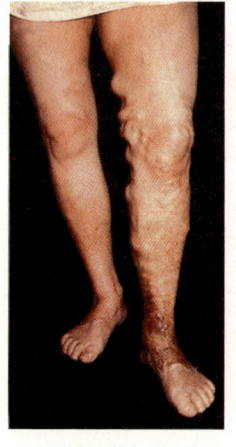

Abb. 22.21 ▶ Stammvarikosis.

Komplikationen

Bereits durch kleine Verletzungen kann es zur Varizenblutung kommen, die oft sehr ausgeprägt ist und infolge des großen Blutverlusts sogar zum Schock führen kann. Auch wenn die Blutung meist rasch zum Stillstand kommt, sollte sie immer ärztlich untersucht und ggf. umstochen werden, um erneute Blutungen zu verhindern.

> **Merke** Erstmaßnahmen bei Varizenblutung: Druckverband und Bein hochlagern.

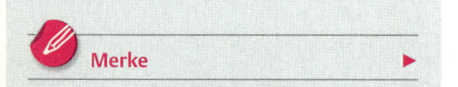

Therapie

Folgende Allgemeinmaßnahmen sind wirkungsvoll:
- regelmäßige Bewegung zur Aktivierung der Muskel-Venen-Pumpe
- Vermeidung stehender Tätigkeiten und langen Sitzens (z. B. Busreise)
- keine heißen Bäder oder Saunabesuche
- Hochlagern der Beine beim Sitzen und im Bett
- wenn nötig, Gewichtsreduktion

- Kneippsche Güsse: 2- bis 3-mal täglich Beine mit einem kalten Wasserstrahl von unten nach oben abduschen.

Die Kompressionsbehandlung durch Kompressionsstrümpfe oder -verbände ist die wirksamste Methode, um Spätfolgen zu verhindern. Durch lokales Einspritzen von Verödungsmitteln können kleine Varizen verhärtet (sklerosiert) werden. Bei einer Stammvarikosis dagegen muss die erweiterte Vene durch „Venenstripping" entfernt werden.

Merke Bei Krampfadern gilt die 3S/3L-Regel: Stehen, Sitzen schlecht, lieber Laufen, Liegen.

22.7.4 Tiefe Beinvenenthrombose (Phlebothrombose)

Definition Bei einer Phlebothrombose handelt es sich um einen Verschluss einer gesunden oder vorgeschädigten Vene durch ein Blutgerinnsel (Thrombus).

Prinzipiell können sich in allen Venen des Körpers Thrombosen entwickeln, die Bein- und Beckenvenen sind aber mit > 90 % am häufigsten betroffen.

Ursachen

Man macht drei Veränderungen für die Thrombosebildung verantwortlich (Virchow-Trias):
- Schädigung der Gefäßwand, z. B. durch Verletzung, Operation, Venenkatheter
- Verlangsamung der Blutströmung, z. B. bei langem Sitzen, Gipsverbänden, Bettlägerigkeit
- Veränderung der Blutzusammensetzung: Bei Rauchern und Einnahme der Antibabypille besteht eine erhöhte Gerinnbarkeit; aber auch eine Eindickung des Blutes bei einer verringerten Trinkmenge oder bei Einnahme hochdosierter harntreibender Mittel kann eine Thrombose begünstigen

Symptome

Treten folgende Symptome auf, sollte immer an eine tiefe Beinvenenthrombose gedacht werden:
- plötzliche einseitige Beinschmerzen
- einseitige Beinschwellung und bläuliche Verfärbung (**Abb. 22.22**), ggf. ist die Haut glänzend, gespannt und überwärmt
- verfestigte, druckschmerzhafte Wade, Schmerzen beim Hochziehen der Fußspitze und bei Druck auf die Fußsohle bei der klinischen Untersuchung

Generell sind die Beschwerden im Stehen ausgeprägter. In vielen Fällen finden sich keine Symptome, und die Thrombose wird erst durch eine Lungenembolie entdeckt.

Abb. 22.22 ▶ Schwellung und Blaufärbung des linken Beins bei Phlebothrombose.

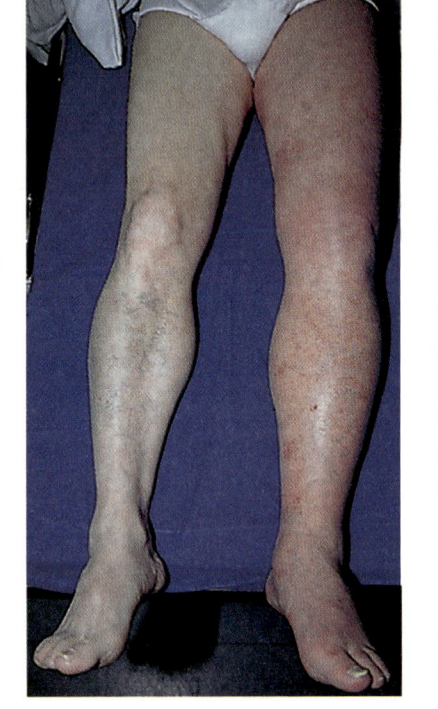

Merke Bei Thromboseverdacht muss der Patient sofort strikte Bettruhe einhalten (Vermeiden einer Lungenembolie). Der Arzt ist zu verständigen!

Komplikation. Eine tiefe Beinvenenthrombose kann lebensgefährlich werden, wenn es zur Lungenembolie kommt.

Therapie

Die Maßnahmen richten sich nach der Thromboselokalisation:
- Unterschenkelthrombose: keine Bettruhe erforderlich, jedoch konsequente Kompressionsbehandlung (Beine wickeln oder Kompressionsstrumpf) und Heparintherapie.
- Oberschenkel- oder Beckenvenenthrombose: in der Regel strikte Bettruhe, Hochlagerung der betroffenen Extremität.

Spricht nichts dagegen (z. B. Thrombosealter < 1 Woche, Patient < 65 Jahre), kann je nach Beschwerdebild und Ausdehnung versucht werden, das Blutgerinnsel durch eine Lysetherapie

---

KURZFASSUNG

- wenn nötig, Gewichtsreduktion
- Kneippsche Güsse

Die Kompressionsbehandlung stellt die wirksamste Methode dar, um Spätfolgen zu verhindern.

Merke ◀

22.7.4 Tiefe Beinvenenthrombose (Phlebothrombose)

Definition ◀

Ursachen

Die Virchow-Trias beschreibt die Ursachen einer Thrombose:
1. Schädigung der Gefäßwand
2. Verlangsamung der Blutströmung
3. Veränderung der Blutzusammensetzung

Symptome

- einseitige Beinschmerzen und -schwellung
- bläuliche Verfärbung
- druckschmerzhafte Wade

Merke ◀

Eine tiefe Beinvenenthrombose kann zur lebensgefährlichen Lungenembolie führen.

Therapie

- Unterschenkelthrombose: keine Bettruhe erforderlich, konsequente Kompressionsbehandlung, Heparintherapie
- Oberschenkel- oder Beckenvenenthrombose: in der Regel strikte Bettruhe, Hochlagerung der betroffenen Extremität

medikamentös aufzulösen. Die operative Entfernung des Gerinnsels (Thrombektomie) mithilfe eines Ballonkatheters ist bei frischen Thrombosen ebenfalls möglich.

Um ein Wiederaufleben der Erkrankung zu vermeiden (Rezidivprophylaxe) schließt sich an alle Therapiemaßnahmen eine meist 6 Monate dauernde gerinnungshemmende medikamentöse Therapie an (z. B. Marcumar).

Prophylaxe. Bei gefährdeten Personen sollte während des entsprechenden Zeitraums (z. B. Operation, Gipsbehandlung) immer eine konsequente Thromboseprophylaxe (medikamentös, Kompressionsbehandlung) erfolgen.

22.7.5 Oberflächliche Venenentzündung (Thrombophlebitis)

Definition Bei der Thrombophlebitis entzünden sich oberflächliche Venen.

Ursachen

Die Ursachen sind kleinere Verletzungen an bestehenden Krampfadern. An den Armvenen entsteht eine Entzündung häufig durch venöse Verweilkanülen, die sich infizieren.

Symptome

An der betroffenen Stelle sind die Entzündungszeichen wie Wärme, Schmerz, Rötung, Bewegungseinschränkung und Schwellung zu finden. Es besteht ein empfindlicher, lokal begrenzter Druckschmerz.

Therapie

Bei einer Thrombophlebitis durch einen venösen Zugang ist dieser sofort zu entfernen, da die Gefahr einer Sepsis droht. Kühlende Salbenumschläge und eine Ruhigstellung können zur Besserung der Schmerzen beitragen. Bei einer infektiösen Ursache ordnet der Arzt eventuell eine Antibiotikatherapie an.

22.7.6 Lungenembolie

Fallbeispiel Pflegehelfer Tobias kommt gerade zum Spätdienst. Er erfährt, dass am Morgen die 54-jährige Frau Stein von der Intensivstation auf die internistische Station verlegt worden ist. Frau Stein war vor 2 Tagen mit Verdacht auf eine Lungenembolie über die Notaufnahme eingeliefert worden. Die sofort durchgeführte Diagnostik bestätigte den Befund einer Lungenembolie Schweregrad II. Als Tobias nach der Dienstübergabe ins Zimmer von Frau Stein kommt, ist dort ihr Mann gerade dabei, die Kleidung der Patientin aus einer Reisetasche in den Schrank zu räumen. „Hallo Frau Stein, ich bin Pflegehelfer Tobias. Ich habe hier Ihre neuen Kompressionsstrümpfe mitgebracht und würde Ihnen gerne helfen, sie anzuziehen; sie sind ziemlich eng, das schafft man fast nicht alleine. Und eine gute Nachricht habe ich auch noch für Sie: Ihre Bettruhe ist gelockert, Sie dürfen in Begleitung einer Pflegeperson zur Toilette aufstehen".

Frau Stein ist sichtlich erleichtert und freut sich. „Oh, das ist ja prima; endlich wieder raus aus dem Bett. Das war vielleicht ein Schreck! Haben Sie schon gehört, was mir passiert ist?" Als Tobias den Kopf schüttelt, erzählt sie: „Mein Mann und ich hatten vor 3 Wochen unsere Silberhochzeit und unsere Kinder haben uns eine Traumreise auf die Malediven geschenkt. Es war ganz wunderbar, die totale Erholung. Der Rückflug war dann sehr lang, wir hatten eine ungeplante Zwischenlandung in Dubai und es hat sich alles sehr in die Länge gezogen. Das Flugzeug war bis auf den letzten Platz besetzt. Als wir dann endlich spät abends zuhause waren, sind wir gleich zu Bett gegangen. Am nächsten Morgen hatte ich das Bedürfnis nach Bewegung und war mit meiner Freundin im Fitnessstudio. Auf dem Crosstrainer bekam ich plötzlich starke Luftnot und hatte Schmerzen beim Einatmen. Meine Freundin dachte zuerst, ich hätte einen Herzinfarkt und hat gleich mit dem Handy den Notarzt angerufen. So bin ich dann im Krankenhaus auf der Intensivstation gelandet. Der Arzt sagte, das sei ganz typisch."

„Ja, das stimmt." Tobias nickt. „Durch das lange beengte Sitzen im Flugzeug entsteht eine Thrombose, und wenn das Gerinnsel sich löst, führt das zu einer Lungenembolie. Deshalb ist es sehr gut, dass Ihre Freundin so schnell reagiert hat." Tobias nimmt die Kompressionsstrümpfe zur Hand und sagt: „Dann lassen Sie mich jetzt die Strümpfe anziehen, dann messe ich noch Ihren Blutdruck und die Pulsfrequenz, und dann helfe ich Ihnen, sich zuerst einmal auf die Bettkante setzen."

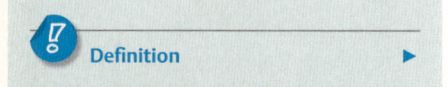

Definition Bei einer Lungenembolie handelt es sich um einen Lungengefäßverschluss durch ein über den Blutweg verschlepptes Blutgerinnsel (Thrombus).

Kurzfassung

Frische Thrombosen (< 1 Woche) können medikamentös aufgelöst oder operativ entfernt werden.

Der eigentlichen Therapie schließt sich eine circa 6 Monate dauernde Rezidivprophylaxe an.

Bei Risikopatienten kann einer Thrombose durch geeignete Maßnahmen vorgebeugt werden.

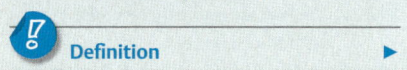

22.7.5 Oberflächliche Venenentzündung (Thrombophlebitis)

Definition

Ursachen

Kleine Verletzungen an Krampfadern, Entzündungen an Venenverweilkathetern.

Symptome

Entzündungszeichen: Wärme, Schmerz, Rötung, Bewegungseinschränkung, Schwellung.

Therapie

Kühlende Salbenumschläge, Ruhigstellung, ggf. Antibiotikatherapie.

22.7.6 Lungenembolie

Fallbeispiel

Definition

Ursachen

Durch den Lungengefäßverschluss entsteht in der Lunge ein belüftetes, aber nicht durchblutetes Gebiet. Die Funktion des rechten Herzens ist beeinträchtigt. Zumeist ist eine Lungenembolie Komplikation und Folge einer vorangegangenen Phlebothrombose. Neben dem venösen Thrombus können auch Fett, Fruchtwasser, Luft oder in selteneren Fällen ein Fremdkörper eine Lungenembolie verursachen.

Risikofaktoren. Die Risikofaktoren für eine Lungenembolie entsprechen denen einer Phlebothrombose z. B.
- eingeschränkte Mobilität,
- postoperativer oder posttraumatischer Zustand, insbesondere Operationen im Bereich der Hüfte und der unteren Extremitäten,
- Schwangerschaft und Wochenbett,
- Einnahme oraler Verhütungsmittel („Pille") in Kombination mit Rauchen,
- Rauchen,
- Alter,
- bösartige Erkrankungen,
- Übergewicht (Adipositas),
- angeborene Erkrankungen der Blutgerinnung (Faktor V Leiden-Mutation, Prothrombin-Gen-Mutation).

Merke Die Lungenembolie stellt eine wichtige Ursache für tödlich verlaufende Komplikationen im Verlauf eines Krankenhausaufenthalts dar.

Symptome

Die Symptome einer Lungenembolie sind unspezifisch und abhängig vom Schweregrad:
- **nicht-massive Lungenembolie**: ohne Symptome oder gering ausgeprägte Atemnot (Dyspnoe) bei stabilem, unverändertem arteriellem Blutdruck
- **submassive Lungenembolie**: plötzlich auftretende Atemnot und Kurzatmigkeit (Tachypnoe), Thoraxschmerz und Blutbeimengungen im Sputum (Hämoptysen), unveränderter oder gering verminderter arterieller Blutdruck, Unruhe, Angst und Beklemmungsgefühl (der Patient versucht, sich aufzusetzen)
- **massive Lungenembolie**: alle Symptome einer submassiven Lungenembolie und zusätzlich: Kreislaufschock (beschleunigter Puls mit stark vermindertem arteriellen Blutdruck) bis zum Herz-Kreislauf-Stillstand, Kaltschweißigkeit, Halsvenenstauung und erhöhter zentralvenöser Druck, Todesangst

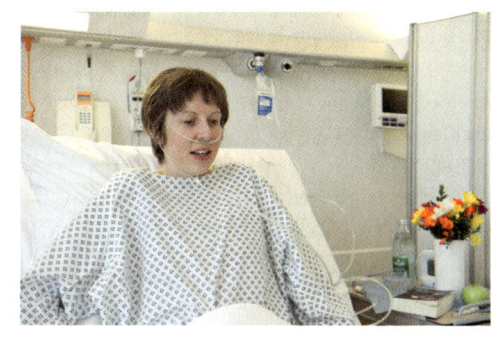

Abb. 22.23 ▶ Bei der Lungenembolie erlebt die Patientin Todesangst. Sie wird zur Linderung der Atemnot mit erhöhtem Oberkörper gelagert.

Praxistipp Welche Sofortmaßnahmen sind bei einem Verdacht auf eine Lungenembolie einzuleiten?
- Verständigen Sie sofort den Arzt und die Pflegefachkraft. Lassen Sie jedoch den Patienten nicht alleine, sondern nutzen Sie die Notrufeinrichtung.
- Vermitteln Sie Ruhe und Sicherheit.
- Der Patient hat absolute Bettruhe, denn es besteht die Gefahr, dass sich weitere Blutgerinnsel aus dem Entstehungsort lösen.
- Lagern Sie den Oberkörper des Patienten hoch (**Abb. 22.23**).
- Kontrollieren Sie die Vitalzeichen des Patienten und beobachten Sie ihn.
- Sichern Sie die Atemfunktion des Patienten. Geben Sie ihm Sauerstoff über eine O2-Nasensonde (2–6 l O$_2$/min) oder über eine Maske (8–10 l O$_2$/min).

KURZFASSUNG

Ursachen
Eine Lungenembolie ist meist Folge einer vorangegangenen Phlebothrombose. Risikofaktoren sind eingeschränkte Mobilität, postoperativer oder posttraumatischer Zustand, Schwangerschaft und Wochenbett, Einnahme der „Pille" in Kombination mit Rauchen, Rauchen, Alter, bösartige Erkrankungen, Übergewicht, angeborene Erkrankungen der Blutgerinnung.

Merke

Symptome
- **nicht-massive Lungenembolie**: ohne Symptome, gering ausgeprägte Atemnot
- **submassive Lungenembolie**: plötzlich auftretende Atemnot und Kurzatmigkeit, Thoraxschmerz, Blutbeimengungen im Sputum
- **massive Lungenembolie**: Symptome submassive Lungenembolie, zusätzlich Kreislaufschock bis zum Herz-Kreislauf-Stillstand, Kaltschweißigkeit, Halsvenenstauung, erhöhter zentralvenöser Druck, Todesangst

Praxistipp

Therapie

Bei einer Lungenembolie handelt es sich um einen akuten Notfall. Die Sofortmaßnahmen des Arztes sind von den pflegerischen Tätigkeiten kaum zu trennen. Hier ist Teamarbeit gefragt. Der Pflegehelfer muss in dieser Notfallsituation mit entsprechenden Hilfsmitteln in Reanimationsbereitschaft sein.

Die verantwortliche Pflegefachkraft wird weitere Schritte einleiten, z. B. müssen die Materialien für eine Intubation und eine Reanimation sowie für einen venösen Zugang und für Blutentnahmen (Labor und Blutgasanalyse) bereitgestellt werden.

Hat sich der Patient vorerst stabilisiert, wird er auf die Intensivstation verlegt. Der Patient sollte dabei in einer halbsitzenden Position gelagert werden und sehr vorsichtig („wie ein rohes Ei") auf die Intensivstation gefahren werden.

Auf der Intensivtherapiestation werden weitere Therapieschritte eingeleitet: Die medikamentöse Therapie richtet sich nach dem Schweregrad der Embolie und beruht auf den Säulen Antikoagulation (Verzögerung der Blutgerinnung) und Lysetherapie (Auflösung des Blutgerinnsels). Daneben werden die teils lebensbedrohlichen Symptome der Atmung und der Herzkreislauffunktion intensivmedizinisch behandelt und der Patient dadurch stabilisiert. Besteht bei einer massiven Lungenembolie eine Kontraindikation gegen eine Lysetherapie, kann eine chirurgische Embolektomie in Erwägung gezogen werden. Auch der Einsatz von Thrombektomiekathetern zum Absaugen oder „Zertrümmern" von Thromben kann mit oder ohne Lyse die Behandlungsergebnisse verbessern.

Pflege von Menschen mit Lungenembolie

Neben den oben beschriebenen Sofortmaßnahmen während des akuten Geschehens stellt die Information, Aufklärung und Beratung des Patienten eine wichtige Maßnahme dar. Er darf sich nicht anstrengen (Bettruhe!). Zu seiner Entlastung muss er bei den Aktivitäten des täglichen Lebens umfangreich unterstützt werden.

Während der Behandlung auf einer Intensivstation sind weitreichende intensivpflegerische Aufgaben zu erfüllen.

Beratung

Der Patient wird über die erforderliche Bettruhe und die Bedeutung seiner herabgesetzten Blutgerinnung informiert. Der Patient muss sich vor Verletzungen und möglichen Gefahren schützen, z. B. die Zahnpflege mit einer weichen Zahnbürste durchführen und zur Rasur einen Elektrorasierer verwenden.

Pflegemaßnahmen im weiteren Verlauf

Pneumonieprophylaxe. Der Patient sollte ein schonendes Atemtraining absolvieren, um einer Lungenentzündung vorzubeugen. Vibrationsmassagen oder ein Abklopfen des Thorax dürfen nicht erfolgen, da sich sonst Blutgerinnsel lösen können.

Thromboseprophylaxe.
Die Maßnahmen dürfen erst dann durchgeführt werden, wenn bekannt ist, wo die Thromben entstanden sind. Keinesfalls darf der Patient durch eine zu frühe Mobilisation gefährdet werden, denn weitere Blutgerinnsel könnten sich lösen. Maßnahmen zur Thromboseprophylaxe sind z. B. (s. a. S. 158):
- Anlegen eines Kompressionsverbands oder MT-Strümpfe,
- Beinhochlagerung,
- gezielte Mobilisation, um den venösen Rückstrom zu fördern.

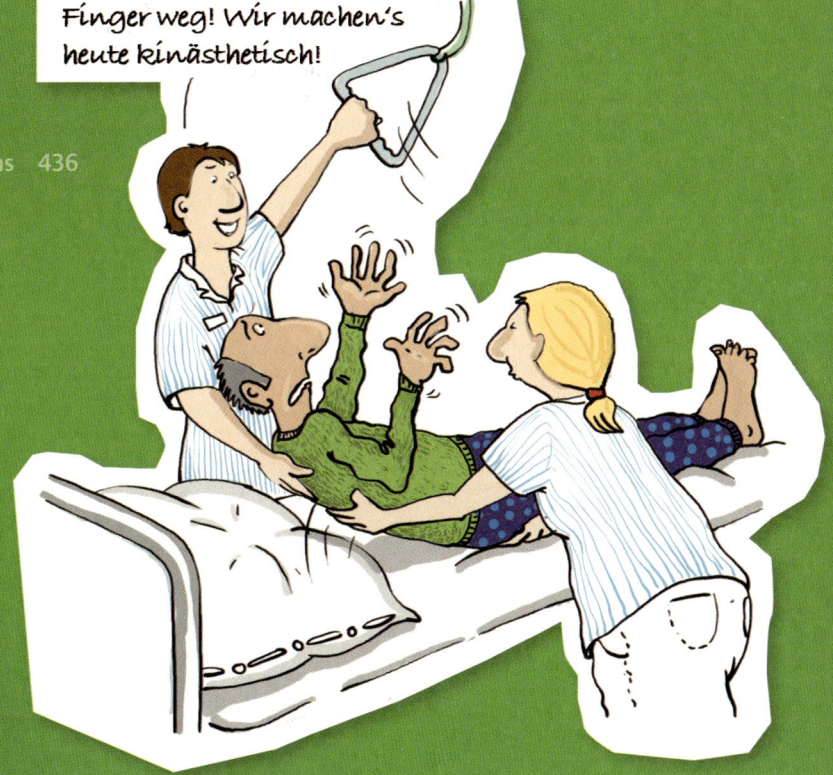

23 ▶ PFLEGE BEI EINSCHRÄNKUNGEN DER BEWEGLICHKEIT

23.1　Erinnern Sie sich…?　418

23.2　Untersuchungen des Bewegungssystems　418

23.3　Häufige Krankheiten des Bewegungssystems　419
23.3.1　Osteoporose (Knochenschwund)　419
23.3.2　Hexenschuss (Lumbago)　421
23.3.3　Bandscheibenvorfall (Bandscheibenprolaps)　421
23.3.4　Amputation　423
23.3.5　Knochenbrüche (Frakturen)　424
23.3.6　Rheumatische Erkrankungen　428

23.4　Untersuchungen des Nervensystems　431

23.5　Häufige Krankheiten des Nervensystems　432
23.5.1　Schädel-Hirn-Trauma　432
23.5.2　Subarachnoidalblutung (SAB)　432
23.5.3　Zerebrale Krampfanfälle – Epilepsie　433
23.5.4　Querschnittlähmung　434
23.5.5　Multiple Sklerose (MS)　435
23.5.6　Schlaganfall/Durchblutungsstörungen des Gehirns　436
23.5.7　Morbus Parkinson　442

23 Pflege bei Einschränkungen der Beweglichkeit

23.1 Erinnern Sie sich...?

Wie wichtig Bewegung für den Menschen ist, konnten oder können Sie in Kapitel 9 S. 149 erfahren. Rein anatomisch und physiologisch wird die Beweglichkeit im Wesentlichen vom **Bewegungssystem** und vom **Nervensystem** beeinflusst. Daher können Ihnen die anatomischen und physiologischen Grundlagen dieser beider Organsysteme helfen, um häufige Krankheitsbilder, die zur Einschränkung der Beweglichkeit führen, besser verstehen zu können. Antworten auf Fragen wie „Wieso kommt es bei einem Bandscheibenvorfall zu Taubheitsgefühlen und Lähmungserscheinungen?" sind für Sie mithilfe der Anatomie möglicherweise leichter zu beantworten. Auch das Wissen, dass verschiedene Regionen im Gehirn für bestimmte Funktionen zuständig sind, kann Ihnen z.B. helfen nachzuvollziehen, warum eine Hirnblutung je nach betroffener Hirnregion eine Sprachstörung, Sehstörung oder Lähmung hervorruft. Wenn Sie die anatomischen Grundlagen des Nervensystems (noch einmal) nachlesen möchten, finden Sie diese ab S. 110. Eine Besonderheit stellt das Krankheitsbild Rheuma dar. Hier sind zwar die Gelenke, also Teile des Bewegungssystems entzündet, die Ursache aber liegt darin begründet, dass im Blut Eiweiße gebildet werden, die in den Gelenken zu einer chronischen Entzündung führen. Informationen zum Aufbau der Gelenke und des Bewegungssystems allgemein finden Sie ab S. 116, Informationen zum **Immunsystem** auf S. 100 – wenn Sie möchten!

23.2 Untersuchungen des Bewegungssystems

Um die Ursache von Beschwerden des Stütz- und Bewegungsapparats zu ermitteln und eine Diagnose stellen zu können, wird stets ein immer gleicher Handlungsablauf verfolgt. Er besteht aus folgenden Teilaspekten:
- Anamnese (Befragung des Patienten)
- körperliche Untersuchung des Stütz- und Bewegungsapparats (Inspektion, Palpation, Funktionsüberprüfung)
- neurologische Untersuchung
- ggf. ergänzende technische Untersuchungen.

Anamnese. Zunächst schildert der Patient seine Krankengeschichte. Anschließend fragt der Untersuchende gezielt nach vier wichtigen Leitsymptomen:
1. Schmerzen
2. Bewegungseinschränkung
3. Schwellung
4. Fehlbildung (Deformität)

Inspektion. Der Untersucher beurteilt den gesamten Körperbau, das Gewicht des Patienten, Körperhaltung, Schulter- und Beckenstand, Wirbelsäule, Fuß- und Beinachsen, Gelenke.

Palpation. Bei der Palpation können mit der Hand weiche und derbe Schwellungen, örtlich begrenzte Überwärmungen (Entzündung!) oder Druck- und Klopfschmerzen festgestellt werden.

Funktionsprüfung. Die Bewegungsausmaße einzelner Gelenke werden aktiv und passiv überprüft sowie zusammenhängende Bewegungsabläufe, wie das Gehen, beurteilt.

Neurologische Untersuchung. Dabei wird geklärt, ob und wo Störungen der Sensibilität vorliegen, ob die Muskelaktivität beeinträchtigt ist (Lähmung) oder ob vegetative Funktionsstörungen vorliegen (z.B. Blasen- und Mastdarmlähmung).

Besonderheiten Kinder Bei Säuglingen und Kleinkindern wird bei der neurologischen Untersuchung zusätzlich der motorische Entwicklungsstand beurteilt (Kopf- und Rumpfkontrolle, Greifen, Kriechen, Sitzen, Aufstehen, Gehen usw.).

Röntgenuntersuchung. Mit der Röntgenuntersuchung lassen sich Knochen und Gelenke gut darstellen. Beurteilt werden z.B. die Knochen- und Gelenkkonturen, die Stellung der Gelenkanteile zueinander und die Knochendichte.

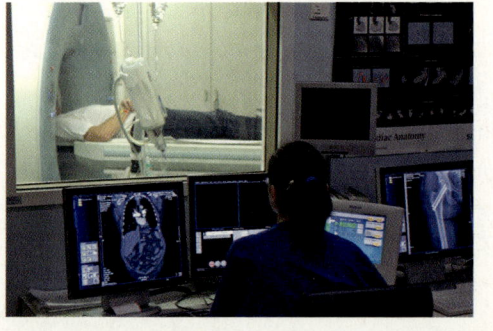

Abb. 23.1 ▶ **MRT.** Während der Untersuchung wird der Patient auf dem Rücken liegend in den Kernspintomografen hineingefahren. Das Untersuchungsteam beobachtet die gesamte Untersuchung über einen Monitor.

Kurzfassung

23.1 Erinnern Sie sich...?
- Die wichtige Bedeutung von „Sich bewegen können" S. 149
- Aufbau und Funktion des Immunsystems S. 100
- Aufbau und Funktion des Nervensystems S. 110
- Aufbau und Funktion des Bewegungssystems S. 116

23.2 Untersuchungen des Bewegungssystems
1. Anamnese
2. Inspektion, Palpation, Funktionsüberprüfung
3. neurologische Untersuchung
4. ggf. ergänzende technische Untersuchungen

Anamnese: Krankengeschichte, Frage nach Leitsymptomen (Schmerz, Bewegungseinschränkung, Schwellung, Fehlbildung)

Körperliche Untersuchung:
- Inspektion
- Palpation
- Funktionsprüfung
- neurologische Untersuchung

Besonderheiten Kinder ▶

Röntgenuntersuchung: Darstellung von Knochen und Gelenken

Computertomografie. Vorteil der Computertomografie (CT) ist, dass außer den knöchernen Strukturen auch die Weichteile gut dargestellt werden. Daher wird eine CT immer dann angewendet, wenn die Lagebeziehung zwischen Knochen und Weichteilen wichtig ist.

Magnetresonanztomografie. Die Magnetresonanztomografie (MRT oder Kernspintomografie) (**Abb. 23.1**) zeichnet sich durch eine besonders gute Weichteildarstellung aus. Deshalb wird sie z. B. bei Wirbelsäulen- oder Gelenkerkrankungen mit Beteiligung des Nervensystems und von Bändern, Knorpel und Muskulatur eingesetzt.

Sonografie. Die Sonografie (Ultraschalluntersuchung) ist eine technisch nicht aufwendige und rasch verfügbare Methode, um Weichteile zu beurteilen und Ansammlungen von Flüssigkeiten in Geweben oder Gelenken festzustellen. Sie wird daher z. B. bei Sehnenrupturen (Sehnenrissen) oder Gelenkergüssen angewendet.

Abb. 23.2 ▶ **Tübinger Hüftbeugeschiene.** Die Schiene wird bei Hüftgelenksdysplasie eingesetzt.

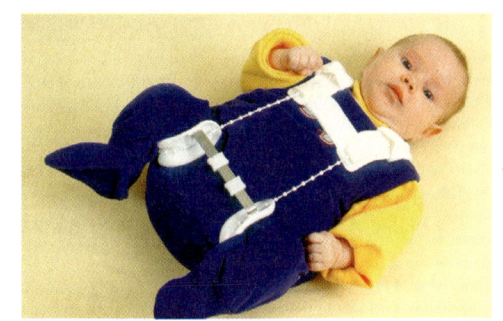

Besonderheiten Kinder Im ersten Lebensjahr ist die Hüftsonografie bei Säuglingen eine Screening-Methode zur Diagnostik von Hüftgelenksdysplasien (Fehlentwicklung des Hüftgelenks) (**Abb. 23.2**).

Knochenszintigrafie. Bei der Knochenszintigrafie wird ein Radiopharmakon verabreicht, das sich dann vermehrt in Knochenregionen anreichert, die besonders stoffwechselaktiv sind, z. B. Tumoren und Entzündungen.

Gelenkpunktion. Mit Gelenkpunktionen können Art und Ursache eines Gelenkergusses ermittelt werden (**Abb. 23.3**). Oft ist die Gelenkpunktion gleichzeitig auch Therapie, etwa zur Entlastung eines erheblichen Kniegelenkergusses.

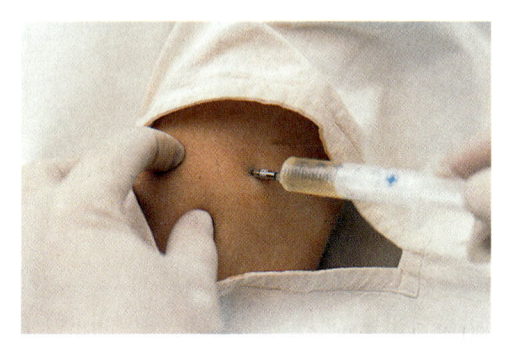

Abb. 23.3 ▶ Gelenkpunktion bei Kniegelenkserguss.

Biopsie. Bei der Biopsie handelt es sich um eine Probeentnahme von kleinen Gewebeteilen aus dem Körper. Mit Spezialinstrumenten werden kleine Knochenzylinder oder wenig Weichteilgewebe entnommen, die danach histologisch, histochemisch, zytologisch oder mikrobiologisch untersucht werden können.

Arthroskopie. Eine direkte Möglichkeit, Veränderungen von Gelenken zu beurteilen, ist die Arthroskopie (Gelenkspiegelung). Nach Auffüllen des Gelenks mit Flüssigkeit wird das Innere des Gelenks mit einem Endoskop betrachtet.

23.3 Häufige Krankheiten des Bewegungssystems

23.3.1 Osteoporose (Knochenschwund)

Definition Bei Osteoporose kommt es zur Veränderung der Knochendichte in allen Skelettteilen. Die Knochenstruktur ist durchlöchert (porös) und der Knochen ist dadurch anfälliger für Brüche.

Ursachen

Ursache ist ein beschleunigter Knochenabbau: Knochensubstanz wird übermäßig abgebaut, Kalzium wird nicht ausreichend eingebaut. Dadurch verliert der Knochen an Festigkeit.

Risikofaktoren. Faktoren, die die Entstehung einer Osteoporose begünstigen, sind
- Östrogenmangel,
- bei Frauen: später Eintritt der Hormonproduktion, frühe Menopause, Entfernung der Eierstöcke ohne anschließende Hormongabe,
- Bewegungsmangel,

- Langzeitbehandlung mit Kortikoiden,
- Fehlernährung, Untergewicht,
- Rauchen und Alkohol,
- familiäre Belastung. *Disposition*

Symptome

Symptome (Randspalte)

Häufig macht eine Osteoporose keinerlei Beschwerden. Zeigen sich Symptome, tritt meist ein typischer Rückenschmerz auf.

Überdurchschnittlich häufig kommt es zu Knochenbrüchen. Im späteren Verlauf kommt es zur Verformung der Wirbelsäule.

Oft verläuft eine Osteoporose unbemerkt und macht dem Betroffenen keinerlei Beschwerden. Zu den wichtigsten Symptomen gehört der Rückenschmerz.
- **akuter Rückenschmerz**: Er entsteht durch eine Kompressionsfraktur, der Knochen wurde also gestaucht oder es kommt durch Druck oder Stoß zu einer Eindellung (Impression) der Wirbelsäule.
- **chronischer Rückenschmerz**: Er entsteht durch die Fehlbelastung der Wirbelsäule und die dadurch auftretenden Muskelverspannungen.

Knochenbrüche treten leicht und überdurchschnittlich häufig auf. Typische Bruchstellen sind der Oberschenkelhals, Wirbelkörper und das Handgelenk. Als Auslöser reicht häufig ein leichter Sturz oder das Heben von schweren Lasten. Mit zunehmender Verformung entwickelt sich eine Kyphose der Wirbelsäule (Buckelbildung), die Körpergröße verringert sich (**Abb. 23.4**).

Abb. 23.4 ▶ Osteoporosesymptome.

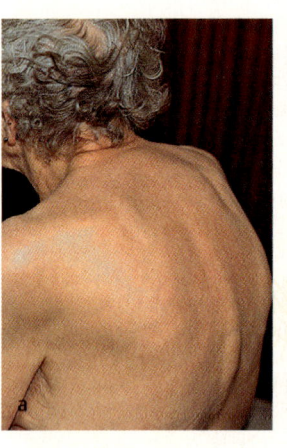

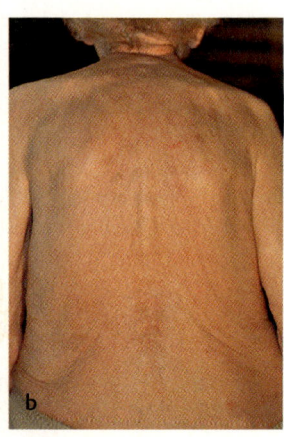

a Typischer Rundrücken (sogenannter Witwenbuckel),
b Verschiebung der Hautfalten (sogenanntes Tannenbaumphänomen), die überschüssige Haut am Rücken legt sich in Falten.

Therapie

Therapie (Randspalte)

Eine frühzeitige Behandlung kann dauerhaften Veränderungen und Einschränkungen vorbeugen.
Alle Maßnahmen sollen den Knochenabbau verringern und das Frakturrisiko senken.

Osteoporose sollte so früh wie möglich erkannt und behandelt werden. Ohne Behandlung führt die Erkrankung zu dauerhaften Veränderungen und Einschränkungen.
Ziel der Behandlung ist es, den Knochenabbau zu verringern und das Frakturrisiko zu senken. Aus diesem Grund werden Therapiekonzepte empfohlen, die auch vorbeugend wirken. Zu diesen Maßnahmen gehören:

Praxistipp (Randspalte) ▶

> **Praxistipp Welche Verhaltenstipps kann ich Patienten geben?**
>
> Wichtige Verhaltensrichtlinien hinsichtlich Ernährung und körperlicher Aktivität sind:
>
> **Ernährung:**
> - ausreichende Kalziumzufuhr (z. B. Milchprodukte)
> - Verzicht auf Alkohol und Nikotin
> - Verzicht auf Phosphate (z. B. in Cola-Getränken und Wurst), die die Kalziumaufnahme verhindern
>
> **Körperliche Aktivität:**
> - regelmäßiger Aufenthalt im Freien (10 Minuten reichen schon aus!)
> - Gymnastik, Schwimmen, Wandern, leichte körperliche Arbeiten
>
> Ausreichende Bewegung in jungen Jahren bewirkt, dass maximal Knochenmasse aufgebaut und dadurch Osteoporose vorgebeugt wird.
>
> Für den Aufbau und Erhalt der Knochen müssen über die Nahrung täglich circa 1 500 mg Kalzium und circa 1 000 IE (Internationale Einheiten = 25 µg) Vitamin D aufgenommen werden. „Kalziumräuber" wie Rauchen, Koffein, Alkohol und zu viel Zucker schaden dem Knochen.

- **medikamentöse Therapie**, z. B. Gabe von Kalzium, Fluor, ggf. Östrogene, Kalzitonine, Biphosphonate und Vitamin D
- **Schmerztherapie**: Neben Medikamenten werden physikalische Maßnahmen wie Massagen und warme Anwendungen eingesetzt.
- **operative Therapie**: Fehlende Knochenmasse wird durch Einspritzen von Knochenzement ausgeglichen.
- **Krankengymnastik und Verhaltensrichtlinie**: Eine krankengymnastische Behandlung ist sowohl in der Therapie als auch in der Prophylaxe der Osteoporose sinnvoll.

Merke Welche der zur Verfügung stehenden Medikamente oder Medikamentenkombinationen verordnet werden, hängt von der Knochendichte und dem Beschwerdebild des Patienten ab.

23.3.2 Hexenschuss (Lumbago)

Definition Ein Hexenschuss ist eine plötzliche schmerzhafte Bewegungseinschränkung der Wirbelsäule.

Ursachen

Ein Hexenschuss wird meist durch schnelle Drehbewegungen der Wirbelsäule ausgelöst (z. B. beim Heben, Bücken, Aufstehen), aber auch durch eine einseitige Muskelbelastung oder im Rahmen von Muskelverspannungen bei Stress (eventuell psychisch bedingt). Die Rückenmuskeln verhärten sich und führen zur schmerzhaften Bewegungseinschränkung der Wirbelsäule. Eine schwach ausgebildete Muskulatur im Rücken- und Bauchbereich ist die Hauptursache der Beschwerden. Es kann aber auch ein Bandscheibenvorfall zugrunde liegen (s. u.).

Symptome

Es kommt plötzlich zu stechenden Schmerzen in der Lendenwirbelsäule (**Abb. 23.5**). Durch die Muskelverspannung ist die Beweglichkeit der Wirbelsäule schmerzhaft eingeschränkt.

Therapie

Akut helfen Ruhigstellung, Schmerzmittel (Analgetika) und Muskelrelaxanzien (Arzneimittel, die das Erschlaffen der Muskeln bewirken). Längere Ruhigstellung sollte jedoch vermieden werden, weil Muskelverspannungen so gefördert werden. Besonders bei chronischen Rückenbeschwerden sind Krankengymnastik, lokale Wärme oder Massagen wichtig.

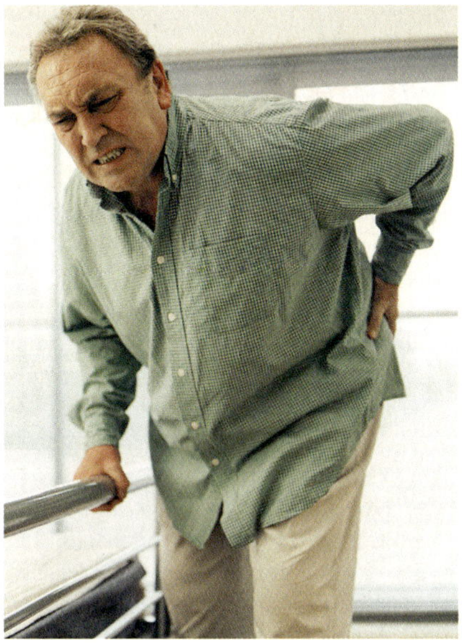

Abb. 23.5 ▶ Patient mit Hexenschuss.

23.3.3 Bandscheibenvorfall (Bandscheibenprolaps)

Definition Ein Bandscheibenvorfall ist eine Einengung des Rückenmarknervs durch eine verschobene Bandscheibe.

Ursachen

Bei einem Bandscheibenvorfall verschiebt sich der Gallertkern der Wirbelsäule in Richtung Wirbelkanal oder das Gewebe tritt durch Risse im äußeren Ring aus (**Abb. 23.6**, **Abb. 23.7**). Liegt nur eine Vorwölbung der Bandscheibe vor, spricht man von einer **Protrusion** (**Abb. 23.6**). Bandscheibenvorfälle treten meist in der Lendenwirbelsäule (lumbaler Vorfall) auf, am zweithäufigsten sind Vorfälle in der Halswirbelsäule (zervikaler Vorfall).
Ein Bandscheibenvorfall wird begünstigt durch folgende Bedingungen:
- Die Bandscheiben sind vorgeschädigt: Die Elastizität der Bandscheibe nimmt ab; es entstehen Risse im äußeren Ring.
- Es wirken mechanische Belastungen auf die Wirbelsäule ein: „falsche", dauerhafte oder einseitige Belastung, z. B. wiederholtes Heben von schweren Lasten, plötzliche Drehbewegungen des Rumpfes beim Aufstehen.

– Die Muskulatur an Rücken und Bauch ist ungenügend ausgeprägt, verhärtet oder verkrampft: Dies kann unter anderem durch falsche Haltung, langes Sitzen, zu enge Kleidung, falsches Schuhwerk und psychische Belastungssituationen auftreten.

Abb. 23.6 ▶ Verschiebungen der Bandscheibe bei einem Bandscheibenvorfall.

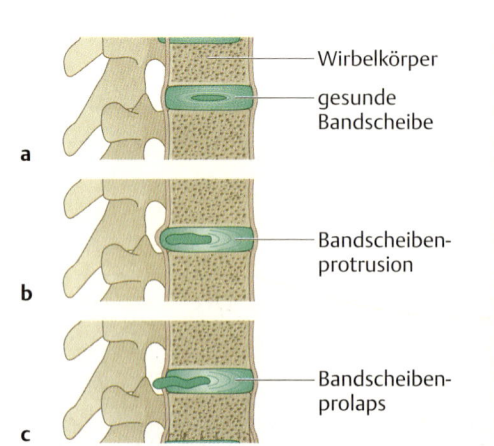

Abb. 23.7 ▶ Zwei Bandscheibenvorfälle zwischen 4. und 5. Lendenwirbelkörper (LWK) sowie zwischen 5. LWK und Sakralwirbelkörper.

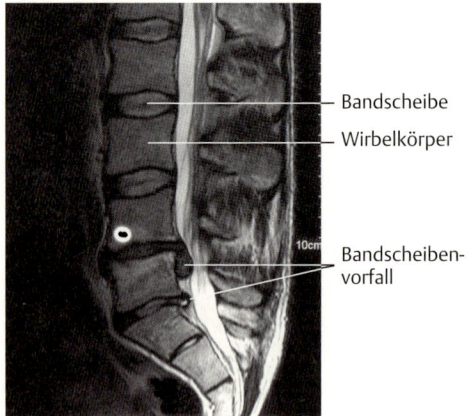

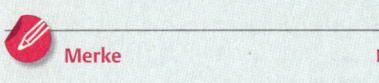

Merke Der Druck, den die Bandscheiben aushalten müssen, ist sehr unterschiedlich. Je nach Körperhaltung und Tätigkeit lasten auf den Bandscheiben der Lendenwirbelsäule bei Normalgewichtigen 25 kg in Rückenlage, 85 kg beim Gehen, 100 kg beim Stehen, 140 kg im Sitzen und 175 kg im nach vorne gebeugten Sitzen.

Symptome

Allgemeine Symptome eines Bandscheibenvorfalls sind Schmerzen, Fehlhaltungen, Taubheitsgefühl (Parästhesien)
- im Kopf- und Nackenbereich und den oberen Gliedmaßen (bei Schädigung der Halswirbelsäule),
- im Thoraxbereich (bei Schädigung der Brustwirbelsäule),
- in der unteren Rückenpartie und den unteren Gliedmaßen (bei Schädigung der Lendenwirbelsäule).

Die Schmerzen unterscheiden sich je nach Lokalisation des Vorfalls:
- **lumbaler Bandscheibenvorfall (Lendenwirbelsäule):**
  - Plötzliche starke Kreuzschmerzen, die in Gesäß oder Beine ausstrahlen.
  - Die Betroffenen nehmen eine Schonhaltung ein.
  - Ausfallerscheinungen, z. B. Taubheitsgefühle entlang des Beines, ausstrahlend bis in den kleinen Zeh.
  - Ggf. Muskelschwäche, z. B. kann der Patient nicht mehr auf den Zehen stehen.
  - Kniereflex (Patellarsehnenreflex) und Reflex der Achillessehne sind nicht mehr auslösbar.
- **zervikaler Bandscheibenvorfall (Halswirbelsäule):**
  - Schmerzen schießen plötzlich in den Arm ein.
  - Ausfallerscheinungen im Versorgungsbereich des zusammengedrückten Nervs.

Merke Sensibilitätsstörungen werden häufig vom Patienten nicht bemerkt. Deshalb ist besonders beim Umgang mit Wärmflaschen an die Verbrennungsgefahr zu denken. Generelle Anmerkungen zum Umgang mit Wärmflaschen s. S. 248.

Therapie

Die Akutbehandlung besteht aus Ruhigstellung und medikamentöser Behandlung der Schmerzen und Muskelverspannungen. Wohltuend wirkt lokale Wärme. Da Rückfälle (Rezidive) häufig sind, sollte baldmöglichst ein regelmäßiges Training der Rücken- und Bauchmuskulatur begonnen werden, um die Wirbelsäule zu stabilisieren. Bleiben die Schmerzen trotz Physiotherapie bestehen, muss die Bandscheibe operativ entfernt werden. Zur Schmerzlinderung im Liegen kann die Stufenlagerung eingesetzt werden (**Abb. 23.8**).

Merke Die Physiotherapie ist von zentraler Bedeutung. Nach der akuten Schmerzphase ist ein systematisches regelmäßiges Aufbau- und Entspannungstraining für Rücken- und Bauchmuskulatur erforderlich.

KURZFASSUNG

Merke ▶

Symptome

Allgemeine Beschwerden sind Schmerz, Fehlhaltung und Taubheitsgefühl
- im Kopf- und Nackenbereich/oberen Gliedmaßen (bei Schädigung der Halswirbelsäule),
- im Thoraxbereich (bei Schädigung der Brustwirbelsäule),
- in der unteren Rückenpartie/unteren Gliedmaßen (bei Schädigung der Lendenwirbelsäule).

Merke ▶

Therapie

In der akuten Phase stehen Ruhigstellung und Schmerztherapie im Vordergrund. Baldmöglichst wird mit einer Physiotherapie begonnen.
Bleiben die Schmerzen weiterhin bestehen, können operative Verfahren angewandt werden.

Merke ▶

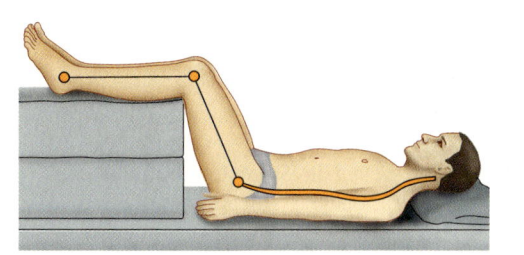

Abb. 23.8 ▶ Lagerung zur Schmerzlinderung bei lumbalem Bandscheibenvorfall.

Abb. 23.9 ▶ Das wirbelsäulenschonende Aufstehen (En-bloc-Aufstehen) unterstützt im Rahmen der konservativen Therapie und ist zur postoperativen Lageveränderungen unentbehrlich.

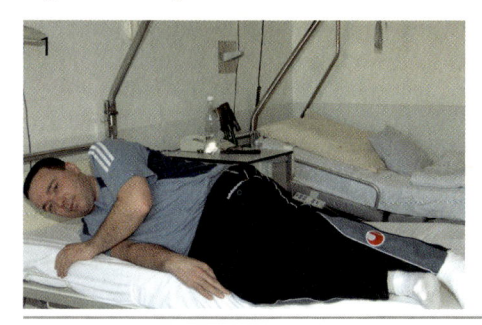

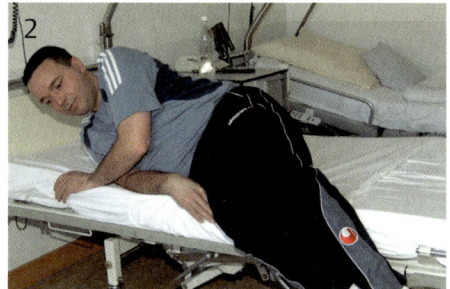

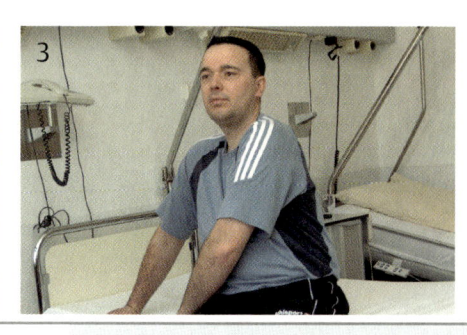

23.3.4 Amputation

Definition Unter einer Amputation wird die vollständige Entfernung eines Körperteils verstanden.

Ursachen und Therapie

Eine Amputation erfolgt:
- als therapeutische Maßnahme (geplante Amputation), aufgrund von Durchblutungsstörungen bei Arteriosklerose oder Diabetes mellitus, maligner Tumoren, Infektionen, angeborener Missbildungen (selten) oder
- nach schweren gewaltsamen Einwirkungen (traumatische Amputation) z. B. bei Unfällen.

Bei der geplanten Amputation wird die Amputationshöhe so gewählt, dass eine gute Restfunktion erhalten bleibt und eine optimale Prothesenversorgung möglich wird.

Wird bei Unfällen ein Körperteil vollständig vom Gesamtkörper abgetrennt, wird versucht, das abgetrennte Körperteil (Amputat) wieder anzunähen (zu replantieren). Voraussetzungen dafür sind z. B.
- glatte Amputationsränder (keine ausgedehnten Weichteilzerstörungen),
- saubere Wundverhältnisse,
- gesunde Durchblutungssituation und
- schnelles Handeln und korrekter Umgang mit dem Amputat.

Merke Grundsätzlich kann niemals am Unfallort entschieden werden, ob der abgetrennte Körperteil später wieder angenäht werden kann. Das Amputat muss auf jeden Fall gezielt gesucht werden.

Praxistipp Welche Sofortmaßnahmen sind bei einer traumatischen Amputation am Unfallort einzuleiten?
- Binden Sie die betroffene Extremität zur Blutstillung keinesfalls ab. Versuchen Sie, die Extremität mit einem (möglichst) sterilen Verband zu komprimieren und hochzulagern.
- Verpacken Sie das Amputat steril in Kompressen und legen Sie es dann in eine saubere Plastiktüte. Diese Tüte wird wiederum in eine zweite Tüte gelegt, die mit einem Wasser-Eis-Gemisch gefüllt ist. Durch die Kühlung verlängert sich die Haltbarkeit des Amputats. Auf keinen Fall sollte der abgetrennte Körperteil direkt mit Wasser oder Eis in Berührung kommen, damit weitere Schäden vermieden werden.
- Sorgen Sie dafür, dass das verpackte Amputat schnellstens gemeinsam mit dem Patienten in das Krankenhaus gebracht wird.

KURZFASSUNG

23.3.4 Amputation

Definition ◀

Ursachen und Therapie

Eine Amputation kann aufgrund eines Unfalls erfolgen, aber auch eine therapeutische Maßnahme sein.

Grundsätzlich können bei Unfällen abgetrennte Körperteile unter bestimmten Voraussetzungen wieder angenäht werden.

Merke ◀

Praxistipp ◀

Komplikationen. Nach einer Amputation können folgende Komplikationen auftreten:
- Nachblutungen
- Schmerzen oder Gefühlsstörungen
- Wundheilungsstörungen und -infektionen
- Kontrakturen
- Anschwellen des Stumpfes (Stumpfödem)
- Hauterkrankungen im Stumpfbereich
- Hauttumoren und Prothesenrandknoten

Merke Die Betroffenen berichten oft über Phantomschmerzen und Phantomgefühle. Beim Phantomschmerz werden Schmerzen in dem nicht mehr vorhandenen Körperteil empfunden. Beim Phantomgefühl spüren die Patienten den verlorenen Körperteil bei bestimmten Bewegungen oder Positionen.

Patienten nach einem Unfall stehen der Situation völlig unvorbereitet gegenüber. Sie brauchen Zeit und Unterstützung durch die Pflegenden. Meist müssen auch Psychologen und Seelsorger in die Behandlung integriert werden, damit die Patienten mit der neuen Lebenssituation emotional fertig werden.

Prothesenversorgung. Prothesen sind ein Ersatz für den amputierten Körperteil und dienen neben dem optischen Ausgleich der Wiederherstellung der Steh-, Geh- und Greiffähigkeit. Hand-, Arm- und Beinprothesen sind meist mit Gelenkvorrichtungen und der Möglichkeit zur Bewegung ausgestattet. Die individuelle Versorgung mit einer Prothese wird der Amputationsart sowie den Bedürfnissen und Möglichkeiten des Patienten angepasst (**Abb. 23.10**). Über die Art des Prothesenaufbaus entscheiden z. B. das Alter und die Beweglichkeit.

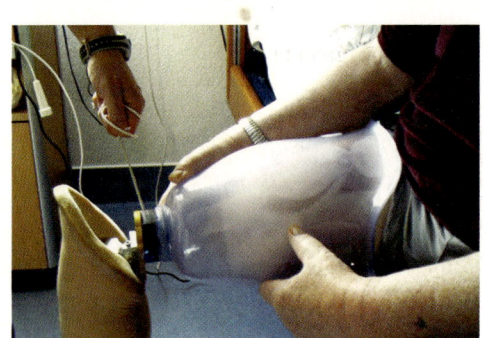

Abb. 23.10 ▶ Eine Prothese wird individuell an den Patienten angepasst.

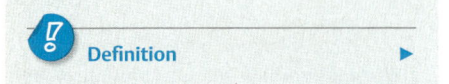

23.3.5 Knochenbrüche (Frakturen)

Definition Eine Fraktur ist ein Knochenbruch. Die Bruchstücke (Fragmente) sind durch den Bruchspalt (Frakturlinie) voneinander getrennt.

Ursachen

Es kommt zu Knochenbrüchen, wenn die Gewalteinwirkung die Belastungsgrenze des Knochens überschreitet. Sie können je nach Art der Gewalteinwirkung als Biegungs-, Dreh-, Schub- oder Scherungsbrüche, Abriss- oder Kompressionsfrakturen bezeichnet werden.
Eine Fraktur ohne ein vorhergehendes Ereignis wird als **Spontanfraktur** bezeichnet. Dabei wird unterschieden zwischen Ermüdungsfraktur (z. B. aufgrund Dauerbeanspruchung bestimmter Knochenstellen) und pathologischer Fraktur (z. B. bei Osteoporose).

Besonderheiten alte Menschen Die erhöhte Brüchigkeit des Knochens aufgrund der Osteoporose erhöht das Frakturrisiko im Alter.

Ist die Haut über der Bruchstelle unverletzt, wird von einer **geschlossenen Fraktur** gesprochen. Wurde sie durch das Trauma von außen oder durch den Knochen von innen verletzt, handelt es sich um eine **offene Fraktur**.

Symptome

Eine Fraktur ist gekennzeichnet durch
- Fehlstellungen,
- abnorme Beweglichkeit,
- hör- und tastbares Knochenreiben (Krepitation) und
- eventuell sichtbare Knochenteile bei einer offenen Fraktur.

Häufig werden unsichere Frakturzeichen beobachtet, die aber auch bei anderen Verletzungen vorkommen: Bewegungseinschränkung, Schmerzen, Schwellung und Blutergüsse (Hämatome).

Kurzfassung (Randspalte)

Komplikationen:
- Nachblutungen
- Schmerzen oder Gefühlsstörungen
- Wundheilungsstörungen/ -infektionen
- Kontrakturen
- Stumpfödem
- Hauttumoren, Prothesenrandknoten

Merke ▶

Eine Amputation ist nicht nur ein weitreichender Eingriff in den Körper des Betroffenen, sondern auch in seine Psyche.

Prothesen dienen neben dem optischen Ausgleich der Wiederherstellung der Steh-, Geh- und Greiffähigkeit.

23.3.5 Knochenbrüche (Frakturen)

Definition ▶

Ursachen

Je nach Art der Gewalteinwirkungen werden Farkturen eingeteilt in
- Biegungs- oder Drehfraktur,
- Schub- oder Scherungsfraktur,
- Abriss- oder Kompressionsfraktur.

Besonderheiten alte Menschen ▶

Symptome

Offensichtliche Frakturzeichen: Fehlstellung, abnorme Beweglichkeit, hör- und tastbares Knochenreiben.

Begleitverletzungen. Das umliegende Gewebe kann durch einen Knochenbruch mit verletzt sein. Besonders anfällig sind Nerven und Gefäße. Verletzungen eines Nervs führen im Versorgungsgebiet zu Funktions- und Sensibilitätsstörungen. Meist entsteht an der Bruchstelle ein Bluterguss. Bei Frakturen großer Knochen (z. B. Oberschenkelknochen oder Becken) und ausgedehnter Weichteilbeteiligung ist mit einem hohen Blutverlust zu rechnen. Ein Blutverlust über 1 Liter führt zum hypovolämischen Schock.

Bei einem Knochenbruch wird oft umliegendes Gewebe mit verletzt. Nerven und Gefäße sind betroffen.
Dies kann in schweren Fällen zu einem hohen Blutverlust führen.

Therapie

Nach der Erstversorgung am Unfallort gelten in der Behandlung von Frakturen die 3 R-Grundsätze:
1. **R**eposition (Einrichten der Fraktur)
2. konservative oder operative **R**etention (Ruhigstellen)
3. **R**ehabilitation (Wiederherstellen)

Die verschobenen Fragmente werden durch manuellen Zug und Gegenzug von außen eingerichtet. Gelingt eine geschlossene Reposition nicht, muss diese im OP unter Freilegung des Knochens erfolgen.

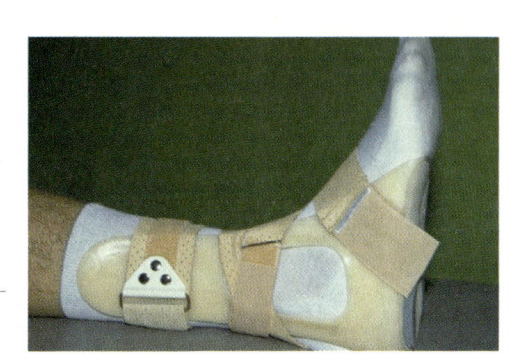

Therapie

Die Behandlung erfolgt durch
- Einrichten,
- Ruhigstellen,
- Wiederherstellen.

Abb. 23.11 ▶ Stützverband (Orthese) des Sprunggelenks bei Fibulafraktur.

Bei der **konservativen Methode** werden die eingerichteten Fragmente solange ruhiggestellt, bis der Knochen geheilt ist (**Abb. 23.11**). Konservative Methoden dazu sind:
- fixierende Verbände aus Gips oder Kunststoff
- Schienen aus Gips oder Kunststoff
- elastische, ruhigstellende Verbände
- Extensionen: „Streckbehandlung"

Die beiden Nachbargelenke werden dazu in Funktionsstellung (Gebrauchsstellung) fixiert, um die Gebrauchsfähigkeit bei einer möglichen Versteifung zu ermöglichen.

Die konservative Therapie erfolgt durch Ruhigstellung mithilfe von Verbänden, Schienen oder Extensionen.

Die benachbarten Gelenke werden in Funktionsstellung ruhiggestellt.

Definition Osteosynthesen bezeichnen ein operatives Verfahren zur Stabilisierung der Fraktur und sollten innerhalb der ersten 6–8 Stunden nach dem Unfall durchgeführt werden.

Definition ◀

Abb. 23.12 ▶ Verschiedene Osteosyntheseverfahren.

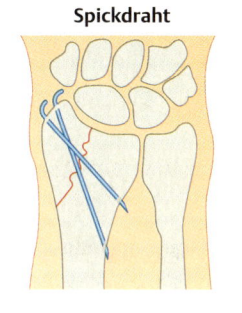

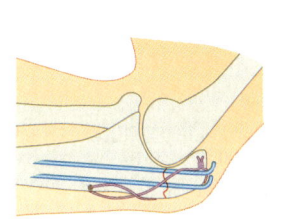

Spickdraht — Zuggurtung — Verschraubung

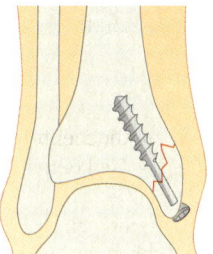

Marknagel — Verriegelungsnagel (statisch / dynamisch) — Plattenosteosynthese

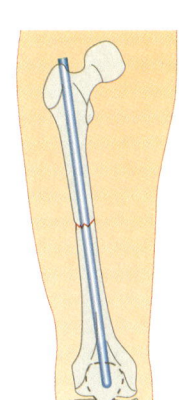

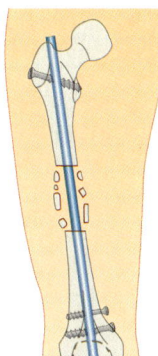

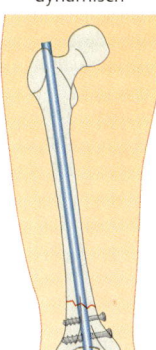

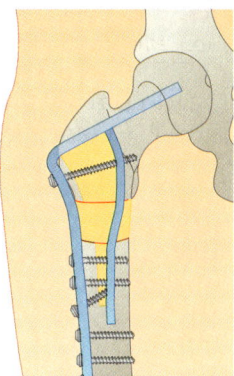

Zur **operativen Frakturbehandlung** stehen verschiedene Osteosyntheseverfahren zur Verfügung (**Abb. 23.12**). Mit Schrauben, Drähten, Nägeln oder Platten wird die Fraktur versorgt. Je nach Stabilität gibt es verschiedene Fixierungssysteme:

Je nach operativem Verfahren ist der betroffene Knochen anschließend sofort wieder belastbar oder darf nicht bewegt werden.

- **lagerungsstabil**: Die Osteosynthesen dürfen nicht bewegt oder belastet werden.
- **übungsstabil**: Die operierte Extremität darf frei bewegt, aber nicht belastet werden. Eine Sonderform ist hier der Fixateur externe (**Abb. 23.13**).
- **belastungsstabil**: Der Patient darf den betroffenen Körperteil gleich nach der Operation voll- bzw. teilbelasten.

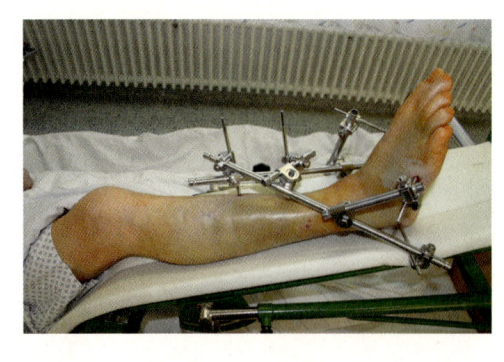

Abb. 23.13 ▶ Der Fixateur externe wird zur Ruhigstellung einer Extremität eingesetzt.

Definition

Definition Die Implantation eines künstlichen Gelenks aus Metall wird als Endoprothese bezeichnet. Sie wird vor allem bei Schenkelhalsfrakturen (**Abb. 23.14**) eingesetzt.

Pflege von Menschen mit Knochenbrüchen

Ein Krankenhausaufenthalt kommt für einen Verunfallten immer unvorbereitet. Dies muss bei der Pflege berücksichtigt werden.

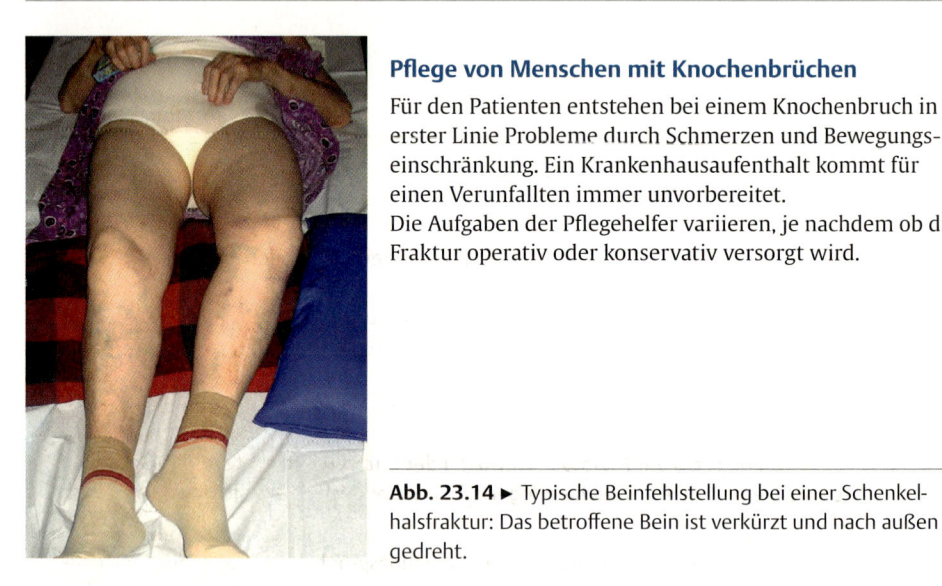

Pflege von Menschen mit Knochenbrüchen

Für den Patienten entstehen bei einem Knochenbruch in erster Linie Probleme durch Schmerzen und Bewegungseinschränkung. Ein Krankenhausaufenthalt kommt für einen Verunfallten immer unvorbereitet.
Die Aufgaben der Pflegehelfer variieren, je nachdem ob die Fraktur operativ oder konservativ versorgt wird.

Abb. 23.14 ▶ Typische Beinfehlstellung bei einer Schenkelhalsfraktur: Das betroffene Bein ist verkürzt und nach außen gedreht.

Besonderheiten Kinder

Besonderheiten Kinder Bei Kindern heilen Knochenbrüche wesentlich schneller als bei Erwachsenen. Je jünger das Kind, desto geringer die Heilungszeit.

Pflege bei operativer Frakturbehandlung

Lagerung:
- nach Arztanordnung
- Lage von Schiene und Extremität regelmäßig kontrollieren
- Durchblutung, Sensibilität, Beweglichkeit von Finger/Zehen regelmäßig kontrollieren

Mobilisation: Nach Arztanordnung, meist wird frühzeitige Mobilisation angestrebt.

Pflege bei operativer Frakturbehandlung

Lagerung. Ziel ist eine bequeme, schmerzreduzierende und funktionelle Lagerung der operierten Extremität:
- Der betroffene Körperteil wird leicht hochgelagert.
- Es gelten die Anordnungen des Operateurs über Art und Dauer der Schienenlagerung.
- Die Lage der Schiene und der Sitz der Extremität in der Schiene (und ggf. die Polsterung) sind regelmäßig zu kontrollieren.
- Regelmäßig werden Durchblutung, Sensibilität und Beweglichkeit der Finger bzw. Zehen der betroffenen Extremität durch den Pflegehelfer kontrolliert.

Mobilisation. Meist wird eine frühzeitige Mobilisation angestrebt. Die Entscheidung über die Übungs- oder Belastungsstabilität findet immer erst **nach** der postoperativen Röntgenkontrolle und durch den Arzt statt. Vorher darf keine Mobilisation oder Bewegung vorgenommen werden.

Merke

Merke Beim Mobilisieren eines Patienten mit Frakturbehandlung der unteren Extremität kann der Pflegehelfer den eigenen Fuß unter den des Patienten stellen. Damit kann er eine versehentliche Belastung „erspüren".

Schmerzbehandlung: Eine rechtzeitige und ausreichende Schmerzmittelgabe verhindert unnötige Schmerzen. Der Patient wird darüber informiert, dass er keinesfalls Schmerzen „aushalten" muss.

Schmerzbehandlung. Je nach Anordnung des Arztes erhält der Patient Schmerzmittel. Besonders wichtig ist, dass der Patient zu Beginn der Mobilisationsmaßnahmen schmerzfrei ist, um aktiv an den Bewegungsübungen teilnehmen zu können. Eine rechtzeitige und ausreichende Schmerzmittelgabe verhindert unnötige Schmerzsituationen. Der Patient wird darüber informiert, dass er keinesfalls Schmerzen „aushalten" muss.

Wund- und Drainagenversorgung. Um Blutungen frühzeitig zu erkennen, werden Wunde und Drainagen (Ableitung von Flüssigkeitsansammlungen) (**Abb. 23.15**) in engen zeitlichen Abständen von der Pflegeperson überwacht. Sie achtet auch darauf, dass der Verband korrekt sitzt, nicht einschnürt oder Falten wirft.
Je nach OP-Art liegen 1 – 3 Wunddrainagen. Die Pflegefachkraft kontrolliert Fördermenge und Sog. Alle Beobachtungen werden sorgfältig dokumentiert.

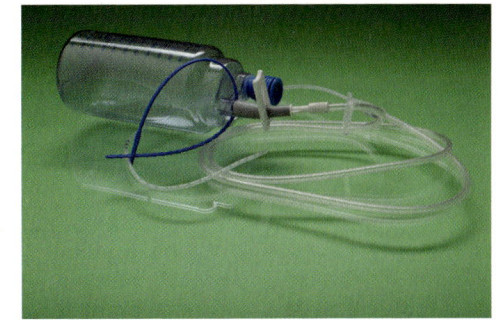

Wunde und Drainagen werden in engen zeitlichen Abständen überwacht. Beobachtungen werden dokumentiert.

Abb. 23.15 ▶ Diese Redon-Drainage saugt durch Unterdruck aktiv Blut und Sekret aus der Wundhöhle.

Versorgung nach den ATL. Die unterstützende Pflege ist abhängig vom Ausmaß der Beeinträchtigung in der Bewegung, von Schmerzen, weiteren Verletzungen oder Begleiterkrankungen und den Ressourcen des Patienten. Patienten mit Knochenbrüchen der oberen Extremitäten benötigen Hilfestellungen bei der Zubereitung der Mahlzeiten, z. B. Brötchen aufschneiden, Flaschen und Portionsverpackungen öffnen.

> **Merke** Beim Anziehen sollte erst der operierte Körperteil angezogen werden, beim Ausziehen erst der gesunde Körperteil.

> **Merke**

Patienten mit Frakturen der unteren Extremität müssen unter Umständen ein Steckbecken oder eine Urinflasche benutzen.
Bei Patienten mit Hüftendoprothesen oder Femurschaftfrakturen muss das Steckbecken von der nichtoperierten Seite aus unter das Becken platziert werden.

Bei Patienten mit Hüftendoprothesen oder Femurschaftfrakturen muss das Steckbecken von der nichtoperierten Seite aus unter das Becken platziert werden.

> **Praxistipp** Vor allem ein Fixateur externe an der unteren Extremität schränkt die Beweglichkeit stark ein. Welche pflegerischen Besonderheiten muss ich dabei beachten?
> - Thrombose-, Dekubitus-, Pneumonie- und Obstipationsprophylaxe sind wichtige pflegerische Aufgaben (s. dort).
>   – Führen Sie regelmäßige Durchblutungs-, Sensibilitäts- und Beweglichkeitskontrollen durch.
>   – Die Eintrittsstellen der Schrauben und Nägel werden täglich überprüft, um Infektionen sofort zu erkennen.
>   – Informieren Sie den Arzt, wenn sich die Hautfarbe verändert bzw. wenn die Ein- bzw. Austrittsstelle der Nägel blutet.
>   – Weisen Sie den Patienten darauf hin, dass er jede Veränderung im Wundbereich (z. B. Taubheitsgefühl, Kribbeln oder Schmerzen) mitteilen soll.
>   – Gelkühlkissen können zur Schmerzlinderung und als abschwellende Maßnahme eingesetzt werden (Kühldauer maximal 15 Minuten)

> **Praxistipp**

Pflege bei Stützverbänden (Gipsverbänden)
Während und nach der Gipsanlage werden Durchblutung, Sensibilität und Beweglichkeit der Zehen und Finger regelmäßig überprüft. Der Patient sollte wissen, dass er jede Auffälligkeit wie Schmerzen, Gefühllosigkeit, Kribbeln oder ein Spannungsgefühl sofort weitergeben soll. Bei Schmerzen ist zu klären, ob es sich um einen Wund-, Fraktur- oder Druckschmerz durch einen zu engen Gips handelt. Zusätzlich wird auf folgende weiteren Komplikationen geachtet:
- Venenthrombose
- Druckschäden
- Durchblutungsstörungen (**Abb. 23.16**)
- Kontrakturen

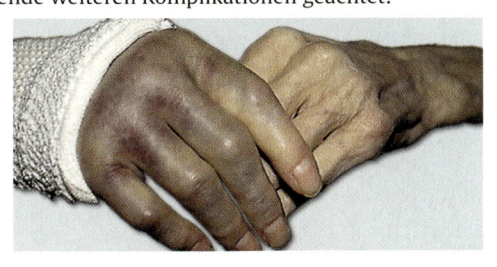

Pflege bei Stützverbänden (Gipsverbänden)
Während und nach der Anlage des Stützverbands werden Durchblutung, Sensibilität und Beweglichkeit der Zehen und Finger regelmäßig überprüft.

Abb. 23.16 ▶ Fingerschwellung bei 80-jähriger Patientin bei zu engem Gipsverband.

Pflege bei elastischen Verbänden

Ruhigstellende elastische Verbände werden vor allem bei Knochenbrüchen des Schultergelenks angelegt. Ruhigstellende Verbände sind z. B.
- Gilchrist-Verband (**Abb. 23.17c**),
- Desault-Verband (**Abb. 23.17b**),
- Rucksackverband (**Abb. 23.17a**),
- Dachziegelverband.

Die angelegten Verbände werden während der Behandlung nicht abgenommen, deshalb müssen gefährdete Hautstellen (z. B. Achsel oder die Brust bei Frauen) geschützt werden. Haut darf nicht auf Haut liegen, ein Schutz aus Mullkompressen, eventuell mit Polsterwatte, ist erforderlich.

Abb. 23.17 ▶ Ruhigstellende elastische Verbände.

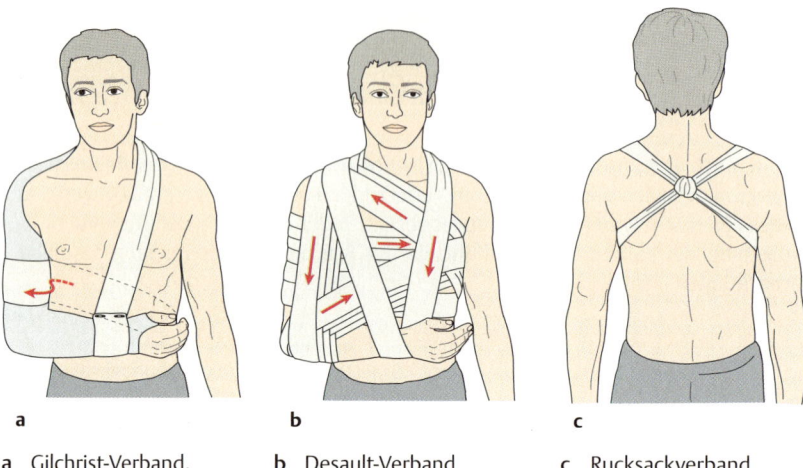

a Gilchrist-Verband.   b Desault-Verband.   c Rucksackverband.

Durch den Stützverband ist der Patient stark in seiner Bewegungsfreiheit und damit auch in seiner Selbstständigkeit eingeschränkt. Die Pflegenden passen ihre Unterstützung dem individuellen Bedarf des Patienten an. Sie helfen ihm bei der Körperpflege, beim Ankleiden (zweckmäßige Kleidung z. B. mit Reißverschlüssen), beim Zubereiten der Mahlzeiten, z. B. Fleisch schneiden oder Brötchen schmieren usw.

23.3.6 Rheumatische Erkrankungen

Definition Mit dem Begriff „Rheuma" werden Schmerzzustände am Bewegungsapparat beschrieben.

Formen und Ursachen

Rheuma ist ein Überbegriff für eine Vielzahl rheumatischer Erkrankungen mit mehr als 100 Krankheitsbildern. Vorrangig handelt es sich hierbei um Erkrankungen des Bewegungs- und Stützapparats, aber auch innere Organe können betroffen sein.

Die einzige Gemeinsamkeit der unterschiedlichen Erkrankungen ist der Schmerz, der meist von einer Funktionseinschränkung begleitet wird. Nach Art und Lokalisation der Erkrankung werden unterschieden:
- **entzündlich-rheumatische Gelenkerkrankungen**: Autoimmunerkrankung, z. B. chronische Polyarthritis, Morbus Bechterew
- **degenerativ-rheumatische Gelenkerkrankungen**: verschleißbedingt, z. B. Arthrose
- **Weichteilrheumatismus**: an Sehnen, Bändern, Schleimbeuteln und Muskeln, z. B. Polymyalgia, Fibromyalgie

Definition Bei einer Autoimmunerkrankung produziert das Immunsystem des Organismus Antikörper gegen körpereigenes Gewebe. Dies führt zu Entzündungsreaktionen und zur Zerstörung des betroffenen Gewebes.

Rheumatische Erkrankungen verlaufen meistens chronisch (progredient) und sind in der Regel nicht heilbar. Rheuma ist keine „Alterserkrankung". Kinder, Jugendliche und Erwachsene jeden Alters können betroffen sein.

> **Besonderheiten Kinder** Das kindliche Rheuma (JIA: juvenile idiopathische Arthritis) ist die häufigste Autoimmunerkrankung des Kindes- und Jugendalters.

Symptome

Entzündlich-rheumatische Gelenkerkrankungen. Charakteristisch für entzündlich-rheumatische Gelenkerkrankungen ist der Ruheschmerz. Die Entzündung dringt langsam in die Gelenkinnenhaut ein (infiltriert sie). Zu Beginn kommt es zu schmerzhaften Gelenkergüssen, die Gelenkkapsel wird instabil, bis das gesamte Gelenk zerstört ist, verformt und knöchern versteift (**Abb. 23.18**).

Abb. 23.18 ▶ Symptome einer entzündlich-rheumatischen Erkrankung in der Endphase.
a rheumatisch deformierte Hände,
b ausgeprägte Kapselschwellung.

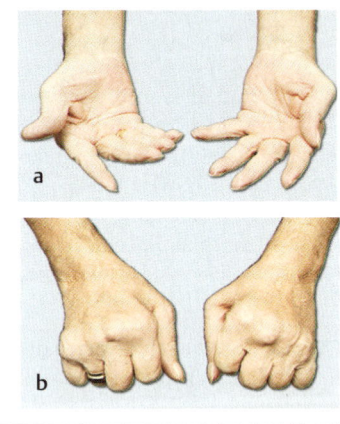

Degenerativ-rheumatische Gelenkerkrankungen. Die Hauptsymptome von degenerativen Gelenkerkrankungen sind
- Schmerz, Schwellung, Muskelverspannung,
- Bewegungseinschränkungen und
- zunehmende Verformung.

Je nach Krankheitszeichen wird der Verlauf in drei Stadien eingeteilt:
- **Stadium I**: Belastungsabhängige Schmerzen und Muskelverspannungen treten schon im Anfangsstadium auf.
- **Stadium II**: Bewegungsschmerzen treten auf. Bei passiver Bewegung spürt der Betroffene einen Schmerz direkt im kranken Gelenk, bei aktiver Bewegung in der Muskulatur. An den unteren Extremitäten ist ein Einlaufschmerz typisch. Er bildet sich nach einer kurzen Wegstrecke zurück.
- **Stadium III**: Im fortgeschrittenen Stadium tritt ein Ruheschmerz auf. Das betroffene Gelenk versteift zunehmend, es verformt sich zunehmend und wird instabil.

Therapie

Das Ziel der Behandlung ist die Schmerzlinderung und der Erhalt der Gelenkfunktion. Die Therapie erfolgt symptomatisch. Sie orientiert sich an den Hauptsymptomen. Gemeinsam mit dem Patienten wird ein Behandlungskonzept aufgestellt, das folgende Maßnahmen umfasst:
- medikamentöse Therapie (z. B. Schmerzmittel, entzündungshemmende Medikamente, z. B. Cortison),
- Ruhigstellung des Gelenks,
- physikalische und krankengymnastische Maßnahmen,
- orthetische Maßnahmen (z. B. Schuheinlagen),
- eventuell operative Maßnahmen (z. B. Gelenkersatz, -versteifung).

Die medikamentöse Behandlung kann unterstützt werden durch verschiedene ergänzende therapeutische Begleitmaßnahmen wie physikalische Therapien (z. B. Warmwasser- oder Trockengymnastik), ergotherapeutische Versorgung (z. B. mit Schienen) oder Schmerz- und Stressbewältigungsverfahren. Darüber hinaus sind Angebote zur Stärkung der Selbsthilfekräfte und zur Förderung eines positiven Umgangs mit der Erkrankung wichtig. Die Betroffenen werden mit unterstützenden Hilfsmitteln versorgt (**Abb. 23.19**).

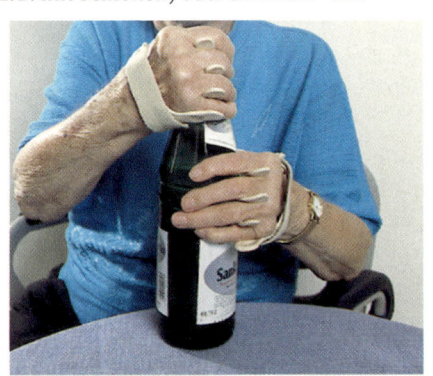

Abb. 23.19 ▶ Hilfsmittel helfen Patienten mit rheumatischen Erkrankungen bei der Bewältigung des Alltags.

KURZFASSUNG

> **Besonderheiten Kinder**

Symptome

Für entzündlich-rheumatische Gelenkerkrankungen ist der Ruheschmerz kennzeichnend.

Hauptsymptome von degenerativen Gelenkerkrankungen:
- Schmerz, Schwellung, Muskelverspannung
- Bewegungseinschränkungen
- zunehmende Verformung

Therapie

Ziel der Therapie ist Schmerzlinderung und der Erhalt der Gelenkfunktion. Die Therapie umfasst:
- medikamentöse Therapie
- Ruhigstellung des Gelenks
- physikalische Maßnahmen
- Physiotherapie
- orthetische Maßnahmen (z. B. Schuheinlagen)
- evtl. operative Maßnahmen

Die Betroffenen werden mit Hilfsmitteln unterstützt.

Pflege von Menschen mit rheumatischen Erkrankungen

Für die meisten Erkrankten stellt der Beginn einer rheumatischen Erkrankung ein einschneidendes Erlebnis dar. Mit der Erkrankung tritt eine Vielzahl von Beschwerden auf. Im Vordergrund stehen zunächst Beeinträchtigungen des körperlichen Befindens. Dazu gehören ständige oder ständig wiederkehrende Schmerzen im gesamten Bewegungsapparat sowie Gelenkschwellungen. Infolgedessen kommt es zu erheblichen Bewegungseinschränkungen bis hin zu Funktionsverlusten.

Die meisten Erkrankten leiden unter einer Verminderung der Kraft, der Feinmotorik und des allgemeinen Leistungsvermögens. Tätigkeiten im Alltag und Beruf können nicht mehr oder nicht in gewohnter Form ausgeführt werden. Viele Erkrankte fühlen sich frühzeitig müde, kraftlos und weniger belastbar. Auch die psychische Verfassung kann aus dem Gleichgewicht kommen.

Ziel jeglicher Pflege ist es, die größtmögliche Unabhängigkeit der Patienten zu erhalten, zu erreichen oder wiederherzustellen, um so ein selbstbestimmtes Leben in der Gesellschaft zu ermöglichen.

Merke Rheumamedikamente zur Basistherapie haben häufig typische Nebenwirkungen z. B.:
- Magen-Darm-Trakt: Übelkeit, Appetitlosigkeit, Durchfälle
- Haut: Juckreiz, Hautrötung
- Blutbildveränderungen: einzelne oder alle Blutzellen verringern sich
- Urin: Eiweiß im Urin bei Nierenschädigung

Nebenwirkungen sind häufig, deswegen sind regelmäßige Blutbild- und Urinkontrollen notwendig!

Pflege in der Akut- und Anschlussphase

In der akuten Krankheitsphase ist es notwendig, dass der Patient vom Pflegehelfer bei allen Aktivitäten des täglichen Lebens unterstützt wird. Des Weiteren koordinieren die Pflegenden die therapeutischen Maßnahmen. Die Pflegeperson ist verantwortlich dafür, dass der Patient
- aufgeklärt und informiert wird,
- je nach Krankheitszustand körperlich geschont oder belastet wird,
- seine Beweglichkeit erhält bzw. diese durch Bewegungsübungen gefördert wird,
- seelisch entlastet wird und eventuell eine psychologische Therapie erhält,
- keine Komplikationen erleidet (z. B. Kontrakturen oder Druckgeschwüre),
- durch eine entlastende und zugleich funktionserhaltende Gelenkstellung schmerzfrei wird,
- bei Bedarf Hilfsmittel erhält,
- eine der Schmerzintensität entsprechende medikamentöse Therapie erhält.

Merke Vom Ergotherapeuten angefertigte Hilfsmittel, angepasste Orthesen und technische Hilfsmittel ermöglichen eine Verbesserung der Bewegungsmöglichkeiten.

Praxistipp Welche Besonderheiten muss ich beachten, wenn ich einen rheumatisch Erkrankten bei den ATL unterstütze?
- Achten Sie bei der Wahl der Kleidungsstücke auf Funktionalität, ein Klett- oder Reißverschluss ist dabei einer Knopfleiste vorzuziehen.
- Sitzt der Patient, z. B. im Rahmen der Bewegungstherapie am Tisch, sollte der Stuhl seitliche Armlehnen zum Abstützen besitzen.
- Die Schuhe des Patienten müssen gut sitzen und eine rutschfeste Sohle haben.
- Die langjährige Medikamenteneinnahme führt häufig zu Veränderungen der Hautbeschaffenheit. Berücksichtigen Sie das, wenn ein Hautpflegemittel verwendet werden soll.
- Trocknen Sie die Haut nach dem Waschen sorgfältig und zugleich sanft ab, um Hautschäden zu vermeiden.
- Verformte Fingernägel verursachen nicht selten Probleme beim Greifen, verformte Fußnägel massive Probleme beim Gehen. Daher sollte eine fachgerechte Nagelpflege durch eine speziell dafür ausgebildete Fachkraft beauftragt werden.
- Bei der Mobilisation sollen mechanische Belastungen wie sie z. B. beim Heben und Tragen oder beim Aufstehen aus dem Bett entstehen können vermieden werden. Rücken- und gelenkschonende Übungen werden von den Physiotherapeuten eingeübt.

Sonstige pflegerische Maßnahmen

Durchführung physikalischer Maßnahmen. Zu den Maßnahmen, die in Zusammenarbeit mit der physiotherapeutischen Abteilung durchgeführt werden, gehören
- Kälteanwendungen (Kryotherapie) (s. S. 249),
- Wärmeanwendungen, z. B. bei morgendlicher Steifigkeit der betroffenen Finger, Zehen oder Gelenke und
- Krankengymnastik.

Bei chronisch degenerativen Erkrankungen können noch weitere physikalische Maßnahmen angewandt werden z. B.
- temperaturansteigende Teilbäder,
- Packungen mit Schlamm oder
- ein Heublumensack.

Merke Ein altes Hausmittel ist die Anwendung eines heißen Kartoffelwickels. Er wirkt auch bei Arthrosen schmerzlindernd.

Ernährungsberatung. Es gibt bisher keine klassische Rheumadiät, weil das Krankheitsbild sehr vielschichtig ist. Die Nahrung sollte ausreichend Nährstoffe, Vitamine, Antioxidanzien (z. B. Vitamin E), Spurenelemente und Kalzium enthalten. Patienten mit Übergewicht sollten sich kalorienbewusst ernähren, da auch eine übermäßige Gewichtsbelastung die Gelenke schädigt. Nahrungsmittel tierischer Herkunft sollten nur in geringem Maße konsumiert werden. Der Patient erhält mehrere kleine Mahlzeiten am Tag.

23.4 Untersuchungen des Nervensystems

Bei Verdacht auf eine Erkrankung mit neurologischen Ursachen ist eine vertiefende neurologische Untersuchung notwendig. Nur so können konkrete Funktionsstörungen im Nervensystem ausgeschlossen, eingegrenzt oder lokalisiert werden.

Untersuchung der Hirnnerven. Mittels verschiedener körperlicher Untersuchungen werden die Funktionen der einzelnen Hirnnerven, wenn möglich seitlich voneinander getrennt, überprüft. Beispielsweise wird die Sehstärke mithilfe von Lesetafeln beurteilt.

Untersuchung der Motorik. Unter Motorik versteht man alle vom zentralen Nervensystem kontrollierten Bewegungsabläufe. Zur Untersuchung der Motorik gehören eine Reihe verschiedener körperlicher Untersuchungen. Diese dienen der Feststellung von Lähmungen und unvollständigen Lähmungen (Paresen), der Prüfung der Muskelspannung (Muskeltonus) sowie der Beobachtung von Muskelabbau (Atrophien) und unwillkürlicher Bewegungen.

Untersuchung der Koordination. Es wird überprüft, wie die Körpermuskulatur bei Bewegungsabläufen aufeinander abgestimmt ist und zusammenwirkt. Feinmotorik, Stand und Gang, Zielbewegungen, Zittern (Tremor) und viele andere Aspekte können Teil der Koordinationsprüfung sein.

Definition Unter Sensibilität versteht man die Wahrnehmung von Empfindungsqualitäten (Berührung, Schmerz, Temperatur) und die Wahrnehmung von Bewegungen.

Untersuchung der Sensibilität. Die Prüfung der Sensibilität umfasst eine Reihe körperlicher Untersuchungen, bei denen die Qualität und Intensität der Wahrnehmung eines adäquaten Reizes beurteilt wird. Kann der Patient z. B. auch mit geschlossenen Augen zuverlässig nachvollziehen, wohin sein Arm bewegt wird?

Lumbalpunktion. Bei einer Lumbalpunktion wird mit einer dünnen Nadel im Bereich der Lendenwirbelsäule (lumbal) Nervenflüssigkeit (Liquor) aus dem Rückenmarkskanal entnommen. Dabei kann der Liquordruck gemessen und der gewonnene Liquor auf seine Bestandteile (Glukose, Proteine, Blut, Bakterien, Zellart und -zahl) hin untersucht werden.

Elektromyografie (EMG). Die Elektromyografie ist ein technisches Untersuchungsverfahren zur Ermittlung elektrischer Muskelaktivität. Hierbei werden dünne Elektrodennadeln in den zu untersuchenden Muskel gestochen oder Oberflächenelektroden auf den zu untersuchenden Muskel aufgeklebt. Die bei Spontan- und Willküraktivität auftretenden oder durch eine elektrische Stimulation provozierten Aktionsströme im Muskelgewebe werden registriert. Die abgeleiteten Ströme werden mithilfe eines Gerätes sicht- oder hörbar gemacht.

Elektroneurografie (ENG). Bei der Elektroneurografie werden mithilfe angebrachter Oberflächenelektroden die elektrische Aktivität und Leitfähigkeit peripherer, motorischer und sensibler Nerven gemessen und untersucht. Anhand der Ergebnisse kann die Nervenleitgeschwindigkeit ermittelt werden, mit der ein Nerv elektrische Signale weiterleitet.

KURZFASSUNG

Sonstige pflegerische Maßnahmen

Zu den weiteren pflegerischen Maßnahmen zählen beispielsweise die Zusammenarbeit mit der physikalischen Abteilung und die Ernährungsberatung.

Merke

Die Nahrung sollte ausreichend Nährstoffe, Vitamine, Antioxidanzien (z. B. Vitamin E), Spurenelemente und Kalzium enthalten.

23.4 Untersuchungen des Nervensystems

Untersuchung der Hirnnerven: Überprüfung der Funktion einzelner Hirnnerven

Untersuchung der Motorik: Feststellung von Lähmungen, Prüfung der Muskelspannung, Beobachtung von Muskelabbau/unwillkürlichen Bewegungen.

Untersuchung der Koordination: Überprüfung von Feinmotorik, Stand und Gang, Zielbewegungen, Zittern usw.

Definition

Untersuchung der Sensibilität: Beurteilung von Qualität und Intensität der Wahrnehmung auf Reize

Lumbalpunktion: Entnahme von Nervenflüssigkeit aus dem Rückenmarkskanal

Elektormyografie (EMG): Ermittlung elektrischer Muskelaktivität

Elektorneurografie: Ermittlung der elektrischen Aktivität und Leitfähigkeit von Nerven

23.5 Häufige Krankheiten des Nervensystems

23.5.1 Schädel-Hirn-Trauma

Definition Beim Schädel-Hirn-Trauma (SHT) sind die Funktionen des Gehirns gestört, z. B. durch äußere Gewalteinwirkung oder eine Hirnwunde.

Schädel-Hirn-Traumen werden nach ihrer Dauer und Ausprägung ihrer Symptome in vier Schweregrade unterteilt (**Tab. 23.1**).

Merke Ein leichtes Schädel-Hirn-Trauma wird auch Gehirnerschütterung genannt.

Symptome

Tab. 23.1 ▶ Einteilung und Symptome der Schädel-Hirn-Traumen.

Schweregrad	Dauer der Bewusstlosigkeit	weitere Symptome
leichtes SHT (Grad I)	keine Bewusstlosigkeit oder nur Sekunden bis Minuten dauernd	- Erinnerungslücke - alle Symptome wie Übelkeit, Erbrechen, Schwindel, Kopfschmerz verschwinden innerhalb von 5 Tagen
mittelschweres SHT (Grad II)	einige Minuten (fortschreitend oder mit freiem Intervall)	- nachweisbare hirnorganische Schäden - Symptome bilden sich innerhalb von 30 Tagen zurück
schweres SHT (Grad III)	mehrere Stunden (6–24 Stunden)	- nachweisbare Schäden am Gehirn - teilweise schwere neurologische Störungen (Reststörungen können auch nach Rehabilitation verbleiben)
schwerstes SHT (Grad IV)	über Tage und Wochen	- schwerste neurologische Störungen die sich nur zum Teil wiederherstellen lassen

Therapie

Bei leichtem Trauma reicht es aus, den Betroffenen zu überwachen (Bewusstsein, Vitalfunktionen). Wegen der Gefahr einer Blutung muss dies aber für mindestens 24 Stunden gewährleistet sein. Folgeschäden können verhindert werden, indem der Druck im Schädel (intrakraniell) gesenkt wird, z. B. durch
- schonenden Umgang mit dem Betroffenen,
- leichte Hochlagerung des Kopfes,
- spezielle Beatmung (auf Intensivstation),
- medikamentöse Therapie,
- chirurgische Druckentlastung.

Besonderheiten Kinder Kinder werden zur Überwachung auch in der Nacht geweckt, um eine Bewusstlosigkeit sofort zu erkennen. Günstig ist es, wenn vertraute Personen beim Kind sind, da die Umgebung auf der Intensivstation sehr beängstigend wirken kann.

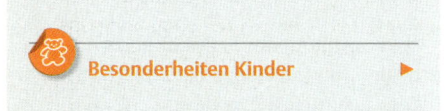

23.5.2 Subarachnoidalblutung (SAB)

Definition Bei einer Subarachnoidalblutung (SAB) handelt es sich um eine meist akut verlaufende Blutung aus den gehirnversorgenden Arterien in den Subarachnoidalraum.

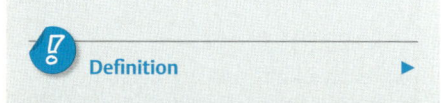

Ursachen

Die häufigste Ursache ist das Platzen einer (meist angeborenen) Gefäßaussackung (Aneurysma) einer Hirnarterie. Seltener kann eine Gehirnverletzung (Schädel-Hirn-Trauma) die Ursache sein.

Symptome

Man unterscheidet folgende Symptome:
- plötzlich auftretende, stärkste Kopfschmerzen (meist im Hinterkopfbereich)
- extreme Nackensteife
- Übelkeit und Erbrechen
- unterschiedliche Pupillengröße
- Bewusstseinstörungen

Therapie

Wie alle anderen Hirnblutungen ist auch die Subarachnoidalblutung ein Notfall, der einer intensivmedizinischen Behandlung bedarf. Meist wird durch eine frühzeitige Gefäßoperation versucht, die geplatzte Gefäßaussackung mit kleinsten Metallklemmen zu verschließen.

23.5.3 Zerebrale Krampfanfälle – Epilepsie

Definition Bei einem zerebralen Krampfanfall ist die Funktion des Gehirns kurzzeitig gestört. Die Aktivität der Nervenzellen ist dabei abnorm gesteigert.

Ursachen

Gelegenheitskrämpfe treten nur bei außergewöhnlichen Belastungen auf und sind nicht krankhaft. Erst wenn sich die Anfälle wiederholen ist der Begriff Epilepsie (griech.: *Fallsucht*) gerechtfertigt.

Besonderheiten Kinder Gelegenheitskrämpfe treten vor allem bei Klein- und Vorschulkindern auf, meist während eines Fieberanstiegs. Sie dauern selten länger als 15 Minuten.

Die Epilepsie ist nach der Migräne die häufigste neurologische Erkrankung, bei Kindern sogar die häufigste.
Bei 50 % der Betroffenen ist die Ursache der Anfälle unbekannt. Häufige Ursachen sind
- Hirntraumata, z. B. Hirninfarkt oder -blutung,
- Entzündungen wie Enzephalitis,
- Narben von Operationen,
- Tumoren.

Krampfanfälle werden oft ausgelöst durch
- Schlafmangel,
- Flackerlicht (z. B. in Diskotheken, beim Durchfahren von Baumalleen bei Sonne),
- Unterzuckerung,
- hohes Fieber,
- Menstruation,
- Alkoholkonsum, Medikamente, bestimmte Drogen,
- Weglassen von Antiepileptika,
- Angst und negativem Stress.

Symptome

Je nachdem, welche Gehirnregion betroffen ist, gibt es verschiedene Arten von Anfällen. Am häufigsten tritt der generalisierte Anfall auf, bei dem beide Gehirnregionen betroffen sind. Typisch ist folgender Ablauf des Anfalls:
- Zu Beginn verspürt der Betroffene gelegentlich ein seltsames Körpergefühl (Aura).
- Der Anfall wird oft eingeleitet durch einen (Initial-)Schrei.
- Der Betroffene verliert das Bewusstsein und stürzt. Gleichzeitig kommt es zu einer tonischen (steifen) Verkrampfung der Muskulatur: Der Betroffene streckt Arme und Beine und überstreckt Rumpf und Kopf.
- Nach etwa 10 Sekunden kommt es zu rhythmischen (klonischen) Zuckungen der Muskeln am ganzen Körper. Diese sind von einer zyanotischen (bläulichen) Verfärbung des Gesichts (durch Sauerstoffmangel), Schaum vor dem Mund, evtl. von einem Zungenbiss und Urin- oder Stuhlabgang begleitet.
- Je nach Dauer des Anfalls (über Sekunden bis Minuten) lassen die Zuckungen langsam nach, anschließend besteht weiterhin eine tiefe Bewusstlosigkeit.
- Diese geht nach einigen Minuten allmählich über in eine Phase der Verwirrtheit und Schläfrigkeit, bevor das normale Bewusstsein wiedererlangt wird.
- Der Anfall dauert im Allgemeinen etwa 10 Minuten. Der Betroffene ist während des Anfalls nicht bei Bewusstsein und kann sich auch später nicht mehr an den Anfall erinnern.

Therapie

Bei erstmaligen Anfällen wird nach den Ursachen geforscht und eventuell symptomatisch behandelt (z. B. Operation bei einem Tumor). Nach operativen Eingriffen kann eine medikamentöse Therapie für eine längere Zeit verordnet werden. Besteht die Gefahr, dass sich die Anfälle wiederholen oder ist die Ursache unbekannt, wird die Krampfbereitschaft durch Medikamente gegen Epilepsie (Antiepileptika) herabgesetzt. Ziel ist es, einen Medikamentenspiegel im Blut zu erreichen, bei dem Patienten möglichst keine bis wenige Krampfanfälle, andererseits aber auch möglichst wenig Nebenwirkungen haben. Nebenwirkungen sind z. B. Schwindel, Doppelsehen, vermehrte Speichelsekretion, Kopfschmerzen, Erbrechen, Übelkeit, Gewichtszunahme, Haarausfall.

Merke Werden die Medikamente plötzlich abgesetzt, besteht die Gefahr verstärkter Krampfbereitschaft und eines Status epilepticus (sehr lange andauernder Anfall). Die Medikamentendosis sollte deshalb stufenweise reduziert werden.

Praxistipp Welche Notfallmaßnahmen muss ich während eines epileptischen Anfalls einleiten?

- Beobachten Sie während eines akuten Anfalls die Anfallssymptome und die Bewusstseinslage des Patienten. Bleiben Sie bei ihm. Kann Ihnen eine zweite Pflegeperson helfen, sollte diese den Arzt informieren.

- Droht der Patient zu stürzen, lassen Sie ihn sanft zu Boden gleiten. Versuchen Sie dabei, Verletzungen am Kopf zu vermeiden und etwas Weiches unter den Kopf zu legen. Ist der Patient bereits gestürzt und krampft, sind folgende Maßnahmen zu ergreifen:
  - Entfernen Sie Gegenstände aus der Umgebung, schützen Sie den Kopf.
  - Hindern Sie den Patienten **niemals** an den tonisch-klonischen Krampfbewegungen (durch das Festhalten können Verletzungen entstehen).
  - Lockern Sie beengende Kleidung.
  - Falls dies möglich ist, lagern Sie den Patienten jetzt schon seitlich (Aspirationsprophylaxe).
  - Verabreichen Sie ihm bei Zyanose Sauerstoff.

- Im weiteren Verlauf assistiert die Pflegefachkraft ggf. bei der Anlage des intravenösen Zugangs für die Medikamentengabe.

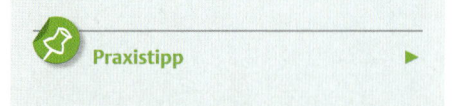

23.5.4 Querschnittlähmung

Definition Bei einer Querschnittlähmung handelt es sich um eine Schädigung des Rückenmarks und/oder der im Wirbelkanal verlaufenden Nervenwurzeln. Die aufsteigenden und absteigenden Bahnen sind unterbrochen (lesen Sie hierzu auch Aufbau und Funktion des Nervensystems, S. 110).

Je nach Lokalisation der Rückenmarkschädigung wird unterschieden zwischen:
- **Paraplegie** (Lähmungen der unteren Gliedmaßen durch eine Schädigung im Brust- oder Lendenmarkbereich)
- **Tetraplegie** (Lähmung aller 4 Gliedmaßen durch eine Schädigung im Halsmarkbereich)

Je nachdem, ob das Rückenmark vollständig oder nur teilweise geschädigt wurde, unterscheidet man zwischen kompletter und inkompletter Tetra- und Paraplegie:
- **komplette Lähmung**: Die Leitungsbahnen sind vollständig unterbrochen. Dies gilt sowohl für die Impulse vom Gehirn zur Peripherie als auch umgekehrt.
- **inkomplette Lähmung**: Bei einer inkompletten Lähmung ist die Leitungsfunktion teils noch vorhanden.

70 % aller erworbenen Querschnittlähmungen sind aufgrund äußerer Gewalteinwirkung (traumatisch) entstanden, z. B. durch einen Unfall. Nur 30 % sind auf nichttraumatische Ursachen zurückzuführen, z. B. durch einen Tumor im Rückenmark.

Symptome

Gekennzeichnet ist eine Rückenmarkschädigung durch:
- motorische Lähmungen (Verlust oder Störung der willkürlichen Muskelbewegung),
- sensible/sensorische Lähmungen (Verlust oder Störung der Oberflächen-, Schmerz- und Tiefensensibilität sowie des Temperaturempfindens),
- vegetative Lähmungen (Verlust oder Störung der Funktion von Harnblase, Enddarm, Geschlechtsorganen und Gefäßmuskulatur).

Therapie

Zur Behandlung gibt es bundesweit spezielle Querschnittgelähmtenzentren. Sie gewährleisten eine umfassende interdisziplinäre Behandlung. Ärzte, Pflegepersonal, Physio-, Ergo- und Sporttherapeuten sowie Sozialdienst und psychologischer Dienst bilden das therapeutische Team. Operativ werden Knochenbrüche (Frakturen) und ausgerenkte Gelenke (Luxationen) versorgt. Ist die Wirbelsäule z. B. durch Knochensplitter, verschobene Wirbelkörper oder Bandscheiben eingeengt, sollte rasch eine Entlastungsoperation durchgeführt werden.

Nach dem Wiedereinrichten (Reposition) werden die Wirbelkörper mit einem internen Fixateur stabilisiert, sodass sich das Risiko einer weiteren Schädigung des Rückenmarks reduziert. Die Operation hat jedoch keinen Einfluss auf die Regenerationsfähigkeit der Nerven, kann also eine vorhandene neurologische Schädigung nicht beheben. Konservative Behandlungen werden nur noch sehr selten durchgeführt.

Nach erfolgter operativer Stabilisierung liegen die Schwerpunkte der pflegerischen Betreuung in
- Aufrechterhaltung und Verbesserung der Atmung,
- Aufrechterhaltung und Verbesserung des Kreislaufs,
- Schutz der Haut,
- Mobilität – Bewegung – Lagerung,
- Blasenentleerung, Darmentleerung,
- Temperaturregulation,
- Selbsthilfetraining.

Die notwendige Krankenhausbehandlung dauert im Durchschnitt zwischen 4–6 Monate, in Einzelfällen sogar länger. Neben der medizinischen Behandlung findet eine umfassende Vorbereitung zur Wiedereingliederung statt.

Psychische Situation des Patienten. Der Patient befindet sich mit dem Eintritt der Querschnittlähmung zunächst in einer äußerst schwierigen Krisensituation. Durch die Lähmungen wird er aus einem aktiven, selbstbestimmten Leben in eine kaum zu ertragende Abhängigkeit geworfen. Verzweiflung, Traurigkeit aber auch Wut und Aggression können daher eine Reaktion auf das Erleben darstellen.

23.5.5 Multiple Sklerose (MS)

Definition Die Multiple Sklerose ist eine chronisch entzündliche Erkrankung von Gehirn und Rückenmark, die meist schubförmig verläuft.

Die genaue Ursache der Erkrankung ist noch nicht geklärt; es kommt zur Zerstörung der Markscheiden (Schutzhülle der Nervenfasern) durch das eigene Immunsystem des Körpers. Betroffen ist das gesamte zentrale Nervensystem, insbesondere die weiße Substanz des Großhirns, sodass sich eine Vielzahl von neurologischen Ausfällen zeigen kann.

Symptome

Zu den Symptomen der MS zählen:
- **Sehstörungen**: Diese sind häufig das erste Krankheitszeichen, z. B. Verschwommensehen, Doppelbilder, unwillkürliche Augenbewegungen (Nystagmus), vorübergehende Blindheit.
- **Sensibilitätsstörungen** äußern sich durch Missempfindungen (Parästhesien), vermindertes Berührungs- und Schmerzempfinden.
- **Lähmungen**: Typisch sind krampfartige (spastische) Lähmungen im späteren Verlauf der Erkrankung, betroffen ist meist ein Bein.
- **Zittern (Tremor)**: Typisch ist ein Intentionstremor (Zittern bei zielgerichteten Bewegungen).
- **Sprechstörungen** äußern sich durch undeutliche Aussprache, Heiserkeit, später verwaschene Sprache.
- **Blasenfunktions- und Sexualstörungen** äußern sich durch Urininkontinenz, Harnverhalt, sexuelle Funktionsstörungen, selten Stuhlinkontinenz, eher Verstopfung (Obstipation).
- **Gesichtsschmerzen**: Es besteht ein Dauerschmerz im Bereich der Gesichtsnerven Nervus facialis und Nervus trigeminus.
- **psychische Störungen**: Anfangs besteht eine eher euphorische Stimmung, im weiteren Verlauf zeigen sich häufig Depressionen, in 25 % der Fälle entwickelt sich im Verlauf eine Demenz.

Merke Vor allem bei älteren MS-Patienten kann es zu anhaltenden neurologischen Ausfällen ohne Rückbildung und mit der Tendenz zur Verschlechterung kommen.

Die MS verläuft typischerweise in Schüben, das heißt, die Krankheitssymptome treten plötzlich auf und bilden sich innerhalb von Tagen oder Wochen wieder zurück. Zwischen den einzelnen Schüben liegen anfangs Monate oder Jahre ohne Symptome, erst im späteren Verlauf zeigen sich bleibende neurologische Ausfallserscheinungen.

Therapie

Eine ursächliche Therapie ist bis jetzt nicht möglich; die medikamentöse Therapie besteht aus zwei Teilen:
1. Hemmung des körpereigenen Abwehrsystems
2. Linderung der einzelnen Krankheitserscheinungen

Das Ziel der pflegerischen Maßnahmen ist, die Rückbildung von Ausfallserscheinungen zu fördern und Folgeerkrankungen (Sekundärerkrankungen) zu vermeiden. Je nach Zustand des Erkrankten sind insbesondere Dekubitus-, Pneumonie-, Kontrakturen- oder Harnwegsinfektionsprophylaxen von Bedeutung.

Den alltäglichen Verrichtungen wie Essen und sich Ankleiden kommt eine besondere Bedeutung zu. Der Kranke soll so viel wie möglich selbst tun, darf jedoch nicht überfordert werden. Oft können alltägliche Handgriffe durch den Einsatz geeigneter Hilfsmittel noch selbstständig ausgeführt werden.

23.5.6 Schlaganfall/Durchblutungsstörungen des Gehirns

Fallbeispiel Pflegehelferin Lisa arbeitet seit 2 Jahren in einem Altenheim. Als sie heute zum Dienst kam, hat sie erfahren, dass Herr Wilhelm, ein neuer Bewohner, zur Kurzzeitpflege aufgenommen wurde. Der 83-jährige Herr Wilhelm hatte vor 6 Wochen einen Schlaganfall, wurde zunächst auf einer Stroke-Unit und nachfolgend in einer neurologischen Rehabilitationsklinik behandelt. Nun stellt sich für die 80-jährige Ehefrau die Frage, wie die Versorgung ihres Mannes in Zukunft gewährleistet werden soll. Herr Wilhelm ist bereits in Pflegestufe II eingestuft, und bis entschieden ist, wie es weiter geht, soll er im Altenheim bleiben.

„Können Sie bitte mal nach meinem Mann sehen? Er will etwas sagen und ich verstehe ihn nicht!" Frau Wilhelm steht völlig aufgelöst in der Tür des Aufenthaltsraums, wo Lisa gerade dabei ist, den Tisch für das Mittagessen zu decken. „Wie soll das denn daheim gehen? Ich will meinen Mann doch nicht abschieben! Aber wir haben keine Kinder und ich bin ja auch nicht mehr die Jüngste!" „Ich schaue sofort nach ihm, Frau Wilhelm. Möchten Sie vielleicht in der Zwischenzeit einen Kaffee trinken?" Frau Wilhelm setzt sich und nickt dankbar.

Lisa geht zu Herrn Wilhelm ins Zimmer und stellt sich vor. „Guten Tag, Herr Wilhelm, ich bin Pflegehelferin Lisa." Herr Wilhelm sitzt im Rollstuhl. Lisa sieht, dass er einen suprapubischen Blasenkatheter sowie eine PEG-Sonde hat, an die eine Ernährungspumpe angeschlossen ist. Momentan läuft Wasser ein. Herr Wilhelm blickt Lisa an und versucht zu sprechen. Als dies misslingt, deutet er mit der linken Hand auf seinen rechten Arm und blickt die Pflegehelferin mit verzweifeltem Gesichtsausdruck an, dann wendet er den Blick ab. Lisa greift nach der rechten Hand des neuen Bewohners, um ihn zu begrüßen und bemerkt eine schlaffe Lähmung. Auch am rechten Bein ist kein Muskeltonus erkennbar. Als Lisa fragt, ob sie etwas für ihn tun kann, winkt Herr Wilhelm mit der linken Hand ab und schließt die Augen.

Bei der mittäglichen Dienstübergabe wird gemeinsam besprochen, worauf bei der Pflege von Herrn Wilhelm besonders zu achten ist. Die Wohnbereichsleiterin Frau Schmidt macht darauf aufmerksam, dass Herr Wilhelm nach dem Bobath-Konzept gelagert und mobilisiert werden soll: „Und dann ist wichtig, dass er vorsichtig aktiviert wird – wir müssen erst mal schauen, welche Ressourcen er hat und wie diese am besten gefördert werden können."

Definition Zum Schlaganfall kommt es durch eine Störung der Hirndurchblutung. Anstelle des Begriffs „Schlaganfall" werden häufig auch folgende Bezeichnungen verwendet: Hirninfarkt, Apoplex, apoplektischer Insult, zerebrovaskulärer Insult, zerebrale Ischämie.

TIA. Ein Schlaganfall kündigt sich häufig durch eine sogenannte TIA (transitorisch ischämische Attacke) an. Das bedeutet, dass ein oder mehrere der frühen Warnzeichen auftreten und sich im Laufe von 24 Stunden wieder zurückbilden. Häufig dauern diese Attacken nur wenige Minuten. Ein Arzt sollte unbedingt aufgesucht werden.

Schlaganfall. Bildet sich die Symptomatik nicht nach wenigen Minuten zurück, so liegt ein Schlaganfall vor. Der komplette Schlaganfall ist durch ein akut auftretendes und anhaltendes neurologisches Defizit gekennzeichnet.

Merke Frühe, plötzlich auftretende Warnzeichen eines drohenden Schlaganfalls können sein:
- Schwäche oder Gefühlsstörungen, besonders im Gesicht oder Arm
- Probleme beim Sprechen oder dabei, gesprochene Worte zu verstehen
- Sehstörungen, vor allem nur auf einem Auge
- Schwindel, Gangunsicherheit
- sehr heftige Kopfschmerzen

Kurzfassung

Therapie
Die Erkrankung ist derzeit nicht heilbar. Die Therapie erfolgt teils symptomatisch.

Pflegerische Maßnahmen sollen die Rückbildung von Ausfallserscheinungen fördern und Folgeerkrankungen vermeiden.

Der Kranke soll so viel wie möglich selbst tun, darf jedoch nicht überfordert werden.

23.5.6 Schlaganfall/Durchblutungsstörungen des Gehirns

Fallbeispiel ▶

Definition ▶

Ein Schlaganfall kündigt sich häufig durch ein oder mehrere **Warnzeichen** an. Diese bilden sich im Laufe von 24 Stunden wieder zurück.
Ein Schlaganfall liegt vor, wenn sich die Symptome nicht zurückbilden.

Merke ▶

Ursachen

Ursache eines Schlaganfalls ist eine plötzliche Durchblutungsstörung des Gehirns als Folge
- einer **mangelnden Durchblutung** (70 – 80 % der Fälle), z. B. durch ein verschlossenes Blutgefäß (Thrombose), ein Blutgerinnsel (Embolie) oder mangelnde Pumpleistung des Herzens,
- einer **Hirnblutung** (20 – 25 % der Fälle).

Symptome

Bei einem Schlaganfall sind nie nur motorische Anteile des Gehirns betroffen. Die Lähmung einer Körperseite fällt uns zunächst am deutlichsten auf. Jedoch sind auch immer sensorische Anteile des Gehirns mitbetroffen. Das Ausmaß der motorischen oder sensorischen Anteile ist dabei sehr unterschiedlich. Man unterscheidet:
- Störungen der körperlichen Funktionen
- Störungen der geistigen Funktionen
- Störungen der psychischen Funktionen

Symptome, die nach einem Schlaganfall auftreten können:
- Störungen der Muskelbewegungen (Motorik) und Empfindungen (Sensorik),
- Lähmungen meist auf einer Körperseite (Hemiplegie),
- unkontrollierte Bewegungen bis hin zu einem krampfartig gesteigerten Muskeltonus (Spastik),
- Störungen der Sensibilität, z. B. Taubheitsgefühle, Missempfindungen, unkontrollierte Bewegungsabläufe.
- Störungen der Aufmerksamkeit.
- Zweckgerichtete Bewegungen können nur schwierig ausgeführt werden (Apraxie), z. B. kann der Betroffene kein Glas Wasser einschenken.
- Gegenstände werden nicht in ihrer korrekten Funktion erkannt (Agnosie), z. B. versucht der Patient mit einem Löffel sein Brot zu schmieren.
- Räumliche Störungen, der eigene Körper oder andere Objekte können nicht räumlich in Beziehung gebracht werden, z. B. wird beim Ankleiden der Arm in den Halsausschnitt des Pullovers geschoben.
- Vernachlässigung einer Raum- und/oder Körperhälfte (Neglekt)
- Gleichgewichtsverlust, der Patient stößt sich unbewusst aktiv zur mehr betroffenen Seite (Pusher-Syndrom) (**Abb. 23.20**).

Abb. 23.20 ▶ Pusher-Syndrom. Die Mittellinie der Patientin ist verschoben, daraus ergibt sich die typische Sitzposition.

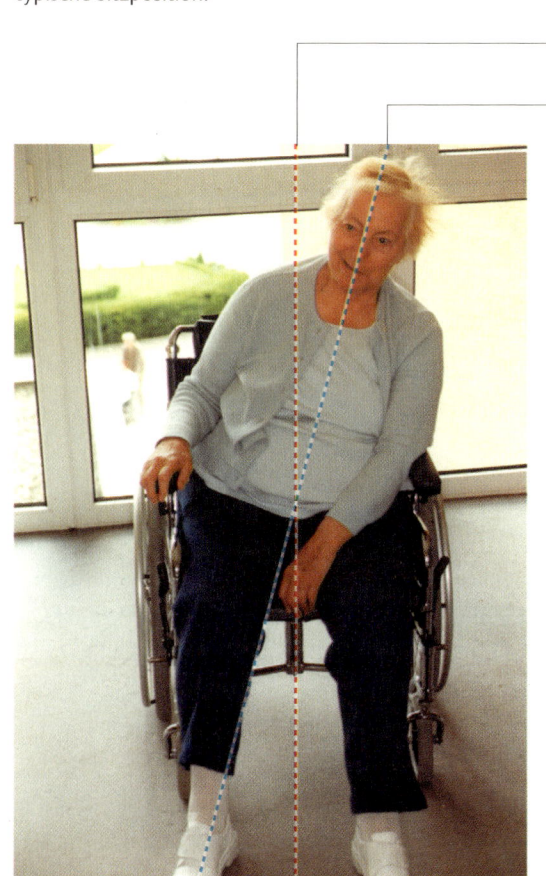

- das Gewicht ist auf der betroffenen Seite
- der Rumpf ist nach rechts rotiert
- der echte Arm drückt auf der Armlehne den Oberkörper noch weiter nach links
- der Kopf ist ebenfalls nach links geneigt
- linker Arm und linkes Bein werdn nicht beachtet

KURZFASSUNG

Ursachen

Ursache ist
- mangelnde Durchblutung oder
- Hirnblutung.

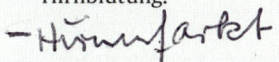

— Hirninfarkt

Symptome

Bei einem Schlaganfall sind zunächst meist die motorischen Auswirkungen am ausgeprägtesten. Jedoch sind auch andere Bereiche betroffen.

Symptome sind z. B.:
- Halbseitenlähmung
- Taubheitsgefühle
- Gleichgewichtsverlust
- Sprach- und Schluckstörungen
- Inkontinenz

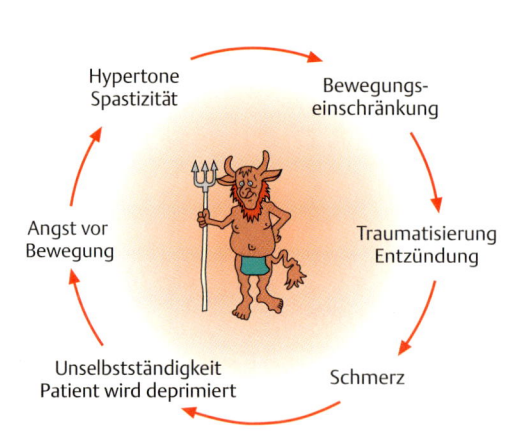

- Zentrale Sprachstörungen (Aphasie), die auch das Verstehen, Lesen, Schreiben und die nonverbale Kommunikation betreffen.
- Störungen im Mund- und Gesichtsbereich, z. B. herabhängender Mundwinkel, herabhängendes Augenlid, Schluckstörungen.
- schmerzhafte Schulter, da der Oberarmkopf aus der Pfanne heraus sinkt (**Abb. 23.21**).

Abb. 23.21 ▶ Teufelskreis Schulterschmerz. Wird nicht von Beginn an auf eine gute Schulterposition geachtet, entsteht ein Kreislauf durch Bewegungseinschränkung und Schmerz.

- schmerzhafte Hüfte, da der Oberschenkelkopf absinkt (**Abb. 23.22**).
- optische Wahrnehmungen können an einigen Stellen des Gesichtsfelds nicht gesehen werden (Gesichtsfeldausfälle).
- Bewusstseinstörungen, diese können auf einen erneuten Schlaganfall, eine Nachblutung oder Wasseransammlungen im Schädel hinweisen.
- Inkontinenz.

Merke Bei einer Hemiplegie ist eine Körperseite gelähmt. Doch auch die vermeintlich „gesunde" Seite ist durch die Erkrankung eingeschränkt. Es ist deswegen nicht richtig, sie als die „gesunde" Seite zu bezeichnen. Aus diesem Grund wird bei der Bezeichnung der Körperhälften von der **betroffenen** (gelähmten) und von der **weniger betroffenen** („gesunden") Seite gesprochen.

Abb. 23.22 ▶ Schmerzhafte Hüfte.

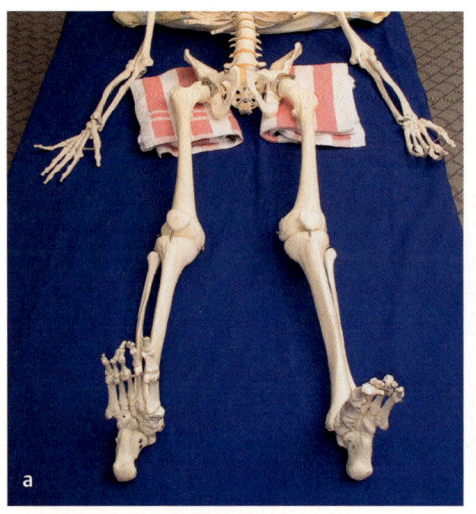

a Normale Rückenlage (die Handtücher sollen den Gesäßmuskel imitieren).
b Abgesenkter Oberschenkelkopf (Subluxation).

Therapie

Ein Schlaganfall wird ursachenbezogen behandelt:
- Mangeldurchblutungen werden meist medikamentös beeinflusst.
- Hirnblutungen werden meist operativ therapiert.

Therapie

Wurde die Ursache des Schlaganfalls herausgefunden, kann der Patient gezielt behandelt werden. Wurde der Schlaganfall durch eine Mangeldurchblutung ausgelöst, so wird in den meisten Fällen medikamentös die Fließeigenschaft des Blutes verbessert (bei den Patienten häufig als „Blutverdünnung" bekannt). Das Blut kann dann besser durch die vorgeschädigten, verengten Gefäße fließen.
Bei Hirnblutungen werden meist operative Maßnahmen erforderlich. Durch die neurochirurgische Behandlung wird der betroffene Hirnabschnitt entlastet, z. B. indem die Blutung ausgeräumt wird.

Merke Eine absolute Kontraindikation für eine blutverdünnende Therapie ist die Hirnblutung als Ursache für einen Schlaganfall.

Pflege von Menschen mit Schlaganfall

Wesentliche pflegerische Akutmaßnahmen sind
- Überwachung (Vitalwerte, Bewusstseinslage),
- Vermeidung von Hirndruck, z. B. durch Oberkörperhochlagerung,
- Sauerstoffzufuhr oder Beatmung,
- Flüssigkeitsbilanz.

Im akuten Stadium erfolgt die Aufnahme in der Regel auf einer intensivmedizinischen Station. Heute werden Patienten mit einem Schlaganfall zunehmend auf der sogenannten Stroke Unit aufgenommen und versorgt. Das sind Stationen, die speziell auf die Bedürfnisse und Besonderheiten von Schlaganfallpatienten vorbereitet sind.

Bobath-Konzept

Das Bobath Konzept wurde in den 1940er Jahren durch die Physiotherapeutin Berta Bobath entwickelt. Das Bobath-Konzept macht es sich zum Ziel, die durch die Krankheit betroffenen Körperbereiche in die Bewegungen mit einzubeziehen und dadurch zu aktivieren. Fehlstellungen der Gelenke sollen vermieden und Spasmen so verhindert werden.

Im Mittelpunkt des Konzepts steht die Unterstützung des Patienten bei den Aktivitäten des täglichen Lebens (ATL). Drei Aspekte sind dabei besonders zu berücksichtigen:

1. Orientierung an normalen Bewegungsabläufen
2. Normalisierung des Muskeltonus (Muskelspannung)
3. Förderung der Körperwahrnehmung

Im Rahmen dieses Buches kann nicht vollständig auf die theoretischen Hintergründe und praktischen Fähigkeiten des Bobath-Konzepts eingegangen werden. Zur Vertiefung der Inhalte lesen Sie bitte weiterführende Fachliteratur (siehe Literaturverzeichnis).

Aktivierende Pflege nach dem Bobath-Konzept

Die aktivierende Pflege nach dem Bobath-Konzept unterscheidet sich je nach Art und Schwere der Erkrankung, nach der Lebensphase des Patienten und seinen Zielen. Die aktivierende Pflege umfasst die Bereiche Körperpflege, An- und Auskleiden, Nahrungsaufnahme, Ausscheidungen, Kommunikation, Anpassung des Umfelds (Lagerungen im und außerhalb des Bettes), Mobilität und die soziale Integration. Im Folgenden sollen einige pflegerische Maßnahmen beispielhaft aufgeführt werden.

ATL Sich bewegen. Beim Bewegen im Bett steht die Pflegende überwiegend auf der mehr betroffenen Seite des Patienten. So kann sie die mehr betroffene Seite unterstützen und in die Abläufe mit einbeziehen. Sind Patienten beidseits betroffen, so wechselt die Pflegende ihre Position, um möglichst rückenschonend zu arbeiten. Beim Bewegen und den anschließenden Lagerungen ist das Kopfteil flach gestellt. Positionsveränderungen, z. B. Erhöhung des Kopfes, sollten mit Kissen ausgeglichen werden. Das Lagerungsmaterial wird möglichst nah an den Patienten gebracht, um Stabilität und Sicherheit zu bieten.

Merke Beim Drehen sollten immer beide Beine angestellt werden, da es durch das Drehen über ein schlaffes, mehr betroffenes Bein zu Verletzungen im Hüftgelenk kommen kann.

Das Umsetzen vom Bett in den Stuhl sollte möglichst mit Gewichtübernahme auf die Füße durchgeführt werden. Voraussetzung für einen Transfer über die Füße ist mindestens ein stabiler Fuß mit Beweglichkeit im Sprunggelenk (**Abb. 23.25**).

Merke Der Oberkörper des Patienten muss ausreichend weit nach vorn gebracht werden, dann kommt das Gewicht auf die Füße und das Gesäß wird frei für Bewegung.

ATL Sich waschen und kleiden. Die Bewegung des Patienten und die Berührungen der Pflegenden verbessern die Körperwahrnehmung. Die Ressourcen des Patienten entscheiden darüber, welche Ausgangsposition gewählt wird. Auch der aktuelle körperliche und seelische Zustand ist zu berücksichtigen. Im frühen Stadium wird der Patient vorwiegend im Bett gewaschen und angekleidet. Beim Sitz im Bett kann der Betroffene die Abläufe mit seinen Augen verfolgen, auch wenn noch keine eigene Aktivität abzurufen ist. Die Pflegehelferin kann den Patienten bei allen Handlungen mit einbeziehen und ihn auffordern, den Waschlappen zu übernehmen oder den Arm durch das T-Shirt zu stecken (**Abb. 23.26**). Je instabiler der Rumpf des Patienten ist, umso mehr Halt muss ihm von außen gegeben werden.

Abb. 23.23 ▶ Seitenlagerung auf der mehr betroffenen Seite.

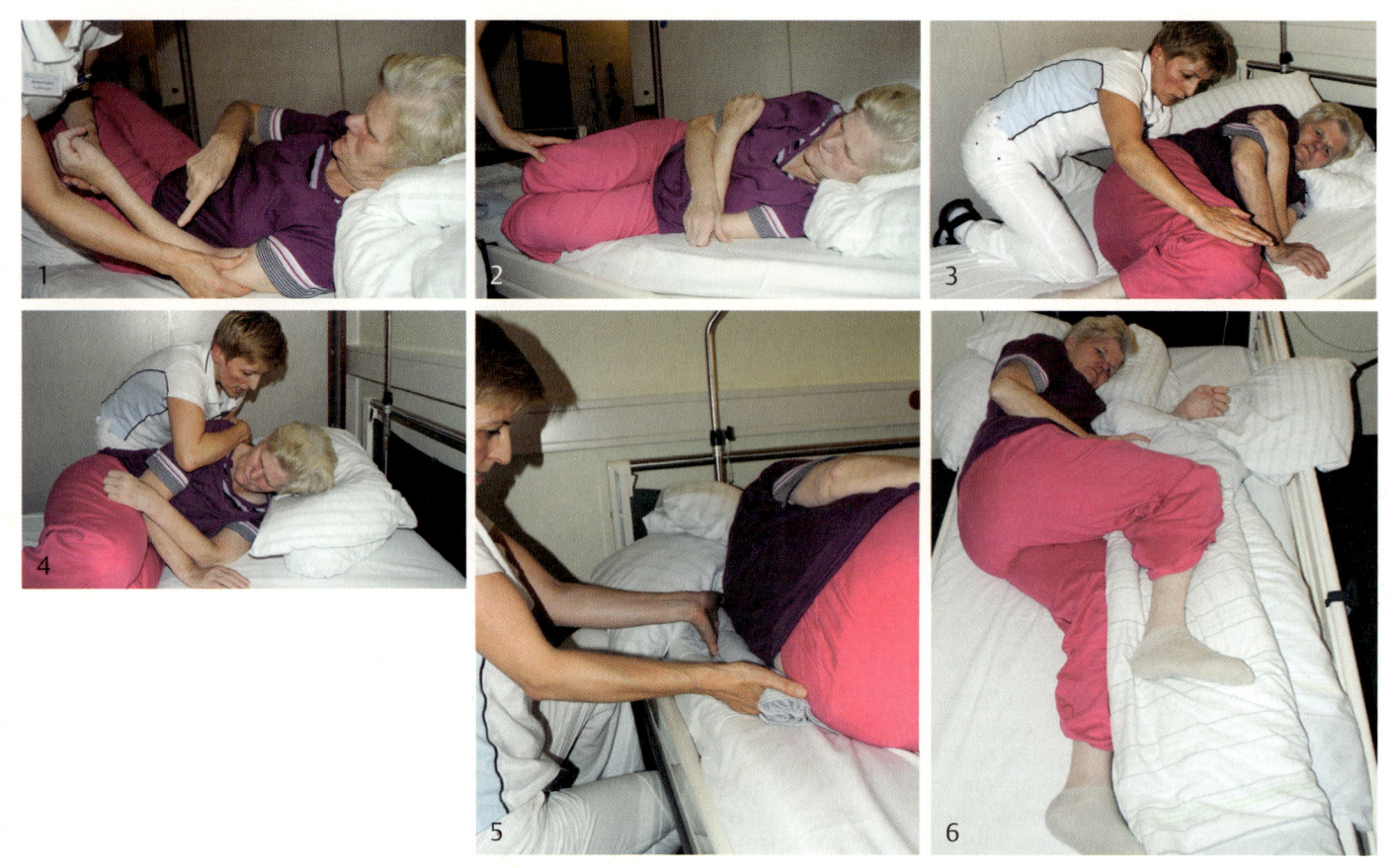

1 Zur Vorbereitung wird der mehr betroffene Arm in Außenrotation gebracht und somit vor Verletzungen während des Drehens geschützt. **2** Während des Drehens sind beide Beine gebeugt, der mehr betroffene Arm bleibt in Außenrotation liegen oder wird durch die Patientin gehalten. **3** Zurückbewegen des Unterkörpers: Die linke Hand unterstützt am Unterbauch, die rechte Hand gibt Stabilität und sorgt für leichte Gewichtsverlagerung nach vorne unten an den Knien. Die Patientin drückt sich mit der besseren Hand auf der Matratze ab. **4** Zurückbewegen des Oberkörpers: Die linke Hand ist am unteren Achselrand der mehr betroffenen Seite, die rechte Hand umfasst den oberen Schultergürtel. Die Pflegende verlagert ihr Gewicht nach hinten, die Patientin hebt den Kopf an und unterstützt die Bewegung mit der weniger betroffenen Hand. **5** Zur Stabilisierung der Position wird eine Handtuchrolle am Rücken unter die Patientin gelegt. **6** Der mehr betroffene Arm ist möglichst in Außenrotation gebracht, der Kopf wird mit reichlichen Kissen unterlagert, die Streckung des unteren Beines ist den Bewegungsmöglichkeiten der Patientin angepasst.

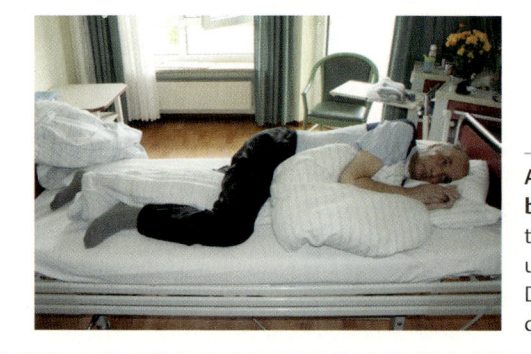

Abb. 23.24 ▶ Seitenlagerung auf der weniger betroffenen Seite. Die betroffenen Extremitäten werden ausreichend mit Lagerungsmaterial unterstützt, um eine Subluxation zu vermeiden. Der Patient liegt möglichst etwas über 90° auf der Seite.

Abb. 23.25 ▶ Umsetzen vom Bett in den Stuhl.

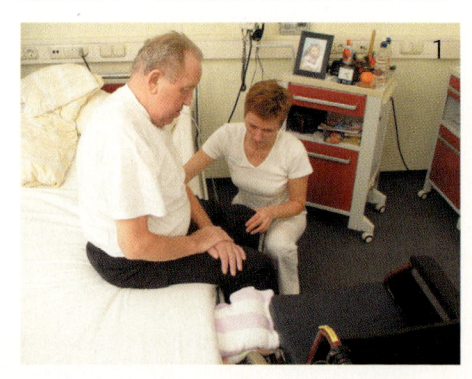

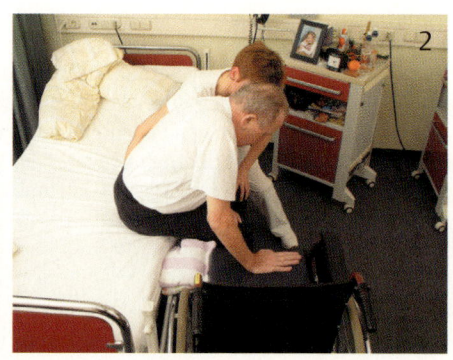

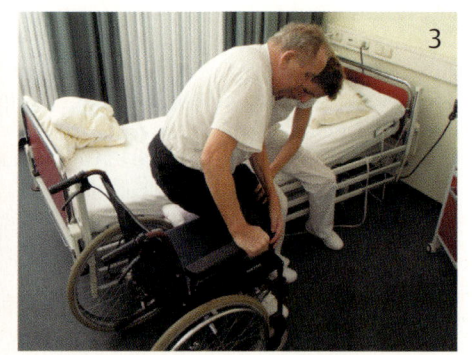

1 Die Pflegehelferin unterstützt das mehr betroffene Bein am Knie. **2** Die andere Hand ist am Gesäß. Der Patient bringt den Oberkörper nach vorn und das Gewicht auf die Füße. **3** Die Pflegehelferin unterstützt ihn dabei, indem sie ebenfalls den Oberkörper nach vorne bringt. Das Gesäß wird frei und kann in kleinen Schritten zur Seite gesetzt werden.

Abb. 23.26 ▶ Ankleiden.

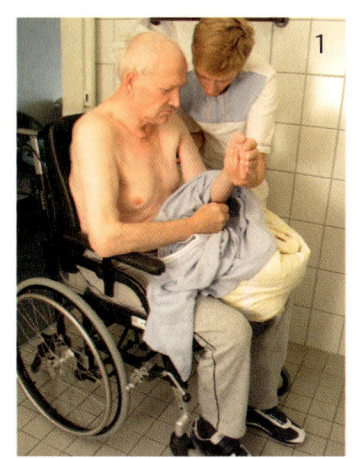

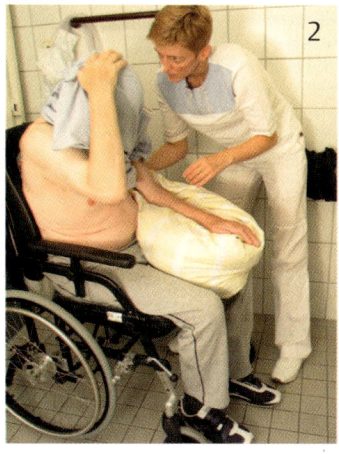

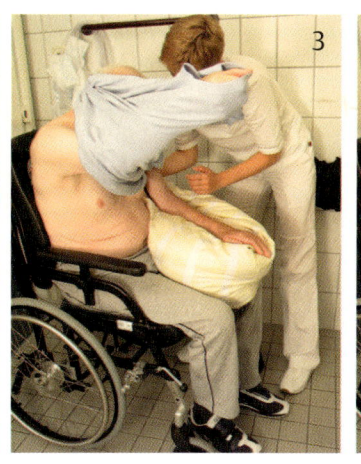

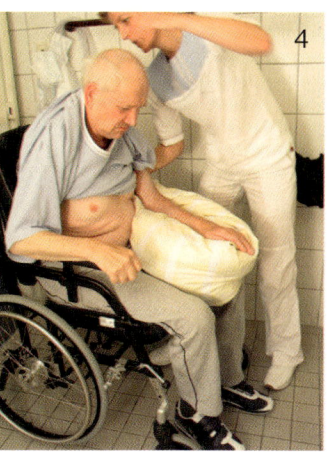

1 Der Arm liegt auf dem Kissen oder auf dem Rollstuhltisch. Die Pflegende nimmt das Armgewicht ab und der Patient streift sich das Kleidungsstück über. **2** Während der Patient sich das Shirt über den Kopf zieht, achtet die Pflegende auf den Schutz des mehr betroffenen Arms. **3** Anschließend wird der weniger betroffene Arm durch das Ärmelloch gebracht. **4** Der Patient bewegt sich aktiv nach vorne, so kann er selbst oder die Pflegende das Shirt am Rumpf korrigieren.

Das Waschen des Unterkörpers kann in Seitenlage auf der mehr betroffenen Seite erfolgen (**Abb. 23.27**). Der Patient wird im Rücken ausreichend stabilisiert, sodass er bei eigener Aktivität nicht gleich auf den Rücken rollt. Der Genitalbereich kann vom Patienten selbst gewaschen werden und wird vom Pflegehelfer nur übernommen, wenn der Patient absolut keine Möglichkeit dazu hat.

Der Genitalbereich kann vom Patienten selbst gewaschen werden und wird vom Pflegehelfer nur übernommen, wenn der Patient absolut keine Möglichkeit dazu hat.

Abb. 23.27 ▶ Körperpflege in Seitenlage. Die Pflegehelferin unterstützt ggf. das Aufstellen des weniger betroffenen Beins, sodass sich die Patientin selbstständig den Intimbereich waschen kann.

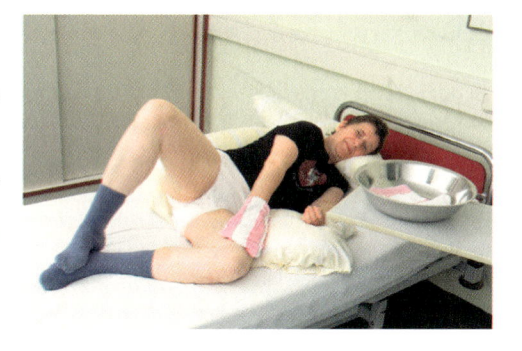

ATL Kommunizieren. Ist die Schädigung der sensorischen Bereiche stärker ausgeprägt, haben die Patienten häufig keine Krankheitseinsicht. Sie können nicht nachvollziehen, warum sie nicht verstanden werden und haben entsprechend wenig Leidensdruck. Anders ist es bei Patienten mit verstärkter motorischer Aphasie (Störung der Sprache). Sie erleben die Situation, wie sie ist, und fühlen sich wie in einem Käfig. Stimmungen können nicht beschrieben und nur sehr einseitig gezeigt werden. Kleine Bedürfnisse mit Hand und Fuß zu erläutern, ist oft mühselig, insbesondere wenn täglich eine andere Pflegende zuständig ist

Das Kommunizieren fällt den Betroffenen aufgrund der Sprachstörungen oft sehr schwer. Die Situation wird teils bewusst, teils unbewusst erlebt.

ATL Essen und Trinken. Bei der Nahrungsaufnahme besteht die Gefahr, dass Nahrung in die Luftröhre gelangt (Aspiration). Die Patienten haben häufig Nahrungsreste an den Lippen oder am Mundwinkel hängen. Öffnen sie den Mund, ist die Wangentasche noch voll. Dies ist immer ein Hinweis darauf, dass der Patient seinen Mund nicht ausreichend spürt. Er würde sonst mit der Zunge über die Lippen fahren und die Reste aus der Wangentasche holen. Deshalb müssen sich Patienten mit einer Lähmung des Gesichtsnervs und/oder mit Schluckstörungen vor dem Hinlegen den Mund ausspülen.

Bei Patienten mit Schluckstörungen besteht Aspirationsgefahr. Deshalb müssen sich Patienten mit einer Lähmung des Gesichtsnervs und/oder mit Schluckstörungen vor dem Hinlegen den Mund ausspülen.

> **Praxistipp** Wie verhalte ich mich gegenüber Schlaganfallpatienten mit Sprachstörungen?
>
> Bei Menschen mit Sprachstörungen sollten folgende Hinweise beachtet werden:
>
> - Sprechen Sie mit dem Patienten und nicht über ihn.
> - Lassen Sie den Patient keine Wörter vorsprechen oder wiederholen, da es zu keinem positiven Lerneffekt führt.
> - Unterstützen Sie das Gesprochene durch Mimik und Gestik.
> - Wechseln Sie nicht schnell das Thema.
> - Stellen Sie Fragen, die der Patient mit ja oder nein beantworten kann.
> - Sprechen Sie „normal", aber langsam mit den Betroffenen, nicht im Telegrammstil oder in der Kindersprache.
> - Sprechen Sie in angemessener Lautstärke (Aphasiker sind nicht automatisch schwerhörig!).
> - Heucheln Sie kein Verstehen, sondern fragen Sie nach und klären Sie nicht Verstandenes ab.
> - Fallen Sie dem Patienten nicht ins Wort und lassen Sie auch einmal längere Pausen zu.

Merke Liegt eine **Schluckstörung** beim Patienten vor, sollten **nur erfahrene Pflegende** mit der Unterstützung bei der Nahrungsaufnahme betraut werden.

Ist der Schluckvorgang intakt und der Patient hat einen fehlenden Antrieb für Essen und Trinken, so kann der Pflegehelfer mit dem Betroffenen die Nahrungsaufnahme üben.

23.5.7 Morbus Parkinson

Fallbeispiel Pflegehelfer Christopher arbeitet in der ambulanten Pflege und ist mit seiner Kollegin Gesundheits- und Krankenpflegerin Andrea zum ersten Mal unterwegs zu Herrn Minge. Herr Minge ist 73 Jahre alt und leidet seit 10 Jahren unter Morbus Parkinson. Bei seinem letzten Krankenhausaufenthalt vor einer Woche hatten die Pflegenden der 71-jährigen Ehefrau geraten, sich für die Betreuung ihres Mannes professionelle Hilfe zu holen, und die Sozialarbeiterin stellte den Kontakt zum ambulanten Pflegedienst her. Herr Minge wurde stationär auf der neurologischen Abteilung wegen fortschreitender Hypokinese medikamentös neu eingestellt und erhält nun insgesamt sechs verschiedene Medikamente.
Im Anamnesegespräch erzählt Frau Minge den beiden Pflegepersonen, dass sie mit der Versorgung ihres Mannes mittlerweile überfordert sei. Ihr Mann lasse sich nur noch sehr schwer aus dem Bett heraus mobilisieren und sei schon mehrfach in der Wohnung gestürzt. Weiterhin berichtet sie, dass sie selbst Angst habe, beim Richten der vielen verschiedenen Medikamente für ihren Mann Fehler zu machen: „Ich bin sehr froh, dass Sie nun kommen! Eigentlich dachte ich immer, ich könne das alleine bewältigen, aber jetzt geht es einfach nicht mehr. Je nachdem, wie es meinem Mann geht, muss ich ihm beim Essen helfen, und nachts reiche ich ihm die Urinflasche an – aber morgens beim Duschen kann ich ihm nicht helfen, da habe ich Angst, dass er fällt. Und mit den vielen Tabletten … nicht, dass ich da mal etwas verwechsele."
Während des gesamten Anamnesegesprächs sitzt Herr Minge regungslos in seinem Fernsehsessel und beteiligt sich auch nur wenig am Gespräch. Er spricht undeutlich und leise. Christopher und Andrea nehmen wahr, dass er einen unkontrollierten Speichelfluss hat. Als er von seiner Frau zur Toilette gebracht wird, fallen bei Herrn Minge eine ausgeprägte Starthemmung, ein kleinschrittiger Gang und ein nach vorne gebeugter Oberkörper auf. Die Knie kann Herr Minge beim Gehen nicht vollständig durchstrecken. Als Herr Minge und seine Frau zurückkommen, vereinbart Andrea mit den beiden, dass ab dem folgenden Tag Pflegehelfer Christopher jeden Morgen gegen 8 Uhr zur Körperpflege kommen wird. „Und die Medikamente richte ich Ihnen jeweils für die ganze Woche in einem Dispenser, da kann dann gar nichts mehr schief gehen! Und hier ist noch unsere Telefonnummer für Notfälle, es ist rund um die Uhr jemand erreichbar."

Definition Morbus Parkinson ist eine degenerative Erkrankung des ZNS mit einem Symptomkomplex aus Bewegungsarmut (Hypokinese), Zittern (Tremor) und erhöhter Muskelspannung (Rigor).

Beim Morbus Parkinson sterben aus ungeklärter Ursache Nervenzellen im Mittelhirn ab, die Dopamin produzieren. Dopamin ist ein Botenstoff des Gehirns, dessen Mangel die typischen Symptome des Morbus Parkinson auslösen.

Beim Morbus Parkinson besteht ein Dopaminmangel im Gehirn.

Symptome

Zu den Symptomen zählen (**Abb. 23.28**):
- **Bewegungsverarmung (Hypokinese)**: Dies ist das wichtigste und meist erste Krankheitszeichen. Es betrifft die gesamte Skelettmuskulatur, willkürliche Bewegungen sind eingeschränkt. Extremformen von der Bewegungsblockade (Freezing) bis zur völligen Erstarrung (Akinesie) sind möglich.
- **Zittern (Tremor)**: Dies tritt meist erst im Krankheitsverlauf auf, oft besteht ein einseitiger Ruhe-Tremor, typischerweise als sogenannte Pillendreher- oder Münzenzähler-Tremor.
- **Muskelstarre (Rigor)**: Diese äußert sich durch einen gleichbleibenden, „wächsernen Widerstand" der Muskeln gegenüber einer passiven Bewegung. Typischerweise gibt die Muskulatur ruckartig nach (Zahnradphänomen, **Abb. 23.29**).
- **starre Mimik**: Maskengesicht.
- **typisches Gangbild**: Der Gang ist kleinschrittig (Trippeln), die Ausgleichsbewegungen fehlen (Arme schwingen nicht mit).
- **typische Haltung**: Der Rumpf ist nach vorne geneigt, der Kopf ist zwischen Schultern abgesenkt.
- **kleinere Schrift**: Die Schrift wird zum Zeilenende hin immer kleiner.
- **vegetative Störungen**: Diese äußern sich durch Speichelfluss, eine erhöhte Schweiß- und Talgproduktion (vor allem im Gesicht) mit einem „Salbengesicht" (**Abb. 23.30**), Verdauungsbeschwerden (meist Obstipation), Blasenstörungen.
- **psychische Probleme**: Die intellektuellen Fähigkeiten und das Bewusstsein sind zunächst nicht beeinträchtigt, deshalb kommt es häufig zu depressiven Verstimmungen. Erst im weiteren Verlauf kann sich das Denken bei erhaltenem Bewusstsein verlangsamen oder sich eine Demenz entwickeln.

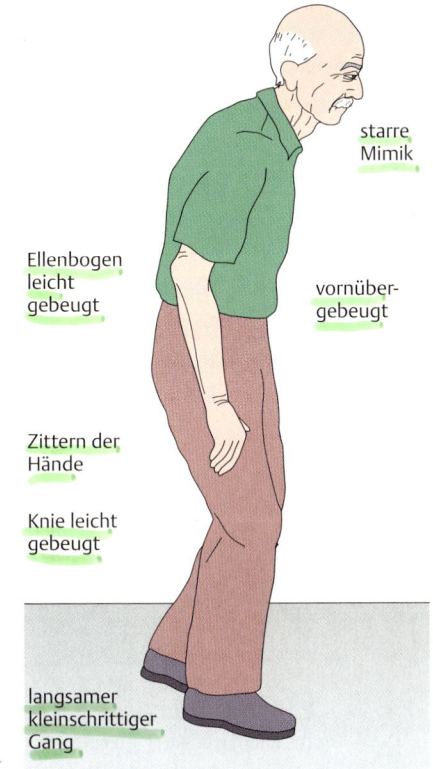

Abb. 23.28 ▶ Symptome beim Morbus Parkinson.

Abb. 23.29 ▶ „Zahnradphänomen".

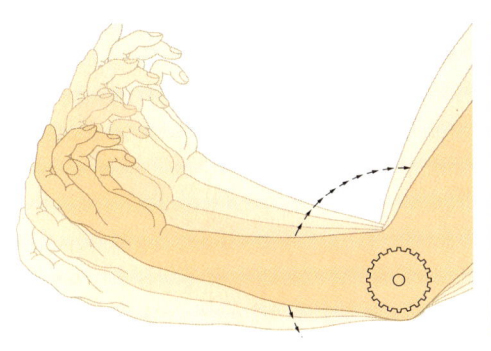

Abb. 23.30 ▶ Salben- oder Maskengesicht beim Morbus Parkinson.

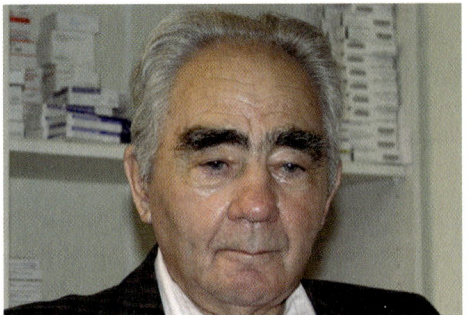

Therapie

Es gibt viele verschiedene Typen von Parkinson-Medikamenten, die die Verfügbarkeit von Dopamin im zentralen Nervensystem erhöhen. Da die Wirkzeit dieser Medikamente teils sehr kurz ist, kommt es oft zum Wechsel von Aktivität und Bewegungslosigkeit, was nur durch häufige Medikamenteneinnahme oder eine Kombination verschiedener Wirkstoffe zu vermeiden ist. In jüngster Zeit wurde bei erfolgloser medikamentöser Therapie mit einer Gehirnoperation eine Art elektrischer Schrittmacher eingesetzt. Dadurch bessern sich die meisten Symptome. Zur Besserung der Bewegungsstörungen und zur Überwindung der Starthemmung werden regelmäßige krankengymnastische Übungen durchgeführt, z. B.
- Gehübungen mit optischen und akustischen Reizen zur Vergrößerung der Schrittlänge (**Abb. 23.31, a**),
- Förderung der Feinbeweglichkeit der Hände,
- Tricks zur Überwindung der Starthemmung: Freezing-Gehstock (**Abb. 23.31, b**), Seitwärtsschritte,
- Muskeldehnung und Lockerung bringen Linderung bei Fehlhaltungen und Muskelverkürzungen,
- Anleitung zum Selbsttraining.

KURZFASSUNG

Symptome

Es treten für die Erkrankung typische Symptome auf z. B.
- Bewegungen sind erschwert, verlangsamt bis erstarrt.
- In Ruhe kommt es zum Zittern der Muskeln.
- Die Mimik ist starr.
- Der Gang ist kleinschrittig.

Therapie

Mittel der Wahl ist eine medikamentöse Therapie, die durch physiotherapeutische Maßnahmen ergänzt wird.
Operative Verfahren werden nur bei erfolgloser medikamentöser Therapie eingesetzt.

Abb. 23.31 ▶ Therapiemaßnahmen bei Morbus Parkinson.

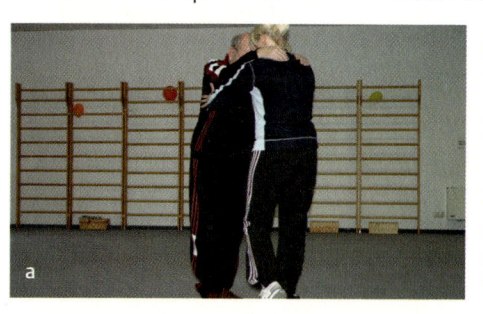

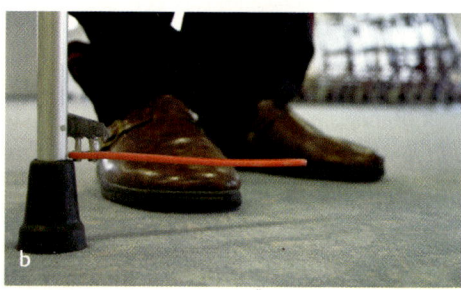

a Krankengymnastische Übungen sollen die Betroffenen animieren, ihre Schrittlänge zu vergrößern.
b Wenn das Signal unten am Freezing-Gehstock auf Knopfdruck ausklappt, hilft dieser Reiz dem Patienten, die Starthemmung zu überwinden.

Pflege von Menschen mit Morbus Parkinson

Zusätzliche psychische Symptome erschweren die Betreuung dieser Patienten. Ein sensibles Verhalten der betreuenden Personen ist erforderlich.

Pflege von Menschen mit Morbus Parkinson

Die Erkrankung erfordert ein besonders sensibles Verhalten der Pflegehelfer. Wenn psychische Symptome bestehen, können die Patienten plötzliche Veränderungen nur schwer verkraften. Viele verstehen das lustige, witzelnde Verhalten der Umgebung dann nicht, fühlen sich schnell beleidigt. Ausführliche, geduldige Gespräche sind notwendig, damit der Patient die notwendigen Pflegemaßnahmen versteht.

Praxistipp

> **Praxistipp** Wie gehe ich am besten mit einem Parkinson-Patienten um?
> - Überfordern Sie den Parkinson-Patienten nicht, erteilen Sie kurze und eindeutige Aufgabenstellungen. Vermeiden Sie jegliche Hast und Eile, diese wirken sich eher negativ aus!
> - Erhalten und Fördern Sie die Selbstständigkeit des Patienten. Aber überfordern Sie ihn nicht. Bei fortgeschrittener Krankheit sind die Patienten im Allgemeinen nicht in der Lage, zwei verschiedene Aufgaben gleichzeitig zu bewältigen. Zum Beispiel kann der Versuch, mit einer Tasse Tee zum klingelnden Telefon zu gehen, mit einem Sturz oder mit dem Verschütten der Tasse enden.
> - Sorgen Sie für einen geordneten Tagesplan, z. B. durch Aufstehen zur gleichen Tageszeit, regelmäßige Mahlzeiten und eine pünktliche Medikamenteneinnahme.
> - Ermöglichen Sie dem Patienten aktive Vergnügungen wie Hobbys, gestalterische, eventuell künstlerische Tätigkeiten, auch Musik hören, Fernsehen und das Teilnehmen an Festen. Das steigert die Lebensqualität.

Umgebung gestalten

Soweit möglich sollten die räumlichen Gegebenheiten an die Situation des Patienten angepasst werden, z. B. durch Festhaltemöglichkeiten.

Umgebung gestalten

Um die Selbstständigkeit zu erhalten und zu fördern, wird die Umgebung des Patienten bewusst gestaltet:
- **Gestaltung des Raums**, z. B. räumliche Enge vermeiden, Wege kurz halten und mit Festhaltemöglichkeiten versehen, Toilettensitzerhöhungen anbringen, Türschwellen und Stolperfallen vermeiden
- **Auswahl der Möbel**, z. B. Stühle mit Lehne bevorzugen, höhenverstellbares Bett aufstellen, keine zu weiche Matratze, keine schwere Bettdecke

ATL Sich waschen und kleiden

Alle Hilfsmittel und Maßnahmen sollen die Selbstständigkeit des Patienten fördern und erhalten.

ATL Sich waschen und kleiden
- **Kleidung:** Schweißdurchlässige, leichtere Kleidung ist zu bevorzugen. Bei starkem Schwitzen muss die Kleidung tagsüber wie auch nachts öfter gewechselt werden.
- **An- und Auskleidehilfe**: Kleidungstücke mit Reißverschluss oder mit Klettverschluss erleichtern das Anziehen. Festes Schuhwerk (Schuhe ohne Schnürsenkel) mit rutschfesten Sohlen fördert die Gangsicherheit. Mit einem Greifarm lassen sich Strümpfe einfacher hochziehen (**Abb. 23.32**).

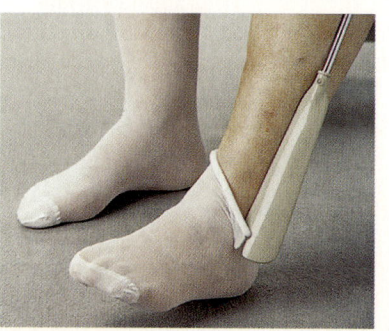

Abb. 23.32 ▶ Mit dem Greifarm wird das Anziehen von Strümpfen erleichtert.

- **Körperpflege**: Ein geeigneter Duschstuhl, Haltegriffe, elektrische Zahnbürste, Elektrorasierer, Bürste mit langem Griff erhalten die Selbstständigkeit. Patienten möglichst nicht im Bett waschen.
- **Hautpflege**: Es besteht eine erhöhte Gefahr von Hautpilzinfektionen. Wichtig sind eine gründliche Intimhygiene und Abtrocknen, eine häufige Haarwäsche und eine kontrollierte Mundpflege.

> **Merke** Wird dem Patienten die erste Medikation (L-Dopa-Dosis) noch im Bett, circa eine Dreiviertelstunde vor dem Aufstehen verabreicht, erleichtert dies die Morgentoilette. Der Patient wird beweglicher.

ATL Essen und Trinken
Die Nahrungsaufnahme ist besonders im Spätstadium durch Bewegungsstörungen und Zittern für die Patienten beschwerlich. Spezielle Hilfsmittel erleichtern die Nahrungsaufnahme:
- eine große Serviette, um die Kleidung zu schonen
- ein scharfes Messer und Besteck mit Moosgummi-Griff (**Abb. 23.33**)
- Antirutschmatte
- Teller mit erhöhtem Rand
- stabiles Glas, dieses nur halb füllen und eventuell Trinkhalm bereitlegen

Wichtig ist, dass der Kranke genügend Zeit zum Essen hat. Es sollte immer eine Pflegeperson in der Nähe sind, die ggf. das Essen mundgerecht schneidet oder bei Missgeschicklichkeiten bzw. beim Verschlucken sofort eingreift. Nach dem Essen ist eine Mundhygiene durchzuführen.

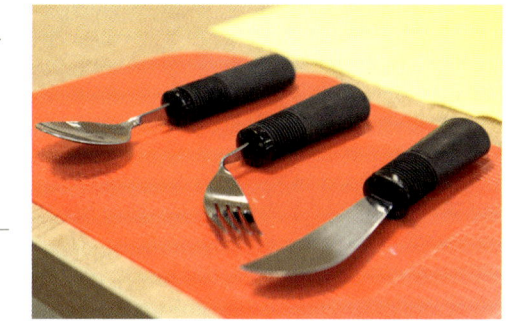

Abb. 23.33 ▶ Durch die Verdickung der Griffflächen kann der Parkinson-Patient das Besteck besser halten.

ATL Ausscheiden
Häufig leiden die Patienten unter nächtlichem Harndrang. Hilfsmittel (Toilettenstuhl neben dem Bett, Urinflasche in Griffnähe) können Erleichterung bringen. Inkontinente Patienten sind mit Inkontinenzvorlagen zu versorgen.

ATL Sich bewegen
Eine gezielte Physiotherapie versucht, die selbstständigen Bewegungsabläufe des Patienten zu verbessern. Aber auch die Pflegehelfer sollten diese Übungen im Alltag ständig weiterführen bzw. umsetzen. So lange wie nur möglich soll vermieden werden, dass der Patient rollstuhlpflichtig wird. Verschiedene physiotherapeutische Hilfen und „Tricks" zur Bewältigung von Bewegungsstörungen erleichtern das Leben der Patienten.

ATL Wach sein und schlafen
Das starre Liegen im Bett kann dazu führen, dass der Patient häufig klingelt und bittet, seine Lage im Bett zu verändern. Er klagt über Schmerzen, ein brennendes Gefühl im ganzen Körper, Harndrang oder Schwitzen. Aber auch nächtliche Überbewegungen, schlechte Träume, Sinnestäuschungen können den Nachtschlaf stören. „Schlafrituale" (Musik hören, lesen, Spaziergang vor dem Schlafengehen) können hilfreich sein.

Medikamentengabe
Eine der wichtigsten pflegerischen Maßnahmen ist es, die pünktliche (mitunter minutengenaue) Einnahme der Medikation sicherzustellen. Im fortgeschrittenen Verlauf muss die Einnahme kontrolliert werden, weil die Patienten die Tabletten oft nicht richtig herunterschlucken oder auf den Boden fallen lassen. Kontrolle und genügend Flüssigkeit verhindern, dass die Tabletten noch Stunden später im Mund zu finden sind, wo sie nicht wirken können.

KURZFASSUNG

Merke

ATL Essen und Trinken
Bewegungsstörungen und Zittern erschweren die Nahrungsaufnahme. Spezielle Hilfsmittel können hilfreich sein und ermöglichen weitestgehende Selbstständigkeit.

Dem Betroffenen sollte immer so viel Zeit wie erforderlich zum Essen eingeräumt werden.

ATL Ausscheiden
Bei nächtlichem Harndrang: Toilettenstuhl neben dem Bett/Urinflasche in Griffnähe.

ATL Sich bewegen
Durch regelmäßige Bewegungen bei allen pflegerischen Tätigkeiten wird die Selbstständigkeit des Patienten gefördert und erhalten.

ATL Wach sein und schlafen
„Schlafrituale" können bei Schlafstörungen hilfreich sein.

Medikamentengabe
Die Medikamentengabe muss bei Patienten mit Parkinson teils minutengenau erfolgen.
Das richtige Einnehmen der Medikamente muss durch die Pflegenden kontrolliert werden.

24 ▶

PFLEGE BEI EINSCHRÄNKUNGEN DER ERNÄHRUNG UND AUSSCHEIDUNG

24.1 Erinnern Sie sich...? 447

24.2 Untersuchungen der Verdauungsorgane 447

24.3 Häufige Krankheiten der Verdauungsorgane 448
24.3.1 Ösophagitis 448
24.3.2 Ösophagus- bzw. Fundusvarizen 449
24.3.3 Gastritis (Magenschleimhautentzündung) 450
24.3.4 Magen-/Zwölffingerdarmgeschwür (Ulcus ventriculi/duodeni) 451
24.3.5 Gastroenteritis („Magen-Darmgrippe") 451
24.3.6 Appendizitis 452
24.3.7 Chronisch entzündliche Darmerkrankungen 453
24.3.8 Darmverschluss (Ileus) 453
24.3.9 Divertikulose 455
24.3.10 Dickdarmkrebs (Kolorektales Karzinom) 455
24.3.11 Hämorrhoiden 459
24.3.12 Leberzirrhose 459
24.3.13 Gallensteine 460
24.3.14 Bauchspeicheldrüsenentzündung (Akute Pankreatitis) 461
24.3.15 Hernien 462

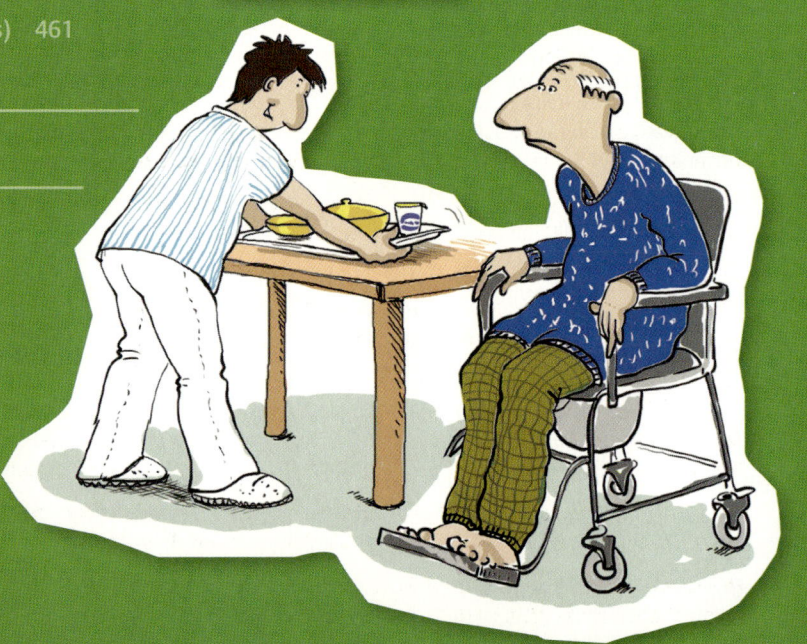

24.4 Untersuchungen des Harnsystems 462

24.5 Häufige Krankheiten des Harnsystems 463
24.5.1 Harnwegsinfektionen 463
24.5.2 Harnsteinleiden 464
24.5.3 Glomerulonephritis 466
24.5.4 Akutes Nierenversagen 467
24.5.5 Chronische Niereninsuffizienz 467

24 Pflege bei Einschränkungen der Ernährung und Ausscheidung

24.1 Erinnern Sie sich...?

Ernährung und **Essen und Trinken** spielen für den Menschen in vielerlei Hinsicht eine wichtige Rolle. Welche Rolle sie spielen und wie Sie Menschen bei ihrem normalen, aber auch gestörten Ess- und Trinkverhalten beobachten, beraten und unterstützen können, finden Sie in Kapitel 11, S. 200. **Ausscheiden** wiederum hat viel mit Scham, möglicherweise auch mit Ekel zu tun. Wie Sie damit für sich und für diejenigen, die hier Ihre Unterstützung benötigen, gut und richtig umgehen können, können und konnten Sie neben anderen Inhalten zum Thema Ausscheiden in Kapitel 12 S. 215 erfahren.

Rein von Seiten der Anatomie und Physiologie haben Ernährung und Ausscheiden etwas zu tun mit dem **Verdauungssystem** und dem **Nieren- und Harnleitersystem**. Wenn eines dieser Systeme erkrankt ist, kann es z.B. zu Symptomen kommen wie Übelkeit und Erbrechen, zu Durchfall, zu erhöhter oder erniedrigter Urinproduktion, zu Schmerzen beim Wasserlassen, Schmerzen in der Gegend der Niere.

Welche Krankheiten solche und ähnliche Symptome hervorrufen können und wie man sie diagnostiziert, erfahren Sie im folgenden Kapitel. Auch hier können Grundlagen zu den Organsystemen helfen, bestimmte Dinge besser zu verstehen und sich besser merken zu können. Sie können z.B. in der Anatomie Antworten finden auf die Fragen: „Welche Organe können im rechten Unterbauch Schmerzen verursachen?" oder „Warum hängt die Konsistenz des abgehenden Stuhlgangs bei einem künstlichen Darmausgang davon ab, in welchem Darmbereich dieser Darmausgang angelegt ist?". Wenn Sie also vorab (noch einmal) nachlesen möchten, wo die Verdauungsorgane liegen, wie sie aufgebaut sind und funktionieren, dann tun Sie dies doch einfach ab S. 102.

Auch im Bereich der **Niere** und der **ableitenden Harnwege** gibt es im Zusammenhang mit häufigen Erkrankungen Fragen, die sich leichter beantworten lassen, wenn Sie sich ein paar Grundlagen der Anatomie und Physiologie vergegenwärtigen. „Warum haben Frauen häufiger Blasenentzündungen als Männer?" „Warum führen Nierenkoliken möglicherweise zu Rücken- und Flankenschmerzen?" „Was hat eine chronische Nierenschwäche mit der Bildung der roten Blutkörperchen zu tun?" Die Antworten auf diese Fragen zeigen Ihnen, wo die Verbindung zwischen der Anatomie und Funktionsweise des Harnsystems einerseits und Krankheiten dieses Organsystems andererseits liegen. Die kürzere Harnröhre der Frau ist schuld an den häufigeren Blasenentzündungen, die Lage der Niere an den Rücken- und Flankenschmerzen und das in der Niere gebildete Erythropoetin an der verringerten Bildung von roten Blutkörperchen bei chronischer Nierenschwäche. Wenn Sie sich mit dieser Anregung (noch einmal) Informationen zu Anatomie und Physiologie des Harnsystems inkl. der Niere zu Gemüte führen wollen, Sie finden Sie ab S. 104.

24.2 Untersuchungen der Verdauungsorgane

Eine **Vielzahl** von **Erkrankungen** oder **Veränderungen** an den **Verdauungsorganen** kann der **Auslöser** von zum Teil **heftigen Beschwerden** sein. Um die Ursache der Beschwerden ermitteln zu können, werden verschiedene Untersuchungsmethoden angewandt.

Ultraschall. Eine Ultraschalluntersuchung ist die bildliche Darstellung eines Organs durch reflektierte Schallwellen. So können innere Organe beurteilt werden.

Abdomenübersichtsaufnahme. Sie ist ein röntgenologisches, bildgebendes Verfahren zum Nachweis freier Luft im Bauchraum (**Abb. 24.1**).

Gastroskopie. Sie ist ein bildgebendes Untersuchungs- und Diagnoseverfahren, bei dem Speiseröhre, Magen und der obere Anteil des Zwölffingerdarms mit einem Gastroskop gespiegelt werden (**Abb. 24.2**). Das Gastroskop ist ein etwa 110 cm langer und etwa 1,0 cm dicker, elastischer Schlauch, der mit einer Kamera ausgestattet ist. Die Bilder können vom Untersucher direkt auf einem Monitor betrachtet werden.

Ösophagusmanometrie. Sie ist eine spezielle Druckmessung in der Speiseröhre. Mittels eines Katheters werden Druckwerte an verschiedenen Stellen der Speiseröhre gemessen.

Magen-Darm-Passage. Die Magen-Darm-Passage (MDP) ist eine Röntgenuntersuchung, bei der Magen und Dünndarm mithilfe von Röntgenkontrastmitteln dargestellt werden.

Dünndarm-Doppelkontrastdarstellung. Bei diesem bildgebenden Verfahren (nach Sellink), auch Doppelkontrasteinlauf genannt, wird ein Kontrastmittel über ein Endoskop in den Dünndarm verabreicht, das die Darmwand bei der Durchleuchtung sichtbar macht.

Hämoccult-Test. Mit diesem Test wird untersucht, ob sich verstecktes Blut im Stuhl befindet.

Koloskopie. Sie ist eine endoskopische Methode zur Untersuchung des Dickdarms und ggf. des endenden Dünndarms. Dabei wird ein flexibler Gummischlauch mit einer Optik über den

---

KURZFASSUNG

24 Pflege bei Einschränkungen der Ernährung und Ausscheidung

24.1 Erinnern Sie sich...?

Essen und Trinken S. 200.
Ausscheiden S. 215.
Anatomie und Funktionsweise des Verdauungssystems S. 102.
Anatomie und Funktionsweise des Harnsystems inkl. Niere S. 104.

24.2 Untersuchungen der Verdauungsorgane

Ultraschall: Darstellung durch reflektierte Schallwellen

Abdomenübersichtsaufnahme: Röntgenaufnahme (**Abb. 24.1**)

Gastroskopie: Kameraaufnahme der inneren Organe

Ösophagusmanometrie: Druckmessung in der Speiseröhre

Magen-Darm-Passage: Röntgenuntersuchung mit Kontrastmittel

Dünndarm-Doppelkontrastdarstellung: endoskopische Untersuchung des Dünndarms

Hämoccult-Test: Suche nach verstecktem Blut im Stuhl

Koloskopie: endoskopische Untersuchung des Dickdarms

ERCP: Röntgenuntersuchung der Gallenwege/des Bauchspeicheldrüsengangs mit Kontrastmittel

Leberpunktion: Gewebeentnahme aus der Leber
Leberperkussion: Klopfuntersuchung der Leber

Leberpalpation: Tastuntersuchung der Leber (**Abb. 24.3**)

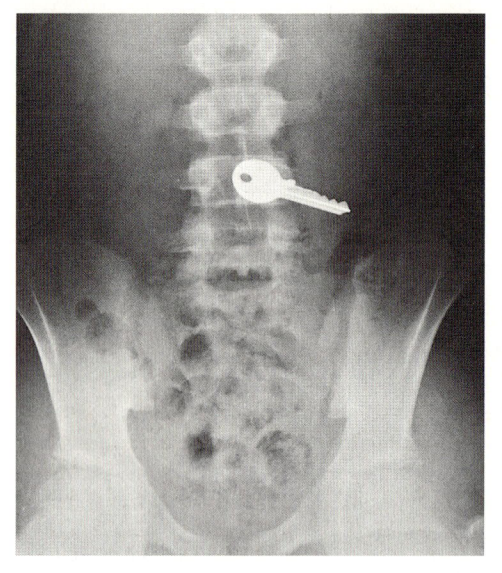

Analkanal in den Dickdarm vorgeschoben. Dieses kann in Einzelfällen auch unter Röntgenkontrolle geschehen.

ERCP. Die ERCP (endoskopisch retrograde Cholangio-Pankreatikografie) ist die röntgenologische Darstellung der abführenden Gallenwege und des Bauchspeicheldrüsengangs. Die Darstellung erfolgt mittels Kontrastmittel. Dieses wird endoskopisch eingebracht.

Leberperkussion. Zur Klopfuntersuchung der Leber legt der Arzt zwei Finger auf die Leber und fährt vom Leberoberrand zum -unterrand. Währenddessen klopft er mit dem Zeigefinger der anderen Hand auf die Finger. Das untere Ende der Leber ist an einem veränderten Klopfschall erkennbar.

Abb. 24.1 ▶ Verschluckter Fremdkörper.

Leberpalpation. Der Arzt legt die Hände flach auf den rechten Oberbauch unter den Rippenbogen (**Abb. 24.3**). Der Patient wird aufgefordert, tief einzuatmen und die Luft anzuhalten. Dabei senkt sich die Leber in den Bauchraum und kann gut ertastet werden.

Leberpunktion. Bei einer Leberpunktion wird Lebergewebe durch einen Einstich (Punktion) in das Organ gewonnen.

Abb. 24.2 ▶ Flexibles Videogastroskop.   **Abb. 24.3** ▶ Leberpalpation.

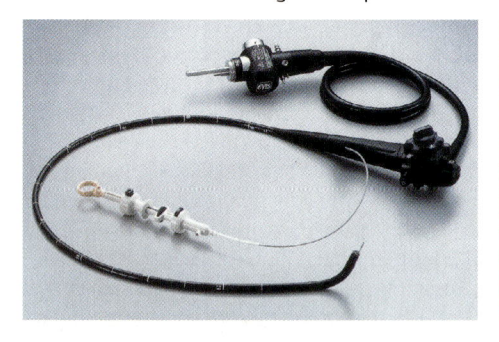

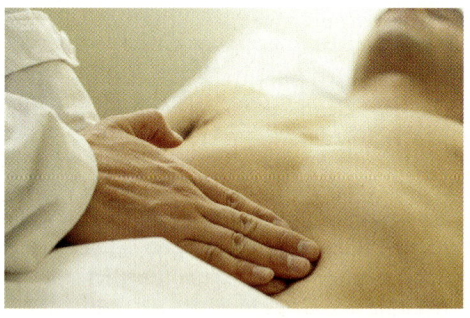

24.3 Häufige Krankheiten der Verdauungsorgane

24.3.1 Ösophagitis

Definition Die Ösophagitis ist eine Entzündung der Speiseröhrenschleimhaut. Sie kann akut oder chronisch verlaufen.

Ursachen

Akute Ösophagitis. Verätzungen der Speiseröhrenschleimhaut können durch Chemikalien wie Säuren oder Laugen verursacht werden. Weitere Ursachen sind Alkoholexzesse, Strahlenbehandlung oder mechanische Einflüsse wie eine liegende Magensonde.

Chronische Ösophagitis. Das **Zurückfließen** von **Magensaft** in die Speiseröhre ist die häufigste Ursache der chronischen Ösophagitis (= Refluxösohagitis). Normalerweise verhindert der muskuläre Verschlussmechanismus das Zurückfließen des Mageninhalts. Ist dieser gestört, wird die Magenschleimhaut gereizt. Alkohol, Nikotin, fettreiche Speisen und Übergewicht verstärken die Symptomatik. Auch Medikamente, mit zu wenig Wasser eingenommen, können an der Schleimhaut haften bleiben und dort lokal schwere Reizungen auslösen.

Symptome

Die Patienten klagen über
- **Sodbrennen** als Leitsymptom,
- **Völlegefühl**,
- **Schmerzen** beim **Schlucken** und
- Husten und Heiserkeit (selten).

24.3 Häufige Krankheiten der Verdauungsorgane
24.3.1 Ösophagitis

Definition ▶

Ursachen
Eine akute Ösophagitis wird z. B. ausgelöst durch Chemikalien (Säuren/Laugen), durch Alkoholexzesse oder eine Strahlenbehandlung.

Die häufigste Ursache einer chronischen Ösophagitis ist der Rückfluss (Reflux) von saurem Mageninhalt.

Symptome
Das Leitsymptom ist Sodbrennen. Die Schmerzen treten meist nach einer Mahlzeit, in gebückter Körperhaltung und im Liegen auf.

24.3 ▶ Häufige Krankheiten der Verdauungsorgane

Die Schmerzen treten hinter dem Brustbein (retrosternal) auf und **verstärken** sich meist **nach einer Mahlzeit**, in gebückter Körperhaltung und im Liegen.

Merke Bei starkem Sodbrennen verschafft ein Glas verdünnter Milch oder ein Stück Weißbrot Erleichterung, weil dadurch die Magensäure neutralisiert wird (**Abb. 24.4**).

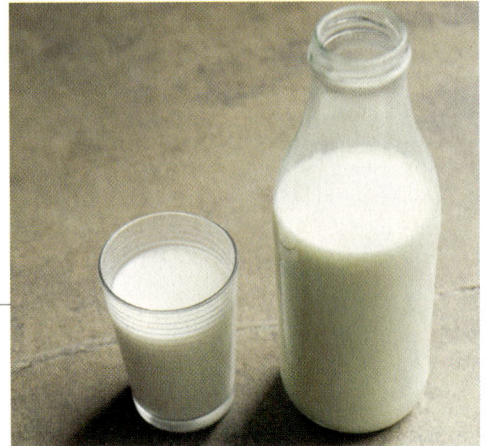

Abb. 24.4 ▶ Ein Glas mit verdünnter Milch kann bei starkem Sodbrennen helfen.

Therapie
Zunächst erfolgt eine **medikamentöse Therapie** (Säureblocker). Ist diese erfolglos (selten), wird eine **Operation** notwendig. Die operative Maßnahme kann endoskopisch, laparoskopisch, aber auch offen chirurgisch erfolgen. Der Mageneingang wird dabei operativ eingeengt.

Pflege von Menschen mit Ösophagitis
Durch folgende **allgemeine Maßnahmen** werden die oben genannten **Therapieverfahren unterstützt**:
- Nach den Mahlzeiten umhergehen, nicht hinlegen.
- Abendmahlzeit 3–4 Stunden vor der Nachtruhe einnehmen.
- Kopfende des Bettes zur Nachtruhe hochstellen.
- Das Rauchen einstellen (Nikotin führt zu einer verminderten Schleimhautdurchblutung).
- Abdominellen Druck vermeiden (starkes Pressen beim Stuhlgang, Bücken mit Neigung des Oberkörpers nach vorne, Tragen einengender Kleidung, starke körperliche Anstrengung).
- Stress vermeiden, Ruhepausen in den Alltag einbauen (Stress erhöht die Produktion von Magensäure).

Merke Um bei Patienten mit einer Magensonde eine Refluxösophagitis zu vermeiden, sollten diese, wenn möglich, mit erhöhtem Oberkörper gelagert werden.

Gesundheitsberatung. Gewicht reduzieren, so wird der Druck auf den Schließmechanismus der Speiseröhren gemindert.
- Häufig kleine Mahlzeiten, 6 – 7 pro Tag, einnehmen.
- Mahlzeiten in sitzender Position einnehmen, langsam essen, gut kauen.
- Ernährung umstellen: Auf Alkohol, Kaffee, Süßspeisen, scharfe Gewürze und fette Speisen möglichst verzichten, denn diese fördern die Säureproduktion, keine säurehaltigen Getränke verzehren, eiweißreiche Nahrungsmittel bevorzugen.

24.3.2 Ösophagus- bzw. Fundusvarizen

Definition Ösophagusvarizen sind erweiterte und gestaute venöse Gefäße der Speiseröhre. Fundusvarizen sind venöse Gefäßerweiterungen am Magengrund.

Ursachen
Zu **über 90 %** sind **Ösophagus-** bzw. **Fundusvarizen** Folge einer **Druckerhöhung** im **Pfortaderkreislauf**. Diese tritt meist im Rahmen einer **Leberzirrhose** auf. Eine angeborene Missbildung der Gefäße tritt sehr selten auf.

Symptome
Die Ösophagusvarizen bereiten dem Patienten meist **keine Beschwerden**. Die Symptome der Leberzirrhose (s. S. 459) stehen im Vordergrund.
Erst die gefürchtete **Ösophagusvarizenblutung** macht die **Erkrankung sichtbar**: Dabei reißen die Gefäße und bluten massiv. Das folgende schwallartige, massive Bluterbrechen ist ein **Notfall**. Durch den starken Blutverlust kann schnell ein Volumenmangelschock entstehen. Die Sterblichkeit bei diesen Blutungen liegt bei 30 %.

KURZFASSUNG

Merke

Therapie
Verläuft die medikamentöse Therapie (Säureblocker) erfolglos, wird der Mageneingang operativ eingeengt.

Pflege von Menschen mit Ösophagitis
Der Schwerpunkt der pflegerischen Maßnahmen liegt in der Gesundheitsberatung.

Merke

- Gewichtsreduktion
- häufige, kleine Mahlzeiten
- Essen im Sitzen
- Verzicht auf Alkohol, Kaffee, Süßspeisen, scharfe Gewürze, fette Speisen

24.3.2 Ösophagus- bzw. Fundusvarizen

Definition

Ursachen
Ösophagus- bzw. Fundusvarizen treten meist im Rahmen einer Leberzirrhose auf.

Symptome
Patienten sind meist beschwerdefrei.

Häufig macht erst die Ösophagusvarizenblutung die Erkrankung sichtbar. Die Sterblichkeit bei diesen Blutungen liegt bei 30 %.

Therapie

Die Patienten erhalten **Medikamente**, die den **Druck** in den **Gefäßen senken**. Um Blutungen zu vermeiden, können im Rahmen einer Endoskopie die **Gefäße** mithilfe von **Gummibändern abgebunden** (Gummibandligatur) werden oder die betroffenen **Gefäße** werden **verödet** (sklerosiert), durch die Vernarbung verschließt sich die Varize. Treten die Blutungen wiederholt auf, wird ein **TIPS** (transjugulärer [= durch die V. jugularis gelegter] intrahepatischer [= in der Leber liegender] portosystemischer [= die V. portae und das Gefäßsystem verbindender] Stent-Shunt) angelegt.

> **Merke** Eine akute Blutung ist immer lebensbedrohlich, der Patient wird deshalb intensivmedizinisch betreut.

24.3.3 Gastritis (Magenschleimhautentzündung)

> **Definition** Eine Gastritis ist eine Entzündung der Magenschleimhaut. Je nach Verlauf unterscheidet man zwischen der akuten und der chronischen Gastritis.

Ursachen

Die **akute Magenschleimhautentzündung** wird meist durch einen **massiven Alkohol-** und **Nikotinmissbrauch** verursacht. Weitere Ursachen sind **Stress** (z. B. bei Verbrennungen, nach großen Operationen, Herzinfarkt), bestimmte **Medikamente**, virale oder bakterielle **Infekte**.
Ursachen der chronischen Gastritis siehe **Tab. 24.1**.

> **Besonderheiten alte Menschen** Die chronische Gastritis ist im Alter ausgesprochen häufig, 50 % aller Menschen über 50 Jahre sind betroffen.

Symptome

Die Symptome einer akuten Gastritis sind: **Oberbauchschmerzen**, **Übelkeit**, **Erbrechen**, **Appetitlosigkeit**. Die meisten Patienten mit einer chronischen Gastritis haben **keine Beschwerden**, gelegentlich werden Oberbauchbeschwerden, Völlegefühl oder eine Unverträglichkeit von schwer verdaulichen Speisen beschrieben.

Therapie

Eine akute Gastritis heilt meist **spontan ab**. Deswegen reichen meist **leichte Kost** (z. B. Kamillentee und Zwieback) sowie lokale Wärme aus. Zusätzlich können Medikamente, die die Magensäure binden, verabreicht werden.
Bei der chronischen Gastritis richtet sich die Therapie nach der Form der Gastritis (**Tab. 24.1**).

Tab. 24.1 ▶ ABC-Schema der chronischen Gastritis.

	Ursache	Häufigkeit	Therapie
Typ A	Autoimmungastritis Es liegt eine Fehlreaktion des Immunsystems vor.	5 %	Es ist keine Therapie möglich, jedoch wird 4-wöchentlich Vitamin B12 verabreicht, um die Blutarmut (Anämie) zu bessern.
Typ B	bakterielle Gastritis Der Magen ist mit Helicobacter pylori besiedelt.	85 %	Das Bakterium wird durch Medikamente (Antibiotika) ausgerottet (sog. Eradikationstherapie).
Typ C	chemische Gastritis Chemische Einflüsse wie Medikamente, Alkohol, Zigarettenrauch rufen die Entzündung vor.	10 %	Die auslösenden Einflüsse sollten vermieden werden, ggf. werden zusätzlich Medikamente zum Magenschutz verabreicht.

> **Praxistipp** Welche Ernährungstipps kann ich Patienten mit einer Gastritis geben?
> Meist lässt der Patient ohnehin die Nahrungsmittel und Getränke weg, die ihm nicht bekommen. Folgende Hinweise können jedoch hilfreich sein:
> - mehrere kleine Mahlzeiten (5–6) über den Tag verteilen; gut kauen
> - Kaffee, Nikotin und vor allem hochprozentigen Alkohol meiden
> - ausgewogene, leicht verdauliche, mild gewürzte und ballaststoff- und fettarme Nahrung

---

Kurzfassung

Therapie
Medikamente sollen den Druck in den Gefäßen senken.
Bei Blutungen und auch vorbeugend werden die Gefäße abgebunden, verödet oder ein Stent-Shunt eingelegt.

> Merke

24.3.3 Gastritis (Magenschleimhautentzündung)

> Definition

Ursachen
Meist ist massiver Alkohol- und Nikotinmissbrauch die Ursache. Weitere Ursachen sind Stress, Medikamente, Infekte. Cronische Gastritis **Tab. 24.1**.

> Besonderheiten alte Menschen

Symptome
Akute Gastritis: Oberbauchschmerzen, Übelkeit, Erbrechen, Appetitlosigkeit
Chronische Gastritis: meist keine Beschwerden

Therapie
Bei akuter Gastritis reichen meist leichte Kost und lokale Wärme. Therapie der chronischen Gastritis s. **Tab. 24.1**.

> Praxistipp

24.3.4 Magen-/Zwölffingerdarmgeschwür (Ulcus ventriculi/duodeni)

Definition Bei einem Ulcus ventriculi bzw. Ulcus duodeni ist die Magen- oder Duodenalschleimhaut in einem deutlich abgegrenzten Bereich geschädigt. Dieser geht über die Schleimhaut hinaus und reicht in die tiefer liegenden Schichten.

Ursachen

Als Ursache wird ein **gestörtes Gleichgewicht** zwischen **aggressiven Einflüssen** und **schützenden** Faktoren der **Schleimhaut** angesehen. Zu den aggressiven Einflüssen zählen die **Salzsäure** im **Magensaft** und die **Gallensäuren**. Ähnlich wie bei der Gastritis wirken **Alkohol**, **Nikotin** oder **Kaffee** ebenso wie bestimmte **Medikamente** oder Stress ulkusfördernd. Insgesamt aber wird heute die Besiedlung der Magenschleimhaut mit dem **Bakterium Helicobacter pylori** als der bedeutendste ulkusauslösende Faktor angesehen.

Symptome

Unabhängig von der Ulkuslokalisation werden **Oberbauchschmerzen**, **Übelkeit**, **Druck-** und **Völlegefühl** beklagt. Der Zusammenhang von Schmerz und Nahrungsaufnahme lässt Rückschlüsse auf die Lokalisation zu:
- **Ulcus ventriculi**: Charakteristischerweise treten die Beschwerden nach den Mahlzeiten oder nahrungsunabhängig auf.
- **Ulcus duodeni**: Nüchternschmerz, der sich nach Nahrungsaufnahme bessert; typisch sind Beschwerden in der Nacht.

Nicht selten kommt es im Rahmen der typischen Ulkuskomplikationen zu Symptomen. Die Komplikationen äußern sich durch Blutungen, Bluterbrechen, Anämie, chronische Müdigkeit, massive Schmerzen, angespannte Bauchdecke, Gewichtsabnahme.

> **Praxistipp** Worauf muss ich besonders achten, um Komplikationen eines Magen- oder Zwölffingerdarmgeschwürs zu erkennen?
>
> Damit Sie Komplikationen schnell erkennen können, sollten Sie auf Folgendes besonders achten:
> - Vitalzeichen (Schock?),
> - Erbrochenes (Bluterbrechen?),
> - Stuhl (Teerstuhl?),
> - Schmerzen (plötzlich auftretend?, Schmerzverlauf?).
>
> Aber Achtung! Auch verschiedene Nahrungsmittel (z. B. rote Beete, Schwarzwurst) oder Medikamente (Eisenpräparate) führen zur Veränderung der Stuhlfarbe.

Therapie

Medikamentös wird versucht, das **gestörte Gleichgewicht** von schleimhautaggressiven und schützenden Faktoren **wiederherzustellen**. Wurde Helicobacter pylori nachgewiesen, wird dieser medikamentös ausgerottet. **Operative** Maßnahmen sind heute fast nur noch bei Ulkuskomplikationen nötig. Wichtig ist, dass der Patient folgende allgemeine Maßnahmen beachtet:
- Lebensweise und Stressabbau regulieren.
- Leichte Mischkost mit mehreren kleineren Mahlzeiten, keine späte Abendmahlzeit.
- Langsam essen und gut kauen.
- Kein Alkohol und keine Zigaretten.
- Ulkusbegünstigende Medikamente absetzen (nach Arztanordnung!).

24.3.5 Gastroenteritis („Magen-Darmgrippe")

Definition Bei einer Gastroenteritis handelt es sich um eine akute Darmentzündung.

Ursachen

Die häufigsten Erreger einer Gastroenteritis sind folgende **Bakterien** und **Viren**:
- Salmonellen (besonders nach dem Genuss roher Eierspeisen, Fleisch, Geflügel, Muscheln)
- Escherichia coli, ein normaler Keim der Darmflora, die häufigste Ursache der „Reisediarrhö" bei Reisen in südliche Länder
- Staphylokokken verursachen durch ihre Gifte (Toxine) die klassische Lebensmittelvergiftung durch verdorbene Speisen
- unter den Viren meist Rota- oder Enteroviren

KURZFASSUNG

24.3.4 Magen-/Zwölffingerdarmgeschwür (Ulcus ventriculi/duodeni)

Definition

Ursachen

Bedeutendster Faktor ist die Besiedlung der Magenschleimhaut mit dem Bakterium Helicobacter pylori. Ulkusfördernd wirken Alkohol, Nikotin, Kaffee und bestimmte Medikamente.

Symptome

Unabhängig von der Ulkuslokalisation kommt es zu
- Oberbauchschmerzen,
- Übelkeit,
- Druck- und Völlegefühl.

Durch den Zusammenhang zwischen Schmerz und Nahrungsaufnahme können Rückschlüsse auf die Lokalisation gezogen werden.

Praxistipp

Therapie

Der Schwerpunkt der Behandlung liegt auf allgemeinen Verhaltensänderungen und der medikamentösen Therapie.

24.3.5 Gastroenteritis („Magen-Darmgrippe")

Definition

Ursachen

Meist wird die Gastroenteritis durch Bakterien (Salmonellen, E. coli, Staphylokokken) oder Viren (Rota- oder Enteroviren) ausgelöst.

Symptome

Durchfall, Übelkeit, Erbrechen

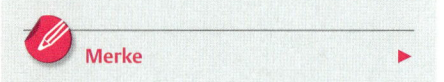

> 🖉 **Merke** ▶

Therapie

Meist sind keine besonderen Therapiemaßnahmen erforderlich. In leichten Fällen sind „Kamillentee und Zwieback" ausreichend.
Bei schweren Fällen steht der Flüssigkeitsersatz im Vordergrund.

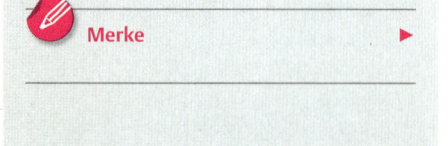

> 🖉 **Merke** ▶

> 📌 **Praxistipp** ▶

Symptome

Es kommt **plötzlich** zu **Durchfall** (Diarrhö) mit **Bauchschmerzen**, häufig begleitet von **Übelkeit** und **Erbrechen**.

> 🖉 **Merke** Von Durchfall spricht man erst, wenn es mindestens dreimal pro Tag zu breiartigem oder dünnflüssigem Stuhlgang kommt.

Therapie

Die meisten Durchfallerkrankungen **heilen** nach 2–4 Tagen **spontan** aus, sodass keine weitere Therapie nötig ist. Bei starken Durchfällen, Kindern und alten Menschen aber kann es zu raschem Wasser- und Elektrolytverlust mit der Gefahr von Kreislaufkollaps und Austrocknung des Körpers (Exsikkose) kommen. Deshalb steht der **Flüssigkeitsersatz** im **Vordergrund**. In leichten Fällen sind „Kamillentee und Zwieback" ausreichend, nicht selten ist aber eine Infusionstherapie nötig. In schweren Fällen werden Medikamente verabreicht.

> 🖉 **Merke** Alte Hausmittel bei Durchfall sind z. B. rohe, fein geriebene Äpfel, zerdrückte Bananen oder kräftig gewürzter (zur Mineralienzufuhr) Hafer- oder Reisschleim.

> 📌 **Praxistipp** Wie kann ich eine Infektion und Weiterverbreitung von Durchfall-Erregern vermeiden?
>
> Da die Erreger meist über verunreinigte Speisen, Schmierinfektion oder durch mit Keimen besiedeltes Wasser in den Körper gelangen, sollten folgende Vorsichtsmaßnahmen getroffen werden:
> - Reinigen Sie nach jedem Toilettengang oder vor dem Kontakt mit Lebensmitteln Ihre Hände.
> - Kühlen Sie empfindliche Lebensmittel (vor allem Eier, Geflügel, Hackfleisch) ausreichend; schütten Sie bei Geflügel das Auftauwasser weg.
> - Achten Sie auf eine gründliche Küchenhygiene.
> - Erhitzen Sie häufig befallene Speisen (vor allem Geflügel) stark bzw. braten Sie sie durch.
> - Seien Sie vorsichtig bei Speisen aus rohen Eiern (z. B. Tiramisu, frische Mayonnaise).
> - Für Auslandsreisen gilt der Satz „cook it, boil it, peel it or leave it", das heißt, kochen, braten oder schälen Sie alle Lebensmittel oder essen Sie sie nicht.

24.3.6 Appendizitis

> ⓘ **Definition** ▶

Ursachen

Ursache ist meist ein Sekretstau aufgrund von Darminhalt oder Fremdkörpern.

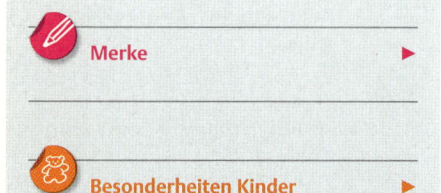

> 🖉 **Merke** ▶

> 🧸 **Besonderheiten Kinder** ▶

Symptome

Typisch sind „wandernde" Bauchschmerzen und mäßiges Fieber.

24.3.6 Appendizitis

> ⓘ **Definition** Die Appendizitis ist eine akute oder chronische Entzündung des Wurmfortsatzes des Blinddarms.

Ursachen

Meist entsteht eine Appendizitis dadurch, dass Darminhalt oder Fremdkörper (z. B. Obstkerne) den Wurmfortsatz (Appendix) verschließen. Durch den Sekretstau kommt es zu einer bakteriellen Entzündung.

> 🖉 **Merke** Im Volksmund wird die Appendizitis fälschlicherweise als Blinddarmentzündung bezeichnet.

> 🧸 **Besonderheiten Kinder** Die Appendizitis ist die häufigste akute Erkrankung der Bauchorgane. Sie betrifft meist Kinder und Jugendliche.

Symptome

Typisch ist der **Bauchschmerz**, er beginnt meist in der Magengegend mit nicht eindeutigen Beschwerden sowie Übelkeit, Erbrechen und Appetitlosigkeit. Nach Stunden kommt es dann zu einem **ziehenden** und **krampfartigen Schmerz** im rechten Unterbauch (Wanderschmerz). Es zeigt sich mäßiges Fieber, wobei die Körpertemperatur meist unter 38,5 °C bleibt. Der rektal gemessene Temperaturwert liegt häufig 1 °C über dem axillären Temperaturwert.

Therapie
Der Wurmfortsatz wird entweder **laparoskopisch** oder **offen-chirurgisch** (konventionell) durch einen Bauchschnitt **entfernt**. Eine konservative Behandlung kommt nur infrage, wenn die Erkrankung weniger akut (subakut) verläuft.

> **Besonderheiten alte Menschen** Bei alten Menschen verursacht eine Appendizitis häufig nur sehr wenige Beschwerden und wird schwer als solche erkannt. Die Gefahr von Komplikationen steigt!

24.3.7 Chronisch entzündliche Darmerkrankungen

> **Definition** Bei einer chronisch entzündlichen Darmerkrankung können alle Wandschichten des Darms entzündet sein.

Formen und Ursachen
Die klassischen Erkrankungen dieser Art sind der **Morbus Crohn** und die **Colitis ulcerosa**. Besonders junge Menschen zwischen 20 und 35 Jahren, aber auch andere Altersgruppen sind betroffen.
Die Krankheitsursache ist unklar, man vermutet autoimmunologische, psychische und genetische Einflüsse.

Symptome
Der Erkrankungsverlauf ist immer **schubförmig**, typische Symptome sind Bauchschmerzen und Durchfall (Diarrhö). Im Gegensatz zu jüngeren Betroffenen findet sich im Alter oft ein milderer Verlauf. Die wichtigsten Unterschiede zwischen Morbus Crohn und Colitis ulcerosa sind in **Tab. 24.2** dargestellt.

Tab. 24.2 ▶ Chronisch entzündliche Darmerkrankungen.

	Morbus Crohn	Colitis ulcerosa
Häufigkeit	2–3/100 000	10–15/100 000
typisches Erkrankungsalter	20–35 Jahre, > 60 Jahre	20–40 Jahre, 60–70 Jahre
Symptome	Im Erkrankungsschub krampfartige Bauchschmerzen (besonders rechter Unterbauch) und schleimiger Durchfall, oft Fieber und Gewichtsverlust. Nicht selten sind auch andere Organe betroffen: Leber- und Gallenerkrankungen, Augen- und Gelenksentzündungen oder Hautveränderungen.	Im Erkrankungsschub krampfartige Bauchschmerzen mit häufigen (bis zu 40-mal täglich!) blutig-schleimigen Durchfällen. Bei schwerer Entzündung zusätzlich Fieber und Gewichtsverlust. Selten sind andere Organe betroffen (s. Morbus Crohn).

> **Merke** Bauchkrämpfe und Durchfall können auch durch eine Laktoseintoleranz verursacht sein. Hier fehlt in der Dünndarmschleimhaut ein Enzym zur Spaltung von Laktose, dem Milchzucker. Typisch dafür sind Bauchbeschwerden nach dem Genuss von Milchprodukten.

Therapie
Die Therapie gliedert sich in **diätetische**, **medikamentöse** und **operative Maßnahmen**. Wird eine psychische Ursache vermutet, kann sich eine begleitende **Psychotherapie** positiv auf den Krankheitsverlauf auswirken.

24.3.8 Darmverschluss (Ileus)

> **Definition** Bei einem Darmverschluss ist die Darmpassage im Dünn- oder Dickdarm verschlossen. Es besteht Lebensgefahr.

Ursachen

Dünn- oder Dickdarm können aufgrund mechanischer Einflüsse (mechanische Ileus) oder aufgrund einer Darmlähmung (paralytischer Ileus) verschlossen sein.

Ursachen

Beim sogenannten **mechanischen Ileus** liegt ein **Hindernis** vor, das den **Weitertransport** von **Darminhalt** blockiert. Ursachen dafür können z. B. sein (**Abb. 24.5**):
- Fremdkörper oder Tumore verschließen den Darm.
- Es bestehen Verwachsungen zwischen den Darmsträngen.
- Es bestehen Narbenstränge (Briden) nach abdominellen Eingriffen.
- Die Gefäße der Eingeweide sind abgeschnürt oder verdreht, da sich zwei Darmabschnitte ineinander eingestülpt haben oder eine Hernie (s. S. 462) eingeklemmt ist.

Beim **paralytischem Ileus** liegt dagegen eine **Darmlähmung** vor, z. B. aufgrund von Nieren- und Gallenkoliken, einer Pankreatitis (Bauchspeicheldrüsenentzündung) oder weil die Darmmuskulatur postoperativ erschlafft ist. Weitere Ursachen sind Intoxikationen (Vergiftung), Peritonitis (Bauchfellentzündung), Kaliumverluste, Coma diabeticum (s. dort).

Abb. 24.5 ▶ Der Darmverschluss aufgrund mechanischer Einflüsse kann verschiedene Ursachen haben.

a Einklemmung.
b Einstülpung.
c Strangulation durch Verwachsung.
d Verschlingung.
e Tumorstenose.
f Gallensteine, die sich im Dünndarm festgesetzt haben.

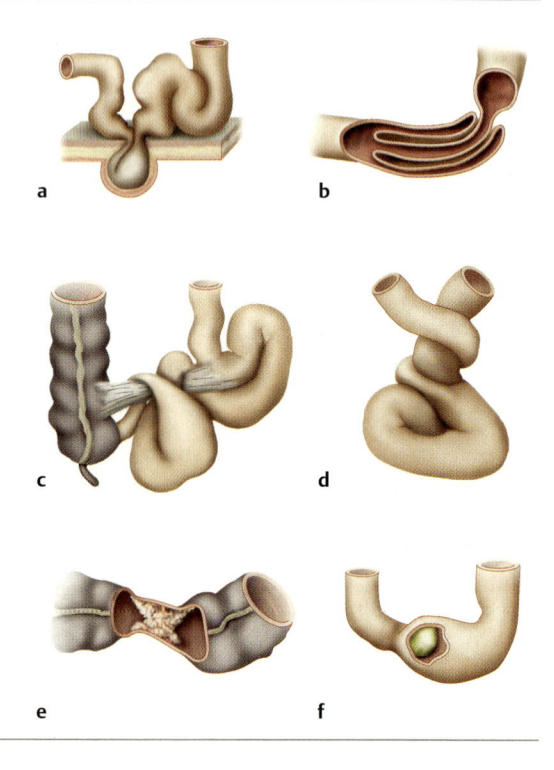

Symptome

Symptome sind Schmerzen, Blähungen, Erbrechen und Stuhl- und Windverhalt.

Symptome

- Übelkeit und Erbrechen (auch Koterbrechen)
- Darmblähungen (Meteorismus)
- Stuhl- und Windverhalt
- Schmerzen
- Volumenmangelschock

Beim mechanischen Ileus kommt es zudem noch zu krampfartigen Schmerzen mit Abwehrspannung. Bei einem hohen mechanischen Ileus (im Dünndarm) kann normaler Stuhlgang abgesetzt werden. Beim paralytischen Ileus klagt der Patient über ein druckempfindliches Abdomen.

Merke Eine bauchdeckenentspannende Lagerung (mit angewinkelten Beinen) lindert die Schmerzen. Ist die Diagnose gesichert, werden zusätzlich ärztlich verordnete Schmerzmittel verabreicht.

Therapie

Beim mechanischen Ileus wird operativ behandelt.
Beim paralytischen Ileus steht eine konservative Therapie im Vordergrund (Medikamente, Nahrungskarenz), hier wird nur bei Komplikationen operiert.

Therapie

Um beim mechanischen Ileus die Darmpassage wieder herzustellen, wird operativ vorgegangen. Eine Infusionstherapie in der prä- und postoperativen Phase dient dem Flüssigkeits- und Elektrolytersatz. Beim paralytischen Ileus steht eine konservative Therapie im Vordergrund. Der Patient erhält eine entsprechende Medikation und muss Nahrungskarenz (er erhält keine Nahrung) einhalten. Zum Ausgleich des Flüssigkeits- und Elektrolythaushalts erhält der Patient Infusionen über einen zentralen Venenkatheter. Wurde der paralytische Ileus durch einen Mesenterialinfarkt oder eine Peritonitis verursacht, muss auch hier operiert werden.

24.3.9 Divertikulose

Definition Bei einer Divertikulose handelt es sich um Ausstülpungen der Dickdarmschleimhaut.

Besonderheiten alte Menschen Dickdarmdivertikel sind im Alter sehr häufig, sie sind bei 30–40 % der 70-Jährigen nachweisbar („Altersrunzeln des Darmes").

Ursachen
Eine Divertikulose wird durch die Bindegewebsschwäche im Alter bedingt und durch ballaststoffarme Kost, Fettleibigkeit (Adipositas), Flüssigkeitsmangel und Verstopfung (Obstipation) begünstigt.

Symptome
Divertikel verursachen erst bei Komplikationen Beschwerden und werden oft rein zufällig im Rahmen einer Koloskopie oder eines Kontrastmitteleinlaufs entdeckt. Komplikationen sind:
- **Divertikulitis**: Die Divertikelentzündung entwickelt sich infolge eines Kotstaus in den Divertikeln. Die Patienten beklagen plötzlich linksseitige Unterbauchschmerzen, eventuell mit Fieber, Übelkeit und Erbrechen.
- **Divertikelblutung**: Es kann zur massiven Darmblutung mit der Gefahr des Volumenmangelschocks kommen.
- **Narbige Verengung** (Stenose): Treten die Entzündungen der Divertikel wiederholt auf, kann dies zu narbigen Einengungen des Darmabschnitts führen.
- **Durchbruch** (Perforation): Der Divertikel durchbricht die Darmwand, durch den Austritt von Kot in den Bauchraum entwickelt sich rasch eine Bauchfellentzündung (Peritonitis).
- **Fistelbildung**: Es bilden sich Verbindungsgänge (Fisteln) zu benachbarten Organen (Blase, Vagina).

Therapie
Die Komplikationen der Divertikulose werden behandelt. Die Divertikulitis heilt unter Nahrungskarenz, lokaler Eisbehandlung und Medikamenten meist ab. Kommt es zu einer Divertikelblutung, Verengung oder Perforation oder bilden sich Fisteln, sind operative Maßnahmen erforderlich.

24.3.10 Dickdarmkrebs (Kolorektales Karzinom)

Definition Dickdarmkrebs ist ein maligner Tumor des Mastdarms. Das kolorektale Karzinom ist bei Männern und Frauen der dritthäufigste bösartige Tumor.

Ursachen
Circa 6 % der Dickdarmkarzinome entstehen aufgrund genetischer Defekte (Gerlach 2006). Auch Risikofaktoren sind erkennbar, denn das Karzinom kommt gehäuft in westlichen Industrieländern, in denen fett- und fleischreich gegessen wird, vor. Manche Dickdarmerkrankungen (z. B. Colitis ulcerosa) begünstigen die Entstehung.

Merke Der Altersgipfel des Dickdarmkarzinoms liegt zwischen dem 50. und 70. Lebensjahr.

Symptome
Im Frühstadium fehlen häufig deutliche Symptome. Ein Wechsel zwischen Durchfällen (Diarrhö) und Verstopfung (Obstipation) wird von den Betroffenen häufig nicht ernst genommen. In späteren Stadien treten folgende Symptome auf:
- Blutungen, schmerzhafter Stuhldrang (Tenesmen)
- Gewichtsverlust, Anämie
- unwillkürlicher Abgang von Stuhl und Winden

Das Dickdarmkarzinom bildet bevorzugt Tochtergeschwülste (metastasiert) in angrenzende Lymphknoten, Leber, Skelett und Lunge.

Merke Auf ein verengendes Tumorwachstum deuten sogenannte „Bleistiftstühle" hin.

KURZFASSUNG

24.3.9 Divertikulose

Definition

Besonderheiten alte Menschen

Ursachen
Ursache ist die altersbedingte Bindegewebsschwäche.

Symptome
Divertikel verursachen erst bei Komplikationen Beschwerden. Komplikationen sind:
- Divertikulitis
- Divertikelblutung
- narbige Verengung
- Durchbruch
- Fistelbildung

Therapie
Eine Divertikulose wird abhängig von den auftretenden Komplikationen behandelt.

24.3.10 Dickdarmkrebs (Kolorektales Karzinom)

Definition

Ursachen
Dickdarmkarzinome kommen gehäuft in westlichen Industrieländern, in denen fett- und fleischreich gegessen wird, vor.

Merke

Symptome
Frühsymptome fehlen meist. Es kann zu einem Wechsel zwischen Durchfall und Verstopfung kommen. Im späten Stadium treten u. a. auf:
- Blutungen
- schmerzhafter Stuhlgang
- Gewichtsverlust
- Anämie

Merke

Therapie

Operative Verfahren werden meist um Chemo- und/oder Strahlentherapie ergänzt.
Kann nicht operiert werden, steht die Schmerzlinderung im Vordergrund.

Pflege von Menschen mit Dickdarmkarzinom

Die Therapiemaßnahmen sind für den Patienten eine große **psychische** und **physische Belastung**.
Schwerpunkte der pflegerischen Betreuung sind:
- Stomatherapie
- postoperative Lagerung
- Wundkontrolle
- Überwachung der Darmtätigkeit
- Nahrungsaufbau

Therapie

Sie erfolgt entweder **operativ** mit zusätzlicher **Chemo-** und/oder **Strahlentherapie** oder **schmerzlindernd** (palliativ). Bei den operativen Verfahren wird der tumoröse Dickdarmabschnitt mit einem Sicherheitsabstand im gesunden Gewebe entfernt. Bei einem tief sitzenden Rektumkarzinom muss der Schließmuskel entfernt werden, es wird ein künstlicher Darmausgang (Enterostoma) angelegt.

Sind Dickdarmkarzinome nicht operierbar, kann eine Umgehungsoperation durchgeführt werden, um einen mechanischen Ileus zu verhindern und die Darmpassage zu erhalten. Mittels Laser- oder Strahlentherapie soll die tumorbedingte Verengung vorübergehend beseitigt werden. Der Patient wird in der Regel nach einer großen Darmoperation während der ersten 1–2 Tage auf einer Intensivstation überwacht.

Pflege von Menschen mit Dickdarmkarzinom

Die **Therapiemaßnahmen** bei Dickdarmkarzinomen mit der Entfernung von Darmabschnitten stellen immer eine **große psychische** und **physische Belastung** für den **Patienten** dar. Nach der Operation folgt häufig eine Chemotherapie, die zur weiteren Schwächung führt.
Ob die Therapie erfolgreich war, kann erst nach mehrmaligen, regelmäßigen Kontrolluntersuchungen festgestellt werden.

Stomatherapie. Falls feststeht, dass ein Enterostoma (künstlicher Darmausgang) angelegt werden muss, ist es sinnvoll, bereits vor der Operation einen Stomatherapeuten hinzuzuziehen.

Postoperative Lagerung. Wie nach allen Baucheingriffen sollte auch hier die Lagerung bauchdeckenentspannend erfolgen (**Abb. 24.6**). Dies kann entweder mit einem entsprechend verstellbaren Bett oder einer Knierolle erreicht werden.

Abb. 24.6 ▶ Eine bauchdeckenentspannende Lagerung kann durch verschiedene Lagerungstechniken erreicht werden.

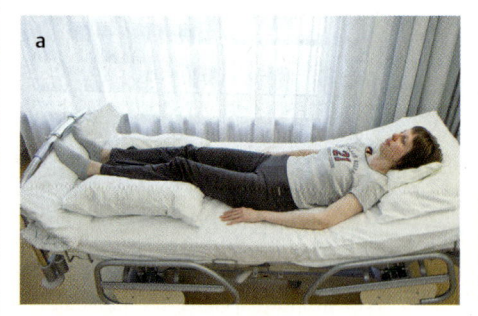

a Durch Lagerungskissen unter den Unterschenkeln werden die Knie leicht angewinkelt.

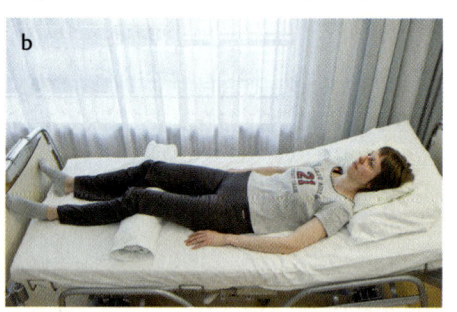

b Eine Knierolle führt ebenfalls zu angewinkelten Knien und einer Bauchdeckenentspannung.

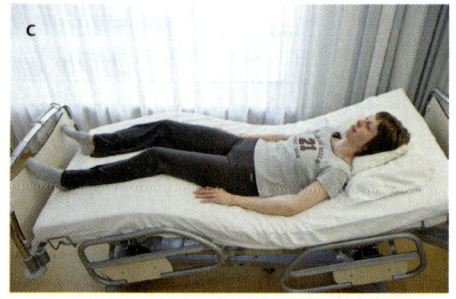

c Ist das Fußteil des Bettes verstellbar, kann die Knieanwinkelung auch dadurch erreicht werden.

Wunde. Die Bauchwunde wird beobachtet. Ein Wechsel des Verbands erfolgt, wenn dieser durchgeblutet ist, durch die Pflegefachkraft. Diese überwacht und versorgt auch die liegenden Drainagen und die Magensonde.

Darmtätigkeit. Postoperativ muss auf das Einsetzen der Darmfunktion geachtet werden, dies kann sich bis zum 5.– 7. Tag hinziehen. Eine wieder einsetzende Darmperistaltik zeigt sich durch Darmgeräusche und abgehende Blähungen. Sind keine Darmgeräusche feststellbar oder klagt der Patient über Übelkeit und Erbrechen, ist der Arzt zu informieren.

Merke Nach Operationen am Rektum dürfen bis zum Abheilen der Wunden keine Manipulationen am Enddarm, vorgenommen werden, z. B. rektale Temperaturmessung, das Einführen eines Darmrohrs oder Einläufe (Klistier). Auch Zäpfchen (Suppositorien) dürfen nicht verabreicht werden.

Ernährung. Mit dem Kostaufbau kann erst begonnen werden, wenn die operativ hergestellten Verbindungen (Anastomosen) geheilt und belastbar sind und die Darmtätigkeit wieder eingesetzt hat. In dieser Zeit (5–7 Tage) wird der Patient parenteral ernährt, das heißt, der Magen-Darm-Trakt wird umgangen, der Patient wird über Infusionen ernährt. Anschließend beginnt der Kostaufbau:
- zwischen dem 4. und 6. Tag: schluckweise Tee
- bei guter Verträglichkeit: Testmahlzeit, bestehend aus Haferschleim, Zwieback oder Gemüsebrühe
- leicht verdauliche Kohlenhydrate wie gekochtes Obst oder nicht blähendes gegartes Gemüse,
- langsam steigernd Eiweiße und Fette
- ab 11. postoperativen Tag: leichte Vollkost

Pflege von Menschen mit Stomaanlage

Definition Als Stoma oder Stomie werden operativ geschaffene offene Verbindungen zwischen einem inneren Hohlorgan und der äußeren Haut bezeichnet. Sie dienen der Ableitung von Stuhl und Harn.

Je nach medizinischer Indikation sind folgende Stomaanlagen möglich (**Abb. 24.7**):
- Sigmoidostomie – Ausleitung aus dem Sigma
- Transversostomie – Ausleitung aus dem querverlaufenden Dickdarm
- Zökostomie – Ausleitung aus dem Zökum
- Ileostomie – Ausleitung aus dem Dünndarm
- Urostoma – Ausleitung aus dem harnableitenden System

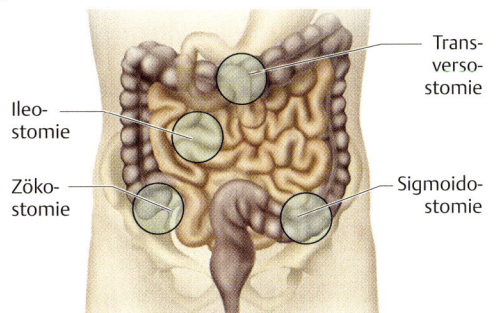

Abb. 24.7 ▶ Verschiedene Lokalisationen einer Stomaanlage.

Ausscheidung
Die Ausscheidungskonsistenz und -häufigkeit ist abhängig von der Lage des Stomas:
- **Dickdarmstoma**: Je mehr Dickdarm erhalten bleiben konnte, desto fester und blähungsreicher ist die Ausscheidung.
- **Dünndarmstoma**: Bei einer Ileostomie (Dünndarmstoma) ist der Stuhl flüssig und sehr aggressiv.

Stomaversorgung
Vorbereitung und Materialien. Zur Vorbereitung des Beutelwechsels gehören die Information des Patienten und das Herrichten der benötigten Materialien (**Abb. 24.8**). Moderne Stomabeutel sind geruchsdicht und haften gut auf der Haut. Sie bestehen aus dem eigentlichen Beutel und dem Haftmaterial, das heute fast ausschließlich hautschützende Eigenschaften hat. Es gibt:
- **einteilige Systeme**: Dabei sind Haftmaterial und Beutel miteinander verbunden.
- **zweiteilige Systeme**: Diese bestehen aus einer Basisplatte und einem separaten Beutel, der direkt auf die Basisplatte aufgerastet oder aufgeklebt wird.

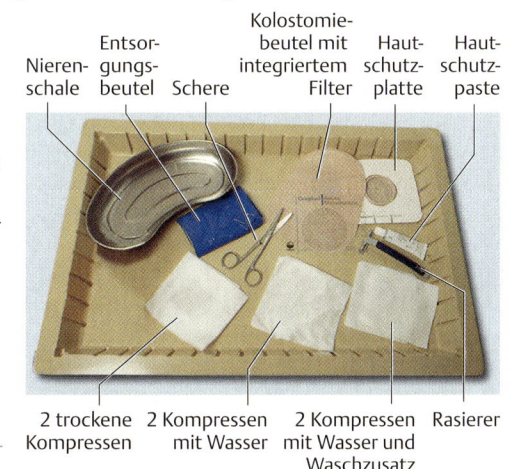

Abb. 24.8 ▶ Materialien zur Stomaversorgung.

Reinigung. Die Reinigung erfolgt unter hautschonenden Prinzipien nur mit Wasser und einer milden Waschlotion. Diese sollte unparfümiert, pH-hautneutral, ohne Konservierungsstoffe und nicht rückfettend sein. Verwendet werden Einmalkompressen oder Einmalwaschlappen. Die Wischrichtung ist bei einem Darmstoma von außen nach innen. Die umgebende Haut wird vorsichtig abgetrocknet.

Rasur. Bei Bedarf werden die Haare neben dem Austrittsbereich mit einem Rasierer entfernt. Es dürfen keine Haarentfernungsmittel benutzt werden.

Anpassen der Stomaplatte. Die Ausscheidung darf nicht mit der Haut in Berührung kommen, weil sie zu Hautschädigungen führen kann. Deshalb wird die Größe der Stomaöffnung mit einer Schablone ermittelt und die Öffnung der Stomaplatte entsprechend angepasst. Bei ovalen Anlagen müssen Sie sich eine Schablone erstellen.

Besonderheiten Kinder Ein Beutelwechsel oder die Leerung erfolgt bei Säuglingen alle 4–6 Stunden, bei größeren Kindern nach Stuhlabgang.

Wechselintervalle. Das Stomaversorgungssystem wird nach individuellen Kriterien gewechselt, spätestens jedoch nach 5 Tagen, wenn
- der Stomabeutel undicht ist,
- die Haftfläche von der Ausscheidung unterwandert wurde,
- der Filter Geruch durchlässt oder

- eine Medikamentenapplikation notwendig ist.

Den Ablauf der Stomaversorgung zeigt **Abb. 24.9**.

Merke Wird eine medikamentöse Behandlung der Haut erforderlich, muss das Medikament fettfrei sein und entsprechend häufig angewendet werden (z. B. bei Mykosen mindestens zweimal täglich auftragen).

Merke

Gesundheitsberatung
Selbstständigkeit ist auch hier groß geschrieben. Deshalb sind eine frühzeitige Beratung, Information und Schulung sehr wichtig.

Gesundheitsberatung
Je früher dem Betroffenen der Umgang mit seinem Stoma gezeigt wird, umso schneller erlangt er seine Selbstständigkeit zurück. Ein wichtiger Beratungsaspekt ist die sorgfältige Hautpflege. Der Patient wird darüber informiert, dass verschiedene Hautschutz-, Reinigungsprodukte und weiteres Zubehör zur Verfügung stehen, z.B. Hautschutzringe, Hautschutzpaste, Modellierstreifen, Barrierecreme, Pflasterlöser, Deodorantien, Gürtel, Stanzette oder Ausschneidhilfen. Je nach Verträglichkeit und nach Rücksprache mit dem Stomatherapeuten kann er diese Produkte anwenden.

Abb. 24.9 ▶ Die Fotoserie zeigt das korrekte Vorgehen bei der Versorgung eines Stomas.

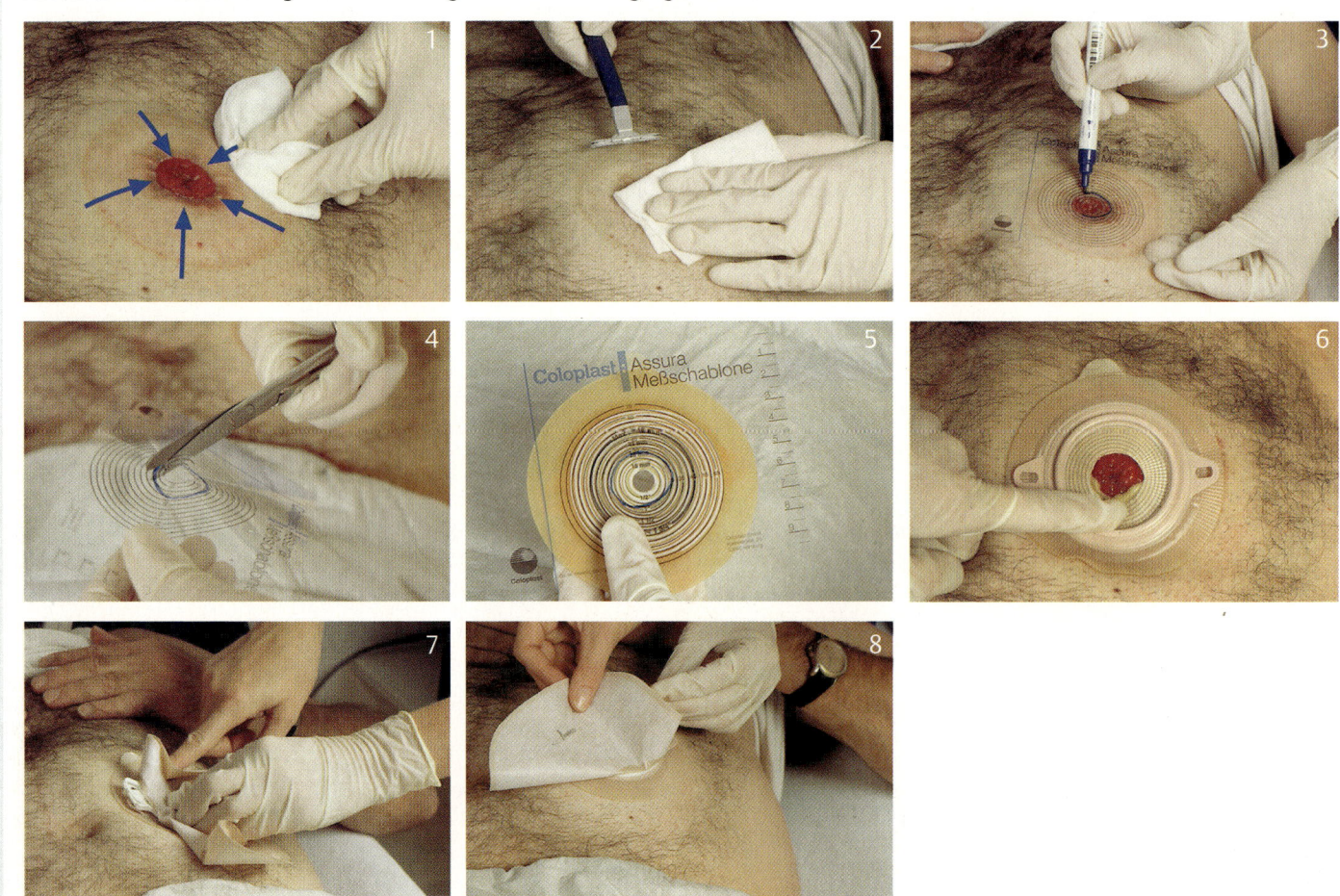

1 Die Haut wird von außen nach innen gereinigt. **2** Das Stoma wird mit einer Kompresse abgedeckt und der Bereich um das Stoma herum vorsichtig von innen nach außen rasiert. **3** Die Größe des Stomas für die Versorgung wird mithilfe einer Schablone festgestellt. **4** Die Schablonenöffnung wird wie erforderlich ausgeschnitten und **5** anschließend wird die Öffnung auf die Hautschutzplatte übertragen. **6** Wenn nötig wird die Hautschutzplatte mit Paste versehen, um das Stoma anzubringen. **7** Sitzt die Hautschutzplatte fest, wird der Beutel angebracht. **8** Durch leichtes Anheben wird abschließend der korrekte Sitz überprüft.

Merke

Merke Entzündete Hautpartien stellen für den Stomaträger einen maximalen Belastungsfaktor dar. Denn durch die Entzündung ist nicht sicher, dass das Versorgungssystem genug abdichtet.

> **Praxistipp** Muss ein Patient mit einer Stomaanlage eine spezielle Diät einhalten?
>
> Eine spezielle Diät für Stomaträger gibt es nicht. Es lassen sich jedoch ein paar Grundregeln aufstellen, die beachtet werden sollten:
> - mehrere kleine Mahlzeiten
> - in Ruhe essen und gut kauen
> - unverträgliche und stark geruchserzeugende Nahrungsmittel vermeiden (z. B. blähende Nahrungsmittel, Knoblauch)
> - die Kostform den geplanten Aktivitäten anpassen (z. B. vor dem Theaterbesuch kein Sauerkraut essen)
> - Ileostomieträger sollten der Gefahr einer Stomablockade (Abflussstörung), bedingt durch schlecht gekaute, faserhaltige Kost (z. B. Orange, Nüsse, Spargel), vorbeugen

24.3.11 Hämorrhoiden

Definition Hämorrhoiden sind Erweiterungen des arteriovenösen Gefäßgeflechts in der Submukosa des Analkanals.

Ursachen

Neben einer familiären Veranlagung (z. B. Bindegewebsschwäche) gelten folgende Faktoren als begünstigend:
- chronische Verstopfung (Obstipation)
- Entzündungen im Analbereich
- Schwangerschaft
- Bewegungsmangel
- Übergewicht

Symptome

- **Stadium I**: Die Hämorrhoiden sind nicht sichtbar und verursachen keine Schmerzen. Anzeichen sind gelegentliches Jucken und Blutauflagerungen auf dem Stuhl.
- **Stadium II**: Die Knoten nehmen an Größe zu, treten beim Stuhlgang (Defäkation) hervor (prolabieren) und verursachen Schmerzen. Nach dem Stuhlgang rutschen sie in den Analkanal zurück.
- **Stadium III**: Der Hämorrhoidalvorfall (Prolaps) bleibt bestehen, sie können jedoch mit dem Finger wieder zurückgeschoben werden. Im Sitzen und beim Stuhlgang besteht ein Brennen und starke Schmerzen.
- **Stadium IV**: Die Hämorrhoidalknoten sind permanent vorgewölbt und können nicht mehr zurückgeschoben werden. Es bestehen heftige Schmerzen.

Therapie

Im Frühstadium ist meist eine konservative Therapie ausreichend. Salben, Zäpfchen und kalt-feuchte Umschläge lindern Beschwerden wie Juckreiz und Schmerzen. Ein Veröden der Hämorrhoiden bietet sich in Stadium I und II an. Nach der Verödung kommt es zu einer narbigen Umwandlung und Rückbildung der Knoten. Eine Operation ist im Stadium III und IV angezeigt.

Merke Eine sorgfältige Analreinigung mithilfe von Sitz- und Duschbädern, vor allem nach dem Stuhlgang, verringern Beschwerden wie Juckreiz, Brennen und Schmerzen.

24.3.12 Leberzirrhose

Definition Leberzirrhose ist eine chronische Erkrankung, bei der das Lebergewebe in Narben und Bindegewebe umgebaut wird. Dieser Umbau ist nicht wieder rückgängig zu machen (irreversibel).

Ursachen

Die häufigsten Ursachen sind:
- zu circa 50 % chronischer Alkoholabusus,
- zu circa 40 % Spätfolge der chronischen Virushepatitis (B, C, D),

Weitere Ursachen sind lang anhaltender Gallestau, Leberstauung durch Herzinsuffizienz, Autoimmunhepatitis, lebertoxisch wirkende Medikamente und Chemikalien.

Symptome

Es kommt zur **körperlichen** und **geistigen Leistungsminderung**, **Müdigkeit** sowie **Druck-** und **Völlegefühl** verbunden mit Appetitlosigkeit. Da die gegengeschlechtlichen Hormone (Östrogen und Testosteron) in der Leber nicht abgebaut werden, kommt es zu folgenden **hormonellen Störungen**:
- Gynäkomastie (verstärkte Brustbildung beim Mann)
- Hodenschwund (Atrophie), Potenzstörungen
- Verlust der Achsel- und Schambehaarung
- Bauchglatze
- Menstruationsstörungen, Libidoverlust

Es zeigen sich typische Leberhautzeichen (**Abb. 24.10**).

Abb. 24.10 ▶ Leberhautzeichen.

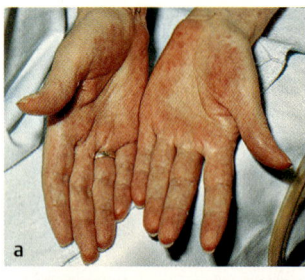

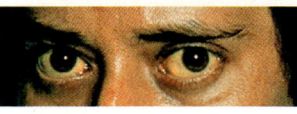

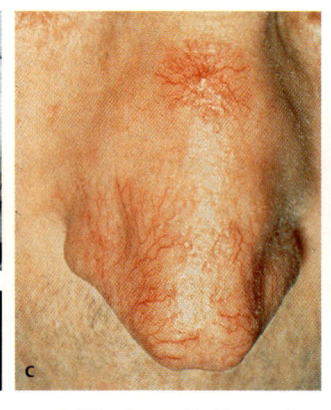

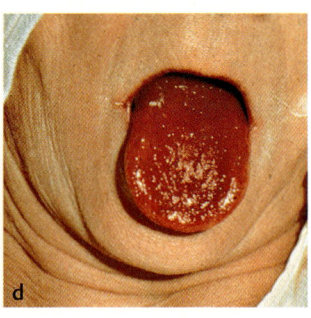

a Palmaerythem.
b Gelbsucht der Lederhaut des Auges.
c Gefäßspinnen (Spider navi).
d Lackzunge.

Besonderheiten alte Menschen Im Alter verläuft eine Hepatitis oft schwerer als in jungen Jahren.

Therapie

Die **einzig heilende** (kurative) **Therapie** der Leberzirrhose ist die **Lebertransplantation**. Sie wird jedoch nur in Einzelfällen durchgeführt. Die Hauptziele der konservativen Therapie sind die Linderung der Symptome und das Ausschalten Leber schädigender Faktoren.
Eine weitere wichtige Aufgabe ist die Behandlung der Komplikationen der Leberzirrhose. Mögliche Komplikationen sind
- Pfortaderhochdruck mit Bauchwassersucht (Aszites) und Krampfadern in der Speiseröhre (Ösophagusvarizen),
- hepatorenales Syndrom, welches sich durch eine Niereninsuffizienz zeigt,
- hepatische Enzephalopathie mit psychischen und neurologischen Funktionsausfällen bis hin zum Leberkoma,
- Leberzellkarzinom.

24.3.13 Gallensteine

Definition Gallensteine sind feste Gebilde (Konkremente) im Gallengangsystem oder in der Gallenblase.

Ursachen

In 80 % der Fälle entstehen Gallensteine aus **Cholesterin** oder Mischformen aus Bilirubin und Cholesterin. Zunächst bilden sich Kristalle, die im Laufe der Zeit zu Steinen heranwachsen.

Risikofaktoren.
- Veranlagung (erbliche Disposition)
- Fettsucht (Adipositas)
- Alter (je älter desto höher das Risiko)
- fettreiche, ballaststoffarme Ernährung, Fastenkuren, Ernährung unter Umgehung der Verdauungsorgane (parenterale Ernährung), Cholesteringehalt im Blut ist erhöht (Hypercholesterinämie)

- Diabetes mellitus
- Geschlecht (weiblich : männlich = 3 : 1, zusätzliches Risiko bei Schwangerschaft)

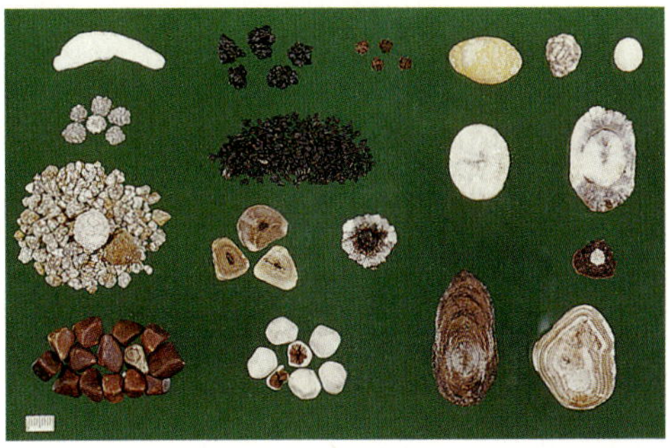

Abb. 24.11 ▶ Sammelsurium einiger Gallensteine von verschiedenen Patienten (aus Paetz 2009).

Symptome

Circa 70 – 80 % der Patienten sind Träger sogenannter „stummer" Steine, die keine Beschwerden verursachen. Die Steine werden oft zufällig im Rahmen einer Ultraschalluntersuchung entdeckt. Gallensteinbeschwerden äußern sich durch
- Druck- und/oder Völlegefühl im rechten Oberbauch,
- Fettunverträglichkeit und
- Blähungen.

Diese unspezifischen Beschwerden können sich bis zu heftigen **Gallenkoliken** steigern:
- anfallsartige, heftige Schmerzen im rechten Oberbauch, die in die rechte Schulter und zwischen die Schulterblätter ausstrahlen
- Schweißausbrüche
- Kreislaufregulationsstörungen
- ggf. sehr heller lehmfarbener bis „kalkweißer" (acholischer) Stuhl und bierbrauner Urin

Therapie

Bei „stummen" Gallensteinen muss keine Therapie erfolgen. Anderenfalls erfordern alle symptomatischen Gallensteine eine Therapie. Zu den konservativen Behandlungsverfahren gehören die **medikamentöse Steinauflösung** und die **extrakorporale Stoßwellenlithotrypsie** (ESWL), die nur bei kleinen Steinen möglich ist. Akute Gallenkoliken werden medikamentös behandelt. Der Patient wird ausschließlich parenteral, unter Umgehung des Magen-Darm-Kanals, ernährt. Nach Abklingen der Symptome erfolgt die Steinentfernung endoskopisch oder offen chirurgisch, ggf. wird die Gallenblase entfernt (Cholezystektomie).

24.3.14 Bauchspeicheldrüsenentzündung (Akute Pankreatitis)

Definition Die akute Pankreatitis ist eine akute Entzündung der Bauchspeicheldrüse (Pankreas) mit der Gefahr der „Selbstandauung" des Organs.

Ursachen

80 % der Fälle sind durch **Alkoholabusus** oder Gallensteine ausgelöst. Andere Ursachen sind Infektionen, Verletzungen oder Medikamente. In 10–20 % der Fälle bleibt die Ursache ungeklärt.

Symptome

Die Krankheit setzt **akut** ein:
- starke, gürtelförmige Oberbauchschmerzen
- Übelkeit und Erbrechen
- geblähter, „gummiartiger" Bauch
- eventuell Gelbfärbung der Haut und Schleimhaut (Ikterus)
- die starken Schmerzen führen häufig zum paralytischen Ileus (s. S. 453)
- eventuell bestehen Schockzeichen

Die Pankreatitis kann **lebensgefährlich** sein, denn es kann zum Kreislaufschock oder zur Blutvergiftung (Sepsis) kommen.

Therapie

Bereits bei Verdacht auf Pankreatitis ist eine stationäre Einweisung unerlässlich, nicht selten erfolgt eine **intensivmedizinische Betreuung**. Neben der **Therapie der Grundkrankheit** stehen bis zur Besserung der Laborwerte Bettruhe, absolute **Nahrungskarenz** und parenterale Ernährung (Ernährung über Infusionstherapie) im Vordergrund. Begleitend erfolgt eine **medikamentöse Therapie**. Ggf. muss operiert werden.

Symptome

Bei einem Großteil der Patienten werden Gallensteine zufällig entdeckt. Symptome können sein:
- Druck- und/oder Völlegefühl
- Fettunverträglichkeit
- Blähungen

Diese unspezifischen Beschwerden können sich bis zu heftigen Gallenkoliken steigern, die gekennzeichnet sind durch heftige Oberbauchschmerzen, Schweißausbrüche, Kreislaufregulationsstörungen, ggf. heller Stuhl und dunkler Urin.

Therapie

„Stumme" Gallensteine erfordern keine Therapie.
Kommt es zu Beschwerden, werden die Steine medikamentös aufgelöst, durch Stoßwellen zertrümmert oder operativ entfernt.

24.3.14 Bauchspeicheldrüsenentzündung (Akute Pankreatitis)

Definition

Ursachen

Ursache ist meist ein Alkoholabusus oder Gallensteine.

Symptome

Die Symptome beginnen plötzlich:
- starke, gürtelförmige Oberbauchschmerzen
- Übelkeit und Erbrechen
- geblähter, „gummiartiger" Bauch
- evtl. Gelbfärbung der Haut (Ikterus)

Da Lebensgefahr besteht, müssen sofort Maßnahmen ergriffen werden.

Therapie

Eine stationäre Einweisung ist unerlässlich. Die Patienten werden meist intensivmedizinisch betreut.

24.3.15 Hernien

Definition Hernien (Bauchwandbrüche) sind sackartige, pathologische Ausstülpungen des Bauchfells (Peritoneum). Dabei treten Eingeweide oder Weichteile an die Oberfläche.

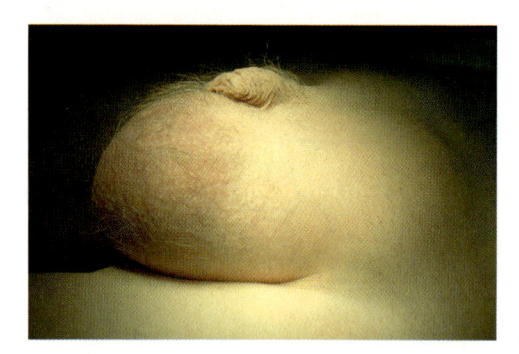

Ursachen
Angeborene Hernien entstehen, wenn die **Bauchdecke** nicht **vollständig verschlossen** wird.

Abb. 24.12 ▶ Leistenhernie.

Erworbene Hernien werden durch eine anlagebedingte **Bindegewebsschwäche** bedingt. Sie kann auch Folge einer Operation oder eines chronisch erhöhten intraabdominellen Drucks sein, z. B. bei Adipositas, schwerer körperlicher Arbeit oder in der Schwangerschaft.
Hernien können an verschiedenen Stellen entstehen, z. B. in der Leiste (Leistenhernie), bei Narben (Narbenhernie), zwischen Schwertfortsatz und Nabel (Hiatushernie).

Symptome
Unkomplizierte Hernien bestehen häufig schon unbemerkt über längere Zeit und sind oft ein Zufallsbefund während einer allgemeinen körperlichen Untersuchung. Die Patienten zeigen folgende Symptome:
- leichte ziehende Schmerzen bei Bewegung und körperlicher Belastung
- Verdauungsstörungen und leichte Schmerzen bei der Stuhlausscheidung
- sichtbare oder tastbare Schwellung, die sich zurück drücken lässt
- stärkeres Hervortreten der Schwellung bei Husten oder Niesen

Therapie
Die Therapie der Wahl ist die **Operation**.

24.4 Untersuchungen des Harnsystems

Hinweise auf eine Nierenerkrankung liefern neben der **Anamnese** und den **Blut-** und **Urinwerten**, folgende **Untersuchungen**.

Nierenpalpation. Dabei liegt der Patient entspannt auf dem Rücken. Der Arzt versucht mit beiden Händen, die Nieren in der Lendengegend bzw. unter dem rechten oder linken Rippenbogen mit den Fingerspitzen zu ertasten (**Abb. 24.13**).

Abb. 24.13 ▶ Palpation der rechten Niere.

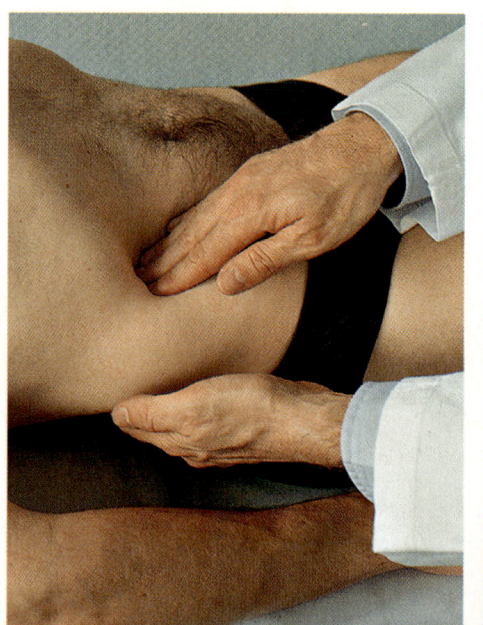

Abb. 24.14 ▶ Perkussion der rechten Niere.

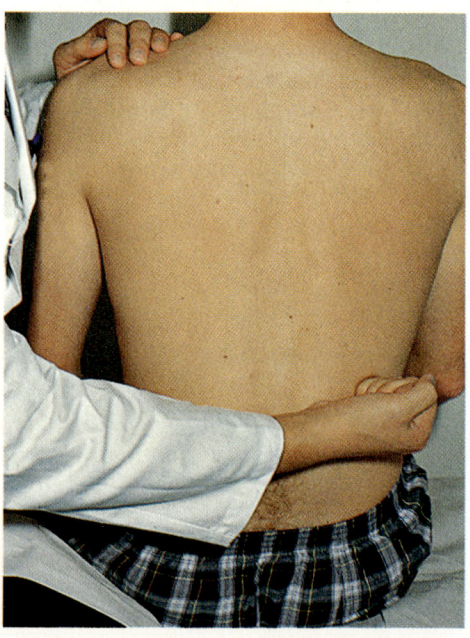

Palpation der Blase. Das Ertasten der Blase ist nur möglich, wenn diese gefüllt ist. Dazu werden beide Hände flach auf den Unterbauch gelegt. Während man die Fingerspitzen langsam Richtung Bauchnabel bewegt, kann man den Oberrand der Blase ertasten.

Nierenperkussion. Dabei handelt es sich um eine Klopfuntersuchung. Der Patient sitzt und der Untersucher klopft mit der Faust von hinten auf die Nierengegend (**Abb. 24.14**).

Blasenperkussion. Dabei werden zwei Finger auf die Blase gelegt. Während der Untersucher mit den Fingern Richtung Nabel wandert, klopft er mit dem Zeigefinger der anderen Hand auf die Finger. Der Blasenoberrand ist an einem veränderten Klopfschall erkennbar.

Ultraschalldiagnostik. Dabei wird die zu untersuchende Region mit reichlich schallleitendem Gleitmittel versorgt und der betreffende Schallkopf in verschiedenen Ebenen aufgesetzt. Die von dem Schallkopf ausgesendeten, hochfrequenten Schallwellen werden an den Grenzflächen der Organe reflektiert und auf einem Monitor sichtbar gemacht. Die Nieren beispielsweise lassen sich in Rückenlage des Patienten von der Flanke oder von vorne darstellen.

Röntgenuntersuchung/Urogramm. Mit der Abdomenübersichtsaufnahme und dem Urogramm, der intravenösen Kontrastmittelfüllung der Harnwege, lassen sich die ableitenden Harnwege röntgenologisch darstellen.

Ureterorenoskopie. Bei der Untersuchung handelt es um ein endoskopisches Verfahren, mit dem sowohl Harnleiter als auch das Nierenbecken mit einem Instrument (Ureterorenoskop) untersucht werden können. Die Untersuchung wird unter Vollnarkose oder Spinalanästhesie durchgeführt.

Urodynamische Untersuchungen. Als urodynamische Untersuchungen bezeichnet man in der Urologie (Wissenschaft der Erkrankungen der Harnorgane) Druck- und Flussmessungen sowie die Aufzeichnung von Muskelströmen wie Harnflussmessung (Uroflowmetrie), Blasendruckmessung (Zystometrie), Messung der Muskelströme des Blasenbodens (Elektromyografie).

Urethrozystoskopie. Dabei können mithilfe eines flexiblen Instruments unter Direktsicht die Harnröhre und Blase begutachtet werden. Die Untersuchung kann in lokaler Harnröhrenanästhesie, in Prämedikation oder Kurznarkose durchgeführt werden.

24.5 Häufige Krankheiten des Harnsystems

24.5.1 Harnwegsinfektionen

Definition Bei einer Harnwegsinfektion (HWI) sind die ableitenden Harnwege durch Besiedelung mit Erregern entzündet.

Formen und Ursachen

Harnwegsinfektionen werden in **Infektionen** der **oberen** und der **unteren Harnwege** eingeteilt:
- Harnröhrenentzündung (Urethritis)
- Blasenentzündung (Zystitis)
- Nierenbeckenentzündung (Pyelonephritis)

Harnwegsinfekte entstehen in der Regel durch **Bakterien**, die von außen in den Harntrakt aufsteigen. Die häufigsten Erreger sind Bakterien der **Darmflora** (Escherichia coli, Enterokokken). Selten sind **Pilze** oder **Viren** die Erreger.

Merke Die unterschiedliche Länge der Harnröhre bei Mann und Frau hat einen wesentlichen Einfluss auf die Neigung zu einem Harnwegsinfekt. Bei Frauen haben Keime „den kürzeren Weg".

Risikofaktoren. Begleiterkrankungen des Harntrakts können Risikofaktoren für das Entstehen eines Harnwegsinfekts sein, z. B.
- Nierensteine,
- Verengung des Nierenbeckenabgangs,
- Rückfluss von Urin aus der Harnblase in die Harnleiter und Nierenbecken,
- Blasenentleerungsstörungen durch eine gutartige Vergrößerung der Vorsteherdrüse (Prostata).

Auch Erkrankungen können eine Harnwegsinfektion begünstigen, z. B. Immobilität (z. B. Querschnitt-Syndrom), Diabetes mellitus, allgemeine Abwehrschwäche (z. B. HIV, Immunsuppression durch Chemotherapie oder nach Transplantation) sowie Schwangerschaft.

Merke Fremdkörper (z. B. Blasenkatheter) erhöhen das Risiko für eine Keimbesiedlung des Harntrakts.

KURZFASSUNG

Palpation der Blase: Ertasten der gefüllten Blase

Nierenperkussion: Klopfuntersuchung der Niere (**Abb. 24.14**)

Blasenperkussion: Klopfuntersuchung der Blase

Ultraschall: Darstellung durch reflektierte Schallwellen

Urogramm: Darstellung ableitende Harnwege mit Kontrastmittel

Ureterorenoskopie: endoskopische Untersuchung Harnleiter und Nierenbecken

Urodynamische Untersuchungen: Druck- und Flussmessungen

Urethrozytoskopie: endoskopische Untersuchung Harnröhre und Blase

24.5 Häufige Krankheiten des Harnsystems

24.5.1 Harnwegsinfektionen

Definition

Formen und Ursachen

Formen:
- Harnröhrenentzündung (Urethritis)
- Blasenentzündung (Zystitis)
- Nierenbeckenentzündung (Pyelonephritis)

Meist lösen Bakterien die Erkrankung aus.

Merke

Risikofaktoren:
- Nierensteine
- Verengung des Nierenbeckenabgangs
- Rückfluss von Urin aus der Harnblase in die Harnleiter und Nierenbecken
- Blasenentleerungsstörungen

Merke

Symptome

Harnwegsinfektionen zeigen meist eine **Kombination** mehrerer Symptome z. B.
- **Missempfinden beim Wasserlassen** (Dysurie),
- **Schmerzen beim Wasserlassen** (Algurie),
- **häufiger Harndrang** mit geringen Urinportionen (Pollakisurie),
- **starker Harndrang** ggf. mit Urinverlust (imperativer Harndrang),
- **Schmerzen**, z. B. im Unterbauch oder im Rücken.

Besonderheiten Kinder Bettnässen (Enuresis) kann bei bereits „trockenen" Kindern auf eine Harnwegsinfektion hinweisen!

Je nach Lokalisation des Infekts sind die Symptome unterschiedlich:
- Harnröhrenentzündung: Ausfluss aus der Harnröhre,
- Blasenentzündung: Blut im Urin (Hämaturie), Schmerzen in der Schamgegend (suprapubische Schmerzen),
- Nierenbeckenentzündung: Fieber, Schüttelfrost, Flankenschmerzen, allgemeines Krankheitsgefühl.

Merke Fieber im Rahmen einer Harnwegsinfektion deutet meist auf eine Beteiligung der Niere hin.

Therapie

Wärme sowie **Schmerzmittel** haben eine krampflösende Wirkung. Neben der Wärme steht eine **Antibiotikagabe** an erster Stelle. Der Patient muss ausreichend **Flüssigkeit** zuführen sowie seine Blase regelmäßig und vollständig entleeren. Urinfluss und die antimikrobielle Aktivität des Urins kann das Bakterienwachstum behindern.

Praxistipp Harnwegsinfektionen durch im Krankenhaus erworbene (nosokomiale) Keime sind ein zunehmendes Problem in der Therapie und Pflege. Wie kann ich dazu beitragen, Harnwegsinfektionen zu vermeiden?

- Wichtig ist ein normaler Miktionsrhythmus, das heißt, die Miktion soll dem Tagesablauf angepasst (circa 4 – 6-mal pro Tag) entspannt erfolgen und nicht aufgeschoben werden. Auch eine ausgewogene Ernährung kann zu einem physiologischen Urin beitragen. Früchtetee und Säfte beispielsweise säuern den Urin an (Urin pH 5 – 6) und erschweren das Bakterienwachstum. Auch Preiselbeeren als Saft, Kompott oder Tablette sollen das Bakterienwachstum vermindern und das Anheften der Bakterien an das Oberflächenepithel des Harntrakts erschweren.
- Ganz besonders wichtig ist selbstverständlich die Intimhygiene:
  - Nach dem Stuhlgang: von vorn nach hinten wischen.
  - Zur Intimhygiene keine Seifen oder Duftsprays verwenden, die die normale Keimflora stören.
  - Nach jedem Geschlechtsverkehr möglichst bald Wasser lassen.
  - Natürliche Materialien bei der Intimbekleidung vorziehen.
  - Pei Patienten mit Harnableitungen wie Kathetern Intimhygiene besonders sorgfältig und hygienisch durchführen.
  - Kälte und Nässe schwächen die Abwehrkräfte und sollten vermieden werden. Badekleidung daher immer sofort nach dem Baden ausziehen.

24.5.2 Harnsteinleiden

Definition Als Harnsteinleiden (Urolithiasis) bezeichnet man die Bildung von Steinen in der Niere und/oder den ableitenden Harnwegen.

Kurzfassung (Randspalte)

Symptome
Bei Harnwegsinfektionen tritt meist ein Symptomkomplex auf: Schmerzen, Harndrang, Missempfinden beim Wasserlassen.

Besonderheiten Kinder

Weitere Symptome sind abhängig von der Lokalisation der Harnwegsinfektion.

Merke

Therapie
Es werden lokale Wärme und Antibiotika eingesetzt. Begünstigend wirken ausreichend Flüssigkeit und regelmäßige Blasenentleerung.

Praxistipp

24.5.3 Harnsteinleiden

Definition

Ursachen

Harnsteine bilden sich, wenn der Urin mit **steinbildenden Bestandteilen** übersättigt ist. Zunächst entstehen kleine Kristalle, die zu größeren festen Gebilden (Konkrementen) heranwachsen (**Abb. 24.15**), z. B. Kalziumphosphat-, Kalziumoxalat-, Harnsäure- oder Zystinsteine.
Dieser Vorgang wird durch verschiedene Faktoren beeinflusst:
- **physikalisch**, z. B. durch geringe Trinkmenge, starkes Schwitzen, Erbrechen oder Durchfall.
- **anatomisch**, z. B. durch Vernarbungen am Harnleiter, Verletzungen, eine vergrößerte Prostata.
- **metabolisch** (Stoffwechselstörungen), z. B. durch Überfunktion der Nebenschilddrüse, Knochentumoren oder Knochenbrüche.
- **bakteriologisch**, z. B. durch Stoffwechselprodukte von Bakterien während einer bakteriellen Infektion.
- **Lebensstil**, z. B. Bewegungsarmut, einseitige Ernährung mit viel tierischem Eiweiß (Purine).

Abb. 24.15 ▸ Verschiedene Harnsteine.
a sogenannter Korallenstein,
b Nierenbeckenausgussstein.

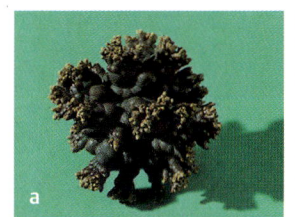

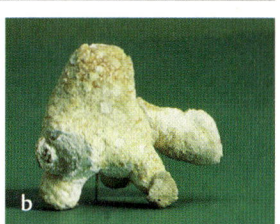

KURZFASSUNG

Ursachen

Harnsteine entstehen durch Ablagerungen im Urin. Die Steinbildung wird beeinflusst durch verschiedene Faktoren:
- geringe Trinkmenge, starkes Schwitzen, Erbrechen/Durchfall
- Vernarbungen am Harnleiter, Verletzungen, vergrößerte Prostata
- Stoffwechselstörungen, z. B. Überfunktion der Nebenschilddrüse, Knochentumoren/Knochenbrüche
- Bewegungsarmut, einseitige Ernährung mit viel tierischem Eiweiß (Purine)

Symptome

Ein Harnsteinleiden kann sowohl durch **chronische Beschwerden** als auch durch ein **akut schmerzhaftes Ereignis** – meist geprägt durch die **Kolik** – auffällig werden. Eine Harnsteinkolik bezeichnet plötzlich einsetzende, krampfartige, anfallsweise auftretende Flankenschmerzen von unterschiedlicher Dauer. Der von einer Kolik geplagte Patient ist meist unruhig und krümmt sich vor Schmerz. Je nach Lokalisation des Harnsteins strahlen die Schmerzen in andere Körperregionen aus, z. B. in den Unterbauch, oder sie verlaufen entlang des Harnleiters. Zusätzlich können folgende Symptome auftreten:
- Übelkeit/Erbrechen
- (sichtbares) Blut im Urin (Mikro- bzw. Makrohämaturie)
- Miktionsbeschwerden, z. B. schmerzhaftes, gehäuftes oder erschwertes Urinieren
- Schüttelfrost/Fieber als Zeichen einer begleitenden Nierenbeckenentzündung
- Kreislaufkollaps
- Darmverschluss (Ileus)

Aber auch bisher nicht durch eine Kolik auffällig gewordene Harnsteine können dem Patienten Beschwerden verursachen durch
- gehäufte Harnwegsinfekte,
- Blasenentleerungsstörungen,
- Inkontinenz.

Symptome

Meist führen Harnsteine erst zu Beschwerden, wenn sie in den Harnleiter übergehen. Dies äußert sich durch eine Kolik mit plötzlichen krampfartigen Schmerzen, die in den Unterbauch ausstrahlen können. Weitere Beschwerden können sein:
- Übelkeit/Erbrechen
- Blut im Urin
- Miktionsbeschwerden
- Schüttelfrost/Fieber
- Kreislaufkollaps
- Darmverschluss (Ileus)

Therapie

An erster Stelle steht die **Akuttherapie** der **Nierenkolik** (**Abb. 24.16**).
Zur eigentlichen Steintherapie stehen **konservative** und **invasive** Behandlungsverfahren zur Verfügung:
- **konservative Therapie**: Bis zu einer Größe von circa 5 – 8 mm können Harnsteine meist spontan abgehen. Folgende Maßnahmen werden ggf. medikamentös unterstützt:
  - ausreichende Schmerztherapie
  - ausreichende Flüssigkeitszufuhr (Trinkstoßtherapie)
  - ausreichende Bewegung (z. B. Treppensteigen)
- **invasive Therapie**: Für die Steinentfernung stehen verschiedene Methoden zur Verfügung:
  - Harnleiterschienung
  - Extrakorporale Stoßwellenlithotrypsie (ESWL)
  - Ureterorenoskopie
  - Perkutane Nephrolitholapaxie (PCNL)
  - offene Schnittoperation (selten)

Abb. 24.16 ▸ Harnsteinaustreibung und Schmerzbekämpfung sind zentrale Therapiemaßnahmen bei akuter Nierenkolik.

Therapie

Die Akuttherapie steht an erster Stelle (**Abb. 24.16**).
Anschließend werden die Steine konservativ oder operativ beseitigt.

Besonderheiten alte Menschen

Besonderheiten alte Menschen Bei älteren Patienten, die ihre Trinkmenge nicht ausreichend steigern können, ist häufig eine Infusionstherapie notwendig. Nur so ist eine konservative Trinkstoßtherapie möglich.

24.5.3 Glomerulonephritis

Definition Die Glomerulonephritis ist eine Entzündung der Nierenkörperchen mit Gefahr der Niereninsuffizienz.

Besonderheiten Kinder Bei Jugendlichen kann eine akute Glomerulonephritis Tage oder Wochen nach einer Streptokokkenangina auftreten.

Besonderheiten alte Menschen Bei alten Menschen entwickelt sich das Krankheitsbild eher im Rahmen rheumatoider Erkrankungen.

Ursachen

In den meisten Fällen ist die Ursache der Glomerulonephritis nicht bekannt, man vermutet Autoimmunerkrankungen (überschießende Reaktion des Immunsystems gegen körpereigenes Gewebe).

Symptome

Bei der akuten Glomerulonephritis kommt es plötzlich zu **Wassereinlagerungen** (Ödemen), besonders in der Gesichtsregion, in ausgeprägten Fällen zu Bauchwassersucht (Aszites), Pleuraergüssen oder Lungenödem. Die Patienten beklagen leichtes Fieber, ein generelles Krankheitsgefühl und Schmerzen in der Nierengegend. Die chronische Glomerulonephritis dagegen wird nicht selten zufällig im Rahmen einer Urinuntersuchung, eines neu aufgetretenen Bluthochdrucks oder bei Wassereinlagerungen unklarer Ursache entdeckt.

> **Praxistipp** Woran kann ich erkennen, ob es sich bei einer Schwellung um Ödeme (Wasseransammlungen) handelt?
>
> Ödeme sind durch den Fingerabdruck nachweisbar. Drücken Sie mit dem Finger auf die Schwellung. Ist die Delle über längere Zeit im Gewebe zu sehen, handelt es sich um ein Ödem.
>
> Stauungsödeme sammeln sich an den tiefsten Stellen des Körpers, am Fußrücken und an den Knöcheln, beim liegenden Menschen im Kreuzbeinbereich. Ursachen für Ödeme können Nierenerkrankungen (mit aufgedunsenem Gesicht und geschwollenen Lidern), Leberzirrhose, Allergien, Hunger (Hungerödeme bei Eiweißmangel) und auszehrende Krankheiten sein.

Durch die Schädigung der Nierenkörperchen (Glomerula) kann die Erkrankung auch zum **Symptomkomplex** des nephrotischen Syndroms führen:
- starke Proteinausscheidung im Urin (Proteinurie)
- erniedrigte Proteinmengen im Blut
- ausgeprägte Ödeme
- erhöhte Fettwerte im Blut (Hyperlipidämie)
- erhöhter Blutdruck (Hypertonie)

Komplikationen. Infolge einer chronischen Glomerulonephritis kann es zu **chronischem Nierenversagen** kommen.

Therapie

Neben der Behandlung der **Grundkrankheit** (z. B. verbesserte Diabetes-Einstellung) ist eine **ausreichende Flüssigkeitszufuhr** wichtig, da ein Flüssigkeitsmangel zur Verschlechterung der Nierenfunktion führen kann. Man empfiehlt eine **eiweißarme Kost**. Medikamentös werden besonders bei begleitendem Bluthochdruck, Medikamente zur Blutdrucksenkung eingesetzt.

24.5.4 Akutes Nierenversagen

Definition Ein akutes Nierenversagen ist ein akut auftretender, meist vollständig reversibler Funktionsausfall der Nieren.

Ursachen

Die häufigsten Ursachen des akuten Nierenversagens sind eine verminderte Nierendurchblutung oder eine direkte Nierenschädigung, z. B. infolge eines Schocks, einer Schädigung der Niere durch Giftstoffe oder durch einen Verschluss der Harnwege.

Besonderheiten alte Menschen Häufigste Ursache des akuten Nierenversagens beim alten Menschen ist die Exsikkose (Austrocknung)!

Symptome

Leitsymptome sind:
- die verminderte Urinproduktion bis hin zum vollständigen Versagen der Harnproduktion (Anurie; > 100 ml Urin/24 h) und
- ein Anstieg der harnpflichtigen Substanzen (Kreatinin und Harnstoff) im Blut.

Krankheitsverlauf. Das akute Nierenversagen verläuft in vier Stadien:
1. **Schädigungsphase** (Dauer Stunden bis Tage): nachlassende Urinproduktion
2. **oligo-/anurische Phase** (Dauer circa 10 Tage): infolge der geringen Urinmenge hohe Komplikationsrate, z. B. Lungen- oder Hirnödem, Herzinsuffizienz, Bluthochdruck, Herzrhythmusstörungen, Harnvergiftung (Urämie)
3. **polyurische Phase** (Dauer circa 3 Wochen): Die einsetzende Nierenfunktion zeigt sich durch eine Polyurie (Urinmenge bis zu 5 Liter pro Tag!) – es besteht die Gefahr der Exsikkose und des Elektrolytverlusts.
4. **Erholungsphase** (Dauer bis zu 2 Jahren): Meist erholt sich die Niere vollständig, es sind aber auch Defektheilungen möglich.

Therapie

Die Betroffenen müssen **intensivmedizinisch betreut werden**. Im Vordergrund steht die Behandlung der Grundkrankheit, die übrige Therapie richtet sich nach dem Krankheitsverlauf. Durch hohe Gaben von harntreibenden Mitteln (Diuretika) versucht man, die Urinproduktion anzuregen. Wichtig sind eine genaue Überwachung und Korrektur der Elektrolyte, der Einsatz von Antibiotika bei Infektionen und die Flüssigkeitsbilanzierung. Führen diese Maßnahmen nicht zum Erfolg, ist eine kurzzeitige Dialyse (s. S. 469) notwendig.

Merke Die Prognose des akuten Nierenversagens ist von der Art und Dauer der Nierenschädigung sowie dem Allgemeinzustand und Alter des Patienten abhängig. Die Sterblichkeitsrate liegt bei circa 50 %.

24.5.5 Chronische Niereninsuffizienz

Definition Die chronische Niereninsuffizienz ist ein fortschreitender irreversibler Funktionsverlust der Nieren.

Ursachen

Die mit Abstand **häufigste Ursache** der chronischen Niereninsuffizienz ist die **diabetische Nephropathie**, eine Nierenschädigung bei schlecht eingestelltem Diabetes mellitus. Weitere Ursachen sind
- chronische Glomerulonephritis,
- pyelonephritische Schrumpfniere,
- im Alter Gefäßschäden infolge von Bluthochdruck oder Arteriosklerose,
- angeborene Nierenveränderungen wie Zystennieren,
- Nierenschädigung nach jahrelanger hoch dosierter Einnahme von Schmerzmitteln (Analgetikaniere).

Symptome

Eine chronische Niereninsuffizienz **entwickelt** sich über **viele Jahre**. In den Anfangsstadien bestehen meist keine oder nur geringe Beschwerden (z. B. Leistungsknick, allgemeines Unwohlsein), und die Nierenschädigung fällt zufällig bei Blutuntersuchungen auf. Mit zunehmender Nieren-

Später zeigen sich urämische Symptome **(Abb. 24.17)**.

funktionseinschränkung treten sogenannte **urämische Symptome** auf (**Abb. 24.17**). Schlimmstenfalls entwickelt sich ein urämisches Koma.

Abb. 24.17 ▶ Urämische Symptome.

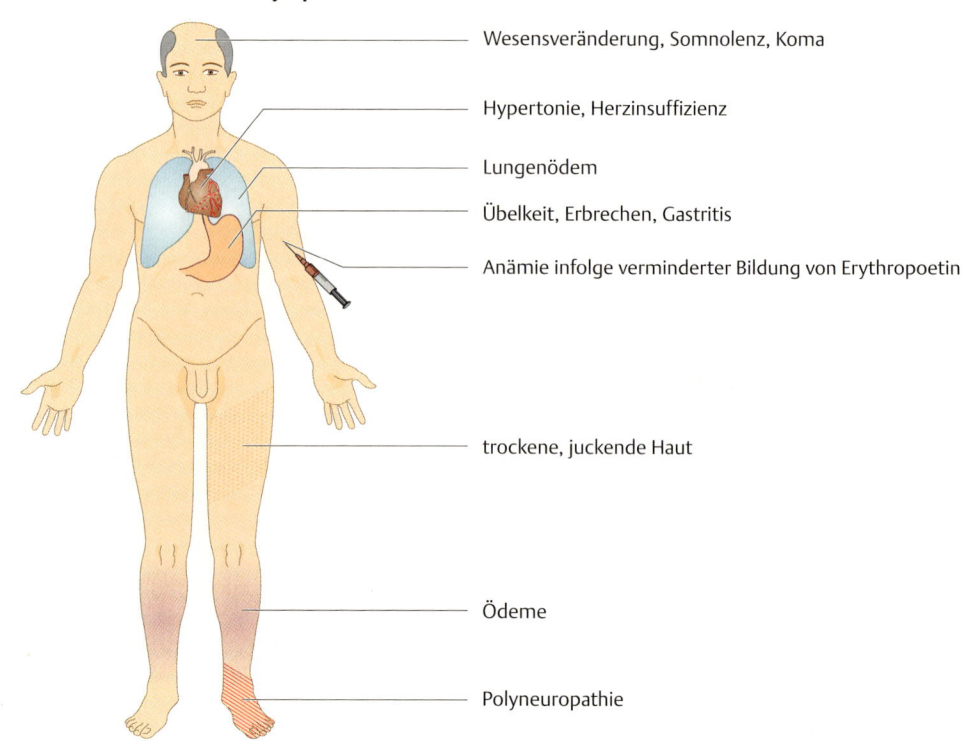

- Wesensveränderung, Somnolenz, Koma
- Hypertonie, Herzinsuffizienz
- Lungenödem
- Übelkeit, Erbrechen, Gastritis
- Anämie infolge verminderter Bildung von Erythropoetin
- trockene, juckende Haut
- Ödeme
- Polyneuropathie

Bedingt durch Organschädigungen aufgrund der Anhäufung harnpflichtiger Substanzen und Wasser im Körper, treten als Folge der chronischen Niereninsuffizienz die sogenannten urämischen Symptome auf.

Therapie

Die Behandlung der Grunderkrankung steht im Mittelpunkt. Die urämischen Symptome werden medikamentös behandelt, z. B. Korrektur des gestörten Elektrolythaushalts.

Therapie

An erster Stelle steht die **Behandlung** der **Grundkrankheit** (z. B. verbesserte Diabeteseinstellung). Die urämischen Symptome werden medikamentös behandelt, z. B. Förderung der Harnausscheidung durch harntreibende Medikamente (hohe Diuretikadosen), Korrektur des gestörten Elektrolythaushalts, Besserung der Anämie durch Erythropoetingabe oder die Behandlung von Komplikationen (z. B. Herzinsuffizienz, Bluthochdruck).

> **Praxistipp**
>
> **Praxistipp** Welche pflegerischen Aspekte sind bei der Pflege und Betreuung von Patienten mit chronischer Niereninsuffizienz zu beachten?
> - Die Ernährung sollte eiweiß-, kalium- und phosphatarm sein.
> - Die Flüssigkeitsmenge wird vom Arzt je nach Ausmaß der Wasseransammlungen und der Höhe des Blutdrucks meist individuell angeordnet.
> - Berücksichtigen Sie möglichst die Getränkewünsche des Patienten. Die Trinkmenge sollte dabei gleichmäßig über den Tag verteilt sein.
> - Einem urinähnlichen Mundgeruch kann der Patient mit häufiger Mundpflege und Mundwasser begegnen.
> - Kühl-feuchte Umschläge oder Bäder vermindern den bei Urämie auftretenden Juckreiz.
> - Das psychische Wohlbefinden des Betroffenen darf nicht vergessen werden: Fördern Sie Sozialkontakte oder ermuntern Sie den Betroffenen zu Beschäftigungen, die ihm Freude machen.

Eine chronische Nierenfunktionsstörung führt langfristig zu Dialysebehandlung oder Nierentransplantation.

Bei **frühzeitiger** konservativer **Therapie** kann eine Niereninsuffizienz über längere Zeit **stabil gehalten** werden. Doch eine chronische Nierenfunktionsstörung ist **nicht heilbar**, und so ist langfristig häufig eine **Dialysebehandlung** oder **Nierentransplantation** notwendig.

Dialyse

Definition Die Dialyse (wörtlich „Durch-Lösung") ist eine außerhalb des Körpers installierte künstliche Niere, die aus der Körperflüssigkeit harnpflichtige Substanzen absorbiert und überschüssige Ionen gegen fehlende austauscht (**Abb. 24.18**).

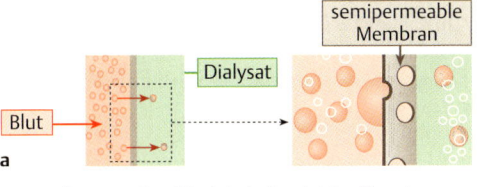

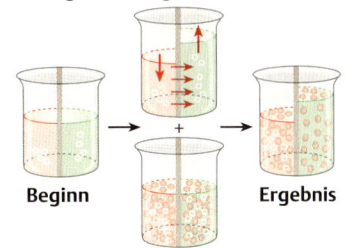

Abb. 24.18 ▶ Dialyse.
a Nur niedermolekulare Substanzen können die halbdurchlässige (semipermeable) Membran übertreten. Treibende Kraft ist das Konzentrationsgefälle,
b über die Dialysemembran können dem Körper sowohl harnpflichtige Substanzen als auch Flüssigkeit entzogen werden.

Bei der Hämodialyse („Blutwäsche") wird Blut aus einer Vene durch das Dialysegerät geleitet und weiter herzwärts in dieselbe Vene wieder infundiert (**Abb. 24.19**). In der Regel geschieht das am Unterarm, bei Rechtshändern links, bei Linkshändern rechts. Nach einer gewöhnlichen Venenpunktion wäre der Durchfluss sehr gering, und die häufigen Punktionen würden bald zu Entzündungen oder Thrombosen führen. Deshalb stellt man einen Shunt (Verbindung/Kurzschluss) zwischen der Speichenarterie („Pulsschlagader") und einer benachbarten Vene her. Durch den Shunt fließt Blut aus der Arterie unter hohem Druck in die Vene, sodass diese allmählich weiter und ihre Wand dicker wird. Nach einigen Wochen kann die Vene erstmals für die Dialyse punktiert werden. Die Stelle ist durch die Haut deutlich als „Krampfader" sichtbar. Der Shunt ist in der Regel über viele Jahre bzw. lebenslang nutzbar. Dennoch erfordern manchmal Thrombosen, Hämatome oder Entzündungen eine Neuanlage an anderer Stelle. Die verminderte arterielle Durchblutung kann die Kraft, Geschicklichkeit und Sensibilität (Fingerspitzengefühl!) in der Hand herabsetzen.

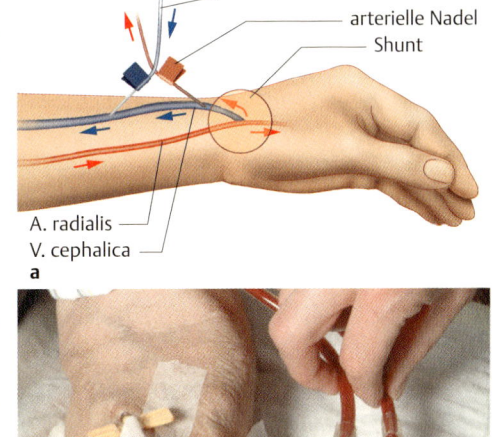

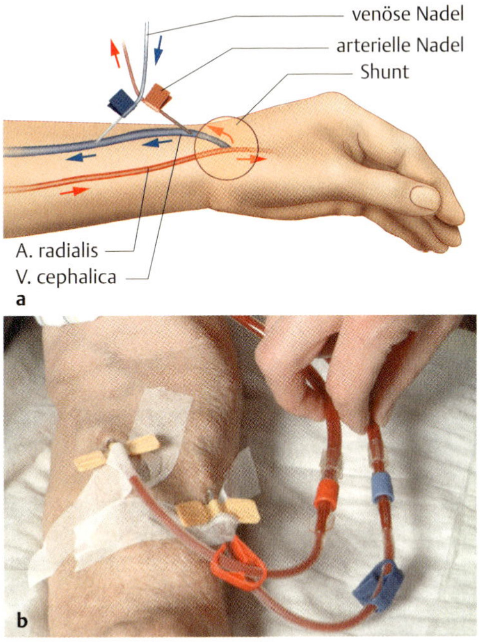

Abb. 24.19 ▶ Dialyse. Arteriovenöser Shunt mit liegenden Kanülen.
a Lage der Gefäße und Richtung des Blutstroms.
b Situation während einer Dialyse. Die Farben der beiden Kanülen sind verbindlich festgelegt.

Bei der Peritonealdialyse (PD) dient das Bauchfell als Dialysemembran. Das sterile Dialysat wird dabei mit einem Katheter in die Bauchhöhle eingebracht (**Abb. 24.20**).

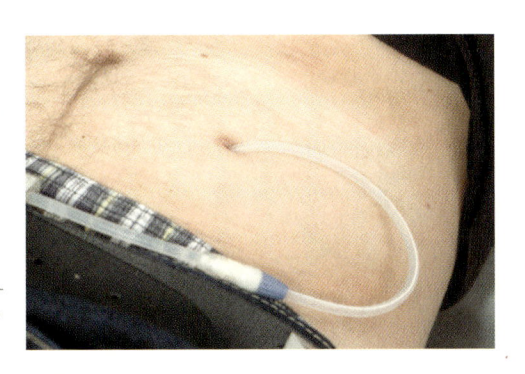

Abb. 24.20 ▶ Lage eines Peritonealdialysekatheters in der Bauchdecke.

Dauer und Häufigkeit. Die Hämodialyse findet zwei- bis dreimal wöchentlich statt. Jede Sitzung dauert mehrere Stunden, denn das gesamte Blut muss mehrmals das Gerät durchlaufen. Viele Betroffene sind danach sehr erschöpft: Das stundenlange Sitzen bzw. Liegen, das verminderte Blutvolumen während der Dialyse und die schnelle Veränderung des Elektrolytstatus und damit der Funktionen des Kreislauf- und Nervensystems sind durchaus belastend. Der Zeitaufwand bestimmt wesentlich den Tagesablauf: Spontane Unternehmungen, Ausflüge, Feiern, aber auch

---

KURZFASSUNG

Dialyse

Definition ◀

Das Blut wird aus einer Vene heraus durch das Dialysegerät geleitet und weiter herzwärts in dieselbe Vene wieder infundiert (**Abb. 24.19**). Um einen möglichst hohen Durchfluss zu erhalten, wird dem Patienten ein Shunt gelegt: hierzu wird die Speichenarterie mit einer benachbarte Vene am Unterarm zusammengeschlossen.

Peritonealdialyse (PD) = Bauchfelldialyse

Die Hämodialyse findet zwei- bis dreimal wöchentlich statt. Jede Sitzung dauert mehrere Stunden.

regelmäßige Aktivitäten wie die wöchentliche Skatrunde müssen in den Rhythmus der Therapie passen. Dialysepraxen gibt es inzwischen flächendeckend, sodass man problemlos verreisen kann. Manche Praxen halten besonders angenehm gestaltete Plätze als „Feriendialyse" vor. Insbesondere für berufstätige Patienten kann die Heimdialyse eine größere Unabhängigkeit bedeuten. Die Heimdialyse wird unter kontinuierlicher medizinischer Betreuung durch einen erfahrenen Nephrologen mit 24-stündiger ärztlicher Rufbereitschaft als Hämodialyse oder als Peritonealdialyse durchgeführt.

Pflege von dialysepflichtigen Menschen

Viele Patienten entwickeln sich im Laufe der Jahre zu **Spezialisten** bezogen auf ihren **persönlichen Pflegebedarf**, Reaktionen ihres Körpers und die Dialysebehandlung. Von ihnen können neue, weniger fachkundige Pflegende wertvolle Hinweise erhalten. Gleichzeitig können dadurch aber auch Konflikte entstehen.

> **Merke** Am shunttragenden Arm darf niemals Blutdruck gemessen oder eine übliche Venenpunktion zur Injektion oder Blutentnahme vorgenommen werden (Gefahr der Shuntthrombosierung)!

Infektionsprophylaktische Maßnahmen
Infektionen sind die häufigsten Komplikationen bei der Hämo- und Peritonealdialyse. Hygiene und infektionsprophylaktische Maßnahmen sind deshalb besonders wichtig.

Shuntpflege. Shunts funktionieren über Jahre hinweg störungsfrei, wenn sie sorgfältig gepflegt werden. Ob zwischen den Dialysen die Shunt-Punktionsstelle offen gelassen oder verbunden werden muss, ist nicht eindeutig geklärt. Auf jeden Fall muss eine Verschmutzung vermieden werden. Bei reizlosen Verhältnissen darf der Patient schwimmen.

Pflege der Kathetereintrittsstelle. Wenn der Patient bei der PD selbst den Dialysebeutelwechsel vornimmt und die Kathetereintrittsstelle versorgt, muss Folgendes beachtet werden:
- Körperpflege: Zum Duschen die Kathetereintrittsstelle mit einer wasserdichten Folie abdichten.
- Verbandwechsel: Katheteraustrittsstelle mit einem trockenen Verband abdecken. Verband bei Durchfeuchten sofort wechseln.

Infektion der Kathetereintrittsstelle. Bei Infektionen an der Austrittsstelle ist der Arzt zu informieren. In der Regel wird nach einem Abstrich zur mikrobiellen Untersuchung mit einer lokalen Wundbehandlung begonnen. Zeichen einer Infektion sind:
- Rötung, Schwellung und Druckschmerzen der umgebenden Haut
- Fieber
- andauernder eitriger Flüssigkeitsaustritt (Exsudation) aus der Austrittsstelle des Katheters

Diese Anzeichen können auch Hinweise auf eine Thrombose sein.

Ernährung dialysepflichtiger Menschen
Wichtig sind ausreichend Eiweiß (Verluste während der Dialyse), Kalorien, Vitamine und Ballaststoffe. Da Natrium Flüssigkeit bindet und dadurch zu Wassereinlagerungen führen kann, dürfen Speisen nicht oder nur wenig gesalzen werden. Auch zu starkes Würzen sollte man unterlassen. Gemüse, Kartoffeln, Vollkornprodukte und Schokolade sind sehr kaliumreich und dürfen nur begrenzt gegessen werden. Auf frisches Obst (besonders Bananen) und Trockenfrüchte muss ebenfalls verzichtet werden. Wegen des geringen Phosphatgehalts sind Milch, Joghurt, Fleisch

> **Praxistipp** Ein erhöhter Kaliumgehalt im Blut (Hyperkaliämie) ist eine gefürchtete Komplikation bei dialysepflichtigen Patienten. Wie kann ich diese erkennen?
>
> Erstes Symptom einer Hyperkaliämie ist ein metallischer Geschmack. Später führt die Hyperkaliämie zu Verwirrtheit, verlangsamtem Herzschlag (Bradykardie) oder Herzrhythmusstörungen bis hin zum Herzstillstand.
>
> **Was kann ich sonst noch tun?**
> - Motivieren Sie den Dialysepatienten die Ernährungsvorschriften einzuhalten.
> - Unterstützen Sie den Betroffenen dabei, rechtzeitig seinen Dialysetermin wahrnehmen zu können.
> - Ermöglichen Sie dem Betroffenen bei Bedarf Erholung.
> - Führen Sie regelmäßige Blutdruck- und Pulskontrollen durch.
> - Durch Natriumverluste bei der Dialyse können Muskelkrämpfe auftreten. Eine salzhaltige Brühe und Wärmeanwendungen an den Muskeln sind dann hilfreich.
> - Ermuntern Sie den Betroffenen in der Zeit zwischen den Dialyseterminen, die wertvolle Zeit aktiv zu gestalten und Dinge zu tun, die ihm Erholung und Freude bringen.

Kurzfassung

Die Heimdialyse wird unter kontinuierlicher medizinischer Betreuung durch einen erfahrenen Nephrologen mit 24-stündiger ärztlicher Rufbereitschaft als Hämodialyse oder als Peritonealdialyse durchgeführt.

Pflege von dialysepflichtigen Menschen
Viele Patienten entwickeln sich im Laufe der Jahre zu Spezialisten. Dies hat positive und negative Auswirkungen auf die Pflegebeziehung.

> **Merke**

Infektionsprophylaktische Maßnahmen
Infektionen sind die häufigste Komplikation. Sie können durch hygienische Maßnahmen minimiert werden.

Verschmutzungen am Shunt müssen verhindert werden.

Infektionen an der Kathetereintrittsstelle bei PD müssen dem Arzt mitgeteilt werden.

Ernährung dialysepflichtiger Menschen
- ausreichend Kalorien, Eiweiß, Vitamine und Ballaststoffe
- wenig Salz
- begrenzt Gemüse, Kartoffeln, Vollkornprodukte, Schokolade
- Verzicht auf frisches Obst, Trockenfrüchte

> **Praxistipp**

und Fisch empfohlen. Die Trinkmenge wird vom Arzt individuell festgelegt und muss genau eingehalten werden.

Körperpflege

Dialysepatienten haben eine **trockene** Haut und leiden oft unter **Juckreiz**. Es sind deshalb **milde**, pH-neutrale **Körperpflegemittel** zu benutzen. Ölbäder fetten die Haut, wasserhaltige Hautpflegemittel, z. B. Lotionen wirken kühlend. Kühle Waschungen oder kurzes Abduschen, nachdem die Haut nur abgetupft wird, wirken gegen den Juckreiz. Auch die Mundschleimhaut ist ausgetrocknet, und es besteht häufig ein ständiges Durstgefühl. Eine sorgfältige Mundpflege, Spülungen oder Auswischen mit speichelflussanregenden Mundwässern (z. B. mit ätherischen Ölen) wirken lindernd.

Nierentransplantation

Findet sich ein **passender Spender** und bestehen keine Ausschlusskriterien, so kann ein Dialysepatient durch eine **Nierentransplantation** „geheilt" werden. Die Spendernieren stammen von Angehörigen (Lebendspende) oder von Verstorbenen. Alle Patienten, die auf eine Nierentransplantation warten, sind im Eurotransplantationszentrum in Holland gespeichert. Wurde eine passende Niere gefunden, wird der Empfänger informiert und die Niere baldmöglichst transplantiert.

- Trinkmenge muss genau eingehalten werden

Körperpflege

Trockene Haut und Juckreiz erfordern eine entsprechende Hautpflege.

Nierentransplantation

Ein Dialysepatient kann nur durch eine Nierentransplantation „geheilt" werden. Die Spendernieren stammen von Angehörigen (Lebendspende) oder von Verstorbenen.

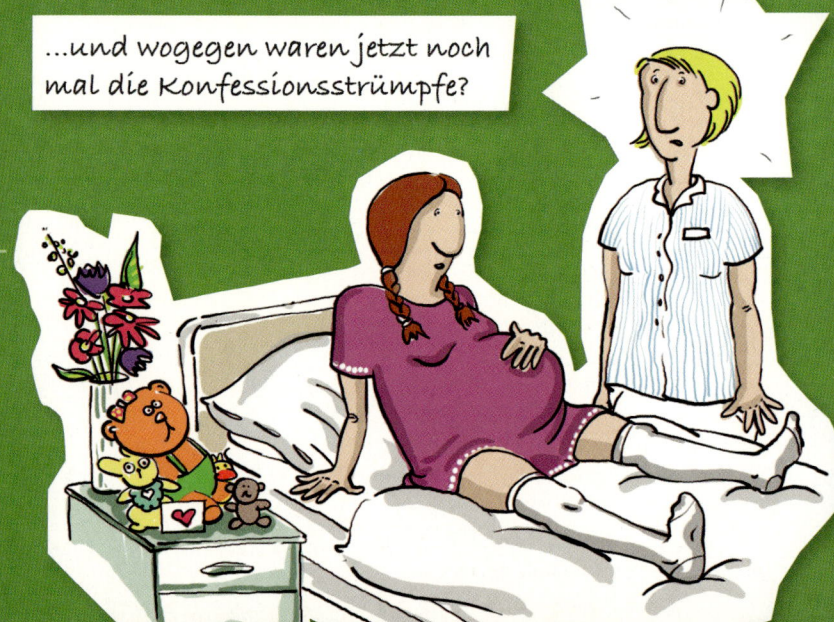

25 ▶

PFLEGE BEI ERKRANKUNGEN DER GESCHLECHTSORGANE, WÄHREND SCHWANGERSCHAFT, GEBURT UND WOCHENBETT

25.1 Erinnern Sie sich…? 473
25.2 Untersuchungen der männlichen Geschlechtsorgane 473

25.3 Häufige Krankheiten der männlichen Geschlechtsorgane 474
25.3.1 Paraphimose („spanischer Kragen") 474
25.3.2 Gutartige Prostatavergrößerung (benigne Prostatahyperplasie) 474
25.3.3 Prostatakrebs (Prostatakarzinom) 475

25.4 Untersuchungen der weiblichen Geschlechtsorgane 477

25.5 Häufige Krankheiten der weiblichen Geschlechtsorgane 478
25.5.1 Uterusmyom (Muskelgeschwulst der Gebärmutter) 478
25.5.2 Gebärmutterhalskrebs (Zervixkarzinom) 479
25.5.3 Brustkrebs (Mammakarzinom) 479

25.6 Der weibliche Zyklus, Empfängnis und Empfängnisverhütung 483
25.6.1 Der weibliche Zyklus 483
25.6.2 Konzeption (Empfängnis) 483
25.6.3 Kontrazeption (Empfängnisverhütung) 484

25.7 Schwangerschaft, Geburt und Wochenbett 484
25.7.1 Bedeutung einer Schwangerschaft für die Frau 484
25.7.2 Eckdaten zu Schwangerschaftsdauer, Gebärmutter und Kind 484
25.7.3 Veränderungen im weiblichen Organismus während der Schwangerschaft 485
25.7.4 Schwangerenvorsorge und Bestimmung des Geburtstermins 486
25.7.5 Geburt 486
25.7.6 Wochenbett 487

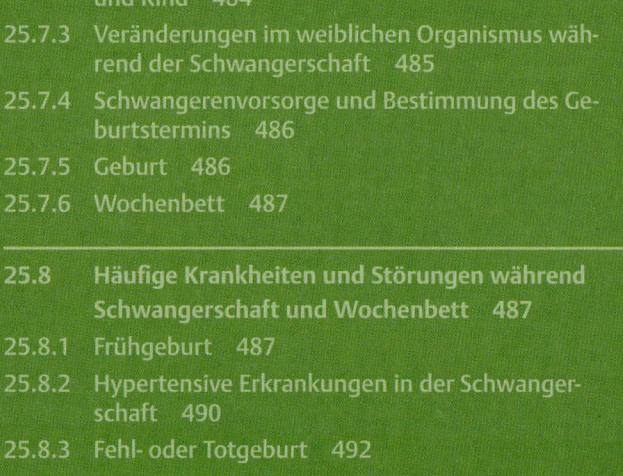

25.8 Häufige Krankheiten und Störungen während Schwangerschaft und Wochenbett 487
25.8.1 Frühgeburt 487
25.8.2 Hypertensive Erkrankungen in der Schwangerschaft 490
25.8.3 Fehl- oder Totgeburt 492
25.8.4 Lochialstau 493
25.8.5 Fieberhafter Milchstau 493
25.8.6 Mastitis puerperalis 494

…und wogegen waren jetzt noch mal die Konfessionsstrümpfe?

25 Pflege bei Erkrankungen der Geschlechtsorgane, während Schwangerschaft, Geburt und Wochenbett

25.1 Erinnern Sie sich...?

Im Kapitel „Seine Sexualität leben können – Kind, Frau, Mann sein" (S. 315) konnten Sie lesen, dass Sexualität mehr ist als der reine Geschlechtsakt und dass die Themen Intim- und Privatsphäre enorm wichtig sind. Im folgenden Kapitel lernen Sie häufige Erkrankungen der Geschlechtsorgane kennen. Sie bekommen so eine bessere Vorstellung davon, welche Erkrankungen in diesem Bereich welche Auswirkungen auf den Patienten haben können und wann und warum er ggf. besondere Unterstützung bzw. Verständnis braucht. Schließlich können Sie auch etwas lernen über Bedeutung und Ablauf einer Schwangerschaft und die damit verbundenen Veränderungen. Wenn es Komplikationen während einer Schwangerschaft gibt, so macht dies Angst. Lernen Sie daher hier, welche häufigen Komplikationen es gibt und was sie bedeuten können. Diese Kenntnisse können Ihnen im Umgang mit den betroffenen Patientinnen sehr hilfreich sein. Wenn Sie die anatomischen Grundlagen zur Thematik (noch einmal) nachlesen möchten, Sie finden Sie ab S. 105.

25.2 Untersuchungen der männlichen Geschlechtsorgane

Die Andrologie ist die Männerheilkunde und eine Spezialisierung der Dermatologie und Urologie. Die Untersuchungen der Andrologie umfassen neben der Anamnese:
- körperliche Untersuchung
- Spermiogramm
- mikrobiologische Untersuchung
- Hodenbiopsie

Sonstige Untersuchungen sind Doppleruntersuchung, Sonografie des Hodens, Röntgen- oder Kernspinuntersuchungen, Chromosomentests.

Hodenpalpation

Abb. 25.1 ▶ Abtasten der Hoden mit beiden Händen.

Körperliche Untersuchung. Der Patient wird vom Arzt körperlich in Augenschein genommen und untersucht. Es ist eine vollständige Untersuchung von Kopf bis Fuß erforderlich. Besonderes Augenmerk wird jedoch auf die Inspektion und Palpation (**Abb. 25.1**) der Genitalorgane einschließlich der sekundären männlichen Geschlechtsmerkmale (Schamhaare, Bart, Achselhaare) gelegt.

Spermiogramm. Die Untersuchung der Samenflüssigkeit (Ejakulats) liefert wertvolle Ergebnisse (**Abb. 25.2**). Die Gewinnung der Probe berührt jedoch die Intimsphäre des Patienten sehr stark und wird daher vom Patienten als unangenehm und peinlich empfunden. Die Samenflüssigkeit wird durch Selbstbefriedigung (Masturbation) gewonnen, die in der Praxis oder der Klinik und nur in Ausnahmefällen zu Hause durchgeführt wird. Der Abstand zur letzten Ejakulation sollte dabei vier bis fünf Tage betragen, um ein repräsentatives Ergebnis zu erhalten.

Verflüssigungszeit: 15–20 Minuten

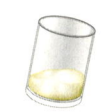

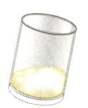

Ejakulatmenge: 2–6 ml

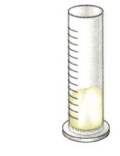

Spermienzahl: über 20 Mio./ml

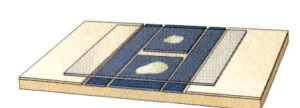

Beweglichkeit: über 50% beweglich

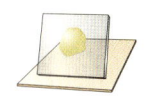

Morphologie: über 30 % normal

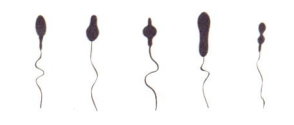

Abb. 25.2 ▶ Spermienuntersuchung.

KURZFASSUNG

25 Pflege bei Erkrankungen der Geschlechtsorgane, während Schwangerschaft, Geburt und Wochenbett

25.1 Erinnern Sie sich...?

„Seine Sexualität leben können" S. 315
Anatomie der Geschlechtsorgane S. 105

25.2 Untersuchungen der männlichen Geschlechtsorgane

Die Männerheilkunde wird als **Andrologie** bezeichnet.

Körperliche Untersuchung: Inspektion und Palpation der Genitalorgane, einschließlich der sekundären Geschlechtsmerkmale

Spermiogramm: Untersuchung der Samenflüssigkeit

Mikrobiologische Untersuchung. Mit einer mikrobiologischen Untersuchung werden Infektionen im Urogenitalbereich nachgewiesen, die Auswirkungen auf die Spermienentwicklung haben können. Eine Untersuchungsmethode ist dafür die Drei-Gläser-Probe.

Hodenbiopsie. Bei einer Hodenbiopsie wird Hodengewebe entnommen und aufgearbeitet. In Vollnarkose (selten wird eine Periduralanästhesie gewünscht) werden beide Hoden freigelegt, die Hüllen durchtrennt und jeweils ein etwa erbsengroßes Gewebestück entnommen und histologisch untersucht.

25.3 Häufige Krankheiten der männlichen Geschlechtsorgane

25.3.1 Paraphimose („spanischer Kragen")

Definition Bei einer Paraphimose handelt es sich um eine Einschnürung der Eichel durch eine zu enge Vorhaut.

Ursachen

Ursache der Paraphimose ist ein Missverhältnis zwischen Eichelgröße und Vorhautöffnung. Im Alter ist Letzteres durch einen lokalen Hautschwund (Hautatrophie) oder Hauteinrisse bedingt, die narbig verheilen.
Paraphimosen treten auch häufig bei Dauerkatheterträgern auf, wenn nach der Katheterpflege die Vorhaut nicht zurückgestreift wurde. Es bildet sich dann ein Ödem (Wassereinlagerungen) der Vorhaut, ähnlich einem „spanischen Kragen".

Besonderheiten Kinder Bis zum 2. Lebensjahr ist eine Verengung des Vorhautrings (Phimose) physiologisch, da sich die Verklebungen des inneren Vorhautblatts mit der Oberfläche der Glans penis dann erst lösen. Manipulationen daran sollten vermieden werden. Die Paraphimose ist eine Komplikation der Phimose.

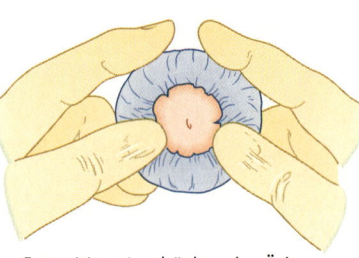

Symptome

Es kommt zu einer **ringartigen Schwellung** (**Abb. 25.3**), diese führt zu
- Ödemen,
- Schmerzen,
- Durchblutungsstörungen.

Die **Paraphimose** ist ein **Notfall.** Es sollte ein Urologe benachrichtigt werden.

Therapie

Man versucht, unter Massage und sanftem Zusammendrücken der Eichel, die Vorhaut zurückzustreifen. Ist dies nicht möglich, muss der Schnürring eingeschnitten (**Abb. 25.3**) oder die Vorhaut ganz entfernt werden (Zirkumzision).

Reposition: Ausdrücken des Ödems und Zurückstreifen der Vorhaut

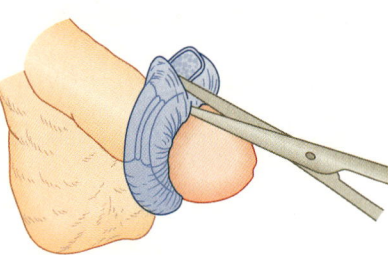

Durchtrennung des Schnürrings bei längerem Bestehen

Abb. 25.3 ► Therapie einer Phimose.

Merke Bei der Intimtoilette des Patienten darf nie vergessen werden, die Vorhaut wieder zurückzustreifen!

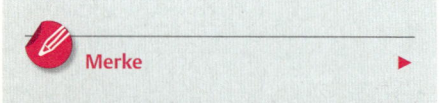

25.3.2 Gutartige Prostatavergrößerung (benigne Prostatahyperplasie)

Definition Bei einer **b**enignen **P**rostata**h**yperplasie (BPH) handelt es sich um gutartige Vergrößerung der Vorsteherdrüse (Prostata) mit Einengung der Harnröhre.

Besonderheiten alte Menschen Man spricht auch von einer „Altherrenkrankheit", denn Veränderungen im Sinne einer benignen Prostatavergrößerung finden sich bei 50 % der über 50-Jährigen, bei 80-Jährigen sind sogar 90 % betroffen.

Ursachen

Die genaue Ursache der benignen Prostatahyperplasie ist nicht bekannt, man vermutet ein altersbedingtes Ungleichgewicht zwischen weiblichen und männlichen Hormonen.

Symptome

Alle Beschwerden sind Folge der Blasenentleerungsstörung durch die Harnröhreneinengung:
- Der Harnstrahl setzt verzögert ein und verliert an Kraft.
- Der Betroffene berichtet über häufiges Wasserlassen kleiner Portionen (Pollakisurie).
- Nach dem Wasserlassen kommt es zum Nachträufeln. Der Betroffene hat das Gefühl, die Blase sei nicht vollständig entleert.
- Häufig wird auch über nächtliches Wasserlassen (Nykturie) geklagt.
- Besteht eine massive Blasenentleerungsstörung entwickelt sich eine sog. Überlaufinkontinenz mit nicht unterdrückbarem Harndrang.

Nicht selten wird eine BPH erst durch einen **akuten Harnverhalt** (der Patient kann kein Wasser lassen) entdeckt. Es bestehen heftigste Bauchschmerzen und der Patient ist unfähig, Wasser zu lassen. Die Blase ist als Unterbauchtumor tastbar und muss über einen Katheter entleert werden.

Merke Wird der Patient aufgrund eines akuten Harnverhalts katheterisiert, wird die Pflegefachkraft den Urin nur langsam mit größeren Pausen in Portionen von circa 500 ml (fraktioniert) ablassen. Wenn die Blasenschleimhaut nämlich zu plötzlich entlastet wird, besteht die Gefahr einer Blasenblutung.

Therapie

Leichte Beschwerden können durch Medikamente, zu denen auch pflanzliche Präparate gehören, gelindert werden. Aber auch operativ werden gute Erfolge erzielt. Die Operation kann mittels einer **t**rans**u**rethralen **P**rostataresektion (TUR-P) oder offen chirurgisch erfolgen.

Praxistipp Welche pflegerischen Aspekte sind bei Patienten mit einer gutartigen Vergrößerung der Prostata zu beachten?
- Im Anfangsstadium informieren Sie den Mann darüber, dass die Abschwächung des Harnstrahls und häufigere Toilettengänge in höherem Alter normal sind.
- Weisen Sie ihn darauf hin, dass es wichtig ist, trotzdem ausreichend zu trinken, dass jedoch größere Trinkmengen in kurzer Zeit („Trinkexzesse") vermieden werden sollten.
- Große Trinkmengen können zu einem Spannungsverlust der Harnblase und schließlich zum akuten Harnverhalt führen.
- Die Toiletten sollten gut und schnell erreichbar sein.

25.3.3 Prostatakrebs (Prostatakarzinom)

Definition Das Prostatakarzinom ist eine bösartige Tumorerkrankung der Prostata (Vorsteherdrüse).

Besonderheiten alte Menschen Vom Prostatakarzinom betroffen sind vor allem Männer ab 60 Jahren; vor dem 40. Lebensjahr ist es eine Seltenheit.

Ursachen

Die genaue Ursache des Prostatakarzinoms ist nicht bekannt. Es lassen sich erbliche Einflüsse beobachten: Die Gefahr an einem Prostatakarzinom zu erkranken ist erhöht, wenn Verwandte ersten Grades (z. B. Bruder, Vater) betroffen sind oder waren.

Symptome

Das Karzinom wächst meist in den hinteren Prostataanteilen und führt daher im Gegensatz zur Prostatahyperplasie oft erst spät zu einer Einengung der Harnröhre. Deshalb macht es meist lange Zeit keine Beschwerden. Die ersten Zeichen können denen einer gutartigen Prostatavergrößerung ähneln. Das Prostatakarzinom metastasiert in die Knochen, deshalb wird es häufig erst bei entsprechenden Beschwerden (z. B. Knochenschmerzen) entdeckt.

Besonderheiten alte Menschen Plötzlich auftretende Rückenschmerzen beim älteren Mann sind immer verdächtig auf ein Prostatakarzinom!

Therapie

Die Wahl der Therapie ist von Tumorstadium, Alter und Allgemeinzustand des Patienten abhängig.
- **auf die Prostata begrenzter Tumor ohne Metastasen**: Hier steht die operative Therapie im Vordergrund. Bei der radikalen Entfernung der Prostata (Prostatektomie) werden auch die Samenblasen und die regionalen Lymphknoten entfernt. Ist aus Altersgründen oder aufgrund des hohen Risikos eine Operation nicht möglich, wird eine Strahlentherapie durchgeführt.
- **inoperables oder metastasiertes Karzinom**: Hier steht die Hormontherapie, eventuell in Kombination mit einer Strahlentherapie im Vordergrund. Die Chemotherapie gilt beim Prostatakarzinom als „Mittel der letzten Wahl". Sie kommt zur Anwendung, wenn der Tumor unter der Hormonbehandlung weiter wächst. Leider zeigen sich nur bei einem Teil der Patienten Erfolge.

Merke Lokal begrenzte Prostatakarzinome, die operativ vollständig entfernt werden können, haben eine gute Überlebensrate. Die mittlere Überlebenszeit für Patienten mit metastasiertem Prostatakarzinom beträgt nur 20 Monate.

Pflege bei Prostatakarzinom

Die Pflegenden haben in der Regel den Erstkontakt zum Patienten. Der Patient sucht meist rasch das Vertrauensverhältnis zum Pflegepersonal, welches im weiteren Behandlungsverlauf aufrechterhalten bleibt. Der überwiegende Kontakt des Patienten findet mit Pflegepersonen statt. Hierdurch haben auch die Pflegehelfer eine wichtige Schlüsselfunktion in Bezug auf das Wohlbefinden des Patienten. Insbesondere bei der stationären, perioperativen sowie ambulanten Pflege von Patienten mit Erkrankungen im Genitalbereich ist es zur Wahrung der Intimsphäre des Patienten von entscheidender Bedeutung diskret, einfühlsam, besonnen sowie kompetent vorzugehen.

Nach oft unangenehmen Körpererfahrungen und Aufklärungsgesprächen beim Urologen, erhofft der Patient durch die stationäre Behandlung von seinem urologischen Problem befreit zu werden. Gleichzeitig hat er aber auch meist Angst vor den Therapiemaßnahmen und dessen möglichen Folgen wie Inkontinenz und sexuelle Störungen. Bieten Sie dem Patienten daher die Möglichkeit zum Gespräch, aber auch zum persönlichen Rückzug. Stellen Sie sich individuell auf jeden Patienten ein.

Patienten informieren

Bei der operativen Therapie wird die gesamte Prostata einschließlich der Samenblasen entfernt. Daraus resultieren häufig Nebenwirkungen:
- Die Patienten sind nach der Operation unfruchtbar.
- Es besteht die Gefahr der Inkontinenz.
- In etwa 70–80 % der Fälle droht Impotenz.

Aber auch die palliative (nicht heilende) Therapie kann zu Nebenwirkungen führen:
- Antriebsschwäche
- Hitzewallungen
- Impotenz
- ggf. Osteoporose
- ggf. schmerzhafte Vergrößerung der Brustdrüsen (Gynäkomastie)

Betreuung in der postoperativen Phase

Wichtig ist es, dem Patienten das notwendige Wissen sowie die notwendigen Verhaltensregeln für die weitere Genesung zu vermitteln.

Katheter und Katheterentfernung. Nach einer radikalen Prostatektomie dient der transurethrale Katheter nicht nur zur Urinableitung, sondern auch zur Schienung der Wundnaht zwischen Harnröhre und Blasenhals. Auf ärztliche Anordnung wird der Harnblasenkatheter durch die Pflegefachkraft entfernt.

Sonstige Verhaltensregeln. Nach einer radikalen Prostatektomie und nach Entfernung des Katheters steht das Kontinenztraining für den Patienten im Vordergrund. Der Patient erlernt den bewussten Einsatz der Beckenbodenmuskulatur (gezieltes Beckenbodentraining; Schulung durch Physiotherapeuten). In den ersten Tagen und Wochen ist es oftmals erforderlich, Inkontinenzvorlagen zu verwenden.
Die Pflege informiert den Patienten darüber,
- dass starke Erschütterungen und starke Temperaturschwankungen (z. B. Sauna) bis 8 Wochen (Abschluss der inneren Wundheilung) nach der Operation zu vermeiden sind.
- keine Bauchpresse zur Darmentleerung eingesetzt werden soll (meist ist die Gabe von schwachen Abführmitteln notwendig).
- dass er den Mut nicht verlieren soll, da sich die Inkontinenz meist innerhalb von 1–2 Jahren wieder zurückbildet.

25.4 Untersuchungen der weiblichen Geschlechtsorgane

Untersuchungen der weiblichen Geschlechtsorgane erfolgen als **Vorsorgeuntersuchung** und als **diagnostische Maßnahme**. Die gynäkologische Untersuchung umfasst neben der Anamnese folgende Teilbereiche.

Inspektion der äußeren Genitalien. Die gynäkologische Untersuchung findet in der sog. Steinschnittlage auf dem gynäkologischen Stuhl statt (**Abb. 25.4**). Für diese Untersuchung sollte die Patientin die Harnblase entleert haben.

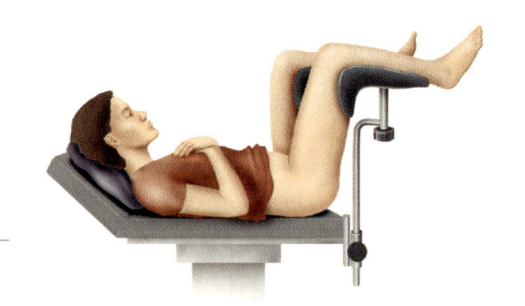

Abb. 25.4 ▶ Die Untersuchung findet auf dem gynäkologischen Stuhl in Steinschnittlage statt.

Spekulumuntersuchung. Die Spekulumuntersuchung dient der Betrachtung des Muttermunds und der Scheidenwände. Dafür wird das flache/rinnenförmige Instrument (Spekulum, **Abb. 25.5**) in die Vagina (= Scheide) eingeführt. Dazu sollte sich die Patientin entspannen.

Abb. 25.5 ▶ Spekula zur gynäkologischen Untersuchung.
a Entenschnabelspekulum.
b Zweiblättriges Spekulum.

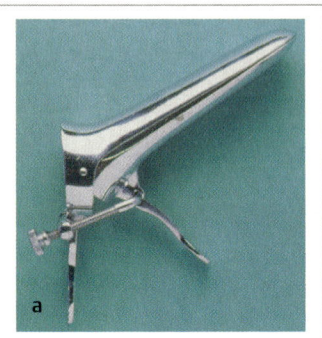

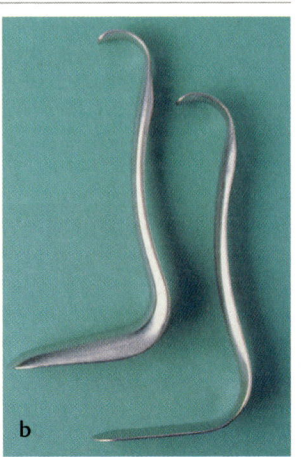

Abstrich. Ein Abstrich ist die Entnahme von Untersuchungsmaterial von der Haut- oder Schleimhautoberfläche mittels Abstrichnadel, -öse, -spatel oder -tupfer zu diagnostischen Zwecken.

Fluordiagnostik. Bei der Fluordiagnostik wird der Ausfluss untersucht. Normalerweise ist das Scheidenmilieu mit einem pH-Wert von 4–4,4 sauer.

Kolposkopie. Bei der Kolposkopie handelt es sich um eine Lupenuntersuchung, bei welcher der Anteil der Gebärmutter, der in die Scheide hineinragt (Portio) in 10- bis 40-facher Vergrößerung dargestellt werden kann. Es können jedoch auch die Vulva (= äußere und innere Schamlippen und Klitoris) und Vaginalwände (= Scheidenwände) mit dem Kolposkop inspiziert werden.

KURZFASSUNG

- starke Erschütterungen und starke Temperaturschwankungen (z. B. Sauna) bis 8 Wochen nach der Operation vermeiden
- keine Bauchpresse zur Darmentleerung einsetzen (Gabe von schwachen Abführmitteln)
- nicht den Mut verlieren, die Inkontinenz bildet sich meist innerhalb von 1–2 Jahren wieder zurück

25.4 Untersuchungen der weiblichen Geschlechtsorgane

Untersuchungen der weiblichen Geschlechtsorgane erfolgen als Vorsorgeuntersuchung und als diagnostische Maßnahme.

Inspektion der äußeren Genitalien: auf dem gynäkologischen Stuhl in

Spekulumuntersuchung: Betrachtung des Muttermunds und der Scheidenwände

Abstrich: Entnahme von Untersuchungsmaterial von der Hautoberfläche

Fluordiagnostik: Untersuchung des Ausflusses

Kolposkopie: Lupenuntersuchung von Gebärmutter, Vulva oder Vaginalwände

Schiller-Jodprobe: Färbeverfahren zur Identifizierung von karzinomverdächtigen Bereichen

Palpation: Tastuntersuchung

Schiller-Jodprobe. Die Schiller-Jodprobe wird im Rahmen der Spekulumuntersuchung durchgeführt und stellt ein Färbeverfahren dar, mit dem karzinomverdächtige Bezirke identifiziert werden sollen.

Palpation. Die Palpation ist eine Tastuntersuchung (**Abb. 25.6**), die Scheide, Gebärmutter, Eierstöcke und ggf. auch den Mastdarm (Rektum) umfasst.

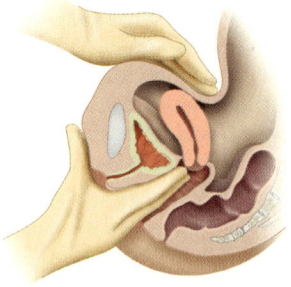

Abb. 25.6 ▶ Palpation. Vaginale und äußere Untersuchung durch die Bauchdecke.

Sonografie: Ultraschalluntersuchung

Sonografie. Mittels eines intravaginalen (= innerhalb der Scheide) Schallkopfes ist es möglich, Gebärmutter und Eierstöcke darzustellen.

Inspektion und Palpation der Brust: Tastuntersuchung aller Quadranten der Brust

Inspektion und Palpation der Brust. Zunächst erfolgt die Inspektion der Brust im Stehen oder aufrechten Sitzen. Hier ist auf Seitendifferenzen oder Hauteinziehungen zu achten. Die Tastuntersuchung (Palpation) erfolgt mit beiden Händen und erfasst alle Quadranten der Brust, sie sollte im Sitzen und Liegen erfolgen.

Mammografie: Röntgenuntersuchung mit größter Aussagekraft für Brustkrebsdiagnostik

Mammografie. Bei der Mammografie werden Röntgenstrahlen angewendet. Sie stellt die apparative Untersuchungsmethode mit der größten Aussagekraft für die Brustkrebsdiagnostik dar (**Abb. 25.7**). Für die Untersuchung wird die Brust zwischen zwei strahlendurchlässige Plexiglasscheiben möglichst flach zusammengedrückt.

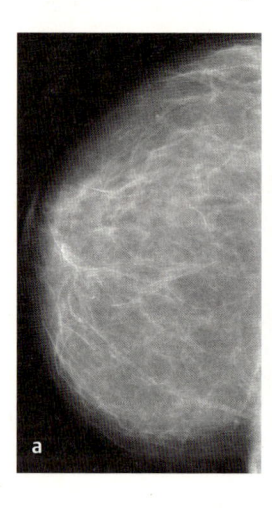

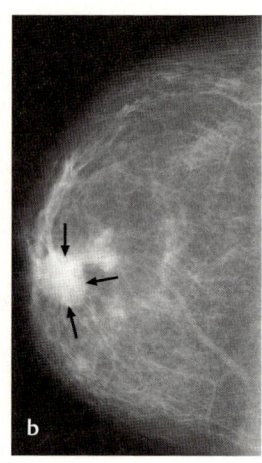

Abb. 25.7 ▶ Mammografie.
a Unauffällige Brustdrüse.
b Mammakarzinom (aus Paetz 2009).

25.5 Häufige Krankheiten der weiblichen Geschlechtsorgane

25.5.1 Uterusmyom (Muskelgeschwulst der Gebärmutter)

Definition Ein Uterusmyom ist ein gutartiger Tumor der Gebärmuttermuskulatur.

Ursachen

Die Entstehungsursache der Myome ist unbekannt. Sie entwickeln sich aus normalen Muskelzellen der Uteruswand (**Abb. 25.8**).

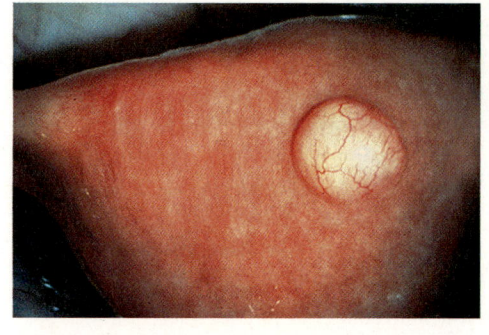

Abb. 25.8 ▶ Myom.

Symptome

Viele Frauen haben keinerlei Beschwerden. Kommt es zu Symptomen, so handelt es sich meist um
- Blutungsveränderungen (meist starke Menstruationsblutung),
- Druck- oder Verdrängungserscheinungen oder
- Schmerzen im Unterbauch.

Myome, die deutlich in die Uterushöhle hineinragen, können Ursache von Fruchtbarkeitsstörungen sein.

Ursachen
Die Entstehungsursachen sind unbekannt.

Symptome
- oft keine Beschwerden
- Blutungsveränderungen
- Druck- oder Verdrängungserscheinungen
- Schmerzen im Unterbauch

Besonderheiten alte Menschen Im Alter können Myome je nach Lokalisation erhebliche Beschwerden verursachen, z. B. Blasen- oder Darmbeschwerden wie Nierenstauung, Verstopfung oder Kreuzschmerz.

Therapie

Wichtig sind regelmäßige Untersuchungen zur Wachstumskontrolle. Behandelt wird ein Myom erst, wenn es Beschwerden verursacht mittels
- Hormontherapie zur Wachstumshemmung oder
- operativer Entfernung, ggf. durch Entfernung der Gebärmutter (Hysterektomie).

25.5.2 Gebärmutterhalskrebs (Zervixkarzinom)

Definition Beim Zervixkarzinom handelt es sich um einen bösartigen Tumor des Gebärmutterhalses.

Ursachen

Erste Zellveränderungen als Vorstufe eines Zervixkarzinoms findet man am häufigsten zwischen dem 20. und 35. Lebensjahr. Der Altersgipfel der Karzinome dagegen liegt bei etwa 40–50 Jahren. Die genaue Krankheitsursache ist nicht bekannt. Man hat aber festgestellt, dass sich in den meisten Karzinomen Teile bestimmter Papillomviren nachweisen lassen. Die Virusinfektion ist aber sicher nicht der einzige Grund für eine maligne Entartung, andere Risikofaktoren sind mit verantwortlich:
- früher regelmäßiger Sexualverkehr mit häufig wechselnden Partnern (Prostituierte sind 4-mal häufiger betroffen)
- schlechte Genitalhygiene des Mannes
- Rauchen

Symptome

Ein Zervixkarzinom bleibt häufig lange Zeit unbemerkt. Mit zunehmendem Tumorwachstum können folgende Symptome auffallen:
- fleischwasserfarbener, teils blutiger Ausfluss
- Schmierblutungen, z. B. nach dem Geschlechtsverkehr (Kontaktblutung) oder als Zwischenblutung bis hin zur massiven vaginalen Blutung
- Schmerzen treten meist erst durch Ausbreitung des Krebses in die Nachbarorgane auf

Therapie

Ist das Karzinom lokal begrenzt, reicht manchmal die Entfernung eines Kegels aus Muttermund und Gebärmutterhals (Konisation). Bei tiefer reichenden Stadien muss die Gebärmutter entfernt werden (Hysterektomie). Ggf. sind hier zusätzlich eine Strahlenbehandlung oder eine Chemotherapie nötig.

Merke Das Zervixkarzinom ist nur durch regelmäßige Vorsorgeuntersuchungen rechtzeitig zu erkennen. Die Vorsorge erfolgt durch den sogenannten Pap-Test, bei dem Zellmaterial von Gebärmuttermund und Gebärmutterhals entnommen und im Labor zytologisch untersucht wird. Mittlerweile gibt es auch eine Impfung gegen bestimmte Typen des humanen Papillomavirus, die für die Entstehung des Karzinoms mit verantwortlich gemacht werden.

25.5.3 Brustkrebs (Mammakarzinom)

Definition Als Brustkrebs wird ein maligner Tumor der weiblichen Brust bezeichnet.

In den westlichen Industrienationen ist das Mammakarzinom mit 32 % die häufigste maligne Erkrankung der Frau; jede 8.–10. Frau wird wahrscheinlich im Laufe ihres Lebens an Brustkrebs erkranken.

Ursachen

Die Ursachen für die Entstehung eines Mammakarzinoms sind nicht eindeutig geklärt. Es werden folgende Einflussfaktoren diskutiert:
- Veranlagung (genetische Disposition), Brustkrebserkrankung bei nahen Verwandten,
- behandeltes Mammakarzinom der anderen Brust,

- früher Eintritt der Regelblutung (Menarche) und spätes Aufhören der Regelblutung in den Wechseljahren (Menopause),
- Kinderlosigkeit bzw. höheres Alter bei Erstgebärenden (> 35 J.),
- ansteigendes Risiko mit zunehmendem Alter,
- Fettsucht (Adipositas), Rauchen (Nikotinabusus).

Lokalisation

Lokalisation (Randspalte): Das Mammakarzinom kann in allen Bereichen der Brust auftreten, am häufigsten entwickelt es sich im oberen äußeren Quadranten.

Um einen genaueren Überblick über die Lokalisation eines Mammakarzinoms zu bekommen, wird die Brust in vier Teile (Quadranten) eingeteilt (**Abb. 25.9**, **a**). Am häufigsten entwickelt sich ein Mammakarzinom im oberen äußeren Quadranten.

Abb. 25.9 ▶ Mammakarzinom.

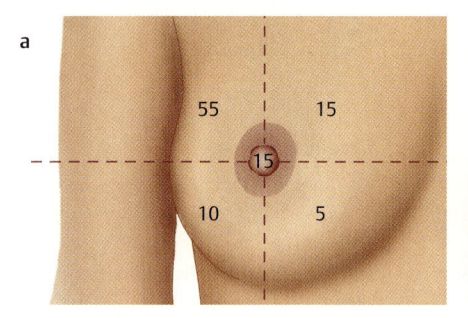

a Häufigkeit der Lokalisation eines Mammakarzinoms.
b Einziehen der Brustwarze beim Mammakarzinom.
c Zusätzliche Geschwürbildung der Brustwarze.

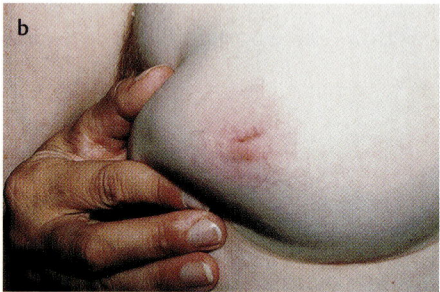

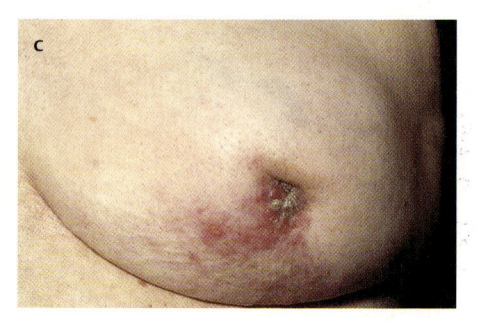

Symptome

Symptome (Randspalte): Leitsymptom ist meist ein einseitig **tastbarer Knoten** in Brust oder Achselhöhle. Weitere Symptome wie Hauteinziehungen, Sekretabsonderung der Brustwarze u. a. können hinzukommen.

Das Leitsymptom des Mammakarzinoms ist der einseitig tastbare, derbe, meist druckunempfindliche Knoten in Brust oder Achselhöhle. Er ist manchmal mit der Haut verwachsen und nicht verschieblich. Weitere Symptome sind
- Hauteinziehungen,
- „Orangenhaut" (grobporige Haut),
- Sekretabsonderungen aus der Brustwarze,
- Einziehung (Retraktion) der Brustwarze (**Abb. 25.9**, **b**),
- neu aufgetretene Größendifferenz der Brüste,
- Rötung, Schwellung, Schuppungen und Juckreiz.

Wird der Primärtumor festgestellt, liegt bei über 50 % der Frauen bereits eine Lymphknotenmetastasierung vor. Der Brustkrebs bildet bevorzugt Tochtergeschwülste (metastasiert) in den benachbarten Lymphknoten der Achselhöhle und im Skelettsystem, im Brustfell, der Lunge, der Leber und im Gehirn.

Bei Diagnosestellung liegt bei über 50 % der Frauen bereits eine **Lymphknotenmetastasierung** vor.

Therapie

Therapie (Randspalte): Ziel ist die operative **Entfernung** des Tumors. Dabei wird versucht, brusterhaltend zu operieren.

Die vollständige operative Entfernung des Tumors ist das primäre Ziel einer Brustkrebsbehandlung. 70 % der Frauen werden heute brusterhaltend operiert. Die häufigsten Operationsverfahren sind:
- **Tumorektomie**: Die Geschwulst wird operativ entfernt.
- **Quadrantenresektion**: Dabei werden nur der betroffene Quadrant der Brust (**Abb. 25.9**) und das angrenzende Lymphgewebe entfernt.

Eine Totalentfernung der Brust (Mastektomie) wird empfohlen, wenn
- die Krankheit wiederholt auftritt (rezidiviert),
- der Tumordurchmesser im Vergleich zur Größe der Brust zu groß ist,
- der Tumor mit der Haut oder dem Brustmuskel verwachsen ist oder
- ein multizentrisches Wachstum vorliegt.

Unter bestimmten Voraussetzungen wird die Totalentfernung der Brust empfohlen.

Wünscht die Frau eine Brustrekonstruktion, kann intraoperativ (Primärrekonstruktion) oder nach einer Wartezeit von 6 Monaten (Sekundärrekonstruktion) ein Brustaufbau durchgeführt werden. Dieser erfolgt entweder mit Implantaten, Eigengewebe oder einer Kombination aus beidem.

Eine Brustrekonstruktion kann mit Implantaten und/oder Eigengewebe erfolgen.

Nach der Operation folgen unterstützende Therapieformen, da das Mammakarzinom bereits bei der Erstdiagnose als potenziell systemische Erkrankung angesehen wird. Unterstützende Therapieformen sind:
- **Radiologische Therapie**: Nach einer brusterhaltenden Operation wird die verbliebene Brust und Thoraxwand in der Regel immer bestrahlt, nach einer Mastektomie in Abhängigkeit von der Einschätzung des Rezidivrisikos. Die Therapie wird nach Abheilung der Operationswunde begonnen.

Radio-, Chemo-, Immun- und/oder Hormontherapie ergänzen die operativen Verfahren.

- **Chemotherapie.** Damit sollen eventuell noch vorhandene einzelne Tumorzellen/Mikrometastasen abgetötet werden. Die Chemotherapie beginnt in der Regel 3 Wochen nach der Operation.
- **Immuntherapie:** Damit sollen das schnelle Wachstum und die Aggressivität der Erkrankung gemindert werden.
- **Hormontherapie:** Nach der Operation und der Chemotherapie soll sie verhindern, dass aus vielleicht noch vorhandenen Krebszellen neue Tumoren wachsen.

Pflege von Frauen mit Brustkrebs

Brustkrebs – kaum eine andere Diagnose ist für eine Frau so schockierend und wird als so schwerwiegender Einschnitt in ihr Leben erlebt. Zur Bewältigung dieser lebensverändernden Situation und der einzelnen Therapieschritte bedarf die Frau einer umfangreichen medizinischen, pflegerischen und psychosozialen Unterstützung.

Postoperative Pflege

Bei der speziellen postoperativen Pflege muss eine besondere Aufmerksamkeit auf die Überwachung, Entlastung und Pflege des Operationsgebiets gelegt werden, um eine komplikationslose Wundheilung zu gewährleisten.

Naht. Vielfach wird nach dem ersten Verbandwechsel die offene Wundheilung bevorzugt. Aus dem Bedürfnis, die Wunde zu schützen, bevorzugen viele Patientinnen jedoch einen Pflasterverband bis zur Fadenentfernung.

Drainagen. Je nach Operationsausmaß leiten 1–3 Drainagen das Wundsekret ab. Die Kontrolle der Fördermenge sowie der Flaschenwechsel erfolgt in der Regel durch die Pflegefachkraft.

Wundgebiet. Das Operationsgebiet muss auf Entzündungszeichen und Schwellungen beobachtet werden. Auch sollte die Patientin regelmäßig zur Schmerzsituation befragt werden.

Entlastung. In den ersten Tagen nach der Operation kann die Patientin den Arm der operierten Seite als schwer, unbeweglich und wenig kontrollierbar empfinden. Das Wundgebiet muss vor Überdehnungen und Spannungen geschützt werden. Dazu muss die Patientin über die notwendigen Vorsichtsmaßnahmen informiert werden.

Narbenpflege. Nach abgeschlossener Wundheilung kann die Narbe mit pH-neutraler, unparfümierter Salbe oder Creme gepflegt werden. Um die Akzeptanz für den veränderten Brustbereich zu fördern, kann sich die Patientin auch selbst eincremen. Sie sollte darauf aufmerksam gemacht werden, dass sich die Brustseite noch geschwollen und hart anfühlen kann, dass das Gewebe während des Wundheilungsverlaufes jedoch zunehmend geschmeidiger wird.

> **Praxistipp** Wie kann die Patientin nach einer Operation an der Brust unterstützt werden?
>
> Um das Wundgebiet z. B. beim An- und Auskleiden möglichst wenig durch ein Heben der Arme zu belasten, sollte die Patientin bis zur abgeschlossenen Wundheilung aufknöpfbare Kleidungsoberteile tragen.
>
> Unterstützen Sie die Patientin im Weiteren besonders
> - bei der Körper- und Haarpflege,
> - beim Richten der Mahlzeiten und
> - bei einer bequemen Lagerung.

> **Merke** Die Frauen können nach einer Mammaoperation auch noch nach Wochen und Monaten folgende Symptome verspüren, die in der Regel im Laufe der Zeit nachlassen:
> - Stiche, Brennen oder Jucken im Wundbereich
> - Taubheitsgefühle in der Achselhöhle
> - Empfindungsstörungen am Innenarm
> - Überempfindlichkeit von Hautbezirken

Lymphödem und Fehlhaltung vorbeugen

Lymphödemprophylaxe. Liegt die Patientin im Bett, sollte der Arm der operierten Seite erhöht gelagert werden. Dabei wird der Arm der betroffenen Seite leicht abgespreizt (Abduktion) so auf einem Kissen positioniert, dass die Hand auf Herzhöhe liegt, der Achselbereich nicht durchhängt und nicht unter Spannung steht (**Abb. 25.10**).

Beim Verlust der Brust kann es unbewusst zu Fehlhaltungen kommen. Auch diesen muss bereits in den ersten postoperativen Tagen vorgebeugt werden.

Fehlhaltungsprophylaxe. Nach der Entfernung der Brust kann der Verlust zu einem unbewussten Gleichgewichts- und Haltungsausgleich und zu schmerzhaften Muskelverspannungen im Hals-Nacken- und Schulterbereich führen – besonders bei Frauen mit großen Brüsten. Zusätzlich begünstigen Schmerzen in der Achsel und die eingeschränkte Beweglichkeit des Schultergelenks eine Schonhaltung. Deshalb müssen bereits in den ersten postoperativen Tagen spezielle Übungen für die Beweglichkeit durchgeführt werden (Physiotherapie). Diese steigern sich in Intensität und Belastung im Laufe des Klinikaufenthalts. Die Patientin hat eine bessere Kontrolle über die Übungen und ihre Körperhaltung, wenn sie diese vor einem Spiegel ausführt. Neben der Haltungsschulung kann die Arbeit vor dem Spiegel die Patientin unterstützen, sich wieder im Spiegel anzuschauen und sich mit den körperlichen Veränderungen auseinanderzusetzen.

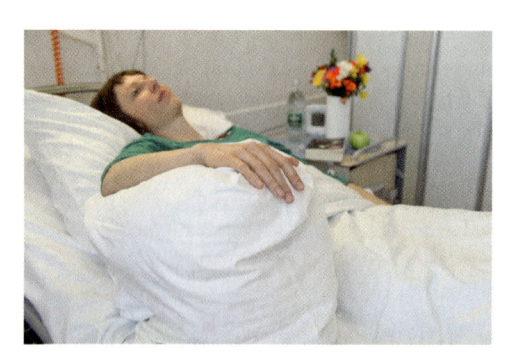

Abb. 25.10 ▶ Durch eine spannungsfreie Lagerung der Achselhöhle der betroffenen Seite kann Muskelverspannungen vorgebeugt werden.

Merke

Merke Lassen Sie sich geeignete Übungen von der Physiotherapeutin zeigen. So können Sie die physiotherapeutischen Übungselemente bei allen Unterstützungsmaßnahmen einbeziehen.

Psychosoziale Begleitung

Neben der physisch-pflegerischen Betreuung steht bei diesem Krankheitsbild besonders die **psychische Begleitung** im Mittelpunkt.
Die Pflegehelfer sind gefordert, eine Atmosphäre zu schaffen, in der die Frau ihre Vorstellungen, Fragen und ihre Gefühle ausdrücken kann.

Das veränderte Körperbild muss durch die Frau erst akzeptiert werden.
Ein sensibles Vorgehen bei allen Tätigkeiten im Rahmen der Wundbehandlung und Körperpflege ist erforderlich.

Gesundheitsberatung

Themenschwerpunkte der pflegerischen Entlassungsberatung sind z. B.
- Anwendung einer Brustprothese,
- Infomaterial und Adressen von möglichen Sanitätshäusern,
- Kontakte zu Selbsthilfegruppen.

Psychosoziale Begleitung

Die Erkrankung Brustkrebs löst Schock und Angst aus und muss erst einmal verarbeitet werden. Häufig quält Frauen die Frage, wie es zu der Krebserkrankung kommen konnte. Die subjektiven Vorstellungen von der Entstehung der Erkrankung sind für die Krankheitsverarbeitung wichtig. Die Pflegehelfer sind gefordert, eine Atmosphäre zu schaffen, in der die Frau eventuell unter Einbeziehung ihrer Bezugspersonen (z. B. Partner) ihre Vorstellungen, Fragen und ihre Gefühle ausdrücken kann. In diesen Gesprächen kann deutlich gemacht werden, dass es sich bei einer Krebserkrankung um ein unvorhersehbares Schicksalsereignis handelt, das *jeden* Menschen treffen kann, ungeachtet dessen, in welcher Lebenssituation er sich befunden hat.

Umgang mit dem veränderten Körperbild. Bereits bei der Wundbehandlung und der Körperpflege kann die Patientin behutsam auf ihr verändertes Körperbild vorbereitet werden. Manchmal möchten die Frauen die Operationswunde und ihre veränderte Brustseite nicht ansehen und berühren. Seien Sie sich bewusst, dass die Frau Sie aufmerksam beobachtet und Ihr nonverbales und verbales Verhalten beim Anblick der Narbe interpretiert.

Gesundheitsberatung

Die Frauen begleitet auch lange Zeit nach der Operation und den Therapien Angst vor dem wiederholten Auftreten der Erkrankung und dem Tod. Viele berichten, dass sie erst nach etwa ein bis zwei Jahren eine gewisse innere Stabilität wieder gefunden haben. Über den nach der Entlassung geplanten Behandlungsverlauf wird die Frau im ärztlichen Entlassungsgespräch informiert. Eine pflegerische Entlassungsberatung zu ausgewählten Themen erfolgt im Anschluss an das Arztgespräch oder auf Wunsch der Patientin.

Brustprothesen. Wurde nach der Brustentfernung kein plastisch-chirurgischer Wiederaufbau der Brust durchgeführt, kann die Frau eine äußere Brustprothese tragen. Diese
- unterstützt das natürliche äußere Erscheinungsbild,
- unterstützt die Oberkörpersymmetrie – besonders, wenn die andere Brust groß und schwer ist und
- beugt Fehlhaltungen und Verspannungen der Nacken-, Schulter- und Rückenmuskulatur vor.

Eine individuelle Beratung sollte durch eine Mitarbeiterin eines Sanitätshauses erfolgen. Den Umgang mit der Prothese aus eigener Erfahrung schildern am anschaulichsten betroffene Frauen aus einer Selbsthilfegruppe. Aufgabe der Pflege ist es, die Kontakte zu vermitteln.

Selbsthilfegruppen. Die „Frauenselbsthilfe nach Brustkrebs" ist in Deutschland der größte Zusammenschluss von krebskranken Frauen. In regionalen Gruppen werden die Frauen bei der Bewältigung ihrer Erkrankung begleitet und unterstützt. Der Austausch mit anderen Betroffenen und die gemeinsamen Aktivitäten haben einen positiven und belebenden Effekt. Sportliche Aktivitäten, Entspannungstechniken und verschiedene Meditationsformen tragen zur Förderung der körperlichen Kraft, zur Stärkung des Immunsystems und zur Stabilisierung des inneren Gleichgewichts bei.

25.6 Der weibliche Zyklus, Empfängnis und Empfängnisverhütung

25.6.1 Der weibliche Zyklus

Mit der Pubertät beginnt die fruchtbare Phase der Frau. Für die folgenden circa 30 Jahre findet nun ein monatlicher Zyklus von Eisprung und Regelblutung statt. Der Zyklus ist mehr oder weniger regelmäßig.

Zyklusphasen

Der Zyklus beginnt mit dem 1. Tag der Monatsblutung (Menstruation) und endet am 1. Tag der nächsten Blutung. Jeder Zyklus dauert zwischen 25 – 35 Tagen. Jede Frau hat ihren individuellen Rhythmus. Für die Beschreibung der Phasen wird von einem klassischen 28-Tage-Rhythmus ausgegangen. Der Zyklus wird in mehrere Phasen eingeteilt, die sich am Zustand der Gebärmutterschleimhaut orientieren.

Menstruations- oder Blutungsphase
Der erste Tag der Menstruation oder Blutung ist der Beginn des Zyklus. Normalerweise dauert die Blutung zwischen 3-7 Tagen. Dabei löst sich die oberste Schicht der Gebärmutterschleimhaut (Funktionalis) ab. Die abgelösten Teile mischen sich mit Blut. Jeden Monat verliert die Frau dabei circa 50 ml Blut. Während der Menstruation zieht sich die Muskulatur der Gebärmutter zusammen, um die Ablösung zu unterstützen. Das kann manchmal zu Schmerzen im Unterbauch führen. Die beginnenden Aufbauprozesse im Eierstock führen zum Ende der Blutung.

Proliferations- oder Aufbauphase
Die oberste Schicht der Gebärmutterschleimhaut wird circa vom 5.– 14. Tag des Zyklus wieder aufgebaut. Der Aufbau wird durch Östrogene (Hormone) gesteuert. Östrogene werden vom Follikel im Eierstock ausschüttet und gelangen über die Blutbahn zur Gebärmutterschleimhaut. Am 14. Tag der Proliferationsphase erreicht der Östrogenspiegel im Blut eine bestimmte Konzentration. Die Hypophyse (Hirnhangsdrüse) beginnt jetzt mit der stark vermehrten Ausschüttung von LH (luteinisierendes Hormon). LH löst den Eisprung aus und es beginnt die nächste Phase des Zyklus.

Sekretions- oder Gelbkörperphase
Die Sekretions- oder Gelbkörperphase beginnt mit dem 15. Zyklustag. Sie dauert bis kurz vor der nächsten Menstruationsphase an. Nach dem Eisprung wird vom Gelbkörper Progesteron abgegeben. Das Hormon führt in den Drüsen der Gebärmutterschleimhaut zu vermehrter Produktion von Drüsensekret. Außerdem wachsen die Drüsen weiter, obwohl die Funktionalis ihr Wachstum abgeschlossen hat. Deshalb spricht man in dieser Phase auch oft von einem Umbau der Gebärmutterschleimhaut. Wenn es nicht zu einer Schwangerschaft kommt, bildet sich der Gelbkörper zurück und produziert kein Progesteron mehr. Das führt dazu, dass sich die Arterien der Gebärmutter zusammenziehen. Die Durchblutung der obersten Gebärmutterschicht nimmt stark ab und es entsteht ein örtlicher Sauerstoffmangel. Dieser führt innerhalb kürzester Zeit (wenige Stunden) zum Absterben der obersten Gebärmutterschleimhaut. Damit beginnt die Menstruationsblutung und der Kreislauf schließt sich.

25.6.2 Konzeption (Empfängnis)

Definition Unter Konzeption versteht man die Befruchtung der weiblichen Keimzellen (Verschmelzung von Ei- und Samenzelle = Konjugation).

Die Eizelle bleibt nach dem Eisprung circa 6–12 Stunden befruchtungsfähig, das bedeutet, dass nur in dieser Zeit eine Konzeption stattfinden kann. Der Transport zur Gebärmutter über den Eileiter dauert etwa 5–7 Tage. Männliche Samenzellen bleiben circa 48–72 Stunden befruchtungsfähig. Sie gelangen nach dem Samenerguss (Ejakulation) durch Eigenbewegungen von der Vagina durch die Gebärmutter in die Eileiter. Der optimale Zeitpunkt für die Konzeption ist circa 4–5 Tage vor dem Anstieg der Basaltemperatur (**Abb. 25.11**).

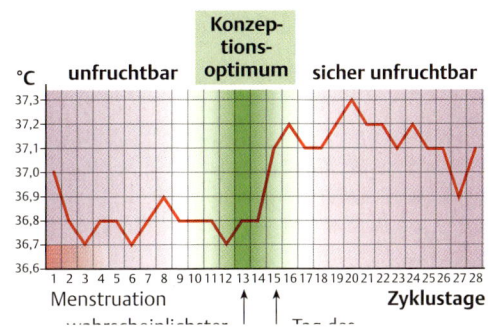

Abb. 25.11 ▶ Basaltemperaturkurve bei einem physiologischen Menstruationszyklus.

KURZFASSUNG

25.6 Der weibliche Zyklus, Empfängnis und Empfängnisverhütung

25.6.1 Der weibliche Zyklus

Der Zyklus der Frau ist mehr oder weniger regelmäßig und erfolgt im monatlichen Intervall.

Zyklusphasen

Der Zyklus beginnt mit dem 1. Tag der Monatsblutung und endet am 1. Tag der nächsten Blutung. Er besteht aus Menstruationsphase, Proliferationsphase, Sekretionsphase.

Menstruations- oder Blutungsphase
Erster Tag der Blutung = Beginn des Zyklus. Die Phase dauert ca. 3–5 Tage. Die obere Schicht der Gebärmutterschleimhaut wird abgestoßen.

Proliferations- oder Aufbauphase
Sie dauert ca. 5–14 Tage. Die oberste Schicht der Gebärmutterschleimhaut wird wieder aufgebaut, gesteuert durch Östrogene. Die Phase endet mit dem Eisprung.

Sekretions- oder Gelbkörperphase
Sie beginnt mit dem 15. Zyklustag und dauert bis kurz vor der nächsten Menstruationsphase. Die Gebärmutterschleimhaut wird umgebaut. Gegen Ende kommt es – wenn keine Schwangerschaft vorliegt – zum Absterben der obersten Schicht, die dann zu Beginn des nächsten Zyklus wieder abgestoßen wird. Der Kreislauf (Zyklus) schließt sich.

25.6.2 Konzeption (Empfängnis)

Definition ◀

Eine Eizelle kann nur in den 6–12 Stunden nach dem Eisprung befruchtet werden. Die Samenzellen des Mannes bleiben etwa 48–72 Stunden befruchtungsfähig.

Definition Die **Basaltemperatur** ist die morgens vor dem Aufstehen gemessene Körpertemperatur der Frau zur Bestimmung des Follikelsprungs, der nach 1–2 Tagen einen Temperaturanstieg von 0,3–0,6 °C bewirkt und vor der Regelblutung wieder abfällt.

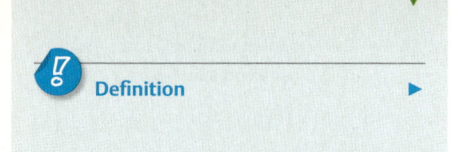

25.6.3 Kontrazeption (Empfängnisverhütung)

Merke Die Empfängnisverhütung wird nach dem **Pearl-Index** (**PI**) bewertet: Der Pearl-Index gibt als Versagerquote an, wie viele von 100 Frauen schwanger werden, wenn sie über ein Jahr mit der angegebenen Methode verhüten.

Natürliche Methoden. Zu den natürlichen Methoden gehören:
- Coitus interruptus: Dabei wird der Geschlechtsakt vor dem Samenerguss unterbrochen (PI: 10–20).
- Rhythmusmethode (z. B. Knaus-Ogino-Methode) (PI: 14–40)
- Temperaturmethode: Dabei wird jeden Morgen die Basaltemperatur gemessen (PI: 1–3).
- Billings-Methode: Bei dieser Methode wird die sich zyklisch ändernde Konsistenz des Gebärmutterhalsschleims beobachtet (PI: 15–30).

Mechanische Methoden. Mechanische Methoden zur Empfängnisverhütung sind:
- **Kondom** (Präservativ): Dazu wird über den erigierten Penis ein Gummischutz gestreift (PI: 0,4–2).
- **Scheidendiaphragma**: Diese Silikongummikappe mit federndem Außenring wird vor dem Geschlechtsverkehr in die Scheide eingeführt und kann das Eindringen der Spermien in die Gebärmutter verhindern (PI: 2–4).
- **Intrauterinpessare** (IUP): Das sind Kunststoffeinsätze, z. B. in Schleifen-, Spiralen- oder T-Form mit einer Länge von 3–4 cm und werden vom Arzt in die Gebärmutter eingeführt (PI: 1–3).

Chemische Methoden. Zu den chemischen Mitteln gehören oberflächenaktive Wirkstoffe in Salben-, Gel-, Schaum- oder Zäpfchenform, die bei lokaler Anwendung in der Scheide Spermien abtöten (Spermizide), bevor sie in die Gebärmutter einwandern können (PI: 8–13).

Hormonelle Empfängnisverhütung. Die hormonelle Empfängnisverhütung verhindert den Eisprung durch abgewandelte Eierstockhormone (Östrogene, Gestagene). Diese als „Antibabypille" bekannten Präparate beeinflussen die Hypophyse dahingehend, dass sie die zum Eisprung notwendigen Hormone nicht bildet (PI: 0,5).

Operative Eingriffe zur Empfängnisverhütung. Eine in der Regel nicht mehr rückgängig zu machende Methode der Empfängnisverhütung ist die Sterilisation (operatives Unfruchtbarmachen). Im Unterschied zur Kastration bleiben Keimdrüsen (Hoden, Eierstöcke), Geschlechtsorgane sowie Sexualtrieb erhalten. Die Sterilisation stellt die sicherste Form der Empfängnisverhütung dar. Die Eingriffe zur Sterilisation des Mannes sind einfacher als diejenigen bei der Frau, da hierzu kein Eingriff in der Bauchhöhle notwendig ist. Bei der Vasektomie des Mannes wird unter Lokalanästhesie ein Stück (1–2 cm) des Samenleiters im Bereich des Hodensacks oder der Leisten entfernt. Bei der Sterilisation der Frau wird die Durchgängigkeit der Eileiter laparoskopisch aufgehoben (Tubensterilisation).

25.7 Schwangerschaft, Geburt und Wochenbett

25.7.1 Bedeutung einer Schwangerschaft für die Frau

Schwangerschaft und Geburt sind ein geheimnisvolles, intimes Wunder der Natur. Die Schwangerschaft ist zugleich auch ein Wandlungsprozess, in dem sich die Frau zur Mutter entwickelt. Durch eine Schwangerschaft werden viele Bereiche des Lebens berührt. Die Frau wird mit Veränderungen in ihrem Körper und ihrer Seele konfrontiert, die oft von ihr selbst, aber auch von der Umwelt wenig verstanden werden.

25.7.2 Eckdaten zu Schwangerschaftsdauer, Gebärmutter und Kind

Im Mittel dauert eine Schwangerschaft 40 Wochen (260–310 Tage), gerechnet vom Zeitpunkt der letzten Regelblutung, also etwa 38 Wochen ab der Befruchtung der Eizelle. In der Schwangerschaft verändern sich die Größe und Form des Bauches sowie der Höhenstand der Gebärmutter (Fundusstand). Gegen Ende der Schwangerschaft senkt sich der Fundusstand wieder (**Abb. 25.12**).

Entwicklung von Embryo und Fetus. Die Zeit von der 4. bis zur 8. Woche nach der Befruchtung heißt Embryonalperiode. Hier bilden sich alle wichtigen Organ- und Gliedmaßenanlagen, weshalb Schädigungen in der Frühschwangerschaft zum Fehlen oder zur Missbildung ganzer

Körperteile führen können. Die letzten gut zwei Drittel der intrauterinen Entwicklung (3. Monat bis zur Geburt) heißen Fetalperiode. Hier steht nun das Wachstum durch Zellvermehrung im Vordergrund. Das Gewicht des Fetus vervielfacht sich von knapp 10 g zu Beginn der Fetalperiode auf das Geburtsgewicht von im Mittel 3,5 kg.

Abb. 25.12 ▶ Höhenstand des Gebärmutterfundus. 12. Schwangerschaftswoche: Symphysenoberkante, 24. SSW: Nabel, 36. SSW: am Rippenbogen, 40. SSW: 1 – 2 Finger unter dem Rippenbogen.

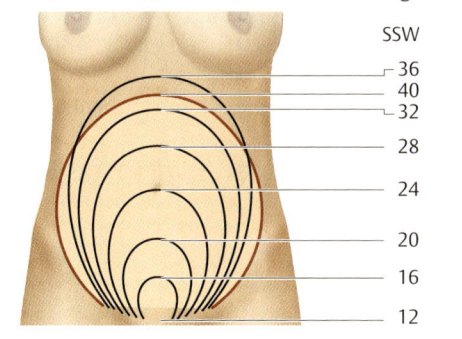

Plazenta. Die Plazenta (Mutterkuchen) wird gemeinsam von Mutter und Embryo bzw. Fetus gebildet. Sie übernimmt die Versorgung mit Energie- und Baustoffen und die Entsorgung von Stoffwechselprodukten. Für den Fetus ist die Plazenta gleichzeitig ein Ersatz für die Lungen (O_2- und CO_2-Austausch), den Darm (Versorgung mit Energie und Baustoffen) und die Nieren (Entsorgung von Abfallprodukten).

Die Plazenta übernimmt die Versorgung mit Energie- und Baustoffen und die Entsorgung von Stoffwechselprodukten. Sie ist für den Fetus Ersatz für die Lungen, den Darm und die Nieren.

25.7.3 Veränderungen während der Schwangerschaft

Schwangerschaft bedeutet für den gesamten Körper ein Sich-ein- und Sich-umstellen auf das heranwachsende Leben. Er stellt in dieser Zeit viel von seiner Vitalität und Energie zur Verfügung.

Schwangerschaftszeichen. Wenn eine Befruchtung eintritt, haben viele Frauen eine Vermutung oder ahnen eine Veränderung, auch wenn die Schwangerschaft nicht geplant war. Obwohl offensichtlich nichts sichtbar oder spürbar ist, so merken sie doch einen subtilen Wandel. Die Vermutung wird in der darauf folgenden Zeit bestärkt durch folgende unsichere Zeichen:
- empfindliche oder spannende Brüste
- Empfindlichkeit gegenüber bestimmten Gerüchen und Speisen
- morgendliche Übelkeit und große Müdigkeit, die den Alltag beeinträchtigt

Das deutlichste Zeichen ist das **Ausbleiben der monatlichen Regelblutung** bei einem sonst regelmäßigen Zyklus. Ein Schwangerschaftstest kann hier Sicherheit geben (**Abb. 25.13**).

25.7.3 Veränderungen während der Schwangerschaft
Während der Schwangerschaft stellt sich der Körper auf das heranwachsende Leben ein.

Deutlichstes Zeichen einer Schwangerschaft ist das Ausbleiben der monatlichen Regelblutung.

Abb. 25.13 ▶ Ein handelsüblicher Schwangerschaftstest zum Nachweis des Schwangerschaftshormons β-HCG im konzentrierten Morgenurin.

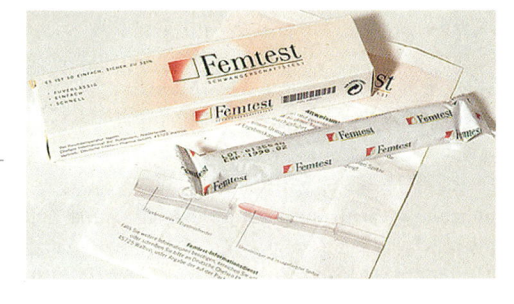

Veränderungen im mütterlichen Organismus. Das 1. Schwangerschaftsdrittel (bis zur 15. Woche) wird als Zeit des Anpassens bezeichnet. Darauf folgt die Zeit des Wohlbefindens (16.–28. Woche). Das letzte Drittel ist eher die Zeit der Belastung: Die Beschwerden nehmen aufgrund des Kindwachstums mit entsprechender Leistungsbeeinträchtigung zu. Folgende Veränderungen durch die Schwangerschaft sind zu beobachten:
- Die Brust vergrößert sich durch Ausbreitung des Brustdrüsengewebes. Farbe und Oberfläche verändern sich.
- Die äußeren Geschlechtsorgane (Vulva) und die Vagina zeigen mit Schwangerschaftsbeginn aufgrund verstärkter Blutfülle bläuliche/blassblaue (livide) Verfärbungen der Schleimhaut. Oft schwellen die äußeren Schamlippen (Labien) an.
- Die Haut verändert sich durch eine vermehrte Pigmentierung, besonders im Bereich Brustwarze, Nabel und alter Narben. Leberflecken und Schwangerschaftsstreifen (Striae) an Brust, Bauch, Hüften und Gesäß entstehen.
- Das Herz sowie die Gefäße müssen die Gebärmutter verstärkt mit Blut versorgen, die Durchblutung der Gebärmutter steigert sich während der Schwangerschaft von 50 auf 500 – 750 ml pro Minute. Die Blutmenge nimmt um 30–40 % zu (1,5 – 2 Liter).
- Der Wassergehalt im Blut erhöht sich. Das Blut verdünnt sich, die Konzentration von Hämoglobin und Hämatokrit vermindert sich.
- Im Verdauungstrakt vermindert das Hormon Progesteron den Spannungszustand der glatten Muskulatur. Es kommt zu Darmträgheit und Sodbrennen.
- Der gesamte Stoffwechsel muss mehr Belastungen bewältigen, die mütterlichen Regelmechanismen für das Glukosegleichgewicht werden stärker beansprucht.
- Der Eisenbedarf erhöht sich (Depots der Mutter werden genutzt und abgebaut).
- Schwangere benötigen mehr Jod (30–60 µg), da sie sich und das Kind damit versorgen müssen.

Eine Schwangerschaft kann in drei Phasen eingeteilt werde:
1. Phase des Anpassens
2. Phase des Wohlbefindens
3. Phase der Belastung

Während dieser Zeit findet eine Vielzahl von Veränderungen im mütterlichen Organismus statt, z. B.
- Vergrößerung der Brust,
- Hautveränderungen wie Schwangerschaftsstreifen,
- Zunahme der Blutmenge,
- höherer Eisen- und Jodbedarf,

- Gewichtszunahme,
- höherer Vitaminbedarf,
- Bilden von Schwangerschaftshormonen

- Zu Beginn der Schwangerschaft kommt es zu einer Gewichtsabnahme bzw. zu keiner Zunahme. Die Ursache dafür sind Übelkeit und Erbrechen. Die angestrebte gesamte Gewichtszunahme beträgt 12–15 kg.
- Der Kalorienbedarf steigt nur unwesentlich an, dafür aber der Bedarf an lebenswichtigen Vitaminen.
- Die Plazenta bildet die Schwangerschaftshormone wie HCG, HPL, Östrogene und Progesteron.

25.7.4 Schwangerenvorsorge und Bestimmung des Geburtstermins

Schwangerenvorsorge

Schwangerschaftsvorsorgeuntersuchungen erfolgen zu unterschiedlichen Zeitpunkten.
Inhalte, Häufigkeit und Ablauf sind festgelegt.

25.7.4 Schwangerenvorsorge und Bestimmung des Geburtstermins

Schwangerenvorsorge

Die verschiedenen Untersuchungen der Schwangerenvorsorge werden während einer Schwangerschaft zu verschiedenen Zeitpunkten und unterschiedlich häufig durchgeführt (**Abb. 25.14**). Bestandteile jeder Untersuchung in der Schwangerenvorsorge sind
- Körpergewicht, Blutdruck, Stand der Gebärmutter (**Abb. 25.12**),
- Herzaktion und Lage des Kindes, Muttermundbefund,
- pH-Wert der Vagina: Infektionsscreening (Abstrich!),
- Labor: Urinstatus und Bestimmung des Hämoglobins,
- Sonografie:
  1. Screeninguntersuchung 9.–12. SSW,
  2. Screeninguntersuchung 19.–22. SSW,
  3. Screeninguntersuchung 29.–32. SSW.
- spezielles Labor bei der Erstuntersuchung:
  - Lues-Suchreaktion (Untersuchung auf Syphilis = bakterielle Geschlechtskrankheit),
  - Röteln,
  - HIV-Antikörper (freiwillig),
  - Blutgruppe, Rhesusfaktor, erster Antikörpersuchtest.
- Weitere serologische Untersuchungen:
  - zweiter Antikörpersuchtest in der 24.–27. SSW,
  - Hepatitis B: HBsAg-Bestimmung nach der 32. SSW.

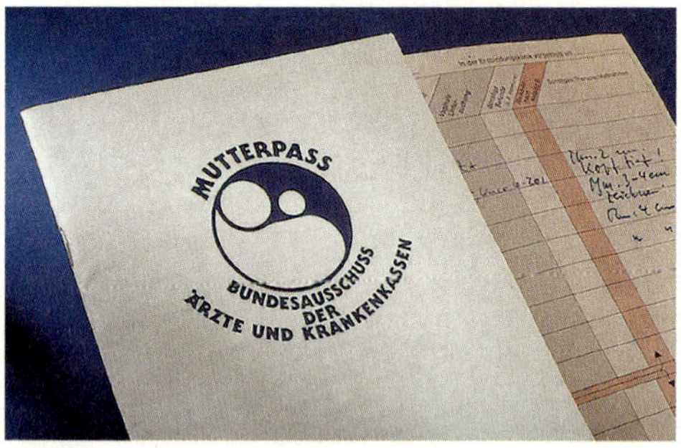

Abb. 25.14 ▶ Im Mutterpass werden die Ergebnisse der Schwangerschaftsvorsorge festgehalten.

Bestimmung des Geburtstermins

Der Geburtstermin kann bestimmt werden, sobald eine Schwangerschaft feststeht.
Dazu kommen verschiedene Verfahren zum Einsatz.

Bestimmung des Geburtstermins

Sobald eine Schwangerschaft feststeht, kann der Geburtstermin bestimmt werden. Die Dauer einer Schwangerschaft beträgt in der Regel 280 Tage, das heißt 40 Wochen = 10 Mondmonate (28 Tage) = 9 Kalendermonate. Der Geburtstermin (ET = errechneter Termin) kann bestimmt werden durch:
- Naegele-Regel
- Anamnese bei unregelmäßigem Zyklus
- Nachweis von β-HCG
- Ultraschall

Naegele-Regel. ET = 1. Tag der letzten Periode + 7 Tage – 3 Monate + 1 Jahr. Beispiel: 15. 03. 2011 + 1 Jahr – 3 Monate + 7 Tage = 22. 12. 2011.

Merke

Merke Der errechnete Termin ist wichtig für die Bestimmung des Mutterschutzgesetzes, zum richtigen Zuordnen der Untersuchungsbefunde zum Schwangerschaftsalter und zur Vermeidung irrtümlicher Diagnosen wie Frühgeburt oder Übertragung.

25.7.5 Geburt

Die Geburt wird durch Wehen eingeleitet.
Die Eröffnungsphase beginnt.
Es folgen
- Austreibungsphase und
- Nachgeburtsphase.

25.7.5 Geburt

Im letzten Schwangerschaftsmonat treten in zunehmender Häufigkeit Wehen auf. Dabei zieht sich die Muskulatur der Gebärmutter schmerzhaft zusammen (kontrahieren). Die Wehen halten circa 40 – 60 Sekunden an.

Eröffnungsphase. Die Wehentätigkeit ist das wichtigste subjektive Zeichen für den erwarteten Geburtsbeginn: Regelmäßige Wehen im Abstand von 15 – 20 Minuten sprechen eindeutig dafür, dass die Eröffnungsphase der Geburt eingeleitet ist.

Austreibungsphase. Auf diese langsame 1. Phase folgt die schnelle Austreibungsphase. Die Enge des menschlichen Beckeneingangs stellt mit nur 10–11 cm Länge ein ernsthaftes Geburtshindernis dar. Der kindliche Kopf schiebt sich deswegen seitlich in den Beckeneingang hinein. In dieser Lage kann das Kind aber nicht geboren werden, da der Beckenausgang links und rechts von den beiden Sitzbeinhöckern auf circa 10 cm eingeengt wird. Daher dreht sich der Kopf im Beckenraum um 90° nach hinten. (**Abb. 25.16**). Wenn der Kopf frei ist, folgt gleich der übrige Körper.

Nachgeburtsphase. In der Nachgeburtsphase treiben Nachwehen die Plazenta und die Eihäute aus.

Abb. 25.15 ▶ Das ausgereifte Kind liegt typischerweise in Hinterhauptlage, das heißt mit dem Hinterkopf zum Beckeneingang.

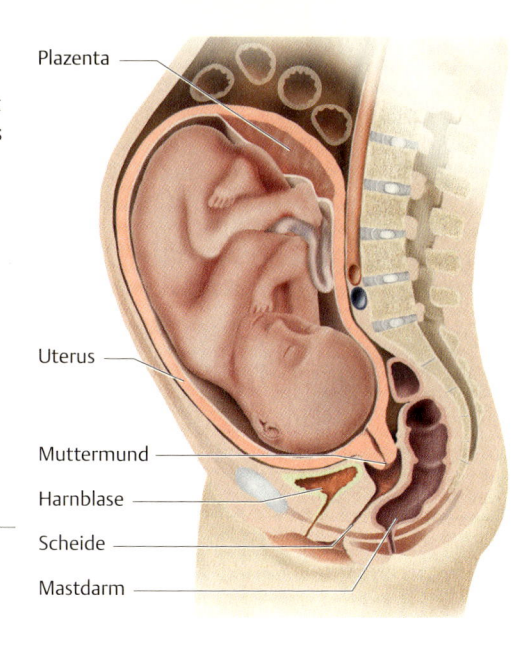

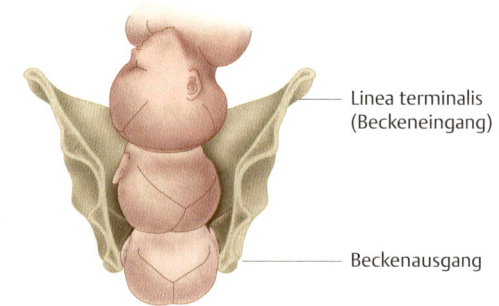

Abb. 25.16 ▶ Beim Eintritt in das Becken dreht sich der Kopf zunächst nach rechts oder links, dann nach hinten.

25.7.6 Wochenbett

Das Wochenbett beginnt nach der Ausstoßung des Mutterkuchens (Plazenta, Nachgeburt) und dauert 6–8 Wochen.
Im Wochenbett bilden sich die schwangerschafts- und geburtsbedingten Veränderungen/Verletzungen zurück. Es wird unterschieden zwischen
- Frühwochenbett: 1.–10. Tag und
- Spätwochenbett: ab dem 11. Tag.

Das Wochenbett ist durch fünf Vorgänge gekennzeichnet:
- Aufbau der Mutter-Kind-Beziehung
- Einsetzen und Aufrechterhaltung der Milchbildung (Laktation)
- Rückbildung schwangerschafts- und geburtsbedingter Veränderungen
- Wundheilung
- Wiederaufnahme der Ovarialtätigkeit

Die übliche Verweildauer im Krankenhaus nach einer normalen Geburt beträgt heute 3–5 Tage. Die Hebamme übernimmt die Erstversorgung der Frau bis 3 Stunden nach der Geburt. Die ganzheitliche Pflege auf der Wöchnerinnenstation übernehmen die Pflegenden. Dazu gehören: Überwachung der Mutter: Vitalzeichen, Wochenfluss, mögliche Geburtsverletzungen (sog. Dammriss, oder Dammnaht), Beine (Ödeme).

25.8 Häufige Krankheiten und Störungen während Schwangerschaft und Wochenbett

25.8.1 Frühgeburt

Definition Ein Kind gilt als Frühgeburt, wenn es vor der 37. Schwangerschaftswoche auf die Welt kommt. Dabei besteht die Gefahr, dass es aufgrund eines zu niedrigen Geburtsgewichts (**Abb. 25.17**) und der Unreife seiner Organe nicht lebensfähig ist oder Komplikationen entwickelt, die zum Tod oder langfristigen Entwicklungsstörungen und Behinderungen führen.

Ursachen

Risiko besteht z. B. bei
- Mehrlingsschwangerschaft,
- Fehlbildungen,
- Myomen,
- Harnwegsinfektionen,
- körperlichem/psychischem Stress,
- Nikotin-, Alkohol- und Drogenmissbrauch,
- sehr junges/sehr hohes Alter der Mutter
- hypertensive Erkrankung in der Schwangerschaft

Ursachen

Unterschiedliche Faktoren können das Risiko für eine Frühgeburt begünstigen. Zu diesen zählen u. a.
- Mehrlingsschwangerschaft,
- Fehlbildungen oder andere schwerwiegende Erkrankungen des Kindes,
- Myome (s. S. 478),
- Gebärmutterfehlbildungen,
- aufsteigende Harnwegsinfektionen,
- vorausgegangene Früh-, Fehl- oder Todgeburten,
- körperliche und psychische Stressbelastungen,
- Nikotin-, Alkohol- und Drogenmissbrauch,
- sehr junges oder sehr hohes Alter der Mutter (< 18 Jahren und > 35 Jahren) und
- hypertensive Erkrankung in der Schwangerschaft (HES s. S. 490).

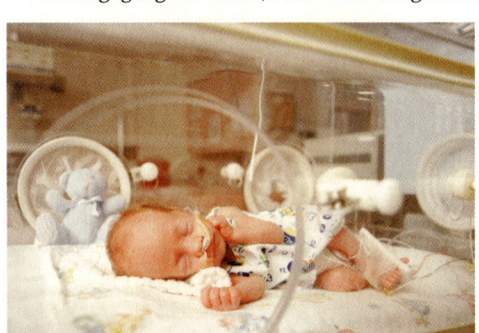

Abb. 25.17 ▶ Frühgeborenes im Inkubator.

Symptome

Auf eine drohende Frühgeburt weisen **drei** Hauptsymptome hin:
- Wehen
- Blasensprung
- Öffnung des Gebärmutterhalses

Symptome

Es gibt drei Hauptsymptome, die auf eine drohende Frühgeburt hinweisen:
- **vorzeitige Wehen**: Mehr als 3 Kontraktionen innerhalb von 60 Minuten vor der 30. SSW oder mehr als 5 Kontraktionen nach der 30. SSW deuten auf eine vorzeitige Wehentätigkeit hin.
- **vorzeitiger Blasensprung**: Die Fruchtblase, die das Kind umgibt und schützt, reißt nicht zum Geburtstermin sondern vor der 37. SSW. Anzeichen sind ein tropfenweiser bis schwallartiger Fruchtwasserabgang.
- **vorzeitige Zervixreife und Zervixinsuffizienz**: Eine vorzeitige Zervixreifung entwickelt sich unter dem Einfluss von vorzeitigen Wehen. Eine Zervixinsuffizienz dagegen ist durch eine fortschreitende Öffnung der Zervix (Gebärmutterhals) ohne Weheneinfluss gekennzeichnet. Die Frauen bemerken dies meistens nicht; allenfalls einen „Druck nach unten".

Die drei Hauptsymptome können von folgenden Beschwerden begleitet werden:
- anhaltende ziehende Schmerzen im Unterbauch und/oder Rücken
- Hartwerden des Bauches
- Schmierblutungen oder leichte Blutungen
- allgemeine Müdigkeit und Abgeschlagenheit

Therapie

Alle Therapiemaßnahmen sollen die Schwangerschaft verlängern, damit das Kind lebensfähig ist:
- körperliche Entlastung
- Antibiotikagabe bei Infektion
- psychische Stabilisierung
- Förderung der fetalen Lungenreife

Therapie

Ziel der Therapie ist die Verlängerung der Schwangerschaft bis zur Entbindung eines lebensfähigen Kindes. Neben der medikamentösen Wehenhemmung (Tokolyse) sind folgende ursachenbezogene Behandlungsmaßnahmen angezeigt:
- körperliche Entlastung durch Krankschreibung, Bettruhe, eventuell stationäre Behandlung zur Stabilisierung der Zervix.
- Antibiotikagabe bei vorzeitigem Blasensprung oder bestehender Infektion
- psychische Stabilisierung durch Spannungsabbau (Gespräche, Atemtherapie, Entspannungsübungen, Akupunktur usw.)
- Förderung der fetalen Lungenreife durch entsprechende Medikamentengabe

Merke ▶

Merke Je früher das Kind vor dem errechneten Geburtstermin geboren wird, desto unreifer sind die Organe. Eine besondere Gefahr stellt nach der Geburt die mangelnde Lungenreife mit der Ausbildung eines Atemnotsyndroms dar. Mit der Tokolysetherapie soll die Geburt so lange hinausgezögert werden, bis die Lungenreifung des Kindes abgeschlossen ist.

Pflege bei Frauen mit drohender Frühgeburt

Der veränderte Schwangerschaftsverlauf und die Klinikeinweisung können für die Schwangere eine Entlastung, aber auch eine neue Stresssituation darstellen.

Psychische Entlastung sicherstellen

Eine freundliche Atmosphäre und umfassende Informationen sind Voraussetzung für eine gute Zusammenarbeit.

Pflege bei Frauen mit drohender Frühgeburt

Eine drohende Frühgeburt wird nicht selten erst bei der routinemäßig durchgeführten Schwangerschaftsvorsorgeuntersuchung festgestellt. Die Symptome müssen dann als „Notsignale" des Körpers verstanden werden, als wichtige Wegweiser der ganzheitlich orientierten Therapie. Die Aufnahme zur stationären Therapie erfolgt dann meist ungeplant und unerwartet. Der veränderte Schwangerschaftsverlauf und die Klinikeinweisung können für die Schwangere eine Entlastung, aber auch eine neue Stresssituation darstellen.

Psychische Entlastung sicherstellen

Eine freundliche Atmosphäre und umfassende Informationen sind Voraussetzung für eine effektive Zusammenarbeit zwischen Patientin und Pflegenden. Ist die Schwangere gut informiert, fällt es ihr leichter, die therapeutischen und pflegerischen Maßnahmen anzunehmen und Einschränkungen zu akzeptieren. Paaren sollte ermöglicht werden, auch einmal allein zu sein. Ein „Bitte-nicht-stören"-Schild oder ein Sichtschutz können Privatsphäre schaffen.

Wehenhemmung überwachen
Während der Verabreichung der wehenhemmenden Medikamente werden die Wirksamkeit und mögliche Nebenwirkungen auf die Schwangere und das Kind überwacht. Die Medikamentengabe erfolgt als Dauerinfusion über eine elektrische Infusionspumpe.
Der Wechsel der Infusion sollte unverzüglich erfolgen, deshalb ist die zuständige Pflegefachkraft sofort über eine leere Infusion zu informieren.

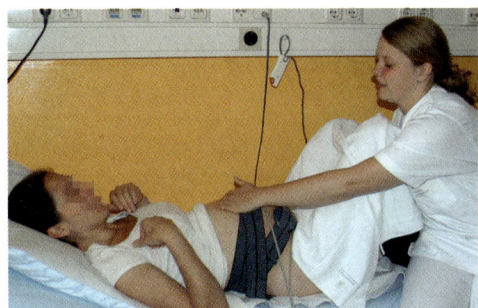

Wehenhemmung überwachen
Die Wehenhemmung erfolgt meist mittels **Infusionen**.
Informieren Sie die zuständige Pflegefachkraft sofort über eine leere Infusion.

Abb. 25.18 ▶ CTG-Kontrolle einer Schwangeren.

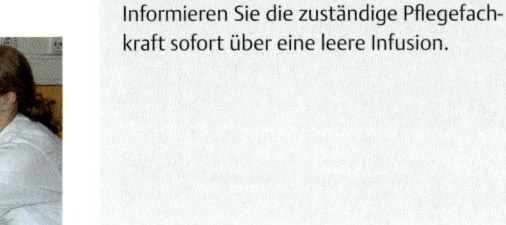

> **Praxistipp** Welche Besonderheiten sind bei einer Schwangeren unter wehenhemmender Medikation zu berücksichtigen?
> - Kontrollieren Sie regelmäßig die Herz- und Kreislauffunktionen. Blutdruck und Puls werden zu Beginn der Wehenhemmung 1–2-stündlich gemessen. Teilen Sie Veränderungen der Vitalzeichen sofort dem behandelnden Arzt mit. Zu den Veränderungen zählen z. B. ein beschleunigter Herzschlag von ≥ 120 Schlägen pro Minute, ein hoher oder niedriger Blutdruck. Zudem erfolgen mindestens zweimal täglich Blutzuckerkontrollen
> - Die Frequenz und Stärke der Wehentätigkeit sowie der Überwachung der kindlichen Herzaktionen erfolgt mittels CTG-Kontrollen (CTG = Kardiotokografie), sie werden zwei bis dreimal täglich durch die Pflegefachkraft durchgeführt (**Abb. 25.18**).
> - Urin- und Stuhlausscheidung werden kontrolliert und bilanziert. Geht die Ausscheidungsmenge zurück oder besteht eine positive Bilanz müssen Sie auch hier sofort den behandelnden Arzt informieren. Bei der Stuhlausscheidung sollte starkes Pressen vermieden werden, ggf. wird eine regelmäßige (1- bis 2-tägliche) weiche Stuhlausscheidung mit Abführmitteln unterstützt.
> - Achtung: Einläufe und Klistiere können Wehen auslösen bzw. verstärken, sie dürfen nur nach eindeutiger Anordnung durch den Arzt angewandt werden!

Praxistipp

Aufsteigende Infektionen vermeiden bzw. erkennen
Aufsteigende Infektionen und/oder ein vorzeitiger Blasensprung sind in hohem Maße für Frühgeburten verantwortlich. Mithilfe einer pH-Wert Bestimmung des Scheidenfluors bzw. des Fruchtwassers können beginnende Infektionen bzw. ein Fruchtwasserabgang erkannt werden.

Vorzeitigen Blasensprung erkennen
Eine Unterscheidung zwischen Urin und Fruchtwasser ist optisch nicht immer festzustellen. Bei Verdacht auf einen Riss der Fruchtblase kann ein Streifen Lackmuspapier auf eine Slipeinlage gelegt werden:
- Ein pH-Wert von 7–7,5 weist auf den Verlust von Fruchtwasser hin.
- Liegt der pH-Wert zwischen 5,0–6,0, handelt es sich um Urin.

Aufsteigende Infektionen vermeiden bzw. erkennen
Infektionen müssen vorgebeugt bzw. rechtzeitig erkannt werden.

Vorzeitigen Blasensprung erkennen
Mittels eines Streifens Lackmuspapier kann zwischen Fruchtwasser (pH 7–7,5) und Urin (pH 5–6) unterschieden werden.

> **Merke** Nach einem vorzeitigen Blasensprung mit schwallartigem Fruchtwasserabgang soll die Schwangere nicht mehr aufstehen und nur noch liegend transportiert werden. Es besteht die Gefahr eines Nabelschnurvorfalls mit Einklemmung der Nabelschnur. Dies führt zu einem akuten Sauerstoffmangel beim Kind.

Merke

Körperliche Entlastung sicherstellen
Durch Bettruhe, schonende Bewegungstechniken und gezielte pflegerische Unterstützung der Schwangeren bei den täglichen Aktivitäten soll eine Entlastung des Gebärmutterhalses erreicht werden.
Eine flache Liegeposition entlastet den Gebärmutterhals weitgehend. Da die Betroffene den größten Teil der Zeit im Bett verbringt, sollte das Liegen ihr so angenehm wie möglich gemacht

Körperliche Entlastung sicherstellen
Alle täglichen Aktivitäten dürfen nur unter der Voraussetzung erfolgen, dass der Gebärmutterhals entlastet wird.
Eine flache Liegeposition entlastet den Gebärmutterhals weitgehend.

werden. Dies kann z. B. durch ein privates Kissen oder eigene Bettwäsche geschehen. Ein flexibles Lagerungskissen kann auch helfen, eine bequeme Liegeposition einzunehmen.

Merke Die eingeschränkte Bettruhe bei Wehenhemmung kann Wochen und manchmal Monate andauern.

Folgende Maßnahmen unterstützen die Schonung der Gebärmutterhalsregion:
- Bettstrickleiter anstelle eines Bettbügels verwenden.
- „Schinkengang": Möchte sich die Schwangere z. B. zum Kopfende bewegen, verlagert sie bei leicht gebeugten Knien das Gewicht wechselweise von einer Gesäßhälfte auf die andere. Die entlastete Seite wird dann jeweils mit einem leichten Abdruck des Beines ein Stückchen höher zum Kopfende geschoben.
- En-Bloc-Mobilisation (s. S. 423).
- Leichte Kopf-Tieflagerung oder halbsitzende Lagerung mit auf einem Kissen hoch gelagerten Becken.

Vena-cava-Kompressionssyndrom vorbeugen

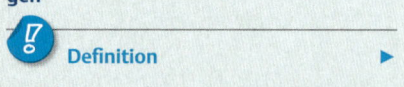

Definition Beim Vena-cava-Kompressionssyndrom wird die Vena cava inferior durch die vergrößerte Gebärmutter zusammengepresst (komprimiert). Der venöse Rückfluss zum Herzen der Schwangeren wird unterbrochen; die Sauerstoffversorgung des Kindes ist gefährdet.

Langes Liegen auf dem Rücken kann ein Vena-cava-Kompressionssyndrom mit folgenden Symptomen auslösen:
- Blässe, Schwindel, Kaltschweißigkeit
- Übelkeit, Atemnot
- beschleunigter Herzschlag (Tachykardie) und Blutdruckabfall

Praxistipp Welche Sofortmaßnahmen sind bei einem Vena-cava-Kompressionssyndrom einzuleiten?

Treten Anzeichen eines Vena-cava-Kompressionssyndroms auf, drehen Sie die Schwangere sofort auf die linke Seite. Diese Lage entlastet die Vena cava, die rechts der Wirbelsäule liegt.

Empfehlen Sie der Frau zukünftig ihre Liegeposition häufig zu wechseln. Günstig ist eine Seitenlage von circa 15°, bevorzugt links. Der häufige Positionswechsel bewirkt gleichzeitig eine Entlastung der Nierenregion und verbessert die Durchblutung. Um die Lagerung zu stabilisieren, können Sie Stützkissen oder ein flexibles Stillkissen einsetzen.

Körperpflege unterstützen
Die Unterstützung bei der Körperpflege wird vom Symptombild und vom Befinden der Schwangeren abhängig gemacht, ggf. müssen die Pflegehelfer die Körperpflege vollständig übernehmen:
- Zur Förderung des Wohlbefindens sollte der Frau mehrmals täglich eine Körper- und Zahnpflege ermöglicht werden. Die regelmäßige Haarwäsche übernehmen die Pflegenden.
- Die Schwangere sollte nach jeder Ausscheidung eine sorgfältige Reinigung und Abtrocknung des Genitalbereiches vornehmen bzw. dabei unterstützt werden.
- Eine sorgfältige Hautpflege beugt Schwangerschaftsstreifen vor, leichte Zupf-, Knet- oder Bürstenmassagen sind wohltuend.

Ernährung anpassen
In den ersten Tagen unter wehenhemmenden Medikamenten hat die Schwangere möglicherweise wenig Appetit und kann über Übelkeit klagen. Die Essensauswahl wird ihr nach ihren Wünschen ermöglicht. Angehörige können gebeten werden, Lieblingslebensmittel mitzubringen. Bei Bedarf wird die Schwangere bei der Nahrungsvorbereitung und -aufnahme unterstützt.

25.8.2 Hypertensive Erkrankungen in der Schwangerschaft

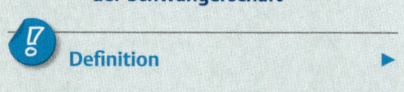

Definition HES = **H**ypertensive **E**rkrankung in der **S**chwangerschaft bezeichnet einen durch die Schwangerschaft ausgelösten Bluthochdruck mit Werten über 140/90 mmHg. Die Erkrankung tritt in der 2. Schwangerschaftshälfte auf.

Ursachen

Die genauen Ursachen sind nicht vollständig geklärt. Es wird davon ausgegangen, dass die HES auf eine gestörte Anpassung des mütterlichen Organismus an die notwendigen schwangerschaftsbedingten Veränderungen zurückzuführen ist.

Formen und Risikofaktoren

Verlaufsformen. Die hypertensiven Schwangerschaftserkrankungen können unterschiedliche Verlaufsformen annehmen und den Schweregrad der Erkrankung bestimmen:

- **Gestationshypertonie**: Hierbei treten bei einer Schwangeren, die vor der Schwangerschaft normale Blutdruckwerte aufweist, nach der 20. SSW Blutdruckwerte von ≥ 140/90 auf.
- **Präeklampsie**: Dabei entsteht nach der 20. SSW zusätzlich zum Bluthochdruck eine Proteinurie mit oder ohne Ödementwicklung. Man unterscheidet
  - leichte Präeklampsie,
  - schwere Präeklampsie,
  - Pfropfpräeklampsie,
  - Eklampsie,
  - HELLP-Syndrom.

Risikofaktoren.

- sehr junge Schwangere und Schwangere > 35 Jahre
- Erstgebärende, Frauen mit Mehrlingsschwangerschaften
- genetische Disposition, familiäre Häufung
- Schwangere mit Erkrankungen wie Bluthochdruck, Diabetes mellitus, Nierenerkrankungen
- Stressbelastung, soziale Faktoren

Merke Das HELLP-Syndrom ist lebensbedrohlich und kann sich innerhalb weniger Stunden entwickeln. Leitsymptom ist der rechtsseitige Oberbauchschmerz (Leberkapselspannung) und unspezifische Symptome wie Übelkeit und Erbrechen.

Symptome

Die HES ist eine Multiorganerkrankung und wirkt sich auf verschiedene Organe bzw. Organsysteme der Schwangeren aus:

- **Blutgefäße**, z. B. Bluthochdruck, Kapillarschäden, Wasseransammlungen im Gewebe (Ödeme), gesteigerte Blutgerinnung
- **Plazenta**, z. B. chronische Sauerstoff- und Nährstoffminderversorgung des Kindes, vorzeitige Wehentätigkeit, Frühgeburt, vorzeitige Plazentalösung und intrauteriner Kindstod
- **Zentrales Nervensystem**, z. B. Hirnödem mit erhöhtem Hirndruck und Mikroblutungen, das sich wie folgt darstellt:
  - Kopfschmerzen, Ohrensausen
  - Benommenheit, Bewusstseinsstörungen
  - Geräuschempfindlichkeit
  - Übelkeit, Erbrechen
  - generalisierte Reflexsteigerung
  - eklamptische Anfälle (**Abb. 25.19**)
- **Augen**, z. B. Sehstörungen mit Doppelsehen, Augenflimmern, Lichtempfindlichkeit, Gesichtsfeldeinschränkungen
- **Leber**, z. B. erhöhte Blutungsneigung, Leberschwellung und Spannung der Leberkapsel, Oberbauchschmerzen und Schmerzen der Magengrube
- **Niere und Flüssigkeitshaushalt**, z. B. vermehrte Eiweißausscheidung im Urin (Proteinurie), Urinausscheidung unter 500 ml/24 h (Oligurie) und akutes Nierenversagen mit einer Urinausscheidung unter 100 ml/24 h (Anurie)

Abb. 25.19 ► Bei einem eklamptischen Anfall krampft die Schwangere und ist nicht mehr ansprechbar. Für sie und das Ungeborene besteht Lebensgefahr.

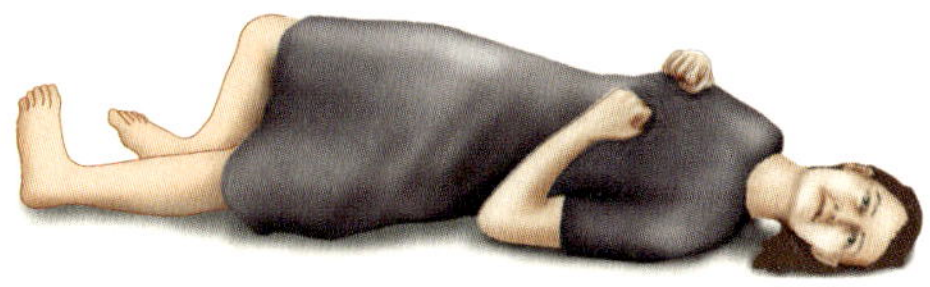

Therapie

Da die genauen Ursachen der HES nicht bekannt sind, erfolgt eine symptomatische Therapie, die sich nach dem Schweregrad richtet. Bei allen Ausprägungen von HES besteht das Ziel, eine

Kurzfassung

Ursachen

Die genauen Ursachen sind nicht vollständig geklärt.

Formen und Risikofaktoren

Formen:

- **Gestationshypertonie**: nach der 20. SSW Blutdruckwerte von ≥ 140/90
- **Präeklampsie**: zusätzlich zum Bluthochdruck eine Proteinurie mit oder ohne Ödementwicklung.

Risikofaktoren:

- sehr junge Schwangere und Schwangere > 35 Jahre
- Erstgebärende, Frauen mit Mehrlingsschwangerschaften
- genetische Disposition, familiäre Häufung
- Schwangere mit Erkrankungen wie Bluthochdruck, Diabetes mellitus, Nierenerkrankungen
- Stressbelastung, soziale Faktoren

Merke ◄

Symptome

- **Blutgefäße**, z. B. Bluthochdruck, Kapillarschäden, Ödeme, gesteigerte Blutgerinnung
- **Plazenta**, z. B. chronische Sauerstoff- und Nährstoffminderversorgung des Kindes, vorzeitige Wehentätigkeit, Frühgeburt, vorzeitige Plazentalösung, intrauteriner Kindstod
- **Zentrales Nervensystem**, z. B. Hirnödem mit erhöhtem Hirndruck und Mikroblutungen
- **Augen**, z. B. Sehstörungen mit Doppelsehen, Augenflimmern, Lichtempfindlichkeit, Gesichtsfeldeinschränkungen
- **Leber**, z. B. erhöhte Blutungsneigung, Leberschwellung, Oberbauchschmerzen
- **Niere und Flüssigkeitshaushalt**, z. B. Proteinurie, Oligurie, akutes Nierenversagen mit Anurie

Therapie

Die Therapie erfolgt symptomatisch, z. B. Bettruhe, Reduktion von Stressfaktoren, Blutdrucksenkung.

Ziel ist es, eine Gefährdung von Kind und Mutter zu vermeiden. Als letztes Mittel wird die Geburt eingeleitet.

Weiterentwicklung der Erkrankung zu verhindern. Ist dies nicht möglich und besteht eine Gefährdung von Mutter und/oder Kind, wird eine Entbindung eingeleitet.
Therapiemaßnahmen sind z. B.
- körperliche Schonung bis hin zur absoluten Bettruhe,
- Reduktion von Stressfaktoren (z. B. Krankschreibung),
- Information zu Stressreduktion, Ernährung,
- Gewichtskontrollen,
- Blutdruckkontrollen, Laborwertkontrollen,
- medikamentöse Therapie, z. B. zur Blutdrucksenkung, Krampflösung,
- Geburtseinleitung, in schweren Fällen Kaiserschnitt.

Definition Ein Kaiserschnitt (Sectio caesarea, auch Sektio genannt) ist eine Entbindung über einen Bauchschnitt. Die Schwangerschaft wird durch die operative Eröffnung der Bauchdecke und der Gebärmutter mit der Entbindung des Kindes beendet.

▶ Definition

25.8.3 Fehl- oder Totgeburt

▶ Definition

Definition Unter einer Fehlgeburt (Abort) versteht man eine vorzeitige Beendigung einer Schwangerschaft zu einem Zeitpunkt, zu dem das Kind noch nicht lebensfähig ist, es unter 500 g wiegt und ihm bei der Geburt alle Lebenszeichen fehlen, das heißt Herzschlag, Atembewegungen und Pulsation der Nabelschnur.

Eine Fehlgeburt kann in jeder Phase der Schwangerschaft auftreten.

Abortus imminens (drohende Fehlgeburt)
– leichte Blutung und Wehen bei geschlossenem bzw. sich öffnendem Muttermund
– Herzaktion positiv

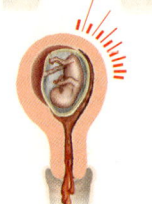

Abortus incipiens (beginnende Fehlgeburt)
– Blutung und Wehen bei sich öffnendem bzw. offenem Muttermund
– Herzaktion positiv oder negativ

Abortus incompletus (unvollständige Fehlgeburt)
– Plazenta- und Eihautreste können in der Gebärmutter verbleiben
– starke bis sehr starke Blutung und/oder Wehen
– Muttermund offen bzw. schon wieder geschlossen
– Herzaktion negativ

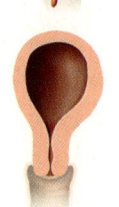

Abortus completus (vollständige Fehlgeburt)
– Fetus und Plazenta werden vollständig ausgestoßen
– keine Blutung, evtl. blutiger Fluor; mäßige Schmerzen, keine Wehen
– Muttermund meist wieder geschlossen

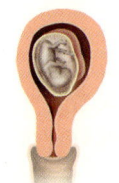

Missed abortion (verhaltene Fehlgeburt)
– Frucht kann über Wochen im Uterus verbleiben
– keine Blutung, evtl. blutiger Fluor; mäßige Schmerzen, keine Wehen
– Muttermund meist geschlossen
– kein Uteruswachstum
– keine Herzaktionen

Die Einteilung der Fehlgeburten erfolgt nach ihrem zeitlichen Auftreten in der Schwangerschaft:
- Frühabort – bis zur 16. SSW.
- Spätabort – bis einschließlich der 23. SSW.
- Totgeburt – das Kind verstirbt im Mutterleib und wiegt mindestens 500 g.

Ursachen

Die Ursachen sind meist nicht eindeutig zu klären. Infrage kommen z. B.
- Chromosomenanomalien beim Kind
- Nabelschnurknoten
- genitale Infektionen oder hypertensive Erkrankungen der Mutter
- toxische Schäden durch Medikamente, Drogen, Alkohol

Ursachen

In vielen Fällen ist keine eindeutige Ursache nachzuweisen. Mögliche Ursachen sind:
- **kindliche** Ursachen, z. B. 50 % Chromosomenanomalien, Nabelschnurumschlingung, Nabelschnurknoten,
- **mütterliche** Ursachen, z. B. genitale Infektionen, Plazentainsuffizienz, hypertensive Erkrankungen in der Schwangerschaft, Uterusveränderungen (Fehlbildungen, Myome), immunologische Abwehreaktion z. B. Rhesusgruppenunverträglichkeit,
- **väterliche** Ursachen, z. B. genetische Veränderungen, Spermienanomalien,
- **äußere** Ursachen, z. B. Umwelteinflüsse, toxische Schäden durch Medikamente, Drogen, Alkohol.

Symptome
s. **Abb. 25.20**.

Symptome

Durch eine Fehlgeburt werden circa 20 % aller erkannten Schwangerschaften vorzeitig beendet. Die Formen eines Abortgeschehens und deren Symptome sind in **Abb. 25.20** dargestellt.

Abb. 25.20 ▶ Abortstadien und ihre Symptome (nach Goerke 2006).

Therapie

Ist die Schwangerschaft noch intakt, wird versucht, die Schwangerschaft zu erhalten, die Schwangere körperlich wie psychisch zu entlasten.

Therapie

Bei noch intakter Schwangerschaft zielen die therapeutischen Maßnahmen in erster Linie darauf ab, die Schwangerschaft zu erhalten. Mit einer stationären Aufnahme ist das Ziel verbunden, die Schwangere körperlich und psychisch zu entlasten. Da in der Frühschwangerschaft wehenhemmende Medikamente wenig Wirkung zeigen, erfolgt keine medikamentöse Wehenhemmung.

Bettruhe, Beratungsgespräche und Entspannungsübungen stehen im Vordergrund der Maßnahmen, bis die Blutung zum Stillstand kommt. Ist die Schwangerschaft weiter fortgeschritten erfolgt die medizinische Therapie und pflegerische Betreuung wie ab S. 488 beschrieben.
Ist ein Abort nicht mehr aufzuhalten oder wurde der Tod des Kindes festgestellt, verläuft die Behandlung je nach SSW unterschiedlich:
- **bis zur 16. SSW**: Alle kindlichen und plazentaren Zellteile werden operativ aus der Gebärmutter entfernt (Abrasio uteri = Ausschabung).
- **nach der 16. SSW**: Bei einer späten Fehlgeburt oder beim intrauterinen Tod jenseits der 24. SSW ist das Kind meist zu groß, um durch eine Ausschabung aus der Gebärmutter entfernt zu werden. Dann wird in der Regel eine vaginale Geburt angestrebt und eingeleitet. Sie stellt für die Schwangere ein deutlich geringeres Risiko als eine Kaiserschnittentbindung dar.

Trauerbegleitung. Trauernde Eltern zu begleiten ist keine leichte Aufgabe. Das Zusammentreffen von Tod und Geburt durch den vorzeitigen Kindstod ist auch für Pflegende oft schwer auszuhalten und kann emotional sehr belasten. Im Pflegeteam sollte abgesprochen werden, wer die Betreuung der Eltern als Bezugsperson übernehmen möchte. Nach folgenden Aspekten könnte diese Auswahl z.B. diskutiert werden:
- Wer hat die Eltern bei der Geburtseinleitung betreut?
- Wer fühlt sich am meisten in der Lage, die Eltern zu unterstützen?
- Wer hat bisher die beste Beziehung zu den Eltern aufbauen können?
- Wer hat am meisten Erfahrung in der Betreuung von verwaisten Eltern?

Merke Manchmal brauchen die Eltern eine längere Bedenkzeit für die Entscheidung, ob sie ihr totes Kind sehen möchten. Deshalb sollte mit den Eltern abgestimmt werden, bis wann dies noch möglich ist und an wen sie sich dazu wenden können. Lehnen die Eltern Abschiedsrituale von ihrem Kind ab, gilt es, diese Ablehnung uneingeschränkt und respektvoll zu akzeptieren.

25.8.4 Lochialstau

Definition Beim Lochialstau ist der Wochenbettfluss vermindert. Er tritt meistens zwischen dem 4. und 7. Wochenbetttag auf.

Ursachen
Ursache für einen Stau kann sowohl ein Muttermundkrampf als auch die Verlegung des inneren Muttermunds durch ein Blutgerinnsel (Koagel) oder durch Eihautreste sein.

Symptome
Erste Anzeichen sind Stirnkopfschmerz, eventuell eine leichte Temperaturerhöhung sowie ein schlechtes Allgemeinbefinden. Die Lochien fließen nur spärlich oder gar nicht und haben zudem einen auffälligen, sehr unangenehmen (fötiden) Geruch, der schon beim Betreten des Zimmers bemerkbar ist. Der Uterus ist relativ groß und weich (nicht gut kontrahiert) und ist zudem an den Uteruskanten schmerzempfindlich.

Merke Beim Wochenfluss (Lochien) ist in der Regel Folgendes zu beobachten:
- Er ist in den ersten 2 Stunden sehr stark und blutig.
- Die Menge nimmt in den nächsten Tagen ab, bleibt aber stark blutig durchsetzt.
- In der 2. Woche erscheint er durch Blutabbauprodukte bräunlich und wird allmählich gelb.
- In der 3. Woche ist er durch überwiegende Beimengungen von Leukozyten weißlich.
- Er endet circa 4–6 Wochen nach der Geburt.

Therapie
Als konservative Therapie eignen sich Senfmehlfußbäder, Bauchlage mit erhöhtem Becken auf feuchter Wärme oder Massagen an der Gebärmutter (wehenanregend). Reicht das nicht, kommt eine medikamentöse Therapie in Betracht.

25.8.5 Fieberhafter Milchstau

Definition Durch Kanäle und Gänge der Brust fließt normalerweise Milch. Beim Milchstau sind diese Kanäle und Gänge blockiert.

Ursachen

Ein fieberhafter Milchstau wird oftmals durch die Einschränkung der Stillhäufigkeit und -dauer hervorgerufen.

Symptome

Ein fieberhafter Milchstau tritt meistens am zweiten bis vierten Tag nach der Geburt auf. Er wird von vielen Frauen als schmerzhaft erlebt. Die Körpertemperatur kann sich bis auf 38 °C erhöhen, ohne dass eine Infektion vorliegt.

Therapie

Das Kind wird häufig und nach seinem Bedarf in unterschiedlichen Positionen angelegt. Quarkwickel oder kühlende Kompressen nach dem Stillen lassen die Beschwerden schnell und ohne Medikamente wieder abklingen.
Bei Bedarf kann die Milch auch mit einer Pumpe abgepumpt werden und lange Pausen zwischen den Stillzeiten sollte vermieden werden.

25.8.6 Mastitis puerperalis

Definition Bei der Mastitis puerperalis (Stauungsmastitis) entzündet sich die Brustdrüse der stillenden Frau, meist zwischen dem 8. und 16. Tag oder auch um den 28. Tag nach der Geburt.

Ursachen

In 90 % der Fälle wird diese Entzündung durch den Erreger Staphylococcus aureus hervorgerufen. Der Hauptweg der Staphylokokkenübertragung verläuft über Nasen-Rachen-Raum und Hände der Pflegenden sowie die der Mutter. Vom Nasen-Rachen-Raum des Kindes können die Erreger direkt auf die mütterliche Brustwarze übertragen werden und gelangen dann über kleine Verletzungen (Rhagaden), die beim Saugen entstehen, in die Brust.

Symptome

Die Brust wird **außen rot, heiß und sehr berührungsempfindlich.** Die Wöchnerin klagt über ein grippeähnliches Krankheitsgefühl mit Puls- und Fieberanstieg und Schüttelfrost.

Therapie

Es stehen physikalische Maßnahmen im Vordergrund. Unterstützend wird vor dem Stillen, Abpumpen oder Ausstreichen der Brust eine warme Kompresse oder ein Kirschkernkissen auf die betroffene Brust gelegt. Nach dem Anlegen/Abpumpen haben Quarkwickel, kühlende Kompressen oder Kohlblattauflagen eine gute lindernde Wirkung. Bei allen Maßnahmen ist darauf zu achten, dass die Brustwarze und der Brustwarzenhof ausgespart bleiben. Die physikalischen Maßnahmen werden durch unbedingte Bettruhe unterstützt. Mit feuchten Auflagen/Wickeln sollte die Wöchnerin auf keinen Fall herumlaufen.
Sollte nach 24 Stunden keine Besserung eintreten (Fieberrückgang, Schmerzlinderung) beginnt in der Regel eine antibiotische Behandlung mit Weiterführung der oben beschriebenen physikalischen Maßnahmen.

Merke Sowohl die Mutter als auch die Pflegehelfer müssen vor dem Stillen und dem Berühren der Brust ihre Hände desinfizieren.

KURZFASSUNG

Ursachen

Einschränkung der Stillhäufigkeit und -dauer

Symptome

Die Milchkanäle sind verstopft. Dies geht mit Schmerzen und ggf. Fieber einher.

Therapie

Mittel der Wahl: Stillen, Stillen, Stillen.

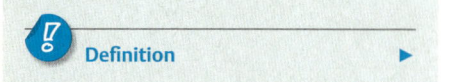

25.8.6 Mastitis puerperalis

Definition ▶

Ursachen

Die Erreger (meist Staphylococcus aureus) können vom Nasen-Rachen-Raum des Kindes, den Händen der Pflegenden oder der Mutter stammen.

Symptome

Die Brust ist rot, heiß und berührungsempfindlich.

Therapie

Physikalische Maßnahmen stehen im Vordergrund (Quarkwickel, kühlende Kompressen, Kohlblattauflagen). Grundsätzlich hat die Wöchnerin Bettruhe einzuhalten.

Tritt nach 24 Stunden keine Besserung ein, wird medikamentös behandelt.

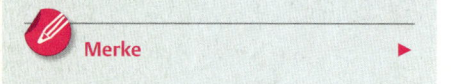

Merke ▶

26 ▶

PFLEGE BEI STÖRUNGEN DES HORMONSYSTEMS

26.1   Erinnern Sie sich...?   496

26.2   Prinzipien zur Untersuchung des endokrinen Systems   496
26.2.1   Direkte Messung von Hormonkonzentrationen im Blut   496
26.2.2   Messung von Hormonauswirkungen im Blut und/oder Urin   496
26.2.3   Untersuchung von hormonproduzierenden Organen   496

26.3   Häufige Krankheiten des Hormonsystems   497
26.3.1   Struma (Kropf)   497
26.3.2   Schilddrüsenüberfunktion (Hyperthyreose)   498
26.3.3   Schilddrüsenunterfunktion (Hypothyreose)   499
26.3.4   Diabetes mellitus (Zuckerkrankheit)   500

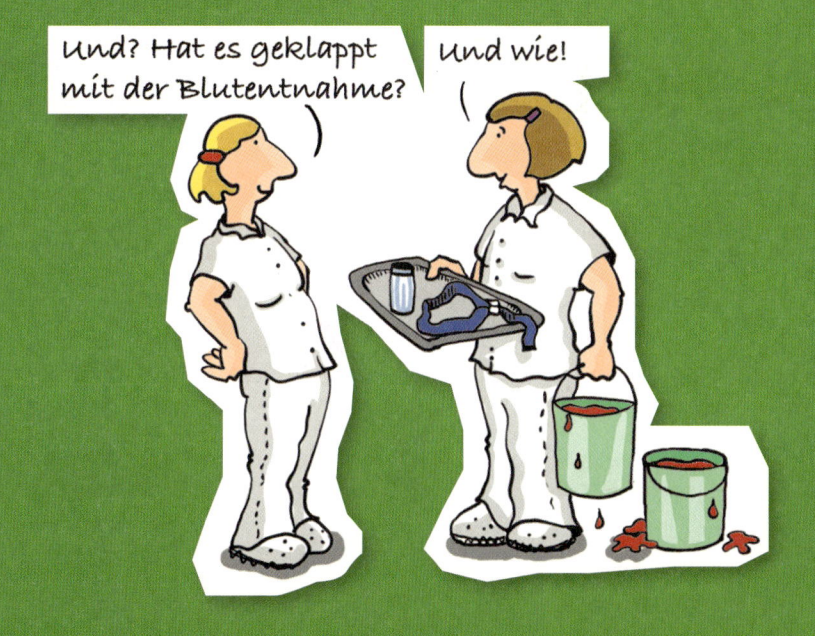

26 Pflege bei Störungen des Hormonsystems

26.1 Erinnern Sie sich…?

Das Hormonsystem ist eines der wichtigsten Steuerungssysteme des Körpers. „Landläufig" denkt man bei Hormonen spontan an Steuerung von Sexualität und sexueller Entwicklung, doch es gibt wesentlich mehr Funktionsbereiche des menschlichen Körpers, die unter dem Einfluss von Hormonen stehen. Wenn Sie sich hierzu (noch einmal) einen Überblick verschaffen wollen, dann können Sie gerne auf S. 108 nachlesen.

Das folgende Kapitel beschäftigt sich kurz damit, wie das **Hormonsystem untersucht werden kann** und konzentriert sich dann auf die Darstellung der **häufigsten Krankheitsbilder des hormonellen Systems:** die **Schilddrüsenerkrankungen** und den **Diabetes mellitus** (Zuckerkrankheit). Gerade das letzt genannte Krankheitsbild erfordert, auch von Pflegehelfern, gute Kenntnisse über Symptome und therapeutische Ansätze, da z. B. bei einer Unterzuckerung oft schnell gehandelt werden muss. Auch hier kann Ihnen zum Verständnis helfen, wenn Sie sich (noch einmal) klar machen, was die sog. endokrinen Hormone der Bauspeicheldrüse eigentlich machen und warum ein Mangel an Insulin zu einem erhöhten Blutzuckerspiegel führt. Sie finden die Informationen hierzu ebenso auf S. 108.

Mit diesem Kapitel kann man sich exemplarisch auch wieder einmal klar machen, wie die Dinge zusammenhängen. Was haben Schilddrüsenerkrankungen mit der Ernährung zu tun? Oder warum sind Patienten mit Zuckerkrankheit gefährdet, einen Herzinfarkt zu erleiden ohne es zu merken? Antworten auf diese und andere interessante Fragen finden Sie auf den folgenden Seiten.

26.2 Prinzipien zur Untersuchung des endokrinen Systems

26.2.1 Direkte Messung von Hormonkonzentrationen im Blut

Da die **meisten Hormone** ins **Blut ausgeschüttet** und **laborchemisch gemessen** werden können, lässt sich die Funktion einer Hormondrüse am Hormonspiegel im Blut überprüfen. Bei Hormondrüsen mit stark schwankender Ausschüttung wird das übergeordnete Hormon gemessen. Die Funktionsweise der Schilddrüse wird z. B. an der Aktivität des thyroideastimulierenden Hormons (TSH) und der Menge der Schilddrüsenhormone (T3 = Trijodthyronin und T4 = Thyroxin) im Blut gemessen.

26.2.2 Messung von Hormonauswirkungen im Blut und/oder Urin

Bei manchen Hormonen ist es einfacher, nicht die Konzentration des Hormons selbst zu messen, sondern Werte im Blut zu bestimmen, die sich aus der Wirkung des Hormons ergeben. Dieses Prinzip kommt z. B. bei der **Blutzuckermessung** zum Einsatz. Hier wird nicht direkt die Insulinkonzentration gemessen sondern die Blutzuckerkonzentration im Blut, die abhängig ist von dem sich im Blut befindenden Insulin.

Auch beim sog. **oralen Glukosetoleranztest** wird der Blutzucker gemessen. Bei diesem Test trinkt der Patient eine bestimmte Menge Glukoselösung (Traubenzucker). Zu definierten Zeitpunkten werden die Blutzuckerwerte bestimmt. Im Normalfall führt der Blutzuckeranstieg zur Insulinausschüttung. Das Insulin veranlasst, dass die zugeführte Glukose in die Gewebezellen transportiert wird und der Blutzuckerspiegel fällt wieder in den Normbereich. Wird nicht genügend Insulin ausgeschüttet oder wirkt das Insulin nicht ausreichend, steigt der Blutzuckergehalt an, es besteht ein Verdacht auf Diabetes mellitus.

Praktische Durchführung der Blutzuckermessung s. S. 346.

Mittels des sog. **HbA_{1c} Wertes** kann der Blutzuckerwert der letzte 8–12 Wochen abgeschätzt werden. Der Wert gibt an, wie viel roter Blutfarbstoff (Hämoglobin) an Glukose gekoppelt ist. Er ist abhängig von der Blutzuckerkonzentration der vergangenen 8–12 Wochen.

Der **Blutzucker** kann auch im **Urin** gemessen werden. Wenn der Blutzuckerspiegel einen bestimmten Wert überschreitet, kann die Niere den Zucker (Glukose) nicht mehr aus dem Primärharn zurückgewinnen. Der Harnzucker kann mittels Teststreifen anhand einer Farbskala bestimmt werden.

26.2.3 Untersuchung von hormonproduzierenden Organen

Ein sehr häufig untersuchtes hormonproduzierendes Organ ist die Schilddrüse. Genauere **Aussagen** bezüglich der **Organfunktion** und dem **Aufbau** der **Schilddrüse** liefern neben der Blutuntersuchung:

Körperliche Untersuchung. Die körperliche Untersuchung der Schilddrüse konzentriert sich auf die Betrachtung und die Tastuntersuchung, z. B.

- **Betrachtung (Inspektion):** Die Schilddrüse liegt vor dem Kehlkopf. Ist sie vergrößert, kann man sie gut sehen, wenn der Patient den Kopf nach hinten beugt.
- **Tastuntersuchung (Palpation):** Der Patient sitzt aufrecht vor dem stehenden Untersucher. Der Kopf wird nicht zurückgeneigt. Der Arzt legt die Daumen in den Nacken des Patienten. Mit den übrigen Fingern tastet er von hinten ausgehend von der Mittellinie des Halses bis zum seitlichen Rand der Schilddrüse (**Abb. 26.1**). Nun fordert er den Patienten auf, zu schlucken. Dabei ist die Bewegung der Schilddrüse (diese bewegt sich zusammen mit dem Kehlkopf) an den Fingerspitzen fühlbar.

Körperliche Untersuchung:
- Inspektion: eine vergrößerte Schilddrüse lässt sich gut erkennen
- Palpation: Ertasten der Schilddrüse. Beim Schlucken ist die Bewegung der Schilddrüse an den Fingerspitzen fühlbar.

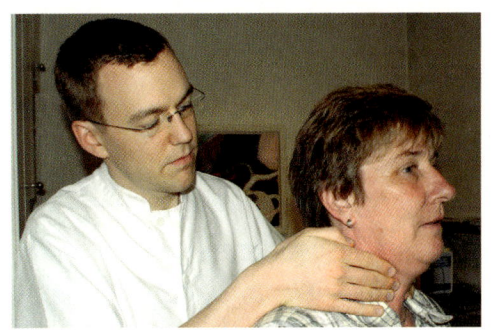

Abb. 26.1 ▶ Tastuntersuchung der Schilddrüse.

Sonografie. Die Ultraschalluntersuchung dient zur Größenbestimmung des Organs und Identifizierung von veränderten Gewebsbezirken. Der Patient wird im Liegen mit leicht zurückgebeugtem Kopf geschallt.

Sonografie: Größenbestimmung, Identifizierung veränderter Gewebebezirke

Schilddrüsenszintigrafie. Dies ist ein bildgebendes, nuklearmedizinisches Verfahren, bei welchem die Stoffwechselaktivität der Schilddrüse mithilfe einer intravenösen Gabe von radioaktivem Jod beurteilt werden kann. Jod ist ein Hauptbestandteil der Schilddrüsenhormone. Die Fähigkeit der Schilddrüse, Jod aufzunehmen und zu Hormonen zu verarbeiten kann in einzelnen Regionen der Schilddrüse unterschiedlich sein.

Schilddrüsenszintigrafie: Bestimmung der Stoffwechselaktivität

26.3 Häufige Krankheiten des Hormonsystems

26.3.1 Struma (Kropf)

Definition Bei einem Kropf (Struma) handelt es sich um eine tast- oder sichtbare Vergrößerung der Schilddrüse, unabhängig von der Ursache.

26.3 Häufige Krankheiten des Hormonsystems

26.3.1 Struma (Kropf)

Definition

Ursache

Der **Kropf** ist die **häufigste** Schilddrüsenveränderung in Deutschland (**Abb. 26.2**).

Ursache

Der Kropf ist die häufigste Schilddrüsenveränderung in Deutschland. Die Erkrankung wird häufig durch Jodmangel verursacht.

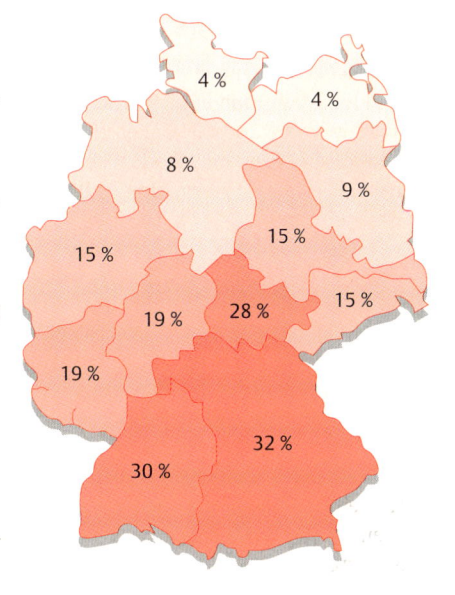

Abb. 26.2 ▶ Süd-Nord-Gefälle der Kropfhäufigkeit.

Zur ausreichenden Zusammensetzung der Schilddrüsenhormone ist **Jod** nötig. Besteht **Jodmangel**, d. h. wird zu wenig Jod über die Nahrung zugeführt, muss die Schilddrüse dafür sorgen, dass das vorhandene Jod besser verwertet wird. Die Zellen vergrößern sich bei diesem Versuch, die **Folge** ist eine **Organvergrößerung**, der Kropf (**Abb. 26.3**).

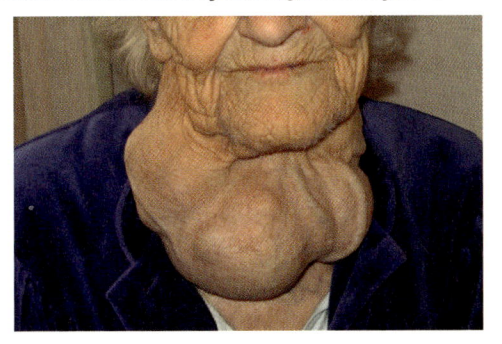

Abb. 26.3 ▶ Große Knotenstruma.

Symptome

Typisch ist die langsame Zunahme des Halsumfangs. **Tastbar** ist eine entweder **diffus** oder **knotig** vergrößerte Schilddrüse (**Abb. 26.3**). Weiter zeigen sich:
- Druck-, Kloß- oder Fremdkörpergefühl im Hals,
- ggf. Luftnot, Schluckbeschwerden.

Die Schilddrüse vergrößert sich sichtbar und fühlbar.

Therapie

Ist die Ursache ein Jodmangel, kann die Vergrößerung **medikamentös** behandelt werden.

> **Merke** ▶

26.3.2 Schilddrüsenüberfunktion (Hyperthyreose)

> **Definition** ▶

Ursachen

- funktionelle Schilddrüsenautonomie: Ein Teil der Schilddrüse hat sich „verselbstständigt",
- Autoimmunerkrankungen, z. B. Morbus Basedow: Antikörper regen Schilddrüse zur Hormonproduktion an
- seltener: Schilddrüsenentzündung, Schilddrüsenkarzinom, Jodexzess, Hormonüberdosierung

Symptome

Bei einer Schilddrüsenüberfunktion läuft der Organismus auf Hochtouren, das zeigt sich beispielsweise durch Tachykardie, Gewichtsverlust und Schweißneigung. Die Patienten sind oft nervlich angespannt.

Komplikation ist die sogenannte **thyreotoxische Krise**, die in 30–50 % der Fälle zum Tod führt. Sie zeigt sich z. B. durch
- Tachykardie > 150 pro Min.
- hohes Fieber > 41 °C
- Muskelzittern, Unruhe
- Bewusstseinsstörungen

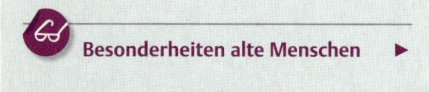

> **Besonderheiten alte Menschen** ▶

Therapie

Therapiemaßnahmen sind
- Medikamente,

Therapie

Ist eine Schilddrüsenfunktionsstörung ausgeschlossen, wird bei Erwachsenen zur **Kropfverkleinerung medikamentös** eine Kombination aus Jodid und Schilddrüsenhormon (z. B. Jodthyrox) verabreicht. Bei Beschwerden kann die Struma **operativ entfernt** werden.

> **Merke** Jod kann man in Tablettenform (z. B. Jodid 200) oder mit der Nahrung zuführen, z. B. jodiertes Speisesalz, Seefisch wie Seelachs, Schellfisch, Scholle. So kann einem Jodmangelkropf vorgebeugt werden.

26.3.2 Schilddrüsenüberfunktion (Hyperthyreose)

> **Definition** Bei einer Schilddrüsenüberfunktion (Hyperthyreose) werden zu viele Schilddrüsenhormone produziert, sodass im Blut ein erhöhter Thyroxinspiegel entsteht.

Ursachen

Ursachen der Hyperthyreose sind:
- Eine sog. **funktionelle Schilddrüsenautonomie:** Ein Teil der Schilddrüse hat sich „verselbstständigt" und produziert Schilddrüsenhormone unabhängig vom Bedarf im Körper.
- **Autoimmunerkrankungen**, z. B. Morbus Basedow: Die Überfunktion der Schilddrüse wird durch Antikörper hervorgerufen, die das Schilddrüsengewebe auch hier unabhängig vom Bedarf im Körper zur Hormonproduktion anregen.
- Seltener: **Schilddrüsenentzündung** (Thyreoiditis), Schilddrüsenkarzinom, Jodexzess oder Hormonüberdosierung beispielsweise durch Überdosierung eines Hormonmedikaments.

Symptome

Der **Organismus** läuft auf **Hochtouren**:
- erhöhte Körpertemperatur, Schweißneigung und feucht-warme Hände
- beschleunigte Herztätigkeit (Tachykardie, Rhythmusstörungen) und Zittern (Tremor)
- Haarausfall
- ungewollter Gewichtsverlust
- häufige Stuhlgänge bis zu Durchfall (Diarrhö)
- Augenbeschwerden wie Tränen, Lidschwellung, Fremdkörpergefühl
- Exophthalmus (**Abb. 26.4**): Die Augäpfel können hervortreten. Die Pupillen sind geweitet.

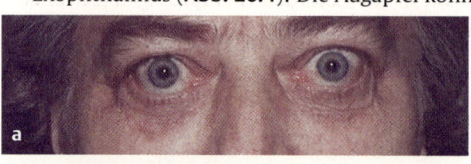

Die Patienten sind oft nervlich **sehr angespannt**, wirken übernervös und klagen über Schlafstörungen. Es bildet sich eine Struma (Kropf) aus.

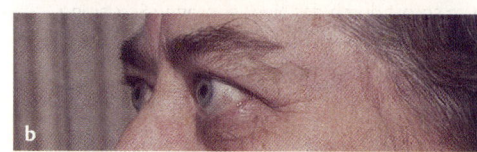

Abb. 26.4 ▶ Patientin mit Morbus Basedow und beidseitigem Exophthalmus.

Schlimmstenfalls kann es zu einer **thyreotoxischen Krise** kommen. Diese führt in 30–50 % der Fälle zum Tod durch Herzversagen. Zeichen sind
- beschleunigte Herzfrequenz (Tachykardie) > 150 pro Minute, Herzrhythmusstörungen,
- hohes Fieber (> 41 °C),
- Kraftlosigkeit, Muskelschwäche (Adynamie),
- Durchfälle und Dehydratation (Entwässerung),
- verstärktes Muskelzittern (Tremor), Unruhe, Erregtheit (Agitiertheit), Muskelzuckungen und unwillkürliche Bewegungen (Hyperkinesie),
- Schwäche der körpernahen Muskulatur und des Schultergürtels (Myopathie),
- Bewusstseinsstörungen bis hin zum Koma, Desorientierung.

> **Besonderheiten alte Menschen** Bei alten Menschen sind besonders kardiale Beschwerden typisch, z. B. plötzliche Herzinsuffizienz, Angina pectoris, Herzrhythmusstörungen.

Therapie

Eine **Überfunktion** der Schilddrüse kann **medikamentös**, **operativ** (Strumektomie) und mittels **Radiojodtherapie** behandelt werden. Bei der Radiojodtherapie wird eine Kapsel mit radioaktivem Jod geschluckt, die innerhalb weniger Tage die erkrankten Schilddrüsenzellen zerstört, die gesunden aber nicht angreift.

Merke Zum Selbstschutz sollten Pflegehelfer bei Patienten mit Radiojodtherapie körperlichen Abstand zum Patienten halten, Dosismesser tragen und kontrollieren lassen. Schwangere dürfen nicht auf einer Radiojodstation arbeiten.

- Operation und
- Radiojodtherapie.

Merke

Praxistipp Welche Besonderheiten sind bei der Pflege von Patienten mit Schilddrüsenüberfunktion zu beachten?
- Da die Patienten schwitzen, werden Hilfen bei der Körperpflege angeboten. Oft hilft auch eine kühlere Raumtemperatur.
- Bei Unruhe und Schlafstörungen verzichten die Patienten auf anregende Getränke (Kaffee, Tee) und bevorzugen eher Kräutertees mit beruhigender Wirkung.
- Bei starkem Gewichtsverlust durch Durchfälle muss das Ernährungs-/Flüssigkeitsdefizit durch hoch kalorische Nahrungsmittel und Flüssigkeitssubstitution ausgeglichen werden.
- Bei Exophthalmus werden, um die Austrocknungsgefahr zu vermeiden, künstliche Tränenflüssigkeit oder Augentropfen nach Anordnung verabreicht.

Praxistipp

26.3.3 Schilddrüsenunterfunktion (Hypothyreose)

Definition Bei der Schilddrüsenunterfunktion (Hypothyreose) zeigt sich ein Mangel an Thyroxin (T4).

Ursachen
Der häufigste Grund für eine Unterfunktion ist der **Jodmangel** der Nahrung. Weitere Ursachen sind:
- **angeborene Hypothyreose**: mangelhafte Ausbildung der Schilddrüse, gestörte/fehlerhafte Hormonsynthese, Einflüsse in der Gebärmutter (Jodmangel, Medikamente), TSH-Mangel.
- **erworbene Hypothyreose**: Schilddrüsenentzündung (Thyreoiditis), Therapiefolgen (Strumektomie, Radiojodbehandlung), bösartige Geschwulst (Malignom).

Besonderheiten Kinder Tritt eine Schilddrüsenunterfunktion beim Säugling/Kleinkind auf, kommt es zum Zwergwuchs und mangelnder Hirnentwicklung (Kretinismus).
Eine angeborene Schilddrüsenunterfunktion wird heute sofort durch das Neugeborenen-Screening erkannt. Es wird mit der sofortigen Therapie (Hormonzufuhr) begonnen, damit es nicht zur Ausbildung des Krankheitsbildes kommt.

Symptome
Der **Organismus** arbeitet **langsamer**: Die Patienten fühlen sich **matt**, **müde**, **antriebslos** und zeigen **Denkstörungen**. Die erworbene Form im Jugend- und Erwachsenenalter beginnt schleichend und der Mensch gewöhnt sich an die allgemeine Verlangsamung der Körperprozesse. Oft verändert sich auch die Haut, sie ist verdickt und angeschwollen (Myxödem) (**Abb. 26.5**).

Abb. 26.5 ▶ Kennzeichen eines Myxödems sind **a** trockenes, schwer kämmbares Haar, **b** vergrößerte Zunge, die u. a. zu einer verwaschenen, kloßigen Sprache führt, **c** teigige Schwellung der Haut an den Händen.

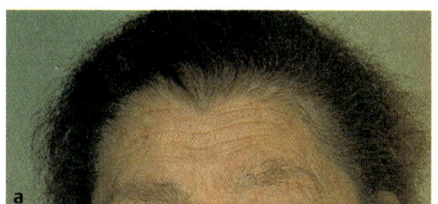

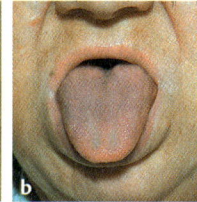

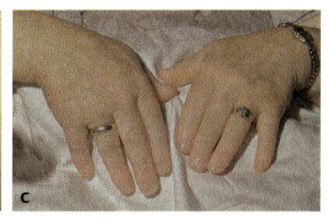

26.3.3 Schilddrüsenunterfunktion (Hypothyreose)

Definition

Ursachen
Häufigste Ursache ist der Jodmangel. Seltener sind angeborene Hypothyreose, Hypothyreose durch Entzündung, als Therapiefolge oder bei bösartiger Geschwulst.

Besonderheiten Kinder

Symptome
Der Organismus läuft auf Sparflamme. Der Patient ist
- müde,
- matt,
- antriebslos.

Besonderheiten alte Menschen Bei alten Menschen verläuft die Erkrankung oft uncharakteristisch und wird dem Alterungsprozess zugeschrieben. Hinweise können sein: permanentes Frieren, Lidödeme, verminderte körperliche und geistige Vitalität.

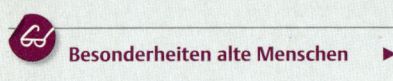

Therapie

Die Therapie besteht, unabhängig von der Ursache, aus der **lebenslangen Einnahme von L-Thyroxin**. Das Medikament soll am besten früh morgens, nüchtern eingenommen werden, damit es bestmöglich vom Körper verarbeitet wird.

Merke Die medikamentöse Neueinstellung mit L-Thyroxin bedeutet eine Belastung für das Herz-Kreislauf-System. Daher zählt zu den pflegerischen Maßnahmen unter anderem die regelmäßige Kontrolle von Puls und Blutdruck.

26.3.4 Diabetes mellitus (Zuckerkrankheit)

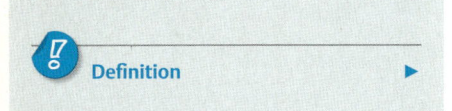

Fallbeispiel Pflegehelferin Jennifer arbeitet bei einem ambulanten Pflegedienst. Die Tätigkeit im häuslichen Bereich gefällt ihr ausgesprochen gut, besonders der enge Kontakt zu den pflegebedürftigen Menschen und deren Angehörigen. Heute ist Jennifer mit ihrem Kollegen Michael unterwegs. Gesundheits- und Krankenpfleger Michael hat eine Fachweiterbildung zum Wundexperten und wird immer hinzugezogen, wenn bei Patienten chronische Wunden zu versorgen sind.
Unterwegs berichtet Jennifer Michael von ihrer Patientin Frau Glöckner, zu der sie seit kurzer Zeit zur Hilfe bei der Körperpflege fährt. (Frau Glöckner ist 74 Jahre alt und verwitwet. Sie ist langjährige Typ-2-Diabetikerin und mit oralen Antidiabetika eingestellt. Außerdem ist bei ihr eine koronare Herzkrankheit (KHK) bekannt. „Ich kenne Frau Glöckner noch nicht so lange, ich weiß nur, dass sie von einer sehr kleine Rente lebt und keine Angehörigen mehr hat. Beim Duschen ist mir letzte Woche eine Wunde am rechten Fußballen aufgefallen, die heilt einfach nicht ab. Zum Arzt wollte Frau Glöckner damit nicht gehen, weil die Wunde ja nicht weh tut. Deshalb dachte ich, da solltest Du mal draufschauen.")
Frau Glöckner lebt in einem zwölfstöckigen Hochhaus, und da der Aufzug außer Betrieb ist, steigen Jennifer und Michael die Treppen hinauf. Frau Glöckner öffnet den beiden die Tür und Jennifer stellt ihren Kollegen vor. Die Patientin ist stark adipös und macht einen ungepflegten Eindruck. Michael bittet sie, ihren Fuß frei zu machen und umständlich nestelt Frau Glöckner an ihren Schnürschuhen herum. Sie sind offensichtlich bereits älter und haben schief gelaufene Absätze. Dann setzt sie sich schwer atmend wieder auf. Michael zieht ihr den verschwitzten Nylonstrumpf aus und löst vorsichtig das Pflaster, das Frau Glöckner sich auf die Verletzung geklebt hat. Am linken Fußballen ist eine circa 1-Euro-große, fibrinbelegte Gangrän zu sehen. Die Fußnägel sind lang, verfärbt und zum Teil eingewachsen. „Schau Jennifer, das ist ganz typisch ein diabetischer Fuß, ein sogenanntes Mal perforans. Gut, dass Du das entdeckt hast, es ist wichtig, dass die Wunde jetzt richtig versorgt wird." Er wendet sich an Frau Glöckner. „Wenn es Ihnen Recht ist, nehmen wir gleich zu ihrem Hausarzt Kontakt auf, um eine geeignete Wundversorgung verordnen zu lassen. Es auch sehr wichtig, dass bei Ihnen regelmäßig eine professionelle Fußpflege durchgeführt wird. Und Ihr Fuß müsste bis zur Abheilung des Geschwürs auch konsequent entlastet werden. Es ist zu überlegen, ob Sie nicht auch Hilfe im Haushalt und zum Einkaufen benötigen. Sollen wir uns mal darum kümmern und Kontakt mit Ihrer Krankenkasse aufnehmen?" Frau Glöckner nickt. „Wenn Sie das sagen! Ich bin ja nicht mehr so gut zu Fuß und komme auch so schlecht die Treppen hinauf."

Definition Diabetes mellitus ist eine Stoffwechselstörung, bei der die Blutzuckerwerte (BZ-Werte) erhöht sind. Gründe dafür sind ein Insulinmangel und/oder die verminderte Wirksamkeit des Insulins (Insulinresistenz).

Typen

Man unterscheidet verschiedene Typen:
Diabetes mellitus Typ 1: Dieser Typ wurde früher „jugendlicher" oder „juveniler" Diabetes genannt. Er ist eher selten und betrifft vorwiegend Kinder und Jugendliche, kann jedoch bis ins hohe Alter vereinzelt auftreten.
Diabetes mellitus Typ 2: Dieser Typ wurde früher „Altersdiabetes" genannt und tritt sehr häufig auf. Er betrifft meistens Erwachsene ab dem 40. Lebensjahr.
Diabetesformen anderer Ursache, z. B. im Rahmen einer chronischen Bauchspeicheldrüsenentzündung (Pankreatitis), sind weniger häufig. Eine Sonderform stellt der Schwangerschaftsdia-

betes (Gestationsdiabetes) dar, bei dem sich während einer Schwangerschaft eine diabetische Stoffwechsellage entwickelt.
95 % aller Diabeteserkrankungen betreffen den Typ 1 und 2, deshalb wird im Folgenden auf diese beiden Krankheitsbilder eingegangen.

Ursachen

Diabetes mellitus Typ 1. Der Körper bildet **Antikörper gegen die eigenen insulinproduzierenden Zellen** und zerstört diese.

Diabetes mellitus Typ 2. Die Entwicklung des Diabetes Typ 2 beruht auf völlig anderen Entstehungsmechanismen:
1. Insulin ist nur vermindert wirksam (Insulinresistenz), Zucker (Glukose) wird nicht schnell und ausreichend über die Zellmembran eingeschleust. Es kommt zum „Rückstau" des Zuckers (Glukose) im Blut.
2. Die insulinbildenden Zellen werden permanent dazu angeregt, Insulin zu produzieren.
3. Die Insulinkonzentration ist dauerhaft erhöht, kann jedoch nicht ausreichend wirken.
4. Im Laufe der Erkrankung lassen die insulinproduzierenden Zellen sowohl mit der Schnelligkeit als auch der Menge der Insulinausschüttung nach.
5. Es entsteht ein Insulinmangel, ein Diabetes Typ 2 wird sichtbar.

Das Risiko, an einem Diabetes Typ 2 zu erkranken, kann durch folgende Risikofaktoren begünstigt werden:
- Bewegungsmangel
- Überernährung vor allem durch fett- und eiweißreiche Nahrung, Fettsucht (Adipositas), Alkohol
- androide Fettverteilung: Dabei ist das Fett innerhalb des Bauchraums um die inneren Organe verteilt

Symptome

Diabetes mellitus Typ 1. Der Diabetes mellitus Typ 1 tritt in der Regel scheinbar plötzlich auf. Es zeigen sich folgende Symptome:
- vermehrte Harnausscheidung (Polyurie)
- gesteigertes Durstgefühl (Polydipsie): Die Betroffenen trinken 4 – 5 Liter täglich
- Gewichtsabnahme
- trockene Haut, Juckreiz, entzündliche Hautveränderungen wie Furunkel usw.
- Leistungs- und Konzentrationsschwäche, ausgeprägte Abgeschlagenheit und Müdigkeit
- Übersäuerung des Blutes (Ketoazidose)

Diabetes mellitus Typ 2. Der Diabetes Typ 2 wird häufig zufällig festgestellt, weil die Symptome weniger auffällig sind als beim Typ 1; der Organismus gewöhnt sich an die erhöhten Blutzuckerwerte. Symptome für einen Diabetes mellitus Typ 2 sind
- erhöhter Blutzucker (Hyperglykämie), Urinzucker, Austrocknung des Körpers (Exsikkose),
- Müdigkeit, Abgeschlagenheit,
- Pilzerkrankungen (Mykosen), Hautjucken (Pruritis),
- vermehrte Harnausscheidung und gesteigertes Durstgefühl bestehen nur in Ausnahmefällen,
- bereits vorhandene Folgeerkrankungen, z. B. Nervenerkrankung (Polyneuropathie).

> **Praxistipp** Bei einem Patienten besteht der Verdacht auf Diabetes mellitus, bei ihm soll ein oraler Glukosetoleranztest (OGTT) durchgeführt werden. Was muss ich beachten?
>
> Folgende Bedingungen sind vor einer OGTT-Durchführung zu beachten:
> - Es dürfen keine akuten Erkrankungen bestehen.
> - Tage vor der Blutentnahme sollte der Patient kohlenhydratreiche Kost zu sich nehmen.
> - Folgende Medikamente sind zuvor abzusetzen (Arztanordnung!): Hormone, orale Antidiabetika, Thiazide, Kontrazeptiva.
> - 12 Stunden vor dem Test: kein Kaffee und kein Nikotin, keine Nahrungsaufnahme, kein Sport.

Therapie

Patienten mit Diabetes mellitus Typ 1 müssen wegen der Zerstörung der körpereigenen Insulinzellen lebenslang mit **Insulin** behandelt werden. Dagegen zählen bei Patienten mit Diabetes mellitus Typ 2 Maßnahmen zur Aktivierung der **körperlichen Aktivitäten**, eine **Ernährungsum-**

Ursachen

Typ 1: Insulinproduzierende Zellen werden durch Antikörper zerstört.

Typ 2:
1. Insulin ist nur vermindert wirksam (Insulinresistenz), Glukose staut sich im Blut.
2. Insulinbildende Zellen produzieren permanent Insulin.
3. Insulinkonzentration ist dauerhaft erhöht, kann jedoch nicht ausreichend wirken.
4. Mit der Zeit wird immer langsamer und weniger Insulin produziert.
5. Es entsteht ein Insulinmangel, ein Diabetes Typ 2 wird sichtbar.

Begünstigt wird ein Diabetes Typ 2 durch Überernährung und Bewegungsmangel.

Symptome

Typ 1 äußert sich plötzlich, die Beschwerden sind charakteristisch: vermehrte Harnausscheidung, gesteigertes Durstgefühl, Gewichtsabnahme, Hautveränderungen, Leistungs- und Konzentrationsschwäche, Abgeschlagenheit und Müdigkeit, Übersäuerung des Blutes.

Typ 2 ist häufig ein Zufallsbefund. Die Beschwerden sind eher unspezifisch: Austrocknung, Müdigkeit, Abgeschlagenheit, Pilzerkrankungen, Hautjucken

Praxistipp

Therapie

Typ 1: lebenslange Therapie mit Insulin
Typ 2: Gewichtsreduktion und Ernährungsumstellung, ggf. im weiteren Verlauf orale Antidiabetika und/oder Insulin

stellung und, falls möglich, eine **Gewichtsreduktion** zu den ersten Behandlungsmaßnahmen. Je nach Stadium der Erkrankung kommen **orale Antidiabetika** und/oder **Insulin** hinzu.

Insulinpräparate
Die Insulinpräparate unterscheidet man in 3 große Gruppen:
Kurz wirksame Insuline: Diese werden direkt zu den Mahlzeiten gespritzt. Die Blutzucker senkende Wirkung setzt nach etwa 10-15 Minuten ein.
Verzögerungsinsuline: Darunter versteht man die Kombination von Insulin und Verzögerungsstoffen, um die Insulinwirkung zu verlängern. Sie werden ein– bis zweimal täglich als Basisversorgung gespritzt. Die Wirkung entfaltet sich nach etwa 3 Stunden und hält länger an.
Insulinmischungen: Diese beinhalten unterschiedliche Konzentrationen von kurz wirksamem Insulin und Verzögerungsinsulin. Meist werden diese nach einem festen Schema ein– bis mehrmals täglich gespritzt.

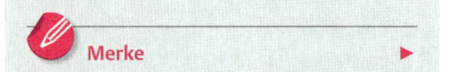

Merke Basales Insulin soll den Basis-Insulinbedarf abdecken.
Bolus-Insulin deckt die Kohlenhydrate der Hauptmahlzeiten ab und senkt zu hohe Blutzuckerwerte.

Insulintherapie
Die physiologische Insulinausschüttung wird mit verschiedenen Strategien nachgeahmt. Bei der Insulintherapie unterscheidet man zwei Therapieprinzipien:
- Konventionelle Insulintherapie
- Intensivierte Insulintherapie

Konventionelle Insulintherapie: Täglich werden 2-3 Injektionen verabreicht, meist mit Mischinsulin. Dies erfolgt nach einem festgelegten Plan (feste Dosierung), auf den die Nahrung dann abgestimmt werden muss. Aufgrund der **verzögerten** Insulinwirkung ist ein Abstand von etwa 20-30 Minuten zu den Mahlzeiten einzuhalten. Aufgrund der **längeren** Insulinwirkung des Verzögerungsanteils ist der Insulinspiegel zwischen den Mahlzeiten wiederum zu hoch, sodass Zwischenmahlzeiten erforderlich sind. Der Patient muss also essen, weil er Insulin gespritzt hat.
Intensivierte Insulintherapie: Es gibt 2 Möglichkeiten: Die intensivierte konventionelle Insulintherapie und die Insulinpumpentherapie. Bei der intensivierten konventionellen Insulintherapie wird täglich 1-2-mal Verzögerungsinsulin zur Basisinsulinversorgung injiziert. Zu den jeweiligen Mahlzeiten wird dann kurz wirksames Insulin als Bolus mit variabler Dosierung verabreicht. Bei der Insulinpumpentherapie wird über eine Pumpe permanent eine bestimmte Menge an kurz wirksamem Insulin als Basis abgegeben. Wie viel Insulin der Patient sich selber per Knopfdruck appliziert, lernt er in Schulungen.

Insulinpens. Seit Mitte der 1980er Jahre gibt es neben der Insulin-Spritze auch die sogenannte Pens (**Abb. 26.6**), die einem Füllhalter ähnlich sind. Viele Patienten akzeptieren diese Pens für die Injektionen sehr viel eher als Spritzen.
Wie Sie Insulin mit einer Spritze oder einem Insulinpen injizieren lesen Sie auf S. 363.

Abb. 26.6 ▶ Insulinpen.

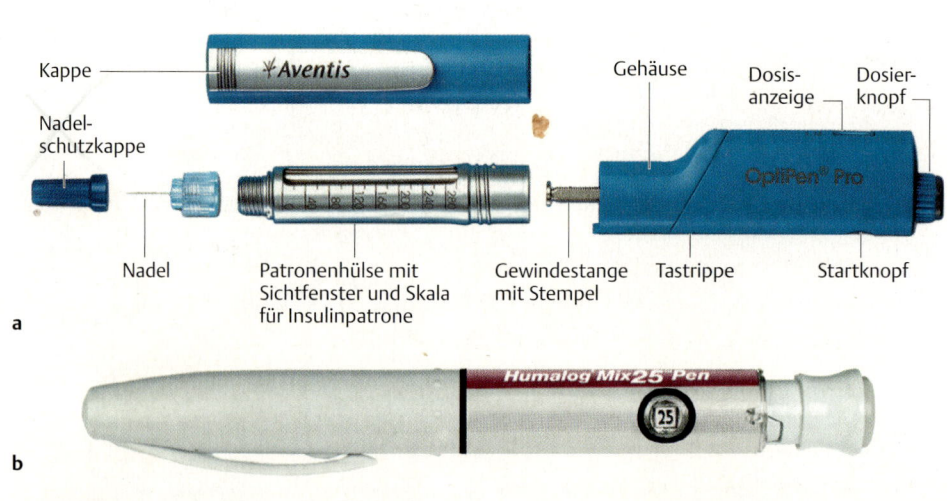

a Bestandteile eines Insulinpens (Sanofi-Aventis, Frankfurt),
b Insulinpen mit Lupe (Lilly, Bad Homburg).

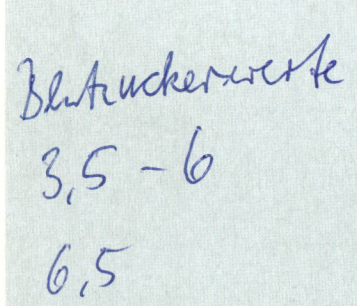

Pflege von Menschen mit Diabetes mellitus

Diabetes und Ernährung
Die **Ernährung** ist neben der **körperlichen Aktivität** ein wesentlicher Faktor, um Körpergewicht und Blutzucker zu regulieren. Ziel einer ausgewogenen Ernährung ist es, den Blutzucker im normnahen Bereich zu halten und – falls möglich – Übergewicht abzubauen.

26.3 ▶ Häufige Krankheiten des Hormonsystems

Die drei Grundnährstoffe sind Kohlenhydrate, Fett und Eiweiß. Die Richtlinien der DGE finden Sie auf S. 128.

Komplexe Kohlenhydrate, wie sie in Vollkornprodukten vorkommen, werden langsamer zu Glukose abgebaut und sollten einen großen Teil in der Ernährung ausmachen. Gemüse und Salat enthalten sehr viele Ballaststoffe und werden nicht berechnet, weil der Blutzucker sehr langsam und nur gering ansteigt. Einfache Kohlenhydrate in Süßigkeiten, Keksen und Marmelade usw. führen zu einem schnellen Blutzuckeranstieg nach dem Essen. Diese sollten nur in geringen Maßen verzehrt werden. Ebenfalls nicht berechnet werden Zuckerersatzstoffe. Das sind Süßstoffe, die in flüssiger Form, als Streusüße oder Tabletten im Handel erhältlich sind.

> **Praxistipp** Im Rahmen der Ernährung von Diabetikern wird oft von sogenannten „BE", „Broteinheiten" oder Berechnungseinheiten gesprochen. Was ist das?
>
> Broteinheit hatte früher mit Brot zu tun! Heute spricht man von sogenannten Berechnungseinheiten. Für die Berechnung des zur Nahrungsaufnahme erforderlichen Insulins ist es üblich, die Kohlenhydratmenge (KH) in Berechnungseinheiten (BE) anzugeben. Eine BE/KH entspricht circa 10 bis 12 g Kohlenhydraten. Beispiele:
>
> - mittelgroße Kartoffel von 80 g oder 2 Kroketten von 40 g → 1 BE
> - kleiner Apfel von 100 g oder ½ Banane von 60 g → 1 BE
> - mittelgroßes Brötchen von 50 g oder 1 Scheibe Brot (60 g) → 2 BE
> - Essteller große Pizza → 6 bis 8 BE
>
> So kann der insulinpflichtige Diabetiker besser seine zur Mahlzeit benötigte Insulinmenge berechnen. Außerdem werden jedem Betroffenen bei der Diabetikerschulung Austauschtabellen vorgestellt (**Tab. 26.1**), die ebenfalls auf Berechnungseinheiten basieren.

KURZFASSUNG

Richtlinien für eine ausgewogene Ernährung liefern die Fachgesellschaften für Ernährung. Komplexe Kohlenhydrate sollten einen großen Teil in der Ernährung ausmachen, einfache Kohlenhydrate sollten nur in geringen Maßen verzehrt werden.

Praxistipp

Tab. 26.1 ▶ Auszug aus einer BE-Austauschtabelle. Die angegebenen Mengen entsprechen 1 Berechnungseinheit (BE).

Nahrungsmittel	Menge	Gramm
Grundnahrungsmittel		
Brot	1 Scheibe	30
Brötchen	½ Brötchen	25
Croissant	½ Croissant	30
Kartoffel	1 mittelgroße	80
Kartoffelpüree	2 gehäufte EL	100
Nudeln gekocht	2 gehäufte EL	45
Obst		
Apfel	1 kleiner	100
Banane	circa ½	60
Pflaumen	3 Stück	125
Johannisbeeren	1½ Tassen	250
Milch und Milchprodukte		
Milch natur 1,5 %	¼ l	250
Milch natur 3,5 %	¼ l	250
Buttermilch	¼ l	250
Back-Süßwaren		
Buttercremetorte	circa ⅓ Stück	40
Butterkeks	3 Stück	15
Vollmilchschokolade	1 Riegel	20
Eis	1 Kugel	40

Tab. 26.1 ▶ Fortsetzung

Nahrungsmittel	Menge	Gramm
Knabberartikel		
Erdnussflips	48 Stück	25
Salzstangen	20 Stück	15

Diabetesbedingte Akutkomplikationen

Extrem niedrige oder hohe Blutzuckerwerte führen zu Akutkomplikationen. Man unterscheidet:
- Unterzuckerung (Hypoglykämie)
- Überzuckerung (Hyperglykämie mit den Komplikationen ketoazidotisches bzw. hyperosmolares Koma)

Eine **Unterzuckerung** äußert sich bei jedem Patienten unterschiedlich. Anzeichen sind Zittern, Schwitzen, Blässe, Unruhe; Herzklopfen, weiche Knie, Heißhunger, Seh- und Sprachstörungen, Gleichgewichtsstörungen, Schwindel, Aggressivität, weinerliches Verhalten, Bewusstseinsstörungen, Krampfanfall.

Diabetesbedingte Akutkomplikationen

Akutkomplikationen entstehen aufgrund von Fehlberechnungen und Fehleinschätzungen der Blutzuckerwerte (**Abb. 26.7**). Falls diese nicht behandelt werden, kann es zu Bewusstseinsverlust, Krampfanfällen usw. kommen. Akutkomplikationen sind:
- **Hypoglykämien**: niedrige Blutzuckerwerte < 50 mg/dl bzw. 2,8 mmol/l
- **Hyperglykämien**: hohe Blutzuckerwerte > 300 mg/dl bzw. 17 mmol/l:
  - ketoazidotisches Koma beim Diabetes Typ 1
  - hyperosmolares Koma beim Diabetes Typ 2

Hypoglykämie – hypoglykämisches Koma. Blutzuckerwerte unter 50 mg/dl gelten als Unterzuckerung. Bei einer Blutzuckerführung im Normbereich kommt es gelegentlich zu einer leichten Hypoglykämie, die nicht immer vermieden werden kann. Anzeichen einer Unterzuckerung sind

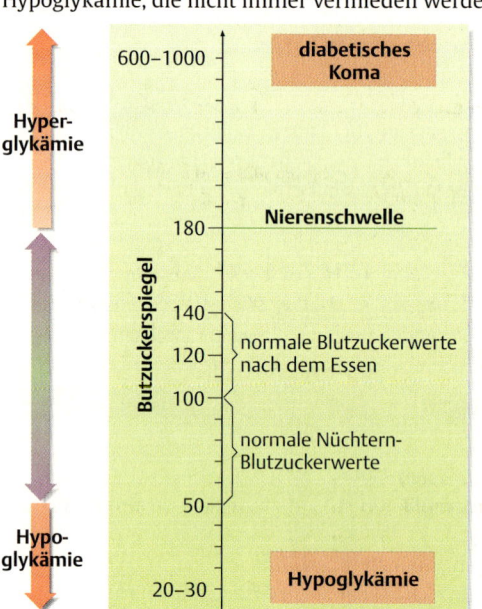

- Zittern, Schwitzen, Blässe, Unruhe; Herzklopfen, weiche Knie, Heißhunger,
- Pelzigkeitsgefühl um den Mund, Seh- und Sprachstörungen, Gleichgewichtsstörungen, Schwindel,
- Aggressivität, weinerliches Verhalten,
- Bewusstseinsstörungen, Bewusstseinsverlust, Krampfanfall.

Die Abfolge ist bei jedem Patienten unterschiedlich. Dies hängt unter anderem davon ab, wie rasch der Blutzucker abfällt. Tritt der Unterzucker nachts auf, äußert sich dies durch morgendliche Kopfschmerzen, Nachtschweiß, Angstträume und unruhig/verwirrtes Erwachen.

Abb. 26.7 ▶ **Blutzuckerspiegel.** Normale und pathologische Blutzuckerwerte.

> **Praxistipp** Welche pflegerischen Sofortmaßnahmen sind bei Unterzuckerung einzuleiten?
>
> Deuten sich Zeichen einer Unterzuckerung an, müssen Sie sofort handeln:
> - Geben Sie dem Betroffenen Zucker, am besten in Form von Traubenzucker (4 Plättchen), Würfelzucker (8 Stück), Fruchtsaft (1 Glas), Cola (1 Glas) oder Ähnlichem.
> - Danach erhält er noch eine oder zwei langsam resorbierbare BE/KH, z. B. Brot.
>
> **Bei Bewusstlosigkeit:**
> - Es darf keine orale Glukosegabe erfolgen! Es besteht Erstickungsgefahr.
> - Bringen Sie den Patienten in die stabile Seiten- oder Bauchlage (s. S. 582) und lösen Sie den Notruf aus.
> - Nach Eintreffen des Arztes erhält der Patient das Hormon Glukagon injiziert oder 40–20 %ige Glukoselösung infundiert.

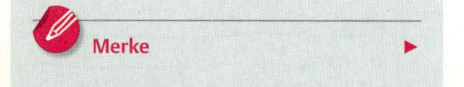

Merke Jeder Patient soll seine „eigenen" individuellen Unterzuckerungsanzeichen kennen; entsprechendes Handeln lernt er in einer Diabetesschulung.

Hyperglykämie mit ketoazidotischem Koma. Aufgrund eines Insulinmangels baut der Körper Eiweiß- und Fettreserven um. Dabei entstehen krankhafte (pathologische) Mengen an Ketonkörpern, die zu einer Übersäuerung des Blutes (Azidose) führen. Das ketoazidotische Koma äußert sich durch
- Übelkeit, Erbrechen, Bauchschmerzen und starke Müdigkeit,
- abgeschwächte oder fehlende Reflexe.
- Die Patienten sind ausgetrocknet (Exsikkose).
- Es kommt zur Eintrübung und Bewusstlosigkeit mit tiefer Ein- und Ausatmung (Kußmaulsche Atmung),
- Azetongeruch.

Hyperglykämie mit hyperosmolarem Koma. Beim Diabtes mellitus Typ 2 verhindert eine Restproduktion von Insulin den oben genannten massiven Fettabbau, es entstehen kaum Ketonkörper, eine Azidose tritt nur selten auf. Trotzdem äußert sich der hohe Blutzuckerspiegel durch folgende Symptome:
- Die Patienten sind exsikkiert, dies zeigt sich an Haut- und Schleimhäuten und geringer Urinmenge. Das bedeutet, der Körper ist stark ausgetrocknet.
- Es kommt zur Elektrolytverschiebung mit einem verminderten Kaliumgehalt im Blut (Hypokaliämie), die zu Herzrhythmusstörungen führen kann.
- Symptome, die sich als Präkoma zeigen sind Müdigkeit, Schläfrigkeit, verwaschene Sprache, schlaffe Parese, fehlende Reflexe, neurologische Defizite.

> **Praxistipp** Der Zustand eines Patienten und die gemessenen Blutzuckerwerte weisen auf eine Hyperglykämie hin. Was muss ich tun?
> - Eine Hyperglykämie ist ein lebensbedrohlicher Zustand, deshalb sind immer Notfallmaßnahmen einzuleiten. Dies ist insbesondere der Fall, wenn der Betroffene sich bereits im diabetischen Koma befindet.
> - Informieren Sie sofort den Arzt. Bleiben Sie beim Patienten und überwachen Sie ihn, bis zum Eintreffen des Arztes. Beim diabetischen Koma ist in der Regel eine intensivmedizinische Betreuung erforderlich.
> - Leichte Hyperglykämien werden mit zusätzlicher Gabe von Normalinsulin behandelt.

Diabetesbedingte Folgekomplikationen (sog. Spätschäden)
Langfristig führt der Diabetes zu **typischen Spätkomplikationen**, deren Ursache in einer Schädigung der Blutgefäße bzw. der Nervenbahnen liegt:
- **diabetestypische Mikroangiopathie**: Schädigung kleinster Gefäße.
- **Makroangiopathie**: Schädigung großer Blutgefäße im Sinne einer fortschreitenden Arteriosklerose mit den entsprechenden Komplikationen.
- **Polyneuropathie:** Schädigung der Nerven.

Merke 70–80 % der Diabetiker versterben an Gefäßkomplikationen (meist KHK)!

Diabetische Polyneuropathie. Die Nervenschäden äußern sich durch folgende Symptome:
- periphere Polyneuropathie:
  - schmerzhafte Sensibilitätsstörungen besonders im Bereich der Füße, seltener der Hände; die Patienten berichten über „Ameisenkribbeln", besonders nächtliche stechende Schmerzen, die sich durch Bewegung bessern („burning feet"), oder häufige Wadenkrämpfe
  - „strumpf-" oder „handschuhförmiges" Taubheitsgefühl
  - Gangstörung (Ataxie), wird beschrieben wie „Gehen auf Watte"
  - Lähmungserscheinungen (Ausdruck einer ausgeprägten Nervenschädigung)
- autonome Polyneuropathie:
  - Herz-Kreislauf: Blutdruckregulationsstörungen, Herzrhythmusstörungen, Gefahr der „stummen KHK" (Verengung der Herzkranzgefäße ohne typische Schmerzen)
  - Magen-Darm-Trakt: Völlegefühl, Verstopfung (Obstipation) oder Durchfall (Diarrhö)
  - Harntrakt: Blasenentleerungsstörungen, z. B. Inkontinenz, Erektionsstörungen

Diabetische Retinopathie und Makulopathie. Die sog. diabetische Retinopathie ist die häufigste Ursache für Erblindung. Dabei werden durch die Hyperglykämie die Endothelzellen der die Netzhaut versorgenden Gefäße geschädigt. Das führt zu Veränderungen am Augenhintergrund. Bei der diabetischen Makulopathie kommt es zu Netzhautödemen, oft verbunden mit Blutungen und einer mangelnden Blutversorgung (Ischämie).

Diabetische Nephropathie. Dabei ist die Filterfunktion der glomerulären Basalmembran in der Niere geschädigt. Als Folge davon werden Eiweiße über den Urin ausgeschieden (Proteinurie).

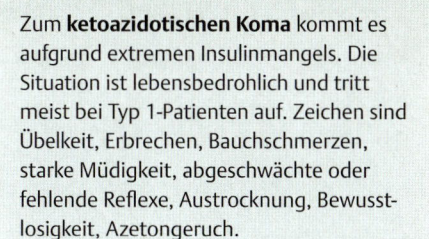

KURZFASSUNG

Zum **ketoazidotischen Koma** kommt es aufgrund extremen Insulinmangels. Die Situation ist lebensbedrohlich und tritt meist bei Typ 1-Patienten auf. Zeichen sind Übelkeit, Erbrechen, Bauchschmerzen, starke Müdigkeit, abgeschwächte oder fehlende Reflexe, Austrocknung, Bewusstlosigkeit, Azetongeruch.

Beim **hyperosmolaren Koma** kommt es meist über Tage zu extrem hohen Blutzuckerwerten. Die Situation ist lebensbedrohlich und tritt meist bei Typ 2-Patienten auf. Zeichen sind Exsikkose, Hypokaliämie und neurologische Ausfälle.

Praxistipp

Diabetesbedingte Folgekomplikationen (sog. Spätschäden)

Der Diabetes führt langfristig zu Spätkomplikationen aufgrund von Schädigungen der Blutgefäße (Mikro- bzw. Makroangiopathie) bzw. der Nerven (Diabetische Polyneuropathie).

Merke

Diabetische Polyneuropathie mit typischen Symptomen wie Missempfindungen in den Füßen, Taubheitsgefühl, Gangstörungen, aber auch Blutdruckregulationsstörungen, Herzrhythmusstörungen, Gefahr der „stummen KHK", Völlegefühl, Verstopfung (Obstipation), Durchfall, Blasenentleerungsstörungen und Erektionsstörungen.

Diabetische Retinopathie und **Makulopathie** mit der Gefahr der Erblindung.

Diabetische Nephropathie gekennzeichnet durch Eiweißausscheidung über den Urin und erhöhte Blutdruckwerte.

Diabetischer Fuß: Diabetiker bemerken Verletzungen im Fußbereich oder Fremdkörper im Schuh nicht oder verspätet. Die Verletzungen heilen nur langsam ab und infizieren sich leicht. Typisch ist das meist schmerzlose Mal perforans (**Abb. 26.8**). Schon bei kleinen Verletzungen kann sich eine Gangrän bilden (**Abb. 26.9**). Bei Diabetikern erfolgt die Fußpflege deswegen grundsätzlich professionell.

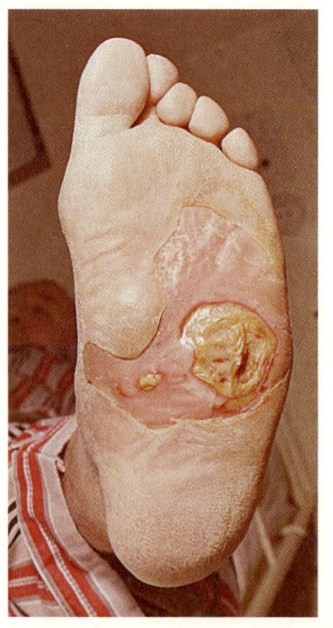

Erhöhte Blutdruckwerte des Betroffenen weisen auf eine Nierenschädigung hin. Die Höhe des Blutdrucks entscheidet darüber, ob die Erkrankung langsam oder schnell verläuft. Ein schneller Verlauf endet in einer dialysepflichtigen Niereninsuffizienz.

Diabetischer Fuß. Aufgrund der Mikro- und Makroangiopathie ist die Durchblutung vermindert und die Sensibilität durch die Polyneuropathie herabgesetzt. Deshalb bemerken Diabetiker Verletzungen im Fußbereich oder Fremdkörper im Schuh nicht oder verspätet. Die Verletzungen heilen nur langsam ab und infizieren sich leicht. Typisch ist das meist schmerzlose Mal perforans, eine wie ausgestanzt wirkende Hornhautverletzung meist im Bereich des Vorfußes (**Abb. 26.8**). Bei diabetischem Fuß kann sich bei kleinsten Verletzungen eine trockene oder feuchte Gangrän (**Abb.26.9**) entwickeln.

Abb. 26.8 ▶ **Diabetischer Fuß.** Mal perforans.

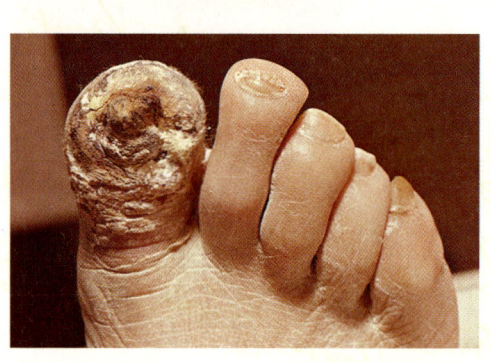

Diabetiker sollten deshalb bei der Fußpflege einige Regeln beachten (**Abb. 26.10**). Grundsätzlich sind spitze Instrumente bei der Fußpflege (Nagelschere/-zange, Hornhauthobel usw.) wegen der Verletzungsgefahr verboten!

Abb.26.9 ▶ **Diabetischer Fuß.** Diabetische Gangrän.

Die Fußpflege sollte vom Podologen (Fachkraft für medizinische Fußpflege) durchgeführt werden.

Abb. 26.10 ▶ Empfehlung zur Fußpflege für den Diabetiker.

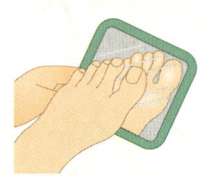

Tägliche Kontrolle der Füße auf Veränderungen. Nicht heilende Wunden und Veränderungen vom Arzt kontrollieren lassen.

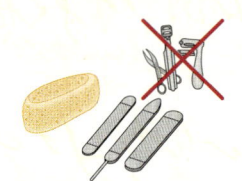

Bei der Fußpflege lieber feilen als schneiden, damit Verletzungen vermieden werden.

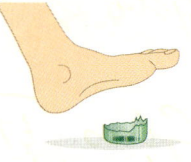

Nicht barfuß gehen (Verletzungsgefahr).

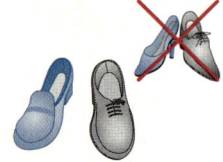

Bequeme, nicht einengende, evtl. orthopädische Schuhe mit diabetesgerechtem Fußbett tragen.

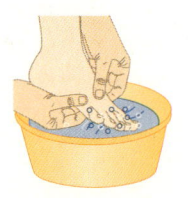

Füße täglich in lauwarmem (nicht heißem oder kaltem) Wasser mit wenig Seife waschen.

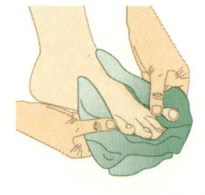

Füße anschließend gut abtrocknen, besonders zwischen den Zehen (sonst wird die Ausbreitung von Bakterien und Fußpilz begünstigt).

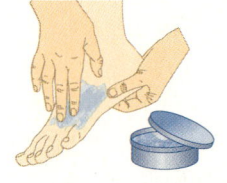

Füße öfter eincremen, jedoch nicht zwischen den Zehen (dort bildet sich sonst eine „feuchte Kammer").

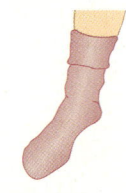

Warmhaltende, nicht einschnürende Socken aus Naturfasern tragen, täglich wechseln.

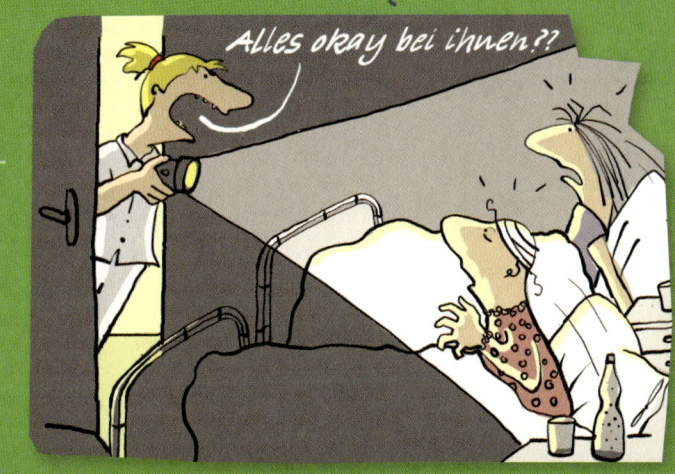

27 ▶ PFLEGE BEI STÖRUNGEN DER WAHRNEHMUNG

27.1 Erinnern Sie sich...?   508

27.2 Untersuchungen der Augen   508

27.3 Untersuchungen der Ohren   510

27.4 Häufige Krankheiten der Augen   511
27.4.1 Grauer Star (Cataracta senilis)   511
27.4.2 Grüner Star (Glaukom)   511
27.4.3 Netzhautablösung   512
27.4.4 Pflege bei Augenerkrankungen   513
27.4.5 Sehbehinderungen und Blindheit   515

27.5 Häufige Krankheiten der Ohren   518
27.5.1 Paukenerguss   518
27.5.2 Mittelohrentzündung (Otitis media)   519
27.5.3 Pflege bei Krankheiten und Operationen am Ohr   519

27.6 Einschränkungen beim Hören   519
27.6.1 Ohrgeräusche/Tinnitus   519
27.6.2 Schwerhörigkeit   520

27 Pflege bei Störungen der Wahrnehmung

27.1 Erinnern Sie sich...?

Zwei der wichtigsten Sinnesorgane des Menschen sind Auge und Ohr. Beide Organe sind die eigentliche Schnittstelle zwischen dem Selbst und seiner Umwelt. Mehr als 90% aller Informationen erreichen das Gehirn durch einen dieser Sinne. Umso deutlicher wird dadurch, wie stark beeinträchtigt ein Mensch bei Störungen dieser Sinnesorgane sein kann.

Lesen Sie im folgenden Kapitel, welche häufigen Störungen es im Bereich dieser beiden Sinnesorgane geben kann, wie diese Störungen untersucht werden und welche besonderen Aspekte es bei der Pflege von schwerhörigen und sehbehinderten Menschen zu beachten gilt. Auch bei diesem Thema kann es Ihnen helfen, sich vorab die Anatomie des jeweiligen Sinnesorgans noch einmal zu vergegenwärtigen. Wenn Sie also Lust haben zu wiederholen oder nachzulesen, Sie finden den Aufbau der Sinnesorgane Auge und Ohr auf S. 113.

27.2 Untersuchungen der Augen

Bei Augenerkrankungen sind in der Anamnese akute und langsame Sehverschlechterung, Gesichtsfeldeinschränkungen, Schmerzen, Rötung des Auges und Schmerzen zu berücksichtigen.

Bestimmung der Sehschärfe. Um die Sehschärfe zu ermitteln, werden dem Patienten Sehzeichen (Optotypen), z.B. sogenannte Landolt-Ringe, in definiertem Abstand (meist 5m) und definierter Helligkeit gezeigt (**Abb. 27.1**).

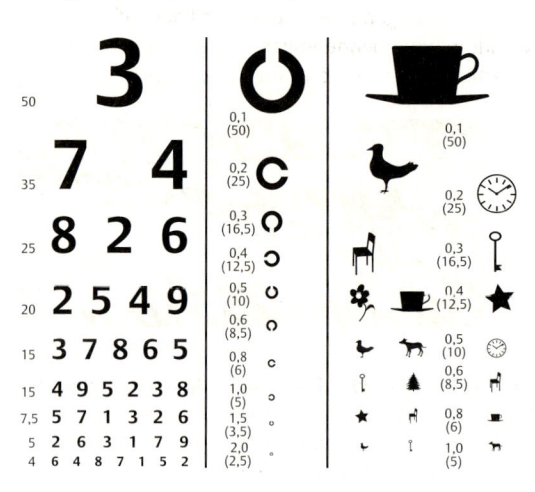

Untersuchung der Tränensekretion. Dabei werden die normale Zusammensetzung des Tränenfilms und die Tränenmenge überprüft:

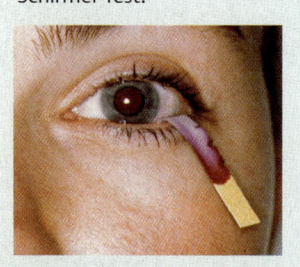

- **Schirmer-Test**: Nach dem Abtupfen überschüssiger Tränenflüssigkeit wird ein 3,5 cm langer und 0,5 cm breiter Lackmuspapierstreifen abgeknickt und zwischen äußerem und mittlerem Drittel über die Unterlidkante gehängt (**Abb. 27.2**). Der Patient soll während der Untersuchung ruhig geradeaus blicken.

Abb. 27.1 ▶ Ermittlung der Sehschärfe mithilfe von Zahlen, sogenannten Landolt-Ringen und bildhaften Optotypen.

- **Tränenfilmaufreißzeit (Break-up-time, BUT):** An der Spaltlampe wird ein Kobaltblaufilter vorgeschaltet und der Arzt gibt einen Tropfen sterilen gelbroten Farbstoffs (Fluorescein) in den unteren Bindehautsack. Nach einem Lidschlag wird die Zeit, bis der Tränenfilm reißt, gemessen (dunkle Flecken im Farbstofffilm).

Untersuchung der ableitenden Tränenwege. Dabei werden die Tränenwege unter örtlicher Betäubung (Augentropfen) auf Durchgängigkeit geprüft. Der Untersuchende stellt sich neben den sitzenden Patienten und zieht den seitlichen Lidwinkel nach außen. So kann er das Tränenpünktchen darstellen und es mit einer sterilen Sonde sondieren. Anschließend wird physiologische Kochsalzlösung über eine Tränenwegkanüle injiziert (**Abb. 27.3**).

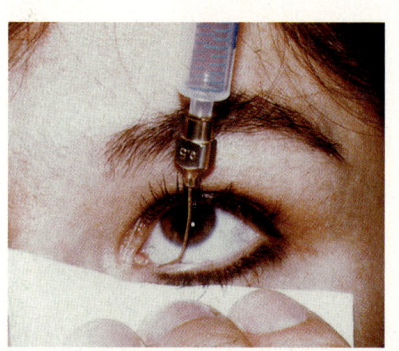

Abb. 27.3 ▶ Spülung der Tränenwege.

Untersuchung der Lider. Um die Lidunterseiten und die obere und äußere Bindehautumschlagsfalte betrachten zu können, müssen die Lider umgestülpt (ektropioniert) werden. Der Patient wird aufgefordert, mit beiden Augen nach unten zu blicken. Der Arzt fasst vorsichtig mit einer Hand die Wimpern, während er das Lid mit der anderen Hand und einem Glasstab am Lidknorpeloberrand nasenwärts vorsichtig eindrückt. Anschließend zieht er die Lidkante herum und kann nun die Lidinnenseite betrachten. Zur Betrachtung des oberen Bindehautsacks kann das Oberlid mit einem speziellen sog. Desmarres-Lidhaken doppelt umgestülpt (doppelt ektropioniert) werden (**Abb. 27.4**). Beim Unterlid schaut der Patient nach oben und das Unterlid wird nach unten gezogen, wodurch der Bindehautsack einsehbar wird.

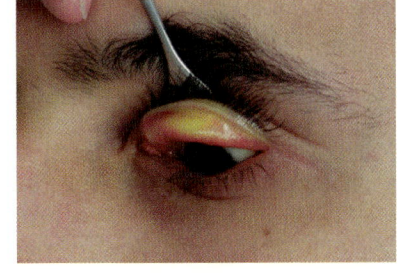

Abb. 27.4 ► Durch das doppelte Umstülpen (Ektropionieren) können das Oberlid und der Bindehautsack beurteilt werden.

Untersuchung der Augenvorderabschnitte. Bei der Untersuchung der Augenvorderabschnitte werden die Lider, die Bindehaut, die Lederhaut, die Hornhaut, die Augenvorderkammer und die Augenlinse betrachtet. Dazu genügt entweder das Tageslicht oder der Augenarzt verwendet Handlampen oder die Spaltlampe – ein beidäugiges Mikroskop, das in der Untersuchungseinheit enthalten ist – oder eine Lupe mit einem Ophthalmoskop (**Abb. 27.5**).

Augenvorderabschnitte: Betrachtung von Lid, Bindehaut, Lederhaut, Hornhaut, Augenvorderkammer und Augenlinse über Hand- oder Spaltlampe (**Abb. 27.5**)

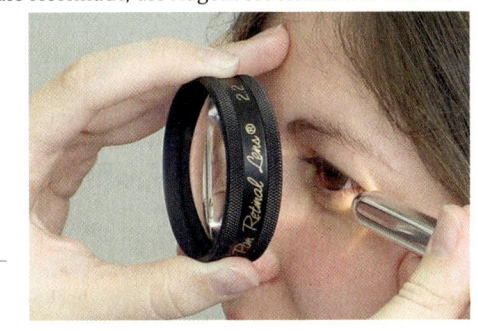

Abb. 27.5 ► Untersuchung der Augenvorderabschnitte mit Lupe und Handlampe.

Messung des Augeninnendrucks. Mit der Messung des Augeninnendrucks wird der auf der Augeninnenwand wirkende Druck bestimmt. Nachdem betäubende Augentropfen gegeben worden sind, wird der Messkolben des sog. Applanationstonometers auf die Hornhaut aufgesetzt. Das Applanationstonometer misst die Kraft, die erforderlich ist, um die zentralen 7,35 mm² der Hornhaut abzuflachen (zu applanieren).

Augeninnendruck: Messung des Drucks auf Augeninnenwand mit Aplanationstonometer (**Abb. 27.6**)

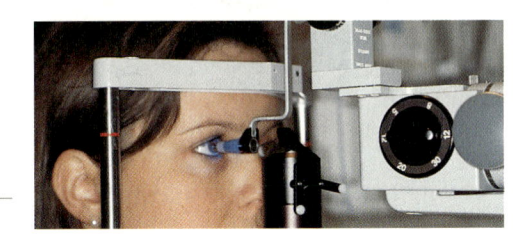

Abb. 27.6 ► Messung des Augeninnendrucks.

Untersuchung des Augenhintergrunds. Diese erfolgt in der Regel bei weiter Pupille (Mydriasis) durch direkte oder indirekte Ophthalmoskopie mittels Ophthalmoskop bzw. Lupe. So können Glaskörper-, Netzhaut-, Aderhaut-, Gefäß- und Sehnervveränderungen sichtbar gemacht werden. Mit dem Dreispiegelkontaktglas können Fundus und Kammerwinkel beurteilt werden.

Augenhintergrund: Darstellung von Glaskörper-, Netzhaut-, Aderhaut-, Gefäß- und Sehnervveränderungen mit Ophthalmoskop oder Dreispiegelkontaktglas

Merke Pupillen erweiternde Augentropfen dürfen nur verabreicht werden, wenn kein Engwinkelglaukom vorliegt.

Merke

Untersuchung des Farbsinns. Untersuchungen des Farbsinns erfolgen mit Spezialtafeln oder Spektralfarbenmischapparaten. Auf den farbigen Tafeln werden Zahlen oder Buchstaben in Farben dargestellt. Diese können von einem farbblinden Menschen nicht oder nur schwer erkannt werden. Er liest keine oder eine verkehrte Zahl. Der Farbtüchtige erkennt die Zahl dagegen richtig (**Abb. 27.7**).

Farbsinn: Zahlen oder Buchstaben auf Spezialtafeln oder Spektralfarbenmischapparaten können nur vom Farbtüchtigen erkannt werden (**Abb. 27.7**)

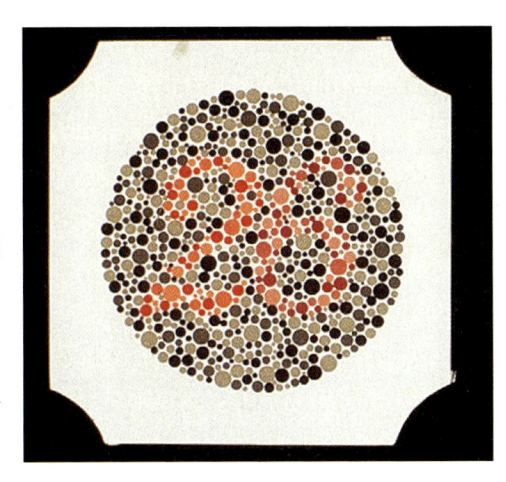

Abb. 27.7 ► Auf der dargestellten Farbtafel erkennt der Farbtüchtige die Zahl 26.

Definition Das binokulare Gesichtsfeld ist der Raum, den der Mensch mit beiden Augen gleichzeitig überblicken kann, ohne die Augen zu bewegen. Das Gesichtsfeld ist alters- und aufmerksamsabhängig.

Definition

Gesichtsfelduntersuchung (Perimetrie). Die Perimetrie kann Gesichtsfelddefekte feststellen. Geräte zur Untersuchung des Gesichtsfeldes werden als Perimeter bezeichnet. Die Untersuchung erfolgt für beide Augen getrennt, das nicht untersuchte Auge wird abgedeckt. Der Patient blickt in eine beleuchtete (definierte Helligkeit) Halbkugel und fixiert mit dem zu untersuchenden Auge eine zentrale Fixationsmarke. An unterschiedlichen Stellen der Halbkugel erscheinen unterschiedlich große Lichtpunkte, durch Knopfdruck zeigt der Patient an, wenn er diese wahrnimmt. Die Untersuchung ist aufmerksamkeitsabhängig.

Gesichtsfelduntersuchung: Diagnose von Gesichtsfelddefekten mit Perimeter

27.3 Untersuchungen der Ohren

Zur Untersuchung der Ohren gehört zunächst die Befragung des Patienten (Anamnese), z. B. nach eventuell bestehenden Schmerzen, Ausfluss, Hörminderungen, Ohrgeräuschen, Schwindelbeschwerden, Ohrerkrankungen in der Familie oder in der Kindheit.

Körperliche Untersuchung. Das Ohr wird zunächst auf äußerlich feststellbare Veränderungen untersucht. Die Untersuchung erfolgt mit einer Stirnlampe als Lichtquelle. Bevor der Arzt Untersuchungen im Gehörgang vornimmt, ist der Patient darüber zu unterrichten, da dieser Vorgang schmerzhaft sein kann. Bei sehr empfindlichen Patienten oder bei Kindern ist es hilfreich, wenn eine zweite Person den Kopf des Patienten mit zwei Händen etwas festhält, um Verletzungen durch Bewegungen des Patienten zu vermeiden.

Um den Gehörgang und das Trommelfell zu untersuchen, wird ein sogenannter Ohrenspiegel verwendet (**Abb. 27.8**). Der Trichter wird in den Gehörgang eingeführt, indem die Ohrmuschel mit zwei Fingern etwas nach hinten oben gezogen wird. Hierdurch wird die Knickbildung des Gehörganges ausgeglichen und der Trichter kann einfacher eingeführt werden.

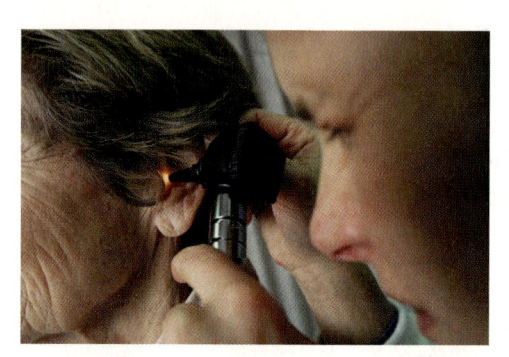

Körperliche Untersuchung: äußere Untersuchung mit Stirnlampe; zur Untersuchung des Trommelfells wird ein Ohrenspiegel verwendet (**Abb. 27.8**)

Abb. 27.8 ▶ Untersuchung von Gehörgang und Trommelfell.

Hörprüfung. Durch die Hörprüfung können Schweregrad, Art und Ursache der Hörstörung festgestellt werden. Ebenso kann der Ort der Hörstörung benannt werden. Es stehen verschiedene Hörprüfungen zur Verfügung, unter anderem:
- **Stimmgabeluntersuchung** nach Weber: Eine klingende Stimmgabel wird mittig auf den Schädel gehalten. Die Schwingungen werden vom Schädelknochen direkt zum Innenohr übertragen.
- **Tonaudiometrie**: Bei der Tonaudiometrie wird die Hörschwelle bestimmt. Die Erregung des Innenohrs kann auf 2 Wegen erfolgen: über den Luftweg werden dem Patienten über Kopfhörer Töne unterschiedlicher Frequenz (Tonhöhe) in ansteigender Lautstärke angeboten. Der Schall der Töne wird vom Gehörgang zum Mittelohr und dann zum Innenohr geleitet. Über die Knochenleitung werden dem Patienten über den sog. Knochenschallgeber, dieser wird direkt auf die Schädelknochen aufgesetzt, Schwingungen vermittelt. Das Mittelohr wird umgangen und direkt die Leistung des Innenohrs gemessen. Der Patient gibt ein Zeichen, sobald er den Ton gehört hat.

Hörprüfung: Bestimmung von Ort, Schweregrad, Art und Ursache einer Hörstörung mit Stimmgabeluntersuchung oder Tonaudiometrie

Sprachaudiometrie. Das Sprachaudiogramm wird in ähnlicher Weise wie das Tonaudiogramm durchgeführt, es werden dem Patienten allerdings Wörter oder Zahlen anstatt Töne angeboten. Geprüft wird der Anteil der richtig verstandenen Wörter oder Zahlen in Abhängigkeit von der Prüflautstärke.

Sprachaudiometrie: Prüfen des Anteils richtig verstandener Wörter/Zahlen in Abhängigkeit von der Prüflautstärke

Tympanometrie. Die Schwingungsfähigkeit des Trommelfells wird ermittelt. Hierzu wird eine Sonde in den Gehörgang eingeführt, welche den Gehörgang luftdicht verschließt. Über die Sonde wird der Druck im Gehörgang verändert und ein akustisches Signal abgegeben, das vom Trommelfell zurückgeworfen wird.

Tympanometrie: Ermittlung der Schwingungsfähigkeit des Trommelfells

Messung der otoakustischen Emissionen. Die Sinneszellen im Innenohr, die sogenannten äußeren Haarzellen, sind in der Lage, sich aktiv zu bewegen. Durch die Bewegungen werden Signale erzeugt, die man im äußeren Gehörgang mit einer empfindlichen Sonde messen kann. Lassen sich diese sogenannten otoakustischen Emissionen nachweisen, so kann man mit großer Sicherheit davon ausgehen, dass die Sinneszellen intakt sind, der Patient also hört.

Otoakustische Emissionen: sind diese vorhanden, sind die Sinneszellen intakt

Hirnstammaudiometrie. Dabei hört der Patient über einen Kopfhörer Knack-Geräusche. Jedes dieser Geräusche wird im Innenohr von den Haarzellen in ein elektrisches Signal umgewandelt, das über den Hörnerv zum Gehirn fortgeleitet wird. Diese Signale (Ströme) können mit Elektroden wie beim EKG oder EEG abgeleitet und ausgewertet werden.

Hirnstammaudiometrie: elektrisches Signal wird abgeleitet und ausgewertet

🧸 **Besonderheiten Kinder** Die Messung der otoakustischen Emissionen und die Hirnstammaudiometrie können ohne die Mithilfe des Patienten erfolgen. Sie sind deshalb besonders zum Einsatz bei Neugeborenen und Kleinkindern geeignet.

Gleichgewichtsuntersuchung. In beiden Innenohren befinden sich Gleichgewichtsorgane (Labyrinthe), die die Körperlage und die Beschleunigung im Raum einordnen. Eine Untersuchungsmöglichkeit ist z. B. die **Prüfung der vestibulospinalen Reflexe**, z. B. Romberg-Versuch, Unterberger-Tretversuch, Finger-Nase-Versuch (dabei soll der Patient mit geschlossenen Augen mit dem Zeigefinger auf seine Nasenspitze zeigen, **Abb. 27.9**).

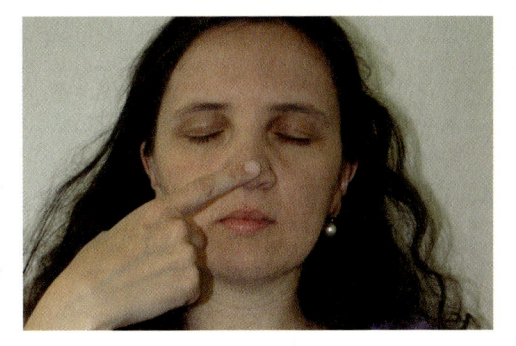

Abb. 27.9 ▶ **Gleichgewichtsuntersuchung.** Finger-Nase-Versuch.

27.4 Häufige Krankheiten der Augen

27.4.1 Grauer Star (Cataracta senilis)

Definition Beim grauen Star (Katarakt) besteht eine Trübung der Linse. Verschiedene Trübungsformen (Kern-, Rinden- und Schalentrübung) werden unterschieden, die Hinweise für eine Begleiterkrankung geben können..

Ursachen
Am häufigsten ist der graue Star altersbedingt. Neugeborenenkatarakte treten bei Chromosomenanomalien, generalisierten Syndromen oder infolge infektiöser Embryopathien auf. Auch Allgemeinerkrankungen oder Unfälle können zu einer Linsentrübung führen.

Symptome
Der Betroffene klagt über hohe Blendungsempfindlichkeit, Nebligsehen und Sehschärfenminderung. Ist der graue Star voll ausgebildet, erscheint die Pupille nicht mehr schwarz, sondern grauweiß. Dann erkennt der Betroffene nur noch Vorgänge unmittelbar vor dem Auge.

Therapie
Die Behandlung besteht in der operativen Entfernung der getrübten Linse aus dem Auge. Um volle Sehschärfe zu erreichen, muss die Brechkraft der entfernten Linse (circa 20 Dioptrien) ersetzt werden. Dafür bieten sich drei Möglichkeiten an:
- **Implantat**: Eine künstliche Linse wird in den zurückgebliebenen Kapselsack eingesetzt (in circa 90 % der Fälle).
- **Kontaktlinse**: Die fehlende Brechkraft des linsenlosen Auges wird durch eine Kontaktlinse ersetzt, z. B. wenn zusätzliche Augenerkrankungen vorliegen oder die oben genannte Implantation nicht erfolgen kann (häufig bei Kleinkindern).
- **Starbrille**: Diese bedeutet jedoch eine erhebliche Behinderung infolge einer Gesichtsfeldeinschränkung und Netzhautbildvergrößerung. Die Gewöhnung an das veränderte Raumgefühl ist schwierig und langwierig.

27.4.2 Grüner Star (Glaukom)

Definition Dem Glaukom liegt eine fortschreitende Schädigung des Sehnervens mit entsprechenden Gesichtsfeldausfällen zugrunde, die zur Erblindung führen kann. Ursache ist ein Missverhältnis zwischen einem (relativ) erhöhten Augeninnendruck und dem Durchblutungsdruck der Papille.

Ursachen
Beim primär chronischen Offenwinkelglaukom besteht ein degenerativ bedingter, erhöhter Abflusswiderstand im Trabekelwerk, der zu einer Druckerhöhung führt.
Beim Winkelblockglaukom (Engwinkelglaukom) ist der Kammerwinkel verlegt und blockiert, sodass der Kammerwasserabfluss behindert wird. Eine pharmakologische Pupillenerweiterung kann bei flacher Vorderkammer zu einem Glaukomanfall führen.

27 ▶ Pflege bei Störungen der Wahrnehmung

Symptome

Das Weitwinkelglaukom beginnt schleichend und symptomlos. Die Früherkennung ist nur durch eine routinemäßige Messung des Augeninnendrucks ab dem 35. Lebensjahr möglich. Da eine rechtzeitige Behandlung oft versäumt wird, ist es in den zivilisierten Ländern die zweithäufigste Erblindungsursache (circa 15–20 % der Fälle).

Durch den erhöhten Augeninnendruck wird der Sehnerv geschädigt und das Gesichtsfeld eingeschränkt. Die Ausfälle finden sich zunächst nur an typischer Stelle des Gesichtsfelds, vergrößern sich jedoch fortlaufend. Das zentrale Sehen bleibt noch Jahre erhalten. Die Gesichtsfeldeinschränkung wird vom Betroffenen oft erst im Spätstadium bemerkt und ist dann nicht mehr rückgängig zu machen. Der Erkrankte sieht die Umgebung zum Schluss ähnlich wie durch eine Röhre (**Abb. 27.10**). Er ist dadurch unfallgefährdet und stolpert z. B. über Gegenstände am Boden.

Abb. 27.10 ▶

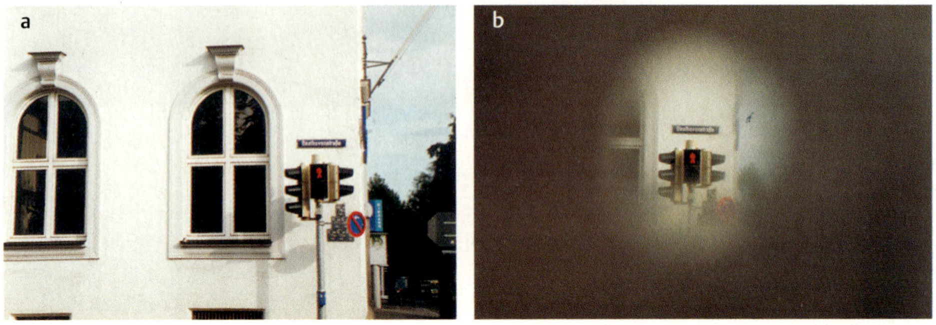

a Sichtweise eines Normalsichtigen,
b Gesichtsfeldeinschränkung bei Weitwinkelglaukom; zentrale Punkte werden noch wahrgenommen, die Umgebung jedoch nicht.

Therapie

Angestrebt wird eine lokale Therapie mittels Augentropfen. Je nach Präparat wird der Kammerwasserabfluss verbessert oder/und die Kammerwasserproduktion vermindert und dadurch der Augeninnendruck gesenkt. Die Therapie muss meist lebenslang vom Patienten selbst durchgeführt werden. Wenn keine ausreichende Drucksenkung herbeigeführt werden kann, wird operativ vorgegangen (z.B. filtrierende oder fistulierende Glaukomoperationen, Laser- und Kältebehandlung).

Merke Nur eine lebenslange, pünktlich angewandte medikamentöse Therapie (Anwendung von Augentropfen) kann das Fortschreiten des Glaukoms verhindern.

Akuter Glaukomanfall

Beim Winkelblockglaukom steigt durch eine plötzliche Blockade des Kammerwasserabflusses der Augeninnendruck schnell auf sehr hohe Werte.
Es setzen akut folgende Symptome ein:
- starker Schmerz und Rötung des Auges
- hochgradige Sehverschlechterung
- heftige Kopfschmerzen bis zu Übelkeit und Erbrechen

Bei einem akuten Glaukomanfall muss der Patient sofort behandelt werden, da er andernfalls innerhalb weniger Tage erblinden kann.

27.4.3 Netzhautablösung

Definition Bei der Netzhautablösung trennt sich die Netzhaut vom retinalen Pigmentepithel (= einschichtiges Epithel, Trennschicht zwischen Netzhaut und Aderhaut).

Ursachen

Ursachen können sein:
- Riss in der Netzhaut (rhegmatogene Netzhautablösung, am häufigsten)
- Zug durch bindegewebige Stränge, die sich infolge von Blutungen und Entzündungen zwischen Glaskörper und Netzhaut ausbilden (traktive Netzhautablösung)
- Flüssigkeitsansammlungen (Exsudat) zwischen sensorischer Netzhaut und Pigmentepithel (exsudative Netzhautablösung). Ursache können Tumoren (z.B. Aderhautmelanom) und entzündliche Erkrankungen (z.B. Entzündungen der Lederhaut) sein.

KURZFASSUNG

Symptome

Zu Beginn treten keine Symptome auf.

Später kommt es aufgrund des hohen Augeninnendrucks zur Schädigung des Sehnervs mit Gesichtsfeldeinschränkungen.

Therapie

Angestrebt wird eine lokale Therapie mittels Augentropfen, bei erfolgloser Therapie wird operiert.

Merke ▶

Akuter Glaukomanfall

Ein akuter Glaukomanfall ist ein Notfall. Der Patient kann erblinden.

27.4.3 Netzhautablösung

Definition ▶

Ursachen
- Riss in der Netzhaut
- Membranen unter, auf und über der Netzhaut oder im Glaskörperraum
- Absonderungen (Exsudationen) oder Metastasen

Symptome

Symptome die auf eine Netzhautablösung hindeuten sind:
- Sehen von Lichtblitzen, durch den Zug des schrumpfenden Glaskörpers oder fibröse Membranen
- Sehen von Rußregen (zahlreiche schwarze Punkte) infolge von Gefäßeinrissen
- Gesichtsfeldausfall, der sich vergrößert (meist von unten wachsender Schatten)
- Sehverschlechterung, wenn die Netzhautmitte (Makula) von der Ablösung mit betroffen ist

Therapie

Mit speziellen Netzhautoperationen (Plombe, Cerclage, Vitrektomie) kann die Netzhaut heute meistens wieder angelegt werden. Unbehandelt führt eine Netzhautablösung häufig zur Erblindung.

27.4.4 Pflege bei Augenerkrankungen

Augenpflege

Die Augenpflege ist eine spezielle Reinigungsform des Auges. Sie entfernt Salben- und Tropfenreste von Ober- und Unterlidhaut des Auges. Die Augenpflege ist nicht Bestandteil der Grundpflege. Sie erfolgt mindestens einmal täglich, z. B. vor der ärztlichen Visite. Bei Bedarf ist die Augenpflege häufiger durchzuführen.

Material. Zur Augenpflege werden folgende Materialien vorbereitet (**Abb. 27.11**):
- kleines Gefäß mit lauwarmem Wasser oder physiologischer Kochsalzlösung (kein Kamillenblütenaufguss, Gefahr von Kontaktallergien),
- mehrere sterilisierte Tupfer (am besten Pflaumentupfer), pro Auge mindestens 2 Stück,
- Abfallbehälter oder Nierenschale,
- nach ärztlicher Verordnung desinfizierende oder antibiotische Augensalbe oder Augentropfen,
- Einmalhandschuhe (Sekret kann infektiös sein).

Abb. 27.11 ▶ Augenpflege.

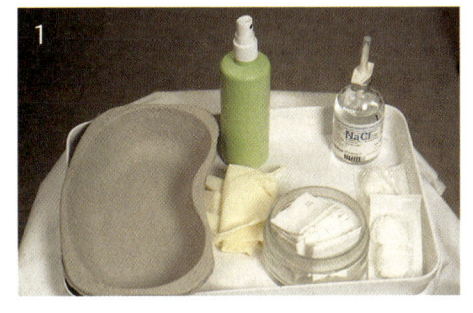

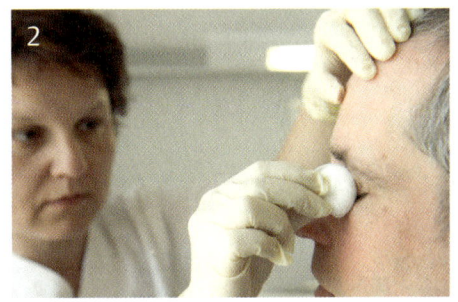

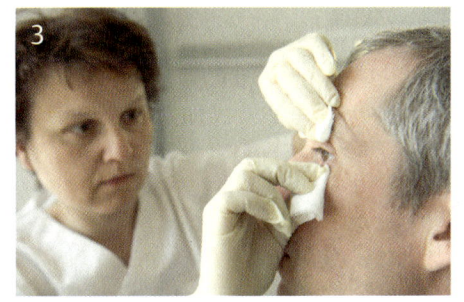

1 Das gesamte benötigte Material wird vorbereitet. Der Pflegende zieht Einmalhandschuhe an und informiert den Patienten über die Maßnahme.
2 Das Ober- und Unterlid wird zunächst bei geschlossenem Auge gereinigt. Dazu wird für jedes Auge jeweils ein frischer, vorher befeuchteter Tupfer genommen. Es wird immer vorsichtig vom äußeren zum inneren Augenwinkel entlang der Lidränder entlanggestrichen. Gereinigt wird, bis die Verklebungen gelöst sind. **3** Nun erfolgt die Reinigung beim geöffneten Auge. Dabei muss unbedingt darauf geachtet werden, dass der Augapfel nicht berührt wird (dabei kann die Hornhaut verletzt werden). Das Auge wird mit einem trockenen Tupfer nachgetrocknet.

Instillation von Augenmedikamenten

Es gibt Augentropfen und Augensalben. Augenmedikamente sind immer patientenbezogen zu verwenden. Häufig werden sie in einer Dose aufbewahrt, die mit dem Namen des Patienten versehen wird.

Merke Werden Augenmedikamente verabreicht, gilt die **5-R-Regel: R**ichtiger Patient, **r**ichtiges Auge, **r**ichtiges Medikament zum **r**ichtigen Zeitpunkt und **r**ichtige Applikationsform.

Material.
- Händedesinfektionsmittel
- Einmalhandschuhe bei septischen Augen
- sterilisierte Zellstofftupfer (3,5 × 5 cm)
- Abwurfschale
- Augentropfen bzw. Augensalbe

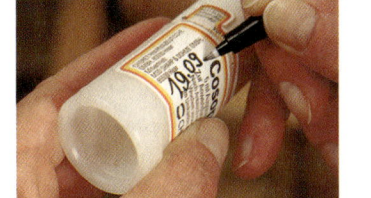

Abb. 27.12 ▶ Neue Tropfen- oder Salbenpackungen werden mit dem Anbruchdatum versehen.

KURZFASSUNG

Symptome
Blitze oder rot-schwarze Punkte

Therapie
Die Therapie erfolgt operativ.

27.4.4 Pflege bei Augenerkrankungen

Augenpflege

Die Augenpflege ist nicht Bestandteil der Grundpflege. Durch sie werden Wundsekret sowie Salben- und Tropfenreste entfernt.

Zur Augenpflege werden folgende Materialien benötigt:
- kleines Gefäß mit lauwarmem Wasser oder physiologischer Kochsalzlösung
- pro Auge mindestens 2 Tupfer
- Abfallbehälter oder Nierenschale
- Augensalbe oder Augentropfen nach Anordnung
- Einmalhandschuhe

Instillation von Augenmedikamenten

Augenmedikamente sind immer patientenbezogen zu verwenden. Man unterscheidet Augentropfen und Augensalbe.

Merke ◀

27 ▶ Pflege bei Störungen der Wahrnehmung

- Händedesinfektion, Anlegen von Einmalhandschuhen
- Patient legt Kopf in den Nacken
- Unterlid mithilfe eines Tupfers leicht nach unten ziehen
- Hand, die das Tropffläschchen oder die Salbentube hält, dabei an der Stirn des Patienten abstützen (**Abb. 27.13**)
- Augentropfen aus dem senkrecht gehaltenen Fläschchen in den unteren Bindehautsack träufeln ohne Wimpern, Lidränder, Bindehaut oder Hornhaut zu berühren
- Augensalbe: 0,5 cm langen Salbenstrang direkt aus der Tube in den unteren Bindehautsack geben. Patient bitten, nach unten zu sehen.

Durchführung. Nach der Händedesinfektion und dem Überstreifen der Einmalhandschuhe wird der Patient gebeten, den Kopf in den Nacken zu legen und nach oben zu sehen. Kontaktlinsen müssen bis auf wenige Ausnahmen vor dem Verabreichen von Augenmedikamenten entfernt werden. Konservierungsstoffe und Medikamente können sich v.a. in weichen Kontaktlinsen anreichern, dadurch können sich die Kontaktlinsen verfärben.

Das Unterlid wird mithilfe eines Tupfers nahe dem Wimpernrand leicht nach unten gezogen, sodass der untere Bindehautsack zu sehen ist. Dabei stützt der Pflegende die Hand, die das Tropffläschchen oder die Salbentube hält, an der Stirn des Patienten ab, um Verletzungen durch unkontrollierte Bewegungen des Patienten zu vermeiden (**Abb. 27.13**).

- **Augentropfen**: Diese werden aus dem senkrecht gehaltenen Fläschchen in den unteren Bindehautsack geträufelt. Die Tropfflasche darf dabei weder Wimpern, Lidränder, Bindehaut noch Hornhaut berühren. Durch Druck auf das Tränenkanälchen unmittelbar nach Verabreichen der Tropfen (circa 30 Sekunden) wird der direkte Abfluss des Wirkstoffs verhindert und er kann besser wirken.
- **Augensalbe**: Um Augensalbe zu verabreichen, wird ein etwa 0,5 cm langer Salbenstrang direkt aus der Tube in den unteren Bindehautsack gegeben. Nach dem Eingeben (Instillieren) wird der Patient gebeten, bei noch zurückgezogenem Unterlid nach unten zu sehen. Dadurch verteilt sich die Salbe in der unteren Umschlagsfalte und wird nicht aus dem Auge herausgepresst.

Abb. 27.13 ▶ Verabreichen von Augentropfen und Augensalben.

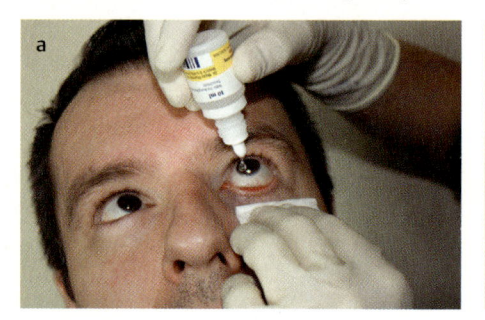

a Einträufeln von Augentropfen,

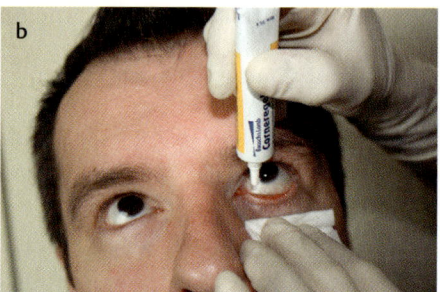

b Einbringen von Augensalbe,

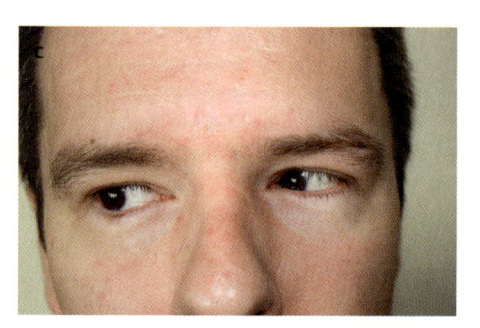

c Der Patient wird gebeten, nach rechts, links und unten zu blicken.

Praxistipp

Praxistipp Wie gehe ich vor, wenn der Patient Augentropfen und Augensalbe gleichzeitig erhalten soll?

Sind sowohl Augentropfen als auch Augensalben zum selben Zeitpunkt verordnet worden, werden Augentropfen zuerst gegeben, da sie nach der Salbengabe sonst nicht mehr so gut vom Auge aufgenommen werden können.

Nachdem Tropfen oder Salbe in das Auge eingebracht wurden, sollte der Patient das Nachwischen unbedingt vermeiden (Gefahr der Keimverschleppung).

Überschüssige Tropfen oder Salbe werden vorsichtig mit einem sterilisierten Zellstofftupfer abgewischt. Die gebrauchten und kontaminierten Tupfer werden in die Nierenschale abgeworfen. Abschließend wird der Patient noch darüber informiert, dass das Nachwischen mit Fingern oder Taschentüchern zur Keimverschleppung führen kann, und deshalb unterlassen werden sollte.

Augenverbände

Augenverbände befestigen Wundauflagen und stellen das Auge ruhig.

Augenverbände

Augenverbände befestigen Wundauflagen und stellen das Auge ruhig. Welcher Verband gewählt wird, entscheidet immer der behandelnde Arzt (**Abb. 27.14**).

Abb. 27.14 ▶ Augenverbände.

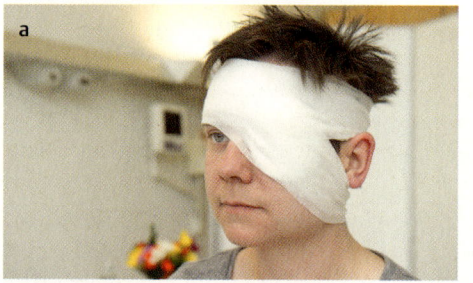

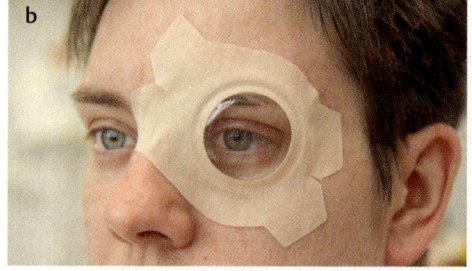

a Rollverband,

b Uhrglasverband.

27.4 ▶ Häufige Krankheiten der Augen — KURZFASSUNG

Material:
- hautfreundliches Pflaster
- Verbandschere
- sterile Augenkompressen
- je nach Verbandart 1–2 elastische Binden, Lochpolster, Lochkapsel oder Uhrglas

Durchführung.
- **Lochkapselverband**: Eine sterilisierte, mit Löchern versehene und gewölbte Plastikkapsel wird auf ein sterilisiertes Lochpolster aufgelegt und mit einem hautfreundlichen Pflasterstreifen befestigt. Dabei liegt die Spitze der Kapsel oben zur Nase hin (nasal) und die runde Seite unten in Richtung Schläfen (temporal) auf der Gesichtshaut auf.
- **geschlossener Augenverband**: Eine undurchsichtige und sterile, ovale Augenkompresse wird von oben nasal nach unten temporal schräg aufgelegt und mit hautschonenden Pflasterstreifen festgehalten. Ein fester, beidseitiger Augenverband unterstützt z.B. bei einer Hornhautverletzung die Heilung dadurch, dass nicht geblinzelt werden kann und die Augenbewegungen reduziert sind.
- **Uhrglasverband**: Als Uhrglasverband wird ein durchsichtiges, uhrglasförmiges Plexiglas bezeichnet, das gebrauchsfertig von breiten Heftpflasterstreifen eingefasst ist (**Abb. 27.14b**). Die Innenseite des uhrglasförmigen Plexiglases beschlägt nach kurzer Zeit mit Wassertropfen, so entsteht eine feuchte Kammer.
- **Druckverband**: Zunächst wird eine zusammengefaltete sterile Augenkompresse und/oder ein Pflaumentupfer auf das geschlossene Auge aufgelegt und anschließend mit einem geschlossenen Verband fest auf der Haut befestigt.
- **Rollverband**: Der Rollverband stärkt den Druckverband durch das kreisförmige (zirkuläre) Anlegen einer elastischen kohäsiven Fixierbinde um den Kopf (**Abb. 27.14 a**). Er wird in der Regel nur am ersten postoperativen Tag nach einer Entfernung des Augapfels (Enukleation) angelegt.

Merke Beim Druck- und Rollverband muss das abgedeckte Lid geschlossen bleiben.

Praxistipp Wie kann ich einen Augenverband möglichst sanft und schmerzlos entfernen?

Der Augenverband wird entfernt, indem das Pflaster langsam abgezogen wird. Um die empfindliche Gesichtshaut zu schützen, sollten Sie mit ihrer freien Hand die Haut am Pflasterrand unter leichter Gegenspannung halten.

27.4.5 Sehbehinderungen und Blindheit

Formen der Sehbehinderung

Fehlsichtigkeit. Zu den verschiedenen Formen der Fehlsichtigkeit (Ametropie) gehören z.B.:
- **Myopie**: Die Kurzsichtigkeit wird mit Minusgläsern in der Brille oder Kontaktlinsen ausgeglichen.
- **Hyperopie**: Die Übersichtig- bzw. Weitsichtigkeit wird ebenfalls mit Kontaktlinsen oder einer Brille ausgeglichen. Diese enthält sogenannte Plusgläser.
- **Astigmatismus**: Die Stabsichtigkeit („Hornhautverkrümmung") wird mit Zylindergläsern in der Brille ausgeglichen.

Farbsinnstörungen. Ist der Farbsinn normal, werden alle Farben des Farbraums, der sich aus den Primärfarben Rot, Grün und Blau zusammensetzen, richtig erkannt (Trichromasie). Abweichungen sind:
- **Anomale Trichromasie**: Es besteht eine Farbschwäche, bei der Menschen Rot und Grün nicht richtig unterscheiden.
- **Deuteranomalie**: Etwa 5% der männlichen Bevölkerung leiden an einer sogenannten Grünschwäche.
- **Dichromasie**: Eine angeborene oder erworbene Rot-, Grün- oder Blaublindheit liegt vor, wenn die jeweilige Farbe überhaupt nicht gesehen werden kann.
- **Komplette Achromatopsie**: Bei dieser angeborenen, selten auftretenden Störung besteht eine Tagblindheit mit deutlicher Sehschwäche (Sehvermögen< 0,1) und Augenzittern.

Gesichtsfeldausfälle. Sie werden auch als Skotome bezeichnet. Diese können absolut (= es wird keine Lichtmarke wahrgenommen) und relativ (= reduzierte Wahrnehmung) sein. Sie beeinträchtigen das Sehvermögen erheblich: Ein Zentralskotom tritt auf infolge einer fortgeschrittenen Makuladegeneration oder bei einer Sehnervenentzündung (bei Multipler Sklerose): Fixierte

---

Kurzfassung

- **Lochkapselverband**: sterilisierte, mit Löchern versehene, gewölbte Plastikkapsel auf sterilisiertem Lochpolster
- **geschlossener Augenverband**: undurchsichtige, sterile, ovale Augenkompresse
- **Uhrglasverband**: durchsichtiges, uhrglasförmiges Plexiglas, gebrauchsfertig von breiten Heftpflasterstreifen eingefasst (**Abb. 27.14b**)
- **Druckverband**: zusammengefaltete sterile Augenkompresse und/oder Pflaumentupfer auf geschlossenem Auge, mit einem geschlossenem Verband fest auf der Haut befestigt
- **Rollverband**: stärkt den Druckverband durch kreisförmiges (zirkuläres) Anlegen einer elastischen kohäsiven Fixierbinde um den Kopf (**Abb. 27.14 a**). Er wird in der Regel nur am ersten postoperativen Tag nach einer Entfernung des Augapfels (Enukleation) angelegt.

Merke

Praxistipp

27.4.5 Sehbehinderungen und Blindheit

Formen der Sehbehinderung

Fehlsichtigkeit (Ametropie):
- **Myopie**: Kurzsichtigkeit
- **Hyperopie**: Weitsichtigkeit
- **Astigmatismus**: Stabsichtigkeit („Hornhautverkrümmung")

Farbsinnstörungen:
- Anomale Trichromasie: Rot-Grün-Schwäche
- Deuteranomalie: Grünschwäche
- Dichromasie: Rot-, Grün- oder Blaublindheit
- Komplette Achromatopsie: nur Helligkeitsunterschiede werden wahrgenommen

Gesichtsfelddefekte:
- **Zentralskotom**: Objekte im Gesichtsfeldzentrum unscharf

Objekte im Gesichtsfeldzentrum werden nicht oder reduziert wahrgenommen, die Lesefähigkeit ist vermindert.

Bei einer konzentrischen Einschränkung fällt das Gesichtsfeld in der Peripherie aus (z. B. bei Glaukom, Retinitis pigmentosa). Die Orientierung im Raum wird dadurch erheblich erschwert (**Abb. 27.10**). Bei einer Gesichtsfeldeinengung unter 4° in horizontaler und 2° in vertikaler Abmessung von der Stelle des schärfsten Sehens geht auch die Lesefähigkeit verloren.

Nachtblindheit. Eine Nachtblindheit (Nyktalopie) tritt als Folge einer Schädigung der Netzhautstäbchen auf.

Doppelbilder. Doppelbilder (Diplopie) entstehen durch Lähmungen einzelner oder mehrerer Augenmuskeln. Sie stellen eine erhebliche Beeinträchtigung des Patienten dar.

Augenzittern. Unter Augenzittern (Nystagmus) versteht man ein rhythmisches Hin- und Herbewegen des Auges. Eine physiologische Form ist der optokinetische Nystagmus. Pathologische Formen können angeboren oder erworben sein (z. B. bei Hirnstammerkrankungen oder Sehverlust). Je früher ein Nystagmus auftritt, desto seltener ist das Bildwackeln (= Oszillopsien), jedoch ist die Sehschärfe herabgesetzt.

> **Definition** Als blind im Sinne des Gesetzes gelten Personen
> - bei denen angeboren oder erworben das Sehvermögen völlig fehlt oder
> - deren Sehschärfe entweder auf dem besseren Auge nicht mehr als 2 % beträgt oder deren dauerhafte Störungen des Sehvermögens einer Herabsetzung der Sehschärfe auf 2 % entsprechen (z. B. bei ausgeprägter Gesichtsfeldeinschränkung).

Ein Patient ist vollständig erblindet (Amaurose), wenn er kein Licht mehr wahrnimmt und die Pupillen nicht mehr auf direkten Lichteinfall reagieren.

Die häufigsten Ursachen für Erblindungen sind die altersabhängige Makuladegeneration (AMD = Veränderungen am Punkt des schärfsten Sehens), das Glaukom und die Retinopathia diabetica (= durch die Zuckerkrankheit hervorgerufene Ablösung der Netzhaut).

Pflege von Menschen mit Sehbehinderung oder Blindheit

Während ein früh oder bereits lange erblindeter Mensch gelernt hat, seine anderen Sinne wie Gehör, Tast-, Geruchs- und Geschmackssinn vermehrt einzusetzen und sich in vertrauter oder

> **Praxistipp** Wie kann ich einen sehbehinderten bzw. blinden Menschen bei den Lebensaktivitäten unterstützen?
> - Führen Sie zunächst den Patienten und seine Angehörigen in den wichtigsten Räumen der Station und im Patientenzimmer herum.
> - Geben Sie dem Patienten die Möglichkeit, sich mit den Gegenständen des Zimmers und der Pflegestation bekannt zu machen.
> - Beschreiben Sie Hindernisse oder Besonderheiten ganz konkret. Wählen Sie z. B. statt: „Im Zimmer steht auch ein Tisch." eine genauere Aussage wie: „Direkt rechts neben Ihnen steht ein Tisch mit einer Blumenvase in der Mitte."
> - Falls die Nummer des Patientenzimmers nicht ertastet werden kann, bringen Sie zur Wiedererkennung einen Gegenstand an, der ertastbar ist.
> - Sorgen Sie dafür, dass die Rufanlage für den Sehbehinderten ohne Probleme erreich- und ertastbar ist.
> - Ist der blinde Patient mit seinen Kleidungsstücken nicht vertraut, beschreiben Sie ihm Art und Farbe der Kleidung und assistieren Sie ihm bei der Zusammenstellung und bei der Frisur.
> - Beschreiben Sie die Speisen im Uhrzeigersinn: „Bei 3 Uhr finden Sie das Gemüse, die Kartoffeln bei 7 Uhr und bei 11 Uhr das Fleisch. Die Salatschale mit dem Gurkensalat steht auf dem Tablett links oben, das Dessertschälchen mit dem Vanillepudding rechts oben."
> - Wenn der Patient es wünscht, können Sie auch die Hand des Patienten an das Besteck und den Teller heranführen oder ihm das Essen mundgerecht in Portionen teilen (z. B. Fleisch in kleine Stücke schneiden). Gläser sollten Sie nur bis zur Hälfte füllen.
> - Beschreiben Sie dem Patienten jeweils den aktuell geplanten Weg und informieren Sie ihn über vorkommende Hindernisse.
> - Unterstützen Sie den Patienten, indem Sie ihn führen. Dazu hakt der Patient sich bei Ihnen ein.
> - Möchte sich der Patient setzen, führen Sie seine Hand an die Stuhllehne heran, sodass er sich die Sitzfläche selbst ertasten kann.

Nachtblindheit: Netzhautstäbchen geschädigt

Doppelbilder: Lähmung von Augenmuskeln

Augenzittern: rhythmisches Hin- und Herbewegen des Auges

> **Definition**

Kann ein Patient kein Licht mehr wahrnehmen, ist er vollständig blind. Häufigste Ursachen sind altersabhängige Makuladegeneration, Glaukom und Retinopathia diabetica.

Pflege von Menschen mit Sehbehinderung oder Blindheit
Erblindet ein Mensch, ist er sehr **unsicher**. Er muss lernen, andere Sinne vermehrt einzusetzen.

> **Praxistipp**

fremder Umgebung rasch zurechtzufinden, ist der neu Betroffene sehr unsicher. Er muss zunächst lernen, seine Situation zu akzeptieren.
Besonders ist darauf zu achten, dass der Pflegende sich jedes Mal vorstellt, wenn er das Patientenzimmer betritt. Der sehbehinderte oder blinde Patient kann nicht erkennen, wer hereinkommt.

Zu Hilfsangeboten und Hilfsmitteln beraten
Die Pflegenden beraten den Sehbehinderten oder Blinden und dessen Angehörige z. B. zu Betroffenenverbänden wie dem DBSV (Deutschen Blinden- und Sehbehindertenverband e. V.) und zu weiteren spezifischen Angeboten.

Hilfsmittel.
- optische Hilfsmittel z.B. Hand- und Standlupen sowie Bifokallupenbrillen und Fernrohrlupenbrillen können zur Wiederherstellung der Lesefähigkeit beitragen
- elektronische Lesehilfen kommen zum Einsatz, wenn optische Hilfsmittel versagen. Dazu gehören Fernsehlesegeräte und Texterkennungssysteme, die Text einscannen und in Sprache ausgeben
- Braille-Schrift, bei der Punktmuster-Codes für Buchstaben, Zahlen und Zeichen so in Papier gepresst sind, dass sie als Erhöhung mit den Fingerspitzen abgegriffen werden können (**Abb. 27.15, b**)
- spezielle Personalcomputer (PC) mit Spezialdrucker, die Texte einscannen und in Braille-Schrift umsetzen
- der Einsatz von Hörbüchern, in Blindenhörbüchereien können Bücher ausgeliehen werden
- Orientierungs und Mobilitätstraining mit dem Einsatz von Lang- bzw. Blindenstock und Blindenhund

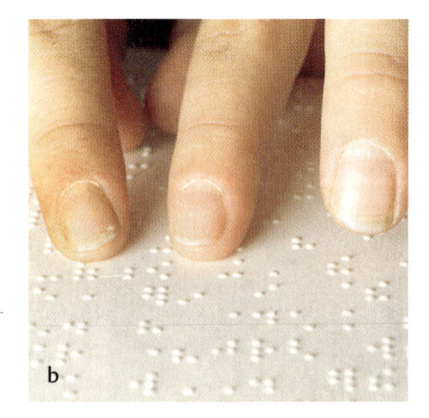

Abb. 27.15 ▸ Hilfsmittel für blinde Menschen.
a Taktiles Brettspiel.
b Buch in Braille-Schrift.

Zur Handhabung einer Augenprothese anleiten

Definition Bei einer Enukleation wird ein Körperteil operativ aus einer Kapsel entfernt, z. B. die Entfernung des Augapfels aus den umgebenden Geweben.

Definition Augenprothesen sind Schalen aus Glas oder Kunststoff. Sie werden anstelle des Augapfels als Platzhalter und/oder aus kosmetischen Gründen in die vordere Augenhöhle zwischen Augenlidern und Bindehautauskleidung der Enukleationshöhle eingesetzt.

Die Einweisung in die Handhabung der Augenprothese erfordert vom Pflegenden Einfühlungsvermögen, Geduld und eine ruhige Ausstrahlung. Dafür sollte bewusst ein längerer Zeitraum im Stationsablauf eingeplant werden.
Der Patient wird informiert, dass die Augenprothese auch nach dem stationären Aufenthalt einmal täglich herausgenommen und gereinigt werden soll.

Material. Um die Augenprothese herausnehmen bzw. wieder einsetzen zu können, werden folgende Materialien auf einem Pflegetablett gerichtet:
- Nierenschale aus Zellstoff bzw. Prothesenbehälter
- Schutzhandschuhe
- weiche, saubere Unterlage (z.B. ein Handtuch)
- Zellstofftupfer bzw. Kompressen
- physiologische Kochsalzlösung
- Behälter mit lauwarmem Wasser
- 10-ml-Spritze mit Aufziehkanüle
- ärztlich angeordnete Augenmedikamente
- aufstellbarer Tischspiegel, eventuell Glasstäbchen

Durchführung. Zunächst wird der Patient über den Zweck und Ablauf der pflegerischen Maßnahme informiert. Besucher werden gebeten, das Zimmer zu verlassen. Der Patient wird vor den Blicken der Mitpatienten geschützt. Die Pflegende breitet zunächst die weiche Unterlage vor dem Patienten aus, damit die Glasprothese nicht zerspringen kann, wenn sie aus der Hand gleiten sollte. Dann wird der Spiegel aufgestellt. Anschließend erfolgt die gründliche Händedesinfektion.

KURZFASSUNG

Pflegende **stellen sich immer vor**, wenn sie das Zimmer betreten.

Zu Hilfsangeboten und Hilfsmitteln beraten
Der Patient wird über mögliche Hilfsmittel und Hilfsangebote informiert.

Zur Handhabung einer Augenprothese anleiten

  Definition ◂

  Definition ◂

Für die Schulung zur Handhabung einer Augenprothese sollte bewusst längere Zeit eingeplant werden.

Augenprothese herausnehmen (Abb. 27.16a):
- mit Zeigefinger oder Glasstäbchen Unterlid unter den Prothesenrand drücken: Augenprothese wird gelockert
- Prothese in die bereitgehaltene Hand fallen lassen oder zwischen Zeigefinger und Mittelfinger halten
- Prothese mit lauwarmem Wasser reinigen, im Aufbewahrungsbehälter/auf Kompresse platzieren
- Augenhöhle beurteilen: bei Sekretbildung oder Verkrustungen, Augenhöhle mit physiologischer Kochsalzlösung spülen.

Augenprothese herausnehmen (Abb. 27.16, **a**):
- Der Patient drückt mit dem Zeigefinger oder einem Glasstäbchen das Unterlid unter den Prothesenrand: Die Augenprothese wird gelockert.
- Die Prothese kann nun entweder in die bereitgehaltene Hand fallen oder zwischen Zeigefinger und Mittelfinger gehalten werden.
- Die herausgenommene Prothese wird mit lauwarmem Wasser gereinigt und im Aufbewahrungsbehälter oder auf einer Kompresse platziert.

Die Augenhöhle wird beurteilt. Hat sich Sekret gebildet oder gibt es Verkrustungen, wird die Augenhöhle z. B. mit physiologischer Kochsalzlösung gespült. Fühlt sich die Oberfläche der Augenprothese rau an, besteht die Möglichkeit, dass sie die Augenhöhle reizt, und sollte deshalb ausgetauscht werden.

Augenprothese einsetzen (Abb. 27.16, **b**, **c**):
- Die Augenprothese wird mit physiologischer Kochsalzlösung befeuchtet.
- Sie wird mit einer Hand an der breitesten Stelle zwischen Daumen und Zeigefinger gefasst, sodass ihre Ausbuchtung zur Nase zeigt und der breite Teil zur Schläfe.
- Die andere Hand zieht das Oberlid ab.
- Während der Patient nach unten sieht, wird die Prothese vorsichtig unter das Oberlid geschoben.
- Anschließend blickt der Patient bei leichter Abhebung des Unterlids nach oben, sodass die Augenprothese auch in den unteren Bindehautsack gleiten kann.

Merke Verkrustungen an der Augenprothese lösen sich, wenn sie circa 10 Minuten in physiologische Kochsalzlösung eingeweicht werden.

Abb. 27.16 Umgang mit einer Augenprothese.

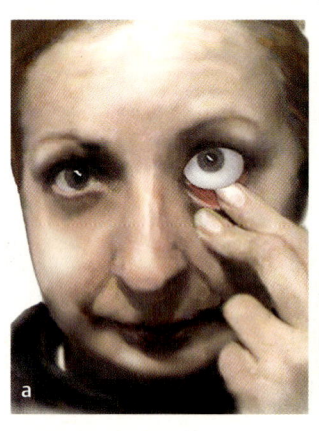

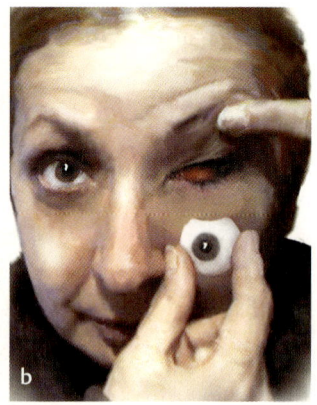

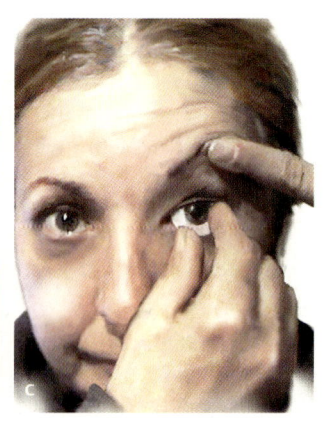

a Zum Herausnehmen mit dem Zeigefinger das Unterlid unter den Prothesenrand drücken und die Prothese lockern,
b zum Einsetzen der Prothese Oberlid anheben und
c unter das angehobene Oberlid schieben.

27.5 Häufige Krankheiten der Ohren

27.5.1 Paukenerguss

Definition Bei einem Paukenerguss sammelt sich nichteitrige Flüssigkeit in der Paukenhöhle im Mittelohr an.

Ursachen

Die Ursachen liegen in anhaltenden Tubenfunktionsstörungen und einem ständigen Unterdruck in der Paukenhöhle.

Besonderheiten Kinder Kinder im Vorschulalter mit Polypen und Patienten mit Gaumenspalten leiden häufig an Paukenergüssen.

Symptome

Es kommt zu einer Hörminderung und einem Druckgefühl im Ohr.

Therapie

Die konservative Therapie erfolgt mit Nasenspray, Schleimlöser und dem Valsalva-Versuch (Ausatmung bei zugehaltener Nase). Ist die konservative Behandlung nicht erfolgreich, wird eine operative Trommelfellpunktion (Parazentese) durchgeführt, bei der eventuell ein Paukenröhrchen zum Ableiten der Flüssigkeit eingelegt wird.

27.5.2 Mittelohrentzündung (Otitis media)

Definition Die akute Otitis media ist eine Entzündung des Mittelohrs.

Ursachen

Die Mittelohrentzündung wird durch Bakterien (z. B. Streptokokken, Staphylokokken) oder durch Viren verursacht.

Symptome

- Meist äußert sich die Erkrankung plötzlich mit stechenden oder klopfenden, ein- und beidseitigen Ohrenschmerzen.
- Es besteht ein allgemeines Krankheitsgefühl, eine Berührungsempfindlichkeit und Fieber.
- Das Hörvermögen ist gemindert. Ist das Trommelfell durchlöchert, kann Sekret oder Eiter aus dem Ohr austreten.

Besonderheiten Kinder Bei Säuglingen und Kleinkindern besteht eine starke Unruhe. Sie greifen häufig nach dem erkrankten Ohr und wollen nichts essen.

Therapie

Die Behandlung besteht aus der medikamentösen Schmerzlinderung. Abschwellende Nasentropfen sollen den Sekretfluss wiederherstellen. Bei einer bakteriellen Infektion wird ggf. eine Antibiotikabehandlung eingeleitet.

27.5.3 Pflege bei Krankheiten und Operationen am Ohr

Grundsätzlich reinigt der Gehörgang sich selbst. Nach Ohroperationen wird die Pflege durch den Operateur vorgenommen, um die Wundheilung im Gehörgang zu beurteilen.

Verabreichen von Ohrentropfen. Vor der Anwendung werden die Tropfen in der Hand erwärmt. Der Patient wird gebeten, seinen Kopf zur Seite zu drehen. Die Pflegende dehnt den Gehörgang, indem sie die Ohrmuschel leicht nach oben hinten zieht (**Abb. 27.17**). Die angeordnete Tropfenanzahl kann dann in das Ohr getropft werden. Nach dem Einträufeln der Ohrentropfen sollte der Patient noch circa 5 – 10 Minuten auf der Seite liegen bleiben.

Abb. 27.17 ▶ Zum Strecken des Gehörgangs wird die Ohrmuschel sanft nach hinten gezogen.

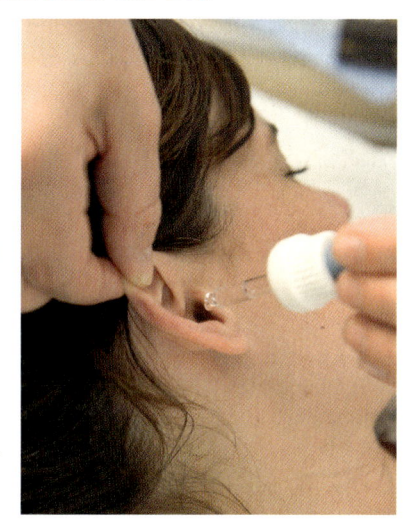

27.6 Einschränkungen beim Hören

27.6.1 Ohrgeräusche/Tinnitus

Definition Unter einem Ohrgeräusch versteht man meist einseitige Geräusche wie Pfeifen, Rauschen oder Zischen. Sie werden nur vom Betroffenen wahrgenommen und nicht von der Umgebung.

Noch störender als Schwerhörigkeit werden oftmals Ohrgeräusche oder Ohrensausen empfunden.

Ursachen

Ohrgeräusche können sowohl als Begleitsymptom einer Schwerhörigkeit als auch ohne Hörminderung auftreten. Sie sind ein Symptom unterschiedlicher Hörstörungen:
- Schallleitungsschwerhörigkeit

KURZFASSUNG

Therapie

Meist kann mit Medikamenten behandelt werden. In Einzelfällen erfolgen operative Maßnahmen.

27.5.2 Mittelohrentzündung (Otitis media)

Definition ◀

Ursachen

Entzündung durch Bakterien oder Viren

Symptome

- Ohrenschmerzen
- Krankheitsgefühl
- Fieber
- Hörminderung

Besonderheiten Kinder ◀

Therapie

Schmerzmittel, abschwellende Nasentropfen, ggf. Antibiotika.

27.5.3 Pflege bei Krankheiten und Operationen am Ohr

Grundsätzlich reinigt der Gehörgang sich selbst. Nach Ohroperationen Reinigung durch den Operateur.

Ohrentropfen vor Anwendung in der Hand erwärmen. Der Patient dreht den Kopf zur Seite, Gehörgang durch Ziehen der Ohrmuschel nach oben dehnen. Nach Verabreichung ca. 5–10 min liegen bleiben (**Abb. 27.17**).

27.6 Einschränkungen beim Hören

27.6.1 Ohrgeräusche/Tinnitus

Definition ◀

Ursachen

Die Ursache ist unbekannt.

KURZFASSUNG — 27 ▶ Pflege bei Störungen der Wahrnehmung

- Innenohrschwerhörigkeit
- zentrale Schwerhörigkeit

Die eigentliche Ursache ist unbekannt. Als auslösende Faktoren werden z. B. Lärm und Stress diskutiert.

Symptome

Symptome
- Rauschen, Pfeifen
- Zischen, Fiepen
- Summen

Der Patient nimmt Töne oder Geräusche wahr, ohne dass diese von außen auf ihn einwirken, z. B. Rauschen (Ohrensausen), Pfeifen, Zischen, Fiepen, Summen. Die Geräusche/Töne können tags und nachts in wechselnden Abständen auftreten, und als äußerst störende Dauerbelastung empfunden werden.

Therapie

Therapie
- zu Beginn Infusionstherapie mit durchblutungsfördernden Medikamenten
- bei längerem Bestehen psychosomatische Therapie

Zu Beginn der Erkrankung wird eine antiphlogistisch-rheologische Infusionstherapie durchgeführt, die die Durchblutung fördert und in vielen Fällen die Beschwerden bessert. Bei längerem Bestehen wird eine psychosomatische Therapie eingeleitet. Der Patient erlernt z. B. Entspannungstechniken.

27.6.2 Schwerhörigkeit

Definition Unter Schwerhörigkeit versteht man ein herabgesetztes Hörvermögen. Die Schwerhörigkeit kann einseitig, beidseitig und langsam fortschreitend auftreten, dann handelt es sich meist um eine Altersschwerhörigkeit.

Ursachen

Ursachen
häufig: Hörsturz, Altersschwerhörigkeit

Häufige Ursachen sind Hörsturz und Altersschwerhörigkeit.

Symptome

Symptome
- Altersschwerhörigkeit: Schwierigkeiten, einem Gespräch mit mehreren Personen zu folgen
- Hörsturz: plötzlicher, einseitiger Hörverlust

Altersschwerhörige Patienten haben zunehmend Schwierigkeiten, im Gespräch mit mehreren Personen das Gesprochene richtig zu verstehen (**Abb. 27.18**). Bei einem Hörsturz ist der Funktionsverlust unterschiedlich ausgeprägt, er reicht von einer nur leichten Hörminderung bis hin zur vollständigen Ertaubung. Dabei tritt der Funktionsverlust des Hörorganes meist plötzlich und einseitig auf.

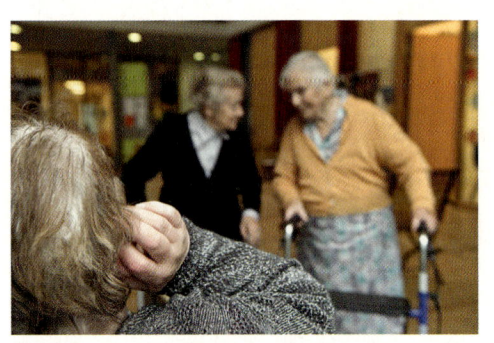

Abb. 27.18 ▶ Oft legen Schwerhörige zum besseren Hören die Hand als Schalltrichter an das Ohr.

Therapie

Therapie
- Altersschwerhörigkeit: Hörgeräte
- Hörsturz: Infusionstherapie

Bisher steht zur Behandlung der Altersschwerhörigkeit nur die Versorgung mit Hörgeräten zur Verfügung. Beim plötzlichen Hörverlust werden über mehrere Tage Infusionen mit Kortison verabreicht.

Praxistipp

Praxistipp Welche Regeln sind im Umgang mit schwerhörigen und gehörlosen Menschen zu beachten?

- Nehmen Sie sich Zeit, z. B. bei der Aufnahme und bei OP-Vorbereitungen.
- Schauen Sie Ihren Gesprächspartner an und wenden Sie ihm beim Sprechen immer wieder das Gesicht zu.
- Sprechen Sie deutlich, nicht unbedingt laut, aber in kurzen Sätzen, damit der Patient von den Lippen ablesen und die Mimik einbeziehen kann.
- Bieten Sie dem Patienten Körperkontakt an, Schwerhörige und Gehörlose suchen Körperkontakt zum Gegenüber; er gibt ihnen ein sicheres Gefühl.
- Suchen Sie von sich aus das Gespräch. Scheuen Sie die Kommunikation mit schwerhörigen oder gehörlosen Menschen nicht, weil sie schwierig oder zeitaufwendig erscheint.
- Zeichnen oder schreiben Sie schwierige Sachverhalte auf, dies ist eine gute Alternative.

27.6 ▶ Einschränkungen beim Hören

Pflege von Menschen mit Schwerhörigkeit

Menschen mit Erkrankungen des Ohres können Geräusche nicht genauer unterscheiden. Im Krankenhaus sind schwerhörige oder am Ohr erkrankte Menschen oftmals noch von Geräuschen umgeben, die sie nicht kennen und demzufolge auch nicht einordnen können. Das kann zu Verunsicherungen und Ängsten führen.

Beratung bei Schwerhörigkeit

Der Umgang mit schwerhörigen oder gehörlosen Menschen erfordert besondere Kenntnisse und großes Einfühlungsvermögen. Die eigentliche Betreuung, Versorgung und Rehabilitation geschieht durch HNO-Ärzte, Logopäden und Sprachtherapeuten.
Viele schwerhörige oder gehörlose Menschen lesen von den Lippen ab, andere verständigen sich in der Gebärdensprache.

Hörgeräte

Definition Ein Hörgerät ist eine akustische Hörhilfe für Schwerhörige, die im Prinzip wie ein Schallverstärker funktioniert.

Bei Schwerhörigkeit können dem Patienten Hörgeräte angepasst werden, die ihn dann wieder besser mitreden und soziale Kontakte knüpfen lassen können. Durch den Fortschritt der Technik und Elektronik können immer bessere und immer kleinere Hörgeräte gefertigt werden (**Abb. 27.19**).

Abb. 27.19 ▶ Es gibt verschiedene Hörsysteme.

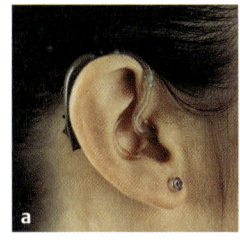

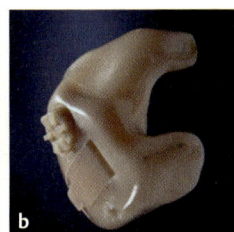

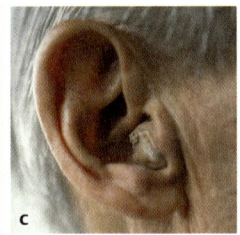

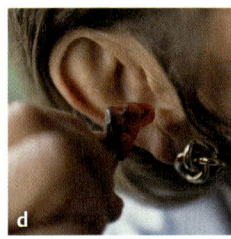

Tab. 27.1 ▶ Fehlersuche und Abhilfe bei Hörsystemen.

Was ist, wenn …	Ursachen	Abhilfe
… das Hörgerät schweigt	Gerät nicht eingeschaltet	Batterie einsetzen, Gerät einschalten
	Batterie verbraucht	Batterie wechseln
	Ohrpassstück verstopft	Ohrpassstück reinigen
	Mikrofon nicht eingeschaltet	Mikrofon am Gerät einschalten (Stellung M)
	Hörgerät ist beschädigt	Hörgeräte-Akustiker aufsuchen
… das Hörgerät zu leise ist	Batterie verbraucht	Batterie wechseln
	Ohrpassstück verstopft	Ohrpassstück reinigen
	Änderung des Hörvermögens	Arzt oder Hörgeräte-Akustiker aufsuchen
	Gehörgang durch Zerumen verstopft	Arzt aufsuchen
… das Hörgerät pfeift	Ohrpassstück nicht richtig eingesetzt	Ohrpassstück korrekt anbringen
	Ohrpassstück zu klein (z. B. durch Veränderung des Ohres)	neues Ohrpassstück beim Hörgeräte-Akustiker anfertigen lassen
	Schlauch zerrissen/hart	Schlauch wechseln
	Haken/Winkelstück zerrissen	Haken/Winkelstück vom Hörgeräte-Akustiker wechseln lassen
… es unangenehm ist, das Gerät zu tragen	Ohrpassstück passt nicht richtig	Hörgeräte-Akustiker aufsuchen
… das Hörgerät aussetzt	Schwitzfeuchtigkeit durch Kondenswasser/Schweiß	Trocknungssysteme verwenden, Hörgeräte-Akustiker fragen
	technischer Defekt	Hörgeräte-Akustiker aufsuchen

KURZFASSUNG

Pflege von Menschen mit Schwerhörigkeit
Schwerhörigkeit kann den Betroffenen verunsichern und zu Ängsten führen.

Beratung bei Schwerhörigkeit
Im Regelfall werden schwerhörige oder gehörlose Menschen durch HNO-Ärzte, Logopäden und Sprachtherapeuten beraten und betreut.

Hörgeräte

Definition ◀

Hörgeräte ermöglichen es den Betroffenen, am sozialen Leben teilzuhaben.

28 ▶ PFLEGE BEI EINSCHRÄNKUNGEN DURCH HAUTERKRANKUNGEN

28.1 Erinnern Sie sich...?   523

28.2 Untersuchungen der Haut   523'

28.3 Häufige Krankheiten der Haut   525
28.3.1 Akute Kontaktdermatitis   525
28.3.2 Chronisches Kontaktekzem   525
28.3.3 Atopisches Ekzem   526
28.3.4 Schuppenflechte (Psoriasis)   528
28.3.5 Wundrose (Erysipel)   529
28.3.6 Hautpilz (Dermatomykose)   529
28.3.7 Malignes Melanom (schwarzer Hautkrebs)   529

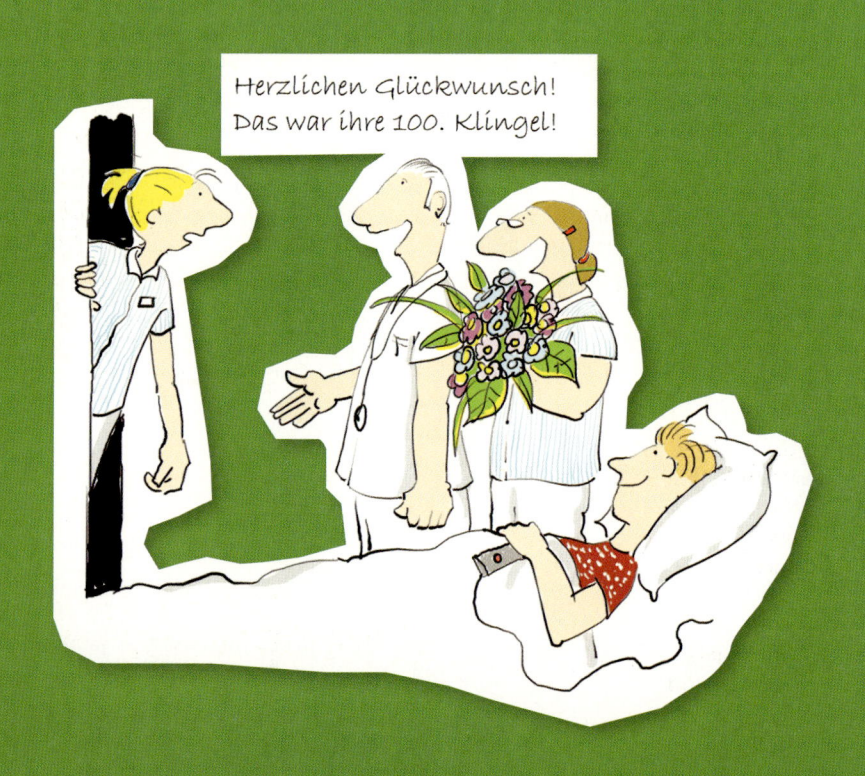

28 Pflege bei Einschränkungen durch Hauterkrankungen

28.1 Erinnern Sie sich…?

Die Haut ist ein Organ, das sehr viel über den Menschen und sein Befinden aussagen kann. Als Pflegehelfer haben Sie insbesondere bei der Körperpflege die beste Gelegenheit, **dieses wichtige Organ zu beobachten**. Wie Sie dies tun und was Sie dabei erkennen können, konnten Sie bereits auf S. 174 lesen. Im folgenden Kapitel erfahren Sie, wie beobachtete Veränderungen der Haut **weiter untersucht** werden, welche **häufigen Krankheiten** der Haut sich dahinter verbergen können und wie diese behandelt werden. Vor allem die häufig verwendeten **spezifischen dermatologischen Begriffe**, aber auch die für den Patienten oft belastenden **Symptome** und die **Therapien**, in die Pflegende eingebunden sein können, kann man hier lernen. So kann es Ihnen gelingen, das, was bei Hauterkrankungen geschieht, besser zu verstehen. Wenn Sie sich vorher auch den **Aufbau der Haut** noch einmal klar machen möchten, Sie finden die anatomischen Grundlagen hierzu auf S. 119.

28.2 Untersuchungen der Haut

Fast alle Veränderungen der Haut sind mit bloßem Auge sichtbar. Um jedoch die Veränderungen eindeutig einer bestimmten Erkrankung zuzuordnen, genügt der „diagnostische Blick" meist nicht. Neben der Anamnese werden deshalb verschiedene weitere Untersuchungen durchgeführt.

Körperliche Untersuchung. Die Untersuchung findet bei Tageslicht in einem ausreichend hellen und angenehm warmen Raum statt. Es wird immer der ganze Körper von den Kopfhaaren bis zu den Fußnägeln untersucht. Auch die Schleimhäute gehören dazu: Mund und Rachen, Nase, Genital- und Analbereich sowie die Lymphknoten, insbesondere in den Achseln und Leisten:

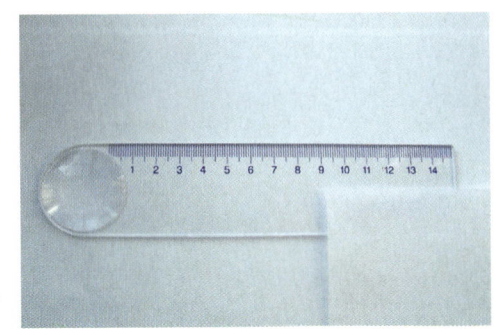

Abb. 28.1 ▶ Durchsichtiges Lineal mit Lupe.

- Mit durchsichtigen Linealen mit eingezeichneten Durchmessern lässt sich die Größe von Hautherden dokumentieren (**Abb. 28.1**).
- Ein Spatel prüft, ob sich Hauterscheinungen, insbesondere Rötungen, „wegdrücken" lassen.
- Mit einem Dermatoskop werden Muttermale untersucht (**Abb. 28.2**). Für die Untersuchung wird zwischen Linse und Haut eine viskose Flüssigkeit aufgetragen.

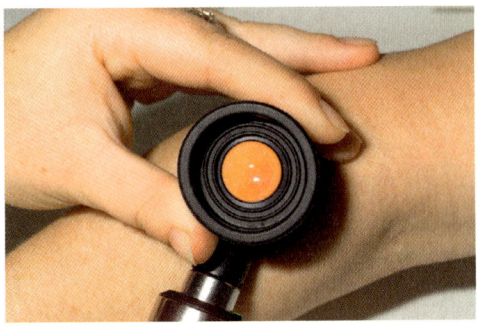

Abb. 28.2 ▶ Dermatoskop.

Bei der klinischen Untersuchung werden die Hautveränderungen (**Abb. 28.3**), die auch als Effloreszenzen („Hautblüten") bezeichnet werden, beurteilt:
- Fleck (Makula)
- Quaddel (Urtika)
- Knötchen oder Papel (Papula)
- Knoten (Nodus)
- Bläschen (Vesikula)
- Blase (Bulla)
- Pustel (Pustula)
- Schuppe (Squama)
- abgestorbenes Gewebe (Nekrose)
- Gewebeschäden (Erosion)
- Hautabschürfungen (Exkoriation)
- Geschwür (Ulkus) oder Aphthe
- Schwund (Atrophie)
- Narbe (Zikatrix)

KURZFASSUNG

28 Pflege bei Einschränkungen durch Hauterkrankungen

28.1 Erinnern Sie sich…?

Sich waschen und kleiden S. 174.
Aufbau und Funktionen der Haut S. 119.

28.2 Untersuchungen der Haut

Die Untersuchung der Haut mit bloßem Auge wird durch verschiedene Verfahren ergänzt.

Körperliche Untersuchung: Der gesamte Körper wird betrachtet und dabei z. B. Hautveränderungen (Effloreszenzen) oder Muttermale beurteilt.

Hilfsmittel, die bei der Untersuchung verwendet werden, sind z. B.
- Lineale
- Spatel
- Dermatoskop

Hautveränderungen sind z. B.
- Fleck (Makula)
- Quaddel (Urtika)
- Knötchen oder Papel (Papula)
- Knoten (Nodus)
- Bläschen (Vesikula)
- Blase (Bulla)
- Pustel (Pustula)
- Schuppe (Squama)

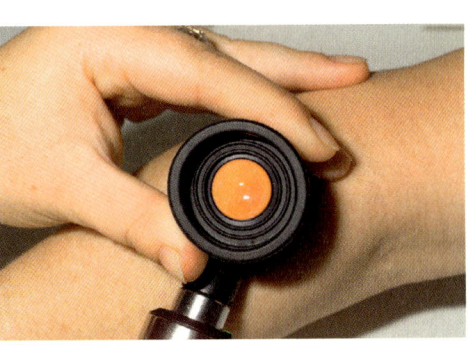

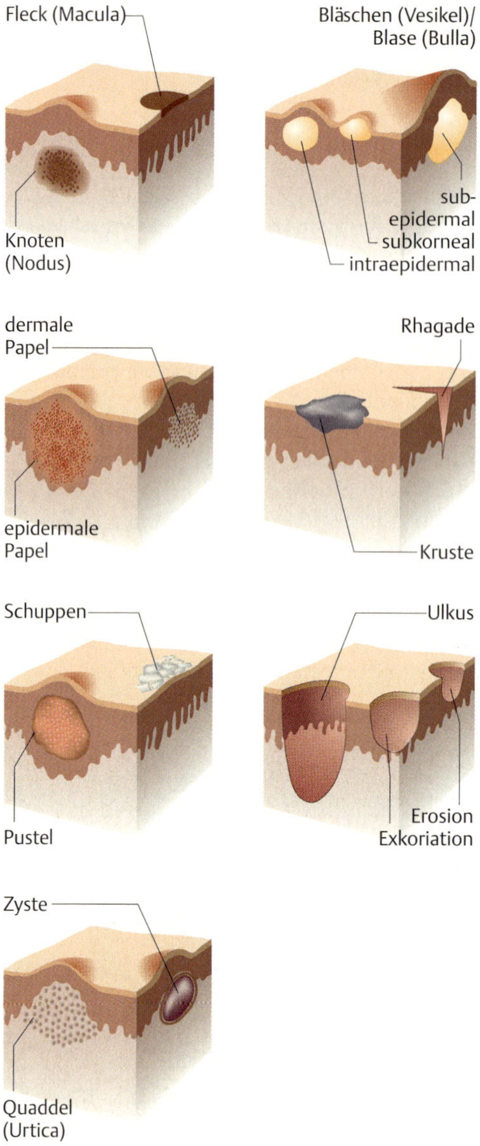

Apparative Diagnostik: Ultraschall oder Röntgen werden nur im Einzelfall eingesetzt.

Allergologische Diagnostik: Allergieauslösende Stoffe werden festgestellt oder ausgeschlossen. Zur Verfügung stehen direkt auf der Haut (In-vivo-) oder im Labor (In-vitro-) durchgeführte Tests.
Direkt auf der Haut durchgeführte Tests sind z. B.:
- Reibe-Test
- Scratch-Test
- Prick-Test

Bildet sich eine Quaddel, ist der Test positiv.
Beim In-vitro-Test wird das Blut auf Immunglobuline mit untersucht.

Merke ▶

Mykologische Diagnostik: Nachweis von Pilzbefall. Proben von Hautschuppen, Haaren, Finger- oder Fußnägeln werden entnommen und auf Nährböden angezüchtet.

Fleck (Macula)
Knoten (Nodus)
dermale Papel
epidermale Papel
Schuppen
Pustel
Zyste
Quaddel (Urtica)

Bläschen (Vesikel)/ Blase (Bulla)
sub-epidermal
subkorneal
intraepidermal
Rhagade
Kruste
Ulkus
Erosion
Exkoriation

Apparative Diagnostik. Bildgebende Geräte wie Ultraschall- oder Röntgengeräte unterstützen nur in Einzelfällen. Eine Ultraschalluntersuchung wird z. B. zur Beurteilung von Tumoren herangezogen.

Allergologische Diagnostik. Allergieauslösende Stoffe können durch verschiedene Methoden festgestellt oder ausgeschlossen werden. Zur Verfügung stehen direkt auf der Haut (In-vivo) oder im Labor (In-vitro) durchgeführte Tests. Die Auswahl des am besten geeigneten Tests ist abhängig von den Symptomen des Patienten und dem vermuteten Allergen.
- *Reibe-Test*:
  - Ein Stoff, z. B. eine Tomate oder ein Büschel Katzenhaare wird auf einem Hautbezirk mit mäßigem Druck zehnmal kräftig hin- und hergerieben.
  - Liegt eine Sensibilisierung vor, bilden sich nach einiger Zeit an dieser Stelle Quaddeln.
- *Scratch-Test*:
  - Dabei wird die Haut zusätzlich mit einer Lanzette eingeritzt. Damit erhöht sich die Wahrscheinlichkeit, dass sich eine sichtbare Quaddel bildet (**Abb. 28.4**).
- *Prick-Test*:
  - Ein Tropfen einer der industriell hergestellten Lösungen wird auf die Beugeseite des Unterarms aufgebracht und dann mit einer Lanzette oberflächlich eingeritzt.
  - Eine juckende Quaddel an dieser Stelle zeigt nach 20–30 Minuten eine positive Reaktion an.

Abb. 28.3 ▶ Hautveränderungen.

- *Epikutantest*:
  - Die zu prüfenden Materialien werden in einen Trägerstoff, meist Vaseline, eingebracht. Die kleinen Scheiben werden auf dem Rücken aufgeklebt und mit einem Klebestreifen befestigt.
  - Nach 24 Stunden werden Pflaster und Scheiben entfernt und nochmals nach 48 und 72 Stunden die Reaktion abgelesen. Eine positive Reaktion zeigt sich durch eine örtlich begrenzte Entzündung der Haut/einen Ausschlag (lokales Ekzem).
- *In-vitro-Tests*: Dabei werden die für eine allergische Reaktion verantwortlichen Immunglobuline vom Typ E (IgE) im Blutserum nachgewiesen.

Merke Alle Tests auf der Haut oder Schleimhaut stellen eine Provokation dar; sie können daher einen anaphylaktischen Schock oder ein allergisches Asthma auslösen!

Mykologische Diagnostik. Der Nachweis von Pilzmaterial wird mit einem frischen, noch ungefärbten Präparat (Nativpräparat) durchgeführt. Er erfolgt über eine Anzüchtung auf geeignetem Nährboden oder eine histologische Untersuchung mit speziellen Färbungen. Proben von Hautschuppen, Haaren, Finger- oder Fußnägeln werden mit einem sterilen Wattebausch, einer Schere, Stanze oder anderen Werkzeugen entnommen und auf die vorbereiteten Objektträger oder Petrischalen gebracht.

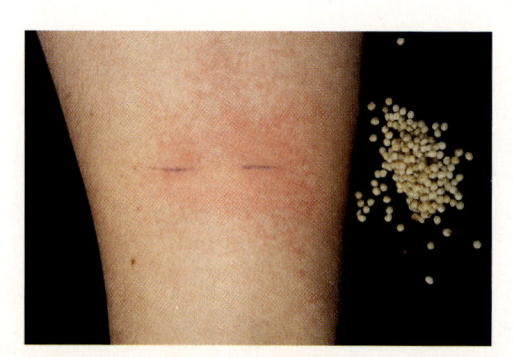

Abb. 28.4 ▶ Ergebnis eines Scratch-Test nach der Testung mit Hirse.

Haardiagnostik.
- *Trichogramm*: Es wird geprüft, ob Haarausfall vorliegt. Dazu werden 50–100 Haare ausgezupft und die Wurzeln mikroskopisch untersucht.
  - Anhand der Form des Haarschaftes bzw. der -wurzel wird der Anteil von Haaren in der Wachstumsphase (normal sind 80–95 %), in der Ruhephase (bis 20 %) und in der Übergangsphase (0–5 %) bestimmt.
  - Vor einem Trichogramm sollte 6–8 Wochen auf Tönungen, Färbungen oder Dauerwellen verzichtet werden.
- *Trichoscan*: Bei diesem Test werden die Haare nicht ausgerissen.
  - Ein typischer Haarbezirk von ungefähr 1,5–1,3 cm wird rasiert und drei Tage später mit einem speziellen Farbstoff gefärbt.
  - Der Bereich wird sofort und einige Tage später fotografiert.
  - Aus der unterschiedlichen Intensität der Färbung und der Länge der nachgewachsenen Haare berechnet ein Computerprogramm die Daten zum Haarwurzelstatus.

Probenbiopsie. Probenentnahmen sind aus allen Bezirken der Haut und hautnahen Schleimhaut möglich. Angestrebt ist die Entnahme an einer nicht vorbehandelten Stelle. Erfasst werden soll möglichst der Übergang zwischen der verdächtigen Region und dem gesunden Gewebe. Das entnommene Gewebe wird anschließend eingefärbt und mikroskopisch beurteilt.

28.3 Häufige Krankheiten der Haut

28.3.1 Akute Kontaktdermatitis

Definition Die akute Kontaktdermatitis ist eine Entzündung der Haut.
Unter Ekzem versteht man eine Gruppe von entzündlichen Hauterkrankungen, und zwar sowohl akute Ekzeme/Dermatitis und chronische Ekzeme. Häufig wird der Begriff Dermatitis verwendet.

Ursachen
Man unterscheidet:
- **akute toxische Kontaktdermatitis**: Sie entsteht nach äußerlichem Kontakt mit einem die Haut schädigendem Stoff.
- **akute allergische Kontaktdermatitis**: Sie entsteht ebenfalls durch äußerlichen Kontakt. Hier erfolgt aber eine individuelle immunologische (durch das eigene Immunsystem ausgelöste) Kontaktsensibilisierung gegenüber einem ansonsten unschädlichen Stoff.

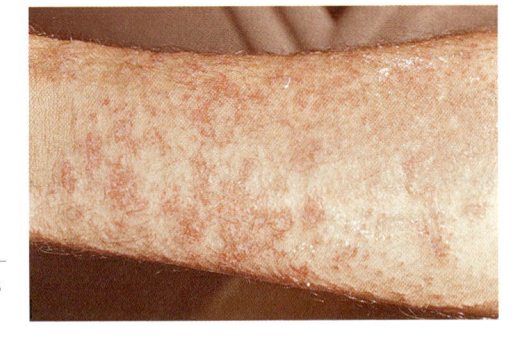

Abb. 28.5 ▶ Allergische Kontaktdermatitis eines Zementbodenlegers.

Symptome
Durch ihr Erscheinungsbild sind beide Formen kaum voneinander zu unterscheiden. Es findet sich eine Entzündungsreaktion der Haut mit
- Rötung (Erythem),
- Schwellung,
- Bläschen,
- nässenden Veränderungen,
- gelegentlich mit Abschürfungen.

Die Entzündung ist auf den Ort beschränkt, an dem der schädigende Stoff eingewirkt hat. Die Hautveränderung ist in der Regel scharf begrenzt. Beim akuten allergischen Kontaktekzem können die Veränderungen auch in die Umgebung des Allergenkontakts streuen.

Therapie
Bei der akuten toxischen Kontaktdermatitis wird zunächst die auslösende Substanz entfernt. Dazu wird die Haut des Patienten abgewaschen oder der Patient gebadet. Bei beiden Formen werden Medikamente zur Entzündungshemmung eingesetzt. Im Akutstadium werden örtlich kühlende Umschläge mit keimtötenden Mitteln (Antiseptika) verabreicht.

28.3.2 Chronisches Kontaktekzem

Definition Das chronische Kontaktekzem ist eine Entzündungsreaktion der Haut.

KURZFASSUNG

Haardiagnostik: In einem Trichogramm oder Trichoscan wird geprüft, ob Haarausfall vorliegt.

Probenbiopsie: Gewebe wird entnommen und untersucht.

28.3 Häufige Krankheiten der Haut

28.3.1 Akute Kontaktdermatitis

Definition ◀

Ursachen
Die Kontaktdermatitis wird durch direkte Berührung der Haut mit einer Substanz ausgelöst.

Symptome
Die Entzündungsreaktionen ist auf den Ort beschränkt, an welcher die Haut Kontakt mit dem schädigenden Stoff hatte.

Therapie
Die auslösende Substanz wird abgewaschen. Kühlende keimtötende Umschläge helfen gegen die Beschwerden. Medikamente hemmen die Entzündung.

28.3.2 Chronisches Kontaktekzem

Definition ◀

28 ▶ Pflege bei Einschränkungen durch Hauterkrankungen

KURZFASSUNG

Ursachen
Beim chronischen Kontaktekzem kommt es durch wiederholten Kontakt mit der auslösenden Substanz zu Entzündungsreaktionen der Haut.

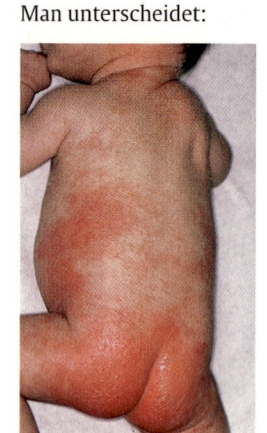

Ursachen
Man unterscheidet:

- **kumulativ-toxisches Kontaktekzem**: Dieses Ekzem entsteht durch die Einwirkung der schädigenden Substanz direkt auf die Haut. Auslöser können z. B. häufiges Händewaschen und Desinfizieren sein. Möglich ist auch eine Pflasterreizung oder die Windeldermatitis (**Abb. 28.6**).
- **allergisches Kontaktekzem**: Dies wird aufgrund einer Reaktion von Immunzellen ausgelöst und setzt eine frühere Sensibilisierung (= erster Kontakt mit dem Allergie auslösenden Stoff) voraus. Kommt der Körper nun erneut mit dem Allergie auslösenden Stoff in Berührung, wird eine Entzündungsreaktion ausgelöst.

Abb. 28.6 ▶ Windeldermatitis.

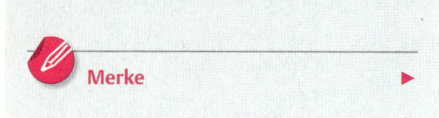

Definition ▶

Definition Bei der sog. Sensibilisierung erwirbt der Körper die Fähigkeit, Abwehrstoffe (Antikörper) gegen körperfremde Eiweiße (Antigene) zu bilden.

Merke ▶

Merke Nickel ist das wichtigste Kontaktallergen. Auch Sensibilisierungen gegen Duft- und Konservierungsstoffe, Salbengrundlagen und Medikamente, Gummiinhaltsstoffe, Textilfarben und Pflanzen sind nicht selten.

Symptome
Bläschen, Krusten, Schuppen und Juckreiz

Symptome
- **kumulativ-toxisches Kontaktekzem**:
  - Die Haut ist trocken, gerötet, schuppig und rissig.
  - Häufig besteht Juckreiz.
- **allergisches Kontaktekzem**:
  - In der Regel entstehen 24–48 Stunden nach dem Kontakt mit dem Allergie auslösendem Stoff Rötung, Schwellung, Bläschen und Juckreiz.
  - Auch nach dem Entfernen des Auslösers nimmt die Hautreaktion zu.
  - Nach etwa 3 Tagen erreicht die Reaktion ihren Höhepunkt.
  - Bei chronischer Einwirkung stehen Juckreiz und trockene Schuppung im Vordergrund.

Therapie
Kurzfristig werden entzündungshemmende Medikamente eingesetzt. Hauptziele der Behandlung sind die Hautpflege und das Meiden des auslösenden Stoffes.

Therapie
- **kumulativ-toxisches Kontaktekzem**:
  - Kurzfristig werden entzündungshemmende Medikamente eingesetzt.
  - Eine intensive Hautpflege ist wichtig.
  - Bei Ekzemen an den Händen sollten Hautschutzpräparate verwendet werden.
- **allergisches Kontaktekzem**:
  - Langfristig muss das Kontaktallergen gemieden werden.
  - Kurzfristig helfen auch hier entzündungshemmende Medikamente.
  - Bei akuten Formen lindern keimtötende, kühlende Umschläge.
  - Bei ausgedehnten Formen werden Medikamente systemisch verabreicht, das heißt, der gesamte Organismus wird behandelt.

28.3.3 Atopisches Ekzem

28.3.3 Atopisches Ekzem

Definition ▶

Definition Das atopische Ekzem (auch: atopische Dermatitis, endogenes Ekzem, Neurodermitis) ist eine chronische oder chronisch-wiederkehrende Hauterkrankung mit starkem Juckreiz.

Ursachen
Die Erkrankung ist genetisch veranlagt und wird durch verschiedene Begleitumstände ausgelöst.

Ursachen
Das atopische Ekzem ist eine weitverbreitete Krankheit, deren Ursachen noch nicht vollständig geklärt sind. Wahrscheinlich spielen verschiedene Faktoren eine Rolle. Diskutiert werden genetische Veranlagungen und äußere Auslösefaktoren. Dazu zählen Allergien auf z. B. Hausstaubmilben und Nahrungsmittel.

Symptome
Meist tritt die Erkrankung im Kindesalter zum ersten Mal mit Hautrötung, Hautknötchen, Bläschen, Gewebeschäden, Krusten und Schuppenbildung auf.

Symptome
Die Erkrankung beginnt meist im ersten Lebensjahr und äußert sich als Säuglingsekzem mit Hautrötung, Hautknötchen, Bläschen, Gewebeschäden, Krusten und Schuppenbildung. Bevorzugt tritt das Ekzem als Milchschorf am behaarten Kopf und im Gesicht auf (**Abb. 28.7**).

Im Kindesalter kommt es eher zu entzündlichem Befall von Gesicht, Hals, Nacken, Gelenkbeugen, Brustbereich, Hand- und Fußrücken.
Im Erwachsenenalter steht die Verdickung der Haut mit Vergröberung der Hautstruktur (Lichenifikation, **Abb. 28.8**) im Vordergrund. Auch Knoten am Stamm und an den Extremitäten mit sehr ausgeprägtem Jucken sind charakteristisch. Bevorzugt betroffen sind Stirn, Lider, Hals, Gelenkbeugen, Hand- und Fußrücken.

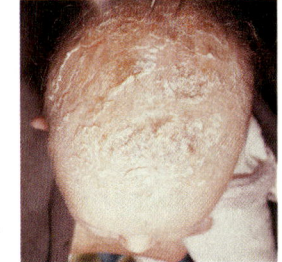

Abb. 28.7 ▶ Milchschorf.

Besonderheiten Kinder Vom atopischen Ekzem sind derzeit circa 10 % der Kinder betroffen.

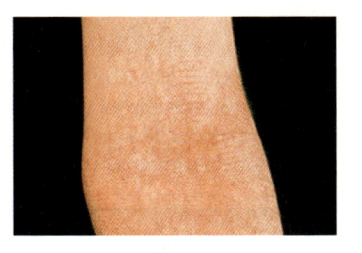

Abb. 28.8 ▶ Lichenifikation.

Therapie

Definition Externa = Arzneimittel, das äußerlich angewandt wird.

Im akuten Stadium werden feuchte Umschläge und fettarme Arzneimittel äußerlich angewandt. Tritt die Entzündung chronisch auf, kommen dagegen fettreiche Externa zum Einsatz. Die verwendeten Externa werden dem Hautzustand entsprechend eingesetzt. Hilfreich sind auch Ölbäder. Intensive austrocknende Waschprozeduren sollte der Patient vermeiden. Da Schwitzen und der Kontakt mit Wolle Juckreiz fördert, ist entsprechende Kleidung zu wählen.
Der Patient erhält Medikamente zur Entzündungshemmung und zur Beeinflussung des Immunsystems (Immunmodulatoren). Bei ausgeprägtem atopischen Ekzem kommt die UV-Therapie zur Anwendung.

Praxistipp Es gibt eine Vielzahl an Medikamenten zur äußeren Anwendung, sogenannte Externa. Aber was ist der Unterschied der einzelnen Zubereitungen?

- **Wässrige Lösungen.** Sie wirken als feuchte Umschläge oder Verbände. Durch Verdunstungskälte kühlen sie und haben damit eine abschwellende, antientzündliche und Juckreiz lindernde Eigenschaft.
- **Fette.** Vaseline oder Paraffin bilden einen Film auf der Hautoberfläche. Dieser bildet einen Schutz vor wasserlöslichen Stoffen. Fette lassen sich mit Wasser nicht abwaschen, wirken hautaufweichend und fördern das Eindringen von Arzneimitteln. Sie wirken der Feuchtigkeits- und Wärmeabgabe entgegen.
- **Öle.** Sie werden insbesondere als Badezusätze verwendet, die der Rückfettung der ausgetrockneten Haut dienen.
- **Puder.** Dies sind Feststoffe, die die Hautoberfläche vergrößern und damit durch Verdunstungskälte kühlend, antientzündlich und austrocknend wirken. Sie können Sekret aufnehmen.
- **Schüttelmixturen.** Diese Suspensionen aus Feststoff und Flüssigkeit müssen vor Gebrauch geschüttelt werden, da sich ihre Bestandteile beim Stehen trennen. Nach dem Auftragen mit einem Pinsel verdunstet die Flüssigkeit durch die große Oberfläche des Feststoffs. Dies entzieht der Haut Wärme und Feuchtigkeit; übrig bleibt eine fest haftende Puderschicht.
- **Pasten.** Sie bestehen aus Fett und pulverförmigen Bestandteilen. Sie wirken kühlend, sekretaufsaugend und hautschützend. Je höher der Anteil der Pulverbestandteile ist, desto härter ist die Paste.
- **Salben.** Diese bestehen aus einer Mischung unterschiedlicher Fette. Sie erweichen Verhornungen, haben verschließende Effekte, die zu Sekret- und Wärmestau führen können Sie sind in der Regel schlecht abwaschbar.
- **Cremes.** Das sind Emulsionen vom Typ Öl-in-Wasser ohne Deckwirkung. Wasser verdunstet und wirkt entzündungshemmend und je nach Anteil mehr oder weniger stark kühlend.

KURZFASSUNG

Im Erwachsenenalter steht die Verdickung der Haut mit Vergröberung der Hautstruktur (Lichenifikation, **Abb. 28.8**) im Vordergrund.
Hauptsymptom ist der Juckreiz.

Besonderheiten Kinder ◀

Therapie

Definition ◀

Die Behandlung erfolgt in der Regel äußerlich durch feuchte Umschläge und fettarme Externa.
Bei schweren Verläufen werden zusätzlich Medikamente eingesetzt, die das Immunsystem beeinflussen und die Entzündung hemmen sollen.

Praxistipp ◀

28.3.4 Schuppenflechte (Psoriasis)

Definition Die Schuppenflechte (Psoriasis vulgaris) ist eine entzündliche Hauterkrankung mit akutem Hautausschlag oder chronisch-stationärem Verlauf.

Ursachen
Die Schuppenflechte ist eine Erkrankung, bei der das Immunsystem Abwehrstoffe gegen körpereigene Stoffe bildet (Autoimmunerkrankung).

Symptome
Die Oberhaut der Betroffenen erneuert sich innerhalb von 3–4 Tagen (normal circa 28 Tage). Deshalb kommt es zu einer **starken Schuppung**. Außerdem zeigen sich sogenannte erythematosquamöse Plaques, das sind rötliche, schuppige, flach erhabene Hautveränderungen. Diese treten besonders an den Streckseiten der Gelenke und der Kopfhaut auf. Auch Rumpf und Gehörgänge sind häufig betroffen. Bei den meisten Betroffenen besteht Juckreiz. Auch Achseln, Genitalbereich, Bauchnabel, Analfalte und Hand- und Fußnägel können betroffen sein.

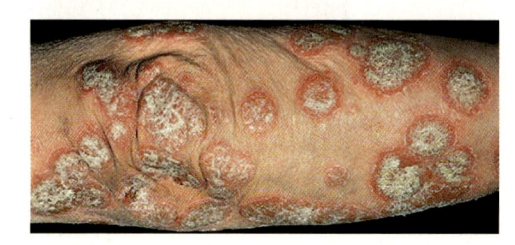

Abb. 28.9 ▶ Typische Hautveränderung an der Ellenbeuge bei Schuppenflechte.

Therapie
Behandelt wird meist zunächst mit abschuppenden Externa, z. B. Salizylsäure in Vaseline. Wurde die Schuppenschicht abgelöst, kommen weitere verschiedene Anwendungen zum Einsatz, z. B. antientzündliche, wachstumshemmende Medikamente oder UV-Therapien, insbesondere UVB und PUVA (Photochemotherapie).

Merke Achtung: Wird Salizylsäure großflächig angewandt, besteht durch Resorption Vergiftungsgefahr, insbesondere bei Kindern.

Pflege von Menschen mit Schuppenflechte
Nach dem Baden oder Duschen wird die Haut des Patienten mit einem weichen Handtuch vorsichtig abgetrocknet. Anschließend werden Hautpflegepräparate aufgetragen. Wichtig ist, dass das Präparat individuell verträglich ist und der Patient es als angenehm empfindet. Keinesfalls werden die Schuppen mechanisch abgelöst, z. B. mit Bürste, Bimsstein usw. Das übernehmen die oben genannten Externa. Erhält der Patient UV-Therapie, werden die Externa grundsätzlich erst nach der Lichteinstrahlung angewandt.

Haut auf Haut und Feuchtigkeit verstärken die Schuppenflechte. Daher wird der Patient zum Einlegen von Leinenläppchen angeleitet. Er reinigt die Umgebung des Afters nach dem Stuhlgang intensiv und trägt ggf. Zinkpaste zum Hautschutz auf.

Praxistipp Was sollte ein Patient mit Schuppenflechte noch beachten? Welche Tipps kann ich ihm geben?

Eine wichtige pflegerische Aufgabe ist die Gesundheitsberatung des Patienten.
- Informieren Sie den Patienten über Faktoren, die den Juckreiz verstärken, z. B. Stress, Alkohol und mechanische Hautreizung. Kratzen aber auch Sonnenbrand und Verbrennungen können Psoriasisherde auslösen.
- Empfehlen Sie ihm spezielle Juckreiz lindernde Externa, die z. B. Menthol oder Harnstoff enthalten. Hier kann auch gelegentlich kühles/kaltes Duschen wirken.
- Bieten Sie dem Patienten die Möglichkeit an, Entspannungstechniken zu erlernen.

28.3.5 Wundrose (Erysipel)

Definition Die Wundrose ist eine akute, flächenhafte Infektion der Haut.

Ursachen
Die Erkrankung wird meist durch Streptokokken ausgelöst. Die Bakterien dringen über die Haut in den Körper ein, z. B. durch Verletzungen oder durch aufgeweichtes Gewebe im Bereich der Zehenzwischenräume bei Fußpilz.

Symptome
Es kommt einseitig am Bein oder im Gesicht zu einer rasch auftretenden, scharf begrenzten, flammenden Rötung (**Abb. 28.10**). Die Haut ist überwärmt und druckschmerzhaft. Insbesondere an den Extremitäten tritt eine deutliche Schwellung auf. Die betroffene Hautregion kann sich sehr rasch vergrößern, Bläschen und größere Blasen können auftreten. In schweren Verläufen kann es auch zum Absterben von Gewebe kommen (Nekrosen). Der Patient fühlt sich abgeschlagen, krank und hat Fieber.

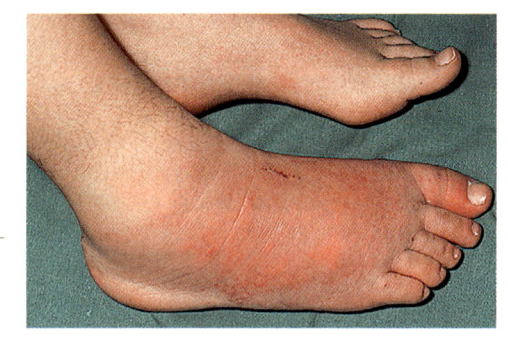

Abb. 28.10 ▶ Bei diesem Erysipel diente der Hautpilz im Zehenzwischenraum als Eintrittspforte für die Bakterien.

Therapie
Der Patient wird hoch dosiert mit Antibiotika behandelt. Im Gebiet der Wundrose werden keimtötende Umschläge angewendet, der betroffene Körperabschnitt wird ruhiggestellt. So wird Bettruhe erforderlich. Tritt die Wundrose im Gesicht auf, besteht Sprechverbot, der Patient erhält flüssige Kost. Auch die mögliche Eintrittspforte wird behandelt. Besteht eine Schwellung, erhält der Patient nach der akuten Phase Lymphdrainage und einen Kompressionsverband.

28.3.6 Hautpilz (Dermatomykose)

Definition Hautpilz ist eine Hauterkrankung, die durch Pilze hervorgerufen wird.

Ursachen
Pilze vermehren sich an feuchten und warmen Orten: Mangelnde Hygiene (z. B. der Zehenzwischenräume) begünstigt die Entstehung von Hautpilz. Auch wenn die Immunabwehr geschwächt ist, kann leicht Hautpilz entstehen.
Pilze können auf der Haut oder an den Hautanhangsgebilden entstehen.

Symptome
Meist besteht ein starker Juckreiz um die kreisförmigen weißen oder leicht geröteten Herde. Beim Nagelpilz ist der Nagel gelblich verfärbt und verdickt.

Therapie
Das betroffene Areal muss trocken gehalten werden. Pilzmedikamente werden z. B. als Salbe aufgetragen oder als Tabletten oral gegeben.

28.3.7 Malignes Melanom (schwarzer Hautkrebs)

Definition Ein malignes Melanom ist ein sehr bösartiger Tumor, der von den Pigmentzellen der Haut abstammt.

Ursachen
Die meisten Melanome entwickeln sich aus einem seit Jahren bestehenden Leberfleck. Menschen mit sehr vielen Leberflecken sind deshalb besonders gefährdet. Es kann aber auch zur Melanomentwicklung auf unveränderter Haut kommen!

KURZFASSUNG

28.3.5 Wundrose (Erysipel)

Definition ◀

Ursachen
Meist durch Streptokokken verursacht, die über die Haut in den Körper eindringen.

Symptome
Es zeigen sich die typischen Entzündungszeichen:
- Rötung
- Schwellung
- Schmerz

Therapie
Die Behandlung erfolgt mittels Antibiotika. Der betroffene Körperabschnitt wird ruhiggestellt.

28.3.6 Hautpilz (Dermatomykose)

Definition ◀

Ursachen
Pilze vermehren sich gerne an feuchten und warmen Orten.

Symptome
Meist besteht ein starker Juckreiz.

Therapie
Pilzmedikamente, meist Salbe/Tinktur.

28.3.7 Malignes Melanom (schwarzer Hautkrebs)

Definition ◀

Ursachen
Meist entwickelt sich ein Melanom aus einem Leberfleck.

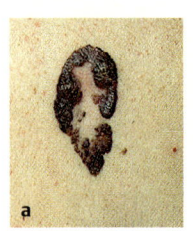

Abb. 28.11 ▶ Verschiedene Typen des Malignen Melanoms.

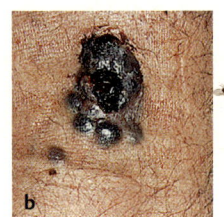

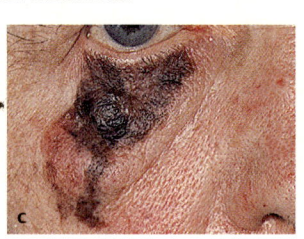

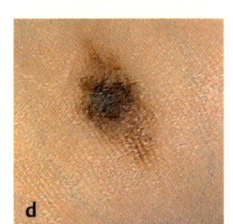

Merke UV-Strahlen können Schäden am Erbgut der Zellen verursachen. Durch eine übermäßige Sonnenbestrahlung kann es mit den Jahren zur Entwicklung von Hautkrebs kommen.

Symptome

Meist finden sich Melanome an Rücken, Brust, Armen oder Beinen. Die Merkmale der ABCD-Regel weisen auf ein Melanom hin:
- A wie Asymmetrie (Leberfleck mit unregelmäßiger Form)
- B wie Begrenzung (an den Rändern scheint das Pigmentmal auszulaufen)
- C wie Colorit (unterschiedliche Pigmentierung mit helleren und dunkleren Anteilen)
- D wie Durchmesser (ein Leberfleck größer als 5 mm sollte sicherheitshalber einem Arzt gezeigt werden)

Weitere Merkmale sind
- juckende oder leicht blutende Leberflecke,
- plötzliche Größenzunahme oder Erhabenheit.

Therapie

Der Hautkrebs wird mit großem Sicherheitsabstand chirurgisch entfernt. Leider bildet der Krebs bereits früh Tochtergeschwülste (Metastasen) in Leber, Lunge, Gehirn oder Knochen. In diesen Fällen wird die Operation um Chemo- oder Strahlentherapie ergänzt.

Merke Die Häufigkeit des malignen Melanoms hat in den letzten Jahren stark zugenommen. In Deutschland gibt es derzeit 10 000 Neuerkrankungen pro Jahr!

Merke ▶

Symptome

Folgende Merkmale weisen auf ein Melanom hin:
- unregelmäßige Form
- keine Randbegrenzung
- unterschiedliche Pigmentierung
- großer Durchmesser
- Juckreiz oder Blutung
- Wachstum und Erhabenheit

Therapie

Der Hautkrebs wird chirurgisch entfernt, ggf. folgen Chemo- oder Strahlentherapie.

Merke ▶

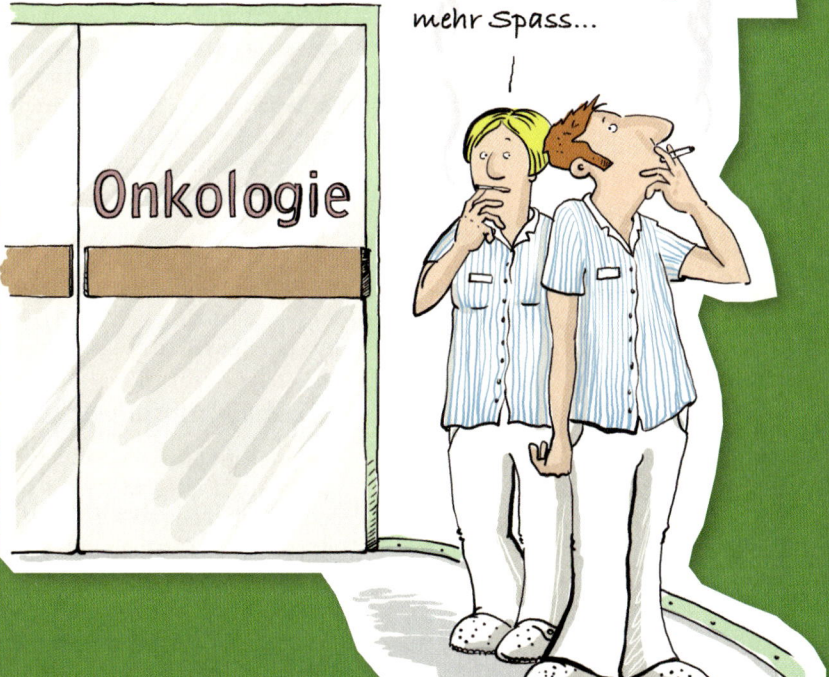

29 ▶
PFLEGE BEI ONKOLOGISCHEN ERKRANKUNGEN

29.1	Erinnern Sie sich...?	532

29.2	Grundlagen	532
29.2.1	Begriffsdefinitionen	532
29.2.2	Tumorentstehung	532
29.2.3	Risikofaktoren für Tumorentstehung	533
29.2.4	Einteilung (Kategorisierung) von Tumoren	533

29.3	Untersuchungen zur Tumordiagnostik	534

29.4	Therapeutische Maßnahmen in der Onkologie	535
29.4.1	Therapieziele	535
29.4.2	Behandlungsmethoden	535
29.4.3	Weitere Therapiemaßnahmen	537

29.5	Pflege bei Zytostatika- und Strahlentherapie	537
29.5.1	Maßnahmen bei Übelkeit und Erbrechen	537
29.5.2	Maßnahmen bei Haarausfall (Alopezie)	539
29.5.3	Maßnahmen bei Mundschleimhautveränderungen (Mukositis und Stomatitis)	539
29.5.4	Maßnahmen bei Durchfall	540
29.5.5	Maßnahmen zur Vermeidung von Infektionen	540

29.6	Häufige Krankheiten in der Hämatoonkologie	541
29.6.1	Leukämie	541
29.6.2	Hodgkin-Lymphom	542
29.6.3	Non-Hodgkin-Lymphom (NHL)	542
29.6.4	Multiples Myelom (Plasmozytom)	543

29 Pflege bei onkologischen Erkrankungen

29.1 Erinnern Sie sich…?

Bei der Pflege onkologisch erkrankter Menschen stößt man als Pflegender häufig an seine eigenen Grenzen der Belastbarkeit. Hier gilt: Nur wer sich selbst pflegt, kann gut pflegen. Rufen Sie sich noch einmal in Erinnerung, was Sie für sich selbst tun können, damit es ihnen trotz großer Belastung gut geht und denken Sie ruhig auch noch einmal darüber nach, was Ihnen helfen kann, mit belastenden Grenzsituationen und Sterben und Tod umzugehen. Wenn Sie noch einmal ein paar Hilfestellungen hierzu nachlesen möchten, Sie finden Informationen und Tipps zur „Selbstpflege" und Psychohygiene ab S. 61, zum Umgang mit Sterben und Tod auf S. 323.

Das folgende Kapitel macht Sie vertraut mit wichtigen Begriffen aus der Onkologie und wichtigen onkologischen Erkrankungen. Außerdem können Sie erfahren, was bei onkologischen Patienten in der Pflege besonders zu beachten ist. Beide Bereiche können Ihnen helfen, eine gewisse Souveränität im Umgang mit onkologisch erkrankten Patienten zu gewinnen. Sie können damit viele Dinge besser verstehen, sind sicherer und wirken dadurch möglicherweise auch sicherer – eine gute Voraussetzung, um dem Patienten ein guter Begleiter sein zu können.

Definition Die **Onkologie** ist die Lehre von der Entstehung, der Diagnostik und der Behandlung von bösartigen Tumorerkrankungen. Bösartige Erkrankungen können in allen Bereichen des menschlichen Körpers auftreten und somit alle medizinischen Fachbereiche betreffen, z. B. die Gynäkologie, die Urologie und die Innere Medizin.
Die **Hämatoonkologie** ist ein Teilgebiet der inneren Medizin und beinhaltet die Diagnostik und Therapie bösartiger Tumoren des blutbildenden und lymphatischen Systems.

29.2 Grundlagen

29.2.1 Begriffsdefinitionen

Tumor

Der Begriff „Tumor" ist ein allgemeiner Begriff für eine örtlich begrenzte Gewebsschwellung. Es kann z.B. eine Schwellung sein, die durch eine Entzündung oder durch eine örtliche Flüssigkeitsansammlung (Ödem) entstanden ist. Im engeren Sinne wird der Begriff Tumor oder Geschwulst aber für das unkontrollierte Wachstum körpereigener Zellen angewandt. Ein Tumor kann gutartig oder bösartig sein. Der Begriff selbst ist „wertfrei".

Neoplasie

Neoplasie ist eine krankhafte Zellneubildung, bei der das Teilungs- und Differenzierungsvermögen gestört ist. Die Zellen wachsen unkontrolliert und gliedern sich nicht in das umgebende Gewebe ein. Die Zellwucherung kann gutartig oder bösartig sein und alle Gewebe betreffen.

Krebs

Der Begriff „Krebs" wurde vermutlich als erstes von Hippokrates, einem griechischen Wanderarzt, benutzt, als dieser bei der Behandlung eines Brustgeschwürs das Aussehen des Geschwürs mit den Beinen eines Krebses verglich. Im heutigen allgemeinen Sprachgebrauch steht Krebs für eine **bösartige (maligne) Tumorerkrankung**.
Gutartige (benigne) Tumoren, z.B. Polypen oder Lipome, werden in der Fachsprache nicht als Krebs bezeichnet. Sie können trotzdem gefährlich werden, wenn sie sich negativ entwickeln (entarten) und dann bösartig werden.

Malignom

Das „Malignom" und der Krebs stehen in der Medizin für einen bösartigen Tumor. Beide werden als Oberkategorie benutzt, da sie keine Aussagen über die Lokalisation, die Ausdehnung oder das Ursprungsgewebe machen.

29.2.2 Tumorentstehung

Jede gesunde Körperzelle hat eine ganz bestimmte Lebensdauer. Das heißt, dass die Zellen über Mechanismen verfügen, die das Wachstum und die Teilungsprozesse genau kontrollieren. Bei Tumorzellen funktionieren diese Mechanismen nicht mehr, weil diese Zellen genetisch verändert sind.
Tumorzellen sind in der Lage, sich immer weiter zu teilen. Es entsteht allmählich ein bösartiger Tumor, der immer mehr ein Eigenleben führt: Er ignoriert Stoppsignale, die gesunde Nachbargewebe aussenden, durchbricht die natürlichen Begrenzungslinien seines Ursprungsgewebes und dringt in die Umgebung ein (**Abb. 29.1**).

Abb. 29.1 ▶ Entstehung eines Tumors.

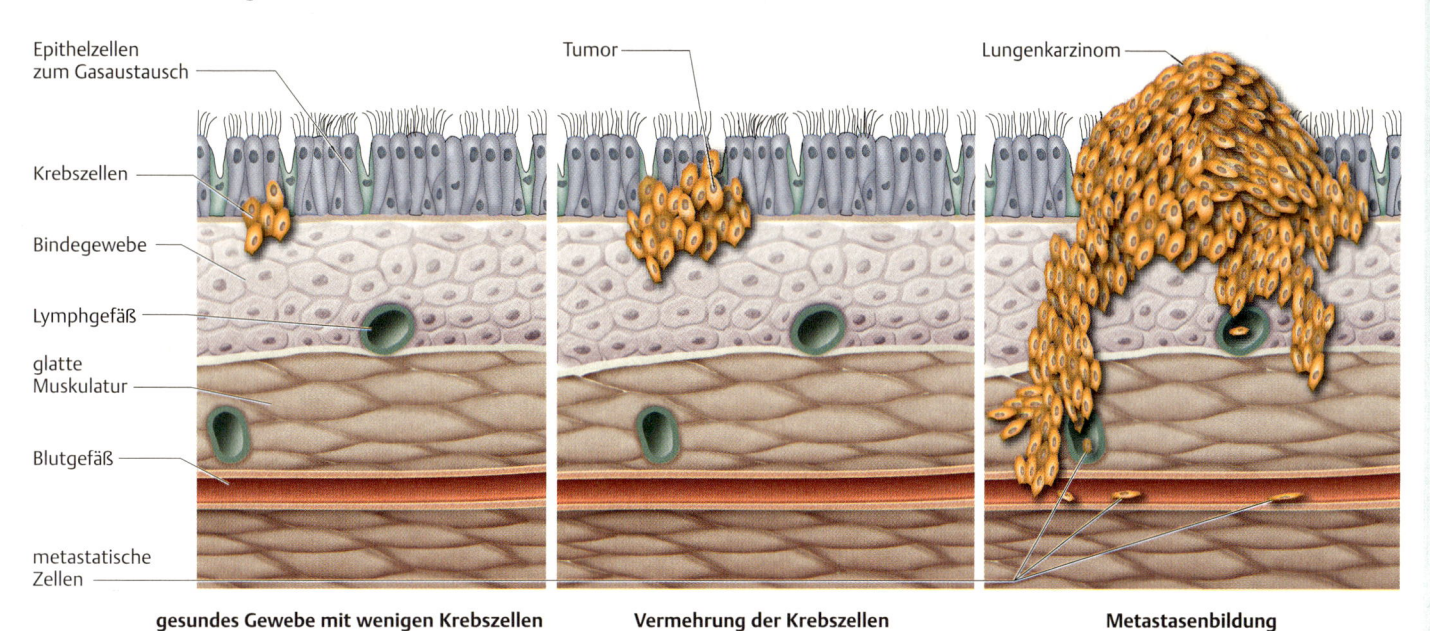

gesundes Gewebe mit wenigen Krebszellen — Vermehrung der Krebszellen — Metastasenbildung

Labels: Epithelzellen zum Gasaustausch, Krebszellen, Bindegewebe, Lymphgefäß, glatte Muskulatur, Blutgefäß, metastatische Zellen, Tumor, Lungenkarzinom

Hat der bösartige Tumor eine gewisse Größe erreicht, sind die Krebszellen in der Lage, durch Abgabe von Substanzen, Blutgefäße anzulocken. Somit sichert sich der Tumor seine Nährstoffversorgung. Dringt der bösartige Tumor in Blutgefäße oder in Lymphbahnen ein, können sich einzelne Tumorzellen aus dem Tumorzellverband lösen und über das Blut oder die Lymphe zu anderen Geweben bzw. Organen transportiert werden. Diese siedeln sich als sogenannte Metastasen in den Organen an. Diese Tochtergeschwülste können lebenswichtige Organe, z. B. Leber, Lunge oder Gehirn, befallen.
Unbehandelt verläuft eine bösartige Tumorerkrankung fast immer tödlich.

29.2.3 Risikofaktoren für Tumorentstehung

Risikofaktoren für onkologische Erkrankungen sind:
- Genussmittel (Alkohol, Tabak)
- industrielle Schadstoffe und Umweltbelastung (Asbest, ionisierende Strahlen = Strahlung von Atomen, UV-Licht = Sonnenlicht, UV-B)
- Medikamente (Zytostatika, künstlich hergestellte weibliche Geschlechtshormone = Pille)
- Bakterien, Pilze, Viren (Humanes Papillomvirus [HPV], chronische Hepatitis B und C, HIV, Helicobacter pylori = Bakterium der Magenschleimhaut)

Die genannten Risikofaktoren können zu genetische Veränderungen führen, z. B. durch Mutationen von Genen, die die Zellteilung stimulieren, sogenannte **Onkogene.**

Besonderheiten alte Menschen Ein wichtiger Risikofaktor für eine Krebserkrankung ist das **Alter**. Obwohl bösartige Erkrankungen in jedem Lebensalter auftreten können, steigt das Krebsrisiko mit zunehmendem Alter. Der Grund dafür liegt in der verlängerten Zeit, die der Körper den krebsbegünstigenden Faktoren ausgesetzt ist.

29.2.4 Einteilung (Kategorisierung) von Tumoren

Tumoren werden nach ihrem Wachstums- und Ausbreitungsverhalten eingeteilt in

Benigne Tumoren. Dies sind Zellwucherungen, die zwar das Nachbargewebe verdrängen, es aber nicht zerstören:
- Sie wachsen in der Regel langsam, können dafür aber sehr groß werden.
- Sie wachsen nicht über ihre Gewebegrenzen hinaus und grenzen sich durch eine Kapsel oder Hülle vom gesunden Gewebe ab.
- Sie wachsen nicht in Blutgefäße ein und bilden keine Tochtergeschwülste.
- Sie verlieren nicht immer ihre ursprüngliche Funktion, das heißt wenn z. B. Drüsengewebe betroffen ist, wird durch die größere Anzahl der neu gebildeten Zellen auch mehr Drüsensekret produziert.

Maligne Tumoren.
- Diese Tumoren wachsen oft schnell.

KURZFASSUNG

Metastasen sind Tochtergeschwülste des Tumors.
Sie entstehen, weil sich Tumorzellen aus dem Tumorverband lösen und sich über den Blut- oder Lymphweg in anderen Organen ansiedeln. o. verschleppt

29.2.3 Risikofaktoren für Tumorentstehung
- Genussmittel (Alkohol, Tabak)
- industrielle Schadstoffe/Umweltbelastung
- Medikamente (Zytostatika, Pille)
- Bakterien, Pilze, Viren

Besonderheiten alte Menschen ◀

29.2.4 Einteilung (Kategorisierung) von Tumoren
Tumoren werden nach ihrem Wachstums- und Ausbreitungsverhalten eingeteilt.
Benigne Tumoren: wachsen langsam, auch ins Nachbargewebe, zerstören es aber nicht, bilden keine Metastasen.

Maligne Tumoren: wachsen schnell, haben unklare Begrenzung, zerstören Nachbargewebe, bilden Metastasen.

- Sie besitzen unklare oder keine Tumorbegrenzungen.
- Sie verdrängen das umliegende gesunde Gewebe nicht, sondern zerstören es.
- Die Zellen können ihre ursprüngliche Funktion nicht mehr ausüben.
- Befallene Gewebe oder Organe werden stark beeinträchtigt.
- Hat der Tumor eine gewisse Größe erreicht, entstehen im Tumor eigene Blutgefäße, die für eine ausreichende Nährstoffversorgung und dadurch für ein ungehemmtes Wachstum des Tumors sorgen.
- Hat der Tumor während seines Wachstums Kontakt zu Blut- oder Lymphgefäßen, kann er einzelne „Tochterzellen" (Metastasen) in den Flüssigkeitsstrom abgeben. Diese können sich dann in anderen Regionen des Körpers ansiedeln.

Semimaligne Tumoren: zerstören Nachbargewebe, bilden keine Metastasen.

Semimaligne Tumoren. Diese Tumoren bilden eine Zwischenkategorie.
- Sie wachsen am Ort ihrer Entstehung.
- Sie wachsen in das umgebende Gewebe ein und zerstören es.
- Sie setzen in der Regel keine Metastasen ab.

Präkanzerose: Vorstufe, Gewebe ist verändert, es besteht Gefahr der Entartung.

Präkanzerose. Dies ist eine frühe Vorstufe einer bösartigen Tumorerkrankung. Das Gewebe ist verändert, jedoch noch nicht in das umliegende Gewebe eingewachsen. Es haben sich auch noch keine Tochtergeschwülste gebildet. Eine Präkanzerose kann sich mit hoher Wahrscheinlichkeit zu einem malignen Tumor entwickeln. Aufgrund der hohen Gefahr einer Entartung müssen Präkanzerosen behandelt oder zumindest regelmäßig beobachtet werden.

Merke

Merke Maligne Tumoren unterscheiden sich von benignen Tumoren durch 3 Kennzeichen. Sie wachsen
- infiltrierend (überschreiten Gewebegrenzen, wachsen in Nachbargewebe ein),
- destruierend (zerstören das benachbarte Gewebe),
- metastasierend (setzen über Blut- und Lymphgefäße Tochterzellen ab).

Besonderheiten Kinder

Besonderheiten Kinder Im Kindesalter treten bösartige Erkrankungen in einer Häufigkeit von 14 pro 100 000 Kindern unter 15 Jahren auf. Die Art der bösartigen Erkrankungen unterscheidet sich dabei erheblich von denen der Erwachsenen. Bei den Kindern stehen Leukämien und Hirntumoren im Vordergrund.

29.3 Untersuchungen zur Tumordiagnostik

29.3 Untersuchungen zur Tumordiagnostik

Tumorerkrankungen zeigen in der Regel keine speziellen Erkrankungsanzeichen, außer wenn der Tumor schon so groß ist, dass er sicht- oder tastbar ist. Frühsymptome fehlen meistens. Der Verdacht auf eine Tumorerkrankung ergibt sich häufig dadurch, dass der Patient unklare Beschwerden beschreibt. Wenn gezielte Fragen und eine körperliche Untersuchung den Verdacht erhärten, folgt eine gezielte Diagnostik.
Auch ob ein Tumor bösartig oder gutartig ist, ist fast nie mit bloßem Auge oder durch Abtasten erkennbar. Die Diagnose „Krebs" kann nur anhand einer Zell- oder Gewebeprobe gesichert werden.

Histologische Untersuchung: Es werden Gewebeproben entnommen, mit Spezialfärbungen gefärbt und mikroskopisch untersucht. Dabei kann erkannt werden, ob ein Tumor gut- oder bösartig ist, evtl. auch in welchem Stadium er sich befindet.

Histologische Untersuchung. Durch Punktionen oder Abstriche ist es möglich, aus nahezu allen Regionen des Körpers Zellen zu gewinnen und auf Veränderungen zu untersuchen (Zytologie). Bei der Punktion wird mit einer Hohlnadel Flüssigkeit oder Gewebe entnommen. Bei einem Abstrich wird eine Schicht von Haut- oder Schleimhautbelägen gewonnen.
Bei der nachfolgenden histologischen Untersuchung werden aus den gewonnenen Gewebeproben dünne Schnitte angefertigt und mit verschiedenen Spezialfärbungen gefärbt. Der Pathologe kann dann mithilfe des Mikroskops erkennen, ob ein gut- oder bösartiger Tumor vorliegt und gleichzeitig Hinweise geben, in welchem Stadium sich die Tumorerkrankung befindet, z. B. wie tief der Tumor in die Umgebung eingewachsen ist oder ob Tumorzellen in Blut- oder Lymphgefäße eingedrungen und sich verbreitet haben.

Weitere Untersuchungen. Zu weiteren wichtigen und aussagekräftigen Untersuchungsmethoden zählen verschiedene Laboruntersuchungen, bildgebende Verfahren sowie endoskopische Untersuchungen, die bereits im Zusammenhang mit den betroffenen Organsystemen beschrieben wurden (s. dort).

Definition

Definition **Tumormarker** sind körpereigene Substanzen. Diese sind bei bösartigen Tumorerkrankungen im Blut oder in anderen Körperflüssigkeiten in größerer Menge nachweisbar.

Tumormarker: sind nicht allein zur Früherkennung geeignet, wesentliche Bedeutung haben sie zur Beurteilung des Therapieerfolgs und in der Nachsorge.

Tumormarker. Wenn der Verdacht auf eine bestimmte bösartige Tumorerkrankung besteht, werden häufig sogenannte Tumormarker im Blut des Patienten bestimmt. Da Tumormarker jedoch auch bei nichtmalignen Erkrankungen erhöht sein können, dürfen sie nicht als alleinige diagnostische Maßnahme herangezogen werden. Außerdem sind sie allein nicht zur Früherkennung eines bösartigen Tumors geeignet. Ihre wesentliche Bedeutung haben Tumormarker zur Beurteilung der Therapiewirksamkeit während der Tumortherapie und in der Nachsorge.

29.4 Therapeutische Maßnahmen in der Onkologie

Folgende Faktoren beeinflussen die Auswahl des Behandlungsverfahrens und das Therapieziel:
- Diagnose
- Tumorstadium
- Allgemeinzustand
- Organfunktion
- Behandlungswunsch des Patienten
- verfügbare Behandlungsmethoden

Merke Insgesamt sind im Erwachsenenalter etwa 50 % aller Fälle bösartiger Tumorerkrankungen heilbar, im Kindesalter sind es etwa 70 %.

29.4.1 Therapieziele

Kurative Behandlung. Ziel ist die Heilung des Patienten. Bei dieser Behandlung wird auch eine stärkere Belastung des Patienten durch die Therapiemaßnahmen in Kauf genommen.

Überlebenszeit verlängernde Therapie. Ist eine Heilung nicht möglich, kann ein wesentliches Ziel der Behandlung in einer Überlebenszeitverlängerung beruhen.

Palliative Behandlung. Viele Krebserkrankungen können mit den derzeit verfügbaren Therapien nicht geheilt werden. Unter palliativer Therapie versteht man eine Behandlung, die tumorbedingte Beschwerden lindert. Häufig kann die Lebensqualität des Patienten verbessert und eine Lebensverlängerung erreicht werden. Dabei werden die Situation und Wünsche des Patienten berücksichtigt. Es wird großer Wert darauf gelegt, die Lebensqualität durch intensive oder belastende Therapieverfahren nicht weiter zu beeinträchtigen.

Unterstützende (supportive) Behandlung. Unter diesem Begriff werden Maßnahmen zusammengefasst, die gegen Nebenwirkungen und Komplikationen der Tumorbehandlung gerichtet sind. Supportive, also unterstützende Maßnahmen verbessern die Lebensqualität des Patienten und sollen die Behandlung für den Patienten verträglicher gestalten. Dazu gehören z. B.
- Medikamente gegen therapiebedingte Übelkeit,
- Behandlung und Vorbeugung infektiöser Komplikationen beim abwehrgeschwächten Patienten,
- Transfusion von Blutprodukten,
- Schmerztherapie,
- Nährstoffversorgung unter Umgehung der Verdauungswege (parenterale Ernährung).

Symptomatische Therapiemaßnahmen. Dieser Therapieansatz ist auf die Linderung von Krankheitssymptomen ausgerichtet. Diese Verfahren nehmen jedoch keinen Einfluss auf die zugrunde liegenden Ursachen.

29.4.2 Behandlungsmethoden

Zu den klassischen Behandlungsmethoden gehören:
- Tumorchirurgie
- Bestrahlung (Radiotherapie)
- medikamentöse Behandlung (einschließlich Chemotherapie und Antikörpertherapie)

Abhängig von Diagnose, Alter des Patienten und Therapiezielen werden diese Therapiemaßnahmen in einem Gesamttherapiekonzept zusammengefasst. Die Planung der Therapie und Durchführung erfolgt in der Regel interdisziplinär, das heißt, es sind Vertreter verschiedener Fachgruppen beteiligt, z. B. Chirurgie, Innere Medizin, Hämatologie, Onkologie, Strahlentherapie, Gynäkologie.

Tumorchirurgie

Nicht alle Tumoren können operiert werden, denn verschiedene Faktoren haben Einfluss darauf, ob der Tumor mit dem notwendigen Sicherheitsabstand entfernt werden kann. Diese Faktoren sind
- Art und Stadium der Tumorerkrankung,
- Lage des Tumors.

Auch Alter, Allgemeinzustand und mangelnde Bereitschaft des Patienten können die Möglichkeiten, eine Operation durchzuführen, einschränken.

Nutzen und Risiko einer Operation müssen immer gegeneinander abgewogen werden. Selbst wenn eine Heilung nicht möglich ist, weil der Tumor nicht vollständig entfernt werden kann

oder sich bereits sichtbare Fernmetastasen gebildet haben, kann eine Operation sinnvoll sein. In diesem Fall spricht man von einer **Palliativoperation**.
Wenn die Beschwerden und Komplikationen durch eine Operation verringert werden können, beeinflusst dies oft erheblich die Lebensqualität des Patienten.

Strahlentherapie

Strahlentherapie (Kurzfassung)

Die Bestrahlung führt zum Zelltod und wirkt auch auf gesundes Gewebe. Grundsätzlich müssen mitbestrahlte Organe und das Umgebungsgewebe geschont werden.

Das biologische Prinzip der Therapie beruht auf der Bildung freier Radikale in den bestrahlten Zellen. Diese verändern die Erbinformationen und führen zum Zelltod.
Dennoch kann nicht vermieden werden, dass auch gesundes Gewebe bei einer Bestrahlung beschädigt wird. Deshalb ist ein wichtiger Gesichtspunkt dieser Therapie, die mitbestrahlten Organe und das Gewebe zu schonen. Da Lagerungssysteme verwendet werden, die auf den jeweiligen Patienten angepasst sind, kann die erforderliche Bestrahlungsdosis genau auf das Zielgebiet ausgerichtet werden (**Abb. 29.2**).

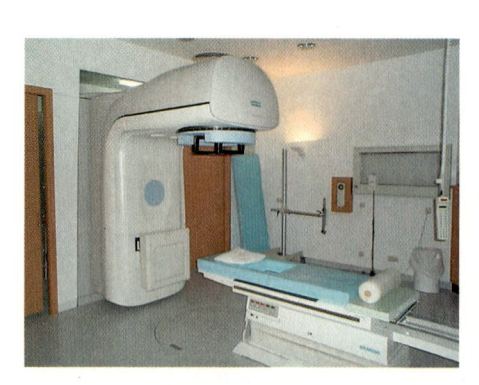

Abb. 29.2 ▶ Strahlentherapie. Linearbeschleuniger Primus (Fa. Siemens).

Nebenwirkungen (Kurzfassung)

Auch bei entsprechenden Schutzvorkehrungen sind Nebenwirkungen der Bestrahlung nicht zu vermeiden. Hierzu gehören z. B.
- Hautveränderungen
- Haarausfall,
- geschädigte Mundschleimhaut
- Übelkeit, Durchfall,
- Blutbildveränderungen.

Nebenwirkungen der Bestrahlung. Dennoch kann nicht vermieden werden, dass auch gesundes Gewebe mitbeschädigt wird. Daher sind Nebenwirkungen der Bestrahlung nicht zu vermeiden. Betroffen sind in erster Linie:
- **Haut**: Es kommt zu
  - Schuppung, Rötung, eventuell Haarausfall und
  - entzündlichen Veränderungen bis hin zur Hautablösung.
- **Mundschleimhaut**: Diese reagiert schmerzhaft entzündlich. Es bilden sich oberflächliche oder tiefere Geschwüre. Im weiteren Verlauf klagen die Patienten häufig über Mundtrockenheit.
- **Magen-Darm-Trakt**: Liegen Anteile des Magen-Darm-Trakts im Strahlenfeld kommt es zu
  - Übelkeit, Durchfällen,
  - Bauchschmerzen.
- **blutbildendes System**: Hier zeigt sich die Schädigung nach einer Zeitverzögerung von Wochen bis Monaten:
  - Stammzellen werden vermindert
  - Blutbild verändert sich
  - Infektanfälligkeit ist erhöht
  - Transfusionen werden erforderlich

Chemotherapie

Medikamente zur Chemotherapie werden Zytostatika genannt.

Zytostatika führen zum Tod von schnell wachsenden Zellen. Meist werden verschiedene Zytostatika kombiniert.

Medikamente zur Chemotherapie werden Zytostatika genannt.
Die onkologische Chemotherapie soll bösartige Zellen abtöten und das möglichst, ohne gesundes Gewebe zu schädigen.
Die sogenannten Zytostatika verursachen über direkte und indirekte Mechanismen Zellschäden, die den Tod der Zelle zur Folge haben. Dabei nehmen sie sich die Unterschiede im Wachstum zwischen normalen Zellen und Tumorzellen zu Hilfe.
Meist werden mehrere verschiedene Zytostatika kombiniert. Durch die verschiedenen Wirkungsweisen kann die Wirkung gesteigert werden. Die meisten Zytostatika werden stoßweise in Form von Chemotherapieblöcken verabreicht, um dem Körper in der behandlungsfreien Zeit die Möglichkeit zur Erholung zu geben.

Zytostatika wirken auch auf schnell wachsende gesunde Zellen. Dies führt zu einer Reihe von Nebenwirkungen, z. B.
- Übelkeit und Erbrechen,
- Haarausfall,
- Störung der Blutbildung,
- Mundschleimhautentzündung.

Nebenwirkungen der Chemotherapie. Es treten vor allem Nebenwirkungen an gesunden Zellen auf, die ebenfalls schnell wachsen, z. B. Zellen der Blutbildung und der Schleimhaut des Magen-Darm-Trakts.
- **Übelkeit und Erbrechen**: Werden regelmäßig Medikamente gegen Brechreiz und Übelkeit (Antiemetika) eingesetzt, können diese Symptome erheblich verringert werden.
- **Haarausfall**: Viele Zytostatika verursachen einen vorübergehenden Haarausfall.
- **Störung der Blutbildung**: Es kommt zu Blutarmut (Anämie), zu einer erhöhten Blutungsneigung und Infektgefährdung. Als Gegenmaßnahme werden Erythrozyten und Thrombozyten durch Transfusion von Blutprodukten zugeführt. Symptome einer Anämie sind Kopfschmerzen, Schwäche und Schwindel.
- **Mundschleimhautentzündung (Stomatitis)**: Es kommt zu einer schmerzhaften Entzündung mit Schluckbeschwerden. In schweren Fällen kann die Nahrungsaufnahme unmöglich werden, sodass die Patienten unter Umgehung der Verdauungswege (parenteral) ernährt werden müssen. Gegen die Schmerzen werden starke Schmerzmittel bis hin zu Betäubungsmitteln (Opiat) gegeben.

- **Nebenwirkungen an einzelnen Organen**:
  - Niere: Nierenfunktion wird belastet
  - Leber: Leberwerte steigen (Bilirubin, Transaminasen)
  - Herz: Schädigungen des Herzmuskels
  - Ohren: Schädigung des Gehörs
  - Schädigung des Nervensystems mit Gangstörungen, Missempfindungen oder Verstopfung
  - Harnblase: blutige Harnblasenentzündung
- **Spätfolgen**: Einzelne Organe wie Herz, Niere oder Leber können dauerhaft in ihrer Funktion eingeschränkt sein. Auch können nach intensiver Chemotherapie weitere bösartige Erkrankungen gehäuft auftreten, z.B. Leukämien. Auch die Fruchtbarkeit und Zeugungsfähigkeit kann eingeschränkt werden.

> **Merke** Wenn Zytostatika nicht in das Blutgefäß fließen sondern in das umliegende Gewebe, spricht man von einem **Paravasat**. Es kann zu einem großflächigen Absterben des Gewebes kommen. Es handelt sich immer um einen Notfall und die zuständige Pflegefachkraft und der Arzt sind zu benachrichtigen!

29.4.3 Weitere Therapiemaßnahmen

Weitere Verfahren zur Behandlung von Tumoren sind:
- **Hormontherapie**: Hormone oder Medikamente mit antihormoneller Wirkung sollen das Wachstum hormonell beeinflussbarer Tumoren hemmen.
- **Zytokintherapie**: Zytokine sind Botenstoffe. Diese sollen die eigenen Abwehrkräfte anregen, sodass der Körper selbst den Krebs bekämpfen kann.
- **Antikörpertherapie**: Gentechnologisch hergestellte Antikörper sollen sich gezielt gegen die Tumorzelle richten und die Zelle zerstören.
- **Allogene Knochenmark- und Blutstammzelltransplantation**: Dabei wird das bösartig veränderte Knochenmark durch ein gesundes Spendersystem ersetzt. Dem Betroffenen werden Zellen einer fremden Person verabreicht, die zuvor auf der Basis von Gewebemerkmalen ausgesucht wurde. Der ideale Spender ist in der Regel ein Geschwisterspender. Gibt es innerhalb der Familie keinen passenden Spender, wird nach einem Fremdspender gesucht.

29.5 Pflege bei Zytostatika- und Strahlentherapie

Die verschiedenen Zytostatika und die Strahlentherapie können eine Vielzahl unerwünschter Nebenwirkungen hervorrufen. Welche Nebenwirkungen auftreten und wie stark sie ausgeprägt sind, hängt ab von
- Art und Dosierung der Zytostatika,
- Dauer der Verabreichung,
- individueller Verträglichkeit,
- Allgemeinzustand des Patienten.

29.5.1 Maßnahmen bei Übelkeit und Erbrechen

> **Definition** **Übelkeit** (Nausea) ist eine subjektive Empfindung von Unwohlsein in Rachen- und/oder Magengegend. Der Patient neigt zum Erbrechen. Übelkeit kann mit kaltschweißiger Haut, verstärktem Speichelfluss, Blässe, beschleunigtem Puls und eventuell Würgen einhergehen.
> **Erbrechen** (Emesis) bezeichnet den kräftigen Ausstoß von Mageninhalt aus dem Mund.
> Bei **Appetitlosigkeit** (Anorexie, Inappetenz) ist der Trieb zur Nahrungsaufnahme herabgesetzt.

Patienten informieren. Die Pflegenden informieren den Patienten über Zusammenhänge, Ursachen, Behandlungsmöglichkeiten und den Umgang mit Übelkeit und Erbrechen. Es ist wichtig, durch diese Maßnahmen die Verunsicherungen und Ängste der Betroffenen zu reduzieren. Das Auftreten von Übelkeit und Erbrechen sollte immer wirklichkeitsnah dargestellt und nicht verschönt werden.

Medikamente verabreichen. Eine wichtige Maßnahme ist es, die verordneten vorbeugenden Medikamente rechtzeitig zu verabreichen.

Wohlbefinden fördern. Auch sollte das allgemeine Wohlbefinden des Patienten gefördert werden z.B.:
- Für eine bequeme Position sorgen
- Ruhebedürfnis berücksichtigen
- Frische Luft ermöglichen
- Wärme vermeiden
- Atmosphäre im Zimmer gestalten (Licht, Gerüche, Intimsphäre)

- wärmende Fuß-/Beineinreibungen,
- feucht-warme Kompresse auf den Oberbauch legen.

- Für eine ruhige entspannte Umgebung sorgen
- Hilfsmittel für die Sicherheit in Reichweite stellen (Nierenschale, Zellstoff, Wasser usw.)
- Bei Auftreten eines metallischen/sauren Geschmacks bei Chemotherapie, Pastillen mit starkem Geschmack anbieten (Eukalyptus).
- Nach ambulanter Therapie ggf. nötige Maßnahmen absprechen.
- Eiswürfel zum Lutschen anbieten
- Gerüche der Pflegenden vermindern (rauchende Pflegende, aufdringliches Parfüm, Schweißgeruch)
- wärmende Fußbäder (Rosmarin eher morgens, Lavendel eher abends)
- feucht-warme Kompresse (eventuell mit Kamillentee) auf den Oberbauch legen
- bei zusätzlichen Bauchkrämpfen: Gänsefingerkrautkissen oder warmes Kirschkernsäckchen
- wärmende Fuß-/Beineinreibungen

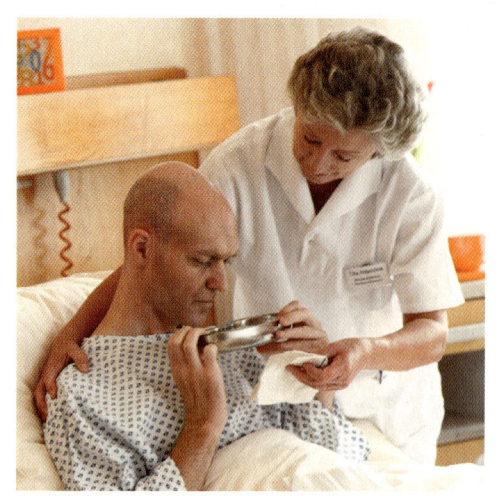

Abb. 29.3 ▶ Erbrechende Patienten sollten nicht allein gelassen werden.

> **Praxistipp**

> **Praxistipp** Wie kann ich einen Patienten behilflich sein, wenn er erbricht?
> Folgende Maßnahmen können beim Erbrechen unterstützen:
> - Lassen Sie den Patienten während des Erbrechens nicht allein (**Abb. 29.3**).
> - Ist dem Patienten übel, geben Sie ihm die Möglichkeit, sich aufrecht hinzusetzen.
> - Sorgen Sie für frische Luft, reichen Sie ihm kühle Kompressen oder bieten Sie ihm kühle Getränke an.
> - Sie können das Zimmer auch nach Quellen unangenehmer Düfte kontrollieren (Essen, Parfüm usw.), viele Patienten reagieren darauf.
> - Stellen Sie immer alle Hilfsmittel (Schale, Beutel, Tücher) in Reichweite.
> - Achten Sie auf eine angenehme Raumtemperatur.
> - Vermeiden Sie Lärm und schirmen Sie den Patienten gegen seine Mitpatienten ab.
> - Schließen Sie die Tür.
> - Vielleicht hilft es dem Patienten, wenn er die Zahnprothesen entfernt. Fragen Sie ihn danach.
> - Entsorgen Sie Erbrochenes sofort.
> - Bieten Sie dem Patienten Mundspülungen an, so bekommt er einen frischen Geschmack in den Mund.
> - Wechseln Sie ggf. die Wäsche und lüften Sie den Raum.
> - Geben Sie dem Patienten die Möglichkeit, sich nach dem Erbrechen die Hände und das Gesicht zu waschen.
> - Kommt es häufig zum Erbrechen, weisen Sie die zuständige Pflegefachkraft bzw. den behandelnden Arzt darauf hin. Ggf. muss eine Magenablaufsonde gelegt werden.

Ernährung:
- wenn möglich Wunschkost
- essen nur bei Lust
- kleine Mahlzeiten
- stark riechendes Essen meiden
- süße, fette, stark gesalzene/gebratene Speisen vermeiden
- Appetit mit sauren Speisen/ Bonbons anregen
- gekühlte Getränke anbieten (Cola, Tee, Limonade)
- kleinen Schluck Zitronensaft anbieten

Ernährung anpassen. Bei Übelkeit und Erbrechen hilft es ggf., die Ernährung umzustellen:
- wenn möglich Wunschkost (Diätassistentin einbeziehen)
- essen nur bei Lust
- kleine Mahlzeiten anbieten (**Abb. 29.4**)
- kalte Speisen werden besser toleriert
- Kartoffeln, Knäckebrot, Toast werden besser vertragen
- stark riechendes Essen meiden
- süße, fette, stark gesalzene/gebratene Speisen vermeiden
- Appetit mit sauren Speisen oder sauren Bonbons anregen
- gekühlte Getränke anbieten (Cola, Tee, Limonade)
- sprudelnde kalte Getränke, z. B. Gingerale (Ingwer hat eine positive Wirkung) empfehlen

- Tee von Ingwer oder Pfefferminze oder Pfefferminzblätter und Kamillenblüten zu gleichen Teilen gemischt anbieten
- einen kleinen Schluck Zitronensaft anbieten
- Essen erst servieren, wenn der Patient es wünscht
- kein Lieblingsessen während der Therapieübelkeit (Konditionierung) mitbringen lassen
- Essen in entspannter Atmosphäre und eventuell in Gesellschaft ermöglichen
- langsam essen und gründlich kauen lassen
- Mahlzeiten nicht im Zimmer stehen lassen

Patienten ablenken. Der Patient sollte sich nicht nur auf seine Übelkeit und das mögliche Erbrechen konzentrieren. Ablenkung durch Musik, Lesen oder Fernsehen helfen ihm vielleicht dabei, die Nebenwirkungen für einen

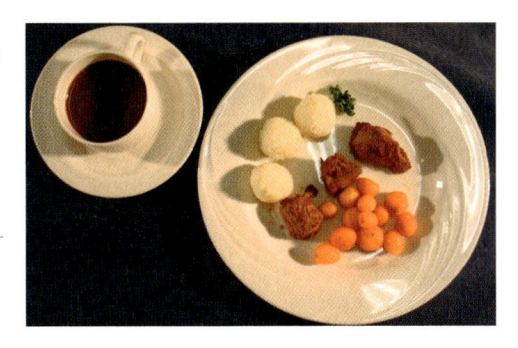

Abb. 29.4 ▶ Grundsätzlich sollten eher kleine Mahlzeiten und dafür häufiger angeboten werden.

Moment zu vergessen. Auch Entspannungstechniken und die Aromatherapie sind Möglichkeiten, der Übelkeit und dem Erbrechen entgegenzuwirken.

29.5.2 Maßnahmen bei Haarausfall (Alopezie)

Die Betroffenen gehen ganz unterschiedlich mit dem plötzlichen Haarverlust um. Manche akzeptieren den Haarverlust, andere wiederum haben große Probleme mit der Veränderung ihres Körperbilds. Die Tumorerkrankung wird plötzlich für alle öffentlich gemacht.
Pflegende und Ärzte müssen die Patienten frühzeitig darüber informieren, ob bei der bevorstehenden Therapie ein Haarausfall zu erwarten ist. Es ist wichtig, dass der Betroffene genügend Zeit hat, sich auf die körperliche Veränderung einzustellen. Er muss die Möglichkeit bekommen, sich frühzeitig um einen Haarersatz zu kümmern. Die Pflegenden geben dem Patienten vor und während der Therapie ausführliche Informationen und sollten immer für Fragen der Betroffenen offen sein. Mögliche Themen sind:
- Das Haar kann langsam oder büschelweise ausfallen.
- Es könne alle Körperhaare betroffen sein.
- Das neu gewachsene Haar unterscheidet sich häufig in Farbe und Beschaffenheit.
- Der Betroffene sollte sich einen pflegeleichten Haarschnitt schneiden lassen.
- Es sollte frühzeitig eine Perücke beantragt werden.
- Der Betroffene sollte sich auch auf andere Kopfbedeckungen einstellen (**Abb. 29.5**).
- Nasses Haar sollte trocken getupft und nicht geföhnt werden.
- Der Betroffene sollte milde Shampoos und weiche Haarbürsten benutzen.
- Dauerwellen und Haarefärben sollten vermieden werden.
- Die Kopfhaut ist vor Kälte, Hitze und direkter Sonnenbestrahlung zu schützen.
- Bei Bestrahlung kann ggf. die Kopfhaut durch verschiedene Mittel (Hailo F, Bepanthen Augen- und Nasensalbe) geschmeidig gehalten werden.

Abb. 29.5 ▶ Möglichkeiten der Kopfbedeckung bei Haarausfall.

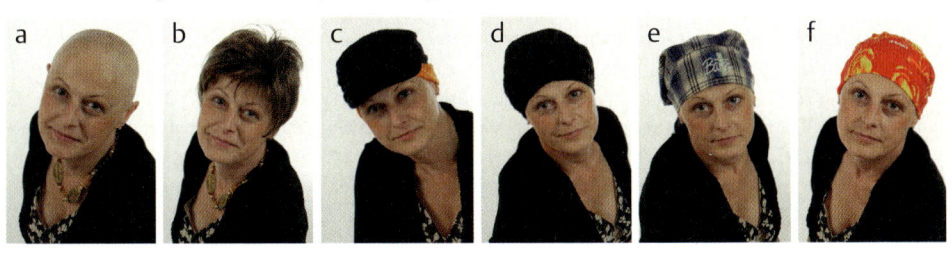

29.5.3 Maßnahmen bei Mundschleimhautveränderungen (Mukositis und Stomatitis)

Bei einer Schleimhautschädigung kann die Lebensqualität des Patienten deutlich eingeschränkt sein. Die Schleimhaut wird dünn und verletzungsanfällig. Der Patient hat Schmerzen, in schweren Fällen kann die Nahrungsaufnahme unmöglich werden. Es kann zu Mundtrockenheit und schmerzhaften Einrissen kommen. Ist die Schleimhaut verletzt, können auch Bakterien und Viren in den Körper eindringen und lebensbedrohliche Infektionen auslösen.
Die Entzündungen im Mund- und Rachenraum müssen durch pflegerische Maßnahmen verhindert werden. In erster Linie ist es die Aufgabe der Pflegenden, die Patienten sehr gut zu infor-

---

KURZFASSUNG

- Essen erst servieren, wenn der Patient es wünscht
- kein Lieblingsessen während der Therapieübelkeit (Konditionierung) mitbringen lassen
- Mahlzeiten nicht im Zimmer stehen lassen

Musik, lesen, Fernsehen, Entspannungstechniken oder Aromatherapie können helfen, von Übelkeit und Erbrechen abzulenken.

29.5.2 Maßnahmen bei Haarausfall (Alopezie)
Viele Betroffenen haben große Probleme mit der Veränderung ihres Körperbilds. Die Tumorerkrankung ist plötzlich für jeden sichtbar.
Der Patient muss frühzeitig darüber informiert werden, ob ein Haarausfall zu erwarten ist. Er muss die Möglichkeit bekommen, sich um einen **Haarersatz** zu kümmern.

29.5.3 Maßnahmen bei Mundschleimhautveränderungen (Mukositis und Stomatitis)
Durch Chemo- oder Strahlentherapie wird die Mundschleimhaut dünn und verletzungsanfällig.

Entzündungen müssen verhindert werden. Mundpflege und Mundinspektion müssen sorgfältig durchgeführt werden.

mieren. Der Patient soll selbst in die Lage versetzt werden, die Mundpflege und Mundinspektion sorgfältig durchzuführen und Veränderungen festzustellen.

Pflegende müssen den Patienten anleiten und immer wieder motivieren, die Mundpflege durchzuführen. Dies ist häufig sehr schwierig, da die Mundpflege von den Patienten meist als sehr unangenehm empfunden wird.

Folgende Maßnahmen sollten zur Mundpflege durchgeführt werden:
- Mund täglich mit Taschenlampe inspizieren.
- Auf sorgfältige Mundhygiene achten.
- Auf scharf gewürzte, gesalzene, geräucherte Speisen verzichten. Auch säurehaltige Getränke wie Orangen- und Zitronensaft vermeiden.
- Nikotin, Alkohol und Kaffee vermeiden oder einschränken.
- Gekühlte Speisen anbieten (z. B. Eiswürfel zum Lutschen). Es können auch Säfte (z. B. Ananassaft) eingefroren werden und dann als Eiswürfel gelutscht werden.
- Mechanische, physikalische und chemische Stressoren meiden.
- Für ausreichende Flüssigkeitszufuhr (2,5 Liter pro Tag bei Erwachsenen) sorgen.
- Bei Bedarf nach Anordnung Schmerzmittel verabreichen.
- Speichelfluss bei heiler Schleimhaut mit Kaugummis, sauren Bonbons, sauren Tees, gehackten Kräutern anregen.
- Mundschleimhaut feucht halten (künstlicher Speichel, Zerstäuber mit gewünschter Flüssigkeit).

29.5.4 Maßnahmen bei Durchfall

Nicht nur die Mundschleimhaut kann betroffen sein, sondern auch die Schleimhaut im Magen-Darm-Trakt. Die Patienten reagieren häufig mit starken Durchfällen (Diarrhöen). In diesem Zusammenhang kann es zu Nährstoff- und Wasserverlusten kommen.

Folgende pflegerische Maßnahmen sollten bei Durchfall durchgeführt werden:
- Patienten und Angehörigen informieren.
- Patienten beobachten:
  - Stuhlgang (Häufigkeit, Konsistenz, Farbe, Beimengungen, Volumen)
  - Schmerzen, Krämpfe
  - Zeitpunkt der Schmerzen
  - klinische Zeichen eines Volumenmangels
  - Zustand der Haut im Analbereich
- Ausreichend Flüssigkeit und Elektrolyte zuführen.
- Sorgfältige Analhygiene durchführen:
  - Verletzungen vermeiden
  - Wunden mit fetthaltigen Salben vorbeugen
  - sanft pflegen (weiches Toilettenpapier, pH-neutrale Seife)
  - Vorsicht mit Arzneizäpfchen (Suppositorien)
  - Temperatur nicht rektal messen
- Ernährung anpassen:
  - leicht, fett-, milchzucker- und ballaststoffarm
  - kleine Mahlzeiten
  - Fencheltee, schwarzer Tee
- Medikamente nach Anordnung verabreichen.

29.5.5 Maßnahmen zur Vermeidung von Infektionen

Das Risiko einer Infektion ist bei Chemotherapien erhöht. Neben den körpereigenen Erregern, die Infektionen auslösen können, stellen die sogenannten nosokomialen Infektionen (Krankenhausinfektionen, Kreuzinfektionen) ein besonders hohes Risiko dar. Aus kleinen Verletzungen oder harmlosen Erkältungen kann sich in kürzester Zeit ein lebensbedrohlicher Zustand entwickeln. Vor und während einer Tumortherapie müssen die Patienten und deren Angehörige über die Wirkungsweise und die möglichen Auswirkungen einer Tumortherapie informiert werden. Verhaltensweisen und vorbeugende Maßnahmen runden die Information ab. Die hygienischen Vorsichtsmaßnahmen variieren teilweise von Klinik zu Klinik. Die folgenden Informationen gelten nicht nur für Patienten, sondern auch für das therapeutische Team und Besucher der Patienten.
- Hände vor Kontakt mit dem Patienten desinfizieren (Ärzte, Pflegende, Patienten untereinander, MTA, Physiotherapeuten, Besucher).
- Hände nach jedem Toilettengang desinfizieren.
- Bei Hochrisikopatienten Mundschutz und Kittel tragen (**Abb. 29.6**).
- Patienten tragen Mundschutz und Kittel beim Verlassen des Zimmers.
- Dusche, WC, Toilettenstuhl, Stethoskop täglich desinfizieren (Sprühdesinfektion/Wischdesinfektion).
- Zimmer täglich desinfizieren (Wischdesinfektion).
- Patienten angemessen unterbringen (1–2-Bettzimmer mit eigener Nasszelle, ggf. sterile Einheit)
- Vernebler vermeiden.

- Besuch von Kindern unter 10 Jahren nicht gestatten (virusbedingte „Kinderkrankheiten").
- Keinen Besuch von erkrankten Besuchspersonen zulassen.
- Menschenansammlungen meiden, z. B. nicht die Cafeteria des Krankenhauses besuchen.
- Nahrungsmittel, die möglicherweise verunreinigt sind, meiden (frisches Obst und Gemüse, rohes Fleisch, roher Fisch, Produkte mit rohen Eiern, Frischkäse, Schimmelkäse, Nüsse, Müsli, Trockenobst, Fruchtsäfte).
- Obst und Gemüse stets schälen, bzw. intensiv abwaschen.
- Keine Topfpflanzen oder Schnittblumen mitbringen.
- Kontakte zu Haustieren vermeiden.

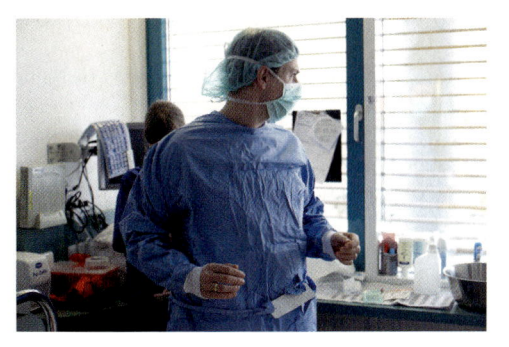

Abb. 29.6 ▶ Bei Hochrisikopatienten tragen alle Besucher, Pflegenden und Therapeuten Mundschutz und Schutzkittel.

29.6 Häufige Krankheiten in der Hämatoonkologie

29.6.1 Leukämie

Merke Den Begriff Leukämie prägte Rudolf Virchow. Die Leukämie ist eine Erkrankung des blutbildenden Systems. Es findet eine vermehrte Bildung von weißen Blutkörperchen (= Leukozyten) statt, die jedoch unreif und nicht funktionstüchtig sind.

Formen

Man unterscheidet:
- **lymphatische (lymphoblastische) Leukämie (ALL)**: Sie entsteht aus einer unreifen Zelle des lymphatischen Systems, aus der sich im gesunden Organismus reife B- und T-Zellen entwickeln würden.
- **myeloische Leukämie (AML)**: Sie entsteht aus einer myeloischen Stammzelle (blutbildende Zelle im Knochenmark), die für die Bildung von Granulozyten, Monozyten, Thrombozyten und Erythrozyten verantwortlich ist.

Weiterhin wird die Leukämie nach Verlauf unterschieden:
- **akute Leukämie**: rascher Verlauf der Erkrankung. Bereits wenige Wochen kommt es zu schweren Krankheitssymptomen.
- **chronische Leukämie**: schleichender Verlauf. Es dauert Monate bis Jahre, bis sich ausgeprägte Symptome zeigen.

Merke Während im Kindesalter mit 80 % die ALL die häufigste Leukämieform darstellt, erkranken Erwachsene überwiegend (80 %) an der AML.

Ursachen

Die Ursachen für Leukämien sind weitgehend ungeklärt. Chemische Substanzen, radioaktive Strahlen, Viren und genetische Faktoren spielen eine Rolle.

Symptome

Die normale Blutbildung ist gestört. Dies äußert sich durch
- einen Mangel an funktionsfähigen weißen Blutkörperchen: Es kommt zu einer erheblichen Anfälligkeit für fieberhafte Infekte.
- einen Mangel an roten Blutkörperchen (Anämie): Dies führt zu Müdigkeit, Abgeschlagenheit, Kopfschmerzen und Schwindel.
- eine Verringerung der Thrombozyten: Die Blutungsneigung des Patienten ist erhöht. Dies äußert sich durch Blutergüsse (Hämatome), punktförmige Blutungen sowie Schleimhautblutungen, z. B. Nasenbluten.

Vor allem bei lymphatischen Leukämien kann es zu Schwellungen der Lymphknoten kommen. Bei beiden Formen können Hautinfiltrationen und Milz- und Lebervergrößerungen auftreten. Eine Beteiligung des zentralen Nervensystems kann zu Sehstörungen und Krampfanfällen führen.

Therapie

Akute Leukämie. Die Therapie besteht in einer Chemotherapie, bei der verschiedene Medikamente kombiniert werden. Sie wird über einen Zeitraum von 6 Monaten bis 2 Jahren durchgeführt. Über den gesamten Zeitraum der Therapie sind die Patienten durch die schädigende Wirkung der Zytostatika auf die normale Blutbildung erheblich infektgefährdet. Für manche Patienten bestehen die günstigsten Heilungschancen in einer allogenen Knochenmark- und Stammzelltransplantation (S. 537).

Chronische Leukämie. Die chronische Form nimmt in der Regel einen langjährigen Verlauf. Eine Behandlung wird erst begonnen, wenn entscheidende Krankheitssymptome auftreten. Auch hier erfolgt eine Chemotherapie. Diese kann in der Regel ambulant erfolgen. Eine allogene Knochenmark- und Stammzelltransplantation ist die einzige Möglichkeit einer Heilung. Dieses Verfahren kommt aber aufgrund des hohen Alters vieler Patienten und dem hohen Risiko nur in Einzelfällen infrage. Bei starken Beschwerden des Patienten durch die vergrößerte Milz kann eine Bestrahlung erwogen werden.

29.6.2 Hodgkin-Lymphom

Definition Das Hodgkin-Lymphom geht von den Lymphknoten aus.

Ursachen

Die Ursachen sind weitgehend ungeklärt. Es wird vermutet, dass zumindest bei einem Teil der Fälle der Erreger des Pfeifferschen Drüsenfiebers, das Epstein-Barr-Virus, eine Rolle spielt

Symptome

Die Patienten fallen meist durch schmerzlose Lymphknotenschwellung auf, die von Leistungsabfall, Müdigkeit und erhöhter Temperatur begleitet sein kann. Tritt Fieber, Nachtschweiß und Gewichtsverlust auf, spricht man von einer „B-Symptomatik".

Therapie

Es erfolgen mehrere Blöcke einer intensiven Kombinationschemotherapie, häufig gefolgt von einer Tumorbestrahlung. Bei Rückfällen kommt eine Hochdosischemotherapie mit autologer Stammzellrückgabe zur Anwendung.

Definition Bei der autologen Stammzelltransplantation werden die Stammzellen in einem mehrphasigen Verfahren vom Patienten selbst gewonnen. Eine analoge Stammzelltransplantation ist eine Übertragung von Stammzellen anderer Spender (Fremdspende).

29.6.3 Non-Hodgkin-Lymphom (NHL)

Definition Non-Hodgkin-Lymphome entstehen aus unreifen oder reifen Zellen des lymphatischen Systems.

Formen und Ursachen

Es sind zahlreiche unterschiedliche Formen beschrieben, die unterteilt werden in
- langsam wachsende, sogenannte indolente Lymphome und
- aggressive Lymphome.

Die Entstehung von Lymphomen ist weitgehend unerklärt. Bei einigen Subtypen wird ein Zusammenhang mit dem Epstein-Barr-Virus vermutet. Auch Patienten mit HIV-Infektion oder unter Behandlung mit abwehrschwächenden Medikamenten sind durch Non-Hodgkin-Lymphome besonders gefährdet.

Besonderheiten Kinder Im Kindesalter treten fast ausschließlich aggressiv wachsende Lymphome auf.

Symptome

Die Patienten fallen häufig mit Lymphknotenschwellungen auf. Es zeigen sich auch Allgemeinsymptome wie
- Fieber, Nachtschweiß,
- Gewichtsabnahme und Abgeschlagenheit.

Bei langsam wachsenden Lymphomen entwickeln sich die Symptome schleichend. Aggressive Lymphome befallen bereits im Frühstadium verschiedene Organe und können durch ihre Raumforderung zu Abflussbehinderungen mit Atemnot, Pleuraergüssen oder Harn- und Stuhlentleerungsstörungen führen. Ist das Knochenmark beteiligt, zeigen sich Blutbildveränderungen und einer erhöhte Infektanfälligkeit.

Therapie

Die Behandlung unterscheidet sich zwischen den Subtypen erheblich. Langsam wachsende Lymphome im lokalisierten Stadium werden bestrahlt. Bei einem generalisierten Stadium wird zunächst abgewartet. Nehmen die Symptome zu, wird mit einer Therapie begonnen. Eine Heilung durch Chemotherapie ist nicht möglich. Der Verlauf kann jedoch verlangsamt, die Lebensqualität des Patienten verbessert und über einen begrenzten Zeitraum erhalten werden.
Aggressive Lymphome werden mit einer intensiven Kombinationschemotherapie behandelt. Bei einigen Patienten erfolgt auch eine Hochdosistherapie.

Abb. 29.7 ▶ Derbe, schmerzlose Lymphknotenschwellung bei Non-Hodgkin-Lymphom.

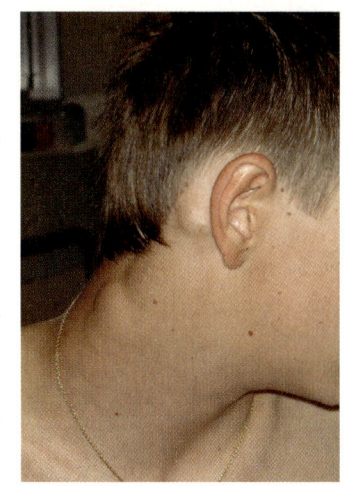

29.6.4 Multiples Myelom (Plasmozytom)

Definition Das Multiple Myelom ist eine Erkrankung des lymphatischen Systems. Es entsteht durch eine bösartige Veränderung reifer B-Zellen, sogenannte Plasmazellen.

Besonderheiten alte Menschen Von einem Multiplen Myelom sind überwiegend ältere Menschen um das 60. Lebensjahr betroffen.

Symptome und Ursachen

Im Vordergrund des klinischen Krankheitsbilds stehen **Knochenschmerzen**. Neben der Wirbelsäule sind häufig Schädel, Becken, Oberschenkel- und Oberarmknochen betroffen. Es kommt zur Auflösung von Knochengewebe (Osteolysen) und Knochenbrüchen. Außerdem zeigt sich eine Blutarmut (Anämie), Infektanfälligkeit, Müdigkeit und Schwäche. Im Verlauf führt die Ausscheidung großer Mengen von Antikörperbestandteilen über die Niere bei der Hälfte der Patienten zu einer Niereninsuffizienz. Die Ursache ist weitgehend unbekannt.

Therapie

Eine Heilung ist nicht möglich. Durch eine Chemotherapie kann jedoch in der Regel ein vorübergehendes Nachlassen der Krankheitserscheinungen (Remission) erreicht werden. Bis zu einem Alter von etwa 70 Jahre wird eine Hochdosischemotherapie mit nachfolgender autologer Stammzelltransplantation (s.o.) durchgeführt. Medikamente, die den Knochenabbau hemmen, tragen erheblich zur Kontrolle der Symptome bei und verringern den Bedarf an Schmerzmedikamenten. Auch neue biologische Medikamente können die Überlebenszeit der Patienten deutlich verbessern. Lokale Knochenabbauherde können mit einer Bestrahlung stabilisiert werden, auch eine operative Fixierung kann sinnvoll sein.

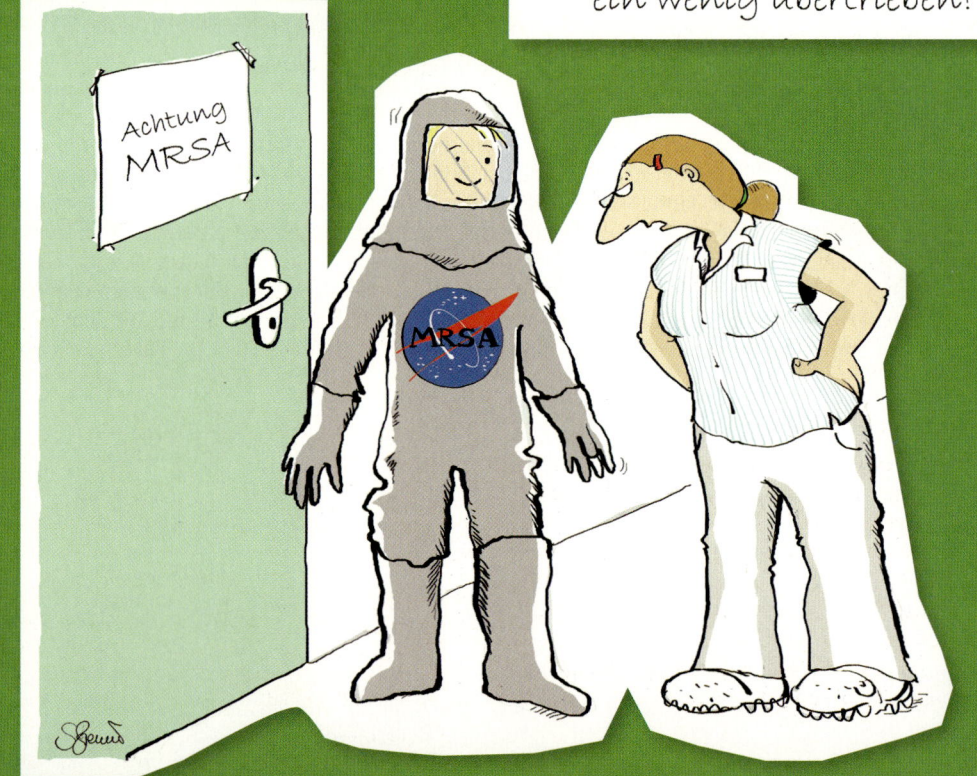

30 ▶

PFLEGE BEI INFEKTIONSKRANKHEITEN

30.1	Erinnern Sie sich...?	545
30.2	Allgemeine Grundlagen	545
30.2.1	Infektionskette	545
30.2.2	Infektionserreger	546
30.2.3	Grundbegriffe der Infektionslehre	547
30.2.4	Allgemeine Symptome einer Infektion	547
30.2.5	Typischer Verlauf einer Infektionskrankheit	547
30.2.6	Komplikationen einer Infektionskrankheit	547
30.2.7	Allgemeine Therapieprinzipien von Infektionskrankheiten	548
30.3	Untersuchungen bei Infektionskrankheiten	548
30.4	Häufige Infektionskrankheiten	549
30.4.1	MRSA	549
30.4.2	Norovirus-Infektion	551
30.4.3	Clostridium difficile assoziierte Diarrhö (CDAD)(Durchfall)	552
30.4.4	AIDS/HIV	553
30.4.5	Hepatitis	554

Jetzt haben Sie aber ein wenig übertrieben!

30 Pflege bei Infektionskrankheiten

30.1 Erinnern Sie sich…?

Hygienevorschriften gehören mit zu den wichtigsten Vorschriften im Arbeitsalltag Pflegender, egal wo sie arbeiten. Im Kapitel „Sich sicher fühlen und verhalten" (S. 279) wird Ihnen aufgezeigt, wie wichtig Sicherheit generell, aber insbesondere auch die Sicherheit vor Infektionskrankheiten ist. Dort lernen Sie auch die wichtigsten Hygienemaßnahmen kennen – und Sie erinnern sich vielleicht noch: Am allerwichtigsten ist die richtige Händedesinfektion! Im folgenden Kapitel erfahren Sie generell etwas über Infektionskrankheiten. Sie lernen, welche Kleinstlebewesen (Mikroorganismen) uns krank machen können, wie sie in unseren Körper gelangen und was sie dort verursachen können.

30.2 Allgemeine Grundlagen

Wir sind in unserer Umwelt ständig von **kleinsten Lebewesen (Mikroorganismen)** umgeben. Besonders Bakterien sind überall. Sie finden sich nicht nur auf unserer Haut, sondern auch im Inneren unseres Körpers, so z. B. auf den Schleimhäuten und im Darm. Dort erfüllen sie teils lebenswichtige Funktionen. Die Darmbakterien sind z. B. unerlässlich für die Verdauung.
Es gibt aber auch Kleinstlebewesen, die unserem Körper schaden. Deshalb verfügt der Körper über Mechanismen, die ein weiteres Vordringen von Krankheitskeimen (Erregern) verhindern. So ist z. B. die Haut durch einen schützenden Säuremantel bedeckt, und das Flimmerepithel der Atemwege sorgt für eine grobe Reinigung der Atemluft.

> **Definition** Zu einer Ansteckung (Infektion) kommt es, wenn ein Krankheitserreger in den Körper eindringen kann und hier Krankheitszeichen auslöst.

30.2.1 Infektionskette

> **Definition** Der Weg von der Infektionsquelle bis zur Infektion wird als Infektionskette bezeichnet.

Die Infektionskette umfasst 3 „Stationen":
1. Infektionsquelle
2. Übertragungs- oder Infektionsweg
3. „Empfänger": Der Mensch, der den Erreger aufnimmt und dadurch krank wird.

Infektionsquelle
Bei den Infektionsquellen unterscheidet man „belebte" und „unbelebte" Quellen:
- **lebende Infektionsquellen**: Die wichtigste lebende Infektionsquelle ist der Mensch. Er trägt einerseits viele Keime auf der Haut. Andererseits scheidet er im Erkrankungsfall die Erreger aus. Auch Tiere können lebende Infektionsquellen sein.
- **unbelebte Infektionsquelle**: Unter unbelebten Erregerquellen versteht man z. B. verseuchtes Wasser. Aber auch über medizinische Geräte wie Katheter können Keime übertragen. Nicht zu vergessen sind Pflegeutensilien wie Thermometer oder Steckbecken als mögliche Infektionsquellen!

Infektionsweg
Infektionserreger gelangen durch normale Körperöffnungen (z. B. Mund), durch Hautverletzungen oder über Blutgefäße (z. B. eine Kanüle) in den Körper. Ein Patient mit einer Atemwegserkrankung kann durch Husten, Niesen oder direkten Kontakt mit dem Speichel, Erreger auf andere Menschen übertragen und diese dadurch anstecken. Man nennt dies eine Tröpfcheninfektion.

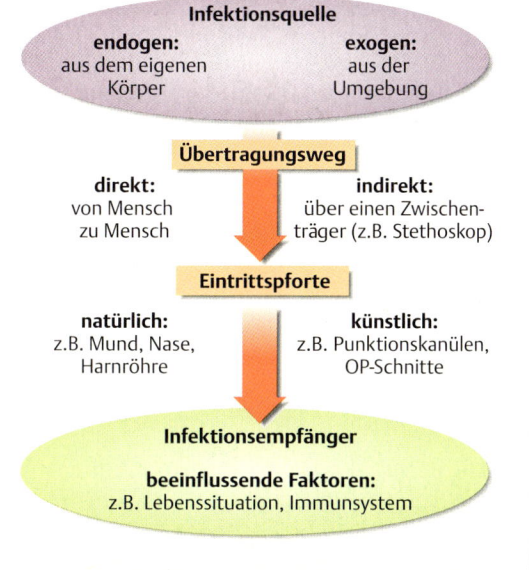

Infektionsquelle
- endogen: aus dem eigenen Körper
- exogen: aus der Umgebung

Übertragungsweg
- direkt: von Mensch zu Mensch
- indirekt: über einen Zwischenträger (z. B. Stethoskop)

Eintrittspforte
- natürlich: z. B. Mund, Nase, Harnröhre
- künstlich: z. B. Punktionskanülen, OP-Schnitte

Infektionsempfänger
beeinflussende Faktoren: z. B. Lebenssituation, Immunsystem

Abb. 30.1 ▶ **Infektionskette.** Wie sich die Infektion von der Infektionsquelle zum Empfänger ausbreitet.

KURZFASSUNG

30 Pflege bei Infektionskrankheiten

30.1 Erinnern Sie sich…?

„Sich sicher fühlen und verhalten" S. 279
Hygienevorschriften S. 284.

30.2 Allgemeine Grundlagen

Wir sind in unserer Umwelt ständig von Mikroorganismen umgeben. Sie finden sich auch im Inneren unseres Körpers, wo sie teilweise lebenswichtige Funktionen erfüllen.
Es gibt aber auch Kleinstlebewesen, die uns schaden und gegen die sich unserer Körper schützt.

Definition ◀

30.2.1 Infektionskette

Definition ◀

Infektionskette:
1. Infektionsquelle
2. Übertragungs- oder Infektionsweg
3. Empfänger

Infektionsquelle

Lebende Infektionsquellen: Mensch, Tier
Unbelebte Infektionsquellen: Wasser, Geräte, Pflegeutensilien

Infektionsweg

Infektionserreger gelangen durch Körperöffnungen, Hautverletzungen oder Blutgefäße in den Körper.

- **direkte Übertragungswege**: Die direkte Übertragung erfolgt über
  - Atemwege (Tröpfcheninfektion),
  - Verletzungen der Haut,
  - Geschlechtsverkehr,
  - Blutprodukte,
  - direkten Kontakt (Kontaktinfektion),
  - künstliche Zugänge wie Blasen- oder Venenkatheter.
- **indirekte Übertragungswege**: Die indirekte Übertragung erfolgt durch
  - Lebensmittel,
  - verseuchtes Trinkwasser,
  - Zwischenwirte (z. B. Zecken),
  - verunreinigte Gegenstände.

Empfänger

Ob es nach dem Eindringen von Krankheitskeimen zu einem Ausbruch der Erkrankungen kommt, hängt von folgenden Faktoren ab:
- eingedrungene Erregermenge
- Allgemeinzustand des Empfängers
- Abwehrmechanismen des Empfängers

Ist die körpereigene Abwehr geschwächt, können die Erreger leichter in den Körper eindringen und eine Entzündung auslösen. Das ist der Fall, wenn
- die körpereigene Abwehr noch nicht vollständig ausgebildet ist (Neugeborene),
- die körpereigene Abwehr aufgrund schwerer Allgemeinerkrankungen geschwächt ist (z. B. Diabetes mellitus, Krebs, AIDS),
- die Abwehrmechanismen überlastet sind (z. B. bei starkem körperlichen oder seelischen Stress),
- die körpereigene Abwehr aufgrund des Alters vermindert ist.

30.2.2 Infektionserreger

Definition Infektionserreger sind Kleinstlebewesen, die eine Infektionskrankheit auslösen können.

Bakterien. Das sind winzige, einzellige Lebewesen. Sie sind nur unter dem Mikroskop zu erkennen. Um die Vielzahl der Bakterien in Gruppen einzuteilen, unterscheidet man sie z. B. nach Aussehen, Anordnung und Anfärbbarkeit. Ein anderes wichtiges Unterscheidungsmerkmal wird auch für die Bekämpfung der Bakterien genutzt. Es ist die Reaktion auf Sauerstoff:
- **aerobe Bakterien**: Diese können nur überleben, wenn Sauerstoff vorhanden ist.
- **fakultativ anaerobe Bakterien**: Diese können mit und ohne Sauerstoff überleben.
- **anaerobe Bakterien**: Diese können nur ohne Sauerstoff überleben, z. B. Darmbakterien.

Viren. Der Begriff Virus bedeutet „Gift". Viren unterscheiden sich in einigen Punkten von anderen Kleinstlebewesen:
- **Größe**: Viren sind noch viel kleiner als Bakterien. Man kann sie nur mit speziellen Mikroskopen erkennen.
- **Vermehrung**: Viren können sich nicht selbst vermehren, sondern brauchen dazu die Hilfe der befallenen Zelle (Wirtszelle).

Pilze. Pilze wachsen entweder als Einzelzellen (z. B. Hefen) oder in Kolonien (z. B. Schimmelpilze). Koloniebildende Pilze bestehen aus Fäden (Hyphen). Die Vermehrung erfolgt durch Bildung von Sporen am Ende der Fäden. Diese Sporen sind sehr widerstandsfähig und deshalb manchmal nur schwer abzutöten. Meist findet man Pilze in Hautfalten, da sie sich in feuchten und dunklen Kammern gut vermehren können. Doch auch in Hand- und Fußnägeln bilden sie nicht selten lokale Infektionen. Die Gefahr der Ausbreitung einer Pilzerkrankung innerhalb des Körpers besteht nur bei einer extremen Abwehrschwäche.

Parasiten. Parasiten sind Kleinstlebewesen, die sich im menschlichen Organismus einnisten. Im Grunde sind es Schmarotzer, die von unserem Organismus leben und dadurch Schaden anrichten können. Die Übertragung dieser Krankheitserreger erfolgt nicht direkt von Mensch zu Mensch, sondern indirekt durch Überträger, verunreinigtes Wasser oder Lebensmittel. Die in der Pflege wichtigsten Parasiten sind
- Milben (Verursacher der Krätze),
- Läuse und Flöhe,
- Würmer (meist Madenwürmer, Schweine- oder Rinderbandwurm, gefährlicher ist der Hunde- oder Fuchsbandwurm).

30.2.3 Grundbegriffe der Infektionslehre

- **Infektionskrankheit**: Bei einer Infektionskrankheit vermehren sich die Erreger im Körper und schädigen Zellen und Gewebe.
- **Iatrogene Infektion**: Das ist eine durch ärztliches Handeln verursachte Infektion.
- **Nosokomiale Infektion**: Eine im Krankenhaus erworbene Infektion (z. B. Harnwegsinfekt).
- **Opportunistische Infektion**: Das ist eine Infektionskrankheit, die durch Erreger verursacht wird, die einem Gesunden nichts anhaben könnten.
- **Inkubationszeit**: Das ist die Zeit zwischen dem Eindringen des Infektionserregers in den Körper und dem Auftreten von ersten Symptomen.
- **Inzidenz**. Das ist die Häufigkeit einer Erkrankung innerhalb eines gewissen Zeitraums oder einer Bevölkerungsmenge.
- **Epidemie**: Das ist eine zeitliche und örtliche Häufung von Erkrankungen.
- **Pandemie**: Das ist eine Epidemie, die sich über einen Kontinent oder die ganze Welt ausbreitet.
- **Letalität**: Diese Zahl gibt an, wie viele Personen an einer Krankheit sterben bezogen auf alle Erkrankten.

30.2.4 Allgemeine Symptome einer Infektion

Die Krankheitszeichen einer Infektion entsprechen den klassischen **Entzündungszeichen**:
- Rötung
- Wärme
- Schwellung
- Schmerz
- Funktionseinschränkung (functio laesa)

Die klassischen Entzündungszeichen werden besonders sichtbar, wenn sich die Infektion unter der Haut oder im Bereich der Schleimhäute abspielt. Bei Infektionen innerer Organe sind sie nicht sichtbar.

> **Besonderheiten alte Menschen** Die typischen Symptome einer Infektionskrankheit sind bei alten Menschen oft weniger stark ausgeprägt. Häufig verschlechtert sich nur der Allgemeinzustand.

Die Betroffenen klagen oft auch über allgemeine Symptome, wie Schwäche, Gelenk- und Gliederschmerzen oder Müdigkeit. Häufig kommt es zu Fieber.

30.2.5 Typischer Verlauf einer Infektionskrankheit

Häufig haben wir engen Kontakt mit infektiösen Patienten, erkranken selbst aber erst einige Tage später. Meist kommt es zu Beginn einer Infektionskrankheit zu den oben genannten allgemeinen Symptomen.
Auf dem Blutweg gelangen die Erreger in die Organe und führen dort zu den für die Infektionskrankheit typischen Symptomen (z. B. Ohrenschmerzen bei Mittelohrentzündung oder Husten bei Erkältung). Wie die Erkrankung weiter verläuft, hängt sehr vom Verhalten des Erkrankten (z. B. Schonung) und seinem Abwehrsystem ab.
Folgende Krankheitsverläufe werden unterschieden:
- **akute Infektion**: Die Symptome treten plötzlich auf, werden stärker und verschwinden dann allmählich wieder von selbst.
- **chronische Infektion**: Diese verläuft ohne deutliche Symptome über Monate und Jahre hinweg. Die Beschwerden flammen nur gelegentlich auf.
- **wiederkehrende (rezidivierende) Infektion**: Die Erkrankung bricht über einen langen Zeitraum hinweg immer wieder aus. Zwischen diesen Zeiträumen ist der Patient völlig gesund.

30.2.6 Komplikationen einer Infektionskrankheit

> **Definition** Von einer Komplikation im Rahmen einer Infektionskrankheit spricht man, wenn der Krankheitsverlauf anders als normalerweise und dadurch deutlich schwerer verläuft.

Sekundärinfektion. Von einer Super- oder Sekundärinfektion spricht man, wenn sich auf einen bestehenden Infekt eine andere Infektion „aufpfropft", wenn also z. B. auf einen viral bedingten grippalen Infekt eine bakterielle Bronchitis folgt.

Sepsis. Vor allem bakterielle Infekte betreffen nur einen bestimmten Körperabschnitt oder ein Organ (z. B. Ohren-, Mandelentzündung). Werden Erreger, ausgehend von diesem Infektionsherd, in andere Organe gestreut und schädigen diese, bezeichnet man dies als systemische Infektion oder Sepsis („Blutvergiftung"). Symptome einer Sepsis sind
- hohes, immer wieder rasch ansteigendes Fieber,
- beschleunigter Herzschlag,

- eventuell Zeichen eines Kreislaufversagens (niedriger Blutdruck, verminderte Urinausscheidung usw.),
- veränderte Laborwerte (Entzündungszeichen sind massiv erhöht),
- schweres Krankheitsbild.

Merke Die Sepsis ist eine lebensbedrohliche Erkrankung, die unbehandelt zum Tode durch Kreislaufversagen führt!

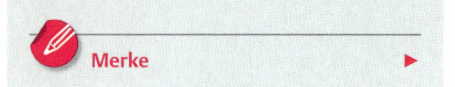

30.2.7 Allgemeine Therapieprinzipien

Antivirale Therapie

Zur Bekämpfung von Virusinfektionen ist bisher „kein Kraut gewachsen". Es gibt inzwischen zwar vereinzelt Stoffe, die bestimmte Viren abtöten sollen, doch liegen noch keine ausreichenden Erfahrungen vor. Somit können bei Virusinfektionen nur die Beschwerden des Patienten gelindert und seine Abwehr gestärkt werden.

Antibakterielle Therapie – Antibiotikabehandlung

Bei bakteriellen Infekten dagegen greift man zusätzlich zur antibiotischen Therapie. Antibiotika sind ursprünglich von Pilzen und Bakterien gebildete Stoffe, die schon in geringen Mengen das Wachstum von Bakterien hemmen oder sie abtöten können. Daher ihr Name, denn „Anti" bedeutet „gegen" und „bios" heißt „Leben". Die Antibiotika unterstützen die körpereigene Abwehr, die eigentliche „Aufräumarbeit" muss durch die sogenannte „Fresszellen" erfolgen.
Die wichtigsten Antibiotika sind z. B. Penicillin, Clarithrombycin, Tetracycline, Cotrimoxazol, Coprofloxacin.

Merke Antibiotika wirken nicht gegen Viren!

Antimykotische Therapie

Bei örtlich begrenzten oder systemischen Pilzinfektionen greift man zu Antimykotika. Meist ist eine lokale Therapie in Form von Salben oder Lösungen ausreichend. Um eine völlig pilzfreie Haut zu erreichen, ist aber oft eine Anwendung über mehrere Wochen nötig. Nur bei einem Befall der inneren Organe oder einer hartnäckigen Pilzerkrankung greift man zu Tabletten.
Die wichtigsten Antimykotika sind z. B. Clotrimazol, Nystatin, Amphotericin B, Ciclopirox.

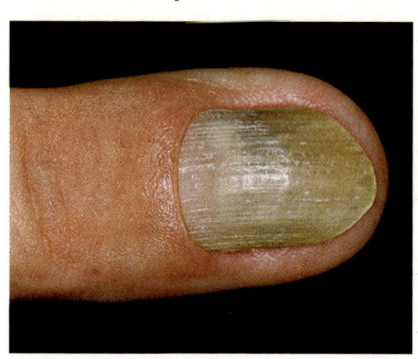

Abb. 30.2 ▶ Diese Nagelpilzerkrankung hat die Nagelplatte verfärbt.

30.3 Untersuchungen bei Infektionskrankheiten

Alle Untersuchungen mit Materialien, die den Nachweis eines Krankheitserregers (Bakterien, Viren, Pilze, Parasiten) zum Ziel haben, werden als mikrobiologische Untersuchungen bezeichnet. Dazu wird geeignetes Untersuchungsmaterial benötigt. Je nach Krankheitsverlauf und vermuteter Ursache werden geeignete Materialien gewonnen, z. B.
- Nasenabstrich (bei Verdacht auf MRSA),
- Gehörgangsabstrich (bei Verdacht auf Mittelohrentzündung),
- Rachenabstrich (bei Verdacht auf Rachenentzündung, Scharlach),
- Zungen- oder Wangentaschenabstrich (bei Verdacht auf Pilzinfektion),
- Auswurf/Sputum (bei Verdacht auf Lungenentzündung),
- Blutkultur (bei Verdacht auf Blutvergiftung),
- Blutserum (bei Verdacht auf Hepatitis, HIV, AIDS),
- Nabelabstrich (Infektionsverdacht bei Neugeborenen und Säuglingen),
- Rektalabstrich (bei Verdacht auf Salmonelleninfektion),
- Stuhlprobe (bei Verdacht auf Darmerkrankungen),
- Urin (bei Verdacht auf Harnwegsinfektionen),
- Scheiden- bzw. Penisabstriche (bei Verdacht auf Pilzerkrankungen),
- Nagelmaterial (bei Verdacht auf Nagelpilz),
- Wundabstriche (bei Verdacht auf Wundinfektionen).

Mikroskopischer Nachweis von Mikroorganismen. Die Materialien werden mittels verschiedener Vergrößerungen unter dem Mikroskop betrachtet. Sollen bewegliche Parasiten angeschaut werden, wird „natives" Material untersucht. Das bedeutet, dass das Material ohne Färbung oder Aufbereitung direkt unter das Mikroskop gelegt wird. Ansonsten werden die Kleinstlebewesen durch Anfärben sichtbar gemacht, z. B. Gramfärbung (Bakterien mit dickerer Zellwand stellen sich blau [grampositiv] dar, Bakterien mit dünnerer Zellwand rot [gramnegativ]).

Merke Mikroskopische Befunde werden mengenmäßig mitgeteilt, das heißt, in welcher Häufigkeit Leukozyten und Bakterien oder Pilze vorkommen: (+) „ganz vereinzelt" bis (+++) „massenhaft".

Kulturelle Anzucht von Mikroorganismen. Bei Bakterien und Pilzen wird eine Kultur angelegt. Dazu stehen unterschiedliche Nährmedien und Nährlösungen zur Verfügung (**Abb. 30.3**).

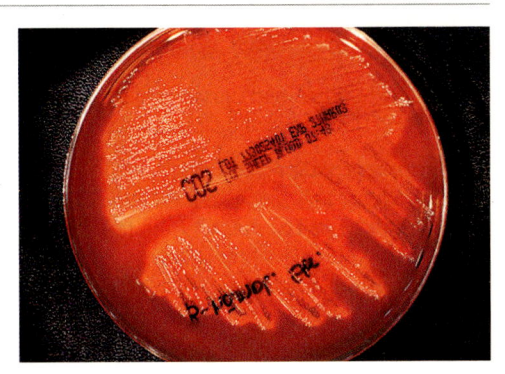

Abb. 30.3 ▶ Bakterien auf Blutnährboden.

Differenzierung und Antibiogramm (Resistenztestung). Nach der Anzucht wird die Art des Erregers bestimmt (Differenzierung). Auch hierzu stehen unterschiedliche Verfahren zur Verfügung. Beim Antibiogramm wird die Empfindlichkeit des Erregers auf verschiedene Antibiotika ermittelt.

Serologische Untersuchungen. Es werden verschiedene Serumproben im Abstand von mehreren Tagen gewonnen und nach Zeichen einer akuten und nach Zeichen einer vor längerer Zeit durchgemachten Infektion gesucht. Für diese Antikörpernachweise stehen eine Menge unterschiedlicher Tests zur Verfügung.

30.4 Häufige Infektionskrankheiten

30.4.1 MRSA

Definition MRSA bedeutet „**m**ethizillin**r**esistenter **S**taphylococcus **a**ureus". Methizillin war ein in den 1960er Jahren häufig verwendetes Antibiotikum. Der Keim MRSA ist gegen dieses Antibiotikum resistent. Dies bedeutet, dass das Antibiotikum bei diesen Infektionen wirkungslos ist. Auch verwendet wird der Begriff „**M**ultiresistenter **S**taphylococcus **a**ureus", da dieser Keim mittlerweile auch gegenüber anderen Antibiotika resistent ist.

Ursache, Übertragung und Risikofaktoren

Staphyloccocus aureus ist ein Bakterium, das bei vielen Menschen die Haut und Schleimhäute besiedelt, ohne dass dies zu Schäden führt. Erst wenn der Keim in die Haut eindringt, kann er zu Entzündungen führen. Der Erreger ist in medizinischen Einrichtungen sehr gefürchtet. Denn bei Abwehrschwäche kann er zu schweren Infektionen wie Lungenentzündungen oder Sepsis führen.

Übertragung. Die Keimübertragung erfolgt durch Hautkontakte, besonders über die Hände, oder durch Schmierinfektion. Eine Übertragung durch verunreinigte medizinische Instrumente oder mit keimhaltigen Hautabschilferungen verseuchte Gegenstände (Kämme, Bettwäsche usw.) ist auch möglich. Eine Tröpfcheninfektion beim Husten oder Niesen ist sehr selten.

Merke MRSA ist nicht gefährlicher als der normale Staphylococcus aureus.

Risikofaktoren. Wenn folgende Faktoren vorliegen, ist die Besiedlung mit MRSA häufiger:
- Wundflächen (z. B. Verbrennungen)
- chronische Hautverletzungen (z. B. Unterschenkelgeschwür)
- künstliche Körperöffnungen (z. B. Luftröhrenschnitt aufgrund Beatmung)
- Blutreinigungsverfahren (Dialyse)
- Abwehrschwäche aufgrund chronischer Erkrankungen (z. B. Diabetes mellitus =Zuckerkrankheit)

KURZFASSUNG

Mikroskopischer Nachweis: Die Materialien werden mittels verschiedener Vergrößerungen unter dem Mikroskop betrachtet.

Merke ◀

Kulturelle Anzucht: Bei Bakterien und Pilzen wird eine Kultur angelegt.

Antibiogramm: Empfindlichkeit des Erregers auf verschiedene Antibiotika

Serologische Untersuchungen: Antikörpernachweis im Serum.

30.4 Häufige Infektionskrankheiten

30.4.1 MRSA

Definition ◀

Ursache, Übertragung und Risikofaktoren

Das Bakterium Staphyloccocus aureus besiedelt bei vielen Menschen Haut und Schleimhäute.
Der Erreger kann bei abwehrgeschwächten Patienten zu schweren Infektionen führen.

Die Keimübertragung erfolgt durch Kontakt mit der Infektionsquelle.

Merke ◀

Risikofaktoren sind z. B. Abwehrschwäche, Wunden und künstliche Körperöffnungen.

Symptome

Es gibt keine spezifischen Symptome.

Therapie – Sanierungsmaßnahmen

Definition

Der Patient und seine unmittelbare Umgebung müssen vom Erreger befreit werden.
- Körper: Nase, Rachen und Haut werden lokal behandelt
- Gebrauchsgegenstände: werden ausgewechselt oder desinfiziert
- Wäsche: täglich frische Kleidung, neu bezogenes Bett, neue Handtücher

Hygienemaßnahmen:
1. Bewohnerumgebung: täglich Wischdesinfektion
2. Pflegematerialien im Zimmer belassen
3. Geschirr desinfizieren
4. Abfall in keimdichten Abfallsäcken entsorgen

Praxistipp

Symptome

Diese sind **sehr unterschiedlich.** Um eine Besiedlung nachzuweisen, sind Abstriche und ein mikrobieller Nachweis erforderlich.

Therapie – Sanierungsmaßnahmen

Definition Sanierungsmaßnahmen sind Maßnahmen, die angewandt werden, um einen Menschen von einem Problemkeim zu befreien.

Nicht nur der Mensch, sondern auch jeder Zentimeter seiner Umgebung muss saniert und vom letzten MRSA-Keim befreit werden.

Körper. Die Maßnahmen müssen am ganzen Körper gleichzeitig durchgeführt werden. Nase, Rachen und Haut werden dazu mit lokalen Arzneimitteln behandelt.

Gebrauchsgegenstände. Um den Keim auch von Gegenständen zu entfernen, müssen die Gebrauchsgegenstände gewechselt bzw. desinfiziert werden. Zahnbürste, Deoroller und sonstige Hygieneartikel, welche mit der Haut in Kontakt kommen, müssen täglich ausgetauscht oder desinfiziert werden. Kämme, Bürsten, Brillen, Hörgerät und Zahnprothese müssen (soweit möglich) desinfiziert werden. Auf nicht dringend notwendige Dinge wie Schmuck oder Uhr sollte während der Sanierung verzichtet werden. Sie könnten unter der Desinfektion leiden.

Wäsche. Nach der täglichen keimtötenden Waschung muss frische Kleidung angezogen und das Bett neu bezogen werden. Natürlich müssen die Handtücher täglich gewechselt werden. Persönliche Kleidung sollte bei mindestens 60 °C gewaschen werden. Nach erfolgreicher Sanierung sind diese Maßnahmen nicht mehr nötig.

Weitere Desinfektions- und Entsorgungsmaßnahmen. Dazu gehören:
1. Die Bewohnerumgebung (Bett, Nachttisch, Schrank usw.) muss einmal täglich mittels Wischdesinfektion desinfiziert werden.
2. Nötige Pflegematerialien wie Verbandsmaterial, Fieberthermometer oder Ähnliches müssen im Zimmer verbleiben. Werden sie aus dem Zimmer entfernt, müssen sie desinfiziert werden.
3. Das Geschirr muss desinfiziert werden.
4. Abfall muss in keimdichten Abfallsäcken entsorgt werden.

Praxistipp Durch welche Maßnahmen kann ich eine Übertragung von MRSA auf andere Personen verhindern?

Diese allgemeinen Schutzmaßnahmen sind bei jedem Kontakt anzuwenden:
- Desinfizieren Sie die Hände nach jedem Kontakt. Das Tragen von Handschuhen ersetzt nicht die Desinfektion!
- Hand- und Armschmuck, auch Ehering und Armbanduhr, dürfen Sie während der Pflege von MRSA-Trägern nicht tragen.
- Tragen Sie bei der Körperpflege, Wund-, Katheter- und Sondenversorgung sowie beim Kontakt mit keimbelastetem Material Schutzkittel und Einmalhandschuhe. Die Schutzkittel verbleiben im Zimmer und müssen einmal täglich erneuert werden.
- Die Zahl der pflegenden Kontaktpersonen sollte auf ein Minimum beschränkt werden.
- Haben Sie Hautverletzungen an Händen oder Unterarmen (z. B. Wunden, Ekzeme) sollten Sie keine MRSA-Träger pflegen. Informieren Sie Ihre zuständige Pflegefachkraft darüber.

Mundschutz? Ein Mundschutz ist nur bei der Versorgung stark hustender Bewohner mit Nasen-Rachen-Befall, Wundversorgung, Absaugung und Versorgung einer Luftröhrenöffnung erforderlich.

Isolierung? Ein mit MRSA besiedelter Patient muss nicht zwangsläufig isoliert werden! Dies ist nur nötig, wenn offene Wunden, MRSA im Urin, Husten, ein Infekt der Atemwege, eine Luftröhrenöffnung oder Ähnliches vorliegen. Es ist auch möglich, mehrere MRSA-Träger in einem Zimmer unterzubringen. Dies entscheidet in vielen Pflegeeinrichtungen der Hygienebeauftragte oder der behandelnde Arzt.

Der Betroffene darf das Zimmer verlassen, wenn folgende Schutzmaßnahmen ergriffen werden:
- Wunden müssen keimdicht verbunden sein.
- Bei einer Besiedlung des Nasen-Rachen-Raums muss bei Husten ein Mundschutz getragen werden.
- Vor dem Verlassen des Zimmers muss sich der Betroffene die Hände desinfizieren.

5. Bewohner mit MRSA im Urin müssen eine separate Toilette benutzen, die nach jedem Toilettengang desinfiziert wird. Ist die Toilette im Zimmer und wird nur von dem MRSA-Träger benutzt, reicht eine einmal täglich durchgeführte Desinfektion.
6. Das Zimmer muss am Ende eines Reinigungsdurchgangs mit frisch angesetzter Desinfektionslösung desinfiziert werden. Der Reinigungswagen bleibt währenddessen im Flur. Während der Desinfektion ist kein Schutzkittel, aber Einmalhandschuhe nötig. Nach Abschluss der Zimmerreinigung müssen die Hände desinfiziert werden.
7. Nach erfolgreicher Sanierung oder Verlegung des Bewohners findet eine Schlussdesinfektion des Zimmers statt.

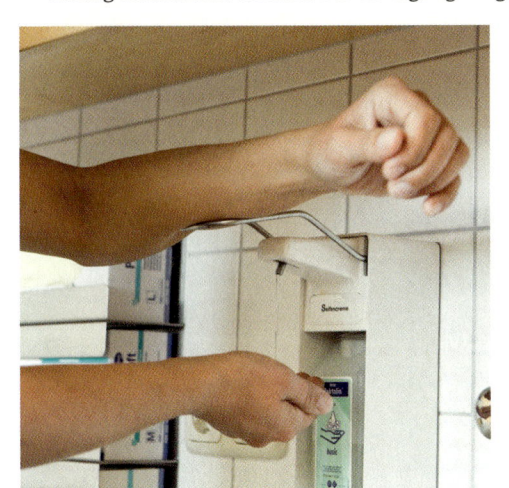

Merke Wichtigste Schutzmaßnahme bei MRSA: **Händedesinfektion!**

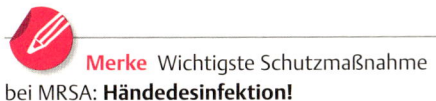

Abb. 30.4 ▶ Die Händedesinfektion ist die wichtigste Schutzmaßnahme bei MRSA.

30.4.2 Norovirus-Infektion

Definition Noroviren sind die häufigste Ursache nichtbakterieller Magen-Darm-Infektionen. Dabei sind folgende 3 Symptome stark ausgeprägt:
- akuter Durchfall
- Übelkeit
- schwallartiges Erbrechen

Ursachen und Übertragung

Die Infektion wird von einem Erkrankten auf andere übertragen und so weiter verbreitet. Die Ansteckung ist eine Folge
- unzureichender Händedesinfektion,
- einer oft intensiven Umgebungsverunreinigung und
- in seltenen Fällen einer Tröpfchenübertragung beim Erbrechen.

Übertragung. Die Viren werden über den Mund aufgenommen. Folgende Übertragungswege sind gesichert:
- direkter Kontakt mit einer angesteckten Person
- indirekter Kontakt mit Händen, Oberflächen oder Gegenständen, die mit Noroviren verunreinigt sind
- Essen verunreinigter Lebensmittel
- Tröpfchenübertragung durch Schleimhautkontakt mit größeren Spritzern und Tröpfchen von Erbrochenem und Stuhl

Norovirus-Infektionen können sich im Krankenhaus und in Altenheimen aufgrund folgender Faktoren schnell ausbreiten:
- Die Viruskonzentration in Stuhl und Erbrochenem ist hoch.
- Das Virus überlebt lange in der Umwelt (bei 20 °C über 14–21 Tage).
- Die Infektion ist sehr ansteckend.
- Der Virus ist relativ unempfindlich gegen eine Desinfektion, eine lange Einwirkzeit ist erforderlich.
- Man ist nicht lange gegen den Erreger unempfindlich (immun).
- Das Virus wird bereits 12 Stunden vor Symptombeginn und noch 7–14 Tage nach der akuten Erkrankung ausgeschieden.

Symptome

- plötzlich einsetzendes („explosionsartiges") Erbrechen
- wässriger Durchfall
- häufig Übelkeit und Bauchschmerzen mit Krämpfen
- ggf. mäßiges Fieber

Meist dauert die Erkrankung nur 1–3 Tage und klingt dann spontan wieder ab. Sie verläuft kurz, aber heftig.

Merke Kleine Kinder und ältere Menschen können durch den massiven Flüssigkeitsverlust lebensgefährlich bedroht sein!

Therapie

Der Ausgleich des Flüssigkeits- und Elektrolytverlusts steht im Mittelpunkt der Therapiemaßnahmen.

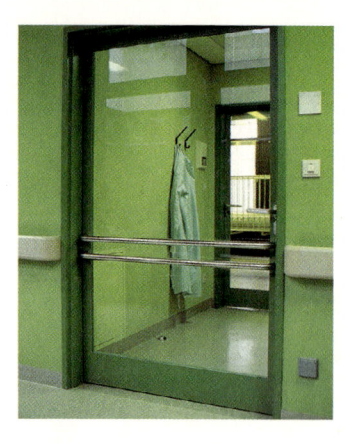

Therapie

In der akuten Erkrankungsphase sollen Betroffene nicht erforderliche Personenkontakte meiden und auf sorgfältige Händehygiene achten, besonders nach Erbrechen und Toilettenbesuch. Wichtig ist es, den Flüssigkeits- und Mineralsalzverlust durch ausreichend Flüssigkeit (Tee, Wasser) auszugleichen.

Abb. 30.5 ► Schleuse. Ein Zwischenraum vermindert die Keimverbreitung.

Merke Bei krampfartigen Bauchschmerzen wirken feucht-warme Wickel lindernd.

Hygienemaßnahmen bei Norovirus-Infektion

Tab. 30.1 ► Maßnahmen bei Norovirus-Infektion.

Maßnahmen	Anmerkungen/Begründungen
mitarbeiterbezogene Maßnahmen	
▪ Hände desinfizieren	▪ Hände gelten als Virusüberträger.
	▪ Viren werden über den Stuhl des Menschen noch bis 2 Wochen nach einer Erkrankung ausgeschieden, daher sollte nach Abschluss der Durchfälle die sorgfältige Händehygiene für circa 2 Wochen fortgeführt werden.
▪ Schutzkittel, Handschuhe und Mundnasenschutz tragen	▪ Da während des Erbrechens die Erreger über die Luft übertragen werden, ist ein Mund-/Nasenschutz erforderlich.
patientenbezogene Maßnahmen	
▪ Patienten isolieren	▪ Der Erreger ist höchst ansteckungsfähig.
	▪ Der Patient sollte bis 2 Tage nach dem Ende der klinischen Symptomatik isoliert (abgekapselt) werden.
▪ Patienten in korrekte Händehygiene einweisen	▪ Verschmutzte Hände und Erbrochenes gelten als Virusüberträger.
▪ Patientenumfeld z. B. WC-Brille und Türgriffe mehrmals täglich desinfizieren	▪ Der Kontakt mit verunreinigten (kontaminierten) Gegenständen kann die Übertragung ermöglichen.
▪ Schlussdesinfektion durchführen lassen	▪ Diese wird nach dem Abschluss der Isolierung durchgeführt.

30.4.3 Clostridium-difficile-assoziierte Diarrhö (CDAD)

Definition CDAD ist eine mit Clostridium difficile verbundene Durchfallerkrankung. Sie wird durch direkten und indirekten Kontakt übertragen.

C. difficile ist ein Bakterium, welches ausschließlich unter Luftabschluss (anaerob) vorkommt. Um auch an der Luft zu überleben, verkapselt sich C. difficile zu Sporen und ist dann gegen Sauerstoff und Trockenheit widerstandsfähig. Das Bakterium besiedelt, wie viele andere Bakterien, natürlicherweise den menschlichen Darm, den Darm von Tieren und die Umwelt. Es findet sich im Darm
- von 2–5 % der Erwachsenen und
- bei circa 16–35 % der Krankenhauspatienten.

Für einen gesunden Menschen ist dieses Bakterium harmlos. Erhält ein Mensch aber aufgrund einer Erkrankung Antibiotika, können dadurch viele der natürlich ansässigen Bakterien im Darm absterben. C. difficile breitet sich dann schnell aus, um die entstandene Lücke auszufüllen. Die Vielzahl an C. difficile-Bakterien kann dann Gifte produzieren, die bei abwehrgeschwächten Patienten zu lebensbedrohlichen Durchfällen führen.

Für gesunde Menschen ist der Erreger harmlos.
Bei abwehrgeschwächten Patienten kann C. difficile zu lebensbedrohlichen Durchfällen führen.

Symptome

Die Symptome sind sehr unterschiedlich ausgeprägt:
- akute wässrige Durchfälle mit krampfartigen Unterbauchschmerzen und erhöhte Temperatur
- sehr starke, manchmal blutig-schleimige Durchfälle, Austrocknung (Dehydration) durch den hohen Flüssigkeitsverlust, Eiweißverlust (Hypoproteinämie), Appetitlosigkeit, Schwindel
- Beläge auf der Darmschleimhaut (Pseudomembranen), Dickdarmentzündung (Kolitis), ggf. lebensbedrohlicher Darmverschluss (Ileus), starke Ausdehnung des Kolons (toxischer Megakolon) mit Gefahr eines Darmwanddurchbruchs mit anschließender Blutvergiftung (Sepsis)

Kurzfassung Symptome
Die Symptome reichen von wässrigem Durchfall, über schleimig-blutige Durchfälle bis hin zu lebensbedrohlichem Darmverschluss.

Therapie

Zunächst wird das bisher eingenomme Antibiotikum abgesetzt und die Therapie umgestellt. Der Patient erhält eine andere antibiotische Therapie.

Kurzfassung Therapie
Die Behandlung erfolgt antibiotisch.

Praxistipp Das Bakterium C. difficile ist äußerst widerstandsfähig gegen übliche Desinfektionsverfahren. Welche vorbeugenden Maßnahmen helfen dabei, eine Infektion zu vermeiden?

- C. difficile wird durch seine starke Widerstandsfähigkeit sehr leicht übertragen. Dabei gelangen die Erreger über mit Stuhl verunreinigte Gegenstände durch den Mund auf einen anderen Patienten (fäkal-orale Übertragung). Deshalb müssen alle hygienischen Maßnahmen genau umgesetzt werden:
  - Tragen Sie bei allen Maßnahmen, bei denen Ihre Arbeitskleidung verunreinigt werden könnte, einen Schutzkittel, z. B. Kontakt mit Körperflüssigkeiten, Betten des Patienten.
  - Der Kittel verbleibt im Patientenzimmer. Hängen Sie ihn mit der Außenseite nach außen auf.
  - Tragen Sie bei jedem Patientenkontakt Schutzhandschuhe.
  - Desinfizieren Sie bei allen infektionsgefährdeten Tätigkeiten die Hände.
  - Waschen Sie die Hände nach jedem Patientenkontakt und besonders vor dem Umgang mit Nahrungsmitteln, z. B. Sondennahrung, Essen verteilen.
  - Der Patient wird einzeln untergebracht (isoliert), besonders wenn er nicht in der Lage ist, Urin und Stuhl willkürlich zurückzuhalten (Inkontinenz) oder bei unzureichender Reinlichkeit. Zeigt sich die Erkrankung nur mäßig, ist auch eine Unterbringung im Mehrbettzimmer möglich. Achten Sie aber darauf, dass sich keine abwehrgeschwächten Patienten mit im Zimmer befinden.
  - Sorgen Sie dafür, dass der Patient ein eigenes WC, einen eigenen Toilettenstuhl benutzt.
  - Zeigen Sie dem Patienten, wie man die Hände sorgfältig wäscht.
  - Desinfizieren Sie patientenbezogene Pflegematerialien regelmäßig und belassen Sie diese wirklich nur bei dem betroffenen Patient, z. B. Thermometer, Urinflasche, Steckbecken.
  - Alle Kontaktflächen werden mit einem speziell gegen Sporen wirkenden Desinfektionsmittel wischdesinfiziert, z. B. Fußboden, Bettgestell, Nachtschrank, Türgriffe.
  - Fallen Ihnen Verunreinigungen auf, reinigen und desinfizieren Sie diese sofort.
  - Führen Sie nach Abschluss der Isolierung eine Schlussdesinfektion durch.

30.4.4 AIDS/HIV

Definition AIDS kürzt die englische Bezeichnung „**A**cquired **I**mmuno-**d**eficiency **S**yndrom" (= erworbenes Immunschwäche-Syndrom) ab.
HIV ist die Abkürzung für die englische Bezeichnung „**H**uman **I**mmunodeficiency **V**irus" (= menschliches Immunschwäche-Virus).
Von AIDS wird gesprochen, wenn ein HIV-positiver Mensch bestimmte Erkrankungen entwickelt.

Ursachen

HIV kann übertragen werden durch:
- ungeschützten Sexualverkehr
- Gebrauch von infizierten Kanülen
- Schwangerschaft, Geburt und Stillen
- Blutkonserven und Nadelstichverletzungen

Merke HIV kann **nicht** durch Küssen, Beißen, Speichel, Tränen, Schweiß, Urin, Insekten, Luft oder Wasser übertragen werden.

HIV zerstört langsam das Immunsystem, denn HIV kann in alle Körperzellen eindringen. Das Gleichgewicht zwischen Virenproduktion und Vireneliminination ist gestört: Die Produktion gewinnt die Oberhand und die Krankheitserreger können sich ausbreiten und weitere Erkrankungen verursachen.

Vorbeugung. Wichtigste Vorsorgemaßnahme sind geschützter Geschlechtsverkehr („safer Sex") und eine Kaiserschnittentbindung bei HIV-Infektion der Mutter.

Symptome

Neben vielen verschiedenen Symptomen können auftreten:
- Lungenentzündung
- Netzhautentzündung und
- Pilzinfektionen.

Therapie

AIDS ist nicht heilbar. Es kann nur der Ausbruch der Krankheit verzögert werden.
Die Behandlung der HIV-Infektion erfolgt durch die Kombination mehrerer Medikamente. Die durch das Virus hervorgerufenen Erkrankungen werden durch Antibiotika gegen Bakterien und Antimykotika gegen Pilze behandelt.

30.4.5 Hepatitis

Definition Bei einer Hepatitis ist das Lebergewebe entzündet.

Formen und Ursachen

Die Infektionen mit den Hepatitisviren A, B, C und E können eine akute Hepatitis hervorrufen. Hepatitis D tritt nur bei Hepatitis B auf.
Die Hepatitisviren B und C können eine chronische Hepatitis hervorrufen.
Die Übertragung erfolgt bei der Hepatitis A und E vorwiegend fäkal-oral (mit dem Stuhlgang), bei der Hepatitis B und C vorwiegend über Blut und Blutprodukte.
Die Viren infizieren Leberzellen. Durch die Immunreaktion des Körpers auf die Infektionserreger werden die Leberzellen zerstört. Es kommt zu einer Entzündung und Funktionsstörung.

Symptome

Am Anfang bestehen die Symptome aus uncharakteristischen Zeichen, z. B. Abgeschlagenheit, Schwäche und Appetitlosigkeit.
Im späteren Stadium treten dann oft Oberbauchbeschwerden, Fieber und Durchfall auf. Die Haut und die Lederhaut (Sklera) der Augen sind häufig gelb verfärbt.

Therapie

Die akute A- und B-Hepatitis wird nicht therapiert. Die anderen Hepatitisarten werden durch Medikamente behandelt.
Akut erkrankte Patienten sollten sich schonen und eventuell Bettruhe einhalten und eine kalorienreiche Kost erhalten.

Hygienemaßnahmen. Der direkte Kontakt mit Blut und Ausscheidungen sollte vermieden werden. Die üblichen Hygienemaßnahmen beim Umgang mit Stuhlgang, z. B. Verwendung von Handschuhen, reichen aus.

Impfungen. Zur Vorbeugung von Hepatitis A und B stehen Impfstoffe zur Verfügung. Die Hepatitis-B-Schutzimpfung ist für im Pflegebereich tätige Personen empfohlen.

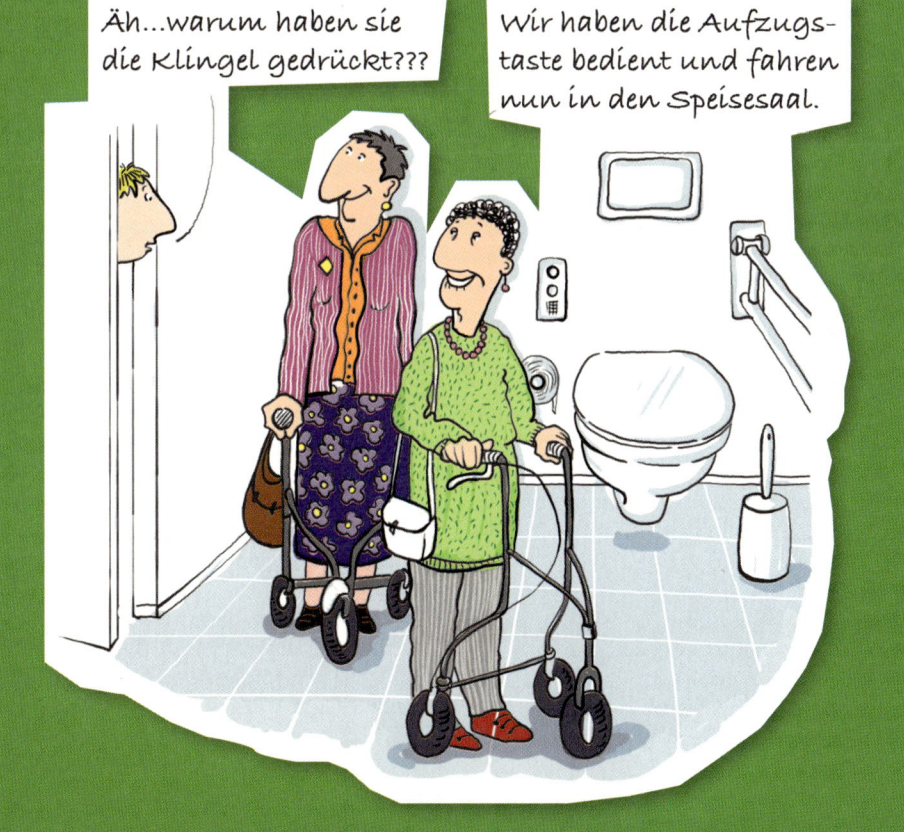

31 ▶

PFLEGE BEI PSYCHIATRISCHEN ERKRANKUNGEN

31.1 Allgemeine Grundlagen 556
31.1.1 Begriffsbestimmungen 556
31.1.2 Psychiatrisches Handlungsfeld 556
31.1.3 Beziehung zwischen Pflegendem und Pflegeempfänger in der Psychiatrie 556

31.2 Untersuchungen in der Psychiatrie 557

31.3 Häufige Krankheiten in der Psychiatrie 559
31.3.1 Affektive Störungen (Depression) 559
31.3.2 Demenzielle Erkrankungen 560
31.3.3 Abhängigkeitserkrankungen 564
31.3.4 Aggression und Gewalt 566
31.3.5 Selbsttötung (Suizid) 569

31 Pflege bei psychiatrischen Erkrankungen

31.1 Allgemeine Grundlagen

31.1.1 Begriffsbestimmungen

Psychische Störungen sind ein von der sog. Norm abweichendes Verhalten. Die Psychologie und die Psychiatrie beschäftigen sich mit diesen Störungen.
Die **Psychologie** ist die Wissenschaft vom Verhalten und Erleben des Menschen.
Die **Psychiatrie** ist ein Fachgebiet der Medizin und bezieht sich auf die seelischen Störungen des Erlebens und den Veränderungen des Verhaltens.
Psychotherapie ist der Oberbegriff für alle psychologischen Verfahren, die ohne Medikamente auf die Behandlung psychischer Krankheiten zielen.
Die **Psychosomatik** ist der Zweig der Medizin, der sich mit Krankheiten beschäftigt, die konkrete körperliche Symptome aufweisen, jedoch seelische Ursachen haben.

31.1.2 Psychiatrisches Handlungsfeld

Es gibt verschiedene Einrichtungen, in denen sich Menschen mit psychiatrischen und psychosomatischen Erkrankungen behandeln lassen können:

Ambulante Behandlung. Die Behandlung erfolgt durch niedergelassene Ärzte, Psychologen oder andere Therapeuten.

Stationäre Fachkliniken. In Fachkliniken ist der Patient in offenen oder geschlossenen Stationen untergebracht. Offene Stationen erlauben es dem Patienten, sich relativ frei zu bewegen. Eine geschlossene Station darf der Patient nicht so ohne Weiteres verlassen, die Sicherheitsvorkehrungen sind wesentlich höher.

Tageskliniken. In diesen erfolgt die Behandlung ausschließlich tagsüber. Die restliche Zeit kann der Patient in seiner gewohnten Umgebung mit seiner Familie und Freunden verbringen.

Übergangswohnheime/betreute Wohngruppen. Sie ermöglichen es den Menschen, sich nach einem stationären Aufenthalt wieder in die Gesellschaft einzufinden und mit dem Alltag besser zurechtzukommen.

Selbsthilfegruppen. Hier können sich Menschen mit ähnlichen Problemen austauschen und über ihre Erfahrungen berichten (z.B. bei den „Anonymen Alkoholikern").

In allen Krankenhausbereichen kann man auf Menschen treffen, die unter psychischen und/oder psychiatrischen Problemen leiden. So können z.B. Themen wie Aggression oder auch Gewalt eine Rolle in den Notaufnahmen der Krankenhäuser spielen, depressive Krisen sind ebenso auf gynäkologischen wie auf onkologischen Stationen zu finden, verwirrte Menschen (z.B. im Rahmen einer Alzheimer-Krankheit) sind u.a. im Rahmen der häuslichen Pflege anzutreffen.

31.1.3 Beziehung zwischen Pflegendem und Pflegeempfänger

Die pflegerische Betreuung von Patienten mit seelischen Erkrankungen stellt an die Pflegekräfte besondere Anforderungen: Die Krankheiten äußern sich in erster Linie nicht durch körperliche Einschränkungen, sondern durch ein auffälliges Verhalten und Empfinden der Betroffenen.
Die Rolle der Pflegenden besteht v.a. in einer **aktivierenden und stützend begleitenden Tätigkeit.** Die Pflegenden stellen für viele Patienten einen Art Begleiter dar und leben erwünschte Verhaltensweisen vor.
Pflege, besonders psychiatrische Pflege, baut auf der Wechselbeziehung zwischen Patient und Pflegenden auf (Interaktion). Grundlage dafür ist eine professionelle Beziehung. Dabei unterscheidet sich eine professionelle Beziehung grundlegend von privaten Beziehungen.
Eine private Beziehung kommt häufig zufällig zustande und beruht auf gegenseitiger Anziehung. Privat verbringen wir wohl die meiste Zeit mit Menschen, die uns sympathisch sind. Dies ist im professionellen Verständnis von Beziehungsarbeit anders. Beziehungsgestaltung in der Psychiatrie entsteht nicht zufällig sondern geplant. Patienten benötigen Zuwendung in einer krisenhaften Lebensphase.
Eine grundlegende Voraussetzung für den Beziehungsaufbau ist **Vertrauen.** Dieses kann jedoch nur entstehen, wenn sich der Patient angenommen fühlt. Der Pflegende sollte sein Gegenüber akzeptieren – mit all seinen Eigenschaften.
Um die Wahrnehmungen des Patienten richtig erfassen zu können, kommt der **Selbsterfahrung** des Pflegenden eine große Bedeutung zu. Rollenspiele in Teamsitzungen haben z.B. u.a. zum Ziel, sich in die Rolle des Patienten hineinzuversetzen. Wie ist es, zu persönlichen Dingen befragt zu werden? Welche Wirkung hat es, nicht beachtet zu werden?

Abb. 31.1 ▶ Rollenspiel zu einem persönlichen Gespräch: So sollte es nicht ablaufen.

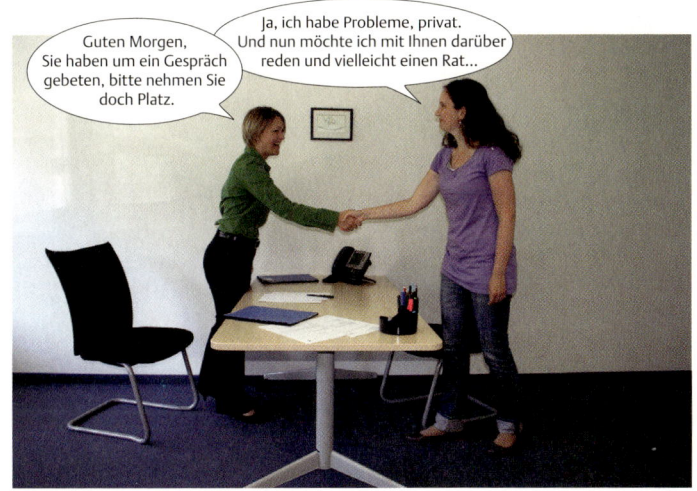

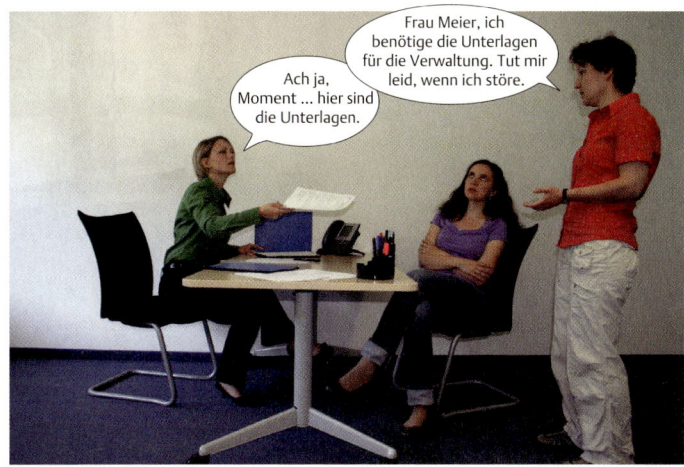

Die hereingetretene Pflegerin Anja wartet. Pflegehelferin Sabine versucht, ihre Ungeduld zu beherrschen.

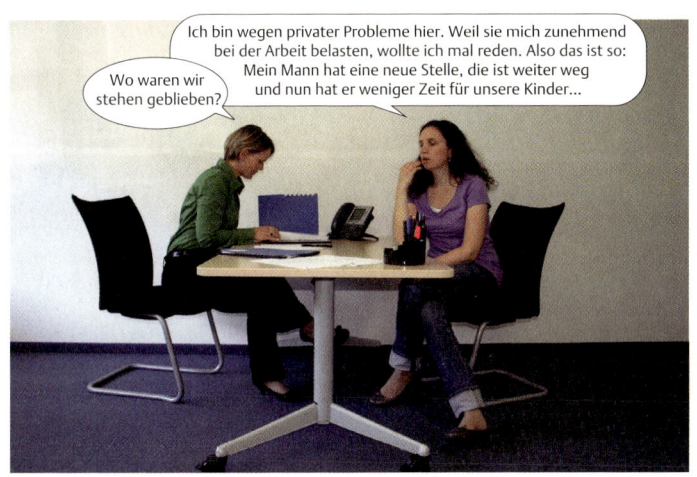

Die Pflegedienstleitung Frau Meier versucht, den Faden wiederzufinden und macht einen neuen Anfang …

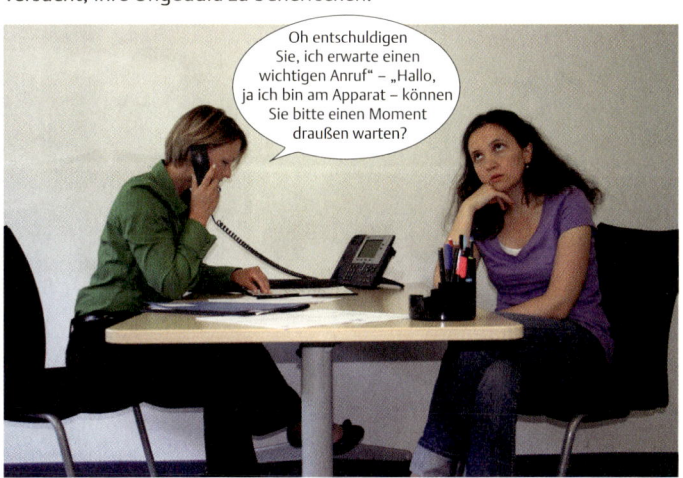

Da wird das Gespräch erneut gestört. Das Telefon von Frau Meier klingelt.

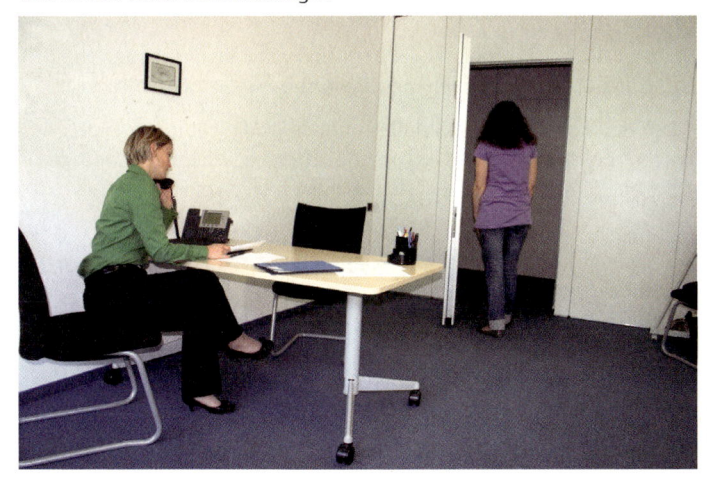

Pflegehelferin Sabine verlässt verärgert den Raum. Frau Meier bittet sie nach einigen Minuten wieder herein.

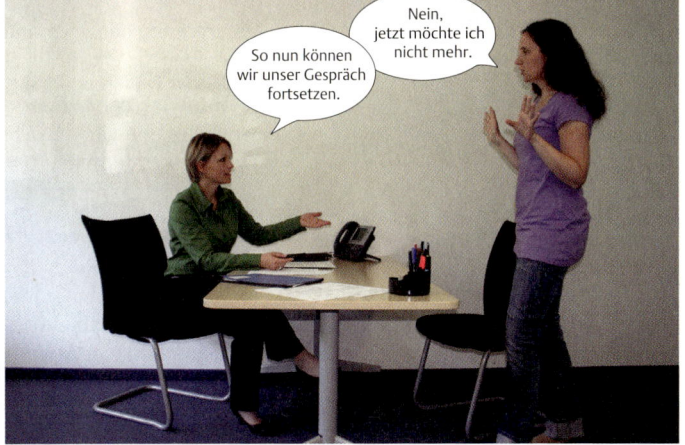

Pflegehelferin Sabine möchte nicht noch einmal von vorn anfangen. Sie hat genug für heute. Sie verabschiedet sich und verlässt enttäuscht den Raum.

31.2 Untersuchungen in der Psychiatrie

Psychische Erkrankungen werden in aller Regel durch verschiedene Faktoren hervorgerufen. Deshalb müssen sowohl die **körperliche Verfassung** des Patienten als auch seine **Lebensgeschichte** und sein **familiäres Umfeld** beleuchtet werden. Das Kernstück einer psychiatrischen Untersuchung ist das Gespräch zwischen Arzt und Patient, weitere Untersuchungen kommen hinzu.

Eigenanamnese. In der Eigenanamnese beschreibt der Betroffene im Gespräch mit dem Arzt seine Beschwerden. Der Patient schildert seine derzeitige Situation sowie einen Teil seiner persönlichen Geschichte.

31.2 Untersuchungen in der Psychiatrie

Das Kernstück einer psychiatrischen Untersuchung ist das Gespräch zwischen Arzt und Patient.

Eigenanamnese: der Patient beschreibt seine Beschwerden/seine persönliche Geschichte.

Familienanamnese: Krankheiten in der Familie/familiäres Umfeld

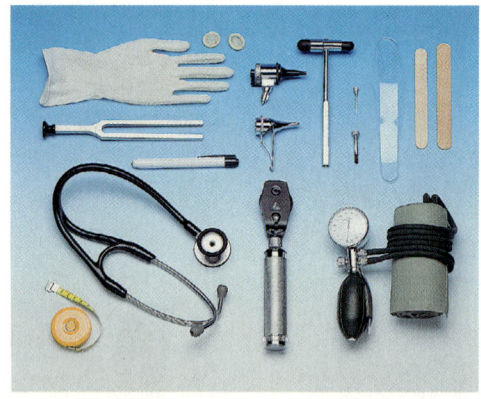

Familienanamnese. In der Familienanamnese wird neben Krankheiten in der Familie auch das familiäre Umfeld erfragt. Unter Umständen lässt sich die erfragte und vom Betroffenen empfundene Familiensituation im Gespräch mit den Familienmitgliedern überprüfen und vertiefen.

Abb. 31.2 ▸ Ausrüstung für die körperliche Untersuchung.

Fremdanamnese: Symptome durch Befragung Dritter

Fremdanamnese. In der Fremdanamnese werden die psychischen Krankheitssymptome beurteilt, indem Dritte befragt werden.

Körperliche Untersuchung: körperliche Erkrankungen werden ausgeschlossen

Körperliche Untersuchung. Psychische Ursachen einer Erkrankung dürfen erst in Betracht gezogen werden, nachdem körperliche Erkrankungen ausgeschlossen wurden. Daher wird der Patient zunächst körperlich untersucht (**Abb. 31.2**). Dabei wird sein äußeres Erscheinungsbild (Kleidung, Gangbild), sein Ernährungszustand (Über- oder Untergewicht), seine Körperhaltung, sein Gesichtsausdruck (**Abb. 31.3**) und sonstige körperliche Merkmale (Narben, Verletzungen) in Augenschein genommen.

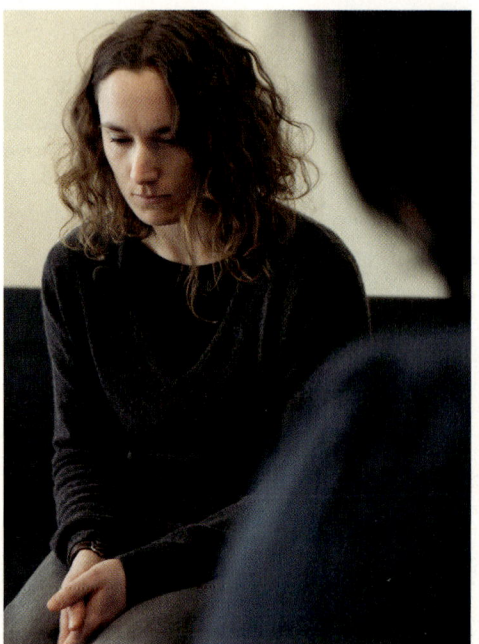

Abb. 31.3 ▸ Körperhaltung und Gesichtsausdruck können erste Hinweise auf eine Erkrankung liefern.

Beurteilung des Bewusstseins. Hinweise auf Bewusstseinsstörungen ergeben sich aus der körperlichen Untersuchung oder im Gespräch mit dem Patienten.

Beurteilung der Orientierung. Orientierung bezeichnet die Kenntnis von Zeit, Ort, Situation und der eigenen Person. Bei Orientierungsstörungen fehlen diese Kenntnisse ganz oder teilweise.

Bei einer psychologischen Untersuchung werden beurteilt:
- Bewusstsein
- Orientierung
- Aufmerksamkeit und Konzentration
- Gedächtnis
- Wahrnehmung
- Affektivität
- Denken
- Ich-Erleben

Beurteilung der Aufmerksamkeit und Konzentration. Die Betroffenen sind nicht in der Lage, einfache Übungen (z. B. buchstabieren, rückwärts zählen oder Wochentage rückwärts aufsagen) konzentriert durchzuführen. Sie bleiben stecken, lassen sich ablenken, machen Fehler oder antworten gar nicht mehr.

Beurteilung des Gedächtnisses. Um das Kurzzeitgedächtnis zu prüfen, werden dem Patienten Zahlen vorgesprochen, Gegenstände gezeigt, eine kurze Geschichte erzählt und Ähnliches. Nach einer gewissen Zeit wird abgefragt, was er von diesen Dingen noch erinnert. Das Langzeitgedächtnis wird anhand einer objektiven Überprüfung der vom Patienten genannten Lebensdaten und Ereignisse getestet.

Beurteilung der Wahrnehmung. Wahrnehmung bezeichnet die Aufnahme und Verarbeitung aller Sinneseindrücke. Bei einer Wahrnehmungsstörung handelt es sich um fehl gedeutete Sinneseindrücke oder eine Sinnestäuschung. Die Betroffenen nehmen Sinnestäuschungen (Halluzinationen) wahr, die jeden Sinn betreffen können, z. B. Hören von Stimmen, Sehen von kleinen Tieren, Wahrnehmen von Gerüchen.

Definition ►

Definition Affektivität ist ein anderer Ausdruck für „Stimmung".

Beurteilung der Affektivität. Beurteilt werden die Grundstimmung eines Menschen, Gefühlsänderungen (Affekte) und die Schwankungsbreite der Gefühle.

Definition ►

Definition Denken ist die Tätigkeit unseres Verstandes.

Beurteilung des Denkens. Die verschiedenen Fähigkeiten des Denkvorgangs werden überprüft, dazu zählen:
- Intelligenz

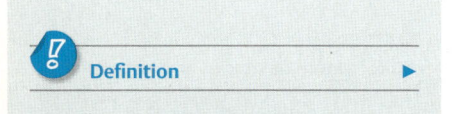

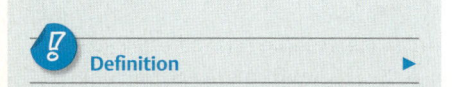

- Merkfähigkeit
- die Erfassung logischer Zusammenhänge

Beurteilung des Ich-Erlebens. Liegen Ich-Störungen vor, können die Betroffenen die eigene Person nicht mehr von der Umwelt abgrenzen und sich als eigenständiges Individuum erkennen. Die Grenze zwischen dem Ich und der Umwelt erscheint durchlässig.

Elektroenzephalografie (EEG). Mittels Messinstrumenten werden die elektrischen Ströme im Gehirn beim Patienten ermittelt und aufgezeichnet. Dazu werden dem Patienten Metallplättchen (Elektroden) auf der Kopfhaut aufgebracht, um so die Hirnströme abzuleiten.

31.3 Häufige Krankheiten in der Psychiatrie

31.3.1 Affektive Störungen (Depression)

Definition Der Begriff Depression wird im allgemeinen Sprachgebrauch häufig verwendet und meint zunächst lediglich gedrückte Stimmung. Niedergedrückte Stimmung an sich ist nichts Krankhaftes, sondern ist vielmehr Teil des menschlichen Gefühlslebens. Sie kann z. B. als nachvollziehbare Reaktion auf den Verlust eines nahestehenden Menschen auftreten und einen wichtigen Teil der Trauerreaktion darstellen. Auf der anderen Seite gibt es auch krankhafte Verläufe, welche medizinischer und pflegerischer Behandlung bedürfen (**Major Depression**).

Ursachen

Man geht davon aus, dass verschiedene Faktoren zusammen eine depressive Episode auslösen. Demnach sind genetische, psychologische und soziale Faktoren für die Entstehung und den Verlauf von Bedeutung. Dazu gehören
- Persönlichkeitsmerkmale,
- aktuelle psychosoziale Belastungen,
- hirnorganische Faktoren,
- körperliche, medikamentöse und krankheitsbedingte Faktoren,
- Suchterkrankungen (z. B. Alkoholismus),
- Lichtmangel (mitverantwortlich für die jahreszeitlich abhängige Depression während der dunklen Jahreszeit. Sie ist verbunden mit Appetitsteigerung und Gewichtszunahme zusammen mit einem vermehrten Schlafbedürfnis).

Risikofaktoren für eine Depression können sein:
- depressive Episoden in der Vergangenheit
- Familienmitglieder, die auch depressive Krankheitsphasen erlebt haben
- Suizidversuche in der Vorgeschichte
- Geschlecht: Frauen erkranken häufiger als Männer
- kritische Phase direkt nach der Geburt eines Kindes („Wochenbettdepression")
- wenig soziale Kontakte/Unterstützung
- belastende Lebensereignisse
- sexueller Missbrauch in der Vorgeschichte
- Substanzmittelmissbrauch

Symptome

Depressive Menschen fühlen, spüren, empfinden und erleben alles als extrem reduziert. Zu den wichtigsten Symptomen zählen:
- **gedrückte Stimmung**
- **innere Leere**: An die Stelle der Freude, des Genießens, der Zufriedenheit oder anderer Gemütsbewegungen wie Zorn tritt eine innere Leere. Alle Gefühlsregungen scheinen abhanden gekommen zu sein.
- **Morgentief**: Die Betroffenen fühlen sich am Abend oft weniger stark beeinträchtigt. Die Last, die sie tragen, erscheint abends leichter.
- **Angst**: Die meisten depressiven Menschen haben Angst, z. B. Angst, ihre Aufgaben nicht mehr bewältigen zu können, verlassen zu werden oder auch unheilbar krank zu sein.
- **verminderter Antrieb**: Die meisten Patienten sind energielos, passiv, leicht erschöpfbar und ohne jegliche Initiative.
- **körperliche Krankheitszeichen**: Dazu zählen z. B. Schlafstörungen, Gewichtsverlust bzw. -zunahme und auch Verdauungsprobleme.

Therapie

Über 80 % der Menschen mit depressiven Krisen werden ambulant versorgt. In der Klinik sind eher schwerere Verläufe anzutreffen. Die Behandlung der Depression beruht auf einem Bündel an Maßnahmen. Neben psychotherapeutischen Maßnahmen werden je nach Schwere des Verlaufs auch Psychopharmaka eingesetzt.

KURZFASSUNG

Elektroenzephalografie (EEG): die elektrischen Ströme des Gehirns werden ermittelt

31.3 Häufige Krankheiten in der Psychiatrie

31.3.1 Affektive Störungen (Depression)

Definition

Ursachen

Genetische, psychologische und soziale Faktoren spielen eine Rolle:
- Persönlichkeitsmerkmale
- psychosoziale Belastungen
- hirnorganische Faktoren
- körperliche, medikamentöse, krankheitsbedingte Faktoren
- Suchterkrankungen
- Lichtmangel

Risikofaktoren (z. B. belastende Lebensereignisse, wenig soziale Kontakte/Unterstützung) können eine Entstehung begünstigen.

Symptome
- gedrückte Stimmung
- innere Leere
- Morgentief
- Angst
- verminderter Antrieb
- körperliche Krankheitszeichen wie Schlafstörungen oder Gewichtsverlust

Therapie

Meist ambulante Psychotherapie, evtl. zusätzlich Psychopharmaka

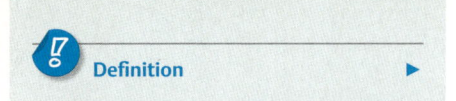

> **Definition** Als Psychopharmaka werden Medikamente bezeichnet, die auf psychische Vorgänge im Menschen Einfluss haben. Sie wirken z. B. beruhigend oder anregend.

Pflege von Menschen mit Depressionen

Die Hauptaufgabe der Pflegenden besteht darin, eine tragfähige Beziehung zum Patienten aufzubauen. Diese Beziehung ist von Offenheit und gegenseitigem Vertrauen geprägt.
Um den Patienten erfolgreich zu versorgen, kommt der Pflege in drei Bereichen, eine besondere Bedeutung zu:
- Frühwarnzeichen erkennen
- Patienten schulen (Psychoedukation), sein Selbstmanagement fördern
- Selbsttötungswunsch (Suizid) erkennen und vorbeugen

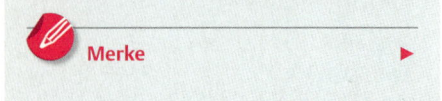

> **Merke** Bei der Pflege von Menschen mit Depressionen ist es besonders wichtig, eine Balance zwischen Über- und Unterforderung zu halten. Das gilt für die Patienten genauso wie für Pflegende, andere Therapeuten oder Angehörige.

Besonderheiten der professionellen Beziehungsgestaltung
Depressive Patienten lehnen Beziehungsangebote von anderen Personen aus ihrem Umfeld häufig ab und ziehen sich zurück. Ausgehend von ihren negativen Gedanken reden sie wenig, sind eher isoliert und denken, dass sie es nicht wert sind, dass man ihnen hilft. Wenn Pflegende mit depressiven Menschen arbeiten, dann ist es wichtig, dass sie Ruhe und Wärme ausstrahlen und signalisieren, dass sie trotz allem zu dem Menschen stehen.
Der Pflegende sollte im Kontakt empathisch (= sich in andere hineinversetzen), ehrlich und mitfühlend sein:
- **positive Grundhaltung**: Geduld und Glaube daran, dass Krankheitsphasen überwunden werden können.
- **Keine kontrollierenden oder aggressiven Zugehensweisen**: Vermieden werden sollten Hinweise, wie „Das Leben ist doch so schön" „Wird schon wieder gut" oder „Sie sollten nicht so depressiv sein".
- **Regelmäßige Kontakte und Gespräche**: Auch wenn der Patient zunächst wenig spricht, so zeigt es doch, dass man den Patienten in dieser Situation nicht alleine lässt.
- **Biografiearbeit**: Aus der Biografie werden Interessengebiete des Patienten herausgearbeitet. Dadurch kann Gesprächen mehr Inhalt gegeben werden. Es können Dinge besprochen werden, die dem Menschen in seinem bisherigen Leben Freude bereitet haben.

> **Merke** Die Beziehungsgestaltung zu depressiven Menschen ist sehr anspruchsvoll. Es ist wichtig, dass man mit Mitgliedern aus dem Team oder auch im Rahmen von Supervision über die therapeutische Situation spricht.

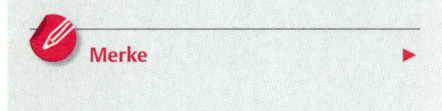

31.3.2 Demenzielle Erkrankungen

> **Fallbeispiel** Herr Braun ist 79 Jahre alt, seit drei Jahren verwitwet und lebt seit einem Jahr in einem Altenheim. Dort wurde Herr Braun gestern Morgen regungslos und nicht ansprechbar in seinem Bett aufgefunden. Der sofort herbeigerufene Notarzt veranlasste eine Einweisung ins Krankenhaus. Hier wurde ein massiver Flüssigkeitsmangel (= Dehydration) festgestellt und eine Infusionstherapie eingeleitet. Die Therapie brachte eine deutliche Besserung der Situation mit sich. Herr Braun wurde zunehmend aktiver und äußerte mehrfach den Wunsch, endlich „wieder nach Hause gehen" zu dürfen. Bei der Übergabe wurde berichtet, dass Herr Braun im Laufe des Morgens bereits zweimal in anderen Patientenzimmern herumgeirrt war. „Wir mussten ihn den ganzen Vormittag im Blick behalten, das war ganz schön schwierig. Und dann wollten wir ihn duschen, das ging aber gar nicht. Er versuchte dauernd, wegzulaufen! Und es ist schwierig, ihn zum Trinken des Mineralwassers anzuhalten." berichtete die Kollegin, die im Frühdienst für Herrn Braun zuständig war.
> Pflegehelferin Sonja ist gemeinsam mit der Gesundheits- und Krankenpflegerin Maike für die Patientengruppe zuständig, zu der auch Herr Braun gehört. Maike schlägt vor, zunächst einmal das Altenheim zu kontaktieren und zu erfragen, wie man dort mit dem dementen Bewohner zurechtkommt. Im Gespräch mit der verantwortlichen Altenpflegerin wird den beiden berichtet, dass Herr Braun den Tod seiner Frau nach über 50-jähriger Ehe nie richtig überwunden hat. Ihre 48-jährige Tochter hatte sich nach dem Tod der Mutter sehr um den Vater bemüht, aber auch sie konnte nicht verhindern, dass Herr Braun sich immer mehr zurückzog und zunehmend verwirrter wurde. Schließlich habe sie dann die gesetzliche Betreuung für ihren Vater übernommen und einen ambulanten Pflegedienst mit der Versorgung des Vaters beauftragt. Das ging jedoch auch nicht lange gut, Herr Braun wurde vom Pflegedienst mehrfach morgens im Wohnzimmer auf dem Boden schlafend und eingenässt aufgefunden. Einmal hatte er sogar in der Badewanne übernachtet. Die Altenpflegerin erläutert weiter: „Herr Braun

ist seit einem halben Jahr harninkontinent. Das haben wir mit einer Versorgung mit Vorlagen aber gut im Griff. In den letzten Tagen hat er wenig getrunken, obwohl die sommerlichen Temperaturen dieses unbedingt notwendig machen. Am liebsten trinkt er Pfefferminztee. Problematisch ist auch, dass Herr Braun immer wieder nach Hause gehen will. Wir lenken ihn dann immer ab, indem wir ihn von seinem Zuhause erzählen lassen. Und ganz wichtig ist: Herr Braun hat beim Duschen Angst, er möchte immer am Waschbecken mit einem Waschlappen gewaschen werden …".

Definition Unter Demenz werden fortschreitende Hirnleistungsschwächen verstanden. Sie führen dazu, dass die Betroffenen bei den Aktivitäten des täglichen Lebens immer mehr eingeschränkt sind und irgendwann pflegebedürftig werden.

Definition

Ursachen und Formen

Verschiedene Autoren haben in den letzten Jahren unterschiedliche Ansätze entwickelt, mithilfe derer die Entstehung demenziellen Verhaltens erklärt werden kann. Der Forscher Tom Kitwood (2002) benennt folgende Hauptfaktoren für die Entstehung einer Demenz:
- **neurologische Beeinträchtigungen**: Diese führen zu einer Veränderung der Funktion und der Struktur des Nervensystems. Nervenzellen sterben ab.
- **Persönlichkeit**: Damit sind die im Laufe eines Lebens erworbenen Fähigkeiten, Problembewältigungsfähigkeiten, psychologische Abwehrmechanismen usw. gemeint.
- **Biografie**: Von Bedeutung sind insbesondere die Folgen der Lebensveränderungen, die die betroffenen Personen in jüngster Zeit widerfahren sind.
- **physische Gesundheit und Sinnesfunktionen**: Hierzu zählen insbesondere Beeinträchtigungen beim Sehen und Hören.

Je nach Ursache der Störung unterscheidet man 3 Demenzformen (**Abb. 31.4**).

Ursachen und Formen

Neben einer Veränderung des Nervensystems spielen Faktoren wie Persönlichkeit, Biografie und physische Gesundheit eine Rolle.

Abb. 31.4 ▶ Formen der Demenz.

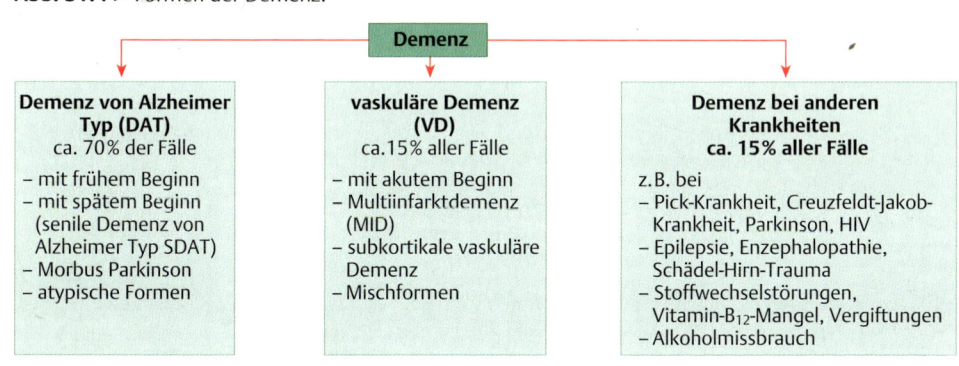

Demenz

Demenz von Alzheimer Typ (DAT) ca. 70% der Fälle	vaskuläre Demenz (VD) ca. 15% aller Fälle	Demenz bei anderen Krankheiten ca. 15% aller Fälle
– mit frühem Beginn – mit spätem Beginn (senile Demenz von Alzheimer Typ SDAT) – Morbus Parkinson – atypische Formen	– mit akutem Beginn – Multiinfarktdemenz (MID) – subkortikale vaskuläre Demenz – Mischformen	z. B. bei – Pick-Krankheit, Creuzfeldt-Jakob-Krankheit, Parkinson, HIV – Epilepsie, Enzephalopathie, Schädel-Hirn-Trauma – Stoffwechselstörungen, Vitamin-B$_{12}$-Mangel, Vergiftungen – Alkoholmissbrauch

Man unterscheidet 3 Demenzformen (**Abb. 31.4**).

Verlauf und Symptome

Verlauf. Durchschnittlich entwickelt sich aus einer leichten Demenz in 7 Jahren eine schwere Erkrankung, die schließlich zum Tod führt.

Symptome. Die Symptome einer Demenz sind je nach Ausmaß der Beeinträchtigung sehr unterschiedlich.
- **Leichte Demenz**:
  - Arbeit und soziale Aktivitäten sind deutlich beeinträchtigt.
  - Die Fähigkeit, unabhängig zu leben, bleibt jedoch erhalten.
  - Interessen und Hobbys nehmen ab.
  - Die Betroffenen haben Schwierigkeiten, sich in einer neuen Umgebung zurechtzufinden.
  - Das Kurzzeitgedächtnis ist vermindert, es kommt zu Fehlleistungen, die den Angehörigen meist „merkwürdig" vorkommen.
  - Die Betroffenen reagieren mit Rückzug, Depression oder Gereiztheit und Unruhe.
- **Mittelschwere Demenz**:
  - Es ist ein gewisses Ausmaß an Aufsicht erforderlich.
  - Ältere Gedächtnisinhalte gehen verloren.
  - Die Betroffenen benötigen zunehmend Hilfestellung, um gewohnte Handlungsabläufe durchzuführen. Komplexere Handlungen sind nicht mehr durchführbar. Das Lernen von neuen Handlungen ist nicht mehr möglich.
  - Es treten Sprachstörungen auf, eine Kommunikation ist häufig nur auf der Gefühlsebene möglich.
  - Die Betroffenen reagieren mit Teilnahmslosigkeit (Apathie) oder motorischer Unruhe. Sie ziehen sich zurück oder begeben sich auf die Suche nach Bekanntem.
- **Schwere Demenz**:
  - Es kommt zu einer schweren Beeinträchtigung der Selbstständigkeit. Es ist eine dauernde Betreuung notwendig.

Verlauf und Symptome

Die Erkrankung verläuft meist in Phasen, die schließlich zum Tod führen.

Die Symptome einer Demenz sind je nach Ausmaß der Beeinträchtigung sehr unterschiedlich. Typische Zeichen sind:
- Gedächtnisstörungen
- Denkstörungen
- Orientierungsstörungen

- Die Betroffenen können nicht allein gelassen werden und sind nicht mehr in der Lage, auch einfache Handlungen selbstständig auszuführen.
- Auch die nächsten Angehörigen werden nicht mehr erkannt.
- Die Fähigkeit, zu sprechen und Sprache zu verstehen, geht verloren.
- Mit der Zeit verlieren die Betroffenen die Fähigkeit zu gehen, zu sitzen oder zu schlucken.
- Es kommt zu Inkontinenz, Bettlägerigkeit und schließlich zum Tod.

Therapie

Für die Demenz vom Alzheimer-Typ gibt es keine Behandlungsmöglichkeiten. Bei anderen Formen kann der Verlauf beeinflusst werden.

Therapie

Für die Demenz vom Alzheimer-Typ gibt es keine Behandlungsmöglichkeiten. Es kann nur die Verschlechterung des Zustands verlangsamt werden. Diese Form der Demenz führt langsam zum Tod.
Bei anderen Formen kann der Verlauf beeinflusst werden.

Pflege von Menschen mit Demenz

Das Ziel der Betreuung ist, die Identität des Betroffenen zu erhalten.

Pflege von Menschen mit Demenz

In der Pflege Demenzkranker ist das Nachlassen der geistigen Kräfte nicht aufzuhalten. Das Ziel der Betreuung ist, die Identität des Menschen zu erhalten.

Praxistipp ▸

Praxistipp Wie kann ich zu einem dementen Patienten eine Beziehung aufbauen? Wie gehe ich im Alltag mit ihm um?

Die Gestaltung der Beziehung zu einem demenziell veränderten Menschen ist oft schwierig. Wenn Sie folgende Grundsätze beachten, fällt der alltägliche Umgang mit dementen Patienten leichter:

- Nähern Sie sich dem Kranken von vorne und am Besten auf gleicher Augenhöhe. Sprechen Sie ihn mit Wertschätzung an.
- Berühren Sie den Kranken leicht (**Abb. 31.5**). Ziehen Sie Ihre Hand jedoch sofort zurück, wenn die Berührung dem Menschen unangenehm ist.
- Wenn Sie etwas ärgert, atmen Sie tief durch oder verlassen Sie kurz den Raum. Gehen Sie wieder in Kontakt, wenn Sie sich beruhigt haben. Der Kranke versteht den Sinn ihres Ärgers nicht, er bekommt nur die negativen Emotionen mit, auf die er dann wiederum negativ reagiert.
- Nehmen Sie die Signale des dementen Menschen als Mitteilungen wahr und tun Sie sie nicht als „dementes Verhalten“ ab. Versuchen Sie durch Biografiearbeit zu erfahren, welche Bedeutung bestimmte Verhaltensweisen für den dementen Menschen haben.
- Senden Sie Signale möglichst auf mehreren Ebenen aus. Sagen Sie z.B. „Sie können jetzt essen“, während Sie das körpersprachlich durch symbolische Essbewegungen betonen. Ideal ist es, wenn Sie gleichzeitig das Essen zeigen können und er Essensgerüche wahrnehmen kann.
- Kontaktende: Wichtig ist es, eindeutig zu sein und langsam aus dem Kontakt zu gehen, um den Kranken nicht zu verwirren. Lassen Sie die körperliche Distanz größer werden, unterstreichen Sie das Beenden verbal („Ich muss jetzt gehen, ich komme wieder“).

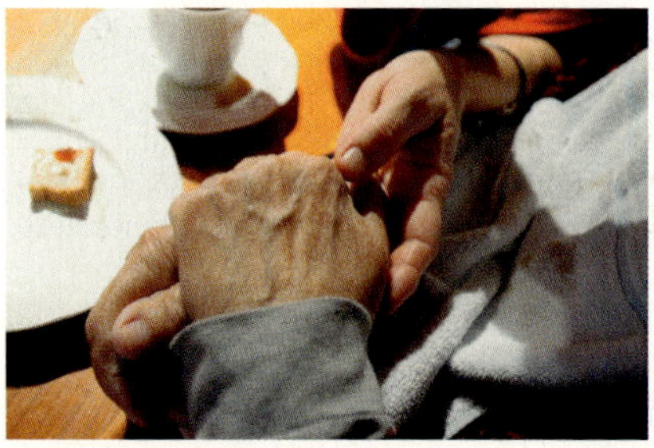

Abb. 31.5 ▸ Durch leichte Berührung spürt der Demente Nähe und kann sich eventuell leichter auf die Situation einlassen.

Maßnahmen bei Desorientierung
Im Verlauf der Erkrankung wird der Patient immer desorientierter und weiß oft nicht, wo er gerade ist oder hält das Krankenhaus z. B. für ein Hotel.

Maßnahmen bei Desorientierung

Im Verlauf der Erkrankung verliert der Patient die Möglichkeit, sich zum Ort, zur Zeit, zur Situation und zu sich selbst zu orientieren. Dies führt z. B. dazu, dass

- er sich an einem eigentlich bekannten Ort verläuft
- nicht mehr nach Hause findet oder
- das Altenheim oder Krankenhaus mit einem Hotel verwechselt.

Ziel der Pflege muss es sein, die Orientierung so gut und so lange wie möglich, in allen Bereichen zu unterstützen und zu erhalten. Hat der Patient eine andere Vorstellung von Zeit, Ort und Situation als wir, wird diese zumindest bei fortgeschritten Erkrankten nicht korrigiert. Maßnahmen können sein:

31.3 ▶ Häufige Krankheiten in der Psychiatrie KURZFASSUNG 563

- Dem Patienten Hinweise in seinem Umfeld geben, die ihm helfen, sich zurechtzufinden und zu orientieren (**Abb. 31.6**).
- Das Zimmer oder das Bett durch persönliche Gegenstände vertrauter machen.
- Gewohnte Speisen anbieten, denn den Geschmack erkennt der Patient oft wieder.

Der Patient erhält in seinem Umfeld Hinweise, die ihm helfen, sich zu orientieren, z. B. Kalender, persönliche Gegenstände.

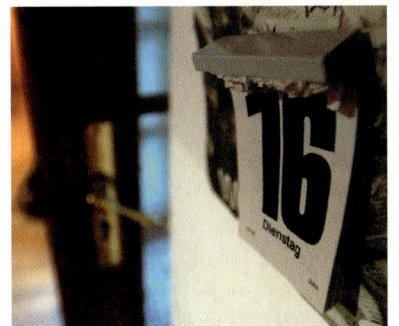

Abb. 31.6 ▶ Der Kalender hält den Bezug zur Realität.

Maßnahmen bei Gedächtnisstörungen
Das Gedächtnis ist bei der Demenz im Kurzzeitbereich gestört, das bedeutet, dass die Aufnahme, Speicherung und die Wiedergabe von Inhalten und neuen Informationen betroffen ist.

Maßnahmen bei Gedächtnisstörungen
Gedächtnisstörungen betreffen vor allem das Kurzzeitgedächtnis.
Denk- und Gedächtnistraining können den Gedächtnisverlust beeinflussen. Die geistige Mobilität kann auch im Alltag gefördert werden, z. B. können bei der Körperpflege die Dinge aufgezählt werden, die zum Waschen benötigt werden.

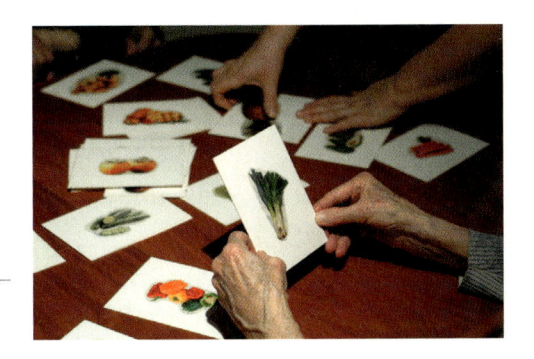

Abb. 31.7 ▶ Spielerisch kann das Gedächtnis trainiert werden.

Denk- und Gedächtnistraining ist eine Möglichkeit, den Gedächtnisverlust zu beeinflussen (**Abb. 31.7**). Die geistige Mobilität kann auch im Alltag gefördert werden. So können bei der Körperpflege die Dinge angesprochen und aufgezählt werden, die zum Waschen benötigt werden. Ebenfalls können Sprichwörter, alte Lieder oder bekannte Gegenstände zur Anregung verwendet werden.
Ist die Demenz bereits weit fortgeschritten, können bekannte Düfte oder Lieder Erinnerungen und die damit verbundenen Gefühle hervorrufen.
Der Patient wird von Pflegenden und Betreuenden profitieren, die behutsam Gedächtnisprobleme übergehen und Gewusstes aufgreifen und stärken.

> **Praxistipp** Gespräche mit dementen Patienten erscheinen mir oft schwierig. Wie gehe ich mit Kommunikationsstörungen um?
>
> Folgende nützlichen Hinweise helfen dabei, die Kommunikation mit Demenzkranken zu erleichtern:
> - Sprechen Sie mit demenzkranken Patienten nicht lauter, sondern deutlicher und wenden Sie ihm beim Reden das Gesicht zu.
> - Sprechen Sie kurze, einfache Sätze.
> - Stellen Sie lieber geschlossene als offene Fragen. Statt zu fragen: „Warum sind Sie traurig?", fragen Sie lieber „Sind sie traurig?" Vermeiden Sie Warum-Fragen.
> - Sprechen Sie mit dem Dementen möglichst über konkrete Themen wie Eltern, Tiere, Essen usw.
> - Verwenden Sie Rituale oder Hinweisreize. Diese müssen mithilfe der Biografiearbeit gefunden werden. (z. B. kann es sein, dass ein Mensch nur auf „Grüß Gott!", ein anderer auf „Moin moin!" reagiert). Halten Sie diese Hinweisreize in der Dokumentation fest, damit alle Pflegenden sie anwenden.
> - Wenn der demenziell Erkrankte nach Worten sucht und diese nicht findet, springen Sie ein und helfen Sie ihm (lassen Sie ihm aber genügend Zeit, um eventuell selber darauf zu kommen).
> - Bereiten Sie die Betroffenen sowohl verbal als auch pantomimisch darauf vor, wenn sie Pflegetätigkeiten ausführen wollen.

Praxistipp ◀

> **Merke** Beachten Sie, dass der Patient unsere Handlungen missverstehen kann. Wenn z. B. der Pflegende mit dem Waschhandschuh auf das Gesicht zugreift um den Mund abzuwischen, fühlt der Patient sich vielleicht angegriffen. Er versteht die Bewegung als Ohrfeige miss. Diese nonverbalen Missverständnisse spielen bei fortschreitender Demenz eine immer größere Rolle.

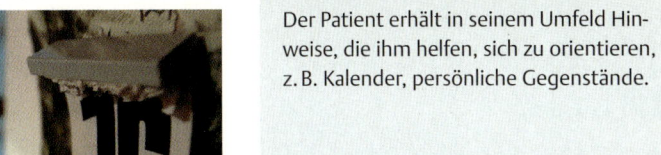

Merke ◀

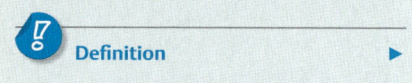

Maßnahmen beim Verlust der Fähigkeit, Bewegungen zu koordinieren – Apraxie

Definition Die Abnahme der Fähigkeit, Einzelbewegungen zu planen und Bewegungsabläufe zu koordinieren, bei intakter motorisch sensorischer Funktion, wird Apraxie genannt (Hampel u. a. 2003).

Für den Pflegenden ist zu beachten, dass dem Patienten nur die Hilfe angeboten wird, die er benötigt. Es werden nur die Leistungen ausgeglichen, die der Patient nicht mehr selbst ausführen kann. Oft hilft es, schwierige Handlungen kleinschrittiger anzubieten, also Kleidungsstück für Kleidungsstück anzureichen oder beim Essen immer nur einen Teil des Bestecks zur Verfügung zu stellen. In keinem Fall darf der Betroffene mit seiner Unfähigkeit konfrontiert werden, da dies sein Selbstwertgefühl noch weiter beeinträchtigen kann.

Maßnahmen bei Mangelzustand – Deprivation

Definition Deprivation beschreibt einen Zustand des Mangels, egal wodurch dieser ausgelöst ist. Der Mangel kann aktiv aber auch passiv ausgelöst worden seien. Besteht ein sensorischer Mangel durch das Fehlen von Außenreizen wie Farben, Geräusche, Gerüche usw., spricht man von einer sensorischen Deprivation.

Allgemein können ein anregendes Umfeld, menschliche Nähe und Berührung eine Reizarmut lindern, eindämmen oder verhindern. Wird der Patient nach seinen Bedürfnissen abwechslungsreich aktiviert und stimuliert, kann damit einem sensorischen Mangel vorgebeugt werden. Sinnvoll ist, wenn der Patient ganz normale Reize aufnehmen kann wie Essensgerüche, Vogelgesang, einen Windzug im Gesicht oder das Läuten einer Kirchglocke.
Ein sensorischer Mangel kann auch durch folgende Maßnahmen vermieden werden:
- Hör- und Sehhilfen werden verwendet. Hierzu prüfen die Pflegenden immer wieder, ob der Patient entsprechende Hilfe benötigt.
- Die Ohren werden regelmäßig gereinigt, damit die Hörfähigkeit nicht unnötig beeinträchtigt wird.
- Die Haut wird durch optimale Pflege geschmeidig gehalten, dies fördert den Tastsinn.
- Mund- und Nasenpflege beugen dem Verlust des Geschmackssinns vor.
- Wird der Patient regelmäßig aufgesetzt und bewegt, trägt dies nicht nur zur Mobilisation bei, es sorgt auch für ein funktionierendes Gleichgewichtsorgan.

Maßnahmen bei unzureichender Ernährung

Hat der demente Patient bereits Gewicht verloren, müssen die Ursachen dafür herausgefunden werden. Anschließend werden Maßnahmen festgelegt, die die Ess- und Trinksituation des Patienten verbessern. So können bei Wahrnehmungs- und Aufmerksamkeitsstörungen Nahrungsmittel verwendet werden, die farblich ansprechend sind und den Patienten neugierig machen (Waldmeister-, Kirsch- oder Orangensaft, Nahrung mit kräftigen Farben). Auch die Diätvorschriften werden überprüft: Nach Möglichkeit erhält der Patient Wunschkost. Süßspeisen gehören oft zu den beliebten Speisen demenziell Erkrankter.
Da der Patient die Fähigkeit verliert, mit Messer und Gabel zu essen, kann ihm Fingerfood angeboten werden, also Nahrungsmittel, die mit den Händen gegessen werden können. Diese Speisen eignen sich in der Regel auch dazu, beim Gehen gegessen zu werden (Eat by walking). Wie bei anderen älteren Patienten auch werden häufige und kleine Nahrungsmengen angeboten.
Essen die Betroffenen nicht gerne oder sehr langsam, empfiehlt es sich, einen Mund- und Zahnstatus (Schreier u. Bartholomeyczik 2004) zu erheben, damit Zahnschmerzen oder Entzündungen ausgeschlossen werden können. Hat der Patient Schluckstörungen, sollte durch die Pflegenden eine logopädische (= sprachheilkundliche) Beratung veranlasst werden.
Wenn die genannten Hilfen und Bemühungen nicht weiterhelfen, wird neben einer hochkalorischen Kost auch über eine PEG (Ernährungssonde) nachgedacht werden müssen.

31.3.3 Abhängigkeitserkrankungen

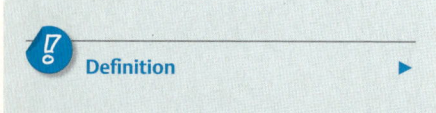

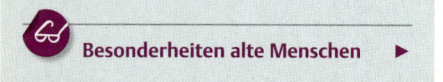

Definition Abhängigkeit ist das unwiderstehliche Verlangen, eine Substanz immer wieder einnehmen zu müssen. Es handelt sich um ein breites Krankheitsspektrum, das durch einen gesundheitsschädigenden Gebrauch von verschiedenen Substanzen gekennzeichnet ist.

Besonderheiten alte Menschen Nach einer amerikanischen Studie ist Sucht nach Demenz und Depression bereits die dritthäufigste psychische Erkrankung im Alter (Gehl 1995).

Formen und Ursachen

Arten der Abhängigkeit. Es gibt **stoffgebundene** und **nichtstoffgebundene** Abhängigkeiten. Die auslösenden Stoffe werden in **Tab. 31.1** aufgeführt.

Tab. 31.1 ▶ Die häufigsten Abhängigkeiten.

stoffgebundene Abhängigkeiten	nicht stoffgebundene Abhängigkeiten
– Alkoholabhängigkeit	– Arbeitsabhängigkeit (Workaholic)
– Amphetaminabhängigkeit	– Beziehungsabhängigkeit
– Barbituratabhängigkeit	– Bibliomanie
– Benzodiazepinabhängigkeit	– Essstörungen (z. B. Anorexie, Bulimie, Adipositas)
– Cannabisabhängigkeit	– Konsumabhängigkeit
– Codeinabhängigkeit	– Medienabhängigkeiten (z. B. Fernsehen, Internet)
– Heroinabhängigkeit	– Sexsucht
– Kokainabhängigkeit	– SMS-Abhängigkeit
– Abhängigkeit von Lösungsmitteln („Schnüffelprodukte")	– Bräunungssucht (Tanorexie, Solariumsucht)
– Morphinabhängigkeit	– Spielsucht

Verschiedene Stadien führen von dem Genuss einer Substanz zu einer Suchterkrankung:
- Der **Genuss** steht am Anfang, bestimmte Substanzen werden angenehm empfunden, dazu zählen z. B. Alkohol, Koffein und Zuckerstoffe.
- **Missbrauch** ist dann der übermäßige Konsum dieser Substanz.
- Es folgt die **Gewöhnung**, z. B. erfolgt bei Problemen automatisch der Griff zum Alkohol.
- Zunehmende körperliche oder psychische Gewöhnung führt zur **Abhängigkeit**.
- **Sucht** beginnt, wenn das ganze Leben des Betroffenen von dieser Substanz beherrscht wird. Im Vordergrund steht die Beschaffung des Suchtmittels. Es gilt, Entzugserscheinungen zu vermeiden und die Sucht gegenüber anderen zu verheimlichen. Die Persönlichkeit verändert sich schleichend. Häufig gehen soziale Bedürfnisse und Aktivitäten zurück, es können Unzuverlässigkeit, Kritikschwäche oder Konzentrationsstörungen entstehen.

Besonderheiten Kinder Der extreme Alkoholgenuss bei Jugendlichen hat in den letzten Jahren stark zugenommen. „Binge Drinking" ist der Begriff, den die WHO für diese maßlose Konsumform gewählt hat, die umgangssprachlich unter „Komasaufen" bekannt ist. „Binge Drinking" ist folgendermaßen durch die WHO definiert: „[...] den Konsum von fünf und mehr alkoholischen Standardgetränken zu einer Gelegenheit."

Ursachen

Die Entstehung einer Abhängigkeitserkrankung ist von vielen Faktoren abhängig. Genetische, psychologische und soziale Faktoren spielen eine große Rolle. Familiäre Vorbilder oder eine geringe Frustrationstoleranz können z. B. einen Einfluss auf die Entstehung von Abhängigkeitserkrankungen haben. Weitere Einflussgrößen können auch negative Lebensumstände sein, z. B. Arbeitslosigkeit.

Symptome

Je nach Substanz und Stadium äußert sich die Abhängigkeit unterschiedlich. Alkoholvergiftungen zeigen sich z. B. durch kurz nach dem Konsum auftretende physische und/oder psychische Auffälligkeiten oder Veränderungen im Verhalten. Symptome können sein:
- aggressives Verhalten
- unausgeglichene, sich rasch wechselnde Gefühle (Affektlabilität)
- beeinträchtigtes Urteilsvermögen
- Gang- und Koordinationsstörungen
- Zittern des Augapfels (Nystagmus)
- Gedächtnisstörungen
- Regungslosigkeit (Stupor), Koma

Therapie

Aufgrund der Vielschichtigkeit der Erkrankung gibt es nicht „den Abhängigkeitserkrankten". Die Behandlung verläuft daher individuell. Dies ist vergleichbar mit anderen psychiatrischen Behandlungen. Der Behandlungsplan für Menschen mit Abhängigkeitserkrankungen umfasst die Bereiche:
- Psychotherapie
- Pflege

Formen und Ursachen
s. **Tab. 31.1**

Der Genuss einer Substanz, der als angenehm erlebt wird, führt über Missbrauch, Gewöhnung und Abhängigkeit zur Sucht.

Besonderheiten Kinder ◀

Ursachen

Genetische, psychologische und soziale Faktoren spielen eine große Rolle.

Symptome

Die Symptome sind von Substanz und Stadium der Suchterkrankung abhängig. Mögliche Symptome sind
- aggressives Verhalten
- rasch wechselnde Gefühle
- Gang- und Koordinationsstörungen
- Gedächtnisstörungen

Therapie

Die Behandlung erfolgt immer individuell und ist sehr vielschichtig. Oft besteht sie aus Psychotherapie, medikamentöser Therapie und rehabilitativen Maßnahmen.

- medikamentöse Therapie (Pharmakotherapie)
- Sozialarbeit und -pädagogik
- rehabilitative Maßnahmen

Die Enthaltsamkeit (Abstinenz) ist das oberste Therapieziel. Aus Sicht der Professionellen ist das schlüssig, um den Patienten vor den Folgen seiner Krankheit zu bewahren. Allerdings ist das Ziel der Patienten nicht immer die Abstinenz, viele „kokettieren" lieber mit dem sogenannten „kontrollierten Trinken". Aus Sicht der Selbsthilfegruppen (z. B. der Anonymen Alkoholiker) müssen sie erst eine Reihe von Rückschlägen, das heißt Rückfällen erleben, bevor sie das Abstinenzziel für sich akzeptieren können.

Der Behandlungsverlauf kann in vier Phasen beschrieben werden:
- **Kontaktaufnahme** mit dem Hilfesystem:
  - Der Patient entscheidet sich, Hilfe zu suchen.
  - Die Phase ist geprägt durch Angst vor der Zukunft, Scham und Hoffnungslosigkeit.
  - Der Entschluss, sich in eine Entgiftungsbehandlung zu begeben, kann einige Zeit dauern (Motivationsphase).
- **körperliche Entgiftung**:
  - Die Komplikationen und Begleitsymptome einer körperlichen Entgiftung können medikamentös gelindert werden.
  - Die Entgiftung kann ambulant oder stationär erfolgen.
  - Eine wichtige kommunikative Aufgabe ist die Motivation des Patienten, nach der körperlichen Entgiftung eine Entwöhnungsbehandlung anzuschließen.
- **Entwöhnungsbehandlung**:
  - Diese soll die psychische Abhängigkeit überwinden.
  - Die Patienten sollen ihre Lebenssituation reflektieren. Es sollen neue Wege gefunden werden, um z. B. Konflikte besser lösen oder verschiedene Lebenssituationen besser aushalten zu können.
  - Die Entwöhnungsbehandlung kann ambulant, stationär und teilstationär erfolgen. Eine weitere Alternative bietet das betreute Wohnen.
- **Nachsorge**:
  - Eine Nachsorge sollte die Regel sein und individuell geplant werden.
  - Zahlreiche Selbsthilfeangebote ermöglichen dem Patienten den Kontakt mit ebenfalls Betroffenen.
  - Auch professionelle Beratungsstellen dienen als Anlaufstelle für die Nachsorge.

31.3.4 Aggression und Gewalt

Pflegende können mit Menschen konfrontiert sein, die schimpfen, schlagen, kratzen, beißen spucken, treten und Pflegende gegeneinander ausspielen. Am häufigsten gehen die Angriffe von Menschen aus, die an einer Demenz leiden oder alkoholkrank sind.

Es gibt verschiedene Formen von Gewalt, die von Patienten ausgeht:

Verbale Aggression zeigt sich durch: Schreien, Fluchen, Beschimpfen, Beleidigen, Drohen, Hilfe verweigern, unkooperativ sein usw.

Körperliche Aggression kann sich zeigen
- gegenüber Gegenständen: Gegenstände werfen oder zerbrechen, gegen Möbel treten usw.
- gegenüber Personen: Spucken, grabschen, treten, kneifen, kratzen, Haare ziehen usw.
- gegenüber sich selbst: Einnässen, einkoten, Nahrung verweigern usw.

Merke Eine Behandlung kommt weitgehend ohne Aggression, Gewalt und die Anwendung von Zwang aus. Trotzdem ist es wichtig, für entsprechende Situationen gerüstet zu sein.

Im Folgenden sollen Maßnahmen benannt werden, die in bestimmten Phasen der Eskalation hilfreich sein können. Aggressive bzw. gewalttätige Situationen sind allerdings immer sehr individuell. Deshalb sollen die folgenden Verhaltensweisen als Anhaltspunkte dienen. Diese Maßnahmen gelingen je nach Situation und betroffenen Personen mal besser, mal schlechter.

Merke Falls es im Stationsgeschehen zur Verschärfung der Situation kommt, also z. B. zu Aggression oder Gewalt, steht die Sicherheit aller Beteiligten im Vordergrund. „Heldentaten" sind nicht angebracht!

Warum kommt es zu Aggressionen und Gewalt? Jede gewalttätige Aktion hat einen Grund und das Ereignismuster von Gewalt ist stets ähnlich, also verstehbar. Es muss aber nicht immer gleich ablaufen. Um in gewalttätigen Situationen richtig zu reagieren, ist es wichtig, die betroffene Person zu verstehen. Der Grund für gewalttätige Situationen ist weniger im Krankheitsbild als vielmehr in den Begleitumständen des Aufenthalts zu suchen. Beispielsweise kann es aufgrund der Wechselbeziehungen mit dem Personal oder wegen Einschränkungen bei der Unterbringung zu Aggressionen kommen. Auch kann soziales Lernen die Grundlage aggressiver Verhaltenswei-

---

Kurzfassung Randnotizen:

Die Enthaltsamkeit (= Abstinenz) ist oberstes Therapieziel.

Die Behandlung läuft in vier Phasen ab:
- Kontaktaufnahme
- körperliche Entgiftung
- Entwöhnungsbehandlung
- Nachsorge

31.3.4 Aggression und Gewalt

Aggressives Verhalten liegt dann vor, wenn sich eine Person bedroht, angegriffen oder verletzt fühlt. Das aggressive Verhalten kann verbal oder physisch geschehen.

Merke

Aggressive bzw. gewalttätige Situationen sind immer sehr individuell. Je nach Situation und betroffenen Personen gelingen Gegenmaßnahmen mal besser, mal schlechter.

Merke

Jede gewalttätige Aktion hat einen Grund. Meist liegt die Ursache nicht im Krankheitsbild, sondern in den Begleitumständen.
Um in gewalttätigen Situationen richtig zu reagieren, ist es wichtig, die betroffene Person zu verstehen.

sen sein, z. B. dann, wenn in vorherigen Situationen ein solches Verhalten zum Ziel geführt hat bzw. belohnt wurde (Morrison 1993).

Angriffsphasen

Forscher konnten in Untersuchungen von Situationen mit Gewaltanwendungen herausarbeiten, dass ein Gewaltakt Teil einer Abfolge bestimmter Phasen ist, den sogenannten Angriffsphasen (**Abb. 31.8**) (vgl. Breakwell 1998, Richter 1998).

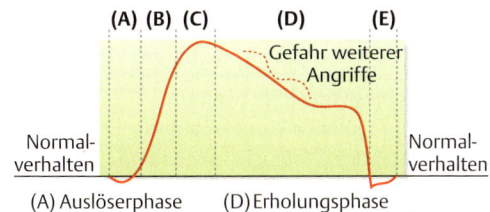

(A) Auslöserphase
(B) Eskalationsphase
(C) Krise
(D) Erholungsphase
(E) Depression nach der Krise

Abb. 31.8 ▶ Die typischen Angriffsphasen.

Auslösephase. Die Person signalisiert, dass sie sich von normalen Handlungsweisen wegbewegt. Sie ist psychisch und physisch angespannt. Es können folgende Frühwarnzeichen auftreten:
- eine feindselige Grundstimmung der Person
- eine drohende Körperhaltung und Gestik
- eine geringe Körperdistanz zwischen Mitarbeiter und Patient
- verbale Bedrohungen und Beschimpfungen
- psychomotorische Erregung oder Anspannung
- Sachbeschädigungen
- gesteigerte Tonhöhe und Lautstärke der Stimme
- Schwitzen und erhöhte Atemfrequenz, Fingertippen oder andere Anzeichen für innere Unruhe

Abb. 31.9 ▶ Ziel ist es immer, Eskalationen zu vermeiden und so wenig Zwang wie möglich auszuüben.

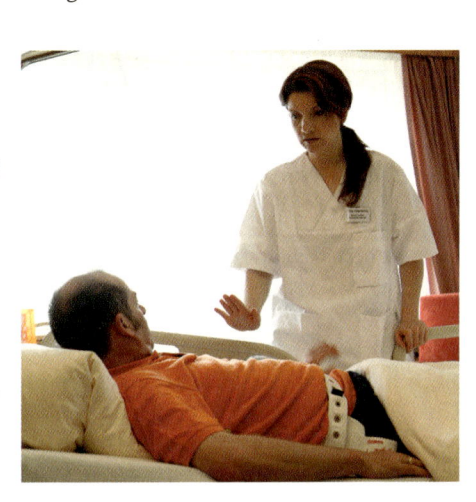

> **Praxistipp** Wie gehe ich mit einem Patienten um, der physisch und psychisch angespannt ist und erste Anzeichen einer Verhaltensänderung aufweist?
> - Bewahren Sie Ruhe, sprechen Sie in einem sehr ruhigen Tonfall.
> - Sprechen Sie in klaren und einfachen Sätzen. Sagen Sie Sachen wie „Herr Berger, wenn Sie sich so aufführen, bekomme ich Angst vor Ihnen".
> - Unterstützen Sie problemlösendes Verhalten, indem Sie beispielsweise Alternativen diskutieren. So gewinnen Sie etwas Zeit.
> - Bieten Sie dem Patienten Rückzugsmöglichkeiten an.
> - Falls erforderlich, bieten Sie dem Patienten beruhigende Medikamente an (nach Arztanordnung).
> - Verhalten Sie sich unerwartet: Der aggressive Mensch erwartet, dass der Angegriffene sich fürchtet, kämpft oder verhandelt. Wenn Sie das Muster durchbrechen, fällt der Patient aus seiner Rolle als Aggressor heraus.
> - Dokumentieren Sie genau, was der Auslöser der Gewalt war. Ebenso wird dokumentiert, wie das Verhalten des Patienten war, wie die Reaktion des Pflegenden aussah und wie die Situation ausging.

Eskalationsphase. Ablenkungsmanöver werden zunehmend schwieriger und die Erregung des Betroffenen steigt. Gestik, Mimik und Handlungen werden vom potenziell gewalttätigen Menschen zunehmend als herausforderndes Verhalten falsch gedeutet. Der Betroffene reagiert überempfindlich, schreit eventuell und provoziert. In einer solchen Situation können folgende Maßnahmen helfen:
- Informationen an den Betroffenen klar formulieren.
- Patienten in einen Ruheraum bringen, um ihm eine Auszeit zu ermöglichen („Time out").
- Orale Medikamentengabe zur Beruhigung anbieten.
- Weiteres Personal sollte sich im Hintergrund zur Verfügung halten.

KURZFASSUNG

Angriffsphasen
Ein Gewaltakt läuft in sogenannten Angriffsphasen ab.

Auslösephase: Die Person signalisiert, dass sie sich von normalen Handlungsweisen wegbewegt. Sie ist psychisch und physisch angespannt. Das äußert sich z. B. durch eine drohende Körperhaltung, feindselige Grundstimmung, psychomotorische Erregung.

Praxistipp

Eskalationsphase: Gestik, Mimik und Handlungen werden vom Betroffenen als herausforderndes Verhalten falsch gedeutet. Der Betroffene reagiert überempfindlich, schreit eventuell und provoziert.

Krise. Je stärker der Patient psychisch und physisch erregt ist, desto weniger kann er aggressive Impulse kontrollieren. So kommt es im Rahmen der Krise zum Verlust der Selbstkontrolle, der Betroffene schlägt, kratzt, beißt oder wirft mit Gegenständen.

Erholungsphase. Nachdem es zu einem Gewaltakt gekommen ist, kehrt die Person nach und nach zu ihrem Grundverhalten zurück. Allerdings bleibt der Zustand psychischer und physischer Erregung noch einige Zeit auf hohem Niveau. In dieser Phase ist die Gefahr von erneuten Gewaltakten besonders hoch. Charakteristisch sind
- Anschuldigungen an das Personal,
- Normalisierung der Stimme,
- Herabsetzen der Körperspannung,
- Wechsel des Gesprächsinhalts und
- vermehrt normale Antworten.

Folgende pflegerische Maßnahmen erfolgen in der Erholungsphase:
- Den Patienten weiterhin intensiv pflegerisch begleiten.
- Verletzungen bei Patienten und Personal registrieren und versorgen.
- Den Vorfall mit Patienten und Personal nachbesprechen.
- Patienten in Bezug auf seine Selbstkontrolle weiterhin beobachten.

Depression nach der Krise. War die betroffene Person im Verlauf der Gewaltaktion während der verschiedenen Phasen „über" dem normalen Verhalten, so geht sie in der Phase der Depression häufig „unter" ihr normales Verhalten zurück. Eine starke körperliche Erschöpfung ist charakteristisch. Der Patient weint eventuell, entschuldigt sich und unterdrückt gewalttätige Gedanken, was später zu passiver Aggression führen kann.

Folgende Maßnahmen sollten auf die Depression nach der Krise folgen:
- Mit dem Patienten alternative Lösungen im Bezug auf seine Probleme und Gefühle besprechen.
- Nach und nach Einschränkungen lockern und die Wiedereingliederung in das Stationsgeschehen erleichtern.

Fixierung

Aggressives Verhalten führt nicht selten zu unfreiwilliger Behandlung mit Psychopharmaka (Zwangsmedikation, die der Arzt anordnet) und freiheitsbeschränkenden Zwangsmaßnahmen wie Fixierung oder Isolierung. Solche Maßnahmen bedürfen einer klaren Rechtsgrundlage und einer sorgfältigen Dokumentation. Zu den Aspekten der rechtlichen Absicherung kann auf S. 76 nachgelesen werden.

Bei einer Fixierung (**Abb. 31.10**) sind folgende Maßnahmen zu beachten:
- Die Fixierung findet unter Wahrung der Würde des Patienten statt.
- Unnötige Gewalt ist zu vermeiden.
- Während der Dauer der Fixierung ist eine regelmäßige Kontrolle am Patientenbett erforderlich und zu dokumentieren.
  - Fixierung muss regelmäßig überprüft werden, z. B. muss der korrekte Sitz der Gurt kontrolliert werden.
  - Vitalzeichen müssen regelmäßig kontrolliert werden.

Merke Die Notwendigkeit der Fixierung soll stets reflektiert werden.

Abb. 31.10 ▶ Gurtsystem zur Fixierung.

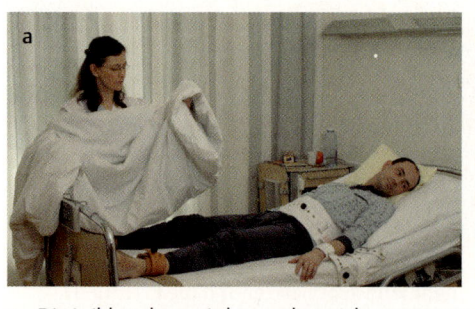

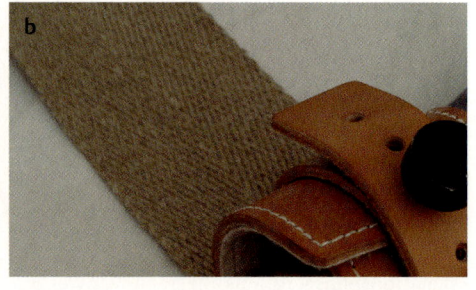

a Die Leibbandage wird eng, aber nicht zu stramm angepasst.
b Der Grad der Bewegungsfreiheit der Füße kann durch die verschiedenen Ösen bestimmt werden.

31.3.5 Selbsttötung (Suizid)

Definition Nach Wolfersdorf (1999) sind suizidale Handlungen: „ [...] alle begonnenen, vorbereiteten, abgebrochenen oder durchgeführten Versuche, sich das Leben zu nehmen, sofern sie in dem Glauben, in der Hoffnung oder mit dem Wissen durchgeführt wurden, dass mit der angewandten Methode der Tod erreicht werden könne."

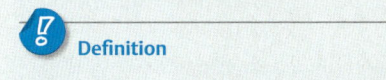

Zahlreiche psychische Störungen gehen mit Selbsttötung oder zumindest Selbsttötungsgedanken einher. Das Erkennen dieser Gefährdung und der professionelle Umgang mit diesem Verhalten ist eine zentrale Aufgabe in der Psychiatrie.

Hat die Handlung einen tödlichen Ausgang, wird sie als Suizid bezeichnet. Wird die suizidale Handlung überlebt, handelt es sich um einen Suizidversuch.

Präsuizidales Syndrom. Suizidales Verhalten entwickelt sich (**Abb. 31.11**). Diese Entwicklung wird als präsuizidales Syndrom bezeichnet. An dieser Entwicklung sind viele Faktoren beteiligt. Häufig fühlen sich die betroffenen Menschen allein gelassen bzw. einsam und ziehen sich aus Beziehungen zurück. Aggressionen gegen Mitmenschen im Umfeld der Betroffenen, die nicht ausgelebt werden, können sich anstauen. Schlussendlich richten die Betroffenen die angestauten Aggressionen gegen ihre eigene Person.

Besonderheiten Kinder Die häufigsten Suizidhandlungen bei Jugendlichen werden durch Tablettenvergiftungen, Pulsaderschnitte, Strangulation und Sprung in die Tiefe ausgeübt.

Abb. 31.11 ▶ Stadien der Suizidalität nach dem Modell von Finzen (1989) (nach Schädle-Deininger u. Vilinger 1996).

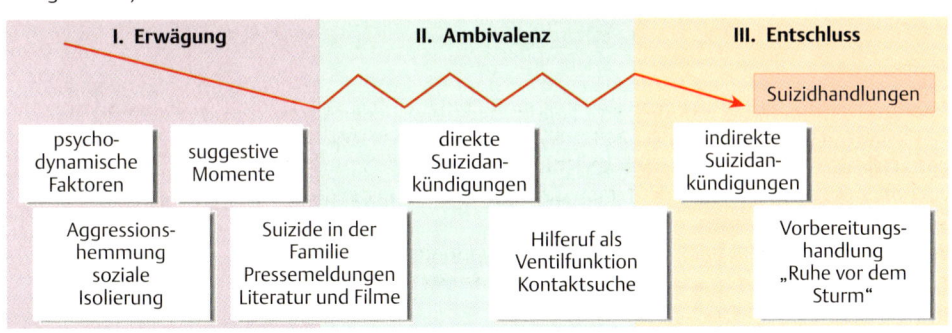

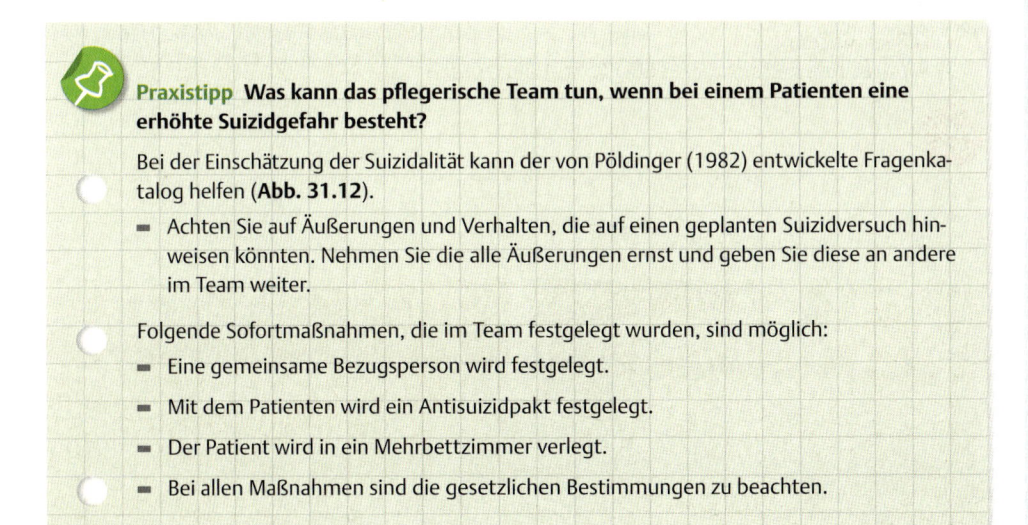

I. Erwägung	II. Ambivalenz	III. Entschluss
psychodynamische Faktoren / suggestive Momente	direkte Suizidankündigungen	indirekte Suizidankündigungen → Suizidhandlungen
Aggressionshemmung soziale Isolierung / Suizide in der Familie Pressemeldungen Literatur und Filme	Hilferuf als Ventilfunktion Kontaktsuche	Vorbereitungshandlung „Ruhe vor dem Sturm"

Praxistipp Was kann das pflegerische Team tun, wenn bei einem Patienten eine erhöhte Suizidgefahr besteht?

- Bei der Einschätzung der Suizidalität kann der von Pöldinger (1982) entwickelte Fragenkatalog helfen (**Abb. 31.12**).
  - Achten Sie auf Äußerungen und Verhalten, die auf einen geplanten Suizidversuch hinweisen könnten. Nehmen Sie die alle Äußerungen ernst und geben Sie diese an andere im Team weiter.
- Folgende Sofortmaßnahmen, die im Team festgelegt wurden, sind möglich:
  - Eine gemeinsame Bezugsperson wird festgelegt.
  - Mit dem Patienten wird ein Antisuizidpakt festgelegt.
  - Der Patient wird in ein Mehrbettzimmer verlegt.
  - Bei allen Maßnahmen sind die gesetzlichen Bestimmungen zu beachten.

KURZFASSUNG

31.3.5 Selbsttötung (Suizid)

Definition ◀

Zahlreiche psychische Störungen gehen mit Selbsttötung oder zumindest Selbsttötungsgedanken einher.
Suizid = suizidale Handlung mit tödlichem Ausgang
Suizidversuch = der Patient hat eine suizidale Handlung vorgenommen und überlebt.

Besonderheiten Kinder ◀

Praxistipp ◀

Kommt es zu einer suizidalen Krise, müssen Maßnahmen eingeleitet werden. Diese beginnen meist mit einer Medikamentengabe, Psychotherapie und Soziotherapie folgen.

Merke ▶

Abb. 31.12 ▶ Fragenkatalog zur Abschätzung der Suizidalität (Pöldinger 1982). Je mehr Fragen im Sinne der angegebenen Antwort beantwortet werden, umso höher muss das Suizidrisiko eingeschätzt werden.

Name:		Datum:		
			ja	nein
1.	Haben Sie in letzter Zeit daran denen müssen, sich das Leben zu nehmen?		X	
2.	Häufig?		X	
3.	Haben Sie auch daran denken müssen, ohne es zu wollen? Haben sich Suizidgedanken aufgedrängt?		X	
4.	Haben Sie konkrete Ideen, wie Sie es machen wollen?		X	
5.	Haben Sie Vorbereitungen getroffen?		X	
6.	Haben Sie schon zu jemandem über Ihre Suizidabsichten gesprochen?		X	
7.	Haben Sie schon einmal einen Suizidversuch unternommen?		X	
8.	Hat sich in Ihrer Familie oder in Ihrem Freundes- und Bekanntenkreis schon jemand das Leben genommen?		X	
9.	Halten Sie Ihre Situation für aussichts- und hoffnungslos?		X	
10.	Fällt es Ihnen schwer, an etwas anderes als an Ihre Probleme zu denken?		X	
11.	Haben Sie in letzter Zeit weniger Kontakt zu Ihren Verwandten, Bekannten, Freunden?			X
12.	Haben Sie noch Interesse daran, was in Ihrem Beruf und Ihrer Umgebung vorgeht? Interessieren Sie noch Ihre Hobbies?			X
13.	Haben Sie jemanden, mit dem Sie offen und vertraulich über Ihre Probleme sprechen können?			X
14.	Wohnen Sie zusammen mit Familienmitgliedern oder Bekannten?			X
15.	Fühlen Sie sich unter starken familiären oder beruflichen Verpflichtungen stehend?			X
16.	Fühlen Sie sich in einer religiösen bzw. weltanschaulichen Gemeinschaft verwurzelt?			X
	Anzahl entsprechen beantworteter Fragen:		11	5
	Endzahl = max. 16			

Krisenintervention. Bei einer suizidalen Krise steht die Krisenintervention im Vordergrund (in Verbindung mit der Behandlung der Grunderkrankung). In der Akutsituation besteht für den Arzt die Möglichkeit, den Patienten medikamentös zu unterstützen. Ziel der medikamentösen Unterstützung ist die Dämpfung des Handlungsdrucks, Beruhigung (Sedierung) und die Beseitigung nervöser Unruhe (Anxiolyse). Ergebnis der Medikation soll Entspannung und emotionale Distanzierung sein. Neben der pharmakologischen Therapie der Grunderkrankung und der Medikation zur Entlastung in der Krisensituation sollte sich immer eine Psychotherapie und Soziotherapie anschließen.

Merke Es gibt kein Medikament gegen Suizidalität. Es gibt nur eine unterstützende Medikamentenbehandlung. Verhütung von Suiziden, Patientenbeobachtung sowie Wirkungen und Nebenwirkungen der unterschiedlichen Therapien zu beobachten sind Kernaufgaben der Pflegenden.

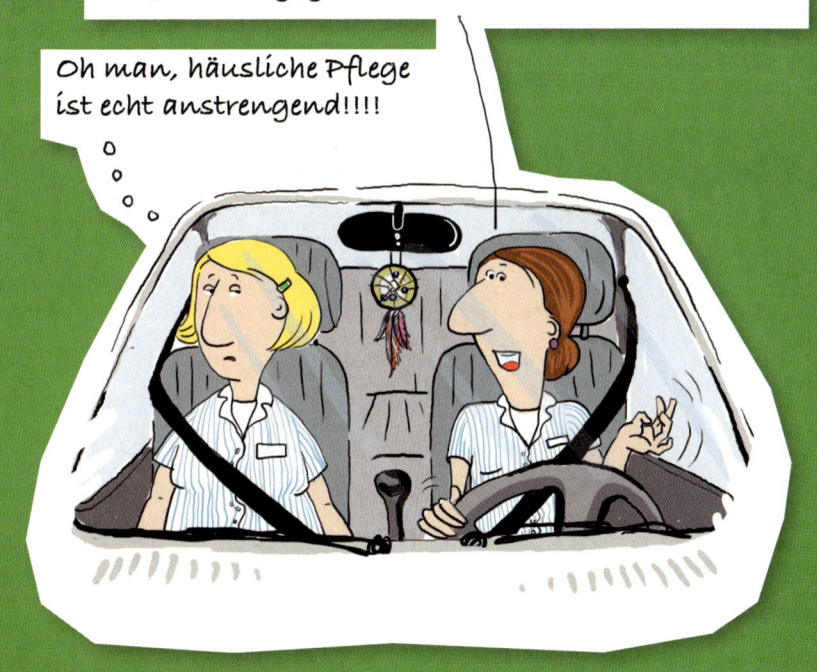

32 ▶

PFLEGE IM HÄUSLICHEN UMFELD

32.1	Grundlagen	572
32.1.1	Gesetzliche Rahmenbedingungen	572
32.1.2	Leistungen ambulanter Pflegedienste	573
32.2	Arbeitsorganisation in der häuslichen Pflege	574
32.2.1	Tourvorbereitung	574
32.2.2	Tourablauf	574
32.3	Pflegende als Gast	575
32.4	Zusammenarbeit mit den Angehörigen	575

32 Pflege im häuslichen Umfeld

Die häusliche Versorgung eines Pflegebedürftigen wird in der Regel entweder von Angehörigen, sonstigen Pflegepersonen oder von professionellen Pflegediensten übernommen.

Laut der Pflegestatistik 2007 des Statistischen Bundesamtes wurden im Jahr 2007 mehr als 1,54 Millionen Menschen zu Hause versorgt (Statistisches Bundesamt 2009). In den letzten Jahren ist sowohl die Anzahl der Pflegebedürftigen insgesamt, als auch die Anzahl derjenigen, die durch einen Pflegedienst versorgt wurden, deutlich angestiegen.

Parallel dazu wächst auch der Arbeitsmarkt der häuslichen Pflege. Während immer weniger Pflegende in Krankenhäusern arbeiten, steigt deren Anzahl bei den ambulanten Pflegediensten. Im Jahr 2007 waren dort über 230 000 Menschen beschäftigt.

Die Pflegearbeit in der häuslichen Umgebung des zu pflegenden Menschen weist Besonderheiten auf. Einige Aspekte werden nachfolgend dargestellt.

32.1 Grundlagen

Definition Häusliche Pflege (oder ambulante Pflege) ist die Versorgung eines Patienten in seiner häuslichen Umgebung. Häusliche Pflege umfasst Grundpflege, hauswirtschaftliche Tätigkeiten (z. B. Einkauf, Reinigung der Wohnung), Ernährung, Mobilisation sowie ärztlich verordnete Behandlungspflege (z. B. Verbandwechsel).

Viele Pflegebedürftige entscheiden oder müssen sich für die Versorgung durch professionelle Pflegedienste in ihrer eigenen Wohnung entscheiden, die Zahl ist steigend. Für diese Entwicklung lassen sich mehrere Gründe vermuten:
- Immer mehr Menschen werden immer älter, leiden an einer oder mehreren Erkrankungen und benötigen pflegerische Unterstützung.
- Viele ältere und kranke Menschen möchten solange wie möglich in den eigenen vier Wänden anstatt in vollstationärer Heimpflege versorgt werden.
- Gleichzeitig ist es der Wunsch der meisten älteren Menschen, ihren Lebensabend in der eigenen Wohnung zu verbringen und dort auch sterben zu können.
- Bedingt durch die DRG (pauschale Vergütung pro Krankheitsbild) streben die Krankenhäuser einen frühen Entlassungszeitpunkt an.
- Die Zahl der ambulanten operativen Versorgungen nimmt zu, wodurch auch der Umfang der Vor- und Nachsorge im häuslichen Umfeld ansteigt.
- Das Leistungsangebot der Pflegedienste hinsichtlich palliativer oder intensivpflegerischer Versorgung ist gestiegen.

32.1.1 Gesetzliche Rahmenbedingungen

Wie auf S. 18 bereits erläutert, sind in Deutschland weite Teile des geltenden Sozialrechts im Sozialgesetzbuch (SGB) beschrieben. Auch die gesetzlichen Grundlagen der Versorgung eines Patienten in seiner eigenen Häuslichkeit sind im Sozialgesetzbuch festgelegt.

Die pflegerische Versorgung eines Patienten in seiner Häuslichkeit wird entsprechend diesen gesetzlichen Vorgaben finanziell entweder von den Krankenkassen oder den Pflegekassen getragen. Die gesetzlichen Regelungen dazu sind festgehalten im
- 11. Buch des Sozialgesetzbuchs; SGB XI (Pflegeversicherung) und
- 5. Buch des Sozialgesetzbuchs; SGB V (Krankenversicherung).

Häusliche Pflege nach SGB XI (Pflegeversicherung)

In Deutschland wird der Umfang des individuellen Hilfsbedarfs bei einem Pflegebedürftigen mittels Pflegestufen beschrieben (**Abb. 32.1**). Tritt eine Pflegebedürftigkeit ein und wird ein entsprechender Antrag gestellt, überprüft der Medizinische Dienst der Krankenkassen (MDK) bei einem persönlichen Besuch den Grad der Pflegebedürftigkeit. Dazu schätzt der MDK den wöchentlich im Tagesdurchschnitt anfallenden Zeitaufwand für die erforderlichen Hilfen ein.

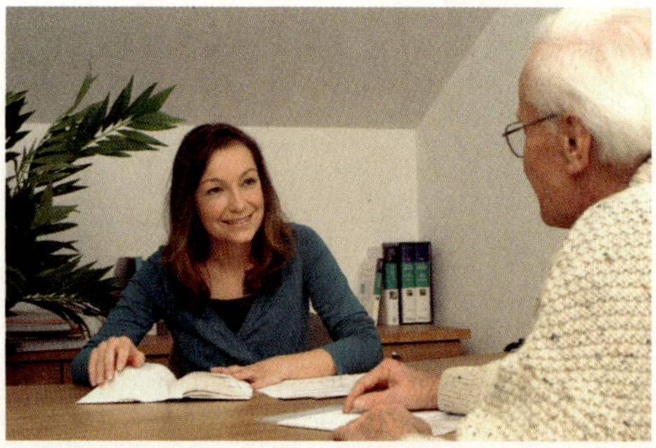

Abb. 32.1 ▶ Der Pflegebedarf eines Patienten wird individuell eingeschätzt. Der Umfang des Hilfsbedarfs wird mittels Pflegestufen beschrieben.

Stellt der MDK die Pflegebedürftigkeit fest und ordnet dem Betroffenen eine Pflegestufe zu, entsteht ein Anspruch auf Leistungen; entweder vollstationäre Pflege in einem Pflegeheim oder

---

Kurzfassung

32 Pflege im häuslichen Umfeld

Häusliche Pflege erfolgt durch Angehörige, sonstige Pflegepersonen oder professionelle Pflegedienste.

Immer mehr Pflegende arbeiten bei ambulanten Pflegediensten.

32.1 Grundlagen

Definition ▶

Immer mehr Pflegebedürftige werden durch professionelle Pflegedienste versorgt. Gründe hierfür sind z. B.:
- immer mehr ältere Menschen
- Wunsch, zu Hause versorgt zu werden
- Liegedauer im Krankenhaus durch DRGs kürzer
- Versorgungsangebot der ambulanten Dienste ist gestiegen

32-1-1 Gesetzliche Rahmenbedingungen

Das Sozialgesetzbuch beinhaltet die gesetzlichen Grundlagen zur häuslichen Versorgung eines Menschen.
Die Leistungen werden entweder von den Krankenkassen oder den Pflegekassen getragen.

Häusliche Pflege nach SGB XI (Pflegeversicherung)
Der Pflegebedarf eines Menschen wird durch den **Medizinischen Dienst der Krankenkassen** (MDK) eingeschätzt und entsprechend eingestuft (Stufe I–III).

häusliche Pflege. Die Höhe der Leistung steigt mit dem Schweregrad der Pflegebedürftigkeit. Hat ein Betroffener sich für häusliche Pflege entschieden, hat er die Wahl zwischen folgenden Möglichkeiten:
- **Pflegegeld**: Geld, das der Pflegebedürftige z. B. einem Angehörigen für die Versorgung als finanzielle Anerkennung gibt.
- **Pflegesachleistung**: Versorgung durch professionelle Pfleger eines Pflegedienstes.
- **Kombinationsleistung**: Schöpft ein Betroffener Pflegesachleistungen nicht voll aus, steht ihm der anteilige Restbetrag zu.
- **Kurzzeitpflege**: Vorübergehende Unterbringung in einer vollstationären Einrichtung, wenn z. B. die langfristige Versorgung noch nicht möglich oder noch ungeklärt ist.
- **Tages- und Nachtpflege**: Versorgung über Tag oder über Nacht, wenn die Hilfe zu Hause z. B. wegen Berufstätigkeit der Pflegeperson nicht sichergestellt werden kann.
- **Verhinderungspflege**: Ersetzt die Versorgung durch eine Pflegeperson im Urlaubsfall oder bei anderen Gründen.

Daneben gibt es zusätzliche Betreuungsleistungen für Pflegebedürftige mit erheblich eingeschränkter Alltagskompetenz (z. B. beim demenziellen Syndrom), Anspruch auf Pflegehilfsmittel, Zuschüsse zu pflegebedingtem Umbau der Wohnung, Pflegekurse für pflegende Angehörige, Anspruch auf Urlaub für pflegende Angehörige sowie Leistungen zur sozialen Sicherung der Pflegeperson.

Häusliche Krankenpflege nach SGB V (Krankenversicherung)

Im Rahmen ihrer ärztlichen Behandlung können Patienten als Leistung der gesetzlichen Krankenversicherung häusliche Krankenpflege erhalten. Dabei verordnet ein Arzt häusliche Krankenpflege und überträgt (delegiert) damit die Durchführung der Behandlung an den Pflegedienst. Der Anspruch darauf besteht nur, solange eine im gleichen Haushalt lebende Person den Kranken nicht wie erforderlich versorgen kann.

Es gibt drei Fälle, in denen häusliche Krankenpflege von den Krankenkassen gewährt wird:
- zur Sicherung der ärztlichen Behandlung
- zur Verkürzung oder Vermeidung einer Krankenhausbehandlung
- als psychiatrische ambulante Pflege

Beispiele für Leistungen der Krankenversicherung im häuslichen Umfeld:
- Anleitung bei der Behandlungspflege (z. B. bei Blutzuckerkontrolle)
- Blutdruckmessung
- Blutzuckermessung
- Medikamentengabe (z. B. von Augentropfen)
- Anlegen und Wechseln von Verbänden
- Richten von Medikamenten

Weitere verordnungsfähige Maßnahmen der häuslichen Krankenpflege wie Absaugen, Bronchialspülung, Bedienung und Überwachung des Beatmungsgeräts sowie Pflege des zentralen Venenkatheters werden unter Umständen eher solche Pflegedienste ausführen, die sich z. B. auf intensivpflegerische Versorgung spezialisiert haben.

32.1.2 Leistungen ambulanter Pflegedienste

Ambulante Pflegedienste bieten in der Regel in erster Linie solche Tätigkeiten an, die sie bei den entsprechenden Kostenträgern abrechnen können (**Abb. 32.2**). Diese sind:
1. **Grundpflege und hauswirtschaftliche Versorgung**: Als Leistung der Pflegeversicherung stellt der ambulante Pflegedienst diese Maßnahmen den Pflegekassen in Rechnung.
2. **Häusliche Krankenpflege**: Vom Arzt verordnete Tätigkeiten der Behandlungspflege sind Leistungen der gesetzlichen Krankenkassen und werden dort in Rechnung gestellt. Im Einzelfall kann ein Arzt auch Grundpflege und hauswirtschaftliche Versorgung verordnen.

Abb. 32.2 ▶ Zu den Leistungen eines ambulanten Pflegedienstes gehören in erster Linie Grundpflege, hauswirtschaftliche Versorgung und häusliche Krankenpflege.

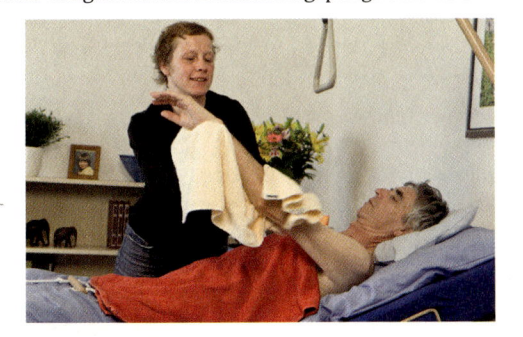

Merke Im Versicherungswesen versteht man unter Leistung das, was jemand im Versicherungsfall von der Versicherung erhält. Wer in der gesetzlichen Krankenkasse versichert ist, erhält im Krankheitsfall als Leistung der Krankenkasse z. B. eine Behandlung beim Hausarzt und Medikamente.

Spezielle Angebote

Der wirtschaftliche Druck unter den ambulanten Pflegediensten steigt. Daher sehen einige Anbieter einen Vorteil darin, sich zu spezialisieren, um einem bestimmten Patientenkreis besondere Pflege anbieten zu können. Zu diesen speziellen Angeboten gehören:
- **Häusliche Palliativpflege**: Sie wendet sich an Patienten, die die Medizin nicht mehr heilend behandeln kann. Im Vordergrund stehen die Linderung von Schmerzen und anderen Symptomen sowie die Sterbebegleitung zu Hause.
- **Häusliche Intensivpflege**: Darunter versteht man die Versorgung von Patienten, deren Puls und Atmung ununterbrochen überwacht werden muss oder die beatmet werden.
- **Häusliche Kinderkrankenpflege**: Dies betrifft vor allem schwer oder chronisch kranke Kinder. Aufgaben sind hier z. B. die Anleitung und Entlastung der Eltern sowie die Sicherung der ärztlichen Behandlung.
- **Psychiatrische häusliche Krankenpflege**: Diese soll psychisch erkrankte Menschen in ihrer eigenen Umgebung stabilisieren und dadurch wiederkehrenden Psychiatrieaufenthalten vorbeugen.
- **Familienpflege**: Hiermit sind vor allem die Haushaltsführung und die Kinderpflege gemeint. Sie ersetzt die Mutter z. B. im Falle einer Krankheit, während der Schwangerschaft oder nach der Geburt.

Weitere Angebote

Wer zu Hause Unterstützung bei seiner Versorgung erhält, benötigt oft zusätzlich noch andere Dienstleistungen. Neben Grund- oder Behandlungspflege bieten ambulante Pflegedienste daher häufig noch folgende Leistungen an oder arbeiten mit deren Anbietern zusammen:
- fahrbarer Mittagstisch („Essen auf Rädern")
- Friseur und Fußpflege
- Hausnotruf (tragbarer Notrufsender)
- Besuchs- und Mobilitätsdienst (z. B. Begleitung beim Spaziergang, auch im Rollstuhl)
- Hausdienst (z. B. Glühlampe wechseln, Bild aufhängen)
- Hol- und Bringeservice (z. B. Apotheken, Verbrauchermärkte)
- Seelsorge (z. B. durch einen Pfarrer)
- Sozialberatung (z. B. Unterstützung bei Anträgen auf Wohngeld oder Sozialhilfe)

32.2 Arbeitsorganisation in der häuslichen Pflege

32.2.1 Tourvorbereitung

Typischerweise beginnt ein Arbeitstag in den Räumlichkeiten des Pflegedienstes. Hier befinden sich die Büros von Pflegedienstleitung, Einsatzleitung, Sachbearbeitung (Personal- und Leistungsabrechnung) sowie ein Dienstraum.

Zu Beginn entnimmt der Pflegehelfer einer Stecktafel oder einem elektronischen Ausdruck alle Patienten, die er zu versorgen hat sowie deren Versorgungsart. Viele Pflegedienste entscheiden sich für feste Touren. Das bedeutet, dass von einer Pflegeperson über lange Zeiträume immer wieder die gleichen Patienten versorgt werden. Mit den benötigten Kundenschlüsseln und einem Mobiltelefon ausgerüstet, kann die Tour – meist mit Dienstwagen oder Fahrrad – beginnen.

Merke In der häuslichen Pflege nennt man die Versorgung eines Patienten in dessen Wohnung einen „Einsatz"; die festgelegte Abfolge solcher Einsätze bei den unterschiedlichen Patienten ist die „Tour".

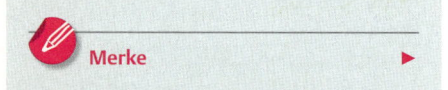

32.2.2 Tourablauf

In einer Frühschichttour werden oft zunächst solche Patienten versorgt, die Insulin bzw. Kompressionsstrümpfe- oder verbände erhalten. Darauf folgen Patienten, die Grundpflege, Medikamente und Verbände benötigen; zum Abschluss sind entsprechende mittägliche Versorgungen vorgesehen (**Abb. 32.3**).

Bestandteil jedes Einsatzes sind Eintragungen in die Pflegedokumentation sowie in die sogenannte Leistungserfassung, die am Monatsende als Grundlage für die Abrechnung dient. Dazu kommen etwa Telefonate mit Ärzten, z. B. wenn bei einem Patienten ein hoher Blutdruck gemessen wurde oder sich der Zustand einer Wunde gebessert hat, sodass eine

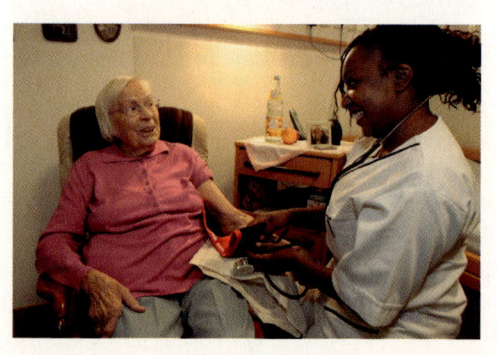

Abb. 32.3 ▶ Zu den Tätigkeiten im häuslichen Pflegedienst gehört auch das Messen des Blutdrucks.

Therapieänderung angezeigt sein könnte. Zurück im Büro fallen Arbeiten wie die Medikamentenbestellung oder die Ausarbeitung eines umfangreicheren Pflegeplans an. Zum Schluss wird die geleistete Arbeitszeit für Pflegeeinsätze, Fahrten sowie organisatorische Tätigkeiten erfasst.

32.3 Pflegende als Gast

Im Pflegeheim oder Krankenhaus ist nur das Patientenzimmer geschützter Privatraum. Im Gegensatz dazu befinden sich Pflegehelfer in der gesamten Wohnung des Patienten im Privatbereich. Um Konflikte zu vermeiden, sollten einige Regeln beachtet werden z. B.:

- Für alle Tätigkeiten am und im Umfeld des Patienten immer erst das Einverständnis einholen.
- Das Herstellen eines Vertrauensverhältnisses schafft ein günstiges, tragfähiges Arbeitsklima.
- Es müssen klare Absprachen innerhalb des Teams getroffen und dokumentiert werden. So kann der Patient von allen Mitarbeitern ähnlich gepflegt werden und wird nicht verunsichert.
- Mit Patienteneigentum (z. B. Wohnungsschlüssel) muss sorgfältig und zuverlässig umgegangen werden. Räume und Schränke (z. B. um Wäsche zu entnehmen) werden erst nach Rückfrage betreten/geöffnet. Unbrauchbare Gegenstände dürfen nicht ungefragt weggeworfen werden.
- Selbstbewusstsein, Überzeugungskraft und gutes Fachwissen erleichtern die Zusammenarbeit mit Patienten und Angehörigen.
- Veränderungen sollten erst angeregt bzw. durchgeführt werden, wenn eine Beziehung entstanden ist.
- Über Geschmack lässt sich streiten, aber nicht in einer fremden Wohnung.

Merke Das Pflegepersonal im häuslichen Umfeld wird für eine Dienstleistung in Anspruch genommen. Es ist in der Wohnung also ein „Gast" und sollte Konflikte zu vermeiden suchen. Der Patient hat das Hausrecht.

32.4 Zusammenarbeit mit den Angehörigen

Die Pflege zu Hause bringt neue Aufgaben, Pflichten und auch Einschränkungen für die Familie. Daraus können sich verschiedene Probleme zwischen Angehörigen und Pflegepersonal entwickeln z. B.:

- Die Angehörigen haben den pflegebedürftigen Patienten oft schon jahrelang betreut und haben Erfahrungen in der Pflege des Betroffenen.
- Das Fachwissen des Pflegehelfers wird eventuell infrage gestellt.
- Es besteht Unverständnis z. B. für fortschreitende Zustandsverschlechterung trotz guter Pflege.
- Die Angehörigen sind „ausgebrannt" (Burn-out).

Praxistipp Wie kann ich die Grundlage für eine gute Zusammenarbeit mit den Angehörigen schaffen und Konflikte vorbeugen?

- Machen Sie das eigene Fachwissen und das „Laienwissen" der Angehörigen zur gemeinsamen Arbeitsgrundlage.
- Beziehen Sie den Patienten und seine Angehörigen in die Pflegeplanungen mit ein.
- Überprüfen Sie Bewährtes und Neues immer wieder auf seine Wirksamkeit. Passen Sie Maßnahmen ggf. an und informieren Sie die Angehörigen darüber.
- Leiten Sie die Angehörigen an, z. B. im Umgang mit Hilfsmitteln. Stehen Sie für Fragen zur Verfügung.
- Erklären Sie Medikamente und angeordnete Maßnahmen.
- Erfragen Sie bei den Angehörigen den biografischen Hintergrund der Patienten.
- Informieren Sie die Angehörigen über die Möglichkeit, Kurse zu besuchen (Kurse für pflegende Angehörige).
- Bieten Sie Hilfestellung bei Kommunikationsstörungen und Konflikten zwischen Angehörigen und Patienten an. Gleichen Sie diese – wenn Ihnen möglich – aus. Bleiben Sie aber dabei so neutral als möglich.
- Entlasten Sie den Angehörigen von der Pflege, z. B. indem Sie darüber informieren, dass es die Möglichkeit zu Kurzzeitpflege gibt.
- Geben Sie Tabuthemen der Angehörigen wie Ekel und Abscheu (z. B. Ausscheidungen), Wut, Zorn, Aggression Raum. Bieten Sie Ihre Unterstützung an.

KURZFASSUNG

32.3 Pflegende als Gast

Im Rahmen der häuslichen Pflege befindet sich der Pflegende im Privatbereich des Patienten. Um Konflikte zu vermeiden, sollten einige Regeln beachtet werden:

- für alle Tätigkeiten Einverständnis des Patienten einholen
- mit Patienteneigentum sorgfältig und zuverlässig umgehen
- Räume und Schränke erst nach Rückfrage betreten/öffnen
- unbrauchbare Gegenstände nicht ungefragt wegwerfen

Merke

32.4 Zusammenarbeit mit den Angehörigen

Pflegende müssen ggf. auch mit den Angehörigen zusammenarbeiten. Daraus können sich verschiedene Probleme zwischen Angehörigen und Pflegepersonal entwickeln.

Praxistipp

Erste Hilfe

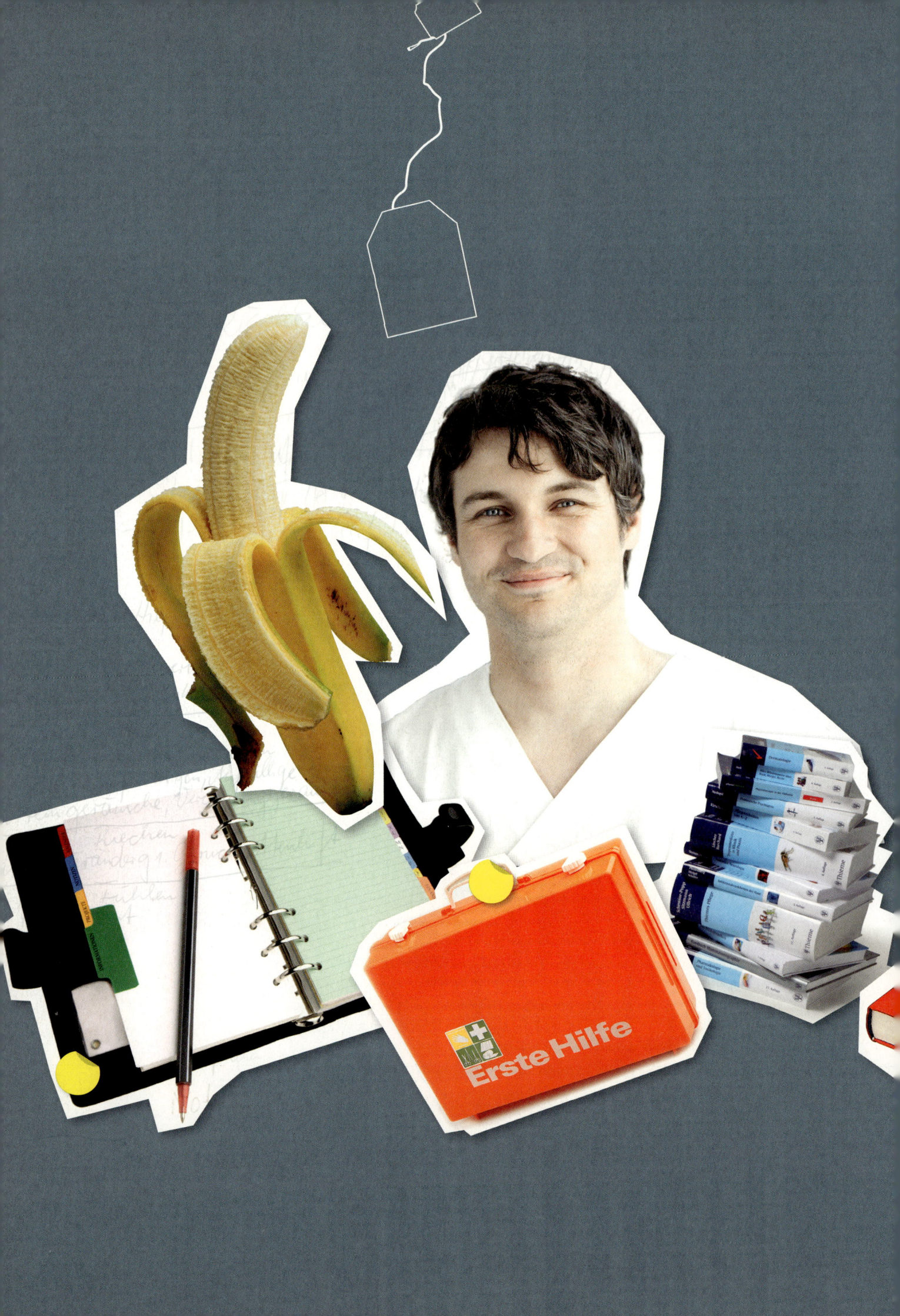

ANHANG ▶

Pflege in Notfallsituationen 578
Richtungsbezeichnungen zur Orientierung 588
Achsen und Ebenen 589
Wichtige Laborwerte 590
Literaturverzeichnis 594
Abbildungsnachweis 597
Sachverzeichnis 598

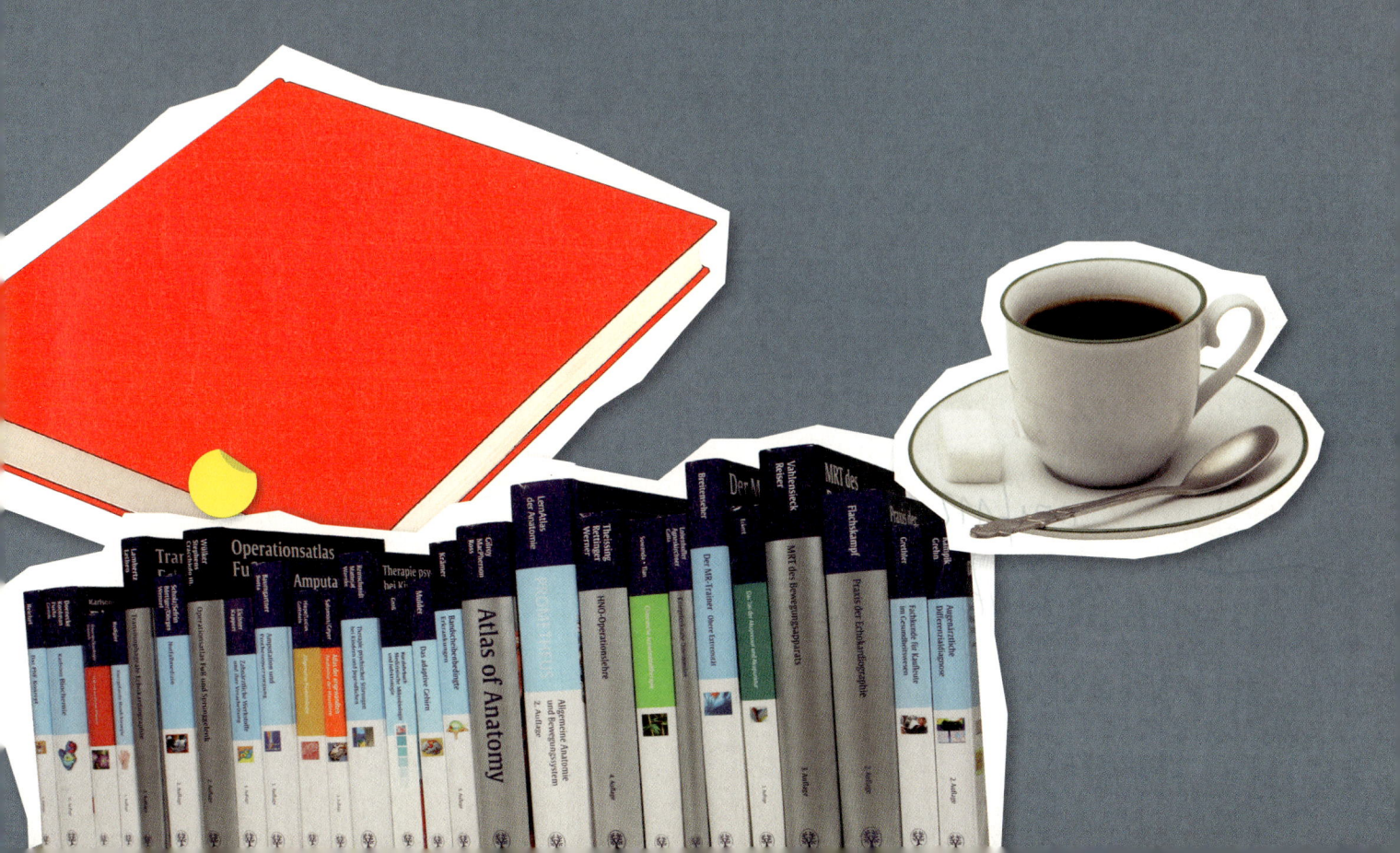

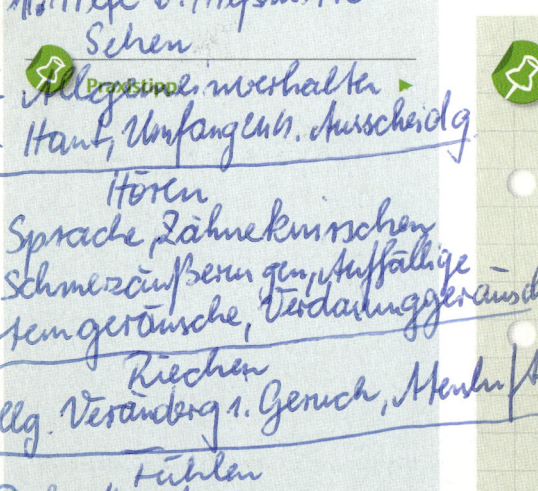

Pflege in Notfallsituationen

Notfallsituationen treten plötzlich und unerwartet auf. Sie reißen den Betroffenen aus dem Alltag heraus. Notfälle erfordern von den Pflegenden ein schnelles Handeln. Pflegepersonen müssen sich um den Notfallpatienten kümmern und auch Mitpatienten, Mitbewohner oder Angehörige betreuen. Oft sind diese Personen durch ungewohnte Abläufe verunsichert und ängstlich.
Jede Notfallsituation stellt eine hohe psychische Belastung für alle Beteiligten dar.

Definition Ein **Notfall** ist eine plötzlich eintretende Situation. Sie kann Leben vernichten bzw. bleibende gesundheitliche Schäden mit sich bringen. Verursacht wird dies durch Einfluss von außen (z. B. Unfall) oder von innen (z. B. Komplikation im Rahmen einer Erkrankung).

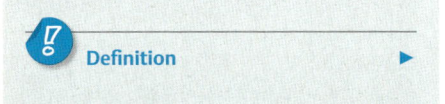

Verhalten in Notfallsituationen

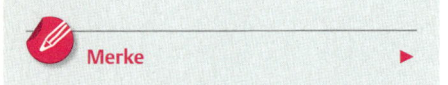

Merke Nur wer gut vorbereitet ist, kann in Notfallsituationen sicher und verantwortlich handeln.

Für Pflegehelfer ist die Hilfestellung im Notfall nicht nur eine Pflicht, sondern ein Teil ihres Berufsbilds.
Um im Notfall richtig und umsichtig reagieren zu können, sollte sich jeder Pflegehelfer mit dem möglichen Eintritt einer Notfallsituation intensiv und immer wieder neu auseinandersetzen.
In jeder Einrichtung sollte nach dem **Notfallstandard** gefragt werden. Üblicherweise sind **haustypische Verfahrensweisen** festgelegt. Ebenso sollten jedem Mitarbeiter **Standort und Inhalt des Notfallkoffers** bekannt sein und ein sicherer und schneller Umgang mit den verfügbaren Geräten des Hauses gewährleistet sein.
Eine regelmäßige Teilnahme an Kursen sorgt dafür, dass auch das Fachwissen in Erster Hilfe immer auf dem aktuellen Stand bleibt.

Praxistipp Wie verhalte ich mich in Notfallsituationen?
Folgende Verhaltensweisen sollten Sie in Notfallsituationen befolgen.
- Bleiben Sie ruhig.
- Lösen Sie den Hausnotruf über die hausinterne Klingel aus.
- Fordern Sie Hilfe und den Notfallkoffer an.
- Lassen Sie den betroffenen Menschen nicht alleine.
- Wenn dies möglich ist, bitten Sie Mitpatienten bzw. Mitbewohner darum, den Raum zu verlassen.
- Verschaffen Sie sich einen Überblick.
- Delegieren Sie Aufgaben wie z. B. das Alarmieren des Rettungsdienstes an Kollegen.
- Leiten Sie lebensrettende Sofortmaßnahmen ein.
- Leisten Sie Erste Hilfe.

Lebensrettende Sofortmaßnahmen

Lebensrettende Sofortmaßnahmen sind alle Maßnahmen, die **unmittelbar der Erhaltung des Lebens** dienen:
- Sicherstellen der Atmung
- Herz-Lungen-Wiederbelebung
- stabile Seitenlage
- Schockbekämpfung
- Blutstillung

Um sich einen Überblick zu verschaffen, sollte Folgendes geprüft werden:
- Ist das Bewusstsein vorhanden?
- Ist die Atmung vorhanden?
- Sind Bewegungs- und Lebenszeichen sichtbar?
- Ist der Puls tastbar?
- Sind Verletzungen, unnormale Lage von Extremitäten oder Blutungen sichtbar?
- Sind Anzeichen eines Schockes vorhanden?
- Gibt es Hinweise auf den Unfallhergang?
- Gibt es Hinweise auf die Notfallursache?

Prüfen der Bewusstseinslage

Der Betroffene sollte mehrmals **laut mit Namen angesprochen** und dabei auch **angefasst** werden. Das Vorliegen einer Schwerhörigkeit oder Taubheit sollte bedacht werden. Erfolgt keine Reaktion, **ggf. den Patienten kneifen,** um über die Auslösung des Schmerzreizes zu prüfen, ob eine Bewusstseinsstörung vorliegt. Reagiert der Betroffene nicht, ist er bewusstlos.

Prüfen der Vitalzeichen

Ist der Patient bewusstlos, wird seine **Atmung** überprüft:
- Atemgeräusche, Heben und Senken des Brustkorbs (**Abb. 1**)
- Hautfarbe des Patienten (zyanotisch)

Liegt ein Atemstillstand vor, wird der **Puls** überprüft. Dazu wird wechselseitig, an beiden Karotisarterien der Puls für jeweils 10 Sekunden gemessen.
Bei Verdacht auf Herz-Kreislauf-Stillstand wird der Notruf ausgelöst und unverzüglich mit der Herz-Lungen-Wiederbelebung begonnen.
Beachte: Das Tasten des Pulses wird nach den neuesten Reanimationsrichtlinien nicht mehr als Bedingung für eine Reanimation verlangt, denn dadurch wird viel Zeit verloren.

Abb. 1 ▸ Bei bewusstlosen Patienten wird zunächst die Atmung überprüft. Sind Atemgeräusche vorhanden? Hebt bzw. senkt sich der Brustkorb?

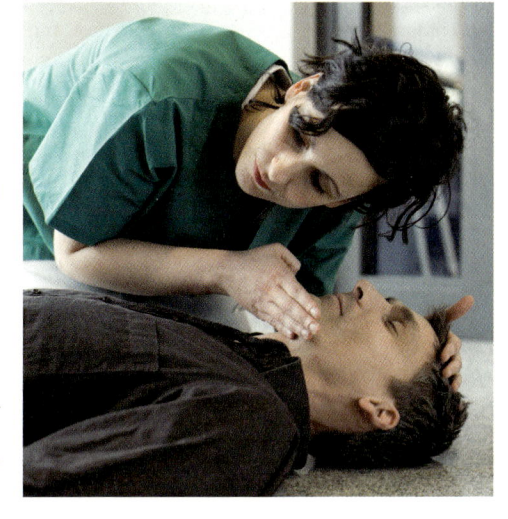

Merke Phone first: Bei bewusstlosen Erwachsenen wird zuerst der Arzt alarmiert und dann mit den Wiederbelebungsmaßnahmen begonnen.
Phone fast: Bei Kindern unter 8 Jahren wird zuerst beatmet und dann der Notruf abgesetzt.

Ein bewusstloser aber normal atmender Patient wird in die stabile Seitenlage (S. 582) gebracht und die Atmung sichergestellt.

Sicherstellen der Atmung

Definition Zur Sicherstellung der Atmung zählen alle Maßnahmen, die dafür sorgen, die oberen Atemwege zu befreien und freizuhalten.

Welche Maßnahmen zur Sicherung der Atmung erforderlich sind, hängt von der individuellen Situation des Patienten ab. Möglich sind z. B.
- manuelles Ausräumen und Absaugen des Mund- und Rachenraums,
- Überstrecken des Halses, Einlegen eines Tubus.

Manuelles Ausräumen des Mund-Rachen-Raums

Die Maßnahme wird z. B. zur Entfernung von Erbrochenem, Blutpfropfen (Blutkoageln) oder Fremdkörpern durchgeführt. Dabei wird der Mund-Rachen-Raum mit der Hand (manuell) ausgeräumt:
- Mundkeil zum Beißschutz einlegen.
- Die Spitzen einer Zange sicher mit einem Kugeltupfer umhüllen.
- Mit der Zange oder nur mit Zeige- und Mittelfinger Mundhöhle leeren.

Merke Bei nicht bewusstlosen Patienten kann durch die Reizung am Zungengrund ein Würgen oder Erbrechen ausgelöst werden.

Überstrecken des Halses

Um den Hals zu überstrecken, liegt eine Hand am Haaransatz des Patienten, die andere Hand umgreift das Kinn und hebt den Unterkiefer an (**Abb. 2**).
Nun bewegen beide Hände den Kopf nackenwärts.

Abb. 2 ▸ Überstrecken des Halses. Eine Hand am Haaransatz, eine Hand am Kinn des Patienten wird der Kopf nackenwärts bewegt.

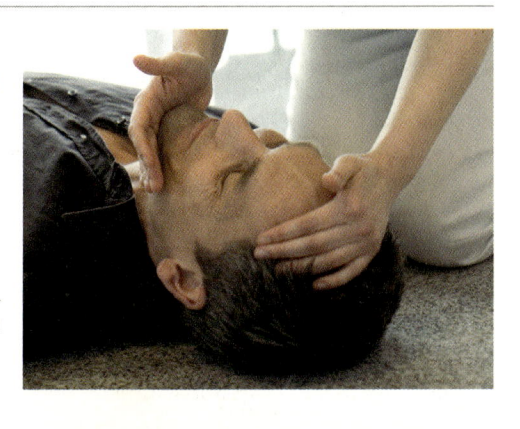

Prüfen der Bewusstseinslage
Betroffenen berühren, ggf. kneifen, und laut mit Namen ansprechen. Erfolgt keine Reaktion, ist der Betroffene bewusstlos.

Prüfen der Vitalzeichen
Bei Bewusstlosigkeit Atmung überprüfen: Atemgeräusche? Atembewegungen? Hautfarbe zyanotisch?
Bei Atemstillstand Puls prüfen, Notruf auslösen und mit Herz-Lungen-Wiederbelebung beginnen.
Bewusstlose, aber normal atmende Patienten in stabile Seitenlage bringen (S. 582).

Merke ◂

Sicherstellen der Atmung

Definition ◂

Manuelles Ausräumen des Mund-Rachen-Raums
- Beißschutz einlegen
- Zange mit Kugeltupfer umhüllen
- mit Zange oder Finger Mund ausräumen

Merke ◂

Überstrecken des Halses
Hand an Stirn und Kinn legen, Kopf nackenwärts bewegen

Einlegen eines Tubus

Der Tubus wird vor allem bei Patienten mit zurückgefallenem Zungengrund eingesetzt, um eine Luftbrücke in den Rachenraum zu schaffen. Das Einlegen erfolgt durch den Arzt. Dazu muss vorweg der Tubus in der richtigen Größe ausgewählt werden. Die Tubuslänge sollte der Entfernung zwischen Ohrläppchen und Mundwinkel entsprechen.

Der Mund wird mit dem Esmarch-Handgriff geöffnet und der Tubus mit der Krümmung auf der Zunge liegend bis zur Mitte der Mundhöhle eingeführt (Öffnung des Tubus zeigt zum Gaumen). (*Esmarch-Handgriff*: Finger 2 – 4 beider Hände umgreifen den Kieferwinkel, die Daumen liegen am Kinn; mit den Fingern wird der Unterkiefer nach vorne geschoben und mit den Daumen der Mund geöffnet).

Durch eine Drehung um 180° legt sich die Tubuskrümmung der Zungenform an und der Tubus wird vorsichtig weitergeschoben bis die Gummiplatte an den Lippen abschließt.

Herz-Lungen-Wiederbelebung (kardiopulmonale Reanimation)

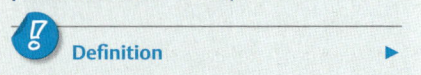

Definition Die Herz-Lungen-Wiederbelebung, auch kardiopulmonale Reanimation genannt, beinhaltet alle lebensrettenden Maßnahmen, die bei Eintreten eines Herz-Kreislauf-Stillstand ergriffen werden.

Im Folgenden sollen die Maßnahmen bei Erwachsenen und Kindern über 8 Jahren beschrieben werden.

Wenn der Patient nicht atmet und der Puls (A. carotis communis oder A. femoralis) nicht messbar ist, bedeutet dies einen akuten Herz-Kreislauf-Stillstand. Dies führt zu einer Sauerstoffunterversorgung der Zellen, die Gehirnzellen sind bereits nach 4–6 Minuten endgültig geschädigt.

Symptome des Herz-Kreislauf-Stillstands:
- Pulslosigkeit
- Bewusstlosigkeit
- Atemstillstand bzw. Atemstörung (ggf. Schnappatmung)
- graublaue Hautfarbe
- Pupillenveränderungen (lichtstarr)

Atemspende

Mund-zu-Nase Beatmung:
- Eine Hand liegt am Kinn des Patienten. Mit dem Daumen wird der Mund durch Druck der Unterlippe gegen die Oberlippe abgedichtet (Der Hals bleibt dabei nach hinten überstreckt.)
- 12- bis 15-mal pro Minute wird dem Patienten Luft über die Nase eingeblasen (Der Mund des Patienten muss dabei verschlossen sein).
- Während der passiven Ausatemphase wird der Brustkorb auf Bewegungen beobachtet. Außerdem muss auf Atemgeräusche geachtet werden.

Mund-zu-Mund-Beatmung:
- Mit Daumen und Zeigefinger wird die Nase des Patienten verschlossen (Der Hals bleibt dabei nach hinten überstreckt.)
- 12- bis 15-mal pro Minute wird dem Patienten über den Mund Luft eingeblasen (Die Nase des Patienten muss dabei verschlossen sein.)
- Während der passiven Ausatemphase wird der Brustkorb auf Bewegungen beobachtet. Außerdem muss auf Atemgeräusche geachtet werden.

Der Vorgang wird so lange wiederholt bis der Patient wieder ausreichend spontan atmet oder die Beatmung auf Anweisung eines Arztes beendet bzw. mit einer Herzdruckmassage kombiniert werden soll.

Herzdruckmassage (Kardiokompression)

Je nach Situation kann die Herz-Lungen-Wiederbelebung (HLW) alleine (Ein-Helfer-Methode, **Abb. 3a**) oder mit einem anderen Helfer (Zwei-Helfer-Methode) erfolgen (**Abb. 3b**).

Die Reanimation wird immer in folgendem Rhythmus durchgeführt:

30 Thoraxkompressionen – 2 Beatmungen
- Der Betroffene wird auf eine harte Unterlage gelegt (im Bett Bettbrett unterlegen!) und der Oberkörper freigemacht.
- Im Umfeld muss ausreichend Platz geschaffen werden.
- Nun wird der korrekte Druckpunkt aufgesucht. Dazu kniet der Helfer an der Seite des Betroffenen. Durch Tasten und unter Sicht werden das untere Brustbeinende und der Rippenbogen aufgesucht (Der Druckpunkt befindet sich auf der unteren Sternumhälfte) (**Abb. 4**).
- Der Handballen wird auf den ermittelten Druckpunkt aufgesetzt. Der Handballen der zweiten Hand wird auf den Handrücken der ersten Hand aufgesetzt und die Finger ineinander verschränkt.

- Zur Kompression müssen die Arme ganz durchgestreckt werden. Der Druck soll senkrecht durch Gewichtsverlagerung des Oberkörpers über die gestreckten Arme auf den Druckpunkt ausgeübt werden (Abb. 4).
- Es werden 30 Thoraxkompressionen mit einer Frequenz von circa 100 pro Minute durchgeführt.
- Anschließend wird der Patient 2-mal beatmet. Währenddessen wird die Thoraxkompression pausiert.

Nach vier Zyklen folgt eine weitere Atem- und Pulskontrolle, je nach Ergebnis wird weiter gehandelt:

- **Karotispuls ist nicht tastbar**: Die Reanimation wird fortgesetzt und erweiterte Maßnahmen wie Defibrillation, Intubation und Gabe von Medikamenten werden eingeleitet.
- **Karotispuls ist tastbar, es fehlt jedoch die Spontanatmung**: Die Herzdruckmassage wird beendet, die Atemspende bzw. Beatmung wird fortgesetzt unter ständiger Kontrolle von Puls und Atmung.
- **Karotispuls ist tastbar, ausreichende Atmung, aber bestehende Bewusstlosigkeit**: Der Patient wird in stabiler Seitenlagerung gelagert. Puls und Atmung werden ständig kontrolliert.
- **Karotispuls ist tastbar, ausreichende Eigenatmung und Wiedererlangung des Bewusstseins**: Der Patient wird zum Liegenbleiben veranlasst. Puls, Atmung und Bewusstseinslage werden regelmäßig kontrolliert.

- Arme durchstrecken und Druck senkrecht auf den Druckpunkt ausüben
- 30 Thoraxkompression ausüben
- 2-mal beatmen

- Nach 4 Zyklen, Atem- und Pulskontrolle durchführen, dann je nach Situation:
- **kein Puls:** Reanimation fortsetzen, erweiterte Maßnahmen einleiten (Defibrillation, Intubation, Medikamente)
- **Puls, keine Atmung:** Herzdruckmassage beenden, Beatmung fortsetzen
- **Puls, Atmung, Bewusstlosigkeit:** stabile Seitenlage, Kontrolle Puls/Atmung
- **Puls, Atmung, Bewusstsein:** Patient liegen lassen, Kontrolle Puls/Atmung

Abb. 3 ▶ Herz-Lungen-Wiederbelebung.

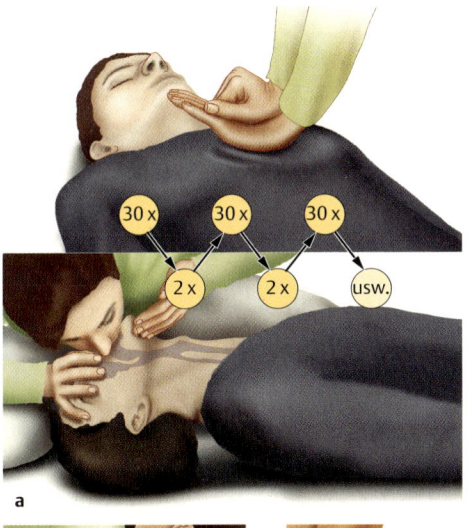

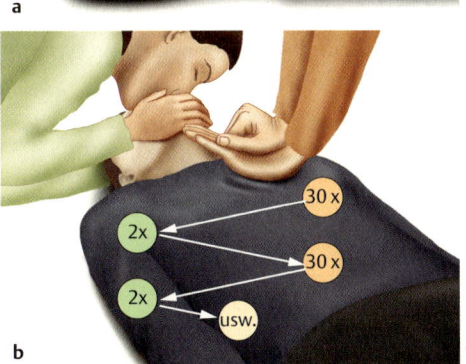

Abb. 4 ▶ Durchführung der Kardiokompression.

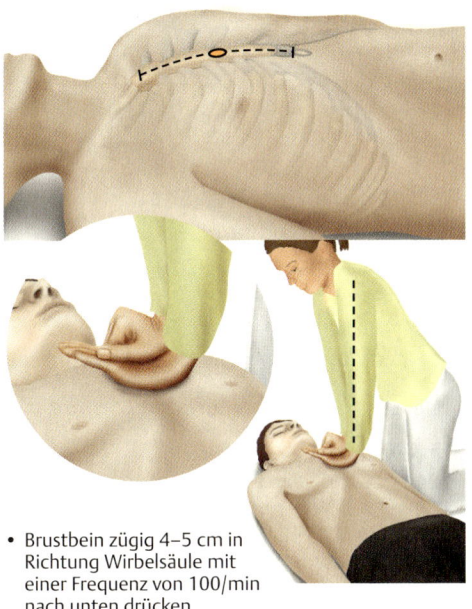

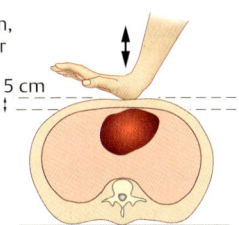

- Druckpunkt in der Mitte der Brust aufsuchen
- Brustbein zügig 4–5 cm in Richtung Wirbelsäule mit einer Frequenz von 100/min nach unten drücken
- Ellbogen gestreckt lassen, Schultern senkrecht über dem Druckpunkt
- Brustkorb entlasten, Hände jedoch auf dem Brustkorb belassen

> **Praxistipp** Wann kann eine Herz-Lungen-Wiederbelebung beendet werden?
>
> Die Wiederbelebungsmaßnahmen dürfen nur beendet werden, wenn
> - der Puls am Hals ohne Ausübung der Herzdruckmassage tastbar ist.
> - der Patient wieder spontan atmet, Atembewegungen sichtbar sind.
> - ein Arzt das Beenden der Maßnahmen anordnet.

Praxistipp

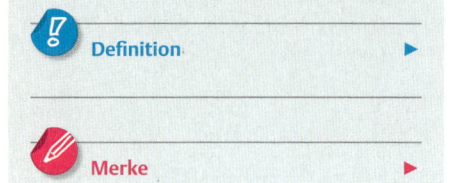

Stabile Seitenlagerung

Definition Die stabile Seitenlagerung ist eine Lagerung, welche bei bewusstlosen bzw. bewusstseinsgetrübten Personen im Notfall angewandt wird.

Merke Die stabile Seitenlage kann auch im Bett durchgeführt werden: Vorher Kopfteil flach stellen, Kopfkissen entfernen, Patienten seitlich verlagern, in die stabile Seitenlage bringen und zudecken.

Der Patient wird zunächst in Rückenlage gebracht. Im Folgenden wird der Ablauf bei Lagerung eines Patienten in Linksseitenlage beschrieben (**Abb. 5**).
Während der stabilen Seitenlage werden die Vitalfunktionen des Patienten regelmäßig überprüft und die Atmung ständig überwacht.

Abb. 5 ▶ Stabile Seitenlage.

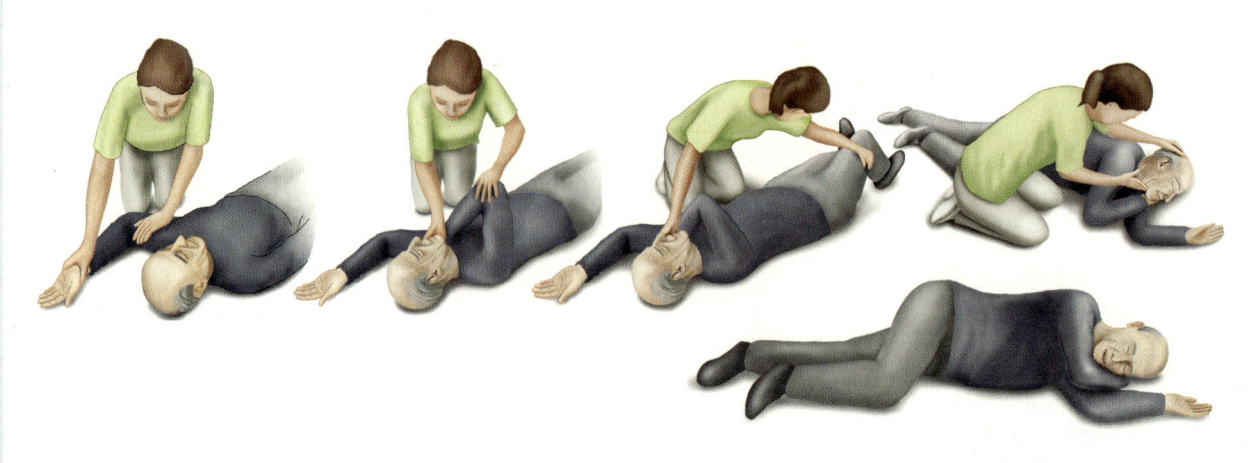

Der bewusstlose und spontan atmende Mensch wird in die stabile Seitenlage gebracht: Seitlich neben dem Betroffenen knien. Beine des Betroffenen strecken. Den nahen Arm des Bewusstlosen angewinkelt nach oben legen, die Handinnenfläche zeigt dabei nach oben. Den anderen Arm am Handgelenk greifen, den Arm über die Brust legen und Handaußenseite an die Wange des Betroffenen legen. Hand nicht loslassen. Den Oberschenkel greifen und Bein des Betroffen beugen. Betroffenen zu sich herüberziehen. Das oben liegende Bein so ausrichten, dass der Oberschenkel im rechten Winkel zur Hüfte liegt. Hals überstrecken, damit die Atemwege frei werden. Mund des Betroffen leicht öffnen.

Schockbekämpfung

Beim Schock sind die Organe mit Sauerstoff unterversorgt, der Zustand ist lebensbedrohlich.

Ursachen:
- hypovolämischer Schock: Volumenmangel durch Blut-, Wasser- oder Elektrolytverluste
- anaphylaktischer Schock: Minderdurchblutung durch allergische Reaktion
- septischer Schock: innere Vergiftung
- kardiogener Schock: verminderte Durchblutung durch Herzerkrankung
- neurogener Schock: Signale zur Kreislaufregulation werden nicht verarbeitet

Symptome:
- Haut zyanotisch
- Kälteempfinden, kalter Schweiß
- Unruhe, Starre
- schneller Puls
- abfallender arterieller Blutdruck
- geweitete Pupillen

Schockbekämpfung

Der Schock resultiert aus einem Missverhältnis zwischen Sauerstoffbedarf und Sauerstoffangebot in Organen und Geweben. Aufgrund verminderter Durchblutung kommt es zur Unterversorgung im gesamten Körper. Unbehandelt kann ein Schock zum Tod führen.

Ursachen eines Schocks. Der Schock kann verschiedene Ursachen haben:
- **Hypovolämischer Schock**: Er wird durch einen Volumenmangel aufgrund von Blut-, Wasser- und Elektrolytverlusten verursacht z. B. bei schweren inneren Blutungen nach einem Unfall, bei großflächigen Verbrennungen oder Verbrühungen.
- **Anaphylaktischer Schock**: Der Blutdruckabfall nach einer starken allergischen Reaktion bewirkt eine Minderdurchblutung, z. B. durch Reaktion auf Nahrungsmittel, Medikamente oder Gifte.
- **Septischer Schock**: Durch freigesetzte Gifte und Bakterien im Blutkreislauf aufgrund von Infektionen entsteht eine innere Vergiftung, in deren Folge sich der Schock ausbildet.
- **Kardiogener Schock**: Er tritt als Folge von Herzerkrankungen auf. Die akut verminderte Pumpleistung des Herzens oder Herzversagen führen zu verminderter Durchblutung der peripheren Gefäße und damit zu Sauerstoffmangel.
- **Neurogener Schock**: Aufgrund von Erkrankungen oder Schädigungen wichtiger Hirnregionen werden Signale zur Kreislaufregulationen nicht mehr verarbeitet.

Symptome des Schocks. Unabhängig von der Ursache zeigen sich immer folgende Symptome:
- Die Haut ist sehr blass bis grau, zyanotisch.
- Die Person friert, die Extremitäten fühlen sich kalt an und es bildet sich kalter Schweiß.
- Unruhe oder auch Starre und Teilnahmslosigkeit des Patienten sind möglich.
- Der Puls ist sehr schnell (Ausgleichstachykardie), anfangs hart und pochend, später flach, schwach und fadenförmig.
- Eine Blutdruckmessung zeigt einen stark abgefallenen arteriellen Blutdruck.
- Die Pupillen sind stark geweitet. Die Augen erscheinen tief in die Augenhöhlen eingesunken.

Lebensrettende Sofortmaßnahmen ▶ Erste Hilfe in konkreten Notfallsituationen

- Die Schleimhäute sind blass und trocken, auch an der Zunge.
- Ggf. kommt es zu einem unwillkürlichen Abgang von Stuhl und Urin.
- Das Allgemeinbefinden ändert sich sehr rasch. Anfangs ist der Patient noch wach und ansprechbar, trübt aber schnell ein und es kann sich ein komatöser Zustand entwickeln.

- blasse, trockene Schleimhäute
- ggf. Abgang von Stuhl und Urin
- schnelle Änderung des Allgemeinbefindens

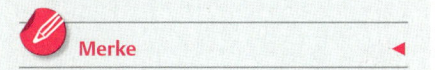

Merke Beim Schock besteht für den Patienten immer akute Lebensgefahr!

Merke

Jeder Schock bedarf einer dringenden ärztlichen Behandlung. Neben der Schocksymptomatik muss immer auch die ursächliche Erkrankung oder Verletzung behandelt werden.

Schocklagerung:
- Der Patient wird flach hingelegt, seine Beine werden etwa 30 cm erhöht gelagert (**Abb. 6a**).
- Beim kardiogenen und neurogenen Schock wird der Oberkörper erhöht gelagert (**Abb. 6b**).

Schocklagerung: Patient flach lagern, Beine 30 cm erhöht
Bei kardiogenem/neurogenem Schock: Oberkörper hochlagern

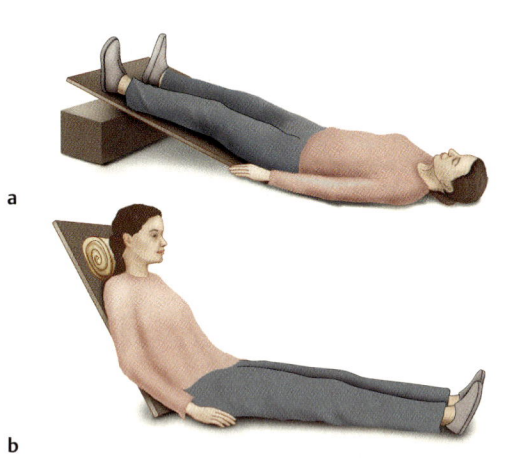

Abb. 6 ▶ Lagerungsformen.
a Bei einem hypovolämischen Schock werden die Beine des Patienten zur Verbesserung des venösen Rückstroms hoch gelagert.
b Bei einem kardiogenen Schock wird der Oberkörper hochgelagert.

Aufrechterhalten der vitalen Funktionen:
- Besonders beim kardiogenen Schock muss der Kreislauf mit Medikamenten stabilisiert werden, sonst besteht die Gefahr eines Herzstillstands.
- Ggf. muss eine kardiopulmonale Reanimation erfolgen.

Weitere wichtige allgemeine Maßnahmen sind:
- Wiederherstellen eines ausreichenden Blutkreislaufs
- Wärmeerhalt
- Ruhe
- ständige Betreuung
- Beseitigung der auslösenden Ursachen (wenn möglich)

Aufrechterhalten der vitalen Funktionen:
- Kreislauf medikamentös stabilisieren
- ggf. Herz-Lungen-Wiederbelebung

Erste Hilfe in konkreten Notfallsituationen

Erste Hilfe bei Verbrennungen

Definition Bei einer Verbrennung wird die Haut durch thermische oder chemische Einwirkungen geschädigt und kann je nach Ausmaß der Verbrennung absterben.

Definition

Das Ausmaß und die Tiefe der Verletzung bestimmen den Schweregrad einer Verbrennung. Die Wunde wird je nach Tiefe in vier Grade eingeteilt (**Tab. 1**). Die Ausdehnung der Verbrennung wird in Prozent der Körperoberfläche angegeben (**Abb. 7**).

Symptome einer Verbrennung. Je nach Grad der Verbrennung treten verschiedene Symptome auf (**Tab. 1**).

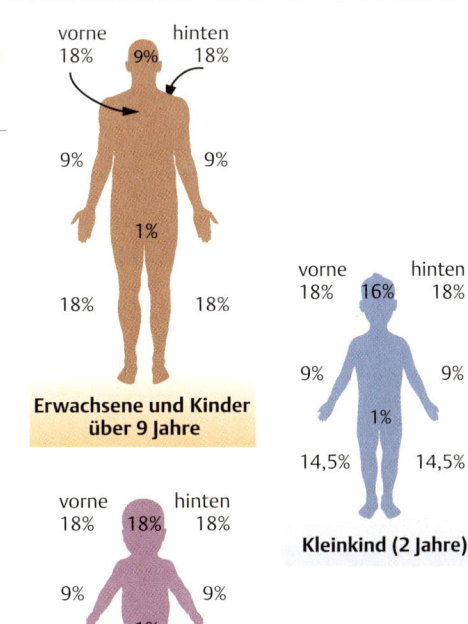

Erwachsene und Kinder über 9 Jahre: vorne 18%, hinten 18%, Kopf 9%, Arme 9% je, Genital 1%, Beine 18% je

Kleinkind (2 Jahre): vorne 18%, hinten 18%, Kopf 16%, Arme 9% je, Genital 1%, Beine 14,5% je

Säugling (bis 1 Jahr): vorne 18%, hinten 18%, Kopf 18%, Arme 9% je, Genital 1%, Beine 13,5% je

Die Wunde wird je nach Tiefe in 4 Grade eingeteilt (**Tab. 1**).
Die Ausdehnung der Verbrennung wird in Prozent der Körperoberfläche angegeben (**Abb. 7**).

Abb. 7 ▶ Körperoberflächen im Vergleich.

Tab. 1 ▶ Symptome und Merkmale der Verbrennungstiefe.

Verbrennungsgrad	Symptomatik	Lokalisation	Besonderheit
Grad 1	Rötung, Sonnenbrand, Schwellung durch reaktives Ödem	obere Epidermis	schmerzhaft
Grad 2a	Rötung, Blasenbildung, feuchter Wundgrund	Epidermis, teils Corium	sehr schmerzhaft
Grad 2b	Blasen zerrissen, weißlicher Wundgrund	Epidermis, teils Corium	weniger schmerzhaft, Haare und Nägel bleiben fest
Grad 3	Nekrose, weiß-grauer Wundgrund, lederartig	Epidermis und Corium zerstört	schmerzfrei, Haare und Nägel fallen aus

Bei höhergradiger Verbrennung:
- grauweißliche, später rötlich-bräunliche, dann verkohlt aussehende Haut
- Gefühlsstörungen im betroffenen Hautgebiet treten mit zunehmendem Verbrennungsgrad auf.
- Hypovolämischer Schock äußert sich durch Tachykardie, Schwindel und Schweißausbrüche.
- Bei Lungenbeteiligung kommt es zu Atemnot.

Erstversorgung
Noch brennendes Material muss am Unfallort mit Wasser, einer Decke oder durch Wälzen des Patienten umgehend gelöscht werden. Das Material wird danach sofort von der Haut des Patienten entfernt. Auf der Haut klebende Kleidung wird jedoch belassen.
Die verbrannten Hautflächen werden mit 15–20°C warmem Wasser für mindestens 30 Minuten gekühlt und sauber und trocken abgedeckt. Eine Kühlung erfolgt auch durch Trinken.
Sauerstoff wird über eine Nasensonde verabreicht. Bei Bewusstlosigkeit und Atemstörung werden Wiederbelebungsmaßnahmen eingeleitet.

Merke Auf keinen Fall dürfen Salben, Puder, Gele oder Ähnliches auf die Wunde frisch Brandverletzter aufgetragen werden.

Erste Hilfe bei einem Elektrounfall

Definition Bei einem Elektrounfall schädigt ein Stromschlag den Körper. Der Mensch gelangt dabei in einen Stromkreis zwischen einem Metallgegenstand und der Erde.

Niederspannungsunfälle mit Stromstärken von bis zu 1 000 V ereignen sich vor allem im Haushalt. Hochspannungsunfälle mit Stromstärken mit über 1 000 V treten bei Arbeiten mit Transformatoren und Schaltstationen (z. B. bei Eisenbahnhochleitungen mit 15 000–25 000 V, Hochspannungsleitungen mit 30 000–60 000 V) oder bei einem Blitzschlag (bis zu 1 Milliarde V) auf.

Symptome. Der elektrische Strom zerstört die Strukturen des Körpers sowohl direkt als auch indirekt. An der Ein- und Austrittsstelle des Stromes an der Haut kommt es zu Verbrennungen (sogenannten Strommarken). Unter der Haut entstehen Muskelnekrosen, das heißt, das Muskelgewebe stirbt ab. Zusätzlich verursacht der Strom Verbrennungen an anderen Körperteilen: Durch einen Licht- oder Hitzebogen springt der Strom von den eigentlichen Eintrittsstellen auf andere Körperregionen über.
- **Niederspannungsunfälle**: Netzspannungen bis 220 V, wie im Haushalt, verursachen
  - oft deutlich sichtbare Strommarken mit nur leichten Verbrennungen.
  - Muskelkrämpfe. Mitunter stürzt der Patient und verletzt sich zusätzlich.
- **Hochspannungsunfälle**:
  - Der Patient erleidet starke Verbrennungen an der Haut sowie Herzrhythmusstörungen und Muskelschäden.
  - Es kommt zum Schock mit Blutdruckabfall, Bewusstseinsstörungen und Atemnot bis zum Koma.
  - Weitere Verletzungen an Thorax, Wirbelsäule oder Extremitäten werden meist durch Stürze verursacht.
  - Abgestorbenes Muskelgewebe setzt übermäßig viel roten Muskelfarbstoff (Myoglobin) frei. Dies kann die Nierentubuli verstopfen und zum akuten Nierenversagen führen.
  - bei einem Blitzschlag entstehen an den Ein- und Austrittsstellen Brand- und Rissquetschwunden, meist an Ellbogen, Fersen und Fußsohlen,
  - Ggf. ist die Verbrennung von Knochen, Nerven und Gefäßen einer Extremität so stark, dass diese amputiert werden muss.

Erstversorgung
- brennendes Material löschen
- Material von der Haut entfernen
- auf der Haut klebende Kleidung belassen
- Haut 30 min. mit 15–20°C warmem Wasser kühlen
- Haut sauber und trocken abdecken
- bei Bewusstlosigkeit und Atemstörung Wiederbelebungsmaßnahmen

Merke ▶

Definition ▶

Symptome:
Elektrischer Strom zerstört die Strukturen des Körpers. An der Ein- und Austrittsstelle kommt es zu Verbrennungen (Strommarken), unter der Haut entstehen Muskelnekrosen.
- Niederspannungsunfälle bis 1000 V: leichte Verbrennungen, Muskelkrämpfe
- Hochspannungsunfälle > 1000 V: starke Verbrennungen, Herzrhythmusstörungen, Muskelschäden, Schock, akutes Nierenversagen

Erstversorgung

Der Verletzte muss nach Ausschalten des Stromkreises so schnell wie möglich aus dem Gefahrenbereich gebracht werden. Falls der Stromkreis nicht ausgeschaltet werden kann, wird der Patient unter guter Isolierung mit Gegenständen aus Gummi, Holz, Leder oder mit einem Seil geborgen:
- Helfer achten darauf, sich selbst zu schützen.
- Bei Hochspannungsleitungen muss wegen des Lichtbogens mindestens 1 cm pro 1 000 V Abstand gehalten werden, also etwa 4–5 m.

Bei Herz-Kreislauf-Stillstand wird der Patient reanimiert, bei Kammerflimmern wird defibrilliert. Anschließend werden die Verbrennungen zunächst steril abgedeckt und später in der Klinik versorgt.

Erstversorgung
- Verletzten nach Ausschalten des Stromkreises aus Gefahrenzone bringen
- bei Herz-Kreislauf-Stillstand reanimieren
- bei Kammerflimmern defibrillieren
- Verbrennungen steril abdecken

Erste Hilfe bei Erfrierungen

Definition Eine Erfrierung ist ein lokaler Kälteschaden des Gewebes, meist an Händen, Füßen oder an Nase und Ohren. Betroffen sind hauptsächlich Bergsteiger, Wintersportler sowie Wohnsitzlose.

Definition ◄

Symptome von Erfrierungen. Die betroffene Körperregion wird zunächst kalt, weiß und gefühllos. Es bilden sich Ödeme, da Serum aus den Gefäßen tritt. Schmerzen treten bei oberflächlichen Erfrierungen beim Aufwärmen auf. Bei tiefen Erfrierungen treten Schmerzen nicht auf. Es werden drei Schweregrade der Erfrierung unterschieden (**Tab. 2**).

- Körperpartien sind kalt, weiß, gefühllos
- es bilden sich Ödeme
- 3 Schweregrade (**Tab. 2**)

Tab. 2 ▶ Schweregrade von Erfrierungen.

Schweregrad	Symptome
I	Die Haut ist kalt, blass oder grau-weißlich und gefühllos. Das Körperteil kann schmerzen.
II	Außer der Haut sind auch tiefe Gefäßkapillaren geschädigt. Nach dem Aufwärmen ist die Haut gerötet, die Region geschwollen und es bilden sich Blasen.
III	Die Region sieht grau-violett aus. Gewebeteile sterben ab, d.h., es bilden sich Nekrosen mit schwarzer, eingetrockneter Haut.

Erstversorgung

Die betroffene Region muss rasch aufgewärmt werden. Der erfrorene Körperteil wird dazu im lauwarmen Wasserbad erwärmt (allmähliche Temperaturerhöhung des Wassers auf 38 °C). Blasen werden steril abgedeckt. Außerdem sollte reichlich Flüssigkeit zugeführt werden.

- Region mit laufwarmem Wasser aufwärmen
- Blasen steril abdecken
- Flüssigkeit zuführen

Merke Erfrorene Körperteile dürfen keinesfalls mit Schnee oder Stoffteilen eingerieben oder massiert werden, weil dies zu Gewebeschäden führt!
Blasen werden nicht eröffnet – das erhöht die Infektionsgefahr!

Merke ◄

Erste Hilfe bei Unterkühlung

Definition Bei einer Unterkühlung ist die Körperkerntemperatur unter 35°C abgesunken.

Definition ◄

Symptome einer Unterkühlung. Zuerst tritt Muskelzittern auf. Die Haut ist blass und kalt, da sich die peripheren Gefäße zusammenziehen. Später nimmt die Reaktionszeit ab, die Betroffenen sind müde. Das Kältezittern lässt nach, es treten Bewusstseinsstörungen auf. Die Atmung wird flacher, die Pulsfrequenz sinkt. Bei Körperkerntemperaturen unter 30°C werden die Patienten komatös, der Puls ist kaum tastbar, die Pupillen zeigen unter Umständen keine Reaktion auf Licht (**Abb. 8**).

Symptome:
- Muskelzittern
- blasse, kalte Haut
- später Müdigkeit, Bewusstseinsstörungen
- flache Atmung, niedriger Puls

Abb. 8 ▶ Stadien der Unterkühlung

Stadium	°C	Symptome	Stoffwechsel	Bewusst-seinslage	Herz-Kreislauf, Atmung	Wieder-erwärmung
I Erregung	37 / 35 / 33 / 32	• Kältezittern, • Schmerzen (Akren)	• erhöhter Stoffwechsel • Hyperglykämie • erhöhter O_2-Verbrauch	• hellwach, erregt ↓ • verwirrt	• Tachykardie • periphere Vasokon-striktion • erhöhter Blutdruck	• warmer Raum • Decke
II Erschöpfung	31 / 29 / 28	• Muskelstarre • Pupillenreflex noch auslösbar	• Hypogly-kämie • reduzierter Stoffwechsel	• Halluzina-tionen, somnolent ↓ • bewusstlos	• Bradykardie • Atemdepression • **Arrhythmien**	• Heizdecken • warme Infusion • u. U. Hämo-dialyse
III Lähmung	Kerntemperatur	• weite, lichtstarre Pupillen	• sehr stark reduzierter Stoffwechsel	• Koma	• **Kammern-flimmern** • **Asystolie** • **Apnoe**	• extra-korporale Zirkulation

Erstversorgung
Bei leichter Unterkühlung werden dem Patienten heiße, gezuckerte Getränke, Decken sowie trockene, wärmende Kleidung gereicht.
Bei Bewusstlosigkeit und nicht tastbaren Pulsen erfolgen alle Maßnahmen der Reanimation: „No one is dead until he is warm and dead!" (Niemand gilt als tot, solange er nicht warm und tot ist!) Eine Reanimation bei Unterkühlten wird also so lange fortgesetzt, bis die Körperkerntemperatur mit anderen Maßnahmen wieder normalisiert worden ist.

Merke Reanimationen bei Unterkühlten können auch nach 30–60 Minuten noch erfolgreich sein.

Erste Hilfe bei Verätzungen

Definition Verätzungen sind Verletzungen durch Laugen oder Säuren. Bei Säuren entstehen sofort oberflächliche Koagulationsnekrosen, das Vordringen in die Tiefe erfolgt langsam. Laugen penetrieren dagegen rasch und führen zu einer Kolliquationsnekrose (Kolliquation = Einschmelzung).

Symptome einer Verätzung. Ähnlich wie bei Verbrennungen kommt es zu starken Schmerzen und Flüssigkeitsverlust im Wundgebiet (bis zum hypervolämischen Schock). Auch hier erfolgt die Einteilung in verschiedene Schweregrade:
- **Grad 1**: Rötung
- **Grad 2**: Blasenbildung
- **Grad 3**: Nekrosenbildung

Erstversorgung
Schnellstmöglich muss das Gebiet reichlich mit klarem Wasser gespült werden. Zuvor sind ebenfalls mit Säure oder Lauge benetzte Kleidungsstücke zu entfernen (auf Selbstschutz achten!) Als Ersthelfer verständigen Sie sofort den Arzt und spülen, bis dieser eintrifft. Je nach Verletzungsumfang muss das Spülen bis zum Eintreffen im Krankenhaus erfolgen, um die Säure oder Lauge zu neutralisieren.
Bei Verätzungen im Magen-Darm-Trakt, den Patienten reichlich Flüssigkeit trinken lassen (Verdünnungseffekt). Niemals zum Erbrechen bringen, dadurch wird die Speiseröhre noch einmal verätzt.

Erste Hilfe bei Vergiftungen

Definition Bei einer Vergiftung wird ein Stoff vom Körper aufgenommen und gelangt in die Blutbahn.

Symptome einer Vergiftung. Aufgrund der Vielzahl der möglichen Giftstoffe ist es schwierig, spezifische Symptome zu beschreiben. Zusätzlich begünstigen verschiedene Faktoren die Aufnahme des Stoffes im Körper und dessen Wirkung im Organismus:
- Menge und Art des aufgenommenen Stoffes

Erstversorgung
- bei leichter Unterkühlung heiße, gezuckerte Getränke, Decken, warme Kleidung
- bei Bewusstlosigkeit/nicht tastbarem Puls Reanimation

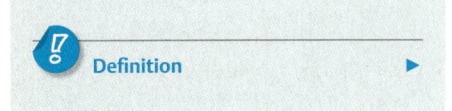

Merke ▶

Definition ▶

Symptome:
- starke Schmerzen
- Rötung, Blasenbildung, Nekrosenbildung

Erstversorgung
- Arzt verständigen
- Gebiet mit reichlich Wasser spülen, bis Arzt eintrifft
- Magen-Darm-Trakt: Trinken, Trinken, Trinken; niemals erbrechen lassen

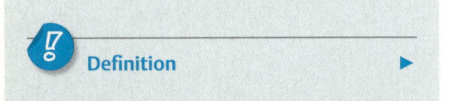

Definition ▶

Symptome:
Spezifische Symptome gibt es nicht, da viele verschiedene Stoffe eine Vergiftung auslösen können.

- Weg, über den der Stoff in den Körper gelangt (Mund, Atemwege, Haut, Gefäße)
- Füllung des Magens (bei Stoffaufnahme über den Mund)
- Fähigkeit eines Stoffes, in die Blutbahn zu gelangen
- Zeit, in der sich der Stoff im Körper verteilt und wieder ausgeschieden wird
- Verhalten des Stoffes im Körper, speziell in Verbindung mit anderen Stoffen
- Zeit von der Aufnahme des Stoffes bis zur ersten Therapie
- gesundheitlicher Allgemeinzustand

Folgende charakteristische Erscheinungen können den Verdacht einer Vergiftung erhärten:
- akute Störung im Magen-Darm-Trakt
- auffälliger Mundgeruch
- Störungen des Herzrhythmus
- Störungen der Temperaturregulierung
- Hautveränderungen
- Störungen im Nervensystem
- Störungen der Wachheit (Vigilanz): Verlangsamte Reaktionen bis zu Koma, Unruhe, Verwirrtheit oder Erregungszustände
- ggf. generalisierter Krampfanfall: Muskelzittern tritt im Zusammenhang mit Vigilanzstörungen auf.

Verdacht auf Vergiftung:
- akute Störung im Magen-Darm-Trakt
- auffälliger Mundgeruch
- Herzrhythmusstörungen
- Störungen der Temperaturregulation
- Hautveränderungen
- Störungen des Nervensystems
- Störungen der Wachheit

Merke Bei Verdacht auf Vergiftung muss immer eng mit einer Beratungsstelle für Vergiftungen zusammengearbeitet werden (**Abb. 9**). Folgende Informationen sind bereitzuhalten:
- **Wer** (Größe, Gewicht, Alter, Geschlecht) ist betroffen?
- **Was** (Art, Aussehen, Name, Inhalt des Stoffes) wurde genommen?
- **Wie viel** wurde genommen?
- **Wie** gelangte der Stoff an/in den Körper (verschluckt, gespritzt, inhaliert)?
- **Wann** wurde der Stoff genommen?
- **Welche** Beschwerden (Übelkeit, Schmerzen, Atemnot, Aussehen usw.) treten auf?
- **Wo** ist der Betroffene zu erreichen (Rückfragen, Notarzt)?

Merke

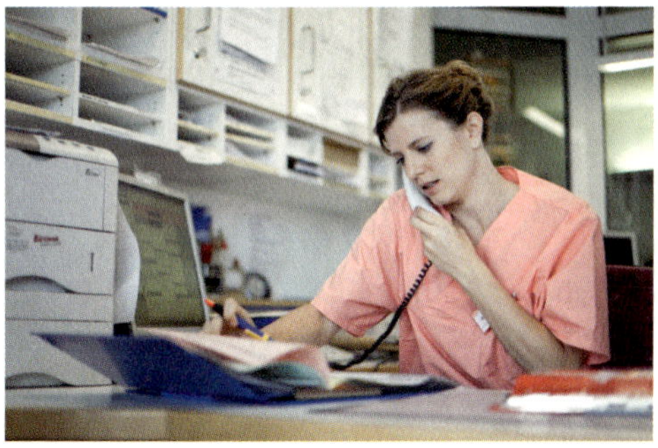

Abb. 9 ▶ Liegt der Verdacht auf eine Vergiftung vor, muss schnellstmöglich der Kontakt mit der Beratungsstelle für Vergiftungen aufgenommen werden.

Erstversorgung
Folgende Maßnahmen werden durchgeführt:
- Notruf tätigen
- Zufuhr des Giftstoffs stoppen
- Hilfestellung beim natürlichen Erbrechen geben (nicht zum Erbrechen reizen), Vorsicht: Durch herabgesetzte Schutzreflexe besteht erhöhte Aspirationsgefahr mit der Gefahr einer zusätzlichen Schädigung der Lunge!
- Probe von Erbrochenem sicherstellen, ebenso Reste des Giftstoffs, Medikamentenröhrchen usw.
- Puls- und Blutdruck kontrollieren
- Bewusstseinslage kontrollieren

Weitere Diagnostik und Therapie laufen in der Regel parallel ab.
Der Patient wird notärztlich stabilisiert und versorgt.

Erstversorgung
- Notruf tätigen
- Zufuhr des Giftstoffs stoppen
- Hilfestellung beim Erbrechen geben
- Probe des Erbrochenen/Giftstoffs sicherstellen
- Puls, Blutdruck, Bewusstsein kontrollieren

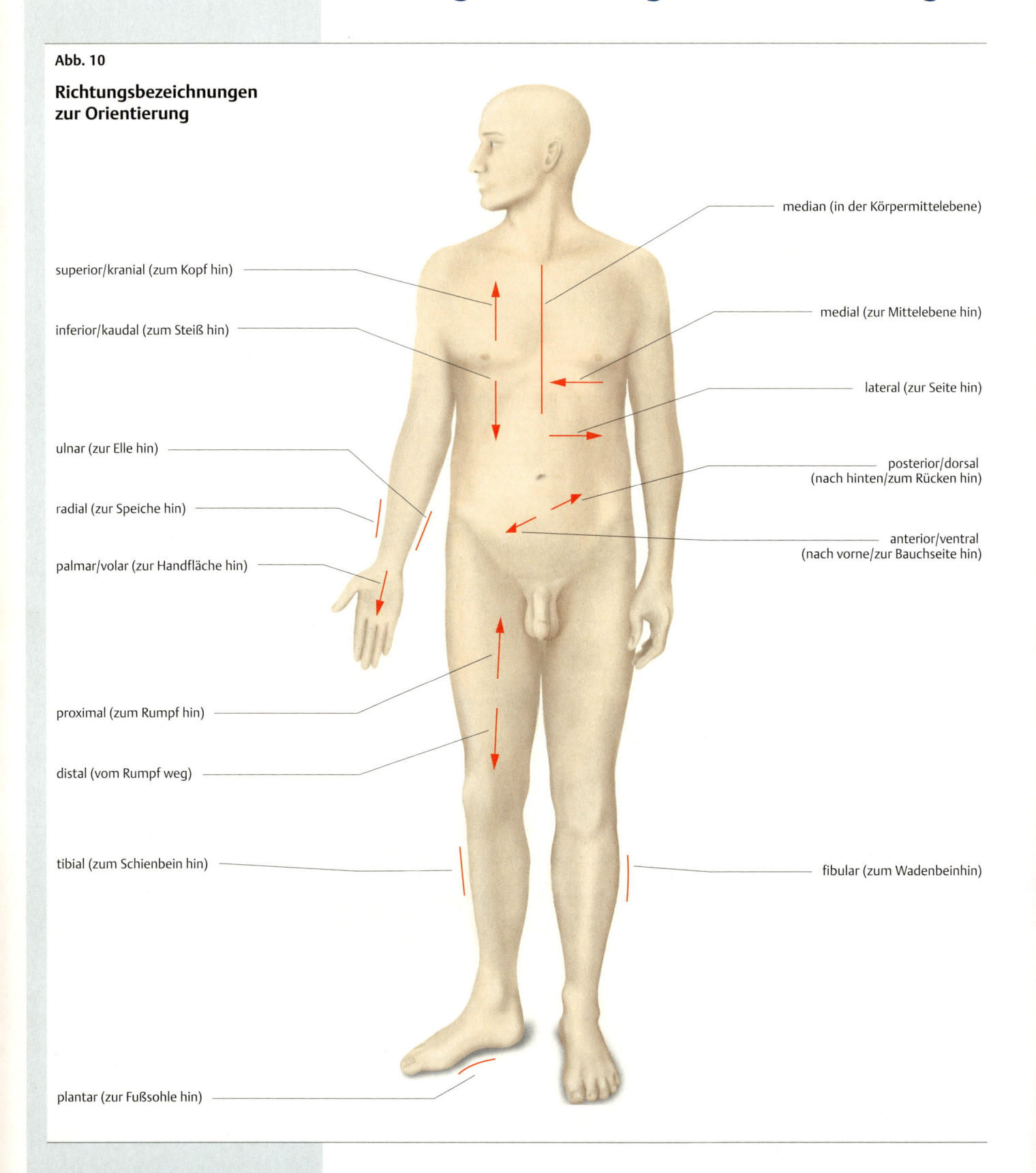

Richtungsbezeichnungen zur Orientierung

Abb. 10

Richtungsbezeichnungen zur Orientierung

- superior/kranial (zum Kopf hin)
- inferior/kaudal (zum Steiß hin)
- ulnar (zur Elle hin)
- radial (zur Speiche hin)
- palmar/volar (zur Handfläche hin)
- proximal (zum Rumpf hin)
- distal (vom Rumpf weg)
- tibial (zum Schienbein hin)
- plantar (zur Fußsohle hin)
- median (in der Körpermittelebene)
- medial (zur Mittelebene hin)
- lateral (zur Seite hin)
- posterior/dorsal (nach hinten/zum Rücken hin)
- anterior/ventral (nach vorne/zur Bauchseite hin)
- fibular (zum Wadenbein hin)

Achsen und Ebenen

Abb. 11

Achsen und Ebenen

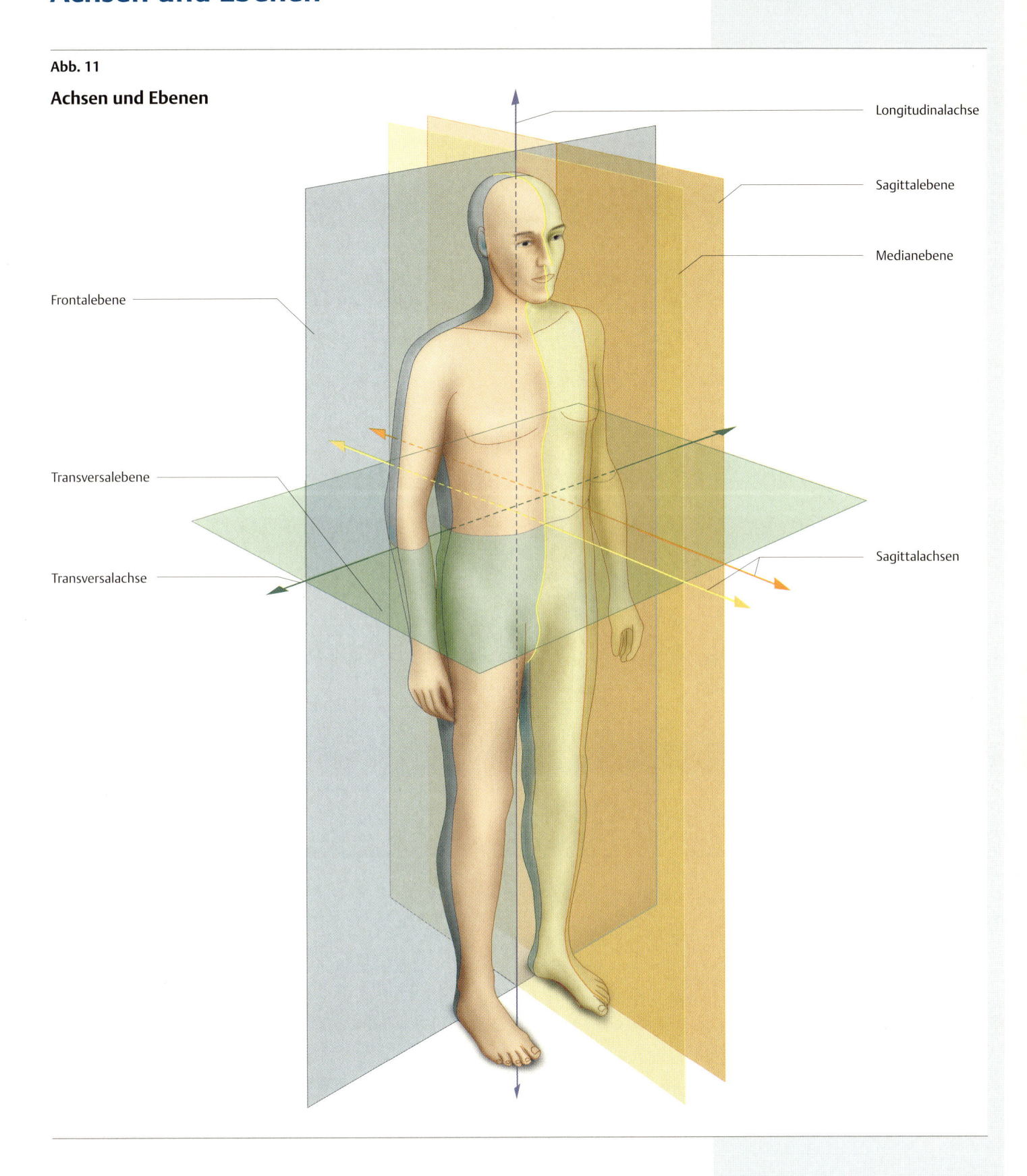

- Longitudinalachse
- Sagittalebene
- Medianebene
- Frontalebene
- Transversalebene
- Transversalachse
- Sagittalachsen

Wichtige Laborwerte

Abb. 12

Blutgasanalyse

Parameter	Indikation	Normalbereich	kritische Werte	Probenmaterial
Blutgasanalyse bestehend aus:	Überwachung therapeutischer Maßnahmen (z. B. Beatmung)			trocken-heparinisierte „Blutgasspritze"
pCO_2	Beurteilung des respiratorischen Anteils des Säure-Basen-Haushalts	32 – 46 mmHg (4,3 – 6,1 kPa)	< 19 mmHg (2,5 kPa) > 67 mmHg (8,9 kPa)	arterielles Blut
pH	Übersicht Säure-Basen-Haushalt	7,35 – 7,45	< 7,1 und > 7,6: lebensbedrohliche Azidose bzw. Alkalose	arterielles Blut
pO_2	Sauerstoffversorgung	71 – 104 mmHg (9,5 – 13,9 kPa)	< 43 mmHg (5,7 kPa): arterielle Sauerstoffsättigung < 80%!	arterielles Blut
Bicarbonat	Überwachung des Umsatzes von CO_2	22 – 27 mmol/l	Wird beurteilt in Verbindung mit pCO_2	arterielles Blut
Base excess (BE)	Beurteilung des metabolischen Anteils des Säure-Basen-Haushalts	(–2, 5) – (+ 2,5) mmol/l	< –10 und > + 10 mmol/l	Wird berechnet nach der Formel BE (mmol/l) = (Bicarbonat – 24,2) + 16,2 (pH – 7,4).

Kleines Blutbild

Parameter	Indikation	Normalbereich	kritische Werte	Probenmaterial
Erythrozytenzahl	Anämie, Blutverlust, Durchblutungsstörungen	Mann 4,5 – 6,3 Frau 4,2 – 5,5 10^{12}/l	> Polyzythämie < Anämie	EDTA-Vollblut
Hämoglobin	Blutverlust, Blutbildungsstörung	Mann 14 – 18 g/dl Frau 12 – 16 g/dl	Hb < 8 g/dl[10] und/oder Hk < 24% mangelnde Sauerstoffversorgung	EDTA-Vollblut
Hämatokrit (Anteil der roten Blutkörperchen vom Blutgesamtvolumen)	Status Flüssigkeitshaushalt	Mann 42 – 52% Frau 37 – 47%	bei Patienten mit einer Herz-Kreislauf-Erkrankung: Hb < 10 g/dl und/oder Hk < 30%; Hb > 20 g/dl und/oder Hk > 60% Hyperviskositätssyndrom	EDTA-Vollblut
Leukozyten	Abwehrstatus, Zellstatus	4,3 – 10,00 10^9/l	Abweichungen bedingen Differenzialblutbild	EDTA-Vollblut
MCH (mittlerer Zellhämoglobingehalt der rot. Blutkörperchen)	wird berechnet aus Hb und Erythrozytenzahl	0,40 – 0,53 fmol	Abweichung bedeutet Erythrozytenauffälligkeiten	EDTA-Vollblut
MCV (mittleres Zellvolumen der roten Blutkörperchen)	wird berechnet aus Hämatokrit und Erythrozytenzahl, Direktmessung mögl.	80 – 94 fl	wie MCH	EDTA-Vollblut
MCHC (mittlere Zellhämoglobinkonzentration in den roten Blutkörperchen)	wird zur Plausibilitätskontrolle aus Hb und Hämatokrit berechnet	4,81 – 5,74 mmol/l Ery	auch bei Krankheit relativ konstant	EDTA-Vollblut
Thrombozytenzahl	unklare Blutungen, Knochenmarkserkrankungen, Kontrolle bei Strahlen- und zytostatischer Therapie	100 000 – 350 000/µl	< 10 000/µl: Gefahr einer Blutung > 1 Mio/µl: Thrombosegefahr	EDTA-Vollblut

Abb. 12 ▶ Fortsetzung

Differenzialblutbild

Parameter	Indikation	Normalbereich	kritische Werte	Probenmaterial
basophile Granulozyten	allergische Reaktion	20 – 200 10^9/l	Erhöhung Allergie?	EDTA-Vollblut oder Zitratblut
eosinophile Granulozyten	Reaktion auf Fremdeiweiße	50 – 700 10^9/l	Erhöhung spricht für Parasiteninfektion	EDTA-Vollblut oder Zitratblut
neutrophile Granulozyten	Abwehrstatus (Bakterien-Phagozytose)	2000 – 7500 10^9/l	Erhöhung Infektion? starke Erhöhung Leukämie?	EDTA-Vollblut oder Zitratblut
Monozyten	Abwehrstatus	200 – 900 10^9/l	> Abwehr aktiviert < Abwehrmangel	EDTA-Vollblut oder Zitratblut
B-Lymphozyten	Antikörperproduktion ermitteln	100 – 500 10^9/l		EDTA-Vollblut oder Zitratblut
NK-Zellen	zytotoxische Zellen, Virusabwehr	100 – 600 10^9/l		EDTA-Vollblut oder Zitratblut
T-Lymphozyten CD4	Helferzellenstatus	450 – 2000 10^9/l	Unterschreitung gleich Abwehrschwäche	EDTA-Vollblut oder Zitratblut
T-Lymphozyten CD8	zytotoxische Zellen	200 – 1000 10^9/l	CD4/CD8-Ratio dient dem AIDS- Monitoring	EDTA-Vollblut oder Zitratblut

Parameter zur Blutgerinnung

Parameter	Indikation	Normalbereich	kritische Werte	Probenmaterial
Thrombozytenzahl	unklare Blutungen, Knochenmarkserkrankungen, Kontrolle bei Strahlen- und zytostatischer Therapie	100 000 – 350 000/µl	< 10000/µl: Gefahr einer Blutung > 1 Mio/µl: Thrombosegefahr	EDTA-Vollblut
aktivierte partielle Thromboplastinzeit (aPTT)	Suchtest und Verlaufskontrolle bei plasmatischen Gerinnungsstörungen; Heparintherapie-Monitoring	24 – 36 Sek.	> 120 Sek.: Anstieg um das 2,5-Fache des oberen Referenzbereichs bedeutet Blutungsgefahr	Zitratplasma
Blutungszeit nach Hautstich	einfachstes Thrombozyten-Screening, POCT	4 – 6 Min.	> Thrombozytopenie, Funktionsstörung, Hemmer (ASS z.B)	Lanzette, Uhr
Antithrombin (AT)	Verlaufskontrolle bei plasmatischen Gerinnungsstörungen, Thrombophiliediagnostik, Nichtansprechen auf Heparin	80 – 120%	< 50%: hohes Risiko thromboembolischer Komplikationen	Zitratplasma
Fibrinogen	Suchtest und Verlaufskontrolle bei plasmatischen Gerinnungsstörungen, Lysetherapie-Monitoring	2,0 – 4,0 g/l	< 0,8 g/l Blutungsgefahr	Zitratplasma
Thromboplastinzeit (Quick-Wert, TPZ)	Suchtest/Verlaufskontrolle bei plasmatischen Gerinnungsstörungen, Monitoring, Gabe von Vitamin-K-Antagonisten, Verlaufskontrolle bei Vitamin-K-Mangel	70 – 130% der Norm	< 50%: erhebliche Störung der Lebersyntheseleistung < 10%: Gefahr einer Blutung	Zitratplasma

Abb. 12 ▶ Fortsetzung

Unspezifische Entzündungsparameter

Parameter	Indikation	Normalbereich	kritische Werte	Probenmaterial
Blutkultur	Fieber, Sepsisverdacht, Endokarditis	Kultur steril	Bakteriennachweis nach Kontaminationsausschluss	Kulturflasche mit Nährbouillon
Blutsenkungsgeschwindigkeit (BSG)	Entzündungsscreening; auffällige Erythrozyten	Mann: unter 15 mm/Std. Frau: unter 20 mm/Std.	starke Erhöhung spricht für Entzündungsreaktion oder abartige Erythrozyten	Natriumzitratblut 1,6 ml Blut + 0,4 ml Natriumzitrat
Interleukin-6 (Il-6)	Entzündungsscreening, Sepsisdiagnostik	1 pg/ml	> 30 pg/ml Verdacht auf Sepsis	Plasma
Procalcitonin (PCT)	Entzündungsscreening, Sepsisdiagnostik	< 2 ng/ml	> 3 ng/ml Verdacht auf Sepsis	Serum oder Natriumzitratblut 1,6 ml Blut + 0,4 ml Natriumzitrat
C-reaktives Protein (CRP)	Suchtest und Verlaufskontrolle Entzündungen	< 10 mg/l	Erhöhung spricht für bakterielle Infektion oder Autoimmunprozesse	Natriumzitratblut 1,6 ml Blut + 0,4 ml Natriumzitrat

Funktionsparameter des Wasserhaushaltes

Parameter	Indikation	Normalbereich	kritische Werte	Probenmaterial
Gesamteiweiß	Ödeme, Monitoring, „künstliche" Ernährung	62 – 82 g/l	> 90 schwere Exsikkose, Tumorproteine < 45 multiple Ödeme, Blutdruckabfall	Serum
Osmolalität	neben Störungen der Natriumbilanz führen Hyperglykämie, Urämie, Laktatazidose, Ketoazidose und Alkoholintoxikation zu Hyperosmolalität	280 – 295 mosmol/kg	< 330 mosmol/kg: zentrale Symptomatik und Koma < 240 mosmol/kg: Ödembildung, neurologisch-psychiatrische Symptome Erniedrigung kann ein Hinweis auf z.B. Cushing-Syndrom oder Morbus Addison sein.	Serum
Aldosteron	Kontrolle der hormonellen Steuerung der Niere (Renin-Angiotensin-Aldosteronsystem), Bestimmung aus Blut und Niere	80 – 400 pmol/l Urin: 8 – 50 nmol/ 24 h	Erhöhung z.B. bei Bluthochdruck und Niereninsuffizienz	Serum 24-Stunden-Urin

Abb. 12 ▶ Fortsetzung

Routinemäßig bestimmte Elektrolyte

Parameter	Indikation	Normalbereich	kritische Werte	Probenmaterial
Chlorid	Salzhaushalt	80 – 118 mmol/l	> falsch infundiert? < Magensäureverlust?	Serum
Harnsäure	Purinstoffwechsel, z. B. Gelenkschmerzen	180 – 420 µmol/l	> Gicht ?	Serum, Plasma. 3 Tage vor Abnahme Purine, Eiweiß und Alkohol reduzieren
Kalium	Herzrhythmusstörungen, Monitoring Dialyse	3,6 – 4,8 mmol/l	> Kammerflimmern < Adynamie, Tod durch Herzstillstand	Serum
Kalzium, gesamt Kalzium, frei	Verdacht auf Erkrankungen der Nebenschilddrüse, maligne Tumoren, tetanieähnliche Zustände	Gesamt: 2,1 – 2,65 mmol/l frei: 1,15 – 1,35 mmol/l	Gesamt < 1,65 mmol/l oder frei < 0,78 mmol/l: Gefahr der hypokalzämischen Tetanie Gesamt > 3,5 mmol/l oder frei > 1,6 mmol/l: Gefahr der hyperkalzämischen Krise bis Koma	Serum, Li-Heparinat-Vollblut
Magnesium	Muskelkrämpfe	0,7 – 1,1 mmol/l	< Muskelkrämpfe, EKG-Abweichungen	Serum, Plasma
Natrium	Störungen der Flüssigkeits- u. Elektrolytbilanz, Störungen des Säure-Basen- Haushaltes, Nierenerkrankungen, Mineralkortikoidexzess- und -mangelsyndrome	132 – 145 mmol/l	< 120 mmol/l: lebensbedrohlicher Volumenmangel, Blutdruckabfall, > 160 mmol/l: lebensbedrohliche Hypervolämie mit akuter Herzinsuffizienz, Ödembildung (Lungen, Gehirn)	Serum
Phosphat	Erkrankungen Skelett, Nieren	0,87 – 1,67 mmol/l		Serum, Plasma
Eisen	Eisenmangelanämie Eisenverwertungsstörungen	Mann: normal 12,7 – 36 µmol/l, Frau: normal 11,1 – 31 µmol/l		Serum

Funktionsparameter des Zuckerstoffwechsels

Parameter	Indikation	Normalbereich	kritische Werte	Probenmaterial
Glukose	Status, Koma	50 – 100 mg/ 100 ml	< Unwohlsein – Schock > 140 Polydypsie, Diabetes	Kapillarblut nüchtern
Glukose	wie oben, Patient nicht nüchtern	< 130 mg/100 ml	wie oben	Kapillarblut
Glykohämoglobin HbA1 C	Langzeit (6 – 8 Wochen) Screening Diabetiker	4 – 8%	> 10% schlechte Einstellung	EDTA o. Heparinblut

Literaturverzeichnis

[Anonym] Essverhalten, Hunger. Online im Internet: http://www.ernaehrung.de/tipps/essverhalten/essverhalten10.php; Stand: 07.01.2008

[Anonym] Sozialversicherung A–Z Bemessungsgrenzen. Online im Internet: http://www.barmer-gek.de/barmer/web/Portale/Arbeitgeberportal/Arbeitshilfen_20und_20Formulare/ArbeitshilfenPublik/Sozialversicherung_20von_20A-Z/Eintr_C3_A4ge/__LexikonEintrag--Beitr_C3_A4ge_20Bemessungsgrenzen.html?wcm=CenterColumn_tdocid; Stand: 11.08.2010

Abrahms P, Cardozo L, Fall M et al. The standardisation of terminology of lower urinary tract function: report from the standardisation sub-committee of the International Continence Society (ICS). Neurourology and Urodynamics 2002; 21: 167–178

Achterberg H, Dick W. Körpertemperatur und Wärmeregulation. Intensivmedizin und Notfallmedizin 1995; 7: 518

Aktionsbündnis Patientensicherheit e. V. (APS) Aus Fehlern lernen. 2008

Amberger S, Roll SC. Psychiatriepflege und Psychotherapie. Stuttgart: Thieme; 2010

Andreae A et al. Lexikon der Krankheiten und Untersuchungen. 2. Aufl. Stuttgart:Thieme; 2008

Andreae S, von Hayek D, Weniger J. Krankheitslehre Altenpflege professionell. 2 Aufl. Stuttgart: Thieme; 2006

Andreae S, von Hayek D, Weniger J. Gesundheits- und Krankheitslehre. 3 Aufl. Stuttgart: Thieme; 2011

Anonym. Konferenz der Vereinten Nationen über Umwelt und Entwicklung 1992 in Rio de Janeiro. Nachhaltigkeit. Online im Internet: http://de.wikipedia.org/wiki/United_Nations_Conference_on_Environment_and_Development; Stand: 02.01.2008

Bachmann RM, Rech K. Naturheilverfahren für die Praxis. 2. Aufl. Stuttgart: Hippokrates; 2003

Biedermann M. Essen als basale Stimulation. 2. Aufl. Hannover: Vincentz; 2004

Bienstein C., Fröhlich A. Basale Stimulation – die Grundlagen. Hannover: Kallmeyer; 2003

Böhme G. Wissenschaftssprachen und die Verwissenschaftlichung der Erfahrung. In: Ders. Am Ende des Baconschen Zeitalters. Studien zur Wissenschaftsentwicklung. Frankfurt/M: Suhrkamp; 1993: 92–113

Bojack B. Gewaltprävention. München: Urban & Fischer; 2001

Brandenburg H, Dorschner S. Pflegewissenschaft 1: Lern- und Arbeitsbuch zur Einführung in die Pflegewissenschaft. Bern: Huber; 2003

Breakwell GM. Aggression bewältigen – Umgang mit Gewalttätigkeit in Klinik, Schule und Sozialarbeit. Bern: Huber; 1998

Bulecheck G et al. Nursing Interventions Classification (NIC). St. Louis: Elsevier/Mosby; 2007 [dt. 2009]

Caplan G. Bevölkerungsorientierte Familienpsychiatrie. Stuttgart: Enke; 1989

Carr ECJ, Mann EM, Osterbrink J, Hrsg. Schmerz und Schmerzmanagement. Bern: Huber; 2002

Chinn P, Kramer M. Pflegetheorie. Konzepte – Kontext – Kritik. Berlin: Ullstein Medical; 1996

DBFK. WHO startet „Neun Regeln zur Patientensicherheit". Die Schwester Der Pfleger 2007; 46:532

Deutsches Netzwerk für Qualitätsentwicklung in der Pflege (DNQP). Die Pflege von Menschen mit chronischen Wunden. Fachhochschule Osnabrück 2007. Online im Internet: http://www.dnqp.de; Stand: 12.02.2008

Deutsches Netzwerk für Qualitätsentwicklung in der Pflege (Hrsg.) Expertenstandard – Förderung der Harnkontinenz in der Pflege. Entwicklung – Konsentierung – Implementierung. Osnabrück: Schriftenreihe des DNQP; 2007

Deutsches Netzwerk für Qualitätssicherung in der Pflege (Hrsg.) Expertenstandard Dekubitusprophylaxe in der Pflege. Osnabrück: Eigendruck Fachhochschule; 2002

Deutsches Netzwerk zur Qualitätsentwicklung in der Pflege (DNQP). Expertenstandard Schmerzmanagement in der Pflege. Osnabrück; 2005

Dieck M. Gewalt gegen ältere Menschen im familiären Kontext – Ein Thema der Forschung, der Praxis und der öffentlichen Information. Z Gerontol 1987; 20: 305–313

Duden. Das große Fremdwörterbuch. Mannheim: Dudenverlag; 2000

Ekert B, Ekert C. Psychologie für Pflegeberufe. Stuttgart: Thieme 2005; 266

Ekert B, Ekert C. Psychologie für Pflegeberufe. Stuttgart: Thieme; 2005

Enck P, Schäfer R. Stuhlinkontinenz (inkl. Stoma). Klinik der Gegenwart IV; 1996: 18

Erdmann L et al. Familien im Existenzkampf – Arme Kinder, reiches Land. Spiegel online. Online im Internet: http://www.spiegel.de/politik/deutschland/0,1518,518249,00.html; Stand: 29.11.2007

Faller A, Schünke M. Der Körper des Menschen. 14. Aufl. Stuttgart: Thieme; 2004

Fiechter V, Meier M. Pflegeplanung. Basel: Recom; 1981

Fiechter V, Meier M. Pflegeplanung. Basel: Recom; 1988

Finzen A. Suizidprophylaxe bei psychischen Störungen. Leitlinien für den therapeutischen Alltag. Bonn: Psychiatrie Verlag; 1989

Fitzgerald Miller J. Coping fördern – Machtlosigkeit überwinden. Bern: Huber; 2003

Frowein M. Einschätzung der Thrombosegefährdung – Ein Score kann bei der Pflegeanamnese eingesetzt werden. In: Pflegezeitschrift 1997: 11

Gehl G. Alter und Sucht. Freiburg: Sozia-Verlag; 1995

Gelfand JA et al. Veränderungen der Körpertemperatur. In: Schmailzl KG (Hrsg.) Harrisons Innere Medizin, Bd. 1 13. Aufl. Berlin: Blackwell Wiss.; 1995

Georg J (Hrsg.) NANDA Pflegediagnosen, Definition und Klassifikation 2005–2006. Bern: Huber; 2005

Georg J, Frowein M (Hrsg.) Pflege Lexikon. Wiesbaden: Ullstein Medical; 1999

Georg J, Frowein M (Hrsg.) Pflegelexikon. 2 Aufl. Bern: Hans Huber; 2001

Georg J. Stressüberlastung bei der Pflege alter Menschen. NOVA 2007; 12: 10–12

Giasson M et al. L'Effet du Toucher Therapeutic sur les Personnes atteintes de Démence de Type Alzheimer à un Stade avancé. Quebec; 1999

Glasl F. Konfliktmanagement. Ein Handbuch für Führungskräfte, Beraterinnen und Berater. Stuttgart: Verlag Freies Geistesleben; 1999

Glöckler M, Heine R (Hrsg.) Handeln im Umkreis des Todes. Dornach: Verlag am Goetheanum; 2002

Goerke K. Taschenatlas der Geburtshilfe . Stuttgart: Thieme; 2006

Gordon M. Handbuch Pflegediagnosen. Wiesbaden: Ullstein Medical; 1998

Gordon N, Bartholomeyczik S. Pflegediagnosen. Theoretische Grundlagen. München: Urban & Fischer; 2001

Gross R et al. Die Innere Medizin. 8. Aufl. Stuttgart: Schattauer; 1993

Grünewald M. Der Krankenpflegeprozess. Bildungszentrum für Kompetenzentwicklung im Gesundheitswesen. Düsseldorf: Universitätsklinikum Düsseldorf; 2004

Hampel H et al. (Hrsg.) Alzheimer Demenz, Klinische Verläufe, diagnostische Möglichkeiten, moderne Therapiestrategien. Stuttgart: Wissenschaftliche Verlagsgesellschaft; 2003

Haupt WF, Jochheim KA; Gouzoulis-Mayfrank E. Neurologie und Psychiatrie für Pflegeberufe. 10. Aufl. Stuttgart: Thieme; 2009

Hell W. Alles Wissenswerte über Staat, Bürger, Recht. 5. Aufl. Stuttgart: Thieme; 2007

Hill Rice V. Stress und Coping. Bern: Huber; 2005

Hoehl M, Kullick P. Gesundheits- und Kinderkrankenpflege. 3. Aufl. Stuttgart: Thieme; 2007

Höfert R. Pflegethema: Spannungsfeld Recht. Stuttgart: Thieme; 1998

Holzer E, Thomeczek C, Hauke E, Conen D, Hochreutener MA. Patientensicherheit. Wien: facultas Verlag; 2005

Hornung A, Lächler J. Psychologisches und soziologisches Grundwissen für Krankenpflegeberufe. Ein praktisches Lehrbuch, 8. Aufl. Weinheim: Psychologie Verlags Union; 1999

Huber H, Winter E. Checkliste Schmerztherapie. Stuttgart: Thieme; 2006

Hülsken-Giesler M. Der Zugang zum Anderen. Zur theoretischen Rekonstruktion von Professionalisierungsstrategien pflegerischen Handelns im Spannungsfeld von Mimesis und Maschinenlogik. Osnabrück: Universitätsverlag Osnabrück bei v & r unipress; 2008

Juchlie L. Pflege. Praxis und Theorie der Gesundheits- und Krankenpflege, 7. Aufl. Stuttgart: Thieme; 1994

Ketelsen R, Schulz M, Zechert C (Hrsg.) Seelische Krise und Aggressivität. Der Umgang mit Deeskalation und Zwang. Bonn: Psychiatrie-Verlag; 2004

Kirschnick O. Pflegetechniken von A bis Z. 3. Aufl. Stuttgart: Thieme; 2006

Kitwood T. Demenz. Der personenzentrierte Ansatz im Umgang mit verwirrten Menschen. 2. Aufl. Bern: Huber; 2002

Knoblauch J, Hüger J, Mockler M. Ein Meer an Zeit. Frankfurt: Campus; 2005

Köther I, Gnamm E, Hrsg. Altenpflege in Ausbildung und Praxis. 4. Aufl. Stuttgart: Thieme; 2000

Köther I. Thiemes Altenpflege. 2. Aufl. Stuttgart: Thieme; 2007

Köther I. Thiemes Altenpflege. 3. Aufl. Stuttgart: Thieme; 2011

Krohwinkel M et al. Der pflegerische Beitrag zur Gesundheit in Forschung und Praxis. Band 12 Schriftenreihe des Bundesministeriums für Gesundheit. Baden-Baden: Nomos Verlag; 1992

Lauber A. verstehen & pflegen 1. Grundlagen beruflicher Pflege. 2. Aufl. Stuttgart: Thieme; 2007

Leymann H. Mobbing. Psychoterror am Arbeitsplatz und wie man sich dagegen wehren kann. Reinbek b. Hamburg: Rowohlt; 1993

Lind S. Umgang mit Demenz. Literaturrecherche und Sekundäranalyse der Fachliteratur in internationalen Pflegezeitschriften zum Gegenstandsbereich psychogeriatrische Pflege und Betreuung Demenzkranker in Einrichtungen der stationären Altenhilfe, hrsg. von der Paul-Lempp-Stiftung. Stuttgart: Paul Lempp Stiftung Marketing GmbH; 2000

Löser C et al. Der ungewollte Gewichtsverlust des alten Menschen. Dtsch Ärztebl 2007; 104: A3411-20

Löser R. Sterben auf Intensivstation. Krankenpflege 1982; 6: 212

Maciejewski B et al. Qualitätshandbuch Leben mit Demenz. Köln: KDA; 2001

Masters W, Johnsson V. Liebe und Sexualität. Berlin: Ullstein; 1990

MDS – Medizinischer Dienst der Spitzenverbände der Krankenkassen e.V. Grundsatzstellungnahme Pflegeprozess und Dokumentation – Handlungsempfehlungen zur Professionalisierung und Qualitätssicherung in der Pflege. Essen: MDS; 2005

Möller HJ, Laux G, Deister A. Duale Reihe Psychiatrie und Psychotherapie. 4. Aufl. Stuttgart: Thieme; 2009

Morrison EF, Toward A. Better Understanding of Violence in Psychiatric Settings: Debunking the Myths. Archives of Psychiatric Nursing 1993 VII (6): 328-335

Moß A et al. Prävalenz von Übergewicht und Adipositas bei deutschen Einschulkindern. Bundesgesundheitsbl – Gesundheitsforsch – Gesundheitsschutz 2007; 50: 1424-1431

Müller-Busch HC et al. Ethik in der Palliativmedizin. Z Palliativmed 2007; 8: 55-68

Naidoo J, Wills J. (Hrsg.) Lehrbuch der Gesundheitsförderung. Köln: Bundeszentrale für Gesundheitliche Aufklärung (BzgA); 2003

NANDA-I. Nursing Diagnoses – Definition and Classifikation 2009–2011. Oxford: Wiley/Blackwell; 2009

Paetz B. Chirurgie für Pflegeberufe. 21. Aufl. Stuttgart:Thieme; 2009

Peters M. Scham, Angst, Scham. Gefühle pflegebedürftiger alter Menschen. In: Altenpflege 10; 1995: 653 ff

Pöldinger WJ. Erkennung und Beurteilung der Suizidalität. In: Reimer C (Hrsg.) Suizid, Ergebnisse und Therapie. Berlin: Springer; 1982

Probst M. Stuhlinkontinenz. Kontinenz aktuell; 2007: 6

Pschyrembel W, Hildebrandt H. Medizinisches Wörterbuch: Sonderausgabe Pschyrembel Klinisches Wörterbuch. 257. Aufl. Hamburg: Walter de Gryter; 1994

Reason J. Human error: models und management. British Medical Journal 2000; 329: 768-770

Reemtsma JP. Die Natur der Gewalt als Problem der Soziologie. Mittelweg 36. 2006; 5: 2-25

Richter D, Berger K. Gewaltsituationen in der psychiatrischen Pflege. Psychiatrische Pflege heute 2001; 7: 242-247

Richter D. Gewalt und Gewaltprävention in der psychiatrischen Pflege – eine Übersicht über die Literatur. In: Sauter D, Richter D (Hrsg.) Gewalt in der psychiatrischen Pflege. Bern: Huber; 1998: 109-138

Rogers CR. Die klientenzentrierte Gesprächspsychotherapie. Frankfurt a. M.:Fischer Taschenbuch; 1993

Rook JL. Schmerztherapie in der Wundbehandlung. Hartmann Wundforum 1997; 2: 8

Rosenhan DL. Gesund in kranker Umgebung. In: Watzlawick P (Hrsg.) Die erfundene Wirklichkeit. Wie wissen wir, was wir zu wissen glauben? Beiträge zum Konstruktivismus. München: Piper; 1998; 111-137 (Originaltitel: On Being Sane in Insane Place. Science 1973; 179: 250-258)

Rüden H, Schulz-Röbbecke R. Medizinische Kleidung aus krankenhaushygienischer Sicht. Krankenhaushygiene up2date 2007; 2: 97-110

Ruthemann U. Aggression und Gewalt im Altenheim: Verständnishilfen und Lösungswege für die Praxis. Basel: Recom; 1993: 14f

Sachverständigenrat zur Entwicklung im Gesundheitswesen. Kooperation und Verantwortung. Voraussetzung einer zielorientierten Gesundheitsversorgung. Gutachten 2007. Online im Internet: http://www.svr-gesundheit.de; Stand: 29.04.2007

Sachweh S. Kein Buch mit sieben Siegeln. Lerneinheit 1: Menschen mit Demenz im Krankenhaus. CNE 2008b; 4: 11-16

Sachweh S. Spurenlesen im Sprachdschungel. Kommunikation und Verständigung mit demenzkranken Menschen. Bern: Huber; 2008a

Satir V. Selbstwert und Kommunikation. München: Pfeiffer; 1990

Schädle-Deininger H, Vilinger U. Praktische Psychiatrische Pflege/ Arbeitshilfen für den Alltag. Bonn: Psychiatrie Verlag; 1996

Schewior-Popp S, Sitzmann F, Ullrich L (Hrsg.) Thiemes Pflege. 11. Aufl. Stuttgart: Thieme; 2009

Schmidbauer W. Lexikon Psychologie. Reinbek b. Hamburg: Rowohlt TB; 2001

Schmidt-Hackenberg U. Geh' mach dein Fenster auf! Vortrag im Altenzentrum St. Josef: leben und arbeiten mit Verwirrten. 1999

Schneider C. In der Zwickmühle. Ergebnisse einer qualitativen Studie zu Gewalt in Pflegeeinrichtungen. In: Nightingale. Beiträge aus der Pflegeforschung für die Pflegepraxis. Altenpflege 2006; 4: 45-52

Schreier M, Bartholomeyczik S. Mangelernährung bei alten und pflegebedürftigen Menschen. Hannover: Schlütersche; 2004

Schröder G. Sich bewegen. In Kellnhauser et al. (Hrsg.) Thiemes Pflege. 10. Aufl. Stuttgart: Thieme; 2004

Silbernagl S, Despopoulos A. Taschenatlas der Physiologie. 7. Aufl. Stuttgart: Thieme; 2007

Simon E. Euthanasie-Debatte an ausgewählten Beispielen im europäischen Vergleich. In: Knipping C (Hrsg.) Lehrbuch Palliative Care. Bern: Huber; 2006

Simon E. Wärmehaushalt und Temperaturregulation. In: Schmidt RF, Thews G (Hrsg.) Physiologie des Menschen. 26. Aufl. Berlin: Springer; 1995

Sitzmann F. Die Symbolsprache des Sterbenden. In: Bienstein C, Zegelin-Abt A, Georg J (Hrsg.) Take Care – Pflegekalender 1999. Wiesbaden: Ullstein Medical; 1998

Sitzmann F. Hygiene daheim. Bern: Huber; 2007

Sitzmann F. Hygiene in der Intensivpflege – Infektionsprophylaktische Maßnahmen postoperativer Infektionen im Operationsgebiet. intensiv – Fachzeitschrift für Intensivpflege und Anästhesie 2007; 15: 134-142

Sitzmann F. Hygiene notes. Bern: Huber; 2009 [im Druck]

Sitzmann F. Hygiene. Berlin: Springer; 1999

Sitzmann F. Recht in Pflege und Betreuung. Melsungen: Bibliomed; 1986

Sitzmann F. Sind Verstorbene giftig? Zum Risiko von Infektionskrankheiten durch Tote. intensiv – Fachzeitschrift für Intensivpflege und Anästhesie 2005; 13: 63-65

Sowinski Ch, Maciejewski B. Von schlechten Hilfsmitteln und ungeeigneten Interventionen zu effizienter Prophylaxe und Therapie. In: „Do's" und „Don'ts" in der Dekubitusprophylaxe. Sonderdruck KDA 2002

Stamer U, Meißner W. Schmerzmessung und Schmerzdokumentation. In: Pogatzki-Zahn EM, Van Aken HK, Zahn P (Hrsg.) Postoperative Schmerztherapie. Stuttgart: Thieme; 2008

Stanjek K (Hrsg.) Sozialwissenschaften. Urban & Fischer: München; 1998

Statistisches Bundesamt. Pflegestatistik 2005 – Pflege im Rahmen der Pflegeversicherung – Deutschlandergebnisse (01.02.2007). Online im Internet: https://www-ec.destatis.decsp/shop/sfg/bpm.html.cms.cBroker.cls?cmspath=struktur,vollanzeige.csp&ID=1019863; Stand: 29.07.2008

Student JC, Zippel S. AIDS und Sterben. In: Jäger H (Hrsg.) AIDS – psychosoziale Betreuung von AIDS- und AIDS-Vorfeldpatienten. Stuttgart: Thieme; 1987

Tardiff K. Concise Guide to assessment and Management of Violent Patients. Second Edition. Washington-London: American Psychiatric Press, Inc.; 1996

Thieme (Hrsg.) Altenpflege in Lernfeldern. Stuttgart: Thieme; 2008

Thieme (Hrsg.) Gesundheits- und Kinderkrankenpflege (EXPRESS Pflegewissen). Stuttgart: Thieme; 2009

Tideiksaar R. Stürze und Sturzprävention. Bern: Huber; 2000

Toellner-Bauer U. Bessere Kommunikation – mehr Patientensicherheit; Teil 1: Kommunikationsanalyse. Die Schwester Der Pfleger 2006; 05

Trabert G. Kinderarmut. Zwei-Klassen-Gesundheit. Dtsch Arztebl 2002; 99: A 93

TÜV Akademie. DIN EN ISO 9000–9004. Qualitätsmanagementsysteme. Berlin: TÜV, Deutsches Institut für Normung e.V.; 2000

van Lommel P et al. Near-death experience in survivors of cardiac arrest. A prospective study in the Netherlands. Lancet 2001; 358: 2039

ver.di-Bundesvorstand (Hrsg.) Pressemitteilungen Mitgliederzahlen (12.01.2010) Online im Internet: http://presse.verdi.de/pressemitteilungen/showNews?id=0300635e-ff62-11de-42ad-0019b9e321e1; Stand: 11.08.2010

Volkert, D. Ernährung im Alter. Wiesbaden: UTB; 1997

Wechsler JG et al. Therapie der Adipositas. Dt. Ärztebl 1996; 93: A2214–2218

Wezler N. Stuhlinkontinenz, Ursachen, Diagnostik und Therapie. Schulungsunterlagen; 2008 [unveröffentlicht]

Wolfersdorf M, Mäulen B. Suizidprävention bei psychisch Kranken. In: Wedler H, Wolfersdorf M, Welz R (Hrsg.) Therapie bei Suizidgefährdung. Ein Handbuch. Regensburg: Roderer; 1992: 175–197

Wolff HP, Wolff J. Krankenpflege: Einführung in das Studium ihrer Geschichte. Frankfurt a. M.: Mabuse; 2008

Wörterbuch der deutschen Sprache; 1973

Wörterbuch der Psychiatrie und medizinischen Psychologie

Zegelin A. Festgenagelt sein – Der Prozess des Bettlägerigwerdens. Bern: Huber; 2004

Zielke-Nadkarni A. Einige Überlegungen zur Fachsprache in der Pflege. Pflege 1997; 10: 43–46

Abbildungsnachweis

Bücher

Andreae S, von Hayek D, Weniger J. Gesundheits- und Krankheitslehre, 3. Aufl. Stuttgart: Thieme; 2011: Abb. 6.2, 6.6, 6.7, 6.8, 6.15, 6.23, 6.27, 22.21, 23.8, 23.14, 23.19, 31.5, Notfall_5

Bäumer R, Maiwald A, Hrsg. Onkologische Pflege. Stuttgart: Thieme; 2008: Abb. 22.11, 29.4

Deutsch J, Schnekenburger FG, Hrsg. Pädiatrie und Kinderchirurgie für Pflegeberufe. Stuttgart: Thieme; 2009: Abb. 13.4, 29.7

Ekert B, Ekert C. Psychologie für Pflegeberufe. 2. Aufl. Stuttgart: Thieme; 2009: Abb. 17.2

Faller A, Schünke M. Der Körper des Menschen. 15. Aufl. Stuttgart: Thieme; 2008: Abb. 14.1

Gerlach U, Wagner H, Wirth W. Innere Medizin für Gesundheits- und Krankenpflege. 7. Aufl. Stuttgart: Thieme; 2011: Abb. 20.4, 26.4, 26.5

Hoehl M, Kullick P. Thiemes Gesundheits- und Kinderkrankenpflege. 3. Aufl. Stuttgart: Thieme; 2008: Abb. 11.9, 12.1, 12.4, 12.5, 22.8, 30.5

Kirschnick O. Pflegetechniken von A–Z. 4. Auf. Stuttgart: Thieme; 2010: Abb. 20.40, 20.41

Köther, I. Hrsg. Altenpflege. 3. Aufl. Stuttgart: Thieme; 2011: Abb. 9.18, 9.33, 9.34, 14.6, 14.7, 23.20, 23.22, 24.1, 24.2, 24.4, 24.5, 24.6, 24.8, 24.9, 24.10, 25.1, 25.2, 25.15, 25.16, 25.17, 25.18, 25.19, 30.3, 30.3

Lexikon der Krankheiten und Untersuchungen. Stuttgart: Thieme; 2008: Abb. 10.3, 10.4, 10.5, 10.7, 14.16, 22.4, 23.3, 23.11, 27.1, 27.2, 27.3, 27.4, 27.5, 27.6, 27.7, 28.1, 28.2, 28.3, 28.4, 28.11, 31.2, Notfall_6, Notfall_7, Notfall_8

Oestreicher E, Burk A, Burk R, Freudenberger T, Sökeland J. HNO, Augenheilkunde, Dermatologie und Urologie für Pflegeberufe. Stuttgart: Thieme; 2003: Abb. 25.4

Paetz B. Chirurgie für Pflegeberufe. 21. Aufl. Stuttgart: Thieme; 2009: Abb. 20.38, 26.2

Schewior-Popp et al. Thiemes Pflege, 11. Aufl. Stuttgart: Thieme; 2009: Abb. 6.4, 6.5, 6.22, 6.24, 10.9, 10.11, 10.19, 10.20, 10.29, 11.3, 11.6, 11.7, 11.11, 12.3, 12.6, 12.7, 12.8, 12.9, 13.1, 13.2, 13.5, 13.6, 13.13, 14.5, 14.11, 14.12, 14.13, 14.19, 14.21, 15.3, 17.4c, 19.1, 20.27, 20.28, 20.32, 20.33, 20.36, 20.37, 20.42, 22.12, 22.14, 22.17, 22.20, 22.22, 23.4, 23.7, 23.12, 23.15, 23.16, 23.18, 23.21, 26.6, 26.7, 27.10, 27.12, 27.15, 28.6, 28.7, 28.8, 28.9, 28.10, 29.1, 29.2, 29.5, 30.1, 31.6, 31.7, 31.8, 31.11, 31.12, Notfall_3, Notfall_4

Thiemes Altenpflege in Lernfeldern. Stuttgart: Thieme; 2008: Abb. 6.1, 6.3, 6.9, 6.10. 6.12, 6.13, 6.14, 6.16, 6.17, 6.18, 6.19, 6.20a, 6.25, 6.26, 6.28, 10.26, 10.32, 17.1, 28.1, 28.10, 22.5, 26.3, 26.8, 26.9, 26.10, 28.5, 31.4

Firmen, Kliniken

Firma Cegla, Montabaur: Abb. 22.8
HELIOS Kliniken Holthausen: Abb. 23.22, 23.23, 23.24, 23.25, 23.26, 23.27
Kaz Europe SA: Abb. 13.8
Otto Bock Healthcare Deutschland: Abb. 23.2
PAUL HARTMANN AG, Heidenheim: Abb. 12.10
Roelke Pharma GmbH: Abb. 9.39

Fotografen und Bildarchive

Baust, Holger: Abb. 20.20
Blåfield, Paavo: Abb. 1.3, 2.1c, 4.9, 4.11, 8.7, 8.8, 10.2, 10.30, 11.1, 11.5a, 11.10, 13.7, 14.2, 14.15, 15.6, 15.7, 16.6b, 16.8, 16.10, 16.13, 16.15, 17.4a, 19.5, 20.15, 20.16, 20.17, 20.18, 10.19, 20.24, 20.26a, 20.29, 20.30, 22.7, 22.10, 29.6, 31.3
Bostelmann, Bert: Abb. 7.3, 31.5, 31.6, 31.7
Böttger, W.-H.: Abb. 9.24
Ccvision: Abb. 7.2
creativ collection: Abb. 10.1 (4 u. 5), 16.17, 17.3a-c
Digital Vision: Abb. 23.5, 27.19a
Fotolia: Abb. 2.2 (DocRaBe), 2.3 (Gina Sanders), 10.1 (Engel, id-foto.de), 10.14 (lisalucia), 13.9 (Matthew Antonio), 15.1 (Jörn Buchheim), 15.12 (E. Adler), 17.5, 18.2
Fischer, Alexander: Abb. 1.1, 1.2, 1.6a, 1.8a. 1.9, 1.10, 3.2, 3.3, 3.6, 3.7, 3.8, 3.9, 3.10, 3.15, 3.16, 3.18, 3.19, 3.20, 4.1, 4.3, 4.4, 4.5, 4.7, 4.12, 4.13, 5.3, 5.7, 5.14c, 5.15, 5.15, 5.16, 5.18b, 8.11, 9.15, 9.31, 9.36, 10.15, 10.31, 11.2, 11.4, 14.18b, 15.2, 15.4, 15.9, 16.2, 16.6a, 17.4b+c, 19.3, 19.6, 19.7, 20.13, 20.21, 20.31, 20.34, 20.35b, 21.4, 22.6, 22.15, 31.9, Notfall_1, Notfall_2, Notfall_9
Frick, Christoph: Abb. 13.14
Gampper, Karl: Abb. 5.12, 5.23, 9.25, 9.35, 13.12, 15.5, 16.3, 20.6, 20.23, 20.39, 23.13, 23.31, 24.3, 27.9, 31.1
Grewe-Böse, M/Bär, A: Abb. 23.10
Haussen, Christoph von: Abb. 1.7, 20.2, 20.3, 22.1, 22.2
Jupiter images: Abb. 2.1a, 8.9
Kleinbach, Frank: Abb. 1.4, 10.1 (6), 11.13, 15.13, 17.6, 32.2
Krüper, Werner: Abb. 1.6b, 1.8b, 8.4, 8.5, 8.6, 8.10, 9.2, 9.3, 9.5, 9.6, 9.8, 9.9, 9.23, 9.32, 10.10, 10.12, 10.13, 10.16, 10.18, 10.25, 10.29b, 11.5b, 14.4, 14.8, 14.9, 14.24, 16.12, 16.16, 16.18, 16.19, 16.20, 18.5, 19.2, 20.1, 20.9, 20.35a, 20.44, 20.45, 22.19, 22.23, 24.7, 25.5, 25.6, 25.7, 25.8, 25.11, 25.12, 27.11, 27.13, 27.14, 27.17, 27.18
Link, Bettina: Abb. 22.13
Lobe, Artur: 5.22
Mainka, Stefan: Abb. 6.8
Möller, Thomas: Abb. 3.5, 3.14, 14.23, 16.1, 23.1, 31.10, 32.1
Niethammer, Markus: Abb. 4.2, 9.13, 10.28, 22.3, 23.9
Oldenburg, Stefan: Abb. 14.10
PhotoDisc: Abb. 2.1b, 7.6, 10.8, 11.8, 16.9, 18.1, 19.4, 19.8, 20.25, 20.26, 27.8, 27.19b-d
Schwemer, Tjark: Abb. 20.5, 26.1
Shotshop: Abb. 7.1 (matka_Wariatka), 21.1 (danstar)
Stephan, Thomas: Abb. 5.18a, 5.20, 9.1, 9.7, 9.16, 9.22, 15.8, 15.10, 15.11, 20.8, 20.14, 25.15, 25.16, 25.17, 25.18, 25.19
Stockinger, Renate: Abb. 18.4
Stöppler Roman: Abb.1.5, 3.12, 3.13, 3.17, 9.10, 10.23, 10.24, 10.27, 10.29c, 13.3, 16.5, 18.3, 20.22, 23.33, 24.5a, 25.3, 25.13, 32.3
Studio Nordbahnhof: Abb. 14.18a
Westend61. Abb. 10.1 (2 u. 3), 16.4, 16.7, 17.3d
Widmann, Bernhard J: Abb. 9.38
Witschel, Mike (MEV-Verlag): Abb. 14.20
Zimmermann, Michael: Abb. 14.14, 20.43

Sachverzeichnis

A

AB0-System 376
ABCD-Regel bei Melanomen 530
ABC-Schema, chronische Gastritis 450
Abdomen-Röntgen 338
Abdomenübersichtsaufnahme 447
ABEDL 28
Abhängigkeitserkrankungen 564
Abhusten 265
Abmagerung 202
Abort 492
Abrasio uteri 493
Absaugen von Sekret 365
absolute Arrhythmie 271
Abstrich 477
Abstrichuntersuchungen 548
Achromatopsie 515
Achselstütze 156
Acquired Immuno-deficiency Syndrom 553
Adamsapfel 98
Adams-Stokes-Anfall 271
Aderhaut 114
Adipositas 203
Adipsie 202
Adynamie 498
Affektive Störung 559
Affektivität 558
Aggression von Patienten 566
Agnosie 437
Agonist 119
AIDS = Acquired Immuno-deficiency Syndrom 553
Akkommodation 114
Akorie 200
Aktionspotenzial 110
aktivierende Pflege nach Bobath 439
Aktivitäten des täglichen Lebens 26
Akute Bronchitis 391
akute lymphatische (lymphoblastische) Leukämie 541
akute myeloische Leukämie 541
akutes Nierenversagen 467
Albuminurie 217
Algurie 464
ALL = akute lymphatische (lymphoblastische) Leukämie 541
Alltagstätigkeiten im Heim 304
Alopezie, bei Tumorpatienten 539
Altenpflegegesetz 12
altersabhängige Makuladegeneration 516
Altersflecken 178
Altersschwerhörigkeit 520
Alterswarzen 178
Altersweitsichtigkeit 114
Altherrenkrankheit 475
AltPflG = Altenpflegegesetz 12
Alveole 97
Alzheimer 561
Amaurose 516
Amboss 116
Ambulante Pflegedienste 573
AMD = altersabhängige Makuladegeneration 516
Ametropie 515
AML = akute myeloische Leukämie 541

Amputat 423
Amputation 423
Amputation, traumatische
– Sofortmaßnahmen am Unfallort 423
Amtssprache 308
Analogskala, visuelle 382
Anämie 536
anaphylaktischer Schock 582
Andrologie 473
Angehörige, in der häuslichen Pflege 575
Angina pectoris 400
– Sofortmaßnahmen 400
Angiografie 338, 409
Angioplastie, perkutane transluminale 411
Angriffsphasen 567
Anhidrosis 240
Ankleiden 196
Anorexia nervosa 201, 203
Anorexie 201
– bei Tumorpatienten 537
Anspannungsphase 96
Ansteckung 545
Antagonist 119
Antiarrhythmika 403
Antibabypille 484
antibakterielle Therapie 548
Antibiogramm 549
Antibiotika 548
Antibiotikabehandlung 548
Antiemetika 536
Antigen-Antikörper-Reaktion 376
Antihypertonika 404
Antikörper 101
Antikörpertherapie 537
Antimykotika 548
antimykotische Therapie 548
Antipathie 47
Antithrombin 346
Antithrombosestrümpfe 160
antivirale Therapie 548
Anurie 217
Anziehhilfen 197
Aorta 97
Apfeltyp 204
Aphasie 438
– motorische 311
– sensorische 311
– zentrale 311
Aphthe 523
Aphthen 191
apoplektischer Insult 436
Apoplex 436
– Kommunikation bei 441
– Körperpflege bei 439
– Maßnahmen bei Sprachstörungen 442
– Nahrungsaufnahme bei 441
– Pflege bei 439
– Schluckstörung 442
Appell 307
Appendix 101, 103, 452
Appendizitis 452
Appetenz 200
Appetit 200
Appetitlosigkeit, bei Tumorpatienten 537
Applanationstonometer 509
Applikationswege 350

Apraxie 437, 564
– bei Demenz 564
aPTT = aktivierte partielle Thromboplastinzeit 346
Arbeit 292
Arbeiten, rückenschonend 62
Arbeitshygiene 86
Arbeitslosigkeit 296
Arbeitsrecht 71
Arbeitsstress 62
Arbeitssucht 296
Arbeitsumsatz 127
Arbeitsverhältnis 72
Arbeitsvertrag 72
Arbeitszeugnis 73
– einfaches 73
– Inhalt 73
– qualifiziertes 73
Armgeflecht 112
Arrhythmie, absolute 271
Arteria renalis 104
Arterien 96
Arterienverschluss, akuter 409
Arteriografie 409
Arteriolen 96
Arteriosklerose 399
Arthrose 428
Arthroskopie 341, 419
Arzneimittel 349
– Applikationswege 350
– Aufbewahrung 354
– Aufbewahrungshinweise 354
– Erfassen von Wirkung und Nebenwirkung 357
– Formen 350
– Gebrauchsinformation 357
– Lagerungsbedingungen 354
– Name 349
– Richten und Stellen 355
– Verabreichung 349
Arzneimittelgesetz 78
Arzneimittelname
– chemischer 349
– Freiname 349
– Handelsname 349
– Namenszusatz 350
Arzneimittelverordnung 354
Arzneimittelverschreibung 354
Ascorbinsäure 125
ASE = Atemstimulierende Einreibung 144, 265
Asexualität 318
Aspiration 363
Assessment 36
Assessmentinstrument 36, 153
Associated nurse 45
Asthma bronchiale 394
– Atemtherapie 396
– ergänzende Pflegemaßnahmen 397
– Medikamenteneinnahme 396
– Pflege bei 396
Asthmaanfall, Sofortmaßnahmen 395
Asthmamedikamente 395
Astigmatismus 515
Asystolie 272, 403
Aszites 207, 460

Sachverzeichnis

AT = Antithrombin 346
Atelektase 261
Atemfrequenz 257
Atemgeräusche
– allgemeine 259
– spezielle 260
Atemgeruch 261
Atemmechanik 256
Atemnot 265
– Erstmaßnahmen 267
– Maßnahmen bei chronischer Erkrankung 266
Atemrhythmus 256
Atemschutz 87
Atemspende 580
Atemstillstand 267
Atemstimulierende Einreibung 144, 265
Atemtherapie 262
Atemtiefe 258
Atemtypen 258
Atemvolumen 258
ATL = Aktivitäten des täglichen Lebens 26
Atmung 255
– äußere 255
– innere 255
Atmung sicherstellen 579
Atmungssystem 97
atopische Dermatitis 526
atopisches Ekzem 526
– Aufbau und Funktion 97
– Untersuchungen 388
– Krankheiten 389
Atrioventrikular-Knoten 96
Atrium 95
Atrophie 431, 523
Aufbauphase 483
Aufbewahrungshinweise für Arzneimitteln 354
Auflagen, bei Asthma bronchiale 397
Auflagen (Kompresse) 251
Aufsichtspflicht 68
Aufstoßen 204
Augapfel 114
Auge 113
Augenabschnitt
– hinterer 114
– vorderer 114
Augenerkrankungen, Pflege bei 513
Augengel 353
Augenheilkunde, Basisuntersuchungen 508
Augenhintergrund, Untersuchung 509
Augenhöhlen 114
Augeninnendruck
– erhöhter 511
– Messung 509
Augeninnenwand 509
Augenkammer 114
Augenkompresse 515
Augenlider 113
Augenmedikamente 513
Augenpflege 193, 513
Augenprothese, Handhabung 517
Augensalbe 353, 514
Augenschutz 87
Augentropfen 353, 514
Augenuntersuchungen 508
Augenverbände 514
– entfernen 515
– geschlossener 515
Augenvorderabschnitt, Untersuchung 509

Augenzittern 516
Aura 433
Ausatmung 256
Ausbildungsvertrag 72
Auskleiden 196
Auskultation 260
– Herz 399
auskultatorische Blutdruckmessung 274
auskultatorische Lücke 274
Auslösephase 567
Ausschabung 493
Ausscheidungen 215
Außenmeniskus 119
Austreibungsphase 96, 486
Austrocknung 202, 205
Auswurf 260
Auswurfuntersuchung, Indikation 348
Autoimmungastritis 450
autonome Polyneuropathie 505
AV-Knoten 96
AV-Überleitungsstörung 403
Azidose 505

B

Badedauer 252
Bäder 252
– Wirkung 252
Badezusätze 185
bakterielle Gastritis 450
Bakterien 546
Ballaststoffe 123, 126
Ballonkatheterdilatation 400
Bandscheiben 117
Bandscheibenprolaps 421
Bandscheibenvorfall 421
– lumbaler 422
– zervikaler 422
Barthel-Index 153
Bartpflege 195
Basale Stimulation 146
Basaltemperatur 484
Basalzellschicht 120
Basedow, Morbus 498
Bauchatmung 258, 263
Bauchlage 163, 264
Bauchspeicheldrüse 104
– Hormone 109
– Laboruntersuchungen 347
Bauchspeicheldrüsenentzündung = Pankreatitis 461
Bauchumfang 209
Bauchwandbruch = Hernie 462
Bauchwassersucht 460
BE = Broteinheit 503
Bechterew, Morbus 428
Beckenbodentraining 231
Beckengürtel 119
Beckenvenenthrombose, Maßnahmen 413
Behaglichkeitsbereich, Temperatur 235
Beihilfe zum Suizid 326
Beinvenenthrombose, tiefe 158
Beinvenenthrombose, tiefe 413
Bekleidung 196
– bei Zu- und Ableitungen 197
– Islam 198
– Judentum 198
Belastungsdyspnoe 406
Belastungs-EKG 399
belastungsstabil 426

benigne Prostatahyperplasie 474
Beratung
– bei Hypertonie 404
– bei Lungenembolie 416
– bei Mammakarzinom 482
– bei Ösophagitis 449
– bei Prostatahyperplasie 475
– bei Schwerhörigkeit 521
– bei Stomaversorgung 458
Bereichskleidung 88
Bereichspflege 43
Berliner Testament 69
Berufsausbildung 12
Berufsbezeichnungen 13
Berufskammer für Pflegeberufe 16
Berufskleidung 87
Berufsorganisationen 15
– konfessionelle 16
Berufsverbände 15
Berührungsrezeptoren 120
Beschäftigung 293
Besenreiservarizen 412
Bestattungsgesetz 78
Bestattungsverfügung 70
Bestattungszwang 78
Beta-Karotin 126
Betäubungsmittel 354
– Bestandsangabe 355
Betäubungsmittelanforderungsschein 354
Betäubungsmittelbuch 355
Betäubungsmittelgesetz 78, 354
Betäubungsmittelrezept 354
Betäubungsmittelverschreibungsverordnung 78
Betonung 308
Betreuer 68
– Bestellung 68
Betreuungsgericht 68
Betreuungsrecht 68
Betreuungsverfügung 70
Betriebsvereinbarung 72
Bett 139
– Beziehen 141
– Hilfsmittel 140
– Merkmale 140
– Zubehör 140
Bettlägerigkeit 283, 288
– Risiken 153
Bettpfanne 228
Bettruhe 283
Bettschüssel 228
Beugekontraktur 161
Bewegung 301
Bewegungsablauf, parallel 151
Bewegungsablauf, spiralig 151
Bewegungseinschränkung, Ursachen 152
Bewegungsempfindung 150
Bewegungsplan 168
Bewegungsspiele 301
Bewegungssystem 116
– Untersuchung 418
Bewegungsübungen 163
– aktiv 163
– passiv 163
Bewegungsverarmung 443
Beweissicherung 80
Bewusstsein 135
– Sterbender 329
Bewusstseinsbeurteilung 558
Bewusstseinslage prüfen, im Notfall 579

Beziehungen zwischen Heimbewohnern 319
Beziehungsbotschaft 307
Beziehungsstress 62
Bezugspflege 44
Bezugspflegeperson 44
BGA = Blutgasanalyse 389
BGB = Bürgerliches Gesetzbuch 67
Bildungsangebote im Alter 303
Billings-Methode 484
Bindegewebe, kollagenes 119
Bindehaut 113
Binden, elastische 374
Bindenverband 374
Biografiearbeit 36
Biopsie
– Knochen 419
– Leber 448
Biot-Atmung 257
Biotin 125
Birnentyp 204
Bisexualität 318
Bisswunde 369
BL = Bauchlage 163
Blähungen 205, 226
– Pflegemaßnahmen 232
– Ursachen 226
Blase 523
Blasenentleerungsstörung 475
Blasenentzündung 463
– Symptome 464
Blasenfunktionsstörung
– bei Multipler Sklerose 435
– neurogene 220
Blasenperkussion 463
Blasenpunktion, suprapubische 344
Blasenpunktionsurin 344
Blasensprung, vorzeitiger 488
Blasentraining 230
Blässe 176
Blaufärbung 176
Bleistiftstühle 455
Blinddarm 101, 103
Blinddarmentzündung = Appendizitis 452
Blindheit 515
Blitzschlag 584
Blut 99
– verstecktes 345
Blutbild 345
– großes 345
– kleines 345
– rotes 345
Blutdruck 272
– erhöhter 403
– erhöhter, Maßnahmen 404
– erniedrigter 405
– Selbstkontrolle 405
Blutdruckamplitude 272
Blutdruckmanschette 273
Blutdruckmessen 273
Blutdruckmessgerät 273
Blutdruckmessung
– auskultatorisch 274
– automatisch 275
– nach Riva-Rocci 274
Blutdruckwerte 272
Blutgasanalyse 389
Blutgruppe 376
Bluthochdruck 275, 403
– Maßnahmen 404
– Pflege bei 404

Blutkörperchen 99
Blutkultur, Indikation 348
Blutplasma 100
Blutsenkungsgeschwindigkeit 346
Blutstammzelltransplantation, allogene 537
Blutstillung 100
Bluttransfusion 376
– autogene 376
Blutungsphase 483
Blutuntersuchungen 345
Blutvergiftung 547
Blutzuckerbestimmung 346
BMI = Body-Mass-Index 208
Bobath Konzept 439
Body-Mass-Index 208
– Berechnung 208
Bodyplethysmografie 388
Bolus-Insulin 502
Botenstoffe 110
BPH = benigne Prostatahyperplasie 472
Bradykardie 270, 403
Bradypnoe 258
Braille-Schrift 517
Break-up-time 508
Brettspiele 301
Bries 101
Brille reinigen 193
Bromhidrosis 240
Bronchialbaum 98
Bronchialkarzinom 397
Bronchialsystem 98
Bronchiolen 98
Bronchioli 98
Bronchitis, akute 391
Bronchitis, chronische 394
Bronchoskopie 341, 389
Broteinheit 503
Brust, weibliche 106
Brustatmung 259, 263
Brustdrüsenentzündung 494
Brustkrebs = Mammakarzinom 479
Brustkrebsbehandlung, brusterhaltende 480
Brustprothese 482
Brustrekonstruktion 480
Brustwarzenhof 106
Brustwirbelsäule 118
Bruxismus 138
BSG = Blutsenkungsgeschwindigkeit 346
BtMG = Betäubungsmittelgesetz 78, 354
Buckelbildung, bei Osteoporose 420
bukkal 350
Bulbus 114
Bulimia nervosa 203
Bulla 523
Bürgerliches Gesetzbuch 67
Bürgermeistertestament 69
Bürgerrechte 66
burning feet 505
Burn-out-Syndrom 59
BUT = Break-up-time 508
BWS = Brustwirbelsäule 118
Bypass-OP 400

C

Calciferol 126
Cataracta senilis 511
CDAD = Clostridium difficile assoziierte Diarrhö 552
chemische Gastritis 450

Chemotherapie 536
– Nebenwirkungen 536
Cheyne-Stokes-Atmung 257
Chinesische Kultur, Umgang mit Geschlechtlichkeit 319
Chlorid 126
Cholangiopankreatikografie, endoskopische retrograde 342
Cholesterin 346
Cholezystektomie 461
Choroidea 114
Christentum, evangelisch
– Totenrituale 331
Christentum, katholisch
– Totenrituale 331
Chronisch entzündliche Darmerkrankungen 453
Chronische Bronchitis 394
chronische Niereninsuffizienz 467
– Pflege bei 468
chronische Polyarthritis 428
Claudicatio intermittens 410
Clostridium difficile, Hygienemaßnahmen 553
Clostridium difficile assoziierte Diarrhö 552
Cobalamin 125
Code 307
Coitus interruptus 484
Cold-Packs 249
Colitis ulcerosa 453
Colon ascendens 103
Colon descendens 103
Colon sigmoideum 103
Colon transversum 103
Computertomografie 338
– Bewegungssystem 419
Condylus lateralis 119
Cool-Packs 249
Corium 119
Cornea 114
Corpus callosum 111
C-reaktives Protein 346
Creme 527
Crohn, Morbus 453
CRP = C-reaktives Protein 346
CT = Computertomografie 338
CTG = Kardiotokografie 489

D

Dachziegelverband 428
Dampfsterilisation 86
Darmentleerung 216
Darmerkrankungen, chronisch entzündlich 453
Darmkrebs = Kolorektales Karzinom 455
Darmverschluss = Ileus 453
Darmwandnervensystem 113
Datenschutz 75
Décollement 368
Defäkation 104, 216
Defibrillator 403
Dehiszenz 370
Dehydratation 202
Dekubitalulzera 176
Dekubitus 165
Dekubitusprophylaxe 165
– bei pAVK 412
Dekubitusstadien 167
Deliktfähigkeit 67

Demenz 561
Depolarisation 110
Depotpräparat 350
Depression 559
– nach der Krise 568
Deprivation, bei Demenz 564
Dermatika 354
Dermatitis, atopische 526
Dermatomykose 529
Dermatoskop 523
Dermis 119
Desaultverband 428
Desinfektion 82
– chemische 83
– physikalische 82
Desinfektionslösung 84
– Einwirkzeiten 84
– Schutzmaßnahmen 83
Desinfektionsmaßnahmen 81
Desinfektionsschwachstellen 85
Desmarres-Lidhaken 509
Desorientierung, bei Demenz 562
Deuteranomalie 515
Deutsche Gesellschaft für Ernährung 128
Deutsche Gesellschaft für Qualität 90
Deutscher Pflegerat 10
DGE = Deutsche Gesellschaft für Ernährung 128
DGQ = Deutsche Gesellschaft für Qualität 90
Diabetes mellitus 500
– Akutkomplikationen 504
– Spätkomplikationen 505
Diabetische Gangrän 506
diabetische Makulopathie 505
diabetische Nephropathie 467, 505
diabetische Polyneuropathie 505
diabetische Retinopathie 505
diabetischer Fuß 506
diabetisches Koma 505
Diagnostik, mykologische 524
Dialekt 308
Dialyse
– Ernährung bei 470
– Pflege bei 470
– unterstützende Maßnahmen 470
Dialyseshunt, Shuntpflege 470
Diaphragma 99
Diarrhö 224
– Clostridium difficile assoziierte 552
– Hausmittel 452
– paradoxe 225
– Prophylaxe 452
– Vorsichtsmaßnahmen 452
Diastole 96
diastolischer Blutdruckwert 272
Diätberatung 130
Diäten 130
Dichte-Aräometer 344
Dickdarm 103
Dickdarmdivertikel 455
Dickdarmkrebs = Kolorektales Karzinom 455
Dickdarmstoma, Ausscheidungskonsistenz 457
Differenzialblutbild 345
Diplopie 516
Direktionsrecht 72
Disaccharide 123
Disstress 62, 295
Divertikelblutung 455
Divertikulitis 455

Divertikulose 455
Dokumentation 80
– Verantwortlicher 80
– Zeitpunkt 81
Dokumentationspflicht 80
Dokumentationszweck 80
Doppelbilder 516
Doppelkontrasteinlauf 447
Doppler-Untersuchung 409
Dosieraerosole 353
Dosierhilfen 84
Dosiertabellen 84
DPR = Deutscher Pflegerat 10
Dranginkontinenz 220
Drei-Gläser-Probe 474
Drei-Punkte-Gang 157
Dreispiegelkontaktglas 509
Dreitagefieber 239
Dreizeugentestament 69
Drohstrategien 54
Druckgeschwür 165
Druckverband 374
Druckverband als Augenverband 515
Drug Monitoring 347
Ductus hepaticus communis 104
Duftdrüsen 121
Dünndarm, Verdauung 103
Dünndarm-Doppelkontrastdarstellung 447
Dünndarmstoma = Ileostomie 457
Duodenoskopie 341
Duodenum 103
Dura mater 111
Durchfall
– bei Tumorpatienten 540
– Clostridium difficile assoziierte 552
– Hausmittel 452
– Pflegemaßnahmen 231
– Prophylaxe 452
– Vorsichtsmaßnahmen 452
Durchschlafstörung 138
Durst 201
– geminderter, erloschener 202
– krankhaft gesteigerter 202
– nachlassender im Alter 202
Durstfieber 239
Duschen 181
Dysphagie 211
Dyspnoe 265
Dysurie 464

E

Echokardiografie 399
– transösophageal 399
– transthorakal 399
EDO = Eindosisophthiole 354
EEG = Elektroenzephalogramm 136
Effloreszenzen 523
EFQM = European Foundation for Quality Management 91
Eierstöcke 106
Eigelenk 117
Eigenanamnese 557
Eigenbluttransfusion 376
Eigenreflexe 112
Eileiter 106
Einatmung 255
Eindosisophthiole 354
Einfachzucker 123
Einflussstauung, obere 407

Ein-Helfer-Methode 580
Einreibung, atemstimulierende 144
Einreibungen, kühlende oder wärmende 249
Einschlafrituale 144
Einschlafstörung 138
Einzelpflege 42
Einzelsupervision 58
Einzug ins Heim, Empfang und Eingewöhnung 297
Eisanwendung 386
Eisen 126
Eisprung 106
Eiweiße 124
Eizellen 106
Ejakulat 473
Ejakulation 107, 315
Ekel 48
EKG = Elektrokardiogramm 337, 399
Ektropionieren 509
Ekzem 525
– atopisches 526
– endogenes 526
Elektroenzephalogramm 136
Elektrokardiogramm 337, 399
Elektrolyte 126, 346
Elektromyografie 431
– Blase 463
Elektromyogramm 136
Elektroneurografie 431
Elektrookulogramm 136
Elektrorollstuhl 157
Elektrounfall 584
Elle 118
Ellenbogen 118
Embolektomie 416
Embolie 409
Embryonalperiode 484
Emesis 205
– bei Tumorpatienten 537
EMG = Elektromyogramm 136
Emission otoakustische, Messung 510
Empfänger 307
Empfängnis 483
Empfängnisverhütung 484
En-bloc-Aufstehen 423
Encephalon 111
Enddarm 103
endogenes Ekzem 526
Endokard 96
Endokarditis 402
endokrines System 108
– Untersuchung 496
Endometrium 106
Endoprothese 426
Endoskopie 341
endoskopisch retrograde Cholangio-Pankreatikografie 448
Endoskopische Untersuchungen 341
Endothel 97
Energiebedarf 127
Energiebilanz 127
Energiegehalt 128
ENG = Elektroneurografie 431
Entenschnabelspekulum 477
enteral 350
Enteroskopie 341
Entspannungsphase 96
Entspannungstraining 299
Entzündungszeichen 414

Enukleation 515, 517
Enuresis 219, 464
EOG = Elektrookulogramm 136
Epidemie 547
Epidermis 119
Epiglottis 98
Epikard 96
epikutan 350
Epikutantest 524
Epilepsie 433
epileptischer Anfall 433
– Notfallmaßnahmen 434
Epstein-Barr-Virus 542
Erbfolge
– gesetzliche 68
– gewillkürte 69
Erbrechen 205
– bei Tumorpatienten 537
Erbrecht 68
Erbvertrag 69
ERCP = endoskopische retrograde Cholangiopankreatikografie 342
Erdbestattung 78
Erfrierung 585
Erfrierungen 238
– Schweregrade 238
Ergebnisqualität 90
Ergometrie 399
Ergotherapie 299
Erholungsphase 568
Erkältung 389
Ermüdungsfraktur 424
Ernährung 123
– bei Demenz 564
– bei Diabetes mellitus 502
– bei drohender Frühgeburt 490
– bei Morbus Parkinson 445
– bei Rheuma 431
– bei Stomaträgern 459
– bei Tumorpatienten 538
– gesunde 128
– postoperativ bei Kolorektalem Karzinom 456
– zur Unterstützung der Dekubitusprophylaxe 170
Ernährungsformen, alternative 130
Ernährungskreis 128
Ernährungsprotokoll 210
Ernährungspumpe 360
Ernährungssonde 357
– korrekte Lage 359
– Medikamentengabe 360
Ernährungszustand 207
Eröffnungsphase 486
Erosion 523
Erwerbstätigkeit 292
Erysipel 529
Erythropoetin 100
Erythrozyten 99
Erythrozytenanzahl 100
Erythrozytenbildung 100
Erythrozytopenie 100
Eskalation 54
Eskalationsphase 567
Eskalationsprogramm 54
Esmarch-Handgriff 580
Essattacken 203
Essen
– anreichen 209
– bei Schluckstörungen 211

– gemeinsames 209
– Unterstützung 209
Essen und Trinken 200
Essensanamnese 207
Essgewohnheiten Sterbender 327
ESWL = extrakorporale Stoßwellenlithotrypsie 461, 465
Ethik 47
Eupnoe 256
European Foundation for Quality Management 91
Eurotransplantationszentrum 471
Eustress 62, 295
Euthanasie 324
Evaporation 235
Exkoriation 523
Exophthalmus 498
Expektoration 260
Expertenstandards, nationale 29
Exsikkose 205, 207, 505
Exspiration 256
exspiratorischer Stridor 260
Extensionsverband 374
Externa 527
extrakorporale Stoßwellenlithotrypsie 461, 465
Extrasystolen 271, 403
Extremität
– obere 118
– untere 119

F

Fachkompetenz 11, 53
Fachsprache 308
Fahrlässigkeit 67, 74
Fäkalkollektor 232
Faktor V Leiden-Mutation 415
Fallsucht 433
Faltrollstuhl 157
Familienanamnese 558
Familienpflege 574
Farbsinn, Untersuchung 509
Farbsinnstörung 515
Farbwahrnehmung bei Sterbenden 328
Fasern
– afferente (sensible) 110
– efferente (motorische) 110
Fechterstellung 63
Feedback 307
Fehlerkategorien 280
Fehlgeburt 492
Fehlsichtigkeit 115, 515
Feiern 303
Femur 119
Fentanylpflaster 351
Fesselung 76
Feste 303
Fett als Körperpflegemittel 527
Fettcaliper 208
Fette 124
– pflanzliche 124
– tierische 125
Fettleibigkeit 203
Fettsäure 124
Fettstuhl 221
Fettsucht 203
Fibrin 100
Fibromyalgie 428
Fibula 119

Fieber 239
– aseptisches 239
– Begleiterscheinungen 240
– hyperpyretisches 239
– infektiöses 239
– pflegerische Unterstützung 246
– senken 246
– toxisches 239
– zentrales 239
Fieberabfall 240
Fieberanstieg 240
Fieberarten 239
Fieberdelir 240
Fieberhöhe 240
Fieberkrämpfe 240
Fieberverlauf 240
Finger-Nase-Versuch 511
Fingerspiele 302
Fingertest 166
Fistel 455
Fistelabstrich, Indikation 348
Fixateur externe 426
Fixierbinde, elastische kohäsive 515
Fixierung 76, 568
Flächendesinfektion 85
Flatulenz 226
Fleck 523
– blinder 115
– gelber 115
Flimmerepithel 98
Flowmeter 366
Fluor 126
Fluordiagnostik 477
Fluorescein 508
Flush 377
Flüssigkeitsbilanz 218
Foetor hepaticus 217
Follikel stimulierendes Hormon 109
Folsäure 125
Fötor 261
Fraktur 424
– Pflege bei 426
Frakturzeichen 424
Frauenselbsthilfe nach Brustkrebs 482
Freiheit der Person 66
Freiheitsberaubung 76
– Gesetzliche Vorschriften 77
– Rechtfertigung 76
Freizeit 292
Fremdanamnese 558
Fremdbluttransfusion 376
Fremdreflexe 112
Fresszellen 548
Fristenlösung 74
Frühabort 492
Frühgeburt 487
Frühgeburt, drohende
– Pflege bei 488
FSH = Follikel stimulierendes Hormon 109
Füllungsphase 96
Functio laesa 547
Fundusstand 484
Fundusvarizen 449
Funktionalis 483
Funktionspflege 42
– Aufgabenverteilung 43
Funktionsprüfung, Bewegungssystem 418
Fürsorgeprinzip 19
Fußbad 252
Fußbad 192

Fußpflege, bei Diabetikern 506

G

Gallenblase 104
Gallensäure 104
Gallensteine 460
Gallerte 114
Gangrän 176
Gangrän, diabetische 506
Gangschulung 156
Ganzkörperbad 182
– Kontraindikationen 182
Ganzkörperplethysmografie 388
Gasaustausch 99
Gastritis 450
– Ernährungstipps 450
Gastroenteritis = Magen-Darm-Grippe 451
Gastrointestinaltrakt 102
Gastroskopie 341, 447
Gastrostomie, perkutane endoskopische 342, 357
Gaumen 102
Gaumenmandeln 98
Gebärdensprache 521
Gebärmutter 106
Gebärmutterfundus 484
Gebärmutterhalsdrüsen 106
Gebärmutterhalskrebs 479
Geburt 486
Geburtskanal 106
Geburtstermin 486
Gedächtnisstörungen, bei Demenz 563
Gefäßsystem 96
Gegenwart 292
Gehbock 156
Geheimnis 75
Gehhilfen 156
Gehirn 111
Gehirnerschütterung 432
Gehirnflüssigkeit 111
Gehirnjogging 302
Gehirnrinde 111
Gehirntraining 302
Gehörgang 115
Gehörgang, Reinigung 519
Gehörgangsabstrich, Indikation 348
Gehörnerv 116
Gehstock 156
Gehtraining, bei pAVK 411
Gelbfärbung 176
Gelbkörperphase 483
Gelegenheitskrampf 433
Gelenke 116
Gelenkform 117
Gelenkpunktion 419
Gelenkspiegelung 419
Gelenkspunktate, Indikation 348
Generika 349
Genussförderung 299
Gerinnungsfaktoren 100
Gerinnungsstatus 346
Gerinnungssystem 100
Geruchssinn Sterbender 327
Gesamtumsatz 127
Gesäßkissen 169
Geschäftsfähigkeit 67
Geschlecht, genetisches 315
Geschlechtshormone 109
Geschlechtsidentität 315

– Entwicklung 316
Geschlechtsmerkmale 105
Geschlechtsorgane 105
– männliche 106
– weibliche 106
Geschlechtsreife 315
Geschlechtsrolle 315
Geschmackssinn Sterbender 327
Geschwür, fressendes 176
Gesichter-Skala 383
Gesichtsausdruck 309
Gesichtsfeld 509
Gesichtsfeldausfall 438
Gesichtsfelddefekt 515
Gesichtsfelduntersuchung 510
Gesichtsschmerzen, bei Multipler Sklerose 435
Gesichtsverlust 54
Gestalttherapie 300
Gestationsdiabetes 501
Gestationshypertonie 491
Gestik 309
Gesundheitsberatung
– bei Hypertonie 404
– bei Lungenembolie 416
– bei Mammakarzinom 482
– bei Ösophagitis 449
– bei Prostatahyperplasie 475
– Stomaversorgung 458
Gesundheitsmarkt 6
Gesundheitswesen 5
– Finanzierung 18
– Institutionen 6
Gewalt 50
– Erscheinungsbilder 51
– Formen 50
– Hauptursachen in der Pflege 50
– Vorbeugung 50
Gewalt von Patienten 566
Gewaltprävention 50
Gewerkschaften 16
Gewichtsveränderung 207
Gewichtsverlust 207
Gewissensfreiheit 66
Gilchristverband 428
Gipsverband 374
– Pflege bei 427
GKV = gesetzliche Krankenversicherung, gesetzliche 20
Glans penis 105
Glasfieberthermometer 243
Glasl 54
Glasprothese 517
Glaubensfreiheit 66
Glaucoma simplex 511
Glaukom 511
Glaukomanfall, akuter 512
Gleichgewichtsorgan 116
Gleichgewichtsuntersuchung 511
Gliazellen 110
Glomerulonephritis 466
Glukagon 104, 109
Glukosetoleranztest, oraler 496
Glukosurie 217
GPV = gesetzliche Pflegeversicherung, gesetzliche 21
Grademix 13
Gramfärbung 549
Granulozyten 100
– neutrophile 100

Grauer Star 511
Grenzwerthypertonie 276
Grippe 390
Grippesymptome 390
Großhirn 111
Grundgesetz 66
Grundpflege 174
Grundrechte 65, 66
Grüner Star 511
Grünschwäche 515
Gruppenspiele 301
Gruppensupervision 58
GRV = gesetzliche Rentenversicherung 21
GUV = gesetzliche Unfallversicherung 23
Gymnastik für Senioren 301
Gynäkomastie 460, 476

H

Haarausfall, bei Tumorpatienten 539
Haardiagnostik 525
Haare 120
Haarpflege 192
Haarschaft 120
Haarschutz 87
Haarwurzel 120
Haffing 265
Haftungsrecht 67
Halswirbelsäule 118
Hämatoonkologie 532
Hämaturie 377, 464
Hammer 116
Hämoccult-Test 345, 447
Hämoglobin 99
Hämoglobin, glykolysiertes 346
Hämoptyse 261
Hämorrhoiden 459
5-Hand-Regel 130
Hand- und Fußbad 192
Handarbeit im Heim 304
Händedesinfektion 84, 285
Händehygiene
– Irrtümer 286
– professionelle 284
Handeln, nachhaltiges 88
Handelsname 349
Handhygiene 84
Handlungen, strafbare 74
Handlungsfähigkeit 67
Handpflege 85
Handstütz an der Wand 266
Handstütz auf den Oberschenkeln 266
Handwäsche 84
Handwerk im Heim 304
Handwurzelknochen 118
Harnblase 105
Harnblasenspiegelung 342
Harninkontinenz 219
– Symptome 219
– Ursachen 219
Harnkontinenzförderung 230
Harninkontinenz 219
Harnleiter 105
Harnleiterspiegelung 342
Harnproduktion 105
Harnröhre 105, 107
Harnröhreneinengung 475
Harnröhrenentzündung 463
Harnstarre 217
Harnsteine 464

Harnsystem 104
- Untersuchung 462
Harnteststreifen 344
Harnverhalt 218
- akuter bei Prostatahyperplasie 475
Harnwege 105
Harnwegsinfektion 463
- Prophylaxe 464
Härtefall 22
Hauptgallengang 104
Hauptschlagader 97
häusliche Intensivpflege 574
häusliche Kinderkrankenpflege 574
häusliche Palliativpflege 574
häusliche Pflege, Umgang mit Angehörigen 575
häusliche Pflege 572
häusliche psychiatrische Krankenpflege 574
Haustiere im Heim 304
Haut, Aufbau 119
Hautalterung 178
Hautanhangsgebilde 120
- Alterung 178
Hautanhangsorgane, Veränderungen 177
Hautbeschaffenheit, Veränderungen 176
Hautbiopsie, Indikation 348
Hautblüten 523
Hautdesinfektion 85
Hautdrüsen 120
Hautfaltendicke 208
Hautfarbe 120
- Veränderungen 176
Hautgeschabsel, Indikation 348
Hautkrebs, schwarzer 529
Hautpflege 185
Hautpflegemittel 185
Hautpilz 529
HbA$_{1c}$ = glykolysiertes Hämoglobin 346, 496
HDL = High density lipoproteins 346
health-care-associated 283
Heim
- Alltagstätigkeiten 304
- Einzug 297
- Handarbeit 304
- Handwerk 304
- Tiere 304
Heimaufsicht 92
Heimbewohner, Beziehungen 319
HeimG = Heimgesetz 92
Heimgesetz 92
Heißhunger 200
Heißluftsterilisation 86
Heizdecken 248
Heizkissen 248
Helferzellen 110
Helicobacter pylori 451
Heliotherapie 248
HELLP-Syndrom 491
Hemihyperhidrosis 240
Hemiplegie 437
Henderson 26
Hepar 104
hepatische Enzephalopathie 460
Hepatitis 554
Hepatitis-B-Schutzimpfung 554
hepatorenales Syndrom 460
Hernie 462
Herpes labialis 191
Herz 95
- Laboruntersuchungen 347

Herzauskultation 399
Herzbettlagerung 408
Herzbeutel 96
Herzdruckmassage 580
Herzinfarkt 401
- Sofortmaßnahmen 401
- stummer 401
- typischer Schmerz 401
Herzinnenhautentzündung = Endokarditis 402
Herzinsuffizienz 406
- Erstmaßnahmen bei akuter Herzinsuffizienz 407
- Pflege bei 408
- Schweregrad 407
Herzkatheteruntersuchung 399
Herzklappen 95
Herzkranzgefäße 96
Herz-Kreislauf-Stillstand 403
Herz-Kreislauf-System 95
Herz-Lungen-Wiederbelebung 580
Herzmuskel 96
Herzmuskelentzündung 402
Herzmuskelschwäche 406
Herzrhythmusstörungen 402
Herzschlag 96
Herzschrittmacher 403
Herzstolpern 403
Herztod, plötzlicher 400
HES = Hypertensive Erkrankung in der Schwangerschaft 490
Heterosexualität 318
Hexenschuss 421
Hiatushernie 462
High density lipoproteins 346
Hilfe zur Selbsttötung 326
Hilfeleistung, unterlassene 77
Hinterhauptlappen 111
Hinterhauptsloch 112
Hirnhaut 111
Hirninfarkt 436
Hirnnerven 113
- Untersuchung 431
Hirnstamm 111
Hirnstammaudiometrie 510
Hirntod 324
Hitzekollaps 238
Hitzekrämpfe 239
Hitzewallungen 241
Hitzschlag 239
HIV = Human Immunodeficiency Virus 553
Hochspannungsunfall 584
Hoden 107
Hodenbiopsie 474
Hodensack 107
Hodgkin-Lymphom 542
Home-made-Kost 359
Homosexualität 318
Hörbücher 299
Hörgeräte 521
Hormon, luteinisierendes 109, 483
Hormone
- Aufgaben 108
- Regelkreise 108
- Wirkmechanismus 108
Hormonsystem 108
Hormonsystem, Untersuchung 496
Hormontherapie 537
Hornhaut 114
Hornhautverkrümmung 515

Hornschicht 119
Hörprüfung 510
Hörsturz 520
Hörsysteme 521
Hüftbein 119
Hüftbeugeschiene 419
Hüftgelenk 119
Hüftgelenksdysplasie 419
Hüftprotektoren 171
Hüftsonografie 419
Human Immunodeficiency Virus 553
Humankompetenz 11
Humerus 118
Hunger 200
Hungerstuhl 222
Husten 259
Hustenattacken 394
Hustenhilfe 265
Hustentechniken 265
HWI = Harnwegsinfektion 463
HWS = Halswirbelsäule 118
Hygienemaßnahmen
- bei Clostridium difficile 553
- bei Hepatitis 554
- bei MRSA 550
- bei Norovirus-Infektion 552
Hygieneplan 83
Hyperästhesie 370
Hyperglykämie 505
Hyperhidrosis 240
Hyperkaliämie bei Niereninsuffizienz 470
Hyperkinesie 498
Hyperopie 115, 515
hyperosmolares Koma 505
Hyperreagibilität 394
Hypersthenurie 217
Hypertensive Erkrankung in der Schwangerschaft 490
Hypertensive Krise 404
- Sofortmaßnahmen 405
Hyperthermie 238
- pflegerische Unterstützung 245
Hyperthyreose = Schilddrüsenüberfunktion 498
Hypertonie 275, 403
- essenzielle 403
- Maßnahmen 404
- Pflege bei 404
- primäre 403
- sekundäre 404
Hypoglykämie 504
hypoglykämisches Koma 504
Hypohidrosis 240
Hypokinese 443
Hypophyse 109, 111
Hyposthenurie 217
Hypothalamus 111
Hypothermie 237
- pflegerische Unterstützung 245
Hypothyreose = Schilddrüsenunterfunktion 203
Hypotonie 276, 405
- essenzielle 405
- primäre 405
- sekundäre 405
hypovolämischer Schock 582
Hypoxämie 393
Hysterektomie 479
Hysteroskopie 341

I

i.a. = intraarteriell 350
i.c. = intrakutan 350
i.th. = intrathekal 350
i.v. = intravenös 350
Ich-Erleben 559
Ichtyose 176
Ikterus 176
Ileostomie 457
– Ausscheidungskonsistenz 457
Ileum 103
Ileus 453
Immobilität 149
Immobilitätssyndrom 149, 152
– Risiken 153
Immunantwort 101
Immungedächtnis 101
Immunsystem 99, 100
– spezifisches 101
– unspezifisches 100
Inappetenz 201
– bei Tumorpatienten 537
Individualhygiene 81
Infektion 545
– akute 547
– chronische 547
– iatrogene 547
– nosokomiale 282, 547
– oppurtunistische 547
– systemische 547
– wiederkehrende (rezidivierende) 547
Infektionserreger 546
Infektionskette 545
Infektionskrankheit 547
Infektionslehre 547
Infektionsquelle 545
– lebende 545
– unbelebte 545
Infektionsschutzgesetz 79
Influenza 390
Influenzaviren 390
Infrarotthermometer 243
Infusionslösungen 352
– arzneimittelhaltige 352
– zur parenteralen Ernährung 353
Initialberührung 147
Initialschrei 433
Injektion 361
– intramuskuläre 364
– intravenöse 365
– subkutane 363
– Verabreichungsorte 361
Injektionslösungen 352
Inkontinenzhilfsmittel 230
Inkubationszeit 547
Innenmeniskus 119
Inspektion
– Bewegungssystem 418
– Brust 478
– Herz-Kreislauf-System 399
– Mamma 478
– Schilddrüse 497
Inspiration 255
inspiratorischer Stridor 260
Instrumentendesinfektion 86
Insulin 104, 109
– Lagerung 364
Insulinpen 363, 502
Insulinpräparate 502
Insulinresistenz 500
Insulintherapie 502
Intensivstationen 8
Internet-Stress 62
Intertrigo 177
Intimhygiene 464
Intimität 48, 317
Intimsphäre 317
– schützen 321
intraarteriell 350
intraartikulär 350
intrakutan 350
intramuskulär 350
intraperitoneal 350
intrathekal 350
Intrauterinpessar 484
intravenös 350
In-vitro-Test 524
Inzidenz 547
Iris 114
Ischämie, zerebrale 436
Islam
– Essen und Trinken 210
– Körperpflege 198
– Maßnahmen zum Schutz der Intimsphäre 321
– Totenrituale 332
– Umgang mit Geschlechtlichkeit 319
Isohydrie 352
Isolierung
– bei MRSA 550
– Sterben und Tod 331
Isosthenurie 217
Isotonie 352
IUP = Intrauterinpessar 484

J

Jargon 308
Jejunum 103
JIA = juvenile idiopathische Arthritis 429
Jod 126
– Bedarf in der Schwangerschaft 485
– Mangel 497, 499
– Zufuhr 498
Joule 128
Juchli 26
Jugendarbeitsschutzgesetz 71
juvenile idiopathische Arthritis 429

K

Kachexie 202
Kaiserschnitt 492
Kalium 126
Kalorie 128
Kälteanwendung 247, 385
Kälte-Idiotie 238
Kältespender
– feuchte 249
– trockene 249
Kältetherapie 249
Kalzium 126
3-Kammerbeutel 353
Kammerflattern 403
Kammerflimmern 403
Kammerwasser 114
Kapillaren 97
Kapseln 350
– magensaftresistente 350
kardiogener Schock 582
Kardiokompression 580
kardiopulmonale Reanimation 580
Kardiotokografie 489
Karotin 120
Kartenspiele 301
Kartoffelwickel, bei Rheuma 431
Kastration 484
Katheterurin 343
Kegeln 301
Kehlkopf 98
Keimreduktion 82
Keimzahlbestimmung 344
Keloid 370
Kerckringfalten 103
Kernspintomografie = Magnetresonanztomografie 339
– Bewegungssystem 419
ketoazidotisches Koma 505
KHK = Koronare Herzkrankheit 399
Killerzellen 101
Kilo-Kalorie 128
Kim-Spiele 302
Kinästhetik 150
Kinderarbeit 71
Kinderlieder 302
Kindliche Unbehagens- und Schmerzskala 383
Kindspech 221
Kitzler 106
Klebebinden 374
Kleidung 175
Kleinhirn 111
Klinik-Kommunikationsbuch 312
Klitoris 106
Knaus-Ogino-Methode 484
Kniereiterspiele 302
Knochen 116
Knochenbiopsie 419
Knochenbruch 424
– Pflege bei 426
Knochenentwicklung 116
Knochenhaut 116
Knochenmarktransplantation, allorgene 537
Knochen-Röntgen 338
Knochenschmerzen 543
Knochenschwund 419
Knochenszintigrafie. 419
Knöpfhilfe 197
Knotenstruma 497
Koanalgetika 384
Kobaltblaufilter 508
Kohärenztomografie 508
Kohlenhydrate 123
Kolliquationsnekrose 586
Kolonkontrasteinlauf 338
Kolorektales Karzinom 455
– Pflege bei 456
Koloskopie 341, 447
Kolposkopie 341, 477
Koma 137
– diabetisches 505
– hyperosmolares 505
– hypoglykämisches 504
– ketoazidotisches 505
Kombinationsleistung 573
Kombinationspräparat 350
Kommunikation 306
– bei Schwerhörigkeit 312
– einfühlende 310
– eingeschränkte 310

- Formen 307
- mit Sterbenden 328
- nach Schlaganfall 441
- nonverbale 308
- professionelle 310
- verbale 308
Kommunikationsbuch, Klinik- 312
Kommunikationshilfen 312
Kommunikationskanal 306
Kommunikationsmittel 306
- verbale 308
Kommunikationspartner 309
Kompetenz 53
- kommunikative 11
- persönliche 53
- soziale 53
Kompresse 251
Kompressionsbehandlung 413
Kompressionsfraktur 420
Kondom 484
Kondomurinal 231
Konduktion 234
Konflikte 54
Konflikteskalation 54
Konfliktlösung 55
Konfliktmanagement 55
Konfliktsituationen 54
Konisation 479
Konjugation 483
Konjunktiva 113
konjunktival 350
Konsulartestament 69
Kontaktallergen 526
Kontaktdermatitis 525
- akute allergische 525
- akute toxische 525
Kontaktekzem
- allergisches 526
- chronisches 525
- kumulativ-toxisches 526
Kontinenztraining 477
Kontraktur 161
Kontrakturenprophylaxe 162, 164
Kontrazeption 484
Konvektion 234
Konzept 26
Konzeption 483
Koordination, Untersuchung 431
Kopfläuse bei Kindern 177
Kornealreflex 112
Körnerschicht 120
Koronarangiografie 399
Koronararterien 96
Koronare Herzkrankheit 399
- stumme 400
Koronarsklerose 399
- stumme 400
Korotkoff-Geräusch 274
Körpergewicht ermitteln 207
Körperhaltung 309
Körperkerntemperatur 234
Körperkreislauf 97
Körper-Massen-Index = Body-Mass-Index 208
Körperpflege
- bei Dialysepatienten 471
- bei Morbus Parkinson 445
- bei Schlaganfallpatienten 439
- in anderen Kulturen 198

- Islam 198
- Judentum 198
Körperschemastörung 203
Körpersprache 306
Körpertemperatur 234
- messen 242
- Sollwert 235
- Veränderungen 236
Körpertemperaturregulierung, Beobachtungskriterien 242
- Maßnahmen zur Unterstützung 244
Körperverletzung 74
Kost
- vegane 130
- vegetarische 130
Kostaufbau
- postoperativ bei kolorektalem Karzinom 456
Kragen, spanischer 474
Krampfadern 412
Krampfanfall 433
Krankenbett 139
- Beziehen 141
- Hilfsmittel 140
- Merkmale 140
- Zubehör 140
Krankenhaus 7
- Akutkrankenhaus 7
- Organisationsstrukturen 7
- Trägerschaft 7
Krankenpflegegesetz 12
Krankenpflegeschule 5
Krankenversicherung, gesetzliche 20
- Leistungen häusliche Pflege 573
Kratzwunde 368
Krebs 532
Krebstherapie 535
Kreislaufkollaps = Kreislaufzusammenbruch 276
Krepitation 424
Kretinismus 499
Kreuzbein 118
Kreuzgeflecht 112
Kreuzkontamination 371
Krise 568
- hypertensive 404
- thyreotoxische 498
Krisenintervention bei suizidaler Krise 570
Krohwinkel 26
Kropf 497
KrPflG = Krankenpflegegesetz 12
Krummdarm 103
Kryotherapie 249
Krypten 103
Kübler-Ross 323
Kugelgelenk 117
Kündigung 72
- außerordentliche 73
- ordentliche 73
Kunsttherapie 300
Kurzsichtigkeit 115, 515
Kurzzeitpflege 573
Kurzzugbinde 374
Kussmaulatmung 257
KUSS-Skala 383
kutan 350
Kutschersitz 266
Kyphose, bei Osteoporose 420

L

Labordiagnostik, Untersuchungsmaterialien 348
Laboruntersuchungen 342
- Bauchspeicheldrüse 347
- Herz 347
- Leber 347
- Nebenschilddrüse 347
- Niere 347
- Schilddrüse 347
Lackmuspapierstreifen 508
Lackzunge 460
Lagern 162
Lagern des Patienten 180
Lagerung
- 135° 169
- 30° 169
- atemfördernd 264
- der Extremität bei pAVK 411
- Kissenbett 169
- nach Bobath 439
- nach Knochenoperation 426
- postoperativ bei Kolorektalem Karzinom 456
- stabile Seitenlage 582
- von Schlaganfallpatienten 439
- von Schockpatienten 583
- zur Entspannung der Bauchdecke 454
lagerungsstabil 426
Lähmungen
- bei Multipler Sklerose 435
- bei Querschnittslähmung 434
- bei Schlaganfall 437
Laktation 487
Laktoseintoleranz 453
Landessprache 308
Landolt-Ringe 508
Langeweile 295
Langsitz im Bett 264
Langzeit-EKG 399
Langzugbinde 374
Laparoskopie 341
Laryngitis 390
Laryngoskopie 341
Larynx 98, 103
Laserscannertomografie 508
Laufbandergometrie 409
LDL = Low density lipoproteins 346
Lebendspende 471
Lebensbedingungen 291
Leber 104
- Laboruntersuchungen 347
Leberbiopsie 448
Leberfleck 529
Leberhautzeichen 460
Leberpalpation 448
Leberperkussion 448
Leberpforte 104
Leberpunktion 448
Leberzirrhose 459
Lederhaut 114, 120
Leerdarm 103
Lehmstuhl 222
Leichenflecken 324
Leichengifte 331
Leichenschau 78
Leininger 26
Leistenhernie 462
Lendengeflecht 112

Lendenwirbelsäule 118
Lernen 52
Lernkompetenz 11
Lesen 298
Letalität 547
Leukämie
– akute 541
– akute lymphatische (lymphoblastische) 541
– akute myeloische 541
Leukozyten 100
Leukozytose 100
LH = luteinisierendes Hormon 483
Libido 317
Lichenifikation 527
Lichtbehandlung 248
Lichtbrechung 114
Liduntersuchung 508
Linksherzinsuffizienz 406
Linksherzkatheteruntersuchung 399
Linse 114
Lipide 124
Lippenbremse 396
Lippenherpes 191
Liquor cerebrospinalis 111
Liquoruntersuchung, Indikation 348
Livores 324
Lochialstau 493
Lochien 493
Lochkapselverband 515
Logan 26
Lösen von Sekret 264
Lösungen, wässrige 527
Low density lipoproteins 346
L-Thyroxin 500
Lüften 262
Luftnot 394
Luftröhre 98, 102
Lumbago 421
Lumbalpunktion 431
Lungen 99
Lungenauskultation 260, 388
Lungendiagnostik 388
Lungenembolie 414
– Pflege bei 416
– Schweregrad 415
– Sofortmaßnahmen 415
Lungenentzündung 391
– atypische 392
– Komplikationen 393
– Pflege bei 393
– typische 392
Lungenfell 99
Lungenflügel 99
Lungenfunktionsdiagnostik 388
Lungengefäßverschluss 414
Lungenkapillare 97
Lungenkollaps 397
Lungenkrebs 397
Lungenkreislauf 97
Lungenlappen 99
Lungenödem 407
– Sofortmaßnahmen 408
Lungenperkussion 388
Lungenvenen 97
Lungenvolumen 258
Lungenwurzel 99
Lupentest 166
luteinisierendes Hormon 483
LWS = Lendenwirbelsäule 118

Lymphatisches System 101
Lymphbahn 101
Lymphknoten 101
Lymphödemprophylaxe bei Mammakarzinom 481
Lymphografie 409
Lymphozyten 100

M

M. dilatator pupillae 114
M. sphincter pupillae 114
Macht 49
Macht-Ohnmacht-Gefälle 49
Magen 103
Magenbiopsie, Indikation 348
Magen-Darm-Grippe 451
Magen-Darm-Passage 338, 447
Magengeschwür 451
Magensaft 103
Magenschleimhaut 103
Magenschleimhautentzündung = Gastritis 450
Magensonde, Lagerung des Patienten 449
Magenspiegelung 342
Magersucht 201
Magnesium 126
Magnetresonanztomografie 339
– Bewegungssystem 419
Major Depression 559
Makroangiopathie 505
Makrophagen 101
Makula 523
Makula lutea 115
Makuladegeneration, altersabhängige 516
Mal perforans 506
Malen 300
Malignes Melanom 529
Malignom 532
Mamille 106
Mammae 106
Mammakarzinom = Brustkrebs 479
– Fehlhaltungsprophylaxe 482
– Lokalisation 480
– Lymphödemprophylaxe 481
– Pflege bei 481
– Therapieformen 480
Mammografie 478
Mandeln 98
Mangelernährung
– Folgen 203
– Vorbeugen bei älteren Menschen 212
– Vorbeugen bei Kindern 213
Männerheilkunde 473
Markpyramiden 105
Maskengesicht 443
Mastdarm 103
Mastektomie 480
Mastitis puerperalis 494
Masturbation 318, 473
MDK = Medizinischer Dienst der Krankenkassen 22, 92
MDP = Magen-Darm-Passage 338
mechanischer Ileus 454
Medikamente
– Applikationswege 350
– Aufziehen 362
– Erfassen von Wirkung und Nebenwirkung 357

– Gebrauchsinformation 357
– Lagerungsbedingungen 354
– Richten und Stellen 355
– Verabreichung 356
– Verabreichung mittels Ernährungssonde 360
Medikamentengabe
– Einflüsse 357
– über Ernährungssonde 360
Medikamentenpflaster 351
Medikamentenspiegel 347
Medizinische Thromboseprophylaxestrümpfe 160
Medizinischer Dienst der Krankenkassen 22, 92, 572
Medizinprodukte 79
Medizinprodukte-Betreiberverordnung 79
Medizinproduktegesetz 79
Medizinprodukte-Verordnung 79
Medulla spinalis 111
Mehrfachzucker 123
Meinungsfreiheit 67
Meinungsverschiedenheiten 54
Mekonium 221
Melaena 221
Melanin 120
Meldepflicht 79
Meldungen, anonyme 282
Menarche 315
Meniskus 119
Menschenrechte 65
Menschenwürde 66
Menschliches Versagen 280
Menstruation 483
Metastasen 533
Meteorismus 205, 226
Methizillinresistenter Staphylococcus aureus 549
Methodenkompetenz 11, 53
Mikroangiopathie 505
mikrobiologische Untersuchungen 548
Mikroorganismen
– kulturelle Anzucht 549
– mikroskopischer Nachweis 549
Miktion 215
Miktionshäufigkeit 216
Miktionsmenge 216
Miktionsstörungen 218
Milchschorf 526
Milchstau, fieberhafter 493
Milz 101
Mimik 309
Mineralstoffe 126
Miosis 114
Mittelohr 116
Mittelohrentzündung 519
Mittelstrahlurin 343
Mittelzugbinde 374
Mobbing 55
– Berater 58
– Handlungen 56
– Vorbeugung 57
Mobilisation 154, 263
– nach Knochenoperation 426
Modell 25
Monosaccharide 123
Monozyten 100, 101
Morbus Basedow 498
Morbus Bechterew 428
Morbus Crohn 453

Morbus Parkinson 442
Mord 74
Morgentief 559
Morgenurin 343
Motivation und Berufswahl 52
Motorik, Untersuchung 431
MRSA = methizillinresistenter Staphylococcus aureus 549
MRT = Magnetresonanztomografie 339
MS = Multiple Sklerose 435
MTS = Medizinische Thromboseprophylaxestrümpfe 160
Muffling 274
Mukosa 103
Mukositis, bei Tumorpatienten 539
Multiple Sklerose 435
Multiples Myelom 543
Multiresistenter Staphylococcus aureus 549
Mundhöhle 102
Mund-Kim 302
Mund-Nasenschutz 87
Mundpflege 187
– Übernahme 188
Mundschleimhautentzündung 536
Mundschleimhautveränderungen, bei Tumorpatienten 539
Mundsoor 177
Mundtrockenheit 202, 328
Mund-zu-Mund-Beatmung 580
Mund-zu-Nase -Beatmung 580
Musiktherapie 300
Muskelentspannung, progressive nach Jacobson 386
Muskelpumpe 97
Muskelsehnen 119
Muskelstarre 443
Muskeltonus 431
Muskularis 103
Muslime
– Essen und Trinken 210
– Intimsphäre schützen 321
– Umgang mit Geschlechtlichkeit 319
Mutterkuchen 485
Mutterpass 486
Mydriasis 114, 509
Myelom, multiples 543
Myokard 96
Myokardinfarkt = Herzinfarkt 401
Myokarditis = Herzmuskelentzündung 402
Myometrium 106
Myopathie 498
Myopie 115, 515
Myxödem 499

N

N. opticus 114
N. vestibulocochlearis 116
Nabelabstrich, Indikation 348
Nabelschnurvorfall 489
Nabelsteine 178
Nachgeburtsphase 487
Nachtblindheit 515
Nachtkliniken 556
Nachtpflege 573
Naegele-Regel 486
Nägel 120
Nagelpflege 193
Nagelmaterialuntersuchung, Indikation 348
Nagelpflege 193

Nagelveränderungen bei Schuppenflechte 177
Nähe-Distanz-Regulierung 47
Nährstoffdichte 129
Nährstoffe 123
Nahrungsaufnahme
– bei Morbus Parkinson 445
– nach Schlaganfall 441
Nahrungskonsistenzen 211
Nahrungsmittelallergie 207
Nahrungsverweigerung 201
NANDA = North American Nursing Diagnosis Association 37
Narbenhernie 462
Narkolepsie 138
nasal 350
Nase 98
Nasenabstrich, Indikation 348
Nasennebenhöhlen 98
Nasenpflege 193
Nasenscheidewand 98
Nasenseptum 98
Nasopharyngealabstrich, Indikation 348
Nassrasur 195
Nationalsprache 308
natives Material 549
Nativpräparat 524
Natrium 126
Nausea 205
– bei Tumorpatienten 537
Nebenhoden 107
Nebenhodengang 107
Nebenschilddrüse 108, 347
– Laboruntersuchungen 347
Neglekt 437
Neigungswaage 208
Nekrose 176, 370, 523
Neoplasie 532
Nephron 105
Nephropathie 505
Nephropathie, diabetische 467
nephrotisches Syndrom 466
Nervenbahnen 110
Nervengewebe 110
Nervenplexus 112
Nervensystem 110
– autonomes 113
– enterisches 113
– parasympathisches 113
– peripheres 112
– sympathisches 113
– Untersuchung 431
– vegetatives 113
– zentrales 111
Nervenzellen 110
Nervus opticus 114
Netzhaut 114
Netzhautablösung 512
Netzhautarterie 114
Netzhautvene 114
Netzschlauchverbände 376
Neugeborenenkatarakte 511
Neurodermitis 526
neurogener Schock 582
Neurologische Untersuchung 418
Neuronen 110
NHL Non-Hodgkin-Lymphom 542
Nichtopioide 384
Niederspannungsunfall 584
niedriger Blutdruck 276

Nieren 104
– Laboruntersuchungen 347
Nierenarterie 104
Nierenbecken 104
Nierenbeckenausgussstein 465
Nierenbeckenentzündung 463
Niereninsuffizienz, chronische 467
Nierenkelch 105
Nierenkörperchen 105
Nierenpalpation 462, 463
Nierenperkussion 463
Nierenrinde 105
Nierensteine 464
Nierentransplantation 471
Nierenvene 104
Nierenversagen
– akutes 467
– chronisches 466
Niesen 259
Nifedipin in der hypertensiven Krise 405
Nikotinpflaster 351
Nodus 523
Non-Hodgkin-Lymphom 542
Non-REM 136
Non-Touch-Technik 87, 371
Norovirus-Infektion 551
– Hygienemaßnahmen 552
North American Nursing Diagnosis Association 37
Notes on Nursing 26
Notfall, hypertensiver 405
Notfallambulanz 8
Notstand 77
Notwehr 77
NREM-Phase 136
NRS = numerische Rangskala 382
Nüchternplan 209
Nulllinien-EKG 403
Nullsummenspiele 54
numerische Rangskala 382
NYHA-Klassifikation 407
Nyktalopie 515
Nykturie 219, 408, 475
Nystagmus 516

O

Oberarmknochen 118
Oberarmumfang 208
Oberbauchsonografie 340
oberer Blutdruckwert 272
Oberhaut 119
Oberkörperhochlagerung 180, 264
Oberschenkelknochen 119
Oberschenkelthrombose 413
Obstipation 222
– Ursachen 224
Ödem 207
Ödembildung 407
OGTT = oraler Glukosetoleranztest 496
– Durchführung 501
Ohnmacht 49
Ohrenkrankheiten 518
Ohrenpflege 194
Ohrensausen 519
Ohrenschmalz 194
Ohrenspiegel 510
Ohrentropfen 519
Ohrgeräusche 519
Ohrmuschel 115

Sachverzeichnis

Ohrspeicheldrüse, Entzündung 191
Ohruntersuchungen 510
Öl 527
Olekranon 118
Oligurie 217
Omega-3-Fettsäure 125
Onanie 318
Onkogene 533
Onkologie 532
– therapeutische Maßnahmen 535
Ophthalmoskop 509
Optotypen 508
oral 350
oraler Glukosetoleranztest 496
– Durchführung 501
Orbita 114
Orem 26
Organentnahme 80
Organspendeausweis 70, 325
Organtransplantation, Zulässigkeit 80
Ortfixierung 294
Orthese 425
Orthopnoe 266, 407
orthostatische Dysregulation 276
Ortsfixierung 283, 288
Os coxae 119
Ösophagitis 448
– Pflege bei 449
Ösophagoskopie 341
Ösophagus 98, 102
Ösophagusmanometrie 447
Ösophagusvarizen 449
Ösophagusvarizenblutung 449
Osteolyse 543
Osteoporose 419
– Verhaltenstipps 420
Osteosynthese 425
Osteosyntheseverfahren 426
Östrogen 105, 109
Otitis media 519
otoakustische Emission, Messung 510
Otoskopie 341
Ovarien 106

P

p.o. = peroral 350
Pain 410
Paleness 410
Palliativoperation 536
Palliativtherapie 535
Palmaerythem 460
Palpation
– Bewegungssystem 418
– Blase 463
– Brust 478
– Herz-Kreislauf-System 399
– Leber 448
– Mamma 478
– Niere 462
– Schilddrüse 497
– weibliche Geschlechtsorgane 478
PAL-Wert 127
Pandemie 547
Pankreas 104, 109
Pankreatitis 461
Papel 523
Pap-Test 479
Papula 523
Paraesthesia 410

Parallelstellung 63
Paralysis 410
paralytischer Ileus 454
Paraphimose 474
Paraplegie 434
Parasiten 546
Parasympathikus 113
Paravasat 537
Parazentese 518
parenteral 350
Paresen 431
Parkinson, Morbus 442
– Pflege bei 444
Parodontitis 191
Parodontose 191
Parotisprophylaxe 194
Parotitis 191
Paste 527
Patellarsehnenreflex 112
Patientenbetreuung bei Transfusionen 376
Patientenbett 139
Patientenmobilisation 263
Patientensicherheit 279
Patientenverfügung 69
Paukenerguss 518
Paukenhöhle 116
pAVK = periphere arterielle Verschlusskrankheit 410
PCNL = perkutane Nephrolitholapaxie 465
PDCA-Zyklus 91
Pearl-Index 484
PEG = perkutane endoskopische Gastrostomie 357
PEG-Sonde 357
Pen 363, 502
Penis 107
Penisabstrich, Indikation 348
Pepsine 103
Perforation 455
Perfusionsszintigrafie 388
Perikard 96
Perimeter 510
Perimetrie 510
Periost 116
periphere arterielle Verschlusskrankheit 410
– Pflege bei 411
– Stadien 410
Peritonealdialyse
– Infektion Kathetereintrittsstelle 470
– Pflege Kathetereintrittsstelle 470
Perkussion
– Blase 463
– Leber 448
– Niere 463
perkutane Nephrolitholapaxie 465
perkutane transluminale Angioplastie 411
perkutane Transluminare Koronarangioplastie 402
peroral 350
Personalhygiene 81
PESR-Schema 33
PET Positronenemissionstomografie 340
Pfählungsverletzung 369
Pfeiffer-Drüsenfieber 542
Pflaster 351
Pflasterreizung 526
Pflegeausbildungen, dreijährige 12
Pflegediagnosen 37
– Arten 38
– Klassifikation 38

– Merkmale 37
Pflegedienste, ambulante 573
Pflegedokumentation 39
– Basisformulare 41
– EDV-gestützte 40
– handschriftliche 40
Pflegedokumentationssysteme 40
Pflegeforschung 29
Pflegegeld 573
Pflegemodelle 26
Pflegende, Qualifizierung 11
Pflegeorganisation 25
Pflegeplanung 34
Pflegeprozess 30
– Merkmale 30
– Regelkreis 31
– Ziele 31
Pflegeprozessmodell 31
Pflegesachleistung 573
Pflegestandards 29
Pflegestufen 22, 572
Pflegesysteme 42
Pflegetheorien 26
Pflegeversicherung, gesetzliche 21, 572
Pflegevisite 39
Pflegewissenschaft 25
– Konzepte 26
– Modelle 25
– Theorie 25
Pfortaderhochdruck 460
Pförtner 103
Phantomgefühl 424
Phantomschmerz 424
Pharyngitis 390
Pharyngoskopie 341
Pharynx 98, 102
Pheromene 121
Phimose 474
Phlebografie 338, 409
Phlebothrombose 158, 413
Phone fast 579
Phone first 579
Phosphor 126
Photochemotherapie 528
Physical Activity Level 127
PI = Pearl-Index 484
Pia mater 111
Piktogramme 312
Pille 484
Pilze 546
Plaque, erythematosquamöse 528
Plasmaproteine 100
Plasmozytom 543
Platzwunde 368
Plazenta 485
Pleura 99
Pleurapunktat, Untersuchung, Indikation 348
Pleurapunktion 389
Pleuraspalt 99
plötzlicher Herztod 400
Pneumonie 391
– nosokomiale 392
– Pflege bei 393
Pneumonieprophylaxe 261
– bei Lungenembolie 416
Pneumothorax 397
– Spannungs- 398
– Spontan- 398
– traumatischer 398

PNS = peripheres Nervensystem 112
Podologe 506
Pollakisurie 219, 464, 475
Polydipsie 202
Polymerase-Kettenreaktion 348
Polymyalgia 428
Polyneuropathie
- autonome 505
- diabetische 505
Polysaccharide 123
Polyurie 217, 467
Positronenemission 340
Positronenemissionstomografie 340
Präeklampsie 491
Präkanzerose 534
Präsuizidales Syndrom 569
Praxisbegleitung 58
Praxisstandards 30
Presbyphagie 211
Prick-Test 524
Primärharn 105
Primary Nursing 44
Prinzip des sozialen Ausgleichs 19
Probenbiopsie 525
Problemlösetraining 299
Progesteron 109
Proktoskopie 341
Proliferationsphase 483
Prostaglandin E1 411
Prostata 107, 474, 475
Prostatahyperplasie, benigne 474
Prostatakarzinom 475
- Pflege bei 476
Prostatakrebs 475
Prostataresektion, transurethrale 475
Prostatavergrößerung, gutartige 474
Prostatektomie 476
Prostration 410
Protein, C-reaktives 346
Proteine 124
Prothesen 424
Prothrombin-Gen-Mutation 415
Protrusion 421
Prozessqualität 90
Psoriasis vulgaris 528
Psychiatrie 556
psychische Probleme
- bei Mammakarzinom 482
- bei Morbus Parkinson 443
- bei Multiper Sklerose 435
Psychohygiene 61
Psychologie 556
Psychosomatik 556
Psychotherapie 556
PTA = perkutane transluminale Angioplastie 411
PTCA = perkutane Transluminare Koronarangioplastie 402
Ptomaine 331
Pubertät 315
Puder 527
pulmonal 350
Pulmonalvene 97
Puls 267
Pulsfrequenz 270
Pulslessness 410
Pulsmessen
- apparativ 269
- manuell 268
- Messfehler 268

Pulsoxymetrie 269
Pulsqualität 271
Pulsrhythmus 271
Pulsveränderungen 269
Pulverinhalatoren 353
Punktion, Leber 448
Pupillen 114
Pupillenerweiterer 114
Pupillenerweiterung, medikamentöse 509
Pupillenverenger 114
Pusher-Syndrom 437
Pustel 523
Pustula 523
Puzzles 301
Pyelonephritis = Nierenbeckenentzündung 463
Pylorus 103
Pyramidenbahn 111
Pyridoxin 125

Q

QM = Qualitätsmanagement 89
QMS = Qualitätsmanagementsystem 89
Quaddel 523
Quadrantenresektion 480
Qualifizierung, akademische 12
Qualitätsebenen 89
Qualitätsmanagement 89
- Regelkreis 91
- Ziele 89
Qualitätsmanagementsystem 89
- Beispiele 91
Qualitätssicherungsmaßnahmen 90
Qualitätszirkel 282
Quecksilberthermometer 243
Querschnittlähmung 112, 434
Quetschwunde 368
Quick-Wert 346

R

3-R-Grundsätze 425
5-R-Regel 356, 513
Rachen 98, 102
Rachenabstrich, Indikation 348
Rachenmandeln 98
Radiation 234
Radiojodtherapie 498
Radiopharmakon 340
Radius 118
Rangskala
- numerische 382
- verbale 383
Rasur 195
Ratespiele 302
Raucherhusten 394
Raum 291
- Gestaltung 297
- Probleme 294
- Wahrnehmung 291
Raumgestaltung 291
Reanimation 580
Rechenschaftspflicht 80
Rechtsfähigkeit 67
Rechtsherzinsuffizienz 407
Rechtswidrigkeit 74
Redon-Drainage 427
Reflexe 112
Reflexionsfähigkeit 51
Reflux 204, 448

Refluxösohagitis 448
Regelkreis der Kommunikation 306
Regelkreis-Modell 31
- Durchführung 35
- Pflegeanamnese 31
- Pflegediagnose 32
- Pflegeevaluation 35
- Pflegemaßnahmen 34
- Pflegeziele 33
Regenbogenhaut 114
Regurgitation 204
Reibe-Test 524
Reitsitz 266
Reizleitung 110
Reizleitungssystem 96
rektal 350
Rektalabstrich, Indikation 348
Rektoskopie 341
Rektum 103
REM-Phase 136
Rentenversicherung, gesetzliche 21
Reperfusionstherapie 402
Repolarisation 110
Reposition 425
Residualvolumen 258
Resistenztestung 549
Resorptionsfieber 239
Respiration 255
Retardpräparat 350
Retention 425
Retina 114
Retinol 126
Retinopathia diabetica 516
Retinopathie 505
retrosternal 449
Rezidivprophylaxe 414
Rhagaden 190
Rhesusfaktor 376
Rhesus-System 376
Rheuma 428
- Besonderheiten bei den ATL 430
- Pflege bei 430
Rhinitis 390
Rhinoskopie 341
Rhythmusmethode 484
Riboflavin 125
Richten von Medikamenten 355
Rigor 443
Rigor mortis 324
Rippenfell 99
Risikomanagement 90
Risswunde 369
RL = Rückenlage 163
Röhrengesichtsfeld 516
Rollator 156
Rollenkonflikt 51
Rollenverständnis 51
Rollstuhl 157
Rollverband 515
Romberg-Versuch 511
Röntgen
- Abdomen 338
- Knochen 338
- Magen-Darm-Passage 338
- Thorax 338
Röntgenuntersuchung 338
- Bewegungssystem 418
Röntgenverordnung 79
Roper 26
Rötung 176

Sachverzeichnis

RR = Riva Rocci 272
Rückenlage 163
Rückenmark 111, 112
Rückenmarkshaut 111
Rückenmarksnerven 112
Rückenschule 63
Rucksackverband 374, 428
Ruhe-EKG 337, 399
Ruhepotenzial 110
Ruhestand 296
Rumpfbewegungen 164
Rundrücken 420
Rutschbremse 169, 264

S

3S/3L-Regel 413
s.c. = subkutan 350
s.l. = sublingual 350
SAB = Subarachnoidalblutung 432
Sachinhalt 307
SAFEHIP-Hüftschutzhosen 172
Salbe 527
Salbengesicht 177, 443
Samenerguss 107
Samenkanälchen 107
Samenleiter 107
Samenzellen 107
Sammellinse 115
Sammelurin 343
Sanierungsmaßnahmen, bei MRSA 550
Sattelgelenk 117
Sauerstoff 366
– Applikationssysteme 366
– Brille 367
– Flasche 366
– Gabe 366
– Gabe, Vorgehen 368
– Konzentratoren 367
– Mangel 366
– Maske 367
– Therapie 366
– Verabreichung 366
– Verabreichung, Hilfsmittel 367
– Vergiftung 367
Sauerstoffmangel 393
Säureschutzmantel 185
Schädel-Hirn-Trauma 432
Schadenersatzanspruch 67
Schallleitungsschwerhörigkeit 519
Scham 317
– richtiger Umgang mit 320
– Zeichen für 317
Schamlippen 106
Scharniergelenk 117
Schaufensterkrankheit 410
Scheide 106
Scheidenabstrich, Indikation 348
Scheidendiaphragma 484
Scheidenmilieu 477
Scheidenvorhof 106
Scheitellappen 111
Schieber 228
Schienbein 119
Schienbeinkopf 119
Schienenverband 374
Schilddrüse
– Funktion 109
– Laboruntersuchungen 347
Schilddrüsenhormone 109
Schilddrüsenszintigrafie 497
Schilddrüsenüberfunktion 498
Schilddrüsenunterfunktion 203, 499
Schilddrüsenuntersuchung 496
Schildknorpel 98
Schiller-Jodprobe 478
Schimmelpilze 546
Schirmer-Test 508
Schlaf 135
– Bedarf 136
– Phasen 136
– Zustand 135
– Zyklus 136
Schlafapnoe-Syndrom 139, 260
Schlafbedarf 136
– Veränderung im Alter 136
– Veränderungsfaktoren 137
– Einflussfaktoren 137
Schlafdiagnostik 136
Schläfenlappen 111
Schlafförderung
– Entspannungstechniken 145
– Maßnahmen 144
Schlafkrankheit 138
Schlafmangel, Folgen 139
Schlafrituale 144
Schlafstörungen 138
– Folgen 139
– Tipps für den Patienten 145
Schlafverhalten, Einflussfaktoren 137
Schlaganfall 436
– Körperpflege bei 439
– Lagerung bei 439
– Nahrungsaufnahme bei 441
– Pflege bei 439
– Schluckstörung 442
Schlauchmullverbände 375
Schleimhautdesinfektion 85
Schleimhautschädigung 539
Schließmuskel 105
Schluckauf 204, 259
Schluckstörung 211
– nach Schlaganfall 442
Schlussdesinfektion 86
Schmelztabletten 351
Schmerz 380
Schmerz erfragen 382
Schmerzart 383
Schmerzausdruck 382
Schmerzauslöser 384
Schmerzeinteilung 381
Schmerzentstehung 381
Schmerzerfassungsskalen
– zur Fremdeinschätzung 383
– zur Selbsteinschätzung 382
Schmerzerleben 381
Schmerzfolgen 384
Schmerzhemmung 381
Schmerzort 383
Schmerzstärke 382
Schmerzsymptome 382
Schmerztagebuch 383
Schmerzerfassung 382
Schmerztherapie
– Ablenkung 386
– Eisanwendung 386
– Entspannungstechniken 386
– Kälteanwendung 385
– medikamentöse 384
– nicht medikamentöse 385
– Stufenschema 385
– tiefe Atementspannung 386
– Wärmeanwendung 386
Schmerzverlauf 384
Schmerzweiterleitung 381
Schnappatmung 257
Schnarchen 259
Schnecke 116
Schnittwunde 368
Schock 582
Schonatmung 398
Schrittstellung 63
Schuldhaftigkeit 74
Schuldunfähigkeit 74
Schulterblatt 118
Schultergürtel 118
Schulz von Thun 307
Schuppe 523
Schuppenflechte 528
Schürfwunde 368
Schusswunde 368
Schüttelfrost 240
Schüttelmixtur 527
Schutz der Menschenwürde 66
Schutzhandschuhe 286
Schutzkleidung 87
Schwangerenvorsorge 486
Schwangerschaft 484
Schwangerschaftsabbruch 74
– Straflosigkeit 74
Schwangerschaftsdauer 484
Schwangerschaftsdiabetes 500
Schwangerschaftshochdruck = Gestationshypertonie 491
Schwangerschaftstest 485
Schwangerschaftszeichen 485
schwarzer Hautkrebs 529
Schwarz-Weiß-Denken 54
Schweigepflicht 75
– Entbindung 75
– Verletzung 75
Schweißdrüsen 121
Schweißproduktion 236
Schweißsekretion 236
– pflegerische Unterstützung 247
– Veränderungen 240
Schweizer-Käse-Modell 281
Schwerhörigkeit 520
– Kommunikation bei 312
Schwindsucht 393
Scratch-Test 524
sechs „P" 410
Sectio caesarea 492
Seebestattung 78
Seetestament 69
Sehbehinderung 515
Sehnerv 114
Sehschärfe 508
Sehstörungen
  bei Multipler Sklerose 435
Sehzeichen 508
Seitenlage 163, 264
Seitenlagerung
– nach Bobath 440
– stabile 582
Sekret absaugen 365
Sekretionsphase 483
Sekretlösung 264
– bei Pneumonie 393
Sektio 492

Sektion, anatomische 70
Sekundärharn 105
Sekundärinfektion 547
Selbsteinschätzung 51
Selbsthilfegruppen
– bei Mammakarzinom 482
– bei psychischen Problemen 556
Selbstoffenbarung 307
Selbsttötung 569
– Beihilfe 326
Selen 126
Sellink 447
Sender 306
Seniorengymnastik 301
Sensibilisierung 526
Sensibilität 431
– Störungen bei Multipler Sklerose 435
– Störungen bei Schlaganfall 437
– Untersuchung 431
Sepsis 547
septischer Schock 582
serologische Untersuchungen 549
Serome 370
Serosa 103
Serum
– Untersuchung, Indikation 348
Seufzer-Atmung 257
Sexualität 315, 317
– im Alter 319
sexueller Missbrauch
– von alten Menschen 320
– von Kindern 320
SGB = Sozialgesetzbuch 18
SHT = Schädel-Hirn-Trauma 432
Shuntpflege 470
Sich kleiden 196
Sich sicher fühlen 279
Sicherheit, allgemeine Bedeutung 279
Sigma 103
Sigmoidoskopie 341
Sigmoidostomie 457
Singen 300
Singultus 204
Sinusitis 390
Sinusknoten 96
Sitzwaage 208
Skelettmuskulatur 119
Skelettsystem 116
Skillsmix 13
Sklera 114
Skotom 515
SL = Seitenlage 163
Sodbrennen 204
– Gegenmaßnahmen 449
Solluxlampen 248
Somatostatin 104
Somnogramm 136
Somnolenz 137
Sondenernährung
– mit einer Ernährungspumpe 360
– per Schwerkraft verabreichen 359
Sondenkost 358
– hochmolekulare 358
– Home-made-Kost 359
– niedermolekulare 358
Sondennahrung 357
Sonnenstich 239
Sonografie 340
– Bewegungssystem 419
– Schilddrüse 497

Sonografie, intravaginal = innerhalb der Scheide 478
Soor 190
Sopor 137
Sozialgesetzbuch 18
Sozialhilfe 23
Sozialkompetenz 11
Sozialleistungen 19
Sozialstaat 18
Sozialversicherung 19
spanischer Kragen 474
Spannungspneumothorax 398
Spasmus 394
Spastik, bei Schlaganfall 437
Spätabort 492
Spätschäden Diabetes mellitus 505
Speiche 118
Speiseröhre 98, 102, 103
Speiseröhrenentzündung = Ösophagitis 448
Spekula 477
Spekulum, zweiblättrig 477
Spekulumuntersuchung 477
Spermien 107
Spermiogramm 473
Spermizide 484
Spider naevi 460
Spiele 301
Spielen 293
Spinalnerven 112
Spirometrie 258, 388
Spitzfußprophylaxe 162
Spontanfraktur 424
Spontanpneumothorax 398
Spontanurin 343
Sport 301
Sportrollstuhl 157
Sprachaudiometrie 510
Sprache 306
Sprachen 308
Sprachstörungen nach Schlaganfall 442
Sprechstörungen bei Multipler Sklerose 435
Spülflüssigkeit, bronchoskopisch gewonnene 348
Spurenelemente 126
Sputum 260
Sputumuntersuchung 389
– Indikation 348
Squama 523
stabile Seitenlagerung 582
Stabsichtigkeit 515
Stachelzellschicht 120
Stammvarikosis 412
Stammzelle, myeloische 541
Standardsprache 308
Staphylococcus aureus
– methizillinresistenter 549
– multiresistenter 549
Starbrille 511
Status epilepticus 434
Stauungsmastitis 494
Steckbecken 228
Steigbügel 116
Steinschnittlage 477
Steißbein 118
Stellen von Medikamenten 355
Stentimplantation 400
Sterbebegleitung 324
– Veränderungen wahrnehmen 327
– Wohlbefinden steigern 327
Sterbebeistand 324

Sterbehilfe 325
– aktive 325
– direkte 326
– indirekte 325
Sterben 323
Sterbende
– Bedürfnisse 326
– Bewusstsein 329
– Farbwahrnehmung 328
– Gespräche führen mit 328
– Mundtrockenheit 328
– Orientierung 329
– Tastsinn 327
– Veränderung von Geschmacks- und Geruchssinn 327
– Wünsche 326
Sterbenlassen 326
Sterbephasen 323
Sterbeprozess 323
Sterilgut 287
Sterilisation 86, 484
Stichwunde 368
Stimmbänder 98
Stimmbildung 98
Stimmbruch 315
Stimme 308
Stimmgabeluntersuchung 510
Stirnlappen 111
Stoffwechsel, Funktionswerte 346
Stoma 457
Stomaanlage, Pflege bei 457
Stomatherapie, bei Kolorektalem Karzinom 456
Stomatitis 190, 536
– bei Tumorpatienten 539
Stomaversorgung 457
Stomie 457
Storchengang 277
Störfaktoren der Kommunikation 307
Strafrecht 73
Strahlenschutz 79
Strahlenschutzverordnung 79
Strahlentherapie 536
Strahlurin 343
Streckbehandlung 425
Streckkontraktur 161
Stress 62, 295
Stressbewältigung 62, 299
Stressinkontinenz 220
Striae 485
Stridor 260
Strukturqualität 89
Struma 497
Strumektomie 498
Stuhl 216
Stuhlausscheidung, Beobachtungskriterien 222
– Veränderungen 221
Stuhlbriefchen-Test 345, 447
Stuhlentleerung 104
Stuhlentleerungsstörungen 222
Stuhlfärbung 221
Stuhlgang 216
Stuhlinkontinenz 225
– Formen 225
– Pflegemaßnahmen 231
– Ursachen 225
Stuhlprobe, Indikation 348
Stuhlschmieren 225
Stuhluntersuchungen 345

Sturz, Dokumentation 172
Sturzprophylaxe 170
Stützverband 374
Stützverbände 427
Subarachnoidalblutung 432
subkutan 350
Subkutis 119
sublingual 350
Sublingualtabletten 351
Submukosa 103
Substanz
- graue 111
- weiße 111
Sucht 564
Suchtgefährdung 61
Suizid 569
- Beihilfe 326
Superinfektion 547
Supervision 58
- Formen 58
Supervisor 58
Suppositorien 352
Süßigkeiten 129
Sympathie 47
Sympathikus 113
Synapsen 110
Synkope 403
Synovia 116
System, endokrines 108
Systole 96
systolischer Blutdruckwert 272

T

T3 = Trijodthyronin 496
T4 = Thyroxin 496
Tabletten 350
- magensaftresistente 350
Tachykardie 270, 403
Tachypnoe 258, 407
Tagesklinik 556
Tagespflege 573
Taillen-Hüft-Verhältnis 209
Talgdrüsen 120
Tannenbaumphänomen 420
Tanzspiele 301
Tapeverband 374
Tarifvertrag 72
Tast-Kim 302
Tastsinn 120
- bei Sterbenden 327
Tauchdesinfektion 86
Tbc = Tuberkulose 393
TEA = Thrombendarteriektomie 411
Teamsupervision 58
TEE = Transösophageale Echokardiografie 399
Teerstuhl 221
Temperaturdifferenzen 243
Temperaturempfinden 235
Temperaturmessung, Regeln 244
Temperaturmethode 484
Tenesmen 455
Testament 69
- eigenhändiges 69
- gemeinschaftliches 69
- notarielles 69
- öffentliches 69
Testosteron 105
Tetanie 205

Tetraplegie 434
Thalamus 111
Theorie 25
Thermometer, digitales 243
Thermometermodelle 243
Thermotherapie 247
Thiamin 125
Thorax-Röntgen 338
Thrombektomie 414
Thrombektomiekatheter 416
Thrombendarteriektomie 411
Thrombophilie 161
Thrombophlebitis 414
Thromboplastinzeit 346
- aktivierte partielle 346
Thrombose 158, 409
Thromboseprophylaxe 158
- bei Lungenembolie 416
Thrombosezeichen 158
Thrombozyten 100
Thrombus 401
Thymus 101
Thyreoidea stimulierenden Hormon 109
Thyreoiditis 498
thyreotoxische Krise 498
thyroideastimulierendes Hormon 496
Thyroxin 109
TIA = transitorisch ischämische Attacke 436
Tibia 119
tiefe Beinvenenthrombose 158
Tiere im Heim 304
Tierney 26
Timed-up-and-go-Test 153
Tinnitus 519
TIPS = transjugulärer intrahepatischer portosystemischer Stent-Shunt 450
T-Lymphozyten 101
Tochtergeschwulst 533
Tocopherol 126
Tod 323
- klinischer 324
- Mitteilung an Angehörige 332
Todesbescheinigung 330
Todeszeichen 324
Toilettenstuhl 229
Tokolyse 488
- Überwachung 489
Tonaudiometrie 510
Tonsillen 98
Tonsillitis 390
Torwartstellung 266
Total Quality Management 91
Totalentfernung der Brust 480
Totalkapazität 258
Totenflecken 324
Totenstarre 324
Totenwaschung 330
Totgeburt 492
Totschlag 74
toxischer Megakolon 553
TPZ = Thromboplastinzeit 346
TQM = Total Quality Management 91
Trabekel 511
Trachea 98, 102
Trachealsekret, Indikation 348
Tränenapparat 113
Tränendrüse 113
Tränenfilmaufreißzeit 508
Tränenpünktchen 508
Tränensekretion 508

Tränenwege, ableitende 508
Tränenwegkanüle 508
transdermale therapeutische Systeme 351
Transfusion 376
- Frühkomplikationen 377
- Maßnahmen bei Beendigung 377
- Überwachung 376
Transfusionsreaktion 377
Transfusionszwischenfälle 378
transitorisch ischämische Attacke 436
transjugulärer intrahepatischer portosystemischer Stent-Shunt 450
Transmitter 110
Transösophageale Echokardiografie 399
Transpiration 236
Transplantation 80
Transplantationsgesetz 80
transurethrale Prostataresektion 475
Transversostomie 457
Trauerbegleitung 333
- nach Totgeburt 493
Trauerprozess 332
traumatische Amputation, Sofortmaßnahmen am Unfallort 423
Tremor
- bei Morbus Parkinson 443
- bei Multiper Sklerose 435
Treppengehen mit Unterarmgehstütze 157
Trichogramm 525
Trichoscan 525
Trichromasie 515
Trieb 317
Trijodthyronin 109
Trippeln 443
Trockenrasur 195
Trockensubstanzen 352
Trommelfell 115
Trommelfellpunktion 518
Tröpfcheninfektion 390
Tröpfelinkontinenz 219
TSH = Thyreoidea stimulierendes Hormon 109
TTS = transdermale therapeutische Systeme 351
Tubenfunktionsstörung 518
Tubensterilisation 484
Tuberkelbakterien 393
Tuberkulose 393
Tuberkulosetherapie 394
Tübinger Hüftbeugeschiene 419
Tumor 532
Tumorchirurgie 535
Tumordiagnostik 534
Tumoren
- benigne 533
- Einteilung, Kategorisierung 533
- maligne 533
- semimaligne 534
Tumorentstehung 532
Tumorerkrankungen 532
Tumormarker 534
Tumorzellen 532
Turbohaler 395
Turgor 178
TUR-P = transurethrale Prostataresektion 475
TVT = tiefe Beinvenenthrombose 158
Tympanometrie 510

U

Übelkeit 205
– bei Tumorpatienten 537
Überforderung 295
Übergewicht 203
– bei Kindern und Jugendlichen 203
– Folgeerkrankungen 203
– Ursachen 203
Überlaufinkontinenz 220, 475
Übersichtigkeit 515
Überwärmung 238
– pflegerische Unterstützung 245
Überzuckerung = Hyperglykämie 505
übungsstabil 426
Uhrglasverband 515
Ulcus duodeni = Zwölffingerdarm-
geschwür 451
Ulcus ventriculi = Magengeschwür 451
Ulkus 523
Ulna 118
Ultraschalluntersuchung 340
– Bewegungssystem 419
– Schilddrüse 497
Umstülpen, doppeltes 509
Umwelthygiene 88
Unfallversicherung, gesetzliche 23
Unterarmgehstütze 156
Unterberger-Tretversuch 511
Unterbringung 77
unterer Blutdruckwert 272
Untergewicht 202
Unterhaut 120
Unterkühlung 237, 585
– pflegerische Unterstützung 245
Unterschenkelthrombose, Maßnahmen 413
Unterzuckerung = Hypoglykämie 504
Unverträglichkeitszeichen Essen und
trinken 204
urämische Symptome 468
Ureter 105
Ureterorenoskopie 341, 463
Urethritis = Harnröhrenentzündung 463
Urethrozystoskopie 341, 463
Uricult-Test 344
Urimeter 216
Urin 215
– spezifisches Gewicht 344
– Untersuchung, Indikation 348
Urinausscheidung
– Beobachtungs- und Messkriterien 217
– Veränderungen 216
Urinflasche 227
Urinprobe 343
Urinsediment, Analyse 344
Urinuntersuchungen 343
Urodynamische Untersuchungen 463
Uroflowmetrie 463
Urografie 338
Urogramm 463
Urolithiasis 464
Urometer 344
Urostoma 457
Urtika 523
Urtikaria 377
Uterus 106
Uterusmyom 478

V

Vagina 106
Valsalsa-Versuch 518
Varikosis 412
Varizen 412
– retikuläre 412
Varizenblutung 412
VAS = visuelle Analogskala 382
Vasektomie 484
Vena renalis 104
Vena-cava-Kompressionssyndrom 490
Venen 97
Venenentzündung, oberflächliche 414
Venenklappen 97
Venenklappeninsuffizienz 412
Venenstripping 413
Venolen 97
Ventilationsszintigrafie 388
Ventrikel 95
Verabreichen von Medikamenten 356
Verabreichen von Sauerstoff 366
Verätzung 586
verbale Rangskala 383
Verbände 374
Verbandwechsel
– bei aseptischen Wunden 371
– bei septischen Wunden 372
Verbrennung 583
Verdauungssystem 102
Verdunstung 235
Verdunstungskälte 236
Vergangenheit 292
Vergiftung 586
Verhaltensauffälligkeiten 61
Verhinderungspflege 573
Vernichtungsgefühl 401
Versagen
– aktives 280
– latentes 280
Versandapotheken 354
Verschlusskrankheit, periphere
arterielle 410
Versicherungsprinzip 19
Versorgungsprinzip 19
Verstorbene
– jüdische Rituale 331
– Lagerung 330
– orthodoxe Rituale 331
– Rituale des Islam 332
– Transport 331
– Versorgung 330
– Waschung 330
Verstöße 280
Verwahrlosung 178
Verwesungsgeruch 324
Verzögerungsinsuline 502
Vesikula 523
Vestibulum 105
Vibration 265
Vier-Ohren-Modell 307
Vierpunktestock 156
Virchow Trias 158, 413
Viren 546
visuelle Analogskala 382
Vitalzeichen 255
– im Notfall 579
Vitamine 125
VNS = vegetatives Nervensystem 113
Vokalatmung 263

Vollatmung 263
Vollwertkost 130
Vomitus 205
Vorhofflimmern 403
Vorlesen 299
Vorsatz 67
Vorsorgevollmacht 69
Vorsteherdrüse 107, 474, 475
VRS = verbale Rangskala 383
Vulva 106

W

Waagetypen 208
Wachzustand 135
Wadenbein 119
Wadenwickel 251
Waist/Hip-Ratio 209
Wanderschmerz 452
Wangentaschenabstrich, Indikation 348
Wärmeabgabe 234
Wärmeanwendung 247, 386
Wärmeaufnahme 234
Wärmebildung 234
Wärmedecke 248
Wärmeempfinden Sterbender 328
Wärmehaushalt 234
Wärmelampen 248
Wärmeleitung 234
Wärmeregulation 235
Wärmespender
– feuchte 249
– trockene 248
Wärmestrahlung 234
Wärmeströmung 234
Wärmetherapie 247
Wärmflasche 248
Warmpacks 248
Wäschehygiene 88
Waschen
– am Waschbecken, Unterstützung 179
– im Bett, Unterstützung 179
Waschungen 252
Waschzusätze, Wirkungen 186
Wasser 127
Wasserbedarf 202
Wasserhaushalt 347
– Störungen 207
Wasserlassen 215
Wässrige Lösungen 527
Wechselfußbad 144
Wehen, vorzeitige 488
Wehenhemmung 488
– Überwachung 489
weibliche Geschlechtsorgane
– Untersuchung 477
weiblicher Zyklus 483
Weichteilrheumatismus 428
Weißfärbung 176
Weitsichtigkeit 115, 515
Weitwinkelglaukom 511
Whistleblowing 282
WHR = Waist/Hip-Ratio 209
Wickel 251
– bei Asthma bronchiale 397
Wiederbelebungszeit 324
Willenserklärung, einseitige 72
win/win-Strategie 55
Windeldermatitis 526
Winkelblockglaukom 511

Wirbel 117
Wirbelkanal 117
Wirbelsäule 117
– Krümmung 118
Witwenbuckel 420
Wochenbett 487
Wochenfluss 493
Wohnbedingungen 291
Wohnraum 291
Wortschatz 308
Wundabstrich, Indikation 348
Wundauflagen 370
Wunddrainage 373
– nach Knochenoperation 427
Wunde 368
– asepische, Verbandwechsel 371
– Begleiterscheinungen 369
– Dokumentation 369
– sepische, Verbandwechsel 372
Wundheilung 370
– primäre 370
– sekundäre 370
– Stadien 370
Wundheilungsstörungen 370
Wundrandnekrosen 370
Wundrose 529
Wundstadien 370
Wundverband 374
– aseptischer 371
Wundversorgung 368
– praktisches Vorgehen 371
Würde des Menschen 65
Würfelspiele 301
Würgen 205
Wurmfortsatz 103, 452

X
Xerostomie 202

Z
Zahnpflege 187
– bei Kindern 187
Zahnprothesenpflege 191
Zahnradphänomen 443
Zäkum 103
Zäpfchen 352
Zapfengelenk 117
Zeit 292
– Gefühl 292
– Gestaltung 298
– Probleme 294
– Wahrnehmung 292
Zeitgestaltung 291
Zellatmung 255
Zellneubildung, krankhafte 532
Zentralskotom 515
zerebrale Ischämie 436
zerebrovaskulärer Insult 436
Zersplitterung 54
Zerstreuungslinsen 115
Zertifizierung 91
Zerumen 194
Zervixinsuffizienz 488
Zervixkarzinom = Gebärmutterhalskrebs 479
Zervixreife, vorzeitige 488
Zeugnisgeheimsprache 73
Zikatrix 523
Ziliarkörper 114
Ziliarmuskeln 114

Zilien 98
Zink 126
Zirkumzision 474
Zittern
– bei Morbus Parkinson 443
– bei Multiper Sklerose 435
Zivilrecht 67
ZNS = zentrales Nervensystem 111
Zökostomie 457
Zotten 103
Zuckerkrankheit = Diabetes mellitus 500
Zuhause 291
Zukunft 292
Zungenabstrich, Indikation 348
Zwangseinweisung 77
Zweifachzucker 123
Zwei-Helfer-Methode 580
Zwerchfell 99
Zwischenhirn 111
Zwölffingerdarm 103
Zwölffingerdarmgeschwür 451
Zyanose 176
Zyklus, weiblicher 483
Zystitis = Blasenentzündung 463
Zystometrie 463
Zytokine 101
Zytokintherapie 537
Zytostatika 536

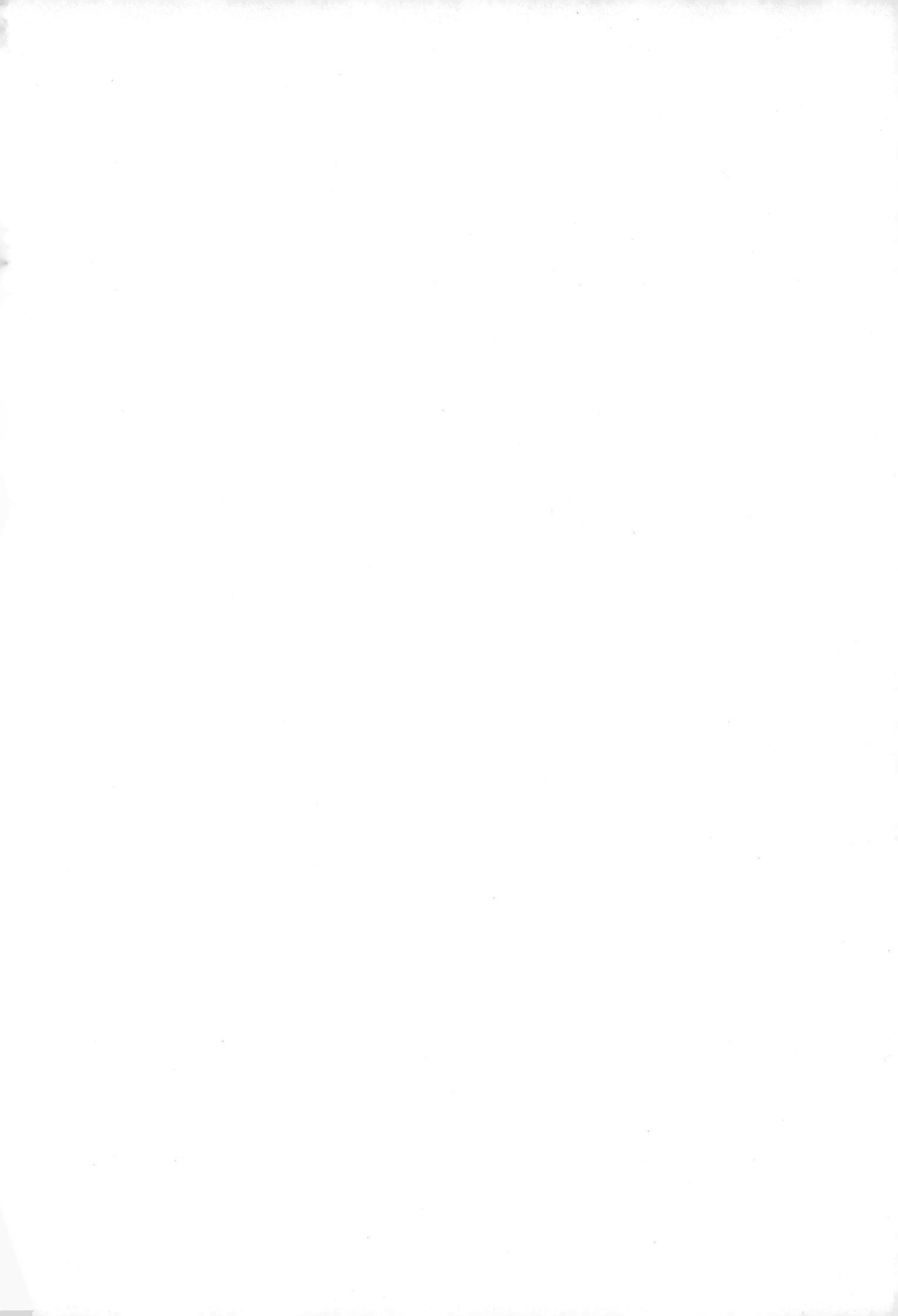

Schritt für Schritt zur perfekten Pflege

Das Original in der 4. Auflage!

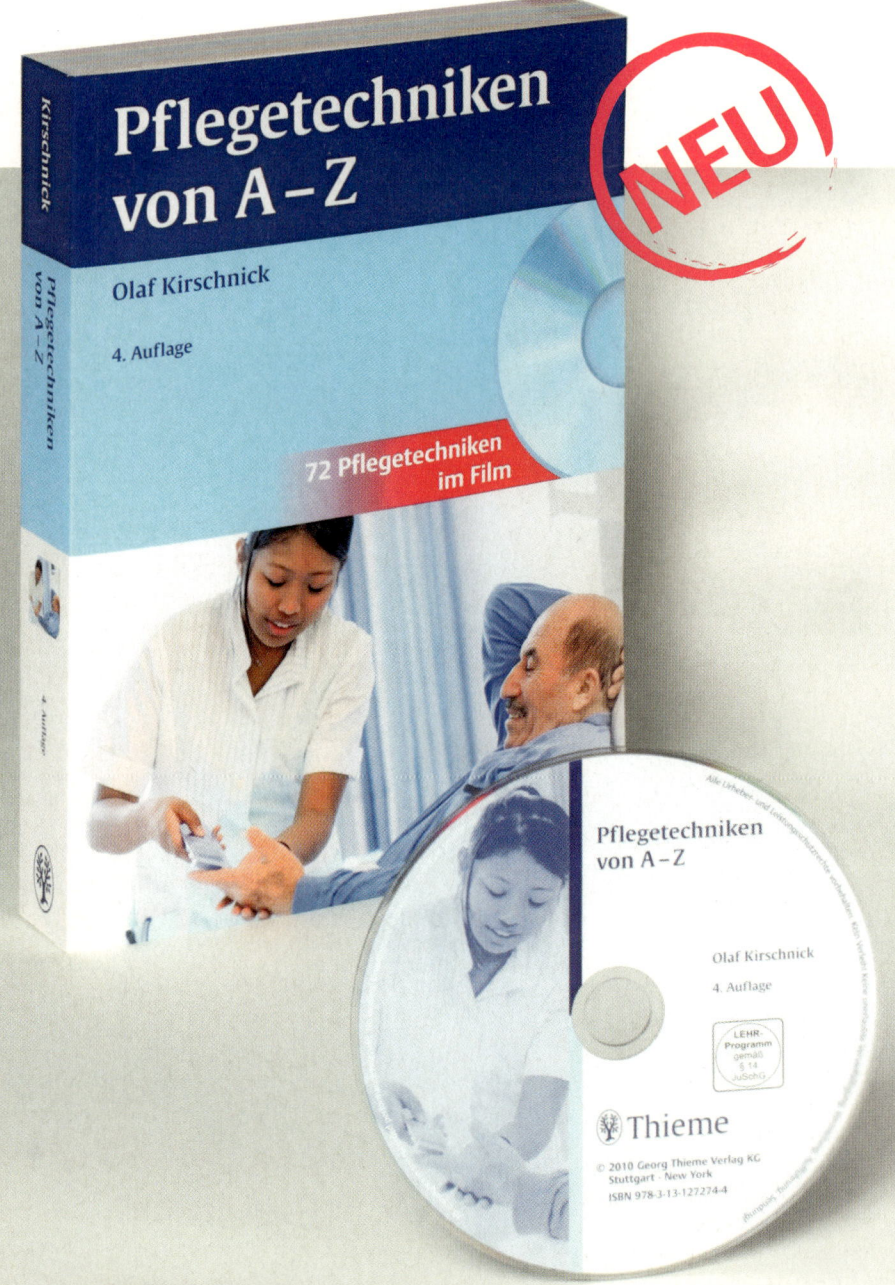

NEU

Pflegetechniken von A-Z
Kirschnick
4. überarb. Aufl. 2010
500 S., 758 Abb., kart.
inkl. DVD (nutzbar für TV und PC) mit 72 Filmen
ISBN 978 313 127274 4
€ [D] 24,95
€ [A] 25,70/CHF 42,40

Perfekt

- **alphabetische Sortierung** der Pflegetechniken
- **bebildertes Glossar**
- **einheitliche Gliederung der Pflegetechniken** nach Definition, Ziel, Indikation, Vorbereitung der Materialien, Durchführung und Nachbereitung
- **über 700 aktuelle Fotos**

Neu

- inhaltlich aktualisiert
- neue Pflegetechniken ergänzt
- Notfallmaßnahmen komplett überarbeitet
- Hervorhebung der Besonderheiten bei Kindern und alten Menschen

Plus DVD

- **72 Pflegetechniken im Film**
- sehen, wie es gemacht wird

www.thieme.de/detailseiten/9783131272744.html
Mehr Infos und Musterseiten

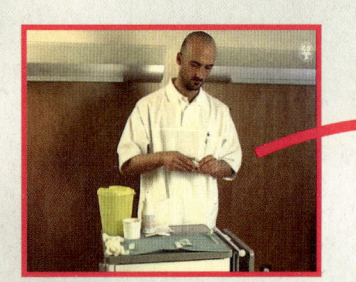

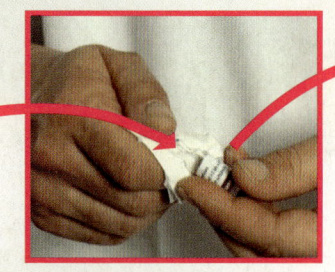

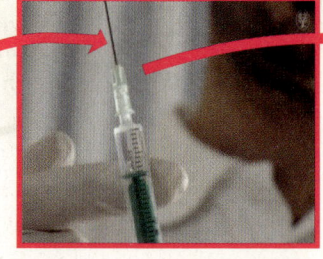

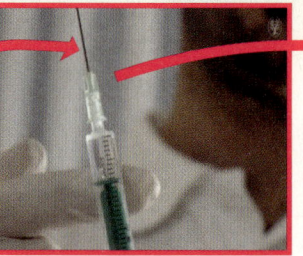

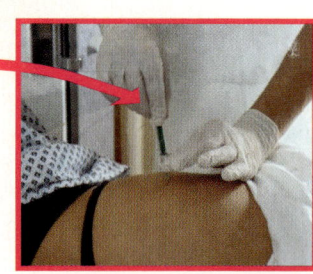

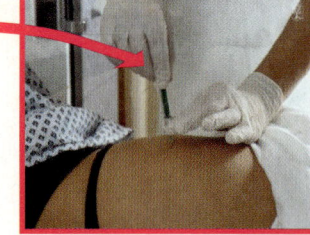

Überall im Buchhandel   www.thieme.de

125 Jahre **Thieme**

ups! Gibt's hier einen Zurück-Botton?

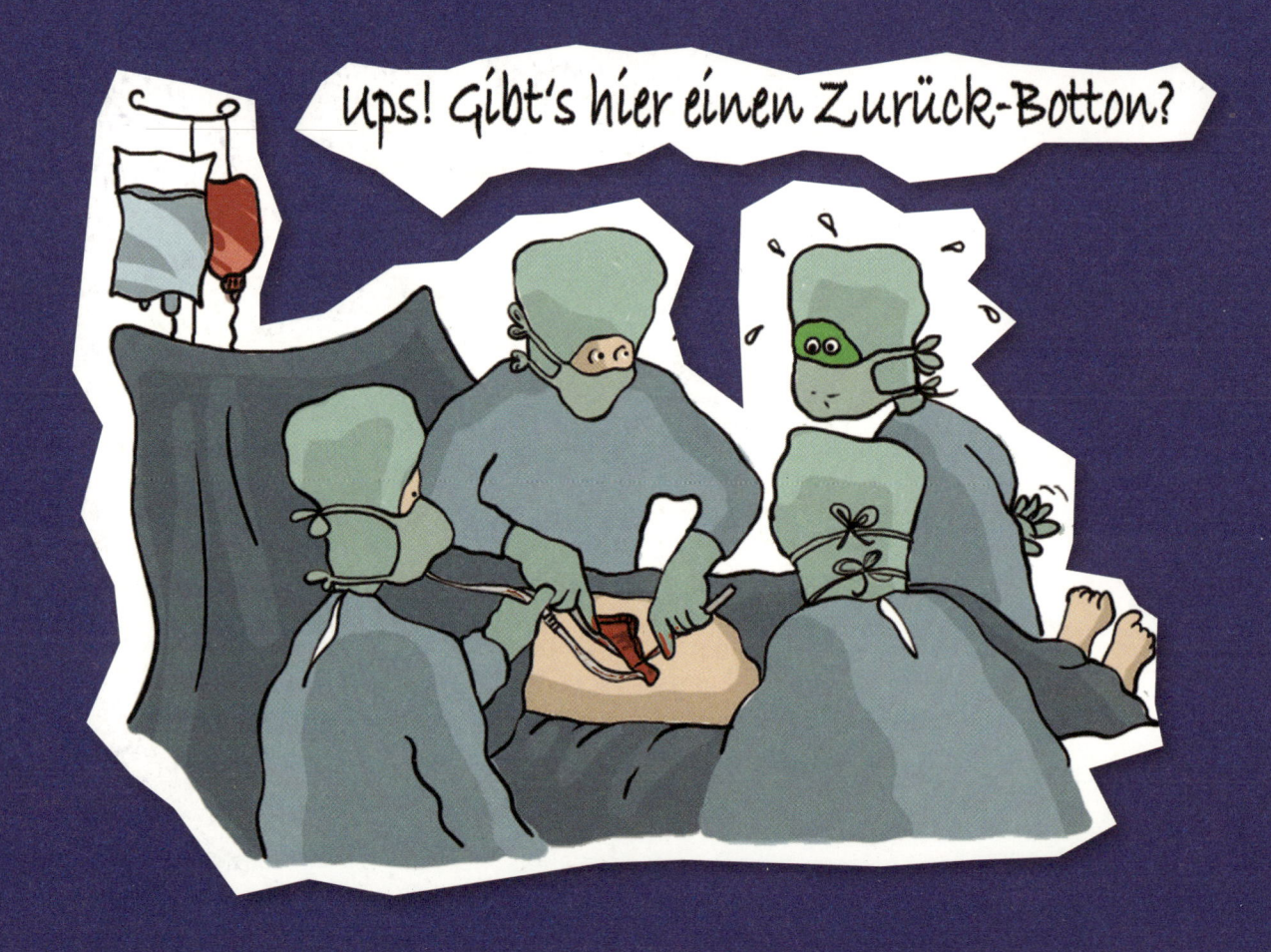